U0377263

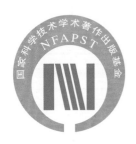

Modern Health Economics

现代卫生经济学

主　编　胡善联

副主编　陈　文　孟庆跃　雷海潮

　　　　吴　凡　赵丹丹　金春林

复旦大學出版社

编 委 会

主编简介

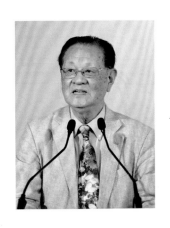

胡善联 复旦大学公共卫生学院卫生经济学教授,博士生导师。现任上海市政府特聘专家、国家新型冠状病毒肺炎专家组成员、国家消灭脊髓灰质炎认证小组成员、"沪苏浙皖闽"四省一市综合医改联席会议专家指导组副组长、中国社会保障学会医疗保障专业委员会顾问、中国卫生经济学会顾问、中国中药协会药物经济学专业委员会顾问、中国研究型医院学会药物经济学专业委员会顾问、中国药科大学国家药物政策与医药产业经济研究中心研究员、创奇健康发展研究院名誉院长、《世界临床药物》主编、中国医药创新促进会医药政策专业委员会名誉主任委员、中国罕见病联盟顾问、北京罕见病诊疗与保障学会顾问。1994年被国家人事部表彰为有突出贡献的中青年科学家,享受国务院特殊津贴。曾获国家科技进步三等奖(1990)、卫生部科技进步一等奖(1989)、卫生部科技进步三等奖(1986)、上海市五一劳动集体奖(1992)、上海市科学技术二等奖(2006)、中华医学科技奖卫生政策个人奖(2014)。被全国深化医改典型经验推广平台推荐为2019年度最受关注医改专家之一。

卫生经济学是经济学中一门较新的分支学科。 虽然主流经济学家有时仍然会忽视卫生经济学，但卫生政策制定者以及医疗服务机构、医疗卫生药品和医疗产品行业从业人员都对它给予了一定的关注。 现在，人口健康已成为各国高度关注的问题，医疗服务价格和费用迅速增长，占据了政府预算和个人支出的很大一部分。 卫生经济学已经成为一个热门的研究领域，是公共卫生专业的一门必修课。

对想要了解国内外卫生系统绩效和结果的经济推动力的人来说，《现代卫生经济学》是一本必读之书。 中国著名卫生经济学家胡善联教授多年来致力于编撰这本学术著作。 本书有近 800页，分 40 章描述和分析了卫生系统和卫生政策中各方面的经济学问题。 它提供了最全面的、覆盖中国卫生部门状况的最新信息。 任何在中国从事教学或研究卫生经济学的人都可以使用《现代卫生经济学》作为教科书或参考书。

《现代卫生经济学》一书首先介绍了卫生经济学的理论和概念。 作者仔细考察了作为卫生政策基本指南的公平和效率原则；然后对卫生部门从健康促进到社区卫生，从各类医疗服务到临终关怀等十几种不同服务进行深入的阐述和分析，展示了作者团队广博而深厚的知识底蕴。此外，本书还分别就医疗筹资、各类健康保险及长期护理保险的运作、卫生资源配置和医疗卫生费用的支出分析等重要主题进行了阐述。

《现代卫生经济学》一书的特殊价值在于其分析了现代医学所需的关键投入、人力资源、卫生信息系统和创新医疗技术；分析了中国医疗服务市场、相关的政府法规以及最新的发展。 作者将卫生技术评估、药物经济学评价方法与定量方法结合起来，对卫生政策的结果进行评估。

这本书的内容远远超出了卫生经济学的传统边界。 除了关于"健康中国战略规划"这一章，《现代卫生经济学》还广泛涉及卫生政策分析，包括制定卫生政策的理论和主要分析工具，如卫生体系的控制旋钮（control knobs）和构建模块（building block）。 因为健康问题是没有国界的，本书还介绍了世界卫生组织和世界银行在发展和促进利用卫生经济学方法审查全球卫生政策和对不同国家卫生系统绩效进行比较分析方面发挥的作用。《现代卫生经济学》还阐述了健康问题及相关政策方面的最新主题，如社会经济对健康的影响，以及环境污染和吸烟对健康的影响。

    我很荣幸受到胡善联教授的邀请撰写序言。 我阅读了准备出版的《现代卫生经济学》校样，受益颇多。 此书扩展了我对卫生经济学的知识范围、理论、方法及其在卫生部门批判性分析中应用的认识。 同样重要的是，这本书让我对中国当前的医疗市场和医疗卫生政策有了更多的了解。

美国医学科学院院士

哈佛大学公共卫生学院荣休经济学教授　　*William C. Hsiao*

2023 年 3 月

卫生经济学是经济学的一个分支，强调的是公共卫生政策的选择以及提高卫生筹资和医疗服务的效率及公平性。 它也是研究卫生服务的需求和供给及卫生资源配置对人类健康影响的一门学科。 卫生经济学在现代中国医疗卫生体制改革、卫生政策的制定和循证决策方面正在发挥着越来越重要的作用。

党中央已提出实施"健康中国"战略，中国政府把人民的健康放在优先发展的战略地位，医疗卫生已成为重要的民生问题，要求以人民的健康为中心，推行以价值为基础的卫生保健，提供全方位、全周期的健康服务来保障人民健康。 目前，卫生经济学在我国日益受到广大卫生决策者、医疗卫生服务提供者和经济领域中专家们的重视，急需有一套适应我国医疗卫生体制改革的现代卫生经济学理论和实践的参考书，本书就是在这样的背景下产生的。

受复旦大学出版社的邀请，本人领衔组织编写《现代卫生经济学》一书。 本书编者大多来自世界银行和我国卫生部在 20 世纪 90 年代组建的"中国卫生经济培训与研究网络"部分成员单位。 复旦大学、北京大学、国家卫生健康委员会卫生发展研究中心、上海市卫生和健康发展研究中心等单位的教学和科研人员、卫生行政部门的学者型官员和一大批中青年后继人才组成了本书的编写团队。 他们不仅具有较为扎实的理论基础，而且数十年来亲身投入中国医疗卫生体制改革的实践中，具有地方工作和专题研究的经验。 因此，本书既是对卫生经济学现代理念的传播，也是对中国实行卫生经济政策的一次评价和总结。

我们非常荣幸能得到美国哈佛大学公共卫生学院萧庆伦教授的大力支持，请他为本书撰写序言。 萧教授是美国医学科学院院士，也是我国国务院医改专家咨询委员会成员，几十年来见证了中国卫生改革历程，不断提出自己的独特见解，帮助指导中国卫生改革实践，还亲临中国西北贫困地区开展农村医疗保险试点，为中国培养出了一大批中青年卫生经济学人才。 他的序言表达了对我国卫生经济学发展的殷切期望。 在本书申请国家科学技术学术著作出版基金的过程中，我们得到了哈尔滨医科大学杜乐勋教授、西安交通大学高建民教授、上海交通大学马进教授的推荐，在此一并表示感谢!

本书总共分为八篇四十章，包括概论、卫生资源、资源配置经济学、卫生服务、经济学评价、健康保险、健康扶贫以及健康相关经济学。概论篇对卫生经济学和卫生政策学做了全面的介绍；第二、三篇论述了人、财、物、技术和信息的资源，叙述了如何充分利用市场发挥配置资源的决定性作用；第四篇主要介绍卫生服务；第五篇涉及卫生经济学的评价方法，还对近年来发展迅速的卫生技术评估做了全面的介绍；第六篇系统介绍了我国基本医疗保险、大病医疗保险、医疗救助、商业医疗保险等制度；第七篇介绍我国的健康扶贫政策；第八篇讲述了卫生经济学与健康相关领域的内容，包括医疗经济学、精神卫生经济学、烟草经济学、环境经济学等领域。

全书最后，我们邀请曾在世界卫生组织工作和研究该组织的中国专家撰写了世界卫生组织在全球治理中对卫生经济学原理与时俱进的创新性的应用。我们不仅要重视参与当前中国自身的卫生改革，还要放眼全球，用国际视野去关注和学习国外卫生经济学学科的发展和先进经验。

由于本书涉及的篇章较多，内容庞杂，难免有不少疏漏、不当之处，敬请读者不吝指正。

复旦大学公共卫生学院教授

2023 年 3 月

目录

第一篇 概　　论

第二篇 卫生资源

第三篇 资源配置经济学

第四篇　卫生服务

第五篇 经济学评价

第六篇 健康保险

第七篇 健康扶贫

第八篇　健康相关经济学

第 一 篇

概　　论

1 卫生经济学

卫生经济学(health economics)是经济学的一门分支学科,是运用经济学的理论和方法,研究健康领域经济现象和规律的一门学科。它的产生与发展是社会、经济、人口和健康等各项事业发展的必然结果。卫生健康事业的发展是国家社会经济发展的重要组成部分,社会经济发展促进了卫生健康事业的发展;同时,卫生健康事业的发展对保障人民群众获得公平可及的健康服务、提高人民健康水平、促进社会经济的发展发挥着重要作用。卫生经济学可分为广义的健康经济学和狭义的卫生保健经济学(economics of health care)。

（1）健康经济学

在宏观上,健康经济学研究健康与经济发展的互动关系,分析健康促进对经济社会发展的作用,以及经济社会发展对健康投资的影响。在微观上,健康经济学以健康需求为出发点,研究个体在资源配置中的行为及其产生的影响。

（2）卫生保健经济学

卫生保健经济学研究卫生服务过程中的经济活动和经济关系,包括卫生服务需求和供给、卫生服务市场及其相关要素市场、市场失灵与政府干预等,以达到最优地筹集、开发、配置和利用卫生资源,提高卫生服务的社会效益和经济效益。卫生经济学研究的目的就是如何最佳、有效、公平地利用稀缺的卫生资源,以满足人们日益增长的卫生服务需求。

1.1 卫生经济学的产生和发展

1.1.1 国际卫生经济学的产生和发展

（1）国际著名卫生经济学家介绍

较早涉及健康领域经济问题的研究者是17世纪中叶英国古典经济学家威廉·配第(William Petty)和19世纪英国的埃德温·查德威克(Edwin Chadwick),他们被称为卫生经济学研究的先驱者。

威廉·配第是著名的经济学家和统计学家,他试图测量人的生命价值。他认为评价一个人的生命价值应根据这个人对生产的贡献。在这种思想指导下,他计算了拯救生命的支出,并认为这些支出是一种很好的投资,因为效益大于成本。1667年威廉·配第在伦敦发现用于防治瘟疫的公共卫生支出取得了84∶1的效益成本比值。此后,另一英国学者威廉·法尔(William Farr)在统计学会杂志(*Journal of the Royal Statstical Society*)(1853)以及他关于生命统计的著作《人口统计学》(*Vital Statistics*: *Memorial Volume of Selections from the Reports and Writings*)(1885)中,计算了人的生命的经济价值。

埃德温·查德威克在 19 世纪前半叶对公共卫生法案有一定影响。他认为经济学家在发展经济学的时候,应该将对人的投资看成是资本投资,是对生产力的投资。查德威克认为,改善卫生条件是一项很好的投资,预防疾病带来的效益远大于建设医院,也大于治疗这些疾病所能带来的效益。以后,又有不少人提到卫生方面的经济问题,如欧文·费雪(Irving Fisher)等。

上述关于人的生命经济价值的思想,发展成了现在的人力资本理论和健康投资理论,但在 20 世纪 50 年代以前,并没有引起人们足够的重视。

早期研究卫生领域经济问题的人,往往将他们研究的题目称为医疗经济学,其内容主要包括关于医院财务、效率和保险,以及医疗服务企业化的问题,尚未形成独立的卫生经济学学科。

大多数当代卫生经济学家认为,卫生经济学作为经济学的一门分支学科的产生和发展,主要是在 20 世纪 50 年代以后。1951 年美国经济学会有 5 篇文章讨论卫生经济学方面的问题,其中著名瑞典学派代表人物之一、制度经济学家、诺贝尔经济学奖获得者冈纳·缪达尔(Gunnar Myrdal)被推崇为研究健康在经济上的重要性的第一位经济学家。他在《世界卫生组织记事》发表的"卫生经济问题"一文,被称为是卫生经济学的经典文献之一。

英国卫生经济学家艾贝尔·史密斯(Abel Smith)从 20 世纪 60 年代开始在世界卫生组织(WHO)的支持下从事卫生部门筹资与卫生费用的研究。世界卫生组织在 1963 年第 17 期和 1967 年第 32 期的《公共卫生报告》中报道了他的研究结果。

美国卫生经济学家赖斯(D. P. Rice)在 1966 年发表了《计算疾病成本》、1967 年与库珀(B. S. Cooper)合作发表了《人类生命的经济价值》,这两部著作系统地总结了计算疾病经济负担的人力资本法。

20 世纪 60 年代,卫生经济学获得了显著的发展。1962 年和 1968 年,美国先后两次召开卫生经济学学术研讨会。1968 年 6 月,世界卫生组织在莫斯科主持召开了第一次国际性卫生经济学研讨会,发表了题为"健康与疾病的经济学"的会议纪要。这三次会议使得卫生经济学作为一门独立的学科登上了学术舞台,标志着卫生经济学的形成。

肯尼斯·阿罗(Kenneth Arrow)于 1963 年发表的"不确定性和医疗服务福利经济学"被认为是卫生经济学奠基性论著。在这篇论文中,他论述了健康与其他发展目标之间的差异,分析了卫生服务市场的特殊性,阐述了不确定性、信息不对称和外部性等条件下对卫生服务市场干预的必要性。

马克·波利(Mark Pauly)于 1968 年发表的"道德风险经济学:评论"被认为是另一篇有影响的卫生经济学论文。这篇文章论述了健康保险对卫生服务利用和费用的影响,对阿罗的思想进行了扩展和深化。

1972 年,迈克尔·格罗斯曼(Michael Grossman)发表了"健康需求:理论和实证研究",提出了健康需求理论,成为卫生经济学理论的又一个重要进展。

1987 年,威廉·曼宁(William Manning)和约瑟夫·纽豪斯(Joseph Newhouse)等学者发表了"健康保险和医疗服务需求:来自随机试验研究的证据",报告了兰德公司开展的大型医疗保险试验研究的结果,提供了不同付费制度下医疗服务需求弹性的信息,为医疗保险制度设计提供了科学证据。

(2)重要活动与国际会议

20 世纪 70 年代以后,世界卫生组织多次召开国际卫生经济学研讨会。1993 年 11 月在总干事的倡导下成立了卫生经济学特别工作组,其目标是促进会员国在制定和执行卫生政策的过程中更多地应用卫生经济学。

1996 年 5 月,国际卫生经济学会(International Health Economics Association, iHEA)在加拿大温哥华成立,并举办了第一届大会,成为卫生经济学发展新的里程碑。会议就健康与卫生筹资,卫生保健的范围,卫生服务提供者、支付者与消费者的激励机制,卫生改革中谁获益、谁受损及其教训等主题进行了交流和研讨。每两年一届的国际卫生经济学大会规模日益壮大,对卫生经济学学科发展、国际卫生改革实践产生了重要影响。

进入 21 世纪以来,世界卫生组织又多次召开了国际和地区性卫生经济学学术研讨会,主要内容和议题包括:卫生领域的改革,公平、效率和可持续性,经济转型国家卫生经济学研究,国家卫生账户与公平性分析,低收入国家的卫生筹资,健康促进与健康的决定因素,卫生服务提供模式,消费者与医生行为,卫生经济学在价格和补偿中的作用,卫生系统监控,社会健康保险的发展与实践,发展中国家的自愿健康保险,人口老龄化环境下的卫生改革,慢性病控制,循证决策和实践,卫生服务的成本效益,卫生经济学评价的方法学研究,药品费用控制等。

2010 年 11 月,第一届卫生系统研究全球研讨会在瑞士蒙特勒举行,此次大会以及此后每隔两年分别在中国、南非、加拿大、英国召开的卫生系统研究全球研讨会围绕全民健康覆盖(universal health coverage)和以人为中心的卫生系统(people-centered health systems)分享研究成果、总结进展与挑战、寻求应对策略与措施,并推动研究合作与学术交流。

随着卫生经济学学科的发展,从事卫生经济学研究、教学和政策咨询的专业人员日益增多。国际上许多大学的管理学院、经济学院、公共卫生学院和医学院设置了卫生经济学专业,开设了卫生经济学课程,培养卫生经济学专门人才。卫生经济学研究不断丰富以及转化为实践应用,对世界各国卫生健康事业的发展作出了巨大而积极的贡献。

1.1.2 中国卫生经济学的产生和发展

(1) 卫生经济学的产生:20世纪80年代

新中国成立后,根据我国"一穷二白"的经济状况,开展了全国性的爱国卫生运动,提出了"预防为主"的卫生工作方针;"一根针,一把草",在农村建立了合作医疗;逐步开展了计划免疫和妇幼保健工作,以较少的投入取得了很好的效果,人民健康水平和人均期望寿命有了明显的提高。同时,也面临卫生投入不足和浪费并存、医疗机构建设和发展缓慢、医院补偿和医生分配不合理等问题。

在党的十一届三中全会精神指导下,卫生系统深入开展了"实践是检验真理的唯一标准"的讨论。1979年元旦,当时的卫生部部长钱信忠根据党的十一届三中全会精神对新华社记者发表了"卫生部门也要按经济规律办事"的讲话,提出了运用经济手段管理卫生健康事业的课题。同年3月,卫生部总结推广了黑龙江省延寿县药品管理改革、吉林省德惠县科室经济核算等经验;卫生部、财政部和劳动部联合发出《关于加强医院经济管理试点工作的意见》的通知,确定对医院实施"五定"(定任务、定床位、定编制、定业务技术指标和定经费补助),使医院经济管理的内容扩展到定额管理、经济核算和考核奖惩3个方面。

为了推动医院经济管理工作,卫生系统开始研究医院经济管理的理论与方法,着重探讨医院经济管理的必要性和内容,如何评价医疗技术经济效果和如何实施技术经济责任制等问题。1980年初,开展了对医疗成本和收费标准的研究与测算,探讨了价值规律在医院各领域的作用和对卫生健康事业发展的影响;对传统观念认为医院是消费性的福利事业单位,医院职工的劳动是非生产性劳动、不创造价值等问题进行了广泛而深入的讨论。医院经济管理理论和实践的发展孕育了中国卫生经济学。

1980年9月,为了研究与解决医院经济管理中提出的理论与实践问题,卫生部召开了医院经济管理座谈会,就医院经济管理的重要性、指导原则和实施办法,包括医务人员的劳动是不是创造价值的生产劳动、医务人员的劳动是否应该合理补偿、如何才能合理补偿、如何正确认识医疗效果与经济效益之间的关系、如何正确认识卫生健康事业的福利性和生产性等卫生经济的基本理论问题展开研讨。通过讨论,人们认识到单纯依靠医院的经济管理还不能解决卫生健康事业面临的经济问题。1981年1月在武汉召开了"医院经济管理理论研究座谈会"。1981年9月在牡丹江召开了"全国卫生经济学和医院经济管理学术讨论会",接着成立了中国卫生经济研究会筹委会,并决定筹办《中国卫生经济》杂志。1983年在广州召开了中国卫生经济研究会(后改名为中国卫生经济学会)成立大会和第一届年会。

20世纪80年代早期,国内一部分经济学和医学院校的学者、专家,卫生行政和医疗卫生机构管理部门的领导和卫生工作者,结合中国卫生改革和发展的实际,对卫生经济学的相关理论和实践进行了广泛的研究和探讨。在理论研究方面,讨论了我国卫生健康事业的性质、宏观发展战略以及微观经营方针问题,医务人员劳动性质以及合理补偿的必要性与途径问题,卫生工作社会效益与经济效益的关系以及卫生工作效益的综合性评价问题等。为了提高研究水平和扩大研究成果的社会影响,卫生部在北京举办高层次卫生经济学研讨会,使人们对上述重大理论问题有了相对统一的认识。

这一时期召开了全国性学术会议,学者发表了大量有关卫生经济学研究的论文,翻译和编写了卫生经济学教材和参考书,如何鸿明、杜乐勋主编的《卫生经济学原理与方法》(1985),何鸿明、周采铭主编的《卫生经济学》(1985)等。一些医学院校开设了卫生经济学选修课或必修课;同时加强国内外卫生经济学学术交流,在理论研究和实践的基础上,至20世纪80年代中期,卫生经济学作为一门独立的学科在我国初步形成。

(2) 卫生经济学的发展:20世纪90年代以来

20世纪90年代,卫生经济学在我国有了较快的发展。1992年,中共第十四次全国代表大会把建立社会主义市场经济体制确立为我国经济体制改革的目标。在社会主义市场经济的大环境中,卫生改革与发展应该沿着什么方向前进、卫生健康事业处于什么样的地位、发挥什么样的作用,带着这些问题,卫生经济学迎来了新的机遇和挑战,其将卫生经济学研究和学科发展推向了一个新的阶段。

在这一阶段,卫生行政部门、医学院校和实际工作者相结合进行了各种形式的调查,就市场经济与卫生改革进行了各个方面的研究,例如卫生防疫发展战略研究、卫生人力发展研究、卫生总费用研究、卫生发展纲要研究、农村合作医疗与保险研究、城镇职工基本医疗保险制度改革研究等,取得了十分可喜的进展。

1991年6月,中国卫生部与世界银行学院共同发起成立了"中国卫生经济培训与研究网络"。在卫生部的领导下,主要由当时的卫生部卫生经济研究所以及北京医科大学、上海医科大学、同济医科大学、华西医科大学、西安医科大学、哈尔滨医科大学、大连医科大学、山东医科大学、湖南医科大学等9所医科大学从事卫生经济学研究与教学的人员组成。其宗旨是加速我国卫生改革与发展,培训我国高层次卫生管理干部、中层卫生管理和财务管理干部,更新知识与观念,转变职能,积极开展卫生经济学研究,以适应经济转型时期卫生健康事业发展的需要,为政府部门制定政策提供科学依据。

中国卫生经济培训与研究网络先后在北京、成都及南昌举办了高层管理干部研讨会,同时邀请了世界银行官员及国内外著名经济学和卫生经济学家共同切磋讨论。讨论主题包括卫生资源的筹集和利用、农村卫生资源筹集、中国卫生经济理论与政策等。1994—2002年间,利用世界银行"卫生部门改革与可持续筹资旗舰计划"的培训教材,就区域卫生规划、市场经济与卫生改革、正确地进行卫生改革等内容对全国卫生经济学师资和卫生经济管理干部进行轮训。卫生经济培训与研究网络不仅推动了国内卫生经济学研究与学术交流,还培养了一大批卫生经济学专家。1994年9月,中国卫生经济学会举办了"海峡两岸卫生经济学术研讨会",交流两岸卫生体制及健康保险改革方面经验。

以"和谐发展:卫生与经济"为主题的第七届国际卫生经济大会于2009年7月在北京召开。大会就宏观经济与卫生发展的关系、卫生改革的国际经验比较、卫生筹资公平性和可持续性、卫生服务可及性与健康公平、医疗保险筹资与支付方式改革、卫生资源配置与效率、卫生经济技术评价、医院绩效和医疗

服务行为等主题进行了交流与研讨。此次大会既扩大了中国卫生经济学的国际影响力,也推动了国内卫生经济学学科的进一步发展。

随着2009年新一轮医药卫生体制改革的启动,我国卫生经济学界围绕着基本医疗卫生制度的公共卫生体系、医疗服务体系、医疗保障体系和药品供应保障体系开展持续研究,为我国卫生健康事业的发展作出贡献。

经过近40年的努力,中国卫生经济学学科和师资队伍建设有了长足进步。许多高等医学院校组建了卫生经济学教学和研究团队,培养了大批具有相当学术成就的专家学者。中国卫生经济学会和各地的卫生经济学分会积极开展卫生经济学研究和实践,有力推动了我国卫生健康事业的改革与发展。至今已有专业的学术期刊和教材。国内卫生经济学研究机构和研究人员也出现了多元化趋势,从以前主要分布在各大学公共卫生学院或卫生管理学院,到目前拓展到更多的院系乃至独立的卫生与健康发展研究中心等机构。

1.2 卫生经济学的研究内容和方法

1.2.1 卫生经济学的研究内容

2000年,由安东尼·卡尔耶(Anthony Culyer)和约瑟夫·纽豪斯主编的《卫生经济学手册》(2000)系统总结了国际卫生经济学研究内容,除总论部分涵盖卫生费用国际比较、卫生部门规范经济学、医疗服务价格与产出、成本效果分析、信息传播与最佳实践应用、卫生计量经济学外,该手册系统整理了8个部分卫生经济学研究内容,包括医疗服务需求与保险报销、保险市场、管理保健与契约、特定人群卫生经济学、医疗服务市场、法律与管制、健康行为经济学、健康测量以及公平性。

2011年,由亚当·瓦格斯塔夫(Adam Wagstaff)和安东尼联合发表的论文"卫生经济学四十年发展文献学分析"总结归纳了国际卫生经济学12个方面的研究内容,包括健康及其价值、效率和公平、健康和不健康的决定因素、公共卫生、健康与经济、卫生统计学与计量经济学、健康与卫生服务需求、医疗保险、卫生服务供给、人力资源、卫生保健市场以及经济学评价。

我国卫生经济学研究紧密结合卫生改革与发展的实践,主要集中在以下几个方面。

（1）健康领域市场机制与政府作用的研究

卫生健康事业的发展要与社会主义市场经济体制相适应，但是由于卫生健康事业的特殊性，存在着诸多的市场失灵现象，单纯依靠市场机制不能实现卫生资源的公平配置与有效利用，必须在有效发挥市场机制作用的同时，充分发挥政府对卫生资源合理配置与利用的调控作用，利用卫生经济政策和经济杠杆纠正市场失灵，限制市场失灵的消极作用，实现卫生资源配置与利用的公平和效率目标。卫生资源及其配置的经济学一直是卫生经济学的核心内容，由此引申出来的是对卫生健康事业的定位与作用研究以及在健康领域的政府职能研究。

（2）卫生费用研究

我国已形成与国际接轨的卫生总费用（或称国民卫生账户）（total expenditure on health，TEH）核算体系，由此测算的卫生筹资总量、来源结构、分配流向及其增长趋势、在国民收入中的比重以及国际地域间比较，为宏观层面和地区层面评估我国卫生资源筹集、配置与利用的公平和效率提供了重要依据，也为其他卫生经济学和政策研究提供了必要的基础信息。此外，还有大量的不同口径的卫生费用分析为掌握中观和微观层面的区域、社区、机构的卫生资源利用的总量与结构提供了直观数据。

（3）卫生筹资与医疗保险研究

卫生筹资是卫生经济学研究的核心内容之一。在宏观层面需要研究的问题是，国家以及不同地区，在不同的经济社会发展水平下，为满足人民群众基本健康与卫生服务需要，应当筹集多少经济资源用于健康领域才是合理和可持续的。国际上存在多种不同的卫生筹资方式，各有优缺点，我国应如何设计或调整卫生筹资方式的组合以与经济社会发展水平和国家治理能力相适应，医疗保险作为我国重要的卫生筹资方式，应如何架构其多层次制度体系，以城镇职工医疗保险与城乡居民医疗保险为主要形式的基本医疗保险如何整合发展以及如何与医疗救助制度、各种补充医疗保险相结合，以实现制度衔接以及公平、效率与可持续目标，这些问题成了研究重点。

在中观和微观层面需要研究的问题是，在既定的卫生筹资框架下，不同地区如何实现卫生筹资的风险统筹和服务购买，包括在哪个层级上进行政府卫生投入与医疗保险基金的统筹管理，如何分配筹集到的卫生资源，如何界定医疗保险保障范围和基本公共卫生服务范围等。

（4）卫生服务购买与支付方式的研究

支付方式是卫生经济学研究的重点内容之一，然而与卫生服务购买结合在一起却是当前的热点内容。传统的按项目支付方式已日益显示出其弊端，成为我国卫生体系诸多问题的根源之一。国际上成熟的总额预算、按服务单元支付、按病种支付、按人头支付等支付方式在我国已有很多实践探索，但是不同支付方式的支付标准测算及其调整、需要的配套措施及其实施效果仍有待进一步研究。对公共卫生服务与保险服务的政府购买及其协议管理仍是新的研究内容。

（5）健康与卫生服务需求的研究

健康生产理论以健康需求和人力资本之间的关系为重点研究内容，提出健康是人力资本的重要基础，对健康的投资就是对人力资本的投资。健康测量、健康价值及其影响因素也是研究的主要内容。卫生服务需求研究以消费者理论为基础，分析收入、保险、卫生服务价格和质量等因素对卫生服务需求的影响。此类研究有助于理解卫生服务需求行为模式。

（6）卫生服务提供者行为研究

生产者行为理论是研究卫生服务提供者行为的基础，由此延伸的诱导需求理论和非营利性机构行为理论对分析医疗卫生机构及其卫生技术人员的行为尤为重要。供给分析和生产函数理论用于研究价格与供给之间的关系以及卫生服务生产的技术效率和配置效率问题，是卫生服务投入产出分析的重要内容。非营利性医院和不同所有制类型的医院及其内部分配制度设计对卫生服务效率和质量的影响也是这个领域重要的研究内容。

（7）卫生服务与健康相关产品及其市场规制的研究

卫生服务市场存在的需求与供给的不确定性、信息不对称、非营利性机构、外部性等特性使得卫生服务市场理论得到不断丰富和完善，为卫生服务市场及其要素市场的规制和健康相关产品市场及其规制提供了理论依据。市场规制的手段与方式及其效果评价也成为重要的研究内容。

（8）疾病经济负担的研究

基于患病率的横断面和基于发病率的时间纵向上不同疾病的经济负担分析有助于掌握疾病带来的社会经济影响，确定疾病干预的优先重点，并为评估疾病干预措施的效益提供必要的基础数据。

（9）卫生经济学评价的研究

运用经济学评价方法分析卫生技术和卫生服务项目的经济性，为卫生技术的准入、定价与医保报销以及卫生服务项目的筛选与合理使用的循证决策提供科学依据。这是当前比较活跃的研究领域。

（10）卫生政策经济学研究

基于经济学理论与政策学相关理论，形成卫生改革/政策循环，运用定量定性分析方法，着重对卫生改革/政策所要解决的问题、问题溯源、政策发展、实施与评价进行系统研究，成为卫生体系研究的重要内容，其中卫生政策经济学评价最为常见。

此外，还有对医疗服务成本、价格与补偿的研究，药品、耗材的研发、定价、补偿与费用控制研究，疾病预防控制和卫生监督体系的研究等。

1.2.2 卫生经济学的研究方法

（1）微观经济学研究方法

卫生经济学的许多分析方法来源于微观经济学。资源稀缺性与生产可能性前沿（production possibilities frontier）的概念与方法是分析卫生资源配置与生产的重要出发点，也是卫生服务效率分析的主要方法。需求与供给分析是确定卫生服务需求与供给的影响因素及其效应的主要工具。弹性分析与边际分析是测量卫生经济变量相互作用的效应的主要方法。均衡分析可用于测定特定市场的经济效率水平。市场结构与福利损失分析是理解卫生服务市场特殊性以及如何对市场失灵进行干预的主要工具。公平性分析为揭示卫生资源配置公平性、卫生筹资公平性、卫生服务利用公平性以及健康公平性提供了方法学基础。

（2）卫生经济学评价方法

经济学的投入产出分析在卫生经济学中具体演化为成本最小化分析、成本效果分析、成本效用分析和成本效益分析，用于评价卫生技术和卫生服务项目的经济性，为提高卫生资源配置效率提供决策依据。药物经济学评价就是卫生经济学评价方法在药物领域的具体应用，其研究结果已被许多国家广泛作为药品定价、报销与合理使用的决策依据。

（3）卫生计量经济学研究方法

计量经济学是以数理经济学和数理统计学为方法学基础，基于经济学理论运用数理模型对复杂的经济学问题进行实证研究的经济学分支。卫生计量经济学利用横断面数据、时间序列数据和面板数据，被广泛应用于卫生服务需求与利用分析、效率分析

以及政策影响评估（impact evaluation）等。

1.3 卫生经济学的研究意义

1.3.1 适应我国卫生健康事业改革和发展的需要

（1）卫生改革与发展推动卫生经济学研究

随着社会主义市场经济体制的逐步确立和不断发展，卫生健康事业的改革与发展进一步深化，要求加强卫生经济学研究，为卫生改革与发展提供理论指导与实证支持。理论之所以重要，是因其来自人们的实践，是对客观事物发展规律的科学概括，从而才能正确指导人们的实践。卫生经济学理论是人们在实践中总结出来的关于卫生健康领域经济活动与经济关系规律的科学，理论来源于实践，又反过来指导实践，以检验理论是否正确，不断推动卫生健康事业的发展。《"健康中国2030"规划纲要》提出了"以提高人民健康水平为核心，以体制机制改革创新为动力，以普及健康生活、优化健康服务、完善健康保障、建设健康环境、发展健康产业为重点，把健康融入所有政策，加快转变健康领域发展方式，全方位、全周期维护和保障人民健康"的要求，更迫切需要正确的卫生经济学理论指导，以转换人们长期形成的思维定式，更新人们陈旧的卫生保健观念，增强人们对社会主义市场经济条件下健康发展的认识，推动卫生改革的健康发展。《中共中央 国务院关于深化医疗保障制度改革的意见》（中发〔2009〕6号）确立了"医疗保障是减轻群众就医负担、增进民生福祉、维护社会和谐稳定的重大制度安排"，提出了医保基金战略性购买作用、医疗保障和医药服务高质量协同发展等命题，为中国特色医疗保障制度的研究赋予了新的方向与内容。

卫生健康事业是具有社会公益性的事业。既需要运用市场机制配置资源，又要考虑到市场机制不能满足人们对健康服务中公共和准公共产品需求的缺陷，需要强化政府职能。现代市场经济已不再是完全自由放任的市场经济，即不再是单纯依靠市场机制自发地配置资源，而是有政府干预、有计划指导的市场机制在发挥作用，要坚持正确处理政府和市场关系。

卫生经济学最先是在西方发达国家产生和发展起来的，它的理论体系和方法是当代西方经济学的理论体系和方法。30多年来，西方卫生经济学有很

多重要的研究成果,形成了独具特色的理论与方法,对推动各国卫生改革与发展起到了重要的作用。我国卫生经济学既不能完全照搬西方卫生经济学,又不应排斥西方卫生经济学中有益的部分。我国卫生经济学应结合中国的具体国情,认真研究西方卫生经济学关于市场经济宏观与微观运行机制的理论与方法,了解国际卫生经济学在卫生计划与管理中的作用、经验和教训,汲取有益成分,努力发展和建设中国特色的卫生经济学学科,理论联系实际,在卫生改革与发展中不断完善卫生经济学理论与方法。

（2）卫生经济学研究促进卫生改革与发展

卫生经济学研究与应用对卫生改革与发展、卫生政策、卫生计划的制订与实施都发挥了重要作用。卫生经济学的理论研究有力地促进了思想解放与观念更新,卫生经济学的应用研究为卫生政策和计划的制订与实施、考核与评价提供了理论依据和方法学指导。经过多年的努力,一批受过卫生经济学培训、注重卫生经济学研究的卫生管理干部在各级卫生行政岗位上,对卫生改革与发展、卫生政策与计划的制订、实施与评价发挥了决策与参谋作用。卫生经济学的研究与实践为卫生健康事业的发展创造了内部和外部的良好环境。卫生经济学的许多研究成果已成为各级政府和卫生行政主管部门的决策依据。这些都为我国卫生健康事业的发展注入了新的生机和活力。

中共中央、国务院于 2016 年 8 月召开的全国卫生与健康大会标志着我国卫生改革与发展进入了一个新的阶段。实践证明,没有正确的理论指导,就不会有正确的实践,卫生经济学理论的研究有力地推动了卫生改革与发展。当前,我国卫生改革与发展还面临着许多新情况、新问题、新挑战,要求卫生经济学研究不断深化,以便更好地指导实践。我国卫生经济学理论和实践的研究任重而道远。

1.3.2 有助于认识和把握卫生健康领域中的经济规律

卫生经济学的产生和发展不仅是为了揭示个人、家庭和社会利用医疗卫生服务的规律,更重要的是探求卫生健康事业的自身发展规律,有效运用经济学理论与方法,推动卫生健康事业的可持续发展。

卫生健康事业的发展需要大量的卫生资源,而资源在特定的时空又是稀缺和有限的。如何筹措必要的资源以提高资源的使用效率,如何正确处理卫生服务生产、交换和分配过程中的各种利益关系,调动包括医疗卫生专业人员在内的各方面的积极性,需要学习和认识卫生经济规律在卫生健康领域中发挥作用的条件、形式和特点,运用客观经济规律,提高认识和预见问题的能力,特别是要学会应用经济学理论分析和评价医疗卫生活动的方方面面,以提高卫生健康事业的经济效益和社会效益。

1.3.3 有利于提高卫生健康治理水平

当前,我国卫生改革与发展处于深水区,提高卫生健康部门的经济管理水平和卫生健康治理水平尤为重要。发达国家的经验表明,科学技术、教育和管理是现代文明的三大支柱。卫生健康事业的社会化、现代化,离不开科学的管理,也离不开社会共治。这种管理和治理既有宏观的,又有微观的。为使卫生健康事业和社会经济协调发展,优化配置和使用卫生资源,卫生管理和决策部门以及利益相关方应该具备必要的卫生经济学知识。在人均享有的卫生资源数量及卫生经济管理水平上,我国与发达国家相比,尚存在不小的差距。

因此,要从教育入手,充分认识卫生经济管理的重要性,加强卫生经济管理的教育,使得医疗卫生工作者充分具备成本意识和经济意识,积极主动为社会和国家提高卫生资源的有效利用,更好地满足人民的卫生健康需要。

（陈　文）

参考文献

[1] 陈文. 卫生经济学［M］. 4 版. 北京:人民卫生出版社,2017.

[2] 孟庆跃. 卫生经济学［M］. 北京:人民卫生出版社,2013.

[3] CULYER A J, NEWHOUSE J P. Handbook of health economics［M］. Amsterdam:Elsevier, 2000.

[4] FOLLAND S, GOODMAN A, STANO M. The economics of health and health care［M］. 7th ed. New Jersey:Pearson Education Inc. , 2013.

2 卫生政策学

2.1 政策与卫生政策

2.1.1 政策的定义

政策是一种策略、原则和规则的体现,是政府、公立或私立组织、民间团体为体现它的使命(mission)和愿景(vision)采取的明确行动方针,用以指导决策并取得合理的结果。按照维基百科的注解,政策也是一种意向的声明,是作为程序或协议来实现的。政策一般由组织内的治理机构通过。政策可以帮助主观和客观决策。主观决策的政策通常是

根据相对优点做出的决定,而客观决策的政策通常是以循证为基础的,具有可操作性。政策不同于规则或法律,其只是指导可能达到预期结果的行为。政策是重要的组织决定的过程,包括确定一个方案或不同的备选方案,并根据它们将产生的影响从中做出选择。政策可以理解为政治、管理、财政和行政机制,以实现明确的目标。

2.1.2 公共政策的定义

公共政策是国家行政部门就一类问题以符合法律和制度的方式采取行动的原则。公共政策的基础是国家的宪法、法规和有立法授权的条例。公共政

策作为一门学科,包括研究政府的决策和决策分析,以及政策实行后产生的结果。根据不同组织的层次和事物的性质,可以有很多不同的政策。宏观的国家级政策有外交政策、宣传和信息政策、国防政策、国际政策、经济政策、社会政策、货币政策、金融政策、环境政策、能源政策、人口政策、卫生健康政策、医疗保障政策、人力资源政策、教育政策、科学政策、住房政策、安全政策、交通政策、城市政策,以及微观的公司政策等。

本章讨论的内容涉及广义的医药卫生和健康的政策,它也是公共政策的一个部分。

2.1.3 卫生政策的定义

卫生政策可以定义为决策、计划和行动。这些决策、计划和行动是为了实现一个社会具体的卫生保健目标而采取的。根据世界卫生组织的说法,一个明确的卫生政策可以实现几件事情:一是确定了未来的愿景;二是提出不同群体的优先重点事项和预期的作用;三是建立了共识并告知人民群众。

近十年来我国深化医药卫生体制改革的一系列卫生政策的目标和愿景是要建立和健全覆盖城乡居民的基本医疗卫生制度,为群众提供安全、有效、方便、价廉的医疗卫生服务。优先重点是加强公共卫生服务体系建设、进一步完善医疗服务体系、加快建设医疗保障体系和建立健全药品供应保障体系(俗称"四梁")。同时完善8个方面的体制和机制:①建立协调统一的医药卫生管理体制;②建立高效规范的医药卫生机构运行机制;③建立政府主导的多元卫生投入机制;④建立科学合理的医药价格形成机制;⑤建立严格有效的医药卫生监管体制;⑥建立可持续发展的医药卫生科技创新机制和人才保障机制;⑦建立实用共享的医药卫生信息系统;⑧建立健全医药卫生法律制度。以上俗称"八柱"。《中共中央 国务院关于深化医药卫生体制改革的意见》是在2009年提出的,实践证明这是正确的和综合性的卫生改革政策,但要完成医药卫生体制改革还有很长的路要走。

卫生政策还可细分为很多政策,如全球卫生政策、公共卫生政策、精神卫生政策、卫生服务政策、医疗保险政策、个人卫生政策、药品政策等。公共卫生政策又可细分为计划免疫政策、烟草控制政策、促进母乳喂养政策。在这些政策中均会涉及到卫生筹资、服务提供、卫生保健的质量、可及性、覆盖率和公平性等问题。

2020年在经历了新型冠状病毒(简称新冠病毒)肺炎(COVID-19)全球大流行以后,各国都会总结经验。这场疫情对我国的经济社会造成了重大损失,对既有的公共卫生体系也形成了巨大的冲击。我国在重大疫情防控体制机制以及公共卫生体系建设方面存在很多不足,急需进一步改革。2020年6月习近平主席在主持专家座谈会时提出要构建强大的公共卫生体系,为维护人民健康提供有力保障。人民安全是国家安全的基石。改革的内容包括:①建立稳定的公共卫生事业投入机制;②优化完善疾病预防控制机构职能设置;③加强疾病控制人才队伍建设,稳定基层疾控队伍;④建设一批高水平公共卫生学院;⑤发挥基层发热、呼吸、肠道门诊哨点作用,做到早发现、早报告、早处置;⑥各级政府要建立定期研究部署重大疫情防控等卫生健康工作机制;⑦统筹应急状态下医疗卫生机构动员响应区域联动、人员调集;⑧建立健全分级、分层、分流的重大疫情救治机制;⑨丰富爱国卫生工作内涵,创新方式方法,推动从环境卫生治理向全面社会健康管理转变;⑩有针对性地推进传染病防治法、突发公共卫生事件应对法律修改和制定工作;⑪健全权责明确、程序规范、执行有力的疫情防控执法机制;⑫加大卫生健康领域科技投入,集中力量开展核心技术攻关,发挥新型举国体制的优势;⑬继续履行国际义务,发挥全球抗疫物资最大供应国作用,共同构建人类卫生健康共同体。这13项任务也是"十四五"卫生发展规划中重点需要解决的公共卫生政策。

2.2 卫生政策的哲学观

2.2.1 伦理学基础

在哈佛大学萧庆伦等四位教授主编的《正确进行卫生改革》一书中指出伦理学和政治学是卫生改革决策时决策者需要思考的问题,如政策的提出是基于什么样的伦理基础,任何改革政策的出台都要考虑谁会获益(gains)、谁会受损(loss),在什么时间的窗口期出台这项政策更容易被群众所接受。

对卫生政策的制定和卫生改革的绩效评估需要进行伦理学的分析。主要的伦理学观点有3种:一是功利主义(utilitarianism),二是自由主义(liberalism),三是社区主义(communitarianism)。

第一种伦理学观点是功利主义,又可分为主观功利主义(subjective utilitarianism)和客观功利主义

(objective utilitarianism)。前者评价卫生改革是基于个人的偏好和卫生改革对自己或每一个人带来的效用和满意度、获得感。卫生改革中市场化的政策多半起源于主观功利主义,尊重个人选择权。在经济学上主要是采用成本效益分析的评价方法,询问获益者的意愿支付,也就是说任何卫生改革措施,如果其效益或效用大于投入的成本,就是好的;效益越高,对政策的满意度也越高。客观功利主义认为卫生改革成功与否是取决于健康结果的改善。其不相信个人能够做出正确的选择,而是需要有客观的指标来反映健康的改善和改革的成效。经济学上常采用成本效果分析的评价方法。长期以来公共卫生就是注重通过质量调整生命年(quality adjusted life years,QALY)或伤残调整生命年(disability adjusted life year,DALY)来评价生存的质量的计算每一个 QALY 需要投入多少成本,用这个数值来对不同的公共卫生干预措施排序,从中选择优先重点的项目进行投资。

第二种伦理观点是自由主义(liberalism)和平等自由主义(egalitarian liberalism)。前者强调个人的自由和尊严,有自主决定个人权利的思想。任何卫生改革的政策应该尊重个人的权利和选择。每个人有言论自由、行动自由、集会自由和政治自由,最好的例子就是有些国家在新冠病毒流行期间反对佩戴口罩、居家隔离,认为这些防控措施,限制了个人的自由。与此相反的是平等自由主义,认为每个人都应该有获得最基本卫生服务和资源的正当权利,国家应该向全体公民提供这些资源,确保每个人的正当权利,每个公民拥有生存权和健康权。通过健康教育,政府有责任干预个人的不良生活方式和有损健康的行为。通过国家财政转移支付,帮助贫困人口脱贫,消除不公平的现象。

第三种伦理学观点是重视社会性质,称为社区主义(communitarianism)。它又可以分成普遍社区主义(universal communitarianism)和相对社区主义(relativist communitarianism)两种概念。前者的代表是儒家伦理思想和环保主义,其关注应该履行社会责任的个人美德,关注整个社会的性质和结构。后者则注重向公民灌输美德和善良的观念,社会和国家可以合法地强迫公民遵守传统的价值观。为了公共健康,在新冠病毒肺炎流行期间个人佩戴口罩不仅可以阻断飞沫和空气传播,而且也是一种美德,遵循正确的生活方式也是一种良好的社会价值。

在一个国家进行卫生改革时,总会受一定的伦理学观点的指导,尽管决策者没有意识到这些改革的哲学理论,但却是客观存在的。不同的伦理观点有时并不互相排斥。作者认为,从我国的卫生改革历程来看,比较适合客观的功利主义和平等的自由主义。在 2020 年新冠病毒肺炎患者救治工作中,我国坚持人民至上、生命至上,前所未有地调集全国资源开展大规模救治,不遗漏一个感染者,不放弃一位患者。从出生不久的婴儿到 100 多岁的老人都不放弃。患者的救治免费,病毒核酸检测可以通过医疗保险账户报销。在脱贫致富的道路上不遗漏每一个民族,不遗漏每一个贫困户,这就是社会主义的伦理观。

2.2.2 历史的回顾

中共十八大凝练概括了社会主义核心价值观:在国家层面是"富强、民主、文明、和谐";在社会层面是"自由、平等、公正、法治";在公民个人层面是"爱国、敬业、诚信、友善"。这 24 个字奠定了我国卫生与健康价值观的基础。

价值观的形成离不开一个国家的医疗卫生体系和社会保障体系的现实。早在 1997 年《中共中央 国务院关于卫生改革与发展的决定》就指出到 2000 年要建立起卫生服务、医疗保险、卫生执法监督的三个体系。卫生事业是社会公益事业,政府对卫生事业实行一定的福利政策。卫生事业的发展要始终坚持以社会效益为最高原则,体现社会公平、人人享有卫生保健。卫生事业的公益性和社会公平性是具有中国特色的卫生和健康的基本价值观。

2007 年,中国共产党第十七次全国代表大会又进一步提出我国将建设覆盖城乡居民的公共卫生服务、医疗服务、医疗保障、药品供应保障四个体系,为群众提供安全、有效、方便、价廉的医疗卫生服务,建立基本医疗卫生制度,提高全民健康水平;提出了建立基本医疗卫生制度和为群众服务的思想。

2009 年是新一轮医疗卫生体制改革的开始,《中共中央 国务院关于深化医药卫生体制改革的意见》提出了要建立比较完善的公共卫生服务体系和医疗服务体系、比较健全的医疗保障体系、比较规范的药品供应保障体系和比较科学的医疗卫生机构管理体制和运行机制这五个体系;建立健全覆盖城乡居民的基本医疗卫生制度,为群众提供安全、有效、方便、价廉的医疗卫生服务;形成多元办医格局,人人享有基本医疗卫生服务。

2012 年召开的中国共产党第十八次全国代表大会,成立了以习近平同志为核心的党中央,提出到

2020 年实现全面建成小康社会的宏伟目标;确保到 2020 年"实现社会保障全民覆盖,人人享有基本医疗卫生服务",并将此列为全面建成小康社会具体目标;构建系统完备、科学规范、运行有效的制度体系,使各方面制度更加成熟更加定型。

2017 年,在中国共产党第十九次全国代表大会(简称十九大)上,习近平总书记作了《决胜全面建成小康社会,夺取新时代中国特色社会主义伟大胜利》的报告,提出实施健康中国战略。人民健康是民族昌盛和国家富强的重要标志,要完善国民健康政策,为人民群众提供全方位全周期健康服务。与之相对应的我国基本医疗卫生制度改革应该包含 5 个部分:①分级诊疗体系;②现代化医院管理体系;③全民医疗保险覆盖体系;④药物供应保障体系;⑤综合的监管体系。

健康是促进人的全面发展的必然要求,是经济社会发展的基础条件,是民族昌盛和国家富强的重要标志,也是广大人民群众在新时代的共同追求。中国的卫生与健康价值观将对世界产生影响,它体现了中国政府的政治意愿和政治的决心,为联合国提出的 2030 年全球要达到的可持续性发展目标(sustainable development goals,SDG)提供了宝贵的经验和实践。

2016 年全国卫生与健康大会和 2017 年《"健康中国 2030"规划纲要》的公布是我国卫生事业历史发展的重要里程碑。党的十九大上习近平总书记的报告更为实施健康中国战略指明了方向。

2.2.3 中国卫生和健康发展的价值框架结构

我国完整的卫生和健康价值观应该是在 2016 年全国卫生和健康大会和 2017 年党的十九大明确健康中国战略后建立起来的。十九大报告指出"没有全民健康就没有全面小康",将维护人民健康提升到国家战略高度,强调把人民健康放在优先发展战略地位,努力做到全方位全周期保障人民健康。它包含五个要素:①公平和可及;②质量;③全生命周期服务;④健康扶贫;⑤共建共享(图 2-1)。首先是人人应该获得公平、可及、高质、价廉的卫生服务;国家应为人民群众提供全方位、全生命周期的健康服务;健康权是公民的一项基本权利,为公民提供基本的医疗和基本的卫生服务是国家应该保障的,特别是通过医疗保障和医疗救助制度实行健康扶贫;人民不仅有共同参加建设我国的基本医疗卫生制度的义务,而且还具有共同享受基本医疗卫生服务的权利。

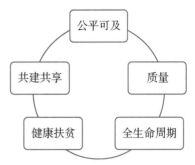

图 2-1　中国卫生和健康发展的价值框架

建立基本医疗卫生制度是我国卫生事业发展从理论到实践的重大制度创新。它的核心理念是"把基本医疗卫生制度作为公共产品向全民提供",这也是政府的基本职责。如此保障了公民的健康权利,也保障了基本的人权。"均等化"是基本医疗卫生服务的基本属性,它确保基本医疗卫生服务产品向公民分配的过程是平等的。

卫生服务包含预防保健服务和医疗服务,前者是为公众提供公共产品,后者则有个人产品的性质。古典和新古典经济学派认为公共产品的供给由于市场失灵的存在,必须由政府来配置。新制度经济学派的观点则认为公共产品也可以通过竞争性市场和订立契约关系来进行有效分配,不需要政府直接干预,否则会导致供给的低效率。我国倡导的是多元化筹资的机制,就是同时发挥政府的作用和市场的机制。

不同国家医疗卫生制度有着不同的价值观。实施国家卫生服务(national health service,NHS)税收制度模式的国家,强调医疗卫生服务公平可及,所有公民平等享有医疗卫生服务的权利,全民可获得医疗卫生服务(united health care,UHC),政府在保障国民健康方面应该承担主体责任。如英国是以社会公平为宗旨,其提出过三项主要原则:一是满足每一个人的合理需求;二是国家提供免费服务;三是根据患者需要(need),而不是根据支付能力的大小,通过基本法、派生法、宪法保障来提供服务。有些福利制的国家甚至提出"提供全民覆盖的、公平的、免费的卫生保健",主要国家为英国和北欧的国家。

社会医疗保险模式的国家强调全社会团结互助精神(solidarity),而患者和医生对医疗服务均有多种自由选择权(plurality),医疗保障法以社会利益为立法的宗旨,以公平、正义、共享作为价值取向,通过法律的强制性来保护国民的健康,总体上是走向全面覆盖(universal health coverage)和单一支付主体模式(single payer),主要的国家有德国、法国、日本、韩国。

在自由市场体系的国家,健康被认为是个人的权利和自由,政府不能过度干预。强调个人的健康责任主要通过购买商业保险,同时强调在政府监管下充分发挥市场机制;国家仅对老人和脆弱人群提供社会保障;基本的理念是保证人人享有优质、负担得起的基本医疗服务;患者有自由选择医院和医生的权利。主要国家为美国、新加坡。

价值观对一个国家医疗卫生制度的选择有着深刻的影响。大部分国家医疗卫生制度性质是由法律所确定的,不少国家还将基本医疗卫生服务和公民健康权纳入宪法保障。以价值为基础的卫生保健是根据患者总的支付成本和获得一组健康结果的比值,通过全周期的保健(full cycle of care)提高对患者的价值,主要挑战是如何设计一个好的卫生保健服务提供系统来改进患者的价值(value)。

"价值"也可以说是一种思维的方式。政策制定者在研究卫生保健系统的价值时,要看其随着时间的推移对人民或患者生命的影响。卫生保健面临着一系列独特的挑战,如卫生保健必须在每个人生命的某一时刻提供,卫生保健必须具有高质量,而且必须以有限的资源去提供保健服务。

2.2.4 宏观和微观价值观的结合

上述以"人民为中心"的宏观卫生和健康的价值观主要是针对国家以价值为基础的卫生体系改革而言的。而对于医疗卫生服务的供方(如医疗机构)和需方(如患者或健康人)还有一个微观的价值观问题。我们常讲的要"以人为本""以患者为中心"来进行公立医院的改革,一切要从方便群众出发,让群众有卫生改革的获得感。如推行一站式服务,减少患者在医院内的排队时间;网上预约挂号、医院收费信息公开;实行临床路径、合理诊疗和用药;使用各项新的诊疗技术和药品均应有循证医学的依据;就诊时保护患者隐私权;患者应有知情权,参与临床决策;让患者就医有获得感等。所有这些改革措施无一不是从患者出发。

当前我国推行的分级诊疗和医疗联合体的改革措施就是以价值为基础的卫生保健策略。其目的是整合多层次服务供给体系,围绕患者开展整合型的、连续型的卫生服务;对每一个患者进行健康结果和成本的测量,最终达到以价值为基础(value-based)制定临床指南,以价值为基础制定临床决策,以价值为

基础制定医疗服务和药品价格,最后采用以价值为基础的医保支付方式,从而构成了价值评估的框架体系。

从患者个体来讲,价值观体现在投入医疗成本和获得健康结果产出的比较上。投入成本少、健康效果好就是有价值。近年来一些国际组织,如国际药物经济与结果研究协会(International Society for Pharmacoeconomic and Outcomes Research, ISPOR)、美国临床与经济评论研究所(Institute for Clinical and Economic Review, ICER)、美国临床肿瘤学会(American Society for Clinical Oncology, ASCO)、美国临床心脏病学会(American College of Cardiology, ACC)等组织研究以患者为中心的价值框架体系(value framework),如治疗的公平性,不同群体、不同患者的药物可及性、基本药物、创新药物和罕见病孤儿药的可及性、药品费用的可负担性。新的医疗技术出来后,尽管还有不确定性,但是患者还是有对新技术的支付意愿,这就是希望的价值(value of hope)。医生和患者为什么愿意采用新技术呢?因为诸如靶向治疗能够提高精准治疗,降低治疗的不确定性,这是知晓的价值(value of knowledge)。一些创新药物通过价格谈判后进入药品报销目录,这就提高了新药的可及性,患者治疗后提高了生存概率和生活质量。获得医疗保险的支付,提供了疾病风险保护和患者财务风险的保护,同时也提高了保险的价值(value of insurance)。新药或新技术方法使用方便,患者易于依从,不仅可提高患者治疗效果和健康水平,而且还可促进我国的医药科技发展,这就是科学的溢价(scientific spillovers)。如此等等,所有价值都是"以患者为中心"体现的。

医生的观点则认为患者的直接医疗费用仅占总医疗费用的一半。通过诊疗标准化、多学科团队(MDT)工作、患者教育、以患者为中心来改善医疗保健服务质量,同时使患者能参与临床决策。总之,价值观包括很多方面,涉及政府和各相关行政部门制定的公共政策、社会公平性和医院的公益性。从医学上关系到治疗的效果和安全性,从情感上影响到患者的获得感和满意度,对家庭会影响到患者家属、朋友和照护者的间接成本。此外,还可从不同角度(决策者、临床医生、患者和药企)来探讨基于价值的医疗保健,加深以患者为中心的医疗保健价值的认识。

中共十八届四中全会提出:建设中国特色社会主义法治体系,必须坚持立法先行,发挥立法的引领和推动作用。第十二届全国人大常委会第三十一次

会议分组审议了《基本医疗卫生与健康促进法》,并于 2020 年 6 月 1 日起正式实施,这是一部基础性的、具有医疗卫生领域母法性质的法律。立法要坚持公平性原则,人人依法享有平等的健康权利。在此基础上,应抓住下次修改宪法的契机,将保障公民健康权和建立基本医疗卫生制度写入宪法。我国宪法早已规定国家尊重和保障人权、明确基本医疗卫生服务及制度的法律范畴、确立基本医疗卫生服务筹资、提供和监管基本规则以及各级政府及相关方的责任,旨在构建统一高效的管理体制。

2.3 卫生改革的循环

2.3.1 哈佛大学的框架模式

2008 年由美国哈佛大学公共卫生学院的罗伯茨(M. J. Roberts)、萧(W. Hsiao)、伯曼(P. Berman)、赖克(M. R. Reich) 4 位教授出版了《正确进行卫生改革》(*Getting Health Reform Right*)一书。它是一本指导卫生政策研究的经典著作,以适应当前大部分国家正在进行卫生改革、重组卫生体系的需要,包括创建新型健康保险系统、改进卫生服务的提供、医院治理和加强基层医疗机构初级卫生保健等内容。作者首先认为卫生系统是一种手段,卫生改革者需要思考的是目标。根据卫生系统绩效(结果)来确定问题,特别是那些可以通过改革改进卫生系统绩效的问题。卫生部门的改革循环可以分为以下 6 个环节(图 2-2)。

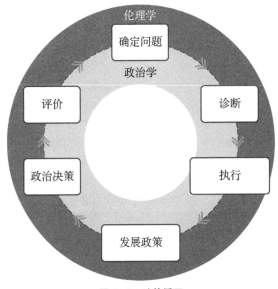

图 2-2 政策循环

（1）确定问题

可以通过描述性的方法或规范性的方法来确定问题;卫生改革的目标共有 3 个:①健康状况,即目标人群的总体健康状况的分布状况,包括预期寿命和疾病负担等;②服务对象的满意度;③财务风险保护,指卫生系统保护目标人群免受疾病带来的财务负担能力。作者还提出了 3 个改革的中间目标:①效率,包括技术效率(单位成本最大的产量)、配置效率(给定预算下最大限度地提高卫生系统消费者的满意度或其他既定目标);②可及性,患者获得治疗的有效性和可利用性;③医疗保健服务的质量,兼顾平均质量和质量的分布。

（2）卫生部门问题的诊断与原因

从结果来追溯和分析原因,从原因中再找原因,层层分解。卫生系统绩效表现不佳的原因,最终无外乎是筹资问题、支付问题、组织问题、立法规制问题和行为问题。这 5 个卫生系统的问题被称为是控制的“把手”或称“旋钮”(control knobs);改革者可以利用这 5 个控制把手去提高卫生系统的绩效。

具体内容分析包括:①筹资,包括与健康相关的税收、保险费和现金支出等。筹资对整个人群享有的医疗保健和财政风险保护具有明显的影响。应根据一个国家的社会价值和政治选择来决定筹资的机制和流程。②支付,是指卫生系统或者患者向提供者支付费用的机制和过程。医疗改革可以为提供者和患者实施各种激励方案,以优化有限的资源利用。③组织,卫生系统的组织是指卫生保健市场提供者的结构、作用、活动和运作。④规制,是指通过国家的立法和政策监督,改变卫生体系中各方的行为。⑤行为,包括改变卫生服务提供者和患者的行为,通过基于人群的干预措施改变个人的行为,用来改善医疗保健系统的结果和绩效。这些行为包括寻求健康行为、医生行为、治疗依从性、生活方式和预防行为等。

（3）政策的发展

可以有多种的政策干预措施。一旦诊断出问题的原因,接下来就是做什么的问题了。恰当的政策是什么?卫生系统是复杂的,从制定政策到产生结果需要经过许多步骤。前面提出的 5 个“控制阀门组成的分析框架”,它所包含的变量必须满足两个条件:首先,这些变量必须是决定卫生系统绩效的重要因素;其次,改革政策的有效实施可以改变这些变量。

（4）通过系统政治分析做出政治决策

卫生系统改革会受到不同利益集团的影响,需要建立联盟,改革的措施也要考虑到政治上的可行性。

（5）计划实施

需要有周密的计划和设计,有一批具有领导才能的管理者,再加上信息的支持。

（6）政策的评价

解决了卫生改革已有的问题,收集到的资料又会揭示新的问题,如此周而复始。想要成功地进行卫生改革,政策循环中的评价阶段就非常重要。通过评价及时发现问题、找出对策。评价并不一定是要大规模的,独立的研究,小型非正式的调查同样也是有用的。应该在执行开始前就设计好评价策略。开始前要收集基线调查数据,为了更好地评价,需要创造激励机制。

2.3.2 其他国际组织的不同框架模式

此外,还有不同的国际组织提出了卫生改革的不同框架,尽管有的并不完全相同,但在卫生改革的中间指标方面还是有很多相似之处(表2-1)。

表2-1 卫生改革的不同框架

框　架	中间目标
控制旋钮框架(control knobs framework)	效率; 可及性; 质量
评价卫生保健行为的框架(framework for assessing behavioural healthcare)	效果; 效率; 公平性
法国 EGIPSS 模型(Evaluation Globale et Integree de la Performance des Systemas de Sante, Global Comprehensive Assessment of Health System Performance Model)	生产率; 保健服务的数量; 保健服务的质量
世界卫生组织绩效框架(WHO performance framework)	可及性; 覆盖率; 质量; 安全性
英国联邦基金框架(commonwealth fund framework)	高质量保健; 有效的保健; 可及性; 卫生系统和人力的创新和改善
世界卫生组织构建模块框架(WHO building blocks framework)	可及性; 覆盖率; 质量; 安全性
系统思考(systems thinking)	公平性; 选择权(choice); 效率; 效果

2.4　卫生体系评价的模块框架

在我国卫生政策的评价目前主要用于卫生改革的监测和评价。在本书的第 20 章"卫生政策评价"中将有全面的论述,这里只是对卫生政策评价的原则和框架内容进行一些补充。正如前面所介绍的哈佛大学和世界银行 2004 年开始提出上述卫生系统控制把手的卫生政策评价框架,包括筹资、支付、组织、规制、行为 5 个方面,将效率、可及性、质量作为卫生体系的中间绩效目标,并以健康状况、满意度和风险保护作为卫生改革总体人群的绩效目标。

我国的卫生改革从 2009 年开始,迄今已经 10 余年了,"健康中国 2030"将进行卫生改革的长期效果评价。主要有五大优先领域:社区卫生服务、医疗保险全民覆盖、药品保障供应、公立医疗机构改革、公共卫生服务均等化。

2.4.1　世界卫生组织卫生体系评价的模块框架

世界卫生组织 2006 年曾提出卫生体系评价的模块框架,2008 年又提出了初级卫生保健评价框架,包括:全民覆盖改革,提高健康公平性、社会包容性;提供卫生服务改革,能够获得有效、安全、以人为本的卫生服务;领导力改革,使卫生权威更可信赖;公共政策改革,保护并促进社区健康领域(图 2-3)。不同的策略框架需从不同的角度来评价,但目的都是评价卫生系统改革的效果。

卫生系统改革评价的一般框架包括投入、过程、产出、结果、影响 5 个部分。每个部分均有指标体系,具体包括:①投入与过程部分,包含卫生人力、卫生设施、供应链、信息等,筹资和规制。②产出方面,包含干预措施的可及性、可负担性和服务利用率,初级卫生服务包,干预措施的质量、安全和效率。③结果方面,包含干预措施的覆盖率,流行的危险行为和因素的改变。④影响方面,包含提高健康结果和公平性、费用支出、自付比例、有无发生灾难性支出情况、社会和财务风险的保护、患者的反应性。数据的来源可以通过行政渠道、机构系统报告、全国人口调查、全国卫生服务调查、卫生统计信息系统、疾病信息监测以及通过国内大量政策研究报告获得。通过国际组织报告提供的中国核心指标,可进行国际比较研究。

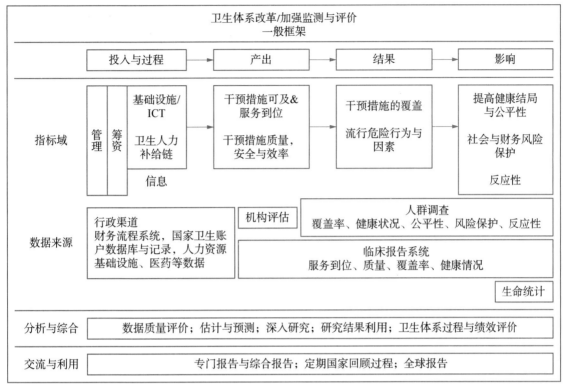

图 2-3　世界卫生组织的卫生系统评价框架

2.4.2　欧盟卫生体系评价的模块框架

欧盟有 27 个成员国,具有不同的卫生体系,大约有近一亿的人口,但在许多方面存在着巨大的差异,如卫生支出、健康保险、卫生服务资源、卫生服务质量、健康危险因素、疾病预防、人群保护、健康促进和健康状况。因此,在卫生改革评价中,欧盟组织十分重视监测和评价的需要,特别是在卫生服务质量、患者满意度、卫生服务可及性、公平性、跨国界健康安全威胁、健康风险保护等方面,力求缩小各成员国之间的差异。

2018 年报告欧洲各国人口出生时期望寿命正在增加,不同性别之间的期望寿命也正在缩小差距。如将 2010 与 2015 年相比,平均期望寿命已从 76.7 岁增加到 77.9 岁,男女性别期望寿命的差距也从 6.9 年缩小到 6.6 年。但要看到该数值最高的国家人口出生时期望寿命有 83.1 岁,而最低的国家人口出生时期望寿命只有 71.6 岁,要相差 11.5 年。总的来说,婴儿死亡率、出生时期望寿命、小学入学率和失业率这四个指标是健康的社会决定因素(social determinants),在欧盟各国中也存在巨大的差异。同样地,2010 与 2015 年相比,婴儿死亡率由 7.3‰下

降到 6.8‰,小学失学率由 2.6%下降到 2.3%;失业率也有轻度的下降,从 8.9%下降到 8.7%。开始时欧盟通过征求所有国家意见,并结合欧盟各国优先领域,先确定了欧洲共同体卫生指标长清单,约 500 指标,后来又简化成核心指标短清单(包含 82 个指标)。主要内容包含:①卫生人力;②卫生支出和筹资;③卫生服务质量与安全;④卫生服务可及性;⑤干预措施的覆盖率;⑥危险因素;⑦健康状况与公平性。欧盟建立了以网络为基础的 EUPHIX 网站,用于监测和评价欧盟各国的卫生政策与卫生改革,进行不同国家间的对比。

2.4.3　以循证为基础的卫生体系评价

对于科学决策而言,证据是最重要的因素。决策是一个政治的过程,证据来源于信息和政策研究获得的结果。有实证为依据的循证卫生政策(evidence-informed health policy)比单纯以证据为基础的卫生政策(evidence-based health policy)要更为积极和具有影响。

在决策的过程中,科学证据的获得是不容易的,往往要与传统的经验主义、政治的考量和决策者的

个人信念、偏好发生冲突。

卫生政策和系统高质量的循证综合研究(high-quality evidence syntheses on health policy and systems research)的能力是研究人员和决策者需要具备的。应对这些挑战需要新的政策和卫生系统改革,而这些政策和改革需要强有力的信息和知识。

卫生政策和系统的证据综合是证据决策方法的基本组成部分。综合卫生政策和系统证据越来越被认为是支持政策的关键。世界卫生组织卫生政策和系统研究联盟(Health Policy and System Research,HPSR)支持卫生政策制定和卫生的证据。它介绍了合成 HPSR 证据的关键挑战,包括建议利益相关者参与综合过程、制定综合问题、解决健康公平问题、选择合适的综合方法、提供证据。方法指南探讨了解决这些挑战的各种方法,包括开展和促进卫生政策和系统证据综合相关的关键方法学,如 HPSR 领域的相关证据综述及促进 HPSR 整合的途径、政策和实践的证据。决策周期的不同阶段需要不同类型的知识和不同的证据综合方法,具体见表 2-2。证据合成可理解为整合特定主题的证据,包括个人研究的结果和裁判能够从多个研究中收集结果来回答一个明确的研究问题。

表 2-2　应用 HPSR 的知识和循证综合来支持卫生决策

决策步骤	政策问题	卫生政策及系统知识	相关研究设计举例	相关综合方法的举例
优先重点、确定问题及其成因	政策议程;什么是优先重点问题?问题的性质、规模和适当框架以及共同表明需要干预的促成因素是什么?	卫生政策及系统挑战(如覆盖率、质量、效率、公平性)概念框架,利益相关者的看法和经验	形势分析、观察研究(如人口、社会调查)、卫生管理研究、信息的系统)、利益相关者研究、定性及混合方法研究	范围审查、叙述性审查、混合方法、证据合成
评价政策/规划选择及确定政策的含义或对实践的建议	什么是对问题适宜的政策选项?什么是效果、效率、可及性、可行性及适宜性?	卫生政策及系统干预的利弊、成本效果、执行因素、看法/经验、公平性及人权	实验研究(如集群随机对照试验)、准实验研究(如间断时间序列)、观察研究、经济评价、政	效果评审、荟萃分析、定性循证综合评审

决策步骤	政策问题	卫生政策及系统知识	相关研究设计举例	相关综合方法的举例
			策分析、定性及混合方法研究	
确定实施和评估的考虑因素	什么是成功实施、扩大和可持续发展备选方案和潜在机会的窗口期的障碍和促进因素?影响有效性的语境因素有哪些?	采纳、忠诚、障碍/促进因素、提高成本、公平、影响政策及系统干预效果的决定因素	成本研究、过程评价、情景分析、影响评估、现实主义评价	现实主义评审、定性循证综合(即荟萃民族志)、效果评审

注:民族志学(ethnography)是人类学的一个分支,研究人类的行为习惯和人类的社会意义。荟萃民族志(Meta-ethnography)是一种回顾民族志方法,研究类似于人种学分析(ethnographic analysis),主要研究数据、摘要、概念、隐喻与主题研究。
引自:LANGLOIS T V, DANIELS K, AKL E A. Evidence synthesis for health policy and systems[R]. Geneve:World Health Organization,2018.

证据合成的结果通常被描述为个别研究,特别是当主要研究结果相互矛盾时,证据综合的使用可帮助整理、评估和报告研究证据。综合可以采取系统回顾的形式,或整合定量和定性的结果。

证据综合被认为是循证方法(evidence-informed approach)的组成部分。可改进决策者的决策过程,适用于当地环境以改善卫生系统的绩效。

HPSR 证据合成的初步研究可能是大规模的、定量的假设检验的、小规模深入理论发展的实验研究、定性研究,可能产生各种各样的数据,从大规模的管理数据到本地反馈和监控数据。

2.5　卫生政策的分析方法

2.5.1　政治经济社会技术分析

政治经济社会技术分析(political, economic, social, technological analysis,PEST 分析)是一种宏观卫生政策分析的方法。它是以宏观的环境因素,包括政治因素、经济因素、社会因素和技术因素进行分析的一种框架,对任何的卫生战略和策略从外部环境进行分析。

综上所述,PEST 分析包括 4 个方面的因素。首先,政治因素是最基本的因素,政府在教育和健康方面起到了重要的作用。它包括政府在经济方面的干预,如税收制度、劳动法、环境保护法、贸易限制和政治的稳定性、政府直接提供或组织生产医疗产品和卫生服务。其次是经济因素,它包括经济的增长、利率和兑换率、通胀率,这些因素会影响贸易和决策,如利率或减税会影响企业的发展和成本,货币的兑换率会影响出口和进口货物的供应和价格。再次是社会因素,包括文化、健康意识、人口增长率、年龄分布、安全性会影响企业的生产和需求。如人口老龄化会影响对医疗卫生服务的需求、劳动生产力以及退休的年龄。最后是技术的因素,会影响成本、价格和质量,如研发活动、自动化、人工智能技术的创新和改进、技术准入和外包等。

PEST 分析有时还可以进一步深化到包含立法(legal)和环境(environment)因素,这时简称为 PESTLE 分析。立法因素包含消费法、反垄断法、劳动法、卫生和安全立法,这些因素会影响到生产企业和卫生机构的运行、需求和成本。环境因素包含气候变化,会影响到农业生产、保险以及市场的变化。此外,还有的包含人口因素和生态因素的分析,这时称为 DESTEP 分析。人口因素分析时包含的信息有性别、年龄、民族、语言知识、失能状态、活动能力、就业状况、宗教信仰、文化程度、居住条件和收入水平等。

为说明 PEST 分析在卫生政策研究中的应用,现以 4+7 城市药品带量采购为例,详见案例 2-1。

案例 2-1 中国 4+7 城市药品带量采购政策的 PEST 分析:

药品带量采购的目的是要增加患者用药的可及性,以"人民的健康"为改革的最终目标。

2018 年国家医疗保障局成立后对药品招标采购工作进行了重大的改革。由医疗保险部门代表广大患者对药品进行战略性购买。

(1)政治因素:国家为降低药品的采购价格,在京、津、沪、渝 4 个直辖市和 7 个副省级城市(广州、深圳、沈阳、大连、西安、成都、厦门)(俗称 4+7)组织药品集中采购试点,于 2018 年 11 月 15 日正式落实药品带量采购工作。

带量采购工作是由政府引导、市场主导的一种药价形成机制,通过招标采购促进药价回归到合理的水平。截至 2019 年 5 月 30 日,采购总金额已达 11.5 亿元,完成采购总量的 53%。同年 8 月,销售额度已达 165 亿。

(2)经济因素:用经济学的观点看,带量采购的意义在于确定了量价的合同关系(price-volume agreement),用量越大,价格越低。相应地,患者可得到便宜的药品,医疗保险部门也可以节省大量医疗保险的统筹基金,药企则通过薄利多销获得可观的利润。

(3)社会因素:带量采购政策涉及众多相关方的利益。如药企的利润空间大幅压缩,外资企业过专利期的原研药定价政策也会发生相应的变化,包括主动降价、形成自发市场的竞争行为等。药品行业将实现转型升级,推动药品流通渠道的转型。居民和患者则在提高用药可及性和可负担性的同时担心着药品降价后质量能否得到保证。

(4)技术因素:4+7 带量采购试点的做法是对 25 个中选药品集中采购,其中通过质量和疗效一致性评价的仿制药 22 个(占 88%),原研药有 3 个(占 12%)。随着通过质量和疗效一致性试验的品种不断增多,国产仿制药将占据带量采购的主导地位。

(5)政策效应:一般认为是多家中标为好,原先实行的独家中标的政策会导致缺乏市场竞争,今后可能面临供货短缺的风险性,同时还会挫伤未中标的多家药企为提高质量和疗效一致性试验前期投入的积极性。未来带量采购还需要进一步完善,鼓励在全国各地创造更多的方式和经验,如多省联盟带量采购和医院药品集团采购(group purchasing organization,GPO)模式。

2.5.2 定性分析方法

(1)文件分析

"文件分析"(document analysis)或称为"文档分析",通常是政策研究的第一步。这里所讲的"文件"是指狭义的政策文件,是指中央和地方政府在不同时期对不同问题颁布和下发有关政策文件。在我国,常见的有关卫生和健康的文件可以由国务院办公厅、各部委或不同部门联合发文,如国家发展和改革委员会、财政部、人力资源和社会保障部、工信部、商业部、民政部、科学技术部、教育部、国家卫生健康委员会、国家医疗保障局、国家药品监督管理局、国家中医药管理局等不同行政部门的发文,以及省、市级的相关配套文件和实施细则。通过系统阅读政策文件,了解不同卫生政策实施的意图和实施细则,可以为研究政策问题或企业的研究和开发奠定基础。也可作为研究工作者案头研究(desk study)的一部分。根据需要也可将相关政策文件汇编成册。文件分析是一种研究技术,通过政策文件的分析和解读,可以了解某项政策的发展过程和获取有关信息,为政策研究课题提供政策背景和理论基础。

（2）案例研究

案例分析（case studies）是一种研究方法,包括对研究对象（案例）进行近距离、深入和详细的调查。案例研究也是一种政策研究方法,常用于管理学、社会学、心理学、人类学、政治学、教育学和临床科学研究。临床医学中的"病例讨论"和中医学中的"病案"都是一种临床实践的案例研究。它是描述在特定的时间和地点,存在的个人、组织、发生的事件或政策行动。通过案例编写,总结事件发生的过程,问题和解决的方法,供今后类似情况发生时作参考。案例研究也是一种研究策略,是调查现实生活中的实证研究。案例研究可以是一个或多个案例研究,可以包括定量和定性的研究方法,收集证据,做出推论。可有不同类型的案例研究方法。研究内容包含案例的选择和结构、情景分析、历史研究、参考文献和进一步阅读的材料等。案例研究也可作为科学论文正式公开发表。

（3）关键知情人调查

关键知情人调查（key informant interviews）,顾名思义,是对于政策实施或调查问题的情况比较熟悉和知情的人士。知情人调查也可以说是一种需求调查（need assessment）方式。调查的结果和知情人的选择有很大关系,关键知情人调查在临床研究中经常被使用,如调查有临床经验的意见领袖（key opinion leaders）,根据他们的个人经验,对某些疾病的临床分型比例、医疗成本、治疗方案、临床治疗效果和副反应等做出估计。在政策研究中可以调查患者对"看病难、看病贵"的感受、医疗改革措施实行后的获得感、调查政策决策者对政策制定意图的理解等。

知情人的选择需要有各方面的代表性,如年龄、性别、职业、社会阶层、享有不同医疗保险制度等,特别要注意沉默的大多数（silent majority）的观点。此外,知情人调查的方式也可以是多样化的,如个别采访、小组集体采访、电话采访、填写调查表、听证会等形式。

（4）焦点组访谈

焦点组访谈（focus group discussion, FGD）是政策研究中常用的一种方法。参加小组讨论的专家们可以互相启发（group dynamics）、自由讨论（open discussion）、对某一政策的利弊进行深入讨论。因为有的意见是在受到其他参会者发言后的启发。焦点组访谈是一种定性的研究方法,因为参加焦点组访谈的人数只是小样本,不能下任何定量的结论。焦点组访谈比较容易实施,在时间、花费、效率等方面都表现出优势,可以获得更多丰富的信息。

焦点组访谈前需要准备好提纲,包括访谈的主要目的、访谈提纲和问题,准备发言录音、确定邀请参会的人员名单,理想的人数是每次邀请6～8人,使得参会者有足够的时间发言和讨论。讨论会的主持人选对焦点组访谈是否成功十分重要。要善于引导发言,使访谈者能充分发表不同的观点,不偏离讨论主题,避免个别参会者由于善于发言或是权威的作用而影响其他参会者的发言。最后主持人要持客观中立的态度对会议进行总结,会后完成书面报告。当然,随着通信技术的发展,焦点组访谈也可以通过互联网进行,克服地理上的障碍。

（5）德尔菲法

德尔菲法（Delphi method）是现代预测技术中常用的一种定性预测法,最早是由美国兰德公司的奥拉夫·赫尔默（Olaf Helmer）和诺尔曼·达尔基（Norman Dalkey）在20世纪50年代提出的。这个名字指的是德尔菲的神谕,德尔菲是古希腊阿波罗神庙的女祭司,以预言闻名。在一组不同背景的专家间对问卷提出的问题经过几轮的咨询后,取得共识的结果。调查结果是匿名的,每一轮需要将前期调查的结果反馈给专家。以便专家可以调整回答的结果,最终取得共识。一般调查需要2～3轮。在卫生政策研究中可用于评价指标体系的构建、对医疗卫生体制改革的评价等。

Delphi调查方法的优点是不需要将专家召集在一起开会,可以远程调查,专家之间的意见不会产生交互影响。缺点是调查过程时间比较长,如果需要进行2～3轮调查,则需要几个月的时间。

（6）头脑风暴法

头脑风暴法（brainstorming）是常用的一种专家咨询方法。在政策研究中常用于咨询卫生与健康发展规划、有关政策实施问题的讨论。组织者通过邀请专家参加圆桌会议,提出问题,专家们坐在一起自由发言、交互启发、集思广益,也可天马行空,甚至异想天开,在思维的碰撞中达到意想不到的效果和提出解决问题的方法（interactive problem-solving）。

（7）系统回顾

系统回顾（systematic reviews）是回答主要研究

的问题,通过收集和总结所有文献报道或灰色文献(gray literature)的经验证据,符合事先确定的选择;而荟萃分析(Meta-analysis)则是利用统计学方法总结各种研究报告的结果。传统的系统回顾主要集中在综合干预措施的效果,为卫生保健服务、卫生技术提供信息支持。根据不同研究的专题进行文献综合。

根据爱丁堡大学的介绍,系统回顾可以有9个步骤来进行:①为什么要进行系统回顾?随着现代大量的文献和灰色文献的出现,首先要决定一个研究的问题,而且已有很多经验研究已经发表。为了了解以前的结果和研究的证据,需要对一些干预措施开展系统回顾,包括随机对照试验或者观察试验(病例-对照研究或队列研究),评价其效果。②谁会参与?高质量的系统回顾报告需要正确选题、正确的系统回顾方法、信息的检索和统计分析。③提出问题。可利用PICO原则(患者patient/人person,干预intervention,比较comparison,结果outcomes),对文献进行一定的界定,一个明确、具体、可回答的问题是成功做好系统综述的关键。为避免工作重复,可先在Cochrane等网站检索。④从不同文献库中检索,并熟悉各种分析软件(如RefMan、EndNote、Mendeley)。通过筛选标题和/或摘要,设定文献排除标准,并列出一个文献清单,需要进一步深入阅读的,应该有两名研究人员独立完成。⑤数据提取。设计问题表格,确保收集每一个研究问题的信息和结果。⑥研究的关键性质量评估。包括评审文献的研究设计、混杂偏倚风险、结果衡量标准的选择、统计问题、报告质量、干预的品质以及结论的概括性。⑦数据的合成。叙述性地总结数据,研究证据的强度和一致性,分析不一致的情况。⑧展示结果和书写报告。清晰地介绍评估的结果及最佳的实践情况。⑨存档和更新。提交和发布报告,并在相关的数据库中注册。随着研究的深入,需要不断地更新系统回顾报告或进一步荟萃分析。下面介绍几种系统回顾的使用软件(表2-3)。

表2-3 介绍几种系统回顾的应用软件

软件名称	特点	主要作用
Covidence (Cochrane 技术平台, https://www. covidence. org/; 它是 Cochrane 评审的主要成分)	该软件可用于评审过程的每个步骤,从引文筛选到数据提取和导出。第一次评审是免费的,所有后续评审都需要订阅	为研究者提供筛选和数据平台进行系统回顾

续 表

软件名称	特点	主要作用
DistillerSR (https://www. evidencepartners. com/products/ distillersr-systematic- review-software/)	该软件共有5个步骤,评审者可以上传引用、创建清单、分配评论员、屏幕引用和监测和导出数据,第一次评审是免费的	协助研究人员、监管机构、政府机构和医疗器械公司进行有效评审
EPPI-Reviewer (http://eppi. ioe. ac. uk/cms/Default. aspx? alias=eppi. ioe. ac. uk/cms/er4)	该软件有助于管理参考文献的整个评审过程,支持定性和定量分析。对 Cochrane 成员免费	提供评审人员提供联机工具,进行整个评审过程
GRADEpro GDT (https://gradepro. org/)	该软件是免费的,为创建调查结果汇总表和卫生技术评估,以及制定指导方针建议	该软件用于总结结果表格、卫生技术评估和指南,协助研究人员和指南编写者提出公共卫生和卫生政策决定
OpenMeta-Analyst (OMA, http://www. cebm. brown. edu/ openmeta/)	该软件是免费的,为二分法和连续变量的诊断数据荟萃分析	为研究者和统计师建立一个荟萃分析的平台
Rayyan QCRI (https://rayyan. qcri. org/; 系卡塔尔计算研究所研制)	该软件是免费提供给所有用户的,并有手机移动应用程序,是半自动的标题和摘要的筛选工具	为评审者提供标题和摘要的筛选平台
Review Manager (RevMan, http:// community. cochrane. org/tools/ review-production- tools/revman-5/)	该软件用于准备和维护 Cochrane 评审,它协助制定方案和完整的评论,该软件可用于荟萃分析并且可以用图表表示。但需要购买才能使用	为评阅者提供准备和保持评阅的平台

2.5.3 定量分析方法

(1)政策评价计划执行利用分析

政策评价计划执行利用分析(policy evaluation planning implementation utilization)是分析和评价健康公共政策的一个工具。它是加拿大魁北克国家健康政策合作中心(National Collaborating Centre Healthy Public Policy, NCCHPP)提出的一种方法。它的分析框架包括6个方面:一是影响(effects),包含效果、意外影响、公平性3个方面;二是政策的执行(implementation),包含成本、可行性、可接受性3

个方面(表2-4)。每个方面有一系列的问题。在效果方面还有中间影响,可用逻辑模型(logic model)。意外的影响因素可以是经济、政治、环境和社会的各种正向或负向的因素影响。

表2-4　分析公共政策的六个方面

六个方面	具体内容
效果	研究中的公共政策(积极、中立、消极)对目标健康问题有何影响; 就其中间指标而言,该政策的有效性如何? 该政策的干预逻辑是否合理? 实施环境如何影响本政策的效果? 观察效果需要多长时间?这种影响会否持续一段时间?
非预期影响	研究中的政策是否会产生意想不到的影响,无论是正面的还是负面的; 如何减轻负面的意外影响?
公平性	正在研究的政策对不同群体的影响(预期的或非预期的)是什么? 该政策是否创造、加强或纠正了健康方面的社会不平等?
成本	政府的财政成本和收益是多少?对于其他部门、行业、社区组织、消费者、纳税人等会产生什么影响? 成本是如何随时间分配的? 成本在多大程度上是明显的? 与其他潜在政策相比,研究政策的成本如何? 对于政府和社会,正在研究的政策的成本效果是多少?
可行性	是否有人力、物力和技术资源? 正在研究的政策是否属于希望采纳该政策的当局的法律管辖范围?是否符合现行法律? 这项政策是试点项目的后续行动吗? 此策略是否可以由预先存在的机制进行管理? 这项政策的权威机构也是执行它的权威机构吗? 如果没有,有多少不同的行动者参与了这项政策的实施?他们是否受到政策发起人的有效指导?它们运转良好吗?
可接受性	考虑中的公共政策会影响哪些参与者? 这项政策所针对的问题是否被视为需要干预的社会问题? 利益相关者对干预解决这个问题的想法有何反应? 利益相关者如何看待拟议的政策?它的有效性,它的非预期的影响,它的公平性,它的成本和它的可行性如何?它所涉及的胁迫程度如何? 利益相关者对该政策的采用和实施情况有何看法? 政策的可接受性能否在实施期间演变?

公共政策评价从计划、执行到利用共有10个具体步骤,见图2-4。

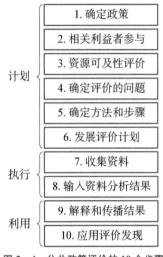

图2-4　公共政策评价的10个步骤

(2) 差异中差异分析

差异中差异的分析方法(difference in difference method,DID)也可称为倍差法或双重差分法。它是社会科学计量经济学和定量研究中使用的一种统计技术,常用于政策效应的评价,其目的是减轻外来因素和选择偏差的影响。将实行一项改革政策的试点地区作为"试验组",与未实行这项改革措施的地区"对照组"相比(图2-5)。差异需要在两个或两个以上的不同时间段进行比较。

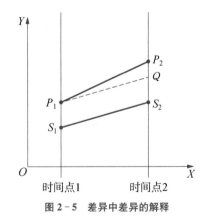

图2-5　差异中差异的解释

试验组的结果是用 P 线表示,对照组的结果用 S 线表示。在改革前第1时间点测量,用 P_1 和 S_1 点表示。试点改革一段时间后在第2时间点再次测量,即 P_2 和 S_2 之间的差异并不能全解释为改革取得的效果,因为试点组和对照组在改革前的起点不一样,可能就有差异,两地即使没有改革也可能存在正常的差异,即为共同趋势(common trends),用虚线 Q 表示,从 P_1 到 Q 的斜率与从 S_1 到 S_2 的斜率相同。而 P_2 和 Q 之间的差异才是真正改革结果取得的净效应。

早在 2004 年,美国哈佛大学叶志敏教授就发表了我国海南省海口市医疗保险支付方式改革的评价,用差异中差异的方法进行了前后对比研究。从 1995 年中期起进行医保改革,1997 年 1 月起进行支付制度改革,从按项目付费(fee for service,FFS)改为按月总额预算前瞻性支付改革。试验组包含 6 个医院(占 83% 全市病例数),而将没有进行改革的 8 个医院设为对照组,以 4 213 例住院患者为调查对象,两组医院例均住院费用变化趋势见图 2-6。

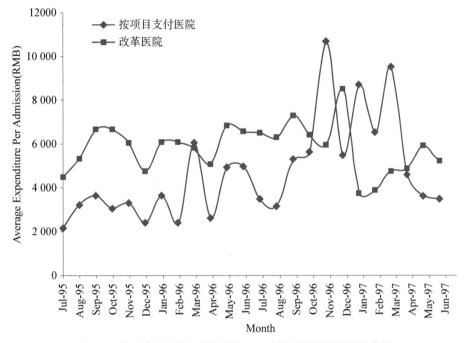

图 2-6 海南省支付制度改革医院与 FFS 支付对照医院例均住院费用

引自:YIP W, EGGLESTON K. Addressing government and market failures with payment incentives: hospital reimbursement reform in Hainan, China[J]. Social Science & Medicine,2004,58 (2):267-277.

用 DID 分析住院患者平均药费、平均高新技术检查费用和平均床日费用的改革前后的变化,结果发现每个住院患者在医院支付制度改革后平均药品费用下降 43.2%,高新技术检查费用下降 127.8%,平均床日费用下降 17.5%(表 2-5)。

改革前后的差异中差异(DID)为:

$$DID = (T_a - T_b) - (C_a - C_b)$$

(公式 2-1)

式中:T 代表试验组,C 代表对照组;a 代表改革后,b 代表改革前。差异中差异占改革前的百分比(difference-in-difference as % of reform before)= $DID/T_b \times 100$。

表 2-5 不同服务项目支付方式改革前后的平均费用变化

项目	改革医院			按项目付费医院			差异中差异	DID 占改革前的百分比
	改革前	改革后	差异	改革前	改革后	差异		
药品费用占比	0.29 [0.45]	0.31 [0.46]	0.02 [0.02] {1.28}	0.10 [0.30]	0.15 [0.36]	0.05 [0.04] {1.31}	-0.03 [0.05] {0.95}	-10.34%

项目	改革医院			按项目付费医院			差异中差异	DID 占改革前的百分比
	改革前	改革后	差异	改革前	改革后	差异		
人均药费	2 570.82 [3 554.60]	1 716.71 [3 682.83]	−854.11 [252.59] {−3.38}	2 078.16 [6 336.57]	2 335.21 [3 365.78]	257.05 [1 716.68] {0.15}	−1 111.16 [1 187.03] {−0.94}	−43.22%
高新技术检查费用占比	0.52[0.50]	0.43 0.49	−0.09 [0.02] {−4.95}	0.21 [0.40]	0.22 [0.41]	0.01 [0.05] {0.25}	−0.10 [0.06] {−1.80}	−19.23%
平均高新技术检查费用	1 316.48 [2 423.74]	1 219.27 [3 118.16]	−97.21 [148.97] {−0.65}	2 976.42 [8 352.61]	4 561.25 [8 878.32]	1 584.83 [2 118.97] {0.75}	−1 682.04 [770.11] {−2.18}	−127.77%
平均床日费用	534.13 [598.96]	397.21 [368.79]	−136.92 [21.61] {−6.34}	691.47 [830.67]	461.19 [627.67]	−230.28 [91.4] {−2.52}	93.36 [71.53] {1.31}	17.48%

注:[]表示标准差,{}表示 T 值。

引自:YIP W, EGGLESTON K. Addressing government and market failures with payment incentives: hospital reimbursement reform in Hainan, China[J]. Social Science & Medicine, 2004, 58(2): 267 - 277.

DID 方法可为政策决策者提供有用的信息,证明预付制的支付制度改革可以有助于纠正按项目付费制度造成的价格扭曲现象,能改善卫生系统的绩效表现。

（3）利益相关者分析

利益相关者分析（stakeholder analysis）是评估政策和项目计划中各利益相关者或系统的利益诉求及其潜在变化的态度和相互变化的过程。因为每项卫生改革的措施会影响利益的重新分配,有的可能获益（gain）,有的可能受到损失（loss）。所以在利益相关者分析时要确保所有受影响的利益相关者都被考虑在内,而且要跟踪观察利益相关者随时间的变化状况。

根据相对重要性,可以将利益相关者分成不同的类型:首先是主要利益相关者,也就是最终受到影响最大的利益相关者或组织,无论是积极的支持还是消极的反对态度,都需要特别地重视;其次是那些中间者,即间接影响的个人或组织;最后是受影响最小的第三方利益相关者和组织。因此,需要采用利益相关者矩阵映射的方法（mapping stakeholders matrix）。可以用图 2 - 7 表示。根据不同利益相关者的态度、兴趣、权力影响、组织的合法性和重要性加以区别。

该矩阵按利益相关者的权力和兴趣分成 4 种类型。权力大而兴趣也大者,主要是政策决策者和支持者,需要密切地联系和管理。对权力大而对改革

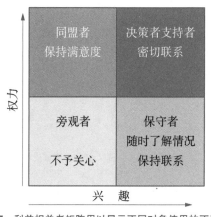

图 2 - 7　利益相关者矩阵用以显示不同对象使用的不同策略

兴趣不大者,应视为同盟者,应该让他们感到满意。反之,对权力不大而对改革有兴趣的保守者,应让他们随时了解情况。对权力和兴趣都不大的跟从观察者,可不予关心。有关计算机辅助的利益相关者分析（policy maker）的介绍详见下节。

（4）政治可行性分析

政治可行性分析（political feasibility analysis）是通过考察一个建议实行的政策在制定过程中各个阶段所涉及的行动者、事件和环境,预测政策问题的可能结果。它是政策分析常用的组成部分,也可作为在不同政策备选方案之间进行选择的评价标准。制定和实施一项好的政策必须是在政治上是可接受和可行的,在政治上能得到大多数的决策者和公众的

拥护和支持。

以我国 2019 年医疗保险药品报销目录动态调整为例。其政治目的是贯彻落实党中央、国务院决策部署,为建立健全更加公平可持续的医疗保障制度,根据基金支付能力适当调整目录范围,努力实现药品结构更加优化、管理更加规范,进一步提高医保基金使用效益,提升医保药品保障水平,有效缓解用药、用药贵问题。

2019 版的目录常规准入部分共 2 643 个药品,包括西药 1 322 个、中成药 1 321 个。调整前后数量变化不大,与 2017 年版相比,仅增加了 4.3%,但药品结构发生了较大的变化。调出品种有 150 种,大部分为临床价值不高、滥用明显、有更好替代的药品,如辅助用药或重点监控的药物。调入的品种有 148 种,其中西药 47 个、中成药 101 个,主要增加的是基本药物和癌症及罕见病、慢性病、儿童用药等重大疾病的治疗用药。此外,还有 128 个通过谈判后决定批准的创新高价药物,这将大大增加患者对药物的可及性。

政治可行性分析的步骤因每一个政策的问题的不同而不同,但需要至少有 3 个步骤:①首先是要对政治环境有了解,确定政策问题存在的空间、公众对拟议政策的认识程度和特定的政策问题领域和涉及的参与者。②对收集的相关信息进行分析。首要是确定不同的利益相关者(或组织),从中估计哪些是政策的支持者,哪些可能是政策的反对者。支持者多半是那些原来没能享受到创新药物治疗的肿瘤患者、被列入报销的孤儿药的罕见病患者组织,或是新增药物的受益者,以及生产这些创新药物的企业。反对者则是那些原先生产辅助用药的药企,被调出目录的药品中还包括国家卫生健康委员会公布的首批国家重点监控 20 种药品的企业。从医师角度来分析,那些经常使用中成药的西医,因为今后处方使用中成药者必须要具有中医医师资质,处方权将受到限制。另外,对中药饮片也进行了规范,进入医保报销的中药饮片有 829 种,一些过去属于滋补类的中药饮片现在需要自费。这对中西医师的处方范围和行为造成了一定的限制,也必然会遭到部分医生的反对。③计算机辅助政治分析。1998 年,哈佛大学迈克尔·里奇(Michael Reich)教授介绍了一种基于 Windows 的"计算机辅助政治分析"软件的原型程序,称之为"决策者",曾在世界银行旗舰计划培训课程中供卫生政策制定者和卫生部门的管理人员培训使用。

它是决策者分析和管理公共政策政治的一种快速评估方法,是政策决策者的一个逻辑思维,并可以提高政策的政治可行性。这是一个公开的免费软件,PolicyMaker 4 是该软件的新版本。该软件可帮助进行利益相关者分析,并设计政治策略以支持研究的政策。理解政策制定的政治动态,并通过系统分析面临的支持者和反对者,以及用什么样的策略可能会有效地获得政策的认可。分 5 个主要分析步骤来执行,包括:①政策定义、分析政策内容和实现每个目标的机制;②确定最重要的参与者,他们之间的网络和联盟、权力和利益;③评估影响政策可行性的机会和障碍、政治环境的条件;④策略的设计和评价,以提高政策的可行性,并创建一些替代策略和行动实施计划;⑤策略的影响,并将结果与预测结果进行比较。该软件会系统地组织有关政策的基本信息,并产生一系列的表格和地图用于制定和实施政策的战略规划,描述公共政策所涉及的政治过程。

(5)差距分析

差距分析(gap analysis)是检查目前的实际绩效与潜在或期望绩效的比较(图 2-8),从中找出差距,在一定时间范围内通过改进组织架构或增加卫生资源的投入,提高市场的医药产品或卫生服务数量和质量,达到预期的规划目标。其研究的范围可以大到国家或地方的卫生健康规划、医疗卫生组织的发展建设,包括人力资源、卫生筹资、服务提供,也可具体到一个卫生组织机构的绩效评价、服务运行和信息发展的过程。

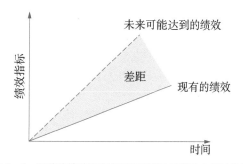

图 2-8　目前的绩效和未来要求可能达到绩效之间的差距

差距分析一般包括 4 个步骤:①根据以前的战略规划,分析目前的现状,包括目前达到的指标、增长率或总量;②确定未来希望达到的目标、指标和规模;③确定现状与未来目标之间的差距;④进一步分析造成这些差距的原因。通过深入的分析找到可能的原因,为今后预期达到的目的或目标提出解决的方案。通常可以问 5 个为什么（five whys）。其实质是通过深入分析，找出源头，从根本上加以解决。

从图 2-8 可以看出，两条线之间的地带即是代表目前差距所在和差距的程度。如果要预测未来的目标是 3～5 年以后的情况，则差距还可能进一步扩大，所以这两条线还需要随着时间的推移进行外推。

差距分析的指标可以用定性的好、中、差或达标、不达标来表示，也可以用相对值（百分比、增长率、覆盖率）或绝对值表示。

以 2016 年国务院发布的《"健康中国 2030"规划纲要》为例。其在健康水平指标方面，提出了 2015 年的现状、2020 年的目标和远期 2030 年的目标。

从健康水平指标来看均为定量指标，在 2015—2030 年的 15 年内，人均预期寿命将从 76.34 上升到 79.0 岁，其间差距是 2.66 岁；婴儿死亡率差距是降低 3.1‰，到 2030 年将比 2015 年降低 38.3‰；5 岁以下儿童的死亡率将降低 4.7‰；孕产妇死亡率差距是降低 8.1/10 万。其他如健康环境方面的指标，在地级及以上城市空气质量优良天数比例（%），2015 年为 76.7，2020 年达到＞80，2030 年后则是提出持续改善的定性指标；在地表水质量达到或好于 Ⅲ 类水体的比例（%）方面，2015 年仅 66%，2020 年为＞70%，2030 年也是提出持续改善的定性要求。对进一步降低孕产妇和婴儿死亡率的需要进行死因分析，包括加强流动人口孕产妇的管理率、提高早孕建卡率、产前检查率、产后访视率、住院分娩、开展孕妇教育、规范儿保门诊、生长发育监测、提高新生儿窒息复苏抢救水平，全面加强妇幼保健体系的建设。

（6）SWOT 分析

SWOT 分析也可称为强弱利弊分析。这是 20 世纪 60 年代斯坦福研究所艾伯特·汉弗莱（Albert Humphrey）创建的，是企业战略发展常用的一种方法，也可用于医疗卫生领域政策、研究新政策出台前或执行过程中的分析。SWOT 分析的主要目标是帮助组织全面了解业务决策中涉及的所有因素，具体包括内部因素的优势（strengths）和劣势（weakness）、外部因素的机遇（opportunities）和威胁（threats）。利用优势和机遇去克服劣势和威胁。SWOT 分析通过 4 个简单的步骤来实现，构建一个四格表并列出每个影响的因素进行比较。内部因素通常是指筹资、人力资源和设备资源、服务流程；外部因素包括政策法规、经济和金融形势、市场趋势、人口变化、技术因素等。最后根据结果提出一些建

议和策略。现以 2019 年我国医疗保险药品目录调整政策为例，进行 SWOT 分析（表 2-6）。

表 2-6　2019 年医疗保险药品目录调整政策 SWOT 分析模板

矩阵象限	具体内容
优势	调整工作取得阶段性进展；常规准入药品，中西药基本平衡；甲类药品适当增加 46 个，并由乙类转入甲类，增加基本药物可及性；药品结构发生变化，调入 148 种重大创新药品，调出 150 种临床价值不高、乱用明显的药品
劣势	取消地方增补药品目录的权限；动员大量人力、物力和时间
机遇	医保目录掌握 80% 公立医院的销售市场；有近 3 万亿医药市场迎来重构；医保战略性购买将成为主要手段；有利于医药产业快速转型升级
挑战	128 个创新药品纳入拟谈判药品目录（西药 109 个，中药 19 个）；调出品种生产经营企业会受到影响，失去市场；将 20 种重点监控的药品全部调出；西医医师没有处方中成药的权利，对中医药的发展影响还有待于观察

SWOT 分析只是业务战略中的一种工具。可以和其他分析工具结合起来，如前述的 PEST 分析（政治 political，经济 economic，社会 social，技术 technological）、MOST 分析（使命 mission、目标 objective、战略 strategies，战术 tactics 分析）和 SCRS 分析（战略 strategy，当前状态 current state，需求 requirements，解决方案 solution）等。

（7）卫生服务可及和质量指数分析

2018 年 5 月在《柳叶刀》上发表的"2016 年全球疾病负担研究系统分析"，测量了 195 个国家和地区的卫生服务可及性和质量指数，统计分析了 1990—2016 年全球疾病负担、创伤和危险因素，评价了世界各国卫生保健的可及性和服务质量指数（HAQ）。它包含了 32 个可以避免死亡的原因，包括疫苗可以预防的疾病、传染病和母婴保健、非传染病肿瘤、心血管病、糖尿病、胃肠道疾病（如阑尾炎外科手术）等，在 195 个国家中呈现出很大的差异。该报告对美国、英国、中国、印度、巴西、墨西哥和日本还进行了不同地区差异的比较，如 2016 年北京平均得分为 91.5（89.1～93.6），而西藏只有 48.0（43.4～53.2），差异达到 43.5 分。说明全球范围内加强测量卫生保健的可及性和质量的重要性。

2.6 国际卫生政策

2.6.1 千年发展目标

2016 年中国发表了《中国实施千年发展目标报告（2000—2015 年）》[简称"千年发展目标"（MDG）]。15 年来,中国作为一个负责任的发展中大国,在政府的坚持不懈的努力下,在消除贫困与饥饿、普及初等教育、促进性别平等、保障妇幼健康、疾

病防控、环境保护等许多方面取得了巨大进展,千年发展目标落实成绩显著(表 2-7),走出了一条具有中国特色的发展道路。中国已经实现或基本实现了 13 项千年发展目标指标。1990—2011 年中国贫困人口减少了 4.39 亿。2004 年以来,中国粮食产量连续 11 年增长,用占世界不足 10%的耕地养活了占世界近 20%的人口。中国大力推进卫生、教育等民生工程,2000 年以来累计解决了 4.67 亿农村居民的饮水安全问题,小学学龄儿童净入学率稳定维持在 99%以上。

表 2-7　全球、西太平洋地区和中国健康相关的 MDG 目标的进展情况

目标		1990—2015 年		指标	全球	西太平洋地区	中国
1. C	1990—2015 年将饥饿的比例减半		5 岁以下低体重儿童的比例(%)	50	44	82	已经实现
4. A	将 5 岁以下儿童死亡率降低 2/3		5 岁以下儿童死亡率降低(%)	67	53	74	已经实现
			麻疹疫苗覆盖率(%)	90	85	97	已经实现
5. A	将孕产妇死亡率降低 3/4		孕产妇死亡率减少(%)	75	44	64	已经实现
			分娩时有技术人员接生	90	73	95	已经实现
5. B	到 2015 年使人人享受生殖健康服务		产前检查至少一次(%)	100	88	75	已经实现
			计划生育未满足的需要(%)	0	24	10	基本实现
6. A	到 2015 年控制并开始扭转 HIV/艾滋病的蔓延		减少 HIV 发病率(%)	>0	45	27	基本实现
6. C	到 2015 年控制并开始扭转疟疾和其他疾病		减少疟疾发病率(%)	>0	37	65	基本实现
			减少结核发病率(%)	>0	17	48	基本实现
7. C	到 2015 年将无法持续获得安全用水人口比例降低一半		无法持续获得安全用水人口比例(%)	50	62	84	已经实现
			无法持续获得环境卫生人口减少的比例(%)	50	31	54	已经实现

引自:中国外交部,联合国发展署. 中国实施千年发展目标报告(2000—2015 年)[R]. Geneve:WHO,2015.

2.6.2 可持续性发展目标

2015 年 9 月,联合国大会通过《2030 年可持续发展议程》。这是国际社会制定 2015 年后的发展议程,提出了可持续性发展目标(SDG),其有 17 个目标和 169 个具体目标,其中包括一个总的健康目标(SDG3)及其下 13 个具体目标。健康的总目标是"确保健康的生活,促进所有人的福祉"。健康作为一项中心的工作,也是可持续发展的主要贡献者和受益者。其目标的范围远远超过了千年发展目标。全民健康覆盖(UHC)是 13 个健康卫生目标之一。

《2030 年可持续发展议程》涉及的健康问题如

下:为了延长所有人的寿命,促进身心健康和福祉,我们必须实现全民健康覆盖和获得优质的医疗保健服务。任何人都不能被抛弃。承诺加快降低新生儿、儿童和孕产妇的死亡率,在 2030 年前结束所有此类可预防的死亡。致力于确保普及性服务以及生殖保健服务,包括计划生育、信息和教育。加快在消除疟疾、HIV/艾滋病、肺结核、肝炎、埃博拉及其他传染疾病和流行病方面的进展,包括处理抗生素耐药性不断增加的问题和在发展中国家肆虐的疾病得不到关注的问题。承诺预防和治疗非传染性疾病,包括行为、发育和神经系统疾病,因为它们是对可持续发展的一个重大挑战(表 2-8)。

表 2-8　健康 SDG3 目标的内容

序号	内容
3.1	到 2030 年,将全球孕产妇死亡率降低到一万个活产 70 以下
3.2	到 2030 年,终止可预防的新生儿和 5 岁以下儿童的死亡。所有国家的目标将新生儿死亡率降低到每 1000 例活产中有 12 人死亡,5 岁以下儿童死亡率至少降至 25‰
3.3	到 2030 年,终止艾滋病、结核病、疟疾和被忽视的热带病和防治肝炎、水传播的疾病和其他传染性疾病
3.4	到 2030 年,将非传染性疾病的过早死亡率降低三分之一,通过预防和治疗以及促进心理健康和福祉
3.5	强化药物滥用,包括麻醉药品的预防和治疗,吸毒和酗酒
3.6	到 2020 年,全球道路交通事故死亡和受伤人数减少一半
3.7	到 2030 年,确保普及性保健和生殖保健服务;包括计划生育、信息和教育,以及将生殖健康纳入国家战略和方案
3.8	实现全民健康覆盖,包括财务风险的保护,获得医疗服务优质基本保健服务和获得安全、有效、优质和人人买得起的基本药品和疫苗
3.9	到 2030 年,大幅度减少因危险化学品与空气、水和土壤的污染导致的死亡和患病人数
3.10a	加强所有国家执行世界卫生组织烟草管制公约的框架
3.10b	支持研发疫苗和药品。主要影响发展中国家的传染性和非传染性疾病,为各国提供负担得起的基本药品和疫苗,是否符合多哈旅行协定声明并公开,确认发展中国家有权充分利用关于与贸易有关的知识产权方面的协定的规定,保护公众健康的灵活性,特别是人人有机会获得药品
3.10c	大幅度增加保健筹资和征聘、发展、培训和留用发展中国家的卫生工作人员,特别是最不发达国家和小岛屿发展中国家
3.10d	加强所有国家,特别是发展中国家的预警能力、减少风险和管理国家和全球健康风险

　　我国将把全面深化卫生改革、全面建成小康社会的宏伟目标与全面落实 2015 年后发展议程和 SDGs 的目标相结合,更有力地保障和改善民生。我国正在实现"两个一百年"奋斗目标,坚持和平、发展、合作、共赢的理念,与世界各国人民一起,为 2030 年实现全人类共同的可持续性发展目标而共同奋斗。

2.6.3　全民健康覆盖

　　什么是全民健康覆盖(UHC)?全民健康覆盖的目标是保证所有的人获得健康卫生服务,当他们在支付时没有财务上的困难。2013 年在世界卫生组织专访时任总干事陈冯富珍女士时,她曾说"全民健康覆盖是保证所有人群能够得到包括促进良好的健康、预防疾病、提供治疗和康复等的服务。提供的服务具有良好的质量和效果,人们在支付服务时没有财务上的困难""需要结合各国的国情,取决于该国政治领导人和人民来设计如何开始和进展,没有一个适合各国的统一模式"。

　　为了使一个社区或国家达到全民健康覆盖,需要考虑的因素有以下几个方面:①要有一个强有力的、高效、运转良好、能够通过"以人为本"的整合卫生保健服务(包括为艾滋病、结核病、疟疾、非传染性疾病患者,孕产妇和儿童健康提供的服务)满足重点卫生需要的卫生系统,包括为人们提供信息,并鼓励人们保持健康、预防疾病;及早发现健康方面的状况;有能力治疗疾病;帮助患者康复。②具有可负担性,即建立为卫生服务筹资的制度,确保人们在利用卫生服务时没有财务困难发生,这可以通过多种方式实现,如获得基本药物和技术以便诊断并处理医疗问题,有受过良好培训并积极工作的卫生工作者,拥有提供服务并以现有最佳证据为基础,满足患者需求的充分能力。要实现全民健康覆盖,还要承认所有部门对于确保人类健康均发挥着关键作用,包括交通、教育和城市规划部门。

　　全民健康覆盖对人口健康有着直接的影响。获得卫生服务可以使人们更具有生产力,从而能够成为对家庭和社区的积极贡献者。财务风险的保护可以防止人们因为自费支付卫生服务费用而造成的因病致贫。全民健康覆盖是可持续发展和减贫的关键组成部分,是减少社会不公平的关键要素,也是政府承诺去改善公民福祉的标志。

　　1948 年世界卫生组织的宪章明确指出健康是基本的人权。全民健康覆盖体现了健康是基本的人权,1978 年《阿拉木图宣言》(*Almaty Dedaration*)提出"人人健康"所确定的全民健康议程的精神。公平性是最重要的,这意味着各国不仅要跟踪整个国家人口的进展情况,而且要在不同的群体内部(如按收入水平、性别、年龄、居住地、移民身份和民族等)促进实现公平。

　　实现全民健康覆盖需要 6 个要素:①卫生系统筹资(health system financing);②卫生人力(health workforce);③药品和健康产品(medicines and health products);④卫生统计和信息系统(health statistics & information system);⑤治理(governance);⑥卫生系

统服务提供(health system service delivery)。

卫生系统筹资系统涉及相互联系的 3 个方面：①提高卫生资金；②通过预付制度和基金统筹减少自费和财务可及的障碍；③通过配置提高资金使用的效率和公平性。世界卫生组织支持成员国发展卫生筹资系统，以达到全民健康覆盖。

在卫生系统服务提供方面，提出达到全民健康覆盖的关键是"以人为中心"和提供整合性的卫生服务(integrated health services)。整合性的卫生服务包括卫生系统内的服务管理、质量和安全，人们能够获得连续性的健康促进、疾病预防、诊断、治疗和疾病管理、康复、姑息保健。"以人为中心"是体现在根据卫生需要、人民和社会的期望，注意人群的健康，而不是"以疾病为基础"和"以患者为中心"的卫生服务。

2013 年 8 月 20 日习近平主席会见世界卫生组织总干事陈冯富珍时发表讲话，指出：中国政府坚持以人为本、执政为民，把维护人民健康权益放在重要位置。我们将迎难而上，进一步深化医药卫生体制改革，探索医改这一世界性难题的中国式解决办法，着力解决人民群众看病难、看病贵、基本医疗卫生资源配置不均衡等问题，致力于实现到 2020 年人人享有基本医疗卫生服务的目标，不断推进全面建成小康社会进程。全民健康覆盖是许多国家卫生改革的主要目标，改革的红利要与人民群众的需要紧密结合起来。医疗费用的可承受性是重要的，但改革的目标远远不止这些，要提供更多改善健康状况的证据。

根据 29 篇研究文献报道(图 2-9)，25 篇文献研究认为全民健康覆盖的政策可以改善卫生服务的可及性和利用率，但其影响取决于研究的群体的人口学特征、社会经济状况以及服务的内容和费用(heterogeneity of impact)。在增加利用率方面不仅可以增加净服务量，有时也可以增加替代服务的内容(如由患者自我用药改为正规就医、低质量的医疗改为高质量的医疗服务)或通过价格补贴，减少自费负担和患大病费用的支出(catastrophic expenditure)，改善医疗服务的可承受性，使贫困人口或农村人口得到更多的受益，提高了财务风险的保护。

主要发现：可及性

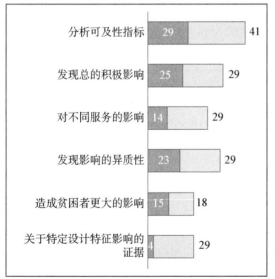

主要发现：财务保护

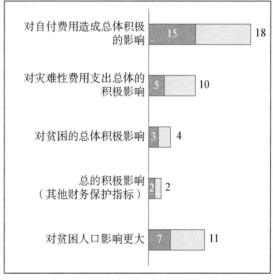

图 2-9　全民健康覆盖国际文献评价的分析

注：图中数字为文献数，深色为阳性结果，浅色为阴性结果。

至于全民健康覆盖政策能否长期提高健康状况和健康结果，目前还存在争议。这类研究往往方法上存在问题，如由调查对象自我报告健康结果，调查健康状况的指标很少，观察时间过短，而且有多种混杂因素存在，导致研究结果偏移，难以得出结论。

全民健康覆盖的国际经验证明：①政府的政治承诺、加强初级卫生保健机构和人员、提高管理和能力建设是全民健康覆盖的基础；②对有大量非正式部门工作人员的国家,政府税收是全民健康覆盖最直接的财政来源；③医疗保险部门采用不同的支付方式,由预算分配转向购买服务,更好地利用以社区为基础的卫生干预措施,实现千年发展目标；④为了给每个人提供可负担、高质量的卫生服务和更好的健康,要促进全民健康覆盖的研究；⑤以中国医疗保险为例,医疗扶贫(medical impoverishment)中不仅要考虑昂贵的住院费用,还要考虑慢性疾病的大量费用造成的因病致贫。

全民健康覆盖所强调的手段是有效健康干预措施在三个维度上的"覆盖"(图2-10),包括人群覆盖(让越来越多的需要某种医疗服务的人受益)、服务覆盖(让越来越多的医疗服务惠及百姓)、保障覆盖(让医疗服务的费用越来越多地由"第三方"承担)。

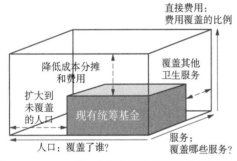

图2-10　WHO从三个方面来衡量全民健康覆盖的程度

我国的全民健康覆盖是一条长征之路,基本上已实现对人口的覆盖,但在进一步扩大服务覆盖和费用覆盖的程度方面,任务仍然艰巨。总结中国全民健康覆盖的卫生改革政策和服务项目,对健康、社会、经济带来的转化效益是一项十分重要的卫生政策研究。

我国成功实施医药卫生体制改革的原则是保基本(保证初级卫生保健)、强基层(加强基层医疗卫生机构的建设)、建机制(加强卫生服务的能力建设和破除"以药补医")。通过公立与私立的合作,动员更多的卫生资源投入。

尽管我国在近期的卫生系统改革中已取得显著的进步,但离全民健康覆盖的标准还有很大的差距。还存在诸多问题,如需要重新审视全面提供有质量的和可承受卫生服务的可及性,改进医疗保险覆盖的服务内容和防范患者的医疗财务风险。目前医疗服务的支付方式的改革还没有到位,患者自负和自费的比例仍然很高。

2011年7月,我国颁布了《社会保险法》。迄今我国还存在着两种基本医疗保险制度——城镇职工基本医疗保险制度和城乡居民基本医疗保险制度,基本医疗保险制度目前覆盖了13亿多人口,基本实现了全民医保。大病保险覆盖了全部城乡居民参保人员。保障税收稳步提高,保障范围也明显增大。基本医疗保险加上大病保险的政策报销水平已经超过80%。通过谈判将一批临床价值高但价格昂贵的重大疾病药品纳入到医保支付范围,减轻了群众就医负担。但不同医保制度之间的待遇存在较大的差距。商业医疗保险制度从2000年起在中国迅速扩展,2010年时已覆盖7%的全国人口。

2.6.4　全球卫生治理

卫生治理是公共治理的一个部分。上述介绍的千年发展目标就是全球治理(global health governance)的一个例子。在当前我国卫生改革中强调的"三医联动"是各个相关部门开展联合治理的一个范例,涉及财政、发展与改革、卫生健康、医疗保障、人力资源和劳动保障、药品监督、市场监督、商业等部门,需要联合制定卫生改革的政策和协调开展政策评价。

联合国发展署(United Nations Development Programme, UNDP)1997年曾对全球治理中的"治理"一词进行了定义,认为治理是包括在不同层面管理国家事务中的政治、经济和管理等行政部门的实践,包括复杂的机制、过程和制度,如利用公民和社会组织表达其意愿、协调和消除差别和不平等、实现他们的合法权利和义务等。UNDP提出了分析框架的5项原则,包括合法性和发言权(广泛参与和以共识为导向)、方向(策略的愿景)、绩效(反应性、效果和效率)、责任性(责任和透明)、公平(公平和包容、法律的作用),并从内涵的8个方面来评价是否属于良好的治理。

世界银行也有治理分析的框架,包含9个方面：①发言权和责任性；②政治的稳定性；③选择和替换领导的过程；④政府的效果；⑤规制的质量；⑥政府制定和实施健全政策的能力；⑦法律的作用；⑧控制腐败；⑨对公民和国家互动管理机制的尊重。每个方面均可用百分数来评价,也可以不同年份纵向观察评价,比较国家在治理上的进步。

同样,世界卫生组织也有卫生系统的治理概念和框架(图2-11)。世界卫生组织提出了卫生系统包含6个模块,包括服务提供、卫生人力、卫生信息、医疗产品和技术、卫生筹资、领导和治理。通过可及、覆盖、质量和安全的中间指标,获得良好的健康结果,提高反应性,获得社会及财务风险的保护,改善效率以达到总目标和结果。

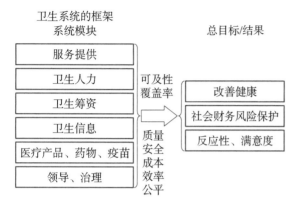

卫生系统的框架

系统模块　　　　　　　　总目标/结果

服务提供

卫生人力

卫生筹资　　可及性

卫生信息　　覆盖率　　改善健康

医疗产品、药物、疫苗　　　　社会财务风险保护

领导、治理　　质量　　反应性、满意度

安全

成本

效率

公平

图 2-11　卫生系统的框架和 6 个模块

世界卫生组织提出的治理或监管(stewardship)的内涵包括情报信息的产生、形成策略政策的导向、确保执行的权威、激励和惩罚措施、构建联盟和伙伴关系、确保政策目标与组织结构和文化的适应性、确保责任的落实等。卫生系统治理中产生的问题主要是有关卫生领域中如何发挥政府的作用和市场的作用,卫生部门与其他部门的作用,治理的角色是公立部门还是民间组织和私立部门、静态和动态的卫生部门,对待健康问题是以卫生体系为基础还是以人的权利为基础等问题。

另一个例子是世界卫生组织曾在 2004 年提出药品治理规范项目(good governance for medicines,GGM)。目的是提高有质量保证药品的可及性、合理使用基本药物。影响可及性的因素有药品筹资不足、药品价格太高、供应系统薄弱、使用不合理等。政府治理不力会造成工作效率低下、药品浪费、扭曲市场竞争机制、形成腐败和缺乏有效管理。为促进药品部门对全民健康覆盖(UHC)的贡献,建立透明(transparency)和有责任性(accountability)的制度环境,良好的治理是十分必要的。政策的制定需要各利益集团的参与。

推行 GGM 项目的目的是世界卫生组织药品战略的一部分,是药品部门反腐败的一项举措。应将药品部门的腐败影响提高到国家卫生政策的高度。在药品规制和供应系统管理中要增加透明度和责任性,维护药品部门中个人和制度的尊严,提高国家药品部门治理的能力。治理不力造成的影响表现为药品可获得性差、有质量保证的药品短缺、药品不适当

的遴选和使用、卫生服务的质量低下和不均、药品资源的损失和浪费、公众信心的丧失、捐赠资金的退出等。

规范治理的表现首先是伦理道德规范,包括透明化、有责任、参与、取得共识、反应性、效率和效果、信息/知识情报。其次是法律规则,包括法规、战略眼光、包容性、政策制定和规划。在药品链中发生不道德的做法有垄断、生产假药、逃税、开假发票、贪污、勾结串通、提供假证、绑架政府、不道德宣传等。

药品治理规划的执行过程包括评价报告、发展国家药品治理框架、药品治理纳入卫生部门工作计划。

第一期:国家透明评价。评价已有的法规、注册、发放生产许可、药品采购和供应系统以及临床试验容易引起药品部门的腐败情况。评价内容包括国家法规和政策文件、程序和决策过程、建立各种委员会的成员标准、监测系统和诉讼机制。通过评价提出问题和建议,修订法规和政策,提供国家的基本和基线情况。

第二期:发展国家 GGM 的框架。改进药品部门的治理,应用两类基本的策略。一类是以纪律为基础的方法(discipline-based approach),建立反腐的立法、及时警告机制、应受谴责行为的制裁、透明和承担责任的法规和管理程序。总之是立足于法律和管理改革,建立一个透明的系统。另一类是以价值为基础的方法(value-based approach),主要通过促进伦理原则,建立制度和人员的尊严,如修改立法、规范药品部门公务员的行动守则、避免利益冲突、发展工作指南、形成制度化,具体包括真相调查、建立公正的行为准则、社会化计划、领导力的提升(图 2-12)。

第三期:执行国家 GGM 规划。建立一个良好的治理制度,整合到卫生部门的规划和国家宪法中去。争取国家领导部门参加和给予政策的支持是必要的。药品治理有 6 个步骤:公布 GGM 信息和国家透明评价的结果、召开国家 GGM 会议、启动国家 GGM 框架、举行国家多次 GGM 会议、举办 GGM 培训班、将国家的 GGM 框架形成制度化。总之,过去我国在药品管理中的各种乱象均可以从药品部门的治理问题来解读。规范的操作流程和立法规制是最终预防我国药品领域中的发现腐败现象、确保医药卫生体系改革成功的关键。尽管我国没有参与 GGM 项目的合作,但 GGM 的原则和方法是值得我们研究和学习的。

↑ 价值为基础的方法	↓ 纪律为基础的方法
1. 主要伦理原则 ▶ 调查真相 ▶ 公正性的建立 ▶ 为共同利益服务 ▶ 责任托管 ▶ 多样性统一 2. 行为准则 3. 社会化计划 4. 促进诚信领导	5. 执行已建立的反腐败立法 6. 吹哨人机制(whistle-blowing mechanism) 7. 应受谴责的行为 8. 透明和负责任的规制和建立管理程序

9. 与其他药品治理机构合作。
10. 管理、协作、评价药品治理规范项目（理事会及工作组）

图 2-12　建议国家药品治理规范项目框架

腐败由多种政治、经济、文化和社会原因引起。小贪污(petty corruption)是小规模、低层次人员的贪污，如索贿、补偿低工资。大贪污(grand corruption)是大规模、高层次人员的贪污，包括国际性的犯罪行为和个人贪婪。

卫生和医药部门的腐败形式有滥用权力(abuse of power)、贿赂(bribery)和回扣(kickbacks)、制造伪劣产品(fraud)、勾结共谋(collusion)等。卫生领域的腐败反映了卫生部门治理问题。它的危害是减少卫生资源的有效利用，减少工资支付费用，减少公共卫生费用，降低服务质量、公平性和效率，减少服务量，增加卫生服务提供的成本。据国际研究报道，卫生腐败还可引起高的儿童死亡率。

此外，还有公共卫生政策、健康保险政策、卫生保健服务政策、药品政策、卫生人力政策、医学研究政策、精神卫生政策、卫生筹资政策等内容在本书的相关章节中均有论述，在此不作赘述。

2.7　我国卫生政策与卫生改革

2.7.1　卫生改革的动因和影响因素

卫生保健改革是影响卫生保健提供最主要的政府政策。改革的目的主要是通过公立部门或私立部门扩大卫生保健服务人群的覆盖率，扩大消费者对卫生保健服务者的选择，改进卫生服务的可及性，改善服务质量，减低费用，为更多的人民群众服务。

世界各国由于政治、经济、社会体制的不同，选择卫生保健改革的途径也有很大的不同。众所周知，英国是以税收为主的全民卫生服务体制(NHS)国家，德国则以社会保险疾病基金为主的社会健康保险制度国家，高收入的人群必须退出社会保险，参加商业健康保险制度。荷兰也是类似制度，但经济收入的阈值较低。瑞士则运用更多的商业保险覆盖。美国只有近25%的人群具有 Medicare 或 Medicaid 社会保险，大部分的人群是参加商业医疗保险。卫生保健改革的主要目的之一是减少卫生服务的浪费和过度医疗(healthcare fraud and abuse)。根据美国和欧盟一些国家的估计，至少有20%～30%的服务和医疗费用是不必要的。我国的医疗卫生服务体系基本上是以医疗保险为主、政府补贴和个人自付混合的筹资体系，以公立医疗机构为主的服务体系，近年来私人(民营)卫生服务体系也在不断地扩大。

医药卫生体制改革是一项维护人民群众健康福祉的重大民生工程。近年来，已基本建立了较为完善的制度框架，基本建立了全民的多层次医疗保障体系，全面实施城乡居民大病保险，不断完善医疗救助制度。国家支持商业健康保险加快发展。通过全面深化公立医院改革，破除以药补医、保障可持续的公立医院运行新机制。积极促进健康服务业和社会办医发展。推进分级诊疗制度建设，提升基层医疗卫生服务能力，加强以全科医生为重点的基层卫生人才队伍培养。开展多种形式的家庭医生签约服务。逐步健全药品供应保障体系。不断完善基本药物制度，扩大医疗保险药品的覆盖和可及性，对药品和高值医用耗材带量采购、对部分创新高价的药品开展药品价格谈判。大力推进药品价格改革，构建药品生产流通新秩序。在基本公共卫生服务项目中政府补助标准不断提高。重大公共卫生服务项目覆盖范围不断扩大。不断完善综合监管制度，重点强化医疗卫生服务行为和质量监管。人民健康水平持续改善。我国已提前实现了"十三五"医改规划目标和联合国千年发展目标，以较低的成本实现了较高的健康绩效。

2.7.2 卫生改革的目标和目的

不同国家在不同历史时期，卫生改革的目标是不同的，基本都是为了解决当前存在的主要卫生矛盾和卫生问题。主要矛盾是如何提高基本医疗卫生服务的可及性，有效减轻居民就医费用负担，切实缓解"看病难、看病贵"问题。在 2009 年《中共中央国务院关于深化医药卫生体制改革的意见》新一轮医改启动时，为建立中国特色医药卫生体制，逐步实现人人享有基本医疗卫生服务的目标，提高全民健康水平，当时提出的总体目标是"建立健全覆盖城乡居民的基本医疗卫生制度，为群众提供安全、有效、方便、价廉的医疗卫生服务"。明确提出到 2020 年，覆盖城乡居民的基本医疗卫生制度基本建立，包括普遍建立比较完善的公共卫生服务体系和医疗服务体系、比较健全的医疗保障体系、比较规范的药品供应保障体系、比较科学的医疗卫生机构管理体制和运行机制，形成多元办医格局，人人享有基本医疗卫生服务，基本适应人民群众多层次的医疗卫生需求，人民群众健康水平进一步提高。现在回顾 2009 年新医改的目标，已经基本完成。

为进一步推进中国医疗卫生体制的改革，根据党的十八届五中全会战略部署，党中央、国务院又在 2016 年提出了《"健康中国 2030"规划纲要》。当前主要矛盾是"为了不断满足人民群众对美好生活的向往，需要不断制定新的阶段性目标"。在医疗卫生体制改革方面需要提供高质量的医疗卫生服务，满足人民群众多层次的医疗卫生需求，更好地促进社会公平，增进民生福祉。

推进健康中国的建设是为了全面建成小康社会、实现人民健康与经济社会协调发展的国家战略、积极参与全球健康治理。坚持以"人民为中心"的发展思想，以普及健康生活、优化健康服务、完善健康保障、建设健康环境、发展健康产业为 5 个重点领域，把健康融入所有政策。到 2030 年实现五大目标：①人民健康水平持续提升；②主要健康危险因素得到有效控制；③健康服务能力大幅提升；④健康产业规模显著扩大；⑤促进健康的制度体系更加完善。提出了 5 个领域 13 个主要指标(表 2 - 9)。

表 2 - 9　健康中国建设主要指标

领域	指标	2015 年	2020 年	2030 年
健康水平	人均预期寿命(岁)	76.34	77.3	79.0
	婴儿死亡率(‰)	8.1	7.5	5.0
	5 岁以下儿童死亡率(‰)	10.7	9.5	6.0
	孕产妇死亡率(1/10 万)	20.1	18.0	12.0
	城乡居民达到《国民体质测定标准》合格以上的人数比例(%)	89.6 (2014 年)	90.6	92.2
健康生活	居民健康素养水平(%)	10	20	30
	经常参加体育锻炼人数(亿人)	3.6 (2014 年)	4.35	5.3
健康服务与保障	重大慢性病过早死亡率(%)	19.1 (2013 年)	比 2015 年降低 10%	比 2015 年降低 30%
	每千常住人口执业(助理)医师数	2.2	2.5	3.0
	个人卫生支出占卫生总费用的比重(%)	29.3	28 左右	25 左右
健康环境	地级及以上城市空气质量优良天数比例(%)	76.7	>80	持续改善
	地表水质量达到或好于Ⅲ类水体比例(%)	66	>70	持续改善
健康产业	健康服务业总规模(万亿元)	—	>8	16

2.7.3 防止政策冲突

政策冲突(policy conflict)是指一个政策目标的实现往往是以另一个政策目标的牺牲作为代价的。大多数宏观经济政策冲突都与旨在调节总需求和总供给的政策有关，即财政政策和货币政策。如果要设定一个降低失业率的目标，就有可能导致物价上涨的可能。如果总需求过大，就会发生如通货膨胀和贸易逆差的增加。反之，如果总需求不足，就会使失业率上升、通货紧缩和衰退。政策冲突事件可区分认知特征和行为特征，包括两个或两个以上行为主体在政策立场上的认知和行为的分歧。政策冲突的发生是由政策环境决定的，政策环境包括可能出现冲突的不同系统、部门、政策决策者和制定者。反过来,政策冲突的发生也会影响政策执行的效果。在政策制定时要注意发生政策冲突的可能性,这对决策者来说是需要考虑的一个问题。

回顾我国卫生改革的过程,也曾发生过不同时期会有不同政策出台,不同政策之间可能会带来冲突和矛盾,由此造成部门之间的政策越位或缺位的情况。如基本药物制度实行初期,基层卫生组织只允许购买和使用基本药物品种,药品零差率销售,致使在卫生改革过程中削弱了基层卫生组织提供基本卫生服务的能力和质量,再加上卫生人员的流失,没有起到保基本、强基层、建机制的作用。另外,在供给侧结构性改革上,医疗改革10年来,尽管强调加强基层医疗机构的建设,但同期三级医疗机构的发展速度和规模更是快速,结果造成对二级医疗机构和社区卫生服务中心卫生人力的虹吸现象,致使基层卫生机构卫生人力更加缺乏。

2.7.4 中国卫生工作方针

卫生工作方针是国家指导卫生事业发展的重要指导原则和基本思想,是基本卫生政策的总概括,是指导国家各项卫生工作和制定具体卫生政策的依据。

我国的卫生工作方针是总结不同时期中国卫生工作实践经验并随着政治、经济、文化和医学科学的发展不断地完善和提高。我国的卫生工作方针发展历程是从新中国成立后提出的"四大方针",发展到后来的"五大方针",再到20世纪90年代的"七大方针",以及2016年全国卫生工作会议后提出的新时期"六个方面"的卫生工作方针。

早在1942年,毛泽东同志发表了《在延安文艺座谈会上的讲话》,为确立卫生工作面向工农兵奠定了基础。20世纪50年代初期,我国烈性、急性传染病广泛流行,人民健康水平极其低下,卫生资源极度匮乏,此时制定了"面向工农兵""预防为主""团结中西医"的卫生工作三大方针。1952年,第二届全国卫生会议上又增加了"卫生工作与群众运动相结合"这一重要方针,成为卫生工作的四大方针。新中国成立初期,我国卫生工作四大方针的确立和执行,指导我国卫生工作取得了举世瞩目的成就。

1978年改革开放后,我国的经济体制由社会主义计划经济体制过渡为社会主义市场经济体制,为卫生事业发展创造了有利的经济基础。20世纪50年代形成的卫生工作四大方针已不能完全适应新时

期卫生工作发展的形势。1991年,第七届全国人民代表大会第四次会议通过《国民经济和社会发展十年规划和第八个五年计划纲要》,将卫生工作基本方针修改为"贯彻预防为主,依靠科技进步,动员全社会参与,中西医并重,为人民健康服务"的五大方针。

1996年,全国卫生工作会议根据卫生改革的经验,对新时期的卫生工作方针做出了修改和充实,形成了新时期卫生工作方针。1997年,《中共中央、国务院关于卫生改革与发展的决定》提出,新时期中国卫生工作方针是"以农村为重点,预防为主,中西医并重,依靠科技和教育,动员全社会参与,为人民健康服务,为社会主义现代化建设服务"的七大方针。

这一卫生工作方针可以划分为3个部分:第一部分是卫生工作的战略重点,包括以农村为重点、预防为主、中西医并重;第二部分是卫生工作的基本策略,包括依靠科技与教育、动员全社会参与;第三部分是卫生工作的根本宗旨,包括为人民服务、为社会主义现代化建设服务。

迈入21世纪以来,随着我国经济飞速发展,医学技术和人民健康保障水平得到前所未有的提高。在2016年8月在全国卫生健康大会上,习近平总书记发表了重要讲话。他指出,要把人民健康放在优先发展的战略地位,以普及健康生活、优化健康服务、完善健康保障、建设健康环境、发展健康产业为重点,加快推进健康中国建设,努力全方位、全周期保障人民健康,并提出了"以基层为重点,以改革创新为动力,预防为主,中西医并重,将健康融入所有政策,人民共建共享",这38个字包含了6个方面的新时期的中国卫生工作方针。

新时期的中国卫生工作方针反映了"健康中国"的战略思想。这一最新的卫生工作方针适应十年来医药卫生体制综合改革的成就,强调了以基层为重点,以改革创新为动力。在卫生工作内容方面仍然强调预防为主和中西医并重。特别提出要将健康融入所有政策、人民共建共享的伟大思想。

2.7.5 10年来医药卫生体制改革取得的成就

2009年3月,中共中央、国务院发布《关于深化医药卫生体制改革的意见》,标志着中国新一轮医改的开始。2019年正值中国新医改10周年,很多改革的经验和教训是值得我们总结的。很多国内专家在主要的中国期刊和国际知名杂志上撰文发表了观点。这里值得提出的是英国《柳叶刀》杂志(*Lancet*)

和《英国医学杂志》(BMJ)均发表了中国医改的专刊,对中国医药体制改革 10 周年进行了回顾。

表 2-10 从五项改革的重点,分析了主要的实施政策、取得的进展和面临的挑战。

表 2-10 2009—2018 年主要改革政策总结及其进展和挑战

改革重点	主要政策	进展	挑战
社会医疗保障体系	扩展和巩固基本医疗保险制度,扩大基本医疗保险服务包,提高医疗救助水平,建立大病医疗保险,整合城乡居民基本医疗保险	95%的人口实现基本医疗保险制度覆盖,城乡居民基本医疗保险人均筹资额从 2008 年的 100 元提高到 2018 年的 700 元,大约 70%由政府支持 所有地区已经建立起大病医疗保险制度	医疗保险经办机构利用战略性购买机制(包括支付制度)控制医疗费用攀升和改进医疗服务质量的力度不够
基本药物制度	取消基本药品加成,建立药品购销体系,促进药品合理使用	医院药品收入从 2008 年的 42%下降到 2018 的 30%。医院门诊和住院抗生素使用率在医改期间平均下降了 50%	药品集中采购制度尚需进一步完善
基层医疗卫生服务体系	加强基层医疗卫生机构投入完善激励机制,加强基层医疗卫生队伍能力建立全科医生制度,建立分级诊疗制度,取消基本药品加成	医改期间政府投入 9 650 亿元用于支持基层医疗卫生机构建设。基层医疗卫生机构依赖药品筹资的制度彻底改变,医改期间政府对城市社区卫生服务中心和乡镇卫生院预算支持增加了 20%	基层医疗卫生机构吸引和留住卫生人才的激励机制不够有效;基层医疗卫生机构支撑分级诊疗的能力不足
基本公共卫生服务均等化	政府出资为全体居民提供均等的基本公共卫生服务,实施重大公共卫生服务项目	建立起了政府预算支持的基本公共卫生均等化制度,政府对基本公共卫生均等化制度的投入从 2010 年的人均 15 元提高到了 2018 年的人均 55 元	卫生资源贫乏地区公共卫生服务质量有待提升
公立医院改革	改变按项目付费的支付制度完善公立医疗机构价格政策,取消药品加成鼓励建设建立医联体和医共体建立分级诊疗制度,鼓励开发和使用临床路径和指南	公立医疗机构依赖药品加成的筹资机制发生根本性改变,药品收入比重下降,医改期间政府对公立医院投入增加了 1.5%。2015 年,制定了 442 种疾病临床路径;2017 年,65%的二级医院和三级医院实施了按病种支付制度改革	医疗费用攀升医疗服务和技术的过度利用

过去 10 年中国的医疗卫生改革在困难中砥砺前行,成绩斐然;未来 10 年,我国的医改在探索具有中国特色社会主义的医疗卫生改革的道路上任重道远,前途光明。医疗卫生的改革是全球性的难题,不可能用一种模式来解决所有各个国家的问题,我国应该面临的问题更为复杂,只有结合中国的国情,从健康中国的战略角度出发,找到一个合适的创新制度,才能取得实效。

新医改的 10 年,正好经历了中国共产党的十七大、十八大和十九大,也是我国从"十一五"规划末期,到"十二五""十三五"发展规划的整个过程。10 年来新医改取得了巨大的成就,这是不言而喻的。随着国力的不断增强、人民经济收入和生活水平的不断提高,正如党的十九大提出的"中国特色的社会主义进入了新的发展阶段,社会主要矛盾已转化为人民日益增长的美好生活需要和不平衡不充分的发展之间的矛盾"。新的奋斗目标是从全面建成小康社会到建成社会主义现代化强国。医疗卫生方面也不例外,要实施"健康中国"战略,要完善国民健康政策,为人民群众提供全方位、全周期的健康服务。

随着医疗卫生服务需求的日益增长,2018 年全国门急诊量已高达 83.1 亿人次,居民平均年就诊次数为 6.0 次,住院 25 453 万人次,年住院率增加到 18.2%。全国医院病床使用率达到 84.2%。对医疗服务的质量和医药产品的创新要求也越来越高,从改革初期的"逐步实现人人享有基本医疗卫生服务的目标"已经发展到"为人民群众提供全方位、全周期的健康服务"。经济学的基本原理告诉我们卫生资源总是有限的,不能满足医疗卫生服务的无限需求,这就构成了当前医疗卫生改革的基本矛盾。

2009 年新医改的目标是非常明确的,卫生改革的主要方向是供给侧的改革。"到 2020 年覆盖城乡居民的基本医疗卫生制度基本建立,普遍建立比较完善的公共卫生服务体系和医疗服务体系、比较健全的医疗保障体系、比较规范的药品供应保障体系、比较科学的医疗卫生机构管理体制和运行机制",逐步实现人人享有基本医疗卫生服务,基本适应人民群众多层次的医疗卫生需求,人民群众健康水平进一步提高。提出的 5 项工作任务也已基本完成,包括推进基本医疗保障制度建设、建立国家基本药物制度、健全基层医疗卫生服务体系、促进基本公共卫生服务逐步均等化和推进公立医院改革。

（1）社会医疗保障体系

医疗保险通过 10 年探索,建立了城镇职工和城乡居民两种基本社会医疗保险制度,大病保险、各种形式的补充保险、商业医疗保险、医疗救助、长期护理保险试点以及合并生育保险和职工基本医疗保险的实施等形成了多层次的医疗保障制度,覆盖率达到了 98% 以上。2018 年全国医保当年筹资总量已达到 21 090 亿元,累计结余 22 867 亿元,其中 38.4% 来自于个人账户的结余。成立了新的国家医疗保障局,集医保支付和补偿、药品招标、价格谈判和监督管理于一体。在全国没有形成统一的医疗保险制度之前,取消门诊个人账户,建立门诊统筹,以及解决好异地就医及时结算,逐步提高统筹层次和补偿比例,做好医保基金的监督和管理工作。

（2）基本药物制度

在建立国家基本药物制度方面:2009 年后已先后 3 次动态修订基本药物目录,目前基本药物已增加到 685 种[西药 417 种、中成药（含民族药）268种],满足临床治疗基本需要,目前基本药物纳入医疗保险药品甲类目录。为推行分级诊疗、实施延伸处方,调整了最初基层医疗机构只能配备和使用基本药物的政策,有利于患者下沉到社区治疗,同时统一全国基本药物目录,不再由各省增补基本药物目录,增强国家基本药物目录的权威性。

（3）基层医疗卫生服务体系

在健全基层医疗卫生服务体系方面:在坚持保基本、强基层、建机制政策的指引下,社区卫生服务体系有了蓬勃的发展,提高基层医疗水平、家庭医生签约制度和全科医生的规范化培训的实行,大大提高了基层医疗卫生服务机构的医疗水平。优质医疗资源的下沉、社区首诊、双向转诊和急慢分治的整合型医疗的政策促使基层诊疗患者的比例增加。医疗保险按人头支付方式和按绩效分配的工资制度调动了基层医务人员的积极性。

（4）基本公共卫生服务均等化

在促进基本公共卫生服务逐步均等化方面:几年来政府按人头投入公共卫生服务的资金不断增加,由最初的人均公共卫生费用补助 15 元增长到 2018 年的人均 55 元,经济比较富裕的地区甚至可以达到 100 元左右。基本公共卫生服务项目和重大公共卫生项目的制定使人人能公平地享受基本公共卫生的服务。慢性病的社区防治和全生命周期的医疗卫生服务已成为未来医疗卫生改革的理念。

（5）公立医院改革

在推进公立医院改革方面:①推行法人治理结构、现代化医院管理制度。实行药品和医用耗材的零加成,实行招标采购,加强医院成本管理和医疗服务价格的调整。②改变运行机制,提高医院信息管理,方便患者就医,改善患者就医的体验和满意度,已成为医院评级的目标。③建设城市医疗集团、县域医疗共同体,建立专科联盟和远程医疗已成为现时我国医疗服务体系改革的重要模式。在此基础上还将建立国家医学中心和区域医疗中心,对提高医疗服务质量和价值、改善资源的规划和布局将有重要的影响。

通过 10 年的医改,不断进行政策的调整,虽然貌似反复,其实是政策实施和评估后的改进,是政策执行循环的提升。总结起来有 3 个方面的成就:一是"健康中国"的战略和行动的形成;二是找到了正确发挥政府和市场在医疗卫生体制改革中的作用和方式;三是摸索出如何运用好激励机制,调动政府、各相关行政部门、医药企业、卫生工作者和广大人民群众对卫生改革的积极性。

总结起来,主要的挑战有以下几点:①基层医疗卫生服务利用还不够高,能力还存在不足;②医疗费用攀升和资源使用效率较低;③部门间缺乏协调和体系的碎片化。主要建议是:①建设基层为核心的整合型卫生服务体系;②整合卫生筹资体系;③实施监测和评价体系。

2.7.6　健康中国战略

2016 年中共中央、国务院发布了《"健康中国2030"规划纲要》,主要涉及提高健康公平性。在普及健康生活、优化健康服务、完善健康保障、建设健康环境、发展健康产业等 5 个方面,提出了实现目标和具体的指标。

有关健康中国战略规划的内容将在第 12 章中详细阐述,这里就一些主要的精神作概括的介绍,如:健康中国战略有哪些创新点?为什么说健康中国是一个系统工程?为什么说没有"全民健康"就没有"全面小康"?健康中国战略如何落实?面对快速老龄化和疾病谱的变化,"健康中国"的战略应该有哪些变化?在本节中将予以阐述。

健康中国的创新点首先反映在国家发展把人民

的健康放在优先发展的战略地位,也就是说"健康优先"。因为没有全民的健康就没有全面的小康,充分说明了健康与经济发展的关系。①全民健康是建设健康中国的根本目的;②提出的做法是从全方位、全人群、全周期保障人民健康,以"大卫生"的观念从普及健康生活、优化健康服务、完善健康保障、建设健康环境、发展健康产业5个方面推进"五位一体"的战略重点;③"共建共享,全民健康"是建设健康中国的基本路径。将促进健康的理念融入各项公共政策中去,成为跨部门的联合行动(cross sectoral actions)。而且提出了"四项原则"(健康优先、改革创新、科学发展、公平公正)、"五个方面"的21个具体指标,这些指标体现了政府的政治承诺,包括2015年的基线指标和2020年及2030年要达到的指标。形成具有中国特色、促进全民健康的制度更加完善和构建整合性的医疗卫生服务体系,最终实现全民健康覆盖、促进社会公平。

值得注意的是健康中国不仅是供给侧的改革,更重要的是提高全民健康素养,强化个人的健康责任,发展健康文化的伦理概念,人人要有健康的生命观。患者是健康的主体,医生只是患者健康的代理人,这也是医患关系的根本准则,要建设弘扬"以人民健康为中心"的医院文化,坚持公立医院的公益性和为人民服务的精神。

医改十年的最大成就是明确了健康中国战略。目前,中国已进入了一个医药卫生体制改革发展的新阶段。卫生改革的最终目标是提高人民健康水平,实现国民健康长寿,基本实现健康公平。把健康放在优先发展的战略地位,将健康的理念融入公共政策制定的全过程,将健康融入所有的政策,消除从各部门利益出发、各自为政、各项政策互不联动的机制障碍。在提供医疗卫生服务方面从片段式治疗发展到整合型医疗,从提供数量转变为注重质量和价值,从疾病管理发展到健康管理,从发展"医疗联合体"转变为发展"健康联合体"。卫生系统将以提供全方位、全生命周期服务作为主要目标。

卫生事业的发展要以人民为中心,医院服务以患者为中心,不断提高服务水平,包括提高人民群众就医的便捷度和满意度、减少疾病的负担和因病致贫的风险、体现医疗卫生服务的公平性,而不是去盲目扩大床位和高新技术、不顾医疗费用的不合理增长。

2020年全球范围内发生新冠病毒肺炎的大流行。中国政府坚持人民至上、生命至上的思想,把人民生命安全和身体健康置于首要位置,在较短的时间内有效地控制了疫情。采取的科学施策包括:①习近平总书记亲自领导和指挥,党中央成立对应新冠病毒肺炎疫情工作领导小组;②打好疫情防控的人民战争、总体战、阻击战;③将新冠病毒肺炎定为乙类传染病,列为甲类传染病管理,是武汉封城的依据;④倡导早期发现、早期隔离、早期诊断、早期治疗;⑤在卫生资源不足的情况下,实行集中患者、集中专家、集中资源、集中救治的原则;⑥对患者做到应收尽收、控制传染源、切断传播途径;⑦要求医院提高收治率、提高治愈率、降低病死率、降低感染率;⑧科学防治、精准治疗;⑨外防输入、内防扩散(反弹),对发现入境患者或核酸检测阳性者做到直送医院点对点的闭环管理;⑩坚持疫情防控和经济社会发展"抓两手"。

(1)明确政府在医改中的作用

10年来,在新医改的环境下,国家财政对卫生事业的支持力度有了明显的增加。在最初的3年中(2009—2011年)新增投入8500亿元,其中中央政府增加投入3318亿元(39%)。按照两个"逐步提高"(逐步提高政府卫生投入占卫生总费用的比重,逐步提高政府卫生投入占经常性财政支出的比重)的基本要求,不断地加大政府对卫生的投入。卫生总费用中政府的卫生支出由2009年的4816亿元(占卫生总费用的27.5%)增长到2018年的16399亿元(27.7%)。同期政府卫生支出占财政支出的比重也由6.31%增加到7.42%。此外,社会医疗保障经费也由5957亿元(占卫生总费用的34%)增加到23218亿元(占卫生总费用的39.3%)。明确了中央和地方财政对卫生的事权,特别是对公共卫生服务政府实行全额保障,人均基本公共卫生补助标准已由最初的人均15元增加到2018年的人均55元,在经济发达地区补助的标准更高。2019年推动落实的重点工作有建立医疗机构公共卫生服务经费保障机制,并对公立医疗机构在取消医用耗材加成后给予合理的收入补偿。从2018年起已降低肿瘤药物进口关税和增值税,完善中国特色的医疗保障制度改革方案,为未来医保改革发展做好顶层设计。

2019年5月世界卫生组织在召开的第七十二届世界卫生大会上提出,为实现全民健康覆盖,需要创造一个更健康、更安全和更公正的世界。会议讨论了3个重点问题:一是健康与政治有关,要求各国政府对全民健康覆盖作出具体承诺;二是健康与伙伴关系有关,要求利用《人人享有健康生活和福祉全球行动计划》框架的集体力量实现可持续发展目标;三是健康与人有关。将通过关于社区卫生工作者等决议和决定在社区扎下根来。回顾中国的医疗卫生体制改革取得的成就,其与政府的支持和承诺是紧密相关的。中国国务院于2006年9月成立11个部委组成的深化医药卫生体制改革协调小组,国家发改委主任和卫生部部长出任组长,共同研究和协调体制改革的重大问题。很多重要的政策文件的出台不仅由各政府部门负责制定,甚至有的是通过国务院办公厅颁发或由国务院医改领导小组秘书处负责起草的。

(2)明确市场在医改中的作用

医疗卫生改革需要充分利用政府和市场两只手的作用。通过市场竞争是降低药品价格很好的例证。药品通过招标采购或是带量采购可以促使生产同类产品之间的药品企业开展价格竞争。反之,如果以最低价的药品或独家产品作为唯一中标企业的话,就会形成垄断现象,即使扩大到2~3家企业中标,也会引起寡头垄断。要使药品降价到一个合理的、公正、透明的价格,既要考虑药品价格的可承受性,又要考虑药品研发和生产需要的成本,有利于药企的进一步创新。药品的价格涉及各方面的利益部门和群体,需要统筹协调,将新药审批与使用衔接起来,注意药品的质量、供应、药款结算和回款。同样在促进社会办医、发展商业保险方面也要充分发挥市场机制、加强政府的监督管理和规范发展。

(3)明确调动激励机制,确保医改的可持续性

在10年新医改前,医院医疗劳务价值很低,经营效率是依靠药物的批零差价,或诱导需求来提高医院收入的,这种刺激的结果是"大检查、大处方",损害了患者的利益。这是一种负向的积极性,造成医疗卫生服务资源的大量浪费。自2009年后首先在基层医疗机构中实行基本药物零差率销售,继之,2019年后将进一步规范医用耗材的使用,实行零差率销售,提高医疗劳务价值,如提高医师服务费、药师服务费、专家门诊费用、手术费用和中医诊疗技术等医疗服务的收费标准。因此,这些措施可以说是正向的激励机制。此外,还可通过薪酬制度的改革,对城市三级和二级以下的医疗机构的院长和医务人员实行绩效考核,实行绩效工资和奖金,调动医师的积极性。甚至还可对医疗保险支付方式进行改革,如对家庭医生实行按人头付费,医院实行以按病种

分类支付的前瞻性付费为主的多元支付方式改革,医疗费用结余归医院所有,其中部分节余的费用还可用于劳务补贴。如此也调动了医院控费的积极性。

上述做法还存在着很多政策和实践的障碍。但在目前制定的《深化卫生专业技术人员职称支付改革》和《公立医院薪酬制度改革》文件中,已创造性地落实了"两个允许"政策,即允许医疗卫生机构突破现行事业单位工资调控水平(绩效工资水平)和允许医疗服务收入扣除成本,并按规定提取各项基金后,可主要用于人员奖励。这些政策的实施会大大提高了卫生人员的薪酬待遇,起到了稳定医疗卫生的专业队伍的作用。

总之,医疗卫生体制的综合改革需要有各部门的联合行动,特别是医保、医疗和医药部门的"三医联动"。任何改革都需要有经济的激励机制,也会涉及利益的重新分配,只有调动社会、政府、医疗卫生服务行业以及老百姓各方面的积极性,才能做到共建和共享医药卫生改革的成果。

(4)医改发展中需要继续强调的几个问题

1)继续坚持"保基本、强基层、建机制"的改革方针。医疗卫生改革中实施初级卫生保健的信念是不能动摇的。医疗卫生改革的最终目标是人人享有基本卫生服务,进一步提高人民群众的健康水平。尽管医疗创新技术和与卫生相关的产品在不断地增加,但提高基层医疗卫生服务的综合能力仍然是衡量一个国家的卫生系统是否具有绩效的重要标志。近年来在公立医院改革中,提出了组建城市医疗联合体,在农村组建县域医疗服务共同体,其目的不是为了大力发展国家医学中心和区域医疗中心,而是为了加强城乡地区的整合性医疗服务体系。使患者能够就近预防和治疗疾病,使90%以上的患者能留在当地医疗,使更多的患者能够首诊在基层,通过双向转诊等机制,合理地分流患者。这样就要求提高基层医务人员全科服务的质量和能力,通过家庭医生培养制度,建立起患者信赖、能够提供优质服务的网络体系,将医疗联合体转变成健康联合体,解决"看病难"的问题。

2)通过顶层设计,提高医疗保险的保障能力。利用和制定医疗保险报销目录并建立动态调整机制。由于医疗保险的筹资水平是有限的,需要实行所谓的"腾笼换鸟"政策,将那些临床无效、不良反应比较严重的药物制剂或只能起到辅助治疗的药品从现有的基本药物目录和医疗保险药物目录中剔除出去,留出空间来增补一些创新和具有显著临床疗效

的药品和医用耗材。

（5）健康中国行动计划

在 2019 年 6 月国务院印发的《深化医药卫生体制改革 2019 年重点工作任务》中也提到了将要制定关于实施健康中国行动计划的意见，包括《健康中国行动（2019—2030 年）》《健康中国行动组织实施和考核方案》的内容。这些文件的出台，其目的是让全国人民行动起来，共建共享健康中国。因为"健康中国"既是一个战略思想，又是一项复杂的系统工程，必须调动各方面的积极性，聚焦影响健康的重要因素、重点疾病和重点人群，实施一批健康行动。到 2030 年我国人民的人均期望寿命能够达到 79 岁，婴儿死亡率能够下降到 5‰，孕产妇死亡率降低到 12/10 万。通过后 10 年医药卫生体制改革的继续奋斗，最终使我国人民的健康水平能够达到中上经济发达国家的水平。

2019 年健康中国行动推进委员会发表了《健康中国行动（2019—2030）》的具体行动计划，提出了 15 项重大行动：①健康知识普及行动；②合理膳食行动；③全民健身行动；④控烟行动；⑤心理健康促进行动；⑥健康环境促进行动；⑦妇幼健康促进行动；⑧中小学健康促进行动；⑨职业健康促进行动；⑩老年健康促进行动；⑪心脑血管疾病防治行动；⑫癌症防治行动；⑬慢性呼吸系统疾病防治行动；⑭糖尿病防治行动；⑮传染病及地方病防治行动。每项行动均包含了内涵、现状、目标、举措和建议。为进一步落实"健康中国"提出了全面的行动计划。

案例 2-2 北京市医药分开综合改革控制医疗费用的经验：

北京市于 2017 年 4 月启动了医药分开综合改革（表 2-11），改革的目的是破除以药补医，控制医疗费用的不合理增长，建立科学合理的补偿机制。中央有关部门和北京市政府成立了北京医药分开改革协调小组。此次改革以价格调整作为主要措施，实施了医药分开综合改革，设立医事服务费，根据国家统一部署，取消 15% 的药品加成，实施药品零差率销售。规范调整 435 项医疗服务价格，提高手术、中医等服务价格，降低大型检查的价格。

表 2-11 北京市医药分开综合改革内容

改革措施	具体改革内容
药品零差率	北京市所有公立医疗机构取消 15% 的药品加成，实行药品零差率销售

续 表

改革措施	具体改革内容
设立医师服务费	阶梯式的医事服务费，医院级别越高，医师职称越高，则医事服务费也相应较高。如：三级、二级和基层的主治医师的医事服务费分别为人民币 50、30 和 20 元，患者自付的医事服务费分别为人民币 10、2 和 1 元。主任医师的医事服务费分别为人民币 80、70 和 60 元
调整医疗服务价格	调整 435 项医疗服务价格，提高手术、中医等服务价格，降低大型检查的价格（如 CT 和磁共振）。这些服务项目都纳入医保报销范围，改革前后的报销比例没有变化
提高药品可及性	基层医疗机构与二、三级医院药品目录对接；对符合条件的慢性病患者提供 2 个月的长处方

北京市医药分开综合改革的效果表现在以下几个方面：

1）改革对门诊患者流向和住院患者平均住院日的影响。促进了患者对门诊服务的合理利用，促使部分患者从三级医院下沉到基层医疗服务机构。改革实施一年后，三级医院门诊患者的数量下降了 11.9%，而基层医疗机构的门诊患者数量上升了 15.0%（图 2-13）。

2）对医疗费用控制和费用结构的影响。取消 15% 的药品加成使得药占比下降，不同级别的医疗机构的药占比在改革前后也发生了明显的改变。三级医疗机构由 45.1% 下降为 37%（下降了 8.16%），二级医疗机构由 52% 下降为 44.3%（下降了 7.8%），基层医疗机构由 83.8% 下降为 81%（下降了 2.8%）。北京医药分开综合改革有效控制了医疗费用的过快增长，北京市卫生总费用年增长率由改革前的 6.94% 下降到改革后的 4.73%。

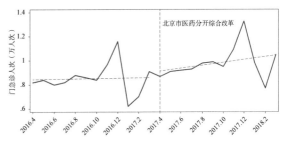

图 2-13 北京市基层医疗机构门诊量的间断时间序列分析

3）药品收入的减少促使公立医院改善管理，提高资源使用和服务提供的效率。三级医院的平均住院日从改革前的 8.9 日下降到 8.3 日,二级医院从 10.0 日下降到 8.8 日。改革促使部分轻症患者从三级医院下沉到基层医疗机构,这是实现控制费用不合理增长的主要机制。

4) 进一步加强基层医疗卫生服务能力。北京医药分开综合改革成功促进了分级诊疗的实现,部分患者从三级医院分流到基层医疗机构。基层医疗机构的门诊服务量大大增加。为了鼓励更多患者利用基层医疗服务,改革也扩大了基层医疗机构的药品可及性,对符合条件的慢性病患者提供 2 个月的长处方。医事服务费的设置呈阶梯式:三级医院、二级医院、基层医疗机构依次递减,患者在基层医疗机构自付的医事服务费也低于二、三级医院。

北京医药分开综合改革利用价格杠杆,引导患者合理就医,控制了医疗费用的不合理增长。改革措施将公立医院、医务人员和患者三方利益协调一致,这是实现改革效果的重要机制。

(胡善联)

参考文献

[1] 卫生部卫生经济研究所. 2018 中国卫生总费用研究报告[R]. 北京:卫生部卫生经济研究所,2018.

[2] 徐进,袁蓓蓓,马晓晨,等. 北京市医药分开综合改革控制医疗费用的经验[J]. 英国医学杂志中文版,2019,12:717 - 720.

[3] 中共中央国务院. "健康中国 2030"规划纲要[M]. 北京:人民出版社,2016.

[4] 中国外交部,联合国发展署. 中国实施千年发展目标报告(2000—2015 年)[EB/OL]. [2022 - 04 - 24]. http://cn. chinagate. cn/reports/2015 - 07/28/content_36164105. htm.

[5] Alliance for Health Policy and System Research, WHO. Systems thinking for health systems strengthening [J]. Elsevier, 2011, 125(2):117 - 118.

[6] Alliance for Health Policy and Systems Research, WHO. Evidence synthesis for health policy and systems[R]. Geneve:WHO, 2018.

[7] ROBERTS M J, HSIAO W, BERMAN P, et al. Getting health reform right:a guide to improving performance and equity[M]. London:Oxford University Press, 2008.

[8] WHO. Health in 2015 from MDGs to SDGs [EB/OL]. [2022 - 04 - 24]. https://reliefweb. int/report/world/health-2015-mdgs-sdgs/pdf.

[9] Wikipedia. The free encyclopedia [EB/OL]. [2022 - 04 - 24]. http://www. abc-clio. com/ABC-CLIOGreenwood/product. aspx? pc=A4729C.

[10] World Bank Group, WHO, MOF, et al. Deepening health reform in China building high-quality and value-based service delivery [EB/OL]. [2022 - 04 - 24]. http://origin. wpro. who. int/china/publications/healthy-china-service-delivery. pdf.

3 卫生保健的需求与供给

随着社会经济的发展和医学技术的进步,卫生保健服务的供给能力和水平得到了大幅度提高,同时,人们更加关注自己的身体健康状况,并且对卫生保健服务的需求不断增加。由此带来的问题是如何解决卫生保健服务供给和需求之间的矛盾。卫生经济学的研究基于两个假定条件:一是卫生资源是有限的;二是消费者对医疗卫生服务的消费欲望是无限的。在医疗服务市场中,消费者总是希望花费少而获得最大程度的满足。因此,研究卫生经济的根本目的就是如何公平、有效地分配和使用有限的卫生资源,来满足消费者对卫生保健服务的需求。因为医疗服务市场的供需双方具有特殊性,所以要实现这一目标,就必须研究卫生保健服务的基本理论。

3.1 卫生保健的需求

3.1.1 卫生保健需求概述

（1）卫生保健需求的相关概念

卫生保健需求(demand)是指实际发生的、消费者有支付能力的卫生保健服务。其形成有两个基本条件:一是使用卫生资源的愿望;二是消费者具有支付能力。任何人难免生病,一旦健康受到损害,通常会考虑利用医疗卫生服务来治疗和康复,而没有其他的替代方案,这就是使用卫生服务的愿望。卫生服务是一种特殊的商品,消费者想要获得这种商品

就必须付出相应的代价。如果只有购买愿望而没有支付能力,或者虽然有购买力而没有购买愿望,均不能产生有效的需求。为准确把握卫生保健需求的经济学意义,需要了解两个重要的相关概念。

1）卫生保健愿望(want):消费者对自己是否健康、是否需要接受卫生服务所做出的主观判断和要求。卫生保健的愿望受消费者认识能力的限制,尽管有一定的不确定性和主观性,但是它反映了消费者对卫生服务消费所持的动机,因此对研究卫生保健需求具有重要意义。

2）卫生保健需求(need):医疗卫生专业人员根据流行病学调查和健康普查结果所判定的、有必要实施的医疗卫生服务。医疗卫生保健需求不等同于需求,因为有必要性不等于有可行性,更不等于现实性。

（2）卫生保健需求的分类

将卫生保健需求进行分类,有助于分析不同需求的影响因素以及同一因素对不同需求的影响,从而使采取的措施更有针对性和准确性。根据卫生保健需求的迫切性和重要性,可将其分为以下3类。

1）维护生命的卫生保健需求:主要指对危及患者生命的危、急、重症的医疗保健需求。这类需求涉及生死,因此十分迫切。以医疗服务价格为例,它对该类需求的影响不大,即不会因为价格的上升(下降)而导致该类需求的大幅度下降(上升)。

2）一般性的卫生保健需求:指由一些并不威胁

生命的急、慢性病,以及一些使人不适的病症引起的需求。医疗服务价格的变化对这类需求可产生较大的影响。

3) 预防和保健性的卫生保健需求:指因疾病预防、健康保健而产生的需求。这类服务的消费需求不迫切,一般情况下对价格变化的反应不大。如果价格下降到一定程度,需求便会急剧增加。

（3）卫生保健需求的特点

1) 卫生保健需求的被动性:在一般的商品市场中,消费者是根据自己的经验,按其意愿来购买某种商品。在购买商品前其对商品的质量、购置数量和价格等信息有一定的了解,在大多数情况下会有目的、有针对性地进行消费,因而消费者在一定程度上具有自主权。在卫生服务的消费过程中,由于消费者缺乏医学知识和信息,其无法像购买普通商品一样事先进行比较和选择,只能完全依赖卫生服务的提供者(医生)。因此,卫生保健需求不完全取决于消费者本人的意愿和支付能力,其有效需求是由医生决定的,消费者是在被动状态下享受卫生服务的。

2) 卫生保健需求的外在影响性:消费者在购买普通商品后,从中得到一定程度的满足,这种效果不会涉及他人。卫生服务消费则不同,如对传染病患者的治疗和易感人群的预防接种,对个人而言,获得的是切断感染途径和预防疾病,但是个人的这种卫生服务需求产生的效果不仅使消费者本身获益,而且受益面影响到整个人群。同样,其他临床科室提供的医疗卫生服务可以使患者得到恢复并增进健康,从而减少了由于疾病给个人、家庭乃至社会带来的经济负担和负面影响。

3) 卫生保健需求的不确定性:在一定区域内、一定人群中,可以通过流行病学方法对其发病率或患病率进行测量和预测。但是要预测消费者个人何时会生病是不可能的,因为个人疾病的发生属于偶发事件,无法预知。因此,卫生服务需求没有计划、难以预测,具有不确定性。

正是因为卫生保健需求有上述的特点,才使卫生服务领域内的经济活动变得更加复杂。因此,在进行卫生服务需求分析时,必须充分考虑其特性,以保证全面、准确和有效。

3.1.2 卫生保健需求理论

（1）需求分析理论

1) 需求的基本法则:经济学中的需求定理是指

卫生服务的需求者在进行卫生服务消费时,是在一定的价格水平下进行的。在其他条件不变的情况下,需求量随价格的上升而减少,随价格的下降而增加。通常用描述需求价格与需求量之间变动关系的需求曲线进行分析。函数表示:$Q = f(P)$。以横轴为需求量Q,纵轴为价格P建立坐标系,在一般情况下,需求曲线的斜率小于零,即从左上向右下倾斜(图3-1),这是需求曲线的基本特征。

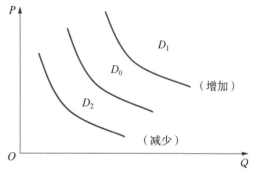

图3-1 需求曲线及其变化

2) 需求曲线变动分析:在其他条件不变的情况下,当购买商品的数量因价格变动而引起反方向变动,称为需求量变化。这种变化是沿同一需求曲线的上下移动。排除价格因素之外的其他因素的变化因素引起消费者购买数量发生变化时,称为需求变化。这种变化是整条曲线的移动,如需求曲线由D_0移向D_1,表示需求增加;由D_0移向D_2,表示需求减少(图3-1)。

（2）消费者行为理论

1) 基数效用分析:

A. 总效用和边际效用:效用(utility)是指人们通过消费某种商品或服务而产生的满足程度。效用是消费者自身的一种主观评价,其大小取决于商品或服务在多大程度上满足了人们的需要。卫生服务是一种特殊的商品,患者通过享受卫生服务而减轻病痛,并由此得到满足。因此,卫生服务同样可以给患者带来效用。在一定时期内,人们消费一定数量的商品或服务而产生的总的满足程度称为总效用(total utility, TU),其变化特点可以通过总效用曲线表示,如图3-2所示。通过消费一定增加量的商品或服务所引起总效用的增加(减少)量称为边际效用(marginal utility, MU)。

B. 边际效用递减规律:TU与MU是进行效用分析时最重要的两个概念,分析图3-2可以得出以下结论：

a. TU 开始时随着卫生服务消费量的增加而增加，当消费量增加到一定程度时，TU 达到最大值，若再继续增加消费量，TU 反而下降。

b. MU 递减规律(law of diminishing marginal utility)。卫生服务消费量每增加 1 个单位，其相应 TU 的增加量比前一次消费单位的增加量所引起的 TU 的增加量要小。即在其他条件不变的情况下，一定时间内消费者消费某特定商品或服务，随着商品或服务数量的不断增加，其相应的 MU 递减。

c. $MU = 0$，TU 最大；$MU < 0$ 时，TU 开始减少。

d. 从数学意义上看，MU 是 TU 的一阶导数，即 MU 是 TU 曲线上各点切线的斜率。

2) 序数效用分析：

A. 无差异曲线(indifference curve)：是指在一定时间、一定资源和一定技术条件下，消费者消费不同组合的两种商品或服务，其总的满足程度相同的曲线。假定消费者接受两种不同的卫生服务 X 和 Y，在一定时期内，消费者对 X 和 Y 的购买可以有不同的组合。如图 3-3 所示的 I_1 曲线上的 A 点，消费者对两种服务的购买量分别为 X_1 和 Y_1，B 点则为 X_2 和 Y_2。虽然 A、B 两点对 X 和 Y 的消费量不同，但是对消费者产生的 TU 是相同的。无差异曲线上任意一点的 TU 都相等。C 点高于无差异曲线，表明 C 点的组合产生的 TU 大于曲线 I_1 产生的 TU。D 点低于无差异曲线 I_1，表明 D 点的组合产生的 TU 小于曲线 I_1 产生的 TU。

无差异曲线有以下特点：

a. 同一平面上有无数条无差异曲线，距原点越近，其效用等级越低。如图 3-3 所示，就效用等级而言，$I_3 > I_1 > I_2$。

b. 无差异曲线是条向右下方倾斜的曲线，该曲线上任意一点切线的斜率为负值。表明在收入、价格等既定的条件下，要获得同样的满足程度，增加一种商品或服务的消费就必须减少另一种商品或服务的消费。

c. 无差异曲线凸向原点。为了维持相同的效用，随着 Y 消费量的减少，替代 Y 的 X 的消费量不断增加。根据 MU 递减规律，X 的 MU 越来越小，同时 Y 的 MU 不断增加，这时需要越来越多的 X 才能获得因 Y 减少而损失的同等效用。因此，无差异曲线只能凸向原点。

d. 无差异曲线之间不可能相交。

e. 边际替代率(marginal rate of substitution, MRS)递减。边际替代率是指在保持总效用不变的前提下，增加一种商品或服务的数量与因此需要减少的另一种商品或服务的数量之比。边际替代率是无差异曲线的斜率，而且是递减的。某种商品随着消费量的增加，其 MU 减少，而另一种商品消费量的减少又使其 MU 增加。因此，某种商品能够替代另一种商品的数量越来越少。连续增加某一商品的消费量时，人们愿意牺牲的另一种商品的数量是递减的，此即为边际替代率递减规律。

B. 消费者预算线：消费者预算线(consumer's budget line)是指在消费者收入和商品(服务)价格既定的条件下，消费者能够买到的两种商品(服务)数量的最大组合。消费者预算线可用直线方程表示。假定 Q_X 和 Q_Y 分别表示 X 商品和 Y 商品的购买数量，P_X 和 P_Y 分别表示 X 商品和 Y 商品的单位价格，I 表示消费者的收入。如果消费者的收入全部用于购买 X 商品和 Y 商品，则 $I = Q_X P_X + P_Y Q_Y$，据此

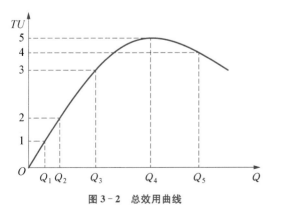

图 3-2 总效用曲线

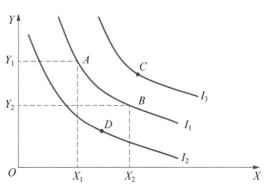

图 3-3 无差异曲线

可做出消费者预算线 AB(图 3-4)。如图所示，直线上任何一点均表示消费者购买两种商品(服务)的价格总和等于其收入；直线右侧的 C 点，因为超出了消费者的收入水平而无法实现；直线左侧的 D 点，因为实际支出低于总收入水平，虽然可以实现，但是没有充分利用收入。

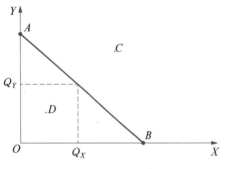

图 3-4　消费者预算线

C. 消费者均衡：无差异曲线表示消费者的消费愿望，消费者预算曲线表示消费的可能。卫生服务需求的实现是以消费者拥有的支付能力为前提的，因此无差异曲线分析的目的就是研究在一定的预算范围内，如何使所购买的商品(服务)的组合给消费者带来最大的效用，即实现消费者均衡。满足消费者最大效用的基本条件为每种商品(服务)单位价格的边际效用相等，即无差异曲线与消费者预算线相切点为最大效用点。如图 3-5 所示，A 点相对应的不同商品(服务)的组合可以使消费者在一定收入下获得最大程度的满足。

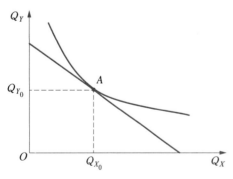

图 3-5　无差异曲线均衡分析

3.1.3　卫生保健需求的影响因素

（1）消费者的收入

消费者收入的变化会对其购买能力产生影响，从而直接影响到卫生保健需求。消费者收入发生变化，如果导致卫生保健需求增加，则需求曲线向右移动，即由 D_0 移到 D_1；如果导致卫生服务需求减少，该需求曲线向左移动，即由 D_0 移到 D_2，如图 3-1 所示。

（2）消费者的偏好

消费者通常依据自己的主观价值判断来选购商品。如果消费者对某种商品或服务有偏好，即使该商品的服务或价格不变，这种偏好也会引起需求的变化。例如，有些消费者偏好中医治疗，有些则偏好西医治疗，而此类偏好又会影响到人们对卫生服务的选择，进而影响到卫生保健需求。

（3）相关物品的价格

经济学中相关的商品或服务之间的关系分为替代和互补两种关系。替代品是指那些可以相互替代来满足人们需要的商品或服务。比如维生素 A 缺乏症患者，可以通过服用维生素 A 类的药品治疗，也可以通过食用富含维生素 A 的食品来治疗，两者可以替代。当两种商品是替代品时，商品 A 价格下降会造成商品 B 需求的下降。互补品是指必须通过相互补充才能满足人们某种需求的商品或服务，例如注射器和注射液即为互补品。当两种商品是互补品时，商品 A 价格下降会造成商品 B 需求的增加。

（4）消费者的愿望

如果消费者能够预测到其收入或市场价格将要发生变化，此时消费者的购买力便会受到影响，从而影响消费者对商品或服务的需求。比如，如果人们预测医疗服务价格将会大幅度上升，而且个人支付比例将增大，那么此时人们对医疗服务的需求将会增加。

3.2　卫生保健的供给

3.2.1　卫生保健供给概述

（1）卫生保健供给的概念

卫生保健供给(supply)是指卫生服务提供者在一定时期内、在一定价格或成本消耗水平上，愿意而且能够提供的卫生保健服务的数量。

（2）卫生保健供给的特点

卫生保健服务的供给基本上符合一般商品的供给原理，但是作为一种特殊的商品，卫生服务供给具有自身特殊的特点。

1）卫生保健服务供给的垄断性：相对于卫生服

务需求的被动性而言,提供者即医生在卫生服务的供给方面具有决定权和排他权,因此卫生服务不可能由其他商品或服务来替代,具有垄断性。需要指出的是卫生服务并非存在于一个完全垄断的市场中,因为在一定区域内,不同医生提供的卫生服务具有替代性,某个医生要垄断卫生服务市场是不可能的。因此,广义上的卫生服务供给具有垄断性,而狭义上的卫生服务供给,根据其特点,具有复杂的竞争性。

2) 卫生保健服务供给的即时性:与一般的物质商品不同,卫生服务的生产过程与其消费过程同时进行。卫生服务不能提前生产,更不能储存和运输,因此不能通过卫生服务产品的数量来调节医疗服务市场的供给和需求。由于卫生服务需求具有不确定性,要求卫生服务的供给必须即时、准确,而不能像一般商品一样批量生产。

3) 卫生保健服务供给的专业性:卫生服务涉及人的生命和健康,因此要求卫生服务的提供者必须经过专门的医学教育和严格的培训,并获得特定的行医资格。在医疗服务市场中,卫生服务的供给具有很强的专业性,因此不能随意地进出该市场。

4) 卫生保健服务供给的公益性:大部分商品的消费是私人消费,因此消费者个人必须支付商品的全部价格。人们在利用卫生服务时,多数人并不直接支付其消费的全部卫生服务成本,仅支付小部分,甚至不支付。由于卫生事业属于政府实行一定福利政策的公益性事业,卫生服务供给不能完全根据其消费者的经济负担能力决定,不能以单纯的盈利为目的。

3.2.2 卫生保健供给理论

（1）供给分析理论

1) 供给的基本法则:市场供给法则表明,商品(或服务)的价格越高,提供者越愿意生产,该商品(或服务)的供给量就越大;商品(或服务)的价格越低,提供者越不愿意生产,该商品(或服务)的供给量就越小。卫生服务作为一种特殊的商品,同样遵循该法则。以横轴为卫生服务供给量(Q)、纵轴为卫生服务价格(P)建立坐标系,则卫生保健服务供给曲线如图3-6所示。

2) 供给曲线变动分析:在其他条件不变的情况下,当商品的数量因价格变动而引起供给曲线的正方向变动,称为供给量变动。这种变化随价格的变动而变动,是沿同一供给曲线的上下移动。排除价格因素之外的其他因素的变化因素引起提供者供给

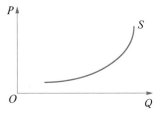

图 3 - 6 卫生服务供给曲线

数量发生的变化,称为供给变动。这种变化是整条供给曲线的移动,越接近原点供给水平越低,越远离原点供给水平越高。

（2）供给者行为理论

从经济学的角度看,生产就是一切能够创造或增加效用的人类活动。卫生服务的生产就是把卫生投入变为健康的过程。研究生产理论的目的是在既定成本下实现生产量的最大化,或者是在既定生产量的情况下实现成本的最小化,从而使有限的资源得到充分有效的利用。

1) 生产函数理论。生产函数是指一定时期投入的生产要素的某种组合同它可能生产出来的产量之间的技术关系。生产函数的表达式为 $Q = f(x, y, z\cdots)$。式中的 Q 表示产量。卫生服务的产出是健康,而健康难以衡量。卫生经济研究中,常用卫生服务量指标来替代,如门诊人次、住院床日、住院人次、免疫覆盖率等。x, y, z 等表示生产中投入的资源。卫生经济学家将其分为 3 类:①劳动力,指医生、护士及其他助理人员的数量;②资本,指床位数、仪器设备数等;③技术,指管理技术、医疗技术、设备使用技术等,是一种无形的投入。生产函数表示的产出量是最大产出量,在投入的生产要素之间,有的具有替代关系,有的具有辅助关系,并且在一定时期内、一定技术水平下,产出量是各生产要素的增函数。

1928 年,美国经济学家柯布(C. W. Cobb)和道格拉斯(P. H. Douglas)根据历史资料,研究了两种投入生产要素——资本和劳动力对产量的影响,提出著名的柯布-道格拉斯生产函数(Cobb-Douglas production funtion)。目前,该方法已广泛用于卫生经济学领域,主要用于评价一定规模下,投入的生产要素与卫生服务产出之间的关系。

A. 基本模型:柯布-道格拉斯生产函数的基本模型为 $Q = AL^{\alpha}K^{\beta}$。

该模型属于线型、齐次函数。式中:Q 为卫生服务的产出量,如可以计量的效益、门诊人次或住院床

日等;L 为卫生服务人力的投入量;K 为卫生服务资本(设备)的投入量;A 为技术系数,通常为一常数,指管理技术、医疗技术或设备使用技术;a、β 为生产要素(人员、设备)的产量弹性系数,即在一定技术条件下,生产要素变动引起产量变动的幅度。该模型说明 L 与 K 之间有关系,两者无法完全替代。

从理论上讲,如果规模收益不变,则 $\alpha + \beta = 1$。但在实践中建立的模型,$\alpha + \beta$ 不全都等于 1,但一般接近于 1。

B. 规模经济分析:根据柯布-道格拉斯生产函数模型,可以对一定规模下的生产要素投入量和产出量作经济分析。

$\alpha + \beta > 1$ 表示规模收益速增(increasing return to scale),即卫生服务产量增长幅度大于其投入量增长的幅度。换言之,在这种情况下,应增加医疗服务生产要素的投入量,以提高资源的利用效率。

$\alpha + \beta = 1$ 表示规模收益不变(constant return to scale),即卫生服务产出量的增长幅度等于其投入量增长幅度,换言之,在现有技术水平上,医疗服务机构规模收益已达最佳状态。

$\alpha + \beta < 1$ 表示规模收益递减(decreasing return to scale),即卫生服务产出量的增长幅度小于其投入量增长幅度。换言之,在这种情况下,不宜增加生产要素的投入量。

2)生产要素的最优组合理论。生产均衡是指在产量既定条件下实现成本最小,或在成本既定条件下实现产量最大,即所谓的生产要素最适组合。其原则是:在既定成本下,使所购买的生产要素的边际产量与相应价格的比相等。要实现上述目的,就需用等产量曲线分析法予以说明。

A. 等产量曲线:等产量曲线是指在其他条件不变的情况下,为保证一定的产量所投入的两种生产要素间的各种可能组合。如图 3-7 所示,假定医生每周看 200 个患者,现有 L(护士)和 K(仪器)两种生产要素,且 L 与 K 有替代性。Q 为等产量曲线,该曲线上任一点的 L 与 K 的组合,都具有相同的产出量,例如,A 点表示 2 个护士和 1 台仪器能使医生看 200 患者。B 点表示 1 个护士和 3 台仪器同样能使医生看 200 个患者。

等产量曲线有以下特点:①同一平面上有无数条不相交的等产量曲线,离原点越远,表示产量越高。②由于边际收益递减规律的作用,等产量曲线凸向原点。在其他生产要素不变的情况下,仅增加某一种生产要素所带来的收益,必将出现递减现象,

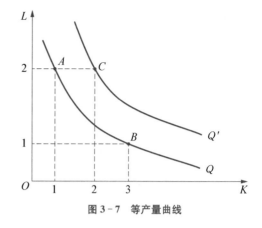

图 3-7　等产量曲线

此称为边际收益递减规律。③等产量曲线性质与无差异曲线相似,不同点在于等产量曲线两端若无限延长,在一定限度上将向两坐标轴上方翘起。这表明,任何两种生产要素不能完全替代,只能在一定范围内相互替代,超出这个范围则无法替代。

B. 等成本线:为了实现生产要素的最适组合,必须了解等成本线。等成本线是指在既定成本下所购买的各种生产要素的最大组合。假定以 T_C 表示总成本,L、K 分别表示护士和仪器的使用时间,P_L、P_K 表示单位时间护士和仪器的使用价格,则有:

$$T_C = P_L \cdot L + P_K \cdot K \quad (公式 3-1)$$

等成本线如图 3-8 所示。图中 T_C 线外的任一点 C 因超过了成本范围而无法实现;T_C 内的任一点 B 虽可实现,但它不是购买生产要素的最大组合;只有 T_C 线上的点,如 A 点,才是既定成本下购买生产要素的最大组合。

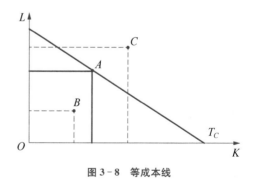

图 3-8　等成本线

C. 生产要素的最优组合:如果将等产量线与等成本线放在一起考虑,如何才能达到生产均衡?假定成本既定,怎样才能获得最大的产量?图 3-9 中,Q_1、Q_2、Q_3 为 3 条等产量线,T_C 为等成本线。显

然,生产者不能达到 Q_1 的产量水平,但可以达到 Q_2 的产量水平,如在 A 或 B 点的组合。但这种组合并未使产量最大化。沿着等成本线从 A 点或 B 点向 E 点靠近,均可以在既定成本下获得更多产量,越近 E 点,产量越大。E 点为等产量曲线与等成本线相切的一点,该点即为生产均衡点。

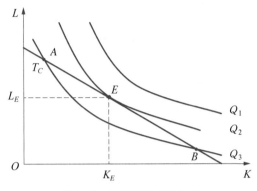

图 3-9　成本既定生产均衡图

换个角度分析,假定产量既定,怎样使成本最小化？可以通过图 3-10 进行分析。要达到等产量曲线 Q 的既定产量,有 3 条不同的等成本线进行选择。那么哪种投入组合才能使成本最小？显然,只有 T_{C_2} 是生产者的选择。任何低于 T_{C_2} 的等成本线,如 T_{C_1} 不可能使产量达到 Q 的水平;而任何高于 T_{C_2} 的等成本线,如 T_{C_3} 是不足取的,因为不符合成本最小原则。只有 E 点才是均衡点,是投入要素的最佳组合点,意味着资源的最佳配置。生产要素最适组合的原则是:既定成本下,使所有购买的生产要素的边际产量与其相应的价格的比相等。

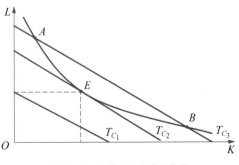

图 3-10　产量既定生产均衡图

（3）成本函数理论

经济学上根据投入要素变动情况,将成本分为短期成本和长期成本。短期成本是指在一定时期内、一定技术水平下,部分生产要素变动,而部分生产要素不变的成本。长期成本是指全部生产要素均可变动的成本。微观经济学中,短期成本显得更为重要。因此,一般研究的是短期成本理论。

1）基本概念:短期成本（short-run total cost, STC）是指一定时期内,为完成某项卫生服务所需购买生产要素的费用。它包括固定成本（fixed cost, FC）和变动成本（variable cost，VC）两部分。FC 是指与产量变动不相关的成本,短期内为一常数。VC 是指随产量变动而变动的成本。

2）各种短期成本的特点:各种短期成本概念之间的关系,如图 3-11 所示。图中横坐标表示产量,纵坐标表示成本。

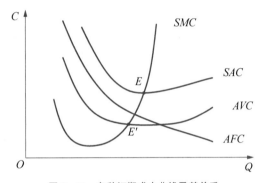

图 3-11　各种短期成本曲线及其关系

可以看出,各种成本曲线间有如下特点:

A. AFC 曲线随产量增加而呈下降趋势。这是平均固定成本随产量增加而递减所引起的。

B. AVC、SAC 和 SMC 曲线呈"U"形。这是由于这几条曲线先受边际收益递增,而后又受边际收益递减的影响。

C. SMC 曲线最低点一定低于 AVC 和 SAC 曲线。这是因为当边际成本大于平均可变成本时,AVC 曲线才能向上抬高。因此,SMC 与 AVC 以及 SAC 的交点一定是它们的顶点,即 AVC 和 SAC 的最低点。

D. SAC 与 AVC 之间的距离随产量的增加而逐渐接近,但永远不能相交。这是因为,两者间的距离实质上是平均固定成本,平均固定成本越来越小,但不可能为零。

E. SMC 无限接近 AVC 曲线在纵坐标上的交点。这是因为 SMC 和 AVC 的计算都是从总成本曲线在纵坐标上的起点开始的。

3）生产规模经济分析:了解上述成本的概念后,

可以通过计算成本系数 Ec 来评价生产规模是否经济。

$$Ec = \frac{SMC}{SAC} = \frac{\Delta STC}{\Delta Q} / \frac{STC}{Q} = \frac{\Delta STC}{STC} / \frac{\Delta Q}{Q}$$

（公式 3 - 2）

当 $Ec < 1$ 时,表示若总成本增加,则产量也随之增大。此时 $SMC < SAC$。在图 3 - 11 中,SAC 处于下降阶段,规模收益递增。

当 $Ec = 1$ 时,表示规模收益不变,此时平均成本最小,即 $SMC = SAC$,也即图 3 - 11 中的 E 点。

当 $Ec > 1$ 时,表示规模收益递减,此时 $SMC > SAC$。在图 3 - 11 中,SAC 处于上升阶段。

（4）供给者诱导需求理论

一般商品市场中,在其他条件不变的情况下,商品供应的增加会导致商品需求量的增加和价格的下降。由于在医疗服务市场中有供方垄断和需方被动的特殊性,供方医生对卫生服务的利用具有决定作用,能左右消费者的选择。在这种患者缺乏医学知识,而医生具有自身利益的服务中,医生既是顾问又是服务的提供者,因此可以创造额外的需求,即供方创造需求（supply creates demand）。于是出现了一种现象:如果增加某地区医生数量,医疗服务的价格和数量都会随之增加,这就是卫生服务的诱导需求（induced demand）。

卫生服务中的诱导需求有两种结果:一是提供过多但有益的服务。例如,患者初诊后,医生建议 1 周后复诊,以判断其治疗效果是否满意。但是,如果严格要求医生提供的服务,有些额外服务可能是不必要的。二是带来严重后果。患者也许能够判断一些额外就诊是否能提供给他好处,但实际很少能够判断外科手术是否必要。因此,不必要的外科手术是诱导需求导致的最为严重的后果。例如扁桃体摘除术、阑尾切除术和子宫切除术等外科手术,医生可以寻找理由,说明这些手术对患者有利,而且不影响患者的功能作用;而患者无从得知此种手术是否有必要,因为患者手术恢复后,健康状况同原来一样,无从察觉。不论其结果如何,诱导需求终将导致卫生服务利用的不公平和低效。

对于抑制卫生服务诱导需求的发生,通常有以下几种主要观点:一是患者医学知识的增加会降低医生创造额外需求的能力。有学者研究发现,某一地区医生数量的增加对患者利用卫生服务的影响,随着患者教育水平的提高而减少。二是建立审查委员会,及时监督审查卫生服务的利用情况。三是改变医生的经济补偿方式（如按服务量计算的补偿方式）,不论医生提供多少服务,其补偿均相同,从而降低医生创造诱导需求的积极性。

3.2.3 卫生保健供给的影响因素

卫生服务作为一种特殊的商品,其供给也有其特殊的影响因素。

（1）卫生服务机构

卫生服务机构是卫生服务供给的实体。假定其他因素不变,卫生服务的供给取决于卫生服务的机构数。其中,医护人员的数量与质量、医疗设备的先进程度、医疗技术水平的高低等,均对卫生服务的供给产生直接的影响。

（2）卫生服务成本

在卫生资源投入一定的情况下,卫生服务的成本越高,能够提供卫生服务的项目和数量就越少。相反,降低卫生服务的成本可以使卫生服务的供给量增加。

（3）卫生服务价格

一般而言,在其他因素不变的条件下,卫生服务应该在成本与价格相一致、收入与支出相平衡的基础上提供。过去受福利制观念的影响,卫生服务的价格往往低于其成本,因此卫生服务供给受价格变动的影响较小。随着卫生事业改革的深化,价格因素对卫生服务的供给、补偿机制、提供者的行为等都将产生积极的影响。

3.3 卫生保健的需求和供给弹性

3.3.1 弹性分析概述

经济学家通常应用弹性理论来分析经济活动的变化情况,一般商品在其他条件不变的情况下,需求量与价格呈负相关关系,即价格上升,需求量下降。供给量与价格呈正相关关系,即价格上升,供给量上升。但是,这仅说明了变化的一般方向,而没有表明变化的幅度。弹性理论不仅能说明变化方向,而且能说明变化幅度,在实际工作中具有现实的经济意义。

（1）弹性的概念

弹性是指一种自变量变化的百分比引起因变量变化的百分比。其具体意义是两种相关因素,一种因素变化引起另一种因素变化的幅度。它不仅反映变化的方向,还反映变化的大小。

假定一个函数表达式为 $Y=f(x)$,弹性就是自变量 X 变化引起因变量 Y 变化的幅度。弹性的大小可用弹性系数 E 表示。

$$E = \frac{\Delta Y/Y}{\Delta X/X} = \frac{\Delta Y}{\Delta X} \cdot \frac{X}{Y} \quad (公式3-3)$$

式中:X 和 Y 表示同期的绝对数量,ΔX 和 ΔY 表示同期的变化量。所以 $\Delta X/X$ 和 $\Delta Y/Y$ 实际上即为 X 和 Y 的变化百分比。

弹性总是以相对百分比形式来表示,而不是以绝对的单位量形式来体现,这样才具有可比性。在经济学中,根据两个不同经济变量之间相应的变化关系,可求出反映不同经济关系的弹性系数。

(2)弹性的计算方法

1)点弹性的计算:点弹性是指在某一既定的点上,当自变量发生微小的变动而引起的因变量的相应变化。其弹性系数的计算如下:

$$E = \frac{\Delta Y/Y}{\Delta X/X} = \frac{\Delta Y}{\Delta X} \cdot \frac{X}{Y} \quad (公式3-4)$$

在某一个点上的弹性,等于 Y 数量变化对于 X 变化的比率,乘以在此点上的 X 和 Y 数量的比率。点弹性中,X 变化非常微小,实际上趋向于零时,$\Delta Y/\Delta X$ 的比率便成为 Y 函数对 X 的导数,其公式可表示为:

$$E = \lim_{\Delta X \to 0} \frac{\Delta Y/Y}{\Delta X/X} = \lim_{\Delta X \to 0} \frac{\Delta Y}{\Delta X} \cdot \frac{X}{Y} = \frac{\partial Y}{\partial X} \cdot \frac{X}{Y}$$
$$(公式3-5)$$

用求导数的方法来计算点弹性,只需知道一个函数的形式即可求得其弹性系数,优点是简洁、方便。

2)弧弹性的计算:弧弹性是指当自变量发生较大变动时,因变量随之变动的程度。在实际工作中,有时并不能获得计算点弹性的全部数据,此时,应计算弧弹性。只需两个点的数据即可以估算其弹性系数。不过前提条件是:在两次数据观察期间,其他变量保持不变。弧弹性计算公式为:

$$E = \frac{\frac{Y_2-Y_1}{(Y_2+Y_1)/2}}{\frac{X_2-X_1}{(X_2+X_1)/2}} = \frac{\frac{\Delta Y}{(Y_2+Y_1)/2}}{\frac{\Delta X}{(X_2+X_1)/2}} = \frac{\Delta Y}{\Delta X} \cdot \frac{X_2+X_1}{Y_2+Y_1}$$
$$(公式3-6)$$

弧弹性计算公式仍是因变量变化百分比与自变量变化百分比之比,但是计算变化百分比的基础不

是原始数据,而是两个点数据的平均值,从而能更准确地测定在数据表明的范围内两个变量之间的相对变动关系。

弹性是经济分析中普遍应用的概念,它简单地表明了一个变化的百分比引起另一个变化量变化的百分比,并可广泛地应用于需求分析和供给分析之中。

3.3.2 卫生保健的需求弹性

需求弹性是指影响需求因素的变动引起需求量变动的幅度。一般将需求弹性分为需求的价格弹性、收入弹性和交叉弹性,它们分别说明需求量变动与价格、收入和相关商品(服务)价格变动之间的关系。其中,需求的价格弹性最重要,通常讲的需求弹性即指需求的价格弹性。

(1)卫生保健需求的价格弹性

1)概念:需求价格弹性是指医疗卫生服务需求量对价格变动的反应程度。用公式表示为:

$$需求价格弹性 E_D = \frac{需求量变动百分比}{价格变动百分比}$$
$$(公式3-7)$$

与需求量随价格变动有所不同,需求价格弹性反映的是变动率之间的关系,而不是绝对值之间的关系。

案例3-1 某项卫生服务的需求量与价格之间的函数关系为 $E_D = 32-4P$,试求其价格分别等于 2、4 和 6 的弹性系数。

解:所求的弹性为价格处于某一点时的弹性,因此是求点弹性。据公式可知:

$$E_D = \frac{\partial Q}{\partial P} \cdot \frac{P}{Q} = \frac{\partial(32-4P)}{\partial P} \cdot \frac{P}{32-4P}$$
$$= (-4) \times \frac{P}{32-4P} = \frac{P}{P-8}$$

由此可求出任何价格水平的弹性系数:当价格 $P=2$ 时,$E=2/(2-8)=1/3$。其意义是:当价格 $P=2$ 时,卫生服务价格增长(下降)10%,则其需求量将下降(增长)3.3%。同样,可以求出价格 $P=4$ 时,弹性系数为 1;$P=6$ 时,弹性系数为 3。需求量对价格的反应一般为反向的,所以需求价格弹性价格系数值为负值。

案例3-2 某卫生服务的需求量及价格关系见表3-1及图3-12,试求需求曲线 D 上 AB 区间的弹性系数。

表3-1　某卫生服务需求与价格关系

点	价格P(元)	需求量Q(10万人次)
A	4	2
B	3	3
C	2	4.5
E	1	6.5

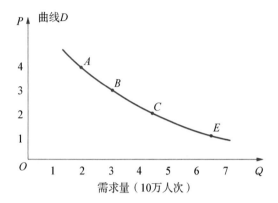

图3-12　某卫生服务需求曲线

解:需求曲线 D 上 AB 区间的弹性,如果用点弹性来计算,则计算如下。

A 到 B 的需求价格系数:

$$E_{AB} = \frac{\Delta Q/Q}{\Delta P/P} = \frac{\Delta Q}{\Delta P} \cdot \frac{P}{Q} = \frac{3-2}{3-4} \cdot \frac{4}{2} = -2$$

B 到 A 的需求价格系数:

$$E_{BA} = \frac{\Delta Q/Q}{\Delta P/P} = \frac{\Delta Q}{\Delta P} \cdot \frac{P}{Q} = \frac{2-3}{4-3} = -1$$

那么,在同一区间里弹性系数出现不一样的情况,其原因在于两种计算的起点不同。为避免由于取起点基数值不同造成计算结果的差异,正确的方法是采用弧弹性计算。

A 到 B 的需求价格弹性系数:

$$E_{AB} = \frac{\dfrac{\Delta Q}{(Q_1+Q_2)/2}}{\dfrac{\Delta P}{(P_1+P_2)/2}} = \frac{\dfrac{3-2}{(2+3)/2}}{\dfrac{3-4}{(3+4)/2}} = -1.4$$

B 到 A 的需求价格弹性系数:

$$E_{BA} = \frac{\dfrac{\Delta Q}{(Q_1+Q_2)/2}}{\dfrac{\Delta P}{(P_1+P_2)/2}} = \frac{\dfrac{3-2}{(2+3)/2}}{\dfrac{3-4}{(3+4)/2}} = -1.4$$

因此,需求曲线上 AB 区间弹性系数为1.4,表示在此区间内,卫生服务价格增长(下降)14%。

2) 需求弹性系数的种类:不同的商品和服务,其需求弹性系数是不同的。经济学上,根据需求弹性系数的大小和特点,将其分为5类(表3-2)。

表3-2　需求弹性种类

种类	价格与需求量之间的关系	弹性系数
缺乏弹性	需求量变化率小于价格变化率	<1
富有弹性	需求量变化率大于价格变化率	>1
单位弹性	需求量变化率等于价格变化率	=1
完全无弹性	价格变动对需求量无影响	0
完全弹性	价格的变化引起需求量无限变化	∞

国外卫生经济研究表明,医疗卫生行业的需求价格弹性低于其他行业商品(服务)的需求价格弹性,属于缺乏弹性类。这与我国有关研究的结果类似。不同医疗卫生服务的需求弹性可以不同。维护生命的卫生服务,由于涉及生与死的选择,其需求弹性比较小,其需求弹性曲线较陡;一般的卫生服务,需要不十分迫切,其需求弹性较大,预防和保健卫生服务,一般需求弹性不大,但是当价格下降到一定程度,其需求会急剧增加,需求弹性也较大。

3) 需求弹性与供给者总收益的关系:弹性的大小与供给者总收益有密切的关系。供给者总收益等于价格乘以在该价格上消费者对商品和服务的购买量。当商品服务价格下降时,供给者总收益是减少还是增加,取决于需求价格弹性的大小。下面用图3-13加以说明。

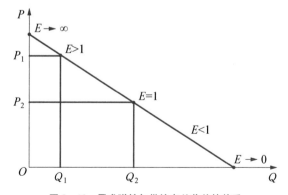

图3-13　需求弹性与供给者总收益的关系

当价格从 P_1 降到 P_2 时,总收益增加,原因是需求弹性大。从图3-13可看出,价格下降后的阴影部分面积显然大于原价格的阴影部分面积。虽然价格下降,但是需求量的幅度增加大于价格下降的幅度,使供给者的总收益除了弥补差价损失外,仍有增加;如果需求弹性为 1,价格下降百分比与需求量增加百分比正好相抵,总收益不变;如果需求弹性小于 1,需求量增加百分比小于价格下降百分比,总收益减少。上述关系可概括为以下 3 种情况:①当 $E > 1$ 时,价格下降,则总受益上升,价格上升,则总收益下降;②当 $E < 1$ 时,价格下降,则总收益下降,价格上升,则总收益上升;③当 $E = 1$ 时,价格的变动对总收益无影响。

4)影响需求弹性的因素:由于需求弹性对总收益有很大影响,经济学家非常重视对商品(服务)需求弹性的调查研究。影响需求弹性的因素很多,一般而言有以下几种。

A. 替代商品(服务)及其替代程度:如果某商品(服务)的替代品多,替代程度高,则需求价格弹性大,反之则小。如果没有替代品,消费者没有其他选择的余地,则需求价格弹性就小。

B. 消费支出占消费者收入的比重:如果所占比重大,则需求价格弹性大,反之则小。

C. 选择商品时间的长短:如果在价格提高后,消费者有充足的时间在市场中选择,则找到替代品可能性大,需求价格弹性大,反之则小。

D. 必需品还是奢侈品:必需品是生活中必不可少的,消费者对其敏感程度差,其需求价格弹性小;奢侈品可买可不买,一般富有弹性。

(2)卫生保健需求的收入弹性

需求的收入弹性反映需求量的变动对收入的敏感程度。即需求量变化百分比与收入变化百分比的比率,用公式表示为:

$$E_i = \frac{\Delta Q/Q}{\Delta I/I} = \frac{\Delta Q}{\Delta I} \cdot \frac{I}{Q} \quad \text{(公式 3-8)}$$

式中:E_i 为需求收入弹性系数;ΔQ、ΔI 分别为需求量和收入的变化量;Q、I 分别为需求量和收入水平。

在价格不变的情况下,消费者的收入变动会引起需求的变动,但是需求收入弹性并不取决于商品本身的属性,而是取决于消费者购买这种商品或服务时的收入水平。在研究商品或服务的需求收入弹性时,通常有下列几种情况。

1)消费者收入弹性为负值,即当 $E_i < 0$ 时,收入增加,需求量反而减少。这类商品为低劣品,其曲线为如图 3-14 所示的曲线 A。

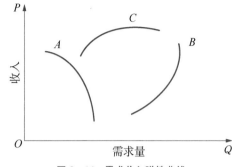

图 3-14 需求收入弹性曲线

2)需求收入弹性大于零而小于 1,即当 $0 < E_i < 1$ 时,需求量的增加幅度小于收入增长幅度。这类商品为必需品,见图 3-14 所示曲线 B。

3)需求收入弹性大于 1,即当 $E_i > 1$ 时,需求量增加幅度大于收入增长幅度。这类商品为奢侈品,曲线见图 3-14 的曲线 C。

(3)卫生保健需求的交叉弹性

需求交叉弹性是指两种不同商品之间,当其中一种商品的价格发生变化时,另一种商品需求量因此而发生变化的程度,公式为:

$$E_{XY} = \frac{\Delta Q_X/Q_X}{\Delta P_Y/P_Y} = \frac{\Delta Q_X}{\Delta P_Y} \cdot \frac{P_Y}{Q_X}$$

（公式 3-9）

式中:E_{XY} 为需求交叉弹性系数;P_Y 为 Y 商品的价格;ΔP_Y 为 Y 商品价格变化量;Q_X 为 X 商品需求量;ΔQ_X 为 X 商品的变化量。

除了商品价格和消费者收入对需求量变化量有影响外,还有一个因素,就是其他商品价格变动对其商品需求量产生的影响。要研究商品之间相互反应的敏感程度,必须考察它们之间的关系。不同商品间有以下 3 种关系。

1)互补性商品:这类商品需求交叉弹性为负值,即 $E_{XY} < 0$。比如照相机与胶卷,若照相机价格上升,其需求量下降,对胶卷的需求量也减少,如图 3-15 所示的曲线 A。

2)替代性商品:指商品对消费者的满足可以被其他商品替代。如维生素 A 缺乏症患者食用富含维生素 A 的食物可以代替服药。这类商品的需求交叉弹性为正值,即 $E_{XY} > 0$。一种商品价格上升,必然导致其替代品需求量的增加,如图 3-15 曲线 C。

3)非关联性商品:这类商品没有联系,其需求交叉弹性为零,即 $E_{XY} = 0$,如图 3 - 15 曲线 B。

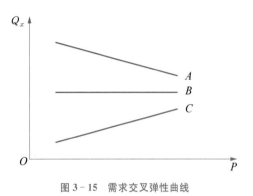

图 3 - 15　需求交叉弹性曲线

3.3.3　卫生保健的供给弹性

（1）卫生保健的供给弹性

供给弹性是指供给的价格弹性,它反映供给量的变动对价格变动的敏感程度。其意义为:当价格变动百分之一时,供给量也相应变动百分之几。公式为:

$$供给弹性 E_s = \frac{供给量变动百分比}{价格变动的百分比} \qquad (公式 3 - 10)$$

供给价格弹性的计算方法与需求价格弹性相同,同样也有弧弹性与点弹性之分。不同之处在于供给价格弹性系数一般为正值。

（2）卫生保健供给弹性的种类

商品或服务供给价格弹性,其所有可能性有 6 种情况,如图 3 - 16 所示。

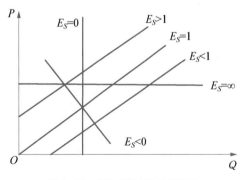

图 3 - 16　商品或服务的供给弹性

1）供给价格弹性等于零（$E_s = 0$）:其特点是供给曲线与横坐标垂直,斜率无穷大。这时,无论价格如何变动,其供给量均不会变动。

2）供给价格弹性无穷大（$E_s = \infty$）:其特点是供给曲线与横坐标轴平行,斜率为零。这时,只要确定

价格,供给者可以无限地提供商品,属于特例。

3）供给价格弹性为负值（$E_s < 0$）:其特点是供给曲线与需求曲线相似,一般在规模收益递增时才能出现这种情况。

4）供给价格弹性等于 1（$E_s = 1$）:其特点是价格与供给量成正比例变动,属于罕见情况。

5）供给价格弹性小于 1（$E_s < 1$）:其特点是供给曲线与横坐标相交。这时,供给量变动的幅度小于价格变动的幅度。

6）供给价格弹性大于 1（$E_s > 1$）:其特点是供给曲线与纵坐标相交。此时,供给量变动的幅度大于价格变动的幅度。对于非直线型的供给曲线,可以通过供给曲线上某价格水平点作切线,看切线与坐标相交位置,由此判断供给弹性。

（3）卫生保健供给弹性的影响因素

影响供给弹性的因素很多,主要可以概括为以下 3 点。

1）生产要素进行转产的可能性。如果某商品使用的生产要素很容易转产其他商品,则该商品的供给价格弹性大。因为当这种商品价格下降时,其生产要素很快被用于转产其他商品,所以该商品的供给量必然下降。

2）商品成本增量的大小。如果成本增量大,生产的负担增加,即价格上升,其增加产量的可能性也小,因此供给价格弹性小。反之,成本增量小,有利于增产,产量对价格的反应敏感,供给价格弹性就大。

3）决定变动量的时间长短。若有充足的时间作决定,则调整决策的机会多,供给价格弹性大,反之则小。

（田文华）

参考文献

[1] 陈文. 卫生经济学 [M]. 4 版. 北京:人民卫生出版社,2017.

[2] 程晓明. 卫生经济学 [M]. 3 版. 北京:人民卫生出版社,2012.

[3] 胡善联. 卫生经济学 [M]. 上海:复旦大学出版社,2003.

[4] 孟庆跃. 卫生经济学 [M]. 北京:人民卫生出版社,2013.

[5] 舍曼·富兰德. 卫生经济学 [M]. 6 版. 北京:中国人民大学出版社,2011.

[6] 田文华,张晓玉. 军队卫生经济理论与方法 [M]. 3 版. 上海:第二军医大学出版社,2014.

[7] 周绿林,于彩霞. 卫生经济学 [M]. 北京:科学出版社,2016.

4 卫生保健的成本与价格

4.1 卫生服务成本

4.1.1 卫生服务成本概念

（1）成本

从消费者的角度，成本（cost）是其购买一件商品或者接受一项服务所支付的价格。在经济学中，成本是指一个组织或者个体为了生产或提供一定的产品或服务所消耗的活劳动和物化劳动的货币总和。比如诊次成本是指完成一个门诊人次的服务所需要的所有资源的市场价值，住院床日的成本是指服务一个床日所耗费资源的所有市场价值。消费者按价格付费，生产者承担成本。

（2）卫生服务成本

服务提供者的基本经济活动就是提供卫生服务。从经济学角度讲，卫生服务成本是指服务提供者为了产出一定的卫生服务所消耗的所有资源的货币总和。

（3）医院成本

所谓医院成本，是指医院在提供医疗服务过程中所消耗的活劳动和物化劳动的货币表现。它由几个部分构成（图 4-1）。医院在进行医疗服务过程中，一方面消耗了一定的物质资料，即耗费了一定量的物化劳动（C）；另一方面消耗了医务工作者的脑力和体力，即消耗了一定量的活劳动（V+M）。医务工作者的活劳动包括两部分：一部分用于补偿自身劳动力再生产的必要劳动（V），另一部分是提供给社会的剩余劳动（M）。C+V 的货币表现就是医院成本，也就是说医院成本就是医院为开展业务活动而发生的活劳动和物化劳动耗费中的必要劳动所耗费的货币表现，即劳动手段及劳动对象转移的价值和相当于工资部分的医务劳动者为自己劳动所创造的价值。

4.1.2 医院成本管理

（1）医院成本核算

医院要将其业务活动中所发生的各种耗费按照核算对象进行归集、分摊，计算出核算期内总实际成本和单位实际成本。这是医院经济管理的重要基础。

成本核算的目的为遵循医疗卫生服务规律和质量安全要求的前提下，切实开展成本核算，提高部门成本核算质量，逐步开展按医疗服务项目、诊次、床日、病种和疾病诊断相关分组（diagnosis related groups，DRG）成本核算工作。规范医院成本核算过程，强化医院成本管理，提高卫生资源使用效率，为医院运营发展决策提供客观准确的依据；为政府理顺医疗服务项目比价关系，合理制定医疗服务价格，改革医疗服务支付方式，构建科学的公立医院补偿

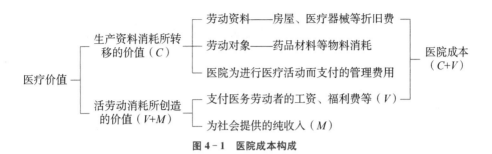

图 4-1　医院成本构成

机制等提供决策参考。

医院成本核算应遵循合法性、可靠性、相关性、分期核算、权责发生制、按实际成本计价、收支配比、一致性和重要性等原则。合法性原则指计入成本的费用必须符合国家法律、法规及相关制度规定,不符合规定的不能计入。可靠性原则指医院要保证成本核算信息无错误及偏差,使其具有真实性、完整性、中立性和可验证性。相关性原则指医院所提供的成本核算信息应当符合国家宏观经济管理的要求,满足相关方面及时了解医院收支情况和医院加强内部管理的需要。分期核算原则指根据需要按期间开展成本核算。权责发生制原则指医院成本核算以权责发生制为核算基础。按实际成本计价原则指医院的各项财产物资须按照取得或购建时的实际价值(即取得成本)核算,除国家另有规定外,一般不得自行调整其账面原值。收支配比原则指医院在进行成本核算时,应当按照"谁受益、谁负担"的原则,归集、分配各项成本费用,使各项收入与取得该项收入的成本费用相配比;核算单元的收入与该单元的成本费用相配比;会计期内的收入与该期间的成本费用支出相配比。一致性原则指医院各个会计期间成本核算所采用的方法、程序和依据应当保持一致,不得随意改变;若确有必要变更,应在财务报告中详细说明变更的原因、对医院财务收支的影响等情况。重要性原则指医院在成本核算过程中,对主要经济事项及费用应分别核算、分项反映,力求精确;对次要事项及费用,在不影响成本真实性的前提下,可以适当简化处理。

成本按不同的方法有不同的分类。按成本计入的方法,可以分为直接成本和间接成本。直接成本是指为开展医疗服务活动而发生的能够直接计入或采用一定方法计算后直接计入的各种支出。间接成本是指为开展医疗服务活动而发生的不能直接计入、需要按照一定原则和标准分配计入的各项支出。

按成本形态,可以分为固定成本和变动成本。固定成本是指在一定时期、一定业务范围内,成本总额相对固定、不受业务量变化影响的成本。变动成本是指在一定时期、一定业务范围内,成本总额与业务量成比例变化的成本。按成本与会计年度的相关性,可以分为运营性成本与资本性成本。运营性成本是指某一会计年度内医院提供医疗服务过程中发生的人员经费、卫生材料费、药品费、提取医疗风险基金、其他费用等成本。资本性成本是指医院取得的供长期使用的、其经济寿命将经历多个会计年度的固定资产和无形资产的成本,主要包括固定资产折旧和无形资产摊销。资本成本筹资渠道主要有政府投入、社会捐赠、医院自筹等。按成本核算口径,可以分为医疗业务成本、医疗成本、医疗全成本和医院全成本。医疗业务成本是指医院业务部门开展医疗服务活动自身发生的各种耗费。医疗成本是指医院为开展医疗服务活动、各业务部门和行政及后勤各部门自身发生的各种耗费。医疗全成本是指医院为开展医疗服务活动,医院各部门自身发生的各种耗费,以及财政项目补助支出形成的固定资产折旧、无形资产摊销和消耗的存货等。医院全成本是指医院为开展医疗服务、科研、教学等活动,医院各部门发生的所有耗费,包含科教项目支出形成的固定资产折旧、无形资产摊销和消耗的存货等。按核算对象,可以分为核算单元成本、医疗服务项目成本、诊次成本、床日成本、病种成本和疾病诊断相关分组(DRG)成本。核算单元成本是指将医院业务活动中所发生的各种耗费,以医院部门或服务性质作为核算单元进行归集和分配,计算出的成本。医疗服务项目成本是指以临床服务类、医疗技术类单元开展的医疗服务项目为对象,归集和分摊各项支出计算出的成本。诊次成本是指以门(急)诊诊次为核算对象,将核算单元成本进一步分摊到门(急)诊人次计算出的成本;诊次成本包括院级诊次成本和核算单元级诊次成本。床日成本是指以住院床日为核算对象,将核算单元成本进一步分摊到住院床日中,计算出每床日成本,床日成本包括院级床日成本和核算单元级床日成本。病种成本是指以每个病种为核算对象,按照一定流程和方法归集相关费用计算出的成本。疾病诊断相关分组(DRG)成本,是指以DRG分组为核算对象,按照一定流程和方法归集相关费用,计算出各分组的平均成本。

根据《医院财务制度》规定,医院成本核算的范围包括以下7类:人员经费、卫生材料费、药品费、固定资产折旧费、无形资产摊销费、提取医疗风险基金和其他费用。以上内容与会计核算口径一致。不得计入成本的内容包括:不属于医院成本核算范围的其他核算主体及其经济活动所发生的支出;为购置和建造固定资产、购入无形资产和其他资产的资本性支出;对外投资的支出;各种罚款、赞助和捐赠支出;在各类基金中列支的费用;国家规定的不得列入成本的其他支出。

成本核算单元是成本核算的基础单位,每个核算单元均能单独归集成本费用,部分核算单元还可以按照收支配比原则计量所得收入。成本核算单元可分为部门核算单元(以下简称部门单元)和服务核算单元(以下简称服务单元)。部门单元是指根据医院管理需要、学科建设,以部门为基础而设置的成本核算单元;服务单元是指以医院提供的医疗服务为基础而进行分类汇总的成本核算单元。

医院按照以下流程,开展成本核算:①数据采集。各部门按规范路径,采集成本核算的基础数据。采集的内容主要有成本数据、医疗服务收入、卫生材料收入、药品收入数据、医疗统计信息、核算单元基本信息、后勤保障信息和医学装备信息等其他相关数据。②成本归集。医院要通过健全的组织机构、按照规范的统计要求及报送程序,将费用直接或分配归属到耗用单元,并形成核算单元直接成本,完成成本单元归集。直接计入成本,是指在会计核算中能够直接归集到各单元,形成成本的费用;具体包括人员经费、卫生材料费、药品费、固定资产折旧、无形资产摊销、其他费用中的差旅费、培训费、办公费、印刷费、手续费、邮电费、因公出国(境)费等费用。计算计入成本,是指在会计核算中无法直接归集,而需采用一定计算方法计算归集形成成本的费用;具体包括提取医疗风险基金、其他费用中的水费、电费、供暖费、物业管理费、工会经费、福利费等费用。③核算单元成本分摊,指对医疗服务活动而发生的

各项间接成本费用,需要按照"相关性、成本效益关系及重要性"的分配原则、采用阶梯分摊法设置分摊流程、按照分项逐级分步结转的方法进行分摊,最终将所有成本结转到临床核算单元的过程。④成本计算。核算单元成本计算是将核算单元的直接成本和分摊到该核算单元的间接成本进行累加的过程。医疗服务价格项目成本是以医院开展的医疗服务项目为核算对象,在核算单元二级分摊后的成本基础上,根据不同核算口径,分别形成医疗成本、医疗全成本和医院全成本的核算结果;各类价格项目成本的计算方法主要有成本比例系数法、作业成本法和当量法等。医院诊次成本是指医院为门诊的患者提供服务产生的平均诊次成本,主要有医疗诊次成本、医疗全成本诊次成本和医院全成本诊次成本。医院床日成本是指医院(单元)为住院的患者提供服务产生的平均床日成本,主要有医疗床日成本、医疗全成本床日成本和医院全成本床日成本。按病种核算服务成本,应当包括患者从诊断入院到出院所发生的各项费用支出;病种成本核算是以病种为核算对象,将为治疗某一病种所耗费的医疗服务项目成本、药品成本及单独收费材料成本进行累加;主要有历史成本法和标准成本法。疾病诊断相关分组(DRG)成本计算是在疾病诊断相关分组基础上,将组内所有患者在诊疗过程中发生的药品成本、材料成本、检查成本、手术成本治疗成本等所有成本累加计算出总成本,在总成本的基础上计算出该疾病诊断相关分组平均成本的一种方法。⑤成本报表,其可反映医院成本核算结果,为医院了解、评价、管理、控制卫生资源消耗提供支持,同时为国家研究、制定医疗服务价格以及医药卫生体制改革政策提供依据。医院成本报表主要包括医院核算单元报表、医疗服务项目成本报表、病种成本报表和DRG成本报表等。

(2)医院成本分析

医院要利用成本核算及其他有关资料,分析医疗服务成本水平与成本构成的变动情况,研究影响医疗服务成本的各种因素及其变动原因,寻找控制成本的关键途径。

成本分析的目的,是医院要对照人力、药品和卫生材料等实际成本与目标成本或标准成本之间的差距,及时分析实际成本变动情况及原因,定期编制成本分析报告,把握成本变动规律,提出有效管理和控制成本的合理化建议,降低医院运营成本,提高医院运行的效率和效益。

成本分析应遵循全面分析与重点分析相结合、纵向分析与横向分析相结合和事后分析与事前、事中分析相结合等原则。全面分析与重点分析相结合的原则，指既要对医院的总体收入成本及效益情况进行综合全面系统地分析，又要对核算单元的主要指标进行深入地剖析，以考核管理水平的变动程度。纵向分析与横向分析相结合的原则，指既要将同一指标放在时间范围内对比，以揭示不同期间指标值增减的变化，分析成本变动趋势，又要将合并指标放在空间范围内对比，如核算单元间成本比较，找出差异以进一步控制成本。事后分析与事前、事中分析相结合的原则，指事前分析帮助及时发现可能导致成本增加的原因，结合事中分析以便在会计期间内采取措施降低成本变动带来的损失。

医院应当健全成本分析的指标体系，通过对业务量指标、效率指标、运营能力指标、收益能力指标、控制能力指标、结构指标和发展能力指标的分析，并根据自身管理需要选择不同的分析方法，分析成本变动、成本差异及产生原因。成本分析方法主要有以下几种：①趋势分析法，通过连续若干期相同指标的对比，揭示各期之间的增减变化，以掌握有关成本的变动趋势或发现异常的变动，说明报告资料的变化过程及其发展趋势。趋势分析的内容主要包括成本相关指标的增长速度及不同成本构成指标增长速度间的比较。②比率分析法，指在同一成本报表的不同项目之间，或在不同成本报表有关项目之间进行对比，以计算出的成本分析比率，反映各个项目之间的相互关系，据此评价医院的经营状况。③比较分析法，将可比指标在时间上和空间上进行对比，分析会计期间的成本数据与目标成本的差异，找出产生差异的因素。比较分析的内容主要包括同类型指标的预算完成程度分析、同一医院（部门）不同时期的比较分析和同一时期不同医院（部门）间的比较。④量本利分析法，全称为服务量本结余分析，是对成本、服务量、结余三者之间的依存关系的分析。量本利分析所考虑的主要相关因素有固定成本、变动成本、保本点、边际贡献等。医院应结合医疗服务特点和成本动态，合理分析成本变动与服务量之间的依存关系，科学划分固定成本和变动成本，并根据实际情况及时调整。

根据国家有关规定，医院应依据规定的格式和内容，定期编制成本分析报告，及时报送上级部门、医院成本管理工作领导小组和相关部门。成本分析报告应对全院的成本数据信息进行全面分析，从而有针对性地提出改善医院成本管理效率的建议，主要包含编制说明、成本构成分析、变化趋势分析、量本利分析、影响成本升降的因素分析以及建议等内容。

（3）医院成本预测

医院要运用一定的科学方法，对未来成本水平及其变化趋势作出科学的估计，建立成本对象和成本动因之间的适当关系，用以准确地预测成本。成本预测可以掌握未来的成本水平及其变动趋势，通过与医院全面预算管理和绩效评价相结合，可以减少决策的盲目性，使医院管理者易于选择最优方案，作出正确决策。

成本预测的目的：一是掌握未来的成本水平及其变动趋势，避免管理者决策的片面性和局限性，并科学选择合理的服务方案和执行计划；二是帮助医院挖掘出控制成本的潜在机会，有利于全方位、全过程、动态地管理成本，在保障医疗质量安全的前提下，促进医院合理控制成本和提高效率；三是辨别成本对象的主要成本动因，为合理控制成本指明方向和目标。为了控制成本，必须根据医院实际情况组织全面预测，寻找方向和途径，并由此力求实现预期的目标，降低运营成本。通过对作业动因、数量动因、结构动因和执行动因分析，发现成本动因与成本的关系，进而对医疗服务价值链分析和重塑，帮助医院实施精细化成本管理，提高经济运行质量。

医院成本预测应遵循系统性、真实性、适应性、相关性和时间性等原则。系统性原则，指成本预测要围绕医院战略成本管理目标，平衡成本计划、成本核算、成本控制相互关系，实现实际成本与目标成本相统一。真实性原则，指成本预测应当以实际发生的经济业务为依据，如实反映医院成本状况，选择科学的预测方法，保证成本信息内容完整、真实可靠。适应性原则，指成本预测方法、内容应当随着形势的发展和客观要求的变化及时地进行调整和改革，实现稳定性与机动性相统一。相关性原则，指成本预测应与医院经济业务相关联，为医院经济决策提供参考依据。时间性原则，指成本的合理性与所处时间有关，时间变了，性质也会变。短时间看属于固定成本的项目，从长远看也属于变动成本。在成本预测时，要关注成本与时间的关系，根据成本变化规律做出准确的预测。

成本预测有两种分类：一是按预测的期限，可分为长期预测和短期预测。长期预测指对一年以上期间进行的预测，短期预测指对一年以下的预测。二是按预测的内容,可分为制订计划或方案阶段的成本预测,以及在计划实施过程中的成本预测。

成本预测方法有定量预测法和趋势预测法两种。定量预测法是指根据历史资料以及成本与影响因素之间的数量关系,通过建立数学模型来预计推断未来成本的各种预测方法的统称;主要包括账户分类法、目测法、高低点位法、技术测量法和回归分析法等。趋势预测法是指按时间顺序排列有关的历史成本资料,运用一定的数学模型和方法进行加工计算并预测的各类方法,包括简单平均法、加权平均法和指数平滑法等。

成本预测步骤:①确定预测对象,根据医院战略目标确定所要预测的成本对象;②辨别成本动因,根据测算对象的作业流程确定引发成本的原因,选择有效的成本动因;③收集和分析预测资料,收集、分析测算对象的历史数据资料;④提出假设,选择预测方法,建立模型进行预测,根据预测对象的性质、特点,选择合适的成本预测方法进行预测;⑤分析判断预测误差,修正预测结果,提出成本目标;⑥分析成本预测报表,提出目标成本。

(4)医院成本控制

医院要根据一定时期预先建立的成本管理目标,在医疗服务耗费发生以前和成本控制过程中,对各种影响成本的因素和条件采取的一系列预防和调节措施,以保证成本管理目标的实现,完成成本控制。

成本控制的目的,是医院采用一定的管理方法和措施,按预定的成本定额、成本计划和成本标准,对成本形成的全过程进行控制,努力实现质量安全与成本控制最优化的目标。

成本控制应遵循经济性、因地制宜、全员参与、成本控制与医院质量安全相关联等原则。经济性原则是指成本控制的代价不应超过成本控制取得的收益,否则成本控制就是不经济和难以持续的,要选择重要领域的关键环节实施成本控制措施,并且措施要具有实用性和灵活性,对正常成本费用开支按规定的成本费用开支标准从简控制,对例外情况则要重点关注。因地制宜原则是指医院成本控制系统的设计要在保证医院基本运行的支出和稳定前提下,充分考虑医院的组织结构、管理模式、发展阶段以及岗位特点设计对应措施。全员参与原则是指成本控制观念要得到医院全体职工的认可,并且使每位职工负有成本控制的责任;成本控制是全体员工的共同任务,只有通过职工的一致努力才能完成。

成本控制与医院质量安全相关联原则是指成本控制措施需要在保证医疗服务质量安全的前提下才能在医院实施;成本控制措施中,节约成本不得违背医疗质量安全要求,以逐步提高医疗质量安全水平。

医院成本控制主要有绝对成本控制、相对成本控制和全面成本控制等方法。绝对成本控制是将成本支出控制在一个绝对的金额内的一种成本控制方法;标准成本和预算控制是绝对成本控制的主要方法。相对成本控制是从服务量、成本和收入三者的关系来控制成本的方法,它不仅是基于实时实地的管理思想,更是从前瞻性的角度,服务于医院战略发展的管理来实现成本控制。全面成本控制是指对医院经营所有过程中发生的全部成本、成本形成中的全过程、医院内所有员工参与的成本控制;医院根据自身的具体实际和特点,建立管理信息系统和成本控制模式,确定成本控制方法、管理重点、组织结构、管理风格、奖惩办法等相结合的全面成本控制体系,实施目标管理与科学管理结合的全面成本控制制度。

成本控制主要有预算约束控制、可行性论证控制、定额控制、全员全过程控制、财务审批控制、审计控制和信息化控制等措施。预算约束控制指医院应以成本数据为依据,以核算单元预算为基础,实施全面预算管理,做好运营成本分析与预测,将全部成本纳入管理范围,对各项经济活动进行统筹安排和全面控制。可行性论证控制指医院重大经济行为必须建立集体决策审议责任制度,经过充分的可行性论证,利用核算结果指导经济管理决策,避免决策的主观性和盲目性。定额控制指依据人员编制、历年实际消耗和业务收入变动率确定合理的消耗定额,通过下达成本计划对各类成本消耗实施控制。全员全过程控制指医院控制成本要全员参与,并在事前成本计划、事中成本差异揭示和事后成本信息反馈等全过程实施控制。财务审批控制指医院应建立健全成本费用审核制度,加强内部控制,纠正、限制不必要的成本费用支出差异,控制成本费用支出;建立严格的资金授权批准制度,加强支出申请、审批、支出等环节管理,明确审批权限、程序以及审批人员的责任,严禁无审批支出。审计控制指审计人员应对医院内部经济活动实施监督,对成本控制关键点(包括重大项目决策、在建工程、经济合同、招标采购等)进行检查评价,以便及时发现、反馈成本管理的薄弱环节和漏洞,不断提高成本管理水平。信息化控制指医院要充分利用信息平台技术,建立健全成本管理网络,整合与成本核算相关的信息资源,及时归集、处理成本资料,对成本核算基础数据归集、分摊到各种指标计算、分析、考核,实现信息化管理,从而准确、高效地进行成本控制。

(5)医院成本管理评价与结果运用

医院要定期通过经营管理成本指标的对比分析,对目标成本的实现情况和成本计划指标的完成结果进行全面的考核、评价。医院应在保障医疗质量安全的前提下,建立成本考核考评制度,并纳入医院整体评价体系,完成成本管理评价。

成本管理评价的目的,是通过成本管理评价,衡量医院成本控制效果,对成本指标完成情况及各核算单元的业绩进行总结,完善考核指标体系,进而调整收入结构,提高工作效率,增强成本核算意识,逐步构建现代化医院管理模式。同时为政府决策、政策制定和实施提供依据,使有限的卫生资源得到合理配置和有效利用,实现成本管理效益最大化。

为了正确评价医院成本管理整体状况,应遵守科学性原则、政策性原则、重要性原则、灵活性原则、适用性原则、可比性原则。科学性原则,指运用现代管理科学理论和方法,尤其是运用系统分析理论,针对成本管理的特点,进行定性-定量分析、成本效益分析和决策分析等成本评价管理,使医院运营管理做到技术适宜、经济合适、成本最小和效益最大。政策性原则,指医院的成本管理应遵循国家相关政策法规,制定适当的评价办法,考核医院的成本管理效果,提高卫生资源的使用效率,体现公立医院的公益性。重要性原则,指在保障医疗质量安全的前提下,医院成本管理评价应抓住运营过程中的重点环节和关键因素加以控制,制定适合医院发展的重要指标并落实实施。灵活性原则,指随着医疗体制改革的不断深入,医院的运营环境不停地发生变化,医院应根据实际情况灵活机动地制定成本管理的评价指标,保障考评系统发挥作用,使成本评价更符合实际工作。适用性原则,指成本管理评价要适合各医院自身的特点,评价项目、评价目标和评价体系要按各部门的具体情况而定。可比性原则,指医院的成本管理评价结果应符合国家相关政策法规,能够在不同层面进行横向、纵向的对比分析。

医院要通过相关考评指标体系对成本核算、成本分析、成本预测、成本控制的过程和结果进行评

价。评价方法主要有定性评价法与定量评价法两种。定性评价法是根据专家(专家组)的知识、经验和判断制定的评价规则、方法对医院成本管理过程、结果进行分析、归纳与描述的方法,如德尔菲法、比较分析法、演绎归纳法等。定量评价法是通过数据采集和处理,运用数学模型对评价对象做出定量结果的价值判断的方法,如标准评价法、多目标决策方法、层次分析法、模糊综合评判法等。

成本管理评价的结果运用,使医院充分运用成本核算结果,在保证医疗质量与安全的前提下,实施成本管控,提高服务效率和效益。将成本控制效果纳入医院综合评价指标体系,逐步形成公立医院成本管理标准体系和成本绩效标准体系。各级卫生行政主管部门应强化对公立医院成本控制监管,将成本管控效果作为对公立医院综合绩效考评的重要组成,并与奖惩机制联动。同时卫生行政主管部门和政府相关行政部门应将医院成本核算结果作为制定医疗服务价格、构建科学补偿机制、合理确定政府投入水平和社会基本医疗保险补偿标准的重要参考。

4.1.3 医院成本核算案例

(1)核算单元成本核算

案例 4-1 核算单元直接成本计算。某医院呼吸科病房的直接成本计算如下:

核算单元的直接成本=人员经费+药品费+卫生材料费+固定资产折旧+无形资产摊销+提取医疗风险基金+其他费用

某医院核算单元(呼吸科病房)2014年×月发生直接成本如下:

人员经费	544 500 元
药品费	1 087 381 元
卫生材料费	50 252 元
固定资产折旧	243 349 元
无形资产摊销	0 元
提取医疗风险金	42 251 元
其他费用	125 456 元

按上述公式计算:

某医院核算单元(呼吸科病房)的直接成本=544 500 元+1 087 381 元+50 252 元+243 349 元+0元+42 251 元+125 456 元=2 093 189 元

案例 4-2 核算单元间接成本计算,一级分摊。某医院呼吸科病房应分摊计入的行政后勤核算单元成本如表 4-1 所示。

表 4-1　×年×月某医院待分摊的行政后勤核算单元直接总成本(单位:元)

合计	人员经费	药品费	材料费	固定资产折旧	无形资产摊销	提取医疗风险基金	其他费用
4 018 991	2 747 650	—	162 018	234 101	—	—	875 222

注:假设该院无无形资产摊销,后同。

该医院职工人数 1 600 人,行政后勤类职工人数 400 人,呼吸科职工人数 30 人,则呼吸科病房应分摊

行政后勤单元的人员经费间接成本计算如下:

$$人员经费间接成本 = \frac{呼吸科职工人数}{全院职工人数-行政后勤职工人数} \times 当期医院行政后勤单元人员经费$$
$$= \frac{30}{1\,600-400} \times 2\,747\,650\ 元$$
$$= 68\,691.25\ 元$$

用同样方式,对材料费等其他项行政后勤核算单元成本进行分摊。按分项对应结转,可得到呼吸

科病房应分摊的行政后勤成本核算单元的成本(表 4-2、4-3)。

表 4-2　呼吸科病房应分摊的行政后勤核算单元成本(单位:元)

项目	人员经费	药品费	材料费	固定资产折旧	无形资产摊销	提取医疗风险基金	其他费用
100 474.77	68 691.25	—	4 050.45	5 852.52	—	—	21 880.55

表 4-3　呼吸科病房一级分摊后成本

项目	合计	人员经费	材料费	药品费	固定资产折旧	无形资产摊销	提取医疗风险基金	其他费用
直接成本	2 093 189	544 500	50 252	1 087 381	243 349	—	42 251	125 456
一级分摊成本	100 474.77	68 691.25	4 050.45	—	5 852.52	—	—	21 880.55
合计	2 193 663.77	613 191.25	54 302.45	1 087 381	249 201.52	—	42 251	147 336.55

案例 4-3　核算单元间接成本计算,二级分摊(表 4-4):

×年×月某医院医疗收入 42 332 691 元,门诊急诊人次 42 000 人次,出院人次 3 100 人次,消毒量 220 000 件,呼吸科病房执行收入 3 030 286 元,门急诊人次 3 000 人次,出院人次 350 人次,消毒量 7 000 件。

该医院呼吸科应分摊的病案科人员经费采用收入比重为参数 $= \frac{呼吸科执行收入病房}{全院医疗收入} \times 当期病案科待摊人$

员经费 $= \frac{3\,030\,286}{42\,332\,691} \times 26\,735\ 元 = 1\,913\ 元$

应分摊的住院收费室人员经费采用工作量比重为参数 $= \frac{呼吸科病房出院人次}{全院出院人次} \times 当期住院收费室待摊$

人员经费 $= \frac{350\ 人次}{3\,100\ 人次} \times 30\,250\ 元 = 3\,415\ 元$

应分摊的消毒供应管理科人员经费采用工作量比重为参数 $= \frac{呼吸科病房消毒量}{全院消毒量} \times 当期消毒供应管理$

科待摊人员经费 $= \dfrac{7\,000\,\text{件}}{220\,000\,\text{件}} \times 8\,409\,\text{元} = 267\,\text{元}$

用同样方式,按分项对应结转,对某个医辅核算单元的材料费、药品费等其他项进行分摊计算,再将

已分摊计算得到的各医辅核算单元成本相加,可得到呼吸科病房应分摊医辅核算单元的成本(表4-5、4-6):

表4-4 某医院待分摊的医辅核算单元成本情况(单位:元)

项目	合计	人员经费	卫生材料费	药品费	固定资产折旧	无形资产摊销	提取医疗风险基金	其他费用
病案科	55 993	26 735	—		1 867	—		27 391
住院收费室	96 946	30 250			2 076			64 620
消毒供应管理科	83 362	8 409	15 680		8 293			50 980
……	……	……	……		……			……
合计	……	……	……	……	……			……

表4-5 呼吸科病房应分摊的医辅核算单元成本(单位:元)

项目	合计	人员经费	卫生材料费	药品费	固定资产折旧	无形资产摊销	医疗风险基金	其他费用
应分摊成本	42 950	13 581	721		10 754	—	—	17 894
病案科	4 008	1 913			134			1 961
住院收费室	10 945	3 415	—		234			7 296
消毒供应管理科	2 652	267	499		264			1 622
……	……	……	……	……	……			……

表4-6 呼吸科病房二级分摊后的成本(单位:元)

项目	合计	人员经费	材料费	药品费	固定资产折旧	无形资产摊销	提取医疗风险基金	其他费用
直接成本	2 093 189	544 500	50 252	1 087 381	243 349	—	42 251	125 456
一级分摊成本	100 474.77	68 691.25	4 050.45	—	5 852.52			21 880.55
二级分摊成本	42 950	13 581	721	—	10 754			17 894
合计	2 236 613.77	626 772.25	55 023.45	1 087 381	259 955.52		42 251	165 230.55

案例4-4 核算单元间接成本计算,三级分摊:

将经过二次分摊后医技核算单元的成本向临床核算单元分摊,分摊参数采用收入比例。

×年×月,某医院医技类收入 15 353 402 元,其中放射类收入 3 681 279 元,超声类收入 2 037 829 元,检验类收入 4 395 277 元。呼吸科病房按开单收入归集的医技类收入为 1 070 680 元,其中放射类收入 326 731 元,超声类收入 280 041 元,检验类收入 463 908 元(编者注:为方便计算与表达,假设呼吸科病房的医技收入只包含三项)。

呼吸科病房应分摊超声科的人员经费 $=$

$\dfrac{\text{呼吸科病房确认的超声收入(按开单收入归集)}}{\text{医院超声总收入}}$

$\times$ 当期超声科的人员经费

$= \dfrac{280\,041\,\text{元}}{2\,037\,829\,\text{元}} \times 294\,450\,\text{元} = 40\,463\,\text{元}$

用同样方式,按分项对应结转,对超声科的材料费、药品费等其他项进行分摊计算。再将已分摊计算得到的各项成本相加,可得到呼吸科病房应分摊的超声科成本(表4-7、4-8):

表4-7　×年×月某医院待分摊医技核算单元的成本情况(单位:元)

项目	合计	人员经费	卫生材料费	药品费	固定资产折旧	无形资产摊销	提取医疗风险基金	其他费用
医技类小计	6 031 384	1 337 248	951 116	……	3 497 940	—	—	245 080
超声科	844 736	294 450	316 360	……	167 240	—	—	66 685
放射科	1 544 608	334 312	237 779	……	874 485	—	—	98 032
检验科	1 810 817	630 695	678 584	……	358 372	—	—	142 896
……	……	……	……	……	……			……

表4-8　呼吸科病房应分摊的超声科成本(单位:元)

项目	人员经费	卫生材料费	药品费	固定资产折旧	无形资产摊销	提取医疗风险基金	其他费用
116 083	40 463	43 474	……	22 982	—	—	9 164

用同样的方式,按分项对应结转,对其他医技核算单元的成本进行分摊计算,可得到呼吸科病房应分摊医技核算单元的成本(表4-9、4-10)

表4-9　呼吸科病房应分摊的医技核算单元成本(单位:元)

项目	合计	人员经费	卫生材料费	药品费	固定资产折旧	无形资产摊销	提取医疗风险基金	其他费用
超声科	116 083	40 463	43 474	……	22 982	—	—	9 164
放射科	137 469	29 753	21 162	……	77 829	—	—	8 725
检验科	190 721	66 487	71 565	……	37 611	—	—	15 057
应分摊的医技核算单元成本	444 273	136 703	136 201	……	138 422	—	—	32 947

表4-10　呼吸科病房三级分摊后的成本(单位:元)

项目	合计	人员经费	卫生材料费	药品费	固定资产折旧	无形资产摊销	提取医疗风险基金	其他费用
直接成本	2 093 189	544 500	50 252	1 087 381	243 349		42 251	125 456
一级分摊成本	100 474.77	68 691.25	4 050.45	—	5 852.52	—	—	21 880.55
二级分摊成本	42 950	13 581	721	—	10 754			17 894
三级分摊成本	444 273	136 703	136 021	……	138 422			32 947
合计	2 680 886.77	763 475.25	191 044.45	1 087 381	398 377.52		42 251	198 177.55

服务单元成本计算参照部门单元成本计算的步骤和方法。

(2) 医疗服务项目成本核算

案例4-5　收入比例法:

×年×月,某院呼吸科病房Ⅰ级护理执行500次,收费标准为12元/日,Ⅰ级护理收入6 000元,该科医疗收入3 030 286元,药品收入1 151 509元,卫生材料收入303 028元,该科二级分摊后的总成本为2 425 613.78元,药品成本1 001 312元,卫生材料成本288 598元,该科应承担的财政项目补助支出形成的固定资产折旧、无形资产摊销为15 000元,应承担的科教项目支出形成的固定资产折旧、无形资产摊销为3000元。

1) 计算该呼吸科病房Ⅰ级护理项目医疗成本:

$$Ⅰ级护理项目总医疗成本 = \frac{6\,000}{3\,030\,286 - 1\,151\,509 - 303\,028 - 1\,001\,312 - 288\,598} \times (2\,425\,613.78 -) = 3\,605\,元$$

$$Ⅰ级护理项目单位医疗成本 = \frac{3\,605}{500} = 7.21\,元$$

$$医院Ⅰ级护理项目单位医疗成本 = \frac{\sum 各核算单元Ⅰ级护理总成本}{医院Ⅰ级护理工作量}$$

2) 计算该呼吸科病房Ⅰ级护理项目医疗全成本:

$$Ⅰ级护理项目医疗全成本 = \frac{6\,000}{3\,030\,286 - 1\,151\,509 - 303\,028 - 1\,001\,312 - 288\,598 + 15\,000} \times (2\,425\,613.78 -) = 3\,662\,元$$

$$Ⅰ级护理项目单位医疗全成本 = \frac{3\,662}{500} = 7.32\,元$$

$$医院Ⅰ级护理项目单位医疗全成本 = \frac{\sum 各核算单元Ⅰ级护理医疗全成本}{医院Ⅰ级护理项目工作量}$$

3) 计算该科Ⅰ级护理项目医院全成本:

$$Ⅰ级护理项目医院全成本 = \frac{6\,000}{3\,030\,286 - 1\,151\,509 - 303\,028 - 1\,001\,312 - 288\,598 + 15\,000 + 3\,000} \times (2\,425\,613.78 -) = 3\,673\,元$$

$$Ⅰ级护理项目单位医院全成本 = \frac{3\,673}{500} = 7.35\,元$$

$$医院Ⅰ级护理项目单位医院全成本 = \frac{\sum 各核算单元Ⅰ级护理项目医院全成本}{医院Ⅰ级护理该项目工作量}$$

使用同样的计算方法可计算出医院及核算单元开展的所有医疗服务项目的单位成本和总成本。

案例4-6 作业成本法:

1) 计算该科室各个项目的直接成本(表4-11、4-12)。

表4-11 某院××年度呼吸科病房经过二级分摊后的成本构成明细表(单位:元)

成本项目	直接成本	分摊间接成本		合计
		行政后勤	医辅	
人员经费	3 119 057	656 219	370 120	4 145 396
不可单独收费的卫生材料费	705 643	756	21 133	727 532
固定资产折旧	1 293 531	102 334	38 059	1 433 924
无形资产摊销	—	6 235	1 321	7 556
提取医疗风险基金	21 316	—	8 677	29 993
其他费用	298 634	701 024	213 350	1 213 008
合计	5 438 181	1 466 568	652 660	7 557 409

表4-12 各个项目的直接成本(单位:元)

成本项目	计入方式	直接计入项目成本			合计
		心电监护	静脉注射	……	
人员经费	工时	71 325	16 134	……	1 211 906
不可单独收费的卫生材料费	工作量		4 680	……	311 004
固定资产折旧	工时/面积	17 189	3 378	……	540 095
……	……	……	……	……	……

2) 确定作业流程和资源动因:由临床专家等专业人员和财务部门成本会计共同讨论确定,把病房医疗服务工作的流程分为如表4-13所示的多个作业,把二次分摊后的科室成本减去各执行项目的直接成本后,依据资源动因分摊到科室各作业中。

表4-13 按动因分摊间接成本(单位:元)

成本类型	资源动因	作业总成本	医生交接班	医生查房	医生开医嘱
人员经费	人数	2 933 490	41 776	201 236	317 891
不可单独收费的卫生材料费	工作量	416 528	14 987	14 767	14 767
固定资产折旧	工时	893 829	4 297	4 297	13 067
无形资产摊销	工作量	7 518	265	267	267
提取医疗风险基金	工作量	29 945	1 092	1 092	1 092
其他费用	工作量	1 211 205	44 965	50 114	91 879

成本类型	资源动因	护士交接班	护理	病房治疗	床位使用	设备作业
人员经费	人数	136 987	136 987	2 098 613		
不可单独收费的卫生材料费	工作量	30 588	15 280	271 231	14 996	39 912
固定资产折旧	工时	8 642	8 587	170 076	627 987	56 876
无形资产摊销	工作量	561	267	4 892	267	732
提取医疗风险基金	工作量	2 196	1 093	19 498	1 093	2 789
其他费用	工作量	57 312	32 219	582 921	345 297	6 498

3) 按作业归属各医疗服务项目:将科室的各项作业成本按照作业动因分摊到各医疗服务项目。以"静脉注射"项目为例,该项目属"病房治疗"类,如表4-14所示。

表4-14 "静脉注射"应分摊的成本(单位:元)

成本类型	作业动因	病房治疗
人员经费	工时	8 323
不可单独收费卫生材料费	工作量	223
固定资产折旧	工时/床位面积	679
无形资产摊销	工作量	28
提取医疗风险基金	工作量	113
其他费用	工作量	4 769

4) 计算医疗服务项目单位成本:×年某院呼吸科病房"静脉注射"全年工作量为1 436人次,该项目单位成本=医疗服务项目总成本除以项目总工作量。汇总"静脉注射"直接成本和按作业"病房治疗"计算分摊的成本,得到"静脉注射"项目单位成本结果,如表4-15表示。

表4-15 "静脉注射"项目单位成本(单位:元)

成本类型	直接成本	病房治疗	合计	单位成本
人员经费	16 134	8 323	24 457	17.03
不可单独收费卫生材料费	4 680	223	4 903	3.41
固定资产折旧	3 378	679	4 057	2.82
无形资产摊销	—	28	28	0.02
提取医疗风险基金	—	113	113	0.08
其他费用	—	4 769	4 769	3.32
总成本	24 192	14 135	38 327	26.69

5) 同样按上述计算方法,可得到呼吸科病房所有执行项目的单位成本,如表4-16所示。

表4-16 呼吸科病房医疗项目成本表

项目代码	项目名称	单位成本(元)	频次	项目总成本(元)
120100004	Ⅱ级护理	66.08	1 887	124 693
120100003	Ⅰ级护理	148.79	11 978	1 782 207

续 表

项目代码	项目名称	单位成本（元）	频次	项目总成本（元）
120100011	吸痰护理	14.59	106	1 547
120200002	中抢救	1 367	2	2 734
120200003	小抢救	540	21	11 340
120400002	静脉注射	26.69	1 436	38 327
120600002	换药（大）	20	54	1 080
120400006	静脉输液	9	15 980	143 820
110200005	住院诊查费	89	13 891	1 236 299
110900082	床位费	84	9 460	794 640
……	……	……	……	……
总合计				

6）通过下列计算步骤,可得到:

医院医疗服务项目单位医疗成本＝
$$\frac{\sum 各核算单元该项目总医疗成本}{医院该项目工作量}$$

医疗服务项目全成本＝在项目医疗成本的基础上加上项目应承担的财政项目补助支出形成的固定资产折旧、无形资产摊销所形成项目医疗全成本

医院医疗服务项目全成本＝在医疗服务项目医疗全成本的基础上加上项目应承担的科教项目补助支出形成的固定资产折旧、无形资产摊销所形成项目医院全成本

案例 4-7 项目点数法:

以×年×医院呼吸科病房二级分摊后成本数据为例进行说明,如表 4-17~4-19 所示。

表 4-17 呼吸科病房二级分摊后的成本（单位:元）

项目	合计	人员经费	不可单独收费卫生材料费	药品费	固定资产折旧	无形资产摊销	提取医疗风险基金	其他费用
直接成本	2 093 189	544 500	50 252	1 087 381	243 349	—	42 251	125 456
一级分摊成本	100 474.77	68 691.25	4 050.45	—	5 852.52	—		21 880.55
二级分摊成本	42 950	13 581	721	—	10 754	—		17 894
合计	2 236 613.77	626 772.25	55 023.45	1 087 381	259 955.52	—	42 251	165 230.55

表 4-18 医疗服务价格项目点数表（参考）

项目编码（2012 年）	项目编码（2001 年）	项目名称	项目点数	人力点数	技术点数	风险点数	物耗点数
AAAD0001	110200005	住院诊察费	22.01	9.46	9.36	0.68	2.50
ABAD0001	120400002	静脉注射	30.66	12.67	14.36	1.13	2.50
ABCA0001	120400006	静脉输液	41.22	17.42	19.74	1.55	2.50
ABFA0001	120600003	换药（小）	61.51	23.69	11.79	0.52	25.50
ABFA0002	120600002	换药（中）	100.84	47.39	26.67	1.28	25.50
ABFA0003	120600001	换药（大）	362.88	189.56	122.99	9.83	40.50
ACAA0001	120100005	Ⅲ级护理	25.49	14.25	8.28	0.46	2.50
ACAB0001	120100004	Ⅱ级护理	39.40	19.01	16.61	1.29	2.50
ACAC0001	120100003	Ⅰ级护理	95.21	38.01	50.06	4.64	2.50
ACBJ0003	120100010	气管插管护理	61.58	22.17	29.20	2.70	7.50
ACBJ0004	120100011	吸痰护理	22.77	6.34	8.24	0.69	7.50
……	……	……	……	……	……	……	……

表 4 - 19　呼吸科病房医疗服务项目频次表

项目代码	项目名称	频次	项目代码	项目名称	频次
120100004	Ⅱ级护理	1 887	120600002	换药(大)	54
120100003	Ⅰ级护理	11 978	120400006	静脉输液	15 980
120100011	吸痰护理	106	110200005	住院诊查费	13 891
120200002	中抢救	2	110900082	床位费	9 460
120200003	小抢救	21	…	…	…
120400002	静脉注射	1 436		总合计	

1)呼吸科病房"静脉注射"项目总成本：

项目总成本

$$= \frac{静脉注射点数 \times 静脉注射频次}{静脉注射点数 \times 静脉注射频次 + 吸痰护理点数 \times 吸痰护理频次 + \cdots\cdots + 住院诊查费点数 \times 住院诊查费频次}$$
$$\times (二级分摊后呼吸科病房总成本 - 药品成本 - 可收费材料成本)$$

$$= \frac{30.66 \times 1436}{30.66 \times 1436 + 25.49 \times 1887 + \cdots\cdots 362.88 \times 54} \times (2\,236\,613.77 - 55\,023.45 - 1\,087\,381)$$

$$= \frac{44\,027.76}{2\,211\,722.91} \times 1\,094\,208.55$$

$$= 0.02 \times 1\,094\,208.55$$

$$= 21\,781.90 \ 元$$

2)呼吸科病房"静脉注射"项目单位成本：

$$项目单位成本 = \frac{呼吸科病房"静脉注射"项目总成本}{呼吸科病房"静脉注射"频次} = \frac{21\,781.90}{1\,436} = 15.17 \ 元$$

3)某医院"静脉注射"项目成本：

项目成本

$$= \frac{呼吸科病房"静脉注射"项目总成本 + 骨科病房"静脉注射"项目总成本 + \cdots\cdots + 注射室"静脉注射"项目总成本}{医院开展的"静脉注射"所有频次}$$

$$= \frac{21\,781.9 + 33\,276.15 + \cdots\cdots + 11\,176.38}{368\,934}$$

$$= \frac{4\,326\,548.77}{368\,934} = 11.73 \ 元$$

（3）诊次成本核算

案例 4 - 8　×年×月某医院呼吸科门诊三级分摊后成本为 891 845 元,财政补贴固定资产折旧和无形资产摊销 1 722 元,科技项目固定资产折旧和无形资产摊销 1 283 元,当月门、急诊人次为 4 276 人次;×年×月全院门诊三级分摊后成本 6 596 750 元,财政补贴固定资产折旧和无形资产摊销 13 722 元,科技项目固定资产折旧和无形资产摊销 5 394 元,当月门、急诊人次为 27 821 人次。

$$呼吸科医疗诊次成本 = \frac{891\,845}{4\,276} = 208.57 \ 元/人次（表 4 - 20）$$

$$医院医疗诊次成本 = \frac{6\,596\,750}{27\,821} = 237.11 \ 元/人次$$

$$呼吸科医疗全成本诊次成本 = \frac{891\,845 + 1\,722}{4\,276}$$
$$= 208.97 \ 元/人次$$

$$医院医疗全成本诊次成本 = \frac{6\,596\,750 + 13\,722}{27\,821}$$
$$= 237.61 \ 元/人次$$

$$呼吸科医院全成本诊次成本 = \frac{891\,845 + 1\,722 + 1\,283}{4\,276} = 209.27 \ 元/人次$$

$$医院全成本诊次成本 = \frac{6\,596\,750 + 13\,722 + 5\,394}{27\,821}$$
$$= 237.80 \ 元/人次$$

表4-20 呼吸科门诊诊次成本构成表

项目	合计	人员经费	卫生材料费	药品费	固定资产折旧	无形资产摊销	提取医疗风险基金	其他费用
呼吸科门诊三级分摊后的成本(元)	891 845	253 984	63 554	361 737	132 527	—	14 116	65 927
呼吸科门诊诊人次(人次)	4 276	4 276	4 276	4 276	4 276	—	4 276	4 276
呼吸科门诊医疗诊次成本(元)	208.57	59.4	14.86	84.6	30.99	—	3.3	15.42

(4) 床日成本核算

案例4-9 2014年×月某医院呼吸科病房三级分摊后成本为2 680 886.77元,财政补贴固定资产折旧和无形资产摊销3 643元,科技项目固定资产折旧和无形资产摊销1 826元,当月实际占用床日数为2 189床日;2014年×月某院住院三级分摊后成本37 140 502元,财政补贴固定资产折旧和无形资产摊销25 313元,科技项目固定资产折旧和无形资产摊销20 113元,当月实际占用床日数为31 289床日。计算如下:

呼吸科病房医疗床日成本 $= \dfrac{2\,680\,886.77}{2\,189} = 1\,224.71$ 元/床日(表4-21)

医院医疗床日成本 $= \dfrac{37\,140\,502}{31\,289} = 1\,187.05$ 元/床日

呼吸科医疗全成本床日成本 $= \dfrac{2\,680\,886.77\,元 + 3\,643}{2\,189} = 1\,226.37$ 元/床日

医院医疗全成本床日成本 $= \dfrac{37\,140\,502 + 25\,313}{31\,289} = 1\,187.82$ 元/床日

呼吸科医院全成本床日成本 $= \dfrac{2\,680\,886.77\,元 + 3\,643 + 1\,826}{2\,189} = 1\,227.21$ 元/床日

医院全成本床日成本 $= \dfrac{37\,140\,502 + 25\,313 + 20\,113}{3\,128} = 1\,188.47$ 元/床日

表4-21 呼吸科病房医疗床日成本构成表

项目	合计	人员经费	卫生材料费	药品费	固定资产折旧	无形资产摊销	提取医疗风险基金	其他费用
呼吸科病房三级分摊后的成本(元)	2 680 886.77	763 475.25	191 044.45	1 087 381	398 377.52	—	42 251	198 177.55
呼吸科病房床日(床日)	2 189	2 189	2 189	2 189	2 189	—	2 189	2 189
呼吸科病房床日成本(元)	1 224.71	348.78	87.27	496.75	181.99	—	19.39	90.53

(5) 病种成本核算

1) 采集核算年度内所有住院患者的病历首页信息,主要字段见表4-22。

表4-22 应采集的住院患者病历首页信息字段

病案号	住院次数	主手术代码	主手术名称	次手术代码	次手术名称	主诊断编码	主诊断名称	次诊断编码	次诊断名称	年度	入院日	入院科室编码	入院科室名称
出院日	出院科室编码	出院科室名称	年龄	住院天数	合计收费	报销金额	自付金额	抢救次数	患者身份编码	患者身份名称	转归类型编码	转归类型名称	

2) 采集核算年度内所有住院患者的住院收费明细信息,主要字段见表 4-23。

表 4-23　应采集的住院患者住院收费明细信息

病案号	住院次数	年度	开单日期	开单科室编码	开单科室名称	费用执行日期	执行科室编码	执行科室名称
收费类别编码	收费类别名称	收费项目编码	收费项目名称	数量	收费单价	收费金额	成本单价	

3) 以"慢性阻塞性肺疾病"为例的成本构成,见表 4-24。

表 4-24　慢性阻塞性肺疾病的成本构成(单位:元)

医疗服务	数量	单价	单位成本	收费合计	成本合计
多索茶碱注射液	21	15.77	13.71	331.24	287.91
氯化钠注射液	35.75	7.36	6.40	263.12	228.80
乙酰半胱氨酸胶囊	39	4.10	3.56	159.90	138.84
……	……	……	……	……	……
药品小计				6 532.02	5 680
静脉输液	29.25	2	9.20	58.50	269.10
住院诊疗费	11.25	6	89.45	67.50	1 006.31
普通床位费	15	24	86	360	1 290
静脉输液	29.25	2	9.20	58.50	269.10
……	……	……	……	……	……

续　表

医疗服务	数量	单价	单位成本	收费合计	成本合计
医疗服务小计	……		……	3 541	6 020.90
安全留置针	4.75	32.78	29.80	155.71	141.55
精密过滤输液器	29.25	12.54	11.40	366.80	333.45
……					
单独收费材料小计				868.89	789
合计	……			10 941.91	12 489.90

(6) DRG 成本核算

一是提取医院患者病案首页数据信息。

二是根据医院患者病案首页数据信息确定 DRG 服务单元数量。服务单元有普通病房、重症监护病房、中医病房、生产病房、病理单元、实验室单元、影像学单元、检查单元、治疗单元、手术单元、西药单元、中药单元和卫生材料单元,共 13 个(图 4-2)。

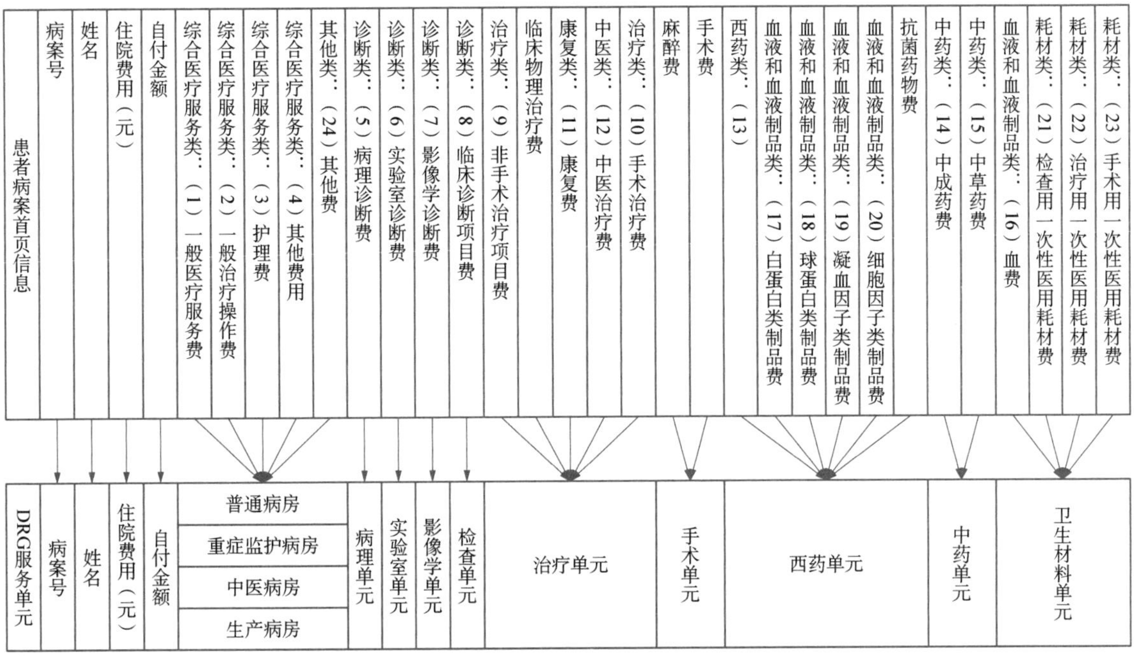

图 4-2　患者病案首页信息与 DRG 服务单元对应关系

三是根据核算单元中部门单元和服务单元对应表的对应关系将部门单元二级分摊后的成本归集到形成 13 个服务单元的医疗成本、医疗全成本和医院全成本,对应关系如表 4-25 所示。

表 4-25 服务单元与部门单元对应关系

服务单元	部门单元
普通病房	内科病房 外科病房 儿科病房 康复医学病房 肿瘤病房 …
重症监护病房	内科重症医学科(MICU)住院 外科重症医学科(MICU)住院 神经外科重症监护住院 心血管重症监护(CCU)住院 新生儿重症监护(NICU)住院 儿科重症监护(PICU)住院 重症监护室(综合)住院
中医病房	中医内科住院 中医外科住院 中医妇产科住院 中医眼科住院 维吾尔医学住院 中西医结合科住院 …
生产病房	产科住院 计划生育住院 …
病理单元	病理科
实验室单元	医学检验科 体液检验 血液检验 微生物检验 化验检验 免疫检验 血清检验 细胞分子遗传 检验其他
影像学单元	医学影像科 X 线诊断专业 CT 诊断专业 磁共振成像诊断专业 核医学专业 影像其他
检查单元	超声诊断专业 心电诊断专业 脑电及脑血流图诊断

续表

服务单元	部门单元
	神经肌肉电图专业 肺功能检查 动态心电图 尿动力学检查 眼科检查 听功能检查 发声功能测定 功能检查 …
治疗单元	放射治疗专业 特异性免疫治疗 人工肝治疗 高压氧治疗 导管治疗室 体外反搏治疗 血液净化 腹膜透析 风湿免疫治疗 体外震波碎石 眼底激光治疗 眼科电生理检查 康复治疗 针灸理疗 激光治疗 输液注射室
手术单元	麻醉科 手术室
西药单元	西药库 门诊西药房 住院西药房 临床药学及实验室/GCP1 药剂办公室
中药单元	中成药库 中草药库 门诊中药房 住院中药房
卫生材料单元	医学装备管理 设备维修

四是部门单元二级分摊后,归集服务单元成本(表 4-26)。

五是医技服务单元成本三级分摊(分摊参数:开单收入)(表 4-27)。

六是确定并计算医院所有住院患者 CCR 分组值(表 4-28)。

表 4－26　服务单元成本归集(示例)

成本项目	合计	人员经费	卫生材料费	药品费	固定资产折旧费	无形资产摊销费	提取医疗风险基金	其他费用
栏次	1	2	3	4	5	6	7	8
门诊服务单元								
普通病房								
中医及民族病房								
重症监护								
生产服务单元								
手术服务单元								
病理服务单元								
医学影像服务单元								
实验室服务单元								
检查服务单元								
治疗服务单元								
药品服务单元								
卫生材料服务单元								
辅助服务单元								
管理服务单元								
科教研服务单元								
后勤服务单元								

表 4－27　医技服务单元成本三级分摊(示例)

单元名称	门诊分摊成本	住院分摊成本	成本合计
手术服务单元			
病理服务单元			
实验室服务单元			
医学影像服务单元			
检查服务单元			
治疗服务单元			
西药服务单元			
中药服务单元			
卫生材料服务单元			

表 4－28　各服务单元 CCR(示例)

成本项目	成本合计	费用合计	CCR
栏次	1	2	3
普通病房			
中医及民族病房			
重症监护			
生产服务单元			
手术服务单元			
病理服务单元			
医学影像服务单元			
实验室服务单元			
检查服务单元			
治疗服务单元			
西药服务单元			
中药服务单元			
卫生材料服务单元			

注:成本费用比(cost-to-charge ratio)＝成本合计/费用合计。

七是通过 CCR 计算每个住院患者住院成本。

八是计算出 DRG 疾病分类细分组医院所有组内患者的总成本和单位平均成本,计算公式如下:

某 DRG 细分组总成本 ＝ $\sum$ 普通病房成本(重症监护成本或中医及民族类成本)＋$\sum$ 病理成本＋$\sum$ 医学影像成本＋实验室成本检查成本＋治疗成本＋西药成本＋中药成本＋卫生材料成本

$$某 DRG 细分组平均成本 ＝ \frac{某 DRG 细分组总成本}{该细分组患者数量}$$

九是医院所有 DRG 平均成本。计算公式如下:

$$医院所有 DRG 平均成本 ＝ \frac{\sum 某 DRG 细分组总成本}{医院所有出院患者数量}$$

十是医院某 DRG 细分组相对权重计算公式如下:

$$医院某 DRG 细分组相对权重 ＝ \frac{某 DRG 细分组平均成本}{医院所有 DRG 平均成本}$$

4.2 卫生服务价格

4.2.1 卫生服务价格概念、特点与影响因素

（1）卫生服务价格概念

价格可定义为用以交换物品或劳务而支出的东西，它是商品价值的货币表现，是市场体系正常运行不可缺少的经济杠杆。在市场经济中，价格是经济信息的传递者，是人们经济交往的纽带，是人们经济利益关系的调节者。

卫生服务要花费人的劳动，作为一般人类劳动的耗费，使卫生服务具备了价值。有人认为，只有物化了的人类抽象劳动才能创造价值，这种看法未免片面。在商品经济条件下，作为商品出卖的，不仅限于物质产品，而且还有各种劳务，前者是一种有形商品，后者是一种无形商品，但这两类商品都能够满足人的某种需要，都具有一定的使用价值，又由于它们都要耗费人类的劳动，因而也都具有一定的价值。实际上，劳务作为商品来买卖已经具有几千年的历史，不论我们主观上是否承认劳务具有价值，但在千百次的商品交换中，人们想要获得某种劳务，总是要付出代价的。

正如物质商品的价值取决于它所耗费的社会必要劳动时间那样，卫生服务价值同样取决于生产它所耗费的社会必要劳动时间。这个社会必要劳动时间的耗费既包括劳动力的消耗，又包括房屋设备、医疗器械、药品材料、水煤电等物化劳动的消耗。它们按其实际消耗而转移到卫生服务中，作为卫生服务价值的一个构成部分。也就是说，卫生服务的全部价值＝C＋V＋M。现代经济学认为，价格是需求和供给两种相反的力量自发作用的结果，要说明一种商品价格的形成，就必须将需求和供给两者结合在一起。但卫生服务市场是一个特殊的市场，有它自身显著的特点。在卫生服务领域易出现市场失灵，政府常常采用价格管制手段进行行业管制。

综上所述，卫生服务是具有价值的。用货币来表现卫生服务的价值，就是卫生服务作为商品出卖时所获得的价格，即卫生服务价格，又叫医疗收费，包括门诊、住院、各项检查、治疗、检验、手术项目等的收费。

（2）卫生服务价格特点

卫生服务价格具有同一性和波动性。同一性和波动性是卫生服务价格本质特征的体现。价格的同一性是指同一种商品在同一时间、同一市场上必然趋向同一的特性。按照马克思价格理论，价值是决定价格的主要依据，价值由生产该商品的社会必要劳动时间决定。尽管同一商品各个生产者的生产条件和生产效率不同，但其社会必要劳动时间是相同的，价值也是同一的。由于受供求关系的影响，商品价格围绕价值上下波动，但总体上不会偏离价值，这是它的波动性。

卫生服务均衡价格形成具有特殊性。由于卫生服务这种商品具有特殊性，卫生服务均衡价格的形成有其自身的特点。在卫生服务均衡价格的形成过程中，医疗卫生服务需求方被动，供方具有诱导需求、创造需求、决定需求的能力和供方垄断的特殊性，使供方对卫生服务的利用具有决定作用，能左右消费者的选择。因此，诱导需求理论认为，在信息不对称，医生具有优势并有着自身经济利益的驱动下，卫生服务提供者可诱导就医者的卫生服务需求，创造额外需求。以图4-3为例，假如医生供给量增加，供给曲线S右移到S_1时，我们会看到卫生服务价格下降，由价格P下降到价格P_1，导致医生的收入减少。为保证自己的经济收入，医生就可利用卫生信息不对称而诱导患者多做检查等不必要的消费，以提高需求，使需求曲线D右移到D_1，从而使均衡点变为E_2，均衡价格恢复到原来的价格P，甚至医生的诱导有可能使需求曲线继续往右上方移动，形成高于原来均衡价格的新均衡价格。

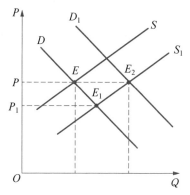

图4-3 诱导需求理论均衡价格的变动

卫生服务价格弹性为弱弹性。与其他商品相比，大多数卫生服务的需求价格弹性、供给价格弹性属于弱弹性，尤其是替代品少、急需、性命攸关的卫生服务的弹性更小。不同类型卫生服务价格的弹性会有差异，少数特需卫生服务的弹性较大，但总体而

言,卫生服务价格弹性为缺乏弹性。

卫生服务价格具有一定的福利性。这是我国医疗卫生事业福利性在卫生服务价格上的体现。卫生服务领域也需要体现公平性和起到财富社会再分配的调节作用,但福利性并不意味着"国家全包、个人全免"。随着市场化改革的深入,我国根据经营目的、资金来源,把医院划分为非营利性医院和营利性医院两种,需要政府对价格进行管制,由非营利性医院来体现基本医疗卫生服务价格的福利性,或者通过医疗保险部门的运作来实现卫生服务价格的福利性。

(3)卫生服务价格影响因素

我国卫生服务价格不完全由市场供求的调节自发形成,而在一定程度上受政府管制和约束。因此,影响卫生服务价格的因素是复杂多样的,这给医疗体制改革带来很大困难。

卫生服务价值影响卫生服务价格。价值由生产商品所消耗的社会必要劳动时间决定,医疗服务的价值和其他商品的价值一样,取决于它所消耗的社会必要劳动时间,既包括物化劳动的消耗,又包括活劳动的消耗。医疗服务机构在提供医疗服务过程中所消耗的物质资料价值和必要劳动价值的货币总和构成医疗服务成本,成本是价值补偿尺度和制定卫生服务收费标准的重要依据之一。因此,医院管理要进行成本核算,客观、准确、全面地统计卫生活动中人力、物力、财力的消耗,为合理制定卫生服务收费标准和经费补助提供依据。

市场供需因素影响卫生服务价格。卫生服务需求增加拉动卫生服务价格上升。近十几年来,我国人口数量年均净增超过一千万。由于30多年来计划生育政策的推行以及医疗服务水平的提高,我国人口结构正在发生深刻的变化,人均寿命不断延长,老年人群体数量不断上升。随着人们教育水平的提高及健康知识的增加,人们对卫生服务的需求和利用增加,全国卫生总费用逐年增长,我国医疗服务卫生需求总量仍保持较快的上涨态势。对健康和医疗的需求增加,必然带动卫生服务价格上涨。相反,如果人们收入较低,或健康状况较好,对医疗的需求不高,就难以提高卫生服务的价格。

医院的供给因素同样影响卫生服务价格。不仅医疗服务的供给数量影响卫生服务价格,而且医院的供给目标、供给能力也影响着卫生服务价格的制定。如果医院以非营利性为目标,经营目的是维护人民的健康、增进社会福利,那么就会把定价降低,

有的甚至不考虑成本,实行成本补贴,故卫生服务价格较低。如果医院供给以营利为目标,即医院经营更多是为了经济效益,则卫生服务定价更多以市场为趋向,实现利润最大化,其会根据市场需求、成本、收益等因素来确定该医院的医疗服务价格水平。

政府管制影响卫生服务价格。为有效调节市场失灵所致的资源配置紊乱,达到规范市场运行,实现人民群众利益的目的,政府通过各项政策、手段宏观地管理医疗服务价格。政府对卫生服务价格的管理体现在几个方面:一是价格管制。通过对商品价格进行最高限价、最低限价、双面管制或绝对控制,实现对卫生服务价格的管理。但价格管制最困难的是如何确定最优管制价格,以有效保护消费者或生产厂商的利益,管制成本必须低于社会福利(净损失的消除)。二是通过卫生服务支付方式的改革,实行放松式、激励性价格管制,有效控制卫生服务价格。三是建立医疗机构补偿机制。如果政府对医疗服务实行低价政策,使医疗价格远远低于实际成本,政府则需对医院的低价亏损进行补贴,从而使医疗机构保持收支平衡,但同时可能带来政府经济负担重、医疗服务提供效率低等问题。如果政府对非营利性公立医院的资金投入不足,那么医院就会通过提高药品价格、开贵药,或提高大型医疗设备的检查费、过多提供服务等不合理的方式增加收入,导致医药费用上涨,使消费者负担增加。

根据《深化医疗服务价格改革试点方案》的要求,探索政府指导和公立医疗机构参与相结合的价格形成机制,充分发挥公立医疗机构专业优势,合理确定医疗服务价格。其中物价部门是对医疗服务价格宏观调控的部门,其职责是科学合理地制定具有一定浮动范围的政府指导价,其依据是社会成本与社会效益理论,坚持效率、公平和稳定原则,并从宏观上考虑医疗服务供求关系、消费者承受能力,以及政府负担能力等因素;卫生部门作为医疗机构的行业主管部门,承担着医疗服务项目的立项、审批、成本测算等重要责任,对医疗服务价格起着监督管理的作用。

医疗保障制度影响卫生服务价格。医疗保险通过风险分担机制为医疗费用提供融资,减轻医疗负担,有助于提供卫生服务供给的公平性和效率性。由医疗保险方代替患者支付医疗费的现象称为"第三方付费"。医疗保障制度对卫生服务价格的影响可以从两个方面来分析:一方面是由于保险公司为参加医疗保险的消费者支付了全部或部分的医疗费

用,降低了消费者直接支付的价格,因而个人卫生服务需求将会增加,利用卫生服务消费者的数量也会增加。消费者使用卫生服务时的自付比例越低,对消费者医疗服务需求的影响就越大。另一方面,从供给者的角度来分析,由于有了医疗保险,消费者对价格变得不太敏感,需求弹性降低,即使价格有较大幅度的提高,只要自付的钱占收入的比例很小,就不会对需求产生很大影响。如果医疗垄断机构利用自身优势制定垄断价格,所有的费用将转嫁给第三方,使资源得不到有效配置。如果医疗收入与医疗机构的自身获利直接挂钩,就会进一步导致过度治疗,浪费医疗资源。

4.2.2　卫生服务价格的定价原则和主要方法

（1）卫生服务价格制定的指导思想

1）社会效益优先。我国医疗卫生服务是政府实行一定福利政策的社会公益事业,我国公立医院承担着区域医疗卫生服务的责任,国家在经济上给予医院大力支持,要求医院按照国家规定向人民提供各种医疗保健服务和完成有关的任务,医院是国家改善基本医疗卫生服务的主要载体。医院不同于一般性质的企业,不是追求经营效益的最大化,而追求社会效益的最大化,因此卫生服务价格的制定要确保人民群众的经济承受能力和考虑合理的负担,以使人民群众公平享有基本医疗服务。

2）保障基本医疗服务。我国医改的目标就是建立覆盖城乡居民的基本医疗卫生制度,为群众提供安全、有效、方便、价廉的医疗卫生服务,实现人人享有基本医疗卫生服务。通过建设公共卫生服务体系、医疗服务体系、医疗保障体系和药品供应保障体系等四大体系,构建我国的基本医疗卫生制度。卫生服务价格制定的目标是要以比较低廉的费用提供比较优质的医疗服务,满足基本医疗服务需求。

3）合理补偿。医疗机构补偿主要通过财政补助、医疗服务收费、医院非医疗资产运营收入和社会捐赠方式,对医疗服务过程中卫生资源的耗费进行弥补、充实,使之可以持续提供医疗服务。卫生服务价格需要对医疗机构在经济活动中的物化劳动和活劳动支出进行足够、合理的补偿,这样才能满足医疗机构作为独立经济体再生产和扩大再生产的需要。此外,对医疗机构合理补偿也有助于卫生资源分配的公平和高效。

4）市场调节与宏观调控相结合。在社会主义市场经济条件下,医疗事业不能完全由市场决定,医疗事业必须坚持社会福利性和公益性的基本导向。同时,医疗事业的发展也应该符合市场经济体制建设的基本要求,充分调动各方面的积极性,用市场经济的手段促进医疗事业的快速发展。宏观调控体现为对非营利性医疗机构的医疗服务价格实行政府指导价,对营利性医疗机构所提供的医疗服务实行市场调节价。

（2）卫生服务价格制定的原则

1）分级定价原则。不同级别医疗卫生机构的服务价格制定允许存在价格水平级差,以体现所提供的医疗卫生服务的质量和水平,按质定价、优质优价、分级定价,拉开质量差价,符合不同市场人群的卫生服务需求。目前我国医疗机构实行分级管理制度,这为实现分级定价提供了基础。分级定价可以拉开价格档次,提供不同价位的卫生服务,合理引导患者分流诊治,促进各级医疗卫生服务机构提高技术水平和服务质量,以提高卫生资源的合理利用,促进资源优化配置。

2）差别定价原则。差别定价是指医疗卫生机构对需要不同层次卫生服务的消费者制定不同的价格,可分为全额补贴、差额补贴、持平、盈利等不同档次。对于基本卫生服务项目,其定价从低从严。实行保本价格,保持相对稳定,从而保证基本卫生服务的利用。对于少数人利用的特殊卫生服务项目,如特约专家门诊、上门服务、特殊护理、院外护理等,则实行高于成本的定价,根据供需变化情况,实行价格浮动,拉开收费档次。

3）比价合理原则。比价关系是指同一市场、同一时间的不同商品价格之间的比例关系,它反映生产不同商品所花费的社会必要劳动时间之间的比例关系。制定卫生服务价格时,要充分考虑活劳动的消耗和物化劳动的消耗,以及创造的价格和使用价值,并同时与其他行业所生产的价值和使用价值进行比较,使不同行业之间的商品或服务的比价合理。在制定卫生服务价格时,除了要考虑行业间的比价外,也要考虑行业内部的比价合理。行业间比价不合理会导致社会分配不公,而行业内比价不合理将出现行业内部分配的不合理,这将影响各类卫生服务人员的积极性和创造性。

4）因地制宜原则。我国地域广阔,地区间的经济状况、人口、资源、环境、医疗服务水平等均有差异。卫生服务价格要随着地区、人群、经济水平、社会状况等的不同而合理制定,充分考虑各地区的经济发展水平等差异,如经济状况好的地区,同等卫生服务价格可高于经济状况差的地区;因地制宜原则也包括对不同人群的考虑,对贫困人群、弱势群体实行优惠价,提高贫困人群对卫生服务的利用。根据不同地区、人群差异,制定卫生服务价格,以体现卫生事业的公平性。

5) 体现技术劳务价值原则。医疗服务价格的构成包括活劳动和物化劳动两个部分。物化劳动的消耗及补偿容易被人们理解和接受,而活劳动的价格往往得不到充分的体现。医务人员应用自己所掌握的专业知识和技术提供卫生服务,同样具有价值和使用价值。医务劳动以脑力劳动为主,具有培养周期长、技术含量高、专业性强、知识密集性、风险高、社会效益高等特点,因此,应在分配中体现其价值。根据其社会必要劳动时间合理确定技术劳务价值,符合经济社会发展的要求。

(3) 卫生服务定价的方法

医疗服务的定价方法有很多,以下介绍常用的几种方法。

1) 成本加成定价法。成本加成定价法是以医疗服务项目为基础,加上一定百分比的毛利来确定价格。这是一种最古老的,也是应用最广泛、最普遍的定价方法。其计算公式为:单位医疗服务项目价格=单位服务项目社会平均成本×(1+加成率)。加成率是预期可得毛利占成本的百分比;不同时间、不同地区、不同医疗服务项目、不同市场环境的加成率可以是不同的。成本加成定价法的优点是计算简便,其基本原则是"保本求利",人们在观念上认为是合理的。但这种方法是以服务的提供方为中心观念的产物,它从保护医疗服务经营者的利益出发,忽视市场消费需求方的利益。由于不考虑业务量,固定成本的分摊无法计算,其成本数据是不真实的。再者,加成率也只是一个经验估算数。

成本定价法是成本加成定价法的一个特例,其条件是加成率等于零。例如,某医疗服务项目的单位成本等于10,其中包括工资费用2元,利用成本定价法确定的该项目的价格:按全部成本定价,10元/人次;按不包含工资的成本定价,10-2=8元/人次。此种方法在我国现阶段还是有实用价值的,在计划经济体制下医疗服务收费标准达不到按成本收费,所以在向市场经济过渡的时期,利用成本定价法还是具有一定积极意义的。目前,国家政策规定属于基本医疗服务项目的仍以成本收费为定价基础。

2) 变动成本定价法。变动成本定价法,也称边际贡献定价法,它是以变动成本为基础,剔除固定成本因素,按变动成本加边际贡献来确定价格的方法。其计算公式为:单位医疗服务项目价格=单位变动成本+边际贡献。变动成本随业务量变化而变化。就某一医疗服务项目而言,管理费用、固定资产折旧和固定职工的基本工资等就是固定成本,它在一定业务量范围内不因业务量的增减而变动。边际贡献是指单位业务收入给医疗机构所带来的毛收入,数值上等于总收入减去变动成本。用变动成本法定价,只要求医疗服务的价格高于单位变动成本即可,而无须高于单位全部成本。例如,某医院手术科室某手术项目1000人次,消耗的药品材料等变动成本10 000元,设备折旧、基本工资等固定成本9 000元,总成本为19 000元,边际贡献8 000元,其价格计算如下:

单位手术项目价格 = (10 000+8 000)/1 000 = 18 元/人次

总收入 = 18×1 000 = 18 000 元

毛利(边际贡献)= 18 000-19 000 = -1 000 元

以上计算表明,按全部成本计算,单位亏损为1 000元,但若是不开展业务,固定成本9 000元还是要消耗支付的,医院要净亏9 000元。当然,业务量达到收支平衡点时,随着业务量的增加,毛利也随之增加。所以,业务量是变动成本定价法的重要参考依据。

3) 随行就市定价法。随行就市定价法是指卫生部门根据当时市场通行的一般价格来制定和调整价格的方法。一般对于新添置的仪器设备,如果同类医院已经确定了被人们所接受的价格,则应以此为基础来确定检查收费。例如,某医院新购置一台设备,成本核算是每人次25元,别家医院的收费标准已经定为30元,如果需要定价同别家相当,定价就应控制在30元以下。某一新开展的医疗项目成本核算为每人次10元,而同类医院收费标准定为8元,在实际成本高于同类医院收费标准的情况下,应考虑是否会导致亏损经营,或是改变该项目的内含和质量,以提高项目的价格水平。当然,也可以直接沿用同类医院的收费标准,因为别家医院已经衡量过了,且市场价格已经确定,随行就市是理所当然。随行就市是一种比较稳妥的定价办法,可以根据市场行情的变化而作出调整,操作方便,比较适合那些成本难以确定、消费者对价格了解有困难的情况。

4.2.3 我国卫生服务价格的改革历程

（1）我国卫生服务价格政策演变

医疗服务价格政策作为我国卫生改革的重要组成部分，在不同的历史阶段发挥的作用是不同的，对医疗服务价格是否体现社会公益性和福利性的定位也不同。我国医疗服务价格政策经历了4个主要阶段。

1）计划经济体制下医疗服务价格的政府全过程管理阶段（1949—1977年）。改革开放以前，医疗服务价格政策体现"计划性"和"福利性"两个特点。一方面，医疗服务收费一直实行计划管理，政府统一定价，按服务项目进行补偿，并采取后付制。另一方面，为了体现医疗"服务人民卫生福利事业"的性质，医疗服务收费标准始终处于较低水平：1952—1957年，医疗服务收费标准基本上等于或低于成本，只包含劳务和医用物资部分；1958—1977年，政府为了强调卫生服务的福利性，又分别于1958年、1960年和1972年较大幅度降低医疗服务的收费标准，亏损部分由政府财政差额补偿。到1977年，降价后的医疗服务价格水平与1950年相比下降了82％。因此，改革开放前，我国医疗服务收费标准走的是降价道路。这一阶段，我国政府对医疗生产、流通各环节的严格管理，使得医疗价格在体现福利政策的同时得到了有效的控制。医疗价格的有效控制有利于医疗制度的完善和支持，原因如下：一是当时我国政府在城镇建立了以城镇公费医疗和劳保医疗为主的基本医疗保障体系，尽管这一体系并不完善且政府财力有限，但所覆盖的面是相当广泛的；二是当时在广大的农村实行了合作医疗制度，为广大农民提供了广泛的初级医疗保障。中国政府使用较少的费用解决了当时全国人民健康保健的重大问题，得到国际卫生组织的高度评价。当然，卫生事业福利政策同时也带来了很大的负面影响，卫生保健作为一项社会福利事业较少地考虑卫生服务市场和经济效益，技术和服务收费大大低于成本，这使得卫生系统内部缺乏竞争和激励，生产效率低下。

2）向市场经济体制转变的计划与市场相结合的过渡阶段（1978—1992年）。1979年之后，我国逐步走向市场经济，物价调整开始随行就市，医疗成本也随之提高；医疗事业仍然作为福利或公益事业，医疗服务价格依旧低于成本，这使医疗机构通过医疗服务收费获得补偿的能力有限。与此同时，宏观改革环境和财政职能调整，将公立医院定位为自收自支

的"经济实体"，医疗机构的补偿问题日益突出，资源的相对不足与浪费同时并存。为此，我国先后制定了一系列的医疗服务价格政策措施。一是实行医疗服务收费标准"双轨制"（1983—1992年），对自费患者的收费标准保持不变，对公费医疗、劳保医疗患者的部分收费项目实行按不含工资的成本收费。二是改革收费制度：对一些应用新仪器、新设备和新开展的医疗诊治服务项目实行成本定价收费；对新建、改建、扩建后医疗条件好的医疗单位，适当提高其医疗收费；病房实行分等定级收费；对集体和个体的医疗机构，放活其收费标准，使之有利可得；允许开设特约和挂牌门诊，并允许采取不同的收费标准等。三是规范医疗服务价格。针对出现的分解收费等问题，分别于1988年和1991年对医疗服务收费进行整顿。出台这些政策的目的是希望减少由于信息不对称带来的过度医疗和资源浪费，通过对部分不易控制的医疗消费采取成本价格收费方式，从一定程度上起到了抑制过度消费、控制卫生总费用过快增长的作用。但在实际操作中，医疗服务项目的成本难以确定，医疗服务价格由医院、地方卫生局和物价局根据预期的"平均成本"协商制定，而医院通常采用较低的使用率提出采购计划和定价要求，导致价格往往高于实际成本，这又反过来促使医院加大对这些技术的使用，造成医疗资源的浪费和卫生总费用的不合理增长。

3）适应市场经济体制的政府价格管理探索阶段（1993—2007年）。从20世纪80年代末到90年代初，国家开始对医药领域进行改革。医疗服务价格改革方面，1997年下发的《中共中央　国务院关于卫生改革与发展的决定》（中发〔1997〕3号）提出"要完善政府对卫生服务价格的管理，区别卫生服务性质，实行不同的作价原则"。2000年出台的《关于城镇医药卫生体制改革的指导意见》（国办发〔2000〕16号）及13个配套文件在建立新的医疗机构分类管理制度和调整医疗服务价格方面提出了改革方向。同年7月下发的《关于改革医疗服务价格管理的意见的通知》（计价格〔2000〕962号），从管理形式、管理权限、项目规范、管理方法、监督检查5个方面对我国医疗服务价格管理制度做出了重大调整。2001年10月，国家计划委员会、卫生部、国家中医药管理局出台了《全国医疗服务价格项目规范（试行）》办法，其中涉及48个大类项目，3 965个具体明细分类项目，明确了医疗服务价格全国统一的项目分类、项目名称、项目内容、计价单位等要素。这一时期，围绕"用比较

低廉的费用提供比较优质的医疗服务"这一目标,医疗服务价格调整周期逐渐缩短,价格传导机制开始发挥作用,医疗服务价格小幅上调,但仍滞后于市场价格。医疗机构的收入主要由财政补助收和业务收入(包括药品收入、检查收入、技术劳务收入)等构成,其中经营收入比重逐渐增加,而用于弥补人员成本的经常性财政补助比重不断下降。同时,技术劳务价格水平很低,不能够弥补去除政府经常性补助后的服务成本,而药品服务和检查服务的价格却高出成本。因此,医院只能通过提供价格高于成本的药品服务和大型医疗设备的诊治服务来解决补偿不足问题,"以药养医""以设备养医"问题突出。

4) 健全市场经济体制的价格改革深化发展阶段(2008年至今)。从2008年开始我国医疗体制改革进入完善体制机制、确立政府在提供公共卫生和基本医疗服务中主导地位、同时发挥市场作用推进医改纵深发展的新时期。围绕深化医药卫生体制改革目标,这一时期的医疗服务价格政策包括三方面内容:①规范医疗服务价格项目。2012年5月国家发展改革委、卫生部、国家中医药管理局下发《关于规范医疗服务价格管理及有关问题的通知》(发改价格〔2012〕1170号)并在全国范围内颁布实施《全国医疗服务价格项目规范(2012年版)》。②下发《关于非公立医疗机构医疗服务实行市场调节价有关问题的通知》(发改价格〔2014〕503号),放开非公立医疗机构医疗服务价格。③先后下发了《关于全面推开县级公立医院综合改革的实施意见》(国办发〔2015〕33号)和《关于城市公立医院综合改革试点的指导意见》(国办发〔2015〕38号),明确提出要在保证公立医院良性运行、医保基金可承受、群众整体负担不增加的前提下,合理调整医疗服务价格。

(2) 我国卫生服务价格体系发展历程

通过对新中国成立以来我国医疗服务价格政策进行梳理,可以发现随着我国经济体制改革和医药卫生体制改革的不断深入,我国政府对医疗服务价格的管制也经历了从严格管制到逐步放松管制的发展历程,主要表现在整个医疗服务价格体系的变化上。

1) 管理形式由政府定价变为政府指导价或市场调节价。1999年前,医疗服务价格一直实行严格的政府定价管理。从2000年起,将实施多年的医疗服务政府定价改为政府指导价。2009年3月进一步明确"非营利性医疗机构提供的医疗服务实行政府指导价,营利性医疗机构提供的医疗服务实行市场调节价"。2014年3月又进一步放开了非公立医疗机构医疗服务价格。目前,政府只对公立医疗机构提供的基本医疗服务价格实行政府指导价管理,其余全部实行市场调价。

2) 管理权限得到下放。从2000年起,我国医疗服务价格实行统一政策分级管理的体制。国家相关部门(国家发展改革委、国家卫生计生委、国家中医药管理局)制定医疗服务价格管理的方针政策、作价原则;规范医疗服务价格项目名称和服务内容;制定医疗服务成本测算办法等,但不具体定价。省级价格主管部门会同同级卫生行政部门制定和调整本辖区非营利性医疗机构的医疗服务指导价格。具体实施上主要有省级集中管理、省市分级管理和各部门分工管理3种模式。

3) 严格非营利性医疗机构医疗服务项目规范,鼓励营利性医疗机构提供特色医疗服务项目。一方面,2012年颁布的《全国医疗服务价格项目规范》是各级各类非营利性医疗卫生机构提供医疗服务收取费用的项目依据,各地不得以任何形式进行分解;另一方面,为满足群众多元化、个性化的医疗服务需求,鼓励营利性医疗机构依据自身特点,提供特色服务,自行设立医疗服务价格项目。

4) 作价原则从过去的降价、限制向考虑成本和比价关系过渡,注重发挥价格的杠杆调节作用。新中国成立后,为了保护人民身体健康,减轻人民负担,国家对医院收费采取低费、低价政策,多次降低医疗服务收费标准,远低于成本。改革开放后,国家开始强调结合医疗服务的社会平均成本、市场供求状况等因素对医疗服务价格进行调整。新医改以来,为推动公立医院改革,多次强调提升体现医务人员技术劳务价值的医疗服务价格,特别是诊疗、手术、护理、床位、中医等服务项目价格;同时逐步理顺不同级别医疗机构间和医疗服务项目的比价关系,建立以成本和收入结构变化为基础的价格动态调整机制。

5) 建立价格听证制度和价格监测体系。一方面,对主要医疗服务价格的制定和调整,以及在较大范围调整医疗服务价格时,价格主管部门应举行价格听证会,广泛征求社会各方面的意见;另一方面,价格主管部门要会同卫生行政部门建立健全医疗服务成本、价格监测体系,加强对医疗服务价格及成本构成要素的市场监测,及时防范价格异动,为适时调整医疗服务价格提供依据,并加大对价格垄断和欺诈等违法行业的查处力度。

（3）我国卫生服务价格管理存在的问题

经过 30 多年的医疗服务价格改革，我国医疗服务价格体系明显改善，医疗服务价格管理水平得到提升，但与社会经济和卫生事业发展的需求相比，依然存在若干问题，主要表现在 3 个方面。

1）医疗服务价格僵化，收费标准调整周期较长。我国自 2001 年制订《全国医疗服务价格项目规范》以来，直到 2007 年才对部分新开展的医疗服务项目进行增补；时隔 5 年之后，才颁布 2012 版全国规范。各省、自治区、直辖市对具体价格的调整往往是数年甚至是数十年才进行一次。对 15 个省份 2000 年前医疗服务价格调整情况进行统计分析，发现收费标准调整时间跨度最短的为 4 年，最长的为 12 年。与此同时，在现行的管理体制下，作为医疗服务提供主体的非营利性医疗机构，对医疗服务价格的制定及调整几乎没有发言权，而掌握定价及调价权力的行政部门却没有动力也缺乏相应的知识及信息对医疗服务价格做出及时合理的调整。因此，整体而言我国医疗服务价格相对僵化，一经制定，往往数年甚至数十年不变。

2）医疗服务价格扭曲，项目间的比价不合理。一方面，医疗技术服务收费始终过低，挂号费、住院费、医疗处置费、诊断费、手术费等均不能反映其成本；另一方面，医疗服务价格的实际变动滞后于价格的市场变化，与商品零售价格的变化脱节，致使成本高于收费标准，有些项目的成本甚至数倍于收费。因此，就医院医疗服务收费补偿来讲，医院提供的服务量越多，亏损越大，使医疗机构"以医养医"的主渠道受到阻碍，医院只能从药品、耗材、设备和有收益项目（如新项目）获得相应补偿，加重恶性循环，造成医院业务收入增长与规范医疗收费行为之间的矛盾、医院生产资料价格市场化与业务收入之间的矛盾、医药价格与产业发展的矛盾异常突出。

3）不同等级医疗机构间医疗服务价格差异化程度不足。目前我国医疗服务项目价格按照医疗机构的等级划分为三级政府指导价（最高限价），但是等级之间的差别并不明显，部分省份甚至实行全省医疗服务项目统一价格。但现实情况是即使同等级别的医疗机构间整体医疗水平相差很大，其医疗服务价格却是一样的，这就极不利于建立有序合理的就诊秩序。当人们罹患疾病时往往会去最有资质的医疗机构寻求帮助，造成医疗资源的稀缺与过剩并存——大医院挂号难、住院难，而小医院门可罗雀、

经营惨淡。在这种情况下，大医院将大量人力、物力用在常见病的诊治上，解决一些基层医疗机构本可以解决的健康问题，这不但造成了优质医疗资源的严重浪费，也加重了患者的负担。

4.2.4 医疗服务价格动态调整机制的构建与应用

（1）医疗服务价格动态调整机制概念与内涵

医疗服务价格动态调整机制是指对政府定价的基本医疗服务项目建立流程清晰、管理规范及协调有序的价格调整方法，矫正医疗服务价格长期不调整及不合理调整的弊端，使医疗服务价格调整同社会经济发展、公立医院综合改革相适应，促进医疗服务价格管理灵活、科学及规范化。

构建医疗服务价格动态调整机制的核心问题是价格标准的动态调整，要回答调哪些项目、调整多少幅度、如何调整等问题。需要构建价格标准及其动态调整的关键要素，形成系统、科学及规范的调整流程和办法。

医疗服务价格动态调整机制的内涵包括两个方面：一是价格动态调整的管理框架和制度安排，包括调整参与主体、调整周期及时机、动态调整流程，动态调整原则，动态调整框架及关键要素；二是价格动态调整的标准，包括建立医疗服务价格调整标准及方法学模型等。

根据《深化医疗服务价格改革试点方案》精神，建立灵敏有度的价格动态调整机制，明确调价的启动条件和约束条件，发挥价格合理补偿功能，稳定调价预期、理顺比价关系，确保群众负担总体稳定、医保基金可承受、公立医疗机构健康发展可持续。

（2）医疗服务价格动态调整机制框架

医疗服务价格动态调整机制主要涵盖调整空间及原则、调整标准及方案、调整管理及实施、调整监测与评估四大部分内容。每块内容均设定相应的流程及方法学，4 个环节相互关联且形成闭环（图 4-4）。调整项目的筛选是基于多方参与的流程设计，需有明确的方法及循证数据支撑；调整标准设定受调整空间、行业发展、调整目标等关键变量影响，同时结合预期影响结果进行调整；调整管理及实施，包括管理的流程方案、分工及实施方案；调整监测与评估涉及数据监测平台开发及定期影响评估、问题及建议反馈等；评估发现的问题同项目筛选相联系，指导下一轮调整改革，形成动态调整闭环管理。

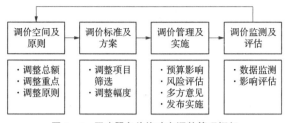

图 4-4　医疗服务价格动态调整管理框架

（3）医疗服务价格动态调整机制核心要素与模型

医疗服务价格动态调整包括以下 5 个基本原则：①联动医药卫生事业改革，坚持政策导向。医疗服务价格动态调整要与公立医院补偿机制、公立医疗机构薪酬制度、药品流通体制、医保支付、分级诊疗、医疗行为监管等改革协同推进，兼顾优化医药费用结构和理顺医疗服务比价关系。②科学循证推进。医疗服务价格动态调整要有数据和方法学支撑。动态调整的价格空间、项目筛选、价格支付标准的设定、调整对各方的预期影响均要有数据和方法学支撑，尽量将经验与科学决策相结合。③多利益方参与。医疗服务价格改革涉及医疗服务提供方、患者、企业、医保、物价、卫生及财政等多个部门或利益方，动态调整应建立多利益方参与机制，调整应以符合临床实际、理顺比价关系、控制不合理费用支出为基本点，广泛听取医院、临床医生团体、患者及医保等各方面建议，发挥价格在优化医疗服务资源配置和杠杆的作用。④动态流程化。建立医疗服务价格的动态调整流程，确定调整周期及各方材料申报的时间节点，建立动态调整的关键变量和方法学模型，明确各方分工和责任，形成动态有序的医疗服务

价格调整模式。⑤开展影响评估。为保证医疗服务价格调整的有序推进，应重视医疗服务价格改革事前、事中及事后的评估，及时控制可能存在的风险和问题，保证公立医院良性运行、医保可承受、患者负担无明显增加，稳慎有序推进医疗服务价格改革。

医疗服务价格动态调整的核心问题是调整项目的筛选和价格调整幅度。解决的理论框架方案是建立基于比价关系和价格水平比较的 SPEED 框架模型。所谓的 SPEED 调价模型框架，S（structure）指基于比价结构确定价格调整总量和筛选调整项目，具体是指根据医药改革挤出药品、耗材水分，以及带量权重下医疗服务标化价值和现行价格差距等因素，综合确定调价空间总额；依据标化价值测算的构成比比值，筛选确定拟调整项目。P（pricing）指目标调整价格，指在现行价格及调整总量的约束条件下，采用现行价格除以构成比比值，并统一乘以相应的调整比例系数，再结合测算的实际成本，确定形成目标价格。E（evaluation）指事先和事后评估相关利益方影响。评估的维度包括医保收支、患者负担、医院运行，评估的指标包括医疗服务收入占比、药品及耗材占比、医疗服务收入结构、医疗服务行为、医保基金支出、患者负担等。E（evidence）指证据决策数据支持平台。调价前后建立医疗服务价格改革的专项数据信息平台，每月收集调价前后数据。D（develop）指形成价格调整策略和实施方案，包括动态调整的流程、参与主体、调整周期和时机、动态调整的关键变量等。价格调整要同时兼顾水平和比价关系两个方面，基于价格调整模型逐步形成合理有序的比价体系（图 4-5）。价格结构空间线（ΔP）

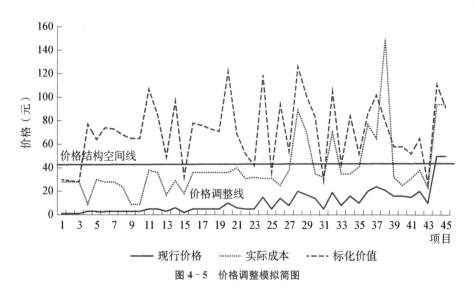

图 4-5　价格调整模拟简图

是指根据医药分开改革方案产生的价格调整总额（ΔC），初步匡算的项目价格增量空间。其中，$\sum Q$ 是指所有医疗服务项目服务量总和：

$$\Delta P = \frac{\Delta C}{\sum Q}$$

医疗服务价格调整标准设定及方法学模型，首先建立以技术劳务为主和以物耗为主的两套医疗服务项目标化价值测算模型，以标化价值作为目标价格，以构成比比值来筛选需要优先调整的医疗服务项目，并将现行价格/构成比比值×比例系数作为调整参考价格。具体的两套方法学体系如下。

一是以技术劳务为主的医疗服务项目标化价值。标化价值是对各项目资源消耗的价值测量，包括技术劳务及成本消耗。标化技术劳务价值主要依据基本人力消耗及耗时测定，同时考虑技术难度及风险程度；标化物耗价值以直接物耗成本代替，主要测定直接变动成本，如内含一次性耗材和低值易耗品等，不含可另外收费的卫生材料费和其他费用。另外，对于间接成本，如固定资产折旧、无形资产分摊及能耗、水电等较难标化项未纳入标化价值。标化价值 = $\sum$ 标化技术劳务价值＋标化物耗价值。标化技术劳务价值测算，各项薪酬参数来源于《上海市卫生事业单位薪酬制度改革方案》，具体公式为：

$$Y = \sum_i^n \frac{X_i}{\text{工作月} \times \text{工作日} \times \text{工作时间}}(k_i \times T \times L_i)$$
$$\times \left(1 + a\frac{\text{项目技术难度} \times \text{技术风险}}{\text{基线项目技术难度} \times \text{技术风险}}\right)$$

其中，X_i 是各级医院各类医生的目标薪酬，k_i 是需要的医务人员数，T 指项目花费的时间，L_i 指医务人员技术类别、职称、医院级别等。a 为技术难度和技术风险的权重，根据不同项目板块进行分别设定。综合服务类 a 设定为 0.05。

二是以物耗为主的医疗服务项目标化价值。以实验室项目为例，物耗价值基于每个流程所需的单次数量、单价计算。其中，试剂等直接投入按照标化值计算，对于质控及需要折旧贴现的设备等，按照全科室分摊和国家卫生系统固定资产管理办法设定年限进行折算；部分项目如基因分型扩增的价格测算分初次价值和边际增量价值；间接费用为实验室间接分摊总额除以全板块总项次数，平均分摊到每个实验室诊断项目。

（4）医疗服务价格动态调整机制应用案例

医疗服务项目涉及数千项，在具体操作实践中，

如何理顺各项目间的比价关系，实现医疗服务价格回归价值？以上海市为例，上海市根据"总量控制、结构调整、有升有降、逐步到位"的原则，采用"腾笼换鸟"的方式，逐步理顺不同级别医疗机构间和医疗服务项目的比价关系，并建立医疗服务价格动态调整机制。

1）"笼子"有多大？通过总量控制、政策联动，确定医疗服务价格调整总体水平和空间。从 2008 年起，上海市按照"小步走，不停步"的原则，逐年对医疗服务价格进行调整。作为综合医改省级试点，上海市在此轮医疗服务价格改革中尤其注重价格与医疗、医保、医药衔接联动，特别强调物价、卫生、医保、财政部门的政策协同，具体措施包括：①配合医药分开改革，实施过渡性财政支持政策，对部分受影响较大的医院进行阶段性补助。②同步调整医保政策，将全部调价项目都纳入医保支付范围，并随着价格上调提高医保支付水平。③改进药品采购供应模型，开展药品带量采购，GPO 集团采购试点，优化药品供应链，压缩流通环节的虚高水分。④强化医药费用控制，严控医院医疗收入增长率和医疗成本支出增长率，降低药品收入增长率和卫生材料收入增长率，考核门急诊复诊率、平均住院天数等指标，医疗费用不合理增长得到有效控制。

2）"鸟儿"有多少？通过开展比价研究，筛选出比价不合理的项目，测算其目标价格。上海市在理顺医疗服务比价关系时，用"标化价值"替代标准成本，通过建立主、辅两套比价参照体系，优化现行价格比价结构和水平。一是建立标化价值模型，明确不同项目间的比价关系。标化价值由技术劳务化价值和直接物耗标化价值两部分构成，其中技术劳务标化价值参考了《全国医疗服务价格项目规范（2012年版）》中关于基本人力消耗及耗时、技术难度和风险程度等价格影响因素，同时结合上海市卫生事业单位薪酬制度改革方案计算得出；直接物耗标化价值则是基于上海市各医院医疗服务项目成本核算结果，采用加权平均法计算得出。通过标化价值模型，构建所有项目标化价值体系，再分别计算各项目现行价格及标化价值占项目总点数的构成比，并用现行价格构成比除以标化价值构成比，得到构成比比值，从而明确不同项目间的比价关系。二是开展国际、国内比价研究，实现价格水平相衔接。为服务国际化大都市建设，打造亚洲一流医学中心城市，形成多层次的医疗服务供给和价格体系，上海市还同步开展国际国内医疗服务价格水平比价研究。在国际

比价方面,选择以项目付费为主的国家和地区;国内比价方面,选择同类型城市或周边省市,如广东、浙江、江苏等。通过开展国际、国内比价研究,了解上海医疗服务价格在同类型城市中所处的水平,逐步实现价格水平衔接。

3) 先换哪些"鸟"? 综合调价策略、时机和周期等因素,分次分批,稳步推进医疗服务价格调整工作,逐步理顺医疗服务价格体系。通过开展医疗服务比价研究,综合分析医疗服务现行价格与标化价值、实际成本的比价关系,可以初步测算出各项目目标价格及价格调整的幅度。由于医疗服务项目多、敏感性强、社会关注度高,为保证稳妥实施,在理顺医疗服务价格过程中,宜采用分步实施、稳步推进的策略,成熟一批,推出一批,动态调整。一是将现行价格与标化价值偏离程度较大、比价关系最不合理的项目作为调价切入点;二是价格调整不能过激,应结合价格调整总体水平,通过科学测算和影响预测,在各项目调价幅度范围内,分次、分批逐步调整项目价格;三是兼顾版块与总体的关系,扩大调价项目覆盖面,避免出现由于部分项目调整引起医疗机构补偿不均的现象。

(金春林　彭　颖　徐嘉婕)

参考文献

［1］陈文,刘国祥,江启成,等. 卫生经济学[M]. 4 版. 北京:人民卫生出版社,2017.

［2］金春林,彭颖,李潇骁,等. 不同医疗保障水平下,医疗服务价格政策的取向研究[R]. 上海:上海市卫生发展研究中心,2015.

［3］金春林,汪丹梅,王海银,等. 医疗服务价格动态调整机制研究[R]. 上海:上海市卫生发展研究中心,2016.

［4］金春林,王海银,彭颖,等. 基于比价的医疗服务价格调整理论构建与应用研究[R]. 上海:上海市卫生和健康发展研究中心,2018.

［5］黎东生. 卫生经济学[M]. 北京:中国中医药出版社,2016.

［6］周绿林,于彩霞. 卫生经济学[M]. 北京:科学出版社,2016.

5 卫生保健市场及监管

2016 年召开的全国卫生与健康大会明确提出"要坚持正确处理政府和市场关系,在基本医疗卫生服务领域政府要有所为,在非基本医疗卫生服务领域市场要有活力"。在卫生领域,市场与政府间的关系是卫生改革和发展过程中需要平衡的关系之一。本章将从卫生保健市场及政府监管的角度予以阐述。

5.1 卫生保健市场

5.1.1 市场与市场机制

(1) 市场

市场是由某种物品或服务的买者(消费者)与卖者(提供者)组成的一个群体。市场的存在使一个特定社会中的资源得以重新配置和分布。市场可以因其组织形式、规模、地理位置、参与者和交易的商品或服务的不同而不同。市场有多种形式:一种是有形的市场,买卖双方在一个固定的地方进行交易,有相应的市场经营设施、市场经营组织等,如商场、菜市场等;另一种则是更常见的无形市场,其没有固定的交易场所,但同时也存在着大量的买卖双方,如保健品市场、健康养老市场、美容市场、互联网市场等。

市场是由各种基本要素组成的有机结构体,正是这些要素间的相互联系和作用,推动了市场的形成和运行。市场的基本要素主要包括商品交换的场所、商品交换的媒介货币、市场需求和供给、以价格为核心的各种市场信号,以及作为市场活动主体的商品提供者和消费者。商品交换的场所指商品交换的地点或区域;商品交换的媒介货币是指买卖双方交易时使用的媒介手段;市场需求和供给是指在一定价格水平下产品或服务能支付的需求量和愿意生产的提供量;以价格为核心的各种市场信号是指市场运行的各种信息,如各种生产要素的价格信号等;市场活动主体的商品提供者和消费者,即依据市场各种信号,在经营、投资和消费上采取供求行为的当事方。但现代意义上的市场不一定完全具备这些基本要素,如商品交换的场所不一定是明确的地点,而可能只是一类机构,如医疗卫生服务、金融市场、期货市场等。

(2) 市场机制

市场机制是市场运行的实现机制,是市场机制下的供需、价格、竞争等要素之间的相互联系和作用机理,决定了为谁生产、生产什么、如何生产等问题,直接影响着资源的配置效率。

市场机制是一个有机整体,主要包括价格机制、供求机制、竞争机制。价格、供求、竞争机制的组合及运动变化都会受到社会因素和自然因素的制约和影响，不可孤立地评价市场机制的运行。

价格机制是市场机制的核心，是指在市场运行过程中，市场上某种商品或服务的价格变动与该商品或服务供求变动之间的关系。较高的价格将会引来更多的生产者或服务提供者，但过多的产品或服务又可能会导致价格下降，反之亦然。在价格机制作用过程中，供需双方围绕一定的价格水平增加或减少供求量，最终使价格趋于平衡，从而达到资源的优化配置。

供求机制是指通过商品、服务和各种资源的供给及需求的矛盾运行来影响各种生产要素的不同组合。通过供给与需求在不平衡状态下形成的各种商品的市场价格，并通过价格、市场供给量和需求量等市场信号来调节社会生产和需求，最终实现供求之间的基本平衡。供求机制在竞争性市场和垄断性市场中发挥作用的方式是不同的。

竞争机制是指在市场机制中，各个市场主体为自身利益而相互间展开竞争，由此形成的内部必然联系和影响。它通过价格竞争或非价格竞争，如产品质量、安全性、使用便利性等，按照优胜劣汰的方式来调节市场运行，形成企业活力和发展动力，促进生产，使消费者获得更大实惠。

（3）市场机制的功能

充分发挥市场机制的功能，使其在资源配置中发挥决定性作用。市场机制主要具有以下功能：①形成市场价格。通过供求和竞争机制的作用，最终形成一般价格水平。②优化资源配置。各个市场主体会根据价格水平的变化，不断重组和调整资源配置状况，从而提高微观层面的资源配置效率；政府也会据此不断调整各项宏观政策，从而影响生产要素在社会各部门的投放比例，由此灵活地引导资源在各部门、各行业间的流动，使全社会的资源配置不断趋于优化。③平衡供求关系。在市场经济条件下，供求和价格相互作用，调节着供给和需求，从而推动供求在动态中实现平衡。④激励效率提升。企业为在市场竞争中居于优势地位或出于对经济利益的追求，不断创新技术、加强管理、优化服务，以提高生产效率、降低成本。

但是，市场机制也不是万能的，其发挥作用需要具有一定的条件。只有在价格可以度量的领域，市场机制才会发挥有效作用。由于价格具有波动性和滞后性等特点，企业会表现出短期性和对市场反

应的滞后性。市场机制也可能会存在盲目性的弊端，特别在交易双方掌握市场信息不完全或不对称的情况下，极易导致经济波动、资源浪费。

（4）市场结构

在经济分析中，根据市场结构的不同特点，特别是本行业内部的生产者数目或企业数目、生产者对价格的控制程度、产品差别程度、进入障碍大小等因素，可以将市场划分为完全竞争市场、垄断竞争市场、寡头垄断市场、完全垄断市场四种。四种市场结构中，完全竞争市场的竞争最为充分，完全垄断市场不存在竞争，垄断竞争和寡头垄断市场具有竞争但竞争又不充分。

完全竞争市场是指在一个市场中，厂商数目众多，进入和退出自由，其提供的产量相对于市场规模而言只占很小的份额，即其产量不足以影响到价格的形成。由于没有进入和退出障碍，只有在市场价格高于其平均变动成本时，厂商才会供给一定数量的商品，新厂商才会进入，否则会停止生产。在完全竞争市场条件下，单一厂商的生产决策不会对市场产生重要影响。

垄断竞争市场容易进入，并存在许多厂商。垄断竞争者通过在市场上竞争，生产有差异的产品，从而使自己的产品差异足以产生自己的独有垄断优势。特别是如果厂商能使自己的产品足够与众不同，它就能成为唯一卖方，并拥有垄断市场能力。

寡头垄断市场只有少数几个居于统治地位的生产者，通过进入壁垒的保护，一般只有少数几个生产者生产这类产品，每一个生产者的行为足以对市场产生重大影响。在寡头市场环境下，寡头垄断的生产者往往会生产相互间差异化的商品。

垄断市场是指只有一家厂商提供所有产品的市场结构。垄断厂商不仅可以决定如何生产、生产多少，而且实际上决定着市场价格，因而垄断厂商在产量供给和技术创新方面缺乏效率。长期垄断厂商一般会获得超额利润的均衡。

5.1.2 卫生保健市场及其构成

（1）卫生保健市场

在1992年党的十四大报告正式确定我国经济体制改革的目标是建立社会主义市场经济体制以后，1993年党的十四届三中全会通过了《中共中央关于建立社会主义市场经济体制若干问题的决定》，确立了社会主义市场经济体制改革的各项任务。虽然总体而言，经济领域的市场经济体制改革取得了极

大成功,但卫生领域的改革往往处于计划经济和市场经济的摇摆中,如"国进民退""民进国退"的观点屡见不鲜。在 20 世纪 90 年代,有大量的文献都在讨论医疗卫生服务是否存在"市场",稍谨慎的学者往往使用"利用市场机制"的概念。2005 年,《北京青年报》刊发了国务院发展研究中心等单位的研究报告,称医改不成功并将其归因于医疗改革的过度市场化,又进一步引发了对卫生领域市场和政府作用的争论,进而促进了新一轮医改和 2009 年新医改方案的出台。但随着社会经济的发展和对社会主义市场经济理解的深入,卫生保健市场客观存在已是共识。

卫生保健市场是以卫生服务产品按照商品交换的原则,由卫生服务的生产者提供给卫生服务利用者或消费者的一种服务关系或商品交换关系的总和。卫生服务的提供者包括各级各类医疗机构(包括专科专病防治机构等)、疾控机构、妇幼保健机构、制药企业、医疗器械生产商、健康保险公司及相关机构内的卫生技术人员,卫生保健需求者包括患者和各类健康人群,其中制药医疗器械企业的需求者主要是医疗卫生机构。

在理解卫生保健市场时,应区别于"市场化"这一概念,不能因存在卫生保健市场而认为卫生健康行业必须实施市场化。市场化是指用市场作为解决相关问题的一种状态,如政府或行政应放松对卫生保健行业的管制手段、允许医疗卫生机构的出售或产权的变更等。对特定医疗卫生机构而言,市场化的工具有多种,比较低的程度包括委托管理等,比较高的程度包括产权私有化等。卫生健康行业有诸多的特殊性,"市场化"改革并不适用于卫生健康所有领域。

正确理解卫生保健市场,同时也应正确理解"公益性"。2016 年全国卫生与健康大会提出,必须坚持卫生健康事业的公益性。《基本医疗卫生与健康促进法》规定,医疗卫生事业应当坚持公益性原则,但坚持公益性,并不排斥市场的存在和市场机制作用的发挥。市场和公益并不是一个非此即彼的问题,两者间并不存在水火不相容的关系。

(2) 卫生保健市场的分类

关于卫生保健市场的分类,可以从广义和狭义两方面去理解。广义的卫生保健市场包括医疗卫生服务市场、卫生筹资市场、健康相关产品市场、健康促进相关市场等。2019 年,国家统计局发布《健康产业统计分类(2019)》,明确健康产业是指以医疗卫生和生物技术、生命科学为基础,以维护、改善和促进

人民群众健康为目的,为社会公众提供与健康直接或密切相关的产品(货物和服务)的生产活动集合,并划分为包括第一、二、三产业的 13 个大类。该分类与广义的卫生保健市场的内涵基本一致。

1) 医疗卫生服务市场。通常意义所讲的医疗卫生服务市场即是狭义的卫生保健市场,主要包括诊疗服务、公共卫生服务、康复护理服务等市场,另外也包括独立辅助诊疗机构提供的服务,如独立设置的检验、影像中心提供的服务等。医疗服务市场比较复杂,既易受到医药卫生体制的影响,又易受到宏观经济、医保政策、人口构成、疾病谱等不同方面的影响。社会办医投入、卫生人力投入等最终都体现在医疗服务市场的规模和结构等方面,如医疗机构数、医院床位数、千人口医师数、次均诊疗费用、诊疗人次数等,以及公立和民营医院在相关指标上的比较等。公共卫生服务和康复服务既包括向全体公民或特定人群提供的服务,如基本公共卫生服务、免疫规划覆盖的疫苗等,又包括一些特需服务,如以改善外形为目的的医疗美容服务等。

根据需求的不同层次,可以将医疗卫生服务划分为基本医疗卫生服务和特需医疗卫生服务。基本医疗卫生服务是指维护人体健康所必需、与经济社会发展水平相适应、公民可公平获得的,采用适宜药物、适宜技术、适宜设备提供的急慢性疾病预防、诊断、治疗、护理和康复等服务,包括基本医疗和基本公共卫生服务,其中基本医疗服务往往被基本医疗保障制度所覆盖,这就决定了基本医疗服务只能是一个政治学和经济学概念。随着经济的发展,基本医疗服务的覆盖范围应有所扩大。

2) 卫生筹资市场。除政府卫生支出外,社会卫生支出和居民个人卫生支出在我国卫生总费用中占有重要地位。2020 年政府卫生支出、社会卫生支出和个人现金卫生支出分别占我国卫生总费用的 30.4%、41.9% 和 27.7%。在卫生筹资中,健康保险发挥了重要作用,包括政府主导的基本医疗保障制度和商业健康保险制度。我国的基本医疗保障制度主要包括城镇职工基本医疗保险、城乡居民基本医疗保险、大病医疗保险、城乡医疗救助制度等多层次医疗保障体系,其中,2020 年城镇职工基本医疗保险制度参保人数为 3.45 亿人,基金收入为 15 732 亿元;城乡居民基本医疗保险制度参保人数为 10.17 亿人,基金收入为 9 115 亿元。

商业健康保险近年来在我国发展较快。从商业健康保险 30 多年的发展来看,我国商业健康保险总

体业务规模年均增长速度达 25％,高于国民经济的增长速度,也高于整个保险业的增长速度,且商业健康保险供给不断增加,服务领域也在不断拓展。同时,商业健康保险积极探索与健康管理相结合,从简单的费用报销和经济补偿向病前、病中、病后的综合性健康保障管理方向发展,从提供以疾病为主的产品向提供医疗责任险、承办城乡居民大病保险等扩展。在 2017 年商业健康保险个人所得税相关政策和 2020 年《关于促进社会服务领域商业保险发展的意见》出台实施后,商业健康保险在我国得到更长足的发展。

3) 健康相关产品市场。健康相关产品市场主要包括药品、医疗器械产品、营养保健品等市场。药品和医疗器械产品是一个较为特殊的市场,其本身的生产和流通都完全遵循市场经济的相关规律,但其价格、使用等又往往受到政府或政策相当大的影响。虽然药品价格已由原先的政府定价为主调整为市场定价,但由于集中采购机制的存在,药品价格实际上难以做到完全的市场定价。同时由于我国的药品流通体制存在的问题及药品生产集中度的低下,我国药品市场仍需进一步改革和完善。营养保健品市场由于不被基本医疗保障制度覆盖,其市场化程度相对较高,产品的生产、销售等完全靠市场运行。

4) 健康促进相关市场。健康促进相关市场主要包括健康体检服务、健康管理服务、健康咨询服务、中医药保健、健康文化产业、健康养老和长期疗护服务等市场。随着近年来全社会健康意识的不断提高、健康体检行业的逐步规范,众多社会资本不断进入健康体检领域,有效地促进了健康体检市场的快速发展。社会资本办健康体检机构的服务模式也在不断发生变化,从单纯的提供体检服务,扩展到健康咨询、健康管理。健康文化产业主要包括健康类图书、音像制品、出版物等,如近年来国内各卫视纷纷开办的健康养生类节目、出版的养生类图书等。另外,根据国家统计局的界定,卫生产业还包括健康事务管理、健康科研和健康环境保护和检测、健康人才培养、健康知识普及、体育健康服务、健康旅游等。

(3) 卫生保健服务的产品分析

按照卫生保健服务的经济性特征,可以将卫生保健服务分为公共产品、准公共产品、个人消费产品。公共卫生服务领域大量的服务都属于公共产品和准公共产品,而医疗领域的极大部分服务都属于个人消费产品。

1) 公共产品。公共产品是指那些为社会共同消费的产品,即任何一个人对该产品的消费不会减少别人对它进行的消费,它在消费过程中具有非竞争性和非排他性。①非竞争性,即一部分人对某一产品的消费不会影响另一些人对该产品的消费,受益对象之间不存在利益冲突,边际成本为零。如血吸虫病防治时开展的灭钉螺工作,灭螺后降低血吸虫病传播的可能性,一个人获得的效益并不会降低其他人获益。②非排他性,指产品在消费过程中所产生的利益不能为某个人或某些人所专有。如在传染病防治过程中,控制传染源、切断传播途径、开展病毒研究等能为所有人带来益处,使所有人都有免除感染的可能,想要让某些人不能享受到防治工作带来的好处是不可能的。

由于公共产品具有的非竞争性和非排他性,无论个人是否付费都可使用,并且付费者也不能阻止未付费者的使用,故人们更倾向于充当"免费乘客",而不愿支付购买。因此如果靠市场来提供,公共产品将会逐步萎缩,这也是政府必须在公共产品提供上发挥重要作用的原因,特别是公共产品的经费投入。但公共产品的提供不一定要政府直接提供,或可组建相应的非营利性组织来提供,可以通过购买服务来提供。

2) 准公共产品。准公共产品亦称为"混合产品",介于公共产品和私人产品之间,具有有限的非竞争性和非排他性,也可能只具备非竞争性或非排他性的一面,而另一面则表现不充分,最常见的如教育、道路建设等。在卫生健康系统,准公共产品类的服务也较为常见,如急救车配置等。

3) 个人消费产品。个人消费产品是指那些具有效用上的可分割性,消费上的竞争性和受益上的非排他性的产品。效用上的可分割性,是指产品可以分割为许多能够买卖的单位,而且其效用只能对为其付款的人提供。个人消费产品的特性决定了每增加一个单位的个人消费产品供给,就需要增加相应的成本,从而使个人消费产品的生产和消费可以进行分类,使明确界定产品的所有权成为可能,为价格机制运行创造了条件。

5.1.3 卫生保健市场的特征

(1) 需求与供给的不确定性

在卫生保健服务中,特别是医疗服务,个人对医疗服务的需求具有不确定性。个人发病具有偶然性,疾病的治疗方案因人而异、因病而异,即使同一个人因一种疾病反复发作而接受同样的治疗,其结果也会有所差异,导致医疗服务的供给具有不确定性。肯尼斯·阿罗(Kenneth Arrow)在1963年发表的关于医疗保健的经典文献《不确定性与医疗保健的福利经济学》中,分析了医疗服务的不确定性,医疗服务市场与其他完全竞争市场的不同之处在于疾病发生的不确定性和治疗效果的不确定性,"疾病的痊愈就像疾病的发生一样不可预测"。阿罗认为,医疗服务需求和供给的不确定性使充满风险的保险市场无法形成,因此需要政府介入以克服这种不确定性。

虽然个体的医疗服务需求具有不确定性,但从一定区域内的人群来看,其医疗服务需求还是有迹可循的,如两周患病率、年住院率等相对保持稳定,但会随着年龄、性别结构的差别而有所不同。这一相对稳定性使区域医疗卫生规划成为可能,特别是如何布局各级各类不同类型医疗卫生机构,如何布局专科和全科医生的比例,如何布局儿科、妇产科等专科防治力量。人群医疗服务需求的相对稳定性带来了常态下一定区域内医疗服务供量总量的相对稳定性。

（2）供需双方信息不对称性

由于医疗知识比较复杂,医生对治疗方案和治疗结果可能性掌握的信息大大超过患者,患者不可能根据书本知识来判定是否需要治疗及选择适宜的治疗方案,也无法判定治疗质量和效果的好坏;由于疾病的不确定性和身体状况的变化,重复发病的患者也不可能根据既往就医经验选择适宜治疗方法。由于供需双方信息的不对称性,卫生服务供方往往处于支配地位。

为了避免供需双方信息不对称性的进一步加剧,许多国家往往从保障患者权益的角度出发,对医生诊疗行为进行了相应的规制,如我国卫生法律法规中明确规定了患者及其家属享有的知情权。不仅患者享有对病情的知情权,在实施手术等特殊治疗、参与临床试验时,医生也需要充分告知患者,并让其在知情同意书上予以签字确认。但同时供需双方信息的不对称性也极易引发患者对治疗效果的误解,在患者对医疗效果预期过高的情况下,如果医生未能充分告知,一旦实施效果与患者的预期有极大差异,医疗纠纷就难以避免。另外,由于供需双方信息的不对称性,患者在生病时并不知道如何选择合适的医院和医生来治疗,而倾向于去三级综合性大医院就诊,从而造成了大医院人满为患、中小医院门可罗雀的状况,而在家庭医生签约制度实施并真正发挥作用的情况下,将有利于平衡供需双方的信息不对称性,从而合理分流患者。

（3）供给的诱导需求

由于患者对相关专业知识的缺乏,在就医时把决策权委托给掌握专业知识的医生,供求双方(医患双方)无法展开有效博弈。医患之间事实上形成了委托代理关系,医生具备了代理人(agent)和医疗服务提供方(provider)的双重身份——既以代理方的身份为患者选择治疗方案,又以供方身份取得相应经济利益。医生掌握了专业程度很高的医疗知识,同时也掌握着患者的全部检查结果等信息;患者不可能掌握与医生对等的知识和信息。医生的服务水平和结果将直接影响患者的生活质量乃至生命安全,这构成了医疗服务的高度不对称性。医生可能会利用其掌握的专业信息身份来影响患者的需求,从而谋取私利,产生供给诱导需求,导致过度提供医疗卫生服务的情形。罗默(Roemer)等人在研究医院费用与床位供给的关系时发现,每千人床位数和每千人住院天数之间呈正相关,意味着床位供给的增加导致床位使用的增加,即"床位供给创造床位需求",这就是"罗默法则"——供给创造需求。由于供需双方信息的不对称性,需方往往对供给的诱导需求难以拒绝和判断。

（4）医疗需求弹性小

医疗服务需求属于维护生命健康权的活动范畴。由于许多医疗服务需求都具有紧迫性,如意外伤害、急危重病等需要获得及时的治疗和处理,一旦不及时就诊,可能会危及生命,因此患者的医疗服务需求对医疗费用变动的反应并不灵敏,医疗服务需求的价格弹性较小,这与人们对普通商品在价格提高时往往会减少消费或降低消费层次等有所不同。

然而,医疗需求的价格弹性与医疗需求的类别有很大关系。在关系到生命安全时,其价格弹性较小,因此需要政府的介入,我国在2013年出台《关于建立疾病应急救助制度的指导意见》,明确规定"各级各类医疗机构及其工作人员必须及时、有效地对急危重伤患者施救,不得以任何理由拒绝、推诿或拖延救治"。2020年实施的《基本医疗卫生与健康促进法》也规定"急救中心(站)不得以未付费为由拒绝或者拖延为急危重症患者提供急救服务",即确立了医院对急重危伤患者的"先及时救治,后补交费用"的原则。但不涉及生命安全,仅涉及改善身体功能、美容整形等的医疗需求的价格弹性较大,社会办医往往集中在这一领域。

（5）供方不以追求利润最大化为目标

在市场经济环境下，商品的价格通过市场经济主体的充分竞争而形成，商品提供者追求利润最大化，把商品的成本降至最低。但是绝大多数的医疗卫生机构并不以追求利润最大化为目的，而是把救死扶伤、社会效益放在首位，亏损部分通过政府补贴、捐款等方式来弥补。不以追求利润最大化，应是在治疗具体患者时，在选择治疗方案、开展检查和使用药物等情形时，不应考虑相关利润情况。医生这一职业自产生之初就把救死扶伤作为其终身追求的目标，我国医学生誓言的第一句就是"健康所系，性命相托"，另外无论是《希波克拉底誓言》还是《日内瓦宣言》，都明确对患者的义务不因受社会经济状况和地位等因素的影响，公益性应是医疗服务提供的首要目标。因此，我国公立医院在改革过程中，虽然曾出现过科室承包、科室核算等借鉴自国有企业改革的相关做法，但近年来在政策上都予了明确，不再允许其开展，就是为了避免医院内个别科室为了单纯追求经济利益最大化而出现大处方、大检查等情形，避免损害患者的利益。

5.1.4 我国卫生保健市场的特点

我国的卫生保健市场不仅具有一般的卫生保健市场的特点，如供需不确定性、信息不对称、诱导需求等，还具有自身的特点。

（1）供给总量不足，供给结构不合理

自新中国成立以来，经历了70余年的发展，我国的医疗卫生条件有了显著提高，国民人均预期寿命到2021年已提高到78.2岁，已接近发达国家水平。尤其是2003年SARS疫情发生之后，我国每万人口医院卫生院床位数、每万人口执业（助理）医师数等指标均大幅上升。但是中国的医疗资源供给在总量上仍然处于不足的状态。中国的人均卫生费用仅为美国的4.9%，医师密度为美国的85%，护理和助产人员密度为美国的20%，医院床位数密度与美国相当，但是仅为日本的33%。

从新供给主义经济学角度分析，医疗供给不足的原因主要是资源约束和制度约束两个方面。资源约束是指在总体预算有限的前提下，政府无法在短时间内在医疗领域投入更多资源。医疗制度供给约束，一方面是行政限制，使得社会资源无法顺利进入医疗领域扩大供给；另一方面是分配机制的扭曲，使得已经进入的资源无法得到合理的报酬，对资源给出负面信号导致资源流入不足甚至流出。而在我

国，这两个方面的因素兼而有之。

我国医疗服务领域的供给结构不合理，主要表现在以下几个方面：①从地域来看，优质医疗资源主要集中在城市和发达地区，乡村和欠发达地区供给明显不足，甚至成为劣质供给泛滥的"灾区"。在很多欠发达的地区，基层医疗服务能力低下和资源数量不足并存，患者的权益很难得到保障。同时，由于医疗卫生知识的匮乏，一些假医假药在欠发达地区仍存在，对群众的生命安全造成危害。②从产权来看，优质医疗资源还是主要集中在公立医院，并向大城市大医院集中，导致患者"一号难求"，大城市的公立医院不堪负荷。民营医院的优质医疗资源供给明显不足，使之屡屡成为医疗欺诈的多发地。与此同时，一些规范经营的民营医疗机构却面临着重重困难，甚至难以为继。而少数高端民营医疗机构尽管能够提供优质的医疗服务供给，但是数量太少，对改变医疗资源供给结构扭曲状况的作用有限。

（2）垄断普遍存在，医疗供给质量偏低

我国医疗服务的供给质量整体偏低，在农村、偏远地区，在一些劣质医疗机构，医疗服务的供给质量更低。某个行业供给质量的恶化一般有以下几个方面的原因：缺少合格或优质的要素供给、因处于垄断地位而缺乏改进质量的动力、由于信息不对称而诱发以次充好。

无法得到合格或优质的要素供给导致医疗服务供给质量恶化。目前，我国的医疗服务领域在农村和偏远地区的供给质量低下，往往是因为得不到优质要素供给造成的。在农村尤其是远郊山区，基层卫生工作者"引不来、留不住"的情况普遍存在，"缺医少药"的问题仍在一定范围内存在。

在优质资源过度集中于部分公立大医院的情况下，公立医院的经济地位接近于垄断，导致供给者缺少竞争，在这种情况下，公立医院缺乏改善服务质量的动力，这会导致患者看病时遇到服务态度恶劣、治疗不精细等情况。

（3）供给价格形成机制不健全，供方补偿机制扭曲

由于医疗体制改革不到位，我国医疗服务领域的价格形成机制仍有缺陷。比如，由于国家对公立医疗机构实行价格管制，虽然其名义价格普遍较低，但患者实际付出的费用要高得多：一方面，灰色中介市场的存在提高了医疗服务的价格，另一方面，患者的灰色支出提高了医疗服务的实际价格。对医疗服务定价过低使得"以药养医""以械养医"的现象难以

根除,由此导致大量诱导需求和过度治疗,实际上也提高了医疗的实际供给价格,造成了看病贵的现象。

而民营医院在获取自主定价权之后,不规范收取高价的现象较为普遍。一些民营医院通过在百度等搜索引擎参与竞价排名来获取患者导入,为此支付的成本最终都将进入患者的治疗费用。据媒体报道,上海某男科医院通过竞价排名带来的患者在还未开始看病时,其"到院成本"就已经将近4 500元/人。可以想象,这些费用最终将在患者身上收回来。

5.2 卫生保健市场失灵

5.2.1 卫生保健市场失灵的概念与原因

在充分竞争的市场上,由于市场机制的作用,生产者和消费者在市场活动中自愿达成了双方均能接受的合约,商品的价格达到了均衡,资源得到了合理配置,实现了帕累托最优(Pareto optimization)。但完全充分竞争的市场在实践中难以存在,实现充分竞争的条件并不具备,市场机制难以或并不能达成资源的有效配置,这种情况称为市场失灵。市场失灵的出现有其必然性,理想化的自由竞争市场经济条件与现实情况并不总是相符合,市场本身存在的功能缺陷可能导致市场无法有效率地分配资源等情况,于是就出现了市场失灵的情况。造成市场失灵的原因有很多,如出现垄断(包括自然垄断、专利实施、对资源的控制、特许经营权等)、市场过少或市场发育出现某种缺陷、市场经济本身存在局限性等,这些原因都在不同程度上导致市场失灵。

分析卫生保健市场时,同样也可以发现存在着使市场机制无法发挥作用的因素,因此卫生保健市场也存在着市场失灵。对于卫生保健市场,出现市场失灵的原因主要有以下几点。

(1)垄断的存在

为了保证"看不见的手"能够充分发挥资源配置和调节经济的作用,充分的竞争是不可或缺的重要条件,只有保持充分竞争,市场机制才能有效发挥作用。但卫生行业的特殊性决定了其存在一定的垄断性:一是法律或行政限制规定的"进入壁垒"。由于关系到人的生命安全,为了保证服务质量,医疗服务不是谁都能提供的,而必须由受过专业教育并取得行医资格的医生提供。任何一个国家都对该行业设置了严格的准入许可,如医师执业许可、护士执业许可、医疗机构执业许可等,高度的专业性和技术性导

致了服务提供的垄断性。二是供需双方信息的不对称性,某些程度上形成了供给垄断性。由于供需双方在医疗过程中地位的不平等,对需方来说,供方的竞争难以形成,而形成了供方的垄断性。三是因医疗卫生机构分布的特点,使某些医疗机构在一定区域内形成地区性垄断,如县医院;或是医疗技术进入的高标准使已经掌握相关技术的医疗机构在一定区域内形成垄断,如掌握细胞治疗或移植技术的医院,其在某种程度上也抑制了其他医院发展该细胞治疗和移植技术的可能性。

(2)卫生服务提供者和使用者之间的信息不对称

由于医疗服务中供方在医疗水平、质量、治疗方案等方面居于优势地位,医生在一定程度上掌握"绝对权力",只要患者决定接受医生的治疗,医生就有权决定患者的行为,这可能会破坏市场经济体制中的优胜劣汰机制,导致出现劣币驱逐良币现象,以至于可能会出现"优汰劣胜"的资源配置,劣质医疗资源就可能利用这种不对称性占据市场。如在社会办医领域,有实力、守规矩的民营资本进入医疗领域后往往因受各种体制机制的限制而难以维持正常的经营,而部分劣质的民营医院通过不规范的宣传来牟取暴利,在某些极端的情况下,甚至还出现过"手术进行过程中加价"的现象。

在药品领域,由于信息的不对称,一些大做广告的药品往往成为了包治百病的神药。如2017年底被揭露的"莎普爱思",该药有效成分是20世纪60年代发明的一个冷门非甾体抗炎镇痛药,对白内障的发展有些许抑制作用,但总体上是非常有限的。由于在各大媒体争相广告,此药成了药店里炙手可热的"明星药",造成了许多老年人反而不相信医院提供的手术治疗方案。

(3)外部效应

完全竞争市场要求所有产品的成本和收益都内在化,而在现实中,极大部分医疗产品在提供过程中具有外部性,会产生外部效应。在存在外部效应的情况下,成本和收益不对称,就会影响市场配置的效率,其结果会远离帕累托最优状态。

外部效分为正的外部效应和负的外部效应。负的外部效应是指损耗人不会因此而得到补偿,如医疗服务提供过程会产生许多医疗废物,增加了传播疾病的可能性,因医疗服务利用者不承担医疗废物可能带来传播疾病的处置费用,提供医疗服务的社会成本就会大于医疗机构的成本。负的外部效应会

导致资源配置效率的扭曲,使产量处于过多的状态。

正的外部效应是指获益人不会为此而付费,如免疫接种,当个体接受相关疫苗接种后,除自身可以免于感染疾病外,也可使周边的人免于被感染,因而表现出正向外部性。在存在正的外部性的情况下,由于生产者或消费者的一项经济活动给社会上其他人或组织带来了好处,而自己却不能因此得到补偿,这时该经济活动中得到的私人利益小于该经济活动带来的社会利益,生产者或消费者进行此类经济活动的意愿就相对较低,就可能扭曲资源配置的合理性,使服务或物品的供给处于不足的状态。例如,培训一个技术精湛的医生所花的时间成本和费用都较高,民营医院可能会遇到这样的情况:其自身花较大成本培养起来的医生转到其他民营医院去工作了,而其自身并不能从其他医院那里索回培训费或取得其他形式的补偿,因此该民营医院一般不太愿意招聘新毕业的医学生来进行培养,而更愿意聘用公立医院离退休的医生,或从体系内出走的医生。

(4)卫生服务公共产品或准公共产品的属性

卫生服务关系人们的健康、生命安全等基本需要,因此许多服务都为公共产品或准公共产品。公共产品本身存在的非竞争性和非排他性,这导致公共产品的提供存在市场机制无法解决的问题从而引发市场失灵。一是由于公共产品的非排他性,易产生搭便车现象。服务享受者不愿意真实表达自己对相关具有公共产品或准公共产品属性产品的需求,致使相关服务提供者面临需求曲线无法确定的难题,而偏好显示的不真实性使价格反映偏好的机制失灵。二是非竞争性。应该免费或低费用提供具有公共产品或准公共产品属性的医疗卫生服务,但由于在非竞争性条件下,服务提供者往往不能回收成本并获取利润,基于利益最大化的服务提供者将不会主动提供这类服务,市场机制在这种状态下就失灵了。

(5)卫生服务价格形成机制的不健全

卫生服务作为一种商品,同样具有价值和使用价值,其价格形成也在以价值为基础的市场中形成。但由于卫生服务的公益性,它有着不同于一般商品的价格形成过程,卫生服务的价格不是通过市场供求关系的调节自发形成的,而是以政府定价的形式形成。价格没有反映卫生服务的价值或供求情况,使卫生服务价格不能很好地传递市场信号,卫生服务提供者和消费者不能根据价格信号来调整其市场行为,将导致卫生资源的不合理配置和卫生资源的浪费。

5.2.2 我国卫生保健市场失灵的表现

(1)存在过度服务现象

在我国,过度服务的形式主要有大处方、大检查、抗菌药物滥用等。近年来,随着药品零加成在各级各类医院的普遍实施,大检查问题尤显突出。一方面是由于在目前医患关系比较紧张的情况下,医生为逃避责任或迎合医疗机构创收的要求而开大处方,进行重复检查,滥做高收费的手术,而不顾患者病情是否真的需要相关手术。另一方面,由于患者医疗卫生知识有限,对病情过度紧张,有时病急乱投医,往往会要求过度治疗。如魏则西事件,医院不问患者的病情是否适宜做相关的细胞治疗,就不分青红皂白开展了相关治疗。而患者由于缺乏科学认知,总是希望抓住一根救命稻草,创造生命"奇迹",在医疗机构大肆吹嘘"神奇技术"与"惊人疗效",并句句戳中患者痛点的情况下,患者甘愿押上身家性命"赌一把",结果就是"人财两空"。过度服务的存在,在推高医疗费用的同时,造成了医疗浪费,也进一步加剧了医患间的不信任。

(2)资源配置和使用效率不高

市场机制的作用进一步扩大了地区之间医疗资源配置的不平衡,经济条件优越的地区,卫生资源配置越优越,并进一步吸引更多更好的资源汇聚,导致经济欠发达地区医疗卫生人才的流失,使不同区域间卫生发展的差距愈发明显。同时,优质卫生人才、大型高精尖医用设备等都集中于大城市、大医院,资源配置的"倒三角"与医疗服务需求的"正三角"相矛盾,使大医院的专家将大量精力花费在常见病、多发病的诊疗上,未能充分发挥其专长的作用。为克服资源配置效率不高的状况,我国近年来先后出台了一系列政策,如区域卫生规划、双向转诊制、家庭医生签约制、远程和网上医疗等,但许多政策的效果仍有待观察。

医疗机构内部运行效率仍有待提高。现在的许多公立医院仍以扩张规模为主,而医院内部精细化管理仍有待加强。自2010—2020年,全国800床以上医院自718家增长至2085家,有个别医疗机构床位数甚至超过1万张。

(3)卫生领域内公共产品性质的服务供给不足

从本质上讲,生产公共产品与市场机制的作用是矛盾的,生产者是不会主动生产公共产品的。虽然近年来政府实施基本公共卫生服务项目,并通过由政府投入保障基本公共卫生服务的均等化,但卫生领域内除了带有公共产品属性的服务,及政府规定的基本公共卫生服务项目外,还有大量的其他服务存在,但由于此类产品并不能给提供者带来经济效益,相关服务的供给始终无法满足社会的需要。如"医防融合"一直被认为是控制疾病发生、发展和促进健康的有效渠道,在我国的基本国情下,甚至比公共卫生机构开展健康教育的效果更为有效,但鲜有医疗机构愿意在医疗服务过程中提供相关的公共服务。1990 年,《弥合裂缝》一书的作者就明确提出要将临床医疗和流行病学家紧密结合,美国在《2010 年健康国民》中也明确提出相关医生在提供慢性病的临床诊疗服务过程中,应同时提供相关健康宣教等,但我国医疗机构医生基本上仍专注于看病,不会多提供相关的健康教育等。

目前我国的医疗服务提供仍主要以疾病为中心,支付机制仍围绕着疾病治疗而设计,在缺乏系统性的以健康为中心的激励机制情况下,医疗卫生服务提供的连续性差,卫生服务被分裂成诸多部分,严重影响了医疗服务的质量和疾病预后。虽然近年来开展的家庭医生签约政策在一定程度上试图改变服务提供的碎片化现状,但总体而言,医生在诊疗患者时,除有利益相关的服务外,较少愿意主动提供带有公共产品属性的相关服务。

（4）卫生服务公平性的缺失

市场机制遵循的资本与效率的原则,资本与效率的原则又存在着"马太效应",即强者愈强、弱者愈弱。从市场经济本身来看,这是属于正常现象,拥有资本越多,在竞争中越有利,效率提高的可能性也越大,收入和财富越向资本与效率集中。在医疗卫生领域,马太效应会表现为富人因有支付能力而有机会享受更优越的服务、做更多的检查、用更好的药,而穷人则可能因为治疗费用超越其支付能力而终止或放弃治疗,导致卫生服务利用的不公平性。虽然近年来,包括城镇职工基本医疗保险、城乡居民基本医疗保险的社会医疗保障制度已基本覆盖全体城乡居民,但因其保障范围有限,服务利用的不公平性仍存在。

因此,市场失灵在卫生保健领域普遍存在,有必要加强卫生保健市场的政府干预。

5.3 卫生保健市场的政府干预

5.3.1 卫生保健市场政府干预的目标

（1）提高卫生服务的公平性

卫生行业是个特殊的行业,提高卫生服务的公平性、确保"病有所医"是每个国家的卫生体系永远追求的目标。卫生服务的公平主要包括以下三方面:一是所有公民平等地享有基本医疗卫生服务,即享有平等的基本健康权;二是医疗卫生服务方便可及;三是所有公民均不会因为疾病而陷入财务困境。市场机制可以有效提高资源配置效率,但难以保证公平性,这就需要政府进行干预,保障所有公民不论其身份、地位、财富情况,都能平等地获得基本医疗卫生服务。

但在政府干预公平性的同时,应注意发挥市场机制的作用。政府干预的根本目标是在充分发挥市场机制作用的基础上,通过确立公平原则并强制执行,来调节各种卫生服务提供过程中的利益关系,实现效率与公平的兼顾与协调。政府在实施干预时,应当站在中立、公允、超然的立场上,一方面对所有服务主体都平等对待、一视同仁,而不能因医疗卫生机构的所有制性质、规模大小等的不同而有所偏袒或歧视,另一方面也应加大对市场失灵部分的干预力度,必要时可以直接提供相关服务,以确保公平性。

（2）提高卫生资源配置和使用效率

在任何一个社会中,投入到卫生体系的资源是有限的,因此资源能否得到有效配置和使用对健康结果有十分重要的影响。对医疗服务提供机构而言,多诊治患者、提供更多更好的检查、开展更高精尖的技术（如手术）等,就能提高机构内有限资源的使用效率。但单个机构的高效率并不等同于整个卫生服务体系的高效率,有可能从整个系统来看,反而是低效率的,这时就需要政府加大干预力度,在宏观上使卫生资源的配置尽可能达到帕累托最优状态。具体包括:①合理规划服务体系内不同机构的分工合作,不应该让所有的医疗卫生机构都提供同质的急性病服务,如将机构分为提供疾病发作的急性期服务的机构、疾病康复期或维持治疗期服务的机构等。②合理规划机构内不同人员的分工,如进一步提高护士比例、配备医师助理等,将医师承担的部分临床观察记录、文书书写等工作交由相关人员,可以使培养成本较高的医师的主要精力放在疾病诊治上。③合理规划不同层级医疗机构的分工,使其能真正担负起各自的职责,特别是三级综合性医院,应承担疑难病诊疗、教育培训科研、区域医疗中心等职能,真正发挥整合型医疗体系的作用。

（3）控制医疗费用的不合理增长

医疗费用的增长必须与经济社会发展、基本医疗保障制度和患者的承受能力相协调。在市场机制环境下,受各方面因素的推进,医疗费用易呈现快速增长趋势。政府必须综合施策,控制费用增长的不合理部分:①合理调整医疗服务价格,特别是药品价格、耗材价格和检查费用等;②改革支付方式,调整对医疗机构的利益激励机制,如将按项目付费调整为按病种付费、按人头付费等多元支付方式等,以规范和引导医疗服务行为;③要求医疗机构加强内部管理,开展成本核算,减少无谓浪费等,减少不合理诊疗行为,确保"小病小治";④建立分级诊疗体制,使小病能在基层医疗卫生机构就诊,加强疾病防控和健康管理,提高医疗服务体系的整体运行效率。

（4）保证卫生事业的可持续发展

卫生事业的可持续发展应是政府干预的前提和基础,不能因政府的干预而影响了卫生服务的供给,更不能影响居民的健康状况。具体要求:①政府采取的干预措施应符合国情。在不同的社会经济环境下,政府干预的可选的政策工具是不同的,应从实际国情出发来取舍和定夺,不能片面强调与"国际接轨",原封不动地移植或套用外国的做法。②应充分考虑卫生服务体系发展的历史基础。现状和历史基础是政府干预的出发点,如不考虑这一点,所制定的干预政策往往难以取得满意的效果。例如,我国有非常强大的公立的卫生服务提供体系,个别地区将所有公立医院都出售给社会资本,希望通过社会资本的市场力量来提高服务能力,但在服务能力提高的同时,可能会带来更多的副作用。③推进卫生行业内部良性运行的机制建设。政府干预不是为了解决当前面临的一时性问题,而应从建章立制角度来解决行业发展面临的困境和体制机制性问题,通过立法和建立完善各种规章制度来推进其可持续性发展,且改革与法治要一体推进。

5.3.2 政府干预的形式

（1）法律手段

卫生立法是通过调节卫生服务提供过程中的各种法律关系,避免卫生保健工作的随意性及其他人为因素的干扰,从而为卫生行业创造一个相对稳定的环境。通过卫生立法可以明确医疗服务提供方、需求方等各自的权利和义务,并据此来调节医疗卫生机构、医务人员和患者的关系、卫生行政部门和医疗卫生机构、医务人员的关系等,引导和规范纠纷或诉讼的解决渠道等,确保卫生服务在一个规范有序

的制度化轨道内运行。但是,卫生立法也必须强调立法质量,反映卫生体系的基本价值观和客观规律性,确保立法中建立相关制度的可操作性。

1）建立健全法律体系。我国自20世纪80年代开始,相继制定了卫生健康领域15部法律、35部行政法规、80多部部门规章,覆盖了医疗、公共卫生、中医药、食品药品和健康相关产品等卫生健康的各方面,卫生法律制度体系基本建立。如在公共卫生领域,制定了传染病防治法、疫苗管理法、艾滋病防治条例、血吸虫病防治条例、结核病防治办法等一系列的法律法规、规章制度,确保了政府、医疗卫生机构、社会相关方面、个人在相关公共卫生服务中的权利、义务,保证了具有公共产品属性的公共卫生服务能得到供给。

2）加强法制审核。虽然卫生法律体系正在逐步健全,但不可能覆盖到所有细节,卫生领域的许多活动仍需要行政命令予以规范,加强合法性审核就显得尤其重要。加大合法性审核有利于保证法律法规在实施中不走样,确保相关行政行为符合法律精神和法律原则,不额外给当事人增加义务,确保法制统一。在加强法律审核方面,近年来进一步加大了对限制公平竞争的审核,国家有关部委自2013年以来先后通报了涉及卫生领域多起有碍公平竞争的做法,有利于形成全国统一的卫生保健市场。

3）加强执法检查。法律的生命力在于实施。我国自21世纪初建立了较为健全的卫生监督体系,通过执法检查,有力地打击了卫生领域的相关违法行为,为推进行业的健康发展提供了良好的法治环境。

（2）行政手段

政府可以通过建立行业准入、制定规划和标准、加强规范引导、质量评定等,确保相关法律法规得到实施,并引导、规范卫生行业的健康发展。

1）建立行业准入:我国对医生、医疗机构、护士等实行严格的准入制度和定期考核制度,相关人员和机构必须取得执业许可证方可提供医疗服务,对于无证行医的机构和个人规定了严厉的处罚措施,以保障服务提供者具备一定的条件。对于医疗技术,实施负面清单管理制度,制定发布禁止类技术目录和限制类技术目录,医疗机构可以自主决定开展除上述二类目录以外的医疗技术。近年来,为鼓励更多社会资本进入医疗卫生领域,优化卫生健康领域营商环境,我国逐步简化了审批流程,如实施诊所备案制等。

2）制定行业标准和规范:政府通过行业标准和规范的制定和实施(包括强制性和推荐性两类),确立医疗卫生行业内提供服务或内部运行时需遵循的基本规范,确保服务质量和效果。自 2009 年以来,我国开始实施临床路径试点,到 2017 年底,共发布了 1200 余个临床路径,覆盖专科 30 余个,在引导医疗机构和医务人员规范诊疗行为、控制不合理医疗费用方面发挥了重要作用。

3）加强规划引导:制定区域卫生规划、医疗机构设置规划、大型医用设备配置规划等卫生领域各类规划。一方面引导资源的投向,合理布局不同区域内不同层次和不同功能的医疗卫生机构,提高卫生资源的配置效率,使卫生相关领域的总供给和总需求基本平衡;另一方面也可通过规划的制定和实施,定期评估卫生相关领域的供需状况,为政府采取相应的干预措施提供依据。

4）质量评定:我国自 20 世纪 90 年代初开展了医疗机构的等级评审,对当时的医疗机构加强内部管理、提高医疗质量、创新开展技术等起到了较大作用。同时,开展的爱婴医院、全国百佳乡镇卫生院、重点专业和重点实验室等的评价,对于各类医疗卫生机构提高技术水平和服务质量、改善内部管理等起到了较好的引导作用。近年来,三级、二级公立医院相继开展的绩效考核,有效地推进了公立医院在发展方式上由规模扩张型转向质量效益型,在管理模式上由粗放的行政化管理转化为全方位的绩效管理。另外,我国部分医疗机构参与到国际上相关质量认证中[如日本国际协力机构(JICA)],推进了日常医疗行为和医院相关管理行为的标准化、规范化。

（3）经济手段

1）价格管理:政府对卫生保健市场的价格管理主要包括 4 个方面:一是直接定价。如我国自 2015 年 6 月起,取消绝大部分药品的政府定价,但对麻醉药品和第一类精神药品实行最高出厂价格和最高零售价格管理。二是规定确定收费项目。我国对医疗服务的收费主要以按项目付费为主,国家确定了具体医疗服务收费项目,各地具体确定服务价格。三是直接进行价格谈判。近年来,我国对价格昂贵、创新度高而竞争少的新药启动药品价格谈判,并纳入医保支付目录。国家组织多批次药品集中采购和使用,以带量采购促进药品实质性降价。四是对总费用进行控制。如上海市自 1994 年启动"总量控制、结构调整"改革,控制医院费用的增长幅度。近年来,国家明确要求各地设定控制医疗费用不合理增

长目标,降低药品费用所占比例等,如国家在 2017 年规定的"当年全国公立医院医疗费用平均增长幅度控制在 10% 以下",以进一步推进了医疗机构加强内部经济运行管理,控制不合理诊疗行为。

2）政府投入:一是对医疗卫生机构实施减免税政策,这实际上是政府对医疗卫生行业的一种间接投资,是国民经济收入再分配的一种形式。二是政府的直接投入或补贴,如 2018 年实施的《医疗卫生领域中央与地方财政事权和支出责任划分改革方案》,从公共卫生、医疗保障、计划生育、能力建设等 4 个方面划分医疗卫生领域中央与地方财政事权和支出责任,并明确以全国性或跨区域的公共卫生服务为重点,适度加强中央财政事权和支出责任。三是征收专项健康税,如许多国家征收的烟草税,专项补助卫生相关支出。

3）建立社会医疗保障制度:政府通过政府补贴、税前扣费等政策,推进社会医疗保障制度的建立,这样在医疗服务过程中,医患双方关系发生实质性转变,增加了第三方(医疗保险机构)。第三方为了维护其自身利益,必须对医疗服务行为过程进行必要的监督和审查,对于提供过度医疗的行为不会进行给付,从而在一定程度上解决医患双方市场力量对比失衡的问题。建立普遍覆盖的社会医疗保障制度,既可以保障公平,确保低收入家庭可以看得起病,又能有效控制医疗费用的过快上涨,抑制过度医疗,节约卫生资源。

（4）提供具有公共产品属性的医疗卫生服务

1）直接提供:保罗·萨缪尔森在他的《经济学》一书中的"政府的经济作用"一节中写道:"政府提供某些无可替代的公共服务,没有这些服务,社会生活将是不可想象的。它们的性质决定了由私人企业提供是不合适的。"政府往往选择直接举办医疗卫生机构,免费或低价为居民提供具有公共产品或准公共产品属性的医疗卫生服务,新中国成立以来建立的公立医疗卫生机构即属此类。政府直接提供医疗卫生服务,具有以下优势:一是更具公平性;二是有利于降低交易成本;三是保持政府对服务提供体系的调控权;四是确保医疗机构的公益性和非营利性。

2）购买服务:购买服务是指由政府财政出资,采购所需产品或服务并向公众免费或低价提供的方式。我国在提供基本公共卫生服务项目时,因一些地方的基层医疗卫生机构都由民营资本举办,因此采用了购买服务的方式,政府仅负责监管、签约和评

价等工作,具体的服务项目由民营的基层医疗卫生机构提供。世界卫生组织在 2000 年的世界卫生报告《改进卫生系统绩效》中,指出卫生服务应从回顾性支付转移的消极性购买转向战略性购买模式,即通过确定购买服务范围、如何购买及从何处购买等来主动选购服务,以获取成本效益比最理想的卫生服务。

5.3.3 我国卫生保健市场政府干预的其他措施

除采取了上述法律、行政、经济和直接提供服务等方式外,我国卫生保健市场还采取了以下政府干预措施。

(1)制定卫生事业发展的中长期战略

卫生事业发展的中长期战略,是关系到卫生工作目标、卫生工作方针、策略、重点领域等的总安排,有利于围绕公民健康推进"健康融入所有政策"的落实。我国在 2016 年出台了《"健康中国 2030"规划纲要》,明确了推进健康中国建设的行动纲领,从广泛的健康影响因素入手,以普及健康生活、优化健康服务、完善健康保障、建设健康环境、发展健康产业为重点,把健康融入所有政策,全方位、全周期保障人民健康;调整优化健康服务体系,强化早诊断、早治疗、早康复,坚持保基本、强基层、建机制,更好地满足人民群众的健康需求。定期制订卫生健康事业发展规划,如《"十四五"国民健康规划》等。

(2)深化医药卫生体制改革

深化医改实际上是对法律、行政、经济等手段的综合运用,其实质是不断调整市场和政府在卫生领域内的定位,完善政府治理卫生领域的方式方法,在保障政府干预的情况下,使市场能有效发挥作用。近年来已在多方面进行了探索。①在政府职责方面,提出了"保基本、强基层、建机制"的原则,政府工作的重心在基层医疗卫生机构和基本医疗卫生服务,而其余的可以通过市场机制予以解决。②在政府和公立医疗卫生机构关系方面,提出实行政事分开,合理界定政府作为出资人的举办监督职责和公立医院作为事业单位的自主运营管理权限。要推进管办分开,完善公立医院法人治理结构和治理机制,落实公立医院人事管理、内部分配、运营管理等自主权。③在资源配置上,政府强力推进家庭医生签约制、多种形式医疗联合体等改革举措,提高卫生资源配置效率。④在保障中西部地区卫生服务供给方面,政府通过远程医疗、对口支援、医疗扶贫等方式,

使城市医院的医生能为中西部地区提供服务,通过在现行执业助理医师资格考试中增设"乡镇执业助理医师资格考试""订单定向培养乡镇卫生院全科医生"等举措,为中西部地区培养"下得去、用得上、留得住"的高素质医疗卫生人才。

(3)培育卫生服务市场

近年来,随着"放管服"改革和供给侧结构性改革的推进,卫生领域也在培育发展卫生服务市场方面开展了大量工作。①建立起"遵章可入"的医疗服务行业准入规则,完善行政审批工作指南和审查工作细则,统一审批标准,让有意愿进行医疗卫生领域的社会资本,只要遵章办事,就能够顺利进入医疗服务行业。在 2018 年深化医改的重点工作分工中,明确提出优化社会办医疗机构跨部门审批工作,进一步方便社会办医申请主体。②制定了影像诊断中心、检验中心、病理中心等 10 类独立设置的医疗机构,并规定新办医疗机构在申请执业许可时,凭其与这些独立设置机构的合作协议,即可被认定为其已有相关专业的服务能力,打破了原先医疗机构设置时必须在院内设立影像、检验等科室的政策限制,推进了共享医疗的发展。③出台互联网诊疗、互联网医院相关政策,明确了互联网医院性质及其与实体医疗机构的关系、互联网医院和互联网诊疗活动准入程序和监管等,进一步激发了医务人员通过互联网技术开展医疗服务的活力,有利于缓解医疗资源地域分布不平衡的矛盾。④推进医师多点执业相关政策。2017 年将医师执业地点由原先的机构注册调整为区域注册,即将原先限定的医师只能在注册的机构内执业调整为执业医师可以在注册的省域范围内执业、执业助理医师可以在注册的县域范围内执业等规定,有利于推进医师多点执业。⑤规定诊所设置不再受医疗机构设置规划限制,同时在 2017 年也调整了"医疗机构在职、因病退职或者停薪留职的医务人员不得申请设置医疗机构"的政策,从政策上不再限制在职医师申请设置诊所。

(4)加大社会监管

政府在加大对卫生行政监督执法的同时,创造条件推动社会对卫生行业的监管。①确保患者的知情权。相关法律法规明确了患者对疾病诊断、治疗方案,可能产生不良后果的特殊检查和特殊治疗等的知情权,以及自主决定是否参加相关临床研究等,要求医疗机构向患者提供费用清单明细、病历复印件等,有利于患者对整个诊疗过程进行适当的评价,

以制衡医患关系中的信息不对称和权利不对等。②加强医疗机构和医疗服务的信息披露，加大医院的院务公开力度，开展患者满意度评价。如部分省建立了省医疗服务综合监督平台，让公众通过平台直接参与投诉、查询和评价医疗机构服务质量，拓宽公众参与监管的渠道。③行业协会、相关研究机构等第三方开展的评价。例如，复旦大学医院管理研究所开展的中国综合医院和专科医院排行榜，中国医学科学院开展的中国医院科技影响力排行榜等，对医院进一步提高医疗质量有一定的促进作用。

5.4 政府失灵与矫正

卫生保健市场失灵的存在要求必须有政府干预，但政府在干预过程中，由于政府行为自身的局限性和其他客观因素的制约而产生新的缺陷，无法使社会资源配置效率达到最佳，这种情形被称为"政府失灵"，也称"政府失效"。关于政府失灵，萨缪尔森(Samuelson)对其的定义为："当政府政策或集体行动所采取的手段不能改善经济效率或道德上可接受的收入分配时，政府失灵便产生了。"当代经济学家德姆塞茨(Demsetz)指出，企图用一个完善的政府取代一个不完善市场的想法是荒谬的。政府失灵至少和市场失灵一样严重，但由于政府具有强制性、权威性等特性，政府失灵往往会比市场失灵造成更严重的资源浪费。

5.4.1 政府失灵

（1）政府失灵的表现

1）政府决策失效。政府对经济活动干预的基本手段是制定和实施公共政策，以立法、政策和行政手段来弥补市场缺陷，纠正市场失灵。但由于经济活动本身的多样性和变动性，以及决策者本身存在个人偏好，对形势的判断和决策能力的局限性，政府干预难以完全避免决策的非理性、随意性和专断性。政府决策失效常包括以下3个方面：①政府决策没有达到预期的社会公共目标；②政府决策虽然达到了预期的社会公共目标，但成本（包括直接成本和机会成本）大于受益；③政府决策虽然达到了预期的社会公共目标，而且收益也大于成本，但带来了严重的负面效应。在卫生健康领域，政府决策失效也较为常见。例如，在21世纪初推进的城镇"三医"联动改革过程中，出于对改善医患关系和充分发挥患者选择权的考虑，出台了让患者选医生的政策，但因

政策设计粗糙、缺乏可操作性而无疾而终，在2009年启动深化医改以来，再未提出"患者选医生"的政策。再如，在20世纪90年代，国有企业经济核算制取得极大成功后，许多医疗卫生机构迅速借鉴了国有企业的做法，开始实施医院内部科室费用核算制，较好地调动了科室医务人员积极性，但实施一段时间后，也产生了一定的副作用，如诱导需求、大处方、大检查等，该制度逐步被调整为科室成本核算，科室的奖金也不与收入挂钩，而与诊疗人次数等服务量挂钩。

2）具有公共产品属性的医疗卫生服务供给的低效率。由于缺乏竞争和缺乏追求利润的动机，相关公共卫生服务机构容易产生低效率。相关公共卫生服务机构提供服务时，关注的是政府对其的绩效考核标准，而不是服务利用者的感受。因为政府及该公共卫生服务机构垄断相关公共卫生服务的提供，服务利用者不可能通过选择另外供应者以表示其不满。在2009深化医改启动后，许多基层卫生服务机构直接向居民提供基本公共卫生服务项目，其中建立居民健康档案是重要内容之一。许多基层医疗卫生机构为完成建档目标而建立了许多纸质档案，但未能发挥其作用，因此就成为了"死档"，失去了建档的意义。近年来，随着电子健康档案的推行，各地又开始重新建档，重复工作。再如家庭医生签约制度，2017年底有媒体报道，全国超过5亿人有了自己的家庭医生，人群覆盖率超过35%，重点人群覆盖率超过65%，公众反响是"被签约"，产生这一结果的原因是签约率成为了一个重要考核指标。在认识到这一点后，2018年出台的政策不再将家庭医生签约率作为评价指标，而是要求把家庭医生制度做细做实。

3）政府职能的错位。政府干预的范围和力度超过了弥补市场失灵的正常需要，或者干预方式、选择形式失当。例如，政府在对公立医院管理时，往往会混淆其作为监管者的定位，许多政策直接影响公立医院的内部微观管理事务，如医院床位数、科室设置、医生科室、诊疗价格等，因此有媒体以"政府干预过多，管死医疗"为题来评述医疗服务收费。再如药品集中采购政策，前期主要由卫生行政部门组织实施，2016年明确要进一步提高医疗机构在药品集中采购中的参与度，并允许公立医院改革试点城市进行二次议价，到2018年政府机构改革后，调整为国家医疗保障局主管药品招标采购时，才真正体现了"带量采购、量价挂钩，招采合一"的原则。

（2）政府失灵的原因

1）决策过程中的缺陷。一是信息不对称。作为干预主体的行政部门，与医疗卫生机构之间同样也存在着信息不对称。许多医疗卫生机构一般都汇报对其有利的信息，而对其不利的信息往往选择忽略不见。如果仅靠医疗卫生机构上报的信息或以基层开展的个别调研结果作为决策依据，就使决策面临一定的风险。二是有限理性。凯恩斯经济学中隐含着政府是"道德人"假设，即政府永远是大公无私的，市场失灵时，政府代表公众利益恢复市场功能，使社会福利最大化。但是实际上假定政治家和官员是毫无私利的社会利益代表的想法是靠不住的，它存在一定的道德风险。如同消费者和生产者追求自身利益最大化一样，政府部门及官员也是追求自身利益最大化的经济人，如获取更大的权利和更高的威望、争取本部门预算和规模的最大化等。

2）执行过程中的低效率。政府为弥补市场失灵而直接干预的首选目标往往是公共卫生服务，一般不向服务对象收取费用，而依赖于政府财政的投入，因此政府缺乏提高效率的直接驱动力。同样，不同的政府部门所提供的公共服务是单一的、垄断的，因而部门之间也不存在竞争压力，一个部门效率的提高不会对其他部门形成激励。另外，政府的公信力不强也易导致相关公共政策执行效率降低，政府公信力的降低主要是由主观因素造成的，如朝令夕改、寻租、与民争利、缺乏民主、不依法行政，以及为民众提供公共物品能力和效率低下，使得公共政策得不到民众信任，妨碍公众与政府的合作效率，增加整个社会的交易成本，导致政府公共政策效率低下。

3）缺乏对政府、官员严格和科学的制约、监督和考核机制。从理论上讲，政府、官员必须服从民众的监督以保证政府部门运行的效率，切实为民众服务。但政府作为一个非市场机构，其公共产品的供给也往往是一种非市场化运作模式，更注重社会效益，因此较难衡量政府机构产出的质和量。同时在现实中，政府官员的升降实行上级任命制，这造成了极少数官员只对上级（往往是上级个人而非上级集体）负责而不对或少对所负责事务负责。在对政府和政府官员的工作状况和绩效缺乏公平合理的考核和评价标准的情况下，易出现"做表面文章"或搞形式主义现象。在政府的组织制度存在种种缺陷和问题的情况下，势必导致政府做出不合理的和错误的决策，或者即使做出了正确决策也不能得到有效贯彻和实施，这又必然导致资源配置的低效。

4）政府的寻租活动。公共选择理论认为，一切由于行政权力干预市场经济活动造成不平等竞争环境而产生的收入都称为"租金"，而对这部分利益的寻求与窃取行为则称为寻租活动。寻租不仅导致政府官员的行为扭曲，政府官员为了特殊利益争夺权力，更破坏了公平的竞争秩序，导致整个经济效率、政府效率和全社会福利损失，最终导致政府失灵，如前几年各地频发的医院基建和药品购销领域腐败案等。

5.4.2 政府失灵的矫正

（1）提高卫生决策的科学性

要提高卫生决策的科学性，一方面需要为卫生决策者提供可靠、充分的信息，使其能科学决策、循证决策。要建立多种形式的卫生智库，积极开展卫生政策评价和研究，为卫生决策提供智力支持。另一方面，决策人员自身要加强调研，了解基层实际，兼听各方意见，确保精准施策。同时还要加强对卫生决策者培训，提高其综合决策能力。唯有如此，才能提高其各项决策水平，完善对政府行为的制度约束。

（2）科学界定政府职责范围

政府职能的合理界定取决于市场调节和政府干预的均衡。凡是市场能够有效发挥作用的地方，政府就应该坚决退出；凡是存在市场失灵的地方，政府的职能必须强化。要克服政府职能的"缺位"和"越位"现象，妥善处理政府与市场关系，最终实现公平和效率兼顾。

（3）建立对政府行为的制约与监督机制

一是完善行政机关内部监督机制，加强定期的依法行政考核，提高违法成本，维持制度的权威性；二是提高政策制定和执行的透明度，加强民众监督；三是实行严格的行政预算制度，政府相关机构和人员配置必须在预算的范围内进行，用预算制约行政机关相关行为。

（4）遏制寻租行为

为遏制寻租行为，政府应该扫除自身行为的监管盲点，改革自身不合理的监管关系，以法律的规范和约束力使政府官员转变观念，将作风引导到廉政高效上。同时加大对寻租和腐败官员的惩治力度，对官员起到警示作用，减少行政行为的随意性，遏制腐败和寻租行为的发生。最终通过惩戒机制、深化权力监督，加强思想教育，构建"不敢腐、不能腐、不想腐"的制度体系。

（龚向光）

参考文献

［1］富兰德 S,古特曼 A,斯坦诺 V. 卫生经济学［M］. 王健,孟庆跃,译. 北京:中国人民大学出版社,2004.

［2］加快发展商业健康保险提高我国公民健康水平［EB/OL］.（2018 - 09 - 17）［2022 - 04 - 12］. http://www. gov. cn/xinwen/2015-02/10/content_2817438. htm.

［3］吕国营. 罗默法则的政策指向性［J］. 财经研究,2009,（3）:22 - 25.

［4］曼昆. 经济学原理微观经济学分册［M］. 7 版. 梁小民、梁砾,译. 北京:北京大学出版社,2015.

［5］孟庆跃. 中华医学百科全书:卫生经济学［M］. 北京:中国协和医科大学出版社,2017.

第 二 篇

卫生资源

· 现 代 卫 生 经 济 学 ·

6 卫生人力

6.1 卫生人力资源概述

6.1.1 卫生人力资源概念

卫生人力资源（health human resources）是指受过专业医学教育和职业培训，以提高人们健康水平和延长寿命为目标，在卫生部门和单位提供卫生服务或从事与之相关工作的人员。WHO 则将其定义为：凡能促进和维护健康的所有人员，包括医师、护士、助产士、口腔医师、物理治疗师及其他卫生从业人员，也包括卫生辅助人员、传统医疗从业人员、技师和一些半从业人员。

卫生人力是一个国家、地区卫生系统的重要组成部分，是卫生系统维持和强化自身功能的关键，是反映一个国家、地区卫生服务水平的重要标志。它在卫生领域的人、财、物、信息和技术五大类资源中占据首要地位，是最基本、最活跃的要素，是卫生事业发展的决定性资源。

6.1.2 卫生人力资源的特点

与其他各类卫生资源相比较，卫生人力资源具有如下的特点。

社会性：各类卫生人才的服务对象是社会的人，是有感情、有思维、有主观需求的人群，在提供卫生服务时不仅要考虑患者生理上的疾患，还需要考虑患者心理、社会等影响因素。

能动性：卫生人力资源是有情感、有思维和有创造力的资源，既能创新观念、革新思想，又能创造新的工具、发明新的技术。如果能发挥人力资源的主观能动性，就可以产生 $1+1>2$ 的工作效益。

时效性：卫生人力资源是无法长期储存的，其需求是复杂且不断变化的，因此必须在培养方向、数量、规格等方面提前做好规划，避免出现人力资源的过剩或短缺。

两重性：卫生人力资源的形成需要政府与社会的卫生投入，同时也是创造财富与效益的关键要素。卫生人力资源的投入成本高，就全世界而言，卫生事业经费中 70% 用于卫生人员工资，但其所能创造的经济效益也是非常可观的。

与其他各类人力资源相比较,卫生人力资源具有如下的特点。

专业性:需要具有专业知识和技术能力储备,需要长期系统的理论和实践学习。卫生人才进行的劳动是以促进生命健康、延长生命为目的,丝毫的疏忽与大意就会带来严重的后果,因此对专业性提出了更高的要求。

协作性:卫生人力资源在提供卫生服务的时候需要各类医务人员的协作劳动。在现代医学条件下,无论是临床工作还是科研工作,完全依靠个体劳动已不适应现代医学的要求,其趋势是越来越多地依赖医务人员的协作劳动。

后移性:最佳创造年龄时期(人才创造性成果的数量和质量进入高潮的年龄阶段)会有一定的后移。医学是一门应用性学科,除了需要前期大量的专业知识积累,还需要后期大量实践经验的积累,这也就决定了最佳创造年龄期的后移。

高尚性:在提供卫生服务的过程中需要高尚的道德情操。医学人道主义原则、医患双方权利和义务、临床医务人员的伦理原则和规范都要求卫生人员要有救死扶伤的人道主义精神,不仅对技术要精益求精,还需要关心患者的心理需求。

高风险性:在提供卫生服务的过程中将承担相应的职业风险。相较于其他人力资源,卫生人力提供服务的对象往往是患有疾病的人群,面对的是生命,这一特征决定了卫生人力资源的高风险性。

6.1.3 卫生人力资源市场

人力资源市场是允许人力资源买卖的场所,雇佣员工的人是"买家",而求职者则是"卖家"。人力资源市场可以根据不同的标准进行划分,例如地理性质(国内、国际)、职业性质(专业、非专业)、部门性质(正式、非正式)等。

卫生人力资源市场(health human resource market)是指以市场价值规律、竞争规律和供求规律为基础,引导医生、护士、医技及管理等卫生专业人员的供求,促进其实现优化配置的一种内在机制。卫生人力资源市场通常以医疗卫生机构中卫生人力的供给和需求为核心,结合卫生人力的教育培训、准入和分布流动等问题,最终在微观和宏观层面实现医疗卫生人员的人力资源合理配置的平台和载体。

6.1.4 卫生人力资源市场的作用和特点

(1)作用

卫生人力资源市场是卫生人力进行流通和交流的载体。它通过价值规律的作用和竞争机制的功能,把卫生人力资源配置到效益较好的环节中去,通过调节卫生人力供求关系,推动卫生人力的合理流动,实现资源优化配置。其作用主要表现在以下几个方面。

1)在实现卫生人力与卫生服务的结合中起纽带作用。卫生人力资源市场如同桥梁和纽带,把卫生人员和医疗服务机构衔接起来,实现劳动者自愿就业和用人单位自主择人,实现双方的有效结合。

2)在协调卫生人力资源供求关系中起调节作用。调节卫生人力资源供求关系是卫生人力资源市场的基本功能。在市场发育成熟、就业市场化的条件下,用人单位在卫生人力的使用上多时可释放,缺时可补足。

3)在开发利用卫生人力资源中起导向作用。一方面会促使卫生失业人员按社会需求调整自己的专业技能结构,尽快就业,另一方面促使医学教育部门根据社会需求不断调整课程和专业设置,积极为社会培养所需的卫生人才。

4)为国家了解卫生行业社会劳动分配状况起到窗口作用。卫生行业社会劳动分配状况往往由卫生人力资源市场来显现,其为国家制定卫生行业的宏观政策提供依据。

(2)特点

1)供方专业性强。卫生人力的专业技术性特别突出,与其他行业人员难以形成替代关系。

2)结构性不均衡长期存在。卫生人力为追求高收入,由经济欠发达地区向经济发达地区流动,一方面导致经济发达地区卫生人力的过剩,另一方面导致经济欠发达地区人才的短缺,形成了典型的结构性不均衡。

3)进入存在壁垒。医学是一门关系到人的健康和生命的科学,通过医师资格考试是医师执业的必备条件,需要通过专业学历和能力、语言沟通能力以及道德素养的综合审核。医师资格考试在世界各国医疗行业中发挥着重要的质量保证作用。

4)高流动性。工作强度高、职业自身的责任性与风险性导致卫生人员心理压力大,医患矛盾使执业遭遇信任危机,因此医务人员特别是护理人力的流动性较高。

6.2 卫生人力资源的需求和供给

6.2.1 卫生人力资源需求

（1）需求的概念和特点

卫生人力资源需求（demand of health human resource）是指在一定时间和某一工资水平下，用人单位（卫生机构）愿意并且能够使用的卫生人力资源数量。

卫生人力资源需求有以下 3 个特点：

一是卫生人力资源需求是意愿与支付能力的统一。卫生机构在不同工资水平下，有能力并有意愿使用卫生人力资源的数量，两者缺一不可。

二是卫生人力资源需求是派生性需求。如果没有消费者对健康产生需求，也就不会有用人单位对卫生技术人员（如医生、护士等）产生需求。随着生活水平的不断提高，人们对健康的渴望使得他们对卫生服务的需求数量和质量也不断增加，人群的卫生服务的需求只能通过卫生机构提供卫生服务得以满足，而卫生机构只有拥有了足够的卫生人力资源才能满足人们对卫生服务的需求。因此，卫生人力资源需求是由卫生服务市场中的卫生服务需求决定的，是由其派生而来。

三是卫生人力资源需求是联合性需求。卫生机构提供的任何一种卫生服务，并不能由一种卫生要素单独提供，而必须联合多种卫生要素（土地、资本、设备、技术等）共同生产才能实现。卫生人力这种生产要素同其他生产要素之间在一定程度上存在着替代关系。比如某一时期市场中卫生人力资源的价格较高，但同期由于技术革新使得使用另一种可替代的医疗技术人力成本较低。此时，医疗机构就有可能更多地利用该医疗技术而减少卫生人力。所以，卫生人力资源需求也是一种联合性需求。

（2）需求的影响因素

1）居民的健康期望：卫生人力资源需求是派生性需求，居民对健康的期望越高，对卫生服务的需求就越大。如果一个地区的卫生服务需求不断增加（或减少），则该区域内的卫生服务提供也需要与之相应增加（或减少）。影响居民健康期望的因素一般有教育水平、收入水平、生活方式等。一般来说，教育水平越高，对健康的期望也就越大；收入水平越高，对健康的期望也就越高。教育水平和收入水平对卫生人力资源需求的影响表现在两方面：一方面是对卫生人力资源数量的需求，另一方面是对卫生人力资源质量的需求。

2）价格：一般来说，在其他条件不变时，卫生人力资源价格上升时，出于成本控制的考虑，医疗机构会减少需求，同时会利用相对便宜的其他生产要素来替代昂贵的卫生人力资源。但价格高的卫生人力往往具有较好的专业技术水平，因此用人单位对卫生人力资源的需求有时会违背需求规律。对健康的渴望和卫生专业的特殊性使得人们往往趋向于利用优质卫生服务，而拥有较好专业技术水平的卫生人力价格较高，由于卫生人力资源需求是一种"派生性需求"，在经济条件许可的范围内，卫生人力资源的雇佣者有时更趋向于雇佣价格较高的卫生专业技术人员，这造成了医疗机构对价格较高的卫生人力资源的需求变化。

3）卫生服务可及性：卫生服务可及性低往往会导致卫生人力资源成本升高，从而限制卫生人力资源的需求。如中国农村地区的卫生服务可及性较低，居民往往只能在附近的村卫生室或乡卫生院得到卫生服务，如果他们想要得到更优质的卫生服务，通常要支付更高的时间成本和经济成本，尤其对于重（急）症患者来说更是如此。

4）卫生技术人员的专业技术水平：近年来，专家门诊一号难求，普通门诊门庭冷落的现象比比皆是，其主要因素之一就是与卫生技术人员的专业技术水平有关。由于患者对健康的较高期望，在经济条件允许的范围内，往往倾向于消费价格较高的卫生服务，从而对价格较高的卫生服务形成更大的需求。其结果是人们对高专业技术人员的过度需求，最终导致卫生人力资源配置的效率低下。

5）居民所受教育程度：一般来说，居民所受的教育程度越高，他们对健康知识的掌握和理解越准确，自我保健意识就越强，卫生服务需求也就越高，从而使得对卫生人力资源的需求也就越多或者越高。此外，社会居民所接受的教育程度对卫生人力需求的影响不仅表现在服务数量上，还表现在服务质量上。

6）经济体制：在计划经济体制下，由政府按计划配给决定卫生人力资源名额指标，这种方式会限制社会对卫生人力资源的需求。尽管会尽量全面地考虑各阶层居民的卫生服务需求，但还是不能完全代表居民对卫生人力资源的需求。而在市场经济体制下，医院对卫生人力的需求是通过市场机制调节的，相对于计划经济体制，信息更充分，效率更高，单位有更充分的自主权和较大的灵活性，人才流动性会更好,用人单位和卫生技术人员之间形成了一种双向选择,卫生人力资源的使用更加公平和可及,会促进社会对卫生人力资源的需求。

(3)需求分析

在分析卫生人力资源需求时,可以从不同角度来分析,既可以分析完全竞争条件下的卫生人力资源需求,亦可分析非完全竞争条件下的卫生人力资源需求。在不同的市场条件下,卫生人力资源需求的目标也不一样。但是,无论何种市场需求下的分析框架大体相同,都需要先做一些基本假设,然后考察卫生人力资源需求的主体(一般为医疗机构)为达成其运营目标在卫生人力资源使用方面所必须遵循的原则。

为了使分析问题简便,假定卫生人力市场为完全竞争市场,卫生人力价格是一个不随需求量变动而变动的常数(需要注意的是,现实中的卫生服务市场是一个非完全竞争市场)。在用人单位对其他生产要素需求不变且生产技术不变的前提下,考虑对卫生人力资源的需求。将服务价格记为 W(卫生人力价值的货币表现形式,例如工资),边际收益记为 MR(即增加一个单位服务量所增加的收益),边际服务记为 MPP(即指在其他要素投入不变的前提下,每增加一个单位卫生人力投入所增加的服务量),边际收益服务记为 MRP(即增加一个单位卫生人力资源投入带来的服务量所增加的收益),边际人力成本记为 MFC(即增加一单位卫生人力要素的投入所增加的成本支出)。

在其他卫生要素投入不变的条件下,边际收益服务等于边际服务(MPP)与边际收益(增加一单位产品的销售所增加的收益,即最后一单位产品的售出所取得的收益 MR)的乘积,即 $MRP = MPP \times MR$,MRP 的变化(包括大小和方向)受 MPP 和 MR 变化的影响。

边际收益 MR 的变化取决于提供服务的市场结构。如果卫生人力要素是在完全竞争市场条件下提供服务,则 MR 保持不变且等于服务价格,即 $MR = W$;如果卫生人力要素是在不完全竞争市场条件下提供服务,则 MR 随服务量的增加而递减且总是小于服务价格 W,即 $MR < W$。

医疗机构在决定雇佣(或使用)多少卫生人力资源进行投入时,需要进行成本和收益的比较,即追加一单位卫生人力要素投入所获得的收益 MRP 能否补偿其为使用该单位要素所需支付的成本(即边际人力成本 MFC)。在其他条件不变的前提下,营利

性医院出于利润最大化的目的,进行成本和收益的比较,它对卫生人力资源需求量将会被决定在最后使用的那个人力资源要素所带来的收益刚好等于为使用它所支付的成本时,即有 $MRP = MFC$。 这表明如果边际收益服务大于边际人力成本,医疗机构就会雇用(或使用)更多的卫生人力资源;如果边际收益服务小于边际人力成本,用人单位就会减少对卫生人力资源的雇用(或使用),直到边际收益服务等于边际人力成本。为什么营利性医院不会选择边际收益服务大于边际人力成本(即 $MRP > MFC$)或者边际收益服务小于边际人力成本(即 $MRP < MFC$)进行生产,而是在边际收益服务等于边际人力成本(即 $MRP = MFC$)? 答案是营利性医院的组织目标(即利润最大化行为)促使其必然如此(图 6-1)。

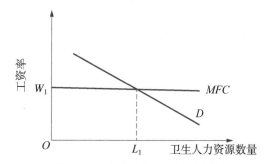

图 6-1 营利性医院利润最大化决策

6.2.2 卫生人力资源需求预测

(1)基本概念

卫生人力资源需求预测是指卫生行业为实现既定目标而对未来所需员工数量和种类的估算。它是利用对未来一定时期内卫生人力资源状况的假设和对卫生行业外部环境考察所获得的信息以及行业内部优势与弱势的分析资料所进行的人力资源需求预测。

一般来说,卫生人力资源需求预测应覆盖 3 个规划时期,即短期、中期和长期预测。短期预测通常是 1 年左右,提供的是卫生行业所急需的人才;中期预测一般为 1~3 年;长期预测一般为 3~5 年。相对于短期预测来说,中期规划和长期规划的预测更为复杂一些,而实际工作中往往更侧重于中期预测和长期预测。

(2)影响因素

1)卫生人力资源工资水平:一般来说,在工资不

高的情况下,只有工资上升才能激励劳动者提供更多的劳动。这是由于劳动的负效用随着劳动时间的延长而递增。此外,工资上升将使劳动时间以外时间的机会成本上升,从而促使人们选择更多地劳动并相应放弃闲暇时间。但是,随着某类卫生技术人员工资水平的大幅度提高,卫生行业的用人成本将会大幅增加,其结果可能是卫生机构对该类人员的需求量将会逐渐减少;相反,如果某类卫技人员的工资降低,卫生行业将可能在一定程度上增加对此类人员的需求量。卫生人力资源需求预测应考虑卫生服务市场上卫生技术人员的工资水平对卫生人力资源需求的影响。

2) 卫生服务提供量:一般来说,随着卫生服务提供数量的不断增加,卫生机构会在原有基础上适当地扩大规模、增加卫生服务类型和更好地实现患者的满意程度,这样,需要的人员将会增加;反之,对人员的需求将会由于受到供给的限制而减少。因此,卫生服务的提供数量是卫生人力资源需求重点考虑的一个因素。但是,卫生服务的提供数量同一般的企业产品销售数量是不同的。企业产品销售量在一个年度内是波动的,一般应以月平均销售量来安排员工人数。但卫生服务的提供则不同,卫生机构对卫生技术人员的需求变化应具有相对的稳定性。这是由卫生服务的性质和卫生行业的特点决定的。

3) 科学技术水平:随着检验设备、检查设备和化验设备等技术水平的提高以及办公自动化程度的不断加强,卫生机构所需要的人员总量将会减少,但对人员的知识、技术与技能的要求却会随之提高,对技术水平高的卫生技术人员的需求将会大大增加。因此,科学技术的变化将对卫生机构人力资源需求产生结构性影响。

除此之外,卫生机构的人力资源政策、员工的流动率等因素也都影响卫生人力资源的需求预测。

(3) 定性技术

1) 德尔菲法:德尔菲法(Delphi)是邀请某一领域的一些专家或有经验的管理人员来对某一问题进行预测。该方法的主要步骤为:①提出要求,明确预测目标。向专家提供有关情况和资料,征求专家意见及补充资料。②提出预测问题。由专家们对调查表所提问题进行评价并说明理由,然后由协调人员对专家意见进行统计。③修改预测。要求每位专家根据反馈的第二轮统计资料,再次进行判断,并要求持异议的专家充分陈述理由。④再次(最后)进行预测,请专家们提出他们最后的意见及根据。

在实施 Delphi 法时,必须注意以下问题:一是被调查的专家应具有广泛的知识和具有一定的权威性,参加预测的专家要有一定的数量,通常不少于 30人,且意见返回率不低于 80%;二是要提供给专家充分的信息,要努力创造条件使专家能自主地、独立地作出比较正确的判断;三是所提供的资料和所提出的问题一定要围绕预测目的,不要造成误解和歧义;四是尽可能获得高层决策者、管理者和参加者的支持,以提高预测的有效性。

2) 卫生需要法:卫生需要法是建立在卫生服务需要量的基础上,结合卫生人力的生产效率,预测卫生人力需求量。这种方法基本的出发点是最大限度地满足居民医疗需要量,没有考虑到社会经济及医疗制度等因素对居民医疗服务利用程度的影响,因此是一种“理想的”卫生人力需要预测模式,比较适合计划经济条件下的区域卫生规划和预防保健资源的配置和规划。其计算公式为:

未来卫生人力需要量=(年均人口数×年平均每人患病的次数×年平均每名患者需要得到服务的次数×平均每次服务所需要卫生人力花费的时间)/年平均每名卫生人力提供服务的总时间(公式 6-1)

3) 卫生需求法:卫生需求法是建立在卫生服务需求量的基础上,结合卫生人力的生产效率,预测卫生人力需求量的一种方法。人群常会因经济、时间、交通问题影响卫生服务的利用,满足人群的卫生服务需求比满足卫生服务需要更重要。该方法考虑到了卫生服务利用的程度,即以有效的需求量为基础,从而客观地预测目标年度的卫生人力需求量,使预测的结果更有可信性和可行性。但这种方法需要更多的自变量因素和大量的信息资料,研究费用昂贵,使它的利用受到许多限制。这种方法特别适合于市场经济条件下的区域卫生规划,因为这类国家和地区的政府无须在卫生资源的分布和使用方面给予严格控制。其计算公式为:

未来卫生人力需求量=(年均人口数×年平均每人患病的次数×年平均每名患者实际得到服务的次数×平均每次服务所需要卫生人力花费的时间)/年平均每名卫生人力提供服务的总时间(公式 6-2)

4) 服务目标法:服务目标法是指根据社会经济发展水平、人群对卫生服务的需求及卫生服务发展的可行性,由决策者和专家来制定卫生目标,确定提供给人群的卫生服务数量和质量,然后预测卫生人力需求量。服务目标法也可以从人群需求量提出,如每千年人口住院率、住院床日数、年人均门诊次数等。这种方法的优点是简便易行,缺点就是服务目标的确定不易做到科学合理,如果管理者判断错误,那么预测结果也就会不准。其计算公式为:

未来某类专业人员需求量 =(年均人口数 × 年服务量标准 × 某类专业人员提供服务的比例)/ 某类专业人员年标准产出量 (公式 6 - 3)

5)人力/人口比值法:人力/人口比值法是指直接以理想的、经验的或是范式的比例为标准,将接受卫生服务的人口转换成卫生人力需求量。这种方法用来评价一个国家或选择地区的卫生人力与人口的比例。它根据当前情况和分析过去的变动趋势,以及对未来某年人口估计值,利用本国比较好的地区的比值,或世界推荐的标准来预测对卫生人力的需求。规划者和政策制定者可以根据期望的比例,对不合理的分布、不适宜的人员配备密度进行调整。

这种方法简单实用,研究费用少,容易解释。使用这种方法只要两个数据即可:人口预测值和理想的卫生人力与人口比。但缺点也很明显,如什么样的卫生人力和人口比才是理想的。再有,许多国家按每千人口应拥有多少名医师来调整医师的需求和供给量,但不能解决不同类型、不同专业卫生人力间的配备比例。

未来卫生人力需求量 = 人力 / 人口比 × 年平均人口数 (公式 6 - 4)

6)卫生人力的工作负荷比法:卫生人力的工作负荷比法也可称任务分析法,根据工作负荷来预测卫生人力,一般通过服务的"关键动作"量来估计需要的卫生人力。如根据计划免疫中的注射量、医师或护士对患者的就诊量、实验项目类型分析等关键动作总次数来计算工作量及需要的卫生人力数。前者工作量要根据人口预测、患病率及计划覆盖率来定,而后者需要的人力数还要考虑到期望工作时间、人员利用率及辅助管理人员等因素,详细研究不同卫生服务(医院、门诊、预防)的编制和如何配备工作人员的数量、类型和方式。这种方法比较复杂,计算成本高,还不太成熟。它是研究编制的一种方法,对于确定需要配备什么类型的卫生人力、提高服务效率、指导人力规划十分有用。公式如下:

需要人力数 = 一年内需要处理的病例(或任务)总数 / 一年内一个工作人员可以处理的病例(或任务)数 (公式 6 - 5)

(4)定量技术

除定性预测技术之外,现代预测技术还提供了一些实用的定量预测方法,常用的定量预测方法主要有下面几种。

1)趋势外推法:卫生人力资源趋势外推法是通过对卫生机构在过去五年或者更长时间中的员工雇佣变化情况进行分析,然后以此为依据来预测未来人员需求的技术。这种方法是根据实际资料和事物发展连续性的原理,把过去和现在的发展情况延伸到未来,并根据各种外推的结果进行预测。利用趋势外推法必须是在教育培养能力、人员分配渠道比较稳定的情况下,一般只适用于中短期预测,当规划期大于 5 年以后,容易发生较大的误差。其预测模型为:

$$y_t = y_0(1 + \alpha)^t \quad (公式 6 - 6)$$

式中:y_t 表示年度时间内的人员需求;y_0 表示原有人员数;α 表示人员增加或减少的百分比;t 表示时间(年度)。

2)一元线性回归法:当人力资源的历年数据呈较有规律的近似直线趋势分布的时候,可根据卫生机构过去的情况和资料用最小二乘法求出直线回归方程,由此对未来趋势作出预测。

$$y = a + bx + u \quad (公式 6 - 7)$$

式中,y 表示所需人数;x 表示影响变量(如床位数);a、b 表示需要测算的系数;u 表示随机变量。

3)多元回归分析法:一般来说决定卫生人力资源数量的相关因素往往不止一个,社会经济发展的速度、社会政治的稳定程度、政府职能的变化情况、卫生管理人员的素质状况、医学科技手段的先进与否,都会对人员数量产生影响。如果考虑两个或两个以上因素对卫生人力资源需求的影响,则须采用多元线性回归预测法。多元回归分析法就是通过对卫生机构影响卫生人力资源需求量的多个因素的分析,而达到比较准确的预测结果。为了确保预测的准确性,最好先做相关性检验,然后再根据自变量的未来值预测因变量的未来值。

4)柯布-道格拉斯生产函数法:著名的柯布-道格拉斯(Cobb-Douglas)生产函数为企业人力资源需求预测提供了一个科学可靠的方法。

柯布-道格拉斯生产函数为:

$$Q = A_{(t)} K^\alpha L^\beta \quad (公式 6 - 8)$$

式中:Q 表示总产量水平;K 表示资本投入量;

L 表示劳动力投入量；$A_{(t)}$ 表示生产系数；α、β 表示资本和劳动产出的弹性系数。

柯布-道格拉斯生产函数可以变形为：

$$\beta\ln L = \ln Q - \ln A_{(t)} - \alpha\ln K$$

（公式 6-9）

卫生机构对卫生人力资源的需求也可以由上述公式求出。对卫生机构来说，运用柯布-道格拉斯生产函数预测卫生人力资源的需求是一个比较复杂的过程，因为 $A_{(t)}$、α、β 的确定是比较困难的事情，它往往要借助于回归分析的方法才能得到。

由于受到卫生行业内部和外部各种复杂环境的影响，卫生领域的人力资源的预测相当困难和复杂，大多数情形下，上述各种预测方法可能是交叉的，往往几种方法同时用到，通过人力资源的预测，卫生机构可以了解规划的合理程度，可以有效地配备各种资源，降低成本支出，提高资源的使用效率。

6.2.3 卫生人力资源供给

（1）供给的概念和特点

卫生人力资源供给（supply of health human resource）是指在一定技术条件和时期内，一定的价格水平下，卫生机构愿意并能够提供的卫生技术人员数量。从表面上看，卫生人员主要通过医疗机构这样特定的场所向患者提供服务，而医疗机构必须雇用卫生技术人员来满足社会居民对卫生服务的需求。但从本质上进行分析，医学教育机构才是卫生人力资源真正的提供者。一方面，医学教育机构教育和培训医学生，使他们具有丰富的医学知识和扎实的临床实践经验；另一方面，卫生技术人员必须取得卫生行政管理部门颁发的执业医师资格证书，才有可能向社会提供卫生服务，才有可能形成卫生人力资源的供给。

卫生人力资源的供给除具备一般人力资源供给的能动性、两重性、时效性、再生性和社会性等特点外，还有如下一些特点。

1）培养周期长。卫生行业是一个知识密集型领域，因此卫生人力资源属于知识密集型资源。卫生技术人员在提供卫生服务时，不仅需要深厚的理论基础，还需要丰富的实践经验。作为一名称职的医生，其培养周期是很漫长的，从专科培养到高层次的硕士、博士培养需要花费十年以上的时间。此外，还要进行多种形式的住院医师规范培训、专科医师规范培训和继续教育，不断补充新知识新信息。因此，仅仅凭借良好的医学专业教育和较高的学历是远远不够的，还需要在实际工作中不断的锻炼和丰富自己的实践经验，不断完善对自己能力的培养。

2）管理过程复杂。与物力资源、财力资源不同，卫生人力资源是有感情、有思维和有创造力的资源。因此，卫生人力资源供给在知识层次、潜能、激励因素和合作动能等方面因环境而异，因受教育程度而异，因技术水平而异，因知识结构而异和因人而异，因而卫生人力资源的使用、配置和管理相当复杂，极具挑战性。

3）专业性和技术性。卫生人力资源需要有相关的专业知识和技术水平，只有受过专门的医学教育或培训并获得执业医师资格的人才能够提供相应的卫生服务。因此，卫生人力的供给受医学教育的规模、水平的影响，也受到行医资格条件的限制，即在卫生领域存在着进入障碍，故卫生人力的供给量很难在短时间内有较大幅度的改变。卫生人力的专业性和技术性决定了对卫生人力的培养应该有一定的预见性。

（2）供给的影响因素

1）医学院校教育的专科化：中国医学教育和医疗服务体系更多地强调以疾病为中心并有过度专业化的倾向，使得医学生的培养形成以专科医疗为主体、以疾病和专科为中心的思维方式和培养模式，医疗与预防、公共卫生相脱节的现象比较普遍。医学教育不仅要有医学科学知识，同时更要有科学素质、人文精神、人类文化的修养。

2）应届毕业生的可得性：要想在任何给定的时间都有适当数量的毕业生，就要求若干年前有适当数量的学生入学。因此，医学毕业生的数量取决于那些潜在的医疗人员进入医学院校接受相应教育的个人决策。

3）报酬政策：卫生服务提供者凭借其工作维持生计，需要依赖于按其提供的服务取得相应的报酬。从服务提供者的角度看，报酬政策的目标是确立特别有利的薪酬制度。该制度必须关注成本、市场、竞争及法律状况。

4）医患关系：医患关系是社会关系的组成部分，和谐的社会需要和谐的医患关系。随着市场经济制度的不断完善，政府的责任意识、人们的权利意识、参与意识及医方对利益的追求等诸多因素使得医患关系日趋紧张，紧张的医患关系一直是医务工作者和患者共同关心的敏感话题。医生在执业过程中没有安全感，对医生的职业产生挫败感，甚至厌恶感，会导致医生群体的流动,强大的社会舆论会潜在影响医学院校的报考率,影响进入医学院校教育的个人决策。

(3)供给分析

卫生人力资源供给分析包括对卫生人力资源的数量分析、质量分析和专业结构分析。在对卫生人力资源的供给数量和质量进行分析时,应该通过对卫生系统和卫生机构中卫生技术人员的利用现状进行分析,它包括年龄、性别、地区分布、教育层次(学历)、种类、人数、职称等。下面将从数量和质量方面对卫生人力资源供给进行分析。

1)卫生人力资源供给的数量分析:卫生人力资源供给的数量分析有助于找出造成卫生人力生产与使用之间不平衡的原因,预防其发生及产生的后果,以便更好地制定正确的卫生人力计划和政策。

随着我国经济的快速发展,人民生活水平不断提高,人民对卫生服务的需求也在不断增加。我国医学教育的蓬勃发展为我国输出了一大批卫生技术人员。根据统计,全国举办医学门类专业的普通高等本科院校有 280 余所,高等职业院校 350 余所,本专科在校生人数已达 176 万余人。2020 年中国卫生健康统计年鉴结果显示,截至 2019 年末,我国城市每千人口卫生技术人员数为 11.1 人,农村每千人口卫生技术人员数为 4.96 人,城市每千人口执业(助理)医师数为 4.10 人,农村每千人口执业(助理)医师数为 1.96 人,城市每千人口注册护士数为 5.22人,农村每千人口注册护士数为 1.99 人。

尽管我国的卫生人力资源规模已经与一些经济发展水平较高的国家和地区相接近,但是卫生人力资源的结构和质量与发达国家相比还有一定差距。例如,在卫生技术人员中,每千人的注册护士人数较低。2019 年末,我国每千人口注册护士数城乡平均为 3.18 人,而目前欧美等发达国家为每千人口 6～8人。医护比方面,我国医护比为 1:1.15(世界卫生组织要求医护比 1:2～4,一些发达国家医护比平均水平已经超过 1:4,最高达到 1:6),医护比例的不平衡在中国表现得尤为明显。因此,尽管我国的主要卫生人力资源整体水平明显提高,但其人力资源结构不合理、层次偏低等问题仍比较突出,还需做重大调整。

2)卫生人力资源供给的质量分析:卫生人力资源的供给质量对于社会发展和人民健康有着重要影响。一般来说,教育质量与卫生服务不相适应将导致卫生人力资源的供给质量不平衡,其具体表现是不适宜的培训方式,较低的录取标准和资格不够。下面将就这三种具体表现形式做一简要阐述。

A. 不适宜的培训方式。所谓不适宜的培训方式,是指过度地供应专科医师,使他们培训时间过长或过于专科化。为了克服这种现象,目前我国政府提出了加速发展全科医学,培养全科医生的措施。

B. 较低的录取标准。学校出于经济原因或其他原因降低入学标准和入学条件,使一些条件不够且水平较低的学生被招入到医学院校,此种现象必然影响到卫生人力资源的供给质量。再者,继续教育制度不够完善和缺乏必要的继续教育制度也会影响卫生人力资源的供给质量。

C. 资格不够。对资格不够的这部分人员并没有按照卫生服务的要求和社会需求来进行再教育。如没有按照初级卫生保健需求来制定教学大纲和准备课程内容等。

3)卫生人力资源供给的专业结构分析:针对卫生人力资源供给,从专业角度看,主要是通过卫生人力资源所接受的医学教育来体现的,卫生人力资源的专业技术提供往往与其在医学院校所接受的专业教育以及后期接受的专业技术培训与培养的经历有着直接的联系。对此,医学院校在专业设置以及相关专业的招生规模方面对卫生人力资源供给的专业结构有着至关重要的影响。由于医学教育周期较长,医学院校在专业设置中需要与社会发展紧密结合,在专业设置和相关专业的招生规模方面,既要符合当前社会发展的需要,又要有未来预期。对于某些"短线"的专业需要根据市场需求随时调整培养计划。

我国卫生人力资源供给的专业结构不合理现象比较明显,这种不合理可以直接从卫生人力资源的专业分布中表现出来,如卫生机构中预防专业与医疗专业之间卫生人力资源数量与质量的不合理构成,医疗卫生机构中医疗专业与护理专业之间卫生人力资源数量与质量的不合理构成等。

随着社会改革的不断深化,我国也在不断出台保障卫生人力资源发展的相关政策。2000 年,卫生部制定了《中国 2001—2015 年卫生人力发展纲要》(简称《纲要》)。《纲要》提出了我国卫生人力发展的总目标,并明确提出了我国今后卫生人力资源发展的基本策略是:总量控制,结构调整;全面提高,重点建设;改革创新,科学管理;适应市场,合理配置。之后,中共中央和国务院于 2009 年发布了《关于深化医药卫生体制改革的意见》《国务院关于促进健康服务业发展的若干意见》及《全国医疗卫生服务体系规划纲要（2015—2020 年）》等一系列文件。这些文件指导了我国卫生事业的发展,为我国卫生人力资源的发展提供了保障。2015 年国务院印发的《全国医疗卫生服务体系规划纲要（2015—2020 年）》为我国未来五年卫生资源的配置提供了重要依据。针对卫生人才队伍培养,《全国医疗卫生服务体系规划纲要（2015—2020 年）》明确指出"到 2025 年每千常住人口执业（助理）医师数达到 3.2 人,注册护士数达到 3.8,医护比达到 1∶1.25,市办及以上医院床护比不低于 1∶0.6,公共卫生人员数达到 0.83 人,人才规模与我国人民群众健康服务需求相适应,城乡和区域医药卫生人才分布趋于合理,各类人才队伍统筹协调发展,加强全科医生和住院医师规范化培训,逐步建立和完善全科医生制度,促进医务人员合理流动,使其在流动中优化配置,充分发挥作用。加强公共卫生人员的专项能力建设等"。国家出台的这些政策对卫生人力资源供给的专业结构调整起着至关重要的作用。

党的十八大以来,习近平总书记高度重视人才工作,要求建设人才强国,将人才作为"第一资源",在全社会营造崇尚科学、尊重人才的良好氛围。习近平总书记在 2021 年 11 月的中央人才工作会议上,提出关于新时代人才工作的新观念、新战略、新举措,这将对我国卫生人力的进一步发展起重大战略的引领作用。

6.3 卫生人力资源市场均衡分析

6.3.1 短缺

卫生人力资源短缺（shortage of health human resource）是指在一定时间、一定条件下,卫生人力资源的供给不足,无法满足社会需求的情况。可分为名义短缺和实际短缺。

（1）名义短缺

名义短缺是指以某一地区疾病患病率及发病率等相关的流行病学资料为依据,以该地区从事预防和治疗的卫生人员在预防和治疗这些疾病时所花费的时间来判断该地区对卫生人力资源的需求量和需要量。我们用图形来说明名义短缺,如图 6-2 所示。

在某一区域内,以流行病学资料为依据计算（估计）的卫生人力需求数量为 L_2,但市场在工资率为

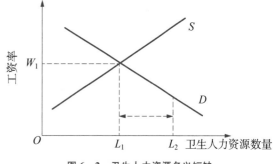

图 6-2 卫生人力资源名义短缺

w_1 时卫生人力供给量为 L_1,此时 $L_2 - L_1$ 的差量为名义短缺。

名义短缺可以根据卫生专业人员判断确定,即按照每千人口医生数或卫生技术人员数来确定该区域的卫生人力资源需要数量。计算公式为:

区域人口数/1000×千人口医生数＝卫生人力资源需求量　　　　　　　　　　（公式 6-10）

然后再对比供给量来确定短缺。比如:某区域内人口数为 1 000 万,测定的每千人口医生数为 5,那么通过上述公式计算得到的卫生人力需求量为 5 万。但该方法测定的卫生人力资源需求数量往往高于实际。这种方法测定的短缺产生的原因是无胜任力的供给不能满足社会对卫生人力的需求。

（2）实际短缺

卫生人力资源实际短缺是指在一定时期内,某一地区的卫生人力资源供给量小于社会的需求量。其可以分为暂时性短缺和长期短缺。卫生人力资源暂时性短缺是指如果这段短缺的时期比较短暂并且可以通过一定的调整方式进行调整（如调整价格等）,则此种短缺被视为暂时性短缺。暂时性短缺最常见的原因是价格不合理（过低）,可以通过调整价格来消除暂时短缺。为了更好地理解暂时短缺,我们用图形来加以阐述,如图 6-3 所示。

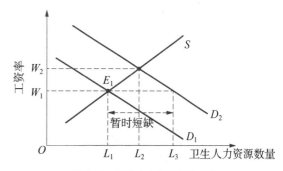

图 6-3 卫生人力资源暂时短缺

D_1 表示有人们原有的对卫生人力资源需求所确定的卫生人力资源需求曲线;D_2 是由于人们对卫生人力资源需求增加所导致的卫生人力资源需求曲线。S 表示卫生人力资源供给曲线。在卫生人力的工资 W_1 时,市场的均衡点位 E_1,此时,L_1 既是市场的卫生人力需求量也是供给量。由于某种原因,社会对卫生人力的需求由原来的 D_1 水平上升到 D_2,在既定卫生人力资源工资率(W_1)不变的条件下,社会对卫生人力资源的需求量由原来的 L_1 水平上升到 L_3,而社会在工资率 W_1 时提供的卫生人力资源供给量仍为 L_1 水平,此时,卫生人力资源暂时性短缺就出现了,卫生人力资源暂时短缺为 $L_3 - L_1$。在这种情况下,价格的需求弹性比较大。此时,只要对价格进行调整短缺就会消失。价格调整的时间越短,短缺消失得越快。如图所示,我们对受限的工资率 W_1 进行放开,调整到 W_2 水平,在新的工资率 W_2 条件下,卫生人力资源供给与需求重新达到平衡,暂时短缺消失。

卫生人力资源长期短缺是指某地区在长时间内卫生人力资源的供给量小于社会的需求量,此时仅仅对价格的调整不能解决短缺问题。我们可用图形来表示长期短缺,如图 6-4 所示,长期短缺为 $L_1 - L_2$。

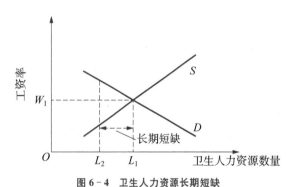

图 6-4　卫生人力资源长期短缺

加大医生工作量只能使长期短缺得到暂时缓解,但同时可能引起卫生服务质量下降,比如,医生可以通过采取延长患者候诊的时间,缩短诊次时间等方式使得卫生服务质量下降。所以,加大医生工作量并不能从根本上解决卫生人力资源长期短缺这一问题。

总之,通过上述分析表明,当存在卫生人力资源暂时性短缺,应尽快采取价格调整等手段来解决;当存在卫生人力资源长期短缺时,则应该加大医学教育方面的投入,加快卫生人力资源的培养,适当提高

卫生人力资源的价格等一系列配套措施,最终解决卫生人力资源供给短缺问题。

6.3.2　过剩

卫生人力资源过剩(surplus of health human resource)是指在一定时期一定价格条件下,卫生人力资源的供给大于社会对卫生人力资源的需求。此时,卫生人力资源的收入低于正常的收入水平,卫生服务价格过低,提供的服务的成本价格不能得到补偿。我们可以用图形来描述卫生人力过剩,如图 6-5 所示。

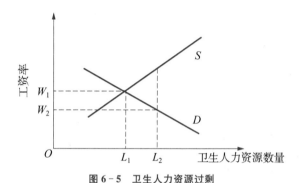

图 6-5　卫生人力资源过剩

医疗机构根据社会的卫生服务需求来确定它在提供卫生服务过程中所需要投入的卫生人力资源,并与需求相适应,从而形成卫生人力市场的均衡点 (W_1, L_1)。当社会对卫生人力的需求为 L_1,而卫生人力实际供给为 L_2 时,就出现了过剩。此时卫生人员的收入水平下降。当卫生人力供给导致使其价格(工资)低于在提供卫生服务过程中的边际成本时,将导致医疗机构的卫生服务收不抵支。卫生人力资源过剩可分为相对过剩和实际过剩。

(1)相对过剩

卫生人力资源相对过剩是指在某一时期、某一地区内的卫生人力资源的供给大于人们的实际需求,但从全局看却并非如此。从全球看,由地区经济发展不平衡,使得卫生技术人员过多集中于经济条件好的地区,因而导致该地区的卫生人力资源供过于求,形成卫生人力供给过剩的表面现象;而经济欠发达的卫生人力却很少,致使该地区的供给远远小于需求,形成实际的短缺。这样,就形成了一方面是经济较发达地区卫生人力供给的过剩,另一方面经济欠发达地区供给短缺的局面。

(2)实际过剩

卫生人力资源实际过剩是指在一定时期内,从

整个社会来看,卫生人力资源供给大于需求。卫生技术人员的专业特点决定了他很难再改行从事其他工作,医学教育市场的过快发展或无序发展是造成卫生人力供给实际过剩的主要原因,可以通过限制医学院校数量及招生规模和实施严格的准入制度来消除卫生人力资源供给的实际过剩。

6.3.3 供需平衡

卫生人力资源供需均衡(supply and demand equilibrium)是指在一定时期内,社会对卫生人力资源的需求与卫生人力资源的供给相当,处于相对平衡的状态。卫生人力资源实现供需均衡时,不仅实现了卫生人力资源的最优配置,还实现了卫生人力资源的充分就业。我们用图6-6来直观描述卫生人力资源供需均衡。如图所示,卫生人力资源供给曲线与卫生人力资源需求曲线相交于E点,在E点卫生人力的供给等于卫生人力的需求,实现了供需均衡。

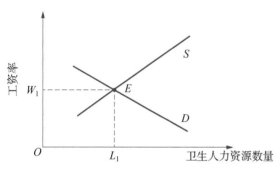

图6-6 卫生人力资源供需均衡

值得注意的是,我们分析卫生人力资源供需均衡时是以卫生人力资源的高效率利用为前提的。如果在卫生人力资源没有实现高效率利用的情况下研究供需均衡,那么此种均衡一定是一种不真实的供需均衡,其实质一定是供大于求,因为这种情况下卫生人力资源所提供的服务并没有达到最佳负荷状态,也就是卫生人力没有被充分利用。同时,还要正确处理供需平衡与高效率的关系。如果只考虑卫生人力资源利用的高效率而忽视卫生人力的供需平衡,则不能满足居民的卫生服务需求,也就会造成卫生人力供给不足,从而形成卫生服务提供不足。当然,我们在关注卫生人力资源使用效率的同时,也不应忽略公平。注重效率兼顾公平,实现卫生人力资源的合理配置,这是我们研究卫生人力资源供需平衡真正的目的所在。其次,我们在分析供需均衡分析时,应该同时从数量和质量着手进行分析。既要

实现总量的平衡,也要实现结构的平衡。

6.4 卫生人力资源发展的经济政策

6.4.1 我国卫生人力资源的基本状况与挑战

(1)基本情况

我国卫生人力资源的数量、质量和分布情况主要如下所述。

1)数量:

A. 总体情况:2019年末,全国卫生人员总数达1292.8万人,比上年增加62.8万人(增长5.1%)。卫生技术人员1015.4万人,乡村医生和卫生员84.2万人,其他技术人员50.4万人,管理人员54.4万人,工勤技能人员88.4万人。在卫生技术人员中,执业医师(含执业助理医师)707.8万人,注册护士444.5万人。2019年,每千人口执业(助理)医师2.77人,每千人口注册护士3.18人,每万人口全科医生2.61人(表6-1)。

表6-1 全国卫生人员数

指标	2017	2018	2019
卫生人员总数(万人)	1174.9	1230.0	1292.8
卫生技术人员(万人)	898.8	952.9	1015.4
执业(助理)医师	339.0	360.7	386.7
执业医师	282.9	301.0	321.1
注册护士	380.4	409.9	444.5
药师(士)	45.3	46.8	48.3
技师(士)	48.1	34.3	36.3
乡村医生和卫生员(万人)	96.9	90.7	84.2
其他技术人员(万人)	45.1	47.7	50.4
管理人员(万人)	50.9	52.9	54.4
工勤技能人员(万人)	83.2	85.8	88.4
每千人口执业(助理)医师(人)	2.44	2.59	2.77
每万人口全科医生(人)	1.82	—	2.61
每千人口注册护士(人)	2.74	2.94	3.18
每万人口公共卫生人员(人)	6.28	—	—

引自:国家卫生健康委员会. 中国卫生健康统计年鉴(2020)[M]. 北京:中国协和医科大学出版社,2020.

B. 各类医疗机构卫生人员数:2019年,医院卫生人员数为778.2万人,其中公立医院人数为600.2万人,民营医院为178.1万人;基层医疗卫生机构

416.1万人，其中社区卫生服务中心（站）为49.9万人，乡镇卫生院为144.5万人；专业公共卫生机构89.7万人，其疾病预防控制中心为18.8万人，卫生计生监督机构为7.8万人（表6－2）。

表6－2　全国各类医疗卫生机构人员数（单位：万人）

指标	卫生人员			卫生技术人员		
	2017年	2018年	2019年	2017年	2018年	2019年
总计	1174.9	1230.0	1292.8	898.8	952.9	1015.4
医院	697.7	737.5	778.2	578.5	612.9	648.7
公立医院	554.9	—	600.2	468.5	—	509.8
民营医院	142.8	—	178.1	110.0	—	138.9
基层医疗卫生机构	382.6	396.5	416.1	250.5	268.3	292.1
社区卫生服务中心（站）	55.5	58.2	49.9	47.4	61.0	52.5
乡镇卫生院	136.0	139.1	144.5	115.1	118.1	123.2
专业公共卫生机构	87.2	88.3	89.7	66.2	67.8	70.0
疾病预防控制中心	19.1	18.8	18.8	14.2	14.1	14.0
卫生监督机构	8.3	8.2	7.8	6.8	6.8	6.5

引自：国家卫生健康委员会. 中国卫生健康统计年鉴（2020）[M].北京：中国协和医科大学出版社,2020.

2）质量：从卫生技术人员的学历结构看，2019年本科及以上占57.4%，大专占27.4%，中专占13.6%，高中及以下占1.1%；从职称结构看，高级（主任及副主任级）占17.0%，中级（主治及主管）占27.7%，初级（师、士级）占49.4%，待聘占6.0%。

3）分布：

A. 地理分布情况：我国卫生人力资源分布主要表现为东、中、西部分布的不平衡，存在人力资源不足与浪费并存的现象。经济发达的东部地区卫生人力资源较为丰富，甚至出现"过剩"的现象，但是经济较为落后的中西部地区，卫生人力资源则较为缺乏。相关数据显示，至2019年底，我国东部、中部、西部卫生人员数分别为557.2万人、372.9万人和361.7万人；卫生技术人员分别为444.4万人、288.5万人和281.4万人；执业（助理）医师分别为176.9万人、110.9万人和98.9万人；注册护士分别为191.9、

128.5和124.3万人。区域分布的不均衡导致经济发达的卫生人力资源充分和经济欠发达地区的卫生人力资源的稀缺。

B. 城乡分布情况：我国卫生人力分布的不平衡还表现在城乡卫生人力资源分布的不平衡。经济发达的城市地区与经济落后的农村地区在卫生人力资源的数量、素质和结构上都有较大的差距，我国卫技人员主要集中在城市，城市卫生人力资源则主要集中在大中城市、大医院。农村和老少边穷地区医务人员相对不足，造成城市和经济发达地区卫技人员过剩，卫生人力资源不足和浪费并存。相关文献数据结果显示，我国城市地区医生的密度是农村地区的2倍多，而护士的密度则达到农村地区的3倍多，不仅如此，我国占70%的农村人口拥有的农村卫生技术人员却仅占全国医技人员总数的37.5%。

（2）挑战

我国卫生人力资源整体表现为数量增长平稳，但仍面临分布不均衡、结构不合理、整体素质不高等挑战。具体有如下几点。

1）分布不均衡：卫生人力资源的分布受多方面因素的影响，目前已经发现的不平衡现象发生在城乡之间、地理区域以及不同层次等级的医疗卫生机构之间。就城乡来说，我国的城市地区卫生人力资源的水平远高于农村；就区域来说，东部地区的水平高于中西部；就医疗机构来说，大型医院的水平远高于小型医院、社区卫生服务中心、基层医院等，并且相关研究表明，这样的差距有逐年增大的趋势。因此，如何应对我国卫生人力资源在分布上的不平衡现象是具有挑战性并且值得思考的问题。

2）结构不合理：我国卫生人力资源结构的不合理体现在年龄结构、职称结构、学历结构以及学科结构。从年龄结构来说，卫生人力队伍中年龄较大的人群较多，老龄化的问题逐渐暴露；从职称结构来说，WHO相关研究发现，在国家卫生人员中，高级、中级、初级职称的卫生人员比例呈"橄榄型"分布（1∶3∶1）较为合理，但目前我国卫生人力资源中高级职称的人员数量较少，而初级职称的人员数量较多，职称的结构不协调，对卫生资源利用的有效利用以及卫生服务提供的质量产生影响；从学历结构来说，高学历的人才较为匮乏，且大都集中于大型综合医院与专科医院。相关的研究也表明，我国的卫生人员的数量与经济发展水平较高的地区（例如土耳其、墨西哥、韩国等）相比已经不相上下，但是人力资源的素质还有待提高，即存在"缺才不缺人"的现象；

学科比例来说,中医、检验、护理、预防保健等学科比例较低,医学作为一个多学科合作、多专业协调的科学,现阶段学科比例的失调对卫生事业的发展有一定的负面作用。

6.4.2 卫生职业教育的结构和发展趋势

(1) 医学教育改革

中国特色的医学教育模式是在我国长期发展的过程中逐渐形成的,初步建立了包括学校基础教育、毕业后教育、继续教育的连续统一的医学教育体系。

1) 近年来我国医学教育改革的历程:2001 年 7 月,卫生部与教育部共同制定和颁布了《中国医学教育改革和发展纲要》;2005 年建立"医学教育宏观管理工作部际协调机制",指导医学院校按需培养医学人才,提高医学教育质量;2008、2011、2014 年两部连续 3 次联合召开工作会议,实施临床医学教育综合改革;2010 年,包括中国在内的国际医学教育专家委员会进行第三次医学教育改革,"卓越医生教育培养计划"应运而生,以胜任能力为导向、培养批判性思维和职业道德素养成为 21 世纪医学教育的三大任务;2014 年,教育部、国家卫生计生委等 6 部门联合印发了《关于医教协同深化临床医学人才培养改革的意见》,以服务需求、提高质量为核心,确定了"两更加、一基本"的改革目标,即到 2030 年,医学教育改革与发展的政策环境更加完善,具有中国特色的标准化、规范化医学人才培养体系更加健全,医学人才队伍基本满足健康中国建设需求。

2) 我国医学教育中存在的问题以及相应的对策:当前我国医学教育中存在着人才培养质量有待提高,专业、层次和区域结构有待优化,医教协同统筹推进医学教育改革的机制有待完善等问题,规模层次不适应、结构不适应、培养质量不适应、条件保障不适应和工作机制不适应等问题。具体来说,包括以下几个方面。

A. 教学理念落后、教学方式单一、教学内容陈旧。从教学理念上来说,主要注重对医学生单一科目的培养,忽视综合性人才的培养,在掌握临床相关知识的同时,还应了解疾病的预防和康复、健康的维护和保养等方面的知识;从教学方式上来说,传统的教学方式以课堂教学为主,教学效果欠佳,可以鼓励学生们以从网络、书本、视频、幻灯、图片、实践中收集到的知识为基础,与老师进行充分地讨论与辨析;还可引入"慕课"建设、Wi-Fi 覆盖下的网上查阅系统与师生实时沟通等方式激发学生的潜能,更好地达到预期教学效果,增加学生课堂的参与性并吸引学生的注意力。

B. 重视临床课程而忽视预防和人文学科。医学的本质属性是社会性和人文性,在现代医学的发展过程中,由于缺乏对人文科学的重视,医学生的人文知识与人文精神都较为贫瘠,最终导致在岗位的胜任能力上不能与患者的需求相匹配。为此,应设置专门的人文课程和教学内容,加强医学人文与医学专业的交叉设置,从法律、伦理、人性化三个层面整合形成教学,加强医学生的人文教育。

(2) 住院医师规范化培训制度

住院医师规范化培训(the standardized residents training in hospital,以下简称"规培")是毕业后医学教育的主要形式,是指高等学校医学专业毕业生完成院校基本医学教育之后,在卫生行政部门认定的培训基地,接受以培养临床诊疗能力为主的系统、规范的培训。它是培养合格住院医师、提高医疗质量、提高医师队伍医疗水平的重要途径,也是专科医师培训的必要前提和基础。

1) 我国住院医师规培制度的发展历程:1993 年卫生部颁布《住院医师规范化培训试行办法》对在全国开展住院医师规范化培训工作进行了部署。1995 年颁发了《临床住院医师规范化培训大纲》,对于提高临床医师队伍素质、保障医疗质量起到了重要作用。2014 年 1 月,国家卫生计生委等 7 部门联合印发了《关于建立住院医师规范化培训制度的指导意见》,明确我国主要采用"5+3"模式,"5"指的是医学类专业本科生需要完成 5 年医学院校的教育,"3"是指医学毕业生以住院医师的身份,在认定的培训基地(医院)接受 3 年的医疗实践训练。这也标志着我国正式建立实施住院医师规范化培训制度。

2) 我国住院医师规培始于 20 世纪 20 年代初,当时北京协和医学院实行"24 小时住院医师负责制和总住院医师负责制"。自 20 世纪 80 年代起,卫生部从部分大学附属医院开始试点住院医师规范化培训工作,后试点范围逐步扩大。各地经过多年的积极探索,取得了一定的成效,在培训大纲制定、培训基地管理、培训学员招收等方面均积累了有益的经验。2006 年,全国有 13 个省市开展了住院医师培训基地认可工作,26 个省市和单位获得授权颁发《卫生部住院医师规范化培训合格证书》,认可培养基地 2 400 个。自 2014 年七部委联合出台住院医师规范化培训文件以来,住院医师规范化培训在全国全面铺开,截至2014年底,全国30个省(区、市)均启动了这项工作,各地细化落实配套政策,在前几年已累计规范化培训近13万人,2014年全国新招收人数达到5.9万人。

3) 目前住院医师规培中存在的问题及对策:

A. 质量难以保证:一方面是参加培训的住院医师本身质量的控制。目前规培的门槛相对较低,医学院校的本科毕业生都可以进行规培的申请,因此,想要提高规培的质量,可以考虑提高规培的准入门槛。另一方面是培训基地的质量控制。规培基地的培训管理体系、管理制度、临床实践要求、培训内涵以及内容、带教师资的教学水平以及考核制度等因素都会影响规培的质量,因此应该建立完善的培训管理体系和健全的培训管理制度,严格执行临床实践要求,夯实培训的内涵,加强师资队伍的建设,落实导师负责制,建立严格的培训考核制度。

B. 积极性难以保证:参加住院医师规培的人员面对的压力较大,原因包括经济压力、规培后的出口压力以及在培训过程中可能出现的归属感缺乏等,所以其参加规培的积极性难以得到保证。为提高参培人员的积极性,首先应增加财政投入,提高住院规培医师的薪酬水平,可与其培训最终结果挂钩,在调动积极性的同时提高规范化培训的质量;其次应对规培医师的福利待遇、户口、社会保障等方面进行细化规定;最后,培训基地可以考虑拓宽培训后出口制定配套措施,拓宽培训后就业渠道。

(3) 专科医师规范化培训制度

专科医师规培包括普通专科医师培训(一般为临床二级学科)和亚专科医师培训(一般为临床三级或四级学科)。医学专业毕业生完成院校教育之后,在经过认可的统一培训基地中,以住院医师身份接受以提高临床技能为主的系统性规范化培训,使培养对象达到从事某一临床专科实践所需要的基本能力,可基本独立从事某一临床专科的医疗工作。目前,专科医师规培制度是国际公认的医学教育制度,是临床医师成才不可逾越的培养方式。

1) 专科医师规培制度的发展历程:2004年,卫生部立项开展《建立我国专科医师培养和准入制度研究》的课题研究,制定了临床18个普通专科、内科和外科下的16个亚专科培训标准、基地认定标准等。2006年,卫生部下发了《关于开展专科医师培训试点工作的通知》,正式启动我国的专科医师培训试点工作。2015年,国家卫生计生委等8部门发布了《关于开展专科医师规范化培训制度试点的指导意见》,正式确立了"5+3+X"的专科医师培养模式,明确了培训对象、培训时间等,提出"力争到2020年,在全国初步建立专科医师规范化培训制度,形成较为完善可行的组织管理体系、培训体系和有效的政策支撑体系,形成完整的毕业后医学教育制度"。

2) 专科医师规培的发展现状:2006年,我国启动了专科医师培训试点工作,全国25个省市307家医疗单位共申报了3048个试点基地;经过卫生部组织专家实地评审,在12个省(直辖市)共遴选出涉及34个试点专科的1100个专科医师培训试点基地,招生规模为17536人,其中普通专科12045人,亚专科5491人。以上海市为例,上海市在2013年全面推开专科医师培训试点工作,已完成首批学员招录工作,培训对象为2010年以后取得上海市住院医师规范化培训合格证书的临床医师,培训内容以临床实践技能为主,时间为3~4年;在2016年开设心血管内科等24个亚专科试点基础上,2017年再启动了12个临床医学学科、9个口腔学科和6个中医学科的试点工作。

3) 专科医师规培制度存在的问题及相应的对策:

A. 参加专科医师规范化培训的生源质量不高:我国尚未建立专科医师准入制度,医院在引入人员时仍然以学历为主要标准,对于绝大多数医学毕业生来说,在参加完培训后依然要面临重新就业的问题,因此将参加专科医师培训排在了工作、考研之后作为末位选择,间接降低了参加培训的生源的质量。因此,应该逐步建立并在全国推行专科医师准入制度,规定高等院校医学专业本科及以上学历、拟从事临床医疗工作的毕业生,都要到经过认可的培训基地中接受3年普通专科培训,并取得"普通专科培训合格证书",才能进入临床从事临床医疗工作。

B. 与研究生教育并轨的运行情况不理想:目前,我国专科医师培训与研究生教育之间衔接不畅,某些受训人员中断培训去接受研究生教育,就需要从住院医师阶段重新开始接受培训,使得有限的培训资源被大大浪费了。因此,应当考虑推进研究生教育与专科医师培训的"双轨合一",探索一套专科医师规范化培训与临床医学专业硕士学位相结合的机制,在完成专科医师规范化培训的考核后同时授予培训合格证书与相应的学位证书。

C. 培训基地缺乏标准的管理流程:首先是不同培训基地的培训内容、培训方式等存在差异。其次培训基地的师资力量不强,目前并未有明确的师资培训标准出台,师资培训的内容、时间也尚未明确,这也给专科医师规范化培训的顺利进行增加了难度。再次是考核体系的问题,在规培过程中,对于专科临床能力的考核是重要的环节,应贯穿于整个培训过程,但不同临床专科、同一专科不同培训基地对能力考核的内容和标准也存在差别。

相应的对策:首先,针对不同的培训基地,应形成一体化的管理体制,建立专科医师培训管理委员会,审核受训医师的工作量、培训方式等,使得培训制度化、科学化、规范化。其次,应不断完善专科医师培训导师制度,推进"导师制"的方法,遴选合格的导师对受训学生进行指导;定期对导师的学术道德、教学能力、工作态度等进行评估,从制度上督促导师履行其职责,并从福利津贴方面调动导师工作的积极性,增强其责任感、使命感。再次,应加快专科临床能力考核体系以及量化的考核指标体系的构建,使得各个培训基地间对考核结果能够"互认"。

(4) 公共卫生医师规范化培训制度

公共卫生医师规范化培训是对医学院校毕业从事或拟从事公共卫生医师工作的公共卫生专业和临床医学专业的本科生和研究生,在公共卫生医师培训基地再接受2～3年以提高公共卫生和临床实践能力为主要内容的系统性规范化培训。公共卫生医师规范化培训作为公共卫生人才毕业后教育的重要组成部分,对于实现从医学生到公共卫生医师的角色转变有重要作用,有利于促进医学生把学校所学知识与实际工作相结合并转化为实际工作能力,逐步成长为适应实际工作需要的合格的公共卫生医师。

1) 公卫医师规培制度的发展历程:为适应公共卫生人才培养需要,2011年,卫生部在《医药卫生中长期人才发展规划(2011—2020年)》中明确提出"建立健全公共卫生医师规范化培训制度,制定培训规划和计划,逐步完善培训模式和培训制度",我国公卫医师规范化培训的重要性得到进一步明确。2014年,国家卫生计生委发布《预防医学科住院医师规范化培训标准细则》和《预防医学科专业基地认定细则》,明确了3年培训周期的培训目标和培养路径,极大推进了规范化培训进程。2017年10月,中国疾控中心召开公共卫生医师规范化培训试点方案编制工作会,对试点工作方案、培训内容等关键问题做了商讨确定。2018年,国家卫生健康委发布《疾病预防控制机构公共卫生医师规范化培训试点工作方案》,确定了上海、江苏、浙江、新疆、湖南等10个试点地区,启动了公共卫生医师规范化培训试点工作。

2) 公卫医师规培的发展现状:目前,我国公共卫生医师规范化培训主要在北京、上海等省市开展,上述地区取得的宝贵经验为探索适合全国推广的培训模式提供了实践基础。其中,北京于2010年启动公卫医师规范化培训工作,在2011年发布了《北京市卫生局关于开展公共卫生医师规范化培训试点工作的通知》,规定培训周期为3年,设置了7个公共卫生亚专业和3个临床亚专业。上海市于2018年发布了《上海市疾病预防控制机构公共卫生医师规范化培训试点工作草案》,2019年发布了《上海市疾病预防控制机构公共卫生医师规范化培训实施办法(试行)》,培训周期为2年,培训内容包括职业道德、政策法规、公共卫生理论和实践能力、临床基本理论和实践能力、人际沟通交流等方面;培训基地包括上海市疾病预防控制中心以及5个临床培训基地和12个协同单位。2018年招录了30名学员,2020年发布通知计划招录50名学员,并于2020年发布了《上海市疾病预防控制机构公共卫生医师规范化培训临床培训基地管理办法(试行)》,以规范疾病预防控制临床培训基地过程管理,提高临床实践的培训质量。

公共卫生专业技术人员的数量不足、专业素质不高是我国公共卫生体系发展的瓶颈问题。2020年新冠疫情的抗击过程更是体现了对公共卫生人才全方位、多层次的需求。在疾病预防控制机构开展公共卫生医师规范化培训,可提高我国公共卫生人才的核心能力,加强公共卫生人才队伍建设,如此才能切实保障人群健康。

3) 公卫医师规培制度的发展建议:目前我国公共卫生医师的规范化培训尚处于探索阶段,而住院医师规范化培训通过多年实践已见成效,在培训模式上可为公共卫生医师规范化培训提供参考。借鉴和学习住院医师规范化培训的模式,以省为单位,逐步形成省、市、县三级疾控中心分级培训、由省级疾控中心统一协调安排的两年规范化培训工作:第一阶段为期1年,主要在县级疾控中心的各业务专业科室轮转,熟悉传染病防控、慢性病防控、流行病学调查、消毒隔离、疫情信息上报等工作,逐步具备处理常规业务的能力;第二阶段为期半年,主要在市级疾控中心了解和熟悉工作内容,例如制定某一种传染病或地方病的常规监测方案,学习如何对基层疾病预防控制工作进行指导;第三阶段为期半年,主要在省级疾控中心学习疾病预防控制的综合管理工作内容，例如掌握疫情资料管理、分析与应用等。

6.4.3 加强基层卫生人力的建设

基层卫生人力是整个卫生人力资源系统的重要组成部分，是提供基本公共卫生服务和基本医疗服务的主力军。2009年《关于深化医药卫生体制改革的意见》明确提出要健全基层医疗卫生服务体系，加强基层医疗卫生人才队伍建设，特别是全科医生的培养培训。2015年国务院办公厅《关于推进分级诊疗制度建设的指导意见》提出加强基层医疗卫生人才队伍建设，推进我国的分级诊疗需要一支训练有素、充满活力的全科医生队伍。虽然近年来我国基层医疗卫生人员数量显著增加，地区间分布的公平性状况逐渐得到改善，人员素质也有所提升，但是基层卫生人力仍然存在结构性失衡，总量不足且增长缓慢，素质仍然不高，集中体现仍然是"招不到、留不住人"。因此，加强基层卫生人力建设工作具有重要意义。

借鉴世界卫生组织提出的"通过改进挽留政策提高农村及偏远地区卫生人力可及性"的全球政策建议框架（表6-3），从教育培训、监管制度、经济激励和专业个人发展等四方面形成加强基层卫生人力发展的建议。

表6-3 WHO全球卫生人力政策建议框架

干预措施分类	具体措施
A. 教育政策	A1. 采用有针对性的招生政策，招录农村背景学生
	A2. 医学院校和住院实习安排在大城市之外
	A3. 各类医学生有在农村地区临床实习的经历
	A4. 将农村问题纳入医学教育大纲
	A5. 发展针对农村卫生工作者的医学继续教育
B. 监管制度	B1. 扩大农村卫生工作者的执业范围
	B2. 引进不同类型的卫生工作者
	B3. 强制性服务（即采用强制措施是卫生人员去基层工作）
	B4. 提供奖学金、资助金或其他教育补贴作为交换条件
C. 经济激励	C1. 财政上可持续的各种经济奖励措施

续 表

干预措施分类	具体措施
D. 专业和个人发展支持政策	D1. 改善卫生工作者及其家人的生活条件并投资于基础设施和服务
	D2. 提供良好和安全的工作环境
	D3. 实施适当的外展活动和远程支持
	D4. 制定和支持职业发展项目
	D5. 支持发展专业网络、农村卫生专业协会、农村卫生杂志等
	D6. 采用公开表彰措施，提高公众认可度

资料来源：WHO. Increasing access to health workers in remote and rural areas through improved retention：global policy recommendations[R]. Geneva：WHO，2010.

（1）教育和培训方面

继续定向招收偏远郊区和农村生源教育政策，卫生计生委、教育部门和各级政府共同统筹安排；增加医学生在基层社区临床实习的经历，建议所有医学生必须有至少半年的基层社区临床实习经历；完善形成具有基层社区特点的规范化培训制度，针对不同专业和不同层级机构区别对待；加强社区基层卫生工作者的医学继续教育，提高质量和实用性。

（2）经济激励政策

提高收入待遇留住人才，通过财政转移支付等多渠道筹措资金，争取郊区和市区的全科医师待遇差距逐渐缩小直甚至持平，但优惠政策与岗位和地区绑定。财政上可适当补贴基层卫生工作人员，提供住房补贴和建造人才公寓或者廉租房，设立远郊艰苦地区补贴，提供交通补贴。对定向生提供奖学金、教育、生活等补贴。

（3）监管制度

推行和完善基层郊区强制性服务项目，"定向培养学生"承诺毕业后到基层社区机构强制服务3～5年，严格执行晋升副高或高级职称之前到基层社区至少服务半年。制定区县/机构间对口援助制度，行政命令保证落实。探索推行区县内基层机构医生定期轮岗制度。

（4）专业和个人发展支持政策

改善基层卫生工作者的生活条件和工作环境，加强偏远郊区社区基层房屋设备等基础设施建设，帮助解决其子女的入学教育和配偶工作安排问题，在户籍政策上给予倾斜。提高公众认可度和全科医生社会地位。改革晋升制度，适当扩大基层卫生人员中高级职称的比重。

6.4.4　医疗卫生专业人员的激励机制

（1）医师多点执业

医师多点执业是指医师与各类医疗机构按照《劳动合同法》签订劳动合同,明确其执业及多点执业过程中的双方的权利义务,在两个以上医疗机构从事诊疗活动,不包括医师外出会诊的活动。医师多点执业的目的是打破医务人员"事业单位人"的身份,使卫生人力资源成为自由的社会资源,在市场"无形的手"的调控下合理配置,在市场公平竞争的氛围下提高医疗质量。

1）医师多点执业的发展进程:2009 年 4 月《关于深化医药卫生体制改革的意见》的第十三条提出:稳步推动医务人员的合理流动,促进不同医疗机构之间人才的纵向和横向交流,研究探索注册医师多点执业。2009 年 9 月,卫生部出台《关于医师多点执业有关问题的通知》,将医师多点执业管理分为 3 类:第一类是政府指令,第二类是医疗合作,第三类是主动受聘。2017 年 2 月,国家卫生计生委发布了《医师执业注册管理办法》,标志着医师多点执业正式放开。

2）医师多点执业对卫生专业人员的激励:

A. 增加了卫生专业人员的合法收入:我国《执业医师法》明确指出,医师在执业的同时允许其在规定的许可范围内获取适当报酬。在我国,大部分医生的待遇偏低,医疗服务价格不能体现市场经济的真实价格,医生的人力价值未得到应有的体现。多点执业为尊重和体现医生的技术和服务的价值提供了一种新的机制,有利于改善医生的待遇、提高医生的收入。

B. 促进了自身医疗服务水平的提高:现行体制下,公立医院的医务人员均为"单位人",人事关系隶属于体制内,工作环境较为单调,医师多点执业的实施可以让医师有机会在不同的医院、不同的医疗卫生机构提供医疗服务,因而也增加了与同行交流与探讨、见识各种疑难病例的机会。在"优劳优得"的前提下,医生会自觉钻研业务技术,充分挖掘自身的潜能,在这个过程中能够不断地提高自身的医疗技能。

C. 提高了自身的职业价值和社会价值:医师多点执业提高了医师的经济收入,可以避免收取红包或以药养医的方式获取"灰色收入",能够更好地获得社会对其业务能力的肯定,也有利于医德医风的建设。此外,医师多点执业也让医院与医师的关系发生了改变,医院成为医师提供卫生服务的场所,由管理者变成了服务者,拓宽了医师的职业发展的空间,延长了职业生涯。

3）医师多点执业存在的问题与对策:

A. 对医师自身的影响:首先对医疗工作者的自身健康状况来说,日常的医疗、教学、科研任务已经相当的繁忙,如果再利用仅存的休息时间去第二、第三执业地点参加工作,医师的自身健康状况难以保证,并且医疗服务本身的数量和质量也难以保障。其次对于医疗工作者的趋利行为来说,多点执业的合法化使得医师能够在原执业地取得工资和奖金等劳动报酬的情况下,还能获得第二、第三执业地的额外收入,这样的情况可能会导致医师因利益驱动侧重追求经济利益。因此,建议借鉴国外的相关经验,例如英国、日本的"4+1"方式,即要求医生至少要在原工作单位工作 4 天,只有剩下的 1 天去其他医院行医,这样可以保证医师工作时间的合理分配,避免因过度劳累而影响自身的身体状况。

B. 对医师原工作单位的影响:医师多点执业会对原单位的管理产生影响,原执业机构对医生管理的统一性和连续性势必受到冲击和挑战。首先,原单位对于多点执业医师的工作考核难以把握,多项业务指标难以准确量化,对其工作时间及工作质量也很难把握;其次,能够进行多点执业的医师往往是知名专家,如果经常在外出诊,将会增加随意离岗、影响医院正常工作秩序的行为发生率,原单位管理层的指挥权也会被削弱甚至架空;最后,由于忙于多点执业,医师对于原执业机构新技术、新项目的开发工作可能会有忽视。因此,原单位应实行更加精细化的考核管理,加强对多点执业的医师的监管力度。

C. 对社会大众的影响:首先是医疗纠纷问题,当前的政策仅明确了医师与受聘医院间责任的分担问题,没有解决执业医师是否需要直接面对患者、直接承担责任的问题;其次是医疗质量的问题,不同执业机构在医疗设备、医务人员配备等方面存在较大差异,而医疗卫生服务需要专业性和协同性,它不仅与医生本人的专业技术水平有关,还受到其他相关专业科室医生水平和配合程度的制约,多点执业医师在第二、第三执业地点所开展较复杂的手术,如果术后经管医生对该类手术经验不足,无法处理可能出现的一些情况,将直接影响医疗服务的质量。因此,应尽快探索责任风险的分担方式,即执业机构与医师共同承担,并由卫生行政部门负责评价责任大小,赔付方式可尝试推行医疗赔偿第三方支付制度;还应加快建立医师执业期间的信息分享,使患者可以通过人力资源信息管理系统对医师情况有所了解,进而进行选择。

（2）医师集团组织

医生集团（medical group）又称"医生执业团体"或者"医生执业组织",是多个医生团队组成的联盟或组织机构。医生集团可以属于医院,也可以是独立的"医生组织",一般是独立法人机构,以股份制、合伙制形式运作。目前中国医生集团的发展模式有3种,分别为体制外医生集团、体制内医生集团以及"移动型"医生集团（也称为"互联网＋"的医生集团）,3种发展模式的特点可见表6-4。

表6-4 三种医生集团模式的特点比较

特征描述	体制外医生集团	体制内医生集团	"互联网＋"医生集团
医生是否在体制内	否	是	部分是,部分否
合作医院	自建医院、高端民营医院	公立医院、基层医院	广泛
服务人群	多为高收入人群	广泛	广泛
医生的进入门槛	要求医生及团队必须为相关领域权威	符合国家政策规定即可	广泛
医生的时间精力	完全由医生主导,多劳多得	必须兼顾第一执业医院,精力有限	多为线上服务,精力有限但仍能游刃有余
盈利模式	集团:保险支付 医生:服务费用	集团:与医院分成 医生:服务费用	集团:管理费用 医生:服务费用
典型代表	张强医生集团、万峰医生集团	大家医联、中康医生集团	丁香园、微医集团

资料来源:李子扬,刘永军,褚志平.基于层次分析法的新医改背景下医生集团模式决策研究[J].中国药物经济学,2018(3):21-24.

1）医生集团的发展进程:2015年9月,在国家卫生计生委主持召开的医生集团研讨会上,对医生集团有了初步定义,需包含以下3个要素。①必须是以医生为主体;②由2位以上医生组成;③一定是一个实业实体。2016年4月,国务院常务会议部署2016年深化医改的重点工作,提出开展公立医院在职或退休主治以上医师到基层医疗机构执业或开设工作室试点,医生工作室首次被决策者肯定;2016年10月,《"健康中国2030"规划纲要》首次提出:要

创新医务人员使用、流动与服务提供模式,要积极探索医师自由执业,医师个体与医疗机构签约服务或组成医生集团。

2）医生集团对卫生专业人员的激励:

A. 提高医生的合法收入:医生集团的出现使医生的"走穴"收入合法化、阳光化。就目前看,医生集团的专家门诊费用一般为300～400元/次,远高于公立医院的10～25元/次,在医生集团中,医师通过自己的医疗技术和提供的医疗服务获得合法的收入,实现了由市场来决定医生的技术劳务价值。例如:体制外的医生集团在医生薪酬支付上仿照美国模式,按照提供服务的时间与服务本身的难度为权重计算医师的报酬,并由保险公司按照国际惯例支付,医生凭自身的能力多劳多得,充分体现医疗服务的价值;体制内的医生集团来则将集团内部医生的收入与贡献挂钩,也以服务时间与任务的难度为计算标准,此外合伙人还参与医生集团盈利的分成。

B. 帮助医生树立"个人品牌":在中国体制下,医生是作为"单位人"存在的,其个人价值是依附于所在单位的权力与资源拥有情况,居民在选择医疗服务时,往往会优先选择医疗机构,再进行医生选择,居民这种"先认医院再认医生"的行为在短期内是很难改变的。医生集团的建立可以加强医生与医疗服务需求者的交流,并且通过"市场"的力量,医师会更加关注患者的服务体验,从而帮助医师建立"个人品牌",获得更大的社会尊重和认同。

3）医生集团存在的问题与对策:

A. 对医生集团的性质、服务范围、准入标准等界定不清晰:医生集团在我国还属于新事物,对其性质、服务范围、准入标准等界定都不清晰,也没有医生集团与签约机构的利益分配相关标准,因此出现了各种形式的医生集团,而其中让民众认可的数量较少。此外,我国在医生集团发展的核心问题、关键环节上的相关政策都处于较为模糊的状态,比如,医生集团是企业性质还是事业单位性质,其提供的服务是只涉及手术还是涉及到术后康复、回访等,内部的决策机制如何,利益分配如何权衡,等等。这些问题都未明确规定。因此,应该尽快制定相关的法律体系以及规章制度,约束和引导医生集团的规范发展。

B. 医生集团的管理运营能力的短缺:我国的医生长期以来都是"单位人",不需要考虑太多行医之外的事情,但是一旦从"单位人"变成"社会人"行医,

随之出现的问题较多,主要表现为缺乏运营的能力,在财务、保险对接、行政管理、客服、品牌推广、病例管理等日常工作上都需要进行完善。因此,可以考虑建立医生集团联盟,使医生集团能够拥有更多的话语权,可以合力解决运营管理过程中遇到的困难,并且共享一些适当的资源给走出体制的医生。

（3）绩效工资改革（医院、预防保健机构）

绩效工资是医疗卫生机构根据岗位技术含量、责任大小、劳动强度和所承担风险程度确定等级,以机构运行发展的合理预期总量控制、结构调整,以员工劳动成果（业绩）为依据核算劳动报酬,是人力资源管理与绩效管理相结合的薪酬体系。即员工工作的绩效高、干得好,工资待遇就高,反之则低。

1) 绩效工资改革的发展进程：2006 年,人事部、财政部出台了《事业单位工作人员收入分配制度改革方案》,指出"事业单位的收入分配将由岗位工资、薪级工资、绩效工资和津贴四部分组成"；2009 年 9 月在国务院常务会议上,国务院总理温家宝提出要在公共卫生与基层医疗卫生事业单位和其他事业单位实施绩效工资。2009 年 10 月,人社部、财政部、卫生部印发《关于公共卫生与基层医疗卫生事业单位实施绩效工资的指导意见》,要求自 2009 年 10 月 1 日起公共卫生和基层医疗卫生事业单位内部实施绩效工资分配；2011 年国务院办公厅在《公立医院改革试点工作安排》中明确指出,要通过完善绩效考核落实岗位绩效工资制度,将医务人员的绩效工资收入与医疗服务的数量、质量、技术难度、成本控制、群众满意度等挂钩,做到多劳多得,优绩优酬。

2) 绩效工资改革对卫生专业人员的激励：

A. 拓宽员工工资增长的渠道：在未实行绩效工资改革之前,我国事业单位实行的是"干多干少一个样""吃大锅饭""平均主义"的工资分配方式,卫生专业人员想要寻求工资的增长只能依靠相关工资调整政策。在实行绩效工资制度之后,卫生专业人员可以通过多劳多得、优劳优酬的方式,将自己的能力、知识、贡献等作为工资分配的付酬因素,合理地提高自己的工资收入,代替了过去简单的薪酬支付模式。

B. 促进员工自身服务技能的提升：员工绩效是指个人完成相应岗位任务的程度,它反映了员工能在多大程度上实现岗位的要求,即员工的工资会向业绩优秀者倾斜。为了获得"倾斜",员工间会自觉形成良性竞争,个人也会自觉提升卫生服务提供的数量与质量以获取"倾斜"。

3) 绩效工资改革存在的问题与对策：

A. 绩效工资管理体系不健全：首先是考核指标的设置。目前还未形成一套完整的以岗位实际贡献多少、技术含量高低、风险程度大小、工作负荷强弱、管理责任轻重为导向的考核指标体系,直接导致绩效工资分配的不合理,"大锅饭"现象仍然十分严重,体现不出绩效工资的激励作用。其次是缺乏有效的绩效工资的沟通、反馈机制。在进行绩效工资改革后,部分机构并未与本单位员工进行充分沟通,导致某些员工并不清楚自身绩效工资的计算方法,最后在收到实际工资时产生强烈不满,从而影响工作的积极性。因此,应当尽快建立起基于个体绩效的评价指标体系指标,作为绩效工资分配的依据；还应建立绩效工资改革的信息交流与反馈的平台,使得机构员工能够及时了解和掌握相关信息。

B. 存在追求经济效益而忽视社会效益的现象：绩效工资改革应该把握好社会效益与经济效益的平衡。当前,部分医疗卫生机构将卫生人员的绩效工资与其创造的经济效益相挂钩,容易导致医师为追求经济效益出现"大处方、大检查"等问题,加重"以药养医"和"看病贵"的状况,从而忽视了公益性为导向、追求为公众服务的目标。因此,在实行绩效工资的改革过程中,应将患者满意度、医疗服务质量等指标纳入绩效工资考核体系,最大限度地调动医务人员提供公益服务的积极性。

（4）医生薪酬制度的国际比较

1) 薪酬及薪酬制度的概念：从经济学的角度,薪酬是指劳动者依靠劳动所获得的所有劳动报酬的总和,主要包括经济性薪酬与非经济性薪酬两部分。经济性报酬（外在薪酬）是指机构针对员工所做的贡献而支付给员工的各种形式的收入,包括直接经济报酬[如工资（薪水）、奖金、福利、津贴、利润分享、股票期权以及佣金形式的全部薪酬]和间接经济报酬（包括以各种间接货币形式支付的福利等）两部分。非经济性薪酬（内在薪酬）是指员工个人对工作本身或者工作在心理与物质环境上的满足感,包括工作氛围、生活环境、能力培训、发展机会、休假和荣誉等。

广义的薪酬制度包括基本薪酬制度、薪酬调整制度、升级制度、定级制度、各种薪酬形式以及薪酬发放办法等。狭义的薪酬制度仅指基本薪酬制度。基本薪酬制度是指根据劳动（工作）技能（主要反映复杂程度）、劳动强度（主要反映轻重程度）、劳动责任（主要反映责任大小）、劳动条件等因素划分不同的等级,再按照不同的等级确定薪酬标准的制度,它是所有薪酬制度的必需部分。薪酬制度一般包括薪酬和薪酬水平、薪酬结构、薪酬要素分配和薪酬支付方式。现有研究已经明确薪酬支付方式和水平对医疗卫生服务提供者的服务实践与行为具有重要影响。

2) 与部分典型国家医生薪酬制度的比较:

A. 美国:美国医院体系以私立为主,根据美国医师协会的统计,2015 年国家和州政府所属公立医院数量只占全美的 21.5%。公立医院的医师直接受雇于医院,大部分公立医院管理者拥有设定薪酬水平的自主权,在招募职员与制订劳务合同方面,医院管理者也具有绝对的自主权;各公立医院的薪酬核定具体方法有较大差别。公立医院固定的薪水和奖金低于私立医院,但享受的休假、普通保险、退休金、行医保险等各种福利待遇高于私立医院好。美国公立医院医师工资分配统一实行联邦工资制,医务人员薪水由第三薪酬方(政府或者医疗保险公司)支付,薪酬结构由岗位工资加上绩效激励,薪酬中工资所占比重较大,奖金所占比重较小,除了基本工资以外,医护人员还可以享受各种福利与补贴,例如医疗保险、口腔保险、退休养老金、带薪休假等。根据《美国医生薪酬报告 2017》显示,2017 年美国专科医生平均年薪 31.6 万美元,初级诊疗医生为 21.7 万美元,自我雇佣医生的年薪较受聘医生高。从 2011 年到 2017 年,美国医生薪酬呈逐年上升趋势,薪酬水平为社会平均工资的 3~8 倍。

B. 英国:英国政府在 1948 年建立了国家卫生服务体系(NHS),将全国医院基本收归国有。目前,公立医院占 95% 以上,由政府实行计划管理,按人头、床位对医院进行财政拨款,绝大部分 NHS 工作人员领取政府支付的固定工资。

英国专科医生实行统一工资制,根据工作年限晋升工资等级。除基本工资外,通过夜间或周末在家中待命、非工作时间值班、担任额外的管理与领导职务、获得临床卓越奖等几种方式,医生也可以获得额外收入。英国专科医生可以通过提供私人服务获得额外收入,包括两类:一类提供所在供职医院提供的私人服务;另一类是在私立医院兼职。除固定工资外,NHS 雇员每年有至少一个半月的带薪休假。他们还享受免费社会医疗和保险福利,购房享受政府补贴。在英国,医生属于高收入群体,持有 PCT (primary care trust)的全科医生年薪 5~8 万英镑,专科医生年薪 3.6~7 万英镑,薪酬水平为社会平均工资的 2.5~4 倍。

C. 德国:德国医院按照所有制分为公立医院、非营利医院和营利性私立医院三种类型,也可以按照公立社区医院、大学医院、民营医院、由教会或宗教组织办的医院分为四类。2015 年,德国共有 1 953 家医院,其中公立医院占全国总病床数的一半左右。医务人员薪酬由医师协会(第三方非政府组织)进行谈判确定标准,公立医院主要实行年薪制,向医生发放固定薪酬,相当部分医师具有公务员身份,允许医师兼职,高级医生治疗私立保险患者也可按服务收取费用。薪酬包括固定工资和兼职服务收入,固定工资取决于专业、资历,法定保险基金医师协会代表医师与医院谈判、签约并执行预算分配。

在德国医院工作通常意味着工作负荷高而工资低,毕业后第一年,医生工资大约 4 000 欧元/月,3~5 年后税前工资增长到 5 000 欧元/月。在接受额外训练成为专科医生后,医生在大学医院的起薪为 5 600 欧元/月左右,12 年后增加到最高不超过税前 7 000 欧元/月。新医生的整体收入远低于德国平均水平,但却需要工作更长的时间。因此,德国医生向周边国家流失的情况较为严重。

D. 法国:截至 2015 年底,法国共有医疗机构 3 089 家,住院床位 408 245 张,公立医院有 1 389 家,住院床位 253 364 张,私立营利性医院 1 009 家,住院床位 97 497 张,私立非营利医院 691 家,住院床位 57 384 张。其中公立医院虽然数量只占 45%,但其住院床位占有率达到了 62.1%。

医师的薪酬制度因类别而异。大学附属医院的医师因其承担的教学责任被划分为国家公务员,他们的工资由学校工资和医疗服务收费两部分组成,工资水平取决于其依据国家资历等级划分进行的资历定级,服务收费由医院代收,扣除部分设施使用费后转付医师。有任期或者合同制的全职或兼职医师基于他们的资历(等级)及工作时间。约 1/5 的专科医师同时工作于医院及私立诊所,可以获得医院工资及私人付费。另外,法国允许他们接诊来自私人保险的患者,但必须支付一定比例的费用给医院。法国医生年收入约为 5.5 万美元,全科医生的收入最高比人均总收入高 3.8 倍。

E. 加拿大:加拿大在 2010 年共有 69 699 名医生,其中家庭医生和专科医生各占一半。加拿大家庭医生大多在私立诊所执业,通过按项目付费(80%)获得支付,看的患者多,收取的服务费就多。医生薪酬制度为固定工资制,工资通过劳资双方规范化和制度化的谈判予以确定。薪酬结构主要包括工资、利润分享计划和福利等，奖金根据工作效益、医疗护理质量、患者的满意程度和完成工作的数量来确定。薪酬水平约为社会平均工资的3倍。

F. 日本：日本公立医院大多实行公务员制度与固定年薪制，年薪与其所在科室无关，其工资由政府统一规定和支付，报酬制度建立在特殊的劳动人事制度基础之上，即终身雇佣制和年功序列制，职工年龄、工龄和学历等作为决定基本工资的主要因素。薪酬结构为：保障职工及其家属生活需要的工资

（65%）＋勉励职工发挥积极性的能力工资（25%）＋地区补贴（10%）。为了解决公立医院面临的困境，日本对公立医院进行改革，推行独立行政法人国立医疗机构制度，使公立医院成为自主经营、自负盈亏的法人，法人化之后招募进来的医师属于医院聘用制（法人化后医院拥有了聘用人事权），收入参照公务员或者实行年薪制。日本公立医院医生的平均年收入为33 866美元（2008年），约为社会平均工资的2.65倍。

各国公立医院医生薪酬制度比较详见表6-5。

表6-5 部分国家公立医院医生薪酬制度比较

国家	薪酬结构	薪酬支付方式	薪酬分配方法	薪酬水平	激励方式
美国	岗位工资＋绩效奖励；薪酬中工资所占比重较大，奖金多占比重较小	工资分配统一实行联邦工资制，医务人员薪水由第三薪酬方（政府或者医疗保险公司）支付	采用浮动工资制，医务人员收入水平与服务质量、数量和患者满意度有关	薪酬水平为社会平均工资的3～8倍	薪水不受医院业务收入的影响；医生是自由职业者，拥有自己的诊所或家庭患者；注重医院文化建设
英国	基本薪水＋额外项目津贴＋即时服务津贴＋地区津贴＋雇佣和附加保持金＋绩效奖金	以固定工资为主，政府根据地区人口数、年龄结构、健康状况等分配卫生经费	不受医院业务收入影响，由医疗委员会与政府协商确定	为社会平均工资的2.5～4倍	允许并鼓励医生从事兼职工作
德国	主要为固定工资	由医师协会进行谈判确定标准	主要实行年薪制，医师的补偿采用总额预算下的点数法	新医生工资水平远低于社会平均工资（约为社会平均工资的$\frac{1}{2}$）	允许公立医院医生兼职开设私人诊所提供服务
法国	主要来自固定工资＋兼职服务收入	类似于国家公务员领取薪水	医院很多职位享受政府的津贴	全科医生最高收入约为人均总收入的3.8倍	允许医生在本院内从事兼职和私人服务
加拿大	工资＋利润分享计划＋福利	固定工资制	工资提供劳资双方规范化和制度化的谈判予以确定	薪酬水平为社会平均工资的3倍	按服务收费，看的患者多，收取服务费就多；奖金按照工作效益、患者的满意程度和工作的数量等来确定
日本	基本工资＋绩效工资＋津贴＋初任工资特别调整额	建立在特殊的劳动人事制度基础之上，即终身雇佣制和年功序列制	工资等级按照所从事医务工作的复杂程度来确定	薪酬水平约为社会平均工资的2.65倍	重视资历，以职工年龄、工龄和学历决定基本工资；生活保障的色彩浓厚，注重非经济性薪酬

（黄金辉）

参考文献

［1］陈文.卫生经济学［M］.4版.北京：人民卫生出版社,2017.

［2］陈昕煜,吕兆丰.医教协同加快建立实施适应行业特点的医学人才培养制度［J］.医学教育管理,2016,2（1）：

321 - 325.

[3] 杜阿迈尔·吉尔,雷萍,于广军. 法国现代卫生体系概论:医院管理与医院改革[M]. 上海:复旦大学出版社,2019.

[4] 龚幼龙,冯学山. 卫生服务研究[M]. 上海:复旦大学出版社,2002.

[5] 郭航远,宁红英,王勋英,等. 住院医师规范化培训与OSCE实战[M]. 杭州:浙江大学出版社,2013.

[6] 侯建林. 公立医院薪酬制度的国际比较[M]. 北京:北京大学医学出版社,2016.

[7] 贾瑶瑶,张光鹏,陈红艺,等. 现行人事管理制度下医生集团发展现状分析[J]. 中国医院管理,2018(1):51 - 52.

[8] 李芬,王贺男,张晓溪,等. 公立医院医师薪酬制度国际经验及借鉴[J]. 中国卫生资源,2017,20(6):537 - 541.

[9] 李子扬,刘永军,褚志平. 基于层次分析法的新医改背景下医生集团模式决策研究[J]. 中国药物经济学,2018(3):21 - 24.

[10] 梁万年,郝模. 卫生事业管理学[M]. 北京:人民卫生出版社,2003.

[11] 林培君,林晓欣,罗桢妮,等. 我国卫生人力资源现状分析[J]. 中国初级卫生保健,2017,31(1):23 - 26.

[12] 刘学政,王小飞,张挺,等. 以胜任能力转化为目标的医学教育改革[J]. 医学与哲学(A),2016,37(7):68 - 70.

[13] 刘颖,梁立波,孙宏,等. 公立医院薪酬激励的国际经验及对我国的启示[J]. 中国医院管理,2015,35(6):12 - 15.

[14] 孟庆跃. 卫生经济学[M]. 北京:人民卫生出版社,2013.

[15] 孟群. 中外住院医师/专科医师培训制度概况[M]. 北京:中国协和医科大学出版社,2010.

[16] 史芮源,魏仁敏,张光鹏. 公立医院薪酬制度的国际经验及启示[J]. 中国医院,2016,20(4):37 - 39.

[17] 孙茜. 医生集团建联盟探多学科协作模式[J]. 中国医院院长,2016(7):30 - 31.

[18] 汪玲. 临床医学专业学位教育综合改革的探索和创新一以上海"5+3"人才培养模式为例[J]. 学位与研究生教育,2012(10):49 - 54.

[19] 王毅翔. 德国医生的收入[J]. 临床与病理杂志,2015,35(4):541 - 542.

[20] 谢宇,佘瑞芳,杨肖光,等. 中国医生集团的现状、挑战及发展方向分析[J]. 中国医院管理,2016,36(4):1 - 4.

[21] 严善梅,黄海. 新形势下医生集团发展模式探讨[J]. 医学与哲学(A),2016,37(9):17 - 20,24.

[22] 严善梅,黄海. 新形势下医生集团发展现状及存在的问题探讨[J]. 医学与社会,2016,29(8):18 - 21.

[23] 张薇. 公立医院绩效工资制度及改革经验研究[J]. 卫生软科学,2015(3):154 - 155.

[24] 张志强,熊季霞. 江苏省公立医院绩效工资改革问题与对策研究[J]. 中国卫生事业管理,2015,32(4):279 - 281.

[25] 赵晋,董自西,董晓建. 新医改背景下医师多点执业机制探讨[J]. 中华医院管理杂志,2014(10):734 - 736.

[26] 赵明. 医生薪酬制度设计的国际经验及启示[J]. 财经界(学术版),2016(10):358 - 358.

[27] 周绿林,于彩霞. 卫生经济学[M]. 北京:人民卫生出版社,2016.

[28] 朱凯. 公共卫生人力资源发展状况[J]. 人力资源管理,2012(12):28 - 28.

[29] 朱晓丽,陈庆琨,杨顺心. 新一轮医改以来我国基层卫生人力资源现状及问题分析[J]. 中国卫生政策研究,2015,8(11):57 - 62.

[30] American Hospital Association. Fast facts on US hospitals [EB/OL]. [2020 - 4 - 5]. http://www.aha.org/research/rc/stat-studies/fast-facts.shtml.

[31] COMBES J B, DELATTRE E, ELLIOTT B, et al. Hospital staffing and local pay: an investigation into the impact of local variations in the competitiveness of nurses' pay on the staffing of hospitals in France [J]. European Journal of Health Economics, 2015, 16(7): 763 - 780.

[32] WHO. Human resources for health. [EB/OL]. [2020 - 10 - 12]. http://www.who.int, 2018 - 08 - 20.

[33] World Health Organization. The World Health Report 2006: Working Together for Health [R]. Geneva: World Health Organization, 2006.

[34] WRANIK D W, DURIER-COPP M. Physician remuneration methods for family physicians in Canada: expected outcomes and lessons learned [J]. Health Care Analysis, 2010, 18(1): 35 - 59.

7 卫生筹资和卫生费用

卫生服务提供过程中需要消耗必要的资源，卫生系统通过特定渠道筹措和弥补资源消耗才能持续地提供卫生服务，这些资源的货币表现即为卫生资金。筹集足够的资金并使之合理有效的分配和使用，是保证卫生系统有效运行和发挥其功能的重要保证。随着人口老龄化加剧、疾病谱的变化和医学高新技术的应用等，卫生资金的筹集、分配和使用面临着新的要求和挑战。一个国家采用何种卫生筹资策略和方法，需要基于国情的现实条件以及政治优先性和经济承载能力等因素综合考虑。本章主要对卫生筹资的基本概念、相关理论和评价方法等进行介绍，分析不同国家卫生资金筹集、分配和使用的经验，结合我国卫生总费用核算的相关理论和实际情况进行卫生筹资分析。

7.1 卫生筹资概述

7.1.1 卫生筹资定义

卫生筹资（health financing）是为实现特定卫生健康目标而选择的资金筹集手段，涉及到在一定时期内和一定社会环境下卫生领域资金的筹集、合理分配和有效使用，以保障国民健康水平的不断提高。

卫生筹资有狭义和广义之分。狭义卫生筹资是指卫生资金的筹集，主要涉及卫生资金筹集的来源、渠道、数量和结构等。广义卫生筹资不仅包括卫生资金的筹集，还包括卫生资金的分配和使用，涉及卫生资金的去向和数量、使用的效率和公平等内容（图7-1）。

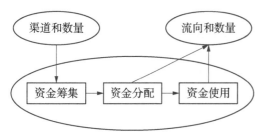

图 7 - 1　卫生筹资的定义

世界卫生组织（WHO）把卫生筹资活动界定为"实现充足的、公平的、有效的和可持续的卫生资金筹集、分配和利用活动的总和"。其内涵可以从 4 个方面进行理解：①如何筹集到充足的卫生资金；②如何通过卫生筹资实现经济和健康的公平性；③如何提高卫生资金的利用效率；④如何为卫生系统提供持续、稳定的资金支持。

卫生资金从筹集到分配、使用形成一个循环，资金在卫生系统不停地循环，成为卫生资金的周转过程，卫生资金在流入和流出卫生领域的过程中表现为不同的形式。

7.1.2　卫生筹资功能

（1）资金筹集

资金筹集是卫生系统为实现各项卫生活动从政府、社会、家庭、商业部门和其他外部渠道筹集所需资金的一种方式。资金筹集是卫生筹资最基本的功能，反映了居民利用医疗卫生服务所需的资金最终由谁承担，或谁是最终的购买者。资金筹集的形式包括税收、强制性或自愿性的医疗保险、个人的直接支付或者捐赠等。资金筹集的功能与基本原则是要体现公平与高效，既要筹集足够、可持续的资金，满足人群基本医疗卫生服务提供的需要，又要足以防范因病致贫和灾难性卫生支出等问题。

（2）风险共担

风险共担是将各种风险要素以某种形式在不同主体之间进行分配，形成明确的风险分散形式和风险保障机制。卫生筹资可以通过筹资制度安排，把单个家庭和个人难以承受的、不确定的、大额的费用转化为负担得起的、确定的、小额的费用，通过较大范围人群的卫生资金收集、积累和管理，形成一个风险池（risk pool），当群体中部分人需要利用卫生服务时，其所发生的财务风险可以被这一群体的所有人共同分摊，将疾病发生时的财务风险与群体总体利用卫生服务的需要相联系。风险共担功能与资金统筹范围和统筹基金数量密切相关。

（3）资金配置

从广义上说，资金配置主要是通过卫生服务的私人或公共购买来实现。卫生服务购买是指按照协议约定向特定的卫生机构购买医疗卫生服务的过程，包含了基本卫生服务包的设计、服务提供、资源配置和对卫生服务提供者的支付方式等，也发挥了卫生资源配置的作用。在筹资过程中，医疗卫生服务提供方和需求方按照一定的价格出售和购买服务。服务购买分为两种形式：如果购买方是患者个人，即传统的医疗卫生服务"医患交易"行为；如果购买方是政府或公立社会保险机构，政府或保险机构代表公民向卫生机构购买符合一定质量和数量的医疗卫生服务，即公共购买。

7.1.3　卫生筹资目标

在不同的历史阶段，卫生筹资目标有着不同的要求。1978 年，WHO 和联合国儿童基金会在《阿拉木图宣言》中提出初级卫生保健（primary health care，PHC）策略，要求各国向居民提供最基本的、人人都能得到的、体现社会平等权利的、人民群众和政府都能负担得起的卫生保健服务。2005 年，在第 58 次世界卫生大会上，WHO 各成员国承诺建立本国的卫生筹资体系，筹集足够的资金以保证其国民能够获取卫生服务，同时不会因为支付这些卫生服务费用而遭受经济困难。基于此，可以将卫生筹资目标分为中间目标和最终目标（图 7 - 2）。

（1）中间目标

为实现全民健康覆盖，WHO 将建立"充足、公平、有效、可持续"的卫生筹资系统作为提高居民健康水平的主要目标之一，并在《西太平洋地区和东南亚地区国家卫生筹资战略（2006—2010）》等倡议中将这四个方面作为分析评价卫生筹资系统的维度，提出相应的发展目标，即卫生筹资的充足性、公平性、效率性和可持续性。

1）卫生筹资充足性。一定水平的卫生投入是实现卫生系统目标的前提和基础，卫生筹资充足性反映了卫生系统动员卫生资金确保卫生系统正常运行，满足人民群众医疗卫生保健需求的能力。WHO 在《西太平洋和东南亚区域国家卫生筹资战略（2006—2010）》中提出卫生筹资战略的目标之一为卫生总费用占 GDP 的比重达到 5% 或更多，WHO 宏观经济和卫生委员会将人均卫生支出的标准界定

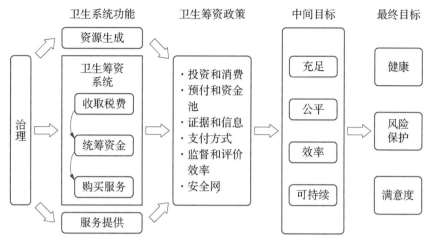

图 7 - 2　WHO 卫生筹资政策目标框架

为不低于 35 美元。如果卫生筹资不足,容易出现缺医少药等问题,影响人民群众医疗保健需求的满足。根据投入的领域和性质不同,充足性一般包括卫生总费用的充足和政府卫生投入的充足,也可以进一步扩展到社会医疗保险的充足。

2) 卫生筹资公平性。卫生筹资公平性主要体现在资金筹集和筹资风险保护两个方面。卫生资金的筹集应根据居民收入水平和支付能力的不同而对卫生服务有不同的支付额度,即收入水平高的居民应比收入水平低的居民对卫生服务的支付额度高。WHO 指出,如果每个家庭按其支付能力对卫生系统分担相应的份额,并且分担的份额与家庭成员的健康状况以及对卫生系统的利用程度是不相关的,则这个卫生系统实现了卫生筹资公平。筹资风险保护主要是通过卫生筹资制度安排,避免居民看病就医后由于自付费用陷入贫困或发生灾难性卫生支出。

3) 卫生筹资效率性。卫生资源相对于人们的需求总是有限的。卫生筹资效率一方面是指以最有限的卫生资源投入达到最大的卫生效益产出,另一方面是指在收益既定的条件下,通过降低筹资成本、减少筹资风险、优化筹资结构等方式,实现卫生系统最终效率的提升。卫生筹资效率包括卫生资金生产效率和配置效率两个方面。影响卫生筹资效率的因素有很多,除了卫生系统组织和服务提供体系因素外,还包括政治、经济、社会和人口等方面的因素。

4) 卫生筹资可持续性。卫生筹资可持续是指卫生系统能够获得持续、稳定的资金支持以确保未来继续其活动,并扩大活动范围来满足人口增长、突发性传染病等引发健康需求的能力。卫生筹资可持续

性问题与费用快速增长、低收入人群的可承受能力等密切相关。当前,如何在经济增速放缓的情况下维持稳定的卫生筹资已成为重要的问题。从广义上说,卫生筹资可持续性还包括政治的可持续性、组织和管理的可持续性以及立法的可持续性等。

(2) 最终目标

卫生筹资的最终目标是推动卫生系统目标的实现,包括健康状况的改善、筹资的风险保护和患者满意度的提高。

1) 健康状况的改善。健康状况的改善是多种因素共同作用的结果,如收入水平、教育水平、卫生服务可及性的提高等。卫生服务可及性是指当人们出现健康需求时能够及时获得预防、治疗、康复等服务,它是改善居民健康状况的重要保障。卫生服务可及性的实现,必须保证人们在使用卫生服务时能够负担得起,并且不会因为经济上无法承受而放弃卫生服务进而影响健康。因此,世界各国必须建立起良好的卫生筹资系统,通过多方位的筹资保障确保人们在有健康需求时能够支付得起相应的卫生服务费用。

2) 筹资的风险保护。人们在利用卫生服务时,一部分卫生费用通过卫生筹资体系进行筹资分摊得以补偿,个人只需支付部分费用,这部分最终由个人承担的费用称为个人卫生支出(out-of-pocket payment health expenditure, OOP)。就个人和家庭而言,由于支付能力的差异,过高的 OOP 比重会导致卫生筹资的不公平,进而造成卫生服务利用的不公平。卫生筹资体系通过税收、社会医疗保险等形式筹集资金,在不同健康状况、不同支付能力的人群

中进行再分配,并向卫生服务提供方购买服务,降低人们因购买卫生服务而产生的经济风险,避免居民因看病就医而陷入严重的经济困境。

3) 患者满意度的提高。患者满意度是指人们基于在健康、疾病、生命质量等诸多方面的要求而对医疗保健服务产生某种期望,然后与所获得的医疗保健服务进行比较而形成的主观情感状态的反映,是对其所经历的医疗保健服务情况形成的主观评价。患者满意度的提高是评价卫生筹资系统的重要指标,改善卫生筹资水平和质量对于提高患者满意度具有重要意义。

7.2 卫生资金筹集

7.2.1 卫生筹资渠道

从各国卫生筹资实践来看,卫生筹资渠道主要包括政府卫生筹资、社会医疗保险、商业健康保险、个人付费、社区卫生筹资和社会捐赠等。不同国家或地区对卫生筹资渠道的选择主要取决于其历史、文化、社会经济体制以及政府在众多国家事务间的权衡,同时政府也会考虑所选渠道的可操作性、成效性等因素。

(1) 政府卫生筹资

政府卫生筹资是国家财政支出的一部分,是通过政府预算卫生支出直接投向卫生事业的筹资方式。政府作为筹资主体,通过税收、赤字财政、专项税、政府债券等渠道筹集资金并分配到卫生领域。政府卫生筹资的形式主要包括以下5种。

1) 税收。税收是政府作为筹资主体,通过税收渠道筹集资金并分配和使用于卫生领域。一个国家决定征收何种税款取决于其经济发展水平和人们对政府的信任程度。一般税收是政府财政收入的主要来源,包括个人和企业所得税,以及其他直接或间接的税收途径,如增值税、关税、财产税等。

2) 专项税。专项税是指定用于具体项目或用途的税种。一些国家建立了专门用于卫生的税收,比如在全国或特定的地区范围内针对某些产品征收专项税用于卫生领域,包括奢侈品、烟、酒消费税等。

3) 财政赤字。财政赤字是指一国政府在每一财政年度支出大于收入的经济现象。为了弥补财政赤字,一般会采取增税、增发货币、发行公债等方式增加财政年度的相对收入,从而使卫生领域能够获得更多卫生筹资机会。

4) 政府彩票。政府通过发行彩票可以筹集更多的资金用于社会福利、公共卫生、教育、文体等领域,如2011年英国专门发行健康彩票(health lottery)为卫生事业筹集基金,以解决其国内医疗健康福利不平等现象。

5) 政府规费。政府规费是政府获得收入的一种重要方式,一般按照受益原则由国家机关或事业单位向有关当事人提供某种特定劳务或服务,按规定收取的一种费用。政府规费按性质可以分为行政规费和事业规费,主要包括:①行政管理类收费,如医师资格证书工本费、执业医师注册费;②鉴定类收费,如医疗事故技术鉴定费;③考试类收费,如执业医师资格考试费;④培训类收费,如放射工作人员卫生知识培训费;⑤其他类收费,如卫生发展基金等。

政府卫生筹资覆盖范围广,能够将筹资负担分散到全人群,扩大筹资受益覆盖人群,卫生筹资公平性较好;另外政府卫生筹资治理模式简单,能够有效实现效率提升和成本控制。政府卫生筹资的缺点主要表现在卫生部门需同其他部门竞争政府预算支出,易受社会经济发展水平、政治压力或外部冲击的影响,降低了筹资来源的稳定性。

(2) 社会医疗保险

社会医疗保险是指国家通过立法等途径,由劳动者、用人单位或社区(集体)、政府等方面共同筹集资金,在劳动者及其直系亲属遇到疾病风险时给予经济补助的卫生筹资方式。社会医疗保险筹资一般具有强制性,符合条件的个人必须参加,并且缴费金额和受益程度都是通过法定的社会契约加以规定的。

社会医疗保险能为卫生系统筹集更多的资金,对政府预算的依赖性较低,是更为稳定的筹资来源。在政府没有空间增加卫生费用投入时,通过社会医疗保险为卫生系统筹集资金是较好的选择。社会医疗保险将劳动者的保险费筹集在一起,能够实现不同收入水平、不同健康状况人群的风险共担。社会医疗保险筹资也存在一定的缺点:①由于将非正式部门雇员、老人和儿童等人群纳入社会医疗保险需要较高的成本,因此该类人群中的许多人被排除在外。②在劳动力市场缺乏竞争的情况下,雇主不可能通过降低雇员的工资来支付增长的保险费,由此导致劳动力成本增加并可能导致更高的失业率,对社会经济会产生负面影响。③为防止卫生服务的过度需求和滥用,提高基金运作效率,需要加强对服务供给方及患者就医行为的管理和监管,导致社会医疗保险管理成本增加。

（3）商业健康保险

商业健康保险是由非营利或营利性保险公司经营，消费者自愿选择最适合自己偏好的保险项目，保险费根据个体疾病风险特征和选择风险的保险类型规定。

商业健康保险存在的竞争性能够降低卫生服务的成本，具有良好的经济效益。支持商业健康保险的人认为，当人们选择一个商业保险计划时，他们感受到自己有了更多选择权，并更愿意为健康支付费用。商业健康保险的缺点表现在 3 个方面：①商业健康保险具有选择风险，保险商倾向于选择健康者参保，高健康风险人群常常被排除在外或者被要求支付更高的保费。②商业健康保险基于个人或群体的健康风险收取保费是极度累退的筹资形式。③与社会健康保险相比，商业健康保险的管理成本通常更高。

（4）个人付费

个人付费（user fees）是指患者在接受医疗服务时，由自己承担的卫生服务费用，包括门诊、住院、护理及其他专业性医疗保健费用。个人付费往往在以下情况下发生：公共筹资不足，政府有效分配卫生资源能力缺乏，公立医疗卫生机构基本卫生服务提供效率低、卫生服务提供者收入水平较低、人群有意愿自付医疗费用以减少因交通和等待时间带来的成本损失、药品等关键医疗产品提供不足等。

在政府卫生筹资意愿或能力有限时，个人付费是一种较好的卫生筹资补充策略，并且容易进行管理。个人付费一定程度上能够降低患者的医疗服务付费意愿，鼓励患者优先选择基层医疗卫生服务，避免卫生服务过度利用。此外，个人付费可以针对特定人群的部分或者全部费用予以免除，防止其陷入经济困难。

个人付费的缺点主要表现为：①个人付费是极度累退的筹资模式，容易导致卫生筹资垂直不公平问题的发生。②个人付费可能会延迟患者的就诊行为，不但影响了公众的健康，还会造成最终医疗成本的增加。③个人付费可能导致严重的道德问题，卫生服务提供者因追求自身利益最大化而诱导卫生服务利用。

（5）社区卫生筹资

社区卫生筹资是一个社区中（在同一个农村地区、行政区、其他地理区域或同一个社会经济或种族的群体）的各个家庭，为既定的一系列卫生服务相关

费用筹集（或协作筹集）资金的一种卫生筹资机制。社区卫生筹资基于社区而建立，强调社区参与管理。参与此种筹资方案的成员可因地域的邻近或因同样的职业、信仰、种族或任何其他附属依赖关系而联系在一起。同时，成员也参与方案的管理，如进行规则的设计和资源的筹集、分配等。

社区卫生筹资的优势在于信任和提供适宜水平的风险分担，其受益者往往是被其他健康保险排除在外的群体，能够有效填补社会医疗保险和商业健康保险的空白。此外，社区卫生筹资通过减少卫生服务现金支付和增加卫生服务利用，能够让低收入人群获得更多的卫生服务，提高健康保险覆盖水平，增加卫生服务可及性。但是，社区卫生筹资存在可持续水平低、筹资规模小、对卫生服务质量或效率影响有限等问题。

此外，还有其他一些筹资形式，如捐赠。捐赠包括国内捐赠和国际捐赠。国内捐赠是国家鼓励社会参与卫生筹资的重要形式之一。对低收入国家而言，国际捐赠是其实现卫生服务全民覆盖的重要保证，WHO 敦促高收入国家将其国民总收入的 0.7% 用于官方发展国际卫生援助。

7.2.2 卫生资金筹集的国际经验

当今，各国都在应对经济增长放缓、与经济全球化并存的疾病全球化、伴随着人口老龄化而来的慢性病保健需求日益增加等挑战，对实现全民健康覆盖和完善卫生筹资体系的需求变得尤为紧迫，为此，世界各国在探索建立完善符合各自国情的卫生筹资体系方面已积累了丰富的卫生筹资经验。

（1）基于国情制定卫生筹资策略

任何一种有效的卫生筹资策略都要依据国情制定，包括根据基本卫生服务的可及性、经济风险保护能力、财政能力和其他约束性条件等来确定本国的卫生筹资策略。例如，对于医疗保障覆盖率低的国家，需要通过迅速扩大医疗保障的覆盖面来扩大卫生筹资渠道，并解决筹资的公平性问题，如采用社区卫生保险的形式或由财政补助保费来快速扩大社会医疗保险覆盖面；对于医疗保障覆盖率比较高的国家，应当确保被排除在现有医疗保障体系之外的人能够获得医疗保障并减少个人付费比重。

（2）加强卫生筹资方式多元化

筹资渠道多元化不但是国际卫生筹资的趋势，也是世界各国在卫生筹资过程中的实践经验。从长远看，依赖单一卫生筹资渠道在经济上并不可行，而

且稳定性和可持续性可能存在不足。不论是低收入还是高收入国家,其卫生筹资系统都是多种渠道和方式的组合,筹资方式多元化不是多种筹资渠道的简单合并,而是相互补充、相互配合。

(3) 推进卫生筹资预付制改革

WHO 指出,持续依靠患者自付费用是目前为止实现全民覆盖的最大障碍。大量研究和实践表明,通过预付费措施筹集卫生资金是增加人群覆盖率最有效、最公平的手段。很多国家通过"确保国内卫生筹资主要来自预付款,然后将预付款集中到一起使国民分担疾病经济风险"的方式减轻卫生服务利用的经济障碍,从而为国民提供更好的卫生保障。

(4) 进一步提高卫生资金统筹层次

卫生资金统筹水平过低会加大实现卫生筹资公平和经济风险保护的难度。例如,不同部门或基金各自管理不同人群的卫生服务,将会放大重复利用和低效率带来的问题。推动收入不同且具有不同健康风险的居民向统一的统筹资金缴费,用同一个统筹资金对医疗费用进行补偿,可以提高卫生筹资经济风险保护的能力,减少因病致贫和灾难性卫生支出的发生。

(5) 更加注重卫生筹资的公平与效率

卫生筹资系统要努力推进全民健康覆盖,加强对低收入人群的筹资保护,为没有能力缴费的人承担卫生费用。降低患者个人付费的比重能够有效降低因病致贫和灾难性卫生支出的发生,提高卫生筹资的公平性。尽管疾病预防和健康促进干预项目具有较好的成本效益,但很多情况下管理方面的压力来源于要保证治疗性卫生服务的可及性,很多卫生筹资系统的重点也是为治疗付费,而不是为基于人群的疾病预防和健康促进服务提供资金补偿。因此,在卫生资金配置上要更加注重向疾病预防和健康促进干预方面倾斜。

7.2.3 我国卫生资金筹集状况与分析

从新中国成立到 20 世纪 80 年代初,我国处于计划经济时期,卫生资源由政府通过计划手段进行配置。卫生资金的筹集渠道比较单一,卫生资金主要来源于政府拨款、国有和集体企业卫生保健经费和农村集体经济卫生支出。随着计划经济体制向市场经济体制转变和医药卫生体制改革的推进,我国逐渐形成了多渠道、多层次、多主体的卫生筹资体制。

(1) 我国卫生资金筹集渠道和现状

我国卫生筹资来源主要包括政府卫生支出、社会卫生支出和个人卫生支出。深化医改以来,我国政府卫生支出和社会卫生支出占比呈上升趋势,个人卫生支出占比不断下降,卫生筹资结构不断优化(表 7-1)。

表 7-1 2000—2019 年我国卫生总费用筹资结构

年份	卫生总费用(来源法)(亿元)	政府卫生支出(亿元)	占卫生总费用比重(%)	社会卫生支出(亿元)	占卫生总费用比重(%)	个人卫生支出(亿元)	占卫生总费用比重(%)
2000	4 586.63	709.52	15.47	1 171.94	25.55	2 705.17	58.98
2001	5 025.93	800.61	15.93	1 211.43	24.10	3 013.88	59.97
2002	5 790.03	908.51	15.69	1 539.38	26.59	3 342.14	57.72
2003	6 584.10	1 116.94	16.96	1 788.50	27.16	3 678.67	55.87
2004	7 590.29	1 293.58	17.04	2 225.35	29.32	4 071.35	53.64
2005	8 659.91	1 552.53	17.93	2 586.41	29.87	4 520.98	52.21
2006	9 843.34	1 778.86	18.07	3 210.92	32.62	4 853.56	49.31
2007	11 573.97	2 581.58	22.31	3 893.72	33.64	5 098.66	44.05
2008	14 535.40	3 593.94	24.73	5 065.60	34.85	5 875.86	40.42
2009	17 541.92	4 816.26	27.46	6 154.49	35.08	6 571.16	37.46
2010	19 980.39	5 732.49	28.69	7 196.61	36.02	7 051.29	35.29
2011	24 345.91	7 464.18	30.66	8 416.45	34.57	8 465.28	34.77
2012	28 119.00	8 431.98	29.99	10 030.70	35.67	9 656.32	34.34
2013	31 668.95	9 545.81	30.14	11 393.79	35.98	10 729.34	33.88
2014	35 312.40	10 579.23	29.96	13 437.75	38.05	11 295.41	31.99

年份	卫生总费用(来源法)(亿元)	政府卫生支出(亿元)	占卫生总费用比重(%)	社会卫生支出(亿元)	占卫生总费用比重(%)	个人卫生支出(亿元)	占卫生总费用比重(%)
2015	40 974.64	12 475.28	30.45	16 506.71	40.29	11 992.65	29.27
2016	46 344.88	13 910.31	30.01	19 096.68	41.21	13 337.90	28.78
2017	52 598.28	15 205.87	28.91	22 258.81	42.32	15 133.60	28.77
2018	59 121.91	16 399.13	27.74	25 810.78	43.66	16 911.99	28.61
2019	65 841.39	18 016.95	27.36	29 150.57	44.27	18 673.89	28.36

1) 政府卫生支出。政府卫生支出指各级政府用于医疗卫生服务、医疗保障补助、卫生和医疗保障行政管理、人口与计划生育事务性支出等各项事业的经费,政府卫生支出包括上级财政拨款和本地区财政拨款。上级财政拨款是指上级政府财政部门或卫生部门对自身或下级政府所属卫生机构进行的财政预算补助,本级财政拨款是指本级政府对所属卫生机构进行的财政预算补助。政府卫生支出的费用主要来自税收。在社会保险、商业保险及其他多种筹资途径无法覆盖大部分人群时,税收仍是重要的筹资来源,尤其是在卫生领域许多公共卫生和基本医疗等面临市场失灵的部分,更加强调政府的卫生筹资责任。

我国政府卫生支出绝对值逐年增加,从1978年的35.44亿元增长到2019年的18 016.95亿元。2000年以来,我国政府卫生支出占卫生总费用的比重持续增长,2012年之后呈下降趋势,但基本保持在30%左右。

2) 社会卫生支出。社会卫生支出是指政府预算外社会各界对卫生事业的资金投入,主要包括社会医疗保险、私立健康保险和社会其他保险中的医疗卫生费用(如失业保险、工伤保险、生育保险等社会统筹基金中按规定支付的费用部分)。除此之外,还有非卫生行政事业单位办医支出、企业医疗卫生支出、农村乡镇企业职工医疗卫生经费、卫生预算外基本建设支出、私人开业医生初始投资、公共卫生机构预算外资金投入、村集体经济卫生投入等。

20世纪90年代开始,我国社会卫生支出出现了持续下降的趋势,到2001年仅占卫生总费用的24.1%。2001年之后,我国社会卫生支出占卫生总费用比重开始呈现上升趋势,增长至2019年的44.27%,对卫生筹资增长作出较大的贡献。

3) 个人卫生支出。个人卫生支出指城乡居民在接受各类医疗卫生服务时由自己承担的费用,包括享受各类医疗保险的居民就医时的自负费用,是衡量城乡居民个人对卫生费用负担程度的重要指标。

我国个人卫生支出增长较快,2001年占卫生总费用比重达到最高值59.97%。之后开始回落并保持持续下降趋势,2019年下降至28.36%,为近20年来的最低水平,实现了《"十二五"期间深化医药卫生体制改革规划暨实施方案》中提出的"到2015年,个人卫生支出占卫生总费用的比例降低到30%以下"的目标。此外,各地区卫生总费用筹资结构也有了较大改善,大部分省份个人卫生支出占卫生总费用比重也降至30%以下。

(2) 我国卫生筹资存在的问题与挑战

1) 经济社会变迁带来的筹资挑战:

A. 经济社会发展进入新常态:随着我国经济增速"从高速增长转为中高速增长",政府财政收入增长也出现放缓的趋势,而且将在未来一段时期保持中低速的投入增长趋势,使得我国卫生筹资压力不断加大。

B. 人口老龄化趋势加重:我国是世界上人口老龄化程度较高的国家之一,老年人口数量大、老龄化速度不断加快,对我国医疗卫生服务体系、医疗保障体系和卫生筹资体系提出了严峻的挑战。

C. 疾病模式的转变:随着社会经济发展、生态环境等的改变,我国疾病谱发生了很大的变化。虽然以法定报告传染病的发病率和死亡率为代表的指标显著改善,但慢性非传染性疾病负担给国家医疗卫生系统和卫生筹资体系带来了巨大的挑战。

D. 社会变迁:城乡二元结构体制是我国经济和社会发展中存在的一个严重障碍。在城市化进程中,城乡之间的一些壁垒限制给我国城乡医疗保障制度特别是卫生筹资模式的改善造成了较大的阻碍。

2) 政府卫生筹资问题和挑战:

A. 政府卫生筹资总量不足:政府卫生支出规模直接影响卫生事业的发展速度。基于国际卫生领域的相关经验和我国财政收入增长的速度与规模,我国政府卫生支出占 GDP 的比重、政府卫生支出占财政支出的比重还存在较大的增长空间,因此需要采取相关措施保障政府预算卫生支出的增长。

B. 政府卫生筹资地区差异大:从政府卫生支出的绝对规模和占财政支出的比重看,我国政府卫生筹资在地区之间存在较大的差异。

C. 政府卫生筹资模式单一:国际经验表明,尽管政府通过一般税收增加财政卫生投入能够解决卫生领域的主要问题,但仍需进一步拓宽政府筹资渠道,如设计专项税等,改善单一的税收筹资模式,保障卫生事业的可持续发展。

3)基本医疗保险筹资问题和挑战:

A. 基本医疗保险制度全民覆盖仍需进一步深化:国际经验表明,真正的全民健康覆盖应该包括制度覆盖、服务覆盖和经济覆盖。目前,我国仅是基本实现了医疗保险制度的全覆盖,并且是"低标准、广覆盖",还需要进一步完善医疗保险筹集保障机制,加大服务全覆盖和经济风险保护全覆盖等方面的建设。

B. 医疗保障体系呈"碎片化"特征:我国医保制度建设走的是一条"制度分设、自下而上、由点扩面、增量推进"的改革路径,这种渐进式模式有利于减轻改革阻力,保证平稳推进,但也不可避免地产生制度"条块分割严重、碎片化现象突出、政策制度缺乏衔接"等问题,导致不同人群待遇水平相差较大,区域、城乡间医疗保障事业发展失衡。

C. 医保"第三方购买"的功能仍需完善:从社会医疗保险制度实施的国际经验看,医保机构的重要职责是对服务提供方形成有效的监管和约束,主要手段包括医保支付制度的不断调整,如实施总额预付、按病种付费等,也包括对临床路径、价格以及服务质量的全面监控,以约束服务机构行为,提高保障效率。当前我国相关医疗保险对供方管控水平和精细化程度仍不高,不仅影响参保者权益,也不利于医保基金的安全性。

4)个人卫生支出问题和挑战:

A. 个人卫生支出比重较高:我国仍然存在个人卫生支出比重较高、居民就医负担沉重等问题。个人卫生支出占卫生总费用的比重是衡量居民疾病经济负担是否真正减轻、群众是否真正得到实惠的重要指标。近年来,随着卫生筹资政策的进一步调整,我国个人卫生支出占比呈大幅下降趋势,但该比例仍处于较高水平,居民卫生费用负担有待进一步减轻。

B. 城乡居民个人卫生负担差异较大:我国城乡居民人均医疗保健支出逐年增长,由于城乡居民医疗保险类型及其不同报销水平的差异,城乡居民之间在个人负担方面仍然存在较大差距,农村居民个人卫生支出比重高于城镇居民。

7.3 卫生资金的配置和使用

7.3.1 理论基础

(1)经济效率

卫生资金应当以一种有效率的方式进行配置和使用,从而有效地满足人们的健康需求。效率问题的产生来自于人们必须为卫生服务支付高昂费用,要实现以最小成本投入达到最大或最优卫生服务产出的目标,宏观上需要卫生服务供给和社会健康需求达到相对动态平衡,在微观上要实现帕累托最优效率,即不可能再进行任何对双方都有益的改变。

(2)社会公平

卫生资金配置和使用的公平性是指能够实现人人都享受医疗保健服务,且不会因此陷入经济困境。从平等主义哲学看,政府最基本的责任是要以最有效果和效率的方式来为每一位公民(无论是穷人还是富人)的健康动员必要的资金。从资金利用角度,卫生资金配置和使用公平强调资金利用的机会公平,即确保卫生服务应以需要为导向,资金在人群中的分布与人群健康需要的分布相一致。除了在最大的健康效益和筹资风险保障间的权衡外,政府也应将有限的资源分配到可实现最大可能公平的领域。

7.3.2 基本概念

(1)卫生资金配置

卫生资金配置是通过政府宏观调控和市场调节,科学合理地对卫生资金进行优化配置,分配到卫生服务系统的各个领域,以提高其使用效率的过程。卫生资金的配置处于资金筹集和使用的中间环节,对卫生资金的筹集来源和使用消耗发挥着制约作用。卫生资金的配置结构描述了卫生资源将最终流向哪些项目、机构或地区。根据卫生资金的机构流向,我国卫生资金的分配划分为医疗机构费用、公共卫生机构费用、药品零售机构、卫生行政和医疗保险管理机构费用等。

(2)卫生资金使用

卫生资金使用是卫生服务的各个领域将分配到的资金合理运用到各个方面,从而以最小的成本达到最大和最优的卫生服务产出。卫生资金使用的主体包括医院、社区卫生机构和公共卫生机构等，它们既是卫生费用的支付对象，也是卫生服务产品的提供者。卫生资金的使用形式包括诊疗费、检查费、医药费、健康教育费、预防保健费和突发公共卫生机构建设费等。

7.3.3 卫生资金配置和使用的国际经验

（1）调节卫生支出，主要采用预付方式和风险共担方法

很多国家通过调节卫生支出来提高卫生资金配置使用效率，以实现卫生资金的最大价值。卫生资金分配的重点应放在健康结果上，同时更多地采用预付和风险共担机制来提高公平性、可及性以及避免疾病带来的经济风险。通过采用风险共担的预付制来扩大人群覆盖面的战略性行动包括以下四方面。

1）平衡一级、二级和三级医疗之间的资源配置，改善健康结果，实现全民覆盖。

2）及时、高效、公平地将资源分配给初级卫生保健及其他基本卫生服务，确保覆盖贫困脆弱人群和缺医少药的偏远地区。

3）确定包括社会保险在内的预付方案，建立公平的缴费和福利机制，制定可行的政策、目标和行动计划。

4）加强有效的预付及融资机制的政府承诺，实施通过税收、社会保险和其他预付机制相结合的方法扩大覆盖面和可及性的行动计划。

（2）改进供方支付方式

卫生服务的支付方式是卫生筹资体系中固有的影响服务效率的关键因素，供方支付方式可用来调整卫生服务的构成、控制供给侧成本、调整消费者需求。一些国家的卫生体系针对医院医疗设施以及医生、护士等实行的制约机制存在缺陷，进而限制了低收入人群获得需要的卫生服务，造成高收入人群过度利用卫生服务，最终导致卫生服务的低效率现象。合理的混合型支付方式强调将供方支付方式的改进作为一种重要的购买机制来影响供需双方的行为，从而改善卫生系统绩效。主要战略行动包括以下四方面。

1）评价目前的供方支付方式及其对卫生体系和筹资的影响。

2）对供方支付下的激励机制进行评估。

3）实施支持性的政策，保护困难群体利益。

4）将供方支付方式的实施情况纳入信息收集和监测、评价工作。

（3）完善针对贫困和脆弱人群的安全网机制

社会安全网机制旨在通过减少贫困和脆弱人群获得卫生服务的障碍来加强社会保障。加强社会保护及安全网机制的行动包括以下四方面。

1）收集并分析关于健康筹资及社会决定性因素的证据。

2）确保安全网机制有充分的资金保障。

3）强化法律和规制框架体系，在建立筹资机制中确保特定脆弱人群或特殊社会目标人群的需要得到满足。

4）定期监测和评价针对贫困及脆弱人群的资金和社会保护。

7.3.4 我国卫生资金配置和使用状况与分析

卫生资金合理、公平、有效的配置和使用是保证我国新医改目标实现的重要因素之一。在我国，从全社会筹集到的卫生资金主要流向各级各类医疗卫生机构，形成机构的财政补助和业务收入，并以不同比例分布于不同地区、不同领域和不同机构。

（1）卫生资金配置方面

1）不同机构的卫生资金配置：从机构配置角度看，卫生资金具体表现为医疗机构费用、公共卫生机构费用、药品零售机构费用、卫生行政管理机构费用及医学科研机构费用等。政府对医疗机构的投入主要是预算经费和专项投入。从卫生资金的机构流向看，医疗机构费用是卫生资金分配的主体，公共卫生机构费用所占比例较小，2019年仅占5.47%。由于公共卫生机构主要提供疾病预防等方面的服务，其筹资来源主要是财政预算，各类公共卫生机构往往以开展特定业务范围内活动来获得预算外的资金。

2）不同区域的卫生资金配置：我国卫生资金在城乡间、省份间的分布不均衡，居民人均卫生总费用的差距较大。不仅如此，在现行卫生投入体制下，城、乡卫生资源配置也存在失衡现象。

3）不同层级的卫生资金配置：我国基层医疗卫生机构资金配置水平显著低于医院。虽然基层医疗卫生机构在数量方面占据主体，但超过50%的卫生资金流向了城市医院和县医院，并且近年来持续增长，基层医疗卫生机构费用占全部医疗机构费用的比重不升反降。

（2）卫生资金使用方面

1）卫生资金功能使用：我国卫生资金主要用于

治疗服务、康复服务、长期护理服务、辅助性卫生服务、门诊医疗用品、预防和公共卫生服务、卫生行政和医疗保险管理服务等,其中治疗服务费用占比重最高。2017 年我国治疗服务费用占经常性卫生费用的比重为 73.7%,而预防服务仅占 7.1%,预防服务资金配置相对不足,这不仅不利于疾病早期控制,还会导致卫生费用整体不断攀升。

2)卫生资金人群使用:卫生资金人群分布将人群按年龄段进行划分,分析卫生资金的年龄配置。随着我国老龄化的不断加剧,加之次均治疗费用因年龄增长而提高,我国老年人群的卫生资金使用占比不断提高。2017 年,我国 65 岁及以上老年人治疗费用总量为 9 291 亿元,占人口总数 11.4% 的老年人群消耗了全人群 30.0% 的治疗费用,老年人群已成为我国卫生资金消耗的主体。

3)卫生资金疾病使用:疾病分类标准分为两种,一种是疾病种类聚合水平较高的全球疾病负担分类(global burden of disease,GBD),另外一种是国际疾病分类(international classification of disease,ICD-10)。按全球疾病负担分类标准,2017 年我国治疗费用的 72.4% 发生在慢性非传染性疾病上,发生在传染病、孕产妇、围产期及营养疾病的费用为 14.1%。按照国际疾病分类(ICD-10),2017 年我国医院治疗费用中居前五位的疾病是循环系统疾病、肿瘤、消化系统疾病、呼吸系统疾病和泌尿生殖系统疾病,占比为 58.3%;基层医疗卫生机构治疗费用中居前五位的疾病分别是呼吸系统疾病、循环系统疾病、肌肉骨骼系统和结缔组织疾病、其他疾病以及消化系统疾病,占比为 74.0%。

此外,不同人群疾病费用分布情况也存在差异。5 岁以下人群治疗费用主要花费在呼吸系统疾病和围产期有关的健康问题上,65 岁以上人群治疗费用主要花费在心脑血管等慢性非传染性疾病上。

7.4 卫生筹资分析评价框架

与世界卫生组织提出的建立充足、公平、有效和可持续的卫生筹资系统目标一致,卫生筹资系统分析的评价主要从筹资充足、公平、效率和可持续 4 个维度进行。

7.4.1 卫生筹资充足性

根据卫生资金投入的领域和性质不同,卫生筹资充足性包括 3 个方面:一是卫生总费用的充足性;

二是政府卫生投入的充足性;三是社会医疗保险筹资的充足性。

(1)卫生总费用充足性

目前,国际上通常用卫生总费用占 GDP 比重或卫生消费弹性系数来反映“一个国家全社会有多少资源用在卫生上”这一问题。总体来看,一个国家卫生费用占 GDP 比重与国家人口数量、地理分布、疾病谱状况、医疗卫生服务体系乃至历史文化传统等多方面因素相关。尽管国际组织提出了一些标准,但目前对于卫生投入是否“充足”仍缺乏统一的标准。从国际上看,总体趋势是随着国家社会经济发展水平的提高,卫生总费用占 GDP 的比重也应逐步提高。一般情况下,卫生总费用增长相对于 GDP 增长的弹性应略大于 1,才能保持卫生事业稳步发展。

(2)政府卫生筹资充足性

政府卫生投入是政府在卫生领域责任的集中体现,特别是在确保基本医疗卫生服务公平享有、维护医疗卫生机构公益性等方面。因此,确保卫生支出在政府经常性财政支出中的优先性也是保证卫生筹资充足的关键因素。政府卫生投入水平可以通过政府卫生支出占财政支出的比重来反映。2001 年,非洲国家在《阿布贾宣言》(Abuja Declaration)中承诺将政府预算的 15% 用于卫生,以保证卫生事业的发展。我国的《“十三五”深化医药卫生体制改革规划》和《“健康中国 2030”规划纲要》等文件中都提出了要加大我国政府卫生投入力度的目标要求。

(3)社会医疗保险筹资充足性

提高社会医疗保障水平是维护卫生筹资公平、改善民生的重要内容。随着社会经济的发展,确保社会医疗保险项目筹资的充足性对提高全社会医疗保障水平至关重要。人均卫生筹资水平与医疗费用增长相协调是医疗保险充足性的重要标志,如果一个国家或地区正处于实现全民覆盖的过程中,医疗保险筹资增长高于医疗费用的增长是一个重要条件。从结果角度看,医疗保险实际补偿比能够真实反映医疗保险筹资保障水平,即充足的医疗保险筹资应不断提高保险筹资水平,提高参保居民的实际补偿水平。

7.4.2 卫生筹资公平性

卫生筹资公平性研究是卫生费用研究的进一步延伸,WHO 在 2000 年《卫生系统:改善业绩》报告中指出“卫生筹资公平性是评价各国卫生系统整体绩效的重要指标之一”。卫生筹资公平性评价除了世界卫生组织全民健康覆盖中的筹资风险保护外，还需结合社会经济发展水平从居民个体和家庭的角度，根据相应的公平性原则和标准进行更为广泛的公平性分析，主要包括卫生筹资风险保护、卫生筹资负担公平性和政府卫生支出受益公平性等内容。

（1）卫生筹资风险保护

为居民提供筹资风险保护是卫生系统的最终目标之一，是实现卫生筹资公平性的重要内容。较高的患者自付费用会严重限制卫生服务的可及性，并挤占家庭消费中用于食品或儿童教育等必需品的份额，严重影响家庭生活质量。卫生筹资风险保护就是要保证居民不因看病就医而遭受巨大的经济风险，即个人卫生支出（OOP）的发生不应使个体或家庭陷入贫困或加重贫困家庭的贫困程度，也不应因占家庭消费支出比重过高而对家庭正常消费结构产生灾难性影响。

OOP的致贫影响和灾难性影响分析需要基于家庭经济数据进行，由于大部分国家全国性家庭卫生调查往往是周期性进行，不会每年都开展，因此一般难以对因病致贫和灾难性卫生支出进行连续性监测。从卫生筹资结构角度，WHO将个人卫生支出占比作为反映卫生筹资公平性的重要指标，并将降低OOP占卫生总费用的比重作为一项核心的卫生筹资目标。根据国际数据分析发现，只有将个人卫生支出占比降到20%以下，才能基本消除因病致贫和灾难性卫生支出情况。我国的《卫生事业发展"十二五"规划》中将"OOP占卫生总费用比重保持在30%以下"确定为卫生事业未来五年的发展目标；《"十三五"卫生与健康规划》提出"到2020年个人卫生支出占比下降到28%左右"。

（2）卫生筹资负担公平性

卫生筹资负担公平性是从狭义的卫生筹资角度对卫生筹资的公平性水平进行分析。卫生筹资负担公平性包括水平公平和垂直公平：水平公平（horizontal equity）是指有相同支付能力的人不论其性别、健康状况、婚姻状况、居住地等因素如何，其卫生筹资负担应当是公平份额。垂直公平（vertical equity）是指不同支付能力的人其卫生筹资负担不同，要求支付能力越高的人为医疗卫生所支付的金额也越多。

（3）政府卫生支出受益公平性

政府卫生支出受益公平是卫生资金分配受益公平性的主要体现。作为社会再分配手段，政府卫生支出应遵循社会公平原则，重点向低收入人群和弱势人群倾斜，缩小社会贫富差距，提高社会公平程度。政府财政卫生补助主要以补供方（医疗卫生机构）或需方（医疗保险）为主，但从机构或保险的角度很难判断所获政府医疗补助的受益者是谁，居民只有在利用卫生服务时才能真正从政府补助中受益。政府对卫生领域的补助分为公共卫生补助和医疗补助。由于政府医疗补助受益与居民卫生服务利用直接相关，而居民服务利用受多种因素影响，特别是受经济因素影响较大，不同经济水平的人群对政府医疗补助的受益程度存在较大差异，并且医疗补助在政府卫生补助中所占比重较大。因此，主要通过政府医疗补助的受益情况来评价政府卫生资金使用的公平性。

7.4.3 卫生筹资效率

卫生筹资效率通过生产效率和配置效率两个维度进行评价，分别使用不同的指标进行分析。生产效率表示为实现某一具体的卫生产出目标所要求的卫生投入水平，用来比较不同地区间的卫生投入获得的回报情况。配置效率表示在当前的卫生支出水平上实现一定的卫生产出，需要多大比例的资金被分配在什么样的干预组合上，如卫生资金在不同医疗机构之间的分布情况。

（1）生产效率

1）基于健康结果的生产效率。健康产出是卫生系统的最终目标，其评价指标主要包括期望寿命、孕产妇死亡率、5岁以下儿童死亡率、婴儿死亡率等。健康生产效率是结合卫生费用相关数据，计算每一份"费用投入"的"健康产出"情况。具体分析指标包括：单位人均卫生总费用增长带来期望寿命、孕产妇死亡率和5岁以下儿童死亡率、婴儿死亡率水平的变化等。

2）基于卫生服务量的生产效率。卫生服务量指标包括医疗机构门诊人次数、住院床日数等。分析方法与健康结果生产效率相同，主要是利用跨地区追踪的方法，对单位新增卫生投入带来的卫生服务产出变化情况进行分析。具体指标包括单位人均卫生总费用增长带来的医疗机构门诊人次数、住院床日数的变化等。

（2）配置效率

1）机构配置效率。卫生资金机构配置效率是用来研究"卫生资金都配置给了哪一类卫生机构"的问题，可通过计算卫生总费用相关数据获得。世界卫生组织先后提出了两个卫生提供机构间配置效率的政策指标,分别是"公共卫生和基层卫生机构费用之和占卫生总费用的比重至 2010 年达到 20%～30%"和"平衡初级、二级和三级卫生服务之间的合理配置",为卫生资金的机构配置效率评价提供参考。

2) 功能配置效率。卫生资金功能流向反映"卫生资金都配置给了哪一类卫生服务功能"。分析卫生资金用于预防和治疗两大功能的占比可以得知卫生筹资是否更有效率地配置给了预防服务。分析治疗服务中门诊费用与住院费用的比例关系可以得出,如果在一段时期内该比例有较大幅度的变动,则需要考虑是否存在因支付方式的改革,进而影响了居民对医疗服务利用模式的转变。具体指标包括预防费用占卫生总费用的比重、治疗费用占卫生总费用的比重等。

7.4.4 卫生筹资可持续性

卫生筹资可持续性是指卫生系统能够获得持续、稳定的资金支持以确保未来继续其活动,并扩大活动范围来满足人口的增长以及由诸如非典型肺炎(SARS)等突发性传染病所引发的额外需求的能力。卫生筹资可持续性主要从经济可持续性和财政可持续性两个方面进行分析。

（1）经济可持续性

经济可持续性是影响卫生总费用增长水平和速度的重要因素,其核心是用于卫生领域的资金是有机会成本的,增加卫生投入就意味着减少教育、国防、住房、文化等其他领域的投入。如果卫生服务产生的价值超过其机会成本,卫生投入的增长就具有经济可持续性。由于社会通常对医疗卫生服务赋予较高的价值,一般来说在经济增长的情况下,卫生支出增长可以高于经济增长,只要未导致其他领域投入的萎缩,就认为卫生筹资具有经济可持续性。

（2）财政可持续性

政府卫生财政支出同样具有机会成本,在政府预算固定的情况下,卫生方面支出的增加就意味着对教育、国防或其他支出的挤占。当政府不愿意甚至没有能力扩大收入来满足其卫生投入责任,或者卫生不能进一步得到更大比例的政府财政支出时,卫生筹资的财政可持续性就面临挑战。卫生筹资财政可持续性主要通过分析政府卫生支出与政府财政支出的关系来反映。受财政分权的财税体系影响,各级政府以及地区间财力的差别是影响政府卫生筹资可持续性的重要因素。

7.5 卫生筹资公平性分析

7.5.1 卫生筹资风险保护

卫生筹资风险保护分析主要是利用微观家庭数据,开展因病致贫分析和灾难性卫生支出分析。

（1）因病致贫分析

因病致贫是指因疾病而发生的现金卫生支出直接导致个人或家庭陷入贫困或加剧其贫困的程度,通常采用 OOP 发生前后贫困发生率和贫困差距指标的变化分析其致贫影响。具体分析包括"一条线、两个变量和三个指标"。

"一条线"是指贫困线,在因病致贫分析前需要提前确定贫困线。贫困线是指在一定的时间、空间和社会发展阶段条件下,维持人们的基本生存所必需消费的物品和服务的最低费用,是区分贫困人口和其他人口的标准。世界银行将贫困线定义为一个基本生活的标准,低于这个标准的人群即为贫困人口。2015 年世界银行公布的按购买力平价计算的最新国际贫困线标准为每人每天 1.9 美元。我国经济体制具有城乡二元结构特征,城乡居民在经济水平、消费模式等方面存在显著差异,因此贫困标准应以城市和农村分别进行划定。国家统计局每年公布农村贫困线,2017 为每人每年 3 300 元。到 2020 年上升至每人每年约 4 000 元。但事实上截至 2020 年度,我国建档立卡的贫困人口人均纯收入已达 10 740 元,已高于 2015 年联合国确定的绝对贫困线。由于我国城市间经济发展差异较大,城市贫困线一般由地方政府根据当地居民收入和生活消费水平等因素进行综合测算,通常采用各地城市低保线作为城市贫困线。

"两个变量"是指居民的个人卫生支出和发生卫生支出人口的经济水平。卫生支出变量是指以现金方式直接支付的门诊、住院、护理以及其他医疗卫生费用,但应扣除由各种医疗保障制度所支付的补偿金。家庭经济水平变量可以用家庭消费、家庭支出、家庭收入或家庭财务指数来衡量。通过比较剔除个人卫生支出后的经济水平变量和贫困线,分析居民是否陷入贫困和贫困的程度。

"三个指标"是指贫困发生率(poverty headcount)、平均贫困差距(average poverty gap)和相对贫困差距(mean positive poverty gap,MPG)。贫困发生率指贫困人口在总人口中所占的比重,反映贫困发生的广度。贫困差距是指贫困人口消费或收入水平低于贫困线的程度,侧重从经济收入或差额的角度衡量贫困程度,反映个体或社会离"脱贫"目标的差距,包括平均贫困差距和相对贫困差距(表7-2)。由于贫困差距会受到不同贫困线、经济水平和货币价值等因素的影响,通常也采用标化贫困差距指标进行国际间或地区间的比较,标化贫困差距的定义为平均贫困差距与贫困线之比。有关详细情况还可参阅第三十一章贫困和中国健康扶贫的内容。

表7-2 因病致贫分析指标

卫生筹资指标	计算方法
因病致贫发生率	由于 OOP 发生而陷入贫困的人口数/全部人口数
因病致贫平均贫困差距	由于 OOP 发生导致家庭消费性支出与贫困线的差距之和/全部人口数
因病致贫相对贫困差距	由于 OOP 发生导致家庭消费性支出与贫困线的差距之和/贫困人口数

(2)灾难性卫生支出分析

WHO 将灾难性卫生支出定义为家庭现金支付的医疗卫生费用占家庭非食品性消费支出的比例超出一定的界定标准,由此对家庭生活造成的灾难性影响。灾难性卫生支出分析包括灾难性卫生支出发生率和支出差距两项指标(表7-3)。灾难性卫生支出发生率指发生灾难性卫生支出的家庭占所有家庭的比例,反映发生灾难性卫生支出家庭的密度。灾难性卫生支出差距指发生灾难性卫生支出家庭的 OOP 占非食品性消费支出的比例与界定标准之差,反映 OOP 对发生灾难性卫生支出家庭生活的打击程度。分析灾难性卫生支出也需要测算家庭医疗卫生支出和家庭生活水平,与因病致贫分析一致。

表7-3 灾难性卫生支出分析指标

卫生筹资指标	计算方法
灾难性卫生支出发生率	OOP 占非食品消费性支出比例超过40%的家庭数/全部家庭数
灾难性卫生支出差距	(发生灾难性卫生支出的家庭其 OOP 占非食品消费性支出比例-40%)/全部发生灾难性卫生支出的家庭数

灾难性卫生支出分析标准是一个相对指标,没有统一的规定。WHO 建议将家庭医疗费用支出占家庭非食品性消费支出的比重达 40% 作为灾难性卫生支出发生的界定标准。有的国家采用不同的灾难性卫生支出界定标准,如 15%、25% 等,进一步为政

策分析和可操作性提供参考区间。

7.5.2 卫生筹资负担公平性

当前,国际上卫生筹资负担公平性的测量与分析主要有两种方法:一种是 WHO 提出的卫生筹资贡献分析法(fairness of financial contribution,FFC),另一种是欧盟推荐的卫生筹资累进性分析法。

(1)卫生筹资贡献分析法

卫生筹资贡献分析是根据不同家庭收支情况的调查结果,测算各个家庭的卫生筹资贡献率,并且把不同家庭之间卫生筹资贡献率的数量分布归纳成为一个指数,通过该指数反映家庭卫生费用贡献数量分布的不均衡性,尤其反映那些经济困难家庭在卫生筹资贡献率方面存在的问题。WHO 在《2000 年世界卫生报告》中将这一指数界定为卫生筹资负担公平性指数,用以评价一个国家或地区卫生筹资公平性。

卫生筹资公平性指数的计算,首先需要测算每个家庭的卫生筹资负担贡献率(health financial contribution,HFC),即家庭卫生总支出占家庭非生存性有效收入的比重。测算出每个家庭的 HFC 后,卫生筹资公平性指数可利用下列公式进行计算:

$$FFC = 1 - \sqrt[3]{\frac{\sum_{h=1}^{n} w_h \mid HFC_h - HFC_o \mid^3}{\sum w_h}}$$

$$(公式7-1)$$

$$HFC_o = \frac{\sum w_h HE_h}{\sum w_h CTP_h} \qquad (公式7-2)$$

式中,HE 为家庭的卫生总支出,CTP 为家庭的非生存性有效收入。卫生筹资负担公平性指数取值范围在 0~1 之间,测算结果越接近 1,说明该国家或地区的卫生筹资系统越公平;等于 1 时表明绝对公平。

(2)卫生筹资累进性分析法

卫生筹资累进性分析是借鉴税收分析理论,分析家庭的支付能力和卫生支出的关系是否符合垂直公平的原则。卫生筹资累进性是指随着家庭可支付能力的增加,卫生支出占可支付能力的比重增加或减少的程度,如果家庭卫生支出分布与家庭财富分布发生偏离,卫生筹资机制可能会出现累进或累退现象。累进是指家庭收入增加时,所支付的医疗卫生支出也随之增加,其增加幅度大于收入的增加幅度;累退是指当家庭收入增加时,家庭医疗卫生支出减少或者医疗支出增加的幅度小于收入增幅。

卫生筹资累进性的具体测量可采用比例法和指数法进行。

1) 比例法:根据可支付能力,将人群分为不同的经济水平组,对每个经济水平组的卫生支出占卫生总支出的比例同他们可支付能力占总可支付能力的比例进行比较的方法。在累进的情况下,收入增加的部分中,卫生支出所占的比例也增加;在累退的情况下,收入增加的部分中,卫生支出所占的比例减小。具体测算过程如下:按家庭等值人均可支付能力排序,将家庭分为五个或十个组别;计算各收入组家庭不同卫生筹资渠道所支付的卫生费用占该渠道筹资总额的比重;计算各收入组家庭可支付能力占人群总支付能力的比重;比较各收入组家庭卫生支出与可支付能力比例关系,分析各筹资渠道的累进性。例如,利用五分组法,从最贫困20%家庭到次富裕20%家庭通过直接税负担的卫生支出比重均小于可支付能力的比重,而最富20%家庭通过直接税负担的卫生支出比重远大于其可支付能力比重,则可初步判断该种卫生支出筹资具有较强的累进性,反之则为累退的。

2) Kakwani 指数法:通过比较集中曲线与 Lorenz 曲线对卫生筹资机制的累进程度进行判断,其定义为卫生筹资的集中指数与筹资前的基尼系数之差,即 Lorenz 曲线与集中曲线之间的面积(S_b)的2倍。Lorenz 曲线(L_P)将排序后的人口累计百分比作为横坐标,相应人群的收入累计百分比为纵坐标,把人群按照收入水平由低到高进行排列,该曲线与对角线围成的面积(S_a)占三角形面积的比例,称为基尼系数。若横坐标为人口累计百分比,纵坐标为人群医疗卫生支出累计百分比,则曲线 L_{Hp} 为卫生支出的集中曲线(图7-3)。

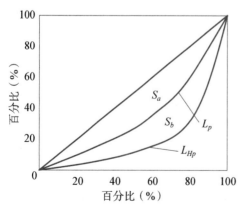

图 7-3　Lorenz 曲线与集中曲线

如果卫生支出严格按照收入水平进行,集中曲线将与 Lorenz 曲线重合,指数值为0,表示该种筹资渠道既不是累进,又不是累退;如果随着收入的提高,卫生支出比例升高,集中曲线将在 Lorenz 曲线下方,Kakwani 指数为正值,表示该筹资渠道是累进的;如果集中曲线在 Lorenz 曲线上方,表示低收入人群承担的卫生筹资比重大于其收入占所有人群收入的比重,Kakwani 指数为负值,该筹资渠道是累退的。

7.5.3　政府卫生支出受益公平性分析

政府卫生支出受益公平性主要是采用受益归属分析方法进行评价。受益归属分析(benefit incidence analysis, BIA)是评价政府卫生补助公平性和目标效率的重要方法,通过描述政府卫生补助在不同经济水平人群间的分布,衡量卫生服务补助情况和补助对象中贫困人群占优势的程度等,分析政府卫生投入分配的公平性。

政府卫生支出受益归属分析同样采用比例法和指数法来评价人群受益的公平程度。比例法是通过比较五分组或十分组人群经济水平和政府补助受益的比重指标,反映政府补助是否较多地向低收入人群倾斜。指数法通过集中指数和 Kakwani 指数来衡量居民的受益程度。集中指数反映政府卫生补助绝对值在人群中的分布情况,用于评价政府补助的绝对公平,指数值为正值表明高收入居民获得了较多数额的政府补助,指数值为负值结果则相反。Kakwani 指数反映政府卫生补助分布相对于社会财富分布的均衡程度,用于评价政府补助的相对公平,Kakwani 指数为正值反映政府补助分布不利于较贫困人口;Kakwani 指数为负值反映政府补助有利于较贫困人口。

7.5.4　我国卫生筹资公平状况分析

本部分以天津、黑龙江和甘肃三个省(直辖市)2003年和2008年卫生筹资的公平性结果为例,分析我国不同地区卫生筹资公平性及其变化情况。

(1) 卫生筹资累进性分析

2008年天津、黑龙江和甘肃三个地区的综合卫生筹资 Kakwani 指数分别为0.096、0.050和0.034,卫生筹资都是累进的,显示高收入人群支付较多的卫生支出。但是三个省(直辖市)的 Kakwani 指数都接近于0,说明卫生筹资累进程度较低(表7-4)。

表7-4 2008年天津、黑龙江、甘肃三省(直辖市)卫生筹资累进性 Kakwani 指数

地区	税收	直接税	间接税	社会医疗保障	商业医疗保险	现金卫生支出	综合卫生筹资
天津	0.064	0.438	−0.042	0.105	−0.077	0.126	0.096
黑龙江	0.032	0.499	−0.016	0.230	−0.099	−0.008	0.050
甘肃	0.020	0.361	−0.018	0.198	0.039	0.010	0.034

与 2003 年相比,2008 年天津市卫生筹资 Kakwani 指数有所增加,显示其卫生筹资累进性有所提高;黑龙江省卫生筹资 Kakwani 指数基本保持不变;甘肃省卫生筹资 Kakwani 指数略有下降,出现卫生筹资累进性下降的情况(表7-5)。

表7-5 2003年和2008年天津、黑龙江、甘肃三省(直辖市)卫生筹资累进性 Kakwani 指数

年份	天津	黑龙江	甘肃
2003	0.044	0.050	0.049
2008	0.096	0.050	0.034
2008—2003	0.052	0	−0.015

(2)政府补助受益归属分析

2008年天津、黑龙江和甘肃三个地区的政府卫生补助受益分布集中指数均大于0,说明高收入人群获得的政府补助较多,而低收入人群补助受益较少。三个地区中,甘肃省门诊、住院和医疗总补助指数均为最低,政府卫生补助受益公平性水平较高。

比较不同服务情况可以看出,三个地区住院服务的政府补助受益分布均更加向高收入人群倾斜,住院服务的政府补助公平性较低,高收入人群更多受益的问题更为突出(表7-6)。

表7-6 2008年天津、黑龙江、甘肃三省市政府卫生补助受益分布集中指数

省份	消费性支出	门诊医疗补助	住院医疗补助	医疗总补助
天津	0.342	0.060	0.558	0.384
黑龙江	0.376	0.181	0.397	0.376
甘肃	0.397	0.045	0.375	0.289

(3)卫生筹资风险保护分析

1)因病致贫分析。2003年天津、黑龙江和甘肃三个地区的因病致贫影响分别为 0.44%、4.11% 和5.00%,2008年分别变为0%、1.43% 和5.01%。其中,天津市和黑龙江省因病致贫影响出现了下降,卫生筹资风险保护水平明显改善,甘肃省因病致贫影响增长了 0.01 个百分点(表7-7)。

2)灾难性卫生支出分析。2003—2008年,天津市和黑龙江省的灾难性卫生支出发生率有了不同程度的下降,分别降低了1.90 个百分点和1.81 个百分点;甘肃省灾难性卫生支出发生率则增加了11.71%。在陷入灾难性的强度方面,天津市由11.32% 下降到 6.58%,黑龙江省由 18.28% 下降到15.71%;甘肃省则增加了5.32%(表7-8)。

表7-7 2003和2008年天津、黑龙江、甘肃三省(直辖市)卫生支出致贫影响

指标	天津			黑龙江			甘肃		
	2003	2008	变化	2003	2008	变化	2203	2008	变化
贫困率[*]									
OOP 发生前(%)	3.01	0.05		7.40	1.92		19.23	11.92	
OOP 发生前(%)	3.45	0.05		11.50	3.35		24.23	16.93	
致贫影响(PI)(%)	0.44	0.00	−0.44	4.11	1.43	−2.68	5.00	5.01	0.01

注:[*]贫困标准为 1.08 美元/(人·天)。

表7-8 2003和2008年天津、黑龙江、甘肃三省(直辖市)灾难性卫生支出

指标	天津			黑龙江			甘肃		
	2003	2008	变化	2003	2008	变化	2003	2008	变化
灾难性卫生支出发生率(%)	6.61	4.71	−1.90	13.56	11.75	−1.81	5.37	17.08	11.71
灾难性卫生支出平均差距(%)	11.32	6.58	−4.74	18.28	15.71	−2.57	11.55	16.87	5.32

注:以家庭 OOP 占消费性支出的比重超过 40% 为发生灾难性卫生支出的标准。

7.6 卫生费用核算

7.6.1 卫生费用概述

（1）卫生费用基本概念

卫生费用以货币形式作为综合计量手段，全面反映一个国家或地区在一定时期内（通常指1年），全社会用于卫生服务所消耗的资金总额，通常称为卫生总费用。卫生总费用又可进一步分为经常性卫生费用和固定资本形成费用。

经常性卫生费用是指核算期内居民最终消费的所有医疗卫生产品和服务的货币价值，反映居民对医疗卫生服务提供机构所提供医疗卫生用品和服务的最终消费。固定资本形成费用是指核算期内卫生服务提供机构获得的资产（扣除同类资产的处置价值），即在卫生服务提供过程中重复使用或者使用期限在一年以上的资产的总价值，反映卫生服务提供机构提供医疗卫生用品和服务的资本性投入。

（2）卫生费用的基本特征

1）卫生费用是一种信息工具，反映一个国家或地区的卫生保健总支出。根据核算的不同维度，卫生费用包括一系列结果指标，从不同层次、不同角度揭示卫生资金在不同运行环节的流量及其内部构成，评价卫生资金的筹集、分配和使用效果，为政府卫生决策提供重要信息和客观依据。

2）卫生费用是一个全社会的概念。卫生费用不仅反映卫生部门内部的资金流动，而且还包括卫生部门以外的行政事业单位、国有企业、城镇和农村集体经济单位、私人开业医生、部队、武警、公安、司法等部门的医疗卫生投入，以及社会各界对卫生事业的无偿赞助和捐赠，反映全社会的卫生保健总支出。

3）卫生费用需要动态了解和把握。卫生费用研究卫生领域的资金运行全过程。卫生资金首先从各种渠道流入卫生领域，从出资者的角度主要表现为政府、社会和居民个人卫生支出；卫生资金流入卫生领域以后，表现为各级各类医疗卫生机构的收入，即财政补助收入和业务收入；卫生机构通过各种形式的医疗卫生服务活动，又使货币资金流出卫生领域，表现为卫生机构各项业务活动支出和基本建设支出等。卫生资金在其运行过程中，依次经历了筹集、分配、使用和补偿四个阶段，这种运行过程又在连续不断地循环往复，需要进行动态了解和把握。

4）卫生费用是与卫生政策有关的基础性研究。卫生费用的意义和价值在于服务卫生决策，为卫生筹资战略的制定提供重要的、不可或缺的宏观经济信息，被形象地比喻为制定卫生发展的战略地图。同时，卫生费用又为检验与评价卫生经济政策的制定和执行结果、调整和重新制定政策提供客观依据。卫生总费用还可以为诊断与评价区域性卫生资源配置的合理性、有效性提供数据信息，是制定区域卫生规划、编制规划预算的必要条件，也是开展社会与经济效益综合评价的重要内容。

（3）卫生费用研究的目的和意义

1）为评价和制定卫生发展规划和战略提供宏观经济信息。卫生费用从宏观角度反映一定社会经济发展条件下，全社会对卫生事业的投入规模、力度和结构等，反映全社会对卫生保健的重视程度以及卫生筹资模式的主要特征和卫生筹资的公平合理性。卫生费用是分析医疗卫生事业与国民经济、社会健康需求之间的关系，评价各项卫生政策的合理性与公平性、社会效益与经济效益的基本手段，为政府和卫生服务行业制定卫生筹资政策和发展规划，实现战略目标提供重要的宏观经济信息。

2）评价、调整和制定卫生经济政策的重要工具。卫生费用中政府卫生支出水平、个人卫生支出占卫生总费用比重等相关信息已成为医改相关政策措施执行情况和对改革效果进行评估的重要指标，也是分析卫生筹资机制、卫生机构经济运行和政府卫生投入效率等关键政策问题的重要工具。各项卫生政策都会对卫生总费用筹资来源、机构流向和实际使用效果产生重要影响。同时，卫生费用筹资结构、资源分配和费用消耗等方面的数据信息都将敏感地反映各项卫生经济政策的执行效果。因此，卫生费用是各级政府制定科学有效、公平合理的卫生经济政策不可或缺的重要工具。

3）分析卫生发展对经济转型升级作用的信息依据。随着市场经济体制的逐步建立和卫生改革的不断深入，我国卫生筹资渠道不断拓宽，卫生行业在国民经济中的作用越来越大。当前，我国正在推动经济结构转型升级，其中发展服务业是重要途径之一。国际经验表明，医疗卫生行业作为服务业的重要组成部分，在扩大服务业规模、推动经济转型升级方面具有重要作用。在经济核算领域，卫生总费用实际上是医疗卫生行业经济总产出，卫生总费用占GDP比重反映了医疗卫生行业在国民经济中的规模，采用功能法和机构法测算的卫生费用结果反映了不同医疗卫生服务和不同机构的经济产出。因此,卫生费用信息是衡量和分析卫生服务业对经济转型升级影响的重要信息,对于客观反映卫生行业在国民经济全局中的作用具有重要意义。

4)为政策执行者提供次国家级卫生经济信息。我国地区间社会经济发展极不平衡,地方政策执行者需要依据国家宏观卫生经济政策,制定适合当地实际的卫生改革措施和计划。各地区的经济和卫生费用信息已成为当地政策制定者的重要决策依据。加强国家级卫生费用核算系统建设,推动地方常规化卫生费用核算制度发展,强化省级卫生总费用核算能力,有助于提高各地区卫生政策制定者和执行者的管理水平。

5)为区域卫生发展提供卫生费用信息支持。随着我国区域卫生规划的进一步实施,在进行项目实施的前期调研和评估论证时,愈发需要区域性的基础数据和卫生经济信息。卫生费用是区域卫生经济信息中最基本和最重要的内容,是制定区域卫生规划以及健康服务业发展规划不可或缺的数据基础,也是对各类项目进行社会和经济效益评价的重要信息基础。

6)开展卫生筹资国际比较的重要信息基础。目前,许多国家尤其是经济合作与发展组织(Organization for Economic Co-operation and Development,OECD)成员国已经较早地开始全面、系统地核算卫生费用,建立了统一的数据库,由各国政府提供历年的卫生费用数据,并定期发布卫生费用核算结果和分析报告。WHO在其网站和《世界卫生统计》报告中公布各成员国的卫生费用相关数据,我国每年按照国内传统指标体系和国际指标体系核算卫生费用,并将结果上报世界卫生组织用于国际比较。

7.6.2 卫生费用核算体系

(1)卫生费用核算概念

卫生费用核算(national health accounts,NHA)也称为国民卫生账户,是按照国民经济核算的体系和原则,以整个卫生系统为核算对象建立卫生费用核算框架和指标体系,专门研究卫生系统的资金运行过程。卫生总费用是卫生费用核算的结果。

卫生费用核算体系是国民经济核算体系(system of national accounts,SNA)的重要组成部分,是国民经济核算在卫生领域的进一步延伸。它通过具有内在联系的指标体系和科学核算方法,全面、系统地反映卫生服务经济运行过程,揭示卫生领域经济活动

规律。从经济联系上看,卫生费用核算可以从横向和纵向两个视角进行考察,横向联系表现为治疗、疾病控制、卫生监督、妇幼保健、护理康复、健康教育等各类卫生服务活动费用的相互联系,众多的基层单位在卫生服务活动中发挥不同的职能作用。纵向联系是指卫生服务再生产活动的总过程,包括各种生产要素的投入、卫生服务提供和实际使用等各个经济活动环节的全部过程。纵横交错,构成了全社会卫生服务活动网络般的经济联系。

(2)卫生费用核算口径

1)一般口径OECD:卫生费用核算体系中,卫生费用核算口径被限定为以卫生技术为基础的活动,主要包括机构或个人运用医学、辅助医学和护理学的技术知识实现下列目标的活动:①促进健康,预防疾病;②治疗疾病,减少过早死亡;③对因患慢性疾病而需要护理的人提供关怀服务;④对因损伤、失能和残障而需要护理的人提供关怀服务;⑤提供和管理公共卫生;⑥提供和管理卫生规划、健康保险和其他保健基金。

WHO以上述概念为基础,在《2000年世界卫生报告》中提出,卫生系统包括"所有以促进、恢复或维持健康为基本目标的活动"。按此口径,卫生费用核算应包括所有以促进、恢复或维持国民和个人健康为基本目标的活动所发生的费用。

虽然卫生费用核算口径可以通过上述界定标准进行判定,但是现实生活中,对健康产生影响的诸多活动既可能来自卫生系统内,也可能来自卫生系统外。例如,饮水问题涉及社会公共供水设施建设,也涉及卫生部门开展的为预防疾病进行的改水项目。前者不能被界定为卫生费用核算范围,而后者的基本目标是健康促进,应该包括在核算范畴之内。很多国家实施的食品和营养活动项目也进行类似区分,如果活动项目的基本目标是健康促进,例如为治疗急性营养不良而采取的康复喂养项目,应该包含在核算范围内。如果项目目标仅是对基本食品的一般性公共补助,则不能纳入卫生费用核算范围。当然,未纳入卫生费用核算范围的某些项目可能也会产生一些健康效应,在政策分析需要时,可将这些费用单独进行核算,如道路安全等。

在核算口径判定中,单纯依据服务提供机构性质确定某一类活动是否属于卫生费用核算范围是不可靠的。例如,卫生部门所属机构可能提供非医疗卫生性质的活动,并不是以健康促进作为根本目的,

不应该包括在卫生费用核算范围内。WHO明确提出，上述活动的界定，不考虑卫生服务提供机构和实体的种类，而且特别强调从非正规的服务提供机构接受和购买的医疗卫生商品或服务允许包括在核算范围内。从传统医疗服务提供机构购买和接受的商品和服务，可能不使用西方医学或对症医疗技术，也应该纳入卫生费用核算范围。

2）时间口径：卫生费用核算的时间口径，包括两个方面。

A. 明确各项特定活动发生的时限，通常为一个财政年度或公历年度。这一口径在实际操作中会产生一些问题，例如，政府机构可能按照财政年度报告费用情况，而私立部门按公历年度报告费用。这就需要调整不同来源的数据，尽可能统一数据报告时期。我国的财政年度和公历年度基本一致。

B. 区分卫生服务活动和相应费用支付发生的时间。在操作过程中，需要进行权责发生制（accrual accounting）与收付实现制（cash accounting）的选择。卫生费用核算原则上应该使用权责发生制，费用记录在发生经济价值的时期内，而不是使用收付实现制，即现金收支发生后才记录费用。例如，如果住院日发生在上一个核算年度的最后一个月，但支付是在新核算年度的第二个月，那么这项业务应当记入上一个核算年度。在获得的各种数据中，可能会遇到不同的记录方法，应尽可能将所有的数据统一转换为权责发生制。

3）空间口径：卫生费用核算覆盖一个国家或地区的全部卫生资金活动过程，核算范围不仅限于在国家或地区境内发生的活动，应该覆盖全国公民或居民的卫生活动，即卫生费用核算应该包括那些暂居国外的公民或居民发生的卫生服务费用，但是不应包括外国公民在本国或本地区发生的卫生费用（属于卫生服务"输出"）。这种区分在实际核算过程中很难做到精确计算，如果其所占比重很小，通常可以忽略。

（3）卫生费用核算框架

卫生费用核算体系按照医疗卫生服务的消费、生产和筹资三个环节将卫生费用核算的维度划分为核心维度和扩展维度。核心维度包括服务功能、服务提供机构和筹资方案三个维度，主要回答三个基本问题：一是消费了什么样的医疗卫生服务和产品；二是哪些卫生服务提供机构提供了这些医疗卫生服务和产品；三是什么筹资方案对这些医疗卫生服务

和产品进行补偿。扩展维度中的筹资环节主要进一步回答筹资方案的资金从哪里来以及如何进行筹资；生产环节进一步回答卫生服务提供机构在生产医疗服务和产品时所消耗的资源成本和资本投入有哪些；消费环节进一步回答了卫生服务是被谁消费了，包括卫生费用的疾病别、年龄别、性别、地区及经济水平分布等。2000年，OECD发布了《国际卫生核算账户的数据收集制度（第一版）》[A System of Health Accounts for Data Collection (Version 1.0)，SHA 1.0]，正式确立了国际卫生费用核算框架，将卫生费用核算体系分为三个层次，包括卫生服务筹资来源、卫生服务提供者和卫生服务功能，建立卫生费用核算立体平衡账户，形成了卫生费用核算体系的主要内容和基本框架。2003年，世界银行、WHO和美国国际开发署（United States Agency for International Development，USAID）在SHA 1.0的基础上，出版了《卫生费用核算操作指南》（Guide to Producing National Health Accounts，PG），对SHA 1.0核算思想和操作原则进行了推广和完善，重点介绍了开展卫生费用核算的具体操作和应用。2007年，OECD、欧盟统计局（EUROSTAT）和WHO成立国际卫生费用核算专家组，对SHA 1.0进行修订，经过多轮论证和实验性研究，于2011年修订完成《卫生费用核算体系2011》（A System of Health Accounts 2011 Edition，SHA 2011）（图7-4）。

SHA 2011核算制度的引进使我国卫生费用核算体系更加趋于完善。通过在部分地区的探索和实践，初步建立了以服务功能为核心的实际使用法核算体系，包括个人治疗服务费用、公共卫生费用、卫生发展费用、其他卫生费用等。同时，将机构法核算指标体系调整为医院费用、门诊机构费用、药品零售机构费用、公共卫生机构费用、卫生行政管理机构费用、其他卫生费用6类。至此，我国发展和建立了较为完整的卫生费用核算框架体系。

（4）卫生费用核算原则

1）政策相关性。卫生费用核算具有较强的政策应用性，其主要目的是服务国内卫生政策，为政府制定和调整卫生政策、制定卫生规划和管理决策提供经济信息和科学依据。卫生费用核算的重要意义是可以提供统一口径的时间序列信息，并运用这些数据进行趋势分析，监测各项卫生改革政策对卫生筹资、卫生资金配置和使用效果的影响。因此，卫生费用核算要从具体国情出发，使核算项目更加符合国内

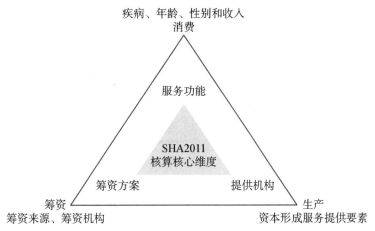

图 7 - 4　SHA 2011 核算框架

习惯和政策需要。

2) 数据可比性。在确定卫生费用核算范围和口径时,除了考虑满足国内政策需要外,还需要确保数据的国际可比性,遵循和反映现存的国际标准和惯例。例如,我国卫生费用核算来源法需要建立国内、国际两套指标体系,国际体系尽量与 WHO、OECD 的指标分类和含义保持一致,保证核算结果的国际可比性。同时,对那些与国内惯例不同,容易出现口径差异的指标,需要具体说明。国内各地区之间卫生费用核算也要按照统一的指标体系和资料来源收集和整理数据,确保不同地区、不同时期核算口径与方法的一致性,以实现国内卫生费用数据的可比性。进行时间序列分析时,考虑到价格因素对各年卫生费用的影响,需要使用适宜的平减指数对各年数据进行修正。

3) 结果的可靠性。卫生费用核算的一个重要原则是在设计核算指标和选择数据时尽量做到既不遗漏也不重复,这是保证核算结果可靠的首要前提。卫生费用核算的数据来源应该最大限度地保证其权威性,尽可能使用公开发布或常规统计报表提供的数据。对测算中所使用的数据应进行仔细比对,核实统计口径,避免重复计算。如果所获数据不能满足核算需要,可以通过对卫生服务提供机构、筹资者、相关部门、消费者等进行访谈或抽样调查。调查需要进行科学的抽样设计,控制误差以保证数据的真实、可靠和可用,避免给决策者提供错误或虚假信息。

4) 信息的时效性。政府决策部门进行政策分析和决策时,需要依靠大量最新数据和决策信息。卫生费用作为宏观经济信息应该具有及时性,特别是

当前我国正处于深化医改的关键时期,医疗保障制度逐步建立和完善,各项医药卫生改革措施陆续出台,对卫生费用核算提出更高要求。因此,在保证数据质量的前提下,应该尽量缩短卫生费用核算及结果发布的时间,满足政策时效性要求。

5) 操作的可行性。卫生费用核算设计和操作过程中,各项指标和数据来源都应该具有可行性。卫生费用核算范围的界定和指标分类要从具体国情出发,关注常规统计报表口径的变化情况,及时调整数据收集计划和指标体系。为保证核算口径的可比性,对暂时无法找到数据来源的指标,不应随意放弃,可以通过其他方法进行估计和推算。当遇到精确性和可行性发生矛盾时,卫生费用核算工作不能因为某个细节数据的阻碍而停滞,而应该在两者之间做出衡量和取舍。

6) 制度性与连续性。卫生费用核算需要加强制度化建设,包括核算常规化、数据收集规范化、信息发布制度化等,建立卫生费用年度报告制度,由官方定期发布卫生费用数据信息,并且使卫生费用核算范围口径、数据来源、指标分类和测算方法保持相对稳定,必要时进行统一调整和修订以保证核算结果的一致性。如果只能获得某一年份的卫生费用核算相关信息,其政策分析作用将受到很大局限,因此,卫生费用核算应该纳入卫生部门的常规工作中。

(5) 卫生费用核算数据

1) 数据收集形式。在寻找、比较卫生费用核算数据来源的基础上,逐步建立稳定的数据收集系统。国际上大多数国家,卫生费用核算所需要的数据虽然主要来源于已有的统计报告系统,但是也需要对

数据来源进行梳理,规范数据收集形式和口径。

我国卫生费用核算数据收集手段不断完善。目前,国家级卫生费用核算已经建立了常规数据收集网络,针对不同的数据来源设计规范的数据收集表,并与相关部门建立良好的协作关系,由这些部门协助定期提供卫生费用相关数据。在此基础上,通过集中培训核算人员和编制卫生费用核算指导手册等方式,要求各地区采用统一的数据收集表到指定部门进行数据收集,以保证一致的数据口径和规范的数据来源。

2) 数据收集要求。数据收集清单和表格要尽可能详尽,而且通俗易懂,使被访问者和调查对象能够清晰地了解数据用途与要求,以便更好地配合数据收集工作。如果某项指标有多个数据来源,不同来源的数据有可能出现不一致,需要依据核算要求或工作经验作出客观判断,并对其质量进行审核。

数据审核的具体内容包括:原始数据发生的时间是否一致;指标内涵、货币测量口径、地理范围是否一致,即各种数据来源是否完全涵盖了整个国家或地区的卫生费用支出且没有重复纳入。此外,还应对核算中应用的所有原始数据加以注释,说明其来源和权威性。

3) 常规数据和非常规数据。一般来说,中国卫生费用核算的常规数据来源主要包括《中国社会经济统计年鉴》《中国劳动统计年鉴》《中国农村统计年鉴》《中国价格及城镇居民家庭收支调查统计年鉴》,以及财政部门、劳动和社会保障部门、卫生部门的常规统计报表等。国家级数据收集时间一般是在当年 8 月份。由于我国大部分统计表格均为自下而上报告,因此,地区级卫生费用核算可以从当年 5 月份开始收集上年数据。

非常规数据的收集一方面要求核算人员尽量寻找可能的数据来源,另一方面可以采用调查访问法获得数据,包括大规模抽样调查和典型案例调查。在非常规数据收集时,不应简单放弃低质量的数据,可以将其作为一个有用的起点,然后再利用一些补充资料确定这些数据偏差的方向和程度,获得更为接近真实的信息。

(6)卫生费用核算方法

卫生费用核算是国民经济核算的卫星系统,其核算方法与国民经济核算保持一致。卫生费用核算主要采用基本统计法、平衡推算法和矩阵平衡法。

基本统计法是通过各种报表制度与调查活动,收集、整理卫生费用核算的相关数据,并根据基本平衡原理运用数字表将有关指标联系起来,反映各维度核算结果之间关系的一种方法。平衡推算法是根据卫生费用数据之间的平衡关系,利用部分已知指标推算其他未知指标的估算方法。矩阵平衡法是根据某两个核算维度,按照规定顺序,分别用行列交叉排列,形成棋盘式表,体现不同维度各项费用之间的平衡关系,同时,在棋盘式表中可以根据需要进行合并或细分,编制子矩阵,以便进行更深入细致的研究。

我国卫生费用核算需要按照卫生资金的流动过程,综合利用基本统计法和平衡推算法对卫生资金来源、分配和使用分别进行核算,并反映卫生资金筹集与资金的机构配置、服务功能使用之间的平衡,以及卫生机构内部拨款收入、业务收入和各项活动经费支出之间的平衡。同时,可使用矩阵平衡法对上述三个维度的核算结果进行综合分析。具体核算方法包括以下几种。

1) 来源法:

A. 定义:来源法卫生费用核算是卫生费用核算体系的第一个层次,是按照卫生资金的筹集渠道与筹资形式收集、整理卫生费用数据,测算卫生费用的方法。

来源法卫生费用是指一个国家或地区在一定时期内(通常指 1 年)为开展卫生服务活动从全社会筹集的卫生资金总和,是从卫生筹资角度分析与评价卫生资金运行。

来源法卫生费用是以卫生服务活动为主线,根据卫生资金来源进行分类,测算全社会卫生资源投入总量及其内部构成。从宏观上反映一个国家或地区在一定时期内卫生筹资水平和主要筹资渠道,分析与评价在一定经济发展条件下政府、社会和居民个人对健康的重视程度和费用负担情况、筹资模式特征及卫生筹资公平程度。

B. 指标分类:根据我国现行体制和卫生政策分析需要,来源法卫生费用指标体系分为三部分,即政府卫生支出、社会卫生支出和个人卫生支出。

政府卫生支出:指各级政府用于医疗卫生服务、医疗保障补助、卫生和医疗保险、行政管理事务、人口与计划生育事务等各项事业的经费,包括上级财政拨款和本地区各级财政拨款。此外,政府卫生支出中还包括其他政府性基金卫生投入。

社会卫生支出:指政府支出外的社会各界对卫

生事业的资金投入。随着我国卫生筹资渠道的不断拓宽,其内容和范围不断扩大,目前主要包括社会医疗保障支出、商业健康保险费、社会办医支出、社会捐赠援助和行政事业性收费收入等。

个人卫生支出:指城乡居民在接受各类医疗卫生服务时由自己负担的费用,包括享受各类医疗保险的居民就医时的自负和自付费用,反映城乡居民个人对医疗卫生费用的负担程度。

C. 数据来源和测算方法:来源法卫生费用核算的原始数据主要来源于社会经济和卫生统计信息系统统计资料,包括《中国统计年鉴》《中国劳动统计年鉴》《中国农村统计年鉴》《中国社会经济统计年鉴》,以及卫生部门的《全国卫生健康财务年报》和《中国卫生健康统计年鉴》等。部分数据需要到相关部门和机构进行调查和访谈,包括财政部门、人力资源和社会保障部门、统计部门、卫生部门、民政部门、扶贫办、残疾人联合会、红十字会以及慈善总会等。个别数据需要进行现场典型调查,或利用现有资料及相应的参数进行估计。

来源法卫生费用核算根据收集获得的原始数据利用基本数学方法就可完成主要测算工作。

2) 机构法:

A. 定义:机构法卫生费用核算是卫生费用核算体系的第二个层次,是指一个国家或地区在一定时期内(通常指1年),从全社会筹集到的卫生资金在各级各类卫生机构分配的总额,它反映了卫生资金在不同地区不同部门、不同领域和不同层次机构之间的分配情况。

机构法卫生费用核算范围包括各级各类医疗机构、门诊机构公共卫生机构、药品及其他医用品零售机构、卫生行政和医疗保险管理等机构的费用。

机构法卫生费用核算卫生服务的最终产品价值,而医疗卫生服务的中间产品价值,如药品生产企业、医疗器械生产企业的产品价值在最终产品的价值中已经体现,在核算时不再重复计算。

B. 指标分类:按照OECD卫生费用核算体系并结合我国现有卫生服务提供体系,我国机构法卫生费用核算中,根据机构类别的不同,分为6类——医院费用、基层医疗卫生机构费用、药品及其他医用品零售机构费用、公共卫生机构费用、卫生行政和医疗保险管理机构费用以及其他卫生机构费用。

a. 医院费用:指流入某地区各级各类医院的卫生资金总额。医院指已经登记注册,主要由医护人员从事诊断、治疗服务的卫生服务提供机构,包括各级综合医院、专科医院、中医院等,所提供的服务主要包括门诊服务、住院服务等。核算机构法卫生费用时,医院又区分为城市医院(包括城市中医院)、县级医院(包括县级中医院)和疗养院。

b. 基层医疗卫生机构费用:指流入某地区各级各类社区卫生服务中心、社区卫生服务站、街道卫生院、乡镇卫生院、村卫生室、门诊部和诊所(医务室)等机构的卫生资金总额。基层医疗卫生机构主要是指承担基本公共卫生服务和提供常见病、多发病的诊疗等基本医疗服务的卫生机构。

c. 药品及其他医用品零售机构费用:指流入某地区药品及其他医用品零售机构的卫生资金总额。药品及其他医用品零售机构指主要面向个人或家庭消费、对公众提供药品和其他医用品零售服务的机构。

d. 公共卫生机构费用:指流入某地区各级各类公共卫生机构的卫生资金总额。公共卫生机构指提供疾病控制、预防保健、监督监测、妇幼保健、药品检验、计划生育、采供血和其他提供公共卫生服务的专业机构。

e. 卫生行政和医疗保险管理机构费用:指流入某地区卫生行政和医疗保险管理部门,用于开展卫生和医疗保险管理服务的卫生资金总额。卫生行政管理机构主要从事卫生部门管理工作以及全局性卫生政策工作的机构;医疗保险管理机构包括社会医疗保险管理机构和商业医疗保险管理机构,其中社会医疗保险管理机构主要是指从事城镇职工基本医疗保险、城乡居民基本医疗保险管理工作的机构。

f. 其他卫生费用:指上述项目未包括的卫生机构费用,主要包括各级各类卫生机构的固定资产投资、干部培训机构费用、医学科研机构费用和其他部门费用等。

C. 数据来源和测算方法:卫生费用机构流向核算数据主要来自《中国卫生健康统计年鉴》和《全国卫生健康财务年报》,部分数据来自《中国统计年鉴》《中国社会经济统计年鉴》等资料。此外,还可通过典型抽样调查、专业人士访谈等方式获取部分数据。

机构法卫生费用核算需要测算卫生部门以外的工业和其他部门卫生机构费用,而此类卫生机构不是独立核算单位,缺少卫生财务数据积累和常规统计报表,资料来源不规范,工作难度大。通常采用卫生部门卫生机构财务数据作为测算参考数据,对全社会卫生机构费用总额及其分布进行推算,估算全社会卫生总费用。

3) 功能法:

A. 定义:功能法卫生费用核算是卫生费用核算的第三个层次,根据卫生服务活动的功能进行划分,测算消费者接受各类卫生服务时所发生的费用,其结果反映卫生费用在不同功能服务中的分布。

功能法卫生费用核算反映卫生服务消费者在一定时期内对不同卫生服务的利用程度及费用水平。它的运行主体是消费者,包括政府和个人,按照卫生服务的基本功能分类测算卫生费用,是卫生总费用核算体系的重要组成部分,能够分析与评价卫生资金利用的受益情况,进一步完善卫生资金使用的公平性和合理性。

B. 指标分类:按功能分类,卫生服务主要包括治疗服务、康复服务、长期护理服务、辅助性卫生服务、门诊医疗用品、预防和公共卫生服务、卫生行政和医疗保险管理服务。

a. 治疗服务:治疗服务的目的是缓解伤病的症状,减少病伤损害的严重性,防止危及生命或正常功能的病伤并发症和进一步恶化。根据服务提供模式,治疗服务又可以分为住院治疗服务、日间治疗服务、门诊治疗服务和家庭治疗性服务。

b. 康复服务:指侧重于改善患者的功能水平的服务,功能的限制可能是由最近的病伤引起,或由过去的伤病复发。根据不同的提供模式,康复服务可以分为住院患者康复服务、日间康复服务、门诊康复服务和家庭康复服务。

c. 长期护理服务:指由于慢性损伤或日常生活和活动能力下降造成的需要持续帮助的患者接受的护理和照顾。一般的长期护理包括医疗服务和社会服务,在卫生费用核算中仅包括前者。根据服务提供模式可以分为住院患者长期护理、日间长期护理和家庭长期护理。

d. 辅助性卫生服务:指由医疗辅助人员和医疗技术人员操作的支持性服务,主要包括临床试验检验、影像诊断、患者的输送和急救等。

e. 门诊医疗用品:指提供给门诊患者的医疗商品以及与商品提供有关的服务,包括药店及其他医疗用品零售商提供的医疗用品,如零售药品和其他医疗用品、设备的装备服务等,但不包括提供给住院患者用于治疗的商品和服务。

f. 预防和公共卫生服务:指用于促进人群健康状况的服务,区别于修复人体机能的治疗性服务。具体类别包括妇幼卫生、计划生育和咨询、学校卫生、传染性疾病预防、非传染性疾病预防、职业卫生等。

g. 卫生行政和医疗保险管理:包括卫生行政管理和医疗保险管理两大类。卫生行政管理包括卫生政策、计划、方案和预算的制定、管理协调和监督等;医疗保险管理包括社会医疗保险基金和商业健康保险基金的管理运作和维持等。

C. 数据来源和测算方法:功能法卫生费用核算在我国缺少常规性统计资料,主要依赖现场调查获得相关数据和参数。治疗费用核算主要基于不同卫生服务的数量和收费水平,治疗服务收费水平的理论依据是消费者购买某种卫生服务产品时是否经过市场支付费用,经过市场以商品交换方式获得的卫生服务产品有明确的市场价格;公共卫生费用核算主要基于成本核算方法。

a. 现场调查:各类医疗服务收费水平通过省(市)级的卫生费用监测点,采用对卫生机构调查的方法获得各类医疗服务数量和相应的收费水平,然后结合全社会服务数量和卫生费用总量控制指标测算得到医疗费用。公共卫生费用数据同样基于现场调查,主要采用抽样调查方式了解相关机构公共卫生服务收支状况,从事公共卫生服务的科室、人员所提供服务的类别、卫生服务提供人员职称、人时投入等。

b. 成本核算法:部分公共卫生服务项目公益性较强,没有直接的市场价格或者其价格远低于成本,不具有经济意义。但是在提供这类卫生服务时同样消耗了卫生资源,因此需要计算其影子价格。在具体测算过程中,采用成本核算方法测算相关公共卫生服务的费用。

c. 服务人口法:部分公共卫生服务项目没有明确的服务量作为核算依据,但有比较明确的服务人口,此类公共卫生服务根据服务的目标人口数测算费用。

4) 支出法:

A. 定义:支出法卫生费用核算是根据卫生服务提供要素进行划分,测算卫生服务提供机构在生产卫生服务和产品时的要素投入情况。核算期间的卫生服务提供要素总值等于卫生保健产品和服务提供过程中使用的现金或实物性资源的总价值。

B. 指标分类:卫生费用核算体系中卫生服务提

供要素主要分为五类,即雇员补偿、自我雇佣者的报酬、材料和服务使用、固定资本消耗和其他投入要素支出。

a. 雇员补偿:包括卫生服务提供在一个核算年度内根据员工的工作表现支付的所有报酬,包括工资和薪金,也包括各种形式的福利,以及加班费或夜间工作额外补偿奖金、津贴以及其他实物报酬,如向医务人员提供制服等。

b. 自我雇佣者的报酬:指独立开展卫生服务的自我雇用的专业人员报酬,包括独立从业者酬劳,受薪卫生人员通过独立执业获得补充或额外的收入以及非受薪自我雇佣专业人员的收入。非受薪的自我雇佣卫生专业人员的收入是指补偿工作中其他成本以后的工作报酬。

c. 材料和服务使用:包括在提供卫生服务和产品(非家庭性生产)中所消耗的从其他提供机构或行业购买的产品和服务的总价值。所有的材料和服务都将在生产活动周期内被消耗。

d. 固定资本消耗:指在核算期内卫生服务提供机构的固定资产包括房屋、设备和其他资本物品,由于物理磨损、预见性老化、正常或意外的损害造成的现值减少的成本总称。但由于战争或自然灾害造成的损失不包括在固定资本消耗中。在核算中,固定资本消耗是一种经济概念,应当与法律概念的固定资产折旧区分开。固定资本消耗反映生产活动中作为生产要素的隐含的资本使用。

e. 其他投入要素支出:包括所有金融性成本,如借款利息、缴纳税费、政府罚款及处罚、非寿险保费和理赔等。

C. 数据来源与测算方法:支出法卫生费用核算主要依据卫生部门《中国卫生健康统计年鉴》和《全国卫生健康财务年报》,部分数据需要进行现场调查。

5) 卫生费用矩阵平衡核算:

A. 概念与基本形式:卫生费用矩阵平衡核算是采用棋盘式表格,按照规定顺序分别在行和列呈现不同核算维度,不仅使每个维度的账户在总额上平衡,而且相互对应,各账户间体现严密的数量衔接,概括反映卫生资金的循环流程及内在联系。

从国际卫生费用核算的发展趋势看,无论是WHO出版的《卫生费用核算指导手册》,还是OECD的《国际卫生核算账户的数据收集制度(第一版)》,均强调卫生费用核算的最终结果要用矩阵式平衡表

格体现。韩国、加拿大等部分国家已经成功开展了本国卫生费用平衡核算,并公布了初步成果。亚太地区国家卫生经济核算网络也开始利用矩阵式平衡表格,逐渐规范和统一各国家或地区卫生费用核算结果的表现形式。

卫生费用平衡核算的基本形式为二维矩阵表格,通过交叉分析,清楚地反映各种费用的来源与去向(表7-9)。

表7-9 NHA平衡核算表格结构举例

功能维度	来源维度				
	来源1	来源2	…	来源n	来源合计
功能1	费用11	费用12	…	费用1n	费用1
功能2	费用21	费用22	…	费用2n	费用2
…					
功能m	费用m1	费用m2	…	费用mn	费用m
功能合计	费用1	费用2	…	费用n	总费用

根据我国卫生费用核算体系,可以建立3种平衡核算表格——来源和机构、来源和功能、机构和功能。

按来源和机构分类的卫生费用平衡核算表反映资金不同来源向不同卫生服务提供机构的流动过程,主要回答卫生系统内“谁资助了哪些机构”的问题,即哪类支付者和购买者出资给卫生系统中哪类卫生服务提供者。

按来源和功能分类的卫生费用平衡核算表反映“谁为哪类服务筹资”,突出强调了一些卫生政策必须考虑的重要资源的使用问题。同时,可以反映不同筹资主体在卫生服务功能和活动上的相对重要性。

按机构和功能分类的卫生费用平衡核算表反映了不同卫生服务功能的费用是如何通过各类卫生服务提供机构分配的,主要告诉我们“哪些机构提供了哪些服务”。

B. 数据收集:平衡核算建立在单维核算基础之上,其结果体现每两个维度之间的收支关系,表中一个账户的某项收入,必然是另一个账户的某项支出。为了实现将单维核算结果合理地分摊到矩阵平衡表的各个格子里,对各类数据来源与收集均提出了更高要求。在实际核算工作中以常规统计资料为优先选择,其次为现场调查,访谈与德尔菲法作为必要补充。

6) 其他卫生费用核算方法:其他费用核算主要是指基于功能法核算结果,收集整理患者年龄和性别等人口学信息以及经济水平和地理位置等信息,分析经常性卫生费用在不同疾病、年龄和性别间的分布,在不同经济水平的人群和地区中的分布,以及不同地理位置的地区间的分布。目的是明确卫生资金的流向,了解功能法中各项服务费用主要用于治疗哪些疾病以确定疾病防控和费用控制的优先领域,确定费用发生的重点人群和地理位置,以采取有针对性的干预措施等。

7.6.3 我国卫生费用核算结果与分析

(1) 卫生总费用筹资分析

1) 筹资水平分析:

A. 卫生总费用(TEH):1978—2018 年我国卫生总费用呈逐年上涨趋势,由 110.21 亿元增加至 59 121.91 亿元;卫生总费用占 GDP 比重波动上升,由 1978 年的 3.00% 增加至 2009 年的 5.03%,到 2018 年增加至 6.57%。扣除物价因素影响,按可比价格计算(1978 年的价格=1),改革开放以来,我国卫生总费用年均增长 11.6%。

B. 人均卫生总费用:改革开放以来,我国人均卫生总费用总体上逐年增加,由 1978 年的人均 11.45 元增长至 4 236.98 元,按可比价格计算,2018 年人均卫生总费用年均增长 10.57%。

C. 卫生消费弹性系数:1978—2018 年,按照可比价格,我国卫生总费用年平均增长 11.6%,国内生产总值平均增长 9.43%,卫生总费用增长略快于国民经济增长。新医改以来,我国卫生消费弹性系数平均为 1.42,即 GDP 每增长 1%,卫生总费用增长 1.42%。

2) 筹资结构分析:我国卫生筹资结构持续优化,个人卫生支出比重稳步下降。2002 年以来,个人卫生支出占卫生总费用比重不断下降,2018 年降至 28.61%;2012 年以来,社会卫生支出占比逐年增加,由 35.67% 增长至 43.66%,政府卫生支出占比略有下降,基本保持在 30% 左右。

(2) 卫生总费用机构流向分析

从我国卫生总费用的机构流向来看,约 70% 的卫生费用流向了各级医疗机构,公共卫生机构费用仅占 6% 左右。医疗机构中,50% 以上的卫生费用流向了县级及以上医院,基层医疗卫生机构费用仅为 10% 左右,显示我国医疗卫生资源利用和患者就医流向不合理的现象仍然严重(图 7-5~7-9)。

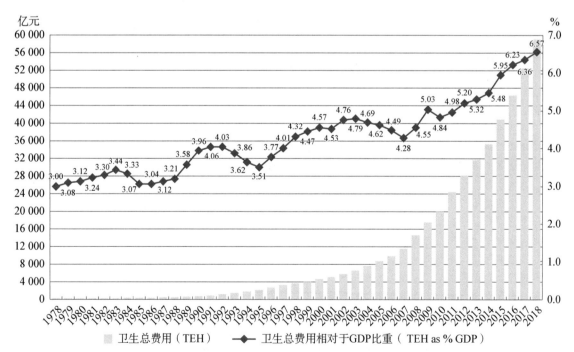

图 7-5 1978—2018 年我国卫生总费用及其相对于国内生产总值比重

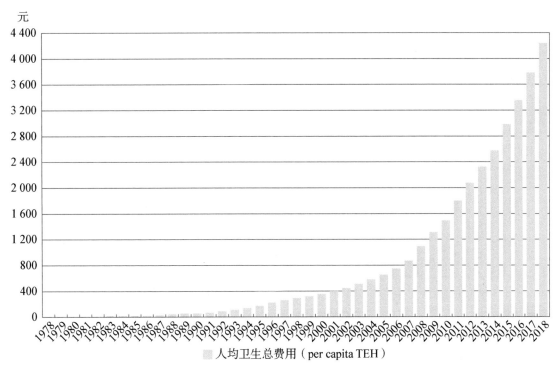

图 7 - 6　1978—2018 年我国人均卫生总费用

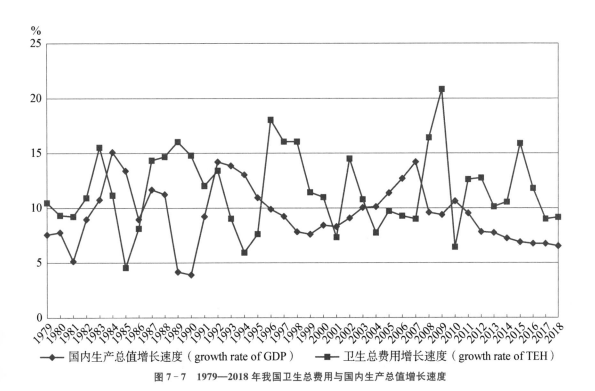

图 7 - 7　1979—2018 年我国卫生总费用与国内生产总值增长速度

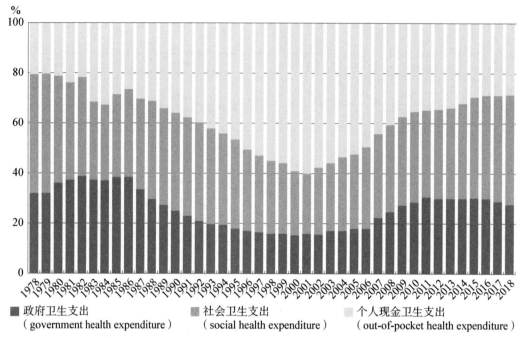

图 7-8　1978—2018 年我国卫生总费用筹资构成

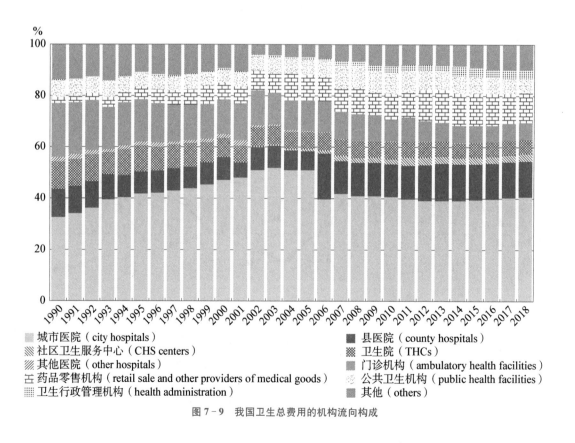

图 7-9　我国卫生总费用的机构流向构成

（3）卫生总费用功能使用分析

2017 年我国经常性卫生费用为 41 996 亿元,占当年卫生总费用(52 598 亿元)的 80%,占国内生产总值的 5%。人均经常性卫生费用为 3 021 元。与 2012 年相比,经常性卫生费用增加 18 460 亿元,年均增长 10.5%,占 GDP 比重提高了 0.7 个百分点,人均经常性卫生费用增加 1 283 元。

2017 年经常性卫生费用中,治疗费用为 30 945 亿元,占 73.7%,治疗费用主要以住院费用为主,占比为 62.0%;零售药品和医疗用品费用为 4 850 亿元,占经常性卫生费用比重为 15.7%;预防服务费用为 2 989 亿元,占经常性卫生费用比重为 7.1%(2012 年预防费用占经常性卫生费用比重为 5.8%)。

从国际疾病分类 ICD‑10 看,2017 年我国治疗费用中,费用排名前五位分别为循环系统疾病(占 17.5%)、呼吸系统疾病(占 12.3%)、肿瘤(占 11.4%)、消化系统疾病(占 9.8%)及泌尿生殖系统疾病(占 7.8%),五种疾病费用占比合计达 58.8%。2017 年全国治疗费用中,慢性非传染性疾病费用占 71.6%,传染病、孕产妇、围产期及营养疾病占 14.1%,伤害占 6.6%,其他症状或疾病占 7.7%。慢性非传染性疾病治疗费用中,排名前五位的是循环系统疾病、恶性肿瘤、消化系统疾病、泌尿生殖系统疾病及肌肉骨骼和结缔组织疾病,合计占比达 73.0%。

从治疗费用人群构成看,2017 年治疗费用中,占总人口 11.4% 的 65 岁及以上老年人费用占比为 30.0%,5 岁以下儿童费用占比为 4.6%,10～19 岁青少年费用占比为 2.6%。

（张毓辉）

参考文献

［1］世界卫生组织. 西太平洋地区和东南亚地区国家卫生筹资战略(2006—2010)[M]. 马尼拉:西太平洋地区和东南亚地区出版社,2005.

［2］张毓辉,万泉,王秀峰,等. 中国卫生总费用监测预警体系与方法研究[J]. 卫生经济研究,2017(1):4‑8.

［3］张毓辉. 中国卫生筹资公平性现状与挑战[J]. 卫生经济研究,2013(8):3‑8.

［4］中国卫生总费用课题组. 中国卫生总费用研究报告[R]. 北京:国家卫生健康委卫生发展研究中心,2019.

［5］World Health Organization. A system of health accounts (2011 Edition)[R]. Paris:OECD,2011.

8 卫生技术的创新与价值

随着科学技术的发展，各种创新卫生技术不断涌现，促进了疾病的早期检测，改善了疾病的治疗效果以及患者的生活质量。但同时，卫生费用的快速增长不可忽视，卫生费用占 GDP 的比重正在逐年上升，2020 年已达 GDP 的 7.12%，过度医疗和医疗资源的浪费现象严重。因此，合理选择真正带给患者临床结局改善的、有"价值"的卫生技术越来越重要。传统的经济学评价已经难以完整评估卫生技术的价值，新的价值框架得以发展，相应的评估方法也被开发和应用。本章将通过梳理卫生技术创新具体表现，卫生费用增长及过度医疗现状，价值评估框架、方法及应用现状来探索如何在未来实践中更好地评估和看待创新卫生技术。

8.1 卫生技术创新

卫生技术指用于医疗保健的药物、仪器设备、内外科程序及相关的组织管理系统和支持系统的特定知识体系。具体来讲，其包含了疫苗、药物、筛查技术、诊断与治疗技术、治疗方案等。2017 年 10 月 8 日，以中共中央办公厅、国务院办公厅印发的《关于深化审评审批制度改革鼓励药品医疗器械创新的意见》为核心的新药研发政策改革引起业界广泛关注。各国都在鼓励卫生技术的创新，以寻求更好的卫生技术。本章主要从创新药物和创新医疗器械来探讨卫生技术的创新现状及这些创新带来的影响。

8.1.1 卫生技术创新现状

（1）创新药物

近年来，基因编辑、肿瘤免疫治疗、嵌合抗原受体 T 细胞免疫疗法（CAR-T 细胞疗法）、液体活检、大数据平台、再生医学、合成生物学、人工智能、3D 打印等新策略和新技术的不断涌现，引领和推动了药物研发，产生了一批重要成果。精准医疗研究方向的兴起，要求临床过程中有精细的诊断，能够针对患者不同的情况来研发和精准用药。随着科学技术的发展，新药研发的临床前和临床药理研究中逐渐引入了基因组学（genomics）的概念，该技术有助于帮助人类理解特定基因与相关药物之间的相互影响，"个性化治疗"（individualized treatment）的概念随即兴起。生物技术推进了生物药的发展，基因组学、蛋白质组学等新兴学科的发展有助于人类从基因层面理解疾病机理，不仅为"老药新用"提供了诸多可能性，也将个性化药物、精准医疗带到了人们面前。"精准医疗"（precision medicine）本质上是"个性化治疗"概念的进化，指一种考虑人群基因、环境和生活方式、个体差异的预防和治疗疾病的新兴方法。随着精准医疗理念的兴起，对创新药物研发的投入越来越多，2015 年全球新药市场规模已逾 6 000 亿美元，占药品市场总规模的 63%，医药创新的重要性日益显现。

2017 年，美国 FDA 药品评估和研究中心（Center

for Drug Evaluation and Research,CDER)批准了 46 个新药,其中新分子实体 34 个,治疗用生物制品 12 个,35 个新药为全球首次批准,18 个药物获孤儿药资格认定(orphan drug designation,ODD)。抗肿瘤药物研发数量多达 12 个。其他几种热门的适应证依次为感染性疾病(7 个)、免疫相关疾病(6 个)、内分泌疾病(5 个)、神经精神疾病(4 个)。生物制品审评与研究中心(Center for Biologics Evaluation and Research,CBER)批准了 22 个产品,CAR - T 疗法和基因治疗产品备受瞩目。欧盟总共批准了 51 个新药,其中 37 个新药首次在欧洲上市,而未在美国获批的仅有 5 个。日本总共批准了 23 个新药,仅 3 个尚未在欧美获批;韩国亦有 1 个药物和 1 款基因疗法上市,且尚未在美、欧、日获批。而 2018 年,美国 FDA 批准上市新药 59 个,其中新分子实体 42 个,生物制品 17 个,相较于 2017 年又有增加。

这些药物大多具有新颖的机制,或其获批上市前其适应证在临床上缺乏有效的治疗手段。这些药物的问世体现出药物研发向"个体化治疗"和"精准医疗"方向发展的趋势,并且努力去满足未被满足的临床需求。但同时,创新药物高昂的费用不应被忽视。肿瘤领域的创新药物和伴随诊断等医疗服务给癌症患者带来了客观的财务负担和主观的财务困境,被称为"financial toxicity"。如 CAR - T 细胞疗法,作为一种全新的免疫治疗方法,患者治疗时输入的是活细胞,其可以在体内存活多年,时刻监视体内有无肿瘤细胞,因此甚至可能治愈特定肿瘤,但此类药物通常价格不菲,高昂的费用带来了因病致贫、因病返贫等社会问题以及相应的伦理问题,有效加快创新药特别是抗肿瘤药物进入国家医保目录意义重大。在进入医保目录的审评方式上,回顾了 1995—2016 年加拿大卫生部批准的 623 种药物,其中 55 种创新治疗药物中有 42 种得到了快速评估,13 种得到了标准评估,但不同的评估途径无法可靠地预测哪种药物会带来重大的治疗效果。

（2）创新医疗器械

精准医疗和基础研究的进步同样也带来了医疗器械的迅猛发展。2011—2016 年中国医疗技术与医疗器械行业收入的年平均复合增长率高达 20.7%,远高于全球 3% 左右的年平均复合增长率。2016 年中国医疗技术与医疗器械市场规模约 3 700 亿元,比 2015 度的 3 080 亿元增长了 620 亿元,年增长率约为 20.1%。其中,影像设备、体外诊断和高值耗材占据医疗技术与医疗器械市场的前三大细分,分别占到

总市场规模的 19%、16% 和 13%。

具体来看,高端医学影像诊疗装备行业将整体朝着更快速、更精确、更安全、更集成的方向发展。医学检验设备领域以创新和并购贯穿体外诊断发展为主线,免疫诊断将取代生化诊断成为市场主流,体外诊断向两个方向发展:一是高效率、高度集成自动化的一体化诊断;一是简单、快速的床边检测和家庭检测需求。康复器械是当今世界发展最迅猛的产业领域之一,并逐步向网络化、信息化、自动化、智能化和人机交互方向发展;组织工程与再生医学技术是当今国际上生物技术最前沿的领域之一,3D 生物打印技术、全组织去细胞化技术、微创可注射微组织治疗将是主要的发展方向。此外,可穿戴式医疗设备也快速发展,以可穿戴无袖带实时连续血压监测设备为例,我国高血压与心脑血管疾病患者众多,仅此一项将有超过 100 亿元的市场经济规模。

医疗器械的创新使得检查更为快捷并且能更早期地发现疾病,但一台大型设备的价格却相当高昂,加之相关的人员培训,检查的费用也相应升高,相比于传统技术的健康收益或许增加并不多。比如,体外诊断的报销越来越面临压力,因为它们被视为成本因素而非减少支出的工具,推行"按结果收费"模式而非"按服务项目收费"模式的政策,能够支持可持续的医疗保健。

除了在药物和医疗器械方面的创新外,信息通信技术的发展也促进了支持系统的进步与创新,数字医疗和远程医疗得以发展。数字医疗在获取医疗信息、医患沟通情况和医生对患者的监督以及计费、采购、记录保存与共享和医疗管理方面发挥着重大的作用。其可跟踪在医疗服务过程中使用资源的类型和数量,可以更精确地衡量医疗总成本来帮助控制成本。远程医疗建立在诊断方式和医疗设备的创新发展之上,降低了医疗服务在地域空间上的限制,提高对创新医疗技术的可及性和医疗服务质量,改善患者的临床结局。这些支持系统与创新药物和医疗器械相同,在提供更精确、更便捷程序的同时需要较高的费用,所以合理使用相应程序才能使诊疗流程更快捷、更清晰,同时可通过精确记录成本来帮助控制总成本。

8.1.2 卫生技术创新与医疗费用增长

医疗支出占 GDP 的比例正在上升,美国医疗支出预计每年比 GDP 的增长速度快 1.3 个百分点,到 2025 年将占 GDP 的 20.1%。我国的卫生总费用从

1978 年的 110.21 亿元增加到 2019 年的 65 841.4 亿元,人均卫生费用从 11.45 元增加到 4 702.8 元,卫生总费用占 GDP 的比重从 3% 增长到 6.64%。卫生费用增长如此迅速的原因之一就是卫生技术的创新。无论是创新药物还是创新医疗器械,价格都非常昂贵。例如,丙肝新药索磷布韦片在美国的售价为每片 1 000 美元,12 周的疗程费用将达到 84 000 美元;一次 PET - CT 检查的费用在 1 万元左右。尽管这些创新带来了治愈率的提高或者对疾病的更早期诊断,但患者群体往往难以承受如此高昂的价格,所以出现了可及性的问题。不同国家为了解决可及性问题采用了不同的方式,但资源仍然是有限的。当

越来越多的创新卫生技术被采用,卫生费用的增长将非常明显。

国内外的研究表明,除了人口老龄化、第三方支付、个人收入增长、医疗服务价格、管理成本及防御式医疗和供给诱导需求外,医疗实践中技术相关的改变,即卫生技术的创新带来的卫生费用的增长占 38.3%~81.6%(表 8-1)。美国的研究报告(图 8-1)表明:医疗费用的三分之一(7 650 亿美元)被浪费了,原因包括不合理的财务激励措施、时间压力、缺乏知识和培训、地域文化、患者期望、医疗保健系统碎片化、测量不准确、对渎职的担忧以及风险和诊断不确定性。

表 8-1　卫生费用增长的原因及增长幅度(%)

原因类别	研究来源				
	中国(2013)	Smith(2000)	Smith(2009)	David M. Cutler(1995)	Joseph P. Newhouse(1992)
人口老龄化	1.3~2	2	7	2	2
第三方支付的改变	-0.2~1	10	10.8	13	10
个人收入增长	17~61	11~18	28.7~43.1	5	<23
医疗服务价格	—	11~22	5~18.8	19	
管理成本	—	3~10	—	13	
防御式医疗和供给诱导需求	—	0	—	—	0
医疗实践中技术相关的改变	38.3~81.6	38~62	27.4~48.3	49	>65

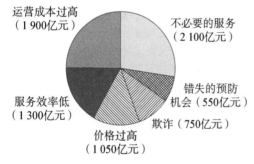

图 8-1　美国医疗费用浪费的种类及金额

运营成本过高(1 900 亿元)　不必要的服务(2 100 亿元)　错失的预防机会(550 亿元)　欺诈(750 亿元)　价格过高(1 050 亿元)　服务效率低(1 300 亿元)

8.1.3　卫生技术创新与过度诊断、诊疗

在鼓励创新的当下,我们需同时看到卫生费用的快速增长,要关注创新是否最终带来了患者健康结局的改善。在大型综合性医院内部,存在管理理念和诊疗模式陈旧、就医流程复杂、过度使用抗生素和昂贵进口药品、过于依赖大型仪器设备、新技术新项目滥用、紧张医患关系下医师为降低执业风险而进行的保护性医疗等导致医疗资源过度浪费的问题,医疗费用越来越高。关于过度医疗,主要体现在

3 个方面:①医疗检查方面,原本可以用简单方便的检查技术,却使用了费用昂贵的高精尖技术以提高大型设备的使用率;②治疗方面,不少医务人员在治疗过程中使用昂贵药品而不愿用普通药品,更愿用高级昂贵的技术材料而不愿用普通安全的技术材料;③医疗保健方面,一些高精尖的技术被普遍应用到了普通检查或健康体检上,一些药品经医务人员之手推销给了健康人或患者。

滥用心脏支架和滥做介入手术是过度医疗的典型案例。近期欧洲心脏调查公布的资料表明,冠心病介入治疗中应用支架的比例在东欧为 57%,南欧为 75%,但住院期间的主要心脑血管不良事件发生率没有差别。在治疗稳定性心绞痛方面,使用介入技术最激进的美国,与最保守的英国和加拿大对比,未见到患者的预后有明显的差别。而我国介入治疗中支架应用比率高达 90%~95%,心脏支架对于急性心肌梗死来讲是重要的,是目前开通被血栓闭堵的冠状动脉最优化措施。支架可以挽救急性心肌梗死患者的生命,但支架仅为解决疾病的姑息治疗,术后康复仍需大量非手术治疗与服务,即五大处

方——戒烟、个体化运动、营养、心理睡眠、认真用药。但现实中存在许多稳定性心绞痛患者，甚至一些惊恐发作（焦虑障碍的一种）的患者都被诊断为"不稳定性心绞痛"，都做了支架治疗。更有甚者，患者体检时发现的70%～80%的临界病变且毫无症状，也被放置了支架。

还有一个是疾病的诊断标准下移的问题。2000年前后，高血压、高脂血症、糖尿病、骨质疏松诊断标准的修订使得美国高血压患者增加了35%，高脂血症患者增加了85%，糖尿病患者增加了14%，骨质疏松患者增加了85%。按照我国居民2002年全国营养状况调查数据分析，这次诊断修订使我国前三种"疾病"都增加了约100%。标准的改变使得更多人开始使用相应的药物治疗，而实际上他们通过生活方式的改变就可以控制血压或者血糖。在我国，轻度高血压患者占60%以上，如果这些患者都采用药物治疗，相应医疗支出将会大幅增加，同时并没有很好的效果回报。美国在医疗上的投入占GDP的比例是全世界最高的，但美国平均期望寿命在全球排在40名左右，这使得人们怀疑很多时候是否花了钱却做了无用功。

此外，医学研究的投入集中在基础研究领域，而临床、公共卫生、社会照护等应用型研究则是医学研究的"价值洼地"。2007年，《英国医学杂志》在医学界做过一个调查，发现自1840年以来生物医学领域最重要的15项科学突破中，只有抗生素和氯丙嗪两个治疗性药物。那时，靶向抗癌药已经问世，和降压药、降糖药、降脂药等其他药物一样，并没有被认为是重大突破。这个结果无意间质疑了生物医学研究的产出成绩。我们的主要健康问题，如心脏病、精神健康、骨关节病、伤害和自杀等不可能单纯通过生物医学治疗得到改善，然而只有一小部分资金投入到了预防疾病方法的创新上。2014年，英国只有5%的研究资金资助了预防，可用于更全局性的公共卫生和社会照护方面创新的资助十分稀少。国内外对于精准医学的热潮，主要聚焦在生物医学领域的研发上，投资很大，但收获并不理想，如过度筛查氯吡格雷抵抗基因、过度筛查同型半胱氨酸血压的基因多态性等。还是需要对患者进行个体化的用药方案，并进行系统随访、医患互动、动态调整，才可能力争治疗的"精准"。

随着医学的不断发展以及新技术新项目在临床的普及，在其带来更好的技术效应、福泽广大患者的同时，如果不严格规范新技术、新项目在临床的使用，不严格把握适应证，必将带来新一轮的过度医疗问题。发达国家想通过控制过度医疗来遏制过快增长和不堪重负的卫生费用，发展中国家则想通过实施合理医疗使有限的卫生投入换取尽可能多的健康回报。中东欧地区的国家对于创新药物常采用风险分担的机制进行报销，对卫生技术进行评估也非常普遍。同时，许多创新药物，如抗癌药物或生物制药，需要更广泛、更严格的管理，包括提供适当的安全信息、通过批发商和配药药店进行分销管理、对使用条件的审查和登记监督等。

在这些创新卫生技术为患者带来福音的同时，也存在卫生费用的快速增长和不必要的卫生资源浪费现象。为了评价真正带来患者临床结局改善和社会总体价值提升的卫生技术，目前常用卫生技术评估（health technology accessment，HTA）进行评价。成本效果分析（cost effectiveness analysis，CEA）和成本效用分析（cost utility analysis，CUA）是目前许多HTA机构采用的首选方法。但CEA和CUA主要参考的指标是质量调整生命年（QALY），这一指标并不能充分反应患者的经历和偏好，同时决策者所有与价值相关的考虑（如更广泛的创新和社会经济影响）并没有充分反映在CEA和CUA模型中。

因此，充分考虑卫生技术的价值成了必然趋势。面对医疗费用的快速增长和浪费的现状，美国开始将质量和安全与医疗保健成本联系起来，提高了医疗服务提供过程中的成本意识。具体的解决办法包括培养成本意识和渗透循证医学、改变患者的角色、高价值药物处方、高价值筛查和预防策略、转变激励机制（从按数量补偿到按价值补偿）、采用"价值医疗"干预的目标——"COST"框架［即从文化（culture）、监督（oversight）、系统变革（systems）和培训（training）］四个方面探索可以避免过度使用医疗服务的框架等。以高价值药物处方为例，通过设置药物组别、定期检查患者药物清单以减少不必要或无效药物以及选择仿制药从而控制药物费用，寻求以合适的价格为患者提供更有价值的药物方案。至此，"价值医疗"（value medicine）一词开始受到不断的关注。

然而，准确定义什么是价值以及如何度量价值也是一个很大的挑战。目前已经有一些价值框架得到发展，同时也有相应的价值评估方法被提出，以形成一个透明而全面的过程来评估创新卫生技术的价值，并且尽可能纳入重要的利益相关者。通用合理的价值评估方法，筛选出真正有利于患者的创新卫生技术,并通过价值评估确定其相应的定价及支付策略,以满足患者的临床需求,同时排除并非真正创新的医疗技术,减少其不必要的使用,避免过度医疗。

8.2　价值的定义及评估方法

8.2.1　价值的定义

在医疗卫生领域,"价值"(value)可以简单地定义为每单位成本的医疗保健产出。可用以下函数表示:

$$Value = f(aij, bij, cij, dij, \cdots, nij)$$
(公式 8-1)

其中,a,b,……n 代表不同价值维度,i 代表某创新药物在该维度的价值,j 代表不同价值维度的权重。

国际药物经济学和结果研究学会(ISPOR)在2016年成立特别工作组,通过摘要征集、专家访谈以及学术会议,发表了一系列文章以描述价值的概念基础及其在决策制定中的作用,并总结现存价值框架以及推荐在价值的定义和实施及未来研究领域中的优良做法。

关于卫生保健中价值的相关元素,ISPOR 给出了如下的12个维度(图8-2),其中:质量调整生命年和净成本是核心价值元素;生产力和依从性提高因素是常见但使用不一致的价值元素;不确定性降低、对被传染的担忧、保险价值、疾病严重程度、希望的价值、实物期权价值(real options value)、公平性以

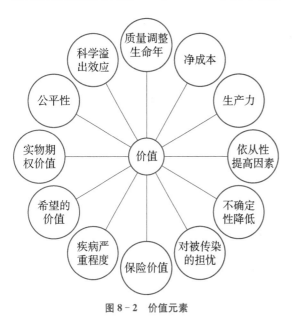

图 8-2　价值元素

及科学溢出效应是潜在的创新价值元素。同时,质量调整生命年、净成本和依从性提高因素是传统支付者或健康计划角度中包含的价值元素;其余价值元素是社会角度中包含的其他价值元素。

8.2.2　价值框架

对于现存价值框架,主要包括美国、欧洲的价值框架以及由学者安杰利斯(A. Angelis)和卡纳沃斯(P. Kanavos)提出的框架。各个价值框架都有其特定的决策环境、主要的利益相关者、关键的价值维度以及相应的理论基础。

（1）美国价值框架

ISPOR 的系列报告对美国的现有价值框架及其优势和局限性进行了介绍,包括由临床与经济审评研究所(ICER)、纪念斯隆凯特琳癌症中心(Memorial Sloan-Kettering Cancer Center, MSKCC)、美国心脏病学会/美国心脏协会(American College of Cardiology/American Heart Association, ACC/AHC)、美国临床肿瘤协会(ASCO)以及美国国立综合癌症网络(National Comprehensive Cancer Network,NCCN)提出的价值框架,涉及医保覆盖范围、可及性、定价、确定适当的临床路径以及支持临床医生与患者的共同决策。这些价值框架在定义和衡量价值方面是多种多样的,每一个都必须在其自己的决策环境中对价值进行评估。其中,ICER 框架面向健康计划覆盖范围和报销决策,使用 CEA 和 QALY 来支持群体水平的建议,包括支付方、卫生部门或社会角度,并估算人口水平的预算影响,以适应可负担性。ACC/AHA 框架旨在支持临床指南和临床路径的发展。ASCO 和 NCCN 框架面向临床医生和患者对癌症治疗药物的共同决策,避开 QALYs 以支持分类的结果测量,主要取决于肿瘤学界广泛认可的益处和危害的范围,其他类似的框架为欧洲临床肿瘤协会(ESMO)的框架。MSKCC 框架中的 DrugAbacus("药价算盘",计算药价的评价系统)面向政策制定者,允许用户指定他们愿意为卫生服务付费的程度,以及他们对创新和开发成本的重视程度,然后该系统确定"基于价值"的价格,并将其与价格表进行比较。

这五个框架具有各自的优势和局限性。从方法论来讲,像 ASCO 和 ACC/AHA 框架这种新的非基于 QALY 的框架缺乏概念基础,忽略了成本或结果的关键组成部分,比如 ASCO 框架忽略了几个关键的价值组成部分,没有完全考虑护理成本,并使用主

观的方法来分配价值点。ASCO 和 ACC/AHA 框架也被指出没有明确的方法来反映不确定性。

从有效性和可靠性来讲,ASCO 和 ESMO 框架表现出良好的评估者间信度,即不同的评估者对每种评估工具给予相似的评分。而 ICER 框架的评估者之间的可靠性并不高,这可能是因为其证据评级矩阵的性质,以及该评估矩阵没有用数字来进行评分。

从价值框架的指导原则来讲,许多研究人员组织制定了他们认为应该指导价值框架开发和使用的"良好原则"清单,包括透明的流程、考虑患者关怀和个性化决策、范围广泛的高质量证据、纳入长期结果等广泛影响、明确说明预期的用途和对象、纳入广泛的技术等。而 ASCO 框架在框架设计和价值评估方面缺乏耐心参与,ICER 仅提供有限的基础经济模型的分析。

(2)先进价值树框架(AVT)

安杰利斯和卡纳沃斯两位学者提出了一种以价值树的形式评估 HTA 背景下新药价值的通用模型。这是一种脱离传统经济学评价、使用决策理论和多标准评价方法的评价模型。在构建价值树时,有 3 种方法:一种是自上而下法(top-down approach),是基于价值的思考;一种是自下而上法(bottom-up approach),是基于替代方案的思考;第三种方法是二者的结合。为了能在不同决策环境中计算出总体价值,安杰利斯和卡纳沃斯采取了第一种方法。他们通过一个五阶段迭代模型构建过程,首先基于对法国、德国、瑞典、英国、意大利、荷兰、波兰、西班牙这 8 个国家文献的系统回顾,总结出最常被考虑的价值维度,包括疾病负担、治疗、安全性、创新水平、社会经济影响、效率考虑和其他。再结合专家咨询和反馈,他们在框架中纳入了前五个维度,以此作为顶级的标准集群(top level criteria clusters)(表 8 - 2),并进一步确定相应的中级标准(mid-level criteria)和底层的子标准或属性(bottom level sub-criteria or attributes),最终构建如图 8 - 3 所示的先进价值树(advanced value tree, AVT)框架。AVT 框架如下:①疾病负担,包括疾病的严重程度和未满足的需求;②治疗影响,包括生存状况、功能状态、恢复的可持续性以及包括并发症在内的其他利益;③安全概况,通过安全性和耐受性来衡量,同时也可通过禁忌证和对特定亚人群的特殊警告来反映;④创新水平,包括药物的作用机制、溢出效应以及患者的便利性 3 个方面;⑤社会经济影响,涉及对公共卫生和经济的影响等 5 个主要维度及子准则或属性。

表 8 - 2 不同国家的价值维度及其使用强度

价值维度	法国	德国	瑞典	英国	意大利	荷兰	波兰	西班牙
疾病负担								
严重性	* * *	* *	* *	* *	*	* *	* *	* *
可用性	* * *	* *	*	* * *	*	* *	*	* *
患病率	*	* *			* *	* *	* *	* *
治疗								
直接终点	* * *	* * *	* * *	* * *	* * *	* * *	* *	* * *
代理终点	* *	* *	* *	* *	* *	* *	* *	* *
安全性								
不良事件	* * *	* * *	* * *	* * *	* * *	* *	* *	* * *
耐受性	* *	* *	* *		* *	* *		* *
禁忌证	* *	* *	* *		* *	* *		* *
创新性								
临床创新	* * *	*	*	*	*	*	*	*
治疗性质	*	*	*	*	×	*	*	*
易用性和舒适性	*	*	*	*	×	*	×	*
社会经济								
公共卫生	* *	*	*	* *	*	* *	* *	* *
预算影响	* *	*	* *	*	*	* *	*	* *
社会生产力	*	*	* *	*	*	*	*	*

注:* * * 表示最高使用强度,即强制/正式/明确/计划/直接测量/可获得分级制度系统;* * 表示中等使用强度,即建议使用、非正式/隐含但有计划使用,正式/明确但是在专门/间接测量情况下使用等;* 表示最低使用强度,即可选/非正式/隐含/专门/间接测量/无可获得的分级制度系统;× 表示没有以任何方式将这个价值维度视为评价标准。

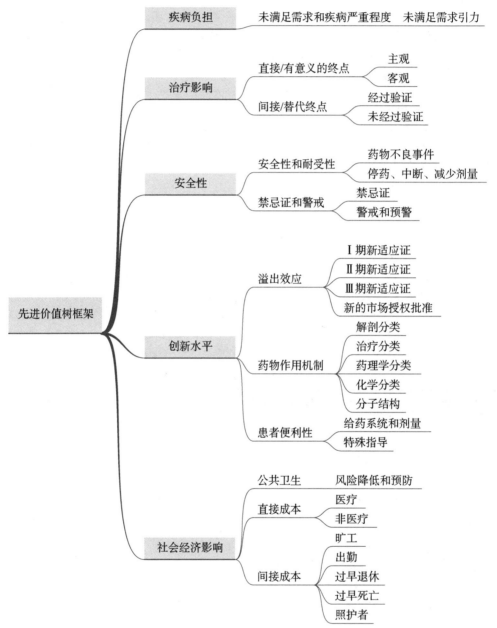

图 8 - 3　先进价值树框架(AVT)

（3）现有价值框架对比

安杰利斯和卡纳沃斯也对现有价值框架进行了对比(表 8 - 3),总结了各个价值框架的决策环境、主要的利益相关者、关键价值维度、相应的理论基础以及优势。

表 8 - 3　现有价值框架对比

框架	美国心脏病学会/美国心脏协会 (ACC/AHA)	美国临床肿瘤协会 (ASCO)	欧洲临床肿瘤协会 (ESMO)	临床与经济审评研究所 (ICER)	纪念斯隆凯特琳癌症中心 (MSKCC)	美国国立综合癌症网络 (NCCN)	罕见药准入协调工作组 (MoCA - OMP)	先进价值树框架 (AVT)
决策环境	临床实践	共同决策	临床实践	覆盖/报销	定价	共同决策	定价和报销	卫生技术评估
关键参与者	医生	患者医生	医生	支付者	支付者-提供者	患者-医生	支付者-厂商	所有利益相关者
价值参数	·临床效益与风险 ·"价值"(成本效果)	·临床效益(功效) ·毒性(安全性) ·成本(效率)	·估计危险比的变异性 ·观察到的治疗结果的绝对差异	·临床照护价值(比较临床效果、额外收益、背景考虑、每一结局的增量成本) ·卫生系统价值(预算影响)	·每一生命年的货币价值 ·毒性 ·创新 ·发展的成本 ·罕见性 ·人群疾病负担、未满足需求、预后	·方案有效性 ·方案安全性 ·证据质量 ·证据一致性 ·方案可承受性	·可得备选方案/未满足的需求 ·相对有效性 ·应答率 ·确定性程度	·疾病负担 ·治疗影响 ·安全水平 ·创新水平 ·社会经济影响
概念基础	利益相关者咨询	利益相关者咨询(ASCO癌症护理价值工作组)	利益相关者咨询(ESMO专责小组由ESMO教员和一个生物统计学家团队提供意见,随后是ESMO专责小组,ESMO指导小组和一系列受委员会和邀专家)	利益相关者咨询(来自ICER政策制定小组的投入,包括所有主要利益相关者小组的代表)	由单一组临床专家开发	利益相关者咨询(NCCN小组成员)	利益相关者咨询(MoCA工作小组,由多个欧盟国家的志愿者组成)	文献综述;利益相关者咨询(高级HTA伙伴和研讨会参与者,国家专家);决策理论
优势	证据质量明确排序;推荐类别的分别给出,而不是与证据的水平/质量作为单一度量标准一起给出均值	净健康效益多样分和成本并列说明,通过充分知情的决策,促进患者的决策过程	评估的危险比的可变性和观察到的治疗结果的绝对差异都得到了明确的说明	将一项技术的可比性及其预算影响相结合	包括一系列与药物和疾病相关的领域	易于理解,简单的可视化产出	简单,易于理解和实际使用	价值维度的多样性;定量相对权重的分配;透明;广泛的利益相关者参与;决策理论基础

8.2.3 卫生技术价值评估方法

决策分析是一个对影响决策的各种因素进行权衡的逻辑过程,决策模型需要用一个基本结构来整合不确定性、价值及不同利益集团的偏好。传统的成本效果分析由于指标单一、未考虑决策所需的多个价值维度不能很好应用于创新药物的定价与报销决策。除了价值评估框架外,近年来各个国家也发展了不同的价值评估方法,其中多准则决策分析(muti-criteria decision analysis, MCDA)通过提供更全面的价值评估视角和框架,具有更优的结构和透明度,已成为解决目前 HTA 缺陷的一种可能选择。

MCDA 由 Keeney 和 Raiffa 于 1976 年首次提出,是一种适用于多重目标的决策理论的拓展应用,是综合运用多个通常情况下相互冲突的评价准则进行总体评价的一种方法。它源于运筹学,广泛运用于交通、移民、教育、投资、环境、能源、国防等领域,在卫生保健领域也并非新生事物,主要用于获益风险分析、资源分配、组合决策分析、医患共同决策和患者卫生服务可及性优化等方面。因此将其用于 HTA 领域属于"老方法解决新问题"。

根据 ISPOR 针对 MCDA 的相关报告,目前 MCDA 模型方法主要有 3 种类型:①价值测量法(value measurement methods),包括多属性价值理论(MAVT)和多属性效用理论(MAUT)方法。最常使用加法模型,对每一准则得分乘以权重,再将所有准则的得分相加得到总分进行比较,是使用最多的一种方法。②优先级别排序法(outranking methods),基于每一个评价准则的成对比较,最后得到排在第一的方案。③参考水平模型(reference-level models)或满意度和期望水平法(satisficing and aspiration level methods),寻找在每个准则上达到预定义的最低表现水平的替代方案,这些方法广泛地基于线性规划技术。

ISPOR 的报告中所提出的实施 MCDA 的步骤为:①定义决策问题;②选择和构建评价准则;③收集评价准则的实测值;④对评价准则赋分;⑤为准则赋予权重;⑥总分计算;⑦敏感性分析;⑧对结果的报告和检验。对于权重部分,可以采用 0~100 的评分或者基于随机效用理论的离散选择实验(descrete choice experiment, DCE)。总分计算时简单相加模型是最常运用的,因为简单而易于被决策者理解,但需要满足偏好独立性。否则,就需要使用乘法模型或多元线性模型,但这两者的误差更大。对模型和结果的验证不可或缺,需要进行敏感性分析和稳健性分析。具体各步骤的描述与方法见表 8-4。

在 HTA 和基于价值的评估(value based assessment, VBA)的背景下应用 MCDA 有 3 个非常明显的优点:①MCDA 以一种明确的方式列出一个全面的价值清单,是一个更完整的价值评估,在原则上解决了目前经济学评估的关键限制;②其在不同评价准则之间分配权重,明确地纳入了各种价值维度的相对重要性,提高了偏好获取过程的透明性;③偏好引出的整个过程可以通过利益相关者的直接参与来获知,使得将所有利益相关者纳入价值评估过程成为可能。

尽管如此,在医疗决策的背景下实施 MCDA 的方法学细节还没有得到充分的讨论,在 HTA 中如何实施 MCDA 也没有足够的指导。同时,对于确定参与 MCDA 实验的利益相关者的类型和数量所选择的方法也缺乏一致性,需要进一步制定关于每个利益相关者投入的最低要求的 MCDA 准则,以确保 MCDA 结果的可信度和代表性。另外还存在的挑战包括:①方法上的挑战,包括简单相加模型是否适用以及评估机会成本的其他方法;②实用性上的挑战,包括如何调整来自其他决策环境的意见、对技术能力的投资以及如何确保 MCDA 反映当地的文化和社会因素。

表 8-4 基于价值测量法的 MCDA 各步骤

步骤	描述	方法及备注
定义决策问题	确定目标、决策类型、可选方案、利益相关者、需要的产出	对两个评价对象进行二选一,或者对多个评价对象进行评分、分类、排序
选择和构建评价准则	确定与被评估方案相关的评价准则	4 项原则:①完整性;②非冗余性;③不重复;④各准则之间最好相互独立; 纳入模型的准则可能存在隶属和层级关系,运用"价值树"等工具可帮助建立和优化评价准则; 现有相关研究的纳入准则数最少为 3 项,最多为 19 项,平均为 8.2 项

步骤	描述	方法及备注
收集评价准则的实测值	收集关于评价准则上的备选方案表现的数据，并将其汇总到绩效矩阵中	来自干预性或观察性研究，也可以来自被动或主动监测；当缺乏"硬数据（hard data）"时，也可以采用专家评分； 当同一准则对应多项试验数据时，可将所有原始试验数据平行纳入分析模型，也有研究者采取首先对原始试验进行 Meta 分析、再将 Meta 分析结果纳入模型的方法
对评价准则赋分	反映利益相关者对于评价准则变化的偏好	具体某项评价准则的实测值可以是唯一的，但根据同一实测值、不同利益相关者对该项评价准则的赋分情况通常有所不同。"赋分"是针对一项准则而言，即综合各利益相关者对该项准则实测值的赋分情况，产生该项准则的最终赋分值。这个过程也是去量纲化的过程，即通过赋值消除了各个实测值的原始单位（kg、mmHg 等）； 包括"组合法"和"分解法"两类方法： 1) 组合法：二分法、差异法、直接评级［视觉模拟评分（VAS）、分数分配］、简单多属性评级技术、成对比较［层次分析法（AHP）和基于分类衡量属性的评价技术（MACBETH）］； 2) 分解法：DCE、组合分析、所有备选方案所有可能的成对排序（PAPRIKA）
为准则赋予权重	反映利益相关者对于评价准则之间的偏好	第四步（赋分）是针对一项准则，第五步则是针对不同准则之间； 运用较多的是 Keeny 和 Raiffa 推荐的"摆幅权重（swing weighting）法"（考虑所有替代方案的表现范围）； 其他："组合法"和"分解法"（同上）
总分计算	备选方案在每一评价准则上的得分和相应的权重来获得对备选方案进行排序的"总价值"	对于组合法和 PAPRIKA，简单加权平均，使用备选方案在每一评价准则上的得分和相应的权重相乘再求和； 对于组合分析或者 DCE，将替代方案的表现数据带入回归分析得出的评价函数中，以估计每个替代方案的价值（或效用）或成为首选替代方案的可能性； 此外还有乘法模型
敏感性分析	进行不确定性分析，以理解结果的稳健性	概率敏感性分析解决参数不确定性； 情景分析解决结构不确定性（如评价准则的选择）； MCDA 中的不同利益相关者组的权重和分数来研究亚组之间偏好的异质性
对结果的报告和检验	解释 MCDA 的结果，包括不确定性分析，以支持决策	可以呈现重要性排序或者是总分，或者将总分结合成本数据以确定是否物有所值［即计算增量成本价值比（ICVR），效率前沿（EF）、净效益曲线（NMB）和价格可接受曲线（PAC）］

8.2.4　卫生技术价值评估应用

通过各个价值框架和相应的评估方法来评价创新药物及技术，筛选出真正有"价值"的创新卫生技术，进而考虑纳入报销目录，制定相应的报销决策包括定价，以满足患者未被满足的医疗需求，同时将医疗费用的增长控制在合理的范围。以最常见的 MCDA 为例，其主要用于药品报销决策/药品报销目录的制定（尤其是抗肿瘤药和孤儿药领域）、多种类型医学技术的评估以及疾病筛查的医保决策。

（1）MCDA 应用现状

通过对已有的应用 MCDA 研究的回顾，总结出以下的实践现状。

针对医疗保险报销决策中的应用，Wahlster 等

检索了 1990—2014 年的相关文献，共纳入 22 项研究。其中，15 项研究（68%）使用直接 MCDA 方法，7 项研究（32%）使用偏好诱导方法。81% 的研究都与报销决策相关，最常用的准则是健康结果、疾病影响和干预措施的实施；经济准则包括成本效果标准（64%）和干预的总成本/预算影响（36%）。陈晓炜等通过系统评价探讨 MCDA 在医保报销中的应用，检索文献并分析，最终纳入 22 项相关研究。他们发现文献中 MCDA 更多被应用于药品领域，有 15 项均与药物目录或报销决策的制定相关，其中又以抗肿瘤药和孤儿药居多。提及最多的 3 个决策维度是技术的比较结果、技术的经济性和技术的需要，MCDA 综合了证据和价值观，为医保报销决策提供了结构化和透明的操作过程。

针对抗癌药评价中的应用,胡善联总结了加拿大、美国和德国的抗肿瘤药价值评价的差异。加拿大对抗肿瘤药物的审查需经过4个审议框架,分别为临床获益、经济评价、使用可行性以及患者为基础的价值。美国则是基于前述的五个价值框架。而在德国,药品价格取决于它的价值,以价值为基础的定价需要通过获得相应的增量成本效果值。

针对孤儿药评价中的应用,Baran-Kooiker等通过文献回顾概述了孤儿药HTA中MCDA的应用现状和最新发展。在过去的10年中,一系列针对HTA的MCDA模型已经建立,包括几个专门针对罕见病和孤儿药的模型。孤儿药中最常用的评价准则是比较有效性、干预的必要性和疾病的严重程度。同时,综述也指出在模型结构、标准选择和权重方面仍缺乏充分的共识,对MCDA模型方法的简化可能会增加其可接受性。鉴于各国医疗和报销制度的差异,以及当地经济和罕见病政策的差异,将需要具有灵活性和适应性的HTA模型。Friedmann等进行了类似的分析,纳入13项研究,发现目前的应用多为试点以及验证各项倡议和框架。

(2)价值评估案例

对于具体的价值评估案例,此处以Angelis等将AVT结合MCDA试点应用于转移性结直肠癌(mCRC)为例。对既往接受过化疗的mCRC患者进行二线生物治疗评估,包括西妥昔单抗、帕尼单抗和阿柏西普联合FOLFIRI化疗。整个评价基于MCDA,分为5个阶段:问题构建、模型构建、模型评估、模型评价和行动计划制订。

在问题构建阶段,选择mCRC是因为它的严重程度高,同时相应的价格昂贵的替代治疗方案已经上市。这些药物已经被包括NICE在内的一些机构进行过传统的经济学评价。此外,针对结直肠癌的其他药物中,未向NICE递交相应临床证据的药物未被纳入评估。

在模型构建阶段,Angelis等采用了自上而下和自下而上的混合法,形成mCRC特定价值树的初步版本(图8-4)。AVT框架中5个价值维度中的"疾病负担"这一维度被去掉,因为3种方案针对的是同一对象,因此在治疗方案之间是相同的。各个价值维度及子属性的相应证据来源于2个随机对照试验、NICE证据评价小组报告、同行评审、产品特点总结以及临床试验网站等。根据相应的证据来源,确定每一属性表现水平的下限和上限,相应的偏好值分数为0~100。

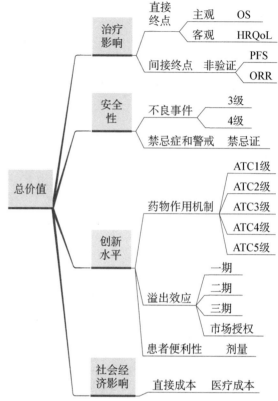

图8-4 转移性结直肠癌的起始价值树(研讨会前)

注:OS代表总体生存率,HRQoL代表健康相关生活质量,PFS代表无进展生存期,ORR代表客观缓解率,ATC代表化学药物分类系统。

模型的评估和评价阶段主要通过伦敦政治经济学院举办的主要利益相关者和专家的研讨会完成。研讨会共有13名参与者,他们的专业领域和所属类型如表8-5所示。会议中对于大多数价值维度的纳入与排除达成了一致,而在少数无法做到这一点的情况下,模型保留了相应维度作为敏感性分析的一部分以测试它们的影响。研讨会对mCRC特定价值树进行了修改,得到最终的价值树如图8-5所示。

表8-5 决策会议参与者列表

参与者	专家领域	机构
1	医学肿瘤学家-结直肠癌专家	NHS信托/教学医院
2	医学肿瘤学家-结直肠癌专家	NHS信托
3	顾问-社区儿科医生	NHS信托/HTA机构
4	公共卫生专家	学术界

续 表

参与者	专家领域	机构
5	药剂师	独立
6	卫生经济学家	学术界
7	HTA 专家	学术界
8	卫生经济学家	学术界
9	HTA 专家	学术界
10	医学统计学家	学术界
11	患者	独立
12	患者照顾者	独立
13	患者倡导者	慈善机构

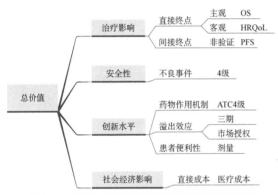

图 8-5 转移性结直肠癌的最终价值树(研讨会后)

确定最终价值树后,开始使用 MCDA 中相应的技术来进行评分、加权和计算总分。采用 MACBETH 来引出偏好得分,采用定性摆幅权重法分配相对权重,使用简单相加模型对偏好值得分和权重进行聚合,得到总体加权偏好价值(WPV)得分,并进行敏感性分析。

最后,加入成本的计算,包括药物和管理成本。成本结合相应的 WPV 得分,计算出 ICVR,相应的结果如表 8-6 所示。研究发现,两个最重要的标准(总生存率和 4 级不良事件)的相对权重之和大于所有其他标准的相对权重之和,并且西妥昔单抗总分最高。

表 8-6 WPV 得分、单个偏好值得分、相对权重、成本和 ICVR

项目	下限	阿柏西普+FOLFIRI	西妥昔单抗	帕尼单抗	上限	相对权重
总体 WPV 得分	0.0	14.4	45.7	42.3	100.0	100

续 表

项目	下限	阿柏西普+FOLFIRI	西妥昔单抗	帕尼单抗	上限	相对权重
OS	0.0	83.9	44.4	48.9	100.0	29
HRQoL	0.0	15.0	15.0	15.0	100.0	13
PFS	0.0	90.3	51.4	55.6	100.0	5
4 级不良事件	0.0	−117.9	50.0	30.0	100.0	23
ATC4 级	0.0	100.0	100.0	100.0	100.0	6
三期	0.0	50.0	66.7	19.4	100.0	2
市场授权	0.0	100.0	30.0		100.0	3
剂量	0.0	0.0	37.5	100.0	100.0	7
医疗成本	0.0	7.0	50.0	78.9	100.0	12
成本		29 400	18 000	27 000	100.0	
ICVR		2 046	394	638	100.0	

NICE 对于这三种方案已经进行过评价,认为它们均不应该被推荐应用,因为它们不代表对 NHS 资源的有效利用,或者总生存率外推存在明显的不确定性以及高于通常可接受的 ICER 阈值。阿柏西普联合 FOLFIRI 化疗的 ICER 最小,然后是西妥昔单抗,最后是帕尼单抗。传统评价中阿柏西普联合 FOLFIRI 的排名与价值评估方法的结果有较大差别,部分是由于其较严重的四级不良反应和该属性相对较大的权重。

结直肠癌价值评估案例的核心优势是明确纳入一组利益相关者(卫生保健专业人员、方法学专家、患者等),使所有不同的观点都能够表示出来,以便进行评估,是一个全面而清晰的过程。但同时,为每个属性设置参考水平范围、偏好独立是否满足、建立 ICVR 的效率边界或阈值等也是评估过程中需要解决的挑战。

(杨 莉)

参考文献

[1] 陈凯先. 创新药物研发的前沿动向与中国创新药物的发展近况[J]. 生物产业技术,2018(2):16-24.

[2] 陈晓炜,陈钱,耿劲松,等. 多准则决策分析应用于医疗保险报销的系统评价[J]. 中国卫生资源,2018,21(3):218-223.

[3] 程京,邢婉丽. 医疗器械与新型穿戴式医疗设备的发展战略研究[J]. 中国工程科学,2017,19(2):68-71.

［4］ 胡善联. 三大案例透视 HTA 评价效用［N］. 医药经济报,2018－08－16(F03).

［5］ 李达宁. "健康中国"战略背景下医疗健康产业的发展现状及变革趋势分析［J］. 经济研究导刊,2018(20):42－43.

［6］ 吕训磊,林快乐,郭琳琳,等. 2018 年美国 FDA 批准上市的新药简介［J］. 中国医药工业杂志,2019,50(1):1－33.

［7］ 莫里茨 C,阿罗拉 V,夏荷 N. 以价值为导向的医疗［M］. 杨莉,译. 北京:北京大学医学出版社,2018.

［8］ 唐金陵. 医学的进步与反思［J］. 中国医学人文,2017,3(11):8－12.

［9］ 王浩. 以更开放的力度拥抱创新药［N］. 医药经济报,2018－07－12(F02).

［10］ 王新宴,田利源. 高血压的过度诊疗［J］. 世界复合医学,2016,2(1):73－76.

［11］ 伍琳,陈永法. 我国创新药物研发能力的国际比较及成因分析［J］. 中国卫生政策研究,2017,10(8):23－28.

［12］ 杨燕绥,妥宏武. 卫生费用增长控制与医疗保障治理机制研究——基于全国与省际数据的实证分析［J］. 国家行政学院学报,2018(2):52－58,135.

［13］ 杨臻峥,孙友松,王昀,等. 2017 年全球获批上市的原创新药:回顾与展望［J］. 中国新药杂志,2018,27(10):1089－1095.

［14］ 郑昕,白雪珂,王斌,等. 中国中西部城市医院经皮冠状动脉介入治疗十年趋势——China PEACE 回顾性 CathPCI 研究结果［J］. 中国循环杂志,2016,31(5):426－431.

［15］ 郑媛婷,傅肖侬,石乐明. 精准医学时代的新药研发和个性化用药——标准、监管与伦理学挑战［J］. 中国医学伦理学,2018(9):1102－1107.

［16］ ANGELIS A, KANAVOS P. Multiple criteria decision analysis (MCDA) for evaluating new medicines in health technology assessment and beyond: the advance value framework［J］. Social Science & Medicine, 2017, 188:137－156.

［17］ ANGELIS A, KANAVOS P. Value-based assessment of new medical technologies: towards a robust methodological framework for the application of multiple criteria decision analysis in the context of health technology assessment［J］. Pharmaco Economics, 2016, 34:435－446.

［18］ ANGELIS A, LANGE A, KANAVOS P. Using health technology assessment to assess the value of new medicines: results of a systematic review and expert consultation across eight European countries ［J］. European Journal of Health Economics, 2018, 19(1):123－152.

［19］ ANGELIS A, MONTIBELLER G, HOCHHAUSER D, et al. Multiple criteria decision analysis in the context of health technology assessment: a simulation exercise on metastatic colorectal cancer with multiple stakeholders in the English setting［J］. BMC Medical Informatics and Decision Making, 2017, 17(1):149.

［20］ BARAN-KOOIKER A, CZECH M, KOOIKER C. Multi-criteria decision analysis (MCDA) models in health technology assessment of orphan drugs—a systematic literature review. Next steps in methodology development［J］. Public Health, 2018, 6:287.

［21］ BINDER C, SCHMID M, DIETERLE T, et al. Costs and benefits of diagnostic testing: four ways to improve patient care by purposive use of in vitro diagnostics［J］. Swiss Medical Weekly, 2017, 147:w14546.

［22］ CARRERA P M, KANTARJIAN H M, BLINDER V S. The financial burden and distress of patients with cancer: Understanding and stepping-up action on the financial toxicity of cancer treatment ［J］. CA: A Cancer Journal for Clinicians, 2018, 68(2):153－165.

［23］ Centers for Medicare & Medicaid Services. National health expenditure fact sheet(2016). ［EB/OL］. ［2021－10－18］. https://www.cms.gov/Research-Statistics-Data-and-Systems/Statistics-Trends-and-Reports/NationalHealthExpendData/NHE-Fact-Sheet.html.

［24］ CHALMERS D, NICOL D, KAYE J, et al. Has the biobank bubble burst? Withstanding the challenges for sustainable biobanking in the digital era ［J］. BMC Medical Ethics, 2016, 17(1):39.

［25］ CURRAN K J, BRENTJENS R J. Chimeric antigen receptor T cells for cancer immunotherapy［J］. Journal of Clinical Oncology, 2015, 33(15):1703－1706.

［26］ DANZON P M, DRUMMOND M F, TOWSE A, et al. Objectives, budgets, thresholds, and opportunity costs—a health economics approach: an ISPOR special task force report ［J］. Value Health, 2018, 21:140－145.

［27］ FLUME M, BARDOU M, CAPRI S, et al. Approaches to manage 'affordability' of high budget impact medicines in key EU countries［J］. Journal of Mark Access Health Policy, 2018, 6(1):1478539.

［28］ FRIEDMANN C, LEVY P, HENSEL P, et al. Multi-criteria decision analysis to appraise orphan drugs: a systematic review ［J］. Expert Review of Pharmacoeconomics & Outcomes Research, 2018, 18(2):135－146.

［29］ GARRISON L P, PAULY M V, WILLKE R J, et al. An overview of value, perspective, and decision context—a health economics approach: an ISPOR special task force report ［J］. Value Health, 2018, 21:124－130.

［30］ KEENEY R L, RAIFFA H. Decisions with multiple objectives: preferences and value trade-offs ［M］.

Cambridge: Cambridge University Press, 1993: xi -
xiii.

[31] KOLASA K, ZAH V, KOWALCZYK M. How can
multi criteria decision analysis support value assessment
of pharmaceuticals? — findings from a systematic
literature review [J]. Expert Review Pharmacoecon
Outcomes Research, 2018,18(4):379 - 391.

[32] LAKDAWALLA D N, DOSHI J A, GARRISON L P
Jr, et al. Defining elements of value in health care—a
health economics approach: an ISPOR special task force
report [J]. Value Health, 2018,21:131 - 139.

[33] LEXCHIN J. Health Canada's use of expedited review
pathways and therapeutic innovation, 1995 - 2016:
cross-sectional analysis [J]. BMJ Open, 2018, 8
(8):e023605.

[34] MARSH K, THOKALA P, YOUNGKONG S, et al.
Incorporating MCDA into HTA: challenges and potential
solutions, with a focus on lower income settings [J].
Cost Effectiveness and Resource Allocation, 2018, 16
(Suppl 1):43.

[35] MASC P T, DEVLIN N, MARSH K, et al. Multiple
criteria decision analysis for health care decision making-
an introduction: report 1 of the ISPOR MCDA emerging
good practices task force[J]. Value Health, 2016,19:
1 - 13.

[36] MUSSEN F, SALEK S, WALKER S. A quantitative
approach to benefit risk assessment of medicines-part 1:
the development of a new model using multi-criteria
decision analysis [J]. Pharmacoepidemiology and Drug
Safety, 2007(S1), 16:S2 - S15.

[37] NEUMANN P J, WILLKE R J, GARRISON L P Jr. A
health economics approach to US value assessment
frameworks — introduction: an ISPOR special task force
report [J]. Value Health, 2018,21:119 - 123.

[38] OHASHI Y. Safe use of recent new drugs-current status
and challenge[J]. Yakugaku Zasshi, 2018,138(2):177 -
183.

[39] PHELPS C E, LAKDAWALLA D N, BASU A, et al.
Approaches to aggregation and decision making—a health
economics approach: an ISPOR special task force report
[J]. Value Health, 2018,21:146 - 154.

[40] The World Bank, Development Research Center of the
State Council, the People's Republic of China. China
2030. Building a modern, harmonious, and creative high-
income society [J]. China's Foreign Trade, 2012(4):
36 - 37.

[41] WILLKE R J, NEUMANN P J, GARRISON L P, et
al. Review of recent US value frameworks—a health
economics approach: an ISPOR special task force report
[J]. Value Health, 2018,21:155 - 160.

9 卫生信息

9.1 卫生信息概述

9.1.1 卫生信息资源

(1) 内涵

随着知识经济的到来,电子计算机、网络技术的广泛应用,21世纪人类社会正跨入一个全新的信息时代。人们把信息看作除了可再生资源和非可再生资源以外的维持和促进人类社会政治、经济和文化等活动的第三大资源。卫生信息资源是整个社会信息资源的重要组成部分。那么,卫生信息资源的内涵是什么呢?卫生信息资源的含义可以从狭义和广义两个方面进行理解:狭义的是指卫生系统内所有的卫生信息内容和卫生信息载体本身;广义的除上述内容外,还包括与之相联系的卫生信息设备、人员、系统和网络等,它又可称之为卫生信息的软硬件资源。

我国卫生信息资源是整个社会信息资源的重要组成部分,一方面,它既有与社会信息资源共同的性质和特征,例如价值型、可传输线、可存储性、共享性

和时滞性等,另一方面,它还具有以下与之不同的特殊性质和特点。

1) 卫生信息资源的公益性:我国医疗服务体系建设,坚持以公立医疗机构为主、非公有医疗机构共同发展,形成布局合理、分工明确、防治结合、保证质量、技术适应、运转有序的医疗服务体系。医疗卫生服务基本制度决定了我国的卫生信息资源是全社会的公共资源,具有社会公益性质。

2) 卫生信息资源的不协调性:卫生信息资源的不协调性主要是指我国城乡、地区卫生信息资源分布的不协调和不平衡。一般来说,卫生信息主要依靠卫生服务者、卫生服务机构、政府机构、互联网等进行传播。但是这些卫生信息硬件资源在我国分布是不合理、不协调的。卫生信息硬件资源分布不合理必然导致卫生信息软件资源的分布出现不平衡性和不协调性。卫生信息资源的不协调性、卫生信息"数字鸿沟"是造成我国城乡、地区卫生事业发展不平衡,农村落后于城市,西部地区落后于东部地区的重要原因之一。

3) 卫生信息资源的专用性:卫生信息资源与其他信息资源相比,一个鲜明的特征是它的专用性特

别强。一方面,从卫生信息资源的内容来看,大都具有十分鲜明的专业特色,从卫生信息服务技术、手段和过程来看,也都有严格的专业操作程序、严格的质量标准、规范化的专业知识要求。另一方面,卫生信息服务是对人而非物的服务,服务的水平和效果事关广大人民群众的健康状况和生命安全。从上述两方面看出,卫生信息资源大都需要专门的机构,专门的技术人员收集、开发、创新、整理、传输和使用。

4) 卫生信息资源的不对称性:卫生信息资源的不对称性主要表现在医患双方的信息不对称。根据非对称信息理论的解释,信息不对称是指交易双方对相关信息的占有是不对称的,信息的分布极不均匀。经济学认为任何现实的交换活动都是在不完备的信息环境下进行的,医患关系作为一种特殊的社会交换关系,医患之间的信息结构表现为明显的非对称性。

(2) 种类

1) 卫生文献信息资源。以文献为载体的信息资源,文献信息资源依据其记录方式和载体材料又可分为刻写型、印刷型、缩微型、机读型、声像型等五大类。

2) 卫生数据资源主要包括:①各类公司研制与开发并形成市场化运作的数据库(知识库)资源;②公共卫生领域中各类疾病预防、职业健康保健、疾病检测的数据采集、登记、存储、统计分析与检索及其管理资源;③卫生系统领域的各类统计资料。

在卫生数据资源中,既包括有结构化的事实性报表数据,又包括许多非结构化的数据,如医学影像数据等。

3) 卫生信息网络与系统资源。卫生信息网络资源主要包括:①为实现卫生信息资源快捷有效地传输而建立的各种网络(局域网、广域网);②从Internet网络上可以查找到的卫生资源。卫生信息系统资源主要是指为实现卫生信息化而建设的各类与人、财、物有关的计算机管理信息系统及其相关设备。

4) 卫生组织机构信息资源。主要是指医疗卫生领域各种学术团体和教育机构、企业和商业部门、国际组织和政府机构、行业协会等介绍和贯彻其宗旨、研究开发的信息资源或其产品、服务、成果的描述性信息。

5) 卫生专业人员与信息管理人员的智力资源。卫生专业技术人员所拥有的智慧、经验与知识是卫生信息资源的重要组成部分,他们常在交流、口述与讨论中传递丰富的卫生信息。卫生信息管理人员主要包括信息资源服务规划与管理者、统计人员、流行病专业研究人员、医务人员、系统开发管理与维护人员、数据收集与处理人员、文献资料与档案管理人员等。卫生信息专业人员与信息管理人员既是卫生信息资源的生产者,又是卫生信息资源的开发利用者。

9.1.2 卫生信息管理

(1) 卫生信息需求分析

卫生信息的用户不同对于卫生信息的需求情况也不同。科学合理地划分卫生信息用户的类型,是分门别类、深入系统地对各类用户的信息需求进行分析探讨的前提和基础。

医务人员在日常诊疗过程中的信息需求主要集中在"疾病基本诊疗信息"和"药品信息"方面,包括常见病、多发病和慢性病的预防、诊断、治疗和康复,护理学,会诊病例讨论,患者健康教育,新药的性能、用药剂量等相关信息,信息需求与临床实践息息相关。诊断、治疗和用药是临床信息需求的主要类别,这些需求的特点是信息必须准确可靠,临床决策中遇到的特定问题需及时获得诊断、治疗及药学等方面的具体事实数据。临床医师所需的信息不必是最新的,但却必须精简、正确、经过加工整理,多偏重于有关明确诊断疾病、治疗用药等方面的具体诊疗方法和数据。医学生、医学科研人员需要相对稳定的医学内容,内容的广泛性、专业性强。通过文献获取欧美国家高校及科研机构的相关信息。观察法、实验法、调查法是获取信息材料的基本方法。在科研不同阶段,给予相应的服务。通过热点服务、资源发现、最新科研动态、科研内容调整、论文发表指导、论文收引证明提供多种服务,也可助其进行个人成果管理服务、个人科研产出资源归类、个人科研成果推广等,促进其科研成果转化,达到更深层次的知识利用。

(2) 卫生信息测量与评价

1) 国家信息化指标体系。世界卫生组织作为卫生计量网络的主办机构,于 2008 年出版了《国家卫生信息系统框架和标准》。通过对卫生信息系统资源、指标、数据来源、数据管理、信息产品及其传播与使用 6 个维度进行评估。

A. 卫生信息系统资源。包括确保卫生信息系统充分有效运行所需的立法、规章制度和规划框架,以及保证系统功能所需要的必备资源。

B. 指标。核心指标集以及卫生信息的 3 个领域相关目标是卫生信息系统规划和战略决策的基础。核心指标需要涵盖健康决定因素,卫生系统输入、输出和结果,以及健康状况。

C. 数据源。可被划分为两大类:以人口为基础的方法(人口普查、居民登记和人群调查)和以机构为基础的数据(个人记录、服务记录和资源记录)。应当注意的是,其他许多重要数据不完全属于上述的任一大类范围内,其收集方法和数据来源包括偶尔开展的卫生调查、研究以及由各种社区组织生成的信息。

D. 数据管理。涵盖从数据的收集、储存、质量保证和处理流程,到数据的加工、汇总和分析各个方面。必要时,对数据的周期性和时效性有具体的要求,例如疾病监测。

E. 信息产品。数据必须转化为信息,而信息将成为形成卫生行动的证据和知识基础。

F. 传播和使用。让决策者更容易获取信息(适当注意行为性和组织性的约束条件)以及对信息使用提供激励措施能够提升卫生信息的价值。

2)常见评价体系:

A. 笛伦和麦克伦(Delone & McLean,D&M)信息系统成功模式。初始 D&M 模式是以香农-韦弗(Shannon-Weaver)模型为基础,该模型主要包括系统的质量、信息的质量、系统使用、用户满意情况、个人影响和组织影响6个评估变量,这6个评估变量是与 Shannon-Weaver 模型提出的信息分层——技术层、语义层和效用层相对应的。笛伦和麦克伦提出的信息系统成功模型中的6个变量是相互影响的,应将其视为一个整体。系统质量一般通过功能性、可靠性、灵活性、整合性等指标来评估;信息质量则通过准确性、及时性、完整性、相关性和一致性等指标来评估;用户满意是指用户在使用信息系统后的个人感受,即对系统使用的满意程度。随着信息系统机构逐渐偏向信息服务,笛伦和麦克伦于2003年提出了新的 D&M 模型,增加了服务质量这一维度,同时考虑到信息系统的个人影响或是组织影响可能是正面也有可能是负面的,所有将二者整合为净收益(结果可用正负表达),这几个变量之间互相影响,系统使用和用户满意度由系统质量、信息质量和服务质量决定,然而使用和用户满意又决定着系统的净收益。

D&M 模型常被用于卫生信息系统,如临床信息系统、医院信息系统的评估,其优势在于能够发现卫生信息系统成功的关键因素,但是缺少背景因素的考量,从前期应用来看,主要用于评估规模较小的信息系统,不适用于评估规模较大的卫生信息系统,但对于宏观卫生信息系统的评估仍然具有借鉴意义。

B. 人力、组织和技术协调适应因素评估框架(human, organization and technology-fit factors, HOT-fit)。卫生信息学中的很多研究表明人力和组织因素在卫生信息系统的开发和实施过程中与技术因素同样重要,而且这三个因素的协调程度能够影响卫生信息系统的功能。其包括8个相关的评估维度:系统质量、信息质量、服务质量、系统使用,用户满意、组织结构、组织环境及净收益。与 D&M 模型相比,其增加的内容有:组织因素的提出;组织、人力和技术之间的协调适应;因素之间的互相影响,如信息质量和系统使用、信息质量和用户满意、组织结构与环境、组织结构和净收益、组织环境和净收益;因素的单向影响,如组织结构和系统使用,框架及各维度之间的关系。

系统质量主要包括数据准确性、数据可得性、安全性、效率、可靠性、技术支持、响应时间等。

信息质量主要包括重要性、相关性、准确性、一致性、完整性、及时性等。

服务质量主要包括快速反应性、保证性、技术支持及跟进服务等。

系统使用主要包括使用量和持续时间,用户接受性及培训情况等。

用户满意主要包括对于功能的满意情况、整体的满意情况、决策满意情况。

组织结构主要包括组织文化、计划与策略、上层管理的支持、团队合作等。

组织环境主要包括财政来源、政府及组织内部关系等;

净收益主要包括临床实践,如对工作的影响、目标完成情况、效率性;临床结果,如死亡率、发病率及成本等。

Hot-fit 评估框架提出了影响卫生信息系统实施的组织因素,这是其优势,该框架也存在缺陷,比如有些最终的数据归为哪一维度有难度,"沟通"可以归为组织结构和组织环境,"系统使用的困难"可以归为技术因素,也可以归为人力因素(系统使用维度)。

C. 世界卫生组织的国家卫生信息系统绩效指数(Country Health Information System performance index)。这是一套基于标准化指标的简要测量,主要评估数据质量及国家卫生信息系统的整体绩效,指标归为两种类型：一种为关于数据生成的指标，这些数据产生的主要来源和方法为卫生调查，人口普查，机构的报告等，评估重点在于数据周期、及时性、数据收集所做的努力及关键指标数据的可得性；另一种是关于国家在数据合成，分析和验证方面的能力指标，要保证数据的质量，如独立性、透明性和可及性等。

世界卫生组织提出的这一框架属于第三方的外部独立评估，主要是为了国家之间的比较，所以评估数据主要基于国际组织现有的资源，但有些国家对于评估结果并不认同，从而亦不会基于此来制定本国卫生信息系统的加强策略。

D. 美国国际开发总署（USAID）评估框架。该评估框架综合了 WHO 评估框架与卫生计量网络（health metrics Network，HMN）评估框架既有来源于第三方的数据，又有自我评估的数据。评估框架基于 HMN 框架提出输入、过程和输出。输入主要包括卫生信息系统资源、人事、财务、信息通信技术等 8 个指标；过程主要包括指标是如何选择的，指标的数据来源和数据是如何管理与分析的，等等，共 13 个指标；输出主要包括信息产品的质量、信息的传播和使用等，共 3 个指标。

值得一提的是，其确定了八个关键的指标随着时间的推移也能监测和追踪卫生信息系统绩效，从而指导团队在有限的时间里集中于卫生信息系统最重要的测量。

E. 泛美卫生组织（Pan American Health Organization，PAHO）评估框架。该评估框架基于其提出的国家卫生信息系统的机构、功能及技术 3 个组成部分。①机构方面，包括国家卫生信息系统管理框架、卫生信息系统等。②技术方面，包括用于支持信息产生和方便交流的设备或软件等。③功能方面，包括数据和信息的产生、传播和共享，以及信息和信息系统的管理。

F. 西太平洋卫生信息系统（Western Pacific Region Office，WPRO）评估框架。世界卫生组织西太平洋地区与太平洋卫生信息网络（Pacific Health Information Network，PHIN）合作，将 HMN 和 WHO 提出的卫生信息系统绩效监测方法付诸实践，为了地区性的基线调查和减轻数据收集的负担，这些指标被简化为 15 个具体指标，分别在管理、政策、计划、财政资源、人力资源、卫生信息系统人力、指标、出生或死亡的登记率、死因、卫生调查、卫生机构报告、集成、完整性与质量、信息传播和使用这 15 个

层面上选取了一个最重要，最具有代表性的指标。该评估框架主要在于评估国家卫生信息系统的进程，属于快速评估，其重点主要放在监测进程，不能全面地评估国家卫生信息系统绩效。

G. 卫生信息系统成功和失败因素。卫生信息系统的成功或失败是用来检验系统价值和有用性的重要标准。2006 年，卫生信息学相关专家利用德尔菲法筛选出了影响卫生信息系统应用的 110 个成功因素和 27 个失败的因素，主要从功能、组织、行为、技术、管理、政治、文化、法律、策略、经济、教育和用户接受性等 12 个层面筛选。该成功和失败因素能够作为用来评估卫生信息系统成功或失败的检验标准。

9.2 卫生信息系统

9.2.1 以电子病历为核心的医院信息系统

电子病历（electronic medical record，EMR）是以电子化方式管理的有关个人终生健康状态和医疗保健的信息，并可在医疗中作为主要的信息源取代纸质病历，满足所有的诊疗、法律和管理需求，具有全集成、全过程、全周期、智能化和多视图的特点。电子病历不仅仅是信息记录，同时也是信息集成的信息系统，代表了医疗卫生信息系统的全面信息化的发展。

电子病历是医院临床信息系统的核心，也是整个医院信息化管理的主要内容，在缓解了医院资源的紧张、优化了医疗流程的同时为制定临床路径提供基础信息。随着互联网技术和医疗信息化的发展，医疗信息化系统也从"以医院为中心"转变为"以健康为中心"，这些转变对医院和医疗信息系统提出了更高的要求。从医院信息化的全局出发，既要满足科室内部业务需要，也要满足医院整体业务流程和信息化共享的需要。搭建以临床科室医生为中心、临床科室业务线的协同工作流程，建立医院信息系统与电子病历的接口，实现临床信息系统集成的无缝连接，推进临床科室的应用，打破了门诊与住院、医嘱处理系统与护士工作站、化验检查与影像学检查的分割，逐步实现各个系统的一体化。建立以电子病历为核心的医院信息系统有助于关键质控点的掌控，并结合信息化识别技术，能够降低医疗差错，提高诊疗水平。相比于医护人员在纸质版病例书写时耗费大量的时间和精力，研究表明，临床医院

信息系统的应用将提高医护人员的工作效率20%~30%,节约人力资源10%~15%,建立以电子病历为核心的临床信息系统能更好地节约人力成本。

搭建以电子病历为核心的医院信息系统需要建立患者唯一标识的电子病历,是关联、组织患者医疗信息的"纽带",连接和优化工作流程的手段并进行质量控制。医生工作站在电子病历中占主体地位,医生工作站能够与护士工作站、检验报告、影像资料、药房和手术室相连接,进行信息的互联互通,确保数据的一致性。数据集成是电子病历的关键,临床数据库是电子病历的数据中心,支持医疗环节之间的数据交互。与此同时,数据管理和信息安全也是构建电子病历的关键环节。目前我国医院信息化系统常用的有医院信息系统(HIS)、检验科检验信息系统(LIS)、医学影像信息系统(PACS)等,医院信息系统是集医院管理、信息技术和计算机网络于一体的综合性信息系统,信息系统安全体系要构建安全模型,需要合理地作用在医院信息系统的各个安全需求分布点上,达到使风险值稳定以及安全与风险的适度平衡。

我国医院信息化建设和发展过程中存在诸多问题和阻碍,国家缺乏相应的规范和技术标准,医院信息化资源在管理方面还有待完善,没有严格的统一标准,后续的监管缺乏跟踪和保证。各个医院信息系统处于信息孤岛状态,无法满足各个医院和科室之间的互联互通和资源共享的需求。在新的形势与挑战下如何利用医疗信息系统并对医疗质量的各个环节进行实时、动态、有序的控制管理,提高医疗质量管理,更好地为患者提供高质量的医疗服务,是现代医院管理的重要课题。

9.2.2 以费用结算为核心的医疗保险信息系统

随着计算机技术的发展和应用以及对医保业务更进一步的认识,医疗保险信息系统正逐步走向成熟,这将更好地提高医保中心和医院之间的办事效率,提高诊疗服务水平。

医疗保险信息系统(medical insurance system,MIS)是一个以提高医疗保险管理效率及决策科学性为目的,由人、计算机技术及数据信息等要素组成,以医疗保险信息收集、传递、储存、加工维护为功能的有机整体。医疗保险信息系统是支持医院行政管理与事务处理的业务,能使医院的业务操作流程和日常管理更加规范化。其可采集、分析处理、存储各种基础数据并使之标准化,通过网络在院内各科室之间传递,简化信息流程,为医院查询、分类汇总、统计和决策分析提供及时准确的数据。

我国医疗保险信息系统的发展经历了从单机系统、局部网络系统到整个部门统一信息系统的多个阶段,在信息系统应用技术上,客户/服务器结构的信息系统已经成为医疗保险信息系统的主流。医疗保险的特点决定了医疗保险信息系统本身存在的一些问题,医疗保险面向社会、覆盖面较广,参保人数较多,所以医疗保险信息系统具有政策性强、涉及面广、信息量大等特点。因为数据量大且数据交换频繁,所以搭建以费用阶段为核心的医疗保险信息系统是一项非常复杂的系统工程。目前业务流程尚不规范,网络和数据库设计还不够完善,医疗保险信息系统的稳定性差。由于医保工作尚处于改革阶段,一些管理模式、业务流程、组织机构的变化在所难免,仅仅从医保的角度出发进行设计规划,没有充分考虑社会保险业务发展的一体化需求,且目前行业内部缺乏统一的标准规范,给医保管理信息系统间信息共享和信息交换造成了障碍。

9.2.3 以疾病控制为核心的公共卫生管理信息系统

美国公共卫生信息网络包括早期事件探测系统、网络实验室系统、合作者通讯与预警系统、对策与响应管理模块、交互功能模块,加拿大公共卫生信息网络包括两个虚拟中心——相应和资源管理中心、疫情暴发综合监测中心;四个支持模块——监测、相应管理、知识管理、卫生预警/报告;两个底层模块——分析决策支持、数据交换、注册登记系统。欧盟公共卫生信息与知识系统:面向专业人员和决策者,基于Web的知识系统,结构化公共卫生信息。

我国2003年卫生部颁布的《国家公共卫生信息系统建设方案》指出,我国的公共卫生信息系统存在疫情报告、疾病监测的时效性差,卫生信息网络覆盖面小,医疗救治系统信息不灵,卫生执法监管信息系统建设滞后,不适应卫生执法监管工作的需要,缺乏国家统一的公共卫生信息平台,信息整合能力差等问题。

公共卫生管理信息系统是从公共卫生管理和实践的现状出发,在卫生防疫站多年实际应用的基础上不断发展完善的、按照国家相关卫生法律法规和公共卫生技术规范开发的信息管理系统。它集成了疾病预防控制管理、卫生监督监测管理、领导行政管理与管理控制等几大功能,以"单位信息为核心、公共卫生管理为纽带、分析决策信息为主导",较好地解决了单位内部工作进程和工作量的管理,能方便地使单位内部、个人之间、单位与单位之间共享资源,能提高公共卫生管理机构的管理水平,优化管理流程,提高工作效率。

公共卫生管理信息系统是对各类卫生机构所涉及的各种信息进行规划和管理,以社区人群为基础,收集人群的疾病发生情况和健康状况的资料,进行数据分析和处理,得到有价值的信息,并向各卫生机构的管理层传递信息,辅助决策。公共卫生管理信息系统包括了疾病监测、卫生监督、医疗救治和指挥决策四大内容,具有可识别性、可传输性、可存储性、可处理性和效用性、经济性和信息可共享性的特点。

公共卫生管理信息系统的建立包含以下几块内容:①确定信息需求与可行指标;②为每一选定指标确定数据来源并建立数据收集模式;③建立对数据传输与数据收集模式;④建立数据传输与数据处理系统;⑤确保对生产信息的使用;⑥规划公共卫生管理信息系统资源;⑦建立组织章程。

9.2.4 以电子健康档案为核心的区域卫生信息系统

从"十四五"规划的多项部署中可以看到,在"数字中国""健康中国"等国家战略的指引下,数字化将为医疗健康领域的发展变革提供加速动力,并释放出惠民利民的巨大能量。而作为这些任务的承担者,医疗卫生信息化也已站在了全新征程的起跑线上。区域医疗卫生信息系统(regional medical and health information system,RHIN)具有系统庞大、功能复杂、数据异构的特点,一个设计优化、架构合理、扩展性好的软件架构可以更充分地使用系统资源、并使系统具有更长的生命力。欧美等发达国家的区域医疗系统服务应用的水平相对较高,其在卫生信息传输方面形成了一套较为成熟的标准,对卫生信息数据的研究集中在电子健康记录的建立和电子健康记录与医疗档案的有机融合,而对数字医疗数据挖掘可视化技术的研究主要表现在将医疗可视化技术与医疗数据挖掘算法相结合。

区域卫生信息系统是连接某一指定区域内的各医疗卫生服务机构之间相应基本业务信息系统的数据共享和数据交换平台,是实现不同系统间进行医疗卫生与服务信息整合的基础和载体。从业务角度看,主要包括一个中心与三个平台。"一个中心"主

要指的是卫生数据中心,"三个平台"分别为数据共享与交换平台、居民健康唯一标识平台和医务人员信息管理平台。

卫生行政部门利用区域卫生信息平台可以获得宏观管理所需的数据支持以辅助其决策,开展电子政务、疫情监测和应急联动等;通过互联互通的医疗卫生网络体系使行政管理部门对卫生业务部门的监督和控制更加及时和准确,提高对整体卫生资源的调配力度。通过网络全面掌握医疗卫生服务体系、救助体系、保障体系等方面的详细资讯,为制定公共卫生政策提供准确依据。

9.2.5 互联网+医疗的快速发展

随着"互联网+"计划的提出,互联网的飞速发展催生了新的医疗服务模式,互联网+医疗已成为医疗卫生和预防保健领域中不可或缺的一部分。2015年,《国务院关于积极推进"互联网+"行动的指导意见》中提出,到2018年,健康医疗、教育、交通等民生领域互联网应用更加丰富,线上线下结合更加紧密。2018年4月28日,国务院办公厅正式发布《关于促进"互联网+医疗健康"发展的意见》,主要聚焦如何用"互联网+"为老百姓就医带来便利,以期缓解看病就医难题。国外互联网医疗的建设相对完善,其模式包括可穿戴医疗设备、数据平台的构建和共享、监测和记录、信息化诊所和慢性病管理平台等。

在我国传统就医方式中,由于医疗资源配置不合理,就诊流程复杂排队等待时间长,医生问诊时间短等问题,医疗资源利用率低下,医疗服务质量低。传统医疗服务的弊端导致互联网医疗顺势而生,急迫需要建立以患者为核心的诊疗服务模式,同时也为医生带来了更多的职业便利和就业机会。目前,我国互联网医疗模式包括网上就医服务、网络医疗咨询、大数据平台、医生集团等。随着科技创新推动互联网医疗的快速发展,医疗模式也从治疗疾病向预防疾病的方向转变。

由于医疗服务本身具有严肃性和复杂性,互联网医疗的发展面临着诸多问题和挑战。随着移动医疗的兴起,相关业务需要符合法律法规的要求,用户的观念需要进一步转变。目前互联网医疗服务水平良莠不齐,我国互联网医疗缺乏相关的法律法规和有效的监督管理机制来规范互联网医疗行为保障互联网医疗的服务质量。我国互联网医疗配套政策从出台到具体的实施过程中存在许多问题有待完善,

如多点执业政策,大医院的名医工作常处于超负荷状态;配套政策的缓慢落地将阻碍互联网医疗的发展,阻碍互联网医疗打造医疗服务的发展。信息共享问题是实现互联网医疗的必备要素,互联网医疗信息和数据涉及患者的个人隐私,各个医院信息共享与信息交换程度不高。

随着互联网的迅速发展和社会信息化,互联网医疗的兴起和迅速发展是必然趋势,在丰富医疗服务模式的同时,也为医疗行业带来了新的活力,促进了我国医疗卫生事业的发展。国外互联网医疗的模式相对成熟,但我国互联网医疗还处于探索时期,由于外界因素的限制,目前仍存在诸多问题。随着医生多点执业的实施、分级诊疗政策的出台、相关监管及支付体系的不断完善,未来互联网医疗的发展空间将十分广阔。

2018年国务院通过了关于促进"互联网＋医疗健康"发展的意见,鼓励医疗机构应用互联网等信息技术拓展医疗服务空间和内容,构建覆盖诊前、诊中、诊后的线上线下一体化医疗服务模式,允许依托医疗机构发展互联网医院,研究制定了《互联网诊疗管理办法(试行)》《互联网医院管理办法(试行)》和《远程医疗服务管理规范(试行)》。并要求在2020年底前落实互联网诊疗和互联网医院管理相关政策。

随着互联网等信息技术在医疗领域中的广泛应用,互联网医疗、互联网医院、远程医疗服务等"互联网＋医疗服务"新业态快速发展。"互联网＋医疗服务"可分为三类:第一类为远程医疗,由医疗机构之间使用本机构注册的医务人员,利用互联网等信息技术开展远程会诊和远程诊断。第二类为互联网诊疗活动,由医疗机构使用本机构注册的医务人员,利用互联网技术直接为患者提供部分常见病、慢性病复诊和家庭医生签约服务。第三类为互联网医院。包括作为实体医疗机构第二名称的互联网医院,以及依托实体医疗机构独立设置的互联网医院。其中,第二类和第三类均属于医疗机构通过互联网直接为患者提供服务。应明确互联网医院性质及与实体医疗机构的关系;明确互联网医院和互联网诊疗活动准入程序和监管。

9.3 卫生信息标准

9.3.1 卫生信息标准的制定意义

两个计算机系统必须互相认可数据项的定义,才能进行信息交换,而数据标准就是计算机之间的"官方语言"。

卫生信息主要来源于由政府组织建立的医疗卫生信息管理系统平台,主要内容包含电子病历数据、健康档案数据、全员人口数据、卫生资源数据。此外,可穿戴设备、智能健康电子产品、健康医疗移动应用等产生的数据资源将陆续接入区域医疗健康信息平台中。

医疗健康行业已积累了海量数据,但医疗卫生机构原有的信息管理系统主要建立在机构内部和系统内部,各家医疗机构内部的信息管理系统客观上形成了"信息孤岛"。医院信息系统互不相容,医院各自为政、业务流程标准不一、缺乏同行业之间的沟通与合作等问题,造成了信息数据资源分布零散,无法实现数据的交互与分享。只有制定相关数据标准,才能保证数据采集的准确性、完整性和及时性,从而保障对于医疗健康大数据应用的关键要素——数据质量,为充分发掘卫生信息价值应用价值提供可能。

9.3.2 卫生信息标准组织

(1) 美国卫生信息技术标准委员会

美国卫生信息技术标准委员会(HITSP),成立于2005年,隶属于美国国家标准协会,由国家卫生信息技术协调办公室(ONC,美国健康和公众服务部下设的办公室)协调成立。HITSP一般围绕特定的互操作性需求及用例开展工作,包括电子健康记录实验室结果报告、转诊护理、居家医疗、生物监测、临床研究、质量管理、用药管理等方面。从组织角度来看,美国专门设立信息技术协调办公室,分工明确,重视程度可见一斑。HITSP本身并不制定标准,而是组织与协调,广泛与政府、用户、开发商、标准制定组织合作。美国强调临床研究与临床的数据整合,重视发挥民间的首创精神。标准工作志愿者众多,协会和民间组织的力量强大,从根本上推动了卫生信息标准建设。这些理念值得借鉴。

(2) 英国国民健康服务信息署

英国国家卫生局下设的国民健康服务信息署(NHSIA),是专门负责制定有关临床数据标准、技术标准及管理信息标准的信息标准委员会。其出版的数据字典和数据手册是关于卫生信息的国家通用标准。英国持续完善和规范医疗健康数据标准化,医疗健康数据标准化工作由专门的信息标准制定机构——英国术语中心负责,其目的是建立一致准确、被广泛认可的医疗数据标准框架。英国的卫生信息标准化系统是最为完整的一个体系,是政府集权管理模式的代表。这是由于英国实施国家卫生保健制度(NHS)属典型的全民医疗制度,而且其卫生资源的配置历来重视计划手段,因而更需要进行信息的标准化以便于相互交流和统一管理规划。

(3)中国卫生统计信息中心的标准化处

近年来我国也开始重视卫生信息标准工作,相关的主力军是国家卫生健康委卫生统计信息中心的标准化处以及中国标准化研究院。组织力量制定开发了能够满足医疗健康数据管理基本要求的大量基本数据集、健康档案与电子病历数据交换共享文档标准及代码标准,为卫生信息共享奠定了基础,但未形成完整的数据标准体系。

9.3.3 卫生信息内容标准

(1)国际疾病分类标准

国际疾病分类与代码第 10 版(ICD-10)是目前全世界通用的一个版本,是 WHO 制定用于国际统一的疾病分类方法,于 1990 年第 10 次全面修订发行的国际疾病分类。WHO 最初发布的国际版本为 4 位码,各国可以通过添加附加码来增加疾病数量,生成本地版标准,同时,各地也可通过映射至国际标准版进行互通和交流。目前已有 43 种语言译本,117 个国家采用该标准用于死亡数据报告。美国于 2013 年全面启用 6 位编码 ICD-10,明确将其分类为两个版本:临床修正版(Clinical Modification,ICD-10-CM)和程序编码版(Procedure Coding System,ICD-10-PCS)。前者用于诊断编码,后者用于医院住院流程编码。我国于 2002 年引入 ICD-10,但即使在中国内部,各地使用版本也不尽相同:中国国家卫计委发布使用 6 位拓展码版本;北京市使用 ICD-10 临床 6 位拓展码;上海市则用 7 位细码版本;其条目分类也各有差异。2018 年 6 月 WHO 提出 ICD-11 修订稿进行讨论,有望于 2022 年进行推广使用。

以国际通用版为例,编码框架采用数字字母,全系统由 22 类目形成,以单轴分类为基本单元的多轴心分类系统,分类依据主要有病因、部位、病理及临床表现。国际基础版本中涉及超过 16 000 个编码,中国国家卫计委 2012 版有 21 196 个分类编码,美国 ICD-10-CM 版本扩增超过 70 000 个编码。ICD-11 修订版更改 ICD-10 列式结构,以本体模型途径建立,对每一个实体进行多属性描述,全方位多维度呈现各分类单元;除此之外,篇幅从 22 章增加到

27 章;最后,编码形式也更专注于精细化表达。然而多用于疾病资料统计的 ICD 编码,在疾病分类类目名上不一定能用作病名术语使用,这一点在电子病案和临床研究数据库方面会带来一些匹配上的问题。因此调和两种分类方法编码的矛盾是在疾病数据质量管理中应用 ICD 时需要克服的问题。

(2)临床医学系统术语

临床医学系统术语(SNOMED Clinical Terms,SNOMED CT)是一种系统性整理的计算机可处理的医学术语集合,其内容涵盖临床文献和报告中所涵盖的代码、术语、同义词和定义。2002 年,参考术语集 SNOMED RT 与英国国家卫生服务部的临床术语 Clinical Term 相结合,经过扩充和重组,组成了 SNOMED CT,成为现有最为广泛全面、多语言的临床医疗词表,也是国际上最广为使用的一种临床医学术语标准。SNOMED CT 发展超过 40 年,于 2006 年由国际卫生术语标准开发组织(International Health Terminology Standards Development Organization,IHTSDO)维护发布,涵盖包括解剖学、形态学、正常与非正常的功能、症状及疾病体征、化学制品、药品、酶及其他体蛋白、活有机体、物理因素、空间关系、职业、社会环境、疾病/诊断和操作。

SNOMED CT 目前有超过 36 万个概念(术语)、99 万个概念描述、146 万个语义关系,所有概念分 19 大类,按等级进行组织,由概念、描述及关系 3 个可交换互通的资料表组成。SNOMED CT 是组配式概念体系,以描述逻辑为基础,每个概念(即临床术语)有唯一概念码,可以有多个描述(可理解为概念同义词),概念之间以关系连接。SNOMED CT 核心内容如下所示。

1)概念表:包括概念编码、概念状态、概念完全指定的名称,概念表中收录了超过 36 万个具有唯一含义并经过逻辑定义的概念,分类编入 19 个大类顶级概念轴中,每个顶级概念轴再分类细化形成包括多层子系统的树状结构。

2)描述表:对同一个医学概念,可能存在数个甚至十几个与之对应的术语,描述表用来指定术语与概念的关系,描述表中收录了近百万条语言描述或同义词说明以增强临床概念表达的灵活性。

3)关系表:提供了约 146 万组语义关联,可以是属于 19 种概念轴内部的,也可以是不同概念轴之间的关系。关系可以用来组织概念,也可构成多样灵活的概念表述方式,主要可分为两种——IS-A 关系("父子"关联)与从属关系。

SNOMED CT 与其他信息标准已有广泛合作，包括 ICD、HPO、LOINC、HL7、DICOM 等。作为具有多面性的一个疾病概念，以多轴编码分别表示，可在医疗概念编码化方面及电子病历健康记录方面应用，例如用作病理报告的关键词编码化和诊疗记录关键词的编码化。

1983 年 SNOMED CT 被引入中国，1986 年开始翻译，1993 年至今已根据 SNOMED CT 国际版进行多次更新（3.1—3.4）。首先，中国的实际情况较为复杂，有语言的差异性，需要保留一定的习惯用语，再需在系统设计时将标准术语，编码与之关联，在实践中逐步完成更改与统一，从而也带来了在中国推广的难度。其次，概念覆盖上有缺口，不同医学之间术语，概念，语义各不相同，囊括尽可能多的概念术语有一定难度。再次，随着音频、图像、视频和各种各样的格式的文档涌现在医疗数据中，SNOMED CT 与这些非结构化的医疗数据如何实现更好的映射是个问题。最后，语义互操作性，不同国家之间的版本可能存在冲突和重复内容也是我们需要解决的。建立符合临床诊疗和临床路径固有规律的概念分类框架体系、概念的逻辑化定义、甄别明确的同义术语、翔实的语义关系，应当是临床路径电子化所具备的标准化特征要素，也便于临床信息交互系统的信息共享。

（3）观测指标标识符逻辑命名与编码系统

观测指标标识符逻辑命名与编码系统（LOINC）是临床试验数据的通用编码标准及数据库，其目的是促进临床观测指标结果的交换与共享，最早启动于 1994 年，为了解决临床实验室的信息互通的实际应用问题。LOINC 由美国印第安纳大学医学中心 Regenstrif 研究院维护其数据库，同时负责其对照程序 RELMA（REgenstrief LOINC Mapping Assistant）。过去实验室之间系统需要连接，需完成对本地实验检验代码的多次对照，这为多中心的合作交流带来巨大的壁垒，加之 HL7 等类似的卫生信息传输标准兴起，电子信息的传输急需提高效率。因此 LOINC 的应用提出通用编码标准的规范，多中心之间只需要将本地代码与通用标准进行匹配，大大提高代码之间映射的效率和准确度，解决标准不统一的问题。

LOINC 数据库主要分为实验室 LOINC 和临床 LOINC 两部分。其中，实验室部分主要为实验观测指标，涵盖化学、血液血清学、药物等相关检测指标；临床部分包括各种临床检测指标，如血红蛋白、血清钾、各种生命体征、调查问卷结果等。目前收录临床观测指标术语超过 45 000 条，其中实验室方面超过 33 000 条，非实验室性的超过 12 000 条，信息附件近 900 条，调查问卷术语超 1 200 条。基于六轴概念模型，LOINC 定义成分、属性类型、时间特征、体系、标尺类型、方法六个维度，每个词条包括编码、一个较长的正式名称、一个 30 个字符的短名称和同义词。

目前国内大规模运用 LOINC 的是中国香港和中国台湾，其中中国台湾已为检验项目建立了"台湾健保码"与 LOINC 码之间的对照关系数据库。内地已经有了 LOINC 用户指南中文版和 RELMA 用户手册中文版，LOINC 数据库的翻译推广也已初见成效，但应尽快建立稳健的 LOINC 中文接口系统，为 LOINC 标准的引进和普及做积淀。

（4）人类表型术语集

人类表型术语集（HPO）提供人类疾病中表型异常的标准化词汇表，通常包含人类疾病与致病基因相互关系的重要本体，其数据来源于医学文献及 Orphanet、DECIPHER、OMIM 等医学数据库。HPO 项目工作于 2007 年启动开展，致力于科学领域与数据库之间表型信息的复杂整合。自 2008 年公开发表后，HPO 在覆盖度、复杂度、用法及与其他项目的交叉合作上都有极大改善。目前 HPO 有超过 13 000 个词条和 156 000 个关于遗传性疾病的注释，HPO 还提供一套针对约 4 000 种疾病的注释。同时，HPO 采用拓扑式结构，为有向无环图，主要由 IS－A（从属）关系构成，涵盖超过 10 000 个主类别和 13 300 个子类别关系。2015 年，中文版 HPO 正式推动，于 2016 年成立中文人类表型标准用语联盟（CHPO）。CHPO 致力于提供人类表型的中文标准术语，并提供高效的中文人类表型搜索引擎。

（5）统一医学语言系统

统一医学语言系统（UMLS）是美国国立医学图书馆（National Library of Medicine，NLM）长期研究开发的项目，有效地利用医学生物学领域的各式各样数据库，以统一利用为目标，集大成于医学术语和医学概念的表现和意义两方面相关联。由超级叙词表、语义网络、信息源图谱和专家词典四部分组成。其核心是超级叙词表，通过构造概念骨架系统，融合了 100 多个不同的医学知识组织系统，包括 ICD10、SNOMED CT、LOINC 等数据库，形成了一部超级叙词表。2001 年统计的超级叙词表收录包括 80 万个概念，共 190 万个词汇。超级叙词表中概念定义源自《医学主题词表》（MeSH），除概念本身外，也可表达概念之间的关系,即组配表达。语义网络包括135种语义类型和53种语义关系,超级叙词表中每个概念至少有一种语义类型。UMLS的概念骨架可以被看作是一个本体或者语义网络,其他相关的医学知识组织系统(如SNOMED CT或MeSH)可以向这个网络进行映射。

9.3.4 卫生信息交换标准

(1) HL7

1) 简介:HL7是医疗卫生IT领域国际标准组织,开发标准化的卫生信息传输协议,即医疗领域不同应用之间电子传输的协议。创始于1987年,发展超过20年,目前已有50多个工作组和20多个地区性分会,中国作为地区性分会之一于2000年由卫生部医院管理研究所代表加入。HL7第二版(HL7 V2.0)获得广泛应用,是世界上最成功、积累最多实践经验的医疗卫生信息交换标准,为解决消息灵活性与拓展性问题,经工作组不懈努力,现已创新性地提出第三版。HL7标准汇集了不同厂商用来设计应用软件之间接口的标准格式,它将允许各个医疗机构在异构系统之间进行数据交互。同时,HL7定义了涵盖患者个人信息、入院出院和转院、各类医院服务(例如手术、检查等)、财务管理(例如保险和付费)、医嘱和检验检查结果、档案病案管理(例如临床观测资料)、用药等数据传送的标准化处理。

由于HL7的交换是电子信息的交换,因此其标准化建立在国际标准化组织ISO的网络开放系统互联模型,是主要针对应用层(第七层)上的交换协议。针对不同数据格式信息按标准语法转换为可识别的标准格式,通过网络传输协议进行传送,接收方收到信息后在应用层进行应答并进行有效性验证,随后将进入接收系统解析模块,根据HL7标准转换为本地可适用数据。通过该信息交互的方式,可进行异构多源数据的交换共享。主要应用的领域是HIS/RIS,主要是规范HIS/RIS系统及其设备之间的通信,它涉及到病房和患者信息管理、化验系统、药房系统、放射系统、收费系统等各个方面。

2) HL7 V2消息标准:HL7 V2版是基于消息(message)作为数据交换单位,由段(segments)、字段(fields)、组件(components)、分隔符(delimiters)等组成,即一个消息由多个段组成,一个段由多个具有逻辑关系的字段组成,一个字段可能由多个组件组成。例如一位患者的血糖检验报告将包括:消息头、患者标识、检验申请和检验结果四个段,患者标识中可包括患者编号、姓名、出生年月等个人信息相关字段,用竖线分隔。

HL7 V2消息格式简短紧凑,然而,仍然存在一些缺陷和问题:可读性差,字段本身含义没有说明,其位置等所代表信息难以直接获得,交互并不友好;扩展性差,新定义内容只能写入"可选",为消息的读取带来不确定;没有明确方法学指导如何构建消息,字段之间结构不明,多个触发事件可能重复使用字段,造成数据字段的不规范和触发事件描述不统一。

3) HL7 V3消息标准:HL7 V3为解决以上标准带来的问题,明确提出基于模型和知识的面向对象的方法学指导消息的构成,以自上而下的方法,引入"应用角色(terms of application roles)",规范触发事件由所对应的交互事件定义,规避同一字段被反复使用带来的不确定性。与HL7 V2不同的是,消息的构成不再只是简单的段,而是更先进的消息表示方式-可拓展标记语言(XML)。该语言呈属性数据组织形式,不同用途和程序可用标志或属性反应,此外,该语言可格式化,展现形式将比原来的竖线分隔式更简单易懂。

HL7 V3是面向对象语言,组织上由文档对象模型(DOM)进行XML的调用和管理,其标记和读写都以XML文档为对象为基础。文档类型定义(DTD)是XML使用中的定义标记语言,可以自己定义标记和标记之间的嵌套关系。同时,HL7 V3也有其临床文档体系-患者记录体系(PRA),可生成包含消息内容的XML文档,再根据文档内容生成HL7 V3标准的消息。区别于HL7 V2的模型,第三版增加了参考消息模型(reference information model, RIM)的使用,也是整个HL7 V3的核心,规范信息主题中所需的所有内容。RIM包括一百多个类和八百多个属性定义,同时包含类间关系定义和映射等,是HL7 V3可灵活表达与拓展的基础。然而HL7 V3标准学习升级成本高,应用较少,尚缺少实践经验,仍需进一步探索研究,以及我国本地化的深入开发完善。

4) HL7 CDA R2标准:HL7临床文档架构(clinical document architecture, CDA)是HL7发布用于临床信息交换的文档标记标准,目前最新版本为HL7 CDA R2。CDA实质上是针对依据医学文档特征的XML框架,不同种类的临床文档类型需根据其特有规范进行开发使用,其语义内容源于HL7参考信息模型(RIM)。CDA文档由Clinical Document

元素封装，包含文档头（header）和文档体（body），其中文档头部分主要定义标识信息，文档体部分包含临床信息的主要内容，可以包含文本、列表、字符数据、多媒体数据等结构化或非结构化信息。CDA 属于 HL7 V3 标准，但 HL7 V2 允许 XML 编码的 CDA 文档作为消息的一部分装载进行交换，因此 CDA 也可以很好地与 HL7 V2 进行结合补充 HL7 V2 标准存在的文档结构规范的缺陷。

5）HL7 FHIR：快速医疗互操作性资源（fast healthcare interoperability resources，FHIR）是 HL7 提出的整合 HL7 V2、HL7 V3、CDA 标准优点的新一代框架，基于互联网思维和技术，充分利用最新的 WEB 标准。HL7 V3 定义的 CDA 解决 HL7 V2 的结构缺陷，但 HL7 V3 体系本身的实施庞大复杂，从 V2 更新迭代成本较高，因此没有广泛应用。但由于 CDA 规范迅速得到认可，HL7 便借助互联网时代的技术特点，提出适用于使用开放的网络标准对数据进行表达和交换的场合的 FHIR。FHIR 本质是一组资源的集合，所有可交换的内容都被定义为资源，资源可用 XML 或 JASON 表示。基于组合的方式，FHIR 可通过各种资源的组合实现多样的需求。FHIR 以资源为中心，利用 WEB 标准，例如 XML、JSON、HTTP、Atom、OAuth 等，于是每个资源都可被 URL 处理，为医疗信息交换提供灵活的解决方案。

（2）DICOM 标准

医学影像和相关信息的国际标准（DICOM）由美国放射学学会组织发展，定义了能满足临床需要的可用于数据交换的医学图像格式和通信标准。DICOM 是部署最为广泛的医疗信息标准之一，应用于数以万计的在用医学成像设备中，当前大约有百亿级符合 DICOM 标准的医学图像用于临床使用。DICOM 被广泛应用于放射医疗、心血管成像以及放射诊疗诊断设备（X 射线、CT、MRI、超声等），并且在眼科和牙科等其他医学领域得到越来越深入广泛的应用。大多数的医学影像处理系统（如 PACS）都已实现对 DICOM 标准的支持，DICOM 也定义了医学影像数据传输协议，此协议与 TCP/IP 协议兼容，因此 DICOM 也可以通过网络进行通信。

（3）IHE

IHE（integrating the healthcare enterprise）流程规范于 1988 年由 RSNA（Radiological Society of North America）和 HIMSS（Healthcare Information and Management Systems Society）联合发起，为促进医疗行业中多源异构信息源之间的集成和互操作。IHE 实质上不是一个组织，而是一个由用户、医学专家、顾问机构等共同定义基于标准的医疗工作流程的国际合作。IHE 也不是全新的标准制定，而是基于现有标准的流程规范。自 20 世纪 80 年代，各种医疗信息交换标准应运而生，例如应用于 HIS 系统中的 HL7 标准和应用于 PACS 影像系统中的 DICOM 标准，标准和格式的统一为系统间的互联性（interconnection）创造可能，但仍无法实现不同系统间的互动性（interoperability），即除了数据交换格式之间的统一，还需要有流程的集成和信息交换时机与种类的统一。IHE 流程规范正用于解决该问题，定义清楚的具有指导意义的工程流程，提供真正明确用户需求的解决方案。IHE 工作流程规范一经提出即受到医疗设备和信息系统厂商大力支持与参与，现已成为解决医疗信息多系统互操作问题上的标准。

IHE 的技术框架（technical framework）定义了相互交互以成功完成一个特定流程的过程，在这其中信息系统或程序产生、管理、对信息进行操作的功能单位是一个角色（actor）。每个角色支持一组特定的事务（transaction），即角色之间利用现有标准通过消息进行信息交换的过程。通过技术框架定义对于一个工作流或一个问题的解决方案则称为集成模式（integration profile）。IHE 工作的大致流程为：由各领域专家分析找到现实流程中的集成问题，形成应用案例；由技术委员会专家选定现有标准规定角色、事务，并形成集成模式；接下来厂家根据技术框架实现应用系统，并通过测试验证后，交给临床用户选用。目前放射学领域发展最为成熟，已发布超过 19 个集成模式。

（4）CDISC

临床数据交换标准协会（CDISC）是一个开放、多学科的非营利性标准开发组织，该组织通过合作小组的形式，致力于开发国际行业标准，为医学和生物制药产品的开发提供临床实验数据和元数据的获取、交换、提交以及存储的电子手段。CDISC 的主要任务是通过建立独立平台数据标准，为患者健康和安全提供更高质量的医学研究基础，其中包括研究数据表格模型（SDTM）、临床数据采集标准（CDASH）、分析数据模型（ADaM）等。实践表明在进行临床研究过程中，使用 CDISC 标准后，资源收集冗余情况整体下降 60%，对初始阶段而言，可以减少 70%～90% 的无效工作。

9.4 卫生信息利用

9.4.1 信息治理

（1）数据共享与开放

数据共享是指信息在不同组织或人员之间的相互交换。数据开放是指组织将其掌握的数据面向特定人群或公众开放。为了更好地发挥和利用信息的价值，采用数据共享与开放是一个很好的策略。区域医疗实现信息共享与开放是区域卫生信息化的关键一步，也是国内外卫生信息发展的必然趋势。

全国各地积极开展以电子病历数据、电子健康档案数据共享为核心的区域卫生信息平台建设，以提升整体医疗服务质量、提高医疗服务可及性、降低医疗费用、减少医疗风险。目前已有 11 个（37.93%）省份建成了基于居民电子健康档案的省级区域卫生信息平台，80 个（28.57%）城市及 485 个（22.03%）区县建设了基于居民电子健康档案的区域卫生信息平台，而且覆盖范围还在不断扩大，为当前我国区域医疗大数据发展打下了良好基础。相应地，我国区域医疗大数据共享面临的挑战不容小觑。

医疗大数据来源广、数据杂，具有类型多样化和异源异构的特点，数据采集、整合十分困难。医疗数据主要来源于医疗机构的业务系统，业务系统的开发初衷是满足临床业务需求，存储的多为非结构化或半结构化数据，具有海量性、多态性、复杂性、冗余性、不完整性等特征。各医疗机构的信息系统建设中，由于缺乏标准体系的支持，系统采集的数据格式不统一、标准不一致，采取的处理技术、应用平台各异，数据库接口不互通，相关指标统计口径和时间也不同，导致信息管理平台难以整合，数据导引、数据获取、交互交换中发生迟滞和偏差。

区域卫生信息平台数据可用性低、不能满足使用需求。目前出于信息安全的考虑，医疗卫生机构与平台大多通过前置机进行数据交换，受网络状况、相关人员信息素养不高及信息意识不足等因素影响，导致信息交互中存在数据上传滞后、数据混杂等问题。混杂的数据表现出"乱、杂、错、丢、骗"的特征："乱"表现为数据的无序性，"杂"表现为数据的非标准性，"错"是数据的错误，"丢"是数据的丢失遗漏，"骗"指伪造数据。目前数据质量问题已成为限制医疗大数据效能发挥的瓶颈和短板。

医疗大数据权属界定不清晰，利用模式不清晰，数据价值难以充分体现。目前并没有明确的规定来界定或解释医疗数据的权属问题，特别是患者病历数据的所有权，实际数据利用中存在着数据到底是属于医疗机构还是患者的争议，也有人认为医疗数据的形成涉及医院与患者双方，理论上属于医患共有，还有人认为，患者拥有数据所有权，医院拥有数据使用权，政府拥有数据管理权。医疗大数据权属不明确，一方面制约了数据持有者对于数据的授权，另一方面，也为第三方对数据进行合理的商业化开发利用设置了障碍。

数据管理问题拖延了共享，管理边界不清晰、责任区分不明确。在数据归集方面，缺乏相应的医疗大数据处理流程，责任、需求、权限、资源、对象都处于模棱两可的状态；在数据清洗对比方面，数据资源的采集、开发等相关管理规则还不明确，数据的归集、整合、清洗、比对需要大量人力物力，但接口改造、数据共享、维护所需要的经费支持来源不明确；数据共享方面，对于可共享的数据类型、方式、内容、对象、条件没有可遵循的规范。这一切都让医疗大数据平台在采集、导引、交互等方面更加迟缓，从而增加了医疗机构间数据共享的难度。

利益纠葛妨碍了开放共享。医疗卫生机构原有的信息管理系统主要建立在机构内部和系统内部，不同医院的医疗信息系统来自不同的软件厂商，客观上形成了"信息孤岛"和"数据烟囱"，信息在机构之间和系统之间很难交互共享，人为地形成了难以横向跨越的"信息壁垒"。信息孤岛问题，不仅仅是技术层面的问题，其涉及的利益纠葛错综复杂。一方面，医疗数据与医院发展密切相关，医院缺乏与他人共享信息的动力；另一方面，如果要求软件厂商开放其信息系统的代码甚至统一各医疗机构的信息系统，将会触犯相关企业的固有利益。

数据安全隐私问题有待解决。医疗大数据涉及患者的敏感信息，并且蕴藏了巨大的商业利益。从宏观层面来看，医疗大数据彰显地区医疗水平，事关国家安全，因此极易被非法盗用。目前相关隐私保护制度缺失，缺乏有效的保障平台、技术体系来支撑数据资源的安全共享，数据连通互认、共享开放存在困难。对于数据的存储安全，其他行业已经有较成熟的案例可供参考，但在敏感数据隐私保护方面，相关的研究与应用较少。特别是医疗卫生领域的数据更具特殊性，目前并没有较好的实践来处理和保护汇聚在区域信息平台上的医疗大数据。

（2）国外卫生信息共享开放情况

区域卫生信息共享开放是卫生信息化发展的必然方向。放眼国际，一些发达国家在医疗大数据共享方面进行了较多有益探索。借鉴他们的医疗大数据共享实践案例，总结其经验，对促进我国医疗大数据共享建设具有深远意义。

美国作为发展大数据的先行者，于2004年提出全美医疗信息网战略计划（national health information networks，NHIN），通过联通一定规模的非政府组织区域卫生信息组织（Regional Health Information Organization，RHIO）来形成共享医疗网。同时把推动健康医疗大数据向社会开放和共享作为核心，聚集社会力量来挖掘医疗健康大数据的价值，同时推出了医疗卫生数据开放门户"healthdata. gov"。在组织建设方面，国家医疗保险和医疗补助服务中心（CMS）、医疗信息技术协调办公室（ONC）、医疗信息化技术标准委员会（HITSP）三部门协调推进基于电子病历的医疗信息共享，非政府组织区域卫生信息组织（RHIO）负责具体推进区域信息化建设。

英国在政府的统筹下，统一建立全国的信息系统，2002年出台的NpfIT项目明确了全国的实施计划。"data. gov. uk"为英国国家级数据开放平台，医疗数据是其中最重要的部分之一，公民可以直接在线提交数据需求申请。

加拿大成立了第三方机构Infoway，与加拿大各级政府之间建立了分工明确、互相制衡的关系，加拿大的Health Infoway是全国性的基于个人健康记录的可共享的信息平台，医院在患者授权后可访问其中的信息，个人由此可获得更高质量的服务。国家医疗信息研究院负责建立部分医疗数据集公开的数据库。

法国卫生部专门成立了医疗卫生数据委员会，负责相关政策的研究与制定等等。新加坡公共机构Up Singapore还举办了开放数据创新竞赛，特别是医疗卫生方面的Health Up Challenge竞赛，鼓励对医疗卫生开放数据的再利用。

2013年6月，美、英、法、德、意、加、日、俄等八国领导人在G8峰会上签署《开放数据宪章》，明确了包括医疗健康领域在内的14个数据开放重点领域。随着大数据应用的逐步深入，医疗健康数据成为互联网医疗模式的基础性支撑，推动医疗健康大数据开放共享已经成为了世界主要发达国家的普遍共识。

综上所述，发达国家主要在5个方面推动医疗健康大数据开放：一是将数据开放作为国家战略；二是制定健全的政策法规；三是构建规范的标准体系；四是建立专门的数据开放平台；五是建立有力的保障体系。

（3）数据隐私安全

国家着力推动卫生信息的开放共享和深化应用，然而在应用过程中信息安全和隐私保护等问题面临诸多挑战。

1）法律。纵观国际上关于医疗信息隐私保护的立法，有些国家或地区对医疗信息隐私进行了专门的立法，有些则将"医疗信息隐私保护"纳入"公民隐私权保护"的范围，或纳入"个人数据保护"的范围，以及在基本法中根据对患者医疗信息的特点作了特殊规定。下面按地域介绍医疗信息隐私保护较完善的国家或组织颁布的法律法规。

A. 美国：美国医疗信息隐私保护立法是以公民隐私权保护的基本立法为前提，1974年制定《隐私权法》（Privacy Act），这部法律可视为美国隐私保护的基本法，它规定了联邦政府收集和使用个人资料的权限范围。1996年美国国会颁布《健康保险携带和责任法案》（Health Insurance Portability and Accountability Act，HIPAA），规定医疗信息属本人所有，受联邦法律保护。HIPAA没有强制性要求各州按照联邦模式来统一隐私立法，而是规定了各州应当执行的最低标准。在美国的患者隐私权法律体系中，HIPAA具有基础性规范作用，属于主干法，其他法律具有细化并支持HIPAA法律的作用。2000年，美国卫生和福利部（HHS）依据该法授权制定《个人可识别健康信息的隐私标准》，标志着美国已为保护患者医疗隐私构建起一个完整且具有可操作性的法律体系。

HIPPA规定允许使用隐私信息的情境包括：①使用隐私信息的对象为本人；②为当事人提供治疗服务、保健服务及相应财务活动；③能够征得隐私信息当事人同意，以及在紧急情况下使用隐私信息对当事人最有利；④在采取必要的信息安全措施的前提下，对隐私信息进行偶然性的使用或披露；⑤为国家安全或社会公众利益而进行活动；⑥在去除了个人身份标识信息的受控数据集上，进行研究、诊疗、提供公共卫生服务活动；⑦国家卫生主管部门执行合理性检查、审查或开展执法行为。

B. 加拿大：自1983年《隐私法》（Privacy Act）颁布以来，加拿大个人信息保护法律制度已实施了26年，形成了一个比较成熟、富有成效的个人信息保护法律体系。《隐私法》主要是规范加拿大联邦政府部门和机构收集、使用和披露个人信息的行为。1983年,加拿大颁布《个人信息保护与电子文件法》(Personal Information Protection and Electronic Documents Act,PIPEDA),主要规范加拿大私营部门在商业活动过程中收集、使用或披露个人信息的行为,并明令禁止跨省或跨国商业机构使用个人健康信息。

PIPEDA 规定个人信息是指除姓名、职务以及作为一个组织雇员的办公地址或电话号码外,所有的可识别的个人信息。

隐私法规定个人信息是指任何形式的能够识别一个人身份的信息:

a. 有关种族、民族或族裔、肤色、宗教、年龄以及婚姻状况的信息。

b. 有关教育、医疗、犯罪史、就业经历的信息以及涉及金融交易的信息。

c. 各类分配给个人的识别号码、符号及其他特定信息。

d. 地址、指纹及血型。

e. 个人意见或观点。

f. 表明隐私属性的发送给政府部门的信件。

C. 欧盟:欧盟是个人信息保护的先驱,它的立法理念影响了世界诸多国家,带动了世界个人信息保护的立法步伐。在欧盟,个人信息隐私被当作基本人权看待。1995 年,欧盟出台了《个人数据处理和自由流动保护指令》("95 指令"),要求各成员国在 3 年之内各自制定出有关个人信息保护的法律,并规定敏感信息原则上禁止处理,信息的处理必须经当事人明示同意。

《一般数据保护条例》于 2018 年 5 月 25 日实施。《一般数据保护条例》的出台取代了"95 指令",不同于"95 指令",《一般数据保护条例》将直接适用于每个欧盟成员国。《一般数据保护条例》要求对个人数据的收集和使用必须基于合法的理由,需要取得当事人的同意,同意必须是具体的、清晰的,是当事人在充分知情的前提下自由做出的。

该法规定医疗信息的法律内涵是所有与当事人健康状态有关的数据,可以表明当事人在过去、现在或未来的身体或心理健康状态,包括:自然人在注册或医疗服务过程中收集的信息,为健康的目的用于唯一识别一个自然人的数字、符号或其他指定的标记;对身体的部分或身体中的物质进行检验、检测时获取的信息,包括来源于遗传数据及生物样本的信息;任何与当事人的疾病、残疾、致病风险、病史、临床治疗、生理或生物医学状态等有关并有独立来源的信息。

允许使用医疗信息的情境:①履行合同需要或法定义务的需要以及为使用主体的合法利益的目的;②医疗,为了进行医疗诊断,提供健康或治疗,或在遵守职业隐私相关法律规定的前提下,基于与医疗执业人员或其他人员签订的合同的目的;③公共利益,为了公共健康领域的公共利益;④科学研究,为了保障科学研究者可以最大限度地利用个人健康数据进行科学研究,数据控制者不需获得本人同意。然而,相关的隐私保障措施和通知义务仍然需要执行。

D. 瑞典:在隐私权保护方面,瑞典是一个走在其他欧洲国家前面的国家。早在 1973 年,瑞典就制定了《个人数据法》(Personal Data Act),是全球个人信息保护最早的立法,于 1998 年修订。

在医疗信息方面,瑞典法规做出了比较全面的保护,从采集、保存到更正、救济均有规定:只有经过特别程序且获得批准的情况下才能收集和保存有关公民健康状况的资料。对于已收集到的但不完整的个人信息要适时地加以补充完善,对于其中不准确的信息要及时予以更正,采取必要措施防止公民个人信息的泄漏。

E. 德国:德国个人数据保护立法也比较早,信息保护相关法律较为完备。1970 年德国黑森州颁布的《个人资料保护法》(Personal Date Protection Act)是国内最早的个人信息保护的法律。1977 年,适用于德国联邦政府层面的《联邦数据保护法》(Federal Data Protection Act)出台,其所规定的内容与瑞典的法律规定相差不大。于 1983 年修订,提出了"信息自决权"概念,即个人原则上有权自主决定个人信息的透露和使用,该法又相继于 2001 年、2006 年根据欧盟新规定再次修订。

规范的主体是指医生、护士以及其他特定的承担医疗服务职责的个人和组织,包括医疗行政机构、未成年人的父母或监护人。允许使用隐私信息的情境:行为目的在于为自身或家庭采集、处理、利用信息。例如保险机构提出请求,则医疗卫生机构及医务人员应当为其提供患者的相关医疗信息。

F. 法国:法国于 1978 年制定了《资讯处理自由法》(Law Relating to the Protection of Individuals Against the Processing of Personal Data)。2002 年颁布《医疗隐私法》(Medical Privacy Act)、《医疗保

险法》(Healthcare Insurance Act),明确提出患者对自身数据的所有权,并规定,医疗人员在诊疗过程中需要将患者数据传输异地时,必须获得患者本人授权,只有患者授权后才能操作。2007年出台了《关于医疗信息存储于计算机的形式和电子传输的保密法令》(Decree on the Confidentiality of Medical Information Stored in Computerized Form or Transmitted Electronically),明确了患者医疗隐私保密原则、数据存储和传输的安全要求等。法律规定的医疗信息是指通过医患关系而获取的所有信息,规范的主体包括所有处理个人信息的机构,不论政府还是民间团体。

G. 英国:1984年英国议会通过了《数据保护法》(The Data Protection Act),1998年经重大修订后将健康、基因等医疗卫生信息划为个人私密信息予以严格保护。同年颁布《人权法案》,个人隐私作为一种重要的基本人权被英国社会广泛接受。《数据保护法》规定受保护的信息包括宗教信仰、政治倾向、种族、血缘、健康、基因、性生活等。

H. 日本:日本的《个人信息保护法案》(Act on the Protection of Personal Information)于2003年通过,2005年开始实施,2015年修订,是日本关于个人信息保护的第一个综合性法律,该法以OECD的8项原则为基础,借鉴了欧盟的立法模式,在实质上又采纳了美国立法的诸多规定。

法案规定个人信息的内涵是有关活着的个人的信息,能把个人从他人中识别出来的与该个人相关的信息,包括能简单查对其他的信息,根据那些信息来识别个人的东西。规范的主体是全部持有并处理个人信息的企事业单位。

《个人信息保护法案》通过后,厚生劳动省依据该法颁布了《医疗护理机构适当处理个人资讯指导原则》。该原则规定的医疗信息包括生者和死者的个人信息、书面和电子的医疗信息、客观性的医疗资料和医生判断评价生成的主观性医疗资料、个人遗传信息等。规范的主体包括所有使用医疗信息的机构。

综上所述,医疗信息隐私保护所面临的严峻挑战一直是亟待解决的国际性难题,本文仅讨论了法律层面,其他层面还涉及社会的方方面面,包括国家政策支持、医疗机构管理制度制定、信息技术、医患隐私保护意识等层面。

一些国家除了通过法律对信息采集的主体的权利、义务、责任作了明确的规定,还制定和设立了相关制度、机构或职务,如:法国的登记监督制度,组建个人数据保护机构、国家信息委员会(CNIL),设立专门的监察官;德国的个人数据保护机构及监察官;瑞典的数据库监督局;加拿大联邦的隐私专员办公室、隐私影响评估工具、隐私年度报告制度;日本的"隐私保护标志认证"制度等。通过事前对患者医疗信息处理者的登记审查、日常咨询监督审计及事后的诉讼来提供高效的行政干预,从而填补司法的不足。

中国作为当今世界的重要经济体,可以借鉴上述医疗信息隐私保护的立法实践经验,吸取他人教训,充分发挥后发优势,以更快的速度达到时代所需。同时也要注意处理好保护和利用的关系,既要保证个人医疗信息不被滥用,又要为本国的公共卫生事业和医学研究保驾护航。

2) 技术:

A. 面向诊疗健康档案查阅共享的数据分级访问授权与控制管理,又分为以下两种模型。

a. 适合分级分类特征数据的访问控制模型。不同的诊疗数据的隐私度各异,如何解决医疗信息的细粒度访问控制问题对于诊疗健康档案调阅安全至关重要。应结合分级分类的属性特点,基于隐私标记进行访问控制。

b. 风险自适应的访问控制模型。在医疗健康服务中,面向诊疗档案的查询共享活动会因为不同的疾病专科、诊疗需求、层级访问权限等而有动态调整的需求,每个环节处置不当都有可能导致隐私泄漏。基于多级别安全模型的可量化风险自适应访问控制规则,定义量化算法,将医疗信息的数目和用户以及信息的安全等级作为进行风险量化的主要参考参数,并能够在每一次诊疗档案调阅的场景中驱动模型形成动态访问控制规则,当调阅用户访问的资源的风险数值高于某个预定的门限时,则限制其继续访问。

B. 区域医疗信息对外发布环节中的基于信息隐藏的敏感数据组合的隐私保护策略,包括以下几种机制。

a. 随着区域医疗信息平台中各类医疗数据的不断积累,数据的开放服务及发布将越来越成为一种趋势。在医疗数据面向多接收端发布的应用场景中,不同接收方具体不同级别的权限,对于不同的敏感数据有着不同的脱敏需求。在数据发布利用的过程中,接收端的应用需要对发布出来的医疗数据进行业务逻辑处理和分析,所以医疗数据一般以明文状态进行存储和处理。在这种情况下,通用的隐私保护机制已经不适合。因此需要探索适合的数据发布方法和工具，以保证发布数据的同时满足隐私保护和数据可用性。

b. 基于信息隐藏的敏感数据组合的隐私保护机制，通过保护敏感的关联关系实现隐私保护。借鉴数据负发布理论，对患者隐私属性值进行负表示，选取合适的标识符进行负表示来隐藏用户身份信息。对发布前的数据进行隐私保护处理，根据接收端的权限进行接收端等级划分，通过合理设置差分隐私算法中的隐私预算参数来实现隐私数据的分级发布。从而在防止攻击者获取识别性信息的同时，有效防止敏感信息泄漏。

9.4.2 卫生信息大数据应用

（1）政策研究

2009年4月中共中央、国务院下发了《关于深化医药卫生体制改革的意见》，作为机制体制之一的医药卫生信息化建设成为国家医药卫生体制改革的重要支柱，自此确立了信息系统在医疗卫生事业中的支撑地位，为我国医疗信息化建设注入了强劲动力。

当前，国家和各级政府在医疗健康大数据应用发展领域做出了诸多重大战略部署。2016年10月，国务院发布《"健康中国2030"规划纲要》，提出"建立和完善全国健康医疗数据资源目录体系，全面深化健康医疗大数据在行业治理、临床和科研、公共卫生、教育培训等领域的应用，培育健康医疗大数据应用新业态"。2016年6月，国务院发布《关于促进和规范健康医疗大数据应用发展的指导意见》（国办发〔2016〕47号）文，提出坚持"以人为本、创新驱动""规范有序、安全可控""开放融合、共建共享"的原则，建立适应国情的健康医疗大数据应用发展规模。2016年9月上海市政府发布《上海市推进智慧城市建设"十三五"规划》（沪府发〔2016〕80号），明确将大数据作为城市创新发展要素的地位，"加快形成覆盖互联网、金融、交通、医疗、教育等重点领域的大数据平台。重点推进健康信息共享，建设以结构化电子病历为基础的市级医院临床数据中心，推动健康大数据采集和应用。"

健康医疗大数据被视为激发深化医药卫生体制改革的重要举措。《关于促进和规范健康医疗大数据应用发展的指导意见》（以下简称《意见》）明确提出：健康医疗大数据是国家重要的基础性战略资源，健康医疗大数据应用发展将带来健康医疗模式的深刻变化，有利于激发深化医药卫生体制改革的动力

和活力，提升健康医疗服务效率和质量，扩大资源供给，不断满足人民群众多层次、多样化的健康需求，有利于培育新的业态和经济增长点。大力推动政府健康医疗信息系统和公众健康医疗数据互联融合、开放共享，消除信息孤岛，积极营造促进健康医疗大数据安全规范、创新应用的发展环境，通过"互联网＋健康医疗"探索服务新模式，培育发展新业态，努力建设人民满意的医疗卫生事业，为打造健康中国、全面建成小康社会和实现中华民族伟大复兴的中国梦提供有力支撑。

《意见》还提出，将加快建设和完善以居民电子健康档案、电子病历、电子处方等为核心的基础数据库，鼓励各类医疗卫生机构推进健康医疗大数据采集、存储，加强应用支撑和运维技术保障，打通数据资源共享通道。到2017年底，实现国家和省级人口健康信息平台以及全国药品招标采购业务应用平台的互联互通，基本形成跨部门健康医疗数据资源共享共用格局。到2020年，建成国家医疗卫生信息分级开放应用平台，实现与人口、患者、空间地理等基础数据资源跨部门、跨区域共享，医疗、医药、医保和健康各相关领域数据融合应用取得明显成效；基本实现城乡居民拥有规范化的电子健康档案和功能完备的健康卡，健康医疗大数据相关政策法规、安全防护、应用标准体系不断完善，适应国情的健康医疗大数据应用发展模式基本建立，健康医疗大数据产业体系初步形成、新业态蓬勃发展，人民群众得到更多实惠。

2018年9月13日，国家卫健委印发《关于印发国家健康医疗大数据标准、安全和服务管理办法（试行）的通知》（下称《管理办法》），对健康医疗大数据从标准管理、安全管理、服务管理、监督管理等方面加以规范。文件对健康医疗大数据首次做出了官方定义：在人们疾病防治、健康管理等过程中产生的与健康医疗相关的数据。

（2）临床经济学评价

1）概述。临床经济学评价是对不同医疗方案、干预措施或技术的成本和结果进行识别、确认、赋值并比较的过程，即对临床工作中的不同诊疗方法进行诊疗效果和经济学的综合分析，得出相应的成本与效益关系，帮助医疗管理人员和临床工作者作出最佳选择，目的是使有限的卫生资源得到最佳分配，产生最大的社会效益。

2）临床经济学评价的方法。临床经济学评价包括评价的角度（perspective）、成本或结果的分类

（type of costs or consequences）和评价方法（evaluation method）3个部分。

首先要明确评价的角度，即立足点，这决定了在评价中的成本和结果的定义、范围和内涵。一般的立足点包括卫生服务提供方、支付方（保险付费方）、患者和社会。选取何种适宜的评价角度主要取决于评价的目的，不同的评价目的应当使用不同的评价角度。不同的评价角度，成本或结果的度量也会有所不同。在我国，经常将患者的医疗费用作直接医疗成本进行经济学评价，这从患者、第三方付费来看，医疗费从数量上等同于他们的成本，但从社会和政府的角度来看，可能由于收费标准和服务成本之间的差距较大，就不能反映真实的成本含义。从社会角度分析成本时，各种捐款、各级政府拨款、志愿者的劳务费和对医疗服务的优惠政策都可以视为社会投入的一部分。经济学评价应该尽量立足于社会的观点，从整个社会的角度来分析评价，充分考虑各方的利益得失，而不能站在某一特殊利益集团的立场。

其次是成本，可分为直接医疗成本（direct medical costs）、直接非医疗成本（direct nonmedical costs）、间接成本（indirect costs）和无形成本（intangible costs）。直接医疗成本是指直接用于疾病预防、诊断、治疗与康复的费用，包括个人、家庭和社会支付的，主要包括直接支付给医疗保健机构提供卫生服务的费用，如手术费、住院费、门诊诊疗费、检查费、护理费、预防保健费等。直接非医疗成本，是指在接受卫生服务过程中，患者及陪护人员所支付的与医疗保健服务相关的其他附加费用，如就医交通费、差旅费、营养费等。间接成本是指由于患病、伤残和死亡致使有效劳动减少和劳动能力降低，包括休学、休工、早亡所造成的经济损失，从而引起的社会和家庭的目前价值和未来价值的损失。无形成本，是指疾病对患者本人及其亲友造成的痛苦、悲哀、忧虑和不便，引起生活质量的下降等。

最后是经济学评价的结果（consequences），包括效果、效益和效用等。临床经济学评价主要分主要方法包括成本最小化分析（cost minimization analysis，CMA）、成本效果分析（CEA）、成本效用分析（CUA）和成本效益分析（cost-benefit analysis，CBA）。

成本效果分析主要是评价使用一定量的卫生资源（成本）后的个人健康产出，这些产出表现为健康的结果，用非货币单位表示，如发病率的下降，延长

的生命年等，亦可采用一些中间指标，如血压的下降值、免疫抗体水平的升高等。

成本效用分析，是成本效果分析的一种发展，在评价时不仅注意健康状况并注重生命质量，采用一些合成指标，如质量调节生命年（QALY）、伤残调节生命年（DALY）等。

成本效益分析在评价临床方案效果时，采用货币值作为效果指标，如因减少死亡、发病而节约的资源，健康人群为社会创造的价值等。

最小成本分析，是指在效果、效用和效益没有差别的条件下选择成本低的方案。因此，本质上它属于以上方法的特例，即研究证明不同卫生项目的结果在统计学上没有差异，故选择成本最小化。

3）临床经济学评价的步骤：

A. 准确定义研究的目的和问题（包括观点）。经济学评价一般是对两种或两种以上的规划或方案进行比较研究，明确评价的目的和问题，应既评价成本又评价效果。必须声明分析的观点和角度。

B. 全面描述备选方案。应确定评价对象，即不同的备选方案。任何一个重要的备选方案都不应该被遗漏，对照组是否是临床上有代表性的方案，设立空白对照要注意伦理学问题。为了使研究结果公正客观，应该避免方案选择上的"人为痕迹"。

C. 明确医疗效果。效果评价最好来自随机临床试验（RCT），并通过一系列临床研究的系统评价来证实效果。

D. 考虑所有重要和相关的成本和结果。所有可预见的成本和结果应明确，并且尽可能地度量出来。为达到研究的目标，确定必须收集的数据，并且考虑不同的观点下成本的微妙不同。成本计算中既要考虑固定成本，也要考虑运转成本。在结果评价中，正面和负面的结果都必须如实考虑。

E. 成本和结果的精确测量。所有应该测量的项目都不应该被遗漏。考虑成本资料的分布如何，如何描述其集中和离散的趋势，是否存在间接成本（overhead costs），如何分摊等。

F. 对成本和结果令人信服的估计。所有的价值来源都应该清楚，可能的来源包括市场和非市场来源，当市场价值不起作用时，如医疗服务志愿者、捐赠的药品和设施等，仍应该把这类资源的投入调整到市场价值。对成本和结果令人信服的估计，还需采用一种适当的经济评价分析方法。

G. 时间偏差的调整。要考虑不同时间段成本和结果的"时间价值"，对所有将来和过去发生的成

本和结果贴现到现值（present value）。要选择适当的贴现率（discounting rate），一般根据利率和物价指数来确定。

H. 增量分析（incremental analysis）。由于各种方案的成本投入不同，结果产出也会不同。增量分析就是研究额外成本和增量效果的关系，即每增加一个单位的效果、效益或效用所花费的额外成本。

I. 允许不确定性（uncertainty）。假如成本和结果的数据是随机的，那么要使用适当的统计方法来解决不确定性的问题。对不确定性因素，使用敏感性分析（sensitivity analysis），判定主要变量的变化范围对分析结果的影响程度，若主要变量的变化不影响结果（如成本效果比）的可信区间（confidence interval），说明该因素为不敏感因素，结果较为稳定。

J. 研究结果的表述。分析的结果应尽量用一些指标或比来反映（比如成本效果比值）。研究结果应该和其他相关的研究做对比，比较方法学和结果的异同。要讨论研究结果的普遍性，在某地开展的经济学评价的结果，在其他地区可能会完全不同。研究应讨论推广的问题，应对结果对政策与决策的影响、技术的可及性、公平性和效率等问题展开讨论。

（3）疫情防控评价

在全球及我国新冠病毒疾病大流行期间，在疫情防控中大数据发挥了重要的作用。首先由国家卫生健康委每日公布境外输入和本土发生在各省市的确诊病例和无症状感染者的人数、累计总病例和重症病例数。并通过国务院联防联控指挥部或有关发病省市定期召开新冠疫情新闻发布信息。其次在用户授权前提下，国内三大电信运营商可基于手机信号，能够有效定位用户手机的位置，根据大数据信息可以明确感染者的生活轨迹，追踪人群接触史，确定感染源及密切接触者和次密切接触者人群范围，为及时隔离患者和无症状感染者、实施治疗和疫苗接种等防控措施，对地区交通管制、应急物资调配均可提供宝贵的信息。根据流行病学调查结果公布封控区、管控区及防范区的范围，并标识出高风险和中风险地区，实施精准防控，建立可视化的疫情关系图谱。现阶段我国北京大学、西安交大、南京医科大学、香港大学等国内团队还运用大数据信息，构建疫情传播模型对传播风险进行预测和评估。

9.4.3 卫生信息系统的评价

随着信息化技术的发展，数字化医院已经成为医院信息化建设的目标。数字化医院是把最先进的

IT技术充分应用于医疗行业，将电子健康档案、数字化医学影像系统和临床决策系统等纳入到数字化网络中，实现无纸化和无胶片化。运用先进的信息技术，能够降低医护人员的工作强度、简化就诊流程，做到收费准确无误、各系统无缝连接，使上级主管部门和医院的决策层能更及时地掌握医疗信息、利用医疗信息进行科学分析，提高整个医院的社会效益和经济效益，是医院信息化建设努力的目标。而卫生信息系统的投入与产出比具体如何？需要进行科学的评价。

（1）电子健康档案的评价

1）美国电子健康档案有意义的用途（meaningful use）。在美国总统奥巴马（Barack H. Obama）上台后，提出医疗体制改革计划。尤其强调提升全国医疗卫生服务的信息化水平，核心任务是为每个美国公民建设可共享的居民健康档案（eHR）。美国国会认为，推动电子病历的发展最终会对推动美国医疗体系的改革、遏制重复检查、控制社会总体医疗费用有至关重要的作用。

制定标准、产品认证、有效使用（meaning for use）是保证电子病历在美国大面积、高速度普及推广的3个关键步骤。制定标准，指的是能够交换和共享患者电子病历的互操作性标准，只要各家医院的信息化系统符合这个标准，就可实现信息共享；产品认证，是指厂商的产品要符合上述互操作性标准。医院只有购买通过认证的信息化产品才能拿到国家的补贴。有效使用，则需要第三方监测，需要独立的第三方对医院信息化的使用情况进行监控评估。

从2011年到2015年，医院采购eHR且通过有效使用认证就可以获得补贴，到2015年通不过则要罚款。为此，美国国会已批准拨出150亿美元用于对采用eHR系统的医疗机构给予补贴。

为使财政补贴真正成为医疗服务机构和个人使用可共享电子病案系统的激励因素，美国国家医疗保险管理机构（Centers of Medicare and Medicaid Services，CMS）提出了"有效使用"电子病历的23条评价标准：被授权的医疗工作人员直接使用CPOE输入医嘱；实现药品之间、药品与过敏、药品与药典的检查；基于ICO-9-CM和SNOMED-CT实时管理问题列表；实时管理患者用药清单；实时管理患者药品过敏；管理患者人口学信息，包括人种、语言、民族、性别、医保类别、生日、死亡日期原因；管理和图表显示患者的体征信息，包括身高、体重、血压、计算和显示身高体重指数（BMI），2～20岁BMI的图

表显示;13岁以上患者的吸烟状况;作为结构化数据能合并检验结果进 eHR;按指定条件生成患者列表以说明质量的改进、不一致性缩小或者超标准;向 CMS 和政府工作报告医疗质量评测报告;实现 5 个临床决策规则的功能,应是医院迫切需要的,包括诊断检查医嘱,并提供跟踪这些规则的执行;支持自动对公共或私立医疗保险适应性的检查;对公共或私立医疗保险提交医保单;按要求为患者提供临床信息(诊断问题列表、出院摘要、药品清单、过敏记录、化验结果、操作记录);患者出院时按要求提供出院指南和出院后处置医嘱;有能力在医疗机构和患者授权的部门之间用电子方式交换关键的患者信息,例如出院摘要、手术与操作、问题列表、药品清单、过敏、诊断检查结果;每次就诊和转科的用药实现药品的调配、给药;实现患者的转诊与转科;为免疫登记和服务提供必要的数据;向有需求的机构(政府、CDC 等)报告检查结果;为公共卫生机构提供症状监控数据;保证 eHR 数据的安全和保密。

"有效使用"评测的过程不是"一刀切",而是有一个合理的尺度。例如,患者出院时医院要为 80%以上的患者提供电子病历摘要,而不是强调要为所有的患者提供电子病历摘要。这 23 条标准对有效使用进行严格细致的评价,形成了从标准制定到标准认证到有效使用认证一环套一环的链条。从2011 年开始到 2015 年,医院通过有效使用认证就可以获得信息化补助,到 2015 年通不过则要罚款。这套评价标准既有"胡萝卜"也有"大棒",迫使所有医院包括全科医生更多地使用电子病历。

2)电子病历应用分级评价认证(HIMSS)。HIMSS 全称 Healthcare Information and Management Systems Society(美国医疗信息与管理系统学会),是一家全球性的、以信念驱动的非营利性组织,旨在通过信息与技术变革医疗。在此,重点介绍其所研发的电子病历应用模型 Electronic Medical Record Adoption Model,简称 EMRAM。采用 0~7 级 8 个级别的分级方式,0 级为最低级别,7 级为最高级别,分级架构如表 9-1 所示。

表 9-1 HIMSS Analytics EMRAM(住院急诊)电子病历应用模型

级别	电子病历应用模型累积能力要求
7	全面的电子病历;外部健康信息交换;数据分析能力,治理,灾备,隐私与安全

续 表

级别	电子病历应用模型累积能力要求
6	基于技术手段的用药、输血和母乳闭环;风险评估与报告
5	医生文书,含结构化模板;入侵监测、设备保护
4	电子医嘱,含临床决策支持(CDS)功能;护理和辅助科室文书;基本业务连续性
3	护理和辅助科室文书;电子用药记录(eMAR);基于角色的信息安全
2	临床数据中心(CDR);内部互操作性;基本信息安全
1	3 个主要医技科室系统全部上线,包括检验科、药房和放射系统;放射和心脏放射 PACS;非 DICOM 格式影像存储
0	3 个主要医技科室系统部分或全部未上线

HIMSS 对医院的信息系统进行评级。HIMSS 评级是一个标准化的评价模型,目前全球范围内超过 8 000 家医院接受了 HIMSS 评级。各国、各地的信息化建设固然有一定的当地特色,但是中间的基本规律是共通的。同时,采用 HIMSS 标准化的评价模型也便于国内医院将自己的信息化建设水平与国际水平进行比较,进一步与国际接轨。HIMSS 7 级医院在创建 7 级的过程中,建立了很多改善患者体验的系统和流程,以此通过系统简化、固化和标准化。

2018 年 1 月 1 日正式生效的新版《HIMSS EMRAM(住院急诊)标准》仍沿袭 HIMSS EMRAM 标准的 0~7 级 8 个级别划分,其中内核的医院信息化建设架构和策略未做显著调整,主要是根据近年来医疗信息技术领域的最新进展和发展趋势,新增了个别功能和应用要求,并将部分较早版本中高级别要求提前到了较低级别。此外,鉴于日趋严重的信息安全威胁,新版标准特别增加了多项专门针对医院信息安全和患者隐私保护要求的条款。

3)我国病历系统功能与应用水平分级标准。2011 年 10 月,卫生部印发《电子病历系统功能应用水平分级评价方法及标准》(以下简称《标准》)。《标准》称,此次评价的目的有三:①全面评估各医疗机构现阶段电子病历系统应用所达到的水平,建立适合我国国情的电子病历系统应用水平评估和持续改进体系;②使医疗机构明确电子病历系统各发展阶段应当实现的功能;③为各医疗机构提供电子病历系统建设的发展指南,引导医疗机构科学、合理地发展电子病历系统。

国外的电子病历评价标准也很多,但大致分为两种:一种是有意义的应用范围评价(如 meaningful use),要求实现一定范围的应用;另一种是功能评价(如 HIMSS),关注实现了多少功能。而我国的评级两方面均涉及,是一种综合的评分方法。

《标准》采用定量评分、整体分级的方法,综合评价医疗机构电子病历系统局部功能情况与整体应用水平,主要就电子病历系统功能、技术基础、有效应用、数据质量 4 个方面进行评分。

(2) 医学影像系统的评价

随着可视化技术的不断发展,现代医学已越来越离不开医学影像的检查(X 线、CT、MRI、超声、内窥镜、血管造影等)。影像数据是医院数据量最大的一块,占比超过 90%。庞大的影像数据给医院存储、传输、调阅这些数据带来了巨大的压力。医疗影像存储与传输系统(Picture Archiving and Communication System,PACS)成为了现代医学放射学实践的基本技术和基础设施中重要的一部分,在医联体、临床诊断、医学科研等方面正发挥着极其重要的作用。

1) 无胶片化。传统的医学影像数据管理方法导致胶片等日积月累大量堆积,给查找和调阅带来诸多困难,丢失影片和资料的情况时有发生,已无法适应现代医院中对如此大量和大范围医学影像的管理要求,采用数字化影像管理方法来解决这些问题已经得到公认。计算机和通信技术发展也为数字化影像和传输奠定了基础。

相对于传统的基于胶片的医学成像系统而言,无胶片的 PACS 具有以下优势:①减少成本。引入 PACS 系统后,图像均采用数字化存储,节省了大量的介质(纸张、胶片等)。由于实现了信息一体化和自动化,使得人员减少,因而人力成本降低;由于实现信息化和无纸化办公,消耗的胶片数量大大降低,因而降低了检查的平均成本。②减少管理成本。数字化存储带来的另外一个好处就是不失真,同时占地小,节省了大量的介质管理费用。③提高工作效率。数字化使得在任何有网络的地方调阅影像成为可能。比如借片和调阅患者以往病历等。时间缩短了近 2/3,提高了整个医疗服务效率。医生工作效率的提高就意味着每天能接待的患者数增加,给医院带来效益。④提高医院的医疗水平。通过数字化,可以大大简化医生的工作流程,把更多的时间和精力放在诊断上,有助于提高医院的诊断水平。同时各种图像处理技术的引进使得以往难以察觉的病变变得清晰可见。方便的病历调阅还使得医生能够参考借鉴以前的经验做出更准确的诊断。数字化存储

还使得远程医疗成为可能。⑤为医院提供资源积累。对于一家医院而言,典型的病历图像和报告是非常宝贵的资源,而无失真的数字化存储和在专家系统下做出的规范的报告是医院的宝贵的技术积累。⑥充分利用本院资源和其他医院资源。通过远程医疗,可以促进医院之间的技术交流,同时互补互惠互利,促进双方发展。

2) 区域影像中心。当前,上海的大多数三级医院以及部分二级医院的医院信息化建设已经开始建设,上海申康医院发展中心结合上海实际,建立上海市级医院临床信息共享系统项目(即"医联工程"),其中影像类业务简称医联影像工程。医联影像工程整合了高科技的计算机影像、数据库、存储和网络等技术,实现医学影像资源的合理配置、整合与共享,节省医疗资源的重复支出,提高整体医疗质量,降低环境污染。患者在任何一家纳入医联系统的医院检查时,可实时获得诊断报告与专家会诊的意见,避免患者往来奔波与重复检查,减轻群众基本医疗负担,以达到逐步解决群众"看病难、看病贵"的目标。

然而,随着工程的不断扩大,上海市的中山医院、华山医院、长海医院等大型三级甲等医院也将规划接入工程范围之内。存储设备可容纳数据空间引发了集中式存储与分布式存储之间的比赛。

集中式存储模型:所有医疗机构的影像数据集中存储,要求所有参与信息共享的医疗机构把要进行共享的信息传到数据中心,集中对所有参与者提供信息交换共享服务。使用频率高、数据容量相对较小的,可采用数据中心集中式存储的方式。

分布式存储模型:所有医疗机构的影像数据各自保存,医疗机构之间的数据在共享时,按需调阅。数据产生点不向中心上传数据,中心只向参与共享的医疗机构集中提供数据协同交换服务。它利用多台存储设备分担存储负荷,使用位置服务器定位存储信息,不但解决了传统集中式存储系统中单存储的瓶颈问题,还提高了系统的可靠性、可用性和扩展性。

分布式和集中式影像数据共享交换架构的主要特征比较汇总如表 9-2 所示。后来根据以上两种模型引申出了集中和分散结合的存储模式,即所有医疗机构的影像数据保存在本地,同时将近期的影像数据集中存储到数据中心,方便跨机构调阅。但是,随着影像学的飞速发展和病例数的递增,这种传统

的 PACS 方式的弊端逐渐显现出来。

第一,随着时间推移,影像学数据量呈几何级数增加,医院常需要不断增加存储设备及设备维护成本。

第二,PACS 开发标准化程度低,不同系统之间兼容性差,每个医院采用不同的 PACS 系统,产生了封闭式的信息孤岛,难以实现在不同医院之间的共享,难以形成一套完整的反映病情变化的数字影像学数据。

第三,在绝大多数的医疗实践中,医生并不需要查看影像学检查的原始数据,他们所关心的更多的是包含图像示例数据的影像学诊断报告,希望可以看到发病过程中的多个影像学报告,通过对这些影像学图像和报告的比较,做出疾病是否进展和治疗是否有效的判断。

第四,由于不同型号的检查设备的输出格式不能兼容,进行区域性医疗数据的挖掘和分析非常困难。

第五,PACS 产品现今已不是医院内专属,医生自主执业,第三方诊断中心,人工智能诊断,用户转诊、问诊、远程咨询等均需要云端 PACS 产品支持。

随着行业的发展,这种传统的 PACS 已不能满足医院的需求,无法实现更多平台的 PACS 应用、场景应用以及跨区域信息分享等。因此,开发一种医疗影像数据共享的方法,云平台与系统是今后发展的趋势,具有显著的应用价值和现实意义。

表9-2 分布式与集中式比较汇总

比较项	分布式	集中式
影像信息注册/索引	使用 ebXML Registry (RM)	使用 XML Registry 或厂商间自定义协定
影像存储方式	分布式	集中式
影像调阅方式	从分布在各医院的数据源直接提取	从保存在数据中心的数据源直接提取
信息交换通信标准	EbXML+DICOM	DICOM 或其他自定义
网络宽带需求	可优化配置使用,对各医院的宽带要求较高	对数据中心的宽带要求非常高
存储资源需求	节省	较大

3)临床决策支持系统的经济学评价。临床决策

支持系统(Clinical Decision Making Support System, CDMSS)是专为医生的诊疗工作提供决策支持和帮助的计算机系统。CDMSS 运用专家系统的设计原理与方法,模拟医学专家诊断、治疗疾病,或者通过有效的统计手段,使决策者可以通过准确的数据来做出更加准确有效的判断。它可以帮助医生解决复杂的医学问题,作为医生诊断、治疗以及预后辅助工具,同时也有助于医学专家宝贵理论和丰富临床经验的保存、整理和传播。CDMSS 现在已经成为了临床信息系统的一个重要组成部分。

目前,国内外越来越多的医院信息系统或管理中应用了临床辅助决策系统,用户对其产生的效果满意度也在不断增加,但由于上述系统的信息技术对临床治疗和管理的干预作用具有不可见性、广泛性、长期性和复杂性的特点,因此,对其所直接产生的临床效果和经济学效益进行求证性研究并不多见,尤其是在国内。由于应用成熟的临床辅助决策系统凤毛麟角,其经济学评价更是一片空白。

笔者认为,CDMSS 的经济学统计的项目和考虑因素如下:①投入。包括系统投入,即购买和安装软件、设备、人员培训、系统维护、管理配套措施等资源投入;卫生干预成本,即医疗、药学、检验等医务人员信息处理和服务时间;治疗成本,即药物、检验、诊断和其他卫生人员相关服务。②产出。包括减少的医疗差错(医院医疗质量与安全得以提升);患者治疗结果(减少住院日、提高治愈率、生命质量改善)改变治疗措施所节约的医疗费用;节约的卫生人力资源;改善治疗措施或提高管理效率带来的效益;提高的医院运转效率(比如患者排队时间减少等)。

4)医院信息互联互通标准化成熟度测评标准。深化医药卫生体制改革离不开卫生医疗信息化的有力支撑。近年来,随着新医改各项工作的深入开展,卫生医疗信息化进入快速发展期。但由于信息标准化程度低、数据利用率不高,医院信息系统建设向深层次发展面临挑战。为此,2012 年国家卫计委统计信息中心在现有居民电子健康档案与区域卫生信息平台、电子病历与医院信息平台等卫生行业标准基础上,启动了针对区域和医院的卫生信息互联互通标准化成熟度试点示范建设工作。

工作主要从数据资源标准化建设、互联互通标准化建设、基础设施建设和互联互通应用效果等 4个方面对区域卫生信息平台和医院信息平台进行综合测试和评估,以测促用、以测促改、以测促建,促进

跨机构跨地域互联互通和信息共享。

国家医疗健康信息互联互通标准化成熟度测评包括实验室测试和项目应用评价两个阶段。实验室测试指标体系包括数据资源、互操作性、技术架构3个部分。项目应用评价指标体系如图9-1所示。

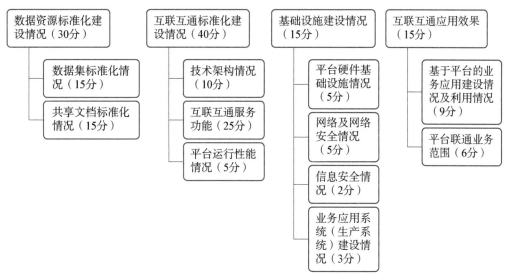

图 9-1　项目应用评价指标体系

（于广军　马诗诗　沈　力　寸待丽　纪和雨）

参考文献

［1］ 成福春,刘华,房敏. 基于 SNOMED 术语编码两节点之间多路径算法的实现及其对中医术语编码的意义[J]. 中国中医药图书情报杂志,2014(1):9-13.

［2］ 崔健,李俊,陈先来,等. FHIR 标准研究现状[J]. 中国医学物理学杂志. 2017;34(9):924-928.

［3］ 丁云. HL7 标准概述. 中国数字医学[J]. 2007(7):44-45.

［4］ 李莎莎,董燕,孟凡红,等. SNOMED CT 的应用现状及发展趋势[J]. 中国数字医学. 2016,11(1):100-2.

［5］ 唐安波,郭文明,严静东,等. FHIR 数据集成平台研究及其在连续医疗中的应用[J]. 生物医学工程研究,2017(2):178-182.

［6］ 王淼,于广军,刘海峰,等. 基于 ICD-10 编码应用的疾病数据质量管理体系建立[J]. 中国医院管理. 2017,37(5):42-44.

［7］ 温信财,简文山,李友专,等. 互通性电子病历之辞汇标准-临床医学术语系统(SNOMED CT)之现状与发展[J]. 病历资讯管理,2009,9(1):56-67.

［8］ 吴寿刚,王晓华,杨敏. 基于 HL7 的医疗数据交换研究与实现[J]. 计算机应用与软件,2016,33(3):100-103.

［9］ 俞汝龙. HL7 组织与 HL7 标准简介[J]. 中国数字医学,2007(7):41-43.

［10］ 曾旭东,潘凌,蒲立新,等. HL7 V3 在区域医疗交换平台中的应用研究[J]. 中国数字医学. 2014(5):93-95.

［11］ 张萌,廖爱民,刘海民,等. ICD-11 与 ICD-10 分类体系的对比研究[J]. 中国病案. 2016(6):21-24.

［12］ BENSON, TIM. Principles of Health Interoperability HL7 and SNOMED [M]. London: Springer, 2012.

［13］ CHABRA S. International classification of diseases, 10th revision, coding for prematurity: Need for standardized nomenclature [J]. Health Care Management, 2015,34(2):123-127.

［14］ Chinese Human Phenotype Ontology Consortium (CHPO) [EB/OL]. [2021-08-20]. http://wiki.chinahpo.org/index.php/CHPO.

［15］ DHOMBRES F, BODENREIDER O. Interoperability between phenotypes in research and healthcare terminologies—investigating partial mappings between HPO and SNOMED CT [J]. Journal of Biomedical Semantics, 2016,7(1):3.

［16］ DONNELLY K. SNOMED-CT: the advanced terminology and coding system for eHealth[J]. Studies in Health Technology & Informatics, 2006, 121:279.

［17］ KÖHLER S, VASILEVSKY N A, ENGELSTAD M, et al. The human phenotype ontology in 2017 [J]. Nucleic Acids Research, 2016,45(D1):D865-876.

[18] LOINC from Regenstrief. Scope of LOINC[EB/OL]. (2018 – 09 – 18)[2021 – 04 – 12]. https://loinc. org/get-started/scope-of-loinc.

[19] MCDONALD C, HUFF S, MERCER K, et al. Logical observation identifiers names and codes (LOINC ®) users' guide[EB/OL]. [2022 – 07 – 20]. https://www. nlm. nih. gov/research/umls/loinc_main. html.

[20] SNOMED International. 5 – step briefing of what SNOMED CT is[EB/OL]. [2022 – 07 – 20]. https:// www. snomed. org/snomed-ct/five-step-briefing.

[21] World Health Organization. International classification of diseases (ICD). [EB/OL]. [2022 – 07 – 20]. https://www. who. int/classifications/classification-of-diseases.

第三篇

资源配置经济学

· 现 代 卫 生 经 济 学 ·

10 卫生资源的配置:计划与市场

10.1 卫生资源配置概述

10.1.1 卫生资源配置概念

(1) 卫生资源

卫生资源(health resource)是开展卫生服务的物质基础,是人类进行一切卫生服务活动所使用的社会资源(人力、物力、财力、技术、信息、管理等)的总和。广义的卫生资源是指人类一切卫生保健活动所使用的社会资源,狭义的卫生资源是指卫生部门所使用的社会资源。其中,卫生人力资源是最重要的资源,被经济学称为第一资源。

卫生资源有 3 个特点:一是有限性,即卫生资源是一种稀缺资源,整个社会提供的卫生资源总量与人们的实际需要之间存在一定的差距。二是选择性,即卫生资源有各种不同的用途,人们在使用卫生资源的时候需要考虑机会成本(opportunity cost)问题。三是多样性,即指卫生资源可用于医疗、预防、保健、康复、医学教育与科研等多个方面。

(2) 卫生资源配置

资源配置(resource allocation)指所有资源在整个社会各行业内和行业间的分配和转移。资源配置受到社会生产方式、生产关系以及社会制度等因素

的影响,又对社会的生产力发展起到决定性作用。

卫生资源配置(health resource allocation,HRA)指所有卫生资源在整个社会各行业内和行业间的分配和转移。其目的是使卫生资源公平且有效率地在不同领域、地区、部门、项目、人群中分配,从而实现卫生资源的社会和经济效益最大化。卫生资源配置是一个有目标的过程,具体应根据卫生资源用于哪些卫生服务、当地经济发展情况、人口数量与结构、自然环境、居民的主要卫生问题和不同的卫生需求等因素来配置。

按照不同的配置依据,卫生资源配置通常分为存量配置和增量配置。存量指原来所拥有的卫生资源的总量,增量指将要增加的卫生资源的补充量。

(3) 卫生资源优化配置

卫生资源优化配置(health resource optimizing allocation)是指在一定的时空范围内,区域内全部卫生资源在总量、结构与分布上,与居民的健康需要和卫生服务需求相适应的组合状态。

(4) 区域卫生规划

区域卫生规划(regional health planning,RHP)是在一个特定的区域范围内,根据社会经济、居民健康状况和卫生服务需求等因素,以满足区域内全体居民的卫生服务需求、保护和增进健康为目的,确定区域内卫生发展的目标、模式和规模,对机构、床位、

人员、设备等主要资源进行统筹规划、合理配置,以提高资源利用效率,保持卫生服务的供需平衡。

10.1.2 卫生资源配置框架设计

（1）五类卫生资源配置框架

五类卫生资源配置框架是由医疗卫生服务系统配置层次(宏观总量、中观分布与微观结构)、资源要素(机构、床位、人力、设备、经费)、配置指标(总量指标、分布指标与结构指标)与评价体系(效率、公平)组成,并在此进行适度规模的研究。

（2）五类卫生资源概念界定

1）卫生机构资源(health institution resource, HIR)是指为防治疾病、保障人民健康和满足医疗卫生需要而建立起的机构、系统、组织等,如医院(卫生院)、疗养院(所)、门诊部(所)、急救中心和公共卫生机构等统称为卫生机构,把以上所有从事卫生事业的人员按照一定的结构和功能、规则、机制进行分配,提供卫生服务机构的数量称为卫生机构资源。

2）医院床位资源(hospital bed resource, HBR)是指卫生部门的医院、卫生院和工业及其他部门医疗机构实际设置开放的病床数量和种类。医院床位资源是最基本和重要的卫生资源,也是制定卫生资源配置标准的主要内容之一。

3）卫生人力资源(health human resource, HHR)有广义和狭义两种概念。广义是指从事医疗、护理等各类专业卫生人员、农村卫生人员、预备卫生人员和潜在卫生人员的总称;狭义主要指经过不同卫生职业训练,具备一定专业知识和技能,并能提供卫生服务的各类人员,他们是卫生资源的重要组成部分,是发展卫生事业的决定性资源。

4）医疗设备资源(medical equipment resource, MER)是卫生资源中的硬件资源,也是开展医疗卫生服务的必要条件,具体是指用于诊断和治疗疾病、保障人民健康、满足医疗卫生需要的仪器设备,这些设备统称为医疗设备资源。主要包括诊断、治疗和辅助三类设备。

5）卫生费用资源(health expenditure resource, HER)是指一个国家或地区,在一定时期内(通常指1年),全社会为提供卫生保健服务所消耗的活劳动和物化劳动的货币表现。活劳动指卫生人力资源,包括不同专业、技术职称的卫生技术人员。物化劳动指药品、卫生设施、医疗设备、卫生材料以及包括信息在内的知识产权。

6）卫生机构适度规模(proper scale of health institution)是指卫生机构的规模符合政策规定,与医疗卫生服务需求相适应,与当地医疗市场需求相适应,与医疗服务的投入要素相适应。卫生机构适度规模既是受医院外部因素如国家卫生及相关政策、地区经济水平(如人均GDP)、社会文化因素、人口构成及健康状况、医疗服务竞争等因素的影响,同时又受组织管理、人员管理、医疗和科研技术水平、财务状况、医疗服务竞争等因素的影响。对于医院而言,适度规模意味着实现规模经济,处于规模报酬不变的状态,与承担任务相适应,与医疗资源配置相协调,与社会需求相适应,保证高质量发展的特色。

10.1.3 卫生资源配置过程

（1）卫生资源配置方法

1）计划配置。计划配置是卫生资源配置的重要手段,称为宏观配置或二级配置。计划配置即通过社会统一计划来决定资源的配置。计划配置是以政府的指令性计划和行政手段为主的卫生资源配置方式。其主要表现是政府统一分配卫生资源,统一安排卫生机构、发展规模、服务项目和收费标准等。计划方式有两种:一种是指令性计划,另一种是指导性计划。计划配置方式在经济体制上的反映就是计划经济。

计划配置从全局和整体利益出发来规划卫生事业的发展规模和配置卫生资源,体现了卫生事业的整体性和公平性。但由于计划管理体制本身存在的弊端,可能造成卫生资源配置的地区不均衡、资源闲置和浪费等,导致卫生服务的利用效率低下,更多人的卫生服务需求难以得到满足,卫生事业发展缓慢等问题。在使用计划配置方式时,要注意发挥市场机制的作用。

2）市场配置。市场配置是卫生资源的基础配置手段,称为微观配置或一级配置。市场成为资源配置的主要方式是从资本主义制度的确立开始的。市场配置是按市场需求和市场机制来配置卫生资源的方式。市场配置从市场的实际情况出发,应用市场的供求机制、价格机制和竞争机制来进行卫生资源的配置。市场配置考虑了市场的实际情况和经济效益的大小,体现了卫生服务的商品性和效益性,市场配置在提高资源配置效率方面有很大的优越性。市场配置方式通过市场机制实现卫生资源在不同层次卫生机构和不同类型卫生服务之间的分配,这种方式较好地体现了效率原则,把有限的卫生资源配置于效率较高的服务,满足人们多方面、多层次的卫生需求。

市场配置方式也存在着一些不足之处,由于市场机制作用的盲目性和滞后性,有可能产生社会总供给和社会总需求的失衡、产业结构不合理以及市场秩序混乱等现象。市场机制的局限性表现在这个机制不能解决卫生服务分配不公平的问题,也不能解决人人享有卫生保健的问题。只有通过发挥政府投入职能,才能减少市场机制本身存在的盲目性和"市场失灵"对医疗卫生事业带来的不利影响。

3) 计划和市场相结合的配置方式。计划和市场相结合的配置方式又称为复合配置,是指在政府的宏观调控下,以市场配置为基础、计划配置为主导的卫生资源配置方式,即建立在政府宏观调控下的社会主义市场经济的卫生资源配置模式。

卫生资源配置的实践证明,单一的市场配置或计划配置不利于卫生资源的合理有效配置,也不利于卫生事业的发展。只有计划和市场有机结合的配置方式,才是实现卫生资源配置的有效手段。

(2) 卫生资源配置技术路线

卫生资源配置研究的技术路线为:通过开展文献回顾工作和对目标区域医疗卫生服务系统供需情况进行调查,依据卫生经济学理论和生产资源配置理论,采用卫生服务研究方法,通过定性研究完成概念界定与框架设计,对目标区域卫生资源配置情况进行描述,找出针对性的问题。采用卫生服务研究方法和计量经济学建模方法,建立综合评价模型,对卫生资源进行评价,提出卫生资源的结构优化论证方案及相关政策建议(图 10 - 1)。

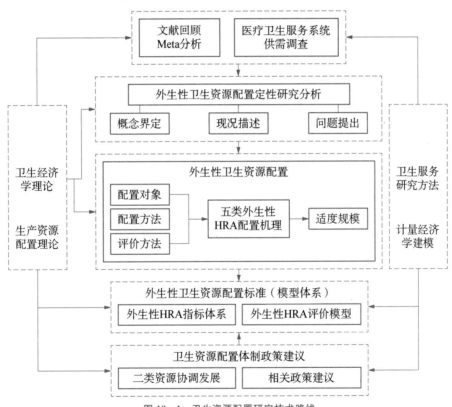

图 10 - 1　卫生资源配置研究技术路线

(3) 卫生资源配置程序

1) 界定卫生资源类别。基于传统要素资源的概念,借鉴经济增长理论,依据资源的投入产出规律与其对长期经济增长的影响,对卫生资源进行详细的界定,阐明卫生资源的概念和类别;在此基础上揭示各类卫生资源的基本特征,界定卫生资源配置的概

念和目标。

2) 进行卫生资源供需分析。首先是卫生资源需求规律研究,获得"真实需求量"。其次是卫生资源利用评价研究,获得"合理利用量"。再次是卫生资源供给规律研究,获得"标准供给量"。目的是通过对卫生资源供需平衡状况的分析,测算现在及未来

各类卫生资源的适宜配置总量及各层级卫生资源的配置量,为卫生资源的调整和区域卫生规划的制定提供依据。

3) 确定卫生资源配置依据。卫生资源配置研究采用需求与供给两条调查主线:一是以全体保障人群为目标,研究卫生资源需方体系组成要素及其规律,包括卫生资源的需要、需求、潜在需求、可转化潜在需求及其就医选择意向,以获得卫生资源配置总量依据;二是以医疗卫生服务机构及其就诊人群为目标,研究卫生资源利用的相对合理性与卫生资源标准化供方体系组成要素及其规律,包括资源供给能力、效率与公平性,以获得卫生资源配置结构依据。

4) 卫生资源配置指标测算模型与评估方法。基于外生性要素卫生资源配置标准进行内生性组合卫生资源优化重组研究,提出卫生资源供给适度规模与规模经济模型。构建包括数据包络分析模型、成本前沿模型、洛伦兹曲线(Lorenz curve)和基尼系数、马尔可夫(Markov)模型、灰色系统预测模型、动态数列分析模型等方法对国家各类医疗卫生服务实体(医疗、预防、保健、康复)的各类外生性要素卫生资源(机构、床位、人力、设备、经费)进行配置的指标测算和评估研究。

5) 筛选卫生资源配置指标。基于卫生资源“真实需求量”“合理利用量”与“标准供给量”的动态均衡分析,确定各类外生性要素卫生资源宏观配置总量、结构与分布标准、微观比例标准。同时根据现场调查数据和定性资料,确定各级各类卫生资源的配置指标体系。

6) 提出卫生资源配置方案建议。根据以上研究得出的内生性卫生资源配置模型以及外生性卫生资源配置指标体系,进行医疗机构发展动力及其行为特征研究,探讨卫生资源的再生、管理与相关政策,获得各级二类卫生资源配置的具体政策建议。

10.1.4 区域卫生规划目标与原则

(1) 卫生资源配置内容

1) 区域卫生规划的目标。1999 年国家计委、财政部和卫生部联合发布了《关于开展区域卫生规划的指导意见》(以下简称《指导意见》),对实施区域卫生规划进行了较为完整的阐述。在 2000 年初下发的《关于城镇医药卫生体制改革的指导意见》中,又进一步提出要“加快实施区域卫生规划,采用多种措施调整和控制”。《指导意见》提出区域卫生规划的

目标是:①实现卫生资源的优化配置,提高卫生资源的利用效率,进一步提高人民群众的健康水平;②以满足区域内全体居民的基本卫生服务需求、保护和增进健康为目的。

2009 年出台的《中共中央　国务院关于深化医药卫生体制改革意见》(以下简称《意见》)再次强调了区域卫生规划的重要性,丰富了区域卫生规划的内容和涵义,为区域卫生规划发展提出了明确的思路和方向。《意见》规定:“公立医院提供特需服务的比例不超过全部医疗服务的 10％”“稳步推动医务人员的合理流动,促进不同医疗机构之间人才的纵向和横向交流,研究探索注册医师多点执业”。《意见》提倡“有条件的大医院按照区域卫生规划要求,可以通过托管、重组等方式促进医疗资源合理流动”“建立城市医院与社区卫生服务机构的分工协作机制。城市医院通过技术支持、人员培训等方式,带动社区卫生服务持续发展”。

由国务院办公厅印发的《全国医疗卫生服务体系规划纲要(2015—2020 年)》指出要优化医疗卫生资源配置,构建与国民经济和社会发展水平相适应、与居民健康需求相匹配、体系完整、分工明确、功能互补、密切协作的整合型医疗卫生服务体系,为实现 2020 年基本建立覆盖城乡居民的基本医疗卫生制度和人民健康水平持续提升奠定坚实的医疗卫生资源基础。

2016 年发布的《“健康中国 2030”规划纲要》提到要完善医疗卫生服务体系,创新医疗卫生服务供给模式。“全面建成体系完整、分工明确、功能互补、密切协作、运行高效的整合性医疗卫生服务体系。县和市域内基本医疗卫生资源按常住人口和服务半径合理布局,实现人人享有均等化的基本医疗卫生服务;省级及以上分区域统筹配置,整合推进区域医疗资源共享,基本实现优质医疗卫生资源配置均衡化,省域内人人享有均质化的危急重症、疑难病症诊疗和专科医疗服务;依托现有机构,建设一批引领国内、具有全球影响力的国家级医学中心,建设一批区域医学中心和国家临床重点专科群”。为区域卫生规划和医疗卫生供给侧结构性改革指明了方向。

2017 年,党的十九大报告再一次强调,要加强基层医疗卫生服务体系和全科医生队伍建设,同时要支持社会办医,发展健康产业。

2) 区域卫生规划的原则:

A. 建立在区域主要卫生问题及人群健康需求

为导向的基础上编制规划的第一步和关键点首先是要确定区域卫生发展的优先领域，即确定影响区域居民健康的最主要的健康问题。区域卫生规划的制定要从区域的主要卫生问题与人群的实际健康需求出发，以健康需求和解决人民群众主要健康问题为导向，以调整布局结构、提升能级为主线，测算所需要的卫生资源的数量、规模和分布；分析目前需要优先解决那些卫生问题，确定最需要接受卫生服务的人群，确保卫生资源配置与人群的健康需要和主要卫生问题相匹配。

B. 与国民经济和社会发展相适应的原则。区域卫生规划是区域国民经济和社会发展规划的组成部分，因此区域卫生发展必须坚持与国民经济社会发展相协调。区域内卫生服务结构必须与其社会、自然、经济等条件相适应，切实落实政府在制度、规划、筹资、服务、监管等方面的责任，大力发挥市场机制在配置资源方面的作用，使之能更好地加快区域卫生服务的发展，满足人民群众多层次、多元化医疗卫生服务需求。

C. 注重公平与效率统一、全面协调发展的原则。针对我国卫生事业发展不平衡、结构不合理、能级不对应等问题，要全面考虑综合医院与专科医院、医疗机构与公共卫生机构、中医与西医、城市与农村等的卫生资源配置，优先保障基本医疗卫生服务的可及性，促进公平公正。同时，注重医疗卫生资源配置与使用的科学性与协调性，提高效率、降低成本，实现公平与效率的统一，促进卫生事业的全面协调发展。

D. 系统整合的原则。区域卫生规划的制定，要统筹城乡、区域资源配置，统筹当前与长远，预防、医疗和康复，中西医并重，要确保公共卫生服务和农村卫生事业发展，加大社区卫生服务资源配置的力度，注重发挥医疗卫生服务体系的整体功能，促进均衡发展。

E. 分级分类管理的原则。卫生资源配置标准的制定，要充分考虑不同区域经济发展水平和医疗卫生资源现状，充分考虑不同地理位置、不同经济发展水平、不同卫生资源的分布、不同需要和需求水平等区域之间的差异，统筹不同区域、类型、层级的医疗卫生资源的数量和布局，分类制定配置标准。做到因地制宜、分类指导管理，使得卫生资源配置标准既有共性，又能体现个性。

（2）区域卫生规划的内容与编制

1）区域卫生规划的内容。区域卫生规划编制内容包括分析社会经济、居民健康和卫生资源状况，确定主要卫生问题，制定规划目标和资源配置标准，提出对策措施和实施监督评价。区域卫生规划的内容随着卫生改革进程和新的公共卫生事件而变化。2000年以后，社区卫生服务发展成为了我国卫生服务的重点，因此，区域卫生规划的关注点从医院资源转向了社区卫生服务中心。

2009年颁布的《中共中央、国务院关于深化医药卫生体制改革的意见》明确指出要"强化区域卫生规划。省级人民政府制定卫生资源配置标准，组织编制区域卫生规划和医疗机构设置规划""建立区域卫生规划和资源配置监督评价机制"。2010年卫生部等部门制定并经国务院同意印发的《公立医院改革试点的指导意见》（以下简称《指导意见》），把强化区域卫生规划作为6项主要任务之首，提出合理确定公立医院功能、数量和规模，优化结构和布局，完善服务体系。区域卫生规划的制定，要以系统的卫生服务研究作为基本程序和方法。区域卫生规划的编制，不仅要考虑技术因素，而且要考虑社会、政治的可行性，要根据群众健康需求，合理确定各类医疗卫生资源的配置目标。要广泛征求包括公众在内的利益相关者的意见。区域卫生规划的核心是区域内卫生资源的优化配置。

2020年新冠病毒肺炎流行后，区域卫生规划的内容更关注全面推进医院、疾控事业高质量发展，重视社区卫生服务中心、公共卫生和乡村卫生人才队伍的建设。

2）区域卫生规划的编制程序：分为6个阶段。

A. 区域卫生形势分析。收集与卫生资源配置标准有关的社会、经济及生态环境状况、居民健康与疾病状况、居民生活状况、卫生服务状况、卫生资源现状等信息，对其进行客观、综合分析，正确判断卫生形势现状，使得卫生资源配置标准的制定具有针对性和实用性。

B. 确定主要问题。在区域卫生规划的制定中要充分考虑卫生资源与相关因素的关系，主要卫生问题与优先选择涉及的主要是健康问题和主要资源配置问题，包括外部环境因素（政治、经济、社会、人群健康状况、居民卫生需求等）和内部环境因素（卫生资源的投入和配置情况、卫生服务现状等），找出存在的关键问题，提出规划的重点，使得规划具有较高的科学性。对区域主要健康问题的确定可通过疾病经济负担的计算进行，也可通过疾病干预效果的成本效益比进行。

C. 制订规划目标与指标,选择策略。规划目标的设定是整个区域卫生规划的核心,它直接涉及区域内卫生资源的配置。为此,在设定规划目标时,要综合考虑规划期内的社会经济发展水平、居民的健康需求和经济承受能力等诸多因素,要根据区域的不同,按照以人为本、以健康为本、突出重点、统一配置、优化资源的原则来制定区域卫生规划的目标。根据区域规划期的长短,目标可分为近期目标和远期目标;根据问题涉及的问题,可分为健康指标(如出生时期望寿命、婴儿死亡率、孕产妇死亡率、传染病发病率和各种疾病患病率等)、效率指标(如平均住院日、床位使用率等)、可及性指标(如每千人口医生数、护士数、每千人口医院病床数等)、资源配置总量指标(主要指人员、床位、机构和设备等)和增量调整指标(如计划投入的卫生费用、计划引进的卫生人力和技术等)。根据区域卫生规划的目标,选择适当的策略,由于区域间主要卫生问题和规划目标的差别,所采取的策略也应有所差异。

D. 制订实施规划,编制费用预算。要制订具体的实施规划,并确定编制规划所需的经费预算。

E. 规划的评价与调整。区域卫生规划起草和论证完成后,须经卫生健康委员会行政部门同意并报本地相应人民政府审批,听取意见,修改完善,确保规划的可行性、可操作性和权威性。区域卫生规划的周期一般为5年,与地方卫生健康改革和发展五年规划一致。

F. 规划的送审与立法。区域卫生规划必须经过必要的立法程序,经当地人民代表大会或省级人民代表大会常务委员会批准后,即具有法律效力。

(3)区域卫生资源配置标准制定

区域卫生资源配置标准的制定是编制和实施区域卫生规划的前提和依据,目前我国已经开展了大量的卫生资源配置标准研究。WHO推荐了4种经典的预测方法——卫生服务需要量法、卫生服务需求量法、服务目标法和卫生资源/人口比值法,这四种方法在我国的卫生人力、病床和大型医用设备的配置研究中已得到了广泛应用。

1)卫生服务需要量法是测算卫生资源配置标准的最基本方法。该方法是通过一定规模的卫生服务调查,从人群的健康状况出发,分析居民对卫生服务的客观需要,提出对卫生服务的需要量,然后根据服务的需要量再转换成卫生资源的需要量。该方法具有较高的技术效率和分配效率,公平性较好,预测的结果比实际需求要高。

2)卫生服务需求量法是按照人口卫生服务需求进行测算。该方法要确定目标年度或卫生机构的卫生服务利用率。该方法要考虑潜在需求的问题。

3)服务目标法是充分利用现有的卫生统计信息,先制定出卫生服务提供量目标,然后再转换成卫生资源的需要量。卫生服务提供量目标的制定,是由专家组根据卫生服务的需要量、卫生资源/人口比值等基础资料来确定的。该方法充分考虑了卫生资源的实际利用程度,但仅分析了供方的利用情况,忽视了需方的要求,难以把握居民对卫生资源的真实需要和需求的变化。

4)卫生资源/人口比值法用来评价卫生资源与一个国家或选择地区的人口比例,是利用信息量最少的一种方法。

(4)区域卫生规划的组织实施与管理

《指导意见》指出,区域卫生规划的组织管理应建立由国家发展计划委员会牵头,财政部、卫健委、国家中医药管理局等有关部门参加的国家区域卫生规划工作小组,负责全国有关区域卫生规划工作的组织协调、指导实施和监督评价。区域卫生规划的科学编制固然重要,但更重要的是实施。要保证区域卫生规划的顺利实施且取得实效,需要从以下几方面进行。

1)更新观念,理顺体制。深化医药卫生体制改革的推进,为区域卫生规划的实施创造了有利条件。要进一步提高各级政府部门及社会各界对实施区域卫生规划的认识,打破旧的传统观念,更新观念,把区域卫生规划的落脚点放在为了保障广大人民群众的健康上,以达到满足区域内全体居民的基本卫生服务需求,保护和增进健康的目的。

2)加强组织领导,明确职责分工。区域卫生规划是政府对卫生事业进行宏观调控的重要手段。要切实加强对区域卫生规划工作的领导,把区域卫生规划工作列入政府的工作目标和考核目标,建立问责制。成立专家委员会,建立对资源配置标准规划的论证机制。根据需要制定分领域专项规划,修订完善医疗机构基本建设标准和设备配置标准。明确卫生健康、发展改革、财政、城乡规划、人力资源、医疗保障、机构编制和中医药等各部门的职责,协调一致地推进区域卫生规划工作。

3)调整创新,完善规划。区域卫生规划的制定要在相对稳定的基础上进行适时调整,要根据规划实施过程中出现的新问题,或外部环境发生变化的新情况,更新观念,及时调整规划目标和策略措施,优化医疗卫生资源配置,纠正偏离规划目标的现象,促进规划顺利实施。

4)加大资源调整力度。按照严格规划增量、科学调整存量的原则,建立与完善区域卫生规划的政策、措施和手段,合理确定区域内卫生资源的数量和布局,从实际出发,优化结构,合理布局,推动卫生资源结构的优化调整,满足群众的基本医疗卫生需求。

5)建立有效的监督评价机制。要建立完善的区域卫生规划监督评价机制,对区域卫生规划的实施进行综合评价与指导。要加强对规划实施的具体指导、检查与评价工作,研究制定相关的政策协调和解决工作中的重大问题。各有关部门要根据职责分工开展规划实施进度和效果评价,必要时开展联合督查,以推动规划落实。省、自治区、直辖市卫生行政部门要对各地规划实随进度提出明确要求,纳入年度工作计划,对规划实施过程进行督导。

10.2 卫生资源配置理论与国内外现况分析

10.2.1 卫生资源配置理论

（1）二类卫生资源配置理论

二类卫生资源的概念是根据内生性经济增长理论提出的,即卫生资源由外生性卫生资源和内生性卫生资源组成。

1)外生性卫生资源(exogenous health resource)主要指包括卫生机构、卫生床位、卫生人力、卫生设备、卫生经费等要素在内的卫生资源,即传统意义上的卫生资源。这类资源具有不可分性,形成医疗行业内部各功能部门对要素资源的独占性,其投入呈报酬递减规律。

2)内生性卫生资源(endogenous health resource)主要包括医学科技、临床学科、高级人力、医院竞争力等几类卫生资源,具有可分性、共享性、可扩散性和重复使用性。

二类卫生资源配置既有共同点,又存在区别。在资源本身方面,外生性卫生资源由机构、床位、人力、设备和经费等自然资本构成,内生性卫生资源由医学科技、临床学科、医院竞争力等知识资本构成,二类资源具有不同的特点、作用机制、增长方式和发展模式;在资源配置方面,内生性卫生资源与外生性卫生资源的理论依据、配置目标、条件、过程和指标

均有各自的特点(表10-1)。

表10-1 二类卫生资源比较

特点	外生性卫生资源	内生性卫生资源
资源属性	自然资本	知识资本
资源种类	机构、床位、人力、设备、经费	医学科技、临床学科、医院竞争力
资源特点	部门独占、共享性差、不可扩散、不可重复	具有可分性、共享性好、扩散性好、可重复使用
作用机制	报酬递减	报酬递增
增长方式	规模增长	可持续增长
发展模式	粗放型	集约型
理论依据	古典经济增长理论	现代经济增长理论
配置目标	供需平衡、高效率、高公平性	可持续增长
配置条件	确定	模糊
配置过程	稳定	动态
配置指标	总量、分布、结构	综合指标(竞争力指数、学科进步指数等)

（2）公平性

1)水平公平性:卫生资源的水平公平性是指相同收入水平的人为同等水平卫生资源支付相同的卫生费用。在同一收入层次上,享受同水平的卫生资源,付出相同水平的费用,体现了社会阶层中水平层次上的公平。

2)垂直公平性:卫生资源的垂直公平性是指对于不同收入水平区域或不同需求水平区域,提供的卫生资源水平不同。理论上的垂直公平性要求所有人对同水平卫生资源支付费用的边际效用相等。

3)地理公平性:卫生资源的地理公平性是指相同地理面积范围内配置的卫生资源水平是相同的。由于我国卫生资源的配置是以辖区内人口而非地理面积为参考的,我国卫生资源在地理分布上的差异往往大于按人口分布。

（3）效率

卫生资源配置系统效率(systemic efficiency, SE)是指由卫生资源配置产生的,在卫生服务系统整体经济、社会效益等方面产出效率的总和。系统效率由配置效率(allocative efficiency, AE)与技术效率(technical efficiency, TE)组成,只有两者均达到有效,才可认为系统效率满足。系统效率通常采用宏

观与微观指标结合的测算方法,并根据帕累托最优原理进行评价。

1)帕累托最优理论(theory of Pareto optimization)也称为帕累托效率(Pareto efficiency)、帕累托改善和帕累托最佳配置是经济学中的重要概念,这个概念以意大利经济学家 Vilfredo Pareto 的名字命名。帕累托最优是指资源分配的一种理想状态,即在这种状态下,资源配置的改变不会在任何一个人效用水平至少不下降的情况下使其他人的效用水平有所提高。处于这种状态的资源配置就实现了帕累托最优,或经济效率。如果经济上可以在不减少某个人效用的情况下,通过资源的重新配置而提高其他人的效用,则这种资源配置状态可称为"帕累托无效率"(Pareto inefficiency)。

帕累托改进(Pareto improvement)是指一种变化,在没有使任何人情况变坏的情况下,使得至少一个人的情况变得更好。帕累托最优的状态就是不可能再有更多的帕累托改进的余地。

2)配置效率。卫生资源配置的配置效率是指卫生系统在获得一定资源量前提下较为正确的总体产出时最合理的资源结构度量,反映卫生资源在不同服务项目或地区之间的配置状况。卫生资源在卫生服务系统内的配置效率关注的是资源的投入和分布,一般以卫生服务宏观区域为测算对象,采用数据包络分析法(data envelopment analysis,DEA)进行评价和测算

3)技术效率。卫生资源配置的技术效率也称利用效率,是指用给定的卫生资源量时,系统达到最大产出时的资源结构和组合度量。由于医疗卫生服务是高技术密集型的服务行业,所以在卫生经济学界通常叫做技术效率。卫生资源的成本和产出一般以微观保障实体为测算单位,采用前沿成本(frontier cost)模型法进行评价和测算。

10.2.2 国外卫生资源现况分析

目前世界各国的卫生机构一般根据所有制性质、规模大小和实施任务进行分类。按所有制性质可分为国家卫生机构、公立卫生机构、集资卫生机构和私立卫生机构,按其是否营利又可分为慈善性质卫生机构、非营利性卫生机构和营利性卫生机构,按规模大小及服务人群的范围可以分为基层卫生机构、二级卫生机构和三级卫生机构,按实施的任务可以分为医疗保健机构、疾病控制与预防机构。近年来,以英国为代表的国家开始在卫生事业管理体制中引入一些内部市场机制,而以美国为代表的国家则开始强调政府要加强对卫生服务的调控作用。

(1)美国卫生资源配置现况分析

2019 年统计数据表明,美国共有 3.24 亿人(根据 WHO:World Health statistics 2019 数据)。2009年时美国有 5 795 家医院,床位 90 000 余张,相当于每千人口 3.0 张床位。这些医院规模不等,小的有床位 100 张左右,大的有 1 000 张左右。从规模上来说,大致分为三类医院:第一类是综合性大医院,一般是医学院附属医院,承担医疗、教学、科研任务;第二类是较之稍小有专业特色的医院,以医疗为主,另外协助综合性的大医院承担一些教学任务;第三类是以社区服务为主的医院,大量的工作是社区服务,也承担一部分临床工作(表 10-2)。

表 10-2　1985—2009 年美国各类医院数量的动态变化(单位:所)

医院类型	1985 年	1990 年	1993 年	1995 年	1997 年	1998 年	2005 年	2009 年
非联邦府医院	6 529	6 312	6 151	5 992	5 812	5 746	5 530	5 584
社区医院	5 732	5 384	5 261	5 194	5 057	5 015	4 936	5 008
非营利性医院	3 349	3 191	3 154	3 092	3 000	3 026	2 958	2 918
营利性医院	805	749	717	752	797	771	868	998
州及地方政府医院	1 578	1 444	1 390	1 350	1 260	1 218	1 110	1 092
长期综合及专科医院	128	131	117	112	125	—	—	117
精神病院	610	757	741	657	601	—	—	444
肺结核疗养院	7	4	4	3	4	—	—	—
联邦政府医院	343	337	316	299	285	275	226	211
全国合计	6 872	6 649	6 467	6 291	6 097	6 021	5 756	5 795

注:"—"代表数据缺失。
引自:侯建林,雷海潮,董竹敏,等.美国的医院分类体系及发展特征[J].中国卫生经济,2001,20(5):3.
颜世洁,晏波,朱勤忠,等.美国民营医院发展趋势、经验及借鉴[J].中国卫生资源,2010,13(2):95-97,100.

（2）德国卫生资源配置现况分析

欧洲卫生系统与政策观察站（European Observatory on Health Systems and Policies）2004 年的数据显示，德国拥有约 2 139 家医院，523 824 张床位，306 000 名医生，65 000 名牙医。医疗服务组织由大学附属医院（省级）、市医院、地区医院（相当县级）、社区卫生服务中心或医生联合诊所（相当镇级）、家庭诊所（医生）所组成。各级各类医院按照国家的有关法规规定实行自主经营管理，按照州以上卫生主管部门核定许可的范围，承担本区域内的医疗卫生服务。德国政府建立了宏观控制与医院自主管理的医疗卫生管理体制。医疗卫生机构建立在多元制和自治的基础上，政府卫生主管部门对医院、诊所等医疗卫生机构进行宏观管理，无论是公立还是私立医疗卫生机构，在人事、财务、业务等方面都由医院自主管理。公共卫生机构由国家主办，政府对公共卫生直接组织管理其人员工资待遇、基本建设及工作经费由国家投入。对于基层开展社区诊疗、妇幼保健、预防接种等专科或联合诊所的社区卫生服务，卫生主管部门实行执业监督，其基本建设由当地政府投入，卫生主管部门对其实行执业许可监督，其人员费用由医疗保险公司支付。

同时发挥医生协会对医院管理的重要作用，从各医院直至地区、州、国家各级都成立了医生协会及若干个专业分会，所有从业医生都必须是会员。建立了完善的执业医师继续教育制度、医师资格考试考核制度、工程师养老保险办法、医疗质量及职业道德教育与管理制度、医疗事故及纠纷调查界定程序等。医生协会既保护患者的利益，又保护医生的合法权益，为加强卫生资源合理利用发挥了重要行业指导与监督作用。

德国医疗资源丰富，设备现代化，也更注重合理配置、综合利用。在市以上大医院，将影像诊断、临床检验、内窥镜等大型精尖设备集中建立诊断或检测中心，专门为各科室服务，各有关科室不重复购置设备，做到资源共享。在一个地区范围内，中心医院或专科医院、诊所仅配置一般常用的医疗设备，不配置高精尖设备，而是在区域内建立有公立或私立影像诊断、临床检验、血液采供等中心，这些中心拥有先进的医疗设备以及丰富的经验，为区域内中小医院及诊所提供及时准确的服务，既保证了医技检查诊断质量，又节约了卫生资源。

（3）英国卫生资源配置现况分析

英国在 20 世纪 40 年代中期实行国家卫生服务制度，并提出应对每一个人提供广泛的医疗服务方向。70 年代又提出了具有同等卫生需要的人应获得同等的卫生保健的目标，采用一种反映人群卫生保健需要的公式（RAWP 公式）作为卫生资源分配的依据，并提高资源分配的公平性来体现。在 1993 年对卫生服务机构进行了改革，将 160 个地区保健局和 90 个家庭保健服务局合并为 80～90 个新部门，在卫生部内新设了 8 个地方局。政府通过改革明确和简化了管理责任，并通过引入市场机制加强对卫生服务的导向作用，目的是选择与需求相适应的服务，提高服务购买力。医院和社区医疗服务机构，成为独立的政府信托机构，不得不竭力争取服务对象、相互竞争，从而提高了医疗卫生服务的质量和效率。

（4）澳大利亚卫生资源配置现况分析

澳大利亚卫生机构资源配置的特点是社区卫生服务机构占全国卫生机构资源的主导地位。社区卫生中心是澳大利亚最重要的社区卫生服务机构，由政府设置。社区卫生服务的内容包括疾病预防，开展健康教育与保健，提供疾病治疗护理，提供医疗咨询和指导等。由于机动交通工具普及，其社区卫生服务机构较多，中心的服务区域较大，一般覆盖 5 万～8 万人口，主要提供预防为主、综合连续的基层卫生服务。此外，还有全科医师诊所、老年护理院、社区康复站儿科保健所等机构，参与一定的社区卫生服务的供给，作为社区卫生中心的补充。

（5）日本卫生资源配置现况分析

日本政府根据医疗服务功能来配置卫生资源，注重资源配置的层次和结构，将医院分为 3 种类型：一是特定机能病院，主要指大学附属医院、特别专科病院，这类病院在全日本共有 80 所；二是一般医院，主要是县、市立医院；三是疗养型医院。日本医院设置很注重区域规划与分布，如横滨市面积 433 平方千米，共分为 3 个大区，每个大区中均设有 600 张床位以上的综合性病院。同时在每个大区中还设有 300 张床位的中型病院。日本的医院分为综合医院、结核病医院、精神病院、传染病院 4 种。1993 年共有医院 9 844 所，主要有综合医院 8 752 所、精神病院 1 050 所；由于传染病的发病率低，全日本仅有传染病医院 7 所，结核病院 11 所，但在指定的综合医院中设置传染科。医院 80％为国立或公立，20％为私立，300 张床位以上的医院有 1 200 所，约占医院总数的 12％，按我国《医疗法》的规定，18 张床位以上的称为病院，18 张床位以下的称为医院。现有一般医院（诊所)和齿科医院(诊所)近14万个。

10.2.3 国内卫生资源现况分析

（1）卫生机构资源配置现状分析

截至2020年底，全国医疗卫生机构数达102.3万个。医院3.53万个，其中公立医院1.18万个，民营医院2.35万个。基层医疗卫生机构97.0万个，其中社区卫生服务中心(站)3.53万个，乡镇卫生院3.57万个，村卫生室60.9万个，诊所(医务室)28.9万个。专业公共卫生机构中，疾病预防控制中心3384个，卫生监督所(中心)2934个。

根据2020年中国卫生健康统计年鉴，1950—2020年各类卫生机构数见表10-3。以下数据为更新到2019年的数据。

表10-3 1950—2020年医疗卫生机构数(单位:个)

年份	合计	医院	综合医院	中医医院	专科医院	基层医疗卫生机构	社区卫生服务中心(站)	乡镇卫生院	村卫生室	门诊部(所)	专业公共卫生机构数	疾病预防控制中心	专科疾病防治院(所/站)	妇幼保健院(所/站)	卫生监督所(中心)
1950	8 915	2 803	2 692	4	85					3 356		61	30	426	
1955	67 725	3 548	3 351	67	188					51 600		315	287	3 944	
1960	261 195	6 020	5 173	330	401			24 849		213 823		1 866	683	4 213	
1965	224 266	5 330	4 747	131	339			36 965		170 430		2 499	822	2 910	
1970	149 823	5 964	5 353	117	385			56 568		79 600		1 714	607	1 124	
1975	151 733	7 654	6 817	160	543			54 026		80 739		2 912	683	2 128	
1980	180 553	9 902	7 859	678	694			55 413		102 474		3 105	1 138	2 745	
1985	978 540	11 955	9 197	1 485	938			47 387	777 674	126 604		3 410	1 566	2 996	
1986	999 102	12 442	9 363	1 646	1 030			46 967	795 963	127 575		3 475	1 635	3 059	
1987	1 012 804	12 962	9 657	1 790	1 097			47 177	807 844	128 459		3 512	1 697	3 082	
1988	1 012 485	13 544	9 916	1 932	1 190			47 529	806 497	128 422		3 532	1 727	3 103	
1989	1 027 522	14 090	10 242	2 046	1 265			47 523	820 798	128 112		3 591	1 747	3 112	
1990	1 012 690	14 377	10 424	2 115	1 362			47 749	803 956	129 332		3 618	1 781	3 148	
1991	1 003 769	14 628	10 562	2 195	1 345			48 140	794 733	128 665		3 652	1 818	3 187	
1992	1 001 310	14 889	10 774	2 269	1 376			46 117	796 523	125 873		3 673	1 845	3 187	
1993	1 000 531	15 436	11 426	2 298	1 438			45 024	806 945	115 161		3 729	1 872	3 115	
1994	1 005 271	15 595	11 549	2 336	1 440			51 929	813 529	105 984		3 711	1 905	3 190	
1995	994 409	15 663	11 586	2 361	1 445			51 797	804 352	104 406		3 729	1 895	3 179	
1996	1 078 131	15 833	11 696	2 405	1 473			51 277	755 565	237 153		3 737	1 887	3 172	
1997	1 048 657	15 944	11 771	2 413	1 488			50 981	733 624	229 474		3 747	1 893	3 180	
1998	1 042 885	16 001	11 779	2 443	1 495			50 071	728 788	229 349		3 746	1 889	3 191	
1999	1 017 673	16 678	11 868	2 441	1 533			49 694	716 677	226 588		3 763	1 877	3 180	
2000	1 034 229	16 318	11 872	2 453	1 543	1 000 169		49 229	709 458	240 934	11 386	3 741	1 839	3 163	
2001	1 029 314	16 197	11 834	2 478	1 576	995 670		48 090	698 966	248 061	11 471	3 813	1 783	3 132	
2002	1 005 004	17 844	12 716	2 492	2 237	973 098	8 211	44 992	698 966	219 907	10 787	3 580	1 839	3 067	571
2003	806 243	17 764	12 599	2 518	2 271	774 693	10 101	44 279	514 920	204 468	10 792	3 584	1 749	3 033	838
2004	849 140	18 393	12 900	2 611	2 492	817 018	14 153	41 626	551 600	208 794	10 878	3 588	1 583	2 998	1 284
2005	882 206	18 703	12 982	2 620	2 682	849 488	17 128	40 907	583 209	207 457	11 177	3 585	1 502	3 021	1 702

年份	合计	医院	综合医院	中医医院	专科医院	基层医疗卫生机构	社区卫生服务中心(站)	乡镇卫生院	村卫生室	门诊部(所)	专业公共卫生机构数	疾病预防控制中心	专科疾病防治院(所/站)	妇幼保健院(所/站)	卫生监督所(中心)
2006	918 097	19 246	13 120	2 665	3 022	884 818	22 656	39 975	609 128	212 243	11 269	3 548	1 402	3 003	2 097
2007	912 263	19 852	13 372	2 720	3 282	878 686	27 069	39 876	613 855	197 083	11 528	3 585	1 365	3 051	2 553
2008	891 480	19 712	13 119	2 688	3 437	858 015	24 260	39 080	613 143	180 752	11 485	3 534	1 310	3 011	2 675
2009	916 571	20 291	13 364	2 728	3 716	882 153	27 308	38 475	632 770	182 448	11 665	3 536	1 291	3 020	2 809
2010	936 927	20 918	13 681	2 778	3 956	901 709	32 739	37 836	648 424	181 781	11 835	3 513	1 274	3 025	2 992
2011	954 389	21 979	14 328	2 831	4 283	918 003	32 860	37 295	662 894	184 287	11 926	3 484	1 294	3 036	3 022
2012	950 297	23 170	15 021	2 889	4 665	912 620	33 562	37 097	653 419	187 932	12 083	3 490	1 289	3 044	3 088
2013	974 398	24 709	15 887	3 015	5 127	915 368	33 965	37 015	648 619	195 176	31 155	3 516	1 271	3 144	2 967
2014	981 432	25 860	16 524	3 115	5 478	917 665	34 238	36 902	645 470	200 130	35 029	3 490	1 242	3 098	2 975
2015	983 528	27 587	17 430	3 267	6 023	920 770	34 321	36 817	640 536	208 572	31 927	3 478	1 234	3 078	2 986
2016	983 394	29 140	18 020	3 462	6 642	926 518	34 327	36 795	638 763	216 187	24 866	3 481	1 213	3 063	2 986
2017	986 649	31 056	18 921	3 695	7 220	933 024	34 652	36 551	632 057	229 221	19 896	3 456	1 200	3 077	2 992
2018	997 433	33 009	19 693	3 977	7 900	943 639	34 997	36 461	622 001	249 654	18 033	3 443	1 161	3 080	2 949
2019	1 007 579	34 354	19 963	4 221	8 531	954 390	35 013	36 112	616 094	266 659	15 958	3 403	1 128	3 071	2 869
2020	1 022 922	35 394	20 133	4 426	9 021	970 036	35 365	35 762	608 828	289 542	14 492	3 384	1 048	3 052	2 934

注:①村卫生室数计入医疗卫生机构数中;②2008年社区卫生服务中心(站)减少的原因是江苏省约5 000家农村社区卫生服务站划归村卫生室;③2002年起,医疗卫生机构数不再包括高中等医学院校本部、药检机构、国境卫生检疫所和非卫生部门举办的计划生育指导站;④2013年起,医疗卫生机构数包括原计生部门主管的计划生育技术服务机构;⑤1996年以前门诊部(所)不包括私人诊所。

这些年来,我国卫生机构建设基本呈逐步增长趋势,已经基本能够满足广大群众的医疗卫生需求,城市卫生机构配置水平已经接近甚至超过部分发达国家,但农村地区由于配置和利用不合理,还存在很多问题。1949—2015年我国卫生机构一直呈增长态势,其中第一个五年计划期间增长速度较快,那是因为卫生机构的设置远远满足不了居民对卫生服务的需求。1981年呈飞跃式发展,比1980年多62万个卫生机构。1996—1997年,由于国家推行新的卫生改革制度,大量私人诊所和部分医疗机构的分化重组,在1年内增加了10万多个卫生机构,但是全国总体卫生需求状况并没有得到明显的结构性改变。因此,如何合理配置卫生资源,与我国的人口状况、经济发展、居民收入、主要卫生问题等方面的实际相适应,以满足人民群众基本医疗需求和需要为标准,就成为当前卫生改革的主要问题。

我国卫生机构总量增长和各类卫生机构的结构调整都是随着不同时期的卫生需求发生着不同的变化。20世纪80年代以前,由于居民卫生需求总量较

大,卫生机构的设置及其提供的卫生服务满足不了需求,属于供不应求状态,所以也谈不上卫生机构资源的配置问题。改革开放以后,随着市场机制的引入,以及居民对卫生需求的提高,对服务质量的要求也逐渐提升,卫生机构资源合理配置问题就逐渐被提上议事日程,直至被重视起来。2020年我国卫生机构总数为1 022 922个,比1980年增加了842 369个,平均年增长幅度为4.43%,超过同期人口年增长幅度。其中,卫生院在1980年为55 413所,到2020年减少到35 762所,说明城市(包括县)卫生机构总量能够满足居民卫生需求,但结构上存在一定问题;门诊部(所)由102 474所增加到2020年的289 542所,年均增长2.63%,这期间由于1997年实行卫生改革和市场机制的充分导入,1996—1997年增加了126 002所门诊部(所),这其中主要是私人诊所的开业;专科防治所(站)由887个增加到1 213个;疾病控制机构由2 989个增加到3 384个,在卫生机构总数中所占比例由1978年的1.76%变化到2020年的0.33%,说明重医疗、轻防保的管理观念仍然在延

续;其他卫生机构在这些年来均有不同程度的增加。

(2)卫生床位资源配置现状分析

2020年末,全国医疗卫生机构床位910万张,其中医院713万张(占78.4%),基层医疗卫生机构164.9万张(占21.6%)。医院中,公立医院床位占71.3%,民营医院床位占28.7%。2020年每千人口医疗卫生机构床位数已增加到6.45张。

1950年全国床位数为11.9万张,1978年全国共有床位204.2万张,1949—1978年年平均增长床位6.75万张;2010年全国共有卫生床位478.7万张,同1978年相比增加了274.5万张,年平均增长8.58万张,年平均增长2.70%。1949—1975年床位增长速度较快,1975—2010年床位数呈缓慢增长趋势。2010年医院、卫生院床位达到440.2万张,比1978年增加245.5万张,年平均增长2.73%;其中县及县以上医院增加106.2万张,年平均增长4.54%。疗养院(所)增加4.8万张,年平均增长4.28%;每千人口医院、卫生院床位数从1978年的1.93张增加到2010年的3.56张,年平均增长1.66%。全国"十一五"期间床位年平均增长0.97%低于"八五"时期的增长速度。近几年来,医院床位呈低速增长的状态,但因住院天数缩短,造成病床利用率普遍下降。

(3)卫生人力资源配置现状分析

2020年末,全国卫生人员总数达1 347.5万人。卫生人员总数中,卫生技术人员1 067.8万人,乡村医生和卫生员97.5万人,其他技术人员52.9万人,管理人员56.1万人,工勤技能人员91.0万人。卫生技术人员中,执业(助理)医师408.6万人,注册护士470.8万人。

至2020年末,我国医院有医生340.1万人,护师(士)470.8万人,其总量基本能与居民卫生服务需求相适应,但人员和床位仍在增长,增长幅度逐渐减小。内部结构的优化整合,具体表现在城乡差距、学历结构、年龄构成等方面朝着合理化、良性化的方向调整,最终在全社会范围内卫生人力资源配置达到一定程度的提高。

我国加入世界贸易组织后,卫生服务市场竞争日益激烈,卫生人力资源的作用也将显得空前重要。反过来看,要在更加激烈的环境中生存,对卫生人力资源的要求就会越来越高。作为人力资源个体的卫生人员,就必须不断地获取新的信息、新的知识,不断地提高自身的水平。在这种情况下,整个社会卫生人力资源配置的学历结构将由宝塔形向橄榄形转变。中、高级卫生技术人员增多,一方面可以填补职称结构中的年龄断层问题,另一方面又可以缓解高级职称队伍的年龄老化现象。

卫生人力资源的城乡配置不平衡,造成城市卫生人力资源的重复建设、浪费和利用率偏低,而农村普遍卫生人力资源严重不足,制约着我国卫生事业的进一步发展。按照卫生部的设想,农村卫生人力资源的发展目标是:逐步做到县级卫生机构以本科生为主并有少量专科生;中心卫生院以专科为主,并有少量本科医生;乡卫生院以中级专业人员为主,并有少量大专生;村卫生所应配备中、西医师。

(4)医疗设备资源配置现状分析

2020年末,全国万元以上设备总价值为15 634.3亿元,共计5 924 738台。其中,50万元以下的设备8 663 763台,50~99万元的设备281 530台,100万元及以上的设备257 873台。配置在医院的设备为7 091 920台,配置在基层卫生机构的设备为1 023 965台,配置在公共卫生机构的设备为975 451台。

随着区域卫生规划在全国范围内的进一步推进,卫生资源的优化配置正在卫生领域的各个方面逐步推进。早在1999年由国家计委、财政部及卫生部颁发的《关于开展区域卫生规划工作的指导意见》中明确指出,大型医疗设备要按照区域卫生规划的要求,严格控制总量,合理布局,资源共享。在区域卫生规划的指导下,我国大型医疗设备资源的配置逐步呈现出以下趋势。

1)全国范围内的大型医疗设备配置数量仍在增加,质量不断提高。根据《2018年中国CT设备市场报告》,我国每百万人拥有14.3台CT,超过欧美一些发达国家的水平,如加拿大、英国、法国、美国等。全世界装配CT最多的国家是美国,为26.8台/百万人(1990年)。按照我国2000年大型医用设备规划要求,CT应装备3 000台,实际已装备3 691台,超规划配置691台。据全国卫生统计提要,2001年全国磁共振设备有714台,800 mA以上X线诊断机有3 093台,另有医疗直线加速器539台,彩超5 926台。在经历了各医院购置大型医疗设备的狂潮之后,由于开始时购置的设备多为国外淘汰的早期仪器,设备的技术效率偏低,这不仅造成经费上的浪费、增加国家及医院的经济负担,而且无法满足临床工作需要,同时也制约了卫生事业的发展。因此,目前各地购置大型医疗设备时,在考虑设备价格的同时也要考虑到设备的性能,使大型医疗设备的整体质量较以前有一定的提高。

2）各地及国家大型医疗设备配置标准正逐步出台，使得今后大型医疗设备的配置有据可依，资源配置更趋于合理化。研究表明，我国大型医疗设备的配置不能完全靠市场来调控，政府必须进行适当的干预，才能纠正市场失灵。自 1995 年卫生部颁布关于大型医疗设备管理的第 43 号部令开始，我国也开始尝试从宏观上控制各省（自治区、直辖市）配置的数量，并且制定了 2000 年 CT、MRI 等设备的配置标准。自标准颁布以来，对设备的无序配置起到了规范和引导作用。但随着时间的推移，我国亟须制定更符合现实需要的设备配置新标准。因此，建立大型医疗设备配置标准成为今后卫生研究的一个方向。目前，各地结合区域卫生规划、区域人口、社会经济发展、居民健康状况、卫生服务利用等指标的综合分析，尝试制定大型医疗设备配置标准。但是，大型医疗设备在配置布局方面仍然是需要进一步探讨的问题。布局要符合区域卫生规划的精神，从而使得大型医疗设备资源配置的公平性进一步提高，实现资源的优化配置，解决设备资源配置公平性差的问题。

（5）卫生经费资源配置现状分析。根据国家卫生健康委卫生发展研究中心的 2020 中国卫生总费用研究报告，2019 年全国卫生总费用达 65 841.39 亿元，其中政府卫生支出 18 016.95 亿元（占 27.36%）、社会卫生支出 29 150.57 亿元（占 44.27%）、个人卫生支出 18 673.87 亿元（占 28.36%）。人均卫生总费用 4 237 元，卫生总费用占 GDP 百分比为 6.67%。1990 年以来，我国卫生总费用保持连续增长的势头，2010 年达到 19 980 亿元，比 1990 年增加 26.73 倍。其中 1996—2003 年增长速度最快，这与当时国民经济过热的宏观经济背景是相关的。自 2009 年我国开始实行新的医疗卫生体制改革，2009—2019 年间卫生总费用年增长率均在 10% 以上，均超过当年国内生产总值的年增长率。

卫生总费用占国内生产总值的比例（THE/GDP）反映一定时期、一定经济水平下，国家对卫生事业的资金投入力度以及国家对卫生工作和居民健康的重视程度，可用来衡量卫生发展与国民经济增长的适应性。我国卫生总费用占 GDP 的比例呈"T"形，1990—1992 年基本徘徊在 4.0% 左右，1993—1994 年呈下降趋势，1997 年后开始回升，到 2011 年卫生总费用占了 GDP 的 4.99%，这种波动性也是国民经济政策调整和卫生事业发展的结果，但 2011—2019 年的卫生总费用占 GDP 的比例急剧提高，2019 已达到 6.67%。弹性系数在 1.33～1.67 左右。

根据筹资来源法的测算体系，卫生总费用由政府预算卫生支出、社会卫生支出、居民个人卫生支出三大部分构成。总结和分析 2011—2019 年以来我国卫生总费用筹资结构的变化趋势，整体上呈现两降一升的局面：政府预算卫生支出所占百分比与个人现金卫生支出所占百分比呈现明显下降趋势。前者即行政事业单位、企业、乡村集体经济、卫生部门预算外基本建设支付的卫生费用所占比例从 2011 年的 30.66% 降到 2018 年的 27.74%，后者即居民个人卫生支出所占比例从 2011 年的 34.77% 下降到 2019 年的 28.36%。相反，社会卫生支出，包括社会医疗保障经费，从 2011 年的 34.57%，增长到 2019 年的 44.27%。这些变化一方面说明我国的卫生筹资是由公共和私人部门多渠道的筹资格局，符合医药费分担的原则，其中居民个人支出费用比例不断减少与职工基本医疗保险制度和城乡居民医疗保险制度广覆盖有关，减轻居民个人卫生费用负担。与此同时，政府的卫生支出占财政支出的比重，由 2011 年的 6.83% 增加到 2019 年的 7.54%。与政府投入增加和政府卫生支出相对比例的减少也有关。

10.3 卫生资源配置评价

10.3.1 卫生资源配置层次与指标

这几类卫生资源的配置层次范围主要包括宏观总量配置、中观分布配置和微观结构配置。

（1）卫生机构资源配置层次与指标

根据资源配置层次划分，卫生机构资源配置指标如下。

1）卫生机构资源总量指标：

A. 总系统指标：卫生机构资源总量指标指我国医疗卫生总系统内机构总量指标，包括卫生机构总数、医疗卫生机构总数、社区卫生机构总数、公共卫生机构总数以及农村医疗卫生机构总数等。

B. 分系统指标：卫生机构分系统总量指标指的是我国医疗卫生服务系统、社区卫生服务系统、公共卫生服务系统、农村医疗卫生服务系统中各类医疗卫生机构总数指标，包括各类医院总数、社区卫生服务中心总数、卫生防疫站总数、农村卫生院总数等。

2）卫生机构资源分布指标指的是我国医疗卫生系统内机构的分布情况，即医疗卫生机构、社区卫生机构、公共卫生机构、农村医疗卫生机构的分布，包括人口密度和空间密度等。

3）卫生机构资源结构指标按照各分系统分为各类卫生机构比例、医院占总卫生机构比例；社区卫生机构占总卫生机构比例、各级社区卫生机构总比例；公共卫生机构占总卫生机构比例、各级公共卫生机构总比例；农村卫生机构占总卫生机构比例、各级农村卫生机构总比例等。

（2）卫生床位资源配置层次与指标

根据资源配置层次划分，卫生床位资源配置指标如下。

1）卫生床位资源总量指标：

A. 总系统指标。卫生床位资源总量指标是指我国医疗卫生总系统内床位资源总量指标。包括卫生床位总数、每千人口卫生床位数、医疗卫生床位总数、每千人口医疗卫生床位数、社区卫生床位总数、每千人口社区卫生床位数以及农村卫生床位总数、每千人口农村卫生床位数等。

B. 分系统指标。卫生床位分系统总量指标指的是我国城市医疗卫生服务系统、社区卫生服系统、公共卫生服务系统、农村卫生服务系统中各类卫生床位总数指标。包括各类医院床位总数、社区卫生床位总数和农村卫生院床位总数等。

2）卫生床位资源分布指标指的是我国医疗卫生系统内卫生床位的分布情况，即医疗卫生机构、社区卫生机构、农村卫生机构内床位的分布情况。

3）卫生床位资源结构指标按照各分系统分为各类卫生床位比例、医院床位占总卫生床位比例；社区卫生床位占总卫生床位比例、各级社区卫生床位总比例；农村卫生床位占总卫生床位比例、各级农村卫生床位总比例等。

（3）卫生人力资源配置层次与指标

根据资源配置层次划分，卫生人力资源配置指标如下。

1）卫生人力资源总量指标。指全国或各区域全部医生、护理人员、药剂人员、检验人员、管理人员和工勤人员等的绝对数量。这类指标可以反映卫生技术人员的现存数量，通常与同一区域人口数的增长速度结合使用，反映卫生人力资源及卫生事业的发展状况。

A. 总系统指标。医疗设备资源总量指标是指我国医疗卫生总系统内卫生人力总量指标，包括卫生人力总数、医疗卫生机构人力总数、社区卫生机构人力总数、公共卫生机构人力总数以及农村卫生机构人力总数等。

B. 分系统指标。医疗设备资源分系统总量是指的是我国医疗卫生服务系统、社区卫生服务系统、公共卫生服务系统、农村医疗卫生服务系统中各类卫生人力总数指标。它包括各类医院卫生人力总数、社区卫生服务中心卫生人力总数、卫生防疫站卫生人力总数、农村卫生院卫生人力总数等。

2）卫生人力资源分布指标。指的是我国医疗卫生系统内卫生人力的分布情况，即医疗卫生机构、社区卫生机构、公共卫生机构、农村医疗卫生机构内人力资源的分布情况。它包括人口密度和空间密度等指标。

（4）卫生人力资源结构指标。按照各分系统分为：各类卫生人力比例、医院卫生人力占总卫生人力比例；社区卫生人力占总卫生人力比例、各级社区卫生机构人力总比例；公共卫生人力占总卫生人力比例、各级公共卫生机构人力总比例；农村卫生机构人力占总卫生机构人力比例、各级农村卫生机构人力总比例等。其中，医生和护士的比例较为常用。其他主要的还有床工比、专业比、职称比等。

（5）医疗设备资源配置层次与指标

根据资源配置层次划分，医疗设备资源配置指标如下。

1）医疗设备资源总量指标：

A. 总系统指标。医疗设备资源总量指标是指我国医疗卫生总系统内医疗设备资源总量指标，包括医疗设备总数、每千人口医疗设备数、医疗卫生机构医疗设备总数、每千人口医疗卫生机构医疗设备数、社区卫生机构医疗设备总数、每千人口社区卫生机构医疗设备数以及农村卫生机构医疗设备总数、每千人口农村卫生机构医疗设备数等。

B. 分系统指标。医疗设备资源分系统总量指标是指我国医疗卫生服务系统、社区卫生服务系统、公共卫生服务系统、农村医疗卫生服务系统中各种医疗设备总数指标，包括各类医院医疗设备总数、社区卫生服务中心医疗设备总数、农村卫生院医疗设备总数等。

2）医疗设备资源分布指标。指的是我国医疗卫生系统内医疗设备的分布情况，即医疗卫生机构、社区卫生机构、公共卫生机构、农村卫生机构内人力资源的分布情况，包括人口密度和空间密度等指标。

3）医疗设备资源结构指标。按照各分系统分为各类医疗设备比例、医院医疗设备占总医疗设备比例；社区医疗设备占总医疗设备比例、各级社区医疗设备总比例；农村医疗设备占总医疗设备比例、各级农村医疗设备总比例等。

（6）卫生经费资源配置层次与指标

根据资源配置层次划分,卫生经费资源配置指标如下。

1）卫生经费资源总量指标:

A. 总系统指标。卫生经费资源总系统总量指标是指我国医疗卫生总系统内经费总量指标。它包括卫生经费总额、医疗卫生经费总额、社区卫生经费总额、公共卫生经费总额以及农村卫生经费总额等。

B. 分系统指标。卫生经费分系统总量指标是指我国医疗卫生服务系统、社区卫生服务系统、公共卫生服务系统、农村卫生服务系统中各类卫生经费总额指标。它包括各类医院经费总额、社区卫生服务中心经费总额、卫生防疫站经费总额、农村卫生院经费总额等。

2）卫生经费资源分布指标。指的是我国医疗卫生系统内卫生经费的分布情况,即医疗卫生机构、社区卫生机构、公共卫生机构、农村卫生机构内卫生经费资源的分布情况。

3）卫生经费资源结构指标。按照各分系统分为各类卫生经费比例、医院经费占总卫生经费比例;社区卫生经费占总卫生经费比例、各级社区卫生经费总比例;公共卫生经费占总卫生经费比例、各级公共卫生总比例;农村卫生经费占总卫生经费比例、各级农村卫生经费总比例等。

4）其他指标。卫生经费资源指标按不同口径还可以分为筹资指标、流向指标、消耗指标等。其中筹资指标包括卫生总费用、人均卫生总费用、卫生总费用占国内生产总值百分比、卫生总费用构成等;流向指标包括卫生总费用中卫生机构经费比例、公共卫生服务机构经费比例、政府卫生支出与公共卫生服务提供机构费用比值等;消耗指标包括医疗消耗占公共卫生消耗、门诊消耗、住院消耗、药品消耗等各类消耗的比例、人均疾病控制费用和人均妇幼卫生费用等。

10.3.2 卫生资源配置评价方法

（1）系统效率评价方法

1）系统效率。系统效率测算模型采用帕累托最优原理与数据包络分析方法、前沿成本模型法。

数据包络分析方法是由 Charnes 等在 1978 年提出的一种运用线性规划来测量决策单元(decision-making units, DMU)相对效率的方法。该方法的主要特点是:可直接使用不同计量单位的指标;不必事先预定指标间的函数关系;能对决策单元排序,直接显示未达到 100% 有效的各指标的多余量(松弛变量);提供具体的管理信息。目前,该方法已被广泛应用于各类卫生服务的投入产出相对效率分析。依据帕累托最优原理,采用最佳社会福利判断标准 Pareto-Koopnass 效率定义数据包络分析效率。通过投入产出分析来判断系统效率:①投入判断标准,如果减少某种生产要素而不增加任何其他生产要素,仍不会减低目前的产出水平,则该决策单元是低效的;②产出判断标准,如果能增加任一产出而不减少其他产出,并可以不增加投入,则该决策单元是低效的。只有上述两个标准均被拒绝,则该决策单元才是完全有效的。

2）配置效率。配置效率的评价采用数据包络分析方法。运用数据包络分析方法对医院的效率进行测算,涉及确定目标、确定比较对象、收集投入-产出指标及数据、筛选投入-产出指标、选择 DEA 模型、分析结果等几个步骤。具体案例见表 10-4~10-7。

DEA 评价方法包括多种模型,其中最经典的模型是假设规模收益不变的 CCR 模型和规模收益可变的 BCC 模型。Chimes、Cooper 和 Rhodes 将 Farl 所提出的技术效率由单一产出扩充为多种产出,可衡量各决策单位的总效率(overall efficiency, OE),该模型称为 CCR 模型（或 C^2R 模型）;而 Banker、Charnes 和 Cooper 则进一步将 CCR 模型中的规模收益固定假设放宽,改成变动规模收益的假设,将无效率的原因分成技术的无效率或者营运规模不当,并引用 Shephard 的距离函数(distance function)观念导出 BCC 模型（或称为 BC 模型）,可衡量各决策单位的技术效率,即把 CCR 的总效率细分为技术效率(technical efficiency, TE)和规模效率(scale efficiency, SE),同时也放宽 CCR 模式规模收益固定的前提假设,即各决策单位的规模收益可能为递增、递减或固定。DEA 方法中除了上面讲到的两个基本模型之外,还有体现决策偏好的锥比率的 CWH 模型,以及结合柯布-道格拉斯(Cobb-Douglass)函数的 CD 型 DEA 模型等多种模型,在卫生机构的相对效率评价中多用 CCR 模型和 BCC 模型。就有效性而言,CCR 模型是同时针对规模有效性和技术有效性而言的"总体"有效性,而 BCC 模型则是只能评价技术有效性。此外,CCR 模型的生产可能集为闭锥形,并且是建立在规模收益不变的假设下,而 BCC 模型则反映了规模收益可变的情况,对应的生产可能集为凸性。因此通常将这两种方法结合起来,不仅可以评价卫生机构的技术有效性,而且还能判断其规模收益情况。通过它们能够得出各项投入、产出指标的理想值（投影值），进而计算出卫生机构在各方面的实际投入量、产出量与理想的投入量、产出量之间的差距。总的来说，这两个模型基本满足了卫生机构效率评价的需要。

A. CCR 模型主要用来测度决策单元配置的总体效率，它通过建立一个带有非阿基米德无穷小（non-Archimedes infinitesimal）评价第 I_0 个决策单元相对有效的模型进行。设某个 DMU 在项生产活动中的输入向量为 $X = (X_1, X_2, \cdots, X_m)^T$，输出向量为 $Y = (Y_1, Y_2, \cdots, Y_s)^T$。每个 DMU 有 m 种类型的投入 X_j 和 s 种类型的产出 Y_j。现设有 n 个 $DMU_j (1 \leqslant j \leqslant n)$，$DMU_j$ 对应的输入输出向量分别为 $X = (X_{1j}, X_{2j}, \cdots, X_{mj})^T > 0$ 和 $Y = (Y_{1j}, Y_{2j}, \cdots, Y_{sj})^T > 1, j = 0, 1, 2 \cdots n$。对第 j 个 DMU 进行评价的 CCR 模型为：

$$\begin{cases} \min[\theta - \varepsilon(e^{\wedge T}s^- + e^T s^+)] \\ s.t. \sum_{j=0}^n \lambda_j X_j + s^- = \theta_c X_{j0} \\ \sum_{j=0}^n \lambda_j X_j - s^+ = Y_{j0} \\ \lambda_j \geqslant 0, j = 1, 2, \cdots, n \\ s^- \geqslant 1, s^+ \geqslant 0 \end{cases}$$ （公式 10 - 1）

在该模型中，各个符号的含义分别为：θ 为评价单元的相对效率值；ε 为非阿基米得无穷小量；s^+、s^- 为松弛变量，即投入冗余与产出不足；λ_j 为决策单元的权重。

B. BCC 模型。考虑到非 DEA 有效的 DMU 除了可能是纯技术无效外，还有可能于自身的规模问题。为单纯评价决策单元技术效率是否最佳，引入 $\sum_{j=0}^n \lambda_j = 1$，即在假定规模收益不变的情况下，考察纯技术效率和规模效率。可得到 BCC 模型为：

$$\begin{cases} \min[\theta - \varepsilon(e^{\wedge T}s^- + e^T s^+)] \\ s.t. \sum_{j=0}^n \lambda_j X_j + s^- \leqslant \theta_c X_{j0} \\ \sum_{j=0}^n \lambda_j X_j - s^+ \geqslant Y_{j0} \\ \lambda_j \geqslant 0, j = 1, 2, \cdots, n \\ s^- \geqslant 1, s^+ \geqslant 0 \\ \sum_{j=0}^n \lambda_j = 1 \end{cases}$$ （公式 10 - 2）

BCC 模型引进 Shephard 距离函数的概念，把 CCR 模型的总体效率分解成纯技术效率（pure technology efficiency，PTE）和规模效率（scale efficiency，SE）。也就是说，在该模型中"有效性"的经济含义有 3 种：①技术效率（technical efficiency，TE）指在现有资源投入的前提下，产出已经达到最大，即决策单元已经位于生产可能性曲线上；②纯技术有效反映 DMU 在一定（最优规模时）投入要素的生产效率，是组织由于管理和技术等因素影响的生产效率，纯技术效率为 1 说明决策单元在现有技术水平下处于最优生产状态；规模有效反映的是实际规模与最优生产规模的差距，指决策单元处于规模或收益不变的最优状态，即当各资源投入同时增加 K 倍，相应地产出也增加 K 倍。一般来说，总体效率＝纯技术效率×规模效率。模型中 θ 的取值为 $0 \sim 1$，θ 越大表示投入产出相对越有效率。当 $\theta = 1$ 时，表明该 DMU 处于生产前沿面上，处于技术和规模都有效的状态；当 $\theta < 1$ 时，说明该 DMU 为 DEA 无效，表明相对于其他有效的 DMU 来说，该机构的投入过多或者产出过少。s^+、s^- 意味着在投入产出中，可以进行调整的大小。

上述模型不需要首先设定医院的生产函数和无效率项的分布假设，而是使用数据包络分析方法构建出最佳前沿面，将决策单元同最佳决策单元相比较，计算出每个单元的效率值。CCR 模型测定的是医院的总体技术效率，即在给定投入情况下医院获取最大产出的能力，但 CCR 模型无法说明无效率是由于技术无效率还是规模无效率。因此需要利用 BCC 模型将技术效率进一步分解为纯技术效率（PTE）与规模效率，并获得医院规模报酬情况。

3）技术效率。采用随机前沿成本模型（stochastic frontier cost model，frontier 模型）对卫生资源配置技术效率进行评价，以一组组合误差模型测量实际生产成本与"前沿"成本的距离，即低效率损失，目前被认为是"多目标投入产出机构（multiple-input and multiple-output）"技术效率测量的最佳方法。成本前沿指在一定的产出下，每个机构所能达到的最小可能的成本。采用总支出估计总成本。估计总成本要求三个基本类型的解释变量，即产出量、投入要素价格和产出特征。理论模型为：

$$\ln C - \ln C(Y \cdot W \cdot X) + v + u$$ （公式 10 - 3）

式中：C 为总成本；Y 为产出向量；W 为投入要素价格；X 为供方产出特征；$Y \cdot W \cdot X$ 为函数关系；$v+u$ 为误差项；v 为通常的随机误差；$u \geqslant 0$ 为低效率残差。

（2）公平性评价方法

1）采用洛伦兹曲线和基尼系数方法测量医疗人力或床位的人口及地理分布公平性。基尼系数是国际上用来衡量社会某种收入分配不公平程度的统计分析指标。目前已被国内外许多学者用于机构、床位、人力以及设备的分布公平性研究。其数学模型是：

$$Y = f(X) \qquad (公式 10-4)$$

式中：X 表示财富不高于某一水平的人口占总人口的比例；Y 表示不高于某一水平的人口财富之和占总财富的比例；Y 和 X 的最大值都是 100。

洛伦兹曲线的整个图形为一等腰直角三角形，在三角形底线上，$X = Y$，表示社会成员的财富分配是相等的，该线称为"绝对公平线"，而两直角边折线表示社会财富都集中在一个人手里，称为"绝对不公平线"，而财富分配就介于这两个极端值之间。绘制洛伦兹曲线，可将不同地区拥有的财富的百分比从小到大排列，人口的百分比对应关系不变，分别进行累计，根据累计百分数在等腰直角三角形内绘制的曲线即为洛伦兹曲线。在卫生资源配置评价中，以地区规模相似的数个地区为测量单位，通过计算各所属地区的卫生技术人员与床位、人口与面积的累计百分比，用人口或面积累计百分比所占上述资源的份额为纵轴，绘制出类资源分布的洛伦兹曲线，并计算各类资源基尼系数。

2）健康差别指数。健康公平性的评价还可用健康差别指数（index of dissimilarity，ID）对健康的分布进行测量。其基本计算公式为：

$$ID = \frac{1}{2}[s_{jp} - s_{jh}] \qquad (公式 10-5)$$

式中：ID 为差别指数；s_{jp} 为某个社会经济特征第 j 个水平的人口比重；s_{jh} 为社会经济特征第 j 个水平人群的患病（健康）比重。

因此，ID 表示某个社会经济特征不同水平人群的健康公平程度，同一水平的人口比重与患病（健康）比重越接近，ID 越小，健康分布的公平程度也越高；反之，则公平性较低。ID 可以用小数表示，也可用百分数表示。

3）泰尔系数（Theil index）。传统上研究公平性

的方法较多，较常用的基尼系数和洛伦兹曲线等，但描绘洛伦兹曲线或计算基尼系数往往存在不确定性、不全面性和有不可比情况等缺点。因此，使用时往往会受到一定限制。泰尔系数是 1976 年由 Theil 提出的，从信息量与熵的概念来考察不公平性和差异性，将总体不公平性分解为各部分间差异性和各部分内部差异性。泰尔系数在分析和分解不平等性方面有广泛的应用。利用泰尔系数分析卫生资源配置公平性的步骤如下所述。

A. 计算不平等性指数。设 A 代表各区域，t_i 与 g_i 分别表示第 i 地点的医院床位数和人口总数，T_i 与 G_i 分别代表第 i 地点的医院床位数、人口数占全国总数的比例：

$$T_A = \sum_A T_i \qquad (公式 10-6)$$

$$G_A = \sum_A G_i \qquad (公式 10-7)$$

式中：T_A 为 A 区域医院床位数占全国医院床位总数的比例；G_A 为 A 区域人口数占全国人口总数的比例；$\sum_A T_i$ 为对该区域所辖地点的医院床位比例的求和；$\sum_A G_i$ 为对该区域所辖地点的人口比例的求和。

则 A 区域医院床位分布的不平等性指数为：

$$I_A = \sum_A g_{Ai} \log\left(\frac{W_A}{W_i}\right) \qquad (公式 10-8)$$

式中：g_{Ai} 为第 i 地点人口数占 A 区域人口总数的比例（$g_{Ai} = G_i/G_A$）；W_A 和 W_i 分别表示 A 区域和 i 地点的床位与人口的比例。

B. 计算区域间的不等性指数公式为：

$$I_L = G_A \log\left(\frac{G_A}{T_i}\right) + G_B \log\left(\frac{G_B}{T_B}\right) + \cdots$$
$$+ G_N \log\left(\frac{G_N}{T_N}\right) \qquad (公式 10-9)$$

C. 计算总的不平等性指数。以 I_B、I_C 分别代表 B 区域和 C 区域的医院床位分布不平等指数，I_N 代表 N 区域的医院床位分布不平等性指数。若以各区域的人口数为权数计算，可得各区域间不平等性指数为：

$$I = I_L + G_A I_A + G_B I_B + G_C I_C + \cdots$$
$$+ G_N I_N \qquad (公式 10-10)$$

D. 计算各部分差异对总差异的贡献率。计算各部分差异对总差异的比例，可计算出各部分差异

对总差异的贡献率其数值大小反映了该因素对总差异的影响程度,其公式为:

A 区域内差异 D_A,$D_A = G_A I_A / I$

(公式 10-11)

各区域内差异 D_L,$D_L = I_L / I$

(公式 10-12)

基尼系数对中等水平以上的变化特别敏感,而泰尔系数则对上层水平的变化很敏感。同时,泰尔系数可以很好地反映地区内部和地区间的差异,而基尼系数只能反映总体的差异程度,无法分清地区内部和地区间的差异。

10.3.3 卫生机构资源适度规模配置评价

(1)卫生机构资源适度规模资源配置内容

1)适度规模概念界定。卫生机构适度规模(proper scale of health institution resource allocation)是指卫生机构的规模符合政策规定,与医疗卫生服务需求相适应,与当地医疗市场需求相适应,与医疗服务的投入要素相适应。卫生机构适度规模既受医院外部因素,如国家卫生及相关政策、地区经济水平(如人均 GDP)、社会文化因素、人口构成及健康状况、医疗服务竞争等因素影响,同时又受组织管理、人员管理、医疗和科研技术水平、财务状况、医疗服务效率等因素影响。对于医院而言,适度规模则意味着实现规模经济,处于规模报酬不变的状态,与承担任务相适应,与医疗资源配置相协调,与社会需求相适应保证突出特色。

2)配置方法与指标。卫生机构适度规模特别是医院的适度规模是当前卫生管理学界的研究热点之一。国内外众多学者运用不同的研究方法对于医院规模经济和适度规模进行了理论与实证方面的大量研究。衡量和评价卫生机构,尤其是医院的规模,通常是将床位数量作为指标,原因在于床位作为治疗患者的一种设施,必须与一定数量的其他资源如卫生技术人员、医疗卫生设备等结合在一起。由于研究对象的具体情况以及所采用方法的不同,在适度规模的测量上所获得结果也有较大的区别。因此,无法用一个统一的标准来衡量展开多少张床位是卫生机构的适度规模,必须立足于各所医院自身发展战略与所处市场的竞争情况,确定自身发展的最优规模。

在方法上,包括直接比较不同规模医院的实际成本、比较不同规模医院的资产报酬率、建立生产函数或成本函数、运用统计学中的相关回归分析、采用随机前沿分析(SFA)、数据包络分析法(DEA)、适存分析法等。

3)适度规模影响因素。卫生机构有效规模主要受卫生机构内部规模扩张模式、管理能力和技术水平等因素影响,也受外部医疗市场规模大小的制约。对于医院而言,适度规模的确定主要应从市场、医疗技术、管理水平等方面考虑。具体包括以下影响因素。

A. 外部影响因素:

a. 国家卫生及相关政策:主要包括卫生服务体系改革,以及相关政策、区域卫生规划导向和医院床位设置标准等。

b. 地区经济水平(如人均 GDP):经济水平在一定程度上了决定了当地的卫生资源拥有量。

c. 社会文化因素:社会文化和生活方式对医院经营的影响越来越大。

d. 人口构成及健康状况:人口构成及健康状况直接决定了人群对医院服务利用的需求量。

e. 医疗服务竞争因素:医疗市场需求、竞争对手数量、潜在的竞争因素等,将给医院发展带来竞争与挑战。

B. 内部影响因素:

a. 组织管理:卫生机构规模不断扩大和服务领域的拓展将使医院在组织机构管理、原料物流管理、医疗市场竞争等方面面临更大的挑战。

b. 人员管理:医疗技术人员是卫生机构发展的核心。人力资源的开发对于卫生机构规模扩张的影响非常重要。

c. 医疗和科研技术水平:医疗技术和设备等资源是卫生机构发展的基础支撑条件。有研究表明,教学和科研相结合的医院的床位规模一般处于规模收益递增的水平。

d. 财务状况:卫生机构不仅是技术密集型组织,也是资本密集型单位,融资能力和财务抗风险能力也是医院规模的限制性因素。

e. 医疗服务效率:包括医院门急诊量、住院人次和平均住院日等。

(2)卫生机构资源适度规模资源配置分析

1)国内卫生机构规模不断扩张。在我国 20 多年的医疗制度改革进程之中,在 2001 年之前各界对于医院的规模扩大主要持赞成态度,认为医院规模是医院技术实力和市场实力的象征,是一个城市和地区医疗技术水平高低的标志,医院规模的扩大有利于提升医疗服务体系的整体水平,有利于改善医疗服务结构,医院规模发展是一个城市和地区卫生工作的重点。我国床位总规模近年来一直呈现增长的趋势。

1990—2010 年,大规模医院的数量快速增长,其中 500 张以上床位数的医院增幅较大,增长幅度均超过 100%,表明医院规模扩张主要集中在大、中城市。

但是到了 2004 年之后,随着医院规模的不断扩张,也出现了一系列弊端:一是医院内部出现的问题,如患者医疗安全、服务质量、管理成本升高、医院人员流动性增加等;二是医院外部即医疗服务体系出现的问题,集中表现在卫生资源配置失衡,本应呈现"正三角"形配置的医疗资源呈现出"倒三角"形配置,城市大型医院规模持续扩张,而基层卫生机构生存艰难,发展乏力,医疗费用居高不下,医疗服务的可及性和公平性受到极大损害。说明医院规模扩张对于解决卫生资源短缺和卫生服务供给不足具有一定的积极意义。但并没有真正解决看病难现象,我国医院发展的现状依然是"规模扩张"与"看病难"并存。针对上述问题,我国卫生部门从 2004 年开始多次出台了各种规定,以控制医院特别是城市大医院规模持续扩张。

2) 国外卫生机构规模持续下降。美国医疗资源配置主要依据医疗需要许可证。1964 年,纽约成为美国第一个制定一项法规,赋予州政府权力以确定是否有必要兴建一所新的医院或疗养院。截止到 2009 年,美国 50 个州中的 36 个已经制定了相应法规。设置这样一个法律程序的目的是使州政府降低医疗成本,设立许可证制度的前提假设是医疗设施的过度投资将直接导致医疗卫生需求价格的膨胀。如果医院不能充分使用现有的床位,空床的固定成本必然通过较高的医疗收费来弥补,大的卫生机构有更大的成本,所以许可证制度的支持者认为限制卫生设施满足现有实际需要的设置容量是有必要的。事实上,美国从 1968 年在全国推广医疗需要许可证制度以来,其意愿规模呈逐年缩小状态。

20 世纪 70 年代,英国卫生部成立了资源分配工作小组(Resource Allocation Working Party, RAWP),主要任务是改进卫生资源的分配方式,促进具有相同健康风险的人享有相同的机会得到医疗照顾,纠正过去参照历史花费进行分配模式所导致的低公平性和低效率问题。该小组建议依据两个标准来分配医疗资源:一是医疗需要,二是服务成本。在资源配置上要同时考虑医疗需要的差异和提供服务成本的差异。由于英国采用了科学的计算方法,计算出医疗费用的基数,在此基础上进行调整,因此,虽然该国的人口数在近几年来略有增长,但总的床位数也呈递减状态,由 2000 年的 241 170 张降低到 2007 年的 207 699 张,医院规模也呈逐年缩小状态。

德国医疗体系一般由社区服务级、跨社区服务级、中心服务级和最高服务级 4 个层次组成。社区服务级提供基本医疗服务,病床一般为 80~250 张,服务人口 4 万~6 万人。跨社区服务级除了社区服务中基本医疗和某些专科外,还提供特殊的专科和医疗技术服务,病床数一般为 250~600 张,服务人口 6 万~10 万人。中心服务级是指综合医院和专科医院、配备相应的专科医生和医疗技术科室,病床数一般为 600~1 100 张,服务人口为 20 万~60 万人。最高服务级医院提供一些特殊技术科室的诊断与治疗,医疗水平必须达到现代医学水平的要求,病床数一般超过 1 100 张,服务人口 150 万~200 万人。通过各级医院功能的划分和卫生资源的配置,德国有效控制了床位的规模,在最近 20 年的时间里医院床位规模呈不断下降的趋势。

3) 卫生机构利用效率情况。卫生机构特别是城市大型医院规模的盲目扩大导致卫生机构资源配置的失衡,卫生服务供给与需求之间出现不匹配现象,机构利用效率不高。有报告研究指出,医院床位闲置率在 10%~20%,而城市、乡镇卫生院的闲置率分别在 27% 和 17%。病床使用率在 21 世纪后逐渐降低,2015 年医院床位使用率为 85.4%,2020 年已降低到 72.3%。

(3) 卫生机构资源适度规模资源配置评价

1) 评价方法与指标。本案例选取某区域 8 所二级甲等医院作为研究对象,评价方法采用基于产出 DEA 模型进行规模收益分析及投影分析,即强调在给定的投入下,看产出是否达到最大化。评价指标选取了卫生人员数、医疗设备总值、展开床位数三项作为投入指标,门诊人数、治愈好转人数和毛收入作为产出指标。所选择的投入和产出指标意义如下:①卫生人员数,作为医院人力资源投入的绝对指标;②医疗设备总值,作为医院物质资源投入的绝对指标;③展开床位数,作为医院规模物质资源投入的绝对指标;④门诊人数,作为医院服务效率的绝对产出指标;⑤治愈好转人数,作为医院医疗服务质量的绝对产出指标;⑥毛收入,作为医院经营状况的绝对产出指标。

2）DEA 分析评估。案例数据如表 10-4 和表 10-5 所示。

表 10-4 某区域二甲医院 DEA 投入指标情况

医院	医院人员数（人）	展开床位数（张）	医疗设备总值（万元）
H1	221	216	1 408.60
H2	367	360	6 201.98
H3	305	302	3 209.46
H4	282	280	4 325.57
H5	505	500	9 880.21
H6	213	200	2 996.23
H7	205	200	2 569.37
H8	228	220	1 967.31

表 10-5 某区域二甲医院 DEA 产出指标情况

医院	门诊人数（人）	治愈好转人数（人次）	毛收入（万元）
H1	37 606	1 846	1113.00
H2	63 279	6 364	3 506.17
H3	108 259	8 691	8 535.65
H4	78 452	4 807	2 804.23
H5	210 260	14 082	12 168.26
H6	32 377	5 076	2 231.31
H7	64 457	4 509	1 449.48
H8	36 966	4 121	2 023.28

首先运用 CCR 模型进行测算，评价结果如表 10-6 所示。

表 10-6 某区域二甲医院总体效率评价情况

FIRM 医院	CRSTE 总体效率
H1	0.791
H2	0.614
H3	1.000
H4	0.718
H5	1.000
H6	0.882
H7	0.863
H8	0.774
平均值	0.830

注：CRESTE 是总体效率（规模报酬不变模型下的技术效率）。

从评价结果可以得出，8 所二级甲等医院中，总体有效（总体效率值＝1）的机构有 2 所（H3、H5 医

院），占参与评价医院的 25%。反映这两所医院的资源得到了较充分的利用，达到了技术上与规模上的最佳产出值。其余 6 家医院的总体效率值小于 1，占参与评价医院的 75%。说明这 6 家医院投入、产出尚未达到最理想的状态。8 家医院的平均效率值为 0.830，说明存在 0.170 的低效率损失。其中，效率得分在 0.8～1.0 的有 2 个，占 25%；得分在 0.6～0.8 的有 4 个，占 50%。总的来看，某区域二级甲等医院的总体效率较高，但不同医院之间存在的差距也较为明显。值得一提的是，本次评价的结果只能代表上述 8 所医院相互比较的情况下，H3 和 H5 两所医院处于效率相对最优的状态，并不是绝对最优状态，随着环境的变化及技术水平的提高，它们的相对优势可能会发生改变，因此这两所医院同样需要不断提高管理质量和技术水平，继续保持良好的配置效率。

3）医院适度规模情况。在 CCR 模型的基础上，进一步运用 BCC 模型进行测算，可获得各所医院的纯技术效率与规模效率情况。其中，纯技术效率反映的是各决策单元在规模收益可变的假设前提下总体投入产出相对效率，即在现有的规模情况下，各项投入均得到充分利用，称为"单纯技术有效"；规模效率测量的是规模收益不变与规模收益可变状态下生产前沿面之间的效率差异，即由于不能在规模收益不变状态下生产而造成的无效程度，反映各医院是否可通过改变他们的规模来提高生产能力的指标。在 DEAP2.1 软件中将软件运行参数调整为 VRS（规模收益可变），评价结果如表 10-7 所示。

表 10-7 某区域二甲医院纯技术效率与规模效率情况

医院	VRSTE 纯技术效率	SCALE 规模效率	规模收益情况
H1	1.000	0.791	规模收益递增
H2	0.620	0.991	规模收益递减
H3	1.000	1.000	规模收益不变
H4	0.772	0.929	规模收益递增
H5	1.000	1.000	规模收益不变
H6	1.000	0.882	规模收益递增
H7	1.000	0.863	规模收益递增
H8	1.000	0.774	规模收益递增
平均值	0.924	0.904	

注：VRSTE 是纯技术效率（规模报酬可变的技术效率），SCALE 是考虑规模收益时的规模效率。

A. 医院纯技术效率较高。纯技术效率反映的是各决策单元在规模收益可变的假设前提下的总体投

入产出相对效率,即在现有的规模情况下,各项投入均得到充分的利用,称之为"纯技术有效"。纯技术效率通常包括"运营管理学"的几乎全部内容,例如技术动作是否规范(可理解为由"Taylor 制"的动作时间研究和工业工程方法确定),服务流程的安排是否合理,护理工作台与病房、科室与科室之间的布局是否合理,病房大楼的建筑设计是否符合医疗工作的特点并有利于防范患者之间的交叉感染等。在参与评价的 8 所医院中,医院纯技术效率平均值为 0.904(表 10 - 7)。其中纯技术有效的医院有 6 家,占全部评价医院的 75%;纯技术效率得分在 0.6~0.8 的有 2 个,占 25%。从整体上看,参加评价的医院中,达到纯技术有效的医院较多,这表明在现有规模下,参评的大部分医院能够做到资源的有效利用。但对于未到达纯技术有效的两所医院来说,还需要改进管理水平,提高现有资源的利用效率,从而提高服务水平。

B. 医院规模效率较低,当床位为 300~500 张时规模较为适宜。规模效率测量的是规模收益不变与可变规模收益状态下生产前沿之间的效率差异,即由于不能在规模收益不变状态下生产而造成的无效程度。规模效率反映各医院是否可以通过改变它们的规模来提高生产能力的指标,如果不能通过改变其运作规模而变得更有生产能力,就说明医院处于规模收益不变的状态,规模效率值为 1,按照规模经济的界定即处于生产规模有效状态。相反地,若规模效率值小于 1,则说明该决策单元处于规模收益递增或规模收益递减的发展阶段,还需要进一步扩大或缩小规模以达到规模经济的状态。将以医院展开床位为自变量 X,规模效率值为自变量 Y,作散点图,结果如图 10 - 2 所示:

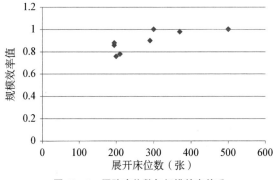

图 10 - 2　医院床位数与规模效率关系

根据图 10 - 2 可以初步推断,该区域二级甲等医院展开床位为 300~500 张时,规模效率较高。而医

院规模收益情况有 3 种:规模收益不变是指机构相对规模恰当(规模效率=1);规模收益递减指该机构相对规模偏大,应缩小规模,减少投入;规模收益递增指该机构相对规模偏小,应扩大规模,增加投入。在参与评价的 8 所医院之中,规模有效的医院有 2 所,占 25%,这些医院的规模效益不变,即在当前的技术水平下已经处于理想规模,应该通过提高内部的医疗技术水平来进一步提高机构的总体效益。在其余 6 家非规模有效的医院中,有 1 家为规模收益递减,说明该医院产出增长的速度低于投入增长的速度,现规模偏大,应当控制甚至压缩规模;而另外 5 家为规模效益递增,说明其产出增长的速度高于投入增长的速度,现有规模偏小,可以采取加大投入、扩大规模的方式来提高收益。

(张鹭鹭)

参考文献

[1] 胡善联. 卫生经济学[J]. 上海:复旦大学出版社,2004.

[2] 黄敏. 转化医学与医院科研管理[J]. 医学与哲学,2011, 32(7):6 - 9.

[3] 匡莉,方积乾,徐淑一. 医院规模经济与成本函数研究进展[J]. 国外医学(卫生经济分册),2005,22(3):111 - 117.

[4] 黎东生,高凤清,梁丽,等. 卫生经济学[M]. 北京:中国中医药出版社,2010.

[5] 李晓燕. 农村卫生资源配置公平性与效率研究[M]. 北京:中国农业出版社,2010.

[6] 梁智. 澳大利亚卫生概况、管理与卫生费用研究[J]. 国外医学(卫生经济分册),2002(3):109 - 113.

[7] 林明健,周海沙. 新加坡卫生保健体制的变迁—对新加坡保健体制的回顾[J]. 国外医学(医院管理分册),2002 (1):38 - 40.

[8] 吕坤政. 医院效率测量方法[J]. 国外医学(卫生经济分册),1999,16(1):25 - 28.

[9] 马歇尔. 经济学原理——上卷[M]. 北京:商务印书馆,2011.

[10] 马永祥. 卫生资源配置与区域卫生规划[J]. 卫生软科学, 1998,3:31 - 32.

[11] 任苒,胡善联. 英国卫生资源分配的方法与依据[J]. 国外医学(卫生经济分册),1993,10(3):97 - 100.

[12] 任苒. 澳大利亚卫生保健系统的改革(一)[J]. 国外医学(卫生经济分册),2000,17(1):18 - 26.

[13] 张鹭鹭. 卫生资源配置机制研究的现状与发展[J]. 第二军医大学学报,2003,24(10):1045 - 1047.

[14] 张志锋,张鹭鹭,孙金海,等. 医院卫生资源结构优化配置研究[J]. 第二军医大学学报,2005,26(11):1226 - 1229.

[15] 邹厚东,张鹭鹭,马玉琴,等. 医药卫生体制国际比较[J]. 中国医院管理,2011,31(8):7 - 9.

11 卫生资源的空间配置

11.1 医疗资源空间分布的理论基础

11.1.1 健康生态理论与资源分级配置

健康生态理论是指特定地点特定时期内,全人群中总有一定比例的人群身体不适、需就医、需住院、需手术,数量渐次递减,对应这些不同层次的健康服务需要,有着不同层次的健康服务供给(图11-1)。

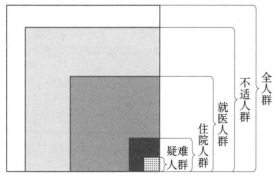

图11-1 健康生态理论示意图

（1）健康生态理论

民众因健康产生的服务需求,自预防起,至门诊,再至住院、手术,服务需求的层次逐级提升,所需资源的量逐步减少,所需资源的质不断提高。

从预防服务来看,做好预防服务需要个人和全体民众的共同努力,只有民众人人拥有一定的预防意识,掌握一定的预防知识,并且践行之,才能真正做好个人和人群的疾病预防。要达到这样一种状态,政府必须发挥引导作用,在民众缺乏意识和知识时,甚至要采取一些强力推动策略,比如说计划免疫;组建疾病预防控制组织体系,推进医院和疾病预防控制机构的合作,倡导正确的行为方式和生活方式。这些都是政府层面的努力,都是通过政府来强化民众的预防意识、增进民众的预防知识、规范和引导民众的预防行为。这些工作涉及所有人群,对应的资源在量上有比较高的要求,质的要求则相对不高。

从门诊服务来看,民众患病,方有就医需求,方有门诊服务。通常情况下,人群两周患病率在14%左右,一般不会低于10%,超过30%的也比较罕见。一个医生同期可以服务多个患者,医生和患者数量上有一个比例关系。由于患者数量呈现时间上的波动性,一般总是用更加稳定的人口数量来表述比例关系。通常情况下,一千个人中需要2个医生提供门诊服务,包括急诊服务,也即比例在千分之二左右。尽管人力数量要求较少,但门诊服务要求医生对疾病做出判断并采取治疗措施,这涉及到大量的医学专业知识,而且越是疑难杂症,对医生知识技能水平的要求越高,对执行医嘱的护士等其他卫生技术人员的要求也就越高。

从住院服务来看,病情严重的患者必须住院治疗,接受规范的住院医疗服务。在一般的医院中,30～50个门诊人次会产生1个住院人次;在高水平医院中,大约20个门诊人次会产生1个住院人次,2个住院人次会产生1个手术人次。由于住院人次显著少于门诊人次,提供住院服务的医生数量较门诊服务来说会少一些,提供手术服务的医生数量还会更少。尽管人力数量需求少,但住院服务的复杂性以及手术的高技术和高风险特征,对人力素质的要求也就更高,无论是对医生还是对护士及辅助人员来说。而且,接纳患者的疑难程度越高,对素质的要求就越高。

（2）一些国家或地区的健康生态

健康-患病-就诊-住院,疾病需求和医疗服务构成了一个健康生态。借助于家庭入户的卫生服务调查,以及基于医院信息系统的全口径健康服务大数据的支持,可以描述一个地区居民健康-患病(不适)、就诊、住院以及到一个顶尖医院寻求医疗服务帮助的情形。

2001年,拉里·格林(Larry Green)等研究者研究了美国健康生态系统模式,研究结果为:每1000人中,每个月大约有800人有生病的症状,327人打算去寻求医疗保健,8人住院,少于1人(0.7)人进入医学中心性质的医院(图11-2)。

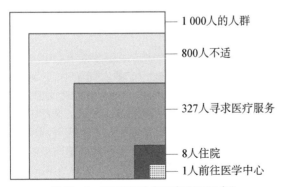

图11-2　美国健康生态系统图(2001年)

香港大学研究者根据2003年中国香港家庭调查数据,研究香港人群健康生态系统,结果为:平均每个月,每1000名香港居民中,有567人报告感到

不适或受伤,512人打算寻求健康服务。440人访问西医门诊,其中372人(84.5%)在初级保健机构看的西医门诊,68人(15.5%)看的专家门诊;54人寻访中医,16人访问的是急救门诊;7人在社区医院住院,1人被送往三级医疗中心。在567名报告患病的人中,约有90人对自身疾病采取自我诊断和治疗的方式,包括54人寻求非处方西药,14人寻求中药治疗,2人同时寻求中药和西药,1人选择通过饮食改变调整,15人选择休息(图11-3)。

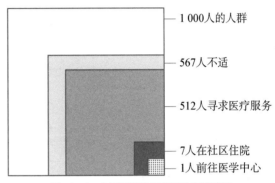

图11-3　中国香港地区健康生态系统图

在中国台湾地区,研究者Chun-Chih Shao根据一项百万人群的队列研究数据,对台湾人群2005年医疗卫生服务利用情况进行研究。研究结果:每个月1000名台湾居民中,平均均有503人至少一次寻求过医疗卫生服务,其中329人前往医师诊所看门诊,152人前往有床位的医院看门诊,19人前往急诊就医,10个人住院,3个人前往医学中心住院(图11-4)。

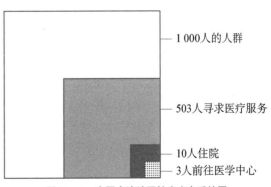

图11-4　中国台湾地区健康生态系统图

在我国上海市,根据2013年上海市第五次国家卫生服务调查研究数据,按照两周患病率、两周就诊率、住院率等数据,模拟绘制了上海市2013年人群

健康生态系统图。2013 年上海市第五次国家卫生服务总调查人数 31 531 人,其中,两周患病率为40.9%,两周患者未就诊比例为 3.72%,年住院率为6.7%。两周患病构成中,94.66% 患病人群为慢病持续到两周内,3.84% 患病人群为两周内新发病,1.5% 患病人群为两周前发病延续到两周内。结合住院患者住院机构构成情况,居民在省级医院住院的比例占 22.24%,地市级医院占 30.92%,在县级医院住院的患者占 40.87%,在街道卫生院或社区卫生服务中心住院的患者占 5.35%。综合上海市人群患病、就诊和住院情况,可模拟建立上海市健康生态系统,模拟结果为:每个月 1 000 名上海市居民中,有431 人报告身体不适,其中 415 人就诊寻求医疗服务,6 人住院,其中 1 人前往省级及以上医院住院(图11 - 5)。

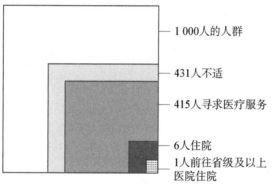

1 000人的人群

431人不适

415人寻求医疗服务

6人住院
1人前往省级及以上
医院住院

图 11 - 5　上海市健康生态系统图

综合比较美国、中国香港、中国台湾和上海市的健康生态系统,从 1 000 个基数人群出发,得到的结果为:在美国是 800 人感觉不适、327 人就诊、8 人住院;在中国香港是 567 人感觉不适、512 人就诊、7 人住院;在中国台湾是 503 人就诊、10 人住院;在上海是 431 人感觉不适、415 人就诊、6 人住院。

(3)健康生态理论指导下的资源分级配置

健康生态理论决定了健康服务资源需要分级配置。第一层:基层医疗卫生机构,为特定社区的居民提供门诊为主的初级卫生保健服务,资源在社区单元上均衡布局。第二层:区域医疗机构,为特定区域的居民提供住院和门急诊服务,资源在区域单元上均衡布局。第三层:顶尖医疗机构,不受当地规划选址约束,既要为所在区域的患者服务,也要为外区域的患者服务,越是顶尖,区域外患者比例越高。

根据健康生态理论,人群对医疗资源的利用行

为模式被描述为"健康-患病-门诊-住院-疑难住院",这种健康需要模式决定了医疗资源配置模式应当呈现金字塔结构。我国的等级医疗服务体系的设计思路与健康生态系统的资源配置需求层次与相符合。以上海市为例,上海市医疗服务体系是以市级医学中心为龙头,区域医疗中心为骨干,社区卫生服务中心等基层医疗卫生机构为基础的三级医疗服务体系。其中,基层医疗卫生机构承担社区范围内居民常见病、多发病的初级诊治,诊断明确的慢性病康复、护理等基本医疗服务和基本公共卫生服务。区域医疗中心为区域内居民提供常见病、多发病的门诊、急诊和住院服务。区域专科医院主要满足居民某一特定类型的医疗服务需求,承担相应专科首诊或接受社区卫生服务机构的转诊;市级医学中心承担全市危重疑难病症的诊治任务和指导区域、基层医疗机构发展的职能。因此,理论上而言,"健康-患病-门诊"环节属于初级卫生保健服务范畴,应当由基层医疗机构提供相关服务。"住院-手术"环节属于一般诊疗服务及疑难诊疗服务范畴,应当由区域医疗中心提供,疑难诊疗服务由市级医疗中心提供。这就是"社区卫生服务中心-区域医疗中心-市级医学中心"三级医疗服务体系(图 11 - 6)。

"社区卫生服务中心-区域医疗中心-市级医学中心"的三级医疗服务体系,不是普遍适用于所有地区。有的地区,三级医疗服务体系是"社区卫生服务站(村卫生室)-社区卫生服务中心(乡镇卫生院)-区域医疗中心(县医院)",主要是在交通不便、人口分散的农村地区。有的地区,实行的是"社区卫生服务站-区域医疗中心(市级医学中心)"两级医疗服务体系,主要是在交通便利、人口集中的小城市地区。随着交通的越来越便利以及互联网医疗的兴起,医疗服务体系越来越趋扁平化,层级越来越少。但无论如何变化,医疗服务体系的层级总会存在,因为人们总是会在就医的便利性和疗效之间做出选择和平衡,便利性意味着人们需要就近配置的社区卫生服务机构,疗效意味着人们需要集中配置的医疗中心。至少这两个层级是需要保证的。人患病时,自感病轻的,往往选择就近就医;拿不准或自感病重的,有很大的概率选择到医疗中心就医。如果是第三方付费时,出于费用控制的目的,也往往会要求患者分级就医,小病在社区,社区解决不了再到医疗中心,减少患者涌到医疗中心就医带来的不必要的费用支付。

可以这么理解资源分级配置的必要性:理论上,全中国只需要在北京开一家超级大规模的医院,全

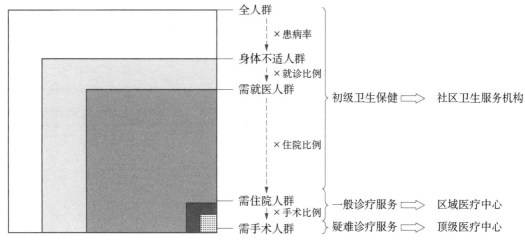

图 11-6 健康生态理论指导下的三级医疗服务体系示意图

国所有患者都到这家超级大规模医院来看病,这样所有患者享受到的医疗服务必然是均质化的。在新疆的患者和在北京的患者,获得的是同样的医疗服务,不必再担心到小医院或地方医院就医可能存在的误诊或耽误治疗,至少风险能够降到最低。但是在实际生活中,一家医院来为 14 亿老百姓提供服务,纯属天方夜谭,且不谈医院的规模以及医务人员通勤上班问题,仅仅是就医交通成本就会让大批的老百姓感觉到承受不起。想想看,在新疆的腹痛患者要赶到北京去看病,一方面是相对于就医费用来说太过高昂的交通费,另一方面,要么是赶到北京时,腹痛问题已经依靠身体自愈机制解决了,要么是赶到北京的时候病情恶化、不可收拾。所以必须在全国比较均衡地配置医疗机构和资源,减轻患者的交通成本,避免病情耽搁,代价是医疗机构水平差异带来的误诊误治风险的提高。由此看来,资源公平配置理论的另一种诠释方式是我们必须平衡诊疗的有效性和患者的群体性交通成本。如果把诊疗失误作为机会成本,我们要做的是让这一机会成本与患者群体性交通成本的和降到最低,越低的资源空间布局,将是越适宜的空间布局。

11.1.2 均衡布局理论与服务区域划分

每一个公民应当在有需要的时候及时获得基本的健康服务。为实现这个目标,需要健康服务资源的均衡布局。通常是通过增加薄弱区域资源的配置,提高健康服务资源布局的均衡程度。基层、区域、顶尖医疗卫生机构的资源都需要注重布局的公平性,只是在规划的层面有差异:县域规划关注基层资源的布局均衡,省市规划关注区域资源的布局均衡,全国性规划关注顶尖资源的布局均衡。

(1)均衡布局理论

公平是一个动态的认知过程,不同的社会发展阶段、不同的社会经济条件、不同的社会观念就会有不同的公平观点。从公平的动态实现过程划分,可以把公平分成起点公平、过程公平(也称机会公平)和结果公平。起点公平作为条件上的公平,强调个体和群体享有同等的权利和机会,即不论其贫富贵贱、民族种族等先赋性因素的不平等状况,都要保证所有社会参与的主体能够获得初始的平等机会。过程公平要求个体或群体的目标与价值实现过程的规则和路径平等。结果公平指人们参与社会活动之后的分配结果具有公正性,每个人最终得到的利益相当。一定程度上,不论起点和过程如何,结果公平强调结果平等。

公平概念在卫生保健领域的主要应用就是卫生服务公平。努力降低社会人群中在健康和卫生服务方面存在的不公正和不应有的社会差距,力求使每个社会成员均能达到基本的生存标准。简言之,卫生服务公平是指公正、平等地分配各种可利用的卫生资源,使所有人都能有相同的机会从中受益,即相同的卫生服务需要,应有相同的保健服务可供利用;相同的需要,利用相同的卫生服务,所有社会成员所接受的卫生服务质量应该相同。

(2)我国医疗资源空间分布的公平性

在医疗资源地区公平上,以医生资源为例,2002

年、2009 年和 2016 年,我国中部与东部地区千人口医生的比例分别是 0.84、0.78 和 0.88,公平性先下降后上升;我国西部与东部地区千人口医生的比例分别是 0.85、0.76 和 0.84,公平性也是先下降后上升。从我国的 31 省(区、市)的医生资源配置看,2002、2009 和 2016 年基尼系数分别为 0.14、0.12 和 0.08,公平性在持续提高。由此可见,2009 年的新医改改善了医疗资源区域间布局的公平性(表 11-1)。

表 11-1 各地区千人口医生数及基尼系数

| 年份 | 东中西地区 | | | | | 31 省(区、市)基尼系数 |
	东部	中部	西部	东中部比	东西部比	
2002 年	1.6	1.34	1.36	0.84	0.85	0.140
2003 年	1.62	1.36	1.36	0.84	0.84	0.140
2004 年	1.64	1.38	1.36	0.84	0.83	0.140
2005 年	1.64	1.43	1.43	0.87	0.87	0.126
2006 年	1.7	1.45	1.44	0.85	0.85	0.123
2007 年	1.82	1.37	1.37	0.75	0.75	0.121
2008 年	1.87	1.41	1.39	0.75	0.74	0.119
2009 年	2.04	1.59	1.56	0.78	0.76	0.116
2010 年	2.13	1.63	1.56	0.77	0.73	0.099
2011 年	2.18	1.61	1.60	0.74	0.73	0.093
2012 年	2.10	1.83	1.82	0.87	0.87	0.088
2013 年	2.48	1.79	1.79	0.72	0.72	0.083
2014 年	2.30	2.01	1.99	0.87	0.87	0.079
2015 年	2.40	2.10	2.10	0.88	0.88	0.078
2016 年	2.50	2.20	2.10	0.88	0.84	0.078

在医疗资源城乡的公平上,以医生为例,2005—2016 年,我国城市千人口医生数均高于农村地区,2002 年城乡千人口医生数分别为 2.23 和 1.11,农村是城市的 50%,2009 年城乡千人口医生数是 2.83 和 1.31,农村是城市的 46%;2016 年,新医改实施后 7 年,城乡千人口医生数是 3.79 和 1.61 人,农村是城市的 42%。由此可见,2009 年的新医改,没有改善医疗资源在城乡的公平配置(表 11-2)。

表 11-2 城乡千人口医生数及比较情况

续 表

年份	城市千人口医生数	农村千人口医生数	城乡比
2002	2.23	1.11	0.50
2003	2.13	1.04	0.49
2004	2.18	1.04	0.48
2005	2.46	1.26	0.51
2006	2.56	1.26	0.49
2007	2.61	1.23	0.47
2008	2.68	1.26	0.47
2009	2.83	1.31	0.46
2010	2.97	1.32	0.44
2011	3.00	1.38	0.46
2012	3.19	1.40	0.44
2013	3.39	1.48	0.44
2014	3.54	1.51	0.43
2015	3.72	1.55	0.42
2016	3.79	1.61	0.42

在医疗资源结构公平上，仍以医生为例，2002、2009 和 2016 年，我国医院和基层医疗卫生机构千人口医生数分别为 0.65、0.52,0.90、0.70 和 1.30、0.83,但是同年基层医疗卫生机构千人口医生数是医院的 0.81、0.77 和 0.64 倍，两者差异逐渐扩大，并且 2005—2009 年差异倍数扩大了 0.04,2009—2016 年,差异倍数继续扩大了 0.13,2009 年之后差异倍数扩大程度高于 2009 前。由此可见，2009 年的新医改没有改善医疗资源在基层和医院之间的公平配置(表 11 - 3)。

表 11‑3　医院和基层医疗卫生机构千人口医生数及比较情况

年份	医院每千人口执业(助理)医生数	基层每千人口执业(助理)医生数	医院基层比
2002	0.65	0.52	0.81
2003	0.70	0.56	0.80
2004	0.76	0.61	0.80
2005	0.77	0.62	0.81
2006	0.80	0.63	0.79
2007	0.82	0.63	0.77
2008	0.85	0.66	0.77
2009	0.90	0.70	0.77
2010	0.94	0.71	0.75
2011	0.97	0.71	0.73
2012	1.04	0.75	0.72
2013	1.10	0.77	0.70
2014	1.16	0.78	0.67
2015	1.23	0.80	0.65
2016	1.30	0.83	0.64

（3）均衡布局理论指导下的服务区域划分

传统上用于医疗资源配置的地理单元，主要是行政区划。一般的表述形式是，某省/市/区的千人口医生数有多少，某省/市/区的千人口护士数

有多少，某省/市/区的千人口床位数有多少。在我国各地方政府的区域卫生规划、医疗机构规划中，一般是基于行政区划配置和调整医疗资源，因其简单易操作，且其他类型规划也大多是基于行政区划，两者之间容易对接。表 11‑4 展示的是山东省青岛市区域卫生规划（2016—2020 年）中关于床位配置规划的列表说明。该表按照青岛所属五个行政区划分别展示了 2015 年每千常住人口床位配置情况，以及 2020 年每千常住人口床位配置总体目标、区（市）办医院床位配置目标、社会办医院床位配置目标和基层医疗卫生机构床位配置目标。

表 11‑4　2020 年青岛市各区(市)每千常住人口床位数配置标准(单位:张)

区(市)	2015 年现状	2020 年目标			
		总床位数	区(市)办医院	社会办医院	基层医疗卫生机构
青岛市	5.34	6.30	1.80	≥1.5	达到 1.2
市南区	10.44	11.41	0.44	≥1.5	>0
市北区	9.45	9.39	0.23	≥1.5	>0.53
李沧区	4.60	7.18	0.25	≥1.5	>1.20
崂山区	3.66	6.00	0.60	≥1.5	>1.20
黄岛区	4.84	5.92	2.07	≥1.5	>1.55

行政区划作为资源配置的地理单元，存在一些弊端：①行政区划边界不规则。②行政区划的面积和人口差异较大，就算在同级行政区划，也有很大的差异。以县级行政区划为例，我国有的县地域面积大可以大到 203 926 平方千米，小可以小到 8 平方千米，相差 25 490 倍；人口数量多可以多到 200 万人，少可以少到 6 384 人，相差 313 倍。这种差异导致了行政区划为地理单位的健康服务资源配置公平性的不可比。

近年来，我国经济发展的不平衡，带来了区域内人口集聚程度的不平衡。传统行政区划单元的内部差异逐渐拉大，行政区划单元之间的可比性越来越差。即使是同层级的行政单元也通常不具有可比性，因此在卫生领域的规划过程中，应当清楚地认识到传统行政区划单元作为资源规划单元的

不适宜性,需要探索符合新的人口集聚特征的医疗资源规划单元。另外,医疗资源类型的层次性和复杂性,导致不同级别不同类型的医疗资源由于功能定位和服务人群的不同,其在地理上的服务范围存在较大的差别。三级医院通常会突破其所在行政区域提供跨区域的医疗服务,而社区卫生服务中心等基层医疗机构主要服务于周边的范围内人群,通常不会突破其所在的行政区域。可以看出,医院辐射能力越强,服务范围就越大,医院辐射能力越弱,服务范围就越小。因此需要认识到不同层级不同类型的医疗资源规划单元应当是不同的,需要探索符合特定医疗资源服务特征的医疗资源规划单元。如此方能比较不同层级,医疗资源规划单位的医疗资源配置均衡性。

可以从区域和基层两个层面分别构建新的医疗资源配置新单元,把区域医疗机构服务圈作为区域性医疗资源的统筹配置区域,把基层医疗机构服务圈作为基层医疗资源的统筹配置区域。

图 11-7 展示了区域医疗机构服务圈,分别采用路网最近距离法和泰森多边形法制作。示意图中,每一个不规则的大网格代表着一个县域以上的行政区划,每一个不规则的小网格则代表着 50 万左右人口的地域。路网最近距离法制作的小网格可以兼顾行政区划,适合于每个行政区政府在关注医疗资源均衡布局的同时,能够兼顾自身的行政区划限制,操作性较好。泰森多边形法制作的小网格则跳出行政区划,适合在一个更大的行政区政府统筹考虑辖区内的医疗资源均衡布局。图 11-8 展示了基层医疗机构服务圈,分别采用的是六边形网格法和泰森多边形法制作。六边形网格法不需要考虑基层医疗机构的位置,泰森多边形法则根据基层医疗机构的位置划定服务区域,但两者都可用于均衡布局资源。医疗服务圈概念的提出为测量医疗资源空间布局均衡性提供了一个全新的思路,由此会演绎出一系列的方法和技术。

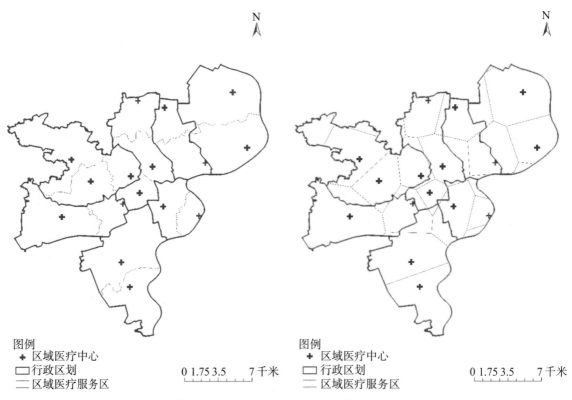

图例
+ 区域医疗中心
□ 行政区划
∷ 区域医疗服务区

0 1.75 3.5   7千米

图例
+ 区域医疗中心
□ 行政区划
∷ 区域医疗服务区

0 1.75 3.5   7千米

图 11-7　路网最近距离法和泰森多边形法下的区域医疗机构服务圈示意图

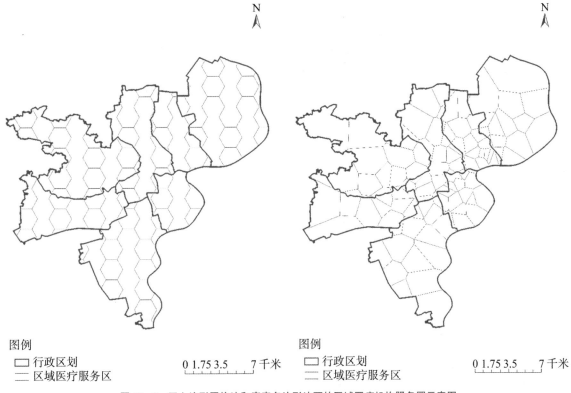

图 11-8　正六边形网格法和泰森多边形法下的区域医疗机构服务圈示意图

11.2　健康服务需要空间分布

11.2.1　描述人群空间分布

人群空间分布是指居住、工作或特定活动状态下人群在一定地理区域中的空间位置描述。医疗资源空间规划主要关注居住状态下人群的空间分布，可以根据一定地理区域内每个人的居住地址，运用地理信息系统软件进行人群空间分布的可视化表达。

（1）人群空间分布特征

1）人口类型。户籍人口是中国大陆户籍制度下的一个概念，是指在某地公安机关进行常住户籍登记的人口，这类人口不管其是否外出，也不管外出时间长短，只要在某地注册有户口，就为该地区的户籍人口。

常住人口是指实际经常居住在某地区一定时间（指半年以上）的人口，主要包括居住在本乡镇街道且户口在本乡镇街道或户口待定的人口、居住在本乡镇街道且离开户口登记地所在的乡镇街道半年以

上的人口、户口在本乡镇街道且外出不满半年或在境外工作学习的人口。

户籍人口以户口所在地为基准，反映的是户口在当地的人群数量；常住人口以常住地为基准，反映的是常住在当地的人群数量。计划经济时代，由于限制人口的城乡和地区流动，户籍人口和常住人口比较接近。改革开放之后，随着城乡二元体制改革的推进和社会经济的发展，流动人口规模迅猛增长，人户分离情况比较常见，户籍人口和常住人口之间的差异也就比较明显。

2）人口结构。人口结构主要是指性别、年龄别、城乡地区、种族、学历层次、职业分工等客观属性的分类构成。

在医疗领域，重点关注育龄妇女、儿童、老年人口等特征人群的构成。其中，育龄妇女指的是15～49岁处于生育年龄的女性，按照该定义从人口地理分布图层数据中提取的育龄妇女的分布图层数据，可以支持进行产科需求总量分析和需求地理分布分析。儿童指的是0～14岁人口，按照该定义从人口地理分布图层数据中提取的儿童分布图层数据，可以支持进行儿科需求总量分析和需求地理分布

分析,包括儿科医疗服务、儿童医疗保健等。老年人口一般指的是 60 岁以上的人口,按照该定义从人口地理分布图层数据中提取的提取老年人口分布图层数据,可以支持进行老年服务需求总量分析和需求地理分布分析,包括长期护理服务、养老服务等。

3) 人口分布。人口分布指的是人群在空间上的分布,可以用人口点的空间位置或人口密度的连续性展示来可视化表达。人口点是指人群所在的地理位置,一般以行政区划为单位,可以是省,也可以是区县、乡镇街道、村/居委或居民点等。在人口信息足够充分的情况下,人口点可以细化到建筑物为单位,甚至是个人的经纬度坐标为单位。人口点可以在计算区域面积的情况下,将人口数量除以区域面积,就得到人口密度,观察系列区域人口密度的变化,可知晓人群聚集程度的空间分布情况。

人口数据可来源于人口普查数据、地方统计年鉴、人口专项调查等。

人口普查每 10 年进行一次,是指在国家统一规定的时间内,按照统一的方法、统一的项目、统一的普查表和统一的标准时点,对全国人口普遍地、逐户逐人进行的一次性调查登记。人口普查数据是一般以乡镇街道为单位进行统计的。

地方统计年鉴是各省组织的、每年进行一次,以全省为总体,以下辖市为子总体,采取分层、整群、概率比例的抽样方法,对省内人口进行抽样调查。地方统计年鉴是一般以区县为单位进行统计的。

人口专项调查是地方政府专门组织的搜集当地人口数据的统计调查,没有固定的时间限定。通过对街道办事处、乡镇政府、社区居委会、村委会逐一访问,获取实地人口数据。人口专项调查是一般以村/居委为单位进行统计的。

另外,如上海市等信息化程度较高、管理较好的一线城市,当地公安部门会按照建筑物统计常住人口、户籍人口的数量。

(2) 人群空间分布的可视化

本节以上海市村/居委人口数据为例,介绍人群空间分布的可视化方法(图 11-9)。

1) 数据准备:

A. 人口基础数据。村/居委的常住人口数据,包括每个村/居委的名称、户籍人口数、流动人口数、境外人口数与常住人口数。数据来源于当地公安局人口管理办公室。

B. 行政区划图。按区县的行政边界图,数据来源于当地民政局。地理信息基础数据均转化为地理信息系统软件 ArcGIS 能够处理的 SHP 格式,坐标系统均采用地理坐标系统(GCS_Beijing_1954 坐标系)。

2) 人口点分布。将人口数据转化为人口定位数据库,变量包括村/居委名称、地址信息、经度信息("longitude"字段记录)、纬度信息(以"latitude"字段记录)。

建筑物ID	区县	街道	居委	建筑物名称	经度	纬度	房屋数	合计	合计-男	合计-女
建筑物ID	上海市黄	南京东路	云南中路	上海市商	121.4715	31.23811	63	95	49	46
建筑物ID	上海市黄	南京东路	云南中路	上海市基	121.4714	31.23509	15	21	12	9
建筑物ID	上海市黄	南京东路	云南中路	上海市第	121.472	31.23722	28	37	19	18
建筑物ID	上海市黄	南京东路	云南中路	上海时装	121.4736	31.23757	1	4	3	1
建筑物ID	上海市黄	南京东路	云南中路	上海时装	121.4734	31.2379	11	16	6	10
建筑物ID	上海市黄	南京东路	云南中路	中福城三	121.4729	31.23586	148	307	154	153
建筑物ID	上海市黄	南京东路	云南中路	云中小区	121.4728	31.23839	65	102	49	53
建筑物ID	上海市黄	南京东路	云南中路	云中小区	121.4719	31.23838	23	52	27	25
建筑物ID	上海市黄	南京东路	云南中路	云中小区	121.4718	31.23814	128	234	112	122
建筑物ID	上海市黄	南京东路	云南中路	云中小区	121.4721	31.23833	114	173	82	91
建筑物ID	上海市黄	南京东路	云南中路	云中小区	121.472	31.23817	22	46	16	30
建筑物ID	上海市黄	南京东路	云南中路	云中小区	121.4725	31.23819	149	160	80	80
建筑物ID	上海市黄	南京东路	云南中路	云中小区	121.4717	31.23728	75	122	55	67
建筑物ID	上海市黄	南京东路	云南中路	云中小区	121.4714	31.23832	110	251	141	110
建筑物ID	上海市黄	南京东路	云南中路	云中小区	121.472	31.23831	23	41	18	23
建筑物ID	上海市黄	南京东路	云南中路	云中小区	121.4724	31.23836	32	88	58	30
建筑物ID	上海市黄	南京东路	云南中路	云中小区	121.4725	31.2385	13	18	8	10
建筑物ID	上海市黄	南京东路	云南中路	云中小区	121.4731	31.23827	227	440	210	230

图 11-9 人口数据库基本变量示意图

运用 ArcGIS 10.0 软件,可将人口定位数据库转化为人口点分布图层。主要采用"添加 XY 数据"工具,输入坐标系选择"Beijing 1954. prj"。为了使添加的点图层可用于空间分析与编辑,需将图层数据导出为 SHP 格式的文件。输出结果即为人口点分布图层。图 11-10 即上海市村/居委人口点分布图层。

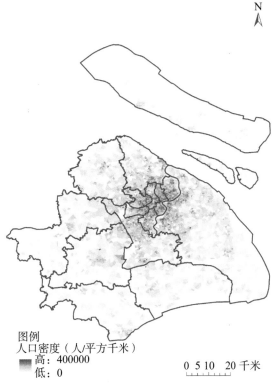

图例
人口密度（人/平方千米）
高：400000
低：0
0 5 10 20 千米

图 11-11 上海市常住人口分布密度示意图(2015 年)

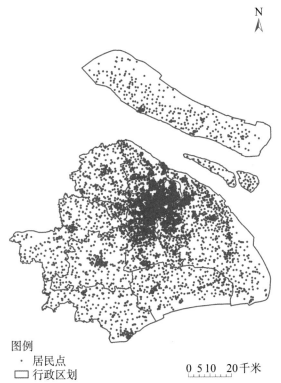

图例
· 居民点
□ 行政区划
0 5 10 20 千米

图 11-10 上海市村/居委人口点分布图(2015 年)

3) 人口密度分布。通常应根据村/居委行政区划边界可视化表达各村/居委的人口密度分布,但当前很难获得准确的村/居委区划图,需要采用半数距离法模拟划定每个村/居委的区域,以此计算村/居委的区域面积。该方法有一个假设,就是村/居委人口在其区域内是均匀分布的。半数距离法是分别取两两人口点的距离中值作为区域界限,即某人口点覆盖区域内的任何位置距该人口点的距离都比到其他人口点的距离近。半数距离法可由 ARCGIS 软件中的工具包"创建泰森多边形"实现。

根据上述方法,使用上海市人口村/居委地理位置和人口数据,可得出如下常人口密度分布图,如图 11-11 所示。

11.2.2 描述医疗资源空间分布

（1）医疗资源空间分布特征

1）医疗机构是指从卫生行政部门取得《医疗机构执业许可证》或从民政、工商行政、机构编制管理部门取得法人单位登记证书,为社会提供医疗服务、公共卫生服务或从事医学科研和在职培训等工作的单位,包括医院、基层医疗卫生机构、专科公共卫生机构、其他医疗卫生机构。医疗机构的分布是将医疗机构按照地理位置在地图上予以定位展示,其在一定程度上可以客观反映医疗资源的地理分布。

医疗机构可以按照营业性质分为营利性和非营利性医疗机构,按照开设的专科可以分为综合医院和各类专科医院,按照服务定位可以分为基层医疗机构、区域医疗机构和顶尖医疗机构。

营利性和非营利性医疗机构的分类主要源于我国医疗机构的分类管理模式。政府举办的医疗机构享受同级政府给予的财政补助,其他非营利性医疗机构不享受政府财政补助。非营利性医疗机构执行政府规定的医疗服务指导价格,享受相应的税收优惠政策。营利性医疗机构医疗服务价格放开,依法自主经营、自负盈亏、照章纳税。两类医疗机构在市场经济条件下,通过公平、有序的竞争,齐头并进、共同发展。

综合医院和各类专科医院主要着眼点在于不同类型医院提供不同服务,不同服务对应的不同的目标人群。其中,综合医院主要服务于医院服务辐射圈内的常住人口,专科医院则主要服务于该专科的需求人群,比如:儿科医院针对的是 14 岁以下儿童,妇产科医院针对的是 15～49 岁育龄妇女,长期护理医院针对的是 60 岁以上老年人口。

基层医疗机构、区域医疗机构和顶尖医疗机构则是目前分级诊疗模式下的新型医疗产业布局。基层医疗机构提供门诊服务,区域医疗机构解决住院需求,顶尖医疗机构着力于疑难杂症的解决。新型医疗产业布局的目的在于,在医疗资源投入总量持续增长的基础上,优化资源结构,提高资源利用效率。

2) 医疗资源。医疗卫生领域内,医疗资源类型很多,包括医生资源、床位资源等。医疗技术专业职称分为医师、药师、技师、护师系列。

医师按照职称可以分为初级(医士,医师/住院医师)、中级(主治医师)、副高级(副主任医师)、正高级(主任医师)。

执业医师按照取得的资质可以分为执业医师资格或者执业助理医师。执业医师是指依法取得执业医师资格或者执业助理医师资格,经注册在医疗、预防、保健机构中执业的专业医务人员。

对于一家医院,出于规模性的考虑,需要按照一定的配置标准进行人力配置。目前,我国医院配置人力和设置岗位的政策文件依据是卫生部在 1978 年制定的《综合医院组织编制原则试行草案》。具体如表 11-5 所示。

表 11-5 公立医院人力配置标准

各类人员	文件标准
卫生技术人员	70%～72%
执业(助理)医师	25%
注册护士	50%
药师(士)	8%
技师(士)	9%
其他卫生技术人员	8%
管理人员	8%～10%
工勤技能人员	20%

由于该编制原则历史久远,适用性较低。根据 2018 年的一项调查,2018 年不同规模医院中,执业(助理)医师占卫生技术人员的比例在 28%～37%,注册护士为 42%～57.5%,药师为 3%～7.7%,其他卫生技术人员为 6.10%～25%。

床位资源是医院内部拥有的床位数量,可以分为编制床位和实有床位。

编制床位是指取得《医疗机构执业许可证》时核准的床位数。实有床位是指年底固定实有床位数,包括正规床、简易床、监护床、正在消毒和修理的床位、因扩建或大修而停用的床位,不包括产科新生儿床、接产室待产床、库存床、观察床、临时加床和患者家属陪侍床。

根据《医院分级管理标准》,床位资源的数量决定卫生技术人员数量和医院建筑面积。比如,对于二级医院,每床至少配备 0.88 名卫生技术人员和 0.4 名护士,每床建筑面积不少于 45 平方米,病房每床净使用面积不少于 5 平方米。

(2) 医疗资源空间分布的可视化

1) 医疗机构分布的可视化。医疗机构分布主要根据医疗机构的地址信息将机构在地图上予以定位。

通过经纬度确定医疗机构在电子地图上的位置,具体方法是收集医疗机构的地址信息,根据地址通过在线电子地图或者经纬度查询工具将地址信息转化为经纬度坐标,继而将坐标导回医疗机构数据库,形成可在电子地图上定位的 Excel 数据库记录,数据库记录中以"longitude""latitude"两个字段分别记录机构经度和纬度数据。

ArcGIS 10.0 软件中将带有经纬度的 excel 数据库在电子地图上定位形成医疗机构点图层。主要采用"添加 XY 数据"工具,输入坐标系选择"Beijing 1954.prj"。为了使添加的点图层可用于空间分析与编辑,需将图层数据导出为 SHP 格式的文件。

根据上述方法,得到如下医疗机构分布示意图(图 11-12)。

2) 医疗资源分布的可视化。医疗资源的区域分布即医生或床位资源在区域内的供给分布情况。其中,医疗资源的服务区域如何划分是需要解决的首要问题。基层资源、区域资源、特殊资源(急救/护理/康复)等由于其服务对象的特殊性,其资源分布也会有其专门的特征。本章主要着重于行政区域内的医疗资源分布的描述。

医疗资源的供给是建立在医疗机构分布的基础

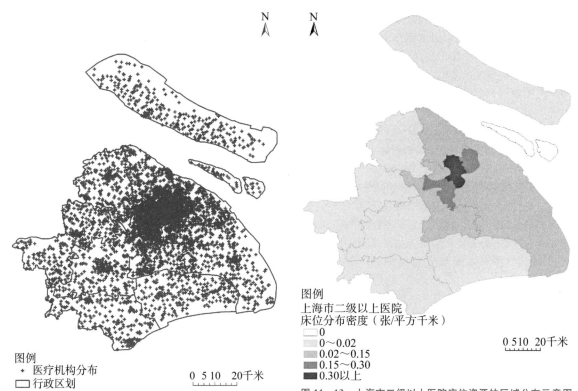

图例
+ 医疗机构分布
□ 行政区划

0 5 10   20千米

图 11-12　上海市医疗机构分布图示意图(2015 年)

图例
上海市二级以上医院
床位分布密度（张/平方千米）
　　0
　　0～0.02
　　0.02～0.15
　　0.15～0.30
　　0.30以上

0 5 10   20千米

图 11-13　上海市二级以上医院床位资源的区域分布示意图
　　　　　　(2015 年)

上的,因此首先按照医疗机构统计区域内现有医疗资源供给的数量。先将医疗机构在电子地图中予以定位,形成医疗机构分布图,然后按照行政区划统计相应的医疗资源数量。行政区划的选择主要从需求出发,可以利用乡镇街道、区县、省市等层面的行政区划电子地图。主要的实现方法是利用 ArcGIS10.0 软件中的"空间连接"和"属性—汇总"功能。

医疗资源的供给数量的空间分布则是对行政区划按照医疗资源数量进行着色,着色的颜色越深表示医疗资源越多(图 11-13)。

11.2.3　划定医疗机构服务圈

（1）基层医疗机构服务圈

1）基层医疗机构的服务空间范围。基层医疗机构是指在社区开业的诊所、门诊部、社区卫生服务中心、社区卫生服务站、村卫生室、企事业内设医务室等机构,提供简单疾病诊治和公共卫生服务。药店作为药品提供机构,也可算入基层医疗机构的范畴。

"居民步行 15 分钟能够获得医疗服务或药品"这一目标已成为我国卫生领域内的共识。世界卫生

组织将居民每步行 15 分钟可以获得医疗服务或药品作为保障人群基本健康的目标;国内多地自 2016 年起开始提出构建 15 分钟生活圈目标,希冀可实现社区公共服务设施 15 分钟步行可达覆盖率 100% 等。在医疗资源领域,基层资源主要包括基层医疗资源和基层药事资源,即社区卫生服务中心和药店。

基层医疗机构应当"让人民群众更为便捷地获得基本医疗服务",可将居民步行 15 分钟到达一所基层机构或药店规划的最终目标,即按照居民 15 分钟步行路网距离的可及范围作为基层药事服务圈的界定标准。划分方式多样,研究为保证公平和效率,采用了基于网格化管理思想的区域划分方法,即将规划地域范围视作为一个整体,借助地理信息系统对空间的划分、空间数据的获取、组织与管理等的功能,按照一定的标准将连续的工作区域的平面空间离散化,并在以网格为单元的计算环境下,对空间信息资源包括基层资源、人口、交通等信息进行一体化整合、组织与管理。该方式有助于规划者在小范围内实现对每家基层机构的精细化管理,明确所需管理的对象,为基层医疗机构的规划提供一种全新的思路与方式。

2）基层医疗机构服务圈的界定方法。基层医疗机构服务圈的表达形式，以网格形式为佳。网格作为一种间接的空间参照体系，可根据具体的规划需要而人为的进行形状调整。网格可分为规则网格和不规则网格，其中规则网格形状分为圆形、正方形等。由于规则网格是空间数据处理中常用的建模方式，可将空间信息表示成一系列按行与列排列的同一大小的网格单元，使得参照体系具有了较高的标准化程度，并可将误差控制在网格单元的范围内。故研究着重探讨了选取规则网格中的何种形状用以最佳地表达基层医疗资源的服务区域。探讨问题：①如何实现地域范围内无缝全覆盖；②兼顾基本医疗资源的服务区域范围的有效表达。研究首先对 2 种基本形状的网格划分方法进行了比较。

A. 圆形网格。为合理表达某地的服务范围，传统上规划采用"服务半径"概念，即圆形形状作为可视化表达的工具。但若沿用圆形作为分割地域范围的基本形状，则会出现无论将圆形相切还是相离，都无法实现对于区域的完全无缝覆盖的需要问题，如图 11 - 14 所示。但同时，研究发现，若将圆形相交，同时将所相交的部分面积尽量减小，即以圆心为顶点进行两两连接，可得边长为 $\sqrt{3}$ 倍圆形半径的正三角形。此时，可相对较好地覆盖所需规划的地域范围，如图 11 - 15 所示。

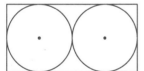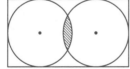

图 11 - 14　圆形相切相交示意图

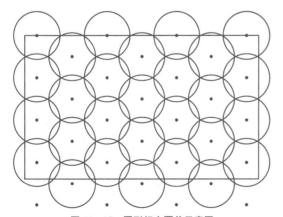

图 11 - 15　圆形相交覆盖示意图

B. 正方形网格是最有效的分割区域单元的形状，网格边长为外接圆半径，可实现对地域范围内无缝全覆盖，如图 11 - 16 所示。但正方形却无法很好地表示基层医疗机构的服务区域，体现不出圆形所表示的覆盖面积特征，简言之，即未能说明一家基层医疗机构具体的服务覆盖范围。

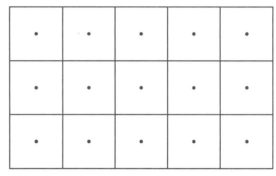

图 11 - 16　正方形网格覆盖示意图

基于上述探讨，已知：服务区域的可视化表达图形是圆形，但由于圆形本身具有的特性，其无法实现均匀且无重复地切割空间，而正方形虽可以有效切割空间，但在表达服务区域方面却有所欠缺。为克服两者的缺点，汲取其可利用的特性，将圆形两两相交、将相交部分减至最小，并同时进行简化：用构成正方形边长的直线线段加以代替圆形弧线，用圆形的内接正六边形来替代圆形，此时六边形半径为 $d2$，如图 11 - 17 所示。

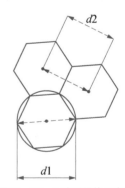

图 11 - 17　六边形网格示意图

$$d1 = 2r \qquad \text{（公式 11 - 1）}$$

$$d2 = \sqrt{3} \times r \qquad \text{（公式 11 - 2）}$$

如图 11 - 18 所示，正六边形这种形状接近圆形的理想服务覆盖区域，同时也满足六边形两两之间无缝隙也无重叠部分,可避免出现对对象的重复或遗漏管理,达到基层医疗机构规划服务区域划分的基本要求。同时,若管理方需要提高对每家基层医疗机构的高效管理,也可对每个六边形网格进行基于实际地理位置的地理编码。从而实现真实地理空间位置与所画网格之间的双向互查。

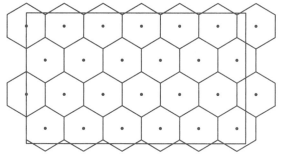

图 11-18 六边形网格覆盖示意图

3) 正六边形网格法的信度和效度。度与效度分析采用模拟操作及验证方法。具体如下:以上海市为例,原始数据采用上海市道路交通路网数据数据库,数据库来源于某市测绘院,包含上海市所有区县及乡镇街道的行政边界图,数据来源于 2015 年。研究按照居民 15 分钟步行距离为标准,应用地理信息系统软件,对区域进行基层药事服务圈的界定、划分和可视化表达:将上海市按照 15 分钟步行可及范围地图化,从而绘制上海市 15 分钟的基层药事服务圈。绘制思路如下:按照标准,可知居民 15 分钟步行的高斯距离为 1500 米,即转换成基层药事服务圈的六边形格网半径则为 1060 米,则每个基层药事服务圈的面积 $S_{六边形} = \frac{3\sqrt{3}}{2} \times r^2 \approx 2.92$ 平方千米。继而以上海市最西部的点为起始点,绘制以 1060 米为半径的正六边形基层药事服务圈,然后依次向东、向北、向南铺开,最终形成 2188 个覆盖全市的基层药事服务圈。经验证,上海市的数字地图地域面积约为 7×10^9 平方米,理论上其基层药事服务圈的个数至少为 2154 个。实际画出 2188 个边长相等的呈规则六边形形状的基层药事服务圈(包括不完整的六边形网格),每个基层药事服务圈面积约为 2.9 平方千米(图 11-19)。可认为,与事实相符。

上述实例中的标准是以居民 15 分钟步行达到一所医保药店为标准进行的基层药事服务圈划分。但随着居民医疗资源需求的逐步上升,规划也可将

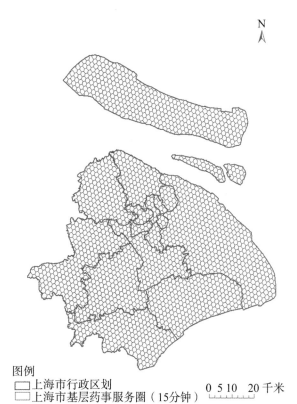

图例
□ 上海市行政区划
□ 上海市基层药事服务圈(15分钟)
0 5 10   20 千米

图 11-19 上海市 15 分钟基层药事服务圈(六边形)示意图

标准予以适当提高,如以 10 分钟步行距离作为基层药事服务圈的标准。研究采用同样的原始数据,按照居民 10 分钟步行距离为标准,利用地理信息系统软件,对区域进行基层药事服务圈的界定、划分和可视化表达:将上海市按照 10 分钟步行可及范围地图化,从而绘制上海市 10 分钟的基层药事服务圈。绘制思路如下:按照标准,可知居民 10 分钟步行的高斯距离为 1000 米,即转换成基层药事服务圈的六边形格网半径则为 707 米,则每个基层药事服务圈的面积 $S_{六边形} = \frac{3\sqrt{3}}{2} \times r^2 \approx 1.29$ 平方千米。继而以上海市最西部的点为起始点,绘制以 707 米为半径的正六边形基层药事服务圈,然后依次向东、向北、向南铺开,最终形成 5941 个覆盖全市的基层药事服务圈。模拟验证如下:上海市的数字地图地域面积约为 7×10^9 平方米,因此,理论上,基层药事服务圈的个数至少为 5567 个。实际画出 5941 个边长相等的基层药事服务圈(包括不完整的六边形网格),每个基层药事服务圈面积约为 1.29 平方千米(图 11-20)。可认为与事实相符。

基于网格化管理思想,以公平和效率为导向的

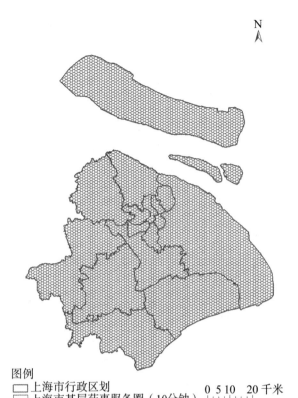

N

图例
□ 上海市行政区划
□ 上海市基层药事服务圈（10分钟）

0 5 10   20 千米

图 11-20   上海市 10 分钟基层药事服务圈(六边形)示意图

基层药事服务圈界定和可视化表达方法，可为定点药店规划提供一种全新的思路与方式。当然，这个方法并非局限于基层药事服务圈的划分上，也可应用于任何地域范围内一定标准下的基层公共服务供给或公共资源配置的服务圈划分。这个方法由于研究借助了网格化管理思想，并基于地理信息系统对基础数据的处理方式，突破了传统的粗放型规划方法，不再受行政区划或乡镇街道划分等的限制，不但可保证规划的公平和效率，同时也使规划达到了全方位、精确性、针对性管理对象的目标。

该方法也存在一定的局限性。由于是将规划区域绘制成可覆盖全区域的连续性图层，那么将有可能出现需规划的对象距离较近但正好处在两个基层服务圈内的现象。由于规划是基于单位均匀网格的针对性管理，容易造成规划最终所纳入的管理对象距离过近的问题，违背了规划以实现资源配置公平与效率的初衷。针对该问题，会有后续的研究。

4）运用地理信息系统软件生成基层医疗机构服务圈。运用地理信息系统 ArcGIS10.0 软件，按照

"15 分钟步行路程(如图 11-21 所示，高斯距离值为 1500 米，即 $AB+AC=1500$ 米，转换成六边形半径 $r=BC$ 为 1060.82 米)"为基准长度对需要基层医疗机构规划的地域空间进行切割处理，形成多个六边形，而每一个六边形则被认为是一个"居民 15 分钟步行区域"，即基层医疗机构服务圈，也可称为规划管理的一个基本单元。其同时符合：①相邻的网格单元间彼此邻接但不重合或交叉；②易于将数据按照需要进行不同分辨率的空间化，使空间关系可清晰表达；③形状呈面状、规则状；④不同时间所采集的数据信息在空间上具有可比性。这些特点均为基层医疗机构规划提供了良好的先决条件。并且，当网格一经划定并覆盖至整个地域范围后，每个网格的设定及其所含有的基层资源、人口、交通等信息数据便固定下来。具体操作步骤：第一步，运用 ArcGIS 工具箱中的渔网工具生成网格。点击 ArcToolbox→选择数据管理工具→要素类→创建渔网(输入网格所需的像元高度与宽度，选中"创建标注点")→确定，生成以单位正方形渔网网格以及渔网中心点点图层。第二步，复制渔网中心点点图层→将复制的点图层移动至原渔网中心点点图层的对角中心位置上(建议以正方形渔网网格作为参考标尺)→合并原点图层与移动点图层，将合并后的渔网点图层作为泰森多边形的中心点。第三步，生成泰森多边形。点击 ArcToolbox→Analysis tools→邻域分析→创建泰森多边形，输入合并后的点图层，生成以六边形为单位的规则格网图层。最后一步，规划地域范围的内六边形规则格网图层，可通过裁剪工具获得。点击 ArcToolbox→选择分析工具→提取→裁剪，输入要素设为泰森多边形图层，裁剪要素设为规划区域行政区划图层，输出结果即为所规划境内居民 15 分钟步行区域六边形规则格网图层，或称基层医疗机构服务圈图层，如图 11-22 所示。

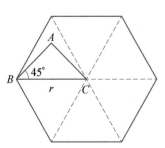

图 11-21   15 分钟步行六边形示意图

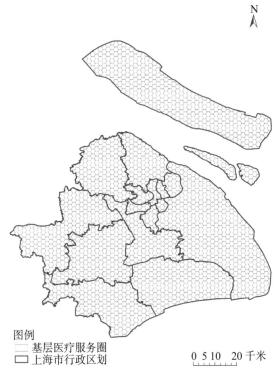

图例
▨ 基层医疗服务圈
▢ 上海市行政区划

0 5 10   20 千米

图 11 - 22   上海市基层医疗机构服务圈(2015 年)

（2）区域医疗机构服务圈

1）区域医疗机构的服务空间范围。传统区县人口为 30～50 万，基本医疗服务资源配置时以区县单位，统筹配置各项医疗卫生资源，包括综合性医院、专科医院、妇幼保健机构、康复机构、护理机构、精神病医疗机构、传染病机构等。在我国很多地区，尤其是东南沿海地区，随着人口不断导入，区县人口数急剧增长，区(县)内形成了多个人口集聚中心，总人口远超 50 万。对于这些地区，传统资源配置标准和方法已经不适用，为此提出服务区域法，以区域医疗机构服务圈作为区域性医疗资源的统筹配置区域，为核定区域内资源供给和需求提供新的地理配置单元。

服务区域法有 3 个要点：①每个区域医疗机构服务圈内常住人口数在 30～50 万；②每个区域医疗机构服务圈内有一个区域医疗中心，作为该区域医疗机构的中心机构，为区域内的居民提供医疗服务；③按照实际路网距离，每个居民距离其所在区域医疗服务中心的距离相比其他区域医疗中心的距离都要近。

基于以上原则，按照图 11 - 23 所示的技术路线图，可绘制得到区域医疗中心的服务区，即区域医

机构服务圈。以上海市为例，从数据准备、方法步骤、方法验证、资源分布三方面详细介绍服务区域法下的资源分布统计。

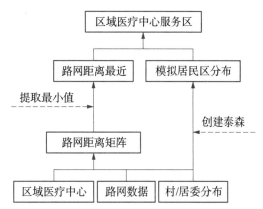

图 11 - 23   区域医疗机构服务圈地理边界划分技术路线图

2）区域医疗机构服务圈的划定方法：

A. 数据准备：①人口数据，包括每个村/居委的名称、户籍人口数、来沪人口数、境外人口数与常住人口数；②机构数据，包括机构名称、地址、类别、等次、级别；③行政区划图，获取了上海市 17 个区县的行政边界图及上海市 212 个乡镇及街道的行政边界图。④道路网络分布图，包括上海市境内所有高速路、快速路、主干道、次干道、支路以及街坊内部道路分布图。

B. 划定方法：

a. 确定区域医疗中心。根据《上海市医疗机构设置规划(2011—2015 年)》，"十二五"期间上海市设立了一批区域医疗中心。"十三五"期间，各区县根据自身人口集聚情况，考虑现有医疗资源发展情况，确定区域医疗中心共计 58 家。具体机构的地理分布见图 11 - 24。

b. 路网距离矩阵计算。计算每个居民点和区域医疗中心之间的路网距离，形成居民点到区域医疗中心的路网距离矩阵。从每个居民点出发，提取所有从该居民点出发的路网距离中的最短路网距离，该居民点到区域医疗中心的最短路网距离即意味该区域医疗中心是所有医疗中心中距离该居民点最近的区域医疗中心，将距离居民点最近的区域医疗中心定义为居民点所属的区域医疗中心，也即该区域医疗中心服务范围包括该居民点。所有距离该区域医疗中心路网距离是最短的居民点的集合共同组成了该区域医疗中心的服务范围(图 11 - 25)。

c. 村/居委行政区划模拟。以村/居委空间布点

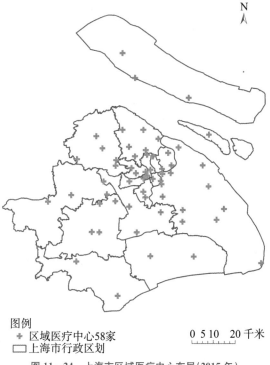

图例
+ 区域医疗中心58家
□ 上海市行政区划

0 5 10 20千米

图 11 - 24 上海市区域医疗中心布局(2015 年)

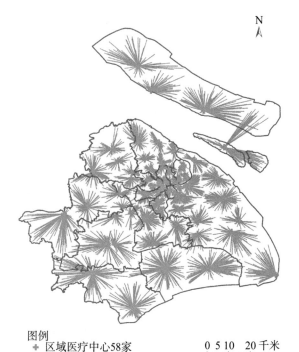

图例
+ 区域医疗中心58家
□ 上海市行政区划

0 5 10 20千米

图 11 - 25 距离居民点最近的区域医疗中心示意图(2015 年)

为基础,采用半数距离法确定每个村/居委的覆盖区域,以此代替村/居委行政区域。半数距离法可由

ArcGIS10.0中的工具"创建泰森多边形"实现。半数距离法实现的村/居委行政区划模拟图,如图 11 - 26 所示。

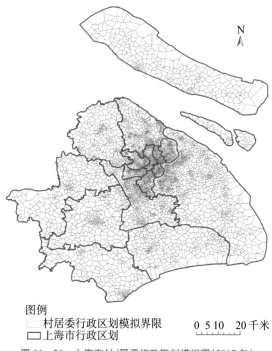

图例
▨ 村居委行政区划模拟界限
□ 上海市行政区划

0 5 10 20千米

图 11 - 26 上海市村/居委行政区划模拟图(2015 年)

d. 最短路网距离服务区。上海市村/居委行政区划模拟图以村/居委布点为基础绘制而来,因此村/居委和村/居委模拟行政区划之间形成了自然的空间连接关系,依据这一空间连接关系,将村/居委所属区域医疗中心属性传递给村/居委模拟行政区划,最终形成由村/居委模拟行政区划集合而成的区域医疗中心服务区域(图 11 - 27)。

e. 修正区域医疗机构服务圈。最短路网分析法将距离因素作为影响居民前往区域医疗中心就医的唯一因素,不考虑可能影响居民就医的其他因素,在这一假设下划分区域医疗中心的医疗服务区域。在上海市市级医学中心、区域医疗中心、基层医疗卫生服务机构三级医疗服务体系架构下,距离因素是影响居民前往区域医疗中心就医的最重要影响因素。同时各区县行政区划对居民区域医疗中心选择的影响也是客观存在的,也就是说,受医保等因素影响,在同类型的区域医疗中心选择范围中,某一行政区划的居民相较而言会更倾向于在本行政区划内的区域医疗中心就医。因此将区县行政区划因素也纳入为区域医疗中心服务区范围的影响因素之一,对最

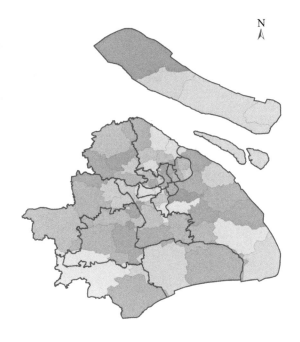

0 5 10   20 千米

图 11 - 27   上海市行政区划和医疗服务区交错分布示意图
(2015 年)

近路网距离制作下的区域医疗中心服务区进行修
正,修正结果如图 11 - 28 所示。

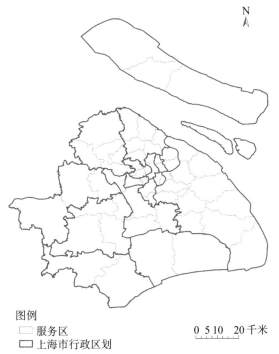

图例
☐ 服务区
☐ 上海市行政区划

0 5 10   20 千米

图 11 - 28   上海市 58 家区域医疗中心服务区(2015 年)

f. 资源分布的可视化表达。根据服务区域法确
定的区域医疗机构服务圈,确定区域性医疗资源的
核定和规划地理单元,在此基础上,可统计区域范围
内的医疗资源分布情况,并汇总统计各区域医疗机
构服务圈内的资源供给现况,如医生资源、护士资
源、床位资源等。本节以床位资源为例,展示上海市
58 个区域医疗机构服务圈下,上海市区域性医院床
位资源的分布(图 11 - 29)。

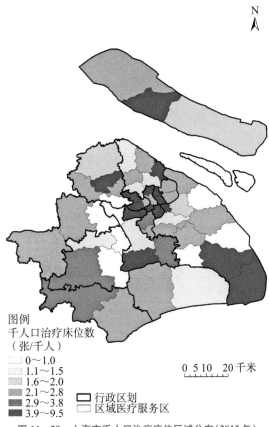

图例
千人口治疗床位数
(张/千人)

☐ 0～1.0
☐ 1.1～1.5
☐ 1.6～2.0
☐ 2.1～2.8
☐ 2.9～3.8
☐ 3.9～9.5

☐ 行政区划
☐ 区域医疗服务区

0 5 10   20 千米

图 11 - 29   上海市千人口治疗床位区域分布(2015 年)

3) 服务区域法的信度和效度。利用上海市实际
住院患者分布数据,对以路网距离为基础的医疗服
务圈划分结果(图 11 - 30)进行验证。上海市目前区
域医疗中心的共有 58 家,筛选这 58 家医疗机构实际
住院患者分布信息,根据实际住院患者分布数据,绘
制 58 家医疗机构实际住院患者服务圈(图 11 - 31)。
以实际住院患者服务圈为金标准,对以路网为基础
绘制的医疗服务圈进行验证。在数据提取过程中,
由于数据质量等原因,纳入验证的有效区域医疗中
心为 33 家,因此仅对 33 家区域医疗中心服务圈进行
验证。

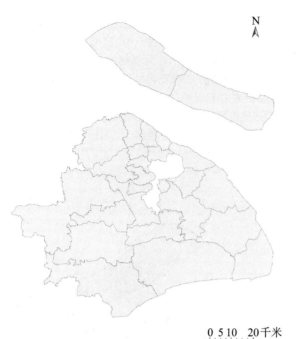

0 5 10   20千米

图 11 - 30   基于路网分析服务圈划分结果（2015 年）

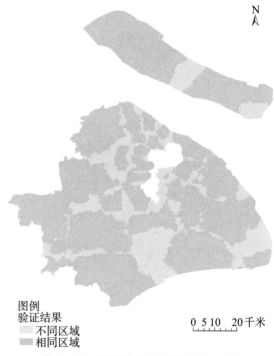

图例
验证结果
　不同区域
　相同区域

0 5 10   20千米

图 11 - 32   医疗服务圈验证重合度（2015 年）

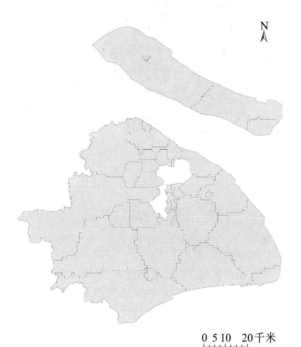

0 5 10   20千米

图 11 - 31   基于住院患者分布的实际医疗服务圈（2015 年）

以基于住院患者分布的实际医疗服务圈为金标准，对基于路网的医疗服务圈划分结果进行验证，以图形重合度为验证指标，验证结果图 11 - 32 如下，两种服务区划分结果重合度为 77%。

考虑到服务区交界地带本是模糊地带，客观并不存在医疗机构服务区绝对分界线，因此以医疗服务区间 2 千米范围为服务区界限缓冲区（图 11 - 31），再次对基于路网的医疗服务区划分结果进行验证。验证结果如图 11 - 33 下所示，两种服务区划分结果重合度为 92%。

基于此，可认为基于机构分布、路网分布和人口分布的区域医疗机构服务圈划分方法是可信且有效的。

11.2.4   测量健康服务资源空间可及性

医务人员依托于健康服务机构，借助于设备、药品、材料，运用医学知识向居民提供健康服务。健康服务机构与居民居住地点总有一定距离。距离越长，居民对健康服务的地理可及性越低，对在其周边新设医疗机构的要求就会越高。因此，各个居民居住地点的健康服务地理可及性决定了健康服务机构布局的调整需要。在此基础上，进一步可视化表达各个居民居住地点的健康服务地理可及性，就可以更好地帮助决策者和相关利益团体决策如何调整健康服务机构空间布局和规模。为此，需要进行健康服务地理可及性测算方法以及可视化表达方法的研究。

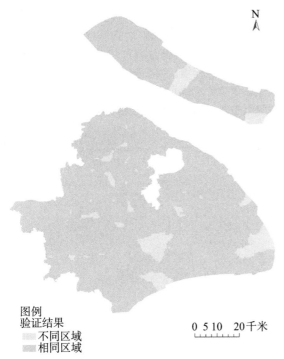

图例
验证结果
▨ 不同区域
▨ 相同区域

0 5 10   20千米

图 11 - 33   医疗服务圈验证重合度(考虑缓冲地带)(2015 年)

(1) 空间可及性

1) 基本概念。①健康服务资源空间可及性。健康服务资源空间可及性是指特定地点居民接触到某类健康服务资源的方便程度,可用特定地点居民分配到的健康服务资源(医生、床位等)来表达。健康医疗服务地理可及性与两个过程有关——特定地点居民在多长时间内能够到达提供某项医疗服务的医疗机构,以及到达该医疗机构之后多长时间内能够获得该项医疗服务。前者取决于医疗机构与居民所在地点的距离、交通便利程度;后者取决于机构内特定医疗资源的配置相对数量和工作效率。②可视化(visualization)。表达空间可及性可以使用一些量化的指标,但更为重要的也更有显示度的方法是可视化。可视化是利用计算机图形学和图像处理技术,将数据转换成图形或图像,在屏幕上显示出来并进行交互处理。它涉及计算机图形学、图像处理、计算机视觉、计算机辅助设计等多个领域。可视化表达医疗服务地理可及性,意味着能够借助数字地图载体,计算地图上任何一个地点或地区对于特定医疗服务地理可及性的大小,判断该地点或地区是否缺乏特定医疗服务的提供,进而用易于理解的图形表达出来,形成医疗服务地理可及性的地图分布,使得阅读者能够对当地各个地点的医疗资源配置充分程度一目了然。

"就医不难"和"看病不贵"是民众的期望,是我国新医改的目标。随着我国医疗保障制度的建设和完善,民众就医经济负担明显相对减轻,"看病贵"问题有所缓解,但同时医疗需求会大量释放,加重"看病难"的问题。大幅度增加医疗资源总体供给势在必行。与此同时,城镇化进程也将带来大规模的人口迁移和集聚,针对性地调整医疗资源地理布局也是必然。医疗资源布局调整将是下一阶段政府有关部门的重点任务。如果这些重点任务仍然延续以往的经验判断模式,有关决策者和利益团体仍然会困惑于特定地区有没有必要设医疗机构、设多大规模的医疗机构、设医疗机构后对于改善当地卫生服务有何作用、在什么地点设置等规划问题。测算规划区域内各个地点医疗服务的地理可及性,为这一问题提供了解决方案:比较设置特定医疗服务机构前后规划区域内各个地点医疗服务地理可及性的变化,并将变化可视化地表达出来。这样,有关决策者或者利益团体就有了共同的讨论平台,决策科学性将大为增强。

2) 存在的障碍。无论是政府调整医疗资源布局还是医疗投资者决策投资地点,都需要总览全地区以明确哪些区域医疗服务供给不足,哪些区域医疗服务供给富余。实现总览全地区的最直接做法是在地图上标注任意一个地点的医疗服务地理可及程度,把医疗服务地理可及程度可视化。要做到这一点,需要海量数据信息的收集、整理、整合、分析和理解工作,需要医疗服务大数据的支撑。这在以往非常困难,原因主要有:①信息系统建设薄弱,缺乏足够的医疗资源和医疗服务信息;②地理信息系统软件比较简单,难以支持医疗服务数据与地理信息数据的有效整合;③常规计算机运算能力不足,支撑有关数据的海量运算比较困难;④以及缺乏一整套的医疗服务地理可及程度表达指标、影响因素和可视化表达方法。在过去调整医疗资源布局、制定资源规划的时候,决策者大多只能根据县以上行政区划的医疗资源配置数据(例如每千人口医生数、床位数等)来判断医疗服务可及程度并作出规划决策。如此粗放的做法,难免被人诟病,被批评随意性大、缺乏可操作性。我国的区域卫生规划实践,一直困扰于这一点。

近年来,计算机运算能力显著提高,单体计算机的处理能力已经是十年前的百倍以上,云计算模式极大推动了大型数据库的储存、调用和分析。地理信息系统软件也逐步成熟,软件日趋完善和系统化,ArcGIS等地理信息系统软件已经能够解决常见的地理信息可视化分析和表达问题,其系统插件的开源开发模式正在鼓励着全世界的地理信息系统爱好者设计各种各样的应用程序模块,使得这些平台性的软件逐渐成为庞大的应用软件集群。而且ArcGIS等地理信息系统软件已经开放了 web 终端,这意味着可以用更经济的方式获得正版软件服务,并可以和其他 web 数据信息系库进行对接,例如 google、百度等搜索引擎的地理信息数据库。最后,随着全球健康大数据收集、整理、储存进程的加速,尤其是我国新医改以来启动的医院信息化建设和居民健康档案建设的顺利进展,医院资源配置和利用信息上报系统已经比较完善,疾病和患者的各类信息数据极大丰富。综合判断,可视化表达医疗服务地理可及性已经具备了大部分的前提条件,目前欠缺的只是对医疗服务地理可及性具体表达指标、影响因素和可视化表达方法的深入研究。这套方法可以把海量地理信息和医疗资源信息转化为直观易懂的地图图形,使得决策者和研究者能迅速、准确地把握医疗服务供给的薄弱或富余区域,为医疗资源布局调整和规划提供循证依据。

（2）四种测量方法

对于测算和可视化表达医疗服务地理可及性的方法,国内外都在探索当中,经历了一个简单到复杂、逐步合理化的过程。

1）最近距离法。通过从居民点出发到达最近的医疗服务点的距离、时间或费用来测量地理可及性的方法,叫最近距离法。图 11 - 34 是运用最近距离法绘制的上海市居民医疗服务地理可及程度示意图。该图可清晰展示特定医疗机构布局下居民看病方便程度的地理分布。最近距离法还可划定一个距离值,通过高于或低于距离值的对象比例高低来说明医疗服务可及性的高低,例如世界卫生组织在推行初级卫生保健政策时就提出了步行 15 分钟能够到达一个医疗服务点的要求。最近距离方法的优点是简单、易懂,主要缺点有两个:第一个缺点是最近距离法假设人们总是会选择离自己最近的医疗机构获取服务,显然这不完全符合实际,人们会根据自己和某医疗机构医生的关系、该医疗机构的繁忙程度、技术水平等调整就医选择。鉴于此,有学者提出应当以居民距离所有同类机构距离的平均值作为衡量地理可及性的指标。如何搜索所有同类机构,有学者提出了机会累积法和移动搜索法来解决,但所有

同类机构的地域范围还需要给出一个界定原则,采用算术平均值还是加权平均值也需要进一步的研究。第二个缺点是最近距离法仅仅反映了居民到医疗机构的方便程度。如果到医疗机构很快,但医疗机构患者较多而医生不足,等候时间拉长,就不能说居民所在地点就医方便。比值法等类似方法可以弥补这个缺点。

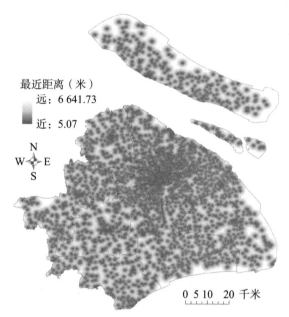

图 11 - 34　运用最近距离法获得的居民医疗服务地理可及程度示意图

2）比值法。使用特定区域内医生、床位等资源与人口之比,或者是特定机构内医生、床位等资源与就医患者数的比值来测量地理可及性的方法,叫比值法。基于机构的比值法,可反映机构的供需比,与最近距离法一起使用可协同反映居民所在地点的就医方便程度。但是最近距离法用时间或距离衡量可及性,比值法用相对比衡量可及性,如何统一标准,把相对比转化为时间或距离还需要研究探索。基于区域的比值法对于测算大行政区划的居民整体就医方便程度是比较合适的,卫生规划中经常使用每千人口医生数、每千人口床位数来衡量各行政区划的医疗服务地理可及性。图 11 - 35 是运用比值法绘制的上海市居民医疗服务可及程度分布示意图。其不足之处显而易见:它把医疗资源辐射服务的连续性通过行政区划割裂开来,造成行政区划边界两边的医疗服务可及性程度有着显著差别,与现实情况严重不符。另外,比值法无法体现行政区划内各个地

点的阶梯差异。换句话说,比值法只能赋予一个行政区划一个地理可及程度的值,但事实上,行政区划内部各个地点的地理可及程度是有差异的。为了弥补这个缺点,学者开发了两步移动法。

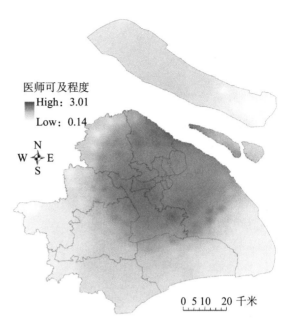

图 11－36　运用两步移动法绘制的居民医疗服务地理可及程度(医生服务)示意图(2015 年)

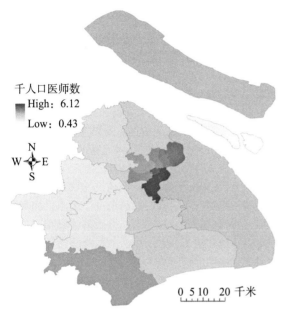

图 11－35　运用比值法获得的居民医疗服务地理可及程度(每千人口医生数)示意图(2015 年)

3) 两步移动法。两步移动法是移动搜索法的改进版本。移动搜索法的早期版本是以需求点即居民点为中心搜索一定阈值范围内的供给点,从而计算供求比例;由于该版本没有考虑到供给点的繁忙程度,即存在一个供给点可能服务多个需求点的情况,因此发展了两步移动法(图 11－36)。

第一步,对于每个供给点 j,搜索以其为中心阈值范围(d_0)内的需求点 k,计算供需比 R_j,以 D_k 表示 k 点消费者的需求,S_j 表示 j 点的总供给,计算公式为:

$$R_j = \frac{S_j}{\sum_{k \in \{d_{kj} \le d_0\}} D_k} \quad \text{(公式 11－3)}$$

第二步,对每个需求点 i,搜索在阈值范围(d_0)内的所有供给点 j,将这些攻击点的 R_j 汇总,即得到 i 点的可及性值,记为 A_i^F;计算公式为:

$$A_i^F = \sum_{j \in \{d_{ij} \le d_0\}} R_j = \sum_{j \in \{d_{ij} \le d_0\}} \left[\frac{S_j}{\sum_{k \in \{d_{kj} \le d_0\}} D_k} \right]$$
$$\text{(公式 11－4)}$$

两步移动法的第一步确定了供给点的繁忙程度,即每个供给点服务范围内的供需比,第二步计算了需求点的可及性,其本质上是一个供需比,是被一个距离阈值或过滤窗口过滤了两次的比例。两步移动法可以计算行政区划内任意一居民点的医疗服务地理可及程度,实现行政区划内部各个居民点地理可及程度的梯度差异,但它仍然需要事先确定阈值范围(d_0),确定一个可及与不可及的范围边界,只有处于边界内的供需双方才发生作用,且对于边界内的所有供给者一视同仁。由此产生的医疗服务地理可及程度演示地图仍然是块状的、不连续的。为了解决这一问题,作出连续变化且能突出区域差异的医疗服务地理可及程度演示地图,学者们进一步开发了引力法。

4) 引力法。引力法又称潜能模型法或重力模型,源于区域经济学及地理学借鉴万有引力定律来研究社会、经济空间相互作用的研究(图 11－37)。它通过模拟万有引力定律的公式来测量所有人群居民点上医疗机构(资源)的吸引力累计值,考虑了设施的服务能力、到达设施的距离等因素;同时考虑空间衰减和设施周边人口分布,其基本公式如下:

$$A_i^G = \sum_{j=1}^{n} \frac{S_j d_{ij}^{-\beta}}{V_j} \quad \text{(公式 11－5)}$$

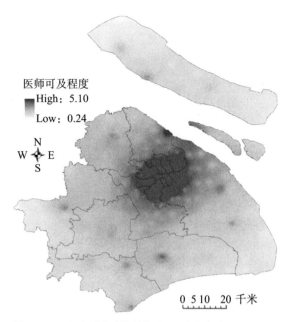

图11-37 运用引力法绘制的居民医疗服务地理可及程度
(医生服务)示意图(2015年)

$$V_j = \sum_{k=1}^{m} D_k d_{kj}^{-\beta} \quad (公式11-6)$$

式中,A_i^G 为地理可及性指数,表示 i 点的可及性;n、m 分别为供给点和需求点的总数,S 表示供给,D 表示需求,d 为供给点与需求点之间的距离;β 为出行阻抗也称距离衰减系数。

有研究者认为,在研究服务提供主体的服务能力时,考虑到医疗机构的规模等级、医疗技术水平等因素,在基本公式中增加表示这些因素的系数,如用 α 表示,则公式为:

$$A_i^G = \sum_{j=1}^{n} \frac{\alpha_j S_j d_{ij}^{-\beta}}{V_j} \quad (公式11-7)$$

$$V_j = \sum_{k=1}^{m} D_k d_{kj}^{-\beta} \quad (公式11-8)$$

引力法假设中供需双方的作用在医疗卫生服务中体现为居民到医疗机构就诊的潜在可能性,随着距离增加而减小,随着需求点的需求增大及供给点的供给能力增大而增大,在引进 α 系数后还可灵活地将那些增加供给点吸引力的因素引进模型。

引力法的优点相对来说是显而易见的。首先,它不用事先定义一个区域范围,不存在因研究区域选择的不同而导致的计算结果和解释的改变问题(modifiable area unit problem,MAUP);其次,引力模型能更精确地展示范围更小的局部区域的可及

性,如果数据能够支持甚至可以精确到个体家庭。

引力法也有局限,首先是参数 β 的确定问题。供需点之间相互作用的距离衰减系数受地理环境(郊区、市区、农村等)、活动类型以及目的地的类型等多种因素的影响。甚至可以说针对每一种具体的供需关系都有一个具体的 β 值。实证研究是确定 β 的最好方法,但是其数据一般都很难得到。因此学者们一般都根据经验或已有研究设定 β 值。引力法的另一个缺点是公式抽象,不容易被程序员理解,给计算程序的编写带来了一定的困难。

(3)四种测量方法的改进

1)对最近距离法的改进。收集、整理行政区划、道路交通、人口分布、医疗机构等基础数据,运用地理信息系统软件及其功能模块,在最近距离法思路的基础上,按照提出方法、专家论证、模拟验证、完善方法的思路进行了研究。总结形成了医疗机构服务区域、服务区域内人口计算、路网距离计算和可视化表达等一整套基于最近距离法的医疗服务地理可及性可视化表达操作方法,明确了在 ArcGIS 软件中的操作命令和程序。进而结合上海市数据资料,绘制了上海市医疗服务可及性分布地图。该地图能够直观显示特定地区医疗资源配置的薄弱和富余程度,为特定地区是否需要增减医疗资源配置指明了方向。改进后的方法被应用于《2014—2016年上海市医保定点药店规划》的研制工作。

2)对比值法的改进。将传统的卫生资源/人口比值法与地理因素相结合,按照聚焦问题、修改方法、数据模拟、专家论证、完善方法的思路展开研究。提出了在地理信息系统软件中计算医疗机构服务区的方法和操作步骤。针对医疗机构服务区域受行政区划影响的问题,提出了运用泰森多边形法划定医疗机构服务区域。针对区域地形影响医疗机构服务区域的问题,提出了应把大的河流、长距离封闭高速公路等作为区域边界。最后结合上海市数据资料,绘制了基于比值法的医疗服务地理可及性地图。该地图能够判断区域医疗中心(社区卫生服务中心)医疗资源的均等化布局程度,为区域医疗中心(社区卫生服务中心)医疗资源的布局调整提供依据。

3)对引力法的改进。针对引力法的第一个缺点,收集了2014年上海市各级各类医院住院患者居住地址编码资料、各级各类医院地址编码资料,计算住院患者相对于所住医院的地理分布,给出了典型类型医院的 β 值系数参考值区间。研究结果表明,指数曲线模型在二级医疗机构中拟合效果较好,乘

幂曲线模型在三级医疗机构中拟合效果较好。指数曲线模型中二级综合医疗机构、二级专科医疗机构住院患者距离衰减系数均值分别为 0.51、0.50。乘幂曲线模型中三级综合医疗机构、三级专科医疗机构住院患者距离衰减系数均值分别为 0.84、0.53。

针对引力法的第二个缺点，程序编制的基本思路是把资源总量"合理地分配"到每个居民点。设人口点 i 从机构 j 分配到的人均床位数 X_{ij} 与医疗卫生机构的距离 d_{ij} 成反比，若医疗机构 j 的床位数为 S_j，人口点 i 上的人口数为 P_i，人口点与医疗机构的距离为 d_{ij}，每个人口点 i 的人均床位数为 X_i，则任意居民点上人均可及资源量的计算公式为：

$$X_i = \sum_{j=1}^{n} X_{ij} \qquad (公式\ 11-9)$$

$$X_{ij} = \frac{S_j}{\alpha_{ij}^{\beta}} \bigg/ \left(\frac{P_1}{\alpha_{1j}^{\beta}} + \frac{P_2}{\alpha_{2j}^{\beta}} + \cdots + \frac{P_m}{\alpha_{mj}^{\beta}} \right)$$

$$(公式\ 11-10)$$

式中的 X_i 就是引力法公式中的 A_i^G，是指折算到特定居民点的人均床位数，所有居民点 X_i 和该点人口数乘积的和就是总床位数。该公式的优势是程序员可以非常方便地编写地理信息系统软件，并在数据库中注明指标的含义。

上述对于引力法的改进，先后应用于上海市"十二五"医疗机构规划、上海市"十二五"区域卫生规划、上海市 2011—2020 年区域卫生规划研究、上海市"十三五"医疗机构规划。

通过分析住院患者地址相对于医院地址的信息，可以计算得出特定医院住院患者的空间分布。根据住院患者空间分布，可以导出住院患者密度这一指标。距离医院越近，住院患者密度越高；距离医院越远，住院患者密度越低。住院患者密度的地理分布特点与医院医疗服务地理可及性是一致的。准确地、可视化表达住院患者的空间分布，有助于对医疗服务地理可及性的理解和测算。为此，以上海市为样本地区，运用样本地区各级各类医院的住院患者住址编码信息，探索了住院患者空间分布的可视化表达方法及软件操作程序。具体包括：第一步，收集住院患者信息，建立住院患者空间信息和相关属性的数据库。第二步，根据住院患者地址信息，将住院患者数据库转换为空间属性数据库。第三步，利用地理信息系统软件，以行政区划（地理环带、人口点区块）作为底图，建立住院患者地址信息和行政区划（地理环带、人口点区块）之间的空间关联，进行统

计分析。第四步，计算行政区划（地理环带、人口点区块）住院患者数量或住院患者密度（每千人住院患者数）。第五步，可视化表达住院患者数量或住院患者密度。按此操作步骤得到的可视化图形，可以清晰展示住院患者地理分布特点，有助于决策者准确把握住院患者的空间分布特征、有依据地调整医疗资源配置和布局。

传统测算方法主要以指标和简单图形来展示一定区域内的医疗服务地理可及性，决策者感知程度较差；改进后的测算方法则充分运用现代地理信息系统软件和计算机强大的视觉表达效果，使原本抽象的指标值、统计图转化成了容易理解的可视化地图。

健康服务大数据、地理信息系统软件、强大的计算机硬件的不断更新迭代，意味着数据向知识转化的速度越来越快，对方法学的要求也越来越高。很多学者做了一些探索，但还有很多空白领域有待填补。例如：①按照疾病诊治阶段，医疗服务可以进一步细分为门诊服务、急诊服务、住院服务、康复服务、长期护理服务；按照疾病诊治的特定类型，医疗服务还可分为常见病服务、产科服务、儿科服务、精神卫生服务，等等。针对这些细分的医疗服务，其地理可及性又应当如何测算，如何可视化表达？②大数据的特点之一是动态性产生。医疗服务地理可及性可视化地图如何实现自动更新，对于阶段性调整医疗资源规划（区域卫生规划、医疗机构规划、医疗人力规划）具有重要意义，值得深入研究。③可视化必须建立在科学性的基础上。更科学、更符合实际情况的测算医疗服务地理可及性的方法学研究是永无止尽的，需要持续不断的探索。

11.2.5 设定健康服务资源空间可及标准或目标

（1）时间可及标准或目标

卫生服务可及性是衡量和评价卫生服务系统公平性、效率和质量的主要指标。可及性包括可用性、可达性、适应性、可承受性和可接受性 5 个维度，直接反映人群获得卫生服务的能力。可用性指现有服务资源的数量类型与患者的数量和需求类型之间的关系；可达性是服务提供方位置和患者位置之间的关系，同时考虑到患者的交通资源、路程时间和成本；适应性是指用来接受患者的服务资源的组织提供方式和患者适应这些因素的能力，及患者的适宜的看法之间的关系；可承受性是指服务的价格与患

者的收入、支付能力及现有医疗保险之间的关系;可接受性是指患者的个人态度和提供方行医的实际特征,以及服务提供方对可接受的患者的个人特征的态度之间的关系。其中,可达性即空间可及性,是医疗资源空间规划的理论基础。

1) 交通资源。空间可及性测算的基础是医疗服务供需双方所在的交通网络。现有的交通网络包括铁路、公路、地铁等。铁路可以分为普通铁路,小于时速 200 千米,而快速铁路、快铁,是快速普通铁路的简称,时速 160~200 千米;准高速铁路时速 200~300 千米;高速铁路时速大于 300 千米。公路根据使用任务、功能和适应的交通量分为高速公路、一级公路、二级公路、三级公路、四级公路 5 个等级。而根据在政治、经济、国防上的重要意义和使用性质,公路划分为 5 个行政等级:国道、省道、县道、乡道、专用公路。其中,国道是指具有全国性政治、经济意义的主要干线公路,包括重要的国际公路、国防公路,连接首都与各省、自治区、直辖市首府的公路,连接各大经济中心、港站枢纽、商品生产基地和战略要地的干线公路。省道是指具有全省(自治区、直辖市)政治、经济意义,连接各地市和重要地区以及不属于国道的干线公路。县道是指具有全县(县级市)政治、经济意义,连接县城和县内主要乡(镇)、主要商品生产和集散地的公路,以及不属于国道、省道的县际间公路。乡道是指主要为乡(镇)村经济、文化、行政服务的公路,以及不属于县道以上公路的乡与乡之间及乡与外部联络的公路。专用公路指专供或主要供厂矿、林区、农场、油田、旅游区、军事要地等与外部联系的公路。

2) 路程时间与成本。在交通网络的基础上,供需双方之间的路程时间是空间可及性的直接指标。不同的性质的路网拥有不同的速度,因此路程时间的计算需要考虑交通网络的类型及其平均速度,将不同路网的平均速度进行配对后进行合计计算。路网距离的计算需要以精细的交通网络为基础,若交通网络的获得难度或成本较高,在特定情境下,可以采用曼哈顿距离或欧式距离计算供需双方之间的距离。

距离可分为欧式距离、曼哈顿距离和路网距离。欧氏距离指的是两点之间的直线距离,易于获得,适用于仅得到供需双方的位置信息,但缺乏路网信息的情况,但该方法不能完全反映居民前往医疗机构实际的消耗;曼哈顿距离是两个点在标准坐标系上的绝对轴距总和,适用于区域内栅格形路网上的两点距离计算,诸如南北走向、东西走向的路网;路网距离是根据区域内的实际道路网络所计算的最近距离值,可以更好地反映现实中居民与医疗机构的距离,但必须以路网电子地图的获得为前提。如图 11-38 所示,斜直线表示的是两点间的欧氏距离,左上方折线表示的是曼哈顿距离,若灰色的线条为栅格形路网,则右下方折线和中间阶梯样折线都是路网距离。在这种栅格形路网中,曼哈顿距离与路网距离一致。

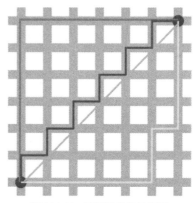

图 11-38 距离的分类示意图

路程成本是将路程时间转化为费用后的另一种空间可及性评价指标。在考虑不同路网行进中的必要路费外,还需要纳入可能的误工费。该指标的计算更为复杂,但在经济社会中,以费用作为空间可及性的评价指标更为全面与直观。

(2) 医疗资源可及标准或目标

如何确定区域内治疗床位的适宜规模,一直是区域卫生规划需要面临和解决的重要问题。随着社会的发展、经济水平的提高,人们日益增长的卫生资源需求和有限的卫生资源之间的矛盾逐渐发展成为卫生领域的重要矛盾。关于卫生资源配置测算方法的研究很多。世界卫生组织推荐的卫生资源配置测算方法主要有 4 种,包括卫生服务需求量法、卫生服务需要量法、服务目标法、卫生资源/人口比值法。区域卫生规划中,按照人群健康需要或者健康需求核定卫生资源配置水平的区域卫生规划方法给政府部门带来较重的负担,同时也带来资源利用效率低、卫生资源闲置等问题。服务目标法从服务提供的角度确定服务产出量目标,只要服务产出量目标确定了,卫生资源配置水平就可以测算得到。通常服务目标可以根据管理者经验、专家咨询或者卫生部颁布的法规和标准等获得借鉴依据。现区域卫生规划方法通常以国家卫生部门颁发的指导性原则作为本区域规划的目标,这会带来很多问题,最主要的问题的是不能够与本地区实际情况相结合,国家卫生资源配置指导原则不能体现各区域卫生资源配置特点。因此确定各区域卫生规划合理目标是运用服务目标法进行测算的先要条件。如何测算区域卫生规划合理目标也是要着重解决的问题之一。旨在通过测算区域治疗床位合理规模,明确区域卫生规划区域治疗床位配置目标。

1) 区域资源可及标准核定思路(图11 - 39):

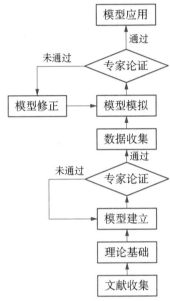

图11 - 39 技术路线图

A. 理论基础。1961年克尔·怀特(Kerr White)提出健康生态系统理论,该理论提出传统的衡量公共健康的指标,比如死亡率、患病率,可以有效地定义非健康状况以及特殊疾病者群的人口学特征。但这些指标不能描述患者和医生在个体水平对疾病和其他无类别的症状所采取的行动。其认为个体行动的集合带来的集体影响才是医疗服务资源需要和利用的主要决定因素。从"人群-患病-就诊-住院-手术"的健康生态链的角度反映人群对医疗资源的需要、需求和利用。"人群-患病"环节反映人群健康需要,从需要出发客观反映人群健康状况;"患病-就诊"环节反映人群健康需要向健康需求的转化程度,从利用出发客观反映人群对卫生资源的利用;"就诊-住院"环节反映人群对治疗床位资源的需求,从利用出发客观反映人群对治疗床位的利用情况;"住院-手术"环节反映人群对高质量医疗资源的需求,从利用出发客观反映人群对手术资源的利用情况。通过建立这样的健康生态关系网络,可明确人群就医行为模式,为发现已有卫生体系中各项环节是否存在不当衔接提供参考依据。

B. 建立模型。组织卫生领域相关专家,包括卫生政策领域专家、卫生资源配置领域专家、公共卫生领域专家、卫生行政部门专家,运用头脑风暴法,收集、整理、归纳各位专家意见,研制基于人群寻求健康行为模式的区域卫生规划治疗床位合理规模测算模型。

C. 模型具化。为能更好地贴近现实,考虑模型指标数据的可获得性,确保治疗床位合理规模预测模型能够通过数据模拟运作起来,需要将模型从理论认识为基础的构建层面过渡到可以进行数据模拟的可操作模型。因此在已建立的模型框架的基础上需不断细化,使模型不断符合现实治疗床位利用模式,最终得到有效性高、操作性强的治疗床位合理规模测算模型。

D. 模型模拟。收集模型运作需要的相关数据,对建立的治疗床位合理规模测算模型进行多次模拟验证。组织相关专家对模型模拟结果进行验收,检验模型的信度和效度。

E. 模型完善。根据模型模拟结果,结合实际情况,组织专家咨询论证模型存在的问题,针对这些问题对现有模型进一步调整完善,直到专家咨询论证通过该治疗床位合理规模测算模型。

F. 模型应用。确定治疗床位合理规模测算模型,将模型推广运用于区域卫生规划中,用于测算区域治疗床位合理规模标准。

2) 区域资源可及标准核定方法:

A. 模型框架:

a. 区域内住院患者人数。由于影响区域内本地住院患者数量和外地住院患者数量的因素截然不同,因此在建立模型时考虑将区域内住院患者划分为本地住院患者和外地住院患者两部分,分别预测区域内本地住院患者人数和外地住院患者人数。

b. 区域内住院患者床日数。预测住院患者平均住院天数,结合预计住院患者人数,可得到住院患者预期需要住院床日数。

c. 合理规模治疗床位。考虑现有治疗床位利用过程中存在的不合理因素,即需要在以后突出调整的地方。对这些需要调整的因素进行规划控制。例如现阶段床位分类使用的模式尚未得到普及,大量医院,尤其是二级医院,治疗床位实际充当护理床位的功能,治疗床位实际收治的是只需要护理服务的住院患者。对于这部分患者应该适当考虑转移到护理机构,或者考虑将病源不足的二级医院转型为护理或康复机构。此外,提高治疗床位使用效率,提高治疗床位服务质量的控制因素可根据各区域实际情况,考虑纳入为住院需要的重要调节指标,对治疗床位需要量进行优化调节(图 11 - 40)。

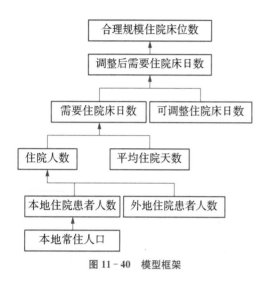

图 11 - 40　模型框架

B. 模型具化:

a. 区域内住院患者人数。区域内本地住院患者和外地住院患者分别预测。影响本地住院患者人数的因素主要是本地常住人口的年龄结构,影响外地住院患者人数的因素主要受当地医疗技术水平影响。

本地住院患者人数预测方法:首先,通过收集现有区域内常住人口年龄构成,结合区域出生率和分年龄段死亡率数据预测规划年本地各年龄段人口数。其次,收集本地最新住院患者人数据信息,统计各年龄段本地住院患者人数。结合现在本地各年龄段人口数,计算得到本地各年龄段住院率。最后,假设到规划年,分年龄段的住院率和现在相比保持不变。结合规划年各年龄段常住人口数,可计算得到规划年本地各年龄段住院人数。汇总合计,即可得到规划年预计本地住院患者人数。

外地住院患者人数预测方法:首先收集区域内现有所有住院患者信息,统计区域内住院患者中外地患者人数和本地患者人数,测算区域住院人数中,外地患者占比。其次,假设到规划年外地患者增长率和本地住院患者整体增长率保持不变,以区域内本地住院患者增长率替代外地患者增长率,可得到区域内外地患者预期数。

b. 区域内住院患者床日数。住院患者人数到住院患者床日数的转化取决于住院患者平均住院天数,住院患者住院天数越长,则需要的住院床日数越长,住院患者住院天数越短,则需要的住院床日数越短。假设到规划年,住院患者平均住院天数不变,即以现有住院患者平均住院天数代替规划年住院患者平均住院天数,结合规划年预计的区域内住院患者人数,即可得到规划年需要的住院患者床日数。

c. 合理规模治疗床位。在预测住院患者床日数时,采用的假设前提为,到规划年,区域内住院患者平均住院天数保持不变。若现阶段区域内治疗床位利用情况合理且高效,则可直接借用现阶段治疗床位利用模式,即可直接采用这一假设。但由于现阶段治疗床位利用情况不尽理想,仍有很多地方需要规范和调整,因此,在平均住院天数不变的假设条件下,需要对住院治疗床位床日数进行调整,使规划年治疗床位利用效率得到提高。

首先,将部分治疗床位分流到护理床位。除少数特殊情况患者和精神病患者外,一般住院患者包括危急重患者住院天数可控制在 7～8 天左右。之后住院患者可根据具体情况,转移到康复医院或者护理医院进行下一阶段的治疗。因此,除精神病患者外,住院患者住院天数超过 30 天的住院床日数应当转移到护理床位。测算方法:分析现有住院患者数据库中住院天数,统计所有住院患者住院总天数($D1$),统计住院天数超过 30 天的住院总天数($D2$),统计精神病患者超过 30 天的住院总天数($D3$)。扣除精神床位后住院天数超过 30 天的住院天数($D4=D2-D3$)认为可以转移到护理床位。计算可转移治疗床日数占总治疗床日的占比($D4/D1$)。到规划年,为提高治疗床位利用效率,可将现阶段可转移治疗床位占比系数应用于规划年治疗床位合理规模的测算。

其次,调整平均住院天数。考虑治疗床位和护理床位在结构上的调节作用后,治疗床位本身的利用效率也亟待提高。测算部分住院患者床日数转移到护理床位后,治疗床位的平均住院天数,结合规划要求的平均住院天数标准,按照治疗床位数和平均住院天数等幅度调整原则,可计算得到规划年净需要治疗床位数。

再次,调整合理冗余系数。以上所有测算都是以治疗床位实际利用为基础。考虑到治疗床位实际利用和实际供给情况存在脱节,表现为医院治疗床位使用率并不能达到100%,必然存在治疗床位部分时段闲置的情况。同时考虑到治疗床位利用存在很多时期性的影响因素,住院需要有周期性的高峰和周期性的低谷阶段。譬如季节性的疾病高发带来的住院需要的高涨,工作日和非工作日人群对治疗床位利用情况的差异等。因此,需要对目前测算的净治疗床位需要量进一步调节,借助合理冗余系数,将从利用出发的治疗床位净需要量转化为从供给出发的治疗床位需要供给量。

合理冗余系数测算方法:统计区域一年内每日住院患者人数,提取一年内单日住院患者人数最大值和住院患者人数最小值。以单日内住院患者人数最大值和最小值之比,作为区域内住院患者床位利用的合理冗余系数。将该合理冗余系数应用到区域治疗床位合理规模测算模型中,可计算得到区域治疗床位合理规模值。

最后,结合规划年人口预测值,计算得到规划年治疗床位合理规模配置水平。

3) 区域资源可及标准测算模型。综合考虑各环节之间的数量关系,得到可操作的治疗床位合理规划测算模型(图11-41)。

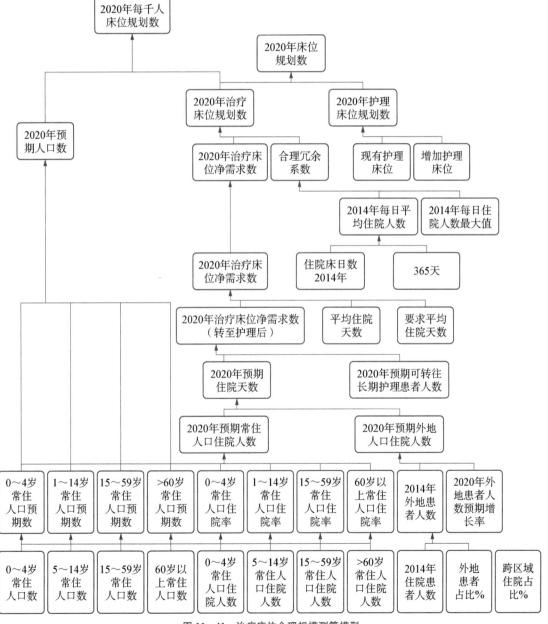

图 11-41　治疗床位合理规模测算模型

该区域卫生规划中治疗床位合理规模测算模型的创新之处在于,从人群就医行为模式出发,利用现有住院患者数据,从治疗床位利用的角度预测治疗床位净需要量。通过合理冗余系数调整,将预测从治疗床位测算结果再次从利用的角度转换为供给的角度。治疗床位合理规模测算模型为区域卫生规划确定治疗床位标准提供可操作测算模型。同时,上海市目标年治疗床位合理规模模拟预测结果得到相关专家认可。证实该方法具有科学性和有效性,为区域医疗机构规划治疗床位合理规模提供了新的思路和操作方法。

区域卫生规划治疗床位合理规模测算模型考虑了人口年龄结构变化对治疗床位利用的影响,但忽略了疾病谱变化对治疗床位利用的影响;预测住院床日数时,统一使用同一个平均住院天数,忽略了各年龄结构间住院天数差异对治疗床位的影响;考虑了外地住院患者可能的增量对治疗床位利用的影响,但外地住院患者赴本区域就医的影响因素在本次测算模型中没有体现;考虑了预期治疗床位可调节因素,但所有可调节参数的设计都是基于现有治疗床位的利用情况,即假设除调节因素外治疗床位使用结构保持不变,不考虑可能出现的其他特殊影响因素。所有影响未来治疗床位利用的因素按理说都应当被模型考虑,但是考虑到数据收集难度大,诸多因素对治疗床位有影响但影响程度难以定量化,以及各种因素之间可能存在多重共线性等问题,故暂时忽略了部分可能影响治疗床位利用的其他的因素(如疾病谱变化对治疗床位利用的影响)后建立模型。

治疗床位合理规模测算方法为区域卫生规划中治疗床位规划标准的测算提供参考。在该模型的基础上,各区域也可灵活根据本地区实际情况进行补充和调整。

11.3 城市区域医疗机构规划案例分析

11.3.1 以上海市为例的区域医疗机构资源总量规划

(1)规划背景

1)拟解决的问题。如何确定区域治疗床位的适宜规模,一直是区域卫生规划面临和需要解决的重要问题。随着社会的发展、经济水平的提高,人们日益增长的卫生资源需求和有限的卫生资源之间的矛盾逐渐发展成为卫生领域的重要矛盾。区域卫生

规划中对于区域内床位配置标准一直以来缺乏科学、有效的测算方法,上文已对治疗床位合理规模测算方法进行了具体介绍。下文将基于该医疗资源总量测算方法,应用上海市人口数据、住院患者数据、机构数据、行政区划等数据,测算2020年上海市治疗床位规划总量,作为上海市区域医疗资源规划配置的依据。

2)规划数据的准备:①人口数据。收集上海市5974个村/居委的常住人口数据,包括每个村/居委的名称、户籍人口数、外来人口数、境外人口数与常住人口数。数据来源于上海市公安局人口管理办公室。②机构数据。收集上海市所有医疗机构的基本信息,包括机构名称、地址、类别、等次、级别、经营性质、床位数。其中,公立医疗机构共计2725家医疗机构,包含了三级医疗机构61家、二级医疗机构137家、一级及其他医疗机构2527家。数据来源于上海市卫生和计生委员会。③行政区划图。获取上海市17个区县的行政边界图及上海市212个乡镇及街道的行政边界图。数据来源于上海市民政局。

3)规划的指导原则和关键方法。具体测算原则和关键技术方法详见本章"11.2.5 设定健康服务资源空间可及标准或目标"。

(2)规划过程

1)上海市常住人口住院人数预测。假设2020年常住人口住院率和2014年相同。则2020年常住人口住院人数计算公式为:

$$In\,patient_{IN} = \sum_{i=1}^{4} In\,patient_{IN_i}$$

(公式11-11)

$$In\,patient_{IN_i} = P_{IN_i} \times U_{IN_i} = P_{IN_i} \times U'_{IN_i}$$
$$(i = 1,2,3,4)$$

(公式11-12)

式中:$i=1$表示0～4岁年龄组;$i=2$表示5～14岁年龄组;$i=3$表示15～59岁年龄组;$i=4$表示60岁以上年龄组。$In\,patient_{IN_i}$表示2020年第i年龄组的住院人数;P_{IN_i}表示2020年第i年龄组的常住人口数;U_{IN_i}表示2020年第i年龄组常住人口住院率;U'_{IN_i}表示2014年第i年龄组的常住人口住院率。

公式11-11中住院率U'_{IN_i}具体公式为:

$$U'_{IN_i} = \frac{In\,patient'_{IN_i}}{P'_{IN_i}}$$

(公式11-13)

式中:U'_{IN_i}表示2014年第i年龄组常住人口住院

率;$Inpatient'_{IN_i}$表示 2014 年 i 年龄组常住人口住院人数;P'_{IN_i}表示 2014 年第 i 年龄组常住人口数。

公式 11-13 中常住人口住院人数 $Inpatient'_{IN_i}$ 具体计算公式如下。

现有住院患者人数据库通常无法直接区分住院患者是常住人口还是外地人口,因此无法直接统计 2014 年(分年龄段)常住人口住院人数。经讨论,采用住院患者数据库中患者现住址信息,以现住址是否在上海市行政边界内作为判断依据。由于全住院数据库地址信息转换工作量巨大、操作性差。因此采用随机抽样方法,对全数据进行随机抽样,抽样比为 1%。以抽样数据中住院患者在常住人口和外地人口的结构构成,代替 2014 年住院患者的结构构成。

住院患者中常住人口病患者人数占比为:

$$R'_{IN}= R_{A_{IN}}=\frac{Inpatient_{A_{IN}}}{Inpatient_A}$$
(公式 11-14)

式中:R'_{IN}表示 2014 年住院患者中常住人口住院人数占比;$Inpatient_{A_{IN}}$ 表示抽样数据中常住人口住院人数;$Inpatient_A$ 表示抽样数据住院人数。2014 年常住人口住院人数计算公式为:

$$Inpatient'_{IN}= Inpatient' \times R'_{IN}$$
(公式 11-15)

式中:$Inpatient'_{IN}$表示 2014 年常住人口住院人数;$Inpatient'$ 表示 2014 年住院人数;R'_{IN}表示 2014 年住院患者中常住人口住院人数占比。

常住人口住院患者中各年龄结构住院患者构成比为:

$$R'_{IN_i}= R_{A_{IN_i}}=\frac{Inpatient_{A_{IN_i}}}{Inpatient_{A_{IN}}}$$
(公式 11-16)

式中:R'_{IN_i}表示 2014 年第 i 年龄段住院人数在常住人口住院人数中的占比;$R_{A_{IN_i}}$ 表示抽样数据中第 i 年龄组人数在常住人口住院人数中的占比;$P_{A_{IN_i}}$表示抽样数据中第 i 年龄组常住人口住院人数;$P_{A_{IN}}$ 表示抽样数据中常住人口住院人数。

2014 年各年龄段常住人口住院人数计算公式为:

$$Inpatient'_{IN_i}= Inpatient'_{IN}\times R'_{IN_i}$$
(公式 11-17)

式中:$Inpatient'_{IN_i}$表示 2014 年第 i 年龄组常住人口

住院人数;$Inpatient'_{IN}$表示 2014 年常住人口住院人数;R'_{IN_i}表示 2014 年第 i 年龄段常住人口住院人数在常住人口住院人数中的占比。

综合以上公式,逐步计算,即可求得 2020 年上海市常住人口住院人数。

2) 上海市外地人口住院人数预测:假设到 2020 年,外地人口住院人数增长幅度与常住人口住院人数增长幅度相同。计算公式为:

$$Inpatient_{OUT}= Inpatient'_{OUT}\times (1+\gamma)$$
(公式 11-18)

$$\gamma=\frac{Inpatient_{IN}}{Inpatient'_{IN}}-1$$ (公式 11-19)

式中:$Inpatient_{OUT}$ 表示 2020 年外地人口住院人数;$Inpatient'_{OUT}$表示 2014 年外地人口住院人数;γ 表示 2014 年到 2020 年上海市外地人口住院人数增长率。

3) 上海市住院患者床位利用情况预测:假设 2020 年常住人口(外地人口)平均住院天数与 2014 年常住人口(外地人口)平均住院天数相同;2014 年常住人口(外地人口)平均住院天数以 2014 年住院患者抽样数据测算得到的常住人口(外地人口)平均住院天数替代。

常住人口平均住院天数计算公式为:

$$\overline{HD_{IN}}=\overline{HD'_{IN}}=\overline{HD_{A_{IN}}}=\frac{HD_{A_{IN}}}{Inpatient_{A_{IN}}}$$
(公式 11-20)

式中:$\overline{HD_{IN}}$ 表示 2020 年常住人口平均住院天数;$\overline{HD'_{IN}}$ 表示 2014 年常住人口平均住院天数;$\overline{HD'_{A_{IN}}}$表示 2014 年抽样数据中常住人口平均住院天数;$HD_{A_{IN}}$ 表示 2014 年抽样数据中常住人口住院天数;$Inpatient_{A_{IN}}$ 表示 2014 年抽样数据中常住人口住院人数。

2020 年常住人口住院天数计算公式为:

$$HD_{IN}=\overline{HD_{IN}}\times Inpatient_{IN}$$
(公式 11-21)

式中:HD_{IN} 表示 2020 年常住人口住院天数;$\overline{HD_{IN}}$ 表示 2020 年常住人口平均住院天数;$Inpatient_{IN}$ 表示 2020 年常住人口住院患者人数。

外地人口平均住院天数计算公式为:

$$\overline{HD_{OUT}}=\overline{HD'_{OUT}}=\overline{HD_{A_{OUT}}}=\frac{HD_{A_{OUT}}}{Inpatient_{A_{OUT}}}$$
(公式 11-22)

式中:$\overline{HD_{OUT}}$ 表示 2020 年外地人口平均住院天数;$\overline{HD'_{OUT}}$ 表示 2014 年外地人口平均住院天数;$\overline{HD_{A_{OUT}}}$ 表示 2014 年抽样数据中外地人口平均住院天数;$HD_{A_{OUT}}$ 表示 2014 年抽样数据中外地人口住院天数;$Inpatient_{A_{OUT}}$ 表示 2014 年抽样数据中外地人口住院人数。

2020 年外地人口住院天数计算公式为:

$$HD_{OUT} = \overline{HD_{OUT}} \times Inpatient_{OUT}$$

（公式 11 - 23）

式中:HD_{OUT} 表示 2020 年外地人口住院天数;$\overline{HD_{OUT}}$ 表示 2020 年常住人口平均住院天数;$Inpatient_{OUT}$ 表示 2020 年常住人口住院患者人数。

住院天数转换为床位数计算公式为:

$$HB = \frac{HD_{IN} + HD_{OUT}}{365}$$

（公式 11 - 24）

式中:HB 表示 2020 年住院床位数;HD_{IN} 表示 2020 年常住人口住院天数;HD_{OUT} 表示 2020 年外地人口住院天数。

综合以上公式,逐步计算,即可求得 2020 年上海市需要住院床位数。

4）上海市治疗床位合理规模预测:

A. 部分治疗床位可转移到护理床位数测算公式为:

$$HD_1 = HD - HD_{care}$$（公式 11 - 25）

式中:HD_1 表示 2020 年住院天数部分转移到护理床位后,治疗床位的住院天数;HD 表示 2020 年住院天数部分转移到护理床位之前,总住院天数;HD_{care} 表示 2020 年总住院天数中可以转移到护理的住院天数。

公式 11 - 25 中 HD_{care} 具体计算公式为:

$$HD_{care} = \rho \times HD \quad （公式 11 - 26）$$

$$\rho = HD'_{care} / HD' \quad （公式 11 - 27）$$

式中:HD_{care} 表示 2020 年总住院天数中可以转移到护理的住院天数;ρ 表示 2020 年住院床日中可转移到护理的住院天数在总住院天数中的占比;HD 表示 2020 年住院天数部分转移到护理床位之前,总住院天数;HD' 表示 2014 年总住院天数;HD'_{care} 表示 2014 年总住院天数中可以转移到护理床位的住院天数。

公式 11 - 27 中 HD'_{care} 计算公式为:

$$HD'_{care} = HD'_{over30} - HD'_{psychosis}$$

（公式 11 - 28）

式中:HD'_{over30} 表示 2014 年住院天数超过 30 天的累积住院天数;$HD'_{psychosis}$ 表示 2014 年精神病患者住院天数超过 30 天的累积住院天数。

$$HB_1 = HD_1 / 365 \quad （公式 11 - 29）$$

综合以上公式,逐步计算,即可求得 2020 年部分住院天数转移到护理床位后的净治疗床位数（HB_1）。

B. 平均住院天数期望值调整:

$$HD_2 = HD_1 \times \theta \quad （公式 11 - 30）$$

$$\theta = \frac{\overline{HD_0}}{\overline{HD_1}} \quad （公式 11 - 31）$$

式中:$HD2$ 表示 2020 年平均住院天数达到规划平均住院天数（9 天）时的治疗床位住院天数;$HD1$ 表示 2020 年住院床日部分转移到护理床位后,治疗床位的住院天数;θ 表示 2020 年平均住院天数要达到规划平均住院天数时,治疗床位住院天数需要缩减到的百分比;$\overline{HD_0}$ 表示规划要求的平均住院天数;$\overline{HD_1}$ 表示部分住院天数转移到护理床位后,治疗床位平均住院天数。

$$HB_2 = HD_2 / 365 \quad （公式 11 - 32）$$

综合以上公式,逐步计算,即可求得 2020 年平均住院天数达到 9 天后的净治疗床位数（HB_2）。

C. 合理冗余系数:

$$HB_3 = \frac{HB_2}{\sigma} \quad （公式 11 - 33）$$

式中:HB_3 表示考虑合理冗余因素后,治疗床位数;HB_2 表示平均住院天数达到规划要求 9 天时的治疗床位数;σ 表示合理冗余系数。

公式 11 - 33 中 σ 合理冗余系数测算公式如下。

治疗床位合理冗余系数,以上海市二三级医疗机构一年内每天住院患者人数的变化情况为依据,测算一年内上海市每天平均住院人数,和每天住院人数最大值。以一年内每日平均住院人数和一年内一天中住院人数最大值的比作为浮动系数。

$$\sigma = \frac{Mean}{Max} \quad （公式 11 - 34）$$

式中:$Mean$ 表示上海市 2014 年每日平均住院人数;Max 表示上海市 2014 年每日住院人数最大值。

综合以上公式,逐步计算,即可求得 2020 年实际需要治疗床位数。

(3) 规划结果

1) 资源总量规划结果:2014 年,上海市常住人口住院患者人数 2 264 136 人,平均住院天数为 13.62 天;上海市外地住院患者人数为 811 983 人,平均住院天数为 7.78 天。预计到 2 020 年,上海市常住人口住院人数为 2 631 644 人,上海市外地人口住院人数为 943 782 人。

2014 年,上海市服务于常住人口的医疗机构实际利用治疗床位数为 88 492 张。到 2020 年,考虑人口老龄化因素需要增加治疗床位 13 714 张;考虑外地患者因素需要增加治疗床位 20 117 张;考虑医院留滞患者转移护理院因素可减少治疗床位 23 282 张;考虑平均住院天数下降因素可减少治疗床位 6 879 张;考虑治疗床位合理冗余以应对高峰期需要增加床位 8 074 张,至 96 235 张。

按照提出的治疗床位合理规模测算模型测算,得到 2020 年上海市治疗床位合理规模为 96 235 张;预计到 2020 年,上海市常住人口控制在 2 480 万。因此,到 2020 年,上海市治疗床位合理规模配置水平为千人口 4.27 张。综合上海市千户籍老年人口 15 张护理床位的规划目标,以及考虑社会办医,高端医疗服务也会在未来得到发展,预计到 2020 年上海市床位规划标准为千人口 7.5 张床位。

上述测算结果是建立绝对理性的基础上,但在现实中有很多因素会对床位需要发挥影响。例如,提出医院长期滞留患者及时转移护理院可减少治疗床位需要 23 282 张,但是如果医保对康复和长期护理服务没有倾斜,则这部分滞留患者还必须留在医院中。仅此一项因素,就可以使得治疗床位配置标准必须提高到千人口 5.2 张。

2) 需要注意的事项:2015 年国务院颁发的《全国医疗卫生服务体系规划纲要(2015—2020 年)》中提出了 2020 年全国医疗卫生服务体系资源要素配置主要指标,其中,每千常住人口医疗卫生机构床位数(张)为 6 张。该指标对全国各地区都有指导意义,但考虑到各地区医疗卫生事业发展差异,在制订本地区卫生相关规划时,应结合本地区实际情况,综合考虑各项可调控因素,以保证区域卫生相关规划的科学性和可操作性。

本节以上海市为例,对本书提出的治疗床位合理规模测算模型进行实证分析,验证模型的科学性和有效性,同时实证测算上海市 2020 年治疗床位合理规模。模型预测结果经专家论证,认为该模型立足上海市医疗卫生事业发展现状,符合上海市未来 5 年发展趋势,可作为治疗床位合理规模测算的方法学为相关管理者提供参考。

同时,利用该模型对上海市 2020 年治疗床位合理规模进行测算,考虑住院床位规模的变化时,将人口年龄结构变化作为影响治疗床位利用数量的唯一影响因素,忽略了其他可能从数量上影响治疗床位利用的因素,如疾病谱变化对人群就医行为的影响、经济状况的改变对人群住院利用的影响等。但考虑数据的可获得性和模型的可操作性,本节以治疗床位合理规模测算模型为依据,认为短期内治疗床位利用结构的变化主要由年龄结构变化导致,可以暂时忽略其他因素对住院行为的影响;同时认为短期内住院床位调节的重点在于治疗床位使用效率的提高。若需要对治疗床位进行长期的规划,则需要在现有治疗床位合理规模测算模型的基础上,添加适当的变量进行调节。治疗床位合理规模测算模型是灵活的、可调整的,各地区可根据本地区的实际情况和规划需要灵活调整。

11.3.2 以上海市为例的区域医疗机构空间规划

(1) 规划背景

1) 拟解决的问题:卫生规划是政府对卫生事业发展实行调控的重要手段。医疗资源布局调整和规划需要总览全地区以明确哪些区域医疗服务供给不足、哪些区域医疗服务供给富余。如何以直观易懂的地图图形,使得决策者和研究者迅速、准确地把握卫生服务供给的薄弱或富余区域,为卫生资源布局调整和规划提供循证依据是本文要解决的关键问题。

2) 规划数据的准备:①人口数据。常住人口数据,数据分年龄别和性别。包括每个村/居委的名称、户籍人口数、来沪人口数、境外人口数与常住人口数。②机构数据。所有医疗机构的基本信息,包括机构名称、地址、类别、等次、级别、经营性质、床位数。③住院患者数据。所有医疗机构住院患者信息,包括机构名称、组织机构代码、年龄、性别、职业代码、医疗付款方式、现住址、邮编、主要诊断、出院情况、住院天数、总费用、入院日期等。④行政区划图。收集区县的行政边界图、乡镇及街道的行政边界图。

3) 规划的指导原则和关键方法:

A. 指导原则:

a. 分层规划。上海市医疗服务体系从医疗机构服务功能角度区分，分为基层医疗服务机构、区域医疗中心、市级医学中心，形成以市级医学中心为支撑、区域医疗中心为骨干、社区卫生服务中心等基层医疗卫生机构为基础的上海市三级医疗服务体系。区域医疗中心主要由三级乙等、二级甲等和医疗资源稀缺地区的二级乙等综合医院组成（含中医类医院），区域医疗中心应当立足区域医疗服务基本需求，为区域内居民提供常见病、多发病的门诊、急诊和住院服务。区域专科医院主要满足居民某一特定类型的医疗服务需求，承担相应专科首诊或接受社区卫生服务机构的转诊；各区县根据需要规划设置精神、妇产、康复、老年护理、传染病、口腔、眼病、康复等专科医院。

b. 按需配置。医院床位设置上，按照三级医疗服务体系层次，将床位资源划分为三类，分别是医学中心床位资源、区域医疗中心床位资源、基层医疗服务机构床位资源。同时，结合床位分类管理趋势，将所有床位按照治疗床位和护理床位属性进行区分，对治疗床位和护理床位供给和需要数分别测算匹配。利用大数据分析方法研制医疗资源配置标准，结合当地目前资源配置水平，根据医疗资源配置标准，补充医疗资源短缺地区床位配置量，促进地区之间医疗服务资源公平性。

B. 规划方法。首先，明确区域治疗床位规划地理单元，具体区域医疗服务圈划分方法详见"11.2.3划定医疗机构服务圈"部分。其次，明确区域医疗服务圈内相应的医疗资源供给情况以及资源空间可及性情况，具体方法参见"11.2.4 测量健康服务资源空间可及性"。再次，结合区域医疗服务圈资源配置标准，测算各区域医疗服务圈内相应的资源规划量。区域资源配置标准的测算方法详见"11.2.5 设定健康服务资源可及标准或目标"。最后，综合个区域内的资源规划量和资源供给量，明确各区域内的资源富余和短缺量，以此作为区域内资源规划配置的依据（图11-42）。

（2）规划过程

1）上海市资源供给分析：上海市医疗卫生资源配置水平略高于全国平均水平。截至2015年末，全市共有各类医疗卫生机构5 016家，其中，医院338家，社区卫生服务机构1 035家，妇幼保健机构21家，专科疾病防治机构21家，门诊部633家，诊所、卫生所、医务室、护理站1 541家；全市医疗机构核定床位11.7万张，每千人口4.84张，其中治疗床位配置水平达到每千人口3.95张，护理床位配置

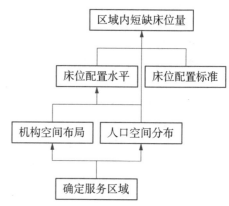

图11-42 床位资源配置技术路线图

水平为每千人口0.85张。公立医疗机构床位10.3万张、社会办医疗机构床位1.4万张，另有规划拟建、在建项目床位2.4万张。相比"十一五"末，本市千人口核定床位增加了0.74张，新增核定床位数2.24万张。

上海市二三级医疗机构共计205家，其中三甲医疗机构45家。图11-43展示上海市二三级医疗机构空间布局情况。将上海市二级医疗机构床位资源量分摊汇总到各区域规划单元内，得到各规划单元内的治疗床位现状（图11-44）。

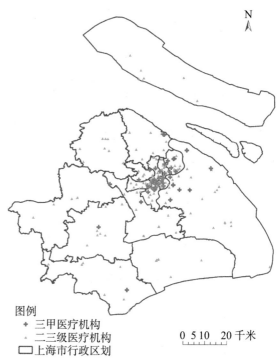

图例
+ 三甲医疗机构
‥ 二三级医疗机构
☐ 上海市行政区划

0 5 10   20千米

图11-43 上海市二三级医疗机构布局图（2015年）

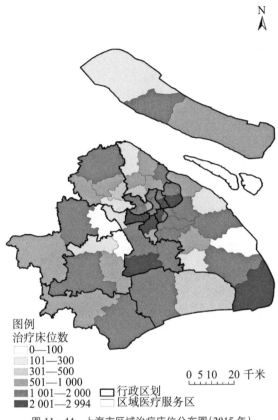

图例
治疗床位数
0—100
101—300
301—500
501—1 000
1 001—2 000
2 001—2 994
□ 行政区划
□ 区域医疗服务区

0 5 10 20 千米

图 11 - 44 上海市区域治疗床位分布图(2015 年)

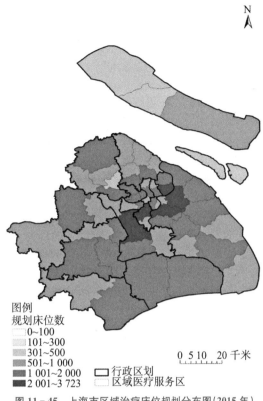

图例
规划床位数
0~100
101~300
301~500
501~1 000
1 001~2 000
2 001~3 723
□ 行政区划
□ 区域医疗服务区

0 5 10 20 千米

图 11 - 45 上海市区域治疗床位规划分布图(2015 年)

2)上海市资源需求分析。根据上海市区域医疗机构资源总量测算结果,到 2020 年上海市治疗床位配置水平为千人口 4.27 张床位。其中,每千人口预留 1.47 张床位为市级医学中心床位配置量,该部分床位配置全市统筹。扣除 1.47 张市属市级医学中心床位配置量后,区县属医疗机构床位配置标准为千人口 2.8 张治疗床位。最后,以此为区域床位资源规划标准,结合上海市人口分布情况,可测算得到上海市治疗床位需求分布情况(图 11 - 45)。

(3)规划结果

1)资源空间规划。以区域医疗中心服务区域为统筹单位,统计现有区县属治疗床位在各区块内的配置水平,结合区县属治疗床位配置标准,空间叠加上海市治疗床位供给图层和治疗床位规划图层,得到各对应区域规划单元内的治疗床位短缺和富余情况。区块内适宜增加治疗床位区域如图 11 - 46 所示,颜色越深表示该区域内治疗床位短缺量越大,颜色越浅表示该区域内治疗床位短缺量越小,颜色空白区域提示该区域为区域治疗床位资源富余地区。上海市以区域医疗资源空间规划结果为基础,核定

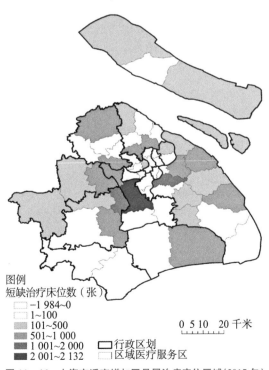

图例
短缺治疗床位数(张)
-1 984~0
1~100
101~500
501~1 000
1 001~2 000
2 001~2 132
□ 行政区划
□ 区域医疗服务区

0 5 10 20 千米

图 11 - 46 上海市适宜增加区县属治疗床位区域(2015 年)

了区域治疗床位的规划调整量,并印发了《上海市医疗机构设置"十三五"规划》。

2) 需要注意的事项。本章以上海市为例,实证上海市区域医疗机构空间规划结果,采用的方法主要包括区域医疗服务圈划分法、基于比例法的区域医疗床位资源可及性测算方法、基于人口比值法的区域医疗资源规划目标法、基于供需匹配原则的区域医疗资源短缺/富余测算法等几种方法。这几种方法的应用是在上海市基础数据可得条件下选择使用的,其他地区在进行区域医疗资源规划的过程中,可根据综合地方自身对于规划的精准度要求、数据可得性等因素,选择不同类型的方法。举例来说,某地方进行区域资源可及性测算的过程中,若人口分布数据较为精确,规划精度要求更高,可将基于引力法的区域医疗资源可及性测算方法提到基于比例法的区域医疗资源可及性测算方法,以获得地理单元更精确的规划结果。

(罗 力)

参考文献

[1] 白鸽,周奕男,付晨,等. 基于引力法的医疗服务地理可及性可视化表达方法及实证研究[J]. 中国卫生资源,2016,19(4):280 - 283,288.

[2] 曹书平. 农村医疗资源的空间可达性分析:以漯河市源汇区为例[D]. 重庆:西南大学,2009.

[3] 程岩,刘敏,李明阳,等. 基于2步移动搜索法的城市郊区公园绿地空间可达性分析[J]. 中南林业调查规划,2011,30(3):31 - 35.

[4] 侯磊,温伟军,金超,等. 住院病人空间分布函数研究[J]. 中国卫生政策研究,2015,8(9):69 - 74.

[5] 金超,周奕男,李建梅,等. 基于地理信息系统技术的医保定点药店增选方法的实证研究Δ[J]. 中国药房,2014,25(4):294 - 296.

[6] 刘安生,赵义华. 基于可达性分析的常州市乡村地区基本公共服务设施布局均等化研究:以教育设施为例[J]. 江苏城市规划,2010(6):6 - 8.

[7] 刘贤腾,顾朝林. 南京城市交通方式可达性空间分布及差异分析[J]. 城市规划学刊,2010(2):49 - 56.

[8] 刘钊,郭苏强,金慧华,等. 基于GIS的两步移动搜寻法在北京市就医空间可达性评价中的应用[J]. 测绘科学,2007,32(1):61 - 63,162.

[9] 罗力,付晨,吴凌放,等. 医疗服务地理可及性及其可视化表达研究概述[J]. 中国卫生资源,2016,19(4):264 -

269.

[10] 宋正娜,陈雯,张桂香,等. 公共服务设施空间可达性及其度量方法[J]. 地理科学进展,2010,29(10):1217 - 1224.

[11] 宋正娜,陈雯. 基于潜能模型的医疗设施空间可达性评价方法[J]. 地理科学进展,2009,28(6):848 - 854.

[12] 王法辉. 基于GIS的数量方法与应用[M]. 姜世国,滕骏华译. 北京:商务印书馆,2009.

[13] 吴建军. 基于GIS的农村医疗设施空间可达性分析:以河南省兰考县为例[D]. 开封:河南大学,2008.

[14] 熊雪晨,白鸽,金超,等. 基于最近距离法的医疗服务地理可及性可视化表达方法及实证研究[J]. 中国卫生资源,2016,19(4):270 - 274.

[15] 张天天,刘炜,马振凯,等. 零售药店间保持距离的原因及距离适宜值计算方法[J]. 中国卫生资源,2018,21(6):469 - 472.

[16] 张天天,刘炜,马振凯,等. 零售药店空间布局规划方法探索[J]. 中国卫生资源,2018,21(6):461 - 464.

[17] CONNOR R A, HILLSON S D, KRAWELSKI J E. Competition, professional synergism, and the geographic distribution of rural physicians [J]. Medical Care, 1995,33(11):1067 - 1078.

[18] DOVEY S, WEITZMAN M, FRYER G, et al. The ecology of medical care for children in the United States [J]. Pediatrics, 2003,111(5 Pt 1):1024 - 1029.

[19] GREEN L A, FRYER G E Jr, YAWN B P, et al. The ecology of medical care revisited [J]. The New England Journal of Medicine, 2001,344(26):2021 - 2025.

[20] HOFFMANN K, RISTL R, GEORGE A, et al. The ecology of medical care: access points to the health care system in Austria and other developed countries [J]. Scandinavian Journal of Primary Health Care, 2019,37(4):409 - 417.

[21] KACZYNSKI A T, POTWARKA L R, SAELENS B E. Association of park size, distance, and features with physical activity in neighborhood parks [J]. American Journal of Public Health, 2008,98(8):1451 - 1456.

[22] WANG F H, LUO W. Assessing spatial and nonspatial factors for healthcare access: towards an integrated approach to defining health professional shortage areas [J]. Health & Place, 2005,11(2):131 - 146.

[23] WHITE K L, WILLIAMS T F, GREENBERG B G. The ecology of medical care. 1961 [J]. Cartilage, 1996,73(1):187 - 205;discussion206.

[24] XIONG X C, CAO X L, LUO L. The ecology of medical care in Shanghai [J]. BMC Health Services Research, 2021,21(1):51.

12 健康中国战略规划

亚当·斯密提出:"我们把健康托付给医生,把财产,有时甚至名誉和生命托付给律师……所以他们得到的报酬必须使他们能具有担负这种重大委托的社会地位。""健康中国"则从国家战略的角度对保障居民的健康做出了战略规划,它具有重要的健康经济与民生价值。本章从"健康中国"战略规划的背景出发,阐述其基本概念并追溯其发展历程,重点围绕"健康中国"的六大内涵展开,并从国外健康发展规划中汲取经验,助力我国"健康中国"战略的稳步推进。

12.1　健康中国提出的时代背景

12.1.1　人民日益增长的健康需求

随着疾病谱的转变,慢性非传染性疾病(以下简

称慢性病)成为了健康头号杀手。近年来,随着工业化、城镇化、老龄化进程的加速,疾病谱发生了巨大的变化。心脑血管疾病、恶性肿瘤、慢性呼吸系统疾病和糖尿病等慢性病死亡人数高居疾病谱前列,逐步取代传染病,成为我国疾病死亡的主要原因。慢性病患者年轻化的趋势亦不容忽视。

同时,健康需求呈现井喷式增长。在国民主动健康意识觉醒的背景下,人民健康需求井喷,总体呈现多元化、个性化、智能化、全方位等趋势。居民体检产业、签约家庭医生、线上医疗咨询、可穿戴式健康产品等的蓬勃发展,健康需求人群外流,以及多领域企业巨头进入健康产业等现象无一不体现了健康市场这块"大蛋糕"人群基数大、范围广、要求高等特点。

此外,健康本身是人力资本的重要内涵。人力

资本是与物质资本相对应的概念,具体表现为人们所拥有的知识、技能、体力、智力、健康等要素的总和。健康人力资本所带来的生命延长具有经济意义和时间价值,因此,其在很大程度上能够有效降低死亡率。满足健康人力资本的需求是能够有效解决"健康贫困"问题,因健康水平下降而带来的收入减少和贫困加剧等问题的唯一手段。健康人力资本还能够提高人力资本的智能效率。无论是从国家、社会还是个人层面,健康这一人力资本的重要内涵已被提高到促进民族长远高效发展的战略高度。目前,我国健康人力资本发展脱节,未能满足国民经济水平与教育水平的协同发展需求,急需提高全民健康水平以促进健康人力资本的发展。

12.1.2 服务供给侧与需求侧的错位

党的十九大科学判断我国社会主要矛盾为"人民日益增长的美好生活需要和不平衡不充分的发展之间的矛盾",而供给侧的不平衡不充分发展是矛盾的主要方面。供给侧结构性改革是经济体制机制改革的重要路径,因此,卫生领域的改革也需从此着手。目前医疗服务供给侧与需求侧存在错位,主要体现在以下3个方面。

第一,医疗服务筹资错位。党的十八大以来,医疗服务筹资逐步建立了一般性税收、政府或公共非营利性医疗保险、营利性商业医疗保险的综合性筹资体系,但在执行过程中仍存在许多问题,如医保起付线高,报销限额限项,实报比例低等。"水滴筹"等社会筹资应用的兴起,一定程度反映了医疗服务筹资体系落实难的问题。我国当前医保筹资体系的筹资与使用与现阶段公众所需要的筹资保障额度和服务需求范围等相差甚远。

第二,医疗服务内容错位。我国现阶段所提供的医疗服务主要是围绕"建设覆盖城乡居民的公共卫生服务体系、医疗服务体系、医疗保障体系和药品供应保障体系"4个制度体系形成的基本医疗卫生制度,但供给侧所提供的服务内容与需求侧存在明显偏差,总体上呈现中低端服务过剩,高品质、个性化服务不足的态势。人民对美好生活的要求具体到健康需求领域更倾向于多元化、个性化、智能化、全方位的服务保障,能够随时随地进行医疗咨询、智能化评估健康指数、实时监测健康风险、个性化匹配健康诊疗方案、全方位全流程进行健康管理,而不是现存的看病难、看病贵、医疗服务内容单一、医疗服务质量较低、医药费用高昂等现象。《"健康中国2030"规划纲要》提出要提供优质高效的医疗服务,包括完善医疗卫生服务体系、创新医疗卫生服务供给模式、提升医疗服务水平和质量,其目的便在于解决医疗服务内容上供给侧与需求侧错位的问题。

第三,医疗服务监管错位。随着我国政府职能从行政管理向服务管理转变,我国医疗服务监管与传统医疗行政管理有着明显区别,致力于矫正市场失灵,保障医疗资源的有效分配。然而,目前的医疗服务监管仍旧存在供需错位现象。我国公共服务监管规则体系不健全、监管维度不全面、监管手段执行力缺失所导致的公众反映的"看病贵"问题无法得到切实解决,医疗服务费用的快速增长无法得到有效遏制,医院、政府和公众之间信息不对称等现象无法得到有效解决。目前国内对于医疗服务监管体制以政府部门为主,借鉴发达国家的经验可以发现医疗服务监管还存在许多非政府组织。以美国为例,除了政府监管机构,还包括种类繁多的非政府监管机构,其中比较著名的是延续了30多年的美国医疗机构认证联合委员会。公众对医疗服务监管的需求倾向于公开性、全面性和透明性,然而现阶段我国的医疗服务监管质量无法达到该要求。

12.1.3 健康产业的形成与规模化

近年来我国健康产业迅速发展、健康产业逐步规模化。广义的健康产业是指维持健康、修复健康、促进健康相关的一系列健康产品生产经营、服务提供和信息传播等产业的统称。按照内容划分,主要包括:以医疗服务,药品、器械以及其他耗材产销,应用为主体的医疗产业;以健康理疗、康复调理、生殖护理、美容化妆为主体的非(跨)医疗产业;以保健食品、功能性饮品、健康用品产销为主体的传统保健品产业;以个性化健康检测评估、咨询顾问、体育休闲、中介服务、保障促进和养生文化机构等为主体的健康管理产业;以消杀产品、环保防疫、健康家居、有机农业为主体的新型健康环境产业;以医药健康产品的中转流通、专业物流配送为主体的健康物流产业等。同时,因经济水平、人民生活水平和医疗水平的普遍提高,健康产业随人们对于健康产品的需求急剧增加而快速扩大。2009—2019年间,我国健康产业市场规模从15 537亿元逐年稳步增长到81 310亿元。2020年,我国国内大健康市场规模已达到13万亿元,市场规模年复合增长率高达13%。同时根据《"健康中国2030"规划纲要》,到2030年,我国大健康产业规模将达到16万亿元,行业整体发展空间巨大。

健康产业的迅猛发展为现存问题找到了解决契机。面对人民日益增长的健康需求和服务供给侧与需求侧的错位,不同健康产业群体的成长满足了民众全方位、多维度的健康需求,为医疗服务筹资、医疗服务供给和医疗服务监管方面提供了多元化、个性化和智能化的导向,人们能够不再局限于单一的保险方式和排队看病模式,而是能够进行线上线下医疗咨询、智能健康风险评估和健康管理、参与种类多样的社会医疗保险、实时进行健康状态监测等。健康产业的兴起为健康领域主要矛盾的解决提供了突破口,但值得注意的是健康产业作为新兴产业,在发展过程中还存在较大的地域差异,不同发达程度的地区之间健康服务市场水平差距巨大。

12.1.4 智慧健康与技术创新

智慧健康是伴随互联网技术萌生的新概念,同时它在技术上得到了支撑,使得智慧健康的理念得以实践,为健康供需匹配错位问题的解决提供了条件。智慧健康在我国正处于发展的初级阶段,其延伸出的智慧健康理念正在影响着民众的健康思维。智慧健康主要表现在以下几个方面。

第一,智能化个性化健康手段。基于计算机技术和"互联网＋"的助力,将健康管理与云计算、大数据、物联网和人工智能等结合起来,建立针对个人的诊前健康监测和风险评估模型,临床治疗环节的辅助诊疗,双向转诊工具和诊后智能康复器械及实时健康状态传输,通过智能化、个性化的健康管理手段对疾病进行精准预测和评估、精准治疗和辅助诊疗、智能康复咨询和反馈等,打破时空限制,真正做到精准医疗。

第二,跨平台数据采集与共享。智慧健康理念的核心是患者信息的采集、传输、共享和开发应用,通过人体健康信息的采集与网络终端设备构成智慧健康的纽带。在政府机构、医疗机构、家庭成员、患者和社会健康产业公司之间互通数据有无,实现健康参数对比模型的研究应用、个人健康量化管理方式、疾病高危影响因素分析模型研究等,形成运营商、服务商、生产商、制造商和患者之间的有效沟通。

第三,全方位全流程健康管理。智慧健康是由智慧医院系统、区域卫生系统及家庭健康系统三部分组成的协同合作智慧健康管理体系,不再局限于生病求医,而是采用"互联网＋"的智慧管理手段,进行一整套完善的诊前预防、临床治疗和诊后康复的

个体全流程健康管理。有效规避健康风险,监测健康状态,完善诊后康复,实现健康管理全方位闭合环路。

为达到智慧健康管理,需突破目前健康数据采集断链、健康风险评估缺失、个性化健康管理缺乏、健康动态回传不畅等问题,需基于"互联网＋",结合以下四方面进行技术创新。

第一,人工智能。人工智能是计算机学科的一个分支,该领域涉猎甚广,主要包括机器人、语言识别、图像识别、自然语言处理和专家系统等。自诞生以来,应用领域不断扩大,众多研究证明人工智能是智慧健康中不可缺少的一环。人工智能能够为智慧健康降低诊断失误率,智能医学辅助诊疗就是其中典型的例子,在影像科医生工作量激增、影像科工作精准度不足的背景下,人工智能识别病灶能够提高监测的敏感度与准确度。

第二,云计算。云计算技术作为新兴技术在医疗卫生领域得到了广泛应用。目前对云计算比较权威的定义是美国国家标准与技术研究院(National Institute of Standards and Technology, NIST)给出的定义:云计算是一种按使用量付费的模式,这种模式提供可用的、便捷的、按需的网络访问,进入可配置的计算机资源共享池(资源包括网络、服务器、应用软件、服务),这些资源能够被快速提供,同时仅需投入很少的管理工作,或与服务器供应商进行很少的交互。云计算的优势体现在规模大、虚拟处理与实时共享、高性价比等。以云计算技术为基础的智能健康大数据分析能够实现数据的实时传输、辅助诊疗、智能学习等功能。

第三,大数据。对于大数据的定义,国际数据中心提出,大数据是一种新的架构与技术,它的运用能更经济地从高频率、大容量、不同结构与类型的数据中挖掘价值。信息专家涂子沛认为,大数据是对海量数据进行交换、整合与分析,从而发现新知识,创造更大的价值。医疗健康大数据包括医疗信息数据以及移动健康数据,主要应用于数据收集、数据存储、数据挖掘分析和决策分析等方面。可通过医疗机构信息系统的互联互通实现对就诊者的临床数据采集、采用穿戴式设备采集移动健康大数据;对已采集的数据进行海量文件的存储管理及转换,同时提供功能接口、快速查询等编程模型,实现数据的分析和交互;对健康大数据进行深度挖掘分析,为医生及患者提供健康管理方案和决策支持;还可为医改提供大数据决策支撑,为科学地制定医保预算、实现医

保控费等提供数据支持。

第四,物联网。物联网即"万物相连的互联网",是互联网基础上的延伸和扩展的网络,将各种信息传感设备与互联网结合起来而形成的一个巨大网络,实现在任何时间、任何地点的人、机、物的互联互通。根据其智能、互联等特点,物联网在健康领域被广泛地应用于可穿戴式设备、便携式医疗仪器等移动互联设备设施。例如,智能手环等可穿戴式设备对人体生命体征和健康数据进行实时传输、监测和分析,并针对被跟踪对象进行智能识别、精准定位、数据跟踪和行为监控等。通过物联网对可跨时间、跨地域的健康数据进行集中管理,实现医生进行实时诊断查询、疾病情况预测、疾控预警服务、患者健康管理和基因检测结果查询等。

12.1.5 围绕健康的体制机制诉求

在人民日益增长的健康需求背景下,面对供给侧和需求侧的错位问题,健康产业蓬勃发展,在此基础上,人工智能、大数据、云计算、物联网等"互联网＋智慧健康"为全民健康攻坚战提供了坚实的技术支持,然而,仍需体制机制保障健康诉求,焦点问题主要包括健康保障诉求、人力资源培养诉求、科技创新支持诉求和信息系统整合诉求。

第一,健康保障诉求。医疗保障、预防保健保障、疾病治疗保障、护理健康保障、心理健康保障和健康教育保障等共同构成了健康保障的主要内容。目前我国仍旧处于以基本医疗保障为主的阶段,一方面根据中国特色社会主义阶段特征,应该建立多层次的医疗保险体系,构建补充医疗保险制度、商业性医疗保险、医疗救助、农村医疗保障等形成的多元化卫生医疗保障制度,满足受众群体多样化的特征;另一方面,资金渠道单一导致财政不堪重负,同时还有医疗药品费用高昂等问题,不能做到公平与效率的有效统一。

第二,人力资源培养诉求。健康领域人力资源供需矛盾突出,主要体现在以下几方面:①医学人才培养机制与供需不匹配;②人才供应地区差异巨大,不同发达程度地区医疗人力资源水平差距悬殊;③医疗人才队伍培养机制不完善,没有形成住院医师与专科医师培养培训制度及公共卫生与临床医学复合型高层次人才培养机制;④全科、儿科、产科、精神科、心理健康等紧缺专业的人才培养培训效率低;⑤高层次人才队伍建设乏力;⑥卫生管理人员缺乏专业性和职业性,职能不配位现象突出。亟待建立

全面科学可持续的医学人才培养机制,提高人力资源数量、质量及广度。

第三,科技创新支持诉求。全民健康对医学健康科技创新也提出了新要求,急需加强临床医学研究中心和协同创新网络的建设,加强资源整合和数据交汇,针对新型疫苗、干细胞与再生医学、生物治疗等医学前沿技术和慢病防控、精准医学、智慧医疗等关键技术进行突破,促进医学成果的转化,搭建科研与实践的连接纽带,以科技创新促健康产业发展。

第四,信息系统整合诉求。计算机技术的进步无疑为智慧健康的兴起带来了强大助力,但与全民健康的目标相距甚远。①缺乏互联互通的人口健康信息平台,无法形成覆盖全生命周期的诊前预防、临床诊疗、诊后康复和自主健康管理一体化的国民健康信息服务;②随着云计算和移动物联网的兴起,可穿戴式智能健康设备及辅助诊疗应用亦成为健康产业大势所趋,但仍未形成全面的远程医疗应用体系,无法实现突破时空限制的智能个性化服务和精准化医疗;③现有健康医疗大数据的应用大多停留于个体层面,缺乏区域人口健康数据的开放共享、深度挖掘和广泛应用,无法实现全国范围内公共卫生、计划生育、医疗服务、医疗保障、药品供应、综合管理等应用信息系统数据集成共享和业务协同;④在面对计算机技术带来便利的同时,加强健康医疗数据安全和患者隐私保护工作势必会成为互联网健康服务工作的重点。

12.2 健康中国的概念、发展与内容

12.2.1 健康中国的概念

2015年,国务院总理李克强在十二届全国人大三次会议上提出健康中国的概念之后,健康中国理念便迅速融入各个行业,并成为国家战略。然而,现今健康中国的具体概念仍未完全统一。在2016年发布的《"健康中国2030"规划纲要》提出紧紧围绕统筹推进"五位一体"总体布局和协调推进"四个全面"战略布局,推进健康中国战略发展。纲要指出:健康中国是在遵循国民健康优先、改革创新、科学发展及公平公正的原则上,以人民健康为核心,以基层为重点,以体制机制改革创新为动力,以普及健康生活、优化健康服务、完善健康保障、建设健康环境、发展健康产业为重点,把健康融入所有政策,加快转变健康领域发展方式,旨在解决当前全民健康存在的突

出矛盾和问题,全方位、全周期维护和保障人民健康,最终达到全民健康的目的。

相关专家学者对健康中国的概念也有不同的定义。国家卫生计生委卫生发展研究中心主任李涛认为:健康中国是在"四个全面"战略布局引领下为解决当前和长远健康问题的维护全民健康的一种整体性的创新思维方式,其由科学健康观、科学医学观等构成的创新理念体系,核心是全民健康优先,旨在解决当前全民健康存在的突出矛盾和问题,实质是要求政府、社会和个人都树立起健康优先的发展理念,目标是构建全民健康型社会。中国科学院中国现代化研究中心主任何传启认为,应从健康事业、人民生活及国家发展等角度科学全面认识健康中国,从健康事业角度,"健康中国"是人民健康、长寿水平达到世界先进水平的一种发展目标;从人民生活角度,"健康中国"是人人拥有健康理念和健康生活,家家享有健康服务和健康保障的一种生活方式;从国家发展角度,"健康中国"是把人民健康放在优先发展的战略地位,把健康融入所有政策,努力实现全方位、全周期保障人民健康的一种国家发展模式。

12.2.2 健康中国的发展历程

2007年,卫生部部长陈竺在中国科协年会上公布"健康护小康,小康看健康"的三步走战略,并表示:一个全民健康、人人享有基本卫生保健的中国,是建成社会主义小康社会的重要保障,同时也是实现社会主义小康社会的必然要求。彼时,卫生部确定了卫生科技中长期规划的重点领域主要包括重大传染性疾病领域、主要慢性病领域、妇幼卫生领域、心理健康领域、环境健康领域、行为健康领域等。

2008年,卫生部启动了"健康中国2020"战略研究。该研究由全国人大常委会桑国卫和韩启德副委员长领衔,公共政策、药物政策、公共卫生、科技支撑、医学模式转换以及中医学等6个研究组400多位专家学者参与,历时3年多,系统研究了对推动卫生改革发展和改善人民健康具有战略性、全局性、前瞻性的重大问题,在深化医药卫生体制改革、研究编制卫生事业发展规划方面发挥了重要的作用,不仅极大地丰富和发展了中国特色卫生改革发展理论体系,更有力推动了卫生改革发展实践。

2015年,国务院总理李克强在十二届全国人大三次会议上所作的政府工作报告中提出"健康是群众的基本需求,我们要不断提高医疗卫生水平,打造健康中国",这是"健康中国"概念的首次提出。同时,在对2015年工作进行总体部署中对实现健康中国的具体要求为:要加大政府对教育发展的投入,同时鼓励社会的参与,进而提高供给效率。要尽快健全基本医疗卫生制度、完善城乡居民基本医疗保险,基本实现居民医疗费用省内直接结算,同时持续推行退休人员医疗费用的跨省结算。全面实施城乡居民大病保险制度。深化基层医疗卫生机构综合改革,加强全科医生制度建设,完善分级诊疗体系。全面推开县级公立医院综合改革,破除以药补医,降低虚高药价,合理调整医疗服务价格。鼓励医生到基层多点执业,发展社会办医。同时,也要加强重大疾病的防控,积极发展中医药和民族医药事业,推进计划生育服务管理改革。

2016年,中共中央、国务院召开新世纪第一次全国卫生与健康大会,并印发了《"健康中国2030"规划纲要》,提出了建设健康中国的战略主题——"共建共享、全民健康",为推进健康中国建设制定了详细的规划纲要,并提出了明确的战略目标:到2020年,建立覆盖城乡居民的中国特色基本医疗卫生制度,健康素养水平持续提高,健康服务体系完善高效,人人享有基本医疗卫生服务和基本体育健身服务,基本形成内涵丰富、结构合理的健康产业体系,主要健康指标居于中高收入国家前列;到2030年,促进全民健康的制度体系更加完善,健康领域发展更加协调,健康生活方式得到普及,健康服务质量和健康保障水平不断提高,健康产业繁荣发展,基本实现健康公平,主要健康指标进入高收入国家行列;到2050年,建成与社会主义现代化国家相适应的健康国家。

2017年,党的十九大报告进一步明确实施健康中国战略,标志着党和政府将健康中国正式确立为国家战略。健康中国战略实施具体为:要全面建立中国特色基本医疗卫生制度、加强基层医疗卫生服务体系和全科医生队伍建设、全面取消医药养医、实施食品安全战略、坚持中西医并重、支持社会办医、加强人口发展战略研究及加快老龄事业和产业发展。2018年之后,健康中国战略理念深入各个地区、各个领域。

12.2.3 健康中国的丰富内涵

在深入学习贯彻党的十九大精神的同时,准确把握健康中国的内涵,持续推进健康中国的建设,对人民群众全方位、全周期健康服务的提供有着关键性作用。通过对党的十九大报告及《"健康中国"2030规划纲要》的深入剖析发现,健康中国有着丰富的内涵,并且环环相扣,每一环都应有良好的运作条件及环境,进而达到全民健康的目的。总的来说,健康中国丰富的内涵应该是在多种行为方式的内在连接,层层递进的发展过程中体现的。

（1）健康生活方式的倡导

实现健康中国的第一步,即全民健康意识与健康素养的培养与提高,提高健康意识与健康素养是改变人民群众不良生活行为方式的重要途径及有效手段。要培养及提升全民健康理念,对人民群众进行健康生活行为方式的倡导、健康理念的不断灌输的具体表现做法为:实施国民健康素养行动计划,此为促进健康生活方式的有利抓手。有调查表明,我国人民群众的健康素养水平仅为10%（居民个人获取和理解基本健康信息和服务,并运用这些信息及服务正确做出决策的人口比例仅为10%）,可见健康生活方式急需进行倡导,比如加大学校健康教育力度、引导合理膳食、开展控烟限酒、促进心理健康、减少不安全性行为和毒品危害。即将预防保健理念持续灌输,从小学就做起,把健康教育列入中小学课堂,将健康生活方式的宣传教育纳入学校的素质教育之中,进而从培养中小学生的健康理念和卫生习惯开始做起,持续稳定地将健康生活方式进行倡导普及,促进人民群众形成良好的生活方式。

（2）健康生活服务的提供

在人民群众健康意识及健康素养提升之后,应提供相应的健康生活服务。比如,膳食结构的改善、完善全民健身公共服务体系、增加适量的体育活动、减少超重肥胖、减少烟草、酒精、毒品和药物滥用等危险因素的健康危害。广泛开展全民健身运动、健康科普,动员全社会共同参与营造健康国民的支持性环境。加强体医融合和非医疗健康干预、促进重点人群体育活动、防治重大疾病、完善计划生育服务管理、推进基本公共卫生服务均等化、完善医疗卫生服务体系、创新医疗卫生服务供给模式、提升医疗服务水平和质量、提高中医药服务能力、发展中医养生保健治未病服务、推进中医药继承创新、提高妇幼健康水平、促进健康老龄化、维护残疾人健康。

（3）健康产业的蓬勃发展

人民群众健康理念及健康行为提升的同时,促进了健康产业的蓬勃发展,具体表现在发展健康服务新业态、积极发展健身休闲运动产业、加强医药技术创新、提升产业发展水平健康环境。目前我国健康产业体系日趋完整,已逐步形成包含医疗服务、健康管理与促进服务、健康保险、医药产业、健康养老、

健康旅游、智慧健康、健身休闲运动等覆盖一二三产的不同领域,从而使得多领域间协同发展。同时,各个领域的健康产业呈现出向上下游产业链拓展、延伸的趋势,例如健康保险公司多延伸至医疗服务、健康养老等不同领域的产业。同时,各地区也非常注重区位、生态及各地天然资源等优势,将自身的特色产业或资源为核心优势,推进健康产业链的蓬勃发展。

（4）健康保障机制的健全

健康产业的蓬勃发展,政府应匹配健全完善的健康保障机制及建设相关的体制机制,进而对健康产业的大环境进行监管,使得健康中国的核心目标——全民健康持续稳健成为现实。

第一,健全健康产业相关的监管机制。其具体表现形式为加强城乡环境卫生综合整治、建设健康城市和健康村镇、深入开展大气、水、土壤等污染防治、实施工业污染源全面达标排放计划、建立健全环境与健康监测、调查和风险评估制度、加强食品安全监管、强化安全生产和职业健康、促进道路交通安全、预防和减少伤害、提高突发事件应急能力、健全口岸公共卫生体系、优化多元办医格局。当前,我国人口老龄化严重、生态破坏和环境污染、环境卫生有待改善等多种亟待解决的问题要求我们转变经济发展方式,健康产业发展的大环境应有良好的监管机制,应将健康融入各项经济社会发展政策,同时动员全社会共同营造健康环境。还有要强化健康产业的生产安全与职业健康,动态完善职业安全健康标准体系、职业病危害因素监测监管、职业病预防保健等体系。另外,在加强城乡环境卫生综合整治的同时,要积极打造健康环境的有效载体——健康城市/乡镇,此为现阶段营造健康环境的有效手段。国务院要求结合推进新型城镇化建设,鼓励和支持健康城市建设,促进城市建设与人的健康协调发展,这是加强健康产业环境监管的关键时期。

第二,完善居民健康保障相关机制。其具体表现形式为完善全民医保体系、健全医保管理服务体系、积极发展商业健康保险、深化药品医疗器械流通体制改革、完善国家药物政策、把健康融入所有政策、全面深化医药卫生体制改革、完善健康筹资机制、加快转变政府职能、加强健康人才培养培训、创新人才使用评价激励机制、构建国家医学科技创新体系、推进医学科技进步、完善人口健康信息服务体系建设、推进健康医疗大数据应用、加强健康法治建设、加强国际交流合作、加强组织领导、营造良好社

会氛围、做好实施监测。要深化医改,推进全民健康覆盖。按照人人参与、人人尽力、人人享有的要求,在医疗卫生服务体系建设上要保基本、强基层、建机制,完善制度,引导预期,注重公平。完善基本卫生制度,协同推进医保、医疗、公共卫生、药品供应、监管体制的综合改革,努力实现人人拥有医疗保障制度,人人享有基本医疗卫生服务。

全面理解健康中国的丰富内涵,在将健康放在突出的地位的基础上,把健康领域发展纳入经济建设、政治建设、文化建设及社会建设等各方面和全过程,从国家战略层面解决关系健康的重大及长远问题,进而有效保障及促进全民健康。健康中国的内涵值得我们不断探讨、不断理解、不断挖掘,接下来的三节内容将对健康中国的内涵进行深入剖析。

12.3 健康生活方式倡导与服务提供

12.3.1 健康生活方式改善的健康价值

在国家健康领域改革发展的政策引领下,我国人民健康水平和身体素质持续提高。《中国统计年鉴》(2020)数据显示,恶性肿瘤(死亡率 161.56/10万,全死因占比 25.73%)、心脏病(死亡率 148.51/10万,全死因占比 23.65%)和脑血管病(死亡率 129.41/10万,全死因占比 20.613%)占据我国居民2019 年主要疾病死亡率及死因构成比前三序位。自慢性病成为我国国民健康的头号威胁以来,我国在慢性病防治领域进行了广泛而深刻的探索实践。不健康的生活方式是导致近年来我国居民慢性病发病率持续增加且居高不下的首要因素,受到了社会各界的广泛关注。第三版《中国高血压防治指南》明确指出,无论何时,健康的生活方式对包括正常高值血压在内的任何高血压患者都是有效的治疗方法,可降低血压、提高降压药物疗效、控制其他危险因素。大量研究表明,65 岁及以上人群相较于身体活动较少者,积极参与身体活动者的全因死亡率,冠心病、2型糖尿病、高血压、结肠癌、乳腺癌及脑卒中的患病率均较低。此外,国内外研究指出,通过生活方式的改善可以预防 80%的冠心病、90%的 2 型糖尿病、55%的高血压、33.3%肿瘤以及 80%的脑卒中。

12.3.2 健康生活方式改善的经济学价值

伴随着慢性病代替传染性疾病成为我国国民健康的首要威胁,我国国民的主要疾病经济负担也从传染病转移至慢性病。慢性病经济负担巨大,且其增长速度高于 GDP 增速,若无法得到有效控制,将对我国经济社会造成不良影响。在我国庞大的人口基数及老龄人口数持续增加的双重因素作用下,自2010 年以来,我国卫生总费用呈持续上升趋势,卫生总费用占 GDP 比重呈持续增高,2020 年全国卫生总费用预计达 72306.4 亿元,占 GDP7.12%。而自 1993年起,慢性病经济负担占所有疾病总经济负担的比重已超 50%。数十年来,由于未得到有效的控制,慢性病总经济负担呈持续上升趋势,并且以超过 GDP增速的速度增长,大大延缓了我国经济社会的发展速度,同时给患者及其家庭带来了沉重的经济负担。

采取促进生活方式改善等以人口为基础的预防性措施,是应对许多慢性病最具成本效益的方案。世界卫生组织在《烟草流行给中国造成的健康、经济和社会损失》报告中指出,仅通过将卷烟零售价提高50%这一措施,减少我国国民吸烟行为,预计可在未来 50 年中避免 2000 万人过早死亡,防止 800 万人因烟草引发的疾病相关医疗费用而陷入贫困,同时增加政府年收入近 4420 亿元(660 亿美元)。着力推进全民健康生活方式改善是我国应对日益严峻的慢病形势作出的关键抉择,可通过改善生活方式以减少慢性病发病率与死亡率,最终降低慢性病的经济负担。

案例 12-1 美国"运动即医学"倡议——将运动融入医疗处方:

2007 年,美国运动医学学院(The American College of Sports Medicine,ACSM)和美国医学协会(American Medical Association,AMA)共同发起了一项基于美国本土的健康倡议——"运动即医学"(exercise is medicine,EIM),此后由 ACSM 负责协调。在 EIM 启动后的两年内,国际公共卫生、医学和科学协会的代表要求 ACSM 将其初始范围扩展到美国以外,展开多国合作。EIM 现已遍布全球 40 个国家。EIM 的理念为:体育活动促进最佳健康状态的实现,是预防和治疗许多疾病的必要条件,应定期进行评估,并将其作为医疗保健的一部分。EIM 的目的是使体育活动评估及其促进成为临床照护的标准,将医疗保健与基于证据的体育活动有机整合,为所有不同能力水平及状态的人提供服务。EIM 倡议鼓励医疗保健提供者在患者就诊期间评估和记录其体育活动,在设计治疗计划时将体育活动作为重要信号纳入其中,给予患者基于证据的锻炼方案,并将患者转介给经认证的健康健身专业人员或专职医疗人员。以正确的"剂量"开具体育活动（physical activity，PA）处方是预防、治疗和管理临床实践中遇到的40多种最常见慢性健康状况的高效处方。初级保健医生提供健康服务的流程可参考《医疗服务提供者行动指南》（*Exercise is Medicine? Health and Fitness Professional's Action Guide*）进行操作，主要分为以下4个步骤：第1步评估患者的体育活动水平；第2步确定患者是否愿意做出改变；第3步为患者开具体育活动处方；第4步为患者提供体育活动转介。在各级医疗保健中，均可将EIM与预防、治疗、康复处方进行有机整合，以将PA融入医疗保健标准，以体育活动促进人群健康。

在医疗支出呈螺旋式增长的时代，使患者积极投身运动可能是为了改善健康结果而进行的最低成本的治疗方案。研究表明，定期体育活动对于任何体重的人均具有一定的健康价值，且对长期的体重管理尤为重要。在治疗几种慢性病的表现上，通过运动所能达到的效果与使用处方药一致。缺乏体育活动是导致医疗保健成本上升的主要原因之一，因此，增加体育活动推广和咨询服务除能改善人群生活方式外，还在一定程度上实现了卫生保健系统、支付者和雇主的潜在成本节约。此外，由于定期体育活动对生理和心理功能、生活质量以及其他健康及幸福维度产生的作用无法用货币来衡量，实施EIM倡议的成本效益计算不能仅局限于医疗卫生保健成本的投资回报率（return on investment，ROI），定期体育活动的价值远高于货币化所带来的经济价值。

案例12-2 我国"健康小屋"——促进健康生活方式改进的实体抓手：

健康小屋作为基层卫生推动主动健康的主要"实体抓手"，在促进我国居民改进生活方式方面具有重要的战略意义，并取得了一定的实践成果。2007年国家发起"全民健康生活方式行动"，为创造长期可持续的支持性环境，重点推出"健康小屋"，引导居民形成主动健康意识，倡导健康生活方式的形成与保持。"健康小屋"亦称"健康加油站"，主要为社区居民提供自助健康检测服务，科普各类健康知识，促进慢性病的早期发现，引导公众形成主动健康管理意识。《全民健康生活方式行动健康支持性环境建设指导方案》对健康小屋的设备配置进行了具体的要求，身高、体重、腰围、血压、体重指数（BMI）等测量设备为必备测量工具，而体脂、血糖、心血管功能、肺功能等设备则可根据实际情况进行添置。有

调查表明，截至2014年12月31日，全国已建成5363个健康小屋，除西藏自治区外，其他各省（直辖市）均有分布，其中江苏省（962个）数量最多，而甘肃省（2个）数量最少。各省市已有超过90%的健康小屋向接受健康检测的受众提供了健康促进教育，为受检对象提供了生活方式改进的指导与建议。尽管已有一定人次的使用量，然而其总体使用率却未达预期，每个健康小屋平均每天仅3人次使用。

低效率和低利用度暴露出当前我国健康小屋在实际运行过程中缺乏促进主动健康的核心技术，而基于常见病多发病风险预测的主动健康云侧写模型的融入则可有效实现健康小屋的重塑和优化。尽管国家不限制健康小屋配备除必备测量工具以外的其他仪器，健康小屋内的仪器配置也并非"多多益善"，大量仪器设备的空置反而是一种对资源的浪费，违背了成本效益原则。目前，各地健康小屋检测数据的种类、质量、自测频率参差不齐，导致数据对接和管理烦琐，无法实现区域内健康小屋或与居民健康档案信息系统互联互通。此外，不足半数的健康小屋可在检测之后提供打印综合检测报告的服务，可对检测结果进行健康风险评估的健康小屋占比更低。主动健康核心技术的缺乏限制了健康小屋功能及效率的最大化，阻碍了人群对自身健康-疾病状态的准确把握。基于常见病多发病风险预测的主动健康云侧写系统的引入将有效提高人群对自身健康状况的感知灵敏度，从而改善居民的主动健康意识、促进主动健康生活方式的形成与坚持。

12.4 健康产业发展与环境监管

12.4.1 我国健康产业的发展

健康产业是指在大健康观念的前提下，以维持健康、修复健康、促进健康等为目标，开展规模性产品生产、服务提供、人才培养、信息传播等相关产业的统称。2011年，中共中央党校课题组和中国保健协会将健康产业划分狭义和广义两类：狭义健康产业主要指医疗产业，即为健康人群与亚健康人群生产和提供以具改善、提高身体健康程度或辅助治疗功能的产品与服务的经济组织集合；广义健康产业以解决、促进、保护人民健康为目的，是涉及人的生命健康全过程的产业活动，又被称为"大健康产业"，其产业范畴主要包括医疗性健康服务和非医疗性健康服务两大类。

在不同的历史阶段下,人们对健康内涵的不同理解催生了健康产业发展重心的转变。在生产力发展较为落后的早期阶段,人们将健康简单理解为没有病痛,健康产业在当时也仅局限于医疗产业。1948 年世界卫生组织首次将健康定义为身体、精神和社会适应上的完好状态,而不仅仅指个体不虚弱和无病;1989 年世界卫生组织在此概念上提出了包括心理、生理与形态健康等维度在内的 10 条健康标准,并在进入 21 世纪后推出了健康公式,明确了外部环境和个体生活方式是影响健康的主要因素。伴随着健康概念的拓展与健康观念的转变,现代医学也由单纯疾病治疗模式过渡到预防、保健、治疗、康复相结合的健康医学模式,一些非医疗性产业也被纳入“健康产业”。2005 年,美国经济学家保罗·皮尔泽(Paul Pilzer)在其新书中首次提出了“保健产业”概念,认为传统医疗卫生产业是事后为罹患疾病的患者提供产品与服务,目的在于治疗病症或治愈疾病。而保健产业是以维护、改善、促进和管理健康为直接目的,事前为健康人群提供产品或服务的产业体系,不仅涉及传统药品医疗器械制造业、医疗服务业,还包括保健品制造业以及健康管理服务业等。

目前健康产业已形成五大基本产业群:①以医疗服务机构为主体的医疗产业;②以药品、医疗器械及其他医疗耗材产销为主体的医药产业;③以保健食品、健康产品产销为主体的保健品产业;④以个性化健康检测评估、咨询服务、调理康复、保障促进等为主体的健康管理服务产业;⑤以养老服务为主的健康养老产业。随着我国健康产业链的日益完善,涌现出医疗旅游、营养保健产品研发制造、高端医疗器械研发制造等新兴业态。2016 年 10 月国务院发布的《“健康中国 2030”规划纲要》做出了实施健康中国战略的全面部署,指出要积极推进健康与养老、旅游、互联网、健身休闲、食品等行业的融合,催生健康新产业、新业态、新模式。与发达国家相比,我国健康产业仍处于初期发展阶段,传统健康医疗医药产业仍占主导地位,新兴非医疗健康产业尚具有较大发展空间。2019 年我国健康产业市场规模达 7.8 万亿元,2014—2019 年复合增长率达 11.2%。从产业结构来看,现阶段我国健康产业主要以医药产业和健康养老产业为主,2018 年市场占比分别达到 50.05%、33.04%;其他新兴非医疗健康产业规模相对较低,健康管理服务产业比重最小,只有 2.71%。

12.4.2 健康产业的行业聚焦

《“健康中国 2030”规划纲要》提出,到 2030 年,我国健康产业规模达到 16 万亿元,发展健康养老、健康旅游和智慧健康产业新业态是我国健康中国发展战略和完善健康产业政策的内在要求。近几年,我国健康产业虽获得长足发展,但随着工业化、城镇化、人口老龄化进程的加快,我国健康产业仍面临发展不平衡、不充分与人民健康需要之间的矛盾。传统健康医疗医药产业占主导地位,新兴非医疗健康产业尚具有较大发展空间,是当前健康产业需要重点发展的薄弱环节。近年来,国家层面上相继出台了系列支持健康产业发展的相关政策(表 12 - 1),为新兴健康行业加快发展、实现经济转型升级创造了良好的条件。

表 12 - 1 2017—2021 年国家层面健康产业相关政策

时间	发件部门	政策	内容
2017 年 1 月	国务院	《“十三五”深化医药卫生体制改革规划》	到 2020 年,普遍建立比较完善的公共卫生服务体系和医疗服务体系、比较健全的医疗保障体系、比较规范的药品供应保障体系和综合监管体系、比较科学的医疗卫生机构管理体制和运行机制
2017 年 1 月	国务院	《“十三五”卫生与健康规划》	到 2020 年,覆盖城乡居民的基本医疗卫生制度基本建立,实现人人享有基本医疗卫生服务,人均预期寿命在 2015 年基础上提高 1 岁
2017 年 2 月	国务院办公厅	《中国防治慢性病中长期规划(2017—2025 年)》	到 2020 年,慢性病防控环境显著改善,降低因慢性病导致的过早死亡率,力争 30～70 岁人群因心脑血管疾病、癌症、慢性呼吸系统疾病和糖尿病导致的过早死亡率较 2016 年降低 10%
2017 年 4 月	国务院办公厅	《国务院办公厅关于推进医疗联合体建设和发展的指导意见》	到 2020 年,在总结试点经验的基础上,全面推进医联体建设,形成较为完善的医联体政策体系,所有二级公立医院和政府办基层医疗卫生机构全部参与医联体,不同级别、不同类别医疗机构间建立目标明确、权责清晰、公平有效的分工协作机制

续 表

时间	发件部门	政策	内容
2017 年 5 月	国务院办公厅	《关于支持社会力量提供多层次多样化医疗服务的意见》	到 2020 年,社会力量办医能力明显增强,医疗技术、服务品质、品牌美誉度显著提高,专业人才,健康保险,医药技术等支持进一步夯实,行业发展环境全面优化,打造一大批有较强服务竞争力的社会办医疗机构,形成若干具有影响力的特色健康服务产业集聚区
2017 年 7 月	国务院、国资委、中央编办、教育部、人力资源和社会保障部、卫生计生委	《关于国有企业办教育医疗机构深化改革的指导意见》	对国有企业办教育机构、医疗机构分类处理,分类施策,深化改革,2018 年年底前基本完成企业办教育机构、医疗机构集中管理,改制或移交工作
2018 年 4 月	国务院办公厅	《国民营养计划(2017—2030 年)》	到 2020 年,营养法规标准体系基本完善;营养工作制度基本健全,省、市、县营养工作体系逐步完善,基层营养工作得到加强
2018 年 8 月	工业和信息化部	《关于促进"互联网＋医疗健康"发展的意见》	允许依托医疗机构发展互联网医院,医疗机构可以使用互联网医院作为第二名称,在实体医院基础上,运用互联网技术提供安全适宜的医疗服务
2018 年 9 月	国务院办公厅	《关于改革完善医疗卫生行业综合监管制度的指导意见》	到 2020 年,建立职责明确、分工协作、科学有效的综合监管制度,健全机构自治、行业自律、政府监管、社会监督相结合的多元化综合监管体系
2018 年 9 月	国家卫生健康委员会	《国家健康医疗大数据标准、安全和服务管理办法(试行)》	健康医疗大数据标准管理工作遵循政策引导、强化监督、分类指导、分级管理的原则
2019 年 7 月	国务院	《国务院关于实施健康中国行动的意见》	到 2022 年,健康促进政策体系基本建立;到 2030 年,全民健康素养水平大幅提升。在"全方位干预健康影响因素""维护全生命周期健康"和"防控重大疾病"三大方面提出了具体的健康行动方案
2019 年 9 月	国家发展改革委	《促进健康产业高质量发展行动纲要(2019—2022 年)》	围绕重点领域和关键环节实施 10 项工程:①优质医疗健康资源扩容工程;②"互联网＋医疗健康"提升工程;③中医药健康服务提质工程;④健康服务跨界融合工程;⑤健康产业科技创新工程;⑥健康保险发展深化工程;⑦健康产业集聚发展工程;⑧健康产业人才提升工程;⑨健康产业营商环境优化工程;⑩健康产业综合监管工程
2019 年 12 月	全国人民代表大会常务委员会	《中华人民共和国基本医疗卫生与健康促进法》	确定了各级人民政府应当把人民健康放在优先发展的战略地位,将健康理念融入各自政策,坚持预防为主,完善健康促进工作体系,组织实施健康促进规划和行动,推进全民健身等。将公民主要健康指标改善纳入政府目标责任考核
2020 年 2 月	国务院	《关于深化医疗保障制度改革的意见》	到 2030 年,全面建成以基本医疗保险为主体,医疗救助为托底,补充医疗保险、商业健康保险、慈善捐赠、医疗互助共同发展的医疗保障制度体系
2020 年 9 月	国务院办公厅	《关于促进特色小镇规范健康发展意见的通知》	推进特色小镇多元功能聚合,打造宜业宜居宜游的新型空间。叠加现代社区功能,结合教育、医疗、养老整体布局提供优质公共服务
2020 年 12 月	国务院办公厅	《关于促进养老托育服务健康发展的意见》	促进养老托育服务健康发展,有利于改善民生福祉。健全老有所养、幼有所育的政策体系,扩大多方参与、多种方式的服务供给,打造创新融合、包容开放的发展环境,完善依法从严、便利高效的监管服务
2021 年 3 月	全国人民代表大会常务委员会	《第十四个五年规划和2035 年远景目标纲要》	构建强大公共卫生体系,深化医药卫生体制改革,健全全民医保制度,推动中医药传承创新,建设体育强国,深入开展爱国卫生运动,推动实现适度生育水平,健全婴幼儿发展政策,完善养老服务体系
2021 年 9 月	国务院办公厅	《"十四五"全民医疗保障规划》	到 2025 年,医疗保障制度更加成熟定型,基本完成待遇保障、筹资运行、医保支付、基金监管等重要机制和医药服务供给、医保管理服务等关键领域的改革任务,医疗保障政策规范化、管理精细化、服务便捷化、改革协同化程度明显提升

12.4.3 健康产业的环境监管

健康产业作为关系到国民生命健康安全,涉及社会长治久安的重要产业,需要监管部门重点规范其行业行为,制定相关新型健康服务监管政策。不仅要加强对药品、医疗器械、康复辅器具等相关产业的监管,以提升健康产业行业研发制造水平,同时还需要加强对医疗卫生与养老、旅游、互联网、健身休闲、食品等领域融合产生的新产业新业态新模式的监管,完善健康产业相关新技术的审慎监管机制。

目前为营造健康产业公平公正的发展环境,国家借助规范试点、开展评估、公开信息、完善投诉和维权机制等多种方式,加强对健康产业行业指导。2018年8月,国务院办公厅印发《关于改革完善医疗卫生行业综合监管制度的指导意见》(下文简称《指导意见》),提出了对健康产业的监管要求。《指导意见》指出建立健全覆盖健康产业全链条、全流程的包容、审慎、有效监管机制,借鉴环境督查、纪检监察等有效做法,提出建立由国家卫生健康委员会牵头,发展改革、教育、财政、人力资源社会保障、医疗保障、银行保险监管、中医药管理、药品监管、军队卫生等多个部门分工协作以完成综合监管。明确了监管主导责任仍在政府,负责统筹综合监管的协调和指导以及医疗卫生服务重大案件查处等工作,并在其领导下建立由卫生健康行政部门牵头、有关部门参加的综合监管协调机制。此外,《指导意见》将监管对象从重点监管公立医疗卫生机构转向全行业监管,从注重事前审批转向注重事中事后全流程监管,从单项监管转向综合协同监管,从主要运用行政手段转向统筹运用行政、法律、经济和信息等多种手段。除外部监管外,《指导意见》也强调了行业组织的自律作用以及社会监督的作用,提出探索通过法律授权等方式,利用行业组织的专业力量,完善行业准入和退出管理机制,健全医疗卫生质量、技术、安全、服务评估机制和专家支持体系。

案例12-3 长三角一体化——打造健康产业通力合作、借鉴共赢新局面:

营商环境是城市核心竞争力,也是重要软实力,更是产业发展的重要推动力。良好的营商环境能够为健康产业的发展提供优质服务,推动健康产业发展。

自长三角一体化上升为国家战略以来,各城市陆续打破基础建设、交通等硬件屏障,进一步软化制度壁垒,以一体化的创新突破为产业的发展构建了良好营商环境,使得产业内部和产业间共享价值不断明晰、合作领域不断细分、竞合形态不断创新。2018年11月习近平总书记在首届中国国际进口博览会开幕式上正式宣布,支持长江三角洲区域一体化发展并上升为国家战略,着力落实新发展理念,构建现代化经济体系,推进更高起点的深化改革和更高层次的对外开放。长三角地区一体化的最初尝试是在“上海经济区”基础上提出,并历经30余年的发展,辐射城市数量从最初的9个拓展到26个,从依托地理区位的“长三角”到更加重视战略规划的“泛长三角”。长三角一体化上升为国家战略标志着包括沪苏浙皖在内的长三角省市一体化按下“快进键”,基础设施建设、产业政策、政务服务、环境治理、教育、医疗、文化等领域一体化将迎来新飞跃。

在上海、浙江、江苏与安徽三省一市的2019年政府工作报告中,皆将培育经济发展动能、构建现代产业体系作为加速推进长三角一体化发展国家战略的重要举措,且不同省(市)针对自身的产业基础分别提出了构建现代产业体系的产业分工计划和实施路径。作为一个有着巨大市场潜力的朝阳产业,健康产业是世界经济发展的潮流和趋势,具有先导性、倍增性、辐射性和可持续性等新兴产业的基本特征。浙江与上海在2019年政府工作报告中要求合力打造长三角一体化发展示范区,打破了传统意义上的空间发展概念,更多地注入共享、协作创新体制与机制要素,成为新时期推动区域高质量发展,构建现代化产业体系的重要支撑。当前在“创新驱动、科技引领”的共识下,长三角医疗卫生健康产业正加快一体化发展。综合来看,长三角一体化战略增加了长三角地区医药、生命技术、医疗器械、环保等健康产业集聚规模和产业链优势;并放大了长三角地区科研院校多、科技研发队伍强集群效益带来的科技创新优势,推动了健康产业的强劲发展;此外,长三角地区已基本达到中等发达国家收入水平,一体化战略为健康产业的发展凝聚了巨大的市场需求。同时,长三角一体化有利于健康产业与其他战略性新兴产业相互促进、协同发展。未来,以一批健康医疗服务业集聚区,如上海国际医学园区、新虹桥国际医学中心、嘉定精准医疗与健康服务聚集区、普陀桃浦国际健康创新产业园等中心将带动上海杨浦、奉贤、金山、松江等区域的特色化产业发展。

虽然长三角一体化集聚了健康产业发展的必要

优势,如区域经济、地理环境、消费人群等,但在区域协调性上较差,缺乏产业发展全局规划,造成健康产业数量增多,竞争激烈甚至引发恶性竞争。若区域健康产业无法协调发展,企业间无法做到优势互补,势必无法形成综合产业格局。为保证健康产业能够规模化、品牌化发展,打击不正当竞争现象,创造企业发展良好环境,国家和地方相继出台了健康产业发展指导意见。2018年7月底,上海市发布了《关于推进健康服务业高质量发展加快建设一流医学中心城市的若干意见》,目的是创造健康产业良好营商环境,带动产业科技、服务的整体创新。

案例 12-4 一网通办——企业办事,一网"通办":

为大幅改善企业办事全流程所花时间、效率和费用,提升群众和企业获得感,进一步优化营商环境,上海市加快了智慧政府建设,全力打响"一网通办"政务服务品牌,积极推动上海实现政府治理能力现代化。通过对线上线下政务服务进行流程再造、数据共享、业务协同,实现了全市网上政务服务统一入口和出口,改变了原来"群众跑腿"的多证明、多办事流程、低服务效率的政务处理方式。借助大数据技术加快建设整体协同、高效运行、精准服务、科学管理的智慧政府,集合线下便民服务的一窗受理、集成服务,营造了产业发展的便利环境。

截至2018年底,上海"一网通办"总门户已经接入1274项政务服务事项,移动端用户突破1000万。2019年上海将深入推进业务流程革命性优化再造,实现政府部门公共数据100%归集,按需100%共享,让面向企业和市民的所有政务服务"进一网、能办"。2019年2月上海市政府召开进一步优化营商环境工作会议,推出优化营商环境2.0版,包含开办企业、施工许可、获得电力等25个方面的内容。对这些企业办理频率较高的政务服务,方案在办理环节、办理时间等方面给出了明确的数量指标。多维度、立体化、全方位地推动营商环境持续优化,打造营商环境的新亮点、新标识。

2019年3月,上海市政府办公厅编制了《2019年上海市推进"一网通办"工作要点》,分9个部分,提出47项重点工作,为未来阶段一网通办政务服务的落实提供指导意见。主要围绕"减环节、减时间、减材料、减跑动"为目标,全力推进业务流程革命性再造;同时加强政务服务事项标准化建设,扩大政务服务覆盖面;进一步持续深化行政审批制度改革,充分激发市场活力和社会创造力,全面建成全流程一

体化在线服务平台,夯实"一梁四柱"和公共支撑体系;深入推进公共数据治理,提升数据整合共享应用能力;此外还提出了依托事中事后综合监管平台,完善"互联网+监管"体系;并在长三角一体化背景下,全面对接国家政务服务平台,加快推进长三角地区"一网通办";同时也要加强"一网通办"运营管理和监督考核;加强"一网通办"日常运行管理,快速迭代服务功能;强化"一网通办"安全保障;加强业务和操作培训。

"一网通办"为包括健康产业在内的各类企业在沪发展提供优质服务,创造国际一流的营商环境,推动健康产业实现更大发展。全面推进政务服务"一网通办"是贯彻落实党中央、国务院工作要求的重要抓手,是加快打造国际一流营商环境的关键环节,因此必须瞄准方向、保持定力、久久为功,做实内容,真正惠及企业、方便群众。为推动一网通办的流程优化再造,真正服务于企业和群众,未来一网通办的设计要更加注重实效,坚持需求导向、问题导向、效果导向,直插一线、深入实际,了解倾听群众和企业的真实感受,着力在发现问题、解决问题、方便办事上下更大功夫。此外还需在坚守安全底线,切实保障数据安全、信息安全的同时,突出特色亮点、强优补弱,持续攻坚,推出个性化的专项服务;加大统筹整合力度,各相关部门要及时理清楚、整合好相关业务数据,倒排时间节点,积极做好对接。

12.5 健康保障与体制机制建设

12.5.1 我国全民医疗保障的探索实践

全民医保是实施健康中国战略重要的制度安排和基本保障,同时健康中国又为全民医保提供了发展方向。对整个健康中国系统而言,全民医保是实现健康中国的基础;在健康中国相关要素之间,通过价格、监督、支付及谈判机制,全民医保同分级诊疗制度、现代医院管理制度、药品供应保障制度等基本医疗卫生制度进行互动,是串联健康中国相关要素的纽带;而健康中国全民共建共享的战略主题则为全民医保提供了更加公平、完善、高效、协同的发展导向。

以职工基本医疗保险、城镇居民基本医疗保险和新型农村合作医疗保险(简称"新农合")为主体的全民医疗保障体系已经初步实现。自2016年以来,由于城乡居民医保逐渐整合,新农合人数持续下降。

2014年以来,全国基本医疗保险参保人数超过13亿人(除2016年外),总参保人数总体呈现增长态势。

截至2019年底,全国基本医疗保险参保覆盖率已达96.71%(图12-1)。

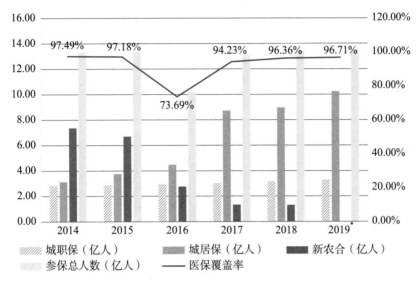

图12-1　2014—2019年城居保、城职保、新农合人数及医保覆盖率

注:* 2020年卫生健康统计年鉴不再单独统计新农合人数。

与基本医疗保险参保人数增长同步变化的是我国住院率等医疗服务利用率的上升以及国民健康水平的提高(表12-2)。可见,全民医疗保障的实现使我国居民逐步敢看病、看得起病,医疗需求得到刺激与释放,健康水平大幅提升。

表12-2　2005年及2015—2019年我国医疗服务及居民健康水平相关数据

维度	指标	2005	2015	2016	2017	2018	2019
医疗服务利用率	居民平均就诊次数(次)	3.1	5.6	5.7	5.9	6.0	6.2
	医疗卫生机构居民年住院率(%)	5.5	15.32	16.46	17.6	18.3	19.03
居民健康水平	人均预期寿命(岁)	73.0	76.3	76.5	76.7	77.0	77.3
	婴儿死亡率(‰)	19.0	8.1	7.5	6.8	6.1	5.6

12.5.2 健康商业保险的兴起与发展

2008年前,我国健康商业保险处于行业自发推动发展的阶段,整体发展有限。当时,民众保险意识差、控费手段有限,多数保险机构对健康保险业务持谨慎态度。2008年后,随着新医改的启动,鼓励商业健康保险发展成为了国家战略,相关文件密集出台,商业健康保险开始在大病保险、税优健康险和参与长期护理保险试点等领域探索。自2010年以来,我国健康商业保险市场规模一直保持上升趋势。2015年,我国129家保险公司共销售商业健康险产品2 300余种,已全面覆盖保监会发布的四大健康险种类,即疾病保险、医疗保险、护理保险、失能收入保险。2016年专业健康险公司牌照申请开放,共计50多家企业向保监会递交申请专业健康险牌照,将健康险市场推向热潮。根据银保监会数据统计,2013—2020年我国商业健康保险保费收入从1 123.5亿元,以年均13.3%的增长率快速增加至8 173亿元,总体上看,我国商业健康保险发展前景广阔。

然而,我国目前仍然存在着"人民群众有基本保障,但多层次保障不足"的问题,其根源之一就是商业健康保险尚未充分发展。据《2018中国商业健康保险发展指数报告》显示,中国商业健康保险发展指数为63.0,与2017年(60.6)相比虽有所提升,但整体发展处于基础水平,仍有很大提升空间。该报告指出,居民重视并高度关注自身健康,但在商业健康保险配置方面,有认知无规划、有规划无行动等知行不一的情况仍较为突出。此外,我国健康险赔付额逐年提升,截至 2020 年底,全国商业健康险赔付总额仅 2 921 亿元,自 2016 年起,商业健康保险赔付占收入费用比值呈现持续上升趋势,2020 年上升至 35.74%,但与美国商业健康保险赔付率普遍高达 80% 相比,我国健康商业保险对整个社会的保障程度相较于发达国家仍处于较低的水平(图 12 - 2)。

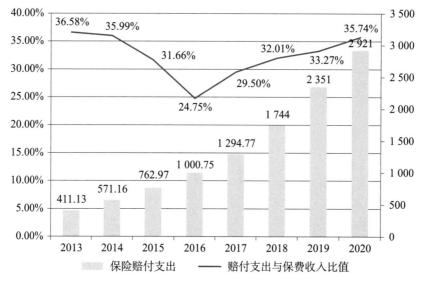

图 12 - 2 2013—2020 年健康险赔付支出与赔付支出和保费收入比值变动

未来,在"健康中国"战略背景下,商业健康保险公司应充分利用税收等优惠政策,致力于提高商业健康保险赔付支出占卫生总费用比重,加强与医疗、体检、护理等机构合作,发展健康管理组织等新型组织形式。

案例 12 - 5 健康商业保险与大数法则:

大数法则(law of large numbers)又称为大数定律,是保险公司产品风险管理的最基本原理。大数法则是指当具有同质风险的个体数量达到一定规模时,总体的统计特性表现出稳定性。大数法则将不确定的个体风险转化为确定的总体事件,使保险费率厘定成为可能。

健康保险产品在应用大数法则厘定费率时,相比寿险产品困难得多。寿险产品的保险标的是被保险人的生命,且生命只有生存和死亡两种状态。我国保险业已发布了两次经验生命表,因此采用生命表厘定费率的寿险产品天然满足大数法则要求;在产品销售时,即使不是同一款寿险产品,只要承保死亡风险的寿险保单数量较大,仍能比较容易满足大数法则对销售的要求。然而,健康保险由于产品种类繁多,同一类产品形成大量样本的难度大。目前保险行业对于疾病发生率、医疗费用损失分布等并没有类似寿险生命表这样统一的参考数据,往往需要根据保险公司或再保险公司自身积累的经验数据或者社会医疗卫生统计数据进行定价,这些统计数据再分配到具体性别、年龄上的样本量很少。另外,健康保险产品中保险标的状态呈现出多元化特点,例如被保险人可能在保险期间内出现"健康—非健康—健康"的多次状态转换,不同的状态转换亦要有足够的样本数据支持,才能满足大数法则的假设。

尽管大数法则在健康保险产品中应用存在种种困难,但这是保险产品风险管理重要的基本法则之一,因此在健康保险产品开发,尤其是定价过程中,应遵循大数法则的基本规律。

12.5.3 药品供应保障体系的发展完善

在政府与市场的合力下,我国目前基本形成了体系完整、架构清晰、运行规范的药品供应保障体系。2007 年 10 月,党的十七大报告首次提出建设药品供应保障体系。2009 年 3 月,新一轮深化医药卫生体制改革将药品供应保障体系列为基本医疗卫生制度四大支柱体系之一。新医改以来,中央和地方积极建立以国家基本药物制度为基础的药品供应保障体系,规范药品生产流通,严格市场准入和药品审批,促进药品生产、流通企业的整合。2016 年 8 月,习近平总书记在全国卫生与健康大会上强调,药品供应保障是健康中国建设的五项重点任务之一。2018年3月,党的十九大报告也明确要求继续健全药品供应保障制度。在多项政策的支持下,药品供应保障体系得到进一步完善,在提高药品的可获得性、可负担性和安全有效性等多方面取得了更大的突破。

现阶段要进一步完善药品供应保障制度,我国应继续坚定不移地以国家基本药物制度为基础,加强政府监管并发挥市场机制、优化供需结构、重视短缺和特殊人群药品供应、加大研发投入并提高药品研发实力,为健康中国战略提供稳定可持续的药品供应保障体系。第一,要做到"有效市场"和"有为政府"的结合,政府部门应集中识别和解决药品供应保障过程中阻碍市场机制发挥作用的问题,提高监管资源的利用效率。第二,目前在供给侧,药品供给流通效率仍然偏低,而在需求侧,医患共同决策下的不合理用药问题造成盲目选择高价药的倾向。因此,优化供需结构才能更好地促进产业健康发展,满足人民群众日益增长的医疗卫生需求。第三,关注重点特殊人群是提高药品供应保障制度公平性的重要方面。第四,增加研发投入,注重药品研发,提升我国药品创新能力,从而使我国药品的可获得性和可支付性得到根本性的提高。

案例 12-6 带量采购:

带量采购,指在药品集中采购过程中开展招投标或谈判议价时,明确采购数量,让企业针对具体的药品数量报价。以往实践中,受制于"以药养医""灰色药品营销成本"等制度性问题,药价难以下降,导致降低药占比(患者买药的花费占治病总花费的比例)、医保控费困难重重。如今,新组建的国家医保局完成了招采合一,成为集采购权、定价权和支付权于一身的"超级买家"。实行药品带量采购,可望通过以量换价来挤掉销售"水分",降低药价。

2018年12月公布的"4+7"城市药品集中采购试点拟中选结果显示,与2017年同种药品最低采购价相比,拟中选价平均降幅52%,最高降幅96%。可以看出,带量采购解决药价虚高问题的效果明显。但部分药企表示不适应新的采购模式。医药领域的积弊颇深,作为药品全领域改革支点的带量采购,还要在实践中打磨、完善,探索出实现相关各方利益共赢、提升中国药品质量的新机制。

12.5.4 健康人力资源培养

《"健康中国2030"规划纲要》中明晰了健康人力资源的范畴,包括全科医师、住院医师、专科医师、药师、卫生管理人员、养老护理员、康复治疗师、心理咨询师等构成的健康人力资源培养机制。从全国现有的统计年鉴来看,截至2019年年底,全国卫生人员总数达1292.8万,其中注册护士444.5万,执业(助理)医师386.7万人。其中,我国全科医生总数约为36.5万人,每万人口全科医生数为2.61人。自2013年以来,我国的全科医生总数逐年增加(表12-3),但距离实现2018年1月国办印发《关于改革完善全科医生培养与使用激励机制的意见》中"到2020年培养全科医生30万人以上,城乡每万名居民拥有2~3名合格的全科医生"的目标仍有较大差距。

表 12-3 2013—2019 年全科医生配备情况

年份	全科医生数(万人)	全科医生在执业医师总数中的占比(%)	每万人口全科医生数(人)
2013	14.55	5.21	1.07
2014	17.26	5.99	1.26
2015	18.86	6.21	1.37
2016	20.91	6.55	1.51
2017	25.3	7.46	1.82
2018	30.9	10.27	2.22
2019	36.5	9.44	2.61

经过近30年的不断探索和实践,我国全科医生队伍建设取得了重要进展,但我国的全科医生培养体系还不健全,全科医生队伍数量仍然不足,质量总体不高,全科医生队伍建设的体制机制仍不完善。在这一背景下,我国相继出台了一系列全科医生人才队伍培养与激励政策。2016年5月,国务院医改办印发《关于印发推进家庭医生签约服务指导意见的通知》,家庭医生签约服务在我国城乡基层医疗卫生服务机构中正式启动。2016年10月,《"健康中国"2030规划纲要》发布,明确以全科医生为重点,加强基层人才队伍建设。2018年1月,《关于改革完善全科医生培养与使用激励机制的意见》指出,到2020年,我国要基本建立适应行业特点的全科医生培养制度,显著提高全科医生职业吸引力;到2030年,每万名居民拥有5名合格的全科医生。

12.5.5 健康信息化与大数据

健康信息平台的应用发展是深化医改、推进健康中国建设的重要支撑。在国家大力推进健康医疗大数据共享应用导向下,全国形成省-市-县多级区域卫生信息平台规模化建设,融合汇聚了海量健康医疗数据。据国家卫健委公开数据,截至2018年4月1日,全国有6 376家二级以上公立医院接入区域全民健康信息平台,1 273家三级医院初步实现院内医疗服务信息互通共享,3 300多家公立医院出台了信息化便民惠民服务措施。此外,4 000余家二级以上医院普遍提供分时段预约诊疗、候诊提醒、检验检查结果查询等线上服务。共有28个省份开展电子健康卡试点,144个地级市实现区域内医疗机构就诊一卡通。另外,浙江、山东、广东、四川、云南、宁夏等6个省(自治区)已经建设完成省级互联网医疗服务监管平台。

健康行业在我国的发展十分迅速,但在信息化方面依然存在着与社会发展和用户需求难以匹配的难题。主要体现:第一,健康信息集中于体检指标,采集来源仍较狭窄,且时间间隔较长,而其他非体检指标则无法纳入健康信息的管理;第二,健康信息缺乏有效的统一管理,导致大量的信息孤岛出现,特别是不同的数据结构难以将这些宝贵的数据纳入统一的管理平台;第三,健康管理信息化水平与功能难以满足用户的实际需求。在经济收入不断提升、健康管理产业快速发展的今天,人们日益重视个人全方位的健康管理;第四,健康管理行业缺乏信息化标准,相关软件市场秩序混乱。各部门、机构、公司各自独立开发和建立了大量的垂直信息系统和应用软件,我国尚没有建立起一个完善的、统一的健康管理信息化标准。

12.6 健康规划的国际案例

12.6.1 美国健康公民规划

(1) 发展历程

美国是世界上最早实施健康规划的国家之一,其健康规划的发展历程对我国健康规划的制定和实施具有十分重要的借鉴意义。美国政府制定的国家

健康规划根据目标和类型主要分为两类:其一是美国卫生与公共服务部(Department of Health & Human Services,HHS)以提高国民整体健康水平为目的发布的《健康公民》(Healthy People)系列规划;其二是以预防控制为目的的《国民身体活动规划》(National Physical Activity Plan,NPAP)。

《健康公民》系列规划每10年颁布1次,自1980年美国卫生与公共服务部发布的《健康公民1990》至最新颁布的《健康公民2020》,此系列规划已更新至第4版。该系列规划着重强调公民通过运动健身等方式促进国民健康。尤其是《健康公民2020》规划中,提出了通过身体运动以建立良好的生活方式,这代表了当今美国国家健康规划的最新动态。

在借鉴世界多个国家身体活动规划的基础上,2010年美国国民体力活动联盟又制定了第一个《国民身体活动规划》,其目的是通过合理的身体活动,让所有的美国公民运动起来。

(2) 健康规划内涵

《健康公民》系列规划与《国民身体活动规划》共同在实践中构成了美国国家健康规划的重要内容。其内涵分别如下。

1)《健康公民》系列规划:四版《健康公民》规划分别在总体目标、健康指标、健康领域、实施框架等方面具有不同的特征(表12-4)。《健康公民1990》旨在通过加强公民健康的预防行为,提高各年龄人群的健康水平及生活质量,建议将运动纳入健康生活方式之中。《健康公民2000》强调多方合作的重要性,建议共同分担责任,提出了健康规划要延长健康生命年限、减少因社会不利因素而导致的健康差异、使所有公民都能获得预防性的保健服务。《健康公民2010》强调个人健康与群体健康的不可分割性,首次将健康指标加入健康规划中,并将身体运动作为十大健康指标的首位。《健康公民2020》以"实现高质量的生活方式、改善居民健康行为、促进健康公平、建立全民健康物质环境"为目标,希望建立"一个让所有美国人健康、长寿的社会"。

表12-4 四代美国健康公民规划比较

项目	《健康公民2020》	《健康公民2010》	《健康公民2000》	《健康公民1990》
总体目标	满足高质量的生活方式,疾病预防降低死亡率;改善各年龄段健康行为;消除层次差异,实现健康公平;构建全民健康的社会物质环境	帮助各年龄段的公民提高生活质量,延长健康寿命,消除不同层次人群健康差异	增加健康生命年限;减少因种族、性别、年龄等不利因素造成的健康差异;加强公民预防性保健服务供给	通过健康预防行为提高不同年龄段人群的健康水平,提高生活质量

续　表

项目	《健康公民 2020》	《健康公民 2010》	《健康公民 2000》	《健康公民 1990》
健康领域	42 个健康领域	28 个健康领域	22 个健康领域	15 个健康领域
健康目标	近 600 个健康促进目标	467 个健康促进目标	319 个健康促进目标	226 个健康促进目标
健康指标	12 个健康指标	10 个健康指标	无	无
策略标准	4 个基础卫生策略标准	无	无	无
领导部门	联邦机构工作组(FIW),HHS	HHS	HHS	HHS
实施框架	MAP－IT	无	无	无
宣传方式	新闻发布、社区宣传、门户网站、微博、社交网络等	新闻发布、社区宣传、门户网站	新闻发布、社区宣传	新闻发布、宣传手册

2)《国民身体活动规划》:总体目标概括为一句话——让所有的美国人动起来。其针对工商业、教育、卫生保健、媒体、公共健身娱乐、公共健康、交通城市规划及志愿者组织等 8 个具体领域制定了详细的实施策略(表 12－5)。

该规划主要内容包括:①利用现代宣传技术,加强公民健康教育;②加强对身体活动规划品牌的宣传与建设,保证公民接受的深度与广度;③成立全国身体活动促进联盟来负责规划内容执行、定期开展执行会议、构建可量化的执行结果、筹集资金、对规划执行进行监督修订等工作;④开展全国公益性营销活动,组织社会募捐等支持;⑤每年将执行结果及目标实施情况向社会公示;⑥定义政府政策优先级,协调规划执行策略的有序性。

表 12－5　《国民身体活动规划》各实施领域的具体策略

领域	主要策略
工商业	提供锻炼的地方是工作场所的一部分; 雇主为所有的工人提供锻炼项目
教育	为早教机构和幼儿园到高中的学校提供体育锻炼项目以保证课前、课中和课后的锻炼机会; 学校应汇报针对提高体育教育质量所采用的合理措施; 学校和社区合作针对青少年和家庭扩大体育活动的选择
卫生保健	医生建议患者将运动作为康复的手段并提供相关的检测和评估; 对缺乏和厌恶运动的人进行积极的预防和干预治疗; 健康专家要对其所负责的社区和学校提供更多的运动选择
媒体	无论是传统的像电视、杂志之类,还是网络、手机短信等新兴传媒,都应加强宣传来提高国家、州和当地的国民健康水平

续　表

领域	主要策略
公共健身娱乐	在工作、学习、生活、娱乐、教堂等场所,为公众提供安全又经济的健身器械和场地; 专业、非专业、大学体育等联盟创办体育赛事,为公众提供参与机会和为体育运动培养指导人才; 开放公众娱乐场所和公共空间为健身提供场所
公共健康	公共健康部门的全体员工要身体力行支持全民健身计划; 8 大部门协同合作提高公众的健身选择
交通城市规划	倡导民众采用步行、骑自行车作为全国各地的交通方式之一; 雇主因倡导员工积极的出行方式而受到财政支持; 学校应建在离学生家较近的地方使学生可以步行上学
志愿者组织	非营利性组织的成员——志愿者和其他成员倡导出台政策支援全民健身计划

(3)健康规划成效及问题

随着时间的推进,美国健康规划中的国民意识发生了从"偏重效果"到"偏重过程"的转变。通过制定全国公共卫生干预行动框架,改善美国的卫生状况和健康质量,同时也为美国卫生事业的发展提供了很好的指引作用。各阶段健康规划内容的变化侧面反映了美国社会健康问题重点的改变,代表了国家卫生战略重心的转移。

然而健康不公平仍然是美国社会的健康领域的主要矛盾,在制定健康战略时需要时刻考虑到健康弱势的人群和地区。健康公平是一个复杂的社会问题,目前还没有找到明显有效的解决办法,要坚持公平性的原则,逐步缩小健康差距,不能急于求成。

（4）经验借鉴

第一，应有长远规划，广泛征求公众意见。健康规划首先要立足长远。其次，在制定规划草案时应结合社会各方建议，将结果及时向社会公布，同时征集反馈意见，经过几番修改后才可正式对公众发布。随后据此再制定适合本地区的"健康规划"。

第二，注重发挥国家不同部门和组织间的统筹与协作。美国国家健康规划的制定与实施通过政府宏观调控，从而实现与多个部门的联动合作，形成推进规划执行的强大动力。应鼓励私人财团参与，注重发挥民间非营利组织的作用，加强协作中的主动性。

第三，解决健康公平性问题，建立健康社区。美国强调健康公平的国家健康规划。在国家规划的制定过程中，既追求个人的健康，同时重视消除不同层次人群健康差异；注重社区健康，通过健康社区的设立来促进个人健康的改善。我国健康不公平的问题较美国更加严重，在制定健康规划时更应着重加强对社会弱势群体的关注，增加财政支持和政策倾斜力度，提高面向弱势群体的医疗服务水平。强调卫生服务的可及性，尤其是面向弱势群体的基本医疗卫生服务的可及性。

12.6.2 加拿大健康战略规划

（1）发展历程

加拿大的健康战略规划研究开始于21世纪初，加拿大政府始终将实现和维持居民良好健康状况、保证居民享有高质量卫生服务作为重点关注目标之一。2001年4月加拿大政府成立了加拿大健康委员会，并指定以罗曼诺夫（R. J. Romanow）博士为首的研究小组实施加拿大健康战略规划的相关研究，2002年11月罗曼诺夫博士向卫生部长提交了题为《构建价值》（Building on Value）的健康战略规划报告，承前启后地提出了加拿大未来10年的健康战略规划。加拿大卫生部门结合每年的《加拿大卫生年度报告》和《加拿大卫生规划与优先发展领域》年度报告，系统地提出了加拿大国家健康战略规划。

（2）健康规划内涵

加拿大国家健康规划的主要内容包括指导原则、愿景、目标、优先发展领域等4个方面。

1）健康规划的指导原则。以《加拿大卫生法》中普遍性、综合性、可及性、可携带性和公共管理的五个方面作为国家健康战略制定的指导原则。

2）健康规划愿景。从居民健康的角度，提出了"给予个人选择，改善全体居民的健康状况，以保证加拿大人成为世界上最健康的人"的健康规划愿景。

3）健康规划目标。加拿大2002—2005年的健康规划目标为：①尽量缩小不同人群之间的健康不公平问题；②确保加拿大居民能够拥有高质量、有效率的、合理可及的卫生服务；③从长期预防和健康促进的角度，整合卫生保健系统，提高居民健康风险的防范；④提供健康信息，帮助居民做出知情选择；⑤促进健康的生活方式。加拿大2006—2009年的健康规划目标为：①提高卫生系统的创新性、完整性和可持续性；②加强健康保护和健康规划制度的建设；③致力于创造安全的环境和产品；④促使居民选择健康的生活方式。

4）优先发展领域。加拿大2003—2006年的优先发展领域为：①改革卫生服务体系，实施2002年承诺的卫生改革方案；②协调卫生改革的进程：在健康保护、疾病预防和健康促进等领域进行干预，减少居民卫生保健的需求；③解决土著居民、因纽特人与其他居民的健康差距问题，确保卫生系统有效和可持续发展；④安全和风险管理，提高居民的健康和安全意识，有效管理居民的健康风险；⑤提高居民个人的责任，确保项目和服务的质量，充分利用公共资源，以达到最好效果。2007—2010年的优先发展领域：①致力于提高全体居民的健康状况；②降低居民的健康风险；③强化绩效在公立卫生机构和卫生系统的重要性；④强化居民以及议会的责任。

（3）成效及经验借鉴

加拿大健康战略规划以其价值观为指导，得到了政府各部门的认可和配合，同时也获得了广大居民的认可。我国在制定和实施健康战略规划时也可借鉴加拿大的经验，围绕科学发展观及构建和谐社会的价值取向，以便征得全社会的广泛参与和支持，从而确保健康规划目标的顺利实现。

12.6.3 英国健康战略规划

（1）发展历程

英国健康战略的制定始终围绕英国国家卫生服务体系（NHS）的改革与发展进行。2001年，英国政府进行了"获得未来健康——从长远角度看"的研究，旨在对国家卫生服务制度未来20年的发展趋势进行系统规划。同时提出了卫生改革与发展的两个目标：消除国内卫生系统绩效不可接受的差距；消除与其他发达国家卫生系统绩效的差距。

2006年，英国政府颁布了《我们的健康，我们的关心,我们的意见——公共服务新指南》。指南提出建立人性化的医疗服务机构,为患者提供整体和持续性的卫生保健服务;将卫生保健项目从医院逐步分离出来,并将卫生保健服务送到居民家里;加强与地方政府的合作,并完善医患之间信息沟通渠道;基层护理保健机构必须建立患者走访制度及建立多层次的疾病控制机制等五点发展目标。

2010 年,英国政府发布了《健康生活,健康国民:英国的公共卫生战略》,确定了提高预期健康寿命,缩小不同社区之间预期健康寿命差异的公共卫生服务目标,为保护和促进全生命周期健康、减少健康不平等奠定了基础。

（2）主要内涵

英国政府发布的《2010 健康生活,健康国民:英国的公共卫生战略》从人民公共健康问题的不同方面进行了规划。主要在改善健康、健康保护、健康服务等方面总体概述了对保护民众免受严重健康威胁的做法,具有丰富的内涵。

第一,改善健康。提倡改善生活及健康相关的行为方式,关注影响健康的不良因素,如提倡避免吸烟、过量饮酒等不健康促成因素。针对与人们的生活方式和情况有关的糖尿病、心脏病和抑郁症等疾病,根据人们的不同需求量身定制的本地解决方案。

第二,健康保护。政府发挥主导力量,制定应对传染病、环境危害和紧急情况等干预措施,例如政府为辐射、化学品泄漏、大流行性流感或恐怖主义等严重、不可避免的公众健康威胁和紧急情况制订应急预案,同时确保有足够的合格和经过适当培训的公共卫生工作人员。

第三,健康服务。实现地方社区能力的快速提升,从根本上将权力转移到当地社区,例如在公共卫生服务、儿童服务和国民保健服务之间制定了地方战略。健康儿童方案包括家庭建设育儿方案支持、母乳喂养支助和一系列行之有效的预防服务。

（3）当前成效及存在问题

英国健康战略规划以公益为导向,并在最近几年取得了明显的成效,国家卫生服务体系运行效率年均增长 1.5%~2.0%,并在接下来的 10 年内有维持年均增长 2%~3%的趋势。英国健康战略规划的最终目标是满足患者需求与期望,为患者提供更多的医疗服务选择机会与更好的服务,以提高国民的健康水平。

虽然英国健康战略已有成效,但是随着英国的人口老龄化加剧,慢性疾病发病率的不断增加、保健费用不断增长、医疗资源浪费及效率低下等问题屡见不鲜。

（4）经验借鉴

第一,国家健康战略的实施贯穿于国家卫生服务制度的改革与发展过程中。英国的健康战略的发展过程是与其国家的卫生服务制度的改革与发展相互结合、共同发展、相互促进的。

第二,发挥地方优势,将制度的责任、自由和资金全都下放。政府公布对最近关于拟议设立的新的地方法定健康和福利委员会的协商的回应,以支持国家医疗服务体系和地方当局之间的合作,尽可能有效地满足社区的需要。

第三,引进市场机制。将地方国民保健服务系统以及公共、私营和志愿部门合作,成为地方社区公共卫生和卫生不平等问题的战略领导人。

12.6.4 日本健康战略规划

（1）发展历程

1964 年,日本内阁制定的"国民健康、体质增进"计划首次提出"疾病预防、增进健康"政策。1988 年提出了"全民健康计划",以制度的形式推进健康体检、全民运动和心理健康指导等健康管理活动安全的开展和普及推广,培养国民终生健康的身心。

2005 年,日本颁布《食育基本法》,在全国范围内对食物营养、食品安全进行普及推广,以培养国民终生健康的身心。日本为应对人口快速老龄化和医疗费用负担沉重等一系列问题,开始继续实施第三次国民健康运动(2000—2010 年),即"健康日本 21"计划,把减少壮年期的死亡、延长健康寿命、提高生活质量、实现所有居民的身心健康、建立有活力的社会等作为主要目标。

2015 年,日本提出了《健康日本 2035—2035 年日本通过医疗卫生引领全球》,即"健康日本 2035"愿景。旨在构建一个面向未来 20 年、适用于全人群、有助于日本经济增长和财富稳定的医疗卫生体系,转变现有的医疗保健模式,推动每个人发挥潜能关注自身健康,实现"健康日本"。

（2）主要内涵

"健康日本 21"战略计划的核心内涵为提升国民健康素养、增进国民自我健康管理意识、杜绝医疗服务资源的浪费。其目的就是提升国民(个体)更好地提高健康素养,促使个体采取有益健康的个体及社会行动,从而达到改善公共卫生干预与医疗服务预期效果的目的。

第一,从预防保健入手,提升国民健康素养。"健康日本21"提出了将"减少壮年死亡、延长健康寿命、提高生活质量、实现全身心健康、建立活力社会"作为计划总目标健康策略。

第二,量化目标值,规范国民的健康生活方式。"健康日本21"计划通过对年龄、性别、所属领域的对象人口数和保健服务效果进行总计,以此确定最终设定的9大领域70个目标值,包括了人体生理机能参数评价指标及民众直接参与的生活行为习惯相关指标。

（3）当前成效及存在问题

"健康日本21"计划的执行,使得日本癌症早期筛查及癌症治愈率世界第一。2009年,日本设立了"国民癌症检查达到50%推进",并制定一系列措施。此后,日本的癌症早期筛查率大幅提高,根据《平成28年(2016)国民生活基础调查》,全国80%的癌症发现于早期,癌症治愈率达68%,位居世界第一。

然而,日本健康计划的执行尚未缓解其严重的老龄化问题。日本65岁及以上老年人口比例为26.7%,位居世界第一,成为全世界老龄化程度最高的国家。虽然2008年建立了主要针对75岁及以上的全部老年人口和65~75岁的残疾老年人口的"后期高龄老年人医疗保险制度",但是仍然无法满足日益增长的老年人口的服务需求。

（4）经验借鉴

第一,基于循证决策支持体系,提高公共卫生服务科学性、针对性、实效性。"健康日本21"计划是从1996年3月开始,日本各级政府机构和学术团体经过3年多的广泛调查,经过委员会、地方听证会和专题研讨会广泛讨论,反复论证确定下来的国家健康政策。

第二,明确责任与义务。日本为了全面推动国民健康促进运动,强调国民应加强对自身健康生活习惯重要性的关心与理解,关心个人健康状况,努力增进个人健康,规定了国民、国家、地方公共团体、健康促进事业实施者的责任,以及相关单位的协调合作义务。

（赵丹丹）

参考文献

［1］鲍勇. 中国健康产业发展机遇和挑战:基于健康中国的思考[J]. 中国农村卫生事业管理,2019,39(2):78-82.

［2］本刊经济研究部,文娜. 长三角一体化,你了解多少?[J]. 浙江经济,2019(3):15-16.

［3］边宇,吕红芳. 美国《全民健身计划》解读及对我国的启示[J]. 体育学刊,2011,36(2):69-73.

［4］蔡伟芹,左姣,李程跃,等. 新时代公众健康核心理念确认与界定研究[J]. 中国公共卫生,2021,37(4):698-701.

［5］蔡媛青,张红文,王文娟. 我国医疗卫生服务模式的变迁及优化路径[J]. 行政管理改革,2018(12):100-107.

［6］陈涛,宋丽萍,莫林烽,等. "健康中国2030"战略规划与中国健康管理研究新动态[J]. 大众科技,2021,23(4):155-158.

［7］丁小宸. 美国健康产业发展研究[D]. 吉林:吉林大学,2018.

［8］杜夏露. 我国大健康产业发展存在的问题及对策建议[J]. 现代商业,2020(6):73-74.

［9］顾雪非,赵斌,刘小青. 全民医疗保障体系:成就、形势与展望[J]. 中国发展观察,2019(6):5-7,20.

［10］广西日报. "健康广西2030"规划[N]. 广西日报,2017-06-01(010).

［11］国家卫生健康委员会规划发展与信息化司. 2020年我国卫生健康事业发展统计公报[EB/OL]. (2021-07-23)[2021-11-07]. http://www.nhc.gov.cn/guihuaxxs/s10743/202107/af8a9c98453c4d9593e07895ae0493c8.shtml.

［12］胡哲,向菲,金新政. 智慧健康与云计算[J]. 智慧健康,2016,2(9):10-14.

［13］华慧慧,魏姝,吴迪,等. 我国互联网医疗发展的PEST分析及对策研究[J]. 中国卫生事业管理,2020,37(11):801-803,807.

［14］贾让成,李龙. 健康产业作为长三角区域战略性新兴产业的研究[J]. 卫生经济研究,2013(8):21-24.

［15］健康山西行动:围绕三大方面推进四个"转变"[J]. 健康中国观察,2021(5):18-20.

［16］江南. 上海:打响"一网通办"政务服务品牌[J]. 江南论坛,2018(4):35.

［17］李陈晨. 基于ICCC框架的社区慢性病防治质量改善机制研究[D]. 北京:北京协和医学院,2015.

［18］李滔,王秀峰. 健康中国的内涵与实现路径[J]. 卫生经济研究,2016(1):4-10.

［19］李志远. 国民健康水平测度及其影响因素研究[D]. 南京:南京财经大学,2020.

［20］刘方柏. 四川农村发展健康产业问题探究[J]. 四川农业与农机,2019(3):6-9.

［21］刘爽. 浅谈在实施健康中国战略中如何充分发挥卫生健康监督机构作用[J]. 中国卫生监督杂志,2020,27(3):228-230.

［22］吕健. 医疗的确定性、不确定性与医患共同决策[J]. 医学与哲学,2021,42(12):5-10.

［23］穆丹. 健康中国视角下社区体育发展研究[J]. 渭南师范

学院学报,2019,34(8):47-57.

[24] 牛梦琪. 社会经济地位对老年人健康水平的影响及机制分析[D]. 北京:首都经济贸易大学,2019.

[25] 潘兴. 我国商业健康保险风险管理研究[D]. 北京:对外经济贸易大学,2014.

[26] 彭德荣,陈晨,石建伟,等. 基于居民健康档案的新型社区卫生信息化整合平台构建与应用[J]. 中华全科医学,2020,18(4):523-526,541.

[27] 彭国强,舒盛芳. 美国国家健康战略的特征及其对健康中国的启示[J]. 体育科学,2016,36(9):10-19.

[28] 彭韵佳,沐铁城. 多层次重治理强服务[N]. 中国劳动保障报,2021-10-16(006).

[29] 饶克勤. 健康中国的美丽愿景[J]. 中国卫生,2016(9):22-24.

[30] 饶克勤. 以内涵为抓手推进健康中国建设[N]. 中国人口报,2016-09-05(003).

[31] 沈彬. 带量采购:用市场机制挤掉药价水分[N]. 深圳特区报,2019-01-16(A02).

[32] 石建伟,王朝昕,金花,等. 体医结合视角下社区人群健康管理突破点解析[J]. 中华全科医学,2021,19(1):1-3,9.

[33] 史录文. 完善药品供应保障制度[J]. 中国党政干部论坛,2018(10):17-20.

[34] 史录文. 完善药品供应保障制度[J]. 中国党政干部论坛,2018(10):17-20.

[35] 史晓晓,宋徽江,葛许华,等. 基于双向转诊的城郊社区卫生服务中心差异性研究[J]. 中国全科医学,2021,24(1):30-35.

[36] 市政协"关于医疗健康产业的招商引资"专题调研组. 聚焦健康产业集群激发"九龙"产业腾飞[N]. 惠州日报,2020-11-20(007).

[37] 宋涛,宋毅,黄希宝,等. 对新时代我国疾病预防控制机构转型发展的思考[J]. 卫生软科学,2021,35(9):16-20.

[38] 唐鼎. 以健康产业为战略的新兴产业研究——以长三角地区为例[J]. 中国市场,2015(17):171-172.

[39] 田美霞,杜薇. 大数据时代健康管理信息化的现状、趋势与策略研究[J]. 江苏科技信息,2018,35(7):20-23.

[40] 推动人工智能与医疗健康产业融合发展[J]. 前进论坛,2021(6):36.

[41] 王蓓,张晴,李洁莉,等. 基于物联网的健康医疗大数据深层挖掘的应用与研究[J]. 中国医学装备,2019,16(1):107-110.

[42] 王朝昕,王夏炜,于德华,等. 中国东部沿海地区慢病流行趋势分析及防治启示[J]. 中国公共卫生,2017,33(11):1563-1566.

[43] 王弟海,李夏伟,龚六堂. 经济增长与结构变迁研究进展[J]. 经济学动态,2021(1):125-142.

[44] 王昊,张毓辉,王秀峰. 健康战略实施机制与监测评价国

际经验研究[J]. 卫生经济研究,2018(6):38-40.

[45] 王荣荣,张毓辉,王秀峰,等. 我国健康产业发展现状、问题与建议[J]. 卫生软科学,2018,32(6):3-6.

[46] 王书平,黄二丹,甘戈,等. 公立医院功能定位与管理运行的国际比较——疫情后中国公立医院的反思与建议[J]. 卫生经济研究,2021,38(8):28-31,34.

[47] 王晓丽,施天行,彭德荣,等. 两种机器学习算法构建老年冠心病患病风险评估模型的效能比较研究[J]. 中华全科医学,2021,19(4):523-527.

[48] 王秀峰. 健康中国战略的地位、作用与基本要求[J]. 卫生经济研究,2019,36(4):3-6.

[49] 王仔鸽,吴华章,宋杨. 国外健康战略发展经验及对中国的启示[J]. 医学食疗与健康,2021,19(5):203-205.

[50] 吴玮亚. 重庆市各类医院出院病人疾病谱分析[D]. 重庆:重庆医科大学,2017.

[51] 谢金柱,胡银环,金新政. 智慧健康与大数据[J]. 智慧健康,2016,2(9):24-28.

[52] 杨京钟,于洪军,仇军,等. 体医融合发展:财税激励模式与中国现实选择[J]. 武汉体育学院学报,2021,55(10):13-19.

[53] 叶玲珑,朱建平,谢邦昌. 国内外健康综合评价指标体系及预警监测系统构建瞭望[J]. 中国统计,2019(11):19-20.

[54] 曾丹. 加大基层医院慢性病管理力度[N]. 贵州政协报,2017-06-22(B02).

[55] 张梦冉,彭婧,徐恒秋. 英国社区健康资源开发利用的社会处方及启示[J]. 南京中医药大学学报(社会科学版),2018,19(4):253-256.

[56] 张晓畅,李园,王静雷,等. 全民健康生活方式行动全国健康小屋分布和使用现状调查[J]. 中国慢性病预防与控制,2017,25(5):321-324.

[57] 张鑫华,王国祥. 从"健康日本21"计划实施看日本社会国民健康的管理与服务[J]. 成都体育学院学报,2014,40(9):19-23.

[58] 张占斌. 中国供给侧结构性改革[M]. 北京:人民出版社,2016.

[59] 赵龙. 北戴河生命健康产业创新示范区产业体系构建研究[D]. 秦皇岛市:燕山大学,2020.

[60] 政武经. 基本经济制度探索与共同富裕道路[N]. 人民日报,2021-11-04(009).

[61] 中国保健协会,中共中央党校课题组. 中国保健产业发展战略、体制和政策研究[M]. 北京:社会科学文献出版社,2012.

[62] 中华人民共和国国家统计局. 中国统计年鉴[M]. 北京:中国统计出版社,2020.

[63] 朱坤,代涛,韦潇. 加拿大健康战略及其启示[J]. 医学与哲学,2008,29(21):12-13.

[64] 朱孟斐,朱孔来,姜文华. 加快推广运用医养结合优化模式[J]. 宏观经济管理,2020(5):78-82.

[65] 朱铭来,王本科. 商业健康保险的"十三五"回顾和"十四五"发展展望[J]. 中国保险,2021(5):8-12.

[66] JAVIER V E, JOSEPH A S, CHUKWUEMEKA U O, et al. Economic impact of moderate-vigorous physical activity among those with and without established cardiovascular disease: 2012 medical expenditure panel survey[J]. Journal of the American Heart Association, 2016,5:e0036144.

[67] STEPHEN J, TRACEY-LEA L, BEVERLEY M E, et al. Action to address the household economic burden of non-communicable diseases [J]. Lancet, 2018, 391 (10134):2017-2058.

13 卫生服务的公平与效率

13.1 公平与效率的基本准则

在公平(equity)与效率(efficiency)两个方面具有对立统一的关系,牵涉一个国家卫生工作的方针和卫生体系的价值观问题。其基本的理论依据是如何处理效率与公平的辩证关系。根据我国的国情,1993年党的十四届三中全会上提出"效率优先,兼顾公平"。后来在党的十五大、十六大都反复强调和明确要坚持效率优先,兼顾公平的原则。十六大还进一步提出了"初次分配注重效率,发挥市场的作用,鼓励一部分人通过诚实劳动,合法经营先富起来。再分配注重公平,加强政府对收入分配的调节职能,调节差距过大的收入"。"效率优先,兼顾公平"是我国社会主义初级阶段处理效率与公平关系的基本准则,在一定的历史时期曾发挥了积极的作用。

2005年的十六届五中全会开始提出要"更加注重社会公平,加大调节收入分配的力度,努力缓解地区之间和部分社会成员收入分配差距扩大的趋势"。2006年的十六届六中全会又从构建和谐社会的角度提出要"更加注重社会公平"和"着力发展社会事业、促进社会公平正义",引起了社会的广泛关注。

妥善处理好社会公平问题事关重大,它关系到发展理念、公民权利、社会安定,也关系到发展和效率,还关系到我国社会主义性质以及最广大人民的根本利益等一系列重大问题和根本问题。当前随着改革的深入和经济的发展,一些社会问题与矛盾凸现,正确处理新形势下人民内部矛盾,认真解决人民群众最关心、最直接、最现实的利益问题,尤其要关注社会弱势群体与困难人群的就业、生活以及未来发展等问题已成为摆在我们面前突出的现实问题与矛盾。也正是在这样的背景下,十六届四中全会提出构建社会主义和谐社会的任务,五中全会又进一步指出了要"更加注重社会公平"的问题。这体现了对效率与公平统一性的正确认识,体现了坚持发展效率优先的同时,对社会公平问题的高度重视。在我国进一步深化改革和加快现代化建设的进程中,我们必须妥善处理好效率与公平关系,要解决好关系到广大人民的切身利益的所有问题,尤其要关注社会弱势群体和困难人群的利益问题。"公平优先,兼顾效率"这一原则在构建和谐稳定社会中起着举足轻重的作用。

2016年习近平总书记出席全国卫生与健康大会并发表重要讲话,提到:"要坚持基本医疗卫生事业的公益性,不断完善制度、扩展服务、提高质量,让广大人民群众享有公平可及、系统连续的预防、治疗、康复、健康促进等健康服务。要坚持提高医疗卫生服务质量和水平,让全体人民公平获得。"

公平与效率是现代卫生经济学研究的两个主要基本概念。卫生经济学强调的是公共政策的选择,以达到卫生筹资及医疗服务提供的经济效率及公平性。公平与效率也可以说是卫生经济学和健康发展的一个基本问题。公平与效率是一对矛盾,有时增加公平性会带来效率的下降,或者反之。因此,需要对公平与效率进行权衡。

世界卫生组织曾提出卫生系统绩效评价的框架(图13-1)。从卫生资源投入角度来看,包括人力、资金、产品、信息、卫生服务提供,以及领导和治理共6个模块。最终的产出是良好的健康、财务风险的保护以及群众和患者对卫生服务的反应性和满意度。而中间环节的评价指标则包括卫生服务的可及性和覆盖率,其他还有服务的质量、安全性、成本、效率和公平性。可见本章探讨的卫生服务的公平和效率的改善正是卫生改革中重要的中间环节。

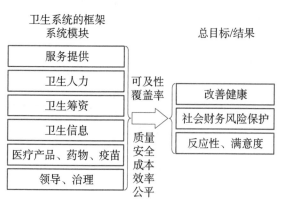

图13-1 世界卫生组织提出的卫生系统绩效的框架

13.2 公平性

13.2.1 公平的定义

按照世界卫生组织的定义,公平是指不同群体之间不存在可避免的、不公平的或可补救的差异,无论这些群体是社会、经济、人口或地理上定义的,还是通过其他分层方式定义的。"健康公平"(equity in health)意味着在理想情况下每个人都应有公平的机会实现其充分的健康潜力(full health potential),任何人都不应因实现这一潜力而处于不利地位。健康公平性是人类发展和社会公正的基本原则。在不同社会、经济和卫生改革的国家中往往普遍存在社会的不公平性,如何取得较高水平的公平性是各国政府应该考虑和承诺的问题。如何测量公平性也是现代卫生经济学中需要重点研究的一个方法学问题。

公平与公正(fairness)或正义(justice)有关。公平的概念长期以来一直是有争议的,因为它具有主观性和道德色彩。公平可以包含两种形式:水平(横向)公平和垂直(纵向)公平。

水平公平(horizontal equity)是指每个人应有平等的待遇,如在我国处于不同地区的所有居民都应该享受到42项基本公共卫生服务项目。垂直公平(vertical equity)是指不同需求者应有不平等的待遇,有些人群或高危人群还应该享受不同的公共卫生服务项目,如老年人需要定期的体格检查、大肠癌的筛检、肺炎和流感疫苗的接种;孕妇应该享有筛查新生儿先天性畸形的项目服务;新婚者应该享有婚前检查的权利;医务人员、检疫人员、密切接触者应该是第一批重点需要接种新冠疫苗者等。

在一般情况下,它涉及到平等(equality)的对待。换句话说,人们可以主张临床需要相等的人得到平等的临床治疗、平等获得同等需要的机会、平等使用资源以及获得平等的健康权益。人均平等的供给是平等的需要。无论考虑什么领域,原则相同的水平公平就是平等的对待。

垂直公平的论点是对那些具有不同临床需要的患者在卫生服务系统中应受到不同的对待或不平等的待遇。垂直公平可以与人、服务或产品相关。假设购买者的财务能力不同,或者地区医疗保险预算的统筹基金的规模不同,社会医疗保险组织、商业健康保险公司或医院应该为购买者建立不同类型的服务包、合同或契约。也就是说,在合同订立中,应该运用垂直公平的原则,允许对不同的对象具有差异性。

13.2.2 公平性与平等性的区别

健康不公平(health inequity)是一种规范性的概念。它指的是不同的个人或社会群体之间的健康存在不公平的差异(unjust differences)。健康不平等(health inequality)是指在群体中的不同亚组人群(社会群体)之间能够得到有健康的差异,这些差异是能够测量和监测的。不公平性(inequity)与不平等性(inequality)可以认为是同义词。

另外,我们还要进一步分析总的健康不平等与社会不平等的差异。前者是指健康的总体分布,只考虑到健康指标之间的不平等。而社会不平等(social equality)是指不同社会群体之间健康的不平等,指出了社会群体之间的不公平的现象。这种社会群体之间的健康差异是不公正的。

世界卫生组织从全球水平来比较,根据资料和测量结果发现在一个国家内不同社会群体间存在健康不平等,如城乡之间婴儿死亡率是有差异的。如果比较不同国家之间婴儿死亡率的话,也会发现国家之间也是不平等的。当然也可以跨国家比较各国城乡婴儿死亡率的差异。

这里以上海市为例。与全国相比,上海的各项健康指标均优于全国的平均水平。上海市 2019 年与 2015 的三大健康指标相比,又创历史最优(表 13-1)。上海市女性出生时的平均期望寿命要高于男性近 5 年。不同人群中常住人口的孕产妇死亡率或婴儿死亡率均要明显地优于外来的流动人口。影响的因素是复杂的,有社会、经济、地理、伦理、文化程度、卫生服务提供的机遇和可及性等因素。

表 13-1 全国和上海的健康指标比较(2015—2019 年)

健康指标	全国	上海	
	2015	2015	2019
平均出生时期望寿命(岁)	75.0	82.75	83.66
男性		80.47	81.27
女性		85.09	86.14
孕产妇死亡率(1/10 万)	21.7	6.66	3.51
常住人口		4.16	2.25
流动人口		9.08	4.61
婴儿死亡率(‰)	8.9	4.58	3.03

续 表

健康指标	全国	上海	
	2015	2015	2019
常住人口		2.46	
流动人口		6.58	
传染病发病率(1/10 万)	470.35	150.95	

引自:上海市卫生健康委员会.上海卫生健康政策研究年度报告(2019)[M].北京:科学出版社,2020:535.

13.2.3 公平性测量的意义和方法

健康不平等是可以监测和测量的,可以监测不同亚组人群健康指标的差异和变化。一种是测量总的健康不平等(total inequality),也就是分析总的健康分布,仅仅考虑的是健康的指标;另一种是测量社会的不平等(social inequality),也就是测量不同社会人群组织中的健康不平等,需要分析公平性的分层资料(equity stratified data),这种分层的维度包括居住地点(P)、种族(R)、职业(O)、性别(G)、宗教(R)、教育(E)、社会救济状况(S)、社会资本和资源(S)等(可统称为 PROGRESS)。不平等性可在一个国家内部城乡之间比较,也可进行各国之间的国际比较。

公平性是联合国提出 2030 年可持续性发展目标(SDGs)的核心,要求各国向这个目标努力。健康的不平等的监测是为了了解不同人群或不同国家之间的差距。这是发展全民健康覆盖政策干预必须了解的基本情况,便于更好地总体设计一个公平的卫生系统。

13.2.4 公平性的信息收集

2009 年第 62 届世界卫生大会曾提出决议:"通过确定健康社会决定因素的行动,减少卫生不公平性。"2014 年巴西通过卫生统计信息系统和卫生政策框架,收集有关年龄、性别、种族、社会阶层、职业、教育、收入、工作等影响因素,研究引起健康不公平的社会决定因素(social determinants of health,SDH)。通过卫生(健康)不公平的研究,干预社会决定因素,观察有关人民群众健康及卫生系统相关问题,为低中收入国家的研究方法提供了参考。

巴西采用三阶段的方法(three-stage methodology)观察健康不公平性。根据文献回顾有关健康的社会决定因素,测量健康不公平资料,对专家咨询访谈,第一阶段确定有效的资源和指标,并准备一个相关的清单;第二阶段是定义核心指标,建立一个指标的矩阵,即按专题分组指标,测定不公平性所用的主要统计指标包括 3 个方面 11 项指标(表 13 - 2);第三阶段是构建和说明相关的指标,建立测定健康不公平的图和表格。

表 13 - 2 巴西健康不公平性测定的指标体系

分组指标	举例
一般情况及健康决定因素	
人口学调查	按受教育年限和居住地区划分的老年人口比例
社会经济状况	按地区计算人均 GNP
居住条件	按受教育年限和居住地区划分服务人口比例
生活方式	按受教育年限和居住地区计算烟草使用率
健康状况指标	
死亡率和期望寿命	按受教育年限和居住地区计算婴儿死亡率
死亡病因	按受教育年限和居住地区 15 岁以上人口计算糖尿病的死亡率
患病率	按受教育年限和居住地区 35 岁以上人口计算糖尿病的患病率
卫生保健指标	
卫生资源	地区按千人口计算医生数
预防保健	截至上一次乳房 X 线检查日期、受教育年限和居住地区 59～69 岁妇女的百分比
门诊保健	按受教育年限和居住地区分析过去 12 个月接受过医学咨询的 14 岁及以上的人口比例
住院保健	按受教育年限和居住地区分析过去 12 个月接受过住院治疗的 14 岁及以上的人口比例

引自:Social Determinants of Health Observatory. Brazilian observatory on health inequities[EB/OL]. (2012 - 03 - 26) [2020 - 05 - 28]. http://dssbr. org/site/2012/03/lista-de-indicadores-todos.

不同国家或地区应根据具体情况选择指标。如巴西的 11 个核心指标,不仅按地区分析,而且还要按教育年限分析。文献中还有不少报道收集了下列的相关指标:①人口学健康调查(demographic health survey,DHS);②核心福利指标(CWIQ);③生活标准测量调查(CDMS);④效益测量(Benefit Analysis,BA)。健康结果信息的收集包括:①死亡(婴儿死亡率、孕产妇死亡率、5 岁以下儿童死亡率);②营养(低体重儿、体重指数 BMI);③生育(总和生育率 TFR、

CPR);④患病(急性传染病发病率、慢性病患病率);⑤失能;⑥生活质量(QoL);⑦社会经济状况关系(SES)等。

13.3 健康公平性的测量

世界卫生组织发展了一个健康公平性评价的软件包(health equity assessment toolkit,HEAT),可测定一个国家的健康不平等情况,并与其他国家进行比较;可以运用分类数据或汇总的数据进行可视化的、互动的和可定制的方式来评估健康的不平等性;结果可导出并用于国家优先重点的选择和决策。内置的数据库版本包含 WHO 健康公平性监测数据库,该数据库目前具有超过 30 个生殖、孕产妇、新生儿和儿童健康指标的数据,从 94 个国家 1993—2013 年间的人口和健康调查和多指标聚类调查归类成不平等的五个维度。该版本可作为在线应用程序,并可通过 WHO 网站作为独立使用的离线软件包。

13.3.1 简单测量方法

最简单的方法是在两组人群中进行两两比较(pairwise comparisons),可以在最贫困组人群与最富有组人群比较两组的健康状况,直观易懂。但这类选两个极端的比较方法,最大的缺点是忽略了其他中间组群的情况。

13.3.2 差异法

可在上述两个组间比较他们之间比较各种健康指标的平均值,表示绝对不平等(absolute inequality)的程度。主要反映两组人群健康指标平均值的差异的绝对值。如用表 13 - 1 中上海常住人口中的婴儿死亡率是 2.46‰,而流动人口中的婴儿死亡率是 6.58‰,所以两组人群中婴儿死亡率的绝对差异值是 4.12‰,所以常住人口与流动人口的婴儿死亡率是绝对不平等的。

13.3.3 比值比法

比值比法是一种相对不平等(relative inequality)的比较,通常用一组的健康平均值除以另一组人群的健康平均值,代表比例的差异。如果在一个群体有两个亚组人群,一个亚群的卫生服务的覆盖率是 100%,另一亚群的卫生服务覆盖率是 50%,两组的卫生服务覆盖率相差是 100/50=2.0。同样比较上海常住人口和流动人口的相对婴儿死亡率,流动人

口的婴儿死亡率为 6.58‰,要比常住人口的婴儿死亡率 2.46‰高出 2.07 倍,两类人群的婴儿死亡率是相对不平等的。

13.3.4 综合测量的比较方法

为了监测卫生服务供应和需求的公平性,测量指标需要按照收入或财产、性别、年龄、残疾情况、居住地(农村/城市、地区或省)等因素进行分项分析。综合测量比较方法是收集各个亚组人群中数据来测定,如家庭收入的分析就是一个例子。

这里举一个中国的城镇居民按五分位(quintiles)法测定的例子,即收入五等分的人均可支配收入平均数的比较(表 13-3)。其中低收入户、中等偏下收入户、中等收入户、中等偏上收入户和高收入户各占 20%的家庭。

表 13-3 中国城镇居民 2013—2016 年人均可支配收入的变化

年份	低收入户(20%)	中等偏下户(20%)	中等收入户(20%)	中等偏上户(20%)	高收入户(20%)
2013(a)	9 895.9	17 628.1	24 172.9	32 613.8	57 762.1
2014(b)	11 219.3	19 650.5	26 650.6	35 631.2	61 615.0

年份	低收入户(20%)	中等偏下户(20%)	中等收入户(20%)	中等偏上户(20%)	高收入户(20%)
2015(c)	12 230.9	21 446.2	29 105.2	38 572.4	65 082.2
2016(d)	13 004.1	23 054.9	31 521.8	41 805.6	70 347.8
绝对不平等(d-a)	3 108.2	5 426.8	7 348.9	9 191.8	12 585.7
相对不平等(d/a)	1.314	1.307	1.304	1.282	1.218

从表 13-3 结果可以看出随着中国经济的发展,城镇居民的收入在不断地增长,因此高收入组与低收入组的家庭的可支配收入绝对不平等性在不断扩大,但组间的相对不平等比值在缓慢地缩小,从 1.314 减少到 1.218。

13.3.5 洛伦兹曲线和基尼系数

泛美世界卫生组织(PAHO)曾报道不同南美国家人均国民生产总值(GNP)、婴儿死亡率(IMR)、婴儿死亡人数、活产婴儿人数比例等指标在玻利维亚、秘鲁、厄瓜多尔、哥伦比亚、委内瑞拉五个国家的比较并计算基尼系数(表 13-4、13-5)。

表 13-4 南美 5 个国家的人均国民生产总值和婴儿死亡率的基本情况

国家	人均 GNP(1996)	婴儿死亡率(‰)(1997)	活产数(1000)(1997)	婴儿死亡数	活产数比例(X_1)	婴儿死亡比(%)
玻利维亚	2 860	59	250	14 750	0.09	0.17
秘鲁	4 410	43	621	26 703	0.24	0.31
厄瓜多尔	4 730	39	308	12 012	0.12	0.14
哥伦比亚	6 720	24	889	21 336	0.34	0.24
委内瑞拉	8 130	22	568	12 496	0.22	0.14
合计/平均		33	2 636	87 297	1.0	1.0

表 13-5 计算基尼系数的具体步骤

国家	活产累计数(Y_i)	婴儿死亡累计数(X_i)	$X_{i+1}+X_i$ (A)	$Y_{i+1}-Y_i$ (B)	$A \times B$
波利维亚	0.09	0.17	0.17	0.09	0.02
秘鲁	0.33	0.48	0.65	0.24	0.16
厄瓜多尔	0.45	0.62	1.10	0.12	0.13
哥伦比亚	0.78	0.86	1.48	0.33	0.49
委内瑞拉	1.0	1.0	1.86	0.22	0.41
合计					1.21

从表 13-5 可见,将活产数和婴儿死亡数累计计算后,绘制出洛伦兹(Lorenz)曲线。基尼系数系 Lorenz 曲线与对角线之间的间距。基尼系数为 0.2 (1.20-1.0=0.2),代表较低水平的不平等性。这种简单的计算方法是由布朗(Brown)在 1994 年提出的。间距越大越不平等。因此,基尼系数可用于测量不公平性。其值在 0~1 之间,如为 0 代表完全公平,如为 1 代表完全不公平。北欧国家(芬兰、挪威、瑞典)的收入是最公平的分布,基尼系数一般在 0.25~0.3 之间。全球的基尼系数平均为 0.40。全

球最高不公平的国家的基尼系数为 0.60。1995 年拉丁美洲的国家基尼系数为 0.58。

Lorenz 曲线的绘制步骤如下：①健康指标（如婴儿死亡率）按地理单元排列，由最差的地区（最高的婴儿死亡率）排到最好的地区（最低的婴儿死亡率）；②计算每一个地区的婴儿死亡人数；③计算每一个地区的总的婴儿死亡比和活产婴儿比；④计算婴儿死亡比和活产婴儿比这两个指标的累计比；⑤应用表 13 - 5 中的公式计算基尼系数；⑥然后绘制曲线图，X 轴为累计活产数（或人口数），Y 轴为累计婴儿死亡数。

13.3.6 集中曲线和集中指数

斜率指数（slope index）是评价绝对不平等的现象，常用于测定健康、教育和财富的收入不平等的现象，用来比较最高收入或教育程度群体与最低收入或教育程度群体的差异。通常运用适宜的回归模式多元分析各组需要根据人群的数量进行权重。如果测定健康水平的话就是 0～1 的尺度。WHO 根据 2002—2004 年世界健康调查资料收集了 27 个中等收入的国家，比较教育程度与吸烟率的关系（表 13 - 6）。

表 13 - 6　教育程度与吸烟率的关系

教育程度	人群分布比例	累计人口区间	组内人口中点人数(X)	吸烟率(%)(Y)
无正式学历	0.061 0	0～0.061 0	0.030 5	40.0
小学程度	0.085 6	0.061 0～0.146 6	0.103 8	36.7
初中水平	0.198 0	0.146 6～0.344 6	0.245 6	37.8
高中水平	0.528 7	0.344 6～0.873 4	0.609 0	33.4
学院以上水平	0.126 6	0.873 4～1.000 0	0.936 7	21.8

引自：HOSSEINPOOR A R. Socioeconomc inequalities in risk factor for noncommunicable in low-income and middle-income countries：results from the world health survey[J]. BMC Public Health，2012,12：912.

不平等的斜率指数是在预测值 1～0 之间，是由直线上 1 和 0 的理论值构成。图 13 - 2 显示理论值分别为 43.6 和 19.6。

不平等的斜率指数 = 19.6% － 43.6% ＝ －24.0%。

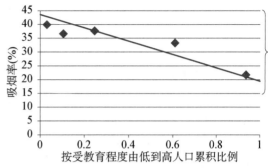

图 13 - 2　不同教育程度的人群吸烟率的斜率指数

集中曲线和集中指数计算的方法类似于 Lorenz 曲线和基尼系数。但其变动范围在 －1～＋1 之间，如果集中曲线在对角线以上，则其值为负数；如果集中曲线在对角线以下，则为正值。集中指数也如基尼系数一样会有一个绝对值。

集中指数（concentration index）是测定不平等性相对测量指标，主要是测定在有利人群和不利（脆弱）人群之间卫生指标的集中程度。如果卫生指标集中在不利（脆弱）人群中，集中指数呈负值；反之，如果卫生指标集中在有利人群中，则集中指数呈正值。如果没有不平等性存在的话，集中指数为 0。所以集中指数的最大理论值应在 －1～＋1 之间。世界卫生组织曾列举了一个集中指数的应用例子（表 13 - 7～13 - 8，图 13 - 3）。

表 13 - 7　孟加拉国和埃及不同收入家庭婴儿出生由专业人员接生的比较（2007—2008 年人口健康调查结果）

国家	家庭收入分层	加权出生人数	出生人数比例	累计出生人数	专业人员接生人数	专业人员接生比例	专业人员接生累计率
孟加拉国(2007)	低收入	1 367	0.226	0.226	66	0.061	0.061
	中偏下	1 312	0.217	0.442	85	0.078	0.139
	中等	1 173	0.194	0.636	143	0.131	0.270
	中偏上	1 149	0.190	0.826	258	0.237	0.508
	高收入	1 056	0.174	1.000	535	0.492	1.000
埃及(2007)	低收入	2 145	0.203	0.203	1 183	0.142	0.142
	中偏下	2 125	0.201	0.403	1 490	0.178	0.320
	中等	2 251	0.213	0.616	1 865	0.223	0.543
	中偏上	2 118	0.200	0.815	1 917	0.230	0.773
	高收入	1 956	0.185	1.000	1 896	0.227	1.000

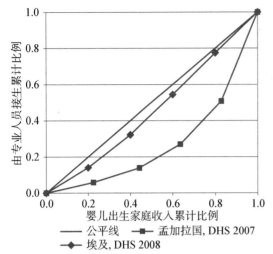

图 13-3 孟加拉国和埃及不同收入家庭婴儿出生由专业
人员接生比较的集中曲线图

表 13-8 由专业人员接生不同国家之间公平性的比较

| 国家 | 由专业人员接生的比例(总出生数%) | | | | | 比值比(高收入组/低收入组) | 集中指数 |
	低收入	中偏下	中等	中偏上	高收入		
埃及 2008	55.2 (0.20)	70.1 (0.20)	82.8 (0.21)	90.7 (0.20)	96.9 (0.18)	1.8	0.11
乌干达 2006	28.7 (0.22)	32.0 (0.23)	35.3 (0.20)	50.0 (0.19)	77.1 (0.16)	2.7	0.21
菲律宾 2008	25.7 (0.27)	55.6 (0.23)	75.8 (0.19)	86.0 (0.18)	94.4 (0.14)	3.7	0.24
加纳 2008	24.2 (0.26)	50.0 (0.22)	64.8 (0.19)	81.7 (0.19)	94.6 (0.14)	3.7	0.25
孟加拉国 2007	4.9 (0.23)	6.5 (0.22)	12.2 (0.19)	22.5 (0.19)	50.6 (0.17)	10.4	0.48

可用集中指数比较不同国家的公平性(表 13-8)。上述 5 个国家的比较,以埃及的集中指数最小,孟加拉国的集中指数最大,说明是否由专业人员接生这项妇幼卫生工作受到基于财富的相对不平等性影响很大。但上述这些计算方法都是将人群以分组水平来进行比较的。另外,对非有序分组资料也可采用与总平均数的平均差异来测定绝对不平等性。

以我国 2002 与 2007 年各省(区、市)孕产妇系统管理率为例(图 13-4)。31 个省(区、市)2002 年孕产妇系统管理率最高的是山东省 96.4%,最低的是

西藏自治区 33.5%,差异(difference)百分点为 62.9。经历 5 年后在 2007 年调查时,孕产妇系统管理率最高的是北京市 95.66%,最低的仍然是西藏自治区 36.07%,差异百分点缩小为 59.6。结果说明差异不仅有所缩小,而且最高值和最低值也均有上升,说明各地区孕产妇系统管理率不平等现象有所改善。

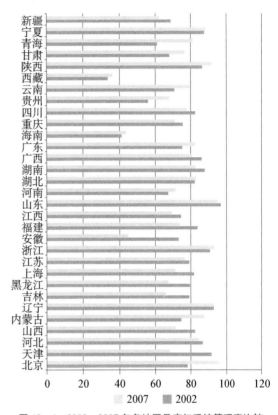

图 13-4 2002—2007 年各地区孕产妇系统管理率比较

13.3.7 泰尔指数

泰尔(Theil)指数是测量相对不平等的指标,也用于非有序分组资料。其公式为:

$$T = \sum_{i=1}^{N} Pi\ ri\ Ln(ri) \quad (公式 13-1)$$

式中:I = 亚组;Pi = 人群比例;ri = 亚组人群 i 健康指标的患病率与总人群健康指标的患病率之比。

泰尔指数为 0 时为无不平等,泰尔指数均为正值,数值越大代表相对不平等性越大。

世界卫生组织列举了一个实例(表 13-9)。埃及不同地区孕产前检查的平等性研究,比较了 1995 和 2008 年的泰尔指数的变化,由 176.78 降至

表 13-9 埃及不同地区孕妇产前检查情况的比较

地区	产前检查覆盖率	人群比例(Pi)	地区覆盖率占全国覆盖率比例(ri)	地区覆盖率占全国覆盖率比例的自然对数 $\ln(ri)$	泰尔指数[$\ln(ri)$乘 1000]	泰尔指数合计 [$\sum \ln(ri)$]
1995 年人口健康调查						
边境地区	32.6	0.01	1.07	0.07	0.71	
下埃及农村	21.5	0.29	0.71	−0.35	−71.71	
下埃及城市	53.3	0.10	1.75	−0.56	100.53	
上埃及农村	10.8	0.29	0.36	−1.04	−107.55	
上埃及城市	41.2	0.11	1.35	0.30	45.79	
城市地区	55.4	0.19	1.82	0.60	209.01	176.78
全国覆盖率	30.4					
2008 年人口健康调查						
边境地区	65.8	0.01	0.99	−0.01	−0.15	
下埃及农村	63.9	0.34	0.96	−0.04	−13.23	
下埃及城市	78.5	0.10	1.18	0.16	19.57	
上埃及农村	50.3	0.27	0.76	−0.28	−57.30	
上埃及城市	75.6	0.11	1.14	0.19	15.65	
城市地区	85.6	0.16	1.29	0.25	53.25	17.78
全国覆盖率	66.5					

17.78,可以明显看到产前检查的不平等性明显改善。地区可以作为公平性分层的自然属性的排序,也间接反映了地区经济相关的差别。如果地区覆盖率差别减少,意味着全民健康覆盖的目标接近达到。

13.3.8 受益归属分析

受益归属分析(benefit incidence analysis,BIA)是测量卫生服务公平性的一种方法,研究卫生服务或政府财政补助的提供是倾向于富人(pro-rich)还是有利于贫困人口(pro-poor)。保证公共财政的投入向贫困人口倾斜是所有国际组织和许多国家政府的目标,以确保卫生保健的可及性,维护基本的健康权;最终的目的是提高劳动生产率,促进国家的经济发展,也是扶贫的主要措施。但事实上不少文献报道,政府财政的补助不仅是初级卫生保健,而且大量的二级或三级的医院服务都倾向于经济条件好的人群。

受益归属分析需要的信息包括人群分类(按收入、经济地位或生活标准分组)、公共服务的利用度、公共服务的财政补助计算以及公共服务补助的分配(分布)评价等。数据的收集可通过健康或多种目的的家庭调查、卫生费用调查、服务登记资料来获得,如人均收入、人均消费(贫困状况)、卫生服务(门诊、住院、公共卫生)提供的数据,政府补贴到个人的情况或个人自付费用、地区分布以及观察的时间等。

通过受益归属分析评价政府公共财政补助的公平性,资源配置和筹资的选择会影响到卫生系统的效率。受益归属分析对政府卫生资源投入的评价十分有用。世界银行的 Yazbeck Abdo 曾评价印度政府对各邦卫生部门医疗补贴的受益归属分析,发现对富有的 20% 人群获得的财政投入要比最贫困的 20% 人口高出 3 倍,而且不同邦之间贫困人口的受益程度也是不同的(表 13-10)。当时的 16 个邦中以喀拉拉、古吉拉特、泰米尔纳德、马哈拉斯特拉、旁遮普5个邦的贫困人口较为受益,其中不公平现象最严重的是比哈尔邦,富人获得国家医疗补贴程度要高于贫困人口10倍以上,充分反映了印度各邦对国家医疗保健补贴受益的不公平现象。

表13-10　1995年印度各邦政府补贴医疗保健受益归属分析

排列	邦名	最富与最贫困5分位数人群的医疗补贴的比例	集中指数
1	喀拉拉(Kerala)	1.10	−0.041
2	古吉拉特(Gujarat)	1.14	0.001
3	泰米尔纳德(Tamil Nadu)	1.46	0.059
4	马哈拉斯特拉(Maharashtra)	1.21	0.060
5	旁遮普(Punjab)	2.93	0.102
6	安得拉(Andhra Pradesh)	1.85	0.116
7	西孟加拉(West Bengal)	2.73	0.157
8	哈里亚纳(Haryana)	2.98	0.201
9	卡纳塔克(Karnataka)	3.58	0.208
10	东北邦(North East)	3.16	0.220
11	奥里萨(Orissa)	4.87	0.282
12	中央邦(Madhya Pradesh)	4.16	0.292
13	北方邦(Uttar Pradesh)	4.09	0.304
14	拉贾斯坦(Rajasthan)	4.95	0.334
15	喜马偕尔(Himachal Pradesh)	5.88	0.340
16	比哈尔(Bihar)	10.30	0.419
全国		3.28	0.214

埃文斯(Evans)2002年报道了对加拿大人口的收入分成10等分,分别统计卫生保健收益与税收的贡献,发现加拿大的总收入的税收制度具有再分配的作用,越是富裕的人群税收支出越高,而贫困人口获得的卫生保健收益越多,卫生服务更多地倾向于贫困人口(图13-5)。

20世纪90年代越南曾做过系统的研究。1998年越南在生活标准调查(VLSS)中计算人均家庭的消费情况,并调查医院住院日、医院门诊、社区门诊、联合诊所门诊和其他公共卫生服务五类医疗卫生服务状况(表13-11)。计算最穷的20%、40%、60%和80%的家庭。统计按累计接受的医疗卫生百分比计算,并计算集中指数(concentration index)。优势度测试(dominance test):如以集中指数的45°对角线比较,"−"号代表该项卫生服务倾向于富人(pro-rich),

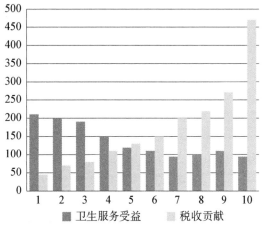

图13-5　加拿大不同经济水平人群税收贡献和卫生服务受益的情况

"＋"号表明该项服务倾向于穷人(pro-poor),空白则提示非优势(表13-11)。结果显示只有社区卫生服务中心的门诊是有利于穷人的。在最穷的20%人群中获得的医院门诊和住院以及其他公共卫生服务的比例均低于20%。

表13-11　越南卫生服务利用的分布(1998年)

比较项	医院服务		社区服务中心门诊	联合诊所门诊	其他公共卫生服务
	门诊次数	住院床日			
最穷20%人群	8.90%	10.29%	22.65%	22.91%	13.22%
最穷40%人群	23.45%	27.74%	47.83%	32.81%	47.09%
最穷60%人群	43.58%	47.66%	77.86%	59.29%	59.00%
最穷80%人群	66.07%	70.36%	90.60%	78.24%	79.63%
优势度测试	−	−	＋		
集中指数	0.2436	0.1784	−0.1567	0.0401	0.0056

从世界银行(2001年)报道的越南卫生总费用调查数据(包括政府预算、社会健康保险、个人自付费用及捐赠费用)来看,按地区、人口及机构分摊加总计算公共费用和单位成本如表13-12所示。

表 13－12　越南公共卫生服务费用、单位成本和财政补贴

比较项	公共费用(百万)(盾)	总利用率	单位成本(盾)	总自付费用(盾)		平均单位补偿(盾)	
				官方数字	报告数字	校正自付费用	报告自付费用
医院	2 704 424			429 128			
住院		52 779 床日	49 320		2 464 000	42 988	23 800
门诊		35 388 次	2 865		1 154 000	1 990	1 690
社区卫生服务中心	269 101	43 520 次	6 183		48 762	6 183	5 393
联合诊所	43 062	3 973 次	8 572	7 152	17 939	7 916	6 402
总计	3 007 587			436 280	3 634 960		

表 13－12 中提示一个床日的单位成本是一次门诊成本的 17.2 倍。社区卫生服务中心和联合诊所的门诊服务成本要高于医院门诊。患者自付的费用官方数字与实际调查报告数字有 8 倍之差。总的患者实际的自付的费用已超出了总的公共费用。

为比较官方公布与实际调查患者自付费用的差异来计算公共费用的补贴，采用了两种方法。一种是公式 13－2，采用不同服务内容乘以服务成本减去个人自付的费用。另一种是公式 13－3，考虑到服务调查询问回顾时间的长短。结果见表 13－13。因为在社区卫生服务中心越南患者是不付费用的(不包括药品费用，药品费用需要患者自付)，所以患者报告的自付费用高于官方提供的数字是可以理解的。

每个人得到的公共补贴的计算公式如下：

$$S_{ki} = q_{ki}c_{kj} - f_{ki} \qquad (公式\ 13-2)$$

式中：q_{ki}＝个人 i 利用 k 种服务的数量；c_{kj}＝个人 i 居住在不同区域 j 中的 k 种服务的成本；f_{ki}＝个人 i 自付 k 种服务的支付费用。

总的个人得到的公共补贴总量的计算公式如下：

$$s_i = \sum_k \alpha_k (q_{ki}c_{kj} - f_{ki}) \qquad (公式\ 13-3)$$

式中：α_k＝卫生服务调查中回顾的时间段。如住院调查以一年为期，则 α_k 为 1；如调查门诊以一个月四周为期，α_k 为 13。

如果不是计算到具体的那项卫生服务，可以计算总的公共卫生服务补贴，则可按下列公式计算：

$$s_i = \sum_k \delta_k q_{ki}c_{kj} - f_i \qquad (公式\ 13-4)$$

式中：f_i＝所有公共卫生的支付费用；δ_k＝在卫生服务调查中回顾的时间段内服务利用量的校正因素。

表 13－13 最后两列表示政府对公共服务的补贴，以住院为例，平均每床日的补贴费用达 43 000 盾。占住院床日单位成本的 80%以上。用患者实际自付的金额来计算，公共服务的补贴约占 50%。

表 13－13 显示越南的公共服务补贴在不同收入家庭中的分布，在最穷的 20%的家庭中各项卫生服务的提供和公共财政的补贴均小于 20%。

表 13－13　越南公共卫生补贴在不同收入家庭的分布(1998)

比较项	平均家庭可消费	医院诊疗		社区卫生中心	联合诊所	其他公共卫生服务	总补贴	
		门诊	住院				校正自付费用	报告自付费用
最穷 20%人群	8.78%	10.21%	10.98%	22.65%*	23.18%*	13.22%	12.29%*	14.81%*
最穷 40%人群	21.38%	24.75%	29.44%*	47.83%*	33.48%	47.09%*	31.87%*	37.70%*
最穷 60%人群	37.19%	45.50%*	50.12%*	77.86%*	59.88%*	59.00%*	53.11%*	60.43%*
最穷 80%人群	58.17%	67.65%*	73.02%*	90.60%*	78.52%*	79.63%*	74.88%*	81.25%*
优势度测试								
45°对角线		－	－	＋			－	－
Lorenz 曲线		＋	＋	＋	＋	＋	＋	＋

比较项	平均家庭可消费	医院诊疗		社区卫生中心	联合诊所	其他公共卫生服务	总补贴	
		门诊	住院				校正自付费用	报告自付费用
集中指数	0.3229	0.2160	0.1444	−0.1567	0.0298	0.0056	0.1106	0.0115
Kakwani 指数		−0.1069	−0.1785	−0.4797	−0.2932	−0.3174	−0.2124	−0.3115
补贴占比		0.0213	0.8688	0.1010	0.0088	1.0000	0.0213	0.8688

注：* 有显著差异。

补贴集中曲线以 45°为主,补贴的集中曲线(按校正自费支付)和洛伦兹曲线如图 13-6 所示。总补贴的集中曲线如下:住院的补助线最接近 45°对角线。这反映了一个事实,即住院患者目前接受的越南公共支出占最大份额(87%)。

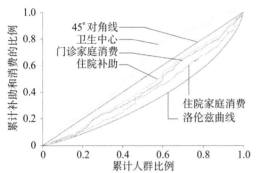

图 13-6 越南财政补贴的集中指数曲线和家庭消费的洛伦兹曲线

政府的公共财政补贴应当减少不平等性,缩短贫富之间的差距。使公共财政补贴的集中曲线接近洛伦兹曲线,洛伦兹曲线接近 45°对角线体现出政府补贴的累进性。集中指数提供了一个总的测量绝对补助累进性的指标。Kakwani 在 1977 年指出的 Kakwani 指数是测定集中曲线和洛伦兹曲线之间的两倍面积,也可用于测量微弱的累进性。

13.4 效率

13.4.1 效率的定义

卫生经济学研究的一个基本问题是资源的稀缺性和需求的无限性之间的矛盾。效率是指卫生资源应用过程和结果的相互关系。2001 年美国医学研究院(IOM)提出将提高效率作为 21 世纪卫生系统 6 个目标之一,而且认为美国卫生体系的效率是低下的,这与医疗资源、器械、低值耗材、能源的浪费有关。美国不同地区的医疗成本差异很大,但与服务的提供和健康结果似乎无关。卫生服务提供者的效率已作为按绩效分配的重要依据,激励患者到价格便宜的医疗服务机构去就医。

赫西(Hussey)曾对卫生保健效率进行了文献检索,从投入和产出角度来分析效率,80%以上的文献主要是对医院、医生、健康计划的效率进行了报道,涉及医生和财务的投入以及卫生服务和健康结果的产出。

医院的效率测量指标主要包括经风险调节后的平均住院时间、患者出院时的费用、医院门诊患者数等;在评价医生效率时采用的指标有每月每个医生提供患者服务相对价值(relative value unit)的单位数、每月每个医生诊疗的患者人数、每个医疗程序花费的资源量(包括劳务、器械、耗材等)、在卫生服务产出方面的指标有出院患者人数、门诊人次、手术人次数等。

通俗来讲,"效率"包含 3 个主要的成分:一是没有资源的浪费;二是用最小的成本获得最大的产出;三是生产出来的产品数量和类型是最具有价值的。世界银行认为在卫生资源的合理配置中应该同时要考虑配置的效率,前两者是与生产有关,而最后一点与消费有关。也就是说"效率"与供给和需求都是有关联的。

(1)机会成本的概念

卫生资源的稀缺是常见的一种现象,包括人力、资金、设备、信息和时间。有限的卫生资源需要合理的配置以发挥最大的效率、效果和效益,那就是有一个如何选择优先重点的问题。由于资源的稀缺,当资源投入到某一个项目时,就会放弃投入另一个项目的机会,经济学家就把这个概念称为机会成本(opportunity cost)。这就需要决策者做出选择。

(2)意愿支付和价值

意愿支付(willingness-to-pay,WTP)是指在某种虚拟市场下,人们对某种医疗卫生服务或卫生技术愿意支付的货币量,可以用来了解患者意愿支付的情况,可作为医疗服务定价及市场营销研究之用。

"价值"是指在医疗卫生服务过程中投入的成本与获得全生命周期健康结果的比值。对患者而言,短期治疗费用的投入可以立即看到治疗的效果,如症状改善、病情好转、痊愈、生活质量改善抑或死亡。有的疾病或健康可能需要全生命周期的投入。价值的公式如下:

$$价值 = \frac{与患者情况有关的一组健康结果(outcomes)}{与整个保健周期有关结果的成本(costs)}$$

（公式 13 - 5）

以价值为基础的卫生保健(value-based health care)是根据患者总的支付成本获得的一组健康结果,即通过全生命周期的保健,实现对患者的价值。价值在卫生系统中的体现为以人为中心(people-centered),提供质量、安全、有效、及时、公平、效率的服务。有关具体的价值框架理念请参阅本书第 8 章"卫生技术的创新与价值"。

13.4.2 效率的分类

（1）技术效率

技术效率(technical efficiency)是指用最小的投入获得最大的产出,也可以说在一定的投入量中能产生最大的产出。如果一个医院的设备超过了它所在地区人群的规模或需要,就是技术效率不高的表现。如果比较美国和加拿大两个国家的医疗保险制度,美国有众多的商业保险公司存在,而加拿大则是单一支付的社会保险制度,美国医疗保险的管理成本要占到 19%～24%,相反,加拿大保险的管理成本只占医疗成本的 8%～11%。

（2）成本效果的效率

成本效果的效率(cost-effectiveness efficiency)是除了达到上述技术效率以外,还要比较不同投入的相对成本,也就是说在一定的产出条件下选择最小的成本。或者是在一定的成本下,选择最多的产出。这里的投入是包含劳动力和资金的组合,效果是指健康的指标或产出。

（3）配置效率

配置效率(allocative efficiency)是指产出的供给要根据需求者的偏好和价值,生产的数量和类型不仅要满足人民的需要,而且也是最具有价值的。如果生产出来的产品或服务不能满足上述要求,就是配置效率的低下。经济学家认为前两种效率——技

术效率和成本效果的效率是"做事情要正确"(doing things right),而后者配置效率是指"要做正确的事情"(doing the right things)。在谈到配置效率时,需要提到的用什么样的标准去评判配置效率,也就是使资源的配置能使得人群最满意,获得的价值最高。19 世纪的社会学家和经济学家 Vilfredo Pareto 提出帕累托效率(Pareto efficiency)标准的概念。帕累托效率是指资源的配置的状态达到这样的程度,即不可能通过资源的再分配使得任何一个人能够更好或使任何一个人能够变得更坏的结果。这也是经济学家判断经济是否有效运行的标准。首先,这种帕累托效率的概念是个人主义的。社会"福利"被认为是只有个人福利才能发挥作用。每个人都被认为是自己是得或失的最佳判断者,个人的福利取决于个人消费的产品和服务。其次,帕累托效率概念的结果还取决于社会中个人的收入和财富的分配。

再来谈谈边际效益(marginal efficiency)、边际成本和边际分析。一般情况下,帕累托配置效率可用边际的概念来表示。边际成本的概念是指生产最后一个或下一个产品附加的成本。同样,边际效益也是指生产最后一个或下一个产品附加的效益。换言之,获得的额外边际效益就是资源的机会成本。在有效率的生产情况下,边际的成本应该等于边际的效益。

13.4.3 效率的经济学评价方法

经济学评价被定义为"在不同的行动方案中对不同成本和结果进行比较分析"。本书在"药物经济学"部分对不同的成本和结果均有详细的介绍。这里只简单地介绍一下经济学评价的主要三种分析技术(表 13 - 14)。

表 13 - 14　卫生经济学主要的评价方法

分析技术	成本测量	结果测量
成本效果分析	货币单位	生理单位(结果)
成本效用分析	货币单位	生命质量调整年(QALY)
成本效益分析	货币单位	货币单位

在成本测量方面,三种方法均以货币为单位,但在结果测量上三种方法是不同的。

13.4.4 折旧概念和贴现率

贴现率(discount rate)是指将未来一定时期预

期收益折算成现值的利率,即根据资金具有时间价值这一特性,按复利计息原理把未来一定时期的预期收益折合成现值的利率。贴现率越高,收益现值越低。一般在成本效益分析中,贴现率按 3% 或 5% 计算。折旧或折扣(discount)是指医疗保健产品的实际交易价格要低于它的定价,产品的价格会随着使用年限而折旧。产品的未来收入或支出会不断减少,所以当前的价值一般高于未来的价值。如果要将未来成本或收益转化为当前价值的数字就要进行贴现。

13.5 效率的测量方法

在效率测量方法相对比较简单,最常用的方法是数据包络分析(data envelopment analysis,DEA)和随机前沿分析(stochastic frontier analysis,SFA)。两者均属于前沿分析。前沿分析可以从一个具体的机构(如医院、个体诊所和集体诊所等),将实际的投入和产出因素,或将多种投入和多种产出结合起来分析。两者用不同的方法去计算"前沿"。在投入方面可计算医生劳动时间、护士劳动时间、实验室检查项目数、X 光检查数等不同的投入量。在产出方面可计算总成本、年门诊人次、出院人次、预防服务人次等指标。使用前沿模型测量机构效率的原理是通过影响和构成生产总成本的所有变量来拟合在技术上可行的最小总成本,即"前沿"成本与生产成本进行比较,从而确定服务机构是否存在低效率及其程度。

13.6 中国卫生服务和卫生筹资的公平和效率

13.6.1 中国卫生服务的公平和效率

卫生服务公平性表现在卫生资源地区分布的公平性和城乡分布的公平性方面。在本章前面的举例和第 10 章"卫生资源的配置"中已有分析,在此不再赘述。

13.6.2 中国卫生筹资的公平和效率

在讨论这个问题时我们首先要考虑的是卫生筹资的方式是否公平。卫生筹资有 3 个功能:一是资源的动员和筹措;二是建立风险池(risk-pooling);三是资源的配置和支付方式。卫生筹资可以来自于总

税收、保险基金(无论是来自社会保险或私人商业保险)、社会筹资、使用者付费(user fees)或外来捐赠等,不同的筹资方式均有公平性的问题,如税收制度就有按比例、累进性和累退性的不同。目前我国的城镇职工医疗保险制度就是按一定的工资比例筹资,如在基本职工医疗保险制度筹资政策方面已明确规定单位(6%)和个人(2%)的基本工资收入为筹资标准,统一明确了起付标准(职工医保不高于统筹地区年职工平均工资的 10%,大病保险的起付标准不高于居民年人均可支配收入的 50%)和最高支付限额的标准(不低于当地职工年平均工资或居民人均可支配收入的 6 倍;逐步取消大病保险的最高支付限额)。但对富裕人群或高工资者按同样比例缴纳保险基金,这是不公平的。高收入者应按累进性缴纳较高的税收或医疗保险金才是公平的。2018 年 10 月起我国个人税收的起征点提高到 5 000 元。尽管月应征税收有所降低,但根据月收入额纳税比例呈现累计增加(表 13 - 15)。

表 13 - 15 我国月收入不同人群的纳税比例(2019)

扣除"三险一金"后的月收入额(元)	税改后月应纳税额(元)	纳税比例(%)
5 000~	0	0
6 000~	30	0.5
7 000~	60	0.85
8 000~	90	1.125
9 000~	190	2.111
10 000~	290	2.900
15 000~	790	5.267
20 000~	1 590	7.950
30 000~	3 590	11.967
40 000~	6 090	15.225
50 000~	9 090	18.180
100 000~	27 590	27.590

现有的医保基金是按统筹地区缴纳的,经济富裕的地区筹集的医疗保险基金显然多于贫困的省份。这就不能体现水平公平的问题,医疗保险基金的筹措也有类似于税收制度的问题。

2018 年 1 月国务院办公厅关于印发《基本公共服务领域中央与地方共同财政事权和支出责任划分改革方案》的通知(国办发〔2018〕6 号文件)。目前暂定为八大类 18 项,除义务教育、学生资助、基本就业

服务、基本养老保险、基本住房保障外,与卫生相关的有基本医疗保障、基本卫生计生及基本生活救助共计7项;分别由中央和地方结合实际制定基础标准,由中央与地方分档按比例分担。进一步明确在医疗卫生领域中哪些是属于中央财政事权范围,哪些是中央与地方共同财政事权,哪些是完全属于地方财政事权。它的积极意义在于充分体现了政府对卫生和健康事业的主导作用和财政投入的决心。更加全面详细地阐述医疗卫生领域中包括公共卫生、医疗保障、计划生育和能力建设四个方面的财政事权改革,使中央和地方财政的责任更加明确、科学、合理和规范,从而形成了我国医药卫生体制综合改革的财政基础。中央和地方财政事权和支出划分符合支持公共产品的原则,对医疗保障起到补助、监督管理和扶助贫困人口参保以及医疗救助的作用,增强了政府机构公共治理的能力。

从公共卫生事权来讲,主要内容包括国家免疫规划的常规免疫和应急免疫、主要传染病(艾滋病、结核病、血吸虫病等)的防治、精神卫生和重大慢性病的管理、新冠疫苗接种,这些都是属于"公共产品"(public goods)。所谓的公共产品从经济学的概念来讲是指一类公共的产品或服务,即一个人的消费不会减少和影响其他人消费的数量,使用这些产品不需要付钱,而且可以产生正向的外延效益。这类公共卫生的活动大部分是属于预防性的,如通过预防接种,提高人群免疫水平。有些治疗的措施也具有部分公共产品性质,如对传染病的治疗,不仅可以治愈患者,还可控制传染源,防止疾病的继续传播。中央财政理应承担主要的支出责任。

此外,其他还有很多的基本公共卫生项目、重大公共卫生项目和计划生育项目,除了具有公共产品性质外,还有部分"个人产品"的性质(merit goods),如中医药健康管理、妇幼卫生管理、儿童健康管理、老年健康管理、国家计划免疫疫苗以外的其他免疫接种,根据它们的属性和费用的高低,由中央和地方按比例分担,甚至个人也要支出一定的费用。

通过医疗保障风险分担,防止因病致贫、防止产生大额医疗费用的风险。在目前的医疗保障制度下职工基本医疗保险主要是由雇主(用人单位)和雇员(职工)共同分担。而对城乡居民基本医疗保险费用则是由各级政府(中央和地方)和居民共同分担。对此,中央和地方政府的财政起到补助作用、监督管理和扶助贫困人口参保以及医疗救助的作用。我国的居民基本医疗保险制度和医疗救助制度则由中央和

地方政府按人头支付补助金额,为贫困人口代缴参保费用和医疗救助。中央财政将根据各地财力经济状况实行转移支付。

中央财政转移支付多少需要根据地方财政的状况来决定,另外,在中央和地方共同财政事权中分成5个档次按比例分担的方法也是为了确保中央财政支出分配的公平性。第一档包括内蒙古、广西、重庆、四川、贵州、云南、西藏、陕西、甘肃、青海、宁夏、新疆等12个省(自治区、直辖市)中央与地方的财政分担比例为80%∶20%。第二档包括河北、山西、吉林、黑龙江、安徽、江西、河南、湖北、海南等10个省,分担比例为60%∶40%。第三档包括辽宁、福建、山东3个省,分担比例50%∶50%。第四档包括天津、江苏、浙江、广东4个省(直辖市)以及5个计划单列市,分担比例30%∶70%。第五档包括北京市和上海市,分担比例10%∶90%。

早在2014年张毓辉就著文《中国卫生筹资公平性现状与挑战》,分析了当时我国的筹资现状,其结论是以公平为导向的卫生政策设计仍比较缺乏,政府补助和医疗保险针对脆弱人群的政策设计不够。2000年世界卫生报告公布了国际卫生筹资公平性情况,在193个成员国中,中国居倒数第四位。实际情况是2000年前后是我国政府投入最低的时候,政府和社会投入的比例最低,而个人自付比例高达60%。2012年孟群等运用每5年全国进行一次家庭卫生服务调查的资料比较城市和农村的家庭灾难性支出的情况,农村人群2003、2008、2011年分别为13.6%、15.1%和13.8%,城市人群分别为9%、11.3%和10.9%,可见农村人群的家庭灾难性支出明显高于城市人群。2011年以来政府和社会的投入逐渐增加,2017年已达到70%,但还没有根本改变卫生筹资的公平性。卫生筹资的公平性还表现为不同收入人群间的互助共济的情况,以天津市(表13-16)为例,1998年政府对门诊医疗补助均为负值,即低收入人群收益相对较多,但到2003年以后,政府医疗补助已向富裕人群转移,显示政府对医疗机构的补助更多是富裕人群收益。

表 13-16 天津市政府医疗补助收益分布集中指数

年份	消费性支出	门诊医疗补助	住院医疗补助	医疗总补助
1998	0.672	−0.007	−0.004	−0.11
2003	0.522	0.102	0.181	0.145
2008	0.342	0.06	0.558	0.384

13.6.3　中国的全面发展与共同富裕

关于公平与效率问题,是效率优先还是公平优先,还是两者兼顾,一直是卫生经济学中争论的问题。因为它涉及卫生工作的方针和卫生系统的价值观。对这个问题的认识需要先从宏观的政治学角度来分析。结合中国的国情,对公平与效率问题在不同的历史时期认识也是不同的。从 1987 年党的十三大起,到 2020 年党的十九大,效率与公平问题一直是中央文件和理论界关注的热点。

总之,从我国改革初期提出"效率优先、兼顾公平"到后来主张"初次分配注重效率、再分配注重公平",再到后来强调"初次分配都要兼顾效率和公平,再分配更加注重公平",表明我们党越来越注重公平正义和共同富裕。党的十八大以来,习近平总书记突出强调了共同富裕问题,"逐步实现全体人民共同富裕"是中国特色社会主义道路的本质要求。必须坚持把增进人民福祉、促进人的全面发展、朝着共同富裕方向稳步前进作为经济发展的出发点和落脚点。

2020 年召开的党的十九届五中全会,开启了全面建设社会主义现代化国家的新征程。全会审议通过的《中共中央关于制定国民经济和社会发展的第十四个五年规划和二〇三五年远景目标的建议》首次提出把全体人民共同富裕取得更为明显的实质性进展作为远景目标,满足人民对美好生活的需要,在高质量发展中促进共同富裕。提出到 2035 年基本实现社会主义现代化的远景目标。人民平等参与和平等发展的权利得到充分保障。基本公共服务要实现均等化,多层次社会保障体系更加健全、卫生健康体系更加完善、社会公平正义进一步彰显。人民生活更加美好、人的全面发展、全体人民共同富裕将取得更为实质性进展。

党的十八大以来,打赢脱贫攻坚战,全面建成小康社会,这就为促进共同富裕创造了良好条件。共同富裕是全体人民的富裕。党的十九届六中全会提出共同富裕是科学社会主义的价值追求。共同富裕是社会主义发展的根本目标。消除贫困、改善民生、实现共同富裕是社会主义的本质要求。

社会公平正义已被提升为国家发展战略。实现共同富裕始终是党的初心使命。习近平总书记指出:"我们追求的发展是造福人民的发展,我们追求的富裕是全体人民共同富裕。改革发展搞得成功不成功,最终的判断标准是人民是不是共同享受到了改革发展成果。"

推动共同富裕,实现高质量发展是一项长期的任务。中国特色社会主义进入新时代,我国社会主要矛盾已经转化为人民日益增长的美好生活需要和不平衡不充分的发展之间的矛盾。实施乡村振兴,持续缩小城乡区域发展差距。坚持以人民为中心的发展思想,保障人民在参与发展中机会公平、规则公平、权利公平,共同创造社会财富,共同分享发展成果。

正确处理效率和公平的关系,构建初次分配、再分配、三次分配协调配套的基础性制度安排,加大税收、社保、转移支付等调节力度并提高精准性,扩大中等收入群体比重,增加低收入群体收入,合理调节高收入,取缔非法收入,让人民群众有更多获得感,是全国人民朝着共同富裕目标扎实迈进。

（胡善联）

参考文献

[1] 胡善联. 购买有价值的医疗卫生服务[J]. 卫生经济研究,2019,36(2):3-5.

[2] GUERRA G, BORDE E, NELLY N, et al. Measuring health inequities in low and middle income countries for the development of observatories on inequities and social determinants of health [J]. International Journal for Equity in Health,2012, 15(9):1-10.

[3] HOSSEINPOOR A R, DAMBIAR D, SCHLOTHEUBER A, et al. Health Equity Assessment Toolkit (HEAT): software for exploring and comparing health inequalities in countries[J]. BMC Medical Research Methodology,2016,16:141.

[4] SDH net. Methodological notes: Developing SDH Indicators for observatories on health inequities: The Brazilian experience[EB/OL]. [2021-06-18]. http://tie.inspvirtual. mx/portales/sdhnet/recursos/DevelopingSDH.pdf.

[5] WHO. Health Equity Assessment Toolkit Plus (HEAT Plus): software for exploring and comparing health inequalities using uploaded datasets[R]. Global Health Action,2018.

第 四 篇

卫生服务

· 现 代 卫 生 经 济 学 ·

14 健康促进干预

14.1 健康促进概述

早在 2002 年世界卫生组织的《全球健康报告——减少风险，促进健康生活》中就报道了发展中国家和发达国家对伤残调整生命年（DALY）影响最大的 10 位危险因素（表 14-1）。

表 14-1 不同类型国家对疾病负担影响最大的十个危险因素

不同类型国家	危险因素	百分比（%）
高死亡率发展中国家	低体重	14.9
	不安全性行为	10.2
	不安全用水和环境卫生	5.5
	固体燃料引起室内烟雾	3.7
	锌缺乏	3.2
	铁缺乏	3.1
	维生素 A 缺乏	3.0
	高血压	2.5
	吸烟	2.0
	高胆固醇	1.9
低死亡率发展中国家	饮酒	6.2
	高血压	5.0
	吸烟	4.0

不同类型国家	危险因素	百分比(%)
发达国家	低体重	3.1
	肥胖	2.7
	高胆固醇	2.1
	固体燃料引起室内烟雾	1.9
	摄入水果蔬菜不足	1.9
	铁缺乏	1.8
	不安全用水和环境卫生	1.7
	吸烟	12.2
	高血压	10.9
	饮酒	9.2
	高胆固醇	7.6
	肥胖	7.4
	摄入水果蔬菜不足	3.9
	缺乏运动	3.3
	药瘾	1.8
	不安全性行为	0.8
	铁缺乏	0.7

根据杨功焕 2013 年发表在《柳叶刀》上的文章，我国居民贡献最大的前 10 位危险因素由高到低分别为不合理膳食、高血压、吸烟、环境 PM2.5 污染、室内空气污染、高血糖、饮酒、职业有害因素、超重和肥胖和身体活动不足。首先是不合理膳食，尤其是摄入蔬菜水果不足、多盐和全谷类食物少，占了总 DALY 的 16.3%；其次是高血压，占了 12.0%；再次是吸烟，占了 9.5%。这前 10 位危险因素除了环境和职业有害因素外，全部都与行为或生活行为方式有关，占了 58%。随着人们对行为改变研究的深入，认识到一个人和群体的行为问题不仅有个人的因素，还包括物质和社会环境在内的行为背后的原因，起着更大的作用，而仅靠健康教育所能取得的效果也是很有限的。于是把健康教育和支持性环境结合起来的健康促进越来越受到学者、政府和社会的关注。由于在发达国家疾病模式的转变早在 20 世纪中期就发生了，与行为相关的慢性病成为了这些国家的主要疾病负担，所以，早在 1974 年，时任加拿大卫生部长的马克·拉隆德（Marc Lalonde）就发表了一篇名为《加拿大人健康新视角》的文章，首次从国家政府的角度将健康促进确立为国民健康的关键策略，认可了健康促进概念并把健康促进作为一种可由政府、组织、社区和个人使用的方法。此后，瑞典、美国等国家也将这一文件作为制定类似政策文件的依据。1986 年，在加拿大首都渥太华召开的第一届国际健康促进大会抓住这种日益高涨的兴趣，签署和发布了《渥太华健康促进宪章》（Ottawa Charter for Health Promotion），提出了健康促进的定义、内涵、行动领域和基本策略。世界卫生组织《第 57 届世界卫生大会决议和决定》（WHA57.16）明确要求世界卫生组织总干事把健康促进作为最高重点。

14.1.1　健康促进的定义

《渥太华健康促进宪章》指出，健康促进（health promotion）是"使人们能够增强对健康的控制并改善健康的过程"。同时指出，健康促进是一个综合的社会政治过程，它不仅包含了加强个人素质和能力的行动，还包括改变物质、社会环境以及经济条件，从而削弱它们对大众及个人健康的不良影响。2005 年，世界卫生组织《曼谷宪章》又重新把健康促进定义为"使人们增强对健康决定因素的控制从而改善健康的过程"。

作为一个综合社会政治过程的健康促进，它不仅只针对行为的改变，同时还强调了个人、社会、政治、公共资源等各种因素对健康的影响，并针对这些决定健康的多种因素采取切实的行动。因此，健康促进是健康、教育、经济、政治、社会等有组织行动的组合,以整个政府和全社会的健康共治路径,对环境、立法、组织、社区和个人等各个方面进行干预,从而改善人们的态度、社会和物质的健康支持性环境,提高人们的健康水平和福祉。如果说健康教育是帮助人们为自己和家庭作出健康的选择和决定的话,那么健康促进则是让这健康的选择成为方便和实惠的选择。由此可见,在公共卫生领域,以改善社会和物质环境,改变个人行为来提高人们健康水平的实践属于健康促进的范畴;而健康促进的出现则赋予了公共卫生更深刻、丰富和广泛的含义。因此,也有些学者把健康促进称为新公共卫生。

14.1.2 健康促进的行动策略

《渥太华健康促进宪章》指出了健康促进的5大行动领域。

（1）制定健康的公共政策

公共政策是指由政府负责制定且影响公众利益的政策。健康促进强调了政府决策对健康问题的影响,重申政府在促进公众健康中的责任,要求不同层面和各个部门的决策者以"大健康和大卫生"为指导,把健康列入自己部门的议事日程,将健康融入所有政策。在制定公共政策时要确保该政策应有益于公众的健康,至少不得对公众的健康有害,即健康公共政策（build healthy public policy）。健康公共政策包括法令、规章和规范,它在不同层面上都可以制定。健康公共政策的实施将有助于保护社区、家庭和个人远离危险因素,寻求如何实现资源的平等分配,以实现健康的公平性,使人们便于做出最利于健康的选择。

（2）营造支持性环境

营造支持性环境是指在促进人群健康的过程中,必须使物质环境、社会经济和政治环境都有利于健康,保证环境与人类的协调和可持续性发展。健康促进通过营造一种安全、舒适、满意、愉悦的生活和工作条件,使人们在这样的环境下培养良好的生活行为方式,同时也保证环境对公众健康产生积极有利的影响。

（3）强化社区行动

如果说制定健康的公共政策强调了自上而下的政府决策以保证最大多数受益者的权益,社区行动则体现了自下而上的群众参与。社会公正与平等是人民获得较好健康状况和幸福生活的先决条件,民主和对人权的尊重是社会公正、和平的内在品质。

因此,如果没有个人和社区居民的参与,就不可能创建和谐健康的环境。健康促进的另一项策略是通过具体和有效的社区行动（包括确立优先问题、做出决策、设计策略及其实施和评价）,以达到更健康的目的。在这一过程中,核心问题是让社区拥有当家作主、积极参与和掌控自己命运的权力,即对个人和社区增权（community empowerment）。它是一个社会、文化、心理或政治的过程,个人或团体通过这一过程表达他们的需求、在参与决策中阐明他们的想法,并参与实现他们需求的政治、社会和文化的行动。人们通过参与这一过程,体验他们生活的目标与采取行动实现这些目标之间的紧密联系,以及他们的努力和生活结局之间的关系,增强社区成员对社区的归属感,以及对健康的拥有权和控制权,从而提升社区、组织和个体的健康掌控力,即社区增权。

强化社区行动的核心是社区增权,它是指通过许多人的集体决策和行动,更大地影响和控制他们所在社区决定健康与生活质量的因素,这是社区健康行动的重要目标。社区增权通过动员群众参与解决健康问题的决策过程,保证决策的有效性,消除社区成员的无助和失落感,从而促进社区乃至社会的进步。另外,社区增权的重要性还在于人的行为受社会力量的支配,所以,要改变个人的行为,必须要改变其社会条件,使个人通过参与集体行动和制定有效策略使行为得到强化,从而提高个人有关健康的权利和责任的意识,加强个人保健、发展个人能力和健康的生活方式,而不是简单地把个人不良的行为方式归咎于该行为本人,责怪受害者（victim blaming）。

（4）发展个人技能

尽管影响一些健康的决定因素超出个人的控制范围,但个体的行为或生活方式会直接影响健康和生活质量,如吸烟、饮酒、饮食、体力活动和性行为等。健康促进通过健康教育、提供健康相关信息、提高生活技能和创建支持性环境来支持个人和社会健康技能的发展。发展个人技能（develop personal skills）,这不仅仅意味着养成健康的生活方式,还须使群众能有效地维护自身的健康和所生存的环境,并做出有利于健康的选择,即个体层面的增权。除了影响人们对生活方式的选择,增权更促成人们终身学习,了解人生各个阶段的健康特点,掌握处理慢性疾病和伤害的方法,做出健康的选择,最终改善自身的健康。学校、家庭、工作场所和社区都有责任这样做。这种活动需要通过教育、职业、商业和志愿者的团体,并在这些机构内部来完成。

（5）调整卫生服务方向

卫生部门是健康促进的关键倡导者,卫生服务是健康社会决定因素之一。调整卫生服务方向的目的就是更为合理地解决资源分配问题,改进服务的质量和服务的内容,提高人们的健康水平。卫生系统和卫生服务方向的重新调整,就是要使之满足健康促进和疾病预防的需求,从以供给为导向的碎片化模式转变为以人群和社区为中心的卫生服务,加强社区卫生服务、疾病预防和健康促进的服务和体系建设;同时需要调整政府内部和政府之间的工作关系,以实现全民健康覆盖(UHC)体系中的健康改善和公平性的最优化。

14.1.3 健康促进的三项基本策略

在上述五大行动领域中,健康促进主要采取如下三项基本策略。

（1）倡导

倡导(advocate)是指提出有益的观点或主张,并尽力争取其他人给予支持的一种社会活动。健康是社会、经济、个人发展的重要资源,也是生活质量的重要组成部分。政治、社会、文化、环境、行为和生物因素等都有可能对健康产生有益的或有害的影响。健康促进通过倡导,游说制定健康的公共政策,动员社会共同关心健康和参与有益健康的活动,促使人们做出共同努力,主动控制和改变这些影响因素,实现健康共治,使之朝着有利于健康的方向发展。

（2）增强能力

增强能力(enable)是指增强人们控制健康决定因素的能力,与上面介绍的增权(empowerment)同义,指帮助服务对象增强自身对健康和命运的掌控能力,包括健康素养的提高以及在健康方面做出正确选择和决定的能力。人们通过增强控制健康决定因素的能力,并能够平等地得到健康的机会和资源,才能在保护和促进健康方面提升责任感、效能感、获得感和自主意识,才能采取有益于健康的决定和行动。健康促进的目标是改善健康公平,为此必须投入资金、创建健康支持性环境、开辟使人们更好地获取健康信息和健康技能的途径,为人们创造选择健康生活方式的机会,提高人们控制健康危险因素的能力,这些都需要"增权"来实现。

（3）协调

控制健康的影响因素,实现健康的愿望,仅仅靠卫生部门是不能达到的,需要协调(mediate)各利益相关方,建立伙伴关系,共同努力。政府机构、卫生部门和其他社会经济部门、非政府和志愿者组织、地方权威机构、企业和媒体等都是利益相关方,个人、家庭和社区成员都应该参与进来。为了促进人们的健康,专业人员、社会机构和卫生服务人员应承担社会协调责任。同时,在进行社会协调时,应保证健康促进的策略和项目切合本地区的实际需要,并应考虑到不同的社会、文化和经济系统对这些策略和项目的接受程度。

14.1.4 健康共治

通过30年健康促进的实践以及面临新世纪健康公平性问题、环境恶化、人口老龄化的挑战,人群健康需要思考更为全面的方法来解决。于是,健康共治作为整合上述五大行动领域的重要策略成为了健康促进的一个重要组成部分。健康共治属于治理的范畴。与统治、管制不同,治理(governance)是或公或私的个人和机构经营管理相同事务的诸多方式的总和;它是使相互冲突或不同的利益得以调和并且采取联合行动的持续的过程,是一种由共同的目标支持的活动,这些管理活动的主体未必是政府,也不一定非得依靠国家的强制力量来实现。"治理"是特定范围内各类权力部门、公共部门以及社会组织多向的相互影响,是公共事务相关主体对于国家和社会事务的平等参与,是各类主体围绕国家和社会事务的协商互动。根据治理的原理,健康共治(governance for health)是指各级政府及其相关部门以整个政府和全社会的方式引导社会组织、企业和公众为了健康和福祉共同采取的行动。从政府和社会的内在动力来讲,健康是每一个人成长和实现幸福生活的重要基础,是促进人全面发展的必然要求,是经济社会发展的基础条件,是民族昌盛和国家富强的重要标志,也是广大人民群众的共同追求和社会的共同价值观,因此也成为了政府和非政府组织、公共和私营组织以及公民的共同利益。健康共治也是健康促进发展和经验所使,是健康公共政策和健康融入所有政策的进一步扩展。健康促进的发展进程中,最早是强调"部门联合行动",然后到《渥太华宪章》提出的"健康的公共政策",再到第八届全球健康促进大会《赫尔辛基宣言》提出的"健康融入所有政策";在第九届全球健康促进大会上,《上海宣言》提出了"健康共治",强调以"整合政府和全社会的路径"(whole-of-governments and whole-of-society approach)来应对当今社会所面临的健康问题和挑战,突出全球、国家、地方和社会事务的共治,并为此构建多元主体共同参与的平台、完善多元主体平等协商的机制,从而激发社会活力,而落脚点是全体人民的健康和福祉。其实,早在建国初期,我国政府提出爱国卫生运动——"政府组织、地方负责、部门协调、群众动手、科学指导、社会监督",就是应对旧社会及战乱遗留的城乡环境卫生脏乱和遏制传染病严重流行的状况而提出的社会共治的创举,为提高我国国民的健康水平起到了举足轻重的作用,取得了举世瞩目的成就。在 2003 年抗击 SARS 的肆虐时,也是采用了爱国卫生运动的方式,很快控制了 SARS 的流行。中国爱国卫生运动的实践,给"健康共治"提供了很多成功的案例。

14.1.5 健康促进与健康教育的关系

　　健康促进与健康教育密不可分。健康促进是健康教育发展到一定阶段后的产物,在概念上,健康促进包括了健康教育,但健康教育仍然是健康促进策略中最活跃的一部分。健康促进通过倡导、增强能力和协调,促使人们承担对健康所应负有的责任,推进有益于健康的公共政策改革和支持性环境的创建,推动有益于健康的社会行动的实施。健康促进实质上是政治和社会运动,通过健康共治,制定和实施健康的公共政策和动员全社会的参与,来营造健康的支持性环境,使"健康的选择成为简单的选择"。而健康教育是帮助个体和群体掌握健康知识和技能,提高健康素养等内化的作用,做出"健康的选择",提高自我保健能力,养成有益于健康的行为和生活方式的过程。健康教育是健康促进的重要策略和方法之一,是重要的基础和先导,融合在健康促进的各个环节之中。无论是健康政策开发还是社会动员,无论是倡导还是增权,都要首先对人们进行健康教育,提高人们的健康素养,帮助人们树立正确的健康意识,掌握必要的健康知识和技能。但健康教育必须以健康促进战略思想为指导,健康教育欲改善人们的行为需要得到环境和政策的支持。一句话,健康教育不能脱离健康促进,健康促进也不能没有健康教育。

14.2　健康生态学模型与健康促进

　　健康促进在干预策略上的综合性,主要是建立在健康生态学模型的理论基础上的。
　　与传统公共卫生问题相比,当今影响健康的因素是广泛、复杂和多维的,并发生在我们每天的生活

过程中,其影响不仅是接触的当时,同时也在影响一个人的一生。鉴于健康影响因素的广泛性、复杂性和多维性,人们用系统论的方法以健康生态学模型来构建这些健康决定因素的复杂关系。健康生态学模型(health ecological model)强调个体和群体健康是个体因素、物质和社会环境因素以及卫生服务相互依赖和相互作用的结果,这些因素间相互依赖和相互制约,以多层面上交互作用来影响着个体和群体的健康。如图 14 - 1 所示,该模型的结构由内向外可分为 5 层:核心层是先天的个体特质如年龄、性别、种族和其他的生物学因素以及一些疾病的易感基因等;在这核心层之外是个体的行为特点;再外一层是家庭、社区和社会的人际网络;第四层是生活和工作的条件,包括心理社会因素、是否有工作以及职业的因素、社会经济地位(收入、教育、职业)、自然和建成的环境(后者如交通、供水和卫生设施、住房以及城市规划的其他方面)、公共卫生服务和医疗保健服务等;最外一层(即宏观层面)是当地、国家水平乃至全球水平的社会(包括引起对种族、性别和其他差别的歧视和偏见的有关经济公平性、城市化、人口流动、文化价值观、观念和政策等)、经济、文化、卫生、和环境条件,以及有关的政策等。

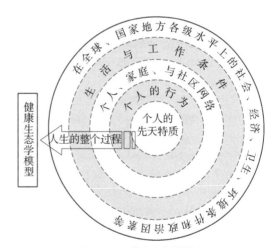

图 14 - 1　健康生态学模型

　　引自:IOM. The future of the public's health in the 21st century ［M］. Washington DC: The National Academies Press, 2003.

14.2.1　健康生态学模型的三个特点

　　(1) 多重性
　　对一个个体而言,其本身的健康及其相关问题,

如行为、疾病或整体健康，它们都受到个体因素（基因、生物学特征、心理、认知、情感、知识和技能等）、物质环境因素（自然环境、地理位置、建成环境、工作环境、科技发展等）以及社会政治经济和文化因素（家庭、同辈、组织机构、社区、公共政策、商业行为政策等）的多重影响。

（2）交互性

影响人类健康及行为的多维因素不仅可以直接影响我们个体和群体的健康，各个层面的因素之间也会相互依赖和相互作用，并一直处于不断变动并相互影响的状态之中。

（3）多维性

人作为整个生态系统的组成成分之一，可单独存在，也可以家庭、单位、社区乃至整个人群的水平存在于该系统中。因此，环境对人健康的影响也可体现在对个体、家庭、单位、社区、社会等多个维度上。

14.2.2 健康生态学模型与生活行为方式

现以生活行为方式为例来说明健康生态学模型。生活行为方式包括上述如何选择和搭配膳食，采取什么体育锻炼和娱乐方式，如何应对压力紧张，如何拒绝吸烟、酗酒、药物滥用，是否定期参加健康体检等，这些行为发生在我们每天生活的情境之中，是我们长期养成的习惯所致。它是一种较为持久的行为模式，是物质和社会情境的一种复合表达。人们由于所处的物质和社会环境不同，所做出的行为反应和所采取的生存方式也不相同，由此就逐渐形成了不同的行为方式和行为习惯，而这些行为反过来又影响所处的物质和社会环境，结果形成各具特色的物质环境与社会文化环境。因此，根据健康生态学模型，影响人类行为的环境因素可分为微系统、中系统、外系统和宏系统。

（1）微系统

微系统（microsystem）是指个体生长过程中，个体活动和人际交往的直接接触的环境，包括物质环境和社会环境，伴随着个体的成长微系统会不断发生变化和发展，如家庭、学校、父母、老师、同学、朋友等，不断影响着个体行为的形成和发展。

（2）中系统

中系统（mesosystem）是指各个微系统之间的联系和交互作用，若各个微系统之间有较为一致的积极联系，对个体及行为的发展会产生正面的作用，反之，当各个微系统之间处于非积极联系或联系相互冲突（如价值观、教育方式等冲突）时，则会造成个体

的诸多行为与发展的环境适应问题。

（3）外系统

外系统（exosystem）是指个体成长过程中未直接接触或与其生长环境无直接相关的多个环境之间的联系。外系统会对微系统、中系统产生影响，间接地影响个体的环境适应性。如父母职业、社区服务等。

（4）宏系统

宏系统（macrosystem）泛指存在于以上三个系统中的社会大环境，包括社会意识形态、价值观、社会规范等。宏系统为环境中的个体设定了行为标准和法规制度。直接或间接影响着个体的行为发展目标。

在研究个体行为发展时，应将行为放置在一系列相互影响的生态系统中，观察个体行为与系统的相互作用和相互影响。

同时该理论还引入了时间维度，强调个体的发展是一个将时间和环境结合起来的动态发展过程。一个个体的出生，首先通过本能行为影响环境来获取食物等生存条件，随着时间的推移，个体生活微观环境的不断变化，影响着个体行为的社会化过程，如升学、工作、结婚等，每次变化都会导致个体生态环境系统的变化，这些变化都会成为个体行为发展的动力之源。另外，许多健康的决定因素对健康的作用往往具有长期性和累积性。在人一生的过程中，一些人接触有害健康因素多而有利健康因素少，另一些人一生接触有害健康因素少而有利健康因素多，到了一定年龄后，两者的健康状况和功能就会出现明显差别。因此，应该应用健康的全生命路径（life course approach to health）从出生到死亡的整个生命过程促进个体和群体的健康。

14.3 健康促进干预项目

如上所述，健康是在一定的环境和情境条件下发生，只有科学地分析影响健康的决定因素，才能保证对靶向人群健康干预的有针对性和有效性。因此，健康促进干预项目这样复杂的社会系统工程，必须开展科学的需求评估，进行计划设计、实施和评价，才能达到促进人群健康的目的。

14.3.1 健康促进干预项目设计

（1）制定健康促进干预项目的原则

1）目标原则：健康促进项目必须坚持以正确的

目标为导向。目标应明确,并且重点突出。健康促进的目标一般有明确的总体目标和具体目标。总体目标是指宏观的、计划理想的最终结果,如一项青少年控烟项目,其总体目标可设定为"造就不吸烟的下一代"。具体目标则是切实可行的、量化的、可测量的具体目标。

2)整体性原则:健康促进是公共卫生工作的一个重要组成部分,制定健康促进项目应围绕卫生健康工作总目标展开,以健康为中心,明确公众健康发展的需求,解决居民健康问题。健康促进项目要体现出整体性和全局性,目标要体现社会长远发展对健康的需求。

3)参与性原则:健康促进活动需要广泛动员相关组织和目标人群的积极参与,只有把计划目标和目标人群所关心的健康问题紧密结合起来,才能吸引广大群众参与。因此,在制定计划之前,要进行深入细致的健康促进需求评估,以使制定的健康促进项目契合目标需要。任何一项健康促进项目都必须强调参与性原则,鼓励目标人群参与计划的制定以及计划的各项活动。

4)可行性原则:制定健康促进项目要从实际出发,根据当地的实际情况,因地制宜地进行计划设计。尽可能地预见实施计划过程中可能发生的情况,并结合目标人群的健康问题、认知水平、风俗民情、生活习惯等主客观情况,提出符合实际、易为目标人群接受、切实可行的健康促进项目。

5)灵活性原则:项目设计要留有余地,健康促进项目计划应能包容实施过程中可能发生的变化,并制定基于过程评价和反馈问题的应对策略、计划修订指征,根据实际情况,进行适当的计划修订,以保证计划的顺利实施。

(2)健康促进干预项目设计的基本步骤

在需求评估(need assessment)的基础上,健康促进项目设计的基本步骤包括目标设计、框架设计、确定参与者以及经费预算等内容。

1)确定计划目标:目标既要体现项目的远期方向,又要显示近期应当完成的工作指标,因而可以将目标分为总体目标和具体目标。

A. 总体目标(goal):是指计划理想的最终结果,在计划完成后预期可获得的总体效果,具有宏观性和远期性。

B. 具体目标(objective):是为实现总体目标设计的具体的、量化的指标,即为了实现总体目标影射而需要取得的各阶段、各方面、各层次的结果。具体目标设计一般按照 SMART 原则。SMART 是下列 5 个英文单词的首字母缩写所组成:special、measurable、achievable、reliable、time bound。SMART 原则从另一个层面明确了健康促进计划的目标应具有特定具体的、可测量的、可完成的、可信的、有时间性等要求。

2)确定目标人群:目标人群是指健康促进干预的对象或特定全体。根据需求评估,确定优先解决的健康问题,就可以明确特定健康问题在社区人群中的分布及特点。将那些受疾病或健康问题影响最大、问题最严重、处于最危险状态的群体确定为健康促进干预的目标人群或一级目标人群。目标人群一般可分为三类。

A. 一级目标人群:计划直接干预的、将实施健康行为的人群,是项目的直接受益者。如青少年控烟项目中,青少年为一级目标人群;而婴幼儿保健教育计划的目标人群一般为婴幼儿的母亲、祖母、外祖母,或其他亲属或婴幼儿实际监护人。

B. 二级目标人群:对一级目标人群的健康知识、态度和行为可产生重要影响的人群,如卫生保健员、亲属、朋友、同事或单位行政领导。

C. 三级目标人群:对项目有支持作用或重大影响的人群,如行政决策者、项目资助者或其他对计划实施有重要影响的人。

在此基础上,还可根据各类目标人群内部的一些重要特征分出亚组,以利于制定策略和实施干预更有针对性。

3)确定干预内容:确定 3 类行为影响因素中的重点干预指标,倾向因素、促成因素、强化因素在不同目标人群或亚组、在不同的干预阶段有不同的特点或侧重。每种影响因素内部的亚因素也存在不同的特点和侧重,应根据不同的目标人群进一步明确重要的干预措施,并根据计划目标选择干预内容。

4)确定健康促进干预场所:健康促进干预场所是指针对项目目标人群开展健康促进干预活动的主要场所,也是将健康促进干预活动付诸实践的有效途径。健康促进项目的干预活动是否能得到有效实施,一定程度上取决于场所是否适宜。可选择的场所包括居民社区、医疗卫生机构、学校、工作场所、商业场所等。如青少年生殖健康促进项目一般以学校作为主要的干预场所,而社区高血压干预项目一般在社区卫生服务中心、社区活动中心等。近年来,以场所为基础的健康促进(setting-based health promotion)干预理念在国际健康促进领域得到广泛应用,形成三维定位的健康促进干预活动地点、目标人群和干预内容的模式,从而更加清晰地明确了针对特点人群的特定健康问题进行健康促进、干预活动应该在哪些场所进行。

5) 建立干预框架:在健康促进项目制定过程中一般将干预策略按教育策略、社会策略、环境策略及资源策略等方法分类健康促进干预框架结构。

A. 教育策略:①信息交流类,即各种大众传播和人际交流策略手段;②技能培训类;③组织方法类等。如针对目标人群的教育策略:①大众传播,包括广播、电视、报纸、网络;②传播材料,包括小折页、宣传栏、标语、DVD;③讲座、培训;④医护人员指导;⑤社区活动,咨询、义诊;⑥同伴教育。在确定教育策略时,要同时注意结合技能发展和个性化服务,进行可行性与成本分析。

B. 社会策略:即政策、法规制度、规定及其执行方法等。健康政策的支持和配合对于健康促进项目的顺利开展至关重要。要发掘并充分利用现有相关政策、法规,并促成新的健康相关政策,例如制定相关法规与政策、改变不良社会风俗(如酗酒、吸烟等)、制定社区卫生制度(如社区居民卫生守则等)。

C. 环境策略:即改善有关社会文化环境和物理环境的各种策略手段,包括社区身体锻炼设施、建设售烟亭、增加社区卫生服务站;改造社区自然环境,如绿化植树、兴建体育场地;控制水或空气污染,如监督污染物排放、搬走污染企业等。

D. 资源策略:即动员、筹集、分配、利用社区中各种有形和无形资源的途径、方法;加强动员多部门的合作。

6) 确定干预活动日程:科学合理地安排健康促进项目的干预活动日程、准备教育材料、进行人员的组织培训是保证计划顺利实施的重要条件。计划进度是工作进程的总体安排。计划进度制定应遵循合理原则。计划进度由"时间段"+"工作内容"构成。计划进度应当有一定弹性,以免执行中无法按时完成。健康促进项目包括健康促进项目设计、准备阶段、干预阶段、总结评价分为4个阶段。

A. 计划阶段:包括健康促进诊断(健康促进项目需求评估)、制定项目计划,监测和评价计划。

B. 准备阶段:包括制作健康促进材料、预实验、人员培训、资源筹集分配、物质材料准备等。

C. 干预阶段:争取领导支持、应用各种媒介、启动监测和评价计划。

D. 总结阶段:整理分析材料和数据,撰写项目总结报告。

7) 干预活动组织网络与人员队伍建设:健康促进工作是一项社会性的教育活动,因其涉及面广,需要形成多层次、多部门参与的网络组织。除各级健康促进专业机构外,网络中应包括有关政府部门、大众传播部门、教育部门、社区基层单位、医疗卫生部门等。各部门目标统一和行动协调配合对健康促进工作的顺利开展至关重要。

在组建机构时,应充分考虑到项目所涉及的各方面、各层次人员参与,应以专业人员为主体,吸收网络中其他部门人员参与。对项目实施或成功有实质性贡献的人员,可尽量纳入到团队中来。参与执行计划的各类人员应根据工作需要给予分别培训。对各类人员此项明确其职责与权利。

8) 确定监测与质量控制:为确保健康促进的实施质量,在制订方案时,应同时制订实施过程中的监测与质量控制计划,包括监测与评价的内容(如具体目标完成情况、干预内容是否符合计划安排、进度执行是否符合计划)、监测方法(如现场考察、资料查阅、访谈等)、监测频率(如每半年或每年测评一次,或按单项活动进行监测与评价)。

9) 制定项目预算:健康促进活动过程中,必然会涉及经费使用。确定干预活动预算的原则是科学合理、细致认真、厉行节约,留有余地。根据健康促进每项活动的目标人群、计划时间、项目内容方法与规模,分别测算出每项活动的开支类别和所需经费,汇总后即可得出整个项目的开支。经费主要用于:制作健康宣传资料(如标语、宣传栏、展板、活页资料等),支付专家咨询、授课等劳务报酬,租用活动场所,租赁交通车辆,购买办公用品,以及举办活动相关的其他费用等。

14.3.2 健康促进干预项目的经济学评价

用卫生经济学的理论指导帮助卫生服务和资源分配是当今卫生决策的重要方式之一。要开展健康促进的干预,一方面必须有卫生经济学的分析来确定是否值得投资。但与常规的医疗服务和传统的公共卫生投资相比,健康促进所干预的重点是行为和社会决定因素,很难在短时间里看到效果。另一方面,许多健康风险因素是通过在卫生系统之外采取的具有成本效果的行动来解决的,其中包括使用税收和其他财政措施、限制零售机会和广告以及媒体宣传,以减少烟草和酒精消费等有害行为的风险。健康促进的干预措施也常常将卫生系统内部的措施与卫生系统外部的措施结合成一揽子措施,可能比单独采取的单个措施更具成本效果。但是,这些均给卫生经济学评价带来了很大的挑战。尽管如此,政治决策者需要有充分的经济学依据来指导他们决定是否要把资源投入到健康促进项目中来。

(1)世界卫生组织建议的最合算健康促进项目(以慢性病干预为例)

世界卫生组织针对成本效果、可行性以及非财政考虑因素,应用"基于成本效果分析的干预选择"模型(WHO CHOICE,详见第40章)评估了慢性病干预措施的成本效果,并按每个危险因素和疾病领域列出了有关干预措施。在低收入和中低收入国家,挽回一残疾调整生命年的平均成本效果比≤100国际美元的16项干预措施被视为最具成本效果和最为可行的措施,即最合算(best buys)的推荐措施;然后是平均成本效果比>100国际美元的干预措施,可以根据国家具体情况考虑采用;另外还列出了尚未进行"世界卫生组织选择具有成本效果的干预措施"分析,但已经在世界卫生组织指南和技术文件中出现的干预措施。世界卫生组织指出,在解读所列的这些清单时需要小心,例如,没有进行"世界卫生组织选择具有成本效果的干预措施"分析并不一定意味着该措施不具成本效果、不可负担或不可行,而只是目前存在不能完成该分析的方法或能力的原因而已。

1)最合算健康促进干预措施:在低收入、中低收入国家挽回一残疾调整生命年的平均成本效果比≤100国际美元的有效干预措施。

A. 减少烟草使用:提高烟草制品消费税和价格;实施平装/标准化包装和/或在所有烟草包装上使用大幅图片健康警语;制定并实施法律,全面禁止烟草广告、促销和赞助;消除所有室内工作场所、公共场所、公共交通的二手烟暴露;实施有效的大众媒体宣传行动,向公众讲解吸烟/使用烟草和二手烟的危害。

B. 减少有害使用酒精:提高对酒精饮料征收的消费税;制定并执行针对酒类广告的禁令或全面限制令(跨多种媒体类型);立法(通过缩短销售时间,限制购买者年龄等)限制零售酒类的实际可获得性,并执行这些限制措施。

C. 管控不健康饮食:调整食品配方,降低含盐量,并确定食品和餐饭含盐量目标,减少盐摄入量;在医院、学校、工作场所、疗养院和公共机构中建立支持性环境,促进提供低钠饭,减少盐摄入量;开展

促进行为变化的宣传和大众媒体行动,减少盐摄入量;落实包装正面标签规定,减少盐摄入量。

D. 减少体育锻炼不足的现象:在整个社区开展鼓励身体活动的公共教育和宣传运动,包括开展大众媒体运动,并实行基于社区的其他教育、激励和环境规划,以促进行为变化,增加身体活动量。

2)次合算健康促进干预措施:在低收入和中低收入国家挽回一残疾调整生命年的平均成本效果比>100国际美元的有效干预措施,可以根据国家具体情况考虑采用。

A. 烟草控制:为所有想戒烟的人提供戒烟方面的有效支持(包括简短建议、全国性免费戒烟热线服务),此种支持应免费并面向全民。

B. 减少有害使用酒精:执行并实施有关酒驾和设立检查点测量血液酒精浓度的法律。

C. 控制不健康饮食:为危险和有害使用酒精者提供短期社会心理干预。通过立法禁止在食物链中使用工业反式脂肪酸,消除工业反式脂肪酸;通过对含糖饮料有效征税以减少糖消费量。

D. 减少体育锻炼不足的现象:利用短期干预措施,在例行初级卫生保健服务范围内提供身体活动咨询和转诊。

3)被证实有效但未作任何成本效果分析的措施:这些干预措施被证实有效并已经在世界卫生组织指南和技术文件中出现,但未作任何成本效果分析。

A. 减少烟草使用:实施最大限度减少烟草制品非法贸易的措施;禁止跨境广告,包括使用现代传播手段;通过手机软件为所有想戒烟的人提供戒烟服务。

B. 减少有害使用酒精:定期审查价格与通货膨胀和收入水平之间的关系;可行的情况下确定酒类最低限价;制定并实施有关购买和饮用酒精饮料的适当最低年龄限制和降低零售点密度的法律;限制或禁止通过针对年轻人的赞助和活动促销酒精饮料;在卫生服务和社会服务中提供对酒精使用障碍及其合并症的预防、治疗和护理;向消费者提供信息,并在酒类标签中说明酒精相关危害。

C. 管控不健康饮食:促进并支持生命前六个月纯母乳喂养,包括提倡母乳喂养;实施补贴政策,增加摄入水果和蔬菜;通过调整配方、标签、财政政策或农业政策,用不饱和脂肪酸代替反式脂肪酸和饱和脂肪酸;限制分量和包装大小,以减少能量摄入和超重/肥胖风险;在不同环境下(例如在学前班、学

校、工作场所和医院)实施营养教育和咨询,推动增加水果和蔬菜摄入;落实营养标签要求,减少总能量摄入(千卡)及糖、钠和脂肪的摄入;开展有关健康饮食的大众媒体宣传行动,包括社会营销,以减少脂肪、饱和脂肪酸、糖和盐的总摄入量,促进食用更多水果和蔬菜。

D. 改变体育锻炼不足的现状:确保宏观层面的城市设计考虑如下核心要素——居住密度、包括人行道在内的相互连通的街道网络、到各个目的地的便捷交通以及能利用的公交系统;实施"全学校"规划,其中包括高质量体育教育以及提供足够设施和规划支持所有儿童进行身体活动;使人能够便捷、安全地利用高质量室外公共场所以及要有足够基础设施用于走路和骑车;实施由多项内容组成的工作场所和体育锻炼规划;通过组织体育小组、俱乐部、规划和赛事促进身体活动。

(2)在健康促进项目中经济学评价结果解释需考虑的问题

当应用经济学评价方法来做决策时,视角必须放得更宽来看健康的效果。如果狭隘地关注成本和对卫生系统的影响,而忽视了改善健康的更广泛经济效益。因此,经济学评价必须强调卫生和其他部门通过健康促进的投资取得"双赢"局面。如工作场所健康促进,它还可能增加更多的就业或教育参与程度;如学校健康促进,还能改善课堂氛围,提高学生的学习成绩,它还可能增加了学校和社区的互动、学校和家长的互动,提高了学生社会参与的兴趣和能力,减少教师生病缺勤率,改善教师的健康,等等。

第二个需要思考的问题是产生哪些效果和成本的时间范围,以及如何在经济学评价中处理这些问题。与许多具有相当直接影响的临床场所治疗疾病问题的措施不同,健康促进的许多干预措施的好处可能需要数年甚至几十年才能产生。例如,投资于减少儿童肥胖风险的早期措施可能会在几十年后才带来健康的好处,包括降低老年痴呆症的风险。许多控制吸烟的行动措施也是如此。与此相关的另一个问题涉及在经济学评价中使用的贴现。这意味着健康促进干预措施的成本效果似乎不如对即时治疗的投资更合算。然而,我们都知道,好的健康对未来而言是非常有价值的。

另外一个问题是经济学的评价往往都使用一些模型来模拟运算,在这种情况下,还需要考虑到行为改变的后果。例如,在计算不健康食品干预和饮料税收后的效果,其结果在很大程度上取决于模拟的

假设,不仅取决于个人是否会减少对含糖饮料的消费,还取决于他们改变后的消费将转向哪些方面,是转向消费饮用水,还是其他的饮料。如果是转向天然果汁,在肥胖或口腔健康风险方面就可能增加。如果消费者只是把更多的可支配收入花在不健康的食品和饮料上,那么他们留给其他商品和活动的资源就会更少,有可能进一步损害他们的健康。因此,模型在其作出的关键假设上必须要明确说明,以便在决策时参考。

一个国家做出的"最合算措施"在另一个国家可能不一定具有成本效果。正如本章前面所说的,健康促进干预的效果往往取决于所在地区的情境。例如,立法的有效性在一定程度上取决于对法律的文化态度、这些法律可能得到多大程度的执行以及对任何侵权行为的处罚的严重程度。

许多经济学评价也没有考虑到对公平性的影响;如果受益最大的人是在维持健康方面最不需要支持的人,健康促进的行动可能会无意中扩大健康的不平等。在采纳经济学评价的结果和推广时,应认真地考虑所投入更多资金的经济理由与那些可能从健康促进行动中受益最大的亚人群是哪些人。决策者应更多地考虑有利于那些弱势群体。因此,健康促进行动应从伦理学的高度,明确希望将更多的资源和精力投入到与普惠性的理念相符的公众中去。

在成本计算方面,经济学分析还需要考虑今后实施的成本,包括任何员工队伍扩张和扩大服务的成本。

14.4 增权型健康教育与社区健康促进

14.4.1 增权型健康教育

健康促进是在健康教育的基础上发展起来的。早期的健康教育主要是针对传染病流行行为特点的公共卫生问题来开展的。当时人们的健康知识匮乏,故以宣传健康知识为主要手段的卫生宣传在协助控制传染病和营养不良的公共卫生问题上起到了很好的作用。这也给人们留下这样的印象:如果给予人们"正确的"健康知识,他们将采取合适的健康行动。随着传染病的有效控制和慢性病越来越流行,行为问题成了公共卫生日益关注的问题。以个体为对象,干预行为危险因素来预防慢性病成为了健康教育的主要方式。相应地,以心理学为基础的行为相

关理论不断出现,也推动了健康教育的进一步发展。1974年加拿大卫生署长拉隆德发表了人群健康状况报告,强调了社会和物质环境可直接和间接地塑造行为从而对健康影响的重要性,从而引起了人们对健康教育的激烈批评,尤其是针对强调个人责任且不承认个人行为所受到他们的经济和物质环境的限制的观点。瑞安(Ryan)指责说,健康教育就是"谴责受害者"。谴责受害者的本质是在于试图说服个人对自己的健康负责,而忽视了他们是社会和物质环境情况下的受害者。在采取的方式上,提供健康教育的人员都以专家的身份出现,在讲台上、临床的诊所里,把一大套的专业知识灌输给受众。而受众在那里却只是一个"知识的奴隶俯首帖耳地倾听",但听过后这些知识却都被忘记了,原来的行为习惯仍日复一日依然如故。所以,以谴责受害者和以说教式的"洗脑"方式来开展的健康教育受到学界的广泛批评。随着健康促进的发展,尤其是对增权和健康素养研究的深入,人们对健康教育又有了新的认识:在批评以谴责受害者和说教式"洗脑"的健康教育方式时,我们不应该"把洗澡水和婴儿一起倒掉",强调以提高健康素养和增权为目的的健康教育仍在健康促进中发挥着核心作用。

近年来学术界越来越强调健康教育应该回归到它的教育本质上来。健康教育是有计划地应用循证的教学原理与技术,为学习者(这里强调学习者,而不是受教育者,目的是强调主动学习的重要性)提供获取科学的健康知识、树立健康观念、掌握健康技能的机会,帮助他们做出有益健康的决定,以及有效且成功地执行有益健康的生活行为方式的过程。

与普通的教学活动相似,健康教育教学活动是教育者的"教"与学习者的"学"相互作用的过程。在教学活动中,教育者将健康相关知识、观念态度和技能传授给学习者,并引导其构建自己的知识体系和价值观。但是,与其他科学知识教学不同的是,健康教育的教学没有应试教育的杠杆进行调节,同时健康教育不仅要求学习者掌握相关知识,还要求他们形成健康信念和有益于健康的态度,并且要实现行为的改变并坚持健康的行为生活方式。因此,健康教育的教学活动必须能够深入人心,牢牢抓住学习者的关注点和兴奋点,使健康教育学习成为一种自觉行为,才能真正取得成效。

健康教育是通过信息传播和行为干预,帮助个人和群体掌握卫生保健知识,树立健康观念,自愿采纳有利于健康行为和生活方式的教育活动与过程,其最终目标是帮助学习者建立健康的行为生活模式。人们通过健康教育去获取新的知识,转变态度,获得并实践新的技能与行为,从而逐渐改进健康状态。无论何种健康相关行为转变理论,健康相关行为转变的前提条件都是健康知识水平提高、健康相关态度转变、健康相关技能获得,而这些条件无一不是通过学习获得的。所以,健康教育教学是健康教育计划的重要内容,是计划贯彻实施的关键环节。健康教育的策略是通过人际传播(一对一)或团体指导或电子媒体互动,促进个人、团体或人群的行为改变。健康教育的教学活动是健康信息传播的活动过程,是健康传播的细化,也是健康教育计划主体部分的关键环节。教学活动设计是否严谨完美,活动实施过程教与学双方是否默契和谐,对健康教育项目最终目标的实现有至关重要的作用。

(1)健康教育教学活动设计原则

1)教学内容的科学性:传播科学知识是健康教育的主要内容,健康教育信息的科学性、准确性是健康教育最基本的要求。健康教育的教学内容应该已经清楚明确了的研究结果、科学结论。对于有争议的事物,点到为止,引导学习者理性分析对待即可,无须将健康教育教学设计成科学研讨会。

2)因材施教:一方面是指教学内容、教学方法、教学形式要与学习者的理解、接受能力相适宜,另一方面是指教学内容要与学习者的生理心理需求相适应,做到适时、适量和适度。

3)因地制宜:主要是指教学形式和教学安排应根据实际情况做出调整,譬如健康教育的教学时间、教学活动、教学形式,要依学习者的时间、教学场地、师资力量和教学资源等因素而变通,不应勉强模仿别人的成功经验,即使是模仿,也应该是有所创新的模仿。

4)运用参与式教学方法:参与式教学是目前国际上普遍倡导的一种教学、培训、研讨的方法,它强调激发学习者尽可能多地参与教学活动,而不仅仅是被动地听取教育者讲授。尤其是以改变态度信念和技能为目标的教育培训,参与式教学具有讲授法所无法比拟的优越性。

5)及时进行监督评估:监督评估既是督促检查,又是自我总结提高。在开展健康教育教学活动中,应随时观察判断每一个活动环节的实施情况与效果,及时改进修正。活动结束应及时进行总结评估,衡量绩效,为以后的工作提供参考资料。

（2）增权

健康教育既是引导人们自愿采取有益健康行为而设计的学习机会，也是帮助人们达成知行合一的实践活动，其核心是健康行为的养成。健康教育的目的是让人们做出有益于健康的理智决定和明智选择，这与健康促进中的一个重要概念"增权"有关。增权也可翻译成赋权，是指人们增强对决定他们生命事件掌控力的过程，即有能力对决定自身健康的问题做出明智的选择，即"自主自律健康行为"中的"自主"。增权的核心是：它不能够被给予，必须是自己获得。在许多健康教育活动中，专业人员尤其是医生往往运用具备医学专业知识的优势，强制要求服务对象必须做一些事情，或者从教育者自身出发，灌输很多专业知识给服务对象，而对方只是处于被动接受的地位。服务对象表面上服从而心里有抗拒，这是不利于行为改变的，而且由于剥夺了服务对象自身做主的权利，也会严重损害对方的自尊和自信心，这同样不利于其行为的改变和幸福感的获得。另外，人的行为在很多场合也受到相关法律的约束。健康促进也常常强调应用立法来规范人们的健康行为。但与健康相关的法律管束人的行为不同，健康教育是一个内化和增权的过程，通过教育，使人们由衷、自愿和乐意地采纳某一健康相关行为。法律的管束可以在短时间内看到人们行为的改变，但外在的改变必须也要让人们内在信服。这就需要加强健康教育，使人们开始因法律强制而表现出来的行为改变，逐渐通过内化变成持久的自觉行为。在多数情况下，采取以健康教育的方式，可帮助人们养成良好的健康行为为主要的途径，让人们做到对自身行为的"自律"，即"自主自律健康行为"中的"自律"，同样是健康促进一个非常重要的方面。

（3）健康素养

健康教育与健康信息及现代信息化技术密切相关。我们正处于一个信息化的社会，与几十年前国民教育落后、卫生知识匮乏不同，当今社会海量信息铺天盖地而来，真伪难辨。同时，人们对自身的健康越来越关注，主动寻求健康知识的能动性也越来越大。如何正确寻求和辨识科学的健康相关信息成为了人们关心的问题。在就医看病方面，很多高精尖技术的发展使当今的医疗系统变得越来越复杂，怎样能正确地寻医问药，正确地理解医嘱，也成了人们寻求卫生服务过程中的一个挑战。因此，如何正确地获取、理解和应用健康信息，即健康素养，成为健康教育当今最为关注的议题。健康素养（health literacy）是在进行与医疗服务、疾病预防和健康促进有关的日常活动时，获取、理解、评价和应用健康信息来做出健康相关的决定以维持或提高生活质量的知识、动机和能力。健康素养是一种可由后天培养训练和实践而获得的技巧或能力，它包含阅读书面材料，以及听、说、写和计算等一系列对人维持健康产生影响的能力。在人的一生中，随着时间和情境的变化，健康素养也在不断地发展，贯穿于整个生命全程。但健康素养不等同于文化程度，正如知识并不一定能转化为信念，信念也不一定能转化为行动一样，一个人的受教育程度并不一定能决定其是否具备维持健康的能力。

健康教育是提高健康素养的主要手段，但提高健康素养并不是传播健康知识那么简单。它不仅在于增加人们的健康知识，更在于让人们能学会相应的技能和树立自信心，通过获取、理解、评价和应用健康信息做出合理的健康决策，从而维持和提升健康。所以，在健康教育过程中，健康素养与增权密切相关，互为因果，相互促进。在采取提高健康素养的措施上，第九届全球健康促进大会有关健康素养的"简报"也明确指出，健康素养不仅仅是指能够"阅读宣传册子""预约挂号""读懂食品标签"或"遵医嘱"。健康素养并不只是健康知识，还包含能力、动机和认知层面：公众在不同情境中具备自主地寻求、有效地运用健康信息所要求的知识、动机和能力，才是健康素养的核心所在。在我国很多人只把健康素养理解为以卫生健康相关知识为主的层面上，把提高健康素养看成是宣传一些健康知识或让人们做一些健康知识相关的测试题，是有一定局限性的。

在提高健康素养的目标人群中，除了普通大众外，《上海宣言》还特别强调要提高投资者和决策者的健康素养。在推进"将健康融入所有政策"的实践中，投资者和决策者起着关键作用。在他们所辖领域进行决策的过程中，高健康素养的投资者和决策者有能力去思考、评判该决策是否对健康有影响，最后有能力做出有益于群体健康选择的决定。这样的决定将会对该政策所涉及人群健康起到决定性的作用，普惠性的健康决策也将大大地减少健康不公平。

由此可见，通过健康教育提高健康素养将是今后健康促进工作中一个非常重要的方面。正如《上海宣言》指出的，健康素养以包容地、公平地享有优质教育和终身学习为基础。健康素养是范围较广的技能和能力的综合体,人们首先通过学校课程获得,而后在整个生命周期内不断发展这类技能和能力。学校、健康教育与健康促进机构、卫生服务机构、企业等应主动承担起提高人们健康素养的责任。

14.4.2 社区健康促进干预项目

根据前面介绍的健康生态学模型的系统理论,健康决定因素在多个层面上相互作用和相互联系而影响人们的健康。改善健康和预防疾病不仅仅发生在患者就诊的医疗机构,也发生在患者及其家人、朋友和邻居、雇主、教师和店主的社区中。人们的社会经济地位、社会背景以及物质和文化环境直接影响他们的健康,由此通过行为改变和良好生活方式的形成和强化,间接地影响他们的健康。然而,如上文所提及的,我们目前针对健康促进和健康教育研究的重点往往主要还是集中在个人生活方式和行为上。目前,国际上大量的研究已经证明,行为选择是由个人生活的环境塑造和调节的。以预防肥胖为例,如果不考虑导致个人做出饮食和身体活动选择的激励或障碍的社会和建成环境因素,预防肥胖及其相关疾病的努力只可能取得很有限的成功。因此,健康促进干预项目最好以社区为基础,面向全人群,促使社区文化、社会和环境的变化,即社区健康促进干预项目。一般而言,社区健康促进干预措施都强调涵盖范围广泛,从针对特定健康状况(如高血压或糖尿病)到那些针对更广泛和更复杂的健康问题,包括慢性病和传染病的流行,公众健康的社会、经济和环境决定因素,低收入、低教育程度以及流动人口、弱势群体所经历的健康差距和不公平现象等。

(1) 社区健康促进干预的特征

不管是健康促进的五大行动领域和三项基本策略,还是最近提出的健康共治、共建共享,健康促进干预都是侧重于人群健康,重点是解决社会和物质环境的问题,在方法上则强调政府主导的跨部门行动、强调全社会参与和增权、强调情境条件的重要性。

1) 面向全人群:社区健康促进干预不是临床预防项目,它并不特别关注改变个人特征,而是强调基于社区全人群的健康。比如,某家庭为了更好地进行锻炼,购买了跑步机并在家中使用,尽管这家人也参与了预防的活动,但它不是针对全人群。跑步机所有者在购买之前不需要咨询邻居,邻居也不会去使用它。而如果一个社区修建了合适的步道,改善

了居住的周围环境(建成环境),该社区的全体居民都可以享用它,促进了居民的身体活动,这就是社区健康促进干预项目。

2) 重视社会和物质环境的变化:社会和物质环境的变化特征变化构成了社区健康促进干预有价值的结果。因为在人群中的健康风险因素、健康结局和健康指标的分布主要都是由社会基础和物质环境决定的。研究表明,社会经济地位、社会凝聚力、社会资本和人际网络等社会特征与健康和幸福有关。如居住条件差、周围污染程度严重、绿化空间少、住房质量差、步行基础设施的安全性和舒适性等这些自然和建成物质环境的这些特征也是如此。

3) 强调政府主导的重要性:社区健康促进要对上述因素进行干预,政府领导下的跨部门行动是其重要的组成部分。因为影响公众健康的大多数社会和物质环境决定因素都处于卫生部门的管控范围之外,因此这种跨部门的伙伴关系是健康主要决定因素发生变化的关键过程。跨部门行动是指在健康促进干预措施的规划、实施和管理过程中要吸纳和协调各相关部门的行动者。在跨部门行动中,一个重要的措施是应用健康融入所有政策(health in all policy, HiAP)的方法。健康融入所有政策是为了解决健康的社会决定因素,鼓励政府将多个部门(如税收、教育、交通)纳入改善群体健康的项目和政策中。

4) 全社会参与是关键:社会参与是指受影响者在改变影响周围健康条件过程中的参与。参与可以在项目的各个阶段进行,也可以在强度上变化。它可能涉及受影响的个人本身或他们的代言人。在社区健康促进干预中,参与通常转化为志愿者工作和其他当地资源,从而增加了干预的潜在强度。不管是社区参与还是个人参与,帮助个人和社区增权都是关键。帮助人们增权的干预过程通常也是参与性的。研究已经证明,社区增权能使社区能够通过更有效的需求评估和政策倡导过程来更好地识别和解决他们的问题。

5) 重视社区的情境:制定和实施健康促进干预的情境条件也很重要。不管是针对行为还是某一公共卫生相关问题,干预意味着事件或轨迹的正常演变过程的中断。不管这个干预力量是来自社区本身还是来自社区之外,最终影响以及需要做出改变的都是社区本身。因此,干预的措施必须符合所干预社区自身的情境条件,这样才能起到干预的效果以及使效果能持续下去。

（2）社区健康促进干预的评价

由于社区健康促进干预重点针对健康的社会决定因素，这些干预措施的影响超出了我们传统上对健康影响的理解。因此，评价社区健康促进干预的框架不仅需要考虑健康领域的结果，还需要考虑健康指标以外领域的结果，从而得出以社区健康促进干预的真正价值，为决策者、资助者和利益相关者提供真实客观的科学依据。具体包括如下方面。

1）健康：身体健康包括死亡率、发病率和功能能力。心理健康包括认知、复原力、自杀等原因导致的死亡率、抑郁症等的发病率，以及社会情绪健康相关的生活质量（如压力、行为、伤害和自评健康）。促进心理和身体健康包括多种因素，特别是疾病发病率和患病率的降低、死亡率的下降以及与健康相关的生活质量的提高。公平是健康领域的另一个重要因素。有充分证据表明，社会经济地位（SES）的差异可显著影响健康差异。各群体（如流动人口、性别、年龄和SES）的健康不平等可能是由于获得医疗卫生服务方面的不平等、降低风险的公共措施的不平等或健康的各种社会因素的不平等（如教育、收入和财富、机会和自由）造成的。以慢性病为例，慢性疾病通常是遗传、个体行为和环境之间复杂、扩展的相互作用的结果。这种复杂性可能使评价任务更加困难。例如，进食具有最少营养价值的食物和可导致肥胖和相关慢性疾病的久坐行为通常部分是由个体环境塑造的生活方式的结果。鉴于降低心血管疾病（CVD）和糖尿病的患病率是一个需要很长时间才能实现的结果，针对此类结果的干预可根据科学结论确定一些合适的中间结果指标（例如胰岛素抵抗降低或血压、血糖降低）。对于预防慢性病等长期结果，确定中间或近期结果作为评估和确定进展的一部分非常重要。

2）社区社会与物质环境：社区社会与物质环境本身就是一种有价值的结果。它独立于社区中个人的健康之外，用于解释与社区情境条件或社区特征的社会、经济和物质环境相关的要素。社区社会与物质环境的要素包括人们拥有的财富和收入、教育、就业、安全、交通、住房、工作场所、食品、医疗卫生服务和娱乐场所等。这些要素是通过社区中的个人实践产生、复制和转化的。他们对此有无兴趣对个人和整个社区都十分重要。

A．物质环境：可能对人类健康和社区福祉产生影响的建成环境的4个方面，即自然接触、建筑物、公共空间和城市形态。

a．土地利用、城市形态和绿色空间：建成环境的组成与许多健康影响有关。例如，已经发现邻里的物质特征与体育锻炼的水平和肥胖风险相关。健康相关设施的存在与否，特别是购买负担得起的健康食品的机会，也可能对健康产生影响。方便进入，甚至是置身于绿色空间中，与增加体育锻炼、更好地感知全身心健康状态（better perceived general health）、减轻压力性生活事件的影响以及降低某些疾病的流行率相关。城市形态还有超越健康之外的效果。例如，具有高度"步行性"的区域被认为更美观，并且与更多非计划的互动和更大的社区意识相关联。城市中的树木可以为建筑物提供更多节能效果和更低的供暖和制冷成本。

b．交通便利性：大量研究发现，使用公共交通可增加身体活动。很多研究均表明，使用公交系统上下班与体重指数的降低和肥胖的可能性降低有关。与此同时，积极的出行，例如步行和骑自行车，以及不断增加的身体活动，也可以减少车辆尾气排放，从而改善空气质量。对公共交通的投资也有其他好处，例如为社区带来就业和经济活动。

c．建筑物质量（室内空气）：住房是影响健康和社区福祉的另一个重要的因素。因为人们大部分时间都在室内度过，所以建筑物就成为了建成环境中可能对个人健康产生重大影响的组成部分。室内空气可能含有建筑材料释放出来的化学和物理因素（如氡气）、吸烟导致的环境烟草烟雾以及数千种对健康构成严重威胁的其他化学品和生物污染物。特别是儿童更易受到室内和室外空气污染的危害，其影响可能是终生的。除了健康益处之外，提供优质住房还可以通过改善教育成果和减少犯罪等方式为社区带来益处。

B．社会和经济环境：

a．教育：广泛的研究表明，整个生命全程中教育与健康结果之间存在联系，教育与更高的收入、更高的房屋拥有率和第二台车拥有率、减少犯罪率、减少失业和减少贫困率有关，从而提高社区福祉。

b．就业/失业：失业与所有原因的死亡率、身体和精神疾病以及医疗卫生服务的使用增加呈正相关。就业也有许多非健康影响。例如，就业人群有更高的结婚率和更少的离婚率，更多的幸福婚姻和更大的儿童福祉相关。人们发现，失业率的下降与财产犯罪率的下降有关。失业率的上升会导致儿童被寄养的发生率升高。

c．犯罪/安全：研究表明，安全的地区增加了体育活动,增加了邻里的安全感。相反,生活在高犯罪率地区的人更容易吸烟,报告的健康状况较差,睡眠习惯较差,运动量较少。在非健康影响方面,犯罪和对暴力的恐惧会干扰社区成员之间的社会互动和信任。例如,犯罪或对犯罪的恐惧已被发现限制了妇女在其环境中的活动,并增加了其不信任和恐惧的程度。还有研究表明,随着社区暴力的增加,学校的数学和阅读成绩显著下降。

d. 社会支持和社交网络:社交网络是指以人为中心的关系网。许多研究表明社会支持和社交网络与身心健康有关联。然而,除了与健康的关系外,社交网络和社会支持本身也很重要。有研究发现,居民拥有组织和社会支持资源的社区有更多机会采取行动来"保护他们的社区"。研究还表明,社会支持促进了积极的学术成果。

e. 社会凝聚力:社会凝聚力是指社会不同阶层之间的相互信任和尊重。社会凝聚力已被证明与健康和身体活动水平正相关。但社会凝聚力也会对健康的其他方面产生重要的影响。例如,社会凝聚力较高的地区犯罪率较低,对团体目标的贡献增加以及经济相对更繁荣。

f. 公平性:如前所述,公平是跨越所有三个领域的重要因素。社区社会与物质环境的要素往往不能在社区中公平分配。社会中不同群体的社会信任水平可能不同,而某些政策或社会偏见也可能会削弱群体间的信任。社会中的建成环境对不同群体的影响也可能是不公平的——居住区、绿地、交通甚至是获得新鲜食物的质量可能会有所不同。重视社区社会与物质环境不仅要关注总体措施,还要关注社区社会与物质环境的分配方式。社区社会与物质环境这些方面分布的不公平可能导致健康分配的不公平,也可能导致社区治理中的不公平。

3) 社区组织保障:社区健康促进干预项目往往涉及群体之间如何在社会中生活、如何改造自己的社区、在学校提供什么食物等决策。因此,通过有效的组织保障措施以确保干预措施的过程环节顺利到位,是干预项目成功的重要因素,也必须被视为有价值的结果。社区组织保障指的是对社区参与决策以及与社区健康促进项目相关的设计和实施具有独特影响的几个要素。这些要素包括动员公民积极参加的活动、当地领导力开发、社区参与、信任、技能培养、透明度和包容性。除了社区领导的意愿和政治决策外,社区组织保障通常还包含一系列活动,其中包括可用于改善健康的各种选择的学习、与选择一

个或多个选项相关的讨论和决议、考虑实施健康改进项目的适当方法,以及对整个过程的批判性反思。制定和实施决策的方式不仅对战略或政策的成功具有重要意义,对社区福祉也很重要,而且还可以通过广泛参与决策直接影响社区福祉。社区组织保障还通过对下面的这些健康改善举措的成功和失败的反馈,支持当地适应和实施基于社区的干预措施。

A. 当地领导力开发:健康的社区需要在社区组织保障中形成多元化的领导层,包括有营造居民积极参与的良好氛围。对健康持有正确观念且强有力的地方领导人可以动用相关资源并使多部门参与而积极地影响社区的活力。

B. 社区组织保障的组织技能培养:与社区组织保障相关的技能主要包括与在社区中开展组织活动过程相关的技能,如倾听力、关系、挑战、行动、反思、评估和鼓励等。通过技能的培养,提高具备包容、可信赖、领导力发展和自我反思等基本素质,从而能帮助社区居民参与与影响整个社区的行动有关的决策,能够清楚地传达其价值观、兴趣和动机。

C. 社区动员:社区动员,有时也被称为社区组织,是指"通过组织和激活社区来帮助社区解决他们自身问题的过程"。社区本身就是一个复杂的社会系统,他们是否愿意实施潜在的预防政策或策略的过程本身对项目或政策的成功实施很重要。社区动员工作可以提高个人和社区解决问题的能力。通过社区动员,鼓励公民积极主动参与和管理自身社区的公共事务。此外,社区利益相关者的广泛参与不仅可以影响街道政府的相关行动,还能在参与过程以及与公众沟通的过程中,加深对潜在健康干预政策和策略的理解,从而进一步帮助社区在改善他们自身生活质量的许多方面做出明智的选择。

D. 公平:公平也是社区组织保障的重要组成部分。前面提及的包容各方利益相关者参与有助于公平,但如果在包容性的前提下,各方利益相关者的重要性有所不同,就可能会在过程中造成不平等的问题。例如,有些人对决策的影响力可能比其他人更大;其次,一些利益相关者需要提供方便和支持来获得相关的决策证据,但如果得不到支持,就可能使他们对决策作出贡献的能力出现较大的不平等;另外,即使该过程具有包容性,具体运作时权力关系也可能发生显著变化,并影响干预措施的评估、设计和采用方式。所以,在社区健康促进干预评价时也应给予重视。

14.5 普及健康生活是《"健康中国 2030"规划纲要》的重要组成部分

健康促进与健康教育的关系上文已论述过了。2009 年我国启动新一轮的医药卫生体制改革,在《关于深化医药卫生体制改革的意见》文件中已对加强健康促进与教育提出了明确的要求。"医疗卫生机构及机关、学校、社区、企业等要大力开展健康教育,充分利用各种媒体,加强健康、医药卫生知识的传播,倡导健康文明的生活方式,促进公众合理营养,提高群众的健康意识和自我保健能力。"

2016 年发布《"健康中国 2030"规划纲要》(以下简称《纲要》),推进"健康中国"建设是全面建成小康社会、基本实现社会主义现代化的重要基础,是全面提升中华民族健康素质、实现人民健康与经济社会协调发展的国家战略。《纲要》提出了普及健康生活、优化健康服务、完善健康保障、建设健康环境、发展健康产业 5 个方面的规划。将普及健康生活放在第一位,具体内容包括加强健康教育(提高全民健康素质、加大学校健康教育力度)、塑造自主自律的健康行为(引导合理膳食、开展控烟限酒、促进心理健康、减少不安全性行为和毒品危害)、提高全民身体素质(完善全民健身公共服务体系、广泛开展全民健身运动、加强体医融合和非医疗健康干预、促进重点人群体育活动)。

"健康中国"建设中提出了 13 个主要指标,在健康生活建设中共有两个指标:一是居民健康素养水平(health literacy)到 2030 年将提高到 30%;二是经常参加体育锻炼的人数到 2030 年将增加到 5.3 亿人。

我国提高全民健康素养的做法首先是推进全民健康生活方式行动,强化家庭和高危个体健康生活方式指导及干预,如开展健康体重、健康口腔、健康骨骼等行动;其次是开发推广促进健康生活的适宜技术和用品,健全覆盖全国的健康素养和生活方式监测体系。

(傅　华)

参考文献

[1] 傅华. 健康教育学. [M]. 3 版. 北京:人民卫生出版社,2017.

[2] 傅华. 健康教育学学科发展报告[M]//中华预防医学会. 2016—2017 公共卫生与预防医学学科发展报告. 北京:中国科学技术出版社,2018:82 - 96.

[3] GREEN J, TONES K, CROSS R, et al. Health promotion planning and strategies [M]. 3rd ed. London:SAGE Publications Ltd,2015.

[4] ROOTMAN I, GOODSTADT M, HYNDMAN B, et al. Evaluation in health promotion:principles and perspectives [R]. Copenhagen:WHO European Regional Office,2001.

15 医疗机构服务

15.1 医疗机构及医疗机构服务

15.1.1 医疗机构的性质

医疗机构,是指依法定程序设立的从事疾病诊断、治疗活动的卫生机构的总称。它的含义是:第一,医疗机构是依法成立的卫生机构;第二,医疗机构是从事疾病诊断、治疗活动的卫生机构;第三,医疗机构是从事疾病诊断、治疗活动的卫生机构的总称。我国的医疗机构是由一系列开展疾病诊断、治疗活动的卫生机构组成的。医疗机构、卫生院(社区卫生服务中心)是我国医疗机构的主要形式,此外,还有疗养院、门诊部、诊所、卫生所(室)以及急救站等,共同构成了我国的医疗机构。

按照医疗机构资产归属划分,可以将医疗机构分为公立医疗机构和非公立医疗机构。其中,公立医疗机构是指由政府(国有企业)举办、实现特定目标的非营利性医疗机构,是世界各国确保医疗卫生服务可及性、公平性,增加国民健康的公共政策和机构设置。

非公立医疗机构包含非营利性医疗机构和营利性医疗机构,是个人或企业出资兴办的,也包括国外资金兴办的医疗机构。

(1)公立医疗机构的性质及功能定位

公立医疗机构举办的主体是政府,产权归政府所有,其性质是非营利性、公益性事业单位,其在特定制度或政策框架下,为全体国民提供公平、可及的医疗卫生服务,是实现人人享有基本医疗卫生服务目标的主要载体,其主要的定位和功能是提供基本医疗卫生服务,最终目的是提升全体国民的健康素质。

（2）非公立医疗机构的性质及功能定位

非公立医疗机构是指非政府公办的,大部分是由社会出资,主要由营利性机构兴办的医疗机构;也有部分为非营利机构。营利性医疗机构医疗服务所得收益可用于投资者经济回报;非营利性医疗机构经营成果主要用于自身再发展。两者的主要区别是其所获利润的分配和利用方式的不同。非公立医疗机构则可以针对中高端服务市场,面向中高收入人群,提供个性化比较强的、舒适型的医疗卫生服务。

公立医疗机构和非公立医疗机构之间的关系应该强调互补合作的伙伴关系,而非市场化的竞争关系,它们共同构成一个系统的、完整的医疗卫生服务体系。

15.1.2　医疗机构服务

医疗机构服务是以医学技术为基础服务手段,以患者为主要的服务对象,向大众提供能日常医疗需求,并为人民群众带来切身利益的医疗产出服务。这里的医疗产出服务包括了医疗过程及其质量;随着社会的发展,医疗产出的范畴也扩大到了非物质形态的服务,而非物质形态的服务主要包含服务态度、医疗机构形象、服务承诺等,可以给患者及其家属带来身体上的康复利益,同时在心理上得到满足及信任。

一般来说,医疗服务可以分为以下三个层次:第一个层次为核心医疗服务,也是医疗服务最基础的层次。人们到医疗机构来就是为了医生能解除他们的病痛,获得身体康复,这是人们购买医疗服务的核心。第二个层次是形式医疗服务,是人们购买的医疗服务的承载体,如医疗服务的具体检查项目、医疗硬件条件、医生技术水平等。核心医疗服务必须通过形式医疗服务这个载体媒介才能向人们展示,才能满足不同患者的不同需求。附加医疗服务是最后一个层次。它是各种医疗服务的附加总和,是人们购买的所有医疗服务的延伸部分,比如,人们在享有核心医疗服务以及形式医疗服务的同时,也同步得到了相关的疾病知识、病情咨询、医护的服务承诺、医疗机构的保障服务等。总体来说,医疗服务是一个整体系统的概念,不能从单一角度去看待(图15-1)。

医疗服务除了具有服务类产品的共同特性之外,还具有一些与其自身性质、内涵、法律法规、消费者要求相适应的特性。这些特性实现和满足消费者需求的程度,决定着消费者的感受、认知和评价,决

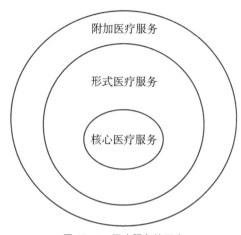

图15-1　医疗服务的层次

定着消费者对医疗服务的满意程度,并最终决定着医疗服务的质量。因此,对于医疗服务质量的内涵阐述,应该围绕医疗服务的三个层次及其应该达成的目标来展开。

15.2　医疗机构的改革和管理

新医改以来,我国的卫生事业在筹资、支付、管理等方面做了相应的改革。一方面,医疗保障制度逐步实行社会统筹基金和个人医疗账户相结合,并覆盖全体劳动者;另一方面,卫生服务体制也在改革,包括组织、经营管理、服务方式和内容等方面。医疗机构既要面对医疗机构改制转型的改革,也要适应卫生服务体制和医疗保障制度改革。医疗机构作为整个卫生行业的主体,为谋求生存和发展,主动或被动地调整组织结构、组织策略等,取得了积极的成果。但是也应该看到其同时存在着如技术效率和配置效率低下,对消费者的反应性差等问题,并不同程度地影响着质量和公平。世界卫生组织在2000年世界卫生报告中,使用健康结果、反应性和筹资的公平性来评价卫生系统的绩效,并对卫生系统应该具有的4个主要功能进行了详细阐述,即管理、筹资、提供服务及筹措资源。医院是卫生系统的主体,也是实施医疗救治、保证人民健康水平的主要客体,同样,医院也是卫生系统4个主要功能的承担者。

为了了解公立医院运行绩效低下的原因以及机构改革怎样解决这一问题,我们首先要问:"哪些因素在总体上决定了医院的行为和绩效?"为了改变医院的行为和绩效,他们需要促成改变的激励机制和行动措施。每种激励和措施都是成功改变组织行为

的必要条件,而不是充分条件。

医院面临的激励机制可分解为来自外环境(external environment)的压力和起源于医院组织结构(organizational structure)形成的内在压力,促使医院对这些压力做出反应的工具(措施)即管理工具(managerial instrument)。经济学家常常把管理工具称作"黑箱",因为他们缺乏分析、洞察组织的内部情况的工具,只能估计哪些因素造成了行为和绩效的差异。

15.2.1 通过改革医院组织结构来改善医院绩效

我们之所以关注医院的组织结构,是因为直到目前为止,组织结构一直被忽略,而人们缺乏组织结构对医院行为影响的清晰认识,因为大多数分析和改革措施主要重视外界压力,如支付机制的影响。然而,近年来,自主化和公司化的机构改革越来越多地被引入到医疗机构中来。

当我们将医院从公共部门推向市场时,主要的政策困惑是市场化的程度如何把握。显然,并非所有的计划职能都能转向市场,我们深知完全靠计划也行不通。那么,把计划和市场结合到何种程度才会奏效?哪种机构改革会失灵?

从预算单位转化为自主化单位或公司化单位涉及医院组织结构的5个方面:第一,享有自主权的程度,机构改革将增加医院自主决策权;第二,面对市场压力,资源的分配由市场取代计划,即市场开放的程度;第三,允许医院结余留用,但同时要求其收支平衡,甚至赚取利润,为医院固定资产投资提供回报。在医院引进日益强烈的市场机制过程中,为了确保医院的非市场目标,需要引入两项管理工具,为了保持影响医院以及实现非市场目标的能力,需要建立新的责任制,为了抵消医院市场化改革可能对穷人的影响,必须明确医院的社会功能。

（1）决策权

决策权(decision right)是医院有关生产的决策权,包括投入、产出和生产过程等方面。

医院拥有的决策化程度(决策权大小)是医院组织结构的第一个要素。大多数重要的决策权可以根据投入、产出和管理过程分类。许多国家的医院作为政府机构运作,主要决策权属于政府部门,基层组织拥有的决策权很少。这意味着,即使医院外环境可促使医院取得良好绩效,医院自身也缺乏实现的手段。例如,院长可能希望改善员工的技术结构,但

是可能由于人事制度影响或阻碍其目标的实现。一方面,在政府机构中,许多决策需要上级做出,这可能需要漫长的等待、令人望而生畏的复杂程序,而做出决策的官员往往脱离医院实际,因此,往往缺乏关键的决策信息。另一方面,掌握医院信息的往往是医院的院长,但他们缺乏决策权。决策权与信息之间的不匹配是公立医院绩效不佳的核心问题。

因此,医院机构改革的首要任务是扩大决策权。决策权非常重要,因为它给医院对外界刺激做出反应提供了关键工具。设计机构改革方案时,重要的问题是医院应该拥有何种程度的决策权。具体而言,应该赋予医院哪种决策权?哪种决策权应该仍由政府部门掌握?

在设计和实施机构改革的过程中,许多国家会在赋予医院何种决策权时,感到十分困惑,比如在人力、固定资产和制定价格等方面。

尽管有关决策权的最优配置尚无共识,医院改革的设计应该遵循三项原则:①决策权和外部压力结合起来,以确保有自主权做出决策的人也将面临良好的激励,反之亦然;②决策权转移到拥有信息的日常管理中,以确保未来的决策人拥有决策信息;③作好管理的准备以更好地利用自主权。

（2）市场开放度

市场开放度是指使医院面对产品市场和要素市场的竞争。在产品市场上,市场开放度意味着医院的收入与绩效联系;在要素市场上,市场开放度意味着医院为投入要素而竞争,包括人力和资本。

1）产品市场:医院产品市场开放度的提高意味着医院的收入愈加依靠其吸引并留住患者的能力。市场开放度将医院的收入和绩效直接联系起来,因此,将促进医院更加经济地改善绩效。

增加市场开放度意味着将医院的部分收入明显和绩效联系起来,并可通过使用者付费提高成本回收率和改变支付机制等措施达到目标。一些国家在通过改变支付机制以反映医院绩效,增加市场开放度的同时,确保患者选择医院以促进竞争。

2）要素市场:公立医院缺乏竞争的两个重要生产要素是人力和资本。关于人力市场,许多进行改革的国家采取的方法是消除或减轻对人力政策的限制,放弃对人力资源的政府计划。然而,这些改革常常有争议而且在政治上很难实现。

（3）剩余价值索取权

剩余价值索取权反映医院法定财务责任的程度,包括享有结余的能力和负责财务亏损的责任。

公立医院通过专项经费支付,政府财政常常负责医院的剩余价值状况:医院创造了更多收入、出现盈余或者没有花掉预算分配的资金,这些资金需要上缴并且在卫生部门间重新分配。

与此同时,政府预算是"软预算","软预算"意味着缺乏强制性财务责任:公共财政资金涉足亏损的医院,使其摆脱困境。这种状况不利于医院节约资金和提高效率,因为软预算会追加额外资金而奖励绩效不良者,并惩罚节约资金者。因此,机构改革的第三个因素就是要明确谁是医院收入的剩余索取者? 是医院还是公共财政金库? 这还与政府对结余资金使用的明确规定以及隐含的条例有关。医院机构改革常常取消医院上缴结余和预算外收入的规定。

如果不强制执行"硬预算",剩余价值索取权的益处将受极大损害。"软预算"反映了对缺乏财务纪律单位的奖励,造成卫生部门的道德损害,对于遵守财务纪律的医院也不公平。执行"硬预算"对于许多政府来说是一个严峻挑战。毕竟,医疗服务有其特殊性。

(4)责任落实

责任落实是指医院要对自己的行为和绩效负责。

随着服务提供方自主权的加强,卫生部通过各级管理实现直接责任落实的能力逐渐被削弱。随着医院体制改革的推进,已切实提出了很多供选择的责任落实手段,这些手段主要是通过建立诸如医院管理集团、合同制、管制、不断地监督和执行等间接机制得以实现的。这就要求卫生部、服务购买者以及其他一些卫生部门内部的制定规章的机构(潜在的、新产生的)要承担新的职能,扮演新的角色。

医院和医院外的每一个参与者(actor)都可以使用不同的责任落实手段,医院以外的参与者包括患者、支付者、所有者和管制者。由于每一个参与者对医院如何运行都有自己的目标,那么综合运用医院和每一个参与者之间的责任落实手段将有助于多目标的实现,或者至少达到监控这些目标的目的。

(5)社会功能

社会功能是指医院向患者提供有社会价值的服务,这些服务的边际成本大于医院因提供这些服务而获得的边际收益。

随着为提高效率及改善患者满意度而实施的医院体制改革的推进,卫生机构可能忽视了其他诸如提高公平性、加强财政保护等目标。社会功能指卫生机构提供某些收益无法弥补成本的服务或提供使社会全体人口收益服务的责任。医院的体制改革应该设法把具有社会功能的服务与属于纯粹的私人产品明确区分,以及详细界定医院的社会功能并予以补助。如果这些努力获得成功,医院绩效明显改善的可能性将大大增加。

(6)医院的组织模式

综合医院组织结构的5个方面可以描述医院的4种组织模式的特点:一种极端模式是各层级的预算单位,另一个极端模式是私有化组织,二者中间还有两种组织模式,正越来越多地为公立医院所应用,其中自主化公立医院模式接近于预算单位,而公司化公立医院则更接近于私有化单位。

从预算单位向私有化单位变换的过程中,组织结构各方面的变化,与其说是"量"的变化,倒不如说是组织结构"质"的变化。例如,从预算单位模式向公司化单位模式转换的过程中,问题并不是责任更大或者更小,而是责任的性质发生了变化,从直接等级控制转变为通过合同和管理实施间接控制。同样,从预算单位模式向公司化单位模式转换的过程中,决策权确实增加了,但是并非包括医院经营的每一方面:投入方面的自主权的确增加了,但合同和强大的购买又降低了医院在产出方面的自主权。

15.2.2 通过外部压力改善医院绩效

外环境压力是对医院行为和体制改革的效果产生深远影响的关键要素。在阐述了自主化和公司化如何改变医院的组织结构,以及期望这些变化会如何改善医院绩效后,很多案例也提出争论,认为医院体制改革的实际效果取决于医院运行的外环境。组织结构与外部压力之间的相互作用使医院体制改革成为复杂的系统的改革,不能与卫生系统的其他部分隔离开进行单独的设计与实施。

有一些措施可以应用到医院外环境以提高医院体制改革效果,如强化政府监管,或称之为"管理"(stewardship)。第二是建立一个发挥作用的能动购买功能以弥补直接控制医院造成的损失。第三是增加市场压力。最后是加强医院所有者在医院经营中的作用和责任。

加强政府监管职能有3个关键要素:制定政策框架、建立和实施有效的监管方案以及应用信息监督系统。

医疗机构的体制改革是复杂的,其成功实施需要一套始终如一的政策。体制改革的复杂性与日俱增,这是由于医院需要实施大量的互相促进的改革措施,这些措施不仅作用于医院内部,而且作用于医院外部整个系统环境。一个成功的政策框架好像为改革建立了一个"行车图",但要为意外事件的灵活调节以及制订必要的折衷措施留出空间。在制定政策时要建立非常明确的目标,保证内在的一致性和连续性,使改革设计的衡量尺度及改革步伐与公共机构的能力相匹配,同时要面对管理体制方面的挑战。

在医院的体制改革中,针对监管方面的主要挑战在于重新思考管理改革医院运行的监管方案。只要医院是作为核心公立机构的一部分运转的,他们就要服从适用于所有政府核心实体的法律和法规。要保证医院的新的监管措施是清楚和严密的,这一点非常重要。一个模棱两可的监管框架很难弥补体制改革中由于对医院运行的直接控制所造成的损失。

运用信息监督系统非常重要。正是由于医院的体制改革是极为复杂的,明确一个清晰和可衡量的改革目标,并针对核目标来监督改革进展,无论在实践上还是政策制定上都是极为重要的。因此强化监督机构或服务购买者的功能和能力并适当增加市场压力,将有益于更合理地设计和实施改革。

15.2.3 我国医疗机构管理体制改革

(1)我国医疗机构管理体制的历史沿革

管理体制主要思考管理系统采用什么样的组织结构和形式,如何把这些组织结构和形式形成一个有机合理的管理系统,并配以哪些管理手段与方法来实现管理的最终任务与目的。"制度"属于基本属性的范畴,而"体制"是实现方式,管理制度决定了管理体制的根本性质和主要特点,规定着其发展方向,同时管理体制的合适与否又直接关系到管理制度内容能否充分地展开和实现。

在我国卫生领域,管理体制重点体现在政府与医疗机构的关系上,从政府举办和监管职能转变的角度来看,我国医疗机构管理体制的历史沿革可以分为以下三个阶段。

第一阶段:建国初期,在计划经济条件下,我国对全民所有制卫生机构采取中央办、地方办、部门办同时并举的方针,由此形成了卫生部门组织系统、军队卫生组织系统、工业及其他部门卫生组织系统几大块的管理体制。卫生行政部门既是医疗机构的举办者,又是公立医疗机构的监管者,集政策制定职能

与监督管理职能于一身,虽然这种管理体制较好地满足了当时社会民众的医疗卫生服务需求,对于提高人民健康状况及恢复社会生产力起到了非常重要的作用,但随着社会经济的发展,公有化医疗机构管理的体制性缺陷逐渐凸显,主要表现出产权关系模糊、治理结构落后、经营理念封闭、服务效率偏低等问题。这一时期的医疗机构管理体制主要表现为国家的大包大揽,政府既办医疗机构又管医疗机构。

第二阶段:20世纪70年代末,我国开始进行经济体制改革,由于财政基础薄弱,政府对公立医疗机构财政性补贴逐年缩减,加之医疗机构对于自身利益的追求,医疗服务业也开始向市场经济体制转轨,政府的宏观管控能力出现弱化趋势。从1980年代中后期开始,逐步形成了国家、集体、个人和各种社会团体多方筹资办医的局面。但当时我国在处在由计划经济向市场经济的转型期,医疗机构管理体制改革相对其他行业总体滞后,仍然受到传统体制的束缚,管办合一、产权单一和效率低下的问题依然存在,为此我国开始探索建立在所有权与经营权分离基础上的法人治理结构管理体制。

第三阶段:2009年新医改以来,我国积极探索公立医疗机构管办分开、政事分开的多种实现方式,转变政府职能,按照监管职能与举办职能相分离的基本原则,推进政府卫生行政部门及其他部门和国有单位医疗机构的属地化管理。医疗机构管理体制改革以公立医疗机构为核心,提出探索建立高效的公立医疗机构管理体制,形成规范化的公立医疗机构法人治理结构,积极推进现代医疗机构管理制度。此后,政府的举办职能进一步明确,政府行使对医疗机构的举办权、发展权、重大事项决策权、资产收益权等,制定区域卫生规划,探索建立适应医疗行业特点的薪酬制度;政府对医疗机构的监管职能也进一步得到发挥,综合监管机制逐步确立,医保支付方式改革持续推进,医保对医疗服务行为和费用的调控引导与监督制约作用逐渐发挥。新时期的医疗机构管理体制更加系统,改革脉络逐渐明晰。

(2)现代医院管理制度

现代医院管理制度是指在"健康中国"建设背景下,能够适应社会发展需求,保障各级各类医疗机构持续运行,改善医院管理效能的系统化、规范化的外部制度安排和内部制度设计。

外部管理制度主要为明确政府与医院之间的权责边界以及医院与市场、医院与社会之间的关系而制定的相关法律法规与政策,例如产权与出资人制

度、政府补偿与监管制度、社会多元监督体系等。内部治理制度是医院制定对医院内部人力、财务、设备、技术、信息、管理架构等方面的规则和章程。

15.3 医疗机构服务的经济学理论

从医疗机构的定义上,我们应该考虑到医疗机构是一个有"生命"的组织,是执行医疗保健服务的医疗保健系统的基本单位。作为一个单位和社会组织,同时作为一个系统,它具有子系统和输入,这些子系统和输入经过转换并产生输出。当然与此同时,它也具有反馈机制,这是一种检查医疗机构是否已实现其目标的机制。

医疗机构的这种控制机制是医疗机构经济效率和效益的最重要的要素。此外,对于医疗机构的经济生存能力,重要的是医疗保健体系的立法框架和规则。无论医疗机构所有权的类型如何,其主要目标都是可持续性和利润最大化,而卫生保健系统的规则和法律框架对控制尤其是对成本转移具有重大影响。医疗机构比任何其他社会组织都拥有更多的劳动力和资本密集度的事实。

15.3.1 医疗机构行为的经济模型

医疗机构的行为由医疗机构所属的经济模型决定,可以将医疗机构分为两种不同的经济模式。在第一类中,医疗机构被视为具有自己目标的"有机体"。这些目标可以是利润或数量或产品质量的最大化。在第二类中,医疗机构是组织,其职能是帮助不同群体(医师、护理人员、行政管理、后勤管理人员)在经济限制(例如患者支付医疗服务的能力)的情况下最大限度地发挥其效用。医疗机构的经营目标可能是利润最大化或收入最大化等。当然,临床医生在决策过程中的作用值得被强调,临床医生是消费者的代理人。有研究者采用行为理论来解释医疗机构行为。

以营利性医疗机构为例,根据传统的经济理论,营利性医疗机构的动机被认为是使利润最大化。通过将产出水平(卫生服务)提高到边际收益等于边际成本,可以实现利润的最大化。在完全竞争市场的情况下,医疗机构是价格的接受者(价格在市场上是固定的,并且每个医疗机构都是不变的),需求曲线由边际收益曲线确定。在垄断市场或垄断竞争市场中,医疗机构是价格制定者,需求曲线与边际收益曲线不同。在平衡状态下,医疗机构确定提供最大利润的医疗服务的数量,因此,价格由与边际收益曲线不同的需求曲线确定。医疗机构的管理者应选择可实现目标的产出水平。因此,产出水平应在利润最大化的产出水平(均衡条件是边际收益等于边际成本)和利润为零的产出水平(平均收益等于平均费用)。

尽管有经济和行为理论试图解释医疗机构的行为,但完全采用单一的理论解释复杂的医疗服务行为及产出会对这些理论的有效性带来很大的挑战。

15.3.2 医疗机构数量/收入最大化模型

有理论认为,利润并不是大多数医疗机构的唯一目标,还包括数量最大化和收益最大化目标。根据赖斯(Rice)和布朗(Brown)的理论,医疗机构追求数量最大化,数量是患者人数。在患者支付的价格不变的假设下,医疗机构的收入函数取决于患者数量。随着患者数量的增加,总收入也随着增长率的降低而增加。相反,总成本呈上升趋势,这表明随着患者数量的增加,医疗机构必须投入更多资源才能提供足够的保健服务。图 15-2 给出了数量最大化的模型。

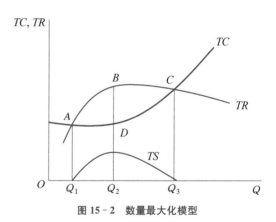

图 15-2　数量最大化模型

其中 TR 为总收入,TC 为总成本,TS 为总盈余(损益),Q 为提供的医疗服务数量。

对于利润最大化的医疗机构其产生的输出将是 Q_2,在该处的利润(这是总收入与总成本之差)BD 最高。对于一家非营利性产出最大化医疗机构,其产出为 Q_3,在此输出水平下,利润为零。更具体地说,医疗机构将进行生产直到达到最低利润。如果不存在利润,那么如上所述,该产出水平为 Q_3。如果政府决定补贴总收入或成本,则政府可以推动非营利性医疗机构提供更多的医疗服务。在这两种情况下,新的输出都在 Q_3 的右侧。

15.3.3 医疗机构的数量和质量最大化模型

纽豪斯提出了一种经济学模型来解释非营利性医疗机构的行为。他更关注于管理者,他认为"决策制定者"是由受托人,医生和医疗机构管理人员。在预算约束下,不同人员的这种组合试图使质量和数量的加权函数最大化。

他假设患者需要支付全部的医疗机构护理费用,因此,医疗机构的收入是根据个人需求曲线来计算的。在给定质量、收入、医疗保健价格和其他因素的情况下,每个价格都有特定的需求,这决定了需求曲线。如果质量发生变化,那么医疗保健的价格就会上涨(患者愿意为更高质量的医疗服务支付更多的费用),并且新的需求曲线是固定的。就平均总成本而言,纽豪斯假定其为 U 形。随着质量的增加,曲线也向上移动。对于每个质量级别,至少有一个平衡点,其中平均收入(AR)等于平均总成本。这种平衡如图 15-3、15-4 所示。

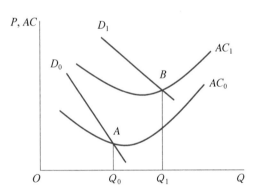

图 15-3 在不同质量级别上最大化输出

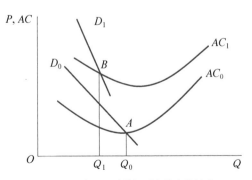

图 15-4 在不同质量级别上最大化输出

上图显示医疗机构以不同的质量水平确定其产出。随着质量的提高,总成本和需求曲线向上移动,

并且新的产出可能比以前的产出更大(图 15-3)或更小(图 15-4)。

结合所有不同的平衡点,在这些平衡点上,对于给定的不同数量的水平,产量将最大化,从而绘制了数量与质量之间的权衡曲线。该曲线是向下倾斜的曲线,表明随着保健量的增加,保健质量下降。如上所述,管理员应最大化其实用程序功能。根据纽豪斯的观点,决策者必须选择权衡曲线的点,以最大化其效用(由效用曲线给出)(图 15-5)。决策者最大化其效用的平衡点是权衡曲线与效用曲线相切的点。

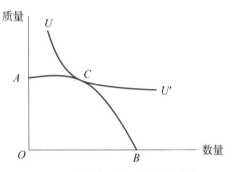

图 15-5 数量与质量之间的权衡曲线

医疗机构运作的经济模型表明,医疗机构是经济单位,它们遵循经济理论的原则。但医疗机构的结构和医疗护理服务的性质使医疗机构和公司有很大的不同,传统的经济学模型较难解释医疗机构服务的全貌。医师在决策过程中是主要角色,而医疗服务的质量和安全对于那些决定医疗机构运营目标的人来说更是一个重要的制约因素,需要给予更多的优先关注。

15.4 医疗机构服务的质量和安全

15.4.1 医疗服务质量

传统的医疗服务质量主要是对医疗效果的关注和评价,而更全面的医疗质量需要从及时性、有效性和安全性方面来衡量,强调医疗服务各层次的整合和统一。

世界卫生组织从供方角度把医疗服务质量定义为"卫生服务部门及其机构,利用一定的卫生资源向居民提供医疗卫生服务,以满足具有明确及隐含的需要的综合能力"。而从需方角度可将医疗服务质量定义为患者实际获得的医疗服务与期望所得二者之间的差距。

医学界对医疗服务质量的诠释难以统一，不同的机构对于现代医疗服务质量的定义也不尽相同。美国医学会（American Medical Association，AMA）认为：医疗服务质量应从对医疗行为是否有益于改善或保持患者健康、服务是否及时、患者是否能够参与其中等方面来衡量，即医疗机构提供的服务应具有人性化且能照顾患者的心理感受。美国医疗机构评审联合会（Joint Commission on Accreditation of Health Organization，JCAHO）认为好的医疗服务质量应该是以患者为中心的安全、有效、及时、高效的医疗服务，且提供服务的人员应该拥有合法的资格及具备良好的技术和服务技能，医疗机构领导、管理者的重视和参与，并建立持续改进服务质量和服务安全机制。英国健康质量服务机构（NHS）认为医疗服务质量是在安全的基础上不断改进的质量。可见，现代医疗服务质量的内涵是医疗技术、管理方法即医疗资源利用的效益、医疗连续性和系统性的综合体现。

根据密歇根大学医疗质量管理教父多纳伯迪昂（Donabedian）的模型，医疗质量可分为3个维度——结构、过程和结果。

结构层面：所有医疗服务提供相关的环境与条件，例如医务人员是否接受质量管理方面的培训，医疗机构的硬件、软件是否满足医疗质量的要求。

过程层面：医疗机构是否正确、及时地为患者提供患者需要的医疗诊疗服务；医疗机构是否提供预防医疗，以及为亚健康人群提供必要的医疗保健服务；医疗机构内部的流程以及医务人员之间的交流和沟通是否能够满足高质量服务的要求；患者在医疗机构接受服务的经历是否和谐与满意。

结果层面：医疗服务结果和患者最终的结果。

医疗质量的改进不仅仅依靠医务人员和管理人员的努力，更需要来自政府和第三方机构的合作。

服务质量是一个广义术语，可以定义为患者对设施的观察和信念与组织在一定时期内由客户提供的客户所接受服务的实际行为之间的关键差异，并且会对客户或患者的满意度和行为意图产生影响。更好的服务质量对患者的满意度和行为意愿有积极的影响。

在我国，现代医疗服务质量有时候也被称为广义的医疗服务质量，它包括医疗环节中的各个层面，通常由3个层次构成，即"三级质量结构"——结构质量、环节质量和终末质量，三者密切联系且互相影响与制约。

现代医疗服务质量的目标是保障医疗的安全性、适宜性、有效性、可及性及患者参与性；影响现代医疗服务质量的因素则主要包括提供医疗服务机构的编制规模、人员素质、物资供应、技术水平、服务态度、管理水平及其他保障条件等。

15.4.2 医疗服务安全

医疗服务安全是指医疗机构在实施医疗保健过程中，通过采取必要的措施，避免或预防患者出现不良结果或受到伤害，包括预防错误、偏差与意外，使患者免于由于医疗照护过程中的意外而导致不必要的伤害，如心理、机体结构或功能损害、障碍、缺陷或死亡等问题。

医疗服务安全与医疗效果之间是因果关系。不安全医疗会导致患者病程延长和治疗方法复杂化等后果，不仅增加医疗成本和经济负担，有时还导致医疗事故引发纠纷，影响医疗机构的社会信誉和形象。影响医疗服务安全的主要因素有医源性因素（主要指医务人员言行不当给患者造成不安全感和不安全结果）、医疗技术、药源性因素、患者因素（各种不遵医行为）、院内因素、设备器材及组织管理因素等。

医疗服务安全问题是医疗机构围绕患者、护理人员、医务人员开展的一系列管理方式，其目的主要是为了杜绝并减少医疗安全问题，减少医疗纠纷，改善医患关系，建设完善的医疗安全体系，进而保证患者在接受医疗服务过程中可以达到更为完善安全管理。医疗安全管理的内容范围广阔，如设备管理、医疗服务管理、医疗安全事件发生后的善后管理、药物管理等。

医疗服务安全关涉患者的生命健康权利，也是构建和谐医患关系的基础所在。在加快推进健康中国建设的大背景下，医疗机构亟待做好医疗服务安全管理工作、规范医疗服务，不断提高医疗卫生服务质量和水平，实现维护患者生命健康的医疗目标，并为改善医患关系奠定良好的基础。

完善的医疗安全管理体系，能够实现医疗卫生服务保障人民群众生命健康权利的终极目标，建立良好的医患关系，促进医疗卫生事业的健康发展。但在现实中，因医药卫生体制、法律制度、医务人员素质、医疗机构运营成本等因素，许多医疗机构在医疗安全上还存在许多需要改进的管理问题，尤其是关于医疗安全防范、监督和处理方面，是当前医疗安全管理需要重点关注的内容。

15.5 医疗机构服务的绩效评价

15.5.1 医疗机构服务绩效评价的内涵

在公立医疗机构改革的背景下,医疗机构绩效管理越来越成为医疗机构管理的关键问题。国际上,20世纪90年代以后,美、英等国已经逐渐形成了一套从法律到具体评估指标完善的绩效评估体系。在美国,评价一家医疗机构的绩效管理如何,不光只看经济指标,还要看包括财务指标、运作指标和临床指标等在内的综合指标。在英国,主要采用以医疗质量和服务水平为重点的绩效管理模式,并由卫生行政部门进行监督管理。在新加坡,实行公立和私立双重卫生服务体系,通过制定规范的操作流程和行之有效的绩效管理体系,主要侧重于在服务质量、医疗消费、运行效率、医疗服务安全等4个方面进行评价。虽然绩效管理制度为许多的机构所使用,但是对于绩效管理的做法与观念则互有差异。有些机构认为所谓的绩效管理,是一种运营数字的管理,而有些人会自然而然简单地联想到薪资与奖金。由此可见,对于绩效管理的实际内涵,每个人都有不同的看法、解读与运用。

其实不管是从医疗服务的"领域"或"功能"来说,绩效或绩效管理都具有多层面的不同意义,主要是看研究的角度或出发点是什么。如果从整个国家医疗服务的体系来看,医疗资源的运用是否具有效率与效益性、是否符合人民群众所期望的需要性和可及性、是否具有公平性并能够保障弱势人群的医疗需求,这些都与国家医疗卫生体系的绩效有关。若从医疗机构的角度看,机构的行为、活动与程序所表现出来的结果或成果是否可以达成机构的使命与目标、是否能够满足外部顾客(患者)和内部顾客(职工)的期望与需求,这都与机构的整体绩效表现息息相关。若从机构内的每一个部门、单位或个人来看,机构期望每个部门或每个职工应当达到怎么样的绩效表现、什么样的绩效管理制度最能符合该单位所需,这样的绩效管理制度是否能真正激励员工发自内心而主动地发挥奉献精神以谋求部门或单位目标的完成,这些都是一个机构在设计其绩效管理制度时应该特别持续关心的焦点。

国外医疗机构评价历史悠久,指标体系众多,他们大多是以提高医疗质量、促进医疗机构发展为核

心内容。有的体系仅关注临床指标,有的体系基于平衡记分卡还关注医疗机构财务和运营,更多的体系注重患者体验(满意度),评估医疗机构医疗服务的有效性、安全性、连续性,以及医疗机构提供高质量医疗服务的能力。

由于各国国情和历史背景的不同,各体系评价的侧重点并不完全一致。美国医疗机构评价体系以第三方评价为主,注重医疗质量和患者体验,并且部分体系还关注医疗机构的运营情况,为患者提供就医参考或辅助医疗机构绩效管理。英国与澳大利亚相似,都以政府组织主导,并根据医疗质量评定级别,不同的是英国以患者为中心设计指标体系,注重医疗效率和医疗质量的提升,对患者体验和人性化指标有较高要求,澳大利亚同样重视安全性、治疗连续性和服务可及性,但较少关注患者反馈和人性化要求。荷兰根据适用情景对指标分类,并将指标从结构、过程和结果维度细化,以有效性和安全性为重点,提高政府的监管效率和医疗质量。WHO欧洲办事处2003年提出的PATH(Performance Assessment Tool for Quality Improvement in Hospitals)项目的指标设计采用横、纵双维度,将安全性和患者为中心贯穿始终,并且区分了核心与非核心指标,使其框架全面而灵活,与其他指标体系不同的是,PATH项目还关注员工职业安全。

15.5.2 医疗机构服务绩效评价的关键

医疗质量是医疗技术、管理方法及其经济效益概念的综合体现。医疗质量作为医疗服务的最终效果,是评价医疗机构整体水平的最重要标准,是医疗机构现代化管理的核心,医疗安全管理是医疗机构管理的重要组成部分,也是医疗机构生存和发展的基础。当前,医疗纠纷总体呈上升趋势,甚至影响了医疗机构的正常发展。一方面,这说明整个社会的法律意识、患者对医疗服务质量的要求和自我保护意识有所增强,患者正在逐渐改变自己在医疗活动中的被动地位,通过多种形式介入到医疗活动中,其中对医疗质量的评价双向化就是一种突出表现;另一方面,也充分暴露了医疗机构管理中存在着一些问题甚至是隐患。因此,医疗质量和医疗安全成为各级卫生行政管理部门和医疗机构必须予以重视和解决的紧迫问题。

目前,全国公立医疗机构门诊和住院医药费用虽呈现增长趋势,但涨幅均低于城镇居民人均可支配收入增长幅度,与此同时,全国二、三级医疗机构

的平均住院日均呈下降趋势,这可以说是我们对医疗机构的评价监管起到了一定的效果,但也应该看到,随着医疗机构规模的不断扩大,平均住院日的不断下降,可能会带来患者再入院率的增加。目前,我国也在进行诊断相关分类(diagnosis related groups, DRGs)的改革和探索以及医疗机构绩效评价过程中对费用的控制,医疗机构也会采用措施来应对外部变化,如提高医保患者入院的门槛,缩短患者的住院时间。虽然这种方法对于控制费用有所帮助,但也应该看到,该方法有一些潜在的问题:①导致患者比实际需要早地出院,从而引起再入院率的增加;②有些患者所需的检查或检验未被实施;③增加出院后的保健需求。

15.5.3 医疗机构评价/考核的影响因素

从医疗机构服务的特征上看,首先,医疗机构是多种服务的提供者。它要求对每种"产品"都有测量方法,也就是说医疗机构的某些活动可能进行得很好,但其他活动进行得较差。因而,目前尚未有数据可以包括医疗机构所有潜在的活动。解决这个问题可以选择医疗机构少量的活动,或者寻找一些反映整体服务结果的指标。

医疗机构服务是多种复杂的个性服务的代表。医疗机构不仅有提供病床的产出,它对就诊的个人及其疾病负责。对医疗机构绩效的评价可以从结果评价和过程评价两方面进行。在结果评价中,我们可以区别一些中间结果,如高血压或胆固醇水平的控制,最终结果如治愈、再入院或死亡。最后,患者既可以从过程评价受益,又可获得资源的投入。在不同医疗机构的比较中,他们的临床特征作为影响结果的一个必须考虑的方面。

医疗机构的活动具有复杂性质。没有百分之百有效的治疗,每种治疗都带有危险性。

15.5.4 医疗机构绩效管理和考核

绩效管理通过建立组织的发展战略并分解组织目标,从而进行业绩评估,最先由企业实践,随后作为一项重要的监督管理工具应用于公共部门,包括公立医疗机构。早在20世纪,很多国家就在企业绩效管理的基础上开始了对医疗机构绩效评估的研究,以控制医疗费用、提高医疗质量,如美国、英国、澳大利亚、荷兰等国家。国外医疗机构评价体系全面,理论和实践内容丰富,结合各国医疗机构卫生体制的特点,学习借鉴相关国家经验,对完善我国公立

医疗机构绩效考核工作有重要意义。

2019年1月,我国国务院办公厅发布了《关于加强三级公立医疗机构绩效考核工作的意见》(国办发〔2019〕4号)(下简称《意见》),要求2019年在全国启动三级公立医疗机构绩效考核工作,到2020年,基本建立较为完善的三级公立医疗机构绩效考核体系。我国指标体系由医疗质量、运营效率、持续发展和满意度评价组成,以数据信息考核为主,必要现场复核为辅,利用"互联网+考核"的方式采集客观考核数据。我国统一的公立三级医疗机构绩效评价处于起步阶段,国外医疗机构评价的优秀经验对绩效考核评价的改进有很大意义。

各国的指标体系在设计实践过程中时刻面临着挑战,如数据收集的完整性和真实性,指标设置的可比性、可测量性、代表性和可行性,评价结果的透明程度以及利用程度等。通过数十年的发展和改善,各指标体系在上述领域有了一定的成就,值得我国借鉴。

(1)数据收集和利用

国外对医疗数据库的建设和维护十分重视,美国、英国政府都有专门机构建立和维护医疗数据库,如Medicaid预算与支出系统(MBES);美国一些社会组织也建立了很多医疗信息数据库,如美国医疗机构协会。健全的医疗数据库为医疗机构评价提供了有力支持,一些社会组织依靠对公共数据库和政府数据库的分析,建立了以数据驱动的医疗机构评价体系,如美国百佳医疗机构榜单的数据来源就全部为公开数据库,英国CQC认证中的智能监测也极大地利用了医疗大数据。

国外一些医疗机构评价体系要求医疗机构自行上传数据,由此评价组织可获得时效性更高、针对性更强的医疗机构绩效情况,但这种获取数据的方法对数据质量提出了挑战。PATH项目在两次试点实施时,也遇到了数据测量缺乏标准化的难题。其他国外医疗机构评价体系给出了可行的解决方法:IQIP被编成软件在全世界广泛使用,ACHS临床指标计划开发了在线绩效指标报告工具(PIRT),通过提供标准化的数据提交工具,提高了数据的可用性,医疗机构可以通过互联网和提交工具向评价机构提供可用的高质量数据。我国绩效考核数据具体来源主要有病案首页和医疗机构填报,但研究表明我国病案首页填写准确率较低,因此除了开发标准化的医疗机构数据上报工具外,对编码人员的培训也尤为重要。

（2）指标设置和导向

美国 JC 认证和 PATH 项目都采取了核心指标与非核心指标组合模式，医疗机构可以依据自身情况选择两者的数量组合，这类指标框架考虑到了医疗机构实际情况的差异，具有很大的灵活性。我国医疗机构众多，不同医疗机构所处区域的社会经济、人口结构等方面可能相差很大，并且综合医疗机构和专科医疗机构面对的医疗需求和运营条件也不尽相同，建立灵活的指标框架，医疗机构可根据自身情况对指标进行选择，有利于提高我国公立医疗机构绩效考核的实用性，减轻医疗机构数据收集负担。

为了顺应环境的变化，医疗机构评价指标也应不断更新，例如美国最佳医疗机构曾将死亡率指标更换为 30 天死亡率，因为随着医疗效率的提高住院时间减少，住院死亡率也普遍下降，然而长期出院后的死亡率并没有显著下降；ACHS 临床指标计划根据成员医疗机构的反馈，也在不断地细化指标以及减少指标总数，增加核心指标中的"稳健"指标。只有指标体系不断发展、顺应时代的要求，才能长久发展。

（3）体现以患者为中心，强调质量安全

医疗机构绩效考核的核心目的是为患者提供更优质的服务，国外医疗机构评价体系充分体现了以患者为中心的理念，在指标的设计中充分考虑患者体验和患者安全。CQC 评价体系提出了人性化评价维度，要求医疗机构具有同情心，尊重、信任患者并满足其身体需求；PATH 项目也将"以患者为中心"作为横向维度贯穿整个评价框架；美国的很多评价体系中，患者对医疗机构的评价是医疗机构考核的重要维度。我国现行医疗机构绩效考核指标体系包含了患者满意度评价和医务人员满意度评价，衡量患者获得感及医务人员积极性。未来可以借鉴英国 NHS 绩效评价框架，将人性化服务纳入考核中，考核医疗机构在服务过程中对患者的尊重和同情，以及医患信任情况。

质量与安全是卫生服务的核心，国外医疗机构评价体系均包含对医疗服务质量的评价。它们特别关注医疗负性事件，用生存/死亡率指标、重返率（包括再住院、再手术、再入监护室）、感染率指标、并发症指标和压疮发生率指标等反映医疗服务有效性和安全性，用平均住院日、就诊/手术/入院等待时间等指标反映医疗服务的效率和及时性。

医疗机构评价和绩效评价的有效实施需要建立激励机制，不仅要对表现较差的医疗机构做出警示或采取其他干预手段，还应指导表现优秀的医疗机构实现更卓越的目标。荷兰医疗机构绩效评价体系为一些"最佳实践"医疗机构设立了指标，以持续激励它们获得这一指标的高分，同时那些尚未达到最佳实践的医疗机构也被给予了实施这一做法的额外激励；英国 2009 年推出 CQUIN 项目（Commissioning for Quality and Innovation），医疗保健提供者的收入的一部分（大约为合同总价值的 2.5%）取决于其在特定医疗领域的质量改善或创新表现。

15.6 医疗服务体系的整合

15.6.1 医疗机构服务的价值属性

广义的医疗服务的价值应是以较低的成本获得更好的健康结果、服务质量和患者安全。从提供卫生服务能力的改革和转变策略的角度来看，价值是指"从以服务量和盈利为目标——门诊量，住院人数，治疗和（诊断）检查——转到以患者健康结果为目标"。在国务院"十三五"期间关于深化医药卫生体制改革规划推进公立医疗机构改革中，要求公立医疗机构控制费用增长，规范诊疗行为，制止开大处方、重复检查、滥用药品等行为；同时提高服务质量，深化以患者为中心的服务理念，不断完善医疗质量管理与控制体系，持续提高医疗机构管理水平和医疗服务质量，这实际上是医疗服务价值的回归，促进以数量为基础的购买到以价值为基础的购买的转变，为建设基于价值的优质服务提供体系（High Value-Based Service Delivery，HVBSD）提供证据和支撑。

15.6.2 医疗服务体系的整合

医疗服务体系的割裂是全球面临的共同命题，也是我国现有的问题。独立而分散的医疗机构带来的医疗服务提供体系割裂、协同缺失、服务不连续等问题，造成医疗资源严重浪费，桎梏医疗质量改进。美国医学研究所报告显示，服务过程断裂可导致每年至少 9 万人死亡，美国每年对卫生领域的公共资金投入至少有 5 亿美元被浪费在"系统割裂、机构间缺乏联系和沟通"等服务网络问题上。服务提供系统割裂的问题同样困扰着荷兰，57% 的全科医生服务与其他从业医师没有任何协作，造成慢性病患者难以即时获得专科服务。我国医疗服务体系是当今医疗服务提供体系割裂的典型,基层卫生机构与三级医疗机构之间、公立医疗机构与社会办医疗机构之间缺乏系统协同性,使得人民不仅无法享受系统性医疗服务带来的质量和便利,更抹杀和曲解了医疗服务的价值内涵,使得患者无法享受系统、高效、优质、价廉的服务,也使得就医成本增加,医疗卫生资源浪费严重。有研究结果显示,同一疾病周期内经历多级住院的患者比例最高达到 19.86%,由于系统协同缺失,造成因同一疾病在县乡两级医疗机构住院患者重复用药占比高达 40.08%,服务割裂严重影响县乡两级医疗服务安全和质量。如何将独立而分散的医疗机构系统整合、建设以人民为中心的医疗服务体系并将碎片化的医疗服务系统协同,是新时代医改进入深水区后亟待解决的问题。

目前,国内外都在积极探索医疗服务整合的有效途径。无缝的、连续的、链式的服务是整合性服务的主体特征。据报道,荷兰采取的多项措施(如共同照护、疾病管理等)均无法弥合以服务提供体系裂痕,然而,捆绑支付在促进机构协作和体系整合方面显示除了系统优越性。医保支付的改变带来的服务提供、医生与消费者行为的系统性转变,制度设计从理论框架层面规范和约束行为,医疗机构或医务人员可能迫于上级的行政压力,短期内采取依从行为,伙食专项监管力度较为薄弱的领域,时机成熟后则会产生"上有政策,下有对策"的自适应行为。由于我国基层卫生服务体系长期处于割裂状态,医疗机构与医务人员独立提供医疗服务的惯性较难减小。

在这一问题上,英国基层医疗卫生体系值得我们借鉴。当前英国实施的 NHS 是 2000 年改革的结果,突出的成果表现在建立起第三方机构初级保健托拉斯(PCTs)。NHS 通过 PCTs 与全科医生签订契约合同,即通过"政府购买服务"的机制由 PCTs 代表居民向社区卫生服务机构和医疗机构购买医疗服务。NHS 将国家卫生服务预算 75% 的资金直接分配给 PCTs,所以 PCTs 控制卫生服务大量的资金,在向医疗机构购买卫生服务时处于主导地位。资金的分配按照人头费权重公式来计算,该公式根据人口组成及其他人群危险因素来进行调整。PCTs 可以保留每年收入的盈余部分,且与下一年的资金配置无关,但必须将盈余资金用于添加设备和改善服务。由于预算是固定的,PCTs 就会强调预防性服务、健康教育和单位费用的效果,注重减少不合理的开支。政府通过这种方法建立了一种机制,将预防保健转化为 PCTs 的关注重点,从而提高资金使用效率。

正如世界银行、世界卫生组织《深化中国医药卫生体制改革》报告中所言:公立医院改革是推进卫生服务提供体系改革、建立以人为本一体化卫生服务模式的重要组成部分。从全球来看,医院的角色都在发生变化,不再是处于服务体系核心位置的孤立机构及首诊地,也不再提供"一站式服务",而是日益成为服务网络的一部分,与基层卫生机构、诊断中心和社会服务机构等供方协作。平稳地将不复杂的服务下沉到基层,医院与基层实现人员共享,为基层提供技术支持和培训。转变我国公立医院的角色,需要改革责任机制,提高管理水平。治理改革包括建立法律框架并在其中明确医院的组织形式,制定强有力的问责机制和激励机制,使医院的绩效和行为与政府的工作重点和服务模式改革一致。同时重新调整各种激励机制并强化购买行为,加强并保持"以患者为中心"模式的基本特征,关注提高健康水平,而不是提供更多的治疗服务;以"健康中国"规划纲要为指导,通过改革服务提供体系,实现更好的医疗服务、更好的健康水平。

(李国红)

参考文献

[1] ACHS. The Australian Council on healthcare standards [EB/OL]. [2021-01-04]. https://www.achs.org.au/.

[2] AIHW. Australia's health performance framework-Australia's health performance framework-Australian Institute of Health and Welfare [EB/OL]. [2021-01-04]. https://www.aihw.gov.au/reports-data/australias-health-performance/australias-health-performance-framework.

[3] BROWN M. An economic analysis of hospital operations [J]. Hospital Administration, 1970,15:60-74.

[4] COLLOPY B T, WILLIAMS J, RODGERS L, et al. The ACHS Care Evaluation Program: a decade of achievement. Australian Council on Healthcare Standards. [J]. Journal of Quality in Clinical Practice, 2000, 20 (1):36-41.

[5] HURST J, JEE-HUGHES M. Performance measurement and performance management in OECD health systems

［J］. oecd org OECD Health Systems Labour Market and Social-Occasional Papers,2001:1 – 60.

［6］ IBM. 100 Top hospitals: performance evaluation & leadership impact ［EB/OL］. ［2020 – 12 – 16］. https://www. ibm. com/watson-health/services/100-top-hospitals.

［7］ NEWHOUSE J P. Toward a theory of nonprofit institutions: An economic model of hospital［J］. The American Economic Review, 1970,60(1):64 – 74.

［8］ RICE R. An analysis of the hospital as an economic organization［J］. Modern Hospital, 1966,106:87 – 91.

16 预防保健服务

16.1 预防保健服务概论

16.1.1 预防保健服务相关基本概念

（1）健康的概念

维护和促进健康是所有预防保健服务的根本目的。传统上人们曾认为"无病即健康"，但随着人类文明的进步和医学、生物学科学的进展，人类对健康和疾病的认识逐步深化，形成了现代化的健康观。世界卫生组织提出，"健康（health）是身体、心理和社会适应的完好状态，而非仅是没有疾病或虚弱""健康是日常生活的资源，而不是生活的目标。健康是一个积极的概念，它不仅是个人身体素质的体现，也是社会和个人的资源"。

现代意义上的健康一般包括：身体健康，即生理结构和功能的完整性；心理健康，即智力、情绪和精神；人际交往和社会适应，即融入社会，建立良好的人际关系，化解负面影响，提高社会适应力。以上3个维度的健康相互支持，相互联系，组成现代意义上的健康。

（2）预防保健服务

预防保健服务系以个体和确定的群体为对象，采取各种服务措施和手段或保护、促进和维护人群健康，预防各类传染病和慢性非传染性疾病、环境健康因素相关疾病、中毒、伤害、失能和早逝。

公共卫生和预防保健服务的内容历经了多年的发展和演变。现代预防保健服务以"健康生态学模型"概念框架和工作模式,强调环境与人群的相互关系和协调发展,所有服务工作均以人群层面的健康为最终目的。

预防保健服务作为医疗卫生服务的重要组成部分,旨在调查分析疾病和主要健康问题在特定人群中的分布情况,分析各类自然环境、社会环境、行为生活方式和生物遗传因素等对人群健康和疾病作用的规律,找出影响健康和疾病发生的主要因素,制定相关的防控对策。通过开展临床和社区的预防服务,达到促进人群健康、预防各类疾病、防止伤残和早逝、控制疾病进展和提供生存质量的目的。

预防保健服务不同于临床服务的特点在于:一是工作对象以人群为目标,主要聚焦于健康人群和无症状的患者(感染者);二是服务重点为采取特定的措施,发现、控制和改变与健康相关的各类因素;三是采取的对策以预防为主,在社会意义上具备更强的人群健康效益。

(3) 健康生态学模型及其卫生经济学意义

许多理论解释过各类健康决定因素对个体和群体健康及疾病发生的影响。目前普遍公认的是健康生态学模型(health ecological model)。此模型强调个体和群体健康是 4 种健康决定因素相互作用、相互依赖和相互联系的结果,并且这些因素之间也存在着多个层面的交互作用,对健康产生直接和间接的影响。健康生态学模型的核心层为生物遗传因素,以外依次为个体行为因素、社会功能和人际交往、生活和工作环境(包括社会经济、心理、卫生环境、居住条件、各类公共服务和卫生保健服务等)和宏观层面的国际国家和当地社会水平(包括种族、性别、经济的公平性、城市化、人口流动、文化价值观念和国内外政策环境等)。从人群角度看,宏观水平的条件是下层的上游因素,这些因素又间接影响中游(心理和生活行为方式)和下游(生物遗传)因素。

从大卫生的角度,人群健康受到一系列健康决定因素(determinants of health)的影响,包括社会经济环境、物质因素、个人认知行为和生物遗传因素,以及卫生服务供给和利用因素等。保障和维护公众健康需政府投入公共卫生资源,通过公共卫生体系开展各项预防保健服务,针对这些健康决定因素实施各项监测预警、调查诊断、干预处置和社区管理工作,防控疾病和环境中各项健康危害因素对健康造成的负面影响,从而在人群层面形成有利于健康的

大环境,形成全社会重视健康的氛围。而人群健康的持续进步,对社会经济发展而言可在客观上增强国民素质,提高全社会人力资源的总量和生产活动效率,避免和降低因疾病和伤残造成直接和间接的经济负担,同时控制和减少社会医疗卫生支出(卫生总费用),使国家财政收入再分配能够用于其他满足高层次需求的方向,提高创新、社会生产效率和人民生活质量,促进社会经济的良性发展。

此外,从卫生经济学评价角度来看,预防医学和疾病防控领域的服务覆盖人群广,对卫生资源的投入要求较低。国内外许多研究表明,以疾病预防为核心的公共卫生服务是医疗卫生服务中成本效果和成本效益最好的一种服务。例如,预防接种可通过较少投入解决传染病流行这一困扰人类数千年的卫生问题,曾经肆虐的天花就是被牛痘预防接种完全消灭的传染病,脊髓灰质炎、麻疹等疫苗可预防疾病的完全消灭也指日可待;我国每投入 1 元用于高血压的宣传、教育、预防费用就可节省 8.59 元相应医疗费用;美国每投入 1 美元用于控制吸烟、禁毒、禁酒及安全性行为教育,就可节省 14 美元由此引发疾病的治疗费用。

16.1.2　预防保健服务的内涵和外延

(1) 内涵

公共卫生和预防保健服务的内容极其广泛,并随着时代的发展和相关学科的进步而不断拓展。现代预防保健服务的主要内容包括以下几点。

1) 人群中传染病、慢性非传染性疾病、伤害及其影响因素的分布和防治策略。

2) 生物、环境、行为和社会经济等各类健康相关因素对人群健康的影响及其发生发展规律。

3) 基于疾病和健康危害因素,形成有效、可行、经济的干预策略、措施及评价方法。

4) 根据婴幼儿、青少年、妇女和老人等特定人群的健康特点、健康发展规律、健康需求形成的相关预防保健措施等。

此外,各项公共卫生领域的预防保健服务组织实施与临床医学、全科医学、康复医学、卫生经济、卫生法律、卫生管理、卫生信息学、病原微生物和健康相关理化物质的检验检测等专业学科领域均具有密切关系。

(2) 外延

从公共卫生的起源与发展历史来看,预防医学的发展并非直接源于医学科学内部。除医学领域学

科发展的影响外,也受到社会经济发展、政治需要和社会舆论的驱动,作为政府行使公共卫生职能、解决各类社会热点问题的重要手段。

《"健康中国 2030"规划纲要》中"预防为主,倡导健康生活方式,动员全社会参与,努力实现从以治病为中心到以健康为中心"的要求,说明预防保健服务和公共卫生实践的范围往往超出一般的医疗卫生职责领域,涉及社区生活、环境治理、城市供水、食品保障、农牧业和工商业发展、社会保障和计划生育等多个方面。在我国,这些相关职责分散于除医疗卫生部门之外,通常由环保、社保、住建等政府部门和红十字会等其他组织承担。即使在医疗卫生领域,疾控中心、卫生监督所、妇幼保健机构、精神卫生机构、采供血机构等各类专业公共卫生机构的职能也远不能满足大健康、大卫生的理念和工作要求。

大健康、大卫生的概念涉及到社会的方方面面,归纳起来可分为制定政策、调动资源和执行实施三大方面。其中,政策包括法律、规定、条例、指南等,资源包括人力、物力、财力和时间成本,执行包括基本建设、人员队伍、能力培训和服务实施等。政策决定做什么,资源保证政策的落实,执行是实现政策的过程。各项公共卫生政策主要是围绕健康决定因素制定的,目的是提供或加强促进健康的因素(如研制新药和提供临床服务)以及消除或减少危害健康的因素(如环境治理和污染控制)。因此,公共卫生服务的开展除了流行病学、统计学、临床医学、管理学等相关学科的专业知识以外,还涉及生物医学和理化方面的基础学科、工程科技、环境科学等方面的自然科学,以及政治、经济、法律、伦理等方面的社会人文科学。在资源有限的情况下,针对哪些是主要健康问题、哪些是健康决定因素、哪些是重点关注人群、在哪些服务关键环节采取行动,以及如何评价这些决定、如何优化各项服务,是一门宏观与微观结合、理论与实践结合,涉及多领域、多部门,需要全社会共同参与的复杂工程。

综上所述,公共卫生和预防保健服务的外延应结合健康中国战略和人民对健康的需要,不断地拓展完善和发展。公众健康是社会发展的基石,是党和国家的职责,也是实现健康中国战略目标的必要条件。公共卫生和预防保健工作应体现政府责任和社会公平公正的不断进步,通过不断提高人气健康水平,从群体视角出发,不断增进对健康、疾病及相关影响因素研究和认识,加快学科交叉与融合,不断拓展研究领域,不断融入新技术和新思维,为推进健康中国建设提供强大的支撑和保障。

16.1.3 预防保健服务开展的策略

健康决定因素对疾病发生发展的影响不尽相同。在人的一生中,生物、环境和社会各方面的健康决定因素长期作用于人体,产生复杂的协调作用,使重要组织和细胞发生病理改变,当致病效应累积并超过机体的再生或修复能力时,则造成重要器官功能失调,产生病理或临床症状,甚至死亡。疾病从发生到结局(死亡或痊愈等)的全过程称为疾病自然史(natural history of disease)包括健康期、病理发生期、临床前期、临床期和结局,最终疾病得以缓解、痊愈、导致伤残或死亡。

人群健康问题的发生和发展具有一定的阶段性,包括从暴露于各类健康危害因素、机体内病理发生开始逐步演变,导致临床上疾病的发生和症状的出现并恶化的全过程。公共卫生领域的"三级预防"的策略即在疾病发生发展的各个阶段,根据危险因素的性质和接触量等健康决定因素的特征,有针对性地在各个阶段开展危险因素干预、早期筛检和诊断、疾病治疗管理等措施,可以改变疾病发生发展的自然史。根据预防干预对象和措施的不同,一般还可分为高危人群防控策略与全人群防控策略。

（1）一级预防

一级预防(primary prevention)又称病因预防,指通过采取特定措施,消除环境或行为致病因素对人群的影响,或提高机体抵抗疾病的能力,从而预防疾病的发生。在一级预防中,如果在致病因子尚未进入环境发挥作用前就采取了相关预防措施,则称为根本性预防(primordial prevention),亦有文献称之为零级预防,即在人群层面预防控制危险因素在整个社会上的暴露和流行,而不是有了危险因素再预防疾病,如政府通过制定政策、采取措施,颁布一系列法律法规和条例,预防空气、水质和食品安全领域的有害因素进入环境中,防止可能引发重大突发公共卫生事件的因子出现等。零级预防比传统的预防疾病发生的三级预防更加提前,可以看成是预防工作的关口前移。

一级预防包括保障全人群健康的社会和环境措施和针对健康个体的措施。具体包括:全球和国家的公共卫生政策;公共卫生法律法规和规章制度;具体公共卫生措施,如针对卫生服务、健康环境、健康教育等因素的措施;针对个体的措施,如健康教育、个人行为生活方式干预、预防接种、遗传病筛查、妇幼保健等。

（2）二级预防

二级预防（secondary prevention）是指在疾病的临床前期通过采取早发现、早诊断和早治疗的"三早"预防措施，控制其发展和恶化。早期发现疾病，可通过普查、筛检、定期健康体检、高危人群重点项目检查和专科门诊哨点监测等方式实施。实现二级预防的关键是从供方角度提高诊断和筛查水平，形成灵敏可靠、具备较高成本效果的监测系统，识别需要进行早发现、早检查的目标人群，以及从需方角度提高对"三早"的认知。对于传染病防控，还需在"三早"之外开展患者的早报告以及患者和密切接触者的早隔离等措施。

（3）三级预防

对某些已经发生疾病的患者，采取及时有效的治疗和控制的措施，阻止疾病的进一步发展和病情的持续恶化，预防并发症和因病致残的发生；对已经丧失劳动力的患者或因病致残者，开展防控、护理和康复措施，促使其身体功能的恢复和心理康复，使其尽量恢复生活、劳动和社交能力，减少因疾病和伤残而损失的健康期望寿命，延长生命，改善生活质量的措施。这些措施称为三级预防（tertiary prevention）。

（4）三级预防策略之间的关联和应用

公共卫生工作中，对于不同类型的疾病和健康问题，通常有着不同的三级预防策略。任何疾病或多数疾病，无论由哪方面的危险因素导致，无论这些危险因素是否明确，都应强调一级预防。特别是对于致病因素明确的疾病，如吸烟导致的肺癌等，尤其应重视控制这些危险因素。有些疾病的病因明确而且是人为的，如粉尘、化学污染物、电离辐射等职业健康危害因素所致疾病，在一级预防的基础上可能还需考虑开展零级预防；对于高血压等长期存在、难以完全治愈的慢性非传染性疾病，需要在对健康人群和高危人群同时开展一级和二级预防。对于恶性肿瘤和糖尿病患者等长期存在、可能伴有多重并发症的慢性疾病，必须在治疗管理过程中强化三级预防的作用，降低并发症对患者的损害，改善其生存质量；对于部分病因和危险因素都不明又难以觉察预料的疾病，如某些自身免疫疾病等，暂时仅能开展三级预防。

对许多传染病来讲，针对个体的预防同时也是针对公众的群体预防。如人群中个体的免疫水平达到一定比例，则可保护传染病对整个人群的威胁，控制疾病的进一步传播。传染病及其他健康危害因素

的早期风险预警、早发现、早隔离和早治疗措施，是在个体预防的基础上，具有群体预防效果的措施，可有效控制在疾病人群中的大规模流行。有些危险因素的控制既可能是一级预防，也可能是二、三级预防，如高血压患者的血压控制，就高血压疾病本身而言是三级预防，但对高血压导致的脑卒中、冠心病等而言则是一级预防。

（5）高危人群预防策略和全人群预防策略

一方面，三级预防从疾病发生发展的不同阶段来考虑公共卫生和预防保健的具体策略和措施。另一方面，从疾病和健康危害因素防控的干预手段和对象选择角度，预防保健服务又可分为高危人群策略和全人群策略。

高危人群预防策略指针对高风险的个体和危险因素，尤其是病因链近端的威胁因素采取干预和控制措施，以降低其发病的风险。高危人群策略的优点是重点关注病因链的近端，干预手段的针对性更强，效果较明显。高危人群干预通常有明确的干预危险因素，因而对象的知晓度和依从度也较好。高危人群干预的范围聚焦于特定人群，投入的资源相对较少，短期内收益也更明显。

全人群的预防策略指针对影响人群的危险因素，尤其是病因链上远端的因素进行干预，降低整个人群发生疾病的风险。关注个体的高危人群策略虽然能降低部分人群的发病危险，但对全人群疾病风险的降低作用有限。对于临床标准不被判断为"高危"的个体，依然存在发生疾病的风险。这些个体的疾病风险虽然较小，但因其绝对数量很大，对他们采取某些投入较少、覆盖面较广的预防和干预措施，则可产生很大的健康效益。

高危人群策略与全人群策略是针对整个病因链上不同环节所采取的预防措施。在实际开展预防保健服务的过程中，应综合考虑目标人群、疾病、健康问题和危险因素的特征，采取适宜的策略和措施，以取得投入更低、收益更大的效果。

对慢性非传染性疾病（non-communicable chronic disease，NCD，简称"慢病"）等许多疾病而言，疾病的发生是多种健康决定因素长期作用积累的结果。对于人群健康而言，采取的预防保健措施越早，针对的健康决定因素越全面，其产生的健康效益就越大。根据健康中国战略的要求，我国预防保健工作应越来越注重提供不同生命阶段（婴幼儿、青少年、成人和老年）、不同场所（家庭、生活社区、工作场所、公共空间、幼托机构和学校、养老机构等）提供

连续性、全方位的预防保健服务,从而更有针对性地应对不同健康危害因素,改善全体人民的健康,推动实现全方位、全生命周期维护人民健康。

16.1.4 预防保健服务对健康中国战略规划的意义

习近平总书记在 2016 年全国卫生与健康大会上提出"把人民健康放在优先发展战略地位,努力全方位全周期保障人民健康",明确将"把健康融入所有政策"列入我国新时期卫生与健康工作方针。国家《"健康中国 2030"规划纲要》提出必须注重预防为主,倡导健康生活方式,动员全社会参与,努力实现从"以治病为中心"到"以健康为中心"的转变,凸显了公共卫生各项服务的多专业、多领域属性,以及全社会共同努力开展各项预防保健工作,以人民日益增长的健康需求为中心,以完善全民健康服务覆盖为重点,全方位、全生命周期维护群众健康的重要性。

根据全国卫生与健康大会及十九大以来国家对健康工作的规划要求,健康中国建设已成为我国当前的国家战略。习近平总书记指出,"没有全民健康,就没有全面小康"。健康中国建设必须坚持把人民健康放在优先发展的战略位置,坚持"大健康"的发展理念、坚持卫生与健康事业发展的公益性。党和国家领导人多次强调,健康中国建设要坚持预防为主,全面提高人民健康水平。从加强慢性病防控、健康教育、塑造自主自律的健康行为、提高全民身体素质、强化覆盖全民的公共卫生服务、加强重点人群健康服务、深入开展爱国卫生运动、加强影响健康的环境问题治理,针对经济社会、环境、个人认知行为以及卫生服务供给和利用等健康决定因素采取有效措施,而这些任务和工作重点均为公共卫生和预防保健服务的实践领域。由此可见,公共卫生工作在健康中国的建设中应发挥中流砥柱的重要作用。

鉴于公共卫生工作在健康中国建设上的重要性,国家和政府在各类预防保健服务实施中,须始终坚持大健康、大卫生的观念,有效行使政府公共卫生职能,贯彻"政府主导,预防为主"的总体方针。根据大众生态健康模型,创建公共卫生专业机构、医疗卫生机构及其他相关多部门通力合作的工作机制,营造有利于全人群健康的支持环境,公平均等地提供各项精准的医疗卫生和适宜的公共卫生服务,防控传染病、慢性非传染性疾病和伤害的发生发展。同时,制定推广各项健康相关社会经济政策、法律法规,积极实施合理的城市规划,创造无污染的自然和

社会环境,创建健康的社区、学校、工作场所和家庭环境,提供安全健康的食品,引导群众戒烟限酒,形成有利于健康的生活习惯和行为方式。在全球化趋势日益明显,"一带一路"倡议已成为我国重大决策的今日,预防保健服务也是我国应对世界各地新发、输入传染病威胁等全球的公共卫生问题、参与"一带一路"建设沿线国家乃至全球健康合作与健康治理、展示负责任的大国形象的重要手段,对于开创全方位对外开放新格局,推进中华民族伟大复兴进程、促进世界和平发展具有重大意义。

16.2 预防保健服务体系

16.2.1 预防保健服务体系概述

预防保健服务体系是以预防控制疾病、保障人民健康和城市公共卫生安全为基本职责,是公共卫生体系重要的基础性组成部分,是政府履行公共卫生职能的重要支撑。根据全国卫生和健康大会精神和《"健康中国 2030"规划纲要》《"十三五"卫生与健康规划》等国家发展要求,我国的公共卫生和预防保健服务体系建设现阶段重点围绕从"以治病为中心"向"以健康为中心"转变开展,其本质是以改革创新为动力,充分发挥服务体系的基础性和公益性作用,坚持"预防为主、防治结合",坚持健康需求导向,确保维护人民身体健康和保障城市公共卫生安全。因此,加强公共卫生和预防保健服务体系建设是为人民提供全方位、全生命周期健康服务的关键基石,也是政府行使其公共卫生职能的重要体现。

(1)我国预防保健服务体系现况和面临的问题

经过长期发展,我国已经建立了专业公共卫生机构、社区卫生服务中心、医疗卫生机构组成,多部门高度合作、覆盖城乡广大地区和人民的预防保健服务体系,在防控重大传染病、地方病、重大慢病、抗击 SARS 的突发疫情、COVID - 19 外防输入内防扩散、保障全体人民,尤其是妇女儿童和老年等弱势人群健康等方面发挥了重要作用。

然而,目前的预防保健服务体系在长期实践中发现仍存在一些问题:一是预防保健服务资源投入和服务质量依然与不断增长的经济社会发展水平和人民群众的健康服务需求不匹配;二是资源布局水平和配置结构依然不尽合理,影响了服务供给的公平与效率。如西部地区地广人稀,但服务资源数量和质量均有不足,基层机构服务能力和效率低下;三

是服务体系碎片化的问题比较突出,部分公共卫生机构和医疗卫生机构的分工协作机制依然不健全,服务流程不连贯,信息资料缺乏互联互通,体系能力难以有效应对日益严重的老龄化和慢病负担等健康问题;四是政府对卫生资源配置的宏观管理能力有待改善,区域卫生规划实施中公共卫生相关工作的科学性和前瞻性有待进一步提高,统筹作用和调控效力有待进一步增强。

随着社会生产力和经济水平的不断提升,我国社会人口结果和面临的健康问题也发生了深刻变化。城镇化率的不断提高和流动人口数量的不断增长,使得部分地区卫生资源供需矛盾将加突出,医疗卫生资源布局调整面临更大挑战。在城市,老龄化的加剧和"未富先老"问题的显现凸显老年健康服务和养老能力供给的不足;而在广大农村,伴随着大量青壮年劳动人口流入城市的是农村家庭的空巢化、留守儿童等问题;在我国普遍实施单独两孩生育政策后,新增出生人口保健服务的缺口也将持续扩大。慢病成为社会主要健康问题后,传统上以传染病防控为主的服务体系需要作出重大调整。同时,云计算、物联网、移动互联网、大数据等信息化技术的快速发展,虽然极大改善了服务流程,提高了服务效率,但也对服务和管理模式以及人员队伍能力提出了更高的要求。

（2）建设目标和思路

党的十八大提出了"2020年全面建成小康社会"的宏伟目标,赋予我国公共卫生和预防保健服务体系新的历史任务和发展动力。随着《"健康中国2030"规划纲要》的发布,我国健康事业发展必需贯彻习近平总书记"努力全方位、全周期保障人民健康"精神,持续强化"健康第一"和"以人为本"理念,坚持以问题、需求和结果为导向,将从"以治病为中心"向"以健康为中心"转变,从以疾病防治为中心向覆盖全人群、全生命周期的健康服务管理转变。

16.2.2 我国公共卫生和预防保健服务体系及机构功能定位

我国预防保健服务体系的主体是各级各类专业公共卫生机构。专业公共卫生机构是向辖区内提供疾病预防控制、健康教育和健康促进、妇幼保健、精神卫生、急救、采供血、综合监督执法、食品安全风险监测评估与标准管理、计划生育公共卫生和预防保健服务,并承担相应管理职能的机构,主要包括疾病预防控制机构、妇幼保健机构、精神卫生机构、院前急救机构、采供血机构、综合监督执法机构等。专业公共卫生机构均由各级政府主导举办。

我国的预防保健服务体系由国家级、省市级、区县级预防保健服务专业机构及社区卫生服务中心及医疗服务机构组成网络体系架构。服务体系一般包括国家级、省市级、区县级专业公共卫生机构（如疾病预防控制中心等）、社区卫生服务中心和医疗卫生机构。

在专业公共卫生机构、基层卫生机构和医疗卫生机构"三位一体"服务体系的基础上,我国部分地区近年来探索了"四位一体"的公共卫生服务工作模式,即以社区为基础,专业公共卫生机构负责指导与管理,医疗卫生机构具体实施,强调发挥居民个人作为健康第一责任人的作用。按照"以块为主、条抓块管、条块结合"的原则,发挥主管部门管理职能,强化公共卫生机构的技术指导和政策支持功能;进一步明确二、三级医院在公共卫生领域的职能,通过医联体等试点,发挥其对基层社区的支撑作用;在基层社区层面,通过开展健康城市建设和社区卫生服务综合改革等项目,进一步拓展各项公共卫生服务项目在基层的落地;对于居民个人而言,按"医患合作、患者互助、自我管理、群防群控"的原则,引导其自主开展疾病防控,通过患者互助小组等形式促使其不断增进健康素养,掌握健康技能,提高自我健康意识,积极参加健康活动。布局合理、定位清晰、分工明确、运作协调的"四位一体"预防保健服务体系和管理模式正日趋完善。

16.2.3 我国公共卫生和预防保健服务的运行机制和工作原则

（1）政府主导

预防保健服务作为面向全民的公共服务,其公益性受政府部门所保障。预防保健服务的开展需依照政府主导、属地管理的原则,确保体现其公益性,有效行使政府公共服务职能,切实落实在制度、规划、筹资、服务、监管等方面的责任。

（2）多部门协作

重大疾病防控、疾病全程管理、社会热点健康问题处置和突发疫情防控等预防保健服务领域的工作都需要集政府多部门、社会多方力量,开展联防联控、多部门协作工作,共同维护全社会健康。我国预防保健工作历来坚持"面向全人群,预防为主、防治结合"的工作方针,将公共卫生和预防保健服务纳入各级政府的责任目标。

（3）全社会参与

个人是健康的第一责任人。预防保健服务领域的重要工作是不断提高公众健康素养，积极倡导居民为自己的健康负责，共同参与到树立健康自主管理理念、提高健康知识水平和技能、创建健康生活环境的工作中去。针对疾病发生、发展不同阶段，应向居民提供包括健康教育、风险筛查与干预、诊断与规范治疗、随访管理以及急诊救治、康复等服务在内的分级、连续、全程的服务与管理。

（4）平战结合

为强化社会公共卫生安全保障，有效应对重大传染病疫情、重大自然灾害和环境健康问题等突发事件，公共卫生和预防保健服务体系在建设过程中必须强化"平战结合"的理念，持续完善疾病防控和突发公共卫生事件风险防范机制，从而有效保障全社会、全人群的公共卫生安全。

（5）医防融合

根据全生命周期维护人民健康的服务理念，预防保健服务的全程开展必须深化"医防融合"的健康服务管理机制，深入促进公共卫生工作与临床医疗工作的有机融合与有序衔接。依托疾控机构-医疗机构-社区卫生服务中心-公众"四位一体"的健康服务管理模式，建立和优化信息共享与互联互通机制。我国部分地区已积极构建了覆盖各级疾控中心、健康促进机构、综合性医疗卫生机构、医疗急救中心以及社区卫生服务中心的高血压、脑卒中、糖尿病、结核病等慢性疾病"全专结合、分级诊疗"的综合防治服务体系。通过建立实施双向转诊、会诊支持、家庭医生签约服务、专业指导、人员培训和绩效考核评价等工作制度，有效促进疾病预防控制体系与临床医疗服务体系的有机融合与有序衔接，不断提高公众健康素养，为居民提供有针对性的健康促进、防病治病、居家康复一体化服务。

16.3 预防保健服务的主要类型和项目

16.3.1 预防保健服务的覆盖领域

预防保健服务对于保障人群健康具有决定性的作用。其各项服务实施的目的在于对全人群健康的关注，在某一地区或国家，乃至全球的范围中，以社会或群体为对象采取相应措施，预防控制疾病及健康危害因素的发生发展，从而提高整个人群，特别是中下层弱势人群的健康水平。根据美国疾

病控制与预防中心（Center for Disease Control and Prevention, CDC）分析，1900—1990 年间，美国的人均期望寿命增长了近 30 岁，其中有 25 岁（占 83%）可归因于各类预防医学和公共卫生服务的实施开展。在国际范围内，预防接种、艾滋病和结核病等重大传染病防治、清洁的饮用水和卫生设备、改善食品和营养状况、妇幼卫生措施、控烟、恶性肿瘤筛查、改善慢病相关的生活行为方式、交通安全措施和突发公共卫生事件的应对等服务，也在近年来对各国人民健康水平的提高以及全球相应疾病负担的降低起到了关键作用。

预防保健服务通过三级预防的实施，在疾病发生前，可消除或降低致病因素对机体的影响；在疾病临床前期实现早发现、早诊断、早治疗，并通过及时有效的实施针对性措施，实现从人群层面预防控制传染病、慢病和伤害的发生，并对各类环境健康危害因素及相关疾病进行有效的识别、监测和控制；在疾病发生后，可及时通过有效的治疗管理阻止病情发展恶化，控制或减轻并发症对患者的影响，恢复一定的生活、劳动和社交能力并改善生活质量。通过三级层面预防的措施，在全人群层面达到促进人类健康的目的，在大卫生层面达到维护全社会安全稳定的目的，在经济学层面则可以最少的卫生资源投入取得更好的健康效果。因此，开展有效的预防保健服务，也是健康中国规划纲要中提出的"全方位、全周期维护人民健康"的重要措施。

我国目前在公共卫生领域中的预防保健服务，按其开展内容和性质可分为监测、现场调查、致病因素检测检定、风险评估、疾病筛查、健康干预、健康促进、疾病和环境管理等。按服务的专业领域，可分为传染病防控、慢性病防治、伤害防制、健康危害因素监测控制、突发事件应急处置以及妇女、儿童、青少年、老年、严重精神障碍患者等特殊人群的预防保健服务等。此外，广义的预防保健服务还包括健康教育、采供血、爱国卫生运动、卫生监督等。

各级政府为公共卫生体系的支柱，承担公共卫生服务职能，协调医疗卫生系统和其他相关部门和专业机构、企事业单位和社会各界共同开展预防保健服务。政府根据社会经济发展水平、卫生服务体系状况和人群主要健康问题，制定相关法律法规和公共卫生政策，维护公共卫生秩序，促进健康事业发展，组织公共卫生和医疗卫生机构提供预防保健服务，并通过开展健康教育和健康促进，引导公众形成良好的卫生习惯和健康的生活方式，培育高素质的

专业技术人才,组织社会各方力量应对疾病流行和其他健康问题。各类公共卫生和医疗卫生机构具体开展预防保健服务并进行效果评价。

2003 年,时任我国国务院副总理兼卫生部部长的吴仪同志提出,公共卫生是组织全社会共同努力,改善环境卫生条件,预防控制传染病和其他疾病流行,培养良好的卫生习惯和文明的生活方式,提供医疗服务,达到预防疾病、促进人民身体健康的目的。因此,除政府主导以外,公共卫生和预防保健服务目标的实现还需要社会各界和人民群众的广泛参与、通力协作。在政府公共卫生职能的引导下,广大社会力量应配合政府和专业机构实施开展各项服务,维护促进社区、企业和单位内部人群健康,并承担保护环境、健康促进等社会责任;大众媒体对公众传播公共卫生信息,影响和引导人们采取健康的行为和措施;学术研究机构负责人才培养、基础和应用性研究、科研创新和成果转化;人民群众可通过接受相关服务,不断增强健康意识和健康素养,采取有利于健康的生活和行为,维护生活环境不受各类健康危害因素影响,共同创建有利于健康的自然和社会环境。

16.3.2 预防保健服务的主要内容

(1) 疾病和健康危害因素监测

公共卫生领域的监测(surveillance)在疾病和健康危害因素的预防控制中有着重要作用。监测的结果是调查处置、干预、决策等措施的基础,也可用于评价各项措施的实际成效。各项服务措施的实施过程和结果也可不断用于反馈和完善开展监测的系统,以持续改善和优化监测的对象、范围和流程。

监测是指连续、系统地收集疾病或其他健康相关事件的资料,经必要的汇总整理、分析解读后,反馈至有关的决策部门、执行部门和公众,以对监测信息和分析结果进行有效利用的过程。

监测的目的在于:①确定区域主要公共卫生问题,掌握疾病和健康危害因素相关情况的时间、空间和人群分布及其变化趋势;②验证疾病和健康问题发生的流行病学假设,提供研究线索,明确病因,以采取相应干预措施;③根据监测的历史结果和变化趋势,结合气候、人群等相关流行病学信息,对疾病(尤其是传染病)的流行趋势进行风险评估和预测预警,为合理分配卫生资源,协助制定实施地区和区域性的疾病预防和健康促进法律法规、规划和策略提供科学依据;④为相关的基础和应用科研开展提供历史数据和循证依据;⑤明确疾病和健康相关问题

在干预前后的变化情况,支撑对服务开展情况和效果的评价。

1) 公共卫生监测按对象分类:按不同的对象和方法,公共卫生监测有多种类型。按监测对象可分为传染病监测、慢病及其危险因素监测、突发公共卫生事件监测等。

A. 传染病监测。对传染病的监测是各类公共卫生监测的发展源头,也是事关社会稳定和公众健康、最重要的疾病防控任务之一。目前我国开展监测报告的法定报告传染病共有 39 种,其中甲类 2 种,乙类 26 种,丙类 11 种(详见本节传染病防治部分)。除了对传染病的发病疫情和治疗结局开展监测外,传染病监测的主要内容还包括人口学、气候、病原体、人群免疫水平、传染病媒介生物、流行病学调查情况、防治措施效果评价和疫情风险评估等。

B. 慢病及其危险因素监测。随着社会经济水平的发展,慢病的发病情况和疾病负担逐渐上升,在我国部分区域已成为主要的健康问题。目前,我国开展了对恶性肿瘤、心脑血管疾病、糖尿病、地方病、伤害和出生缺陷等慢病及其相关危险因素的综合监测,旨在全面、系统地掌握居民超重、肥胖、高血压、糖尿病、血脂异常、慢性肾病等主要慢性病患病水平,烟草使用、饮酒、身体活动不足、不合理膳食等主要慢性病行为危险因素,身高、体重、腰围、血压、血糖、血脂等主要健康指标,以及居民对主要慢病的知晓率、治疗率、控制率和相关行为情况及其变化趋势。

C. 环境健康危害因素及其他健康相关问题监测。各类环境健康危害因素导致的健康问题及对社会公共卫生安全的潜在威胁是当前各界关注的热点。目前我国开展的此方面监测包括对空气、土壤和水质等环境质量及其对人体健康影响监测、职业病和职业健康危害因素监测、食品卫生监测和风险评估、居民营养与健康状况监测、儿童青少年行为危险因素监测、学校因病缺勤缺课监测、药物不良反应监测等。

D. 突发公共卫生事件及苗子事件监测。根据《突发公共卫生事件应急条例》《国家突发公共卫生事件应急预案》等规范性文件,我国自 2003 年起已建立了全国统一的突发事件监测和信息报告管理平台,连接国家、省、地(市)、县(市区)四级网络,实现了全国突发公共卫生事件的追踪与管理。在对突发公共卫生事件监测的基础上,上海市等地为进一步规范事件报告和响应标准,落实关口前移,提升预警

和处置水平,对传染病、食品安全、职业中毒、核与放射安全等苗子事件也开展了监测和报告工作。公共卫生苗子事件监测能够在第一时间将疫情或事件苗子控制在萌芽状态,尤其是在重点传染病聚集性疫情高发时期和重大活动保障期间发挥了侦察兵和突击手的作用。

2) 公共卫生监测按方法分类:按不同的监测开展方法,我国目前实施的公共卫生监测主要包括下类型。

A. 被动和主动监测。被动监测指实施监测机构将获得的资料日常反馈至上级单位,如法定传染病报告等。被动监测的缺点在于无法覆盖未到医疗机构就诊的患者等应纳入的对象;主动监测指监测机构组织专项调查至各监测点开展资料收集等工作,如传染病漏报调查等。主动监测准确性和覆盖面一般较高,但投入的卫生资源则较多。

B. 常规报告和哨点监测。法定报告传染病由法定报告人和机构上报传染病病例,属于常规报告;对于能反映人群中某种疾病流行状况的代表性特定人群(哨点人群),或由特定的机构(哨点机构)开展的监测,则属于哨点监测(sentinel surveillance),如国家在性病门诊和特殊人群中开展的艾滋病哨点监测等。相对常规报告而言,哨点监测的目标更明确、投入更少,效率较高,但覆盖的范围有限。

C. 基于病例报告、事件报告和症状报告的监测。以病例为基础的监测(case-based surveillance)指监测特定疾病每一例报告病例的发病与死亡情况,如麻疹监测、人感染禽流感监测等,可通过医院、实验室诊断和死因登记系统获取确诊病例;以事件为基础的监测(event-based surveillance)指收集与疾病或健康问题有关的事件信息,如突发公共卫生事件监测、学校因病缺勤缺课监测、死亡登记和死因监测等。

近年来,考虑到基于病例报告的监测存在条线分割、重复建设、不同病种内容难整合、易发生漏报等缺点,我国部分省市已启动基于症状的传染病综合监测(symptom-based comprehensive surveillance),如腹泻病、呼吸道感染综合监测等。此类综合监测依托哨点医院,在原有传染病病例报告和哨点监测的基础上进一步整合资源,更高效、全方位、多维度地掌握具有某类症候群的多种传染病的流行特征,结合暴发调查明确病原体、病因与传播方式,扩大监测范围,掌握多种传染病的流行趋势,从而更好地支撑传染病疫情风险评价和预警预测,并反馈

辅助临床诊疗,更有效地评价监测和干预措施效果。

D. 以人群为基础、以医院为基础和以实验室为基础的监测。人群为基础的监测(population-based surveillance)以全社会整体人群为对象,如法定传染病报告和全国流感监测点监测系统等;医院为基础的监测(hospital-based surveillance)通过医院为基本单位实施,如全国出生缺陷监测、医疗机构院内感染监测等;以实验室为基础的检查(laboratory-based surveillance)采用各种实验室检测手段,对病原体及其他致病因素进行确证后的结果进行监测,如国家流行性感冒监测等。

(2) 暴发调查

暴发(outbreak)指局限范围、短时间内突然发生许多相同病例的现象。疾病暴发造成的突发事件是严重威胁人民健康和社会安全的重要公共卫生问题。暴发常见于传染病,但也可能由非传染性疾病,如食物中毒、环境污染和维生素缺乏等原因造成。暴发造成的病例多具有相同的病因、传染源和传播途径,但在初期通常原因不明且发展迅速。因此,疾病暴发时,需及时获得足够的真实信息,应采用适宜的流行病学调查方法明确病因,采取有针对性的防控措施,控制疾病的进一步流行蔓延。

暴发调查一般采用描述性流行病学方法掌握疾病的时间、空间和人群分布,确定高危人群,提供病因线索,建立病因假设。

调查与控制的同步开展是现场暴发调查的主要原则。

(3) 致病因素的检测与评价

公共卫生预防保健领域中,致病因素实验室检测是指人为地干预、控制研究对象,通过干预和控制措施所造成的效应,明确和研究对象的某种属性。对于传染病防控而言,实验室检测常常是确诊疾病的金标准,用于明确致病因素,确定病原体的种类、血清学特征、分子生物学特征和耐药情况等,指导采取针对性的防控措施和临床治疗的实施。对于慢病防治而言,人体生化免疫指标检测、肿瘤标志物检测和基因组学、蛋白组学检测也可用于明确病因和疾病的临床亚型,协助确诊疾病和筛选慢病高危人群,辅助相应干预管理和治疗措施的实施。对于健康危害因素监控,对水质、大气、土壤和职业场所等环境中的理化、辐射危害因素的检测方法,以及对食品污染物、膳食健康和营养水平的分析,可帮助明确导致疾病和健康问题的环境因素的

种类,并开展毒理学评价,对特定因素的生物学效应进行研究。对于突发公共卫生事件处置等应急任务而言,实验室快速检测结果是第一时间判断病因、明确病原体、追踪传播途径、阐明未知疾病和健康事件根源的关键,发挥着保障社会安全稳定的作用。

(4) 筛检

筛检(screening)或筛查,在公共卫生和流行病学中是指运用快速、简便的检验、检查或其他措施,在健康的人群中,将那些表面健康但可能患病或有缺陷的人与实际健康的人区分开。筛检所用的各种手段和方法称为筛检试验(screening test),在预防医学领域中包括体检、实验室检查、量表或问卷调查等多种形式。筛检试验仅用于将人群中可疑有病或有缺陷者(试验阳性)与那些可能无病者(试验阴性)区分开,属于初步的检查。对筛检结果阳性或可疑阳性者,仍需进一步做检查,使用临床诊断的金标准确诊和进行后续治疗。

筛检的目的在于:一是早期发现可疑患者,做到早诊断、早治疗,实现二级预防,如大肠癌隐血试验筛查、宫颈癌筛检等。二是识别高危人群,采取相应的干预措施,从而预防或延缓疾病的发生,即辅助一级预防的开展,如筛检有糖尿病家族史者以开展糖尿病高危人群干预;筛检就医者高血压,以预防脑卒中及其他慢病等。三是识别疾病的早期阶段,帮助了解疾病的自然史。四是合理分配卫生资源,如利用高危评分法筛选出孕妇中的高危产妇,为其提供更好的医疗条件,从而降低分娩过程中的危险性和降低产妇死亡率。

对筛检试验的评价主要从其真实性、可靠性和收益三方面开展。真实性(validity)也称为效度或准确性,指测量值与实际值(金标准的测试结果)的符合程度,即正确判断受试者有病或无病的能力,一般用灵敏度、特异度、假阳性率、假阴性率和约登指数(Youden index)等指标判断。可靠性(reliability)也称为信度或重复性、精确性,指在相同条件下用某种方法重复测量同一受试者时,结果的稳定程度,一般用测试结果的变异系数、负荷率、Kappa值等指标进行评价。筛检试验的收益一般指结果正确的概率,常用预测值(predictive value)、似然比(likelihood ratio)、验后概率(post-test probability)等指标进行评价。筛检试验的经济效益一般则用经济学评价中的成本效果分析、成本效益分析和成本效用分析评价。

是否开展筛检试验,需要综合分析,包括疾病的严重程度,对筛检阳性者是否有可行的预防和干预措施和有效的卫生服务体系,检查或测量方法的灵敏度、特异度和对象的依从性是否合适,筛检试验是否经济、安全和可靠,不造成心理和身体上的创伤,是否潜在的收益大于可能的风险以及是否能公平均等地提供给潜在的患者等。目前国际上普遍认为,各种恶性肿瘤中仅乳腺癌、子宫颈癌和大肠癌适合筛检。其他适合筛检的疾病包括成人高血压、血脂异常和糖尿病、新生儿听力和视力障碍、儿童青少年肥胖和先天性甲状腺功能低下、孕妇缺铁性贫血以及某些人群中的乙型肝炎、艾滋病等传染病的筛检等。

(5) 风险评估

当前,新发及再发传染病、环境健康危害事件、自然灾害等对公共卫生安全构成的威胁频繁发生。如何根据监测调查和检测评价等服务的结果,有效识别上述潜在危害,科学评估特点时间和地区面临的公共卫生风险,制定相应的管理和防控策略措施以快速处置和化解风险,已成为国家政府、社会各界共同面临的重要课题。

公共卫生领域的风险评估(risk assessment)是应用科学原理和技术对危害事件发生的可能性和不确定性进行评估的过程。风险评估基于流行病学、临床医学、微生物学、化学和毒理学等学科知识,就某种因素对人体健康造成危害的可能性和严重程度进行评估。风险评估不仅分析事件的后果和严重程度,还考虑事件发生的概率,两者的综合效果作为风险评估的指标。常用方法包括问卷调查、会议讨论、访谈、文献/资料回顾等。模型法则是选用相应的数学模型,确定并调整系统参数、建立模型、模型验证,描述风险分布,确定风险等级大小。

定量评估方法是将风险发生的可能性大小、严重程度等均用具体数值进行定量描述。定量评估过程需要大量的数据支持,一般需要耗费较多人力、物力和时间。定性评估不需要收集或确定各方面的定量数值,而是对风险事件赋予一个相对值(如赋予高、中、低3个等级)进行分级描述。

公共卫生风险评估一般需遵循以下基本原则:一是以科学为基础,客观透明。评估工作应由专业技术人员独立完成,结果基于科学证据,而不受科学以外因素影响。二是遵循结构化和系统化的程序。完整的风险评估由危害识别、危害特征描述、暴露评估和风险特征描述等4个步骤组成。实践中,由于数据、时间、人力、物力等因素限制，有时并不能完全包括上述 4 个步骤的内容，而需持续完善整个过程，其中有些步骤视需要重复进行。三是必须明确阐述风险评估中的不确定性、来源及其对评估结果的影响风险。评估不可避免地会包含不确定性。因此评估报告中还需要对各种不确定因素、来源及对评估结果可能带来的影响进行定性或定量描述，为风险管理者的决策制定提供全面信息。四是重视动态评估和同行评议风险。当有新的科学信息或数据更新时，应对风险评估结果进行复议和更新。同行评议可加强评估的透明度，并能针对特定问题进行更深入广泛的探讨。

（6）健康促进和健康管理

在明确健康风险、识别健康问题后，公共卫生和预防保健服务的目的是促使人们采取益于健康的行为，避免疾病的发生发展。

健康促进是帮助受众形成健康行为的重要的战略和方法。世界卫生组织指出，健康促进是"促使人们维护和提高他们自身健康的过程，是协调人类与环境的战略，它规定个人与社会对健康各自所负的责任"。健康促进通过信息传播和行为干预帮助个人们采纳预防疾病、有利于健康行为和生活方式，要求调动社会、政治和经济的广泛力量，改变影响人们健康的社会和物质环境条件，从而促进人们维护和改善他们自身健康的过程。根据首届国际健康大会通过的《渥太华宣言》，健康促进的主要工作包括建立健康的公共政策，创造有利于健康的支持性环境，加强社区行动、发展个人健康技能和调整合理的卫生服务方向，改进各项服务的质量。

在健康促进的基础上，公共卫生工作的另一项目的是帮助人们更好地进行健康管理。健康管理是指对个体或群体健康状况全面监测评估，开展健康咨询和健康促进，在评估健康风险的基础上，对卫生资源进行计划、组织、协调和控制的过程，对健康危害因素开展干预，使个体和群体健康最大化的全过程。其目的是调动公众采取改变健康危害因素的积极性，有效利用卫生资源，达到最大的健康效果。健康管理的策略是通过评估和控制各项健康风险，达到维护健康的目的，包括改善生活方式和纠正不健康饮食、吸烟、饮酒、久坐等行为危险因素，鼓励患者开展自我保健、提供方便可及的健康咨询，以及改善疾病和伤残状况、预防疾病并发症发生的措施。健康管理的手段包括对健康危害因素进行分析，对健康风险进行量化评估，制订促进和维护健康的计划，

以及对干预过程进行监督指导。

实践中，健康管理主要针对慢病防控，应用面对个体的高危人群干预策略，其优点是重点关注病因链的近端，干预措施针对性较强，干预对象易于接受，较容易在短期内观察到干预效果。在卫生资源相对有限的条件下，取得的成本效果较好。当然，要从根本上控制疾病发生发展，还必须在病因链的宏观政策等方面采取措施，这也是最具成本效益的干预策略（全人群策略）。所以，高危人群策略的健康管理的推行，也应与全人群干预策略相互配合、相互补充。

（7）疾病管理

疾病管理（disease management）是指通过全面整合的方法，针对疾病发生发展的各个阶段采取不同的措施，提供不同的服务的系统路径，也就是对疾病采取"全程的管理"，在改善健康的基础上，从根本上控制医疗保健的成本，节约有限的卫生资源。其特点是重视疾病发生发展的全过程（高危患者干预、临床诊治、保健康复、并发症的预防与治疗等），强调预防、保健、医疗等多学科的合作，改善患者的健康状况，减少非必需的发病之后的医疗花费，提高卫生资源使用效率。

慢性疾病最适合采用疾病管理。慢病管理多用于高血压、糖尿病、心肌梗死、脑卒中、慢性心力衰竭以及哮喘、慢性阻塞性肺疾病等疾病。我国在国家基本公共卫生服务中，已将高血压、糖尿病以及肿瘤等纳入社区疾病管理。开展以社区为基础的慢病管理可有效控制慢病相关危险因素水平的暴露水平，减少疾病医疗费用和患者家庭负担，同时使减少病痛，提高生活质量，保障正常的社会活动能力，对疾病社会负担的降低也具有很大的意义。

（8）临床预防服务

预防措施的落实，可根据干预对象是群体或个体分为社区预防服务和临床预防服务。社区预防服务是以社区为范围，以群体为对象开展的预防工作。临床预防服务则通过临床医疗场所开展，以个体为对象实施。社区预防服务实施的主体是公共卫生人员，而临床预防服务的实施主体则是临床医疗卫生人员。

临床预防服务是由临床医务人员来实施、集治疗与预防为一体的预防保健服务。临床医务人员在临床医护服务过程中，可对患者开展进行个体化的健康教育和咨询，患者的依从性也更佳，还可通过后续诊治不断评价完善服务效果。此外，许多预防保

健服务,如宫颈脱落细胞涂片、乙状结肠镜检查、雌激素替代疗法等,仅有临床医师才能开展。

临床预防服务的开展主要针对健康人和无症状的"患者",通常包括了一级预防和二级预防,主要形式有健康咨询(health counseling)、筛检(screening)、免疫接种(immunization)、化学预防(chemoprophylaxis)和预防性治疗(preventive treatment)等。

(9)社区卫生服务和社区干预

社区卫生服务(community health services)目前已成为国际上卫生服务发展的趋势。20世纪80年代一流,社区卫生服务在我国卫生服务体系中的地位逐步确立。根据《中共中央、国务院关于深化医药卫生体制改革的意见》提出的"保基本、强基层、建机制"的基本原则,遵循统筹协调、突出重点、循序渐进的改革路径,我国社区卫生各项改革工作取得了长足进步,社区卫生服务体系基本建成,社区卫生服务在医疗卫生和预防保健服务体系中的"网底"功能和基础性作用日益凸显。

社区卫生服务是公共卫生和预防保健服务的基础和核心环节。

根据国务院配套文件《城市社区卫生服务机构管理办法(试行)》,社区卫生服务应具备"六位一体"的功能,即融健康教育和健康促进、社区预防、社区保健、常见病和慢性病治疗、社区康复、计划生育技术指导于一体。预防保健服务是社区卫生服务中的重要内容,包括针对大众的公共卫生服务和针对个人的预防保健。随着我国社区卫生服务的发展和完善,"六位一体"的服务内容也逐渐扩展。目前,我国社区卫生服务中心开中的服务可以分为基本医疗与基本公共卫生两方面。

在基本公共卫生服务方面,我国的国家和地方基本公共卫生服务是由社区为主体、专业公共卫生机构为指导开展的公共卫生和预防保健服务,是在"一定经济社会生活条件下直接关系到最基本人权的公共服务",也是现阶段公共卫生服务"应覆盖的最小范围和边界"。根据国家卫生计生委2017年发布的《国家基本公共卫生服务规范(第三版)》,我国目前开展的国家基本公共卫生服务主要包括居民健康档案管理、健康教育、预防接种、0～6岁儿童健康管理、孕产妇健康管理、老年人健康管理、高血压患者和2型糖尿病患者健康管理、严重精神障碍患者健康管理、肺结核患者健康管理、中医药健康管理、传染病及突发公共卫生事件报告和处理和卫生计生监督协管。

社区卫生服务可分为以患者为中心的个体化服务和社区全体居民为导向的群体性服务。前者包括门诊、出诊和家庭病床、社区急救、长期居家照护、临终关怀和健康咨询等;后者则包括以社区诊断、社区干预形式开展的各项公共卫生服务措施。

通过实施社区干预,针对社区内的目标人群及其面临的健康危害因素,采取一系列有计划,有组织的健康措施,创造有利于健康的环境,改变不良行为和不健康的生活方式,控制环境健康危害因素,达到预防疾病和增进健康的目的,提高患者生活质量和健康水平。社区干预的意义在于广泛争取社区内外各方力量支持,动员全社区居民参与,形成有利于健康的环境和氛围,最大限度地促进健康。

社区干预的实施主要有制订干预计划、开展干预实施和干预后评价等步骤。社区干预开展前一般需通过开展社区诊断,确定社区内主要健康问题及其影响因素,对相关的社区卫生服务措施与利用情况进行分析,明确居民健康需求,确定干预的目的及实现目的的策略、方法与措施。社区干预计划应包括项目背景和目标、干预人群、策略和措施、效果评价、承担和协作单位,以及项目预算等。干预的实施包括准备、实施和总结阶段,需对活动日程、人员培训、物资准备、场所确定等进行有效组织,争取社区内外各方力量的支持,动员社区居民广泛参与,并做好项目监督评价、数据材料收集和过程记录等。干预实施后,一般应做好干预的评价,对项目效果进行评估并提出后续改进意见。社区干预评价包括对项目需求、实施过程、短期和长期效果,以及干预措施的健康效应、居民满意度和经济学等方面评估。

(10)爱国卫生运动

爱国卫生运动是强化全民健康意识,养成文明卫生习惯,改善生存环境和生活质量,减少健康危害因素,提高社会综合卫生水平和公民健康水平的社会性、群众性卫生防病活动,是我国独具特色的群众性卫生工作方式,也是我国公共卫生的重要奠基石和主要组成部分。其促进了我国在公共卫生工作中应牢固树立全社会"大卫生"的观念。

爱国卫生创建了国家卫生城市工作,是推动爱国卫生运动深入广泛开展的重要载体和有效方式。1989年起,全国爱卫会先要求在全国范围内组织开展创建国家卫生城市活动和城市卫生检查评比活动。创建卫生城市是一项全社会性的系统工程。爱国卫生创建工作有力推动了地方基础卫生设施建设和总体卫生水平的提高,使城市功能的不断完善,城乡环境不断改善,食品卫生、公共场所卫生状况持续提升,也推动了健康防病能力的建设和市民卫生文明素质的提高。同时,爱国卫生创建也是推动公共卫生服务实践和健康促进可持续发展的重要手段。

健康城市是世界卫生组织近年来倡导的一项应对城市化对健康负面影响的全球性行动战略。1994年起,世界卫生组织和我国卫生部启动研究"健康城市"在我国的合作试点。上海市于2003年制定《上海市建设健康城市三年行动计划(2003—2005年)》,开展包括营造健康环境、提供健康食品、追求健康生活、倡导健康婚育、普及健康锻炼、建设健康校园、发展健康社区、创建精神文明等在内的行动目标,为其他地区的健康城市建设提供了经验和实践基础。

16.3.3 公共卫生和预防保健服务的主要领域

(1)传染病防控

传染病是指由特异病原体(或它们的毒性产物)所引起的一类疾病,这些病原体及其毒性产物可以通过感染的人、动物或储存宿主(传染源)以直接或间接方式(经由中介的动物、昆虫、植物或其他环境因素,称为传播途径)传染给易感宿主,使宿主发生感染或产生疾病。

虽然近年来现代医学的发展极大地提高了人类对各类传染病的应对能力,但交通运输的发展和环境的改变使得传统传染病和新发的虫媒、人兽共患传染病不断突破空间限制,引起新的暴发和流行疫情;艾滋病、结核病和疟疾等人类熟知的重大传染病依然未能得到有效控制,其对全球传染病死亡负担的贡献一直在50%以上;日益增长的抗生素耐药情况更加大了新发传染病对人类健康的影响,带来了前所未有的挑战;生物恐怖事件难于发现,可造成大量的人员伤亡和社会恐慌,对现代社会造成了严重威胁。因此,传染病依旧是人类健康的重要威胁,也是我国当前面临的重要公共卫生问题。

从公共卫生和预防医学的角度看,监测、报告和干预体系是传染病控制的支柱。公共卫生系统应迅速发现异常、不明原因的疾病,实施跟踪和通报相关信息,管理区域乃至全球范围内的应急反应,快速果断地控制疾病的传播。卫生机构应与农业、林业、工商、食品、供水等部门应开展密切配合,控制各类虫媒传染病、人畜共患传染病和食源性传染病的威胁。对于疫苗可预防疾病,应提供安全有效、覆盖面广、供应充分的疫苗接种系统,开展以人群为基础的大规模免疫接种。对于艾滋病等重大传染病,需在不

断加强患者发现和管理的同时,在患者补助、健康教育等方面投入更多的资源,并注重相关疫苗和新药开发等基础性研究。

传染病传播虽然受到病原体的影响,但生活环境差、营养不良、贫穷、卫生保健资源不平等也是重要的危险因素。传染病的防控需要多部门、多维度的解决方案和全社会的共同努力,包括建立对部门协调机制,形成准备充分、应对有序的传染病防控体系,不断完善传染病监测、报告系统,形成更有效的预防、筛查、诊断和治疗技术,并加强相关卫生应急能力。

近年来,随着我国与境外的交流、贸易日益频繁,诸如中东呼吸综合征、埃博拉出血热、寨卡病毒病、黄热病等新发和输入传染病也进入了公众的视野,给健康造成了威胁。这些疾病多流行于非洲、中东、东南亚、南美洲等地区,传播速度快,流行范围广,并以人畜共患为显著特点。因此,需要加强新发、再发传染病监测体系建设,进一步提升疫情识别能力,加强与口岸、商务部门的合作,制定完善的应对体系。预防这些新发和输入性传染病,出入境口岸、火车站等场所需要加强检验检疫;医院须对发热患者开展预检分诊,并询问常见疫区的流行病学史;患者若有疑似症状应及时就医。

(2)计划免疫和预防接种

对于脊髓灰质炎、麻疹、百日咳、白喉、破伤风、水痘、肺炎链球菌感染、乙型肝炎等疫苗可预防的传染病,其防控主要通过政府主导开展的计划免疫实施。所谓计划免疫(planned immunization)是指根据疫情监测、人群免疫状况分析和规范的免疫程序,有计划地进行疫苗的预防接种,提高人群免疫水平,达到控制乃至最终消灭相应传染病的目的。疫苗接种对于预防保健事业的发展和增进人类健康的贡献是独一无二的,即使是抗生素的发明也无法与疫苗免疫接种在传染病防治中的作用相比。有效的疫苗和疫苗免疫计划已成功地消灭了曾经是人类头号杀手的传染病天花,并在脊髓灰质炎、狂犬病和麻疹等传染病的防控中发挥重要作用。尽管预防接种的意义已被广泛接受,但仍有多种可通过接种疫苗预防的传染病未能得到有效控制。因此,进一步提高疫苗免疫接种率,优化完善免疫程序和制剂质量,加强新的、更有效的疫苗的研制开发仍是当前传染病预防控制的重要任务。

我国传染病防治法等法律,法规要求,对疫苗可预防传染病的病例或疑似病例,暴发和突发公共卫

生事件相关信息时,应在规定的时限内报告疫情。同时,对脊髓灰质炎、麻疹等重点疾病除按上述要求进行疫情报告外,还要求进行专病监测和管理。其中,脊髓灰质炎监测以急性弛缓性麻痹病例(AFP)主动监测为主,麻疹监测以开展疑似病例监测为主。疫苗可预防传染病的专病监测可及时发现可疑病例并进行确诊,及时采取有效的防控措施,开展疫情的流行和蔓延,并有利于及时发现免疫接种的薄弱区域和环节。

(3)慢性非传染性疾病防治

慢性非传染性疾病(NCD)简称"慢病",是指一组发病潜伏期长,不能自愈也几乎不能被治愈的疾病,如心脑血管疾病、糖尿病、慢性阻塞性肺疾病、恶性肿瘤等。世界卫生组织报告表明,癌症、心肺疾病、卒中、糖尿病等是全球当前最主要死因。世界卫生组织数据显示,80%的慢病发生在中低收入国家,其中80%的死亡由非传染性疾病导致,慢病导致的卫生支出占70%的卫生总费用。我国近年来随着社会经济的不断发展、人口老龄化程度提高以及疾病谱、生态环境、生活方式的改变,慢病的疾病负担也日益加重,高血压、糖尿病患病率和肿瘤发病率均呈上升趋势,慢病死亡率达533/10万,居民85%死亡可归因于慢病。慢病发病和死亡的上升趋势严重地影响了居民的生存和生活质量,也增加了社会的经济和医疗负担,目前我国慢病防治费用已占卫生总费用的69.98%。国际国内均对慢病防控的重视程度都在不断提高。随着国内慢病社区综合防治工作的发展,以及疾病谱的不断变化和健康工作重点的转变,我国各地在逐渐形成完善慢病防控管理的体系和政策措施,全社会对慢病的认识也在不断深化。

从病因看,慢病是多种危险因素联合作用的结果,且与生活方式关系密切,通常可通过改变不良行为生活方式加以预防和控制。这些控制措施包括通过健康教育、干预形成有益健康的生活方式和行为,以及通过早期发现危险因素,在症状、体征出现前降低或者去除危险因素,控制或延缓慢病的发生和发展。

慢病防治的主要策略是采用各种手段治疗和控制,但难以完全治愈。根据健康中国的原则和目标,慢病防治的目的是在疾病发生前预防和控制危险因素,在发病后则设法控制疾病及并发症的进展,降低疾病负担、早亡及失能,提高患者及伤残者的生活质量。慢病防治应以明确疾病发生发展规律、危险因素及其间内在关系为基础,采用科学有效的策略及方法,对疾病发生发展的全过程实施干预,使危险因素得到早控制、早干预,使疾病得到早诊断、早治疗,实现全程管理,健康一生。

世界卫生组织提出,慢病是公共卫生问题,更是社会经济发展问题,强调预防是全球防治慢性病的基石;鼓励拟定多部门政策,创造公平的促进健康的环境,使个人、家庭和社区有能力做出健康的选择;推进采取多部门、具有成本效益、面向全民的干预措施,减少慢性病的共同风险因素。世界卫生组织提出的慢病防治总目标包括:分析社会、行为和政治决定因素,为发展政策、立法和财政支持提供依据;减少慢病危险因素及其决定因素水平;制定具有成本效益的干预措施、规范和准则。世界卫生组织认为,慢病措施实施的原则应考虑以下几点:强调在社区及家庭水平上降低最常见慢性病的4种共同的危险因素(吸烟、饮酒、不健康饮食和缺乏运动),进行生命全程预防;三级预防并重,采取以健康教育和健康促进为主要手段的综合措施;全人群策略和高危人群策略并重,鼓励患者共同参与,促进和支持患者自我管理,加强与社区、家庭合作开展慢病防治保健;以生态健康促进模式及科学的行为改变理论为指导,开展以政策及环境改变为主要策略的综合性社区干预。

当前我国慢病防治主张政府主导、部门合作、全社会参与、突出重点、分类指导、注重效果、预防为主、防治结合、重心下沉的原则,致力于完善覆盖全国的慢性病防治服务网络和综合防治机制,强化监测与信息管理制度,提高防治能力,努力构建社会支持环境,主要包括:①推进全民健康生活方式;②建立完善健康环境;③完善慢病综合防治体系;④落实对健康人群、慢性病高危人群和患者的分类服务与全程健康管理;⑤强化慢病监测管理信息支撑;⑥强化慢病防治科学研究支撑。

(4)公共卫生应急

1)公共卫生应急的概念。我国2003年颁布的《突发公共卫生事件应急条例》将突发公共卫生事件定义为突然发生,造成或可能造成社会公众健康严重损害的重大传染病疫情、群体性不明原因疾病、重大食物和职业中毒以及其他严重影响公众健康的事件。突发公共卫生事件按原因和性质,可分为疾病暴发、自然灾害和人为事故三大类;根据《突发公共卫生事件应急条例》中规定的事件原因,可分为重大传染病疫情、群体性不明原因疾病、重大食物和职业中毒、其他严重影响公众健康的事件四类;根据事件的危害程度和范围,《国家突发公共卫生事件应急预案》将其分为特别重大（Ⅰ级）、重大（Ⅱ级）、较大（Ⅲ级)和一般（Ⅳ级）4个级别。

公共卫生应急管理是为了预防、控制、减轻和消除公共卫生事件以及自然灾害、事故灾难、社会安全事件所造成的公共卫生危害,通过对突发公共卫生事件从预防与准备、监测和预警、处置和救援、恢复和评估等所实施的计划、组织、领导、协调、控制、评估等活动的总称。

2) 我国公共卫生应急的主要工作和措施:

A. 卫生应急管理体系建设。我国自2003年SARS疫情处置后即强化了卫生应急的"一案三制",即卫生应急预案、卫生应急体制、卫生应急机制和卫生应急法制。通过十余年的努力,我国建立起了卫生应急预案包括专项预案、部门预案、各级各类医疗卫生机构预案在内的较为完善的卫生应急预案体系。2004年3月卫生部成立了卫生应急办公室。随着《突发事件应对法》《突发公共卫生事件应急条例》等法律法规的出台,我国初步建立了卫生应急的法制体系,卫生应急实现了"五个转变",即建立组织管理体系集中管理职能,依法科学管理;预防与处置相结合;跨部门协调联动的应急机制。

目前我国在国家层面建设了包括了突发急性传染病防控队伍、突发中毒事件处置队伍、核和辐射突发事件卫生应急队伍等49支国家级卫生应急队伍和10支移动处置中心。此外,各地也陆续建立了不同层次的卫生应急专业队伍。

此外我国持续加大了卫生应急物资的管理,由国家工信部和财政部牵头负责中央储备;各地根据属地管理的原则各自落实地方储备。

B. 突发公共卫生事件的监测和预警。近年来,突发公共卫生事件相关监测已经从传统的传染病监测为主的基于指标的监测（indicator-based surveillance，IBS）逐步转向包括基于指标监测和基于事件监测（event-based surveillance，EBS）在内的"全风险"的综合监测,包括了基于病例的生物学确证信息的传统人群疾病监测、基于症候群定义的人群病例数据、与人类健康相关的数据信息（如媒体报道、缺勤缺课、药房销售、人群迁移、社会骚乱等）,以及自然疫源性疾病、环境/生态学监测、气象学、虫媒生物和中间宿主动物密度变化、水和空气质量等方面的监测。突发公共卫生事件预警可分成四个级别,其对应关系为红色预警对应特别重大突发公共卫生事件、橙色预警对应重大突发公共卫生事件、黄色预警对应较大突发公共卫生事件、蓝色预警则对应一般突发公共卫生事件。

由于突发公共卫生事件具有突发性、危害性、复杂性和群体性的特点,往往要求调查处置人员运用流行病学的原理和方法迅速解决棘手的现场问题。现场流行病学调查的经典步骤可以归纳为即组织准备、核实诊断、确定事件的存在、建立病例定义、核实病例并计算病例数、描述性分析（三间分布）、建立假设并验证假设、采取控制措施、完善现场调查和书面报告10个步骤。

其他还有特定人群预防保健,如外伤儿童青少年、老年人、妇女精神障碍其他类病患者等预防保健服务在此就不一一赘述了。

16.4 预防保健服务的经济学属性与服务保障

16.4.1 预防保健服务的经济学属性

根据市场经济理论,按产品和服务的经济学属性,各类预防保健服务可分为公共产品（public goods）、准公共产品（quasi-public goods）和私人产品（private goods）。

（1）公共产品

公共产品是指能为绝大多数人共同消费或享用的产品或服务。公共产品具有消费或使用上的非竞争性和非排他性。预防保健服务中存在大量的公共产品,如饮用水卫生、环境卫生、爱国卫生运动、健康宣教和健康促进等。

（2）准公共产品

准公共产品是指具有有限的非竞争性或非排他性的公共产品。准公共产品具有正外部效应,即一部分人对某种产品的消费可对不消费这种产品的人产生间接的有益影响。所谓外部效应是指一部分对某种产品的消费可以对不消费这种产品的人发生间接的影响。具有正外部效应的产品叫作准公共产品。

属于准公共产品的预防保健服务最典型的例子即免疫接种。例如,人群中一部分人接种了麻疹疫苗后,其患麻疹的可能性会大大减少,同时因人群发病率的下降,其他非接种者受到传染的机会也会减少,结果接种者和非接种者均可受益。各类传染病的防治服务也可减少患者周围人被传染的可能性,使其他人群受益。

（3）私人产品

私人产品是属于归个人使用的私有产品，且无外部效应，具有竞争性和排他性。所谓竞争性是指增加一个消费者，需要减少任何其他消费者对这种产品的消费；所谓排他性是指该产品一旦生产出来，则需付费才可以使用。私人物品又分为必需消费品和特需消费品两类。

1）必需消费品。必需消费品是人人应该得到的预防保健服务，它关系到人的生存及其功能的恢复。这类服务具有以下特点：一是从经济学上讲，这类服务的价格弹性小，即提高此类服务的价格，需求量不会显著减少；降低这类服务的价格，需求量也不会显著增加。二是有显著的成效，成本效益较高。预防保健服务中的0～6岁儿童健康管理、孕产妇健康管理等均属于必需消费品。

2）特需消费品。特需消费品被大多数人认为是可有可无的服务，即有钱可以获得这类服务，没钱不利用这类服务也可以。这类服务具有以下特点：一是价格弹性大，即服务价格的变化可导致需求量的明显改变；二是没有确切的防病效果，成本效益较差。预防保健服务中基本没有该类产品，医美服务、脏器移植等均属该类产品。

16.4.2 不同属性服务的供给

（1）公共产品供给

由于公共产品的非排他性，所有人都会试图"免费搭车"。公共产品消费人数的增加一般不会导致成本的增加，一经提供就有众多的人可从中获益，因此公共产品具有很高的经济效率和社会效益。由于人人均可受益，故很难向个人收费，其价格也很难通过市场供求关系来确定。因此，自由市场机制在卫生领域中难以找到具有公共产品属性的预防保健服务提供者，无法实现卫生资源的有效配置。此类预防保健服务主要应由政府主导提供，其筹资方式属于国民收入再分配的范畴，其成本是通过政府预定的税收计划，在公民之间进行分摊而产生。具有公共产品属性的预防保健服务，其生产决策和供给决策目标偏重于国家利益、社会利益和长期利益。

（2）准公共产品供给

准公共产品的经济学特点是其直接消费者对消费效益的估计要比社会效益小得多。也就是说，对准公共产品消费的总效益要大于消费者个别效益之和，准公共产品有着"1+1＞2"的效应。这一特点具有很重要的卫生经济学意义，它说明在自由市场机制下，由于个别消费者对消费效益的估计之和总小于总的实际效益，消费者对准公共产品的需求量总将小于社会最佳需求量，社会对具有准公共产品属性的预防保健服务将会在需求和供给两方面同时不足。因此对于准公共产品，单靠自由市场机制不但不能实现资源的优化配置，反而会造成"高效率服务"的需求与供给不足，造成卫生资源配置的低效率。对于具有准公共产品属性预防保健服务的供给，在理论上应采取政府和市场共同分担的原则。

（3）私人产品供给

私人产品具有消费排他性，其特点在产权上归属于自然人或法人。其中，必需消费品因其社会效益较高，且获得这类服务应被认为是一种基本权利，故政府应在社会经济发展水平容许的范围内，尽量保证此类服务对全体公民的可及性，特别是保障弱势群体获得此类基本预防保健服务的供给。对于特需消费品，其生产决策和供给决策则更多地应由个人或厂商根据市场上的供求关系确定，其目标偏重于企业效益、经济效益和近期效益，市场是其有效的资源配置方式。

（4）不同预防保健服务的经济学特征

一般来说，预防保健服务中所包含的公共产品、准公共产品较多，特需消费品较少，而医疗服务中所包含的公共产品和准公共产品较少，属于私人产品的较多。由于公共产品在市场机制下很少有需求与供给，准公共产品的供给也达不到必要的需求量，因此为满足社会效益，提高卫生资源配置效率，政府必须采取一定措施，以公共筹资或政府直接提供的方式刺激对这些服务的需求。对于特需消费品，其公益性较低，且成本效果较差，故应更多地采用市场机制，限制对该类服务的消费，以保证有限的资源投入具有更高经济效率的服务中。

从卫生服务矩阵（表16-1）可以看出，从左到右的产品配置中政府发挥作用的必要性降低，而市场发挥作用的必要性增强。公共预防保健产品需要政府计划与干预，而特需医疗产品的卫生服务则应减少政府计划与干预，需要引入市场机制，让市场发挥资源的配置作用。这样，在资源有限的条件下既可以提高卫生资源的配置和使用效率，又可保证基本预防保健服务对全体居民的可及性，改善服务分配的公平程度。

表 16-1　卫生服务分类与卫生服务产品矩阵

服务分类	公共产品	准公共产品	私人产品	
			必需消费品	特需消费品
预防保健服务	公共预防保健产品	准公共预防保健产品	必需预防保健产品	特需预防保健产品
医疗服务	公共医疗产品	准公共医疗产品	必需医疗产品	特需医疗产品

16.4.3　确定预防保健服务开展的基本原则

现阶段,我国的公共卫生和预防保健工作紧紧围绕党的十九大关于"实施健康中国战略",推动从以疾病防治为中心向覆盖全人群、全生命周期的健康服务管理转变。预防保健服务既有群体消费的性质,也有私人消费的性质,政府应逐步提供公共和准公共预防保健及必需预防保健的产品,保证公平、可及,实现人人享有基本医疗卫生服务。将哪些预防保健服务纳入政府提供的计划时,主要考虑以下原则。

(1) 解决主要公共卫生问题,提高居民健康水平

现阶段,我国面临的重大公共卫生问题主要是新发和输入性传染病持续威胁影响公共卫生安全和社会稳定;慢性非传染性疾病的疾病负担不断上升,严重影响居民健康和社会负担;各类环境健康危害因素层出不穷,对社会稳定和人民健康产生严重的潜在威胁。因此,政府在免费提供预防保健服务时,需充分评估、精准对标主要公共卫生问题,突出重大影响居民健康的卫生问题,使政府提供的具有公共产品和准公共产品属性的服务与社会和居民的需求相适应。

(2) 促进政府主导的预防保健服务均等化

促进公共卫生服务的均等化是指全体城乡居民,无论其性别、年龄、种族、居住地、职业、收入,都能平等获得政府主导的预防保健服务。现阶段,我国主要通过确定若干基本和重大公共卫生服务项目,免费向城乡居民提供。从保障公民健康权益的角度看,均等化意味着人人享有基本的预防保健服务的权利是相同的;从服务的内容看,是根据居民的健康需要和政府的财政承受能力确定的,既有面向全体居民的公共卫生服务,如统一建立居民健康档案、进行健康教育等,也有面向不同群体的公共卫生服务,如预防接种、妇幼保健、老年保健等针对特定年龄和性别的人群的服务。政府在提供服务时,需重点关注三方面的均等化:一是提供服务必要的基

础设施条件和硬件配置;二是建立均等化的转移支付制度,保障必要的财政资金投入;三是提高受益人群享有服务的均衡性和覆盖范围。

(3) 服务的必要性与可行性和财政承受能力

政府在提供预防保健服务时必须科学评估服务项目具体干预措施的必要性和可行性,依据社会经济发展水平、居民健康需求、政府财力、服务提供方能力、成本效益及疾病负担原则来确定服务项目的供给。

(4) 建立服务项目的动态调整机制

随着社会对公共卫生服务类型需要的转变、社会经济的发展和财政承受能力的变化,政府对不同类型预防保健服务的供给也应适时调整。卫生行政部门需建立定期评估机制,对于经实践证明具有较高成本效益的项目予以保留,对不符合成本效益原则、不能满足群众需要的项目及时进行剔除,对社会反映突出、群众需求大、服务提供方能够提供的项目及时地补充纳入。

16.4.4　我国预防保健服务项目开展实践

(1) 国家基本公共卫生服务项目

2009 年颁布的《中共中央　国务院关于深化医药卫生体制改革的意见》明确了"促进城乡居民逐步享有均等化的基本公共卫生服务"的目标。同年 7 月,我国卫生部、财政部、国家人口计生委联合印发《关于促进基本公共卫生服务逐步均等化的意见》,开始实施国家基本公共卫生服务项目和重大公共卫生服务项目,明确了国家基本公共卫生服务项目主要包括建立居民健康档案等九大类内容。国家基本公共卫生服务项目的确立是应对中国公共卫生问题的一项长期性战略部署,是第一次从国家层面制定的一项公共卫生和预防保健干预项目。

国家基本公共卫生服务的实施具有以下重要意义:一是确定了基本公共卫生服务的边界,将具有公共产品、准公共产品属性的预防保健及私人必需的预防保健产品中内容明确、干预有效、居民有需求、成本效益高、各地普遍能提供、财政也能够负担的项目免费向全国广大居民提供。二是由基层医疗卫生机构,包括社区卫生服务中心(站)和乡镇卫生院、村卫生室等"网底"的提供,保障了服务的可及性。三是体现预防为主健康管理的理念,将以往由不同专业公共卫生机构按条线分散管理的疾病管理模式转变为以人为中心的健康管理模式。四是建立均等化的转移支付制度和多元化的供给制度,采取"财政预

算、分级承担、县区为主、中央补助"的长效资金筹集机制。基本公共卫生服务明确为中央与地方共同财政事权,由中央财政和地方财政共同承担支出责任。中央制定基本公共卫生服务人均经费国家基础标准,并根据经济社会发展情况逐步提高。基本公共卫生服务支出责任实行中央分档分担办法,中央补助资金重点向困难地区倾斜;第一档包括内蒙古、广西、重庆、四川、贵州、云南、西藏、山西、甘肃、青海、宁夏、新疆等 12 个省(自治区、直辖市),中央分担80%;第二档包括河北、山西、吉林、黑龙江、安徽、江西、河南、湖北、湖南、海南等 10 个省,中央分担60%;第三档包括辽宁、福建、山东 3 个省,中央分担

50%;第四档包括天津、江苏、浙江、广东 4 个省(直辖市)和大连、宁波、厦门、青岛、深圳 5 个计划单列市,中央分担 30%;第五档包括北京、上海 2 个直辖市,中央分担 10%。五是规定了地方政府可以在确保国家基础标准全部落实到位的前提下,在国家基础标准之上合理增加保障内容或提高保障标准,增支部分由地方财政负担。

目前,随着我国社会经济发展和财政承受能力的提高,人均国家基本公共卫生服务经费财政补助标准由 2009 年的 15 元提高至 50 元,服务项目也由最初的 9 大类 21 项扩展到 12 大类 46 项,详见表16-2。

表 16-2　国家基本公共卫生服务项目实施进展情况

项目年度	服务	补助	变化	规范
2009 年	9 类 35 项	15 元	—	09 版规范
2011 年	10 类 41 项	25 元	增加传染病和突发公共卫生事件报告和处理、卫生监督协管 2 类	11 版规范
2013 年	11 类 43 项	30 元	增加老年人和儿童中医药健康管理	11 版规范+中医药服务规范
2014 年	11 类 43 项	35 元	提高村医补助	11 版规范+中医药服务规范
2015 年	12 类 45 项	40 元	增加结核病患者健康管理服务、提高村医补助	增加结核病管理规范
2017 年	12 类 46 项	50 元	—	—
2018 年	11 类	55 元	—	—
2019 年	12 类	69 元	—	—
2020 年	19 类	74 元	新增 5 元落实乡村、城市社区基本公共卫生服务、开展新冠防控人员经费	—

国家基本公共卫生服务项目的实施是我国政府切实履行在公共卫生领域职责的实际行动,也是国家公共财政管理领域适应新形势下卫生工作需求和医改要求,创新发展的支出形式,对保障我国公共卫生、新冠防控和预防保健服务体系的建立健全、进一步维护全体居民的健康状况,实现社会公平和谐稳定等方面均发挥了积极的、实质性的作用。

(2)重大公共卫生服务项目

为全面贯彻落实《医药卫生体制改革近期重点实施方案(2009—2011 年)》,2009 年,国家启动重大公共卫生服务项目,选择涉及面广,对提高群众健康水平有重要影响的项目,直接惠及亿万群众及家庭,是深入贯彻实践科学发展观,充分体现党执政为民的重大举措。重大公共卫生服务一般指全国性或跨区域的重大传染病和地方病防控、重大慢病防控、妇幼卫生、老年健康服务、医养结合、卫生应急、中医药

事业传承与发展等服务项目。

享有良好的环境卫生设施是人的基本权利。农村改水改厕服务这一项公共产品应由政府主导提供,通过国民收入再分配的原则筹资。2009 年,国家深化医改重点实施方案将农村改厕列入重大公共卫生服务项目,2009—2011 年中央财政共投入 44.48亿元支持农村改厕工作。在农村建设无害化卫生厕所,对粪便进行无害化处理,减少粪便对环境污染,加强基础环境卫生设施建设,改善农村环境卫生,促进居民健康水平的提升和实现卫生公平。农村改厕重大公共卫生服务项目的实施,产生了巨大的经济效益和社会效益。一是农村改厕能带来巨大经济效益,不仅能节约农民的经济投入,还能带动当地相关行业的发展。当前我国农村改厕主要是对粪便进行无害化处理,处理后的粪肥能直接作为有机肥料使用,大大节约了农民购买肥料的成本。中央政府 1

个单位的改厕资金投入能够带来 18.5 个单位的直接经济效益。二是农村改厕最能体现政府爱民为民,老百姓能真实感受到政府投入。

为了基本和重大公共卫生服务项目可持续发展。根据 2018 年国家医疗卫生领域中央与地方财政事权和支出责任划分改革方案,我国已将妇幼卫生、老年健康服务、医养结合、卫生应急、孕前检查等内容由重大公共卫生服务内容转移至基本公共卫生服务项目,由中央统一提供转移支付资金改为各省份结合地方实际自主安排,资金不限于基层医疗卫生机构使用。同时,基本公共卫生服务内容也可根据经济社会发展、公共卫生服务需要和财政承受能力等因素适时调整。

案例 16-1 预防保健服务项目调整的案例:

2011 年,上海市在国家基本公共卫生服务项目(九大类 21 项)基础上,根据区域特点、财政能力和居民需求,增加了三大类 21 项,其中,适龄儿童窝沟封闭是增加的项目之一,在数年来的实际运行中取得了良好的效果。上海市在将其纳入政府免费提供的预防保健服务时,考虑并评估以下几方面内容。

一是该项目是否为区域重大的公共卫生的问题。龋齿是儿童口腔常见病、多发病之一,包括乳牙龋病和年轻恒牙龋病。龋病是牙体硬组织在以细菌感染为主的多种因素影响下发生慢性进行性破坏的疾病,影响儿童的身体健康和生长发育。第三次全国口腔健康流行病学调查结果表明,我国 5 岁儿童乳牙龋病的患病率为 66.0%,12 岁儿童恒牙龋病的患病率为 28.9%。

二是评估适宜技术或干预措施的必要性和可行性。窝沟封闭术(pit and fissure sealant,PFS)是指不损伤牙体组织,将窝沟封闭材料涂布于牙冠咬合面、颊舌面的窝沟点隙,当其流入并渗透窝沟后固化变硬,形成一层保护性的屏障,能够阻止来自龋菌及酸性代谢产物对牙体的侵蚀,以达到预防窝沟龋的方法。自 20 世纪 60 年代开始应用于临床至今,窝沟封闭技术作为预防乳磨牙和年轻恒磨牙窝沟龋的一种有效方法,已被广泛接受。

三是干预措施是否与当下社会经济发展水平、财政承受能力相适应。窝沟封闭术是能有效预防学龄儿童龋齿的措施,但政府能否购买此服务,要进一步对窝沟封闭术进行成本效果分析。国外对于窝沟封闭的成本效果研究较多。美国爱荷华州的医保数据以年龄低于 6 岁的儿童为对象,显示相比较标准治疗,采取窝沟封闭术每避免一颗牙齿修复的成本为

8.12 美元,窝沟封闭术更具有成本效果。上海市提出的为适龄儿童提供如窝沟封闭等适宜预防技术服务测算成本约为每人 80 元,每年约 2.5 万人,每年200 万元,市政府财力可承担。

四是提供干预措施服务的公平性和可及性。上海已逐步建成由市与各区牙病防治机构和社区卫生服务中心构成的三级牙病防治网络,承担全市的口腔疾病防治工作,幼儿园和中小学在校学生都能免费享受口腔健康教育、定期口腔检查、龋齿预防和早期充填。该项干预措施由多单位共同实施,免费向适龄儿童提供,确保服务供给的公平可及。

16.5 预防保健服务评价

16.5.1 预防保健服务评价方法概述

卫生服务评价是判断卫生服务达到目标的程度以及服务进展和价值的过程。卫生服务评价主要是从卫生服务需要、利用和资源进行评价。卫生服务评价的对象和内容一般包括社会因素对卫生系统的影响、人群卫生服务需要、合理分配和使用卫生资源、卫生系统的组织结构与功能、卫生服务效果评价和经济学分析等。

卫生服务评价的内容聚焦于对卫生资源投入和产出的衡量和比较。服务的投入指为实施某工作所消耗的全部人力和物质资源,即投入成本。服务的产出指工作规划、方案和具体措施等实施后所取得的结果和收益,主要是能满足群众健康需要的正向结果,如疾病发病率、死亡率的降低、治愈率的提高、人群期望寿命的提高和经济负担的降低等。服务的产出可用其效益和效用具体衡量。其中,服务效益指将服务实施所获得的正向结果以货币形式表达;服务效用指患者接受各项服务后对自身健康状况的主观判断和满意程度,一般通过各类标准化量表测量。

大多数公共卫生和预防保健服务具有较强公共或准公共产品属性,主要由政府投入财政资金支持。然而,一定社会经济发展水平下,政府可用于投入公共卫生服务的卫生资源是有限的。因此,在提供公共卫生和预防保健服务的同时,需持续开展对公共卫生服务资源配置和使用开展评价,提高资源投入配置的效率。当前,我国对公共卫生服务的评价主要有经济学、公平性和效率和有效性等方面的评价。

（1）服务的经济学评价

卫生经济学评价对各种不同服务方案的成本与收益进行科学的分析，选择单位成本收益最大的方案，为决策提供科学依据。对公共卫生服务开展经济学评价的意义：一是有助于区域公共卫生发展规划和各项服务方案的确定；二是有助于明确服务实施的具体过程和环境，识别可能存在的问题；三是评价服务实施的结果和服务目标实现的程度，为规划、方案、工作计划和服务措施的持续完善提供循证依据。

公共卫生服务的经济学评价方法综合服务投入和产出开展，一般分为成本效果分析、成本效益分析、成本效用分析和成本最小化分析等。

1）成本效果分析（CEA）以货币和健康水平变化作为效果指标，其基本思想是以最低的成本去实现确定的目标，即评价出成本相同、效果好的方案为最佳，通常用于对单一指标的评价。

2）成本效益分析（CBA）通过比较全部备选方案的全部预期成本和全部预期效益来评价备选方案。CBA 对预期成本和预期效益都需用货币单位表示，因此不仅在不同项目之间可比较优劣，对同一项目的实施结果，也可比较其投入与产出的货币化比值。CBA 可应用于多种健康结果的比较，评价时主要考虑的是如何最有效地利用资源。

3）成本效用分析（CUA）是通过比较几个备选方案的投入和产生的效用而衡量其优劣。CUA 一般采用质量调整生命年（QALY）等指标进行评价，及计算每延长一个 QALY 所投入的成本。

4）成本最小化分析（CMA）可比较具有同样结果的两个或多个方案，在各方案产出结果相同的情况下，评价何种方案成本最小，从而节约资源，提高效率。

（2）服务公平性评价

实现健康公平和公共卫生服务的均等化是各项公共卫生工作的重要目标和维护社会和谐稳定的重要前提，也是预防保健服务评价的关键内容之一。健康公平性是指不同社会人群的健康水平相等或相似，健康状况在全人群中分布均衡以及卫生资源在不同人群和区域中配置的公平程度。健康公平性的测量指标包括健康结果、卫生服务利用和卫生筹资的公平性。

健康结果的公平性指标有人群死亡率、失能率、期望寿命、疾病别发病率、两周患病率、慢病患病率等；卫生服务利用公平性的指标变量有就诊次数、住院天数、利用卫生服务而消耗费用等；卫生筹资公平性的指标主要体现按支付能力支付卫生费用的情况，分为横向（水平）公平性与纵向（垂直）公平性。横向公平性指具有同等支付能力的人应对卫生服务提供同等的支付；纵向公平性是指对卫生服务的支付应当与支付能力成正相关，即支付能力高的人应当多支付。

健康公平性的评价方法包括极差法、洛伦兹曲线与基尼系数、差异指数和集中指数法等（详见其他章节）。

（3）服务有效性的评价

服务的有效性包括服务开展的覆盖面、种类、数量、范围、质量等达到既定的要求。各类公共卫生和预防保健服务有效性的评价通过对区域或机构服务项目管理和保障情况、实施过程、任务完成的数量范围、质量标准、时效性、产生的可持续影响和服务对象的满意度来具体衡量。在有效性的评价过程中，应注重衡量对服务实施和开展过程记录的完整性和准确性、服务开展过程中质量控制措施的制定和落实情况、服务对象的覆盖面、服务任务目标的完成情况等是否既定计划目标。常见的各项预防保健服务有效性评价指标包括传染病控制达标率、疾病和高危人群检出率、接种完成率、健康干预项目覆盖率、慢病规范管理率、专项调查完成率、农村无害化厕所普及率、居民健康知识知晓率、满意度达标率等。

需要指出的是，对于预防保健服务中大量具备公共产品属性和公益性属性的服务，因其由政府财政资金提供筹资来源，实际会较少注重此类服务的经济效益，而更多地注重其公平性、有效性、效率等方面的社会效益，以及对居民健康水平改善的实际成效。

（4）服务效率的评价

服务的效率（efficiency）也是公共卫生服务评价的一个方向。效率是指生产过程中对投入资源的最佳利用，可分为对技术效率、配置效率和规模效率等的评价。技术效率是指一定技术条件时在给定投入水平下产出的最大化或者给定产出水平下投入的最小化；配置效率是指给定不同投入之间相对价格时投入成本的最小化或者给定不同产出相对价格时产出收益的最大化；规模效率是指保持投入组合不变时通过调整投入的规模使得投入产出比最小，如果处于规模报酬不变状态则被认为是具有规模效率的。

16.5.2　预防保健服务的投入

各项预防保健服务的投入即为开展公平有效的服务,解决人群健康问题,各级政府所配置和消耗的全部卫生资源,包括资金、基础建设、各类硬件设备、服务技术和人力资源等。

（1）预防保健服务的筹资

公共卫生和预防保健服务的性质为公共产品和准公共产品,因此其资金来源主要为政府拨款。政府通过财政预算下拨经费,组织协调各类公共卫生和医疗卫生机构,向全社会提供预防保健领域的各类公共服务,并对部分服务进行补贴,对特定的弱势人群提供服务减免和救助。

在我国,预防保健服务主要来自于各级政府用于公共卫生和预防保健事业的财政拨款,包括对开展相关服务的医疗卫生机构和公共卫生机构的补贴、给予院校高等医学教育的补贴、预算内基本建设经费、公共卫生科研经费、卫生行政部门管理费用和开展各项基本和重大公共卫生服务的费用等。

（2）基础设施和硬件

开展公共卫生和预防保健服务所需的基础设施和应急主要包括实施各项监测干预措施的专业公共卫生机构的房屋建筑、床位、药品、诊断治疗和调查监测所用的仪器设备、卫生耗材、实验室分析试剂和相关信息系统等。在各级各类医疗卫生机构开展的预防保健服务所使用的基础设施和硬件一般纳入医疗卫生机构统一管理使用。

从公共卫生和预防医学的专业领域来看,主要包括以下几个类别。

1）现场调查和快速侦检:在疾病和健康问题调查现场对生物和环境样本开展采样、甄别、样本保存运输和快速检测、分析、报警等所用的仪器设备耗材及相关信息系统软硬件等。

2）个人防护和消洗:在疾病和健康危害因素处置现场、医疗救治开展现场和病原体、核酸、抗体、理化物质的实验室检验检测场所使用的个人防护服装、装具、消毒设备和药剂等。

3）实验室检验检测:各类病原体、理化物质和生物样本的预处理、检验检测所需使用的专业设备;用于保存各类生物样本、菌毒种、危险化学品等物质的存储用地、存储容器、相关供电供水、安保设备及相关信息系统软硬件等。

4）筛检、诊断和治疗:在医院、基层卫生机构和社区开展疾病筛检、临床预防治疗、家庭随访调查、社区康复等所使用的诊治设备、耗材及相关信息系统软硬件等。

5）应急装备:在传染病疫情、中毒和灾害处置等突发事件应急现场快速展开使用的上述各类专业设备,以及相关指挥通讯、运输保障、防护和消洗、现场流调、远程监控、野外生存、信息处理和紧急联络等设备。

6）信息系统:各类公共卫生、医疗卫生、流行病学调查和居民健康档案数据的采集、处理、汇总、标准化、存储、推送和分析所用的软硬件系统,以及支撑信息系统运行的基础设施、信息安全系统等。

（3）预防保健服务技术

预防保健服务技术指用于公共卫生和预防保健领域的特定知识体系,包括开展各类服务所需的物资及实施方法、程序、方案、规范、信息技术等,以及各项疾病预防技术、筛查和诊断技术、治疗和康复技术、相关的组织管理技术和保障支持技术等。

对于公共卫生和预防保健领域的各类服务技术,应通过卫生技术评估进行安全性、有效性、经济性和社会适应性等方面的系统评价,从而合理配置和使用技术,提高卫生资源利用的质量和效率。

卫生技术的安全性和有效性是预防保健技术评估的出发点。安全性评价可筛选出风险更小的技术,并避免具有潜在伤害性的技术推广;有效性评价可确保避免功效不确定和无效的技术使用等。

卫生技术的经济学评价可研究各项技术的直接、间接乃至无形成本,并评价其直接和间接效益,帮助避免使用高成本,低潜在效益的技术。此外,在各项技术的应用中还应注意通过伦理学和社会影响评价,确保技术运用的后果与社会发展、文化、价值取向和伦理道德相符合。

（4）预防保健服务人力资源

预防保健服务人力资源是公共卫生系统中最重要的资源。他们是资金、设备、技术和信息等所有其他卫生资源的管理者和使用者,负责协调各方力量,高效利用服务资金、物资和技术,为全人群提供快速、便捷、优质、有效的服务。人力资源对基础和应用层面的公共卫生和预防医学科技创新发展也有着至关重要的作用,也是公共卫生体系和公共卫生服务的核心要素。

世界卫生组织将卫生人力资源界定为所有从事以增进健康为目的活动的人,主要包括卫生服务的直接提供者和管理支持人员。我国公共卫生和预防保健服务人力资源指在公共卫生及相关科研、教育领域机构工作的所有职工,包括卫生技术人员(公共卫生医师、临床医师)、乡村医生和卫生员、其他技术人员(技师)、管理人员和工勤技能人员。其各自的职责如下。

1)公共卫生和临床医师负责制定各类疾病监测方案,建立疾病与主要健康危害因素综合监测体系,开展突发公共卫生事件的现场调查与处置,承担公共卫生领域科学研究和学科建设。

2)公共卫生检验检测人员负责制定公共卫生安全检定和验证的技术规范和技术标准;开展病原体和理化健康危害因素的检测检定,支撑突发公共卫生事件原因排查和确定。

3)公共卫生研究人员负责相关领域公共卫生科学研究和学科建设、重点基础和应用技术的研发,承担相关领域公共卫生医师、公共卫生检验检测人员培训和带教工作。

4)其他专业技术人员负责公共卫生与政策研究、公共卫生信息技术研究应用,以及相关数据分析、财务管理、媒体沟通等。

5)管理人员负责各类公共卫生和预防保健专项业务的管理,参与政府决策支持。

6)工勤技能人员从事各项常规和应急业务的后勤保障,并支撑突发事件应急处置中运输、通讯、野外生存等功能的实现。

综上所述,从事预防保健服务的人员需要常规工作和应急工作相结合、技术研发和技术应用相结合、专业知识和管理能力相结合的工作能力。加强公共卫生和预防保健服务人才队伍建设是满足政府、社会和公众对健康和公共卫生事业日益增长的新需求、新任务的基石和动力。公共卫生人力资源健康责任大、技术和道德要求高、培养周期长、专业领域广泛、职业风险高,且通常应具备交流协调、团队合作、组织协调等专业技术以外的多项能力,以及甘于奉献、敢于担当、善于应急的优秀品质。

(5)我国现阶段预防保健服务体系队伍发展存在的问题

与全球相比,我国卫生人力总量低于世界平均水平,医师数量也低于中高收入国家平均水平,卫生专业技术人员队伍增长速度较慢。但更为严重的是,其中的专业公共卫生和预防保健人才数量更为缺乏、专业技能普遍不足。2013年末,专业公共卫生人员仅82.6万人,占所有卫生技术人员的8.4%,每万人口专业公共卫生机构人员仅6.08人,其中仅1.4名疾病预防控制人员,相当于美国的1/5;食品安全、健康教育、妇幼保健、采供血、精神卫生等专业人员缺口严重;卫生应急人才队伍分散,难以整合,院前急救队伍多年来持续萎缩,从业人员人均服务量为国际水平的12.6倍;城乡间、区域间的公共卫生人力资源分布也极不均衡。

虽然国家的《医药卫生中长期人才发展规划(2011—2020年)》对前10年的医药卫生人才工作做出了总体部署,提出到2020年,造就一支数量规模适宜、素质能力优良、结构分布合理的医药卫生人才队伍,卫生人员总量达到1255万人,每千人口专业公共卫生机构人员达到0.83人。进一步健全医药卫生人才培养开发、评价发现、选拔任用流动配置、激励保障等制度和机制,完善人才成长和发挥作用的政策环境等要求。但实际上,近年来我国公共卫生专业人才队伍的发展难以为继,据统计,全国专业公共卫生人员数在2014—2016年间,从87.5万人下降至87.1万人;全国疾病预防控制中心人员总量以年均约0.4%的比例逐年减少,在部分经济较发达的地区此趋势尤其明显。截至2018年,上海等地的疾控专业人员数远不足国家《关于印发疾病预防控制中心机构编制标准指导意见的通知》(中央编办发〔2014〕2号)中规定的标准(每万人1.75人)。

公共卫生人才数量相对不足,后备人才出现严重缺乏,人员结构存在断层,严重制约公共卫生事业的发展和各项预防保健服务的开展。一方面,公共卫生机构人员招聘困难,招聘到岗者整体素质也有所下降,薪酬水平不高的机构对优秀专业技术人员吸引力不足;另一方面,存量队伍流失严重,多年培养的骨干中坚人才成流失主力。公共卫生队伍近年来的数量和质量的缩水与全国卫生专业人员队伍整体持续增长的趋势相比,已呈显著的"倒挂"态势。造成我国公共卫生人力资源发展受限的原因主要包括以下几个方面。

1)工作标准要求不断拓展,能力建设难以满足需要。随着健康中国战略的实施,各级各类公共卫生机构需不断拓展新的服务内容,提升服务标准和质量要求;不断发展的医学科学、信息学和公共卫生应用技术,对公共卫生人员的理论和实践技能不断提出新的要求;同时,全社会居民对美好生活的要求不断提升,使社会舆论更趋集中于环境危害因素和医疗健康等热点问题,也增加了各项预防保健服务工作开展的难度。这些因素导致专业公共卫生机构近年来业务工作量持续大幅增加,人均工作压力突增。

2）人事薪酬制度激励有待完善。当前公共卫生机构人员按事业单位管理,普遍实施岗位绩效工资制度。但与一般事业单位不同的是,公共卫生机构面向全人群,承担全方位、全周期的疾病防控和健康服务工作,不仅需在常规 8 小时工作时间内完成疾病和健康危害因素的监测检测、现场处置、预警评估和干预控制等工作,大量的入户调查、哨点监测、随访管理等还必须根据服务对象的作息时间和工作方案规范的要求,在晚间和休息日实施;对于承担公共卫生应急任务的专业人员而言,实际工作状况往往是 24 小时应急备勤、随时响应、全年无休的状态。一旦有突发事件预警发生,或有重大活动保障任务,则持续数周或数月的大面积加班已成常态。而这些非工作时间的任务在现有的绩效工资制度中难以得到相应的激励。此外,在同样经高等医学院校教育、同等劳动强度和同样承担公益性健康使命的条件下,目前公共卫生专业人员的薪酬水平远低于医疗卫生机构人员,在部分地区还低于基层卫生机构的医护人员。从我国公共卫生专业人员薪酬与社会平均工资的比值看,水平也低于大多数国家,且增长水平接近或低于社会平均工资增幅,绩效工资制度的激励作用难以体现。在低水平的薪酬保障和高水平的工作职责、工作负担和职业风险共同作用下,公共卫生人员的付出、奉献和贡献未完全得到理解、认同、肯定和保障,预防保健服务队伍建设从长远来看存在较严重的危机。

3）专业通用性较强,人员流动性提高。公共卫生人员具有专业性强、专业技术难度高、劳动复杂、管理协调经验丰富等特点,在人力资源市场上具有较好的通用性。目前在鼓励健康产业发展和简政放权的条件下,具备较高学历、较多实践经验和流行病学、数理统计学、卫生检测学等热门技能的公共卫生专业人员,往往倾向于流动至从事相关科研的高等级医疗卫生机构、跨国公司、社会办医、第三方检验检测等单位任职;部分具备较好统计学、信息化技能的人员多流入金融、互联网等收入水平远高于公共卫生体系的行业。因此,传统的公共卫生行业对优秀人才的吸引力日益降低。

为改变我国当前公共卫生和预防保健服务领域人力资源的窘迫和队伍建设的困境,一是要在全社会范围内强化对公共卫生重要性的认识,进一步贯彻预防为主的方针和大健康、大卫生的理念,从软硬件条件、人员编制、职称结构、工作制度环境和防护保障措施等方面给予公共卫生机构更大力度的保

障。二是要优化完善公共卫生机构绩效工资制度,形成合理的人才招聘、使用、评价和激励机制,提高公共卫生优秀人才的收入水平,激发积极性和创造力。三是要营造吸引人才、留住人才的氛围,创造有利于人才成长的环境,加强学科专业建设、不断提升工作能力、激发工作活力、强化工作动力,为实现健康中国提供必要的人才支撑。

16.5.3　预防保健服务的产出

对于我国公共卫生体系各领域服务的产出,在实践中有多种多样、含义和维度各不相同的评价指标。本节提供了评价各专业领域的公共卫生和预防保健服务公平性、有效性、效率等方面的主要指标,明确各项服务在实践中如何开展和评价。

（1）急性传染病防控服务的评价指标

1）体现服务过程有效性的主要指标。包括传染病监测上报及时率、准确率,现场调查完成率和资料完整率,病原采样率、报送率和检测达标率,寄生虫和病媒生物监测完成率,机构和场所消毒工作完成率和及时率,采样、检测、防护用品配备完整率等。

2）体现服务结果有效性的主要指标。包括预警响应完成率、传染病网络报告率、病例调查管理率、疫情处置及时率和有效率、实验室检测项目开展率等。

3）体现公平性和社会效益的主要指标。包括区域法定传染病报告发病率、特定人群法定传染病报告发病率等。

（2）计划免疫和预防接种服务的评价指标

1）体现服务过程有效性的主要指标。包括疫苗规范采购率、疫苗使用计划符合率、冷链管理规范率等。

2）体现服务结果有效性的主要指标。包括接种记录查验率、漏种剂次补种率疫苗可预防疾病疫情报告完整率等。

3）体现公平性和社会效益的主要指标。包括适龄儿童免疫规划疫苗报告区域接种人数、接种率、免疫规划疫苗调查接种率、特定疫苗可预防疾病(如 15 岁以下 AFP 病例等)病例报告发病率、60 岁以上老年人肺炎疫苗接种率等。

（3）重大传染病防治服务的评价指标

1）体现服务过程有效性的主要指标。包括疑似、确诊肺结核患者总体到位率、样本运送或上送及时率、规范率;结核病患者首痰培养率、初诊患者查痰率、TB/HIV 双感监测筛查率、治疗期间按时复查率、

HIV 筛查阳性确证检测比例、报告病例现场核查准确率等。

2）体现服务结果有效性的主要指标。包括 HIV 筛查、确证检测阳性一致率、结核病患者成功治疗率、艾滋病患者随访管理率、疾病知晓率、抗病毒治疗成功率、慢性肝炎患者调查管理率、重大传染病监测和随访管理工作质控达标率、实验室检测项目开展率等。

3）体现公平性和社会效益的主要指标。包括区域重大传染病报告发病率、母婴传播率、行为危险因素改善情况、重大传染病诊治减免补助人数、补助减免比例等。

（4）慢性非传染性疾病和伤害防治服务的评价指标

1）体现服务过程有效性的主要指标。包括首诊测压率、慢病与其危险因素监测调查任务完成率、病例报告卡或患者随访卡录入准确率、编码准确率、漏报率、病例生存调查及时完成率、心脑血管事件医疗机构漏报率、信息错误率、伤害监测住院病例报告率等。

2）体现服务结果有效性的主要指标。包括慢病患者及高危人群筛查达标率、高血压和糖尿病患者知晓率、血压和血糖控制率、规范管理率、糖尿病并发症筛查率和发生率、恶性肿瘤诊断时早期比例、伤害干预人群覆盖率、干预活动完成率等。

3）体现公平性和社会效益的主要指标。包括区域高血压细节管理对象系统发病登记率、高血压和糖尿病等慢病患者健康管理人数、筛查人数、伤害发生率、死亡率、慢病和伤害造成的潜在减寿年数（PYLL）、伤残调整生命年（DALY）、过早死亡率、生命损失年和生存质量（QOL）等。

（5）健康危害因素监测和控制服务的评价指标

1）体现服务过程有效性的主要指标。包括健康危害因素监测完成率、及时率、准确率，监测点覆盖率，健康危害因素监测质量达标率，样本采集率，检验质量合格率，健康危害因素相关疾病的病例报告及时率、准确率，学生常见病监测及因病缺勤缺课监测的覆盖率、完成率、上报及时率和准确率等。

2）体现服务结果有效性的主要指标。包括健康危害因素监控督导覆盖率、食品安全事故调查处置率、健康危害因素相关疾病患者随访率、学校教学生活环境合格率等。

3）体现公平性和社会效益的主要指标。包括区域健康危害因素相关疾病报告发病率、环境健康危

害因素控制达标率、学生"五病"检出率、实验室检测项目开展率。

（6）公共卫生应急服务的评价指标

1）体现服务过程有效性的主要指标。包括突发公共卫生事件报告及时率、准确率、应急预案覆盖率、应急设备物资储备类别覆盖率等。

2）体现服务结果有效性的主要指标。包括卫生应急队伍建设完整率、建档率，应急物资、设备可用性，应急人员培训率及培训合格率，应急演练评估完成率、合格率等。

3）体现公平性和社会效益的主要指标。包括传染病聚集性疫情等突发公共卫生事件和苗子报告次数、报告及时率、现场处置及时率、现场处置有效率等。

（7）爱国卫生运动等其他预防保健服务的评价指标

其评价指标主要有卫生专项整治活动次数、市民投诉问题次数及解决情况、健康促进活动场所建设数、健康教育活动开展数、控烟相关部门执法、巡查和宣传开展数等。

需要指出的是，由于公共卫生和预防保健各项服务性质、目的、内容，和专业领域的复杂性，很难以某种单一评价方法对各项工作的开展情况，实施质量，结果公平性、有效性，经济效益和社会效益等进行综合性评估。我国经过多年的研究和实践，目前在公共卫生领域已建立了较完善的绩效评价体系，由卫生行政部门组织开展对各项服务的绩效评价，聚焦服务机构的职责、服务开展目标和过程、服务的保障和质量控制措施以及服务的具体实施效果等内容，对服务的有效性、公平性、效率和质量进行综合评估。

16.5.4 我国预防保健服务的绩效评价

（1）公共卫生绩效评价的基本情况和组织实施

公共卫生绩效评价及效果评估作为公共卫生体系的核心内容之一，是指在科学制定绩效评价指标系和方案的基础上，通过常规性、系统性地收集与公共卫生有关的信息，评价公共卫生工作开展的有效性、公平性、效率和质量。

在我国，公共卫生服务体系的绩效评价用于明确各级各类预防保健服务提供机构的职责，客观、综合地评价传染病、慢病和健康危害因素防控等服务实施的实际效果，提高公共卫生服务和突发公共卫生事应急处置能力。良好的公共卫生系统绩效评价

有助于更好地实现各项公共卫生服务以及整个卫生系统的工作目标,助推服务目标的实现和服务过程的不断完善,支撑全方位、全周期地促进人民健康,实现健康中国的战略目标。

公共卫生领域的绩效评价的具体目标包括明确和持续改善各地、各机构开展各项公共卫生和预防保健服务的质量,促进服务信息公开化和均等化进程,指导服务供给部门更好地开展工作,以及为政府公共卫生决策提供科学循证依据。

绩效评价的开展通常由各级卫生行政部门会同财政等相关部门根据服务工作计划、目标和任务要求,对开展服务各类卫生机构进行考核。承担公共卫生服务项目的机构应建立健全机构内部考核制度,制定合适的考核指标,将任务和责任落实到具体岗位和责任人。主管部门定期组织对各地公共卫生服务落实情况进行抽查考核和督导检查,作为安排服务补助资金的重要依据。针对考核中发现的问题,应及时提出改进服务和加强管理的意见,督促相关机构整改,以提高财政资金的使用效益和效率,提升服务开展的质量和效果。

绩效评价在实践中通常采取现场考察、查阅资料、听取汇报、问卷调查等多种方法手段,采用定量和定性相结合、全面与重点相结合、日常与定期相结合、单项与综合相结合、机构与服务内容相结合的考核办法,从而科学、准确、合理地评价各项服务的实际绩效。绩效评价开展中,注重严格按照指标及参数要求的量化指标和考核量表收集资料,坚持独立、公正、循证的原则,确保资料具有统一性、可比性、真实性、溯源性。具体材料可参考:①国家、省、市经常性报告制度形成的报表、简报、文件、考评结果;②日常工作记录和资料,如计划总结、疾病监测记录、检验记录、预防接种工作登记、疾病报告以及流行病学个案调查和处置记录等文书、表格、图片、视频、声频等;③现行的公共卫生信息管理系统数据,如国家疾病预防控制基本信息管理系统、传染病疫情网络直报系统、生命死因统计信息管理系统以及各地实验室管理、办公自动化系统、网站、媒体等;④通过调查记录、现场观察、座谈等方式获取的项目专项调查资料等。

绩效评价所用指标体系的设置应真实有效地体现服务开展的实际情况,能有效地衡量服务完成的数量、质量、效率、收益、公平性和对象的满意度等。我国各地目前主要根据公共卫生服务相关法律、法规,各级政府公共卫生服务相关政策文件,以及国家

基本和重大公共卫生服务规范绩效考核和资金管理办法等要求,结合当地服务开展条件的实际情况,综合制定绩效评价考核指标体系,以作为具体开展绩效评价及效果评估的依据。

(2)公共卫生绩效评价的分类

1)支出项目的绩效评价。公共卫生支出作为一项公益性支出,发挥着提高国民健康水平、改善民生、促进社会公平等方面的作用。公共卫生支出的绩效评价可用于发现和纠正公共卫生支出过程中的问题一些不合理现象,提高公共卫生资源的的规范性、有效性、安全性以及配置和使用效率。

公共卫生支出绩效评价的对象包括绩效目标的设定情况、资金的投入和使用情况、相关制度和措施、绩效目标的实现程度及效果等。评价方法主要采用成本效益分析法、比较法、因素分析法、最低成本法等。公共卫生支出评价的绩效目标包括预期产出(即服务的数量和质量)、预期效果(经济效益、社会效益、环境效益和可持续影响等)、公众满意度、达到预期产出所需要投入的成本资源等。

2)区域公共卫生体系的绩效评价。对某一区域公共卫生体系开展绩效评价,可有效明确该区域内或不同区域间公共卫生服务开展的整体水平。地区间公共卫生服务的均等化评价有助于缩小区域差距,促进社会和谐是其重要内容。区域公共卫生体系的绩效评价根据国家《关于促进基本公共卫生服务逐步均等化的意见》,由各地制定考核实施方案和考核体系,根据实际开展情况具体开展。

对不同区域间开展公共卫生体系的绩效评价,还能促进地区间卫生资源投入、配置和服务质量的均等化,从而有利于缩小地域和人群接受服务的差异,促进社会公平和谐。当前,国家已制定了《关于促进机泵卫生服务逐步均等化的意见》等要求,通过科学的服务均等化考核,增强各地公共卫生服务能力,不断提高全国居民的健康水平。

3)公共卫生机构的绩效评价。对公共卫生机构的绩效评价重点在于体现其履行各项公共卫生职能、完成政府规定的任务以及满足服务对象健康需求等方面的实际情况。对于各类公共卫生机构的绩效评价主要考核其开展的各项疾病预防控制、健康教育、妇幼保健、精神卫生、院前急救、采供血、卫生监督执法、突发公共卫生事件处理情况。机构考评的重点为服务实施保障情况、服务开展过程、数量与质量情况、服务实际效果。对于基层卫生机构,需评价其完成各项基本和重大公共卫生服务项目的情

况。对具有医疗职能的机构，还应当根据其功能定位和工作特色，考核其开展临床预防服务的情况。

4）公共卫生工作人员的绩效管理。对各类公共卫生工作人员的绩效考核要根据各类、各等级岗位的不同特点和要求，依据岗位职责，考核其工作数量、质量、效率职业道德、服务对象的满意度等情况。公共卫生工作人员的考核内容主要包括德、能、勤、绩、廉等各方面，重点考核工作实绩。公共卫生工作人员的年度考核结果作为续聘、解聘、增资、晋级、奖惩、申报评审专业技术职务资格等的重要依据。对单位主要领导的绩效考核还应当增加其单位目标管理责任的落实与内部运行管理的改善等内容。

我国目前对公共卫生人员的绩效管理依据国家《关于公共卫生与基层医疗卫生事业单位实施绩效工资的指导意见》《事业单位工作人员考核暂行规定》等文件要求，由各地区、各机构结合当地实际，制定具体的绩效评价方案。评价考核方案一般以聘用合同与岗位职责为依据、以工作实绩为重点、以服务对象满意度为基础进行。

（3）我国重大和基本公共卫生服务项目的绩效评价

1）重大公共卫生服务项目。我国目前针对严重威胁人群和某些地区居民的传染病、慢病、地方病等重大疾病和主要健康危险因素制定了国家重大公共卫生服务项目，主要包括扩大免疫规划、结核病、艾滋病等重大疾病防控，慢病和精神卫生防控、血吸虫病与包虫病防控等，以及根据各地普遍因素、业务因素和绩效因素确定的妇幼和老年健康服务、医养结合、食品安全保障、卫生监督、卫生应急、孕前优生健康检查、计划生育、其他地方病和传染病、空气饮用水、职业卫生、放射卫生监测等服务。

对重大公共卫生服务项目的绩效评价，主要参照国家艾滋病、结核病、慢病、地方病等防治规划和行动计划，聚焦阶段和地区重点工作目标，评价其投入的效率与效益，并对工作实际进展情况进行全面评估。这些评价内容包括区域政府承诺、部门履行职责、服务体系建设、目标完成、成本效果/效益等。

重大公共卫生服务绩效评价的职责和分工采取分级负责制，由国家、省、市、县卫生局，发展改革委，财政局为组织实施机构，在全国范围以县（区）为基本单位开展。评价过程以收集填报评估资料、分析撰写评估报告、自我评估为主。省级以抽查方式对市、县评估结果进行复核，国家级对部分省（区、市）评估工作进行现场复核。国家卫生健康行政部门会同国家发展改革委、财政部等部门，对各省（区、市）的评估结果进行汇总复核。

绩效评价所用的指标体系注重政府规划实施保障的有效性，聚焦关注地方政府对各项国家规划及配套实施计划的制订和实施情况、防治工作领导协调开展情况、专项经费到位和规范使用情况等。同时，也注重疾病防治任务指标的全面性，包括防治服务体系的建立协调情况、基础条件和人员设施情况、各级各类常规和专项防治项目开展情况等。此外，指标体系还注重公共卫生和预防保健工作所具备的公益性和社会效益，以及实施的成本效果/效益。

2）基本公共卫生服务项目。基本公共卫生服务项目是我国深化医药卫生体制改革、促进公共卫生均化等的重要举措。我国目前实施的基本公共卫生和计划生育服务项目包括居民健康档案、健康教育、预防接种、儿童健康管理、孕产妇健康管理、老年人健康管理、高血压和 2 型糖尿病等慢性病患者健康管理、严重精神障碍患者管理、肺结核患者健康管理、中医药健康管理、传染病和突发公共卫生事件报告和处理、卫生计生监督协管等 12 类。根据国家《关于深化医药卫生体制改革的意见》《关于促进机泵卫生服务逐步均等化的意见》《关于疾病预防控制机构指导基层开展基本卫生服务的意见》《关于加强基本公共卫生服务项目绩效考核的指导意见》等文件要求，各级卫生行政部门应会同有关部门建立健全基本公共卫生服务绩效考核制度，完善考核评价体系和方法，明确开展服务机构的工作职责、目标和任务，考核履行职责，明确公共卫生服务的数量、质量、工作效果和社会满意度等情况，保证公共卫生任务落实和群众受益。基本公共卫生服务项目的评价结果用于核拨基本公共卫生补助资金和被考核单位主要领导的年度考核、任免，人员奖惩及核定绩效工资的主要依据。考核情况须向社会公示，将政府考核与社会监督结合。

基本公共卫生服务项目绩效评价与效果评估对象分为两类，一类是各级卫生、财政等行政管理部门，一类是基层医疗卫生机构。考核内容包括项目组织管理情况、资金管理情况、项目执行情况、项目实施效果以及居民对基本公共卫生服务项目的知晓率、利用率和满意度等。各级卫生与财政部门根据督导考核情况，可总结推广先进经验，发现整改存在的问题，并持续完善考核指标体系，不断提高各项服务质量和效率。

案例 16-2 上海市大肠癌筛查项目:

上海市自 20 世纪 50 年代起的肿瘤监测数据显示,大肠癌目前已成为上海市居民发病率上升最为明显的恶性肿瘤,位居男女性最常见恶性肿瘤第二位。多数大肠癌患者在诊断时已处于中晚期,2012 年全市大肠癌早期发现比例仅为 11%,而同期美国的平均水平已达 40%。

根据 WHO 建议和国内外多项研究,大肠癌是一种适用早期筛检技术的恶性肿瘤。早期检出、早期治疗可显著改善大肠癌患者的预后。2008 年起,上海市在七宝地区开展了一项为期 3 年、针对社区居民的大肠癌筛查试点工作。筛查的方法采用"大肠癌危险因素调查+2 次粪便隐血试验"的模式,面向社区居民开展。2008—2011 年共完成筛查居民 2.78 万人,初筛阳性率达 13.7%。在筛查阳性者中,通过提供后续惠民服务,共支持 3 900 人参加了肠镜检查,依从性达 50% 以上。经肠镜检查和临床诊断,共确诊 663 例癌前期病变和 75 例大肠癌,其中早期病例 42 例,早期发现率高达 56%。七宝社区大肠癌筛查试点工作证实了以社区为基础的人群筛查可有效提高大肠癌早期检出率,具备较高的有效性、公平性、经济性和较强的社会健康效益。

根据试点工作经验,上海市政府于 2011 年 12 月 12 日发布了《关于组织实施本市基本公共卫生服务项目和重大公共卫生服务项目意见的通知》(沪府办发〔2011〕63 号),根据"基于国家要求,高于国家要求"的原则,将"社区居民大肠癌筛查"列入了上海市重大公共卫生服务项目。2012 年 11 月 9 日,市卫生局、市财政局、市人力资源和社会保障局联合下发了《关于组织开展本市重大公共卫生服务项目"上海市社区居民大肠癌筛查"的通知》。在市卫生计划生育委员会领导下,市疾病预防控制中心组织全市各区(县)疾控中心、社区卫生服务中心、定点医疗机构以及所有的社区政府共同支持开展此项目,开全国之先河。2013 年,全市正式启动开展第一轮筛查。

按照"知情、同意、自愿、免费"的原则,上海市所有户籍居民及在上海市居住满 6 个月以上的非户籍居民中,达到退休年龄段且参加各类基本医疗保险和基本医疗保障者可获得大肠癌筛查服务。项目以每 3 年为一个周期,为目标人群提供免费的筛查服务,包括危险度问卷评估以及 2 次粪便隐血检查。通过本项目的实施,可望提高市民大肠癌防治知识知晓率、大肠癌及其癌前病变早诊率和治疗率,同时降低大肠癌死亡率和未来发病率。全市各级卫生行政部门、疾控机构、健康促进机构、新闻媒体、12320 公共卫生热线及各相关部门通过宣传发动健康教育,有效提高了居民对本项目的知晓率。

项目第一轮实施期间,全市共有 955 237 人登记参加筛查,其中 933 003 人参加了初筛检查(包括大便隐血试验和危险度评估),初筛完成比例为 97.67%。完成初筛检查的对象中,阳性者为 211 366 人,初筛阳性比例 22.65%。初筛阳性对象均被告知需要接受进一步的诊断性肠镜检查。共有 58 710 人参加诊断性肠镜检查,后续检出大肠癌 1 960 人,检出率为 210.07/10 万;检查出癌前期病变 7 911 人,检出率为 847.91/10 万。

项目共收集有明确分期的大肠癌病例 1 368 例,其中早期比例为 52.70%。上海市肿瘤登记报告系统显示,本市既往 50 岁以上人群大肠癌早期比例为 12.13%。因此,第一轮社区大肠癌筛查检出的大肠癌早期比例达到了筛查前本市平均水平的 4.36 倍。

通过对项目成本效果的分析,每增加 1 个生命年所需的筛查总费用(包括直接和间接成本)为 7 359.18 元,仅相当于我国当年人均 GDP(43 320 元)的六分之一,具有较显著的成本效果。伴随着参与率的升高,生命年的增益随之升高,成本效果也逐渐将向更好的方向发展。同时,项目抽样调查了 6 077 名筛查对象,其中 4 742 人接到通知并参加了筛查,占受访者的 78.03%。调查结果显示,项目实施后居民对大肠癌早发现知识知晓率明显上升,表明项目在健康教育和提升居民健康素养方面也具有显著效果。被调查者对咨询结果的满意度达到 92.25%。受访者对大肠癌筛查总体满意度达到 87.22%。对健康教育总体满意度达到"满意"水平,对相关健康讲座内容"非常满意"。

以上评价结果证实,通过粪便隐血试验进行大肠癌筛查具有较好的成本效果,且筛查参与率越高、依从性越好,则成本效果越好。项目对于在人群层面上阻断大肠癌发生,促进大肠癌早期发现、早期治疗、延长患者生存情况和生产质量均有着重要意义。

(吴　凡　陈　昕　付　晨)

参考文献

[1] 陈文,刘国祥,江启成. 卫生经济学[M]. 4 版. 北京:人民卫生出版社,2017.

[2] 杜学礼,许速,许铁峰,等. 上海市医务人员薪酬制度的现状、问题及改革建议[J]. 中国卫生政策研究,2015,8

(8):4-9.

[3] 付晨. 上海新一轮社区卫生综合改革的问题导向与核心举措[J]. 中国卫生资源,2015,18(5):309-311.

[4] 龚幼龙,严非. 社会医学[M]. 2版. 上海:复旦大学出版社,2005.

[5] 胡善联. 健康融入所有政策是建设"健康上海2030"的政策保障[J]. 上海预防医学,2018,30(1):7-10.

[6] 胡志斌,顾爱华,王建明,等. 新形势下公共卫生与预防医学发展的新机遇[J]. 中华疾病控制杂志,2018,22(3):215-216.

[7] 季成叶,陶芳标,武丽杰. 儿童少年卫生学[M]. 7版. 北京:人民卫生出版社,2012.

[8] 李兰娟,任红. 传染病学[M]. 8版. 北京:人民卫生出版社,2018.

[9] 李立明,曹务春,段广才,等. 流行病学[M]. 3版. 北京:人民卫生出版社,2015.

[10] 李立明,姜庆五. 中国公共卫生理论与实践[M]. 北京:人民卫生出版社,2015.

[11] 李立明. 公共卫生在健康中国建设中的地位和作用[J]. 中华流行病学杂志,2018,39(7):867-872

[12] 李欣雅. 我国四城市学龄儿童窝沟封闭预防龋齿效果评价[J]. 中国学校卫生,2016,37(9):1412-1414.

[13] 美国疾病预防控制中心. 流行病学原理—公共卫生实践中的应用[M]. 3版. 曾光,主译. 北京:中国协和医科大学出版社,2009.

[14] 秦江梅. 国家基本公共卫生服务项目进展[J]. 中国公共卫生,2017,33(9):1289-1297.

[15] WALLACE R B. KOHATSU N. 公共卫生与预防医学[M]. 尹力,王陇德,主译. 北京:人民卫生出版社,2012.

[16] 王龙兴. 卫生经济学的理论与实践[M]. 上海:上海交通大学出版社,2002.

[17] 王陇德. 突发公共卫生事件应急管理—理论与实践[M]. 北京:人民卫生出版社,2008.

[18] 王琼. 医改三年重大公共卫生服务项目经济社会效益评估研究:以农村改厕为例[J]. 中国卫生经济,2014,33(9):59-61.

[19] 王声湧. 伤害流行病学[M]. 北京:人民卫生出版社,2003.

[20] 王艳. 2013—2015年上海12岁本地与外来学生龋病及干预状况的研究[J]. 上海交通大学学报(医学版),2017,37(12):1687-1690.

[21] 魏颖. 卫生经济学与卫生经济管理[M]. 北京:人民卫生出版社,1998.

[22] 吴群红,杨维中. 卫生应急管理[M]. 北京:人民卫生出版社,2013.

[23] 徐飚. 流行病学原理[M]. 上海:复旦大学出版社,2007.

[24] 袁政安. 新发及再发传染病预防与控制[M]. 上海:复旦大学出版社,2018.

[25] 郑松柏,朱汉民. 老年医学概论[M]. 上海:复旦大学出版社,2010.

[26] 中华人民共和国国家统计局. 中国统计年鉴2017[M]. 北京:中国统计出版社,2018.

[27] 朱启星,傅华. 预防医学[M]. 6版. 北京:人民卫生出版社,2013.

[28] ROTHMAN K J, LASH T L, GREENLAND S. Modern epidemiology[M]. 3rd ed. Philodelphia: Lippincott Williams & Wilkins, 2008.

[29] YANG J, SIRI J G, REMAIS J V, et al. The Tsinghua-Lancet Commission on healthy cities in China: unlocking the power of cities for a healthy China[J]. Lancet, 2018,391:2140-2184.

17 社区卫生服务

17.1 社区卫生服务概述

17.1.1 社区卫生服务内涵

（1）社区与社区卫生服务

1）社区（community）。社区是若干社会群体（家庭、氏族）或社会组织（机关、团体）聚集在某地域里所形成的一个生活上相互关联的大集体。构成社区的 5 个要素分别是人群、地域、生活服务设施、特定文化背景和生活方式及认同意识、一定的生活制度和管理结构，包括生活社区和功能社区。生活社区在城市指的是街道和居委会，在农村指的是乡镇和村，功能社区指的是企事业团体单位。

2）社区卫生服务（community health services，CHS）。社区卫生服务是世界卫生组织根据对世界卫生状况和有关社会经济问题及其发展趋势进行系统分析后提出的一个预示全球卫生服务发展方向的全新概念。具体而言，社区卫生服务是社区建设的重要组成部分，是在政府领导、社区参与、上级卫生机构指导下，以基层医疗卫生机构为主体，合理使用社区资源和适宜的技术，以人的健康为中心、家庭为单位、社区为范围、需求为导向，以妇女、儿童、老年人、慢性病患者、残疾人为重点，以解决社区主要卫生问题、满足基层医疗服务需求为目的，融预防、医疗、保健、康复、健康教育、计划生育技术指导为一体的，有效、经济、方便、综合、连续的基层卫生服务。

（2）社区卫生服务组织与社区卫生服务体系

1）社区卫生服务组织。社区卫生服务组织是指以保障居民健康为主要目标，直接或间接向居民提供预防、医疗、保健、康复、健康教育和健康促进等服务的基层医疗卫生机构。由于我国的城乡二元结构，社区卫生服务组织在城市被称为社区卫生服务中心和社区卫生服务站，在农村被称为乡镇卫生院和村卫生室。

2）社区卫生服务体系。世界卫生组织定义卫生系统指的是所有以促进、恢复和维护健康为基本目标的组织。多有与健康有关的组织或者活动都包括在这个系统中。卫生服务体系是由各种卫生行政组织和卫生服务组织形成的。

1997 年 1 月，《中共中央 国务院关于卫生改革与发展的决定》发布以后，我国正式提出开展社区卫生服务,各地建立城市社区卫生服务中心和社区卫生服务站。我国部分地区将农村乡镇卫生院挂牌社区卫生服务中心,浙江省曾将农村乡镇卫生院命名为社区卫生服务中心。

按此定义,我国的社区卫生服务体系是由多种类型和形式的社区卫生服务组织和各种社区卫生服务管理组织共同组成,包括城市社区卫生服务中心、站,农村乡镇卫生院和村卫生室,以及各类管理机构,包括卫生部门基层卫生处(科)、社区卫生服务管理中心等。

(3)社区卫生服务与初级卫生保健

初级卫生保健(primary health care)是世界卫生组织于 1978 年 9 月在苏联的阿拉木图召开的国际初级卫生保健大会上提出的概念,并且指出这是实现全球战略的关键。具体而言,初级卫生保健是依靠切实可行又受社会欢迎、通过社区的个人和家庭的积极参与普遍能享受到、国家能够负担得起的一种基本的卫生保健。

初级卫生保健的目标是增进并保障人类健康,并对持续经济和社会发展是重要的条件,并且有助于为美好的生活质量及世界和平作贡献。社区卫生服务的目的是以社区居民为对象,以保护和促进健康为目标。初级卫生保健的提出是为了实现全球战略,而社区卫生服务是全球战略的最终目标和方向,是实现人人享有初级卫生保健目标的基础环节。

(4)社区卫生服务与全科医学

全科医学是在 20 世纪 60 年代逐步兴起的一个新的医学学科,它是以生物医学整合行为医学和社会医学等而形成的一个医学专科,是与医学中的内、外、妇、儿等专科相平行的医学的二级分科。所谓全科,并不是将各专科简单融合而成的,而是有它独立的思想体系、理论指导和具体操作技术。换言之,全科医学是一个面向社区与家庭,整合临床医学、预防医学、康复医学以及人文社会学科相关内容于一体的综合性医学专业学科,是一个临床二级学科。

社区卫生服务是由社区卫生服务人员提供的,社区卫生服务人员主要由全科医生、专科医生、护士及专业卫生技术和管理人员组成。全科医生(general practitioner)指接受过全科医学专门训练的新型医生,是执行全科医疗的卫生服务提供者,是为个人、家庭和社区提供优质、方便、经济有效的、一体化的医疗保健服务,进行生命、健康与疾病全方位负责式管理的医生。

17.1.2 我国社区卫生服务特点

(1)社区卫生服务特点

1)主动性:大医院的医生是等患者上门,而社区卫生服务则是主动服务,提供社区卫生服务中心门诊和住院服务、上门服务和家庭病床服务。

2)全面性:社区卫生服务为社区全体居民提供服务,除患者外,亚健康及健康人群也是其服务的对象。

3)综合性:社区卫生服务是多位一体服务,除基本医疗外,还包括预防、保健、康复、健康教育及计划生育技术服务指导等。

4)连续性:社区卫生服务提供从生到死全过程服务。服务过程包括从接诊、出诊、跟踪随访、转诊和家庭服务等。

5)协调性:社区卫生服务强调的是团队合作,采用团队合作的方式,发挥集体优势、互相支持、分工协作、交流学习,从而全面保证对患者和社区居民的预防、医疗、康复及健康促进等的实施。

6)可及性:社区卫生服务机构设置在居民家门口,步行 15 分钟就能达到,居民看病便捷。

(2)社区卫生服务基本原则

1)坚持社区卫生服务的公益性质,注重卫生服务的公平、效率和可及性。

2)坚持政府主导,鼓励社会参与,多渠道发展社区卫生服务。

3)坚持实行区域卫生规划,立足于调整现有卫生资源、辅以改扩建和新建,健全社区卫生服务网络。

4)坚持公共卫生和基本医疗并重、中西医并重、防治结合。

5)坚持以地方为主,因地制宜,探索创新,积极推进。

17.1.3 社区卫生服务的支持体系

(1)制度保障

1999 年 7 月,卫生部等 10 部委印发的《关于发展城市社区卫生服务的若干意见》提出"到 2005 年,各地基本建成社区卫生服务体系的框架,部分城市建成较为完善的社区卫生服务体系"。2005 年卫生部颁布了《关于城市社区卫生服务发展目标的意见》,各地卫生行政部门加强了对社区卫生服务中心(站)的规范化管理,统一标识、统一挂牌、统一制度。同时,依托现有各基层街道医院,进行服务功能、机构设置、服务内容和服务方式的全方位改制,街道社区卫生服务中心开始全面建立。

(2)人员保障

2006年,中央编办印发《城市社区卫生服务机构设置和编制标准指导意见》(中央编办发〔2006〕96号)提出"原则上社区卫生服务中心按每万名居民配备2~3名全科医师,1名公共卫生医师。每个社区卫生服务中心在医师总编制内配备一定比例的中医类别执业医师。全科医师与护士的比例,目前按1∶1的标准配备。其他人员不超过社区卫生服务中心编制总数的5%。2011年2月,《医药卫生中长期人才发展规划(2011—2020年)》发布,该规划中有两项主要任务与社区卫生服务机构直接相关,分别是强化基层医疗卫生人才队伍建设和加强公共卫生人才队伍建设。

(3)经济保障

2009年新医改以前,基层医疗卫生机构实际上作为经营性事业单位来对待,财政补助数额少,既不稳定,又不规范。2009年以后,基层医疗卫生机构纳入公益性事业单位,实行公共财政保障制度。国务院办公厅印发《关于建立健全基层医疗卫生机构补偿机制的意见》,强调政府的投入责任,提出政府负责其举办的乡镇卫生院、城市社区卫生服务机构按国家规定核定的基本建设经费、设备购置经费、人员经费及其承担的公共卫生服务的业务经费;经常性收支差额由政府按照"核定任务、核定收支、绩效考核补助"的办法补助。这一财政补偿机制改革从整体上保障了基层医疗卫生机构的正常运行和发展。但是"核定任务、核定收支、绩效考核补助"的预算管理办法,对于服务需求足、服务效率高、服务能力强的基层医疗卫生机构呈负向激励。

17.2 社区卫生服务发展及相关政策

17.2.1 我国社区卫生服务进展

20世纪80年代,国内外专家开始探讨社区卫生服务在我国实施的可行性,并进行了一些实践探索,但是这些探索都较为分散,没有形成规模。社区卫生服务发展真正在我国起步始于1997年。在20年的发展中经历了试点、框架建立、机制建设和快速发展3个时期。

(1)试点阶段(1997—2000年)

1996年12月9日,中共中央、国务院在北京召开了新中国成立以来的首次全国卫生工作会议,1997年2月17日,《中共中央 国务院关于卫生改革与发展的决定》正式发布实施。在这个决定中,第一次提出了在城市要开展社区卫生服务,标志着社区卫生服务正式在我国起步。1999年7月16日,卫生部等10部委(局)联合发布了《关于发展城市社区卫生服务的若干意见》,这是第一个关于城市社区卫生的基础性、政策性文件,明确了一些基本概念,如什么是社区卫生服务、为什么要开展社区卫生服务、其基本政策是什么,并界定了服务对象和服务手段等。2000年卫生部印发了《城市社区卫生服务机构设置原则》《城市社区卫生服务中心设置指导标准》《城市社区卫生服务站设置指导标准》等3个配套文件,明确了设置、审批社区卫生服务机构须遵循的一些基本原则以及社区卫生服务中心(站)应具备的基本功能、基本设施、科室设置、人员配备、管理制度等。在此基础上全国各城市开始批量试点。

(2)框架建立时期(2001—2005年)

2001—2005年是社区卫生服务的框架建立时期。社区卫生服务的概念一经提出,立刻得到了基层卫生管理者、医务工作者和学界积极响应,社区卫生服务的理念在各省市迅速普及,各级卫生管理部门探索两个转化(机构从医院向社区转化,人员从专科向社区全科转化),并纷纷开展了社区(全科)医生、社区护理和管理人员的在岗培训,开始发展社区卫生服务机构。这一时期我国社区卫生服务取得了长足进展。但对其发展也存在一些原则争论:如社区卫生服务究竟是政府主导还是市场主导?当时社区卫生服务被认为是地方政府的事情,中央财政没有给予太多支持,很多地方政府不愿承担或因财力有限难以承担,社区卫生机构主要走的是"医药养医""以医养防"的发展模式。因为没有一定数量的社区卫生服务机构,就没有办法去考虑质量建设和机制建设,更无法达到普及基本医疗卫生服务的目标。2002年8月20日,卫生部等11部委(局)发布了《关于加快发展城市卫生社区服务的意见》,卫生部门牵头制定这个政策的初衷是争取政府财政支持,但是没有达到预期目标,政策效果突出了开门办社区卫生服务机构,鼓励大医院和各种社会资本举办社区卫生服务机构。这一时期社区卫生服务理念得到了普及,转岗人员得到了基本培训,政策和网络框架基本建立但是社区卫生服务发展的内在机制和人员素质问题没有解决。2002年才将社区卫生服务中心(站)纳入统计卫生统计年鉴,从社区卫生服务中心 692 个、社区卫生服务站 7 519 个,增加到 2005 年的 1 382 个和 15 746 个。

（3）机制建设和快速发展时期（2006 年至今）

2006 年 2 月 8 日,国务院城市社区卫生服务工作领导小组成立,吴仪副总理担任领导小组组长,卫生部等 12 部门共同参与,负责对全国城市社区卫生服务工作的宏观指导。2006 年 2 月 24—25 日,国务院首次召开全国城市社区卫生服务工作会议,将发展社区卫生服务作为深化城市医疗卫生体制改革的重要举措和有效解决城市居民"看病难、看病贵"的突破口,并出台了《国务院关于发展城市社区卫生服务的指导意见》,明确了发展社区卫生服务的五大基本原则。2009 年 3 月 17 日、18 日相继发布《中共中央、国务院关于深化医药卫生体制改革的意见》（中发〔2009〕6 号）《国务院关于印发医药卫生体制改革近期重点实施方案（2009—2011 年）的通知》（国发〔2009〕12 号）;2009 年我国启动了新一轮医药卫生体制改革,提出了"保基本、强基层、建机制"的要求,社区卫生综合改革作为基层医疗卫生体制改革的重要组成部分。社区卫生服务中心、站从 2006 年分别为 2 077 个和 20 579 个增加到 2019 年的 9 561 个和 25 452 个。

17.2.2　社区卫生服务相关政策

（1）1997—2005 年

1997 年,中共中央、国务院《关于卫生改革与发展的决定》提出"改革城市卫生服务体系,积极发展社区卫生服务,逐步形成功能合理、方便群众的卫生服务网络",并且提出"要把社区医疗服务纳入职工医疗保险,建立双向转诊制度"。1999 年 7 月,卫生部、国家发展计划委员会、教育部等十部委联合下文《关于发展城市社区卫生服务的若干意见》（卫基妇发〔1999〕326 号）提出城市社区卫生发展总目标:到 2000 年,基本完成社区卫生服务的试点和扩大试点工作,部分城市应基本建成社区卫生服务体系的框架;到 2005 年,各地基本建成社区卫生服务体系的框架,部分城市建成较为完善的社区卫生服务体系;到 2010 年,在全国范围内,建成较为完善的社区卫生服务体系,成为卫生服务体系的重要组成部分,使城市居民能够享受到与经济社会发展水平相适应的卫生服务,提高人民健康水平。提出"加强政府对社区卫生服务的领导、健全社区卫生服务体系、加强社区卫生服务的规范化管理、完善社区卫生服务的配套政策"。2002 年,《关于加快发展城市社区卫生服务的意见》（卫基妇发〔2002〕186 号）提出:①实行政府调控与市场配置卫生资源相结合,推进城市卫生资源配置结构的战略性调整,加快部分卫生资源向社区转移,逐步完善医院和社区卫生服务机构的资源配置比例,增强社区卫生服务供给能力。对公立一级医院和部分二级医院要按社区卫生服务的要求进行结构与功能改造,允许大、中型医疗机构举办社区卫生服务机构。②打破部门垄断和所有制等界限,鼓励企业事业单位、社会团体、个人等社会力量多方举办社区卫生服务机构,健全社区卫生服务网络。③引入竞争机制,根据公平、择优的原则,采用公开招标方式,选择具备提供社区卫生服务基本条件、独立承担民事责任的法人或自然人举办社区卫生服务机构,建立精简高效的社区卫生服务运行机制。④在卫生资源缺乏且没有社会力量举办社区卫生服务机构的地区,当地人民政府有责任按区域卫生规划及配备标准进行卫生资源调整,举办或委托举办社区卫生服务机构。

（2）2006—2009 年

2006 年 2 月,国务院印发《关于发展城市社区卫生服务的指导意见》（国发〔2006〕10 号,以下简称《指导意见》）,进一步明确了发展城市社区卫生服务的指导思想、基本原则和工作目标,提出了一系列行之有效的政策措施,包括制订实施社区卫生服务发展规划,加大对社区卫生服务的经费投入、发挥社区卫生服务在医疗保障中的作用、落实有关部门职责,促进社区卫生服务发展。2006 年上半年以来,中编办、发展改革委、人事部、财政部、卫生部、劳动保障部、中医药局等部门先后制定了 9 个配套文件,包括《关于印发〈城市社区卫生服务机构管理办法（试行）〉的通知《关于在城市社区卫生服务中充分发挥中医药作用的意见》《关于公立医院支援社区卫生服务工作的意见》《关于城市社区卫生服务补助政策的意见》《关于印发城市社区卫生服务中心、站基本标准的通知》《关于加强城市社区卫生人才队伍建设的指导意见》《关于促进医疗保险参保人员充分利用社区卫生服务的指导意见》《关于加强城市社区卫生服务机构医疗服务和药品价格管理意见的通知》《关于印发〈城市社区卫生服务机构设置和编制标准指导意见〉的通知》。2006 年 6 月,卫生部、中医药管理局印发《城市社区卫生服务机构管理办法（试行）》,进一步完善社区卫生服务机构管理规则,确定了社区卫生服务机构承担的各项公共卫生和基本医疗服务职责与任务,并在转变服务模式、强化质量管理、加强与医院的转诊和技术协作、加强社区中医药服务等方面做了具体规定。加强对社区卫生服务的监管,需要充分发挥社区的作用,社区卫生服务机构的一个重要考核指标就是居民群众满意度。对社区卫生服务机构的补助、监督考核等工作,都要和居民群众满意度挂钩,接受群众监督,建立起和谐的医患关系和对社区的共同认同感。2006年6月,卫生部、中医药局印发《关于在城市社区卫生服务中充分发挥中医药作用的意见》,对资源配置、完善服务、人才培养等方面做了具体规定。2006年6月,卫生部、中医药管理局印发《关于公立医院支援社区卫生服务工作的意见》,要求公立医院应有计划地安排具备相应工作资历和有关专业知识的卫生技术人员,定期或不定期地到社区卫生服务机构出诊、会诊并进行技术指导,接收、安排社区卫生服务机构的卫生技术人员、管理人员到医疗机构进修、学习。同时,该意见还要求公立医院和社区卫生服务机构积极探索建立定点协作关系和双向转诊制度。2006年6月,发展改革委、卫生部印发《关于加强城市社区卫生服务机构医疗服务和药品价格管理意见的通知》,对价格管理、核定及收费方式进行了明确规定。一是明确价格管理原则与权限,社区卫生服务机构基本医疗服务实行政府指导价管理。具体由地方省级主管部门定价,新增价格项目也由地方省级主管部门审批。二是以项目付费为基础实行多种收费方式,可按项目收费,也可按病种、合同及同医疗保险经办机构协商收费。三是科学核定基本医疗服务价格。定价参考的服务成本要按照扣除政府投入后的成本核定。2006年6月,劳动保障部印发《关于促进医疗保险参保人员充分利用社区卫生服务的指导意见》,允许各类为社区提供基本医疗服务的基层医疗机构申请医疗保险定点服务,包括社区卫生服务中心(站)以及门诊部、诊所、医务所(室)等其他基层医疗机构;规定参保人员选择的定点医疗机构中要有1～2家社区卫生服务机构。2006年6月,人事部、卫生部、教育部、财政部、中医药管理局印发《关于加强城市社区卫生人才队伍建设的指导意见》,提出了加强人才培养的政策措施:一是加强高等医学院校全科医学、社区护理学教育和学科建设;二是开展社区卫生服务人员岗前培训;三是积极开展全科医学规范化培训工作;四是完善继续教育;五是加强全科医学师资培养。2006年7月,财政部、发展改革委、卫生部印发《关于城市社区卫生服务补助政策的意见》,进一步明确了政府对社区卫生服务的补助原则、补助范围及责任划分、补助内容和方式等方面的政策措施。政府对社区卫生服务的补助范围包括社区卫生服务机构基本建设、房屋修缮、基本设备配置、人员培训和事业单位养老保险制度建立以前按国家规定离退休人员费用以及公共卫生服务补助。2006年8月,中编办、财政部、卫生部、民政部印发《城市社区卫生服务机构设置与编制标准指导意见》,提出"政府举办的社区卫生服务机构是公益性事业单位,按其公益性质核定的社区卫生服务机构编制为财政补助事业编制"。国家只核定政府举办的社区卫生服务中心人员编制,社区卫生服务站不再核定人员编制。

(3) 2009—2020年

2009年3月17日《中共中央、国务院关于深化医药卫生体制改革的意见》(中发〔2009〕6号,以下简称《指导意见》)正式发布,提出加快建设以社区卫生服务中心为主体的城市社区卫生服务网络,完善服务功能,以维护社区居民健康为中心,提供疾病预防控制等公共卫生服务、一般常见病及多发病的初级诊疗服务、慢病管理和康复服务。转变社区卫生服务模式,不断提高服务水平,坚持主动服务、上门服务,逐步承担起居民健康"守门人"的职责。并且进一步提出政府负责其举办的乡镇卫生院、城市社区卫生服务中心(站)按国家规定核定的基本建设经费、设备购置经费、人员经费和其承担公共卫生服务的业务经费,使其正常运行。对包括社会力量举办的所有乡镇卫生院和城市社区卫生服务机构,各地都可采取购买服务等方式核定政府补助。2009年8月,卫生部、国家发展改革委、国家食品药品监督管理局等部门印发《关于建立国家基本药物制度的实施意见》《国家基本药物目录管理办法(暂行)》和《国家基本药物目录基层医疗卫生机构配备使用部分》(2009版),要求政府举办的基层医疗卫生机构全部配备和使用国家基本药物,实行零差率销售,并由省级集中网上公开招标采购,统一配送。2009年10月,人力资源和社会保障部、财政部、卫生部《关于公共卫生与基层医疗卫生事业单位实施绩效工资的指导意见》(人社部〔2009〕182号),要求基层医疗卫生事业单位实施绩效工资。2010年12月10日,国务院办公厅《关于建立健全基层医疗卫生机构补偿机制的意见》(国办发〔2010〕62号)发布,文件中对建立健全稳定长效的多渠道补偿机制作了规定,与社区卫生服务机构直接相关的有:①落实政府对基层医疗卫生机构的专项补助经费;②调整基层医疗卫生机构收费项目、收费标准和医保支付政策；③落实对基层医疗卫生机构经常性收支差额的补助。2011 年 2 月 12 日，《医药卫生中长期人才发展规划（2011—2020 年）》正式发布，该规划中的两项主要任务与社区卫生服务机构直接相关，分别是强化基层医疗卫生人才队伍建设和加强公共卫生人才队伍建设，该规划中实施的重大工程中有 3 项与社区卫生服务机构直接相关：一是基层医疗卫生人才支持计划；二是中医药传承与创新人才工程；三是医师规范化培训工程。2013 年 2 月，国务院办公厅印发《关于巩固完善基本药物制度和基层运行新机制的意见》（国办发〔2013〕14 号），对基层卫生综合改革提出更完善更深入的要求：一是完善基本药物采购和配送，加强基本药物使用和监管。二是深化编制管理。三是深化人事改革。明确基层医疗卫生机构的法人主体地位，落实其用人自主权。四是提高基层医疗卫生机构人员待遇。基层医疗卫生机构在核定的收支结余中可按规定提取职工福利基金、奖励基金。五是完善稳定长效的多渠道补偿机制。落实财政对基层医疗卫生机构的专项补助经费，完善财政运行补助政策，全面实施一般诊疗费，发挥医保支付的补偿作用。六是提升基层医疗卫生服务能力。加强基层医疗卫生机构人才培养，转变基层医疗卫生服务模式，推进信息化建设。七是稳定和优化乡村医生队伍。提高村卫生室服务水平，全面落实乡村医生补偿政策，合理解决乡村医生养老问题。

2016 年国家公布"健康中国 2030"规划纲要中提到提供优质高效的医疗服务，创新医疗卫生服务供给模式。"建立专业公共卫生机构、综合和专科医院、基层医疗卫生机构"三位一体"的重大疾病防控机制，建立信息共享、互联互通机制，推进慢性病防、治、管整体融合发展，实现医防结合"。"基层普遍具备居民健康守门人的能力。完善家庭医生签约服务、双向转诊、上下联动、急慢分治的合理就医秩序建立治疗—康复—长期护理服务链"。对社区卫生服务的功能定位和未来发展方向进行了明确的规定。

2009 年到 2011 年处于探索社区卫生服务中心"六位一体"的综合服务模式，开展了以收支两条线管理、医保总额预付、绩效考核等运行机制为核心的社区卫生服务综合改革。通过构建家庭医生制度，加强社区卫生服务内涵建设。

2014 年起国家推行社区卫生服务综合评价工作，是在全国范围内落实基层医疗卫生服务能力提升工程措施之一，巩固以家庭医生服务为主线的社区卫生服务模式。2018 年国家卫生健康委、国家中医药管理局印发《关于开展"优质服务基层行"活动通知》，内容包括制定机构建设标准、持续提升服务能力。使尽可能多的社区卫生服务中心达到推荐标准。优质服务基层行的指标体系包括一级指标 4 个（功能任务与资源配置、基本医疗、业务管理、综合管理）、二级指标 33 个、三级指标 122 个，总分 600 分。通过评价推动建立以家庭医生服务为核心的社区卫生服务模式。

17.3　社区卫生服务提供及效率

17.3.1　社区卫生服务提供

（1）社区卫生服务提供机构

我国社区卫生服务提供的机构包括社区卫生服务中心/站、乡镇卫生院/村卫生室、门诊部/诊所。截至 2019，全国基层医疗卫生机构 954 390 个，占医疗卫生机构总数的 94.7%，其中社区卫生服务中心 9 561 个、社区卫生服务站 25 452 个、乡镇卫生院 36 112 个、村卫生室 616 094 个、门诊部 25 666 个、诊所（医务室）240 093 个，全国基层医疗卫生机构人员数 416.06 万人，占医疗卫生机构人员总数的 32.2%，其中社区卫生服务中心 48.76 万人、社区卫生服务站 12.27 万人、乡镇卫生院 144.50 万人、村卫生室 108.37 万人、门诊部 35.20 万人、诊所（医务室）65.44 万人。

（2）社区卫生服务提供内容

社区卫生服务提供的内容包括：①提供当地居民常见病、多发病的门诊服务；②提供适宜技术，安全使用设备和药品；③提供中医药服务；④提供基本公共卫生服务及有关重大公共卫生服务；⑤提供个性化的健康管理服务；⑥提供计划生育技术服务；⑦提供一定的急诊急救服务；⑧负责社区卫生服务站业务和技术管理；⑨提供转诊服务，接收转诊患者；⑩提供住院服务；⑪提供康复服务；⑫提供居家护理服务；⑬提供家庭医生签约服务。

17.3.2　社区卫生服务效率评价方法

医疗卫生机构的效率作为一个综合性概念，应该构建比较科学的投入-产出指标体系，采用合理的评价方法与模型，才能比较系统地开展效率评价。

（1）数据包络分析

数据包络分析（data envelopment analysis，DEA）是一种评价具有多个输入、多个输出相同类型的决策单元间相对有效性的方法，可用于同类型决策单元集合中各元素间的比较。DEA 是一种对医疗卫生服务相对效率进行比较的非参数分析方法，运用线性规划的方法通过建造一个非参数分段的面（前沿），然后相对这个面计算效率，用于评价具有多投入多产出的同类决策单元间的相对效率。CCR 模型和 BCC 模型是使用最广泛的模型，可用于静态效率分析。其具体计算方法有以下几种。

（2）CCR 模型和 BCC 模型

1978 年美国学者 Charnes，Cooper 和 Rhodes 提出了评价决策单元相对有效的数据包络分析方法，即第一个 DEA 模型-CCR 模型（CRS），以固定规模报酬（constant return to scale，CRS）为假设，运用数学规划方法，将各投入项变量和产出项变量加以线性组合，以两线性组合的比值代表评估单位的效率，称为技术效率。主要用于测量决策单元的技术效率值，其受评估单元的效率值在 0～1 之间，当效率值为 1 时，可认为决策单元的技术效率有效，表示该机构在有效生产前沿面上，处于理想规模，称为"总体有效"。当效率值＜1 时，认为决策单元技术效率无效，但其越接近 1，则认为效率有效程度越高。1984年 Banker、Charnes、Cooper 等学者扩展出基于可变规模报酬假设的 BCC 模型，该模型假设决策单元是基于可变规模报酬之条件，补充了 CCR 模型的使用范围，推导出衡量纯粹技术效率（pure technical efficiency，PTE）与规模效率（scale efficiency，SE）的模式。可用于测量决策单元的技术效率值、纯技术效率值、规模效率值以及评估决策单元的规模收益状态。其值均位于 0～1 之间。效率值＝1 时，效率有效；效率值＜1 时，效率无效。其中技术效率值为纯技术效率和规模效率值的乘积，当技术效率有效时，则纯技术效率和规模效率均有效；当技术效率无效时，有可能是纯技术效率无效或规模效率无效或两者均无效；当规模效率有效时，决策单元处于固定规模收益阶段；当规模效益无效时，决策单元有可能处于规模收益递增阶段或规模收益递减阶段。

总技术效率（technical efficiency，TE）是指在当前的生产技术水平下，用最小的投入获得最大产出的能力，其整体上表现机构提供服务的效率，包括管理水平、技术水平和规模大小等的综合效果。

纯技术效率（pure technical efficiency，PTE）反映的是被评价决策单元在不考虑规模因素时的效率，即在纯技术水平下，产出最大化或者投入利用最优化的能力。

规模效率（scale efficiency，SE）：用以反映在现有投入和产出情况下，机构的规模是否达到了最佳状态，可通过规模收益状态判断。具体有 3 种形式：①规模收益不变，适当比例的投入的增长导致产出也按相同比例的增长，处于最佳规模状态。②规模收益递增，指产出增加的比例超过投入增加的比例，说明现有人员及固定资产等投入仍然不足，需加大投入以提高效率。③规模收益递减，指产出的增长小于投入的增长，说明资源利用率较低，存在投入冗余应做结构性调整以提高效率。具体计算在此不再赘述。

（3）Malmquist 指数法

Malmquist 指数通常用于测量不同时期决策单元的效率变化，由 Fare 等首先引入了全要素生产率（total factor productivity，TFP）变化指数，通常用于测量不同时期决策单元的效率变化。TFP 是一种动态评价的数据包络分析，其对时间序列资料进行分析，其核心是通过效率函数与距离函数的倒数关系进行分析。s 到 t 期的 Malmquist 指数可以定义如下：

$$m(x^t, y^t, x^s, y^s) =$$
$$\frac{d^t(x^t, y^t)}{d^s(x^s, y^s)}\left[\frac{d^s(x^t, y^t)}{d^t(x^t, y^t)} \times \frac{d^s(x^s, y^s)}{d^t(x^s, y^s)}\right]^{\frac{1}{2}}$$

（公式 17-1）

式中各种指标应予说明，如 x、y、s、t 如何计算总技术效率、规模效率和规模收益（如何计算是个复杂过程，可利用 DEAP 软件）。在本式中，x 表示投入，y 表示产出，s 表示首期，t 表示末期。通过分解，全要素生产率指数可以细分为技术变化指数和技术效率变化指数的乘积，整体技术效率变化指数可进一步分解为技术效率变化指数和规模效率变化指数。等式右边第一项为技术效率变化（technical efficiency change，EFFCH）指数，即 s 到 t 期的技术效率变化，若该指数大于 1，说明技术效率改善，若小于 1，说明技术效率恶化，该指数又可继续分解为纯技术效率变化（pure technical efficiency change，PEFFCH）和规模效率变化（scale efficiency change，SEFFCH）指数。等式右边第二项为技术变化（technological change，TECH）指数，表示 s 到 t 期的技术进步变动，指数大于 1，表示技术进步，指数小于

1 表示技术退步。当 Malmquist 指数大于 1 时,表示全要素生产效率提高。

全要素生产率是宏观经济学的一个重要概念,反映"生产活动在一定时间段内的效率",用于衡量单位的总投入与总产量的生产率。可认为是总产量与全部要素投入量之比。

技术变化指数反映随时间变化生产技术的变化程度,在日常生产活动过程中则表示技术进步或者创新的程度。若取值大于 1,表示生产前沿外移,说明与上期相比,本期技术提高;若取值小于 1,表示生产前沿向原点移动,说明本期技术下降;等于 1 则表示不变。

技术效率变化指数是相对于整个业界的效率水平下,决策单元持续改善的追赶效果;若取值大于 1,表示与上期相比,本期技术效率提高,说明效能改进或资源浪费、误用的情况有所改善;反之则下降,表示经营效率不高或资源浪费情况更加严重;等于 1 则表示无变化。

纯技术效率变化指数是相对于上期纯技术效率水平,本期决策单元的纯技术效率情况,若取值小于 1,表示纯技术效率下降,说明经营技术低于业界平均,可通过管理者提高经营能力予以改善。

规模效率变化指数是相对于上期规模效率水平,本期决策单元的规模效率情况;如取值大于 1,表示规模效率趋向于最适规模收益状况,若取值小于 1,表示规模效率下降,说明需要调整规模。上述指标可通过 DEAP 软件进行相关计算。

17.3.3 社区卫生服务机构效率评价

本文采用包络分析 DEA - BCC 模型对 2015 年和 2016 年 34 个重点联系区县社区卫生服务中心进行效率分析。以在岗职工数、床位数、总支出作为投入指标,以总收入、诊疗人次数、实际占用床日数、6 岁及以下儿童预防接种人次数、孕产妇管理人数、65 岁及以上老年人管理人数、高血压规范管理人数和糖尿病规范化管理人数作为产出指标。由于多数社区卫生服务中心未设置床位,社区卫生服务中心投入和产出指标不包括床位数和住院人数,有床位的每个实际占用床日数按 3 个诊疗人次计算。

(1)各区县社区卫生服务中心的技术效率

2015 年,社区卫生服务中心运行有效的区县包括北京市西城区、赤峰市红山区和克什克腾旗、铁岭市银州区和西丰县、上海市长宁区和浦东新区、镇江市润州区等 14 个区县,运行有效的占区县总数的 48.3%(14/29);2016 年,社区卫生服务机构运行有效的区县包括北京市西城区、铁岭市银州区和西丰县、上海市长宁区和浦东新区、镇江市润州区等 13 个区县,运行有效的占区县总数的 40.6%(13/32)。如表 17 - 1 所示。

表 17 - 1 2015—2016 年重点联系区县社区卫生服务机构的技术效率

重点联系区县	2015 年				2016 年			
	总技术效率	纯技术效率	规模效率	规模收益	总技术效率	纯技术效率	规模效率	规模收益
北京市西城区	1.000	1.000	1.000	不变	1.000	1.000	1.000	不变
北京市平谷区	0.859	0.862	0.997	递减	0.799	1.000	0.799	递减
沧州市运河区	0.756	0.764	0.991	递增	0.825	0.897	0.920	递减
沧州市黄骅市	0.835	0.855	0.977	递增	0.517	0.541	0.956	递增
赤峰市红山区	1.000	1.000	1.000	不变	0.560	0.575	0.974	递减
赤峰市克什克腾旗	1.000	1.000	1.000	不变	0.762	0.964	0.790	递增
铁岭市银州区	1.000	1.000	1.000	不变	1.000	1.000	1.000	不变
铁岭市西丰县	1.000	1.000	1.000	不变	1.000	1.000	1.000	不变
吉林市昌邑区	0.846	0.884	0.957	递减	0.585	1.000	0.585	递减
吉林市磐石市	0.964		0.964	递减	0.584	0.612	0.954	递增
上海市长宁区	1.000	1.000	1.000	不变	1.000	1.000	1.000	不变

续 表

重点联系区县	2015 年				2016 年			
	总技术效率	纯技术效率	规模效率	规模收益	总技术效率	纯技术效率	规模效率	规模收益
上海市浦东新区	1.000	1.000	1.000	不变	1.000	1.000	1.000	不变
镇江市润州区	1.000	1.000	1.000	不变	1.000	1.000	1.000	不变
镇江市句容市	0.828	0.950	0.871	递减	0.719	0.926	0.776	递减
绍兴市柯桥区	0.998	1.000	0.998	递减	0.925	0.951	0.972	递减
绍兴市嵊州市	0.837	0.997	0.840	递减	0.810	0.976	0.830	递减
芜湖市弋江区	1.000	1.000	1.000	不变	1.000	1.000	1.000	不变
芜湖市繁昌县	1.000	1.000	1.000	不变	1.000	1.000	1.000	不变
三明市梅列区	1.000	1.000	1.000	不变	1.000	1.000	1.000	不变
三明市沙县	0.903	0.903	1.000	不变	0.758	0.771	0.983	递增
南昌市青云谱区	0.801	0.802	0.998	递增	0.790	0.948	0.833	递减
南昌市新建县	—	—	—	—	—	—	—	—
临沂市兰山区	0.785	0.786	0.998	递增	0.660	0.772	0.854	递减
临沂市沂南县	1.000	1.000	1.000	不变	1.000	1.000	1.000	不变
宜昌市夷陵区	—	—	—	—	0.683	0.713	0.958	递增
宜昌市宜都市	—	—	—	—	0.736	0.800	0.920	递增
湘潭市雨湖区	0.897	1.000	0.897	递减	0.626	0.873	0.717	递减
湘潭市韶山市	1.000	1.000	1.000	不变	1.000	1.000	1.000	不变
成都市武侯区	1.000	1.000	1.000	不变	1.000	1.000	1.000	不变
成都市新津县	0.626	0.641	0.978	递增	0.704	0.708	0.993	递增
贵阳市乌当区	0.855	0.942	0.908	递增	0.890	0.976	0.912	递增
贵阳市开阳县	—	—	—	—	—	—	—	—
西宁市城北区	0.530	0.536	0.988	递增	0.779	0.901	0.865	递减
西宁市湟中县	—	—	—	—	0.896	0.967	0.926	递减

注:表格收录 34 个重点联系区县,有些区县暂未建立社区卫生服务机构,故无数据。

(2)各区县基层医疗卫生机构全要素生产率

Malmquist 结果显示:与 2014 年相比,2015 年社区卫生服务机构全要素生产率提高的区县包括北京市西城区(1.210)、北京市平谷区(1.281)、赤峰市红山区(1.308)、上海市长宁区(1.072)、上海市浦东新区(1.028)、镇江市润州区(1.007)、绍兴市柯桥区(1.002)、芜湖市繁昌县(1.181)、三明市梅列区(1.696)、临沂市兰山区(1.013)和贵阳市乌当区(1.011)等 11 个区县,占全部区县的 37.9%(11/29)。

与 2015 年相比,2016 年社区卫生服务机构全要素生产率提高的区县包括沧州运河区(1.140)、铁岭西丰县(1.209)、上海市长宁区(1.075)、上海市浦东新区(1.014)、芜湖弋江区(1.037)、芜湖市繁昌县(1.116)、三明市梅列区(1.127)、南昌青云谱区(1.125)、湘潭韶山市(1.085)、成都新津县(1.121)、贵阳市乌当区(1.018)和西宁城北区(1.559)等 13 区县,占全部区县的 44.8%(13/29)。如表 17 - 2 所示。

表 17－2　2014—2016 年各重点联系区县社区卫生服务中心 Malmquist 结果

重点联系区县	2014—2015 年					2015—2016 年				
	技术效率	技术进步	纯技术效率	规模效率	全要素生产率	技术效率	技术进步	纯技术效率	规模效率	全要素生产率
北京市西城区	1.000	1.210	1.000	1.000	1.210	1.000	0.998	1.000	1.000	0.998
北京市平谷区	1.212	1.057	1.213	0.999	1.281	0.930	0.940	1.161	0.801	0.874
沧州市运河区	0.975	0.934	0.956	1.020	0.911	1.213	0.939	1.211	1.001	1.140
沧州市黄骅市	1.088	0.858	1.023	1.064	0.933	0.874	1.017	0.935	0.935	0.889
赤峰市红山区	1.298	1.008	1.120	1.158	1.308	0.655	0.901	0.685	0.957	0.590
赤峰市克什克腾旗	1.000	0.722	1.000	1.000	0.722	0.898	1.012	1.000	0.898	0.909
铁岭市银州区	1.000	0.994	1.000	1.000	0.994	1.000	0.722	1.000	1.000	0.722
铁岭市西丰县	1.000	0.966	1.000	1.000	0.966	1.000	1.209	1.000	1.000	1.209
吉林市昌邑区	0.846	0.819	0.884	0.957	0.693	1.034	0.949	1.131	0.914	0.982
吉林市磐石市	1.107	0.856	1.116	0.992	0.948	0.825	0.942	0.848	0.973	0.777
上海市长宁区	1.000	1.072	1.000	1.000	1.072	1.000	1.075	1.000	1.000	1.075
上海市浦东新区	1.000	1.028	1.000	1.000	1.028	1.000	1.014	1.000	1.000	1.014
镇江市润州区	1.022	0.985	1.000	1.022	1.007	1.000	0.937	1.000	1.000	0.937
镇江市句容市	1.058	0.855	1.213	0.872	0.904	0.940	0.997	0.975	0.964	0.937
绍兴市柯桥区	1.117	0.897	1.000	1.117	1.002	0.927	0.929	0.951	0.975	0.861
绍兴市嵊州市	0.995	0.934	1.103	0.902	0.929	0.967	0.992	0.979	0.989	0.960
芜湖市弋江区	1.000	0.703	1.000	1.000	0.703	1.000	1.037	1.000	1.000	1.037
芜湖市繁昌县	1.123	1.052	1.091	1.028	1.181	1.116	0.997	1.000	1.116	1.116
三明市梅列区	1.286	1.319	1.049	1.226	1.696	1.000	1.127	1.000	1.000	1.127
三明市沙县	0.995	0.930	0.979	1.016	0.925	0.945	0.933	0.969	0.975	0.881
南昌市青云谱区	0.947	0.982	0.947	1.000	0.930	1.204	0.934	1.207	0.997	1.125
南昌市新建县	—	—	—	—	—					
临沂市兰山区	1.015	0.997	1.017	0.998	1.013	0.980	0.897	0.982	0.998	0.879
临沂市沂南县	1.000	0.815	1.000	1.000	0.815	1.000	0.998	1.000	1.000	0.998
宜昌市夷陵区										
宜昌市宜都市										
湘潭市雨湖区	1.003	0.883	1.000	1.003	0.886	0.905	0.960	0.873	1.036	0.869
湘潭市韶山市	1.000	0.853	1.000	1.000	0.853	1.000	1.085	1.000	1.000	1.085
成都市武侯区	1.000	0.824	1.000	1.000	0.824	1.000	0.948	1.000	1.000	0.948
成都市新津县	0.973	1.008	0.965	1.009	0.981	1.199	0.935	1.236	0.971	1.121
贵阳市乌当区	0.953	1.061	0.989	0.963	1.011	1.041	0.978	1.036	1.005	1.018
贵阳市开阳县	—	—	—	—	—					
西宁市城北区	0.674	1.014	0.665	1.013	0.684	1.789	0.871	1.807	0.990	1.559
西宁市湟中县	—	—	—	—	—					

（3）社区卫生服务中心全要素生产率指数

2013—2016 年间，34 个基层卫生综合改革重点联系区县的社区卫生服务中心的全要素生产率值的年平均下降了 4.4%，技术进步下降了 7.1%，技术效率增长了 2.9%。2013—2014 年重点联系区县的社区卫生服务中心全要素生产率的下降主要由技术进步衰退引起的，技术效率有所提升，但技术效率提高速度小于技术进步衰退的速度，因此全要素生产率下降（表 17-3）。

表 17-3　2013—2016 年社区卫生服务中心 Malmquist 生产指数计算及分解

年份	技术效率	技术进步	纯技术效率	规模效率	全要素生产率
2013—2014	1.073	0.872	1.063	1.009	0.935
2014—2015	1.017	0.944	1.006	1.010	0.960
2015—2016	0.998	0.975	1.021	0.978	0.973
平均值	1.029	0.929	1.030	0.999	0.956

17.4　社区卫生服务的质量

17.4.1　社区卫生服务质量评价指南

（1）社区卫生服务能力

服务能力是指以患者和一定社会人群为主要服务对象，以医学技术、设备、诊疗环境为基础服务手段，能够提供实际医疗产出的，非物质形态的服务的最大程度。社区卫生服务能力包括医疗服务能力、公共卫生服务能力和中医药服务能力。社区卫生服务机构的医疗服务包括门诊服务、急诊抢救、诊疗技术、检查检验、药品服务、住院服务、康复服务、口腔服务等。公共卫生服务是社区卫生服务的重要功能之一，具体包括社区卫生诊断、居民健康档案管理、健康教育、预防接种、重点人群健康管理（65 岁及以上老年人、0～6 岁儿童、孕产妇提供健康管理）、重点疾病健康管理（高血压、2 型糖尿病、严重精神障碍、肺结核病患者健康管理）、公共服务（传染病及突发公共卫生事件报告和处理、卫生监督协管、人口死亡信息登记是社区公共卫生服务的重要内容）和计划生育技术服务和出生缺陷防治。中医药服务能力包括提供适宜的中医药和民族医药技术和中医治未病等。

自 2020 年全球 COVOD-19 发生全球大流行后，社区卫生服务中心在疫情防控中的作用发生了很大的转变。已成为医防结合、联防联控的"前沿阵地"、疫情处置的"主力军"、承担居民健康的"守门人"、健康筛查和发热门诊的"哨点"、病例和密切接触者核酸和抗体检测、集中隔离医学观察的"实施者"，成为外防输入、内防扩散、群防群治、闭环管理的一支重要社会力量。

（2）社区卫生服务质量

服务质量是指服务本身的规范性与准确性，同时也受到服务态度、服务环境的影响，它是保障服务安全、产出服务效果、获得对象满意的关键。社区卫生服务质量，共包含家庭医生服务、服务态度、服务环境、质量安全及满意度 5 个方面。其中，家庭医生服务正在逐步成为社区卫生服务的主流模式，质量安全是永恒的核心关注点，服务环境、服务态度是影响质量的重要因素，满意度是评价服务质量和效果的重要指标之一。质量安全包括规范执行情况、合理用药、医院感染控制、医疗文书、医技质量、护理质量和医疗质量持续改进。医疗质量持续改进是一个永恒的主题，如何持续改进医疗质量、提升医疗服务品质是各级各类医疗机构面临的共同问题。建立医疗质量持续改进工作制度、有年度工作方案、开展督导、检查、总结、反馈并持续改进等是社区卫生服务机构医疗质量持续改进评价重点。

（3）社区卫生服务机构管理

机构管理包括人力资源管理、财务管理、文化建设、信息管理、药械管理和依法执业等。

1）人力资源管理是对人力资源进行有效开发、合理配置、充分利用和科学管理的制度、法规、程序和方法的总和。社区卫生服务机构的可持续发展需要对人力资源进行有效管理，以增强社区卫生服务机构发展的活力。

2）绩效管理是通过提高职工的工作成绩和效率水平来改进和提升整体团队绩效的。完整的绩效管理包括 5 个阶段的闭合循环，即绩效计划、绩效实施、绩效考核、绩效反馈和绩效改进，其核心是实现每个成员和整个机构服务效率和服务质量的持续改进。建立绩效管理奖惩制度、制定综合绩效考核方案并实施绩效考核、按考核结果兑现绩效工资是评价社区卫生服务机构绩效管理评价的重点。

3）财务管理。社区卫生服务机构的财务应当按照《会计法》《预算法》、财政部颁发的《内部会计控制规范》《事业单位财务规则》《事业单位国有资产管理暂行办法》以及《基层医疗卫生机构财务制度》《基层医疗卫生机构会计制度》等法规制度执行。

4) 文化建设包括机构文化、医德医风、规章制度三部分。

5) 信息管理包括信息公开和信息化建设两部分。社区卫生服务信息管理是对社区卫生服务的数据、信息进行开发和利用的过程。通过信息化手段对社区卫生服务的管理信息和居民健康信息进行收集、整理、分析、利用、反馈，实现数据的共享和信息的整合，有利于促进社区卫生服务机构规范服务，提高服务质量和效率。

6) 药械管理包括药品管理和医疗器械管理。社区卫生服务机构的药品管理包括特殊药品(精神药品、麻醉药品、放射性药品)管理、常规药品管理及疫苗管理，按照规定实施国家基本药物制度，对目录库的药品进行零差价销售。医疗器械管理是社区卫生服务机构内部管理的重要内容，其主要任务是保持医疗器械处于良好的状态，减少故障率，延长使用寿命，提高利用率，以保障机构各项服务有效开展，为居民提供高质量的基本医疗和基本公共卫生服务。依法执业是指规范医疗服务行为，严格按照卫生管理部门审批的执业范围提供服务，加强专业技术人员执业资格管理，在执业活动中严格遵守母婴保健、传染病管理等有关法律法规，认真实施各项技术规范，建立并执行机构业务管理的核心制度，使各项服务活动更加规范、有序地运行，这对进一步提高服务质量，保障医疗安全，减少医疗差错和医疗事故的发生。

(4) 社区卫生服务保障条件

为了保障社区卫生服务中心正常运行、为社区居民提供卫生服务，需要一系列硬件及软件条件的支撑。这些保障条件不仅包括社区卫生服务中心的基础设施、仪器设备等硬件条件，还包括人员队伍的建设、与社区其他服务提供机构的协同能力、居民对社区卫生服务的参与情况等多个软件条件。只有这些条件都得以满足并配合良好，社区卫生服务中心才能够顺利运转，并推动社区卫生服务持续健康发展。

17.4.2 基于患者体验的社区卫生服务质量评价

(1) 基于患者体验的社区卫生服务质量内涵

基于患者体验的医疗服务质量内涵应该是以患者为中心，以改进患者就医感受为出发点，以持续提高医疗服务质量为目的，注重患者真实感受的反映，强化患者感知价值，寻求质量改进的机会，最终达到提高患者满意率、促进医患和谐的目的。在社区卫生服务领域，由于涉及的服务范围较广，质量评价不

可能涵盖所有纬度，多是在初级卫生保健质量理解的基础上，聚焦某些重点领域，基于现有指标体系或通过德尔菲法自行设计指标体系来进行评价。目前，国际上倾向于通过测量患者感知的初级卫生保健特征的实现程度来评价基层医疗卫生机构的质量。Johns Hopkins 大学开发的初级卫生保健质量评价工具(primary care assessment tool, PCAT)，中文版经过汉化并且对信度和效度进行测试，表明其在我国使用具有较好的信度和效度。PCAT 从初级卫生保健的基本属性出发，对首诊(first contact)、连续性(ongoing care)、综合性(comprehensiveness of care)以及协调性(coordination of care) 4 个核心维度，以患者及家庭为中心(family centeredness)、面向社区(community orientation)以及就医文化与交流(culturally competent)这 3 个延伸维度进行评价。每一维度包含若干个相关问题。根据 PCAT 计分原则，通过计算每一纬度得分，计算 PCAT 得分作为质量评价标准。4 个核心维度和 3 个延伸维度的基本含义如表 17-4 所示。

表 17-4　基于 PCAC 中文版关键维度含义

维度	基本含义
首诊	包括使用和可及性两方面，表示有健康需要时对基层卫生服务的使用和可及性
连续性	经常性连续性地利用基层卫生服务
综合性	协调性包括社区转诊和信息系统两方面，包括不同服务提供者提供服务以及不同信息系统之间的联系
协调性	包括可提供服务以及实际提供服务两方面。是指基层卫生机构可以提供以及实际提供的康复、治疗等临床服务和健康促进、疾病预防等公共卫生服务
以患者及家庭为中心	家人参与相关决策以及对家庭成员健康的关注
面向社区	基层卫生机构对社区健康需要了解
就医文化与交流	患者是否有意愿将基层医疗卫生机构推荐给其他人

(2) 基于患者体验的社区卫生服务质量评价

PCAT 所含问题答案是基于 Likert-4 量表设计方式，每一问题答案选项包括"4.一定会""3.可能会""2.可能不会""1.一定不会"和"9.不肯定/不知道"。每一维度得分为所有问题得分的均值，PCAT总得分为首诊、连续、协调、综合等核心维度得分总和(此处没有包括延伸维度得分)。根据上述 PCAT

计分原则,以 PCAT 总得分来作为质量评价标准,分数越高,表示患者体验的基层卫生服务质量越好。表 17 - 5 是基于文献对广东省(2013—2014 年)、上海市(2011 年 11 月)和中国香港(2011 年 10—11 月)的基层医疗卫生机构 PCAT 得分。

由于 PCAT 本身并没有给出质量好与差的判断标准,只是说明分值越高,患者体验的质量越好,但并没有给出总分或者类似优、良、中、差的评价标准。

表 17 - 5 广东、上海、香港基层医疗卫生机构 PCAT 不同维度得分及比较

PCAT 维度	广东 均数(标准差)	上海 均数(标准差)	香港 均数(标准差)
首诊(利用)	3.05(0.64)	2.54(0.58)	3.15(0.84)
首诊(可及)	2.75(0.71)	2.15(0.45)	1.59(0.49)
连续性	2.67(0.75)	3.10(0.58)	2.33(0.60)
协调性(转诊)	2.77(0.68)	2.40(0.61)	2.67(0.67)
协调性(信息系统)	3.00(0.67)	3.64(0.48)	2.84(0.57)
综合性(可得服务)	2.99(0.56)	3.31(0.50)	2.43(0.75)
综合性(实际提供)	2.86(0.76)	2.40(0.61)	2.11(0.70)
以家庭为中心	3.01(0.90)	2.89(0.84)	2.49(0.80)
面向社区	2.06(0.82)	2.05(0.73)	1.90(0.60)
就医文化与交流	3.22(0.65)	2.72(1.13)	1.90(0.75)
PCAT 总得分(含延伸维度)	28.37(4.52)	27.20(3.72)	23.40(3.18)

在国家公共卫生服务项目中同样也与不少质量考核指标,如电子健康档案建档率、适龄儿童国家免疫规划疫苗接种率、各种管理率(儿童健康管理率、老年人健康管理率、高血压患者规范管理率、糖尿病患者规范管理率、中医药健康管理率、肺结核患者管理率、严重精神障碍患者规范管理率等)、各种控制率(高血压管理人群血压控制率、糖尿病管理人群血糖控制率)。

满意度的测评也可以从另外一个角度反映服务的质量。自 2011 年起上海市质量工作领导小组办公室根据《质量发展纲要(2011—2020 年)》(国发〔2012〕号)要求每年将与民生质量密切相关的十大行业开展服务质量的第三方的客观测评。社区卫生服务也被列在主要十大行业之一。测评内容围绕服

务环境、服务设施、服务安全、服务效率、服务能力、服务规范 6 个方面,对住院服务、门诊服务、家庭医生服务、老年护理服务、计划生育服务五大类服务进行测评,使数据具有可比性。每年在上海市 16 个区抽选不同社区卫生服务中心,每次调查近 4 000 名公众。测评结果逐年提高,2020 年已达到十大行业的第一名。总的来说,社区卫生服务评价良好,是超九成受访者的就诊首选,可基本满足居民各类医疗需求,门诊服务和住院服务达 90%,家庭医生签约率和延伸处方知晓率高,医护人员医德医风良好,主动服务态度好。对存在问题和改进建议也进行调查,如床位少是老年人未能入住护理机构的主要原因。

17.5 社区卫生服务机构绩效评价

17.5.1 绩效评价理论基础

(1) 绩效及绩效评价概念与内涵

1) 绩效的概念与内涵:绩效也称业绩、效绩、成效等,反映的是组织(机构)或个人在从事某一活动所产生的成效和成果。关于绩效(performance)的定义主要有 3 种观点:①绩效是行为。其代表人物是坎贝尔(Campbell),其认为"绩效是员工在完成工作过程中表现的一系列行为特征,是员工自己能够控制的与组织目标相关的行为,诸如工作能力、责任心、工作态度、协作意识等"。②绩效是产出(结果)。代表人物是伯纳丁(Bernadin),其认为绩效是员工最终行为的结果,是员工行为过程的产出,一项工作绩效在总体上相当于某一关键职能或基本工作职能的绩效总和,结果绩效可以用诸如产出、指标、任务、目标等词表示。③绩效看作为胜任特征。其代表人物是伯姆瑞(Brumbrach),该观点强调员工潜能与绩效的关系,更关注员工的素质,关注未来发展,通过测量个体的胜任力来说明个体的绩效。绩效是指具有一定素质的员工围绕职位的应负责任所达到的阶段性结果,以及在进行过程中的行为表现,即绩效包括整个过程和结果。

2) 绩效评价的概念与内涵:关于绩效评价、考核和评估的区别,从不同来源的定义看,绩效考核、绩效评估和绩效评价概念内涵无太大的区别,只是侧重点不同,绩效考核和绩效评估侧重对人员,绩效评价侧重对单位和地区,也包括人员。绩效评价(performance appraisal)又称绩效考核或绩效评估,是绩效管理的一个环节,是指运用一定的评价方法、

量化指标及评价标准,对组织为实现其职能所确定的绩效目标的实现程度,及为实现这一目标所安排预算的执行结果所进行的综合性评价。

根据评价主客体的不同,西方绩效考核理论的研究对象主要包括两个方面,组织(机构)绩效评价和个人绩效评价。

组织(机构)绩效评价:通常由出资人或者该组织的上级管理者作为考核主体按照组织绩效考核评价模式和指标体系,考核组织的运营状况,及时发现存在的问题,落实组织的战略目标,提高组织的绩效,考核结果是对组织进行薪酬总量兑现和对最高层领导者的薪酬兑现以及作为其职务任免的重要依据。

个人绩效评价:指考评主体对照工作目标或绩效标准,采用科学的考评方法,评定员工的工作任务完成情况、员工的工作职责履行程度和员工的发展情况,并且将评定结果反馈给员工的过程。

绩效评价(考核)一般都包括4个环节:一是选择考核对象,确立考核目标;二是建立考核系统,确定考核主体、考核指标、考核标准和考核方法;三是收集相关信息;四是形成价值判断。对医疗卫生机构而言,绩效考核可以分为3个层次:一是以医疗卫生机构为对象的绩效考核;二是以科室为对象的绩效考核;三是以员工为对象的绩效考核。

(2)绩效评价相关理论及方法

1)绩效管理理论:完整的绩效管理应当是一个循环流程,包括绩效目标制订、绩效辅导、绩效考核和绩效激励等内容。两者最大的不同在于,绩效考核是在年底对过去绩效情况的回顾,而绩效管理则是向前看,侧重过程(表17-6)。

表17-6 绩效评价与绩效管理的比较

比较内容	绩效考核(评估)	绩效管理
过程	绩效管理中的一个环节	一个完整且连续不断进行循环的管理过程
重点	侧重于对机构(员工)绩效的判断和评价	注重管理部门(人员)和机构(员工)持续的沟通及机构(员工)绩效的提高
时间	特定时期	伴随绩效活动的全过程
方式	事后的评价	事先的沟通和承诺

2)绩效工资理论:绩效工资(performance wage)是在绩效考核的基础上,根据工作业绩和贡献而计付的除基本工资之外的一种分配形式,是对过去工作行为和已取得成就的认可。绩效工资的前身是计件工资,最早出现于美国19世纪晚期的米德沃尔钢铁公司,它是由"科学管理"之父泰勒(Taylor)发明差别工资制后,逐渐发展起来的。但绩效工资不是简单意义上的工资与产品数量挂钩的工资形式,而是在科学的工资标准和管理程序基础上的工资体系,指依据个人或组织的工作绩效发放工资的一种工资制度。它建立在对员工进行有效绩效评估的基础上,关注重点是工作的"产出",如销售量、产量、质量、利润额及实际工作效果等。

17.5.2 社区卫生服务绩效评价指标体系

2009年《中共中央 国务院关于深化医药卫生体制改革的意见》明确提出,建立高效规范的医药卫生机构运行机制,加强基层医疗卫生机构、公共卫生机构和公立医院的绩效考核。《"十二五"期间深化医药卫生体制改革规划暨实施方案》进一步强调,建立科学的医疗机构分类评价体系。党的十八届三中全会关于《中共中央关于全面深化改革若干重大问题的决定》对加快公立医院改革、落实政府责任、建立科学的医疗绩效评价机制作出部署。

为配合公共卫生与基层医疗卫生机构实施绩效工资政策,2010年卫生部人事司制定出台《关于卫生事业单位实施绩效考核的指导意见》。2010年后,各业务司局制定了乡镇卫生院、社区卫生服务机构等各类机构的绩效考核文件。

由于公立医疗卫生机构绩效评价中存在指标体系科学性不完善、考核结果应用与政府管理不够紧密、第三方参与考核不够等方面突出问题,2015年,三部委联合研究并制定公立医疗卫生机构绩效评价指导意见。

(1)基层医疗机构综合绩效评价

2009年,《关于卫生事业单位实施绩效考核的指导意见》(卫人发〔2009〕98号)提出"基层医疗卫生机构绩效考核应体现履行基本公共卫生服务与基本医疗服务职能、综合管理和服务对象满意度等方面情况。基本公共卫生服务职能具体考核国家基本公共卫生服务项目开展的数量、质量等。基本医疗服务职能具体考核医疗工作效率、医疗质量、合理用药、医疗费用控制等"。2015年,《关于加强公立医疗卫生机构绩效评价的指导意见》(国卫人发〔2015〕94号)提出"机构绩效评价应当涵盖社会效益、服务提供、综合管理、可持续发展等内容"。基层医疗卫生机构绩效评价指标。有以下4个方面:①社会效益指标,重点评价公众满意、健康素养提高等情况。②服务提供指标,重点评价基本公共卫生服务和医疗服务提供情况。其中,基本公共卫生服务包括国家基本公共卫生服务项目开展的数量和质量等,医疗服务包括医疗服务数量和效率、医疗质量和安全、医疗费用控制以及中医药、康复、计划生育技术等服务开展情况,以通过评价促进医疗机构合理、规范诊疗。③综合管理指标,重点评价财务资产管理、药品管理、服务模式、信息管理以及党建工作和行风建设等情况。④可持续发展指标,重点评价人才队伍建设等情况。以上绩效评价指标主要针对乡镇卫生院和社区卫生服务中心,村卫生室和社区卫生服务站绩效评价可参考相关内容执行。2020年8月,国家卫生健康委、国家中医药管理局联合印发《关于加强基层医疗卫生机构绩效考核的指导意见(试行)》,目的是通过建立健全基层医疗卫生机构绩效考核机制,推动其持续提升服务能力、改进服务质量,努力为人民群众提供安全、有效、方便、经济的医疗卫生服务。该文件从服务提供、综合管理、可持续发展、满意度评价4个维度构建基层医疗卫生机构绩效考核指标体系:①服务提供,重点评价基层医疗卫生机构功能定位、服务效率、医疗质量与安全;②综合管理,重点评价经济管理、信息管理、协同服务;③可持续发展,重点评价人力配置和人员结构;④满意度评价,重点评价患者满意度和医务人员满意度。从上述3个文件可以看出,基层医疗卫生机构绩效考核文件的考核内容一脉相承,不同时期基层医疗卫生机构绩效考核文件的绩效考核框架均包括服务提供(功能定位或者职责)、综合管理及满意度,2015年《关于加强公立医疗卫生机构绩效评价的指导意见》中绩效考核增加了1个维度,即可持续发展(人才队伍建设),2020年《关于加强基层医疗卫生机构绩效考核的指导意见(试行)》中对基层医疗卫生机构绩效考核指标体系进一步完善和优化。

(2)**基本公共卫生服务绩效评价**

2010年,卫生部、财政部出台了《关于加强基本公共卫生服务项目绩效考核的指导意见》(卫妇社发〔2010〕112号)文件,建立了覆盖省、市、县卫生和财政部门、专业公共卫生机构、基层医疗卫生机构的职责履行,项目组织管理、资金管理、项目数量和质量和实施效果等考核评价指标体系。2015年,为进一步规范国家基本公共卫生服务项目绩效考核工作,国家卫生计生委、财政部、国家中医药局又出台了《国家基本公共卫生服务项目绩效考核指导方案》

(国卫办基层发〔2015〕35号),该文件细化了省级、地市级以及县国家基本公共卫生服务项目绩效考核指标体系。绩效考核主要针对上一年度国家公共卫生服务项目实施情况,包括组织管理、资金管理、项目执行和项目效果4个方面,分别对项目资金的组织制度建设和落实、资金安排及使用、任务完成数量及质量、健康效果及满意度进行考核评价。2011—2017年,国家卫生计生委联合财政部,连续7年委托第三方,对各地基本公共卫生服务项目开展情况进行考核(表17-7)。目前国家基本公共卫生服务绩效考核从现场,通过信息化技术加强及为基层减负,转到线上考核。

表17-7　国家基本公共卫生服务绩效考核指标体系(概要)

一级指标	二级指标	三级指标
组织管理	管理体系、管理落实绩效考核	政策投入、管理投入;一致性、有效性
资金管理	预算安排、预算执行财务管理	资金投入;一致性、合规性、有效性和及时性
项目执行	基层公共卫生各类服务	目的、目标、活动、产出、数量、质量;一致性、合规性等
项目效果	健康档案应用、重点人群管理效果、知晓率和满意度	成效、影响;健康改善、获得感;有效性等

(3)**家庭医生签约服务绩效评价**

1)国家出台文件:2016年,国务院医改办等7部委印发《关于推进家庭医生签约服务的指导意见》(国医改办〔2016〕1号)提出"基层医疗卫生机构要明确家庭医生团队的工作任务、工作流程、制度规范及成员职责分工,并定期开展绩效考核"。进一步提出"建立以签约对象数量与构成、服务质量、健康管理效果、居民满意度、医药费用控制、签约居民基层就诊比例等为核心的签约服务评价考核指标体系,定期对家庭医生团队开展评价考核;考核结果及时向社会公开,并与医保支付、基本公共卫生服务经费拨付以及团队和个人绩效分配挂钩"。

2)地方探索:2017年3月1日,杭州市出台了《2017年杭州市医养护一体化签约服务考核实施方案》(杭卫计发〔2017〕25号),提出各区2017年签约服务任务数是指截止到年度考核时各区开展签约服务的数量,结合抽查新签约居民的纸质协议和签约居民健康档案、慢病管理的真实性、规范性情况综合计算。根据省政府考核要求,2017 年医养护一体化签约服务任务为覆盖辖区户籍人口的 30% 以上。签约服务质量考核指标主要考核签约服务对象的服务知晓率和满意率,签约医生开展基本医疗、健康管理和家庭病床服务情况。各区年度考核签约服务合格(8 分以上)率达 80% 以上。

(秦江梅)

参考文献

[1] 国家卫生健康委员会. 中国卫生健康统计年鉴 2020[M]. 北京:中国协和医科大学出版社,2021.

[2] 李鲁. 社会医学[M]. 北京:人民卫生出版社,2020.

[3] 林筎. 绩效管理[M]. 西安:西安交通大学出版社,2006.

[4] 秦江梅,明延飞,林春梅,等. 新医改以来基层医疗卫生机构的效率变动[J]. 中国卫生经济. 2015,34(8):21 - 23.

[5] 田常俊. 基于患者体验的医疗服务质量评价研究[D]. 武汉:华中科技大学,2014.

[6] 王均乐. 初级卫生保健、社区卫生服务与全科医疗的关系与异同[J]. 中国全科医学杂志,1999,2(2):144 - 146.

[7] 张拓红. 社会医学[M]. 北京:北京大学医学出版社,2019.

[8] 朱飞. 绩效管理与薪酬激励[M]. 北京:企业管理出版社,2008.

[9] CAVES D W, CHRISTENSEN L R, DIEWERT W E. Multilateral compositions of output, input and productivity using superlative index numbers [J]. Economic Journal, 1982,365(92):73 - 86.

[10] COOK W D, SEIFORD L M. Data envelopment analysis (DEA)-thirty years on European [J]. Journal of operational Research, 2009,192:1 - 17.

[11] DU Z, LIAO Y, CHEN C C, et al. Usual source of care and the quality of primary care:a survey of patients in Guangdong province, China [J]. Int J Equity Health, 2015,14:60.

[12] FARE R, GROSS K S, NORRIS M, et al. Productivity growth, technical progress, and efficiency change in industrialized countries [J]. American Economic Review, 1994,84(1),66 - 81.

[13] FOLAN P, BROWNE J. A review of performance measurement:towards performance management [J]. Computers in Industry, 2005,56:663 - 680.

18 康复医疗服务

18.1 康复医学概述

18.1.1 康复的概念及对象

（1）康复的概念及内涵

1）康复的概念：1969 年世界卫生组织医疗康复专家委员会将康复定义为："康复是指综合协调地应用医学、社会、教育、职业以及其他措施，对残疾者进行训练或再训练，减轻残疾因素造成的后果，以尽量提高其活动功能，改善生活自理能力，重新参加社会生活。"1981 年修改为："采取一切措施，减轻残疾和因残疾带来的后果，提高其才智和功能，以使他们能重新回到社会中去。"

2）康复的基本内涵包括：综合协调地采用多种措施（医疗、教育、职业、社会等措施）；以残疾者和患者的功能障碍为核心；强调功能训练、再训练；以最大限度地改善机体功能、提高生活质量、回归社会为最终目标。

康复的内涵包括 5 个要素：康复对象、康复领域、康复措施、康复目标、康复的提供者。

康复对象指的是功能有缺失和障碍以致影响日常生活、学习、工作和社会生活的残疾人和伤病员。康复领域包括医疗康复（身心功能康复）、教育康复、职业康复、社会康复以及在业余消遣上帮助患者发展潜能等方面，以便促进残疾人全面康复。康复措施包括所有能消除或减轻身心功能障碍的措施，以及有利于教育康复、职业康复和社会康复的措施，不但使用医学技术，而且也使用社会学、心理学、教育学、工程学、信息学等方面的方法和技术，并包括政府政策和立法等举措。康复的目标应考虑效果的可能性、方法的可行性。在患者身体缺陷和环境条件许可的范围内，实事求是地拟订康复目标，积极运用各种手段，尽可能使残疾人或患者各方面的潜能得到最充分的发展。提供康复医疗、训练和服务的不仅有专业的康复工作者，而且也包括社区的力量，而残疾人及其家属也参与康复工作的计划与实施。

3）医学（医疗）康复（medical rehabilitation）的概念：医学（医疗）康复指的是利用医疗手段促进康复。它与教育康复（educational rehabilitation）通过特殊教育和培训以促进康复)、职业康复（vocational rehabilitation）恢复就业取得就业机会、社会康复（social rehabilitation）在社会的层次上采取与社会生活有关的措施,促进残疾人能重返社会,分别代表了不同的康复领域,全面实现各个领域的康复也就是"全面康复"。

医学(医疗)康复(medical rehabilitation)与康复医学的概念不尽相同,前者是全面康复的一个侧面,后者是医学的一个分支。

（2）康复医学的概念及服务对象

1）康复医学的概念:康复医学是一门研究残疾人及患者康复的医学应用学科,其目的在于通过物理疗法、运动疗法、生活训练、技能训练、言语训练和心理咨询等多种手段,使病伤残者尽快地得到最大限度的恢复,使身体残留部分的功能得到最充分的发挥,达到最大可能的生活自理,劳动和工作等能力,为病伤残者重返社会打下基础。

康复医学也是一门新兴的多学科交叉的学科,它涵盖医学、教育学、社会学、工程学、心理学等学科门类。世界卫生组织和中国卫生部均已明确将康复划归为综合医院所必须具备的预防、治疗、康复和保健的四大功能之一。现代康复医学的核心思想是全面康复、整体康复,即不仅在身体上而且在身心上使疾病伤残者得到全面康复。

康复医学的三项基本原则:功能锻炼、全面康复、重返社会。

2）康复医学的服务对象:

A. 残疾者:据世界卫生组织统计,全世界目前约有占总人口10%的各种残疾者,每年以新增1500万人的速度递增。我国1987年的抽样调查表明,言语、智力、视力、肢体和精神残疾者占总人口的4.9%,分布在18%的家庭中。但是这一调查未包括慢性病、器官病变、老年退行性病而致严重功能障碍者。康复治疗是改善残疾者躯体、器官、心理和精神状态的重要手段,也是预防残疾发生、发展的重要手段。

B. 老年人:老年人的机体都有不同程度退变（包括内脏、肌肉、骨关节等）和功能障碍,这些功能障碍往往都与缺乏运动有关。我国正在进入老龄化社会,因此老年人的康复锻炼是防治老年性疾病、保持身体健康的重要环节。

C. 慢性病患者:主要是指各种内脏疾病、神经疾病和运动系统疾病患者。这些患者往往由于疾病而减少身体活动,并由此产生继发性功能衰退,例如

慢性支气管炎导致的肺气肿和全身有氧运动能力降低,类风湿性关节炎患者的骨关节畸形导致功能障碍等。这些问题除了临床医疗之外,还应进行积极的康复治疗,如此有助于改善患者的躯体和心理功能,减轻残疾程度,提高生活独立性。

D. 疾病或损伤急性期及恢复早期的患者:许多疾病和损伤需要早期开展康复治疗（包括理疗）,以促进原发性功能障碍的恢复,并防治继发性功能障碍。例如骨折后在石膏固定期进行肌肉的等长收缩运动,有利于骨折愈合、预防肌肉萎缩、减少关节功能障碍。心肌梗死后的早期运动治疗有助于减少合并症,维护心功能,这是心肌梗死住院时间减少到3~5日的关键措施之一。

E. 亚健康人群:康复锻炼对于许多疾病或病态（morbidity）有预防和治疗双重作用。合理的运动锻炼有利于提高组织对各种不良应激的适应性,预防疾病的发生。例如积极的有氧训练有利于降低血脂,控制血压,改善情绪,从而提高体质,减少心血管疾病的发作或延缓发展。

18.1.2 康复医学的组成

康复医学由康复预防、康复评定和康复治疗等组成。

（1）康复预防

1）一级康复预防:它包括旨在减少损伤的各种措施。例如:供应净水和卫生设施;接种预防;公共卫生教育;改善人民的营养、卫生和身体健康;限制购买和使用酒类、精神病药物和烟草;通过立法减少事故数量,降低职业病害。

2）二级康复预防:一旦出现了损伤,可采取措施防止发生伤残。早期有效治疗骨折和保养伤口;早期术后截肢;职业咨询和教育咨询;提供适当的工作;消除或减少致残因素;改变家庭与社会的态度。对那些已有一种损伤的人要防止再度发生其他损伤,例如,要防止在躯体疾病之后再出现精神障碍。

3）三级康复预防:一旦发生伤残,而且知道是不可逆转的时候,可采取措施防止它恶化为失能或残障。这些措施包括:有效的康复治疗方法;各种矫形器或支具材料等技术辅助。由于处于这一阶段的患者早已养成了依赖性,常常丧失了脱离这种依赖习惯的思想动力。因此,三级预防包含广泛的社会干预。

（2）康复评定

1）康复评定的概念:康复评定（rehabilitation

evaluation/assessment）是在临床检查的基础上，对伤、残、病患者的功能状况及其水平进行客观、定性和/或定量的描述（评价），并对结果作出合理解释的过程，又称功能评定（functional assessment）。

2）康复评定的目的：确定患者存在的问题，制定康复治疗目标。对于康复的患者，首先要确定其功能障碍的情况，诸如部位性质等对患者的个人生活和社会生活影响；需要进行何种康复治疗，达到什么目标。

确定康复治疗的效果修订康复治疗方案：康复患者的功能障碍多数是不可逆的，只能得到改善，而不能完全恢复正常，经过一段时间的治疗后必须对治疗效果进行客观的评定，以确定继续或修订治疗方案。

比较治疗方案的优劣，以便改进或结束治疗：需康复治疗的患者，病情千差万别，而治疗方案，每个医院均有所不同，或同一个医院在不同时期，不同条件下采用的方案也不同，为了能比较不同的差异，必须有统一的衡量标准。在实施康复计划前要评价康复计划的社会效益，从中选择投资少而效益大的康复机会加以实施，取消投资效益差的康复计划。

进行预后评估：预后的预测可以给患者及家属必要的心理准备，同时作为制订康复治疗计划依据。要让患者及家属知道哪些功能障碍通过康复治疗是可以改善或恢复的，而哪些是不能改善或恢复的。

3）康复评定的时间：根据康复对象是住院治疗还是门诊治疗，可以在不同的时间进行评定，并间隔一定的时间再次评定。

康复评定可分为初期评定、中期评定、结局评定。在准备制订康复计划或开始康复治疗前，应进行初次评定或称为初期评定。中期评定的目的是了解功能有无改善及其程度，判定治疗效果，并决定是否要对原有的目的和/或计划进行适当调整。在康复治疗结束前或住院患者出院前进行结局评定，也称终期评定。

（3）康复治疗

康复治疗中常涉及的方面包括：物理治疗、作业治疗、言语语言治疗、心理辅导与治疗、文体疗法、中国传统医学治疗、康复工程、康复护理、社会服务。下面对这些分别进行分别简要介绍。

1）物理治疗：物理治疗（physical therapy，PT）是应用自然界和人工的各种物理因子，如声、光、电、磁、热、冷、矿物质和机械、运动等作用于人体，并通过人体神经、体液、内分泌等生理机制的调节，用以达到预防、治疗和康复目的的方法。

2）作业治疗：作业治疗（occupational therapy，OT）是指为复原患者功能有目的、有针对性地从日常生活活动、生产劳动、认知活动中选择一些作业对患者进行训练，以缓解症状和改善功能的一种治疗方法。

3）言语语言治疗：言语语言治疗（speech therapy，ST）是对脑卒中、颅脑外伤、小儿脑瘫、脑肿瘤和脑膜炎等各种因素引起的失语症、构音障碍等言语语言障碍进行的评估、治疗，即通过评估，诊断言语语言障碍的类型、严重程度，以及患者残存的交流能力，并给予相应的治疗，最大限度地改善和恢复患者的社会交往能力。言语语言治疗的范畴除了包括各种类型语言障碍的治疗外，还包括吞咽障碍的评定和治疗。

4）中国传统医学治疗：中国传统康复医学是中医药学的重要组成部分，它历史悠久，著述极为丰富。不仅具有系统的传统康复医学理论，还有着诸如针灸、按摩、气功、导引等一整套独特的康复方法。

5）心理咨询：心理咨询（counseling）是指运用心理学的方法，对心理适应方面出现问题并企求解决问题的求询者提供心理援助的过程。在康复治疗中心理咨询、辅导与治疗也是一个组成部分。

6）文体疗法：目前国际上对于文体疗法有几种叫法，如适应性体育（adapted physical activity）、娱乐疗法（recreation therapy）、体育运动治疗（sports therapy），我国将其统称为文体疗法也称康复体育、娱乐疗法。

文体疗法是采用体育运动项目和娱乐项目作为手段对患者进行治疗的一种疗法，在提高患者的身体功能、改善不良的心理状态、增强对生活的勇气和信心、积极参与社会活动、提高生活质量、体现自身价值等方面均起着重要的作用。

7）康复工程：康复工程（rehabilitation engineering）是现代生物医学工程的一个重要分支，是利用现代工程技术的原理和方法，对残疾人进行评定和测量，然后按照代偿或适应的原则，设计和生产出能减轻残疾和改善独立生活能力的产品的现代工程学技术。旨在康复医学临床实践中，利用工程学的原理和手段，通过功能代偿和适应的途径来矫正畸形、弥补功能缺陷和预防功能进一步退化，使患者能最大限度地实现生活自理和回归社会。

8）康复护理：康复护理是康复医学不可分割的

重要组成部分,是为了适应康复治疗的需要,从基础护理中发展起来的一门专科护理技术。康复护理除包括一般基础护理内容外,还应用各科专门的护理技术,对患者进行残余机能的恢复。

9) 社会服务:社会服务和社会管理是社会工作的重要组成部分。社会服务主要包括社会保障福利服务、社会风俗改造等精神文明服务,基层社会群众自我教育管理等民主建设服务,社会团体管理等社会行政管理性服务。有以全体社会成员为对象的普遍服务,以烈属、军属、复员退伍军人、老年人、残疾人、无依靠儿童、贫困者等为对象的特殊服务。社会服务和康复治疗相辅相成,是帮助患者回归社会不可或缺的组成部分。

18.1.3　康复医学的地位

(1) 康复医学与临床医学

世界卫生组织把医学分为临床医学、康复医学、预防医学和保健医学四大类。临床医学和康复医学是相辅相成的。康复医学作为一门独特的学科,和临床医学有如下区别。

1) 对象不同:临床医学的对象是疾病,是诊断和治疗发生在人体上的急慢性疾病。康复医学的对象是人,是采用各种方法和手段使"对象"所存在的各种身体上、心理上的功能障碍得到最大程度的恢复,能达到生活自理、重返家庭、重返社会。

2) 手段不同:临床医学的治疗手段主要是手术与药物,往往在诊断确定后,有规范化的治疗方法。康复医学所使用的手段主要是各种功能训练性治疗、物理因子、特殊教育的方式以及药物和手术的方法,而且这些方法的使用,是根据不同时期的评定结果来选择的。

3) 目标不同:临床医学的目标是治愈疾病。康复医学的目标是使康复对象能够最大程度地回归家庭、回归社会。

(2) 康复医学与临床医师

随着医学科学的发展,各学科之间的交叉渗透日益受到重视,特别是进入 21 世纪以后,一个优秀的临床医师不仅要有精深的专业知识,而且还应具有良好的康复意识。临床医师是否有康复医学概念的基本知识对残疾的预防和治疗有重要意义。

康复医疗工作如有临床医师的直接参与,将会大大提高康复的质量与效率。由于早期是由临床医师最先接触患者,因而临床医师的工作是处于一个最有利、最有效的康复阶段。这并不是说大量的康复工作要由临床医师亲自来完成,事实上绝大多数临床医师不可能自己直接进行康复医疗工作,但如果其有康复意识,就能及时介绍患者到相应的康复部门,可使患者少走许多弯路。

(3) 康复医学与社会机构

社会康复(social rehabilitation)作为全面康复的组成部分。从社会学角度依靠社会帮助和残疾人自身力量,采取有效措施以减少和消除不利于残疾人进入社会的各种障碍,使残疾人充分参与社会生活并为社会发展作力所能及的贡献。内容包括:制定有关法律和法规,保障残疾人合法权益;宣传人道主义思想,建立残疾人与健全人之间和谐良好的关系;为残疾人提供在教育、劳动、医疗、家庭、婚姻、文化体育活动、娱乐、结社集会、政治、经济等方面的平等权利和机会;消除社会环境中的物理性障碍,建立无障碍环境,包括住宅、公共建筑设施、交通、道路等,为残疾人提供方便;发展特殊教育,使残疾人与健全人一样接受义务教育、职前培训,提高文化素质和科学文化水平。

康复医疗可以分别在机构中、社会中和家庭中进行。康复机构集中了各种专业人员和先进的设备,有利于残疾人和老年人、慢性病患者的全面康复与回归社会;而社区康复则是一种在基层对各类残疾人及其他康复对象服务的途径,是医疗、社会、职业、教育和心理的综合服务。社会康复能调动社会各个方面的力量,包括患者家属积极参与康复工作,很适合我国的国情,在家庭伦理、社会意识和经济等方面都有积极的意义。

18.2　康复医疗服务

18.2.1　康复服务的方式

(1) 机构康复

医疗机构康复(institute-based rehabilitation, IBR)是指在综合医院中的康复医学科、康复门诊、专科康复门诊,康复医院(或中心)、专科康复医院(或中心)以及特殊的康复机构等进行的康复。

(2) 上门康复服务

上门康复服务(out-research services, ORS)是介于机构内康复和社区康复之间的一种过渡形式,由具有一定水平的康复专业人员走出机构到病、伤、残者的家庭或居住的社区中开展康复服务。服务数量和内容均有一定限制。

（3）社区康复

社区康复（community-based rehabilitation, CBR)是社区建设的重要组成部分，是指在政府领导下，相关部门密切配合，社会力量广泛支持，残疾人及其亲友积极参与，采取社会化方式，使广大残疾人得到全面康复服务，实现机会均等、充分参与社会生活的目标。

18.2.2 康复医疗团队及工作流程

（1）康复医疗团队组成

1）康复治疗团队的定义：团队（team building)是由若干人员组成，以团队任务为导向，为实现团队目标和使命而互相影响、互相信赖与协作，并规定高度一致的行为规范的人群有机体。康复医疗服务的基本单元是以康复医师为中心，多专业相互协作的康复治疗团队。康复治疗团队的组成包括学科内团队和学科间团队。

学科内团队指康复医师、康复心理医师、物理治疗师、作业治疗师、言语治疗师、假肢/矫形技师、康复护士、社会工作者等，他们共同来帮助患者解决功能障碍、社会心理和职业需求。

学科间团队是指与康复医学密切相关的学科，比如神经内科、神经外科、骨科、运动医学科、心血管内科、心血管外科、呼吸科、内分泌科等。通过学科间讨论交流以及学科内团队会议，从各自专业角度讨论患者的主要功能障碍、治疗情况，制订下一步治疗方案。

2）康复医师：康复医师是康复医疗团队的领导者，它的职责不仅要负责患者的医疗情况，而且要组织康复医疗团队制定康复目标和康复方案，还要检查评估康复治疗计划的实施结果。所以康复医师既要具备扎实的临床知识与实践技能，又要具备临床康复的理论知识与实践技能，包括康复治疗学、康复评定学、康复工程学等。

3）康复治疗师：由于康复医疗自身的特点，康复治疗师的作用更为基础，其是康复方案的具体执行者，直接影响康复治疗的成效和质量；是康复治疗的关键，没有康复治疗师就没有康复治疗。在康复治疗过程中，康复治疗师与患者接触时间长，是康复医疗团队与患者沟通的桥梁与纽带，在康复治疗中还扮演着鼓励者、教育者、指导者的角色。除此之外，康复治疗师还要扮演观察者与反馈者的角色，要时刻了解患者病情，根据治疗计划和患者状态实时调整，对患者出现的新情况做出反应，从而保证最佳治疗效果。

4）康复护士：康复护士在康复病区工作，负责住院患者的临床康复护理。康复护士不但要执行基础护理任务，还要执行包括体位护理并协助患者作体位转移、膀胱护理、肠道护理、康复心理护理等康复护理任务，并配合康复医师和治疗师对患者及其家属进行康复治疗、训练及卫生知识教育。

5）社会工作者：社会工作者从社会的角度，运用社会工作方法帮助残疾人补偿自身缺陷，克服环境障碍，采取各种有效的措施，为残疾人创造一种适合其生存、创造性发展、实现自身价值的环境，使他们平等地参与社会生活、分享社会发展成果的专业活动。

（2）康复团队工作流程

康复治疗团队在组长领导下，各种专业人员对患者进行检查评定，在治疗方案设定中各抒己见，讨论患者的功能障碍的性质、部位、严重程度、发展趋势、预后、转归，提出各自对策（包括近期、中期、远期治疗方法与目标），然后由康复医师归纳总结为一个完整的、分阶段性的治疗计划，由各专业人员分头付诸实施。治疗中期，再召开治疗组会，对计划的执行结果进行评价、修改、补充。治疗结束时，再召开治疗组会议对康复效果进行总结，并为下阶段治疗或出院后的康复提出意见。

18.2.3 康复医疗服务的目标

（1）康复医疗服务的目标

1）基本目标：康复医疗服务的基本目标在于最大程度恢复患者的功能。康复的三项基本原则是功能训练、全面康复、回归社会，其中令患者回归社会是康复医疗服务的最终目标，也是康复医疗服务努力的方向。

具体的康复治疗目标需要由康复治疗团队与患者及家属共同确定。建立目标时应综合考虑在患者在评定中发现的问题、患者的心理状况、社会经济和文化背景以及个人的希望，同时要考虑到患者的家庭护理、合作和责任以及患者的职业计划。治疗目标包括长期目标和短期目标。

2）短期目标：短期目标指的是短期内可能实现的治疗目标，一般指的是在此次住院康复中或门诊后一个月可能实现的治疗目标。短期目标的制定应当根据患者的个人情况设定具体的目标，如一个月内达到平地独立步行 100 米，一周内采用饮水计划使得间歇性导尿得以规律实施等。

3) 长期目标:长期目标指的是患者在出院后,一个月以后甚至更长的时间内有可能达到的目标。长期目标可以是比较宽泛的目标,比如找到一份工作,也可以是具体的目标,比如能每天陪同丈夫外出散步、购物等。

（2）成功案例

本段以一例脊髓蛛网膜炎的诊治过程为例,说明三甲医院一次成功的康复医疗服务。此病例以"A 45-year-old woman with immobility and incontinence"为题发表于 *Neurology* 杂志的教学版块"Resident and Fellow Section"。

一位中年女性患者于 2016 年 7 月收入华山医院东院康复医学科病房。患者于 6 个月前出现双下肢运动功能障碍及排尿障碍,随后逐渐出现下肢僵硬伴麻木,至入院时,其双下肢肌张力非常高,患者几乎不能自主活动双下肢,在床上翻身困难,不能站立;留置导尿近半年;骶尾部有一处较大的四度压疮。患者自觉日常生活严重受限,活动受限,二便护理困难,因下肢麻木而夜眠不佳。患者 2012 年有蛛网膜下腔大量出血史,一月内反复行腰穿引流减压;后确诊为烟雾病(一种病因不明的,以双侧颈内动脉末端及大脑前动脉、大脑中动脉起始部慢性进行性狭窄或闭塞为特征,并继发颅底异常血管网形成的脑血管疾病;由于此病的颅底异常血管网在脑血管造影图像上形似"烟雾",故称为"烟雾病"),经手术治疗后连续两年复查血管吻合佳。2014 年开始出现行走不稳,2015 年 6 月因"行走不稳加重"在我科行康复治疗。入院时,见患者双下肢肌肉萎缩明显,肌张力显著增高,自主活动困难,医疗团队考虑病损部位在脊髓,随后进一步完善相关实验室检查和脊髓影像学检查,主要见脊髓栓系(脊髓由于发育异常、局部瘢痕粘连、终丝缩短等原因,造成脊髓固定于病变部位)、胸髓内空洞、分隔、蛛网膜下腔内纤维条索影、局部脊髓萎缩退化,并排除脊髓血管疾病。神经外科会诊暂时排除胶质瘤可能。为排除脊髓内慢性感染,行数次腰穿未能抽出脑脊液,比对影像学检查,考虑可能因为椎管内纤维化、粘连。综合各种症状体征、检查及病史,最终考虑诊断为脊髓粘连性蛛网膜炎。神经外科再次会诊考虑患者目前的功能进步以及复查影像学检查未见明显病情进展,可暂不行手术治疗。

医疗组通过调整药物控制肌张力、改善异常感觉、营养神经、加强营养、改善睡眠等,全方位管理患者的医疗问题;治疗师组与医师组共同商讨,制订了个性化的康复训练方案,主要针对降低肌张力、提高肌力、扩大下肢各关节活动范围、诱导恢复主动运动模式、改善深浅感觉进行训练和治疗,同时加强上肢及躯干的训练以部分辅助代偿下肢功能,并逐步加入日常生活活动能力的训练,以促进患者独立完成力所能及的生活事件;护理部和医师组共同协作,不断优化压疮治疗护理方案,并加强巡视和宣教。

经过两个月的康复治疗,患者出院时双下肢肌张力明显降低,活动能力改善,能在床上独立翻身和坐起,能扶栏杆短时独站,压疮创面明显减小,愈合趋势良好。出院时,患者可使用助行器短距离行走。

半年后电话随访,患者在家中坚持康复训练,压疮已愈,下肢肌张力没有再明显升高,活动部分可控,麻木症状控制良好,日常生活大部分在轮椅上可自主完成,自我感觉尚良好,但仍留置导尿,不能行走。

这位患者在蛛网膜下腔出血后,由于运动功能障碍进入康复医学科后,由于最终考虑诊断为脊髓粘连性蛛网膜炎,该病目前尚无治愈手段。从康复医学的角度来说,利用各种治疗手段帮助改善症状,以最小的代价解决患者的主要诉求,帮助提高患者的生活能力和生活质量是其主要目标。

18.2.4 三级康复医疗服务体系

（1）建立三级医疗服务体系的必要性

20 世纪 80 年代以来,我国康复医学发展逐渐深入、系统,在理论、技术和机构建设等方面有了长足的进步。由于人口老龄化、慢性病及其他诸如车祸、自然灾害等因素的影响,我国残疾人数量持续增长,不仅要求康复机构有量的增长,更要求康复体系全面完善发展,满足各类康复人群的需求。

康复工作必须从伤病的早期进行,直至患者回归社会或家庭。急性期后需要经过相对长时间的康复治疗,时间可能为数周至数月,使患者能达到生活、行动自理,进一步可以回归家庭或社区,直至恢复工作。而在回归家庭或社区之前,往往还需要一个过渡阶段。医疗机构也需要有急性病医院、慢性病医院、日间医院或护理中心、社区卫生服务中心(站)等系列机构。构建分层级、分阶段的康复医疗服务体系。

2009 年 3 月,《中共中央　国务院关于深化医疗卫生体制改革的意见》确定了"建立集预防、治疗、康复为一体的卫生服务体系"基本方针。2011 年卫生部文件《关于开展建立完善康复医疗服务体系试点工作的通知》则明确提出要建立三级康复医疗分级诊疗体系(急性期:综合性医院;康复期:康复医院;长期随访期:社区医院)。

2019年10月,国家卫生健康委等12部门联合印发《关于深入推进医养结合发展的若干意见》提出,国家卫生健康委、民政部、国家中医药管理局将按职责分工,地方各级人民政府将负责制定医养签约服务规范,进一步规范医疗卫生机构和养老机构合作。鼓励养老机构与周边的康复医院(康复医疗中心)、护理院(护理中心)、安宁疗护中心等接续性医疗机构紧密对接,建立协作机制。

建立满足患者不同需求的康复服务体系,实现患者及时、主动、顺畅地分诊、转诊,并有标准的医保支付体系,是康复医疗发展的趋势。通过这种体系,病、伤、残者的康复由此得到保障,对本人、家庭、社会都十分有利。

(2) 区域三级康复医疗体系的构建

1) 以三级综合医院康复医学科为龙头的三级康复:三级综合医院康复医学科以疾病急性期患者为主,立足开展早期康复治疗,及时向专门的康复医院转诊患者。

三级医疗康复机构的功能定位主要体现在两个方面:一方面,应用其技术优势,以现代康复医学为主导,将现代康复技术与临床医学、传统医学、康复工程学紧密结合,运用运动疗法、作业疗法、文体疗法等多种手段,为危重症患者、急性期患者开展早期适宜性治疗,待病情稳定后,及时转二级康复医院;另一方面,从事人才培养,建立康复培训基地,并将人才合理分配至康复体系中。

2) 以康复医院/二级综合医院康复医学科为核心的二级康复:二级康复主要负责对病情稳定期/恢复期患者进行专业化康复指导。康复医院以疾病稳定期患者为主,提供专科化、专业化康复服务;基层医疗机构以疾病恢复期患者为主,为患者提供专业康复医学指导。其核心作用主要体现在对两种人群的治疗方面:一是针对残疾,以康复医疗为主导,提供治疗、训练和辅导三位一体的康复服务,同时开展聋儿语训、孤独症儿童康复、残疾人辅助器具适配、低视力矫正和心理咨询等综合性康复服务;二是对主要疾病,如脑卒中、脊髓损伤、脑瘫、骨折等疾病稳定期患者进行康复治疗。

3) 以社区卫生服务机构和乡镇卫生院为基础的一级康复:在社区卫生服务中心机构中,存在康复需求量大、康复技术与康复人员不足的现象,应当充分利用基层医疗资源,为更多的人提供基础康复。一级医疗康复机构的功能定位主要对疾病恢复期提供专业化指导,为功能障碍者提供基础康复训练。充分利用基层医疗资源,保障良好的患者流动,满足不同患者在不同阶段的需要。此外,社区服务机构也可以进行康复知识普及,使预防与治疗相结合。由二级与三级康复机构提供技术支持,实行双向转诊,达到互惠互利。

(3) 三级康复医疗体系的运行机制

我国尚未建立全面的三级康复医疗体系,依照各个省市的探索和国外的经验,建立三级康复医疗体系需要建立从转诊到医疗、管理再到医保支付的一系列机制,保障三级康复体系的顺利运行。

1) 规范化转诊标准:转诊是三级康复医疗体系得以运行的重要环节。以三级综合医院康复科为依托,建立急慢分治、双向转诊的联动机制可以保证康复资源的按需分配,同时使得功能良好的患者通过向下级康复机构转诊一步步走向社区和家庭,促进社会参与能力的恢复。在转诊程序中,基层医疗卫生机构与二、三级医院或专科医院需要逐级商定转诊协议,建立包括转诊流程、技术支持等一系列明确双方义务和责任的体系,保障转诊有序进行。其中,首要的一点就是规范化转诊标准。

2011年8月,建立完善的康复医疗服务体系试点工作正式启动,北京市等14个省(区、市)的46个地级市(城区)被纳入试点工作范围。为指导试点地区落实分级医疗、双向转诊,引导各级康复医疗机构按各自功能定位发挥作用,国家卫生和计划生育委员会于2013年4月2日发布了《脑卒中等8个常见病种(手术)康复医疗双向转诊标准(试行)》(卫办医政函〔2013〕259号)。该标准在各试点地区参照执行,同时鼓励非试点地区的康复医疗机构参照本标准推动双向转诊工作。

2) 一体化管理,同质化医疗:三级康复医疗服务体系采用以三甲医院为龙头的"一体化管理"办法,实现同质化医疗服务。即除了设备因素外,患者在基层医疗机构和二、三级医院就医时所接受的医疗技术水平基本一致,区域内医疗资源大整合,医师大轮岗,保证资源共享,患者有序就医。建立工作机制将三甲医院专家与社区连接,结成卫生帮扶对象:三级医院医师定期到二级医院及社区医院查房,有利于加大患者对基层医院的信任和治疗依从性;将基层卫生人员送到大医院进修、培训,加大基层医疗人才的培养和引进,不断提高基层医疗机构医师的诊疗水平和服务能力。实行一体化管理、同质化医疗能促进"小病到社区、大病到医院"的实现。

借助数字化医学的发展,我国部分地区构建了基于云计算的康复卫生服务系统,主要由6个部分组成,包括组织管理模块、技术指导模块、双向转诊模块、工作服务模块、对外服务模块和社区康复数据中心模块。该系统不仅可应用于康复机构中,有康复需求的患者在家中也可使用,用以学习社区康复适宜技术、了解社区康复的工作机制和咨询、交流治疗心得等。该系统可实现对社区康复工作更加有效的管理,协调残联、民政、卫生部门的工作开展;并且通过数字化手段,使规范化的社区康复诊疗流程和适宜技术更快普及,提高社区康复技术水平,并且加强社区与上级医院的联系,构建规范的双向转诊机制,且可实现多地域、大样本的患者病例数据的收集,为社区康复的循证医学研究提供依据。

3) 统一医保支付:在理想情况下,三级康复体系内患者转诊统一医保支付,患者在机构之间流动不需二次支付起付线,保障三级康复体系之间的连续性。为确保医保改革政策实际落地,可通过价格杠杆,扩大三级综合医院、二级康复医院与基层社区医疗机构的医疗价格差距,通过基层医疗机构诊疗费减免等政策,引导患者分流到基层医疗机构就诊,保障各级资源合理利用。患者在三级康复体系内转诊不需二次支付起付线,减轻患者经济负担,节约医疗运行成本,盘活区域康复医疗资源,促进双向转诊畅通运行;真正落实分层级、分阶段康复医疗服务,满足人民群众多层次、多样化的康复医疗需求。

18.3 康复医疗服务的社会效益

我国的康复医学科发展仍然还有很多困难,其中很重要的一个原因就是康复医学医疗服务的效益问题。由于目前国内有一些医院康复医学服务的经济效益还不高,造成一些医院的院长对康复医学科重视不够,阻碍了学科的发展,究竟应该如何正确评价康复医学医疗服务的效益?我国现代康复医学著名专家胡永善教授对此进行过一番深入的思考。他认为,康复医学医疗服务和其他医学服务一样,其效益的内涵包括两个方面——社会效益和经济效益。

康复医学医疗服务的结果提高了患者生活自理的能力以及从事适当工作的能力,使一部分残疾人从社会供养的消费者改变为社会的生产者,大大减轻了患者家庭和社会的负担。康复医学医疗服务的

社会效益很大,这一点已被大部分人公认。康复医学著名专家励建安教授也指出,从国家或区域卫生资源利用的角度,医疗措施价值不仅要考虑该医疗所产生的直接价值,还要附加由于该治疗所导致的间接价值,包括患者提早恢复工作所创造的价值(患者直接的工作价值和患者病假期间由其他人完成其工作的费用),以及由于功能改善因而疾病复发减少或医院就诊减少而降低其他医疗费用的价值等。治疗费用较低而功能改善显著的措施将是价值最高的医疗方式。康复医疗在这方面无疑有十分突出的优势。

18.3.1 残疾学概述

(1) 残疾的定义

残疾指的是身体结构、功能的损害及个体活动受限与参与的局限性。残疾人是指在精神、生理、人体结构上,某种组织、功能丧失或障碍,全部或部分丧失从事某种活动能力的人。

2001年第54届世界卫生大会提出使用"失能人士"(people with disability)替代残疾人(disable person)的称谓,强调以功能为基础,以及环境和内因的重要性,这一观念在逐渐向全球各个地区推广普及。

(2) 导致残疾的原因

常见的致残原因有三大类:一是遗传和发育因素;二是环境和行为因素;三是伤害与疾病因素。这三类因素交叉作用,造成残疾。残疾可分为先天性残疾和后天性残疾。我国残疾人口中10%左右为先天性残疾,90%左右是后天残疾。导致先天性残疾的常见原因有遗传因素、发育缺陷等。后天性残疾也称获得性残疾,导致后天性残疾的因素主要有传染性疾病、非传染性疾病和意外伤害。

(3) 残疾的分类及预防

1) 残疾的分类:国际功能、残疾和健康分类(international classification of functioning, disability and health, ICF)是WHO建立的核心分类标准之一,这种分类系统从身体、个体和社会三个层面对身体功能与结构、活动与参与和功能与残疾发生的环境进行了分类,如图18-1所示。

我国《残疾人残疾分类和分级》国家标准(GB/T 26341-2010)是中国残联牵头制定的。在2011年1月由国家质量监督总局和国家标准化管理委员会首次发布,于2011年5月实施。依照国家标准,按不同残疾分为视力残疾、听力残疾、言语残疾、肢体残疾、

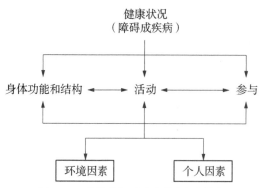

图 18 - 1　国际功能、残疾和健康分类模式

智力残疾、精神残疾和多重残疾。各类残疾按残疾程度分为四级：残疾一级、残疾二级、残疾三级和残疾四级。残疾一级为极重度，残疾二级为重度，残疾三级为中度，残疾四级为轻度。

2）残疾的三级预防：残疾预防是指在了解致残原因的基础上，积极采取各种有效措施、途径，防止、控制或延迟残疾的发生。医学上将残疾的预防分为三级：一级预防，即通过免疫接种、预防性咨询及指导、预防性保健、避免引发伤病的危险因素或危险源、实行健康的生活方式、提倡合理行为及精神卫生、安全防护照顾等措施，预防致残性伤害和残疾的发生。二级预防，即通过残疾早期筛查、定期健康检查、控制危险因素、改变不良生活方式、早期医疗干预、早期康复治疗等措施防止伤害后出现残疾。三级预防，即通过康复功能训练、假肢矫形器及辅助功能辅助器具使用、康复咨询、支持性医疗及护理、必要的矫形替代性及补偿性手术等措施，防止残疾后出现残障。可见，康复医疗服务在残疾的三级预防中起着重要作用。

（4）残疾造成的社会、家庭负担

疾病负担（burden of disease）是指疾病（或伤害）、早死对患者、家庭、社会和国家所造成对健康和（或）经济、资源方面的损失程度。包括个人负担、家庭负担和社会负担。本节着重介绍残疾造成的社会和家庭负担。

1）残疾造成的社会负担：估计在世界人口中，至少有 25% 的人受到残疾带来的不利影响。受我国现实国情的限制，残疾人因为就业难度大、家庭更易贫困、子女教育、老人养老等一系列问题，负担都很沉重，残疾给个人和家庭带来不幸的同时也会给社会带来沉重的负担。随着我国老龄化的进一步加剧，

慢性病导致的残疾负担会进一步增加，对我国医疗保障体系和社会保障体系会造成越来越严峻的挑战。

2）残疾造成的家庭负担：残疾人家庭开支较正常家庭开支大得多。残疾人家庭除要负担子女抚养、教育等一般性生活开支外，还必须承担一笔不小的残疾人康复医疗费用。有的康复项目国家既没有免费，也没有被列入医保报销范畴，残疾人康复开销大。由于残疾人受本身的身体条件、较低的文化素质和社会歧视等方面的影响，大部分残疾人处于无业和失业状态；另外，有的残疾人家庭须专门安排一名陪护人员照顾重度肢体或精神、智力残疾人的生活起居，导致家里现有劳动力无法外出劳动创收，残疾人家庭收入减少。

18.3.2　康复医疗服务对患者生活质量的影响

康复医疗服务的核心在于改善患者生活质量。在康复过程中，对患者的日常生活活动能力、社会参与能力等进行评价，并在治疗中进行个性化的功能训练。不少研究结果表明：康复医疗可以改善脑卒中、脊髓损伤、骨折术后、冠心病等多种疾病患者的生活质量。与未康复治疗相比，进行康复治疗，尤其是早期康复治疗可以显著提高患者的生活质量。同时，康复治疗还可以预防、治疗一些患者的长期并发症，改善患者的长期预后，延长患者寿命。

18.3.3　康复医疗服务对家庭照顾者负担的影响

康复医疗服务对家庭照顾者也会产生积极的影响。例如一位不能够翻身的患者需要至少每隔两个小时翻一次身，才能避免发生压疮。如果这样的患者通过康复训练能够自行翻身，将会大大减轻家庭照顾者在时间和人力上的负担。同时，照顾者大多没有接受照护相关知识的培训，对于生活护理相关知识有很强的学习需求。国内有研究报道，住院患者的家庭照顾者的注意力、紧张感、克服困难能力、日常活动范围和幸福感也均有不同程度的下降。康复治疗后，干预组照顾者在角色、紧张感、克服困难、面对问题、自我价值等心理状态上和日常活动范围上较对照组均明显改善，表明了康复治疗服务通过健康教育和技能培训通过分阶段对家庭照顾者的教育和培训能有效提高家庭照顾者的心理状况和护理技巧，继而进一步提高患者的康复效果。

18.3.4 康复医疗服务对疾病经济负担的影响

有研究表明,由急性卒中病房、康复中心和家庭护理单位组成的三级卒中单元是治疗脑卒中的一种有效方法,能明显减少住院时间和医疗费用,将有限的医疗资源合理分配到疾病全程,有助于调整医疗费用的结构,实现医疗资源的合理配置。同时,经康复转诊的脑梗死患者的日常生活活动能力(ADL)增量大于非转诊患者,每 ADL 增量的康复费用明显小于非转诊患者;三级重点医疗机构患者的住院天数和药品费用明显低于对照患者。说明了三级康复网络建立对于减轻康复患者经济负担的重要性。

18.4 康复医疗服务的现状

18.4.1 我国康复医疗服务的需求与供给

(1)我国康复医疗服务的需求现状

1)我国康复医疗服务潜在需求巨大:在我国残障人口的巨大数量面前,目前我国的康复医疗服务能力与对口人群需求之间仍存在差距。2009 年的残疾人监测数据显示,有 30% 的残疾人需要康复救助,而近 77% 的残疾人在过去一年内没有接受过任何康复服务。2010 年对重庆市肢体残疾人群的一项抽样调查中,41.9% 有康复训练与服务需求,但仅有13.7% 曾接受过此类服务。我国康复医疗服务缺口依然存在,并且随着老龄化进程的加快,我国康复医疗服务的潜在需求进一步增加。

2)我国康复医疗服务人才缺口明显:据国际物理医学和康复联盟统计,欧美、日本等发达地区康复治疗师人数一般为 30~70/10 万。然而,目前我国康复医师占基本人群比例约为 0.4/10 万,远低于发达国家水平。2013 年,我国的康复医学科执业医师及助理医师尽管逐步增加到 25 000 多名,但仍只占整体执业医师的 0.9%。我国康复人才存在巨大缺口。同时,除了康复治疗人才短缺,康复人才的教育培养也存在较大差距。

(2)我国康复医疗服务的供给现状

1)我国康复医疗服务的市场规模和人均费用:康复医疗目前在我国仍处于初级阶段,市场规模相对较小,供需存在着较大缺口。我国当前康复市场规模仅 200 亿(人均约 15 元),距离人均最低康复需求仍有一段距离,市场规模仍有很大空间。按国内有 2 亿中高收入人群能达到美国康复消费水平,按人均 80 美元消费来算,未来市场规模有望达到千亿以上。

2)社会资本青睐康复医疗市场:近年来,我国从国家层面鼓励社会资本办医。考虑到民营资本偏爱布局医疗体系缺口和布局专科医院的优势,康复医疗领域将有望迎来社会资本的投入。社会资本投资康复医疗的方式灵活多样,主要包括新建、收购、托管康复医院等方式,其中,社会资本与公立医院合作建立康复医院成为主流。社会资本进入公立医院共建康复医院模式投入较于新建综合性医院的费用耗资较低,且缩短了盈利周期。

3)我国康复医疗服务发展的机遇与挑战:2014年一项针对广州市 4 个社区肢体残疾患者的康复需求调查显示,所有参加调查的患者都有康复需求,与2006 年同样的调查结果相比明显上升,这与康复医疗服务的推广使患者对康复治疗认知度提高有关。这一研究也说明,随着康复医疗服务的推广、康复理念的传播,人群的康复需求量会进一步提高。

同时,除了符合国家标准的残疾人群,康复医疗服务还面向更广泛的人群,包括但不限于各种造成功能障碍疾病的恢复期/后遗症期的患者、非传染病性的慢性病患者、慢性疼痛患者和老年人。

随着我国老龄化进程的加快,世界卫生组织预测,到 2020 年我国老年人口将达到 2.5 亿人。2011年对福州市 200 名老年患者的调查中,发现有57.8% 的老年人患有一种慢性病,同时患两种慢性病的占 24.1%;有 61.4% 的老年人希望社区能提供设施康复服务。可见老年病患者也是数量庞大的、潜在的康复医疗服务对象。随着我国老龄化进程的发展,人群对社区康复的认知和需求的提高,给康复医疗服务的发展也带来了机遇。

18.4.2 康复医疗服务的相关政策

(1)康复医疗服务相关的医保政策

2010 年,中国残联、人力资源社会保障部等部门印发《关于将部分医疗康复项目纳入基本医疗保障范围的通知》,将运动疗法等 9 项医疗康复项目纳入医保支付范围。

2016 年,为了进一步满足广大残疾人的基本医疗康复需求,切实降低残疾人的医疗费用负担,卫生计生委、中国残联、人社部等多部门联合印发了《关于新增部分医疗康复项目纳入基本医疗保障支付范围的通知》。该通知要求从 2016 年 6 月 30 日开始,纳入医保的康复项目由此前的 9 项增加至 29 项,并且各地原已纳入医保支付范围的医疗康复项目继续保留。

2017年2月,国务院公布《残疾预防和残疾人康复条例》,按照国家有关规定对基本型辅助器具配置给予补贴。鼓励和支持高等学校、职业学校设置残疾预防和残疾人康复相关专业或者开设相关课程,培养专业技术人员。按照社会保险的有关规定将残疾人纳入基本医疗保险范围,对纳入基本医疗保险支付范围的医疗康复费用予以支付。

为全面贯彻落实党的十九大关于"发展残疾人事业,加强残疾康复服务"的重要部署,改善残疾儿童康复状况、促进残疾儿童全面发展、减轻残疾儿童家庭负担、完善社会保障体系,根据《残疾预防和残疾人康复条例》,国务院决定建立残疾儿童康复救助制度,于2018年7月10日发布《国务院关于建立残疾儿童康复救助制度的意见》,决定自2018年10月1日起全面实施残疾儿童康复救助制度。《意见》强调,残疾儿童康复救助工作实行地方人民政府负责制,县级以上地方人民政府应将残疾儿童康复救助资金纳入政府预算,中央财政对各地给予适当补助。

(2)开设康复医疗机构的相关政策

2014年1月,国家卫生计生委出台了《关于加快发展社会办医的若干意见》,鼓励社会资本直接投资向资源稀缺及满足多元需求的服务领域,如康复医院等。

2014年11月,国务院出台了《关于创新重点领域投融资机构鼓励社会投资的指导意见》,鼓励富余公立医院改制,为社会资本进入创造条件;鼓励社会资本办医。

2015年12月,人社部发布《关于完善基本医疗保险定点医药机构协议管理的指导意见》,全面取消社会保险行政部门实施的"基本医疗保险定点医疗机构资格审查"和"基本医疗保险定点零售药店资格审查"项目,鼓励社会资本进入医疗卫生领域。

2016年6月,北京市发改委等9部门联合印发《关于加强北京市康复医疗服务体系建设的指导意见》(下面简称《指导意见》),启动首批公立医疗机构向康复机构转型,其中包括西城区展览路医院等6家机构。明确北京部分公立医院将转型为康复医院,一些医院的部分治疗床位要转换为康复床位。

2017年5月,国务院办公厅发布《关于支持社会力量提供多层次多样化医疗服务的意见》,支持社会力量深入专科医疗等细分服务领域,鼓励在各类专科以及康复、护理、体检等领域,加快打造一批具有竞争力的品牌服务机构。意味着康复医疗机构建设再次获得国家层面支持。

2017年8月,国家卫生计生委发布《关于深化"放管服"改革激发医疗领域投资活力的通知》(国卫法制发〔2017〕43号)要求,鼓励社会力量举办康复医疗机构、护理机构。

2017年11月,国家卫生计生委组织制定了《康复医疗中心基本标准(试行)》《护理中心基本标准(试行)》及管理规范。包括上门康复等多样化服务形式受到国家认可,康复延伸至社区、居家发展的"最后一公里"为康复医疗带来新的机遇和挑战。

2019年6月11日,由中国残联、国家卫生健康委等共同推动建设的康复大学(筹)在山东青岛举行揭牌仪式,标志着这所致力于培养高水平康复专业人才的高等学府正式开建。

2019年10月,国家卫生健康委等12部门联合印发《关于深入推进医养结合发展的若干意见》,为贯彻落实党中央、国务院决策部署,深入推进医养结合发展,更好满足老年人健康养老服务需求,进一步完善居家为基础、社区为依托、机构为补充、医养相结合的养老服务体系。立足医养结合发展实际,坚持问题导向,从强化医疗卫生与养老服务衔接、推进"放管服"改革、加大政府支持力度、优化保障政策、加强队伍建设5个方面,提出15项政策措施。

国家卫健委于2020年7月13日公开发布了《关于全面推进社区医院建设工作的通知》,提出加强住院病房建设,合理设置床位,主要以老年、康复、护理、安宁疗护床位为主。

2020年2月,国家卫生健康委和国家中医药管理局联合印发了《新型冠状病毒肺炎恢复期中医康复指导建议(试行)》,提出中药处方、中医适宜技术、膳食指导、情志疗法等中医药干预方法。

2020年5月,国家卫生健康委、民政部、国家医疗保障局、国家中医药管理局为进一步加强新冠肺炎出院患者主要功能障碍的康复治疗工作,落实全流程健康管理措施,促进患者全面康复,制定了《新冠肺炎出院患者主要功能障碍康复治疗方案》。

为充分发挥中医药在疾病康复中的重要作用,提高中医药康复服务能力和水平,国家中医药管理局、国家卫生健康委员会等6个部门和单位于2021年1月共同制定并印发《中医药康复服务能力提升工程实施方案(2021—2025年)》。方案提出,加强中医康复中心和中医特色的康复医院建设,充分发挥示范引领作用。

（3）康复医疗辅具产业的相关政策

2016 年 10 月底,国务院正式发布了《关于加快发展康复辅助器具产业的若干意见》,将基本的治疗性康复辅助器具逐步纳入到医疗保险支付范围,统筹推进康复辅助器具产业发展。指出到 2020 年,康复辅具产业规模要突破 7 000 亿元。

2017 年 2 月 24 日、3 月 31 日,民政部牵头组织召开了加快发展康复辅助器具产业部际联席会议第一次全体会议和全国加快发展康复辅助器具产业部际联席会议工作部署视频会议,明确了 2017 年加快发展康复辅助器具产业工作要点和相关任务。并于 2017 年 4 月印发民政部关于推动落实《国务院关于加快发展康复辅助器具产业的若干意见》的通知。2017 年 12 月,民政部等 6 个部门和单位遴选了河北省石家庄市等 12 个地区开展了第一批康复辅助器具产业国家综合创新试点,取得了明显成效。2020 年,民政部委托第三方机构对试点成效进行了第三方评估,并总结了试点有关经验。

2018 年 12 月,民政部、发展改革委、财政部、中国残联等 4 部门和单位联合印发了《关于开展康复辅助器具社区租赁服务试点的通知》(民发〔2018〕152 号),在全国范围内选择 12 个地区,组织开展康复辅助器具社区租赁服务试点。

在 2019 长三角国际康复辅助器具产业创新论坛上,《长三角康复辅助器具产业创新发展合作共识》(简称《共识》)正式发布。根据《共识》,三省一市将在共建协作协商工作机制、共育产品服务标准体系、共享统计数据信息平台、共推知识产权保护落地、共促产业园区规划落地、共设产业发展引导基金等 6 个方面加强合作,深化长三角区域康复辅助器具产业的合作与发展。

2020 年,为贯彻落实《国务院关于加快发展康复辅助器具产业的若干意见》(国发〔2016〕60 号),支持康复辅助器具产业国家综合创新试点地区更好地开展试点工作,民政部、发展改革委、教育部、科技部、工业和信息化部、司法部、财政部、人力资源社会保障部、商务部、卫生健康委、人民银行、海关总署、税务总局、市场监管总局、统计局、医保局、银保监会、证监会、中医药管理局、药品监管局、知识产权局、中国残联等 22 个部门和单位联合制定了《支持康复辅助器具产业国家综合创新试点工作政策措施清单》。

2021 年 1 月 18 日,民政部、发展改革委、科技部、工业和信息化部、财政部、市场监督管理总局、中国残联等七部门和单位联合印发了《关于开展康复辅助器具产业第二批国家综合创新试点的通知》(民发〔2020〕149 号,以下简称《通知》),启动了康复辅助器具产业第二批国家综合创新试点,将在全国选择 15 个地市级行政区域(包含副省级城市),开展康复辅助器具产业综合创新试点。为支持第二批综合创新试点工作顺利推进,民政部等 22 个加快发展康复辅助器具产业部际联席会议成员单位还联合印发了《关于印发支持康复辅助器具产业国家综合创新试点工作政策措施清单的通知》(民发〔2020〕150 号),明确了研发创新、企业发展、服务网络、消费保障等方面 29 条支持政策措施。

18.4.3 国外康复医疗服务

本章以美国康复医疗服务为例来简要介绍国外的康复医疗服务。

美国医保支付制度对康复行业的影响巨大。美国的康复医疗支付主要经历了 3 个阶段。第一个阶段为 20 世纪 60—80 年代实施的"按服务项目付费"时期;第二个阶段为 20 世纪 80 年代至 21 世纪初实施的"定额预付制/按项目付费"并存时期,恰巧是这样并存的医保制度促进了美国康复行业的发展;第三阶段是 2002 年以后实施的全面"预付费制度"时期。

美国最早的付费方式是按服务项目付费,住院康复医疗和急性病住院医疗费用尚未分开,采取后付费制度。此模式的缺点是患者容易成为医院的利润来源而造成过度医疗。

第二阶段是急性综合医院采取按病种诊断相关分组付费 DRGs(diagnosis-related groups)。DRGs 作为预付制的典型代表,医疗服务供方在提供服务之前医疗保险部门就确定一个相对固定的标准进行付费。DRGs 主要适应症是针对诊断明确、治疗方法相对一致、治疗程序相对稳定且住院时间较短的疾病。像住院康复医疗、精神类疾病等 4 类治疗,具有住院时间长、治疗复杂、费用高等特性,就未采用 DRGs 支付,而继续沿用按服务付费制。

DRGs 定额预付制用在急性病住院医疗,按服务项目支付的后付制用在康复住院医疗两领域,主要有两大方面的好处:一方面督促综合性医院和急诊医院尽可能地加快周转,将患者转入非急性病或专科医疗机构;另一方面获得更多的费用补偿,大力扩充康复床位或新建康复医疗机构。在 DRGs 实施 10 年以来,康复病床数翻了一番,康复专业医疗机构、长期护理机构等相关机构更是如雨后春笋般崛起。

预付制实施后的几十年是"康复医学发展的黄金时期"。实施方案弊端是康复费用支出激增。

第三阶段是全面预付制时期。以美国康复医学统一数据系统（Uniform Data System for Medical Rehabilitation，UDSMR）为基础，以独立功能量表为评估工具，以一系列功能相关分类法（（FIM-FRGs）为依据的预付制。施行 FRGs 后，康复医院的平均住院时间将可能限制在大约 20 天。这将促使康复医院采取最有效和经济的手段，在患者功能得到快速恢复的同时从中获得经济效益。

美国康复市场呈现"家庭护理快速增长，康复医疗机构保持稳定"的格局。其原因主要是家庭护理具有上门护理的便利性，其康复项目与专业护理院（SNFs）的非设备康复项目相差无几。同时美国的家庭护理可以在家实现费用报销，这些都推动了美国家庭护理快速增长。

2010 年，奥巴马签署了医保改革法案"2010 Healthcare Reform Laws"，明文规定政府减少医保费用的计划。联邦医疗保险计划对康复医院的预付费总额度呈下降趋势，这对依赖于政府支付的康复医疗机构形成较大的冲击。

18.4.4 我国康复医疗服务的展望

我国康复医疗的潜在需求在不断扩大，面临发展的良好时机。目前中国的康复行业还处于起步阶段，呈现康复产业规模小、康复意识薄弱、康复资源不平均等特点。康复医疗的发展也面临着一系列问题。

在人口老龄化加剧，人民群众对生活质量要求的进一步提高以及我国各项政策的推动下，未来社会资本将会更多涌入康复医疗服务市场，但目前康复医疗人才尤其是高端人才依然缺乏，在近年内难以弥补巨大的人才缺口。同时我国中低收入群体数目较多，加强基础康复服务建设仍然是近年来康复医学建设需要解决的重要问题。

《"健康中国 2030"规划纲要》明确提出了在医保支付方面"积极推进按病种付费、按人头付费，积极探索按疾病诊断相关分组付费（DRGs）、按服务绩效付费，形成总额预算管理下的复合式付费方式，健全医保经办机构与医疗机构的谈判协商与风险分担机制"。目前，全国近 2/3 省份已经实施或正试点实施按病种收费模式。2016 年 10 月，国家卫生计生委在福建三明市、广东深圳市、新疆克拉玛依市开展了 DRGs 付费试点工作。2017 年，国家发改委、卫生计生委、人社部联合下发《关于推进按病种收费工作的

通知》，公布了 320 个病种目录，并要求各地进一步扩大按病种收费的病种数量。全面开展预付费制度将会成为未来的趋势。

参考美国的经验，住院康复医疗具有住院时间长、治疗复杂、费用高等特性，预付费制度的推广可能会遇到困难。推广预付费制度必将缩短康复患者住院天数，促使更多康复患者下沉到二级、社区康复机构。在给三级康复医学科室带来挑战的同时，也将推动社会医养结合、家庭护理等产业的发展。未来，自费为主的高端康复医疗产业也应该会有所发展。

目前，我国的康复医疗服务以神经康复、骨关节康复为主，儿科康复、产后康复、心肺康复、肿瘤康复及老年慢性病康复发展不足。这其中蕴含着巨大的发展空间，全面开展康复医疗服务也是未来的发展趋势。在辅具适配以及新技术应用方面，目前医院与辅具、器材厂商仍然存在一定的脱节。这其中很大的原因是辅具引进困难以及医师担心被怀疑收取商业贿赂。如果是由政府主导，各地联盟带量采购可提供规范、透明的集中招标采购，同时将辅具适配厂商信息给患者和医师，让患者可以按图索骥找到正规的辅具配置厂商来购买，这样既能避免商业贿赂问题，又可以给患者带来不少便利。同时也可以促进正规的国产辅具厂商发展。

同时，由于我国康复高端人才的匮乏，康复人才的教育和分配仍然面临挑战。目前全国推广的住院医师规范化培训制度能够弥补这方面的不足，但仍然需要进行发展和完善。三级康复诊疗的分级制度应该配合医保制度得到推广，提高优质康复资源的利用率，同时加强各级康复机构之间的沟通学习，加强协作工作及转诊。

国家现在推行"医养结合"的模式，是未来康复产业发展的一个重要方向。由于以往推行的独生子女政策以及老龄化的加重，"医养结合"将会有广阔的发展空间。

2020 年，在新冠疫情期间，中国家卫健委等发布、制定了《关于全面推进社区医院建设工作的通知》《新型冠状病毒肺炎恢复期中医康复指导建议（试行）》《新冠肺炎出院患者主要功能障碍康复治疗方案》。2021 年 1 月，国家中医药管理局、国家卫生健康委员会等 6 个部门和单位共同制定并印发《中医药康复服务能力提升工程实施方案（2021—2025年）》。这些政策预示着政府对社区康复、中医康复的重视。在未来疫情防控常态化的大背景下，构建

有中国特色的,中西医结合的三级康复体系变得更为重要。

（吴　毅　沈雪彦）

参考文献

[1] 柴勇,杨成. 我国康复医学发展的机遇和挑战[J]. 科技信息,2012,000(32):136－136.

[2] 陈立典. 发展社区康复,构建低成本广覆盖的健康服务体系[J]. 康复学报,2018,28(5):5－8.

[3] 付克礼. 社区康复学[M]. 北京:华夏出版社,2013.

[4] 胡永善. 论康复医学医疗服务的效益[J]. 现代康复,2000,4(12):1855.

[5] 李克强. 残疾预防和残疾人康复条例[J]. 中国康复理论与实践,2017,23(2):125－127.

[6] 廖敏,高立群. 美国语言康复业快速发展的法规保障及其启示[J]. 语言战略研究,2017,2(5):29－39.

[7] 缪鸿石. 康复医学理论与实践[M]. 上海:上海科学技术出版社,2000.

[8] 邱卓英,李多. 现代残疾康复理念,政策与社区康复体系研究[J]. 中国康复理论与实践,2011,17(7):601－605.

[9] 全国卫生专业技术资格考试专家委员会. 康复医学与治疗技术[M]. 北京:人民卫生出版社,2006.

[10] 孙茜. 康复医疗再迈医保坎儿[J]. 中国医院院长,2016,(8):38－39.

[11] 孙燕,励建安,张晓. 美国老年人住院康复医疗支付政策与启示[J]. 中国康复医学杂志,2009(8):83－85.

[12] 唐钧. 社区康复大有可为[J]. 中国残疾人,2000(4):32－33.

[13] 王黔艳,李曼琪,闵锐. 发达国家康复医学发展现状及对我国的启示[J]. 医学与社会,2017,30(10):54－57.

[14] 吴佳男. 三级医院康复蓄能[J]. 中国医院院长,2018,(3):26－27.

[15] 吴毅,胡永善,朱玉连,等. 规范化三级康复治疗对脑卒中患者认知功能的影响[J]. 中国康复医学杂志,2004,19(11):815－819.

[16] 吴毅,杨佩君,郑洁皎,等. 分层级、分阶段构建上海地区康复医疗服务体系[J]. 上海医药,2017,38(13):3－8,30.

[17] 许巧仙,谢净. 残疾人专职委员培训教程[M]. 南京:南京师范大学出版社,2014.

[18] 燕铁斌. 分级诊疗中的脑卒中康复[J]. 中国康复,2016,31(3):163－164.

[19] 杨珊莉,陈白,刘建忠,等. CARF 认证与中国康复机构质量管理[J]. 康复学报,2018,28(4):59－62.

[20] 张小英,韦惠杰,康平,等. 中国医疗保障管理的制度演进,发展愿景及政策建议[J]. 卫生软科学,2019,33(3):61－64.

[21] 张雅素,冯晓东,刘承梅,等. 中医康复学科建设的内涵和外延[J]. 光明中医,2016,31(12):1833－1835.

[22] 中华人民共和国卫生部医政司. 中国康复医学诊疗规范[M]. 北京:华夏出版社,1998.

[23] 周南,龚凌云,吴仕斌. 区域三级康复医疗服务体系的构建与实践[J]. 中国康复理论与实践,2017,23(3):370－372.

[24] 卓大宏. 中国康复医学[M]. 北京:华夏出版社,2003.

[25] ZHANG B, LIU G, CHEN Y, et al. Clinical reasoning: a 45-year-old woman with immobility and incontinence [J]. Neurology,2017,88(22):e212－218.

19 临终关怀服务

19.1 临终关怀

19.1.1 临终关怀的概念和意义

（1）临终关怀的概念

临终关怀是由医生、护士、心理咨询师、心理治疗师、社会工作者、志愿者等多学科、多方面人员组成团队为临终患者及家属提供的全面援助和照护的一种新型综合医疗服务项目。

美国国立图书馆出版的《医学主题词表》（*Medical Subject Headings*）索引中将临终关怀（hospice care）解释为"对临终患者提供的专业的支持性卫生保健服务，通过整体照护方法，在满足患者当前的生理需求的同时，为患者及其家属提供法律、经济、情感和精神上的支持咨询，此外对已故患者的家属进行丧亲支持"。

临终关怀一词是由英文 hospice 转译而来，其原意为"收容院""救济院"，为僧侣所设的"安息所""驿站"等，带有主人（host）的意思，是指在欧洲中世纪时一些向贫困的老人、孤儿、旅行者、流浪汉提供住所和食物等的修道院及寺庙。这些 hospice 多隶属于宗教团体，并不是专为临终患者服务的机构，其帮助的对象非常广泛，既有临终患者，也有其他患者和需要其他帮助的人，这里的教士、修女为他们提供膳食等服务，精心照顾病患者，为死者祈祷并将其安葬。受当时条件的限制，当时的 hospice 缺少相应的医疗照顾和心理关怀。1967 年，英国女护士西塞丽·桑德斯（Cicely Saunders）沿用 hospice 这一名词创办了世界上第一所临终关怀机构，旨在让垂危患者在人生旅途的最后阶段得到需要的满足和舒适的照顾。

临终关怀现代含义是指社会人士（医生、护士、社会工作者、志愿者以及政府和慈善团体人士等）帮助那些失去治愈价值的临终患者控制疼痛，并提供全面的身、心、灵照顾与支持，同时帮助家属接受现实和给予心理慰藉及哀伤辅导。临终关怀更尊重临终患者的生命、权利和尊严，视生理肉体痛苦与精神灵性同等重要，相对而言更关注精神和心灵，同样亦尊重临终患者的基本人权,包括自主权、知情权等。

临终关怀深层次含义是指一套组织化的医护照料方案,帮助临终患者安详、无痛苦、有尊严地度过生命的最后时刻。临终是人的生命必经的一个阶段,临终关怀在于让临终者舒适地、无憾地走到生命的终点,同时为临终者的亲属提供社会的、心理的和精神上的支持,帮助他们以科学、健康的观念和态度,认识和处理面临的现实,送走亲人、做好善后。临终关怀关注的重心不在积极的治疗,而在关怀照顾,其基本目标是通过姑息医疗、临终护理照料、心灵慰藉,提高临终阶段的生命质量。这是优化死亡状态的一种重要方式,也是最易于为社会广大公众接受的一种死前服务——提供优死的服务。

(2) 舒缓疗护的概念

源于 2012 年上海市政府实事项目之一"开展舒缓疗护服务项目",概念是为临终患者提供非急进性的舒适缓和的医疗和护理服务,内涵与临终关怀一致,为上海市政府实事对外宣传时所使用。

(3) 安宁疗护的概念

国家卫生计生委 2017 年下发了《安宁疗护中心基本标准和管理规范(试行)》文件,将安宁疗护中心定义为:为疾病终末期患者在临终前通过控制疼痛和不适症状,提供身体、心理、精神等方面的照护和人文关怀等服务,以提高生命质量,帮助患者舒适、安详、有尊严离世的医疗机构。安宁疗护实践以患者和家属为中心,以多学科协作模式进行,是实现医养结合和安宁疗护资源有序共享的一种创新模式。安宁疗护服务有助于提高生命质量,维护人的基本尊严,也有助于减少无意义的过度治疗,减少资源浪费,促进社会进步。自此全国临终关怀服务统一称为安宁疗护服务。安宁疗护内涵与临终关怀一致。

(4) 生命终末期的定义

英国全科医疗委员会(General Medical Council UK)提出生命终末期的定义指那些有可能在 12 个月内死亡的人,即生命终末期,包括那些即将死亡(预计将在几小时或几天内)和以下情况:晚期的、进行的、无法治愈的情况;整体比较虚弱、从现况来分析预计可能在 12 个月内死亡;根据目前的状况,若病情突变将有死亡的风险;因突发灾难性事件引起的危及生命的状况。

(5) 临终患者的特点

临终患者是指患有晚期疾病和临终阶段时有病痛、接受诊疗的人。这是生物医学的概念。但从医学社会学角度看,临终患者这一概念通常用求医行为加以定义,临终患者是一种社会角色,患者对自己临终状态没有责任,患者应该与医护人员合作,寻求临终关怀服务团队的帮助。作为社会性定义,临终患者是因患晚期疾病有病痛,包括躯体、心理、精神、心灵和社会困扰而求医的人,是需要关注的人。患有晚期疾病、病痛或不适,有求医行为,接受姑息治疗或临终护理帮助,是临终患者这一概念不可缺少的 3 个组成部分。

临终患者具有以下特点:临终患者是一个整体的全人,通过生理、心理、心灵三方面进行联系,相互依赖和相互作用,形成完整和独特的人。任何一个组成部分的不适合失调都会影响到其他部分乃至临终者的整体。临终患者是一个开放的系统,临终患者与家属,亲朋好友及社会不断进行物质、能量和信息交换,并接受环境的影响,同时又可以影响环境。临终患者在临终阶段有不同层次的基本需要,不同年龄的患者和不同疾病终末期有各自不同的发展特点和任务。临终患者应该寻求临终关怀服务的帮助以及与医护人员合作,临终患者有选择死亡的权利,并对自己临终疾病状态没有责任。

(6) 临终患者的环境

临终患者的环境包括内环境和外环境。内环境是临终患者的生理、心理、精神和心灵以及社会等方面。外环境由自然环境和社会文化环境组成。临终患者的内环境和外环境持续进行着物质、能量及信息的交换和相互作用,内环境和外环境不能截然分开。临终患者与环境的关系十分密切,良好的环境能够促进临终患者的健康死亡,不良的环境能够给患者带来危害。临终关怀医护人员的重要职责是协助临终患者及其家属识别环境中的有利因素,并且努力为服务对象创造良好的自然和社会环境。环境是动态的、持续变化的,临终患者及其家属需要不断调整机体的内环境,使之适应外环境的变化。

(7) 临终阶段预生存期时限界定

关于临终阶段预生存期时限界定,目前世界上尚无统一的界定标准,各国家都有自己的看法。如在美国,将临终阶段界定于临终患者已无治疗意义,预期生存期为 6 个月以内;在日本,以患者只有 2 个月至 6 个月预生存期为临终阶段;在英国以预后 1 年或不到 1 年为临终阶段。在我国香港地区以临终患者住院治疗至死亡,平均 16 天为临终阶段;我国台湾地区则以平均 30 天为标准。

我国学者提出,高龄老人自然死亡预生存期时限为 1 年(300 天左右);慢性疾病的临终患者处于疾病晚期,死亡预生存期临终阶段为 180 天左右;晚期恶性肿瘤转移至脑部和骨骼等部位,生命体征和代谢方面紊乱,临终阶段一般为 90 天左右;急性猝死或意外伤害所导致死亡,一般不经过临终阶段而直接进入濒死状态,仅在数天或数小时内发生。这说明至少目前情况下,临终阶段预生存期时限界定仍然是一个模糊的概念。

（8）患者的尊严

尊严是伦理学范畴之一,指人们的一种自尊、自信、庄重而威严的心理意识或情感。尊严是个人或集体对自身的社会价值和道德价值的自我意识,指在社会生活中的个人或集体庄重而又威严、独立不可侵犯的地位与形象。患者的尊严是在医护服务中需要关注的非常重要的问题。在临终关怀服务活动中,追求医患双方尊严的情感和意识,表现在医患双方个人尊严的责任感和自尊心。医患双方既要维持个人尊严,又要维护临终关怀机构的尊严。

19.1.2 临终关怀学科体系和性质

临终关怀学作为一门独立存在的学科,有其明确的研究对象及其内涵和外延,以及临终关怀学知识构成、知识层次和知识来源。临终关怀学学科体系的结构要素包括学科概念、定位属性、学科范畴、基本理论和基本技能。临终关怀学知识体系就是临终关怀学的知识框架统一,并延伸交汇于其他学科,具体可以细分为临终医学、临终护理学、临终关怀伦理学、临终关怀社会学、临终关怀经济学和临终关怀管理学等分支学科。但是,临终关怀学的知识体系并非固定不变,而是随着科学技术的不断发展和临终关怀科研的不断开展而不断调整、发展、丰富及完善。

临终关怀学属于医学和社会学交叉学科,是一门综合性应用性学科。它既是医学的重要分支,又是社会学不可缺少的组成部分。国内许多学者都赞成把临终关怀学划为应用医学,作为医学实践的载体。为临终患者及其家属特定人群提供临终关怀服务,包括姑息医学、护理学、心理学、社会学和伦理学等学科。其中,临终伦理学是研究临终患者与人之间、临终患者与社会之间、社会与社会之间相互关系的道理和规范,它是临终关怀学的重要组成部分。

临终关怀学是一门注重关怀胜于技术的临床医学学科。临床医学学科十分重视技术的先进性和高水平,往往注重治愈疾病、解决疑难问题。而临终关怀学虽然也强调姑息治疗技术水平的重要性,但更

注重关怀照料水平的必要性,是注重满足患者需要的学科。因而,临终关怀学更具有人性化,注重人胜于病,注重满足患者需要胜于疾病的诊疗。

19.1.3 临终关怀的任务和目的

临终关怀的任务归结起来主要有以下 4 点。

1）临终关怀学理论研究深入化。理论是实践的深化,实践是理论的前提。在发展临终关怀实践应用的同时,注重学术研究的同步化,建立健全完善的临终关怀学理论体系。

2）临终关怀知识普及社会化。临终关怀工作是一项社会任务,需要社会多方力量的支持,譬如医生、护士、社会工作者、志愿者等,做好临终关怀服务的宣传工作,使之社会化、普及化,更有利于临终关怀工作的良好开展及快速发展。

3）临终关怀具体实施本土化。根据"因地制宜"的原则,结合本地区的政治、经济、文化、道德、医疗卫生及健康状况等实际情况,开展实施临终关怀服务工作,建立中国特色临终关怀服务的发展道路。

4）临终关怀管理制度规范化。临终关怀学作为一门独立学科,管理制度的规范化、操作制度的科学化是必不可少的,制定完善、合理的临终关怀服务规范基本要求,不仅能确保临终关怀服务开展的有序性,还能确保临终关怀工作做到规范化和科学化。

临终关怀首先是对医学目的和性质进行重新思考。医学的目的是治愈疾病、预防疾病、服务于器官系统。医学的最终目的是要理解患者,服务于患者,满足患者的需要,提高个体和人群的健康水平和生命质量。临终关怀学的目的就是建立一套新的观念、方法和原则,这就是临终关怀学的整体观和系统性、整体性的方法。

临终关怀的目的符合新的医学目的。1996 年11 月,美国哈斯廷期中心发起的 14 国宣言,提出 4 点当代新的医学目的:预防疾病和损伤,促进和维护健康;解除由疾病引起疼痛和不幸;照顾和治愈有病的人,照料那些不能治愈的人;避免早死,追求尊严死。临终关怀要求人们进一步审视死亡,关注生命质量。因此,发展临终关怀的目的,包括以下 3 个方面:实现医学模式转变、建立服务于人的观念、方法和原则;完善临终关怀学体系;建立符合中国本土化特点的临终关怀模式。

19.1.4 临终关怀学研究的范围和方法

临终关怀学是运用医学、护理学、心理学、社会

学、伦理学等，一般原理和基本原则，来解决临终关怀实践中人与人、人与社会、技术方法与伦理之间关系的一门学科。临终关怀学的研究和工作范围可概括为以下几方面。

1) 医护人员与临终患者之间的关系。在临终关怀服务中医护人员与临终患者之间的关系是最基本、最首要的关系。因此，医护人员与临终患者的关系是临终关怀学的核心问题和主要研究范围。

2) 医护人员与临终患者家属间的关系。在临终关怀服务中医护人员与临终患者家属间的关系是间接的、第三者的关系，却维系着最重要的中心——临终患者，因此，医护人员与临终患者家属间的关系是临终关怀学的重要且不容忽视的问题。

3) 临终患者与社会的关系。临终患者是社会的一员，临终关怀机构是社会的组成部分。临终关怀总是在一定的社会关系下进行的，因此，临终关怀服务不仅要考虑临终患者和家属的利益，而且还要顾及对他人、社会的责任。

4) 临终关怀学基本理论、基础知识和技能。包括：临终关怀学的产生、发展及其规律；临终关怀学的基本概念和理论，基础医护措施的原理和方法以及临终关怀实践的基础；临终关怀学的本质、特点及其社会作用；临终关怀学的理论基础。

5) 临终关怀学的基本原则、规范和范畴。包括：临终关怀的基本原则及临床诊疗活动中的姑息治疗、临终护理的伦理原则和道德规范；临终关怀团队成员之间的基本道德规范；临终关怀团队人员在不同领域、不同方式和不同服务对象的具体道德规范；临终护理和尸体料理中的特殊道德规范；临终关怀的基本范畴。

6) 临终关怀学的基本实践。包括：建立中国特色的临终关怀机构和居家服务体系，制定相关规定、操作规程、实施规划、规范优死程序、推行遗嘱和预嘱制度、善终、家属的关怀、完善临终关怀服务模式；临终关怀中的医疗实践，如姑息治疗、医疗及生活护理、心理疏导和指导等医疗实践问题；临终关怀专业教育；临终关怀的社会效益与经济效益；与临终关怀相关的法律咨询及制定相关法律的建议；临终关怀管理体制、各种组织结构的设置、人力资源的管理、资金的管理、工作质量的控制和保证；临终关怀研究方向的设定、研究方法的改进、研究结果的交流和实践中推广都是其重要内容。通过临终关怀科学研究改进临终关怀方法，推动临终关怀学发展。

19.1.5 临终关怀的卫生经济学分析

临终关怀的卫生经济学分析包括运用比较法分析临终关怀患者的需求、服务措施手段、服务费用、药品使用分析等。过程经济学技术方法包括医学、护理和社会等，主要是指在临终关怀中实施的医护方案和适宜的技术方法，这是临终关怀学重点研究的内容之一。临终关怀技术方法的研究，尤其是技术方法应紧密联系医护工作者的职业特点，确立临终关怀服务行为中各种医学技术方法的标准和规范，并尽量使之具体化，具有可操作性。医学技术方法的研究应包括疼痛控制、镇静处理、缓解症状、维持需要和临终护理等。

临终关怀学把卫生政策及其临终关怀问题作为研究的重要内容，卫生政策的制定不可避免地涉及临终关怀学和临终关怀服务，卫生政策中的临终关怀服务，反映了一定时期内一个国家卫生政策制定者对临终关怀的认识水平，也反映了一个国家公平、公正的社会现实状况。尤其是在如何公正地分配有限的卫生资源和如何提高临终患者的生命质量等方面问题上，临终关怀服务的实施起到了不可忽视的影响作用。研究卫生政策与临终关怀服务的关系是临终关怀学的重大课题。

19.2 临终关怀的发展趋势

19.2.1 国外临终关怀的发展概况

（1）国外临终关怀学思想的历史演变

1) 古希腊临终关怀学思想：大约在公元前 6 世纪至公元前 4 世纪，古希腊医学形成，以后成为欧洲医学的基础。西方临终关怀思想最早、最著名的代表人物是被称为西医之父的希波克拉底（Hippocrates），但希波克拉底关于"不给患者开具毒药，无论患者如何渴求；不给妇女堕胎；患者安危第一"等观点并不是当时社会的主流观点，当时的大多数古希腊医生可以拒绝为不可治愈的患者治疗，以任何理由自杀在法律上都是允许的，医生也可帮助患者达到此目的，如提供毒药等，甚至当时的希腊社会还表扬能制造出又快又无痛苦结束生命的药物的医生。安乐死（euthanasia）一词就是出自于希腊文，这说明当时无论是积极、消极的安乐死都是道德的，许多希腊医生在帮助患者无痛苦地辞世方面做得十分出色。

2）古罗马临终关怀学思想：公元前 1 世纪，古罗马医学全面继承和发展了古希腊医学，在原始临终关怀学思想方面也继承和发展了古代希腊的思想。这一阶段最著名的医学家和哲学家是盖伦（Galen）。他认为医生适当的治疗行为包括道德上的善和医疗上的效，同时在治疗过程中，患者的合作和信赖是非常重要的。此外，古罗马的临终关怀学思想还体现在一些法律中。例如《十二铜表法》（Law of the Twelve Tables）中就记载：禁止在城市中进行尸体埋葬；孕妇死时应取出腹中之活胎儿等。

3）古印度临终关怀学思想：古代印度也是文明的发源地之一，其临终关怀学思想是东方临终关怀思想的重要组成部分。成书于公元前 600 年的医学经典《阿育吠陀经》（Ayurveda，又译为《生命经》），其中就包含着不少生死、健康、寿命和医德思想。公元前 5 世纪名医"印度外科鼻祖"——苏斯拉他（Susruta Samhita）著的《苏斯拉他集》和公元前 1 世纪的印度医学家——遮罗迦（Caraka）著的《遮罗迦本集》（Caraka Samhita），提及的对临终者的照护以减轻身体上的痛苦为主。佛教大约在公元前 6—前 5 世纪产生于印度，佛教的因果报应、布施得福思想体现了古印度临终关怀学思想，即对生命本身的尊重。

4）古阿拉伯临终关怀学思想：古代阿拉伯医学主要是继承和发展了古代希腊和罗马的医学传统，构成了世界医学史上的重要阶段。在原始临终关怀学思想中，有突出建树的代表人物是阿拉伯名医迈蒙尼提斯（Maimonides），著有《迈蒙尼提斯祷文》，提出作为一个医生一切要为患者着想。阿拉伯地区信奉伊斯兰教，生命神圣是伊斯兰教基本的价值观，因此那些为了预防或减轻痛苦而进行的死亡是不被接受的。

5）近代西方的临终关怀学思想："临终关怀"译自英文"hospice care"，是指由宗教团队兴办、设立在修道院附近为朝圣者和旅行者提供中途休息和获得给养的场所。19 世纪 70 年代末和 80 年代初，hospice 的含义已经演变成为社区里需要照顾的贫困晚期患者和临终者提供帮助的慈善收容、照顾机构。以英国的圣卢克济贫医院和圣约瑟夫收容院为代表的近代 hospice 的建立，标志着 hospice 的含义已经演变成一种主要为晚期患者提供帮助的机构。这些机构的产生和发展为近代临终关怀学思想奠定了社会实践基础和理论探索基础，而镇痛学研究的进展和"整体疼痛"概念的确立为近代临终关怀学思想奠定了技术基础。

（2）国外临终关怀学学科发展概况

在世界范围内，临终关怀学作为一门相对独立、成体系的学科存在开始于 20 世纪，其起点是 1967 年 7 月英国的西塞丽·桑德斯在英国伦敦创办了世界上第一家现代临终关怀护理院，即著名的圣克里斯多弗临终关怀院（St. Christopher's Hospice），现已成为世界临终关怀服务的典范。桑德斯提倡的对癌症末期患者的照顾与一般医院提供的疾病导向延命性医疗服务大不相同，所强调的是症状控制、专业间合作、义工的参与、以患者为中心，连续性照顾、家属的哀伤辅导等，被誉为"点燃世界临终关怀运动灯塔的人"。

自 20 世纪 70 年代起，美国、加拿大、日本、澳大利亚、法国、荷兰、挪威、以色列以及南非等许多国家都相继开展了临终关怀的工作，曾一度形成了一种运动（hospice movement）。随着临终关怀运动在世界上越来越广泛深入地开展，临终关怀运动发展成为一个新的科学研究领域，并逐渐形成一门新兴交叉学科——临终关怀学。

英国作为现代临终关怀事业的发源地，在临终关怀学的实践和理论研究方面都发挥了重要作用。戴维·克拉克（David Clark）整理的《西塞丽·桑德斯作品选》（Collected Works of Cicely Mary Strode Saunders）和《临终关怀运动的奠基人——西塞丽·桑德斯书信集》（Collected Letters of Cicely Mary Strode Saunders, the Founder of the Hospice Care Movement），成为了英国临终关怀文献史上的早期文献。同时，为了加强临终关怀学科建设，促进临终关怀学的发展，英国相继成立了临终关怀学术组织，如临终关怀医学会（Association of Psychosomatic Medicine，APM）、临终关怀管理者协会（Association of Hospice Administrator，AHA）、临终关怀社会学协会（Association of Hospice Sociological Work，AHSW）等。1988 年，英国将临终关怀纳入医学专科领域，称之为姑息医学（palliative medicine），并确立了临终关怀专科标准。1993 年，实施《社区关怀法》，其关怀对象包括老龄人口、HIV 感染者和艾滋病患者及其他无生活能力者。2004 年，英国首先提出把 2005 年 10 月 8 日作为第一个世界临终关怀及舒缓治疗日。

在美国，从 1973 年起临终关怀就受到国家重视，成为了联邦政府研究课题。以著名心理学家库伯勒·罗斯（Kubler Ross）博士的研究专著——《死亡与濒死》（On Death and Dying）的出版为标志，为现代死亡学奠定了基础。继库伯勒·罗斯之后，美国继续领跑世界死亡研究和临终关怀心理抚慰研究，国家防癌协会为癌症末期患者及其家属的居家护理计划设立了基金。1978年全国统一的国家临终关怀组织成立，同时还创办了《死亡教育》（*Death Education*）。1980年10月，临终关怀纳入国家医疗保险法案，从而使美国的临终关怀事业迅速发展。

1975年，加拿大在蒙特利尔创办了第一个临终关怀院——加拿大皇家维多利亚临终关怀院，随后成立了全国临终关怀教育委员会（Canada Country Palliative-care Committee of Education, CCPCE），相关的学术组织、学术交流活动和专业书刊在加拿大不断地增加，且研究的内容日益广泛，具有代表性的是2012年加拿大曼尼托巴大学的哈维·丘奇诺夫（Harvey Chochinov）在先前研究的基础上出版了《尊严疗法：临终寄语》，对尊严疗法进行了全面的阐述。

1988年7月，国际临终关怀医师学会（Association of Hospice Physicians, AHP）正式成立，首任会长由英国籍临终关怀专家担任，总部设在美国佛罗里达州。目前正式出版的国际性临终关怀领域学术杂志有：《临终关怀杂志》（*the Hospice Journal*）、《临终关怀与姑息治疗杂志》（*Journal of Hospice & Palliative Care*）、《临终关怀》（*Hospice*）、《临终关怀通讯》（*Hospice Bulletin*）、《临终医学》（*Palliative Care*）等。这些理论研究和临床实践极大地推动了现代临终关怀学的向前发展。随后临终关怀如雨后春笋般迅速发展至许多国家，临终关怀对象也不断拓展，由以癌症晚期患者为主要服务对象向更多不同病症的患者拓展。临终关怀在欧美国家日渐成熟，先后形成了集诊断、鉴定、服务周期、服务阵地、服务内容为一体的融合性服务体系。

19.2.2 当代中国临终关怀的现状和展望

临终关怀在我国是一个新事物。虽然从现代临终关怀所蕴含的观念来看，我国古代就有类似的理念。如北宋时期所设立的"福田院"，元代的"济众院"、明朝的"养济院"等具有某些临终关怀的影子，但是不能否认的是真正意义上的临终关怀的出现是在当代。

我国率先开展临终关怀工作的是香港、台湾地区，近二十多年来，他们的临终关怀事业得到了较快的发展。香港九龙圣母医院于1982年首先提出善终服务；1986年成立了善终服务会；1992年第一个独立的临终关怀机构——白普理宁养院在香港沙田

落成，该院除照顾临终患者住院服务外，还开展了居家临终关怀服务。香港地区还有9家综合性医院开设166张临终关怀病房。1994年，香港医管局制订了《安老院条例》，对安老院进行分类管理；1995年又制定了《安老院实务守则》，对混合式安老院作出了具体规定。

我国台湾地区于1983年，由天主教康泰医疗基金会成立癌症末期患者居家照顾及服务，开设台湾地区临终关怀居家服务之先。1990年在马偕纪念医院淡水分院成立台湾地区第一家共有18张病床的临终关怀住院机构，该地区成为当时世界上第18个拥有临终关怀病房的地区。1999年我国台湾成立了安宁缓和医学会，2000年制订了《安宁缓和医学专科医师制度》，2000年5月23日，台湾通过了《安宁缓和医疗条例》并于2002年11月修订，从此台湾地区临终关怀服务中DNR（不做心肺复苏术）正式合法化。

临终关怀学在我国内地的发端，源于理论的引进。学者张泉于1986年首先在《医学与哲学》杂志上刊登译文"垂危患者医院"，介绍了临终关怀及其概念，孟宪武在《国外医学护理学分册》介绍具有临终关怀含义的"终末护理的概念"。此后，我国医学伦理学从生命伦理学角度，开始对安乐死及临终患者所引发的种种问题给予关注并展开广泛热烈的讨论。1988年7月，天津医学院（现天津医科大学）临终关怀研究中心成立，这是中国大陆第一家临终关怀专门研究机构，该中心还建立了我国第一家临终关怀病房。该研究中心由美国黄天中博士赞助，与天津崔以泰教授共同开展临终关怀研究工作。1988年10月，上海市南汇县老年护理院（现上海市浦东新区老年医院）成为我国第一家机构型临终关怀医院。1997年，上海市闸北区临汾路街道社区卫生服务中心成立了国内第一家临终关怀科。到2006年中国生命关怀协会成立，我国临终关怀事业经历了理论研究和早期实践探索过程。

（1）临终关怀学规范化

我国的临终关怀学的发展，主要经历了三个历史时期。

第一个阶段1988年5月—1991年3月，是理论引进和研究起步阶段。我国的临终关怀开始于1988年的天津医学院临终关怀研究中心的建立。然而，临终关怀系统理论被引进内地的时间，则应以1988年5月天津首次举办临终关怀讲座报告开始算起。

第二阶段是从1991年4月—1992年5月，是宣

传普及和专业培训阶段。天津医学院临终关怀研究中心为临终关怀知识的宣传和普及作了积极的贡献。于1991年3月召开了首次全国临终关怀学术研讨会,此后先后举办了5期临终关怀讲习班,并在各地举办临终关怀学术报告会或临终关怀系列讲座,促进了临终关怀学的初步形成和发展。

第三阶段是从1992年开始至今,是学术研究和临床实践全面发展阶段。1992年在天津由中国临终关怀专业委员会举办了首届东西方临终关怀国际研讨会,1993年和1995年分别在山东烟台和广西桂林召开了第二次、第三次全国临终关怀管理研讨会,1996年在云南昆明又召开全国临终关怀与死亡教育学术研讨会。有关临终关怀专著、文献综述和论文陆续出现在《医学与哲学》《中国医学伦理学》《中华护理》等杂志上。这阶段开展的临终关怀方面研究和交流,作为我国临终关怀事业的前奏曲,为临终关怀实践探索奠定基础。

2006年4月16日,中国第一个关注人的生命晚期生存状态的临终关怀社会团体——中国生命关怀协会在首都人民大会堂宣告成立,旨在协助政府有关部门开展临终关怀的立法和政策研究,实施行业管理,推进临终关怀学规范化、标准化、系统化的发展。协会的成立标志着中国的临终关怀事业迈出了历史性一步,是我国临终关怀事业的里程碑。

近几年,中国生命关怀协会积极开展了地区和国际学术交流,组织和培训临终关怀从业人员,宣传临终关怀理念,动员社会各界参与临终关怀服务,并多次在各级会议上呼吁政府各部门提供相关政策给予支持,建立临终关怀服务标准,对临终关怀机构、从业人员、医疗技术应用、教育与培训以及社会支持等临终医疗服务要素实行准入制度及法规,规范临终关怀服务秩序和规范服务行为,而且争取把临终关怀学作为一门独立学科来建设,以助于我国临终关怀事业的发展。2012年1月11日上海市十三届人大五次会议《政府工作报告》明确把开展社区临终关怀服务作为政府工作目标和任务。根据市政府工作报告,上海市把临终关怀服务试点机构建设列入2012年要完成的与人民生活密切相关的实事。通过市政府实施舒缓疗护(临终关怀)项目,把临终关怀服务纳入到区域健康卫生政策中,真正成为上海市社区卫生资源优先安排的重要组成部分,临终关怀试点机构也成为社区卫生服务体系和制度中明确的新举措。

2014年1月,上海市人民政府再次把"新增1000张临终关怀病床列为2014年政府实事",临终关怀服务继续得到市政府高度重视和财政投入。随后,全国各地纷纷采用试点推进、上门居家临终关怀、开设临终关怀医院等多种形式开展临终关怀服务。

2016年《"健康中国2030"规划纲要》中明确提出促进健康老龄化,"为老年人提供治疗期住院、康复期狐狸、稳定期生活照料、安宁疗护一体化的健康和养老服务"。2017年发布的《"健康上海2030"规划纲要》中也提出"促进老年医疗、康复、护理、生活照料、安宁疗护的有序衔接"的要求。

此外,在上海市卫生健康改革和发展"十四五"规划中的第25条,加强安宁疗护服务内容中专门提到"依托相关区级医院,建设区级安宁疗护中心,开展安宁疗护机构规范化建设。引导医疗、护理、养老和社区托养等机构开展安宁疗护服务,加强机构、社区与居家服务相衔接研究和推广针对终末期患者常见症状的安宁疗护中医适宜技术。普及安宁疗护文化理念,营造全社会广泛关注和支持的良好氛围。

(2)临终关怀学教育受到重视

现代的临终关怀教育在我国是从20世纪80年代初开始的。当医学伦理学界学者在开展安乐死和死亡伦理等问题研究的时候,就揭开了当代中国临终关怀教育的序幕。1988年天津医科大学临终关怀研究中心成立,在推进临终关怀的同时,提出了"临终关怀教育"这一课题。

中华医学会医学伦理学会和中国心理卫生协会临终关怀专业委员会都十分重视开展死亡和临终关怀教育。《中国医学伦理学》《医学与哲学》《中国社会医学》《中国医院管理》《中国护理杂志》和《中国卫生政策》等杂志分别发表了关于临终关怀问题的文章,有关报刊也进行了报道。2004年,天津医科大学创办的《临终关怀杂志》是专门开展临终关怀教育的杂志,将有助于临终关怀事业的进步。

同时,高等学校积极推进医学生的死亡教育、死亡医学伦理教育和临终关怀教育。天津医学大学率先在护理专业开设了《临终护理》课程,2008年开设了全校公选课程《临终关怀学》,上海、北京、山西、辽宁、广东等地区的一些高校也陆续开设了《临终关怀》课程,要求医护生须经过生死教育,从事临终关怀事业人员除了必须学好各种医学知识、掌握各种操作技能外,还需要学习人文知识、社会学、心理学等方面知识。近年来,陆续出版了临终关怀方面的专著十多部,例如李义庭教授等撰写的《临终关怀学》、崔以泰等学者所著的《临终关怀学理论与实践》、孟宪武教授所编著的《临终关怀》、史宝欣教授的《临终护理》以及施永兴教授的《中国城市临终关怀服务现状与政策研究》《临终关怀学概论》等,这些都为进行临终关怀教育创造了有利的条件。目前,我国临终关怀教育事业刚刚起步,属于边探索边实践阶段。

（3）临终关怀学的理论和模式正在完善

临终关怀学的理论主要有3个方面:一是关于医学模式的理论;二是关于生命的理论,包括生命神圣论、质量论和价值论;三是关于医学目的理论。

临终关怀模式(model of hospice care),是指人们在临终关怀实践中发展起来的一种关于向晚期患者及其家属提供照护的标准形式和总体看法。它是一个开放的系统,随着临终关怀理论与实践的发展,不断对其自身进行调整和充实,使之更加完善。

我国现有的临终关怀模式包括以下5类:独立的临终关怀医院;综合医院或社区卫生服务机构的临终关怀病房;护理院模式;家庭病床模式;综合模式。

其中一个是北京首都医科大学李义庭教授于2000年提出的"一、三、九 PDS"模式(one point three direction nine subject),即"1个中心、3个方位、9个结合"。在服务目的上,以解除临终患者的病痛为中心;在服务层面上,坚持临终关怀医院、社区临终关怀服务与家庭临终关怀相结合;在服务主体上,坚持国家、集体、民营相结合;在费用上,坚持国家、集体、社会相结合。这是一个相当完美的理想化模式,但由于其涉及面广,操作困难而实用性差。另一个是上海交通大学施榕教授提出的"施氏模式"。该模式是以乡村为着眼点,将家庭临终照护与社区临终关怀相结合的发展模式。施氏模式曾经一度被认为具有广阔的发展前景,但随着我国农村留守家庭和空巢家庭越来越多,这一模式也遭遇挑战。

家庭病床模式是将临终关怀病床设在患者家里,由定期上门服务的社区卫生服务中心医护人员和患者家属共同照护的模式,是一种能被患者和家属广泛认可的临终关怀方式,其在情感和经济上的负担都是最轻的,但这种服务模式的专业性相对较低。而在城市社区卫生服务中心建立临终关怀病房,由于离家近便于陪护,满足了家属照顾患者的需要,同时经济负担较低,患者及家属都能接受。综合来看,目前,社区卫生服务机构的临终关怀病房模式比较适合当前我国的国情,具有广阔的发展前景。

当然,随着临终关怀事业的发展,相信会有更广更新的临终关怀理论和更多更好的临终关怀模式出现,以满足临终关怀学科建设和社会需求。

（4）当代我国临终关怀学的展望

临终关怀被引入我国以后,经历了坎坷曲折,在艰难中前行。30余年间经历了3个明显不同的发展时期:20世纪80年代末期到90年代中后期出现发展高潮,21世纪之初陷入低谷,如今在21世纪的第二个10年之后再次引起社会各界的重视。这种曲折经历充分说明中国社会对临终关怀具有很大程度的潜在需求,西方的临终关怀学理论和模式需要进行本土化改造才能为中国民众所接受。

我国的临终关怀事业受到传统观念的影响,即传统生死观、传统孝道观和传统医道观。

1) 传统生死观的影响。中国传统文化是儒家、道家、佛家等思想的长期历史沉淀,受这些思想的影响,中国人重视生的生死观,对死亡始终是采取否定、蒙蔽的负面态度,甚至不可在言语中对死亡有所提及,认为它是不幸和恐惧的象征,在身患绝症的时候往往恐惧、悲伤、狂躁、自暴自弃、拒绝食物、拒绝照护甚至自杀。社会仍然普遍存在的"悦生而恶死"的态度使人们认为死亡是生命的终结,年老、疾病、死亡或被人们有意识地抹除,或被无意识地忽视,不愿意思考这样一些必然要面临的现实。临终关怀是一种在生命最后阶段提供的特殊服务,必然要与患者及其家属讨论死亡、如何面对死亡等问题。既然在观念上没有办法接受死亡,就无从探讨死亡。因此,临终关怀陷入了现实与观念、思想对抗的困境中。

2) 传统孝道观的影响。在中国传统的伦理道德中,百善孝为先,而且把父母临终时子女是否亲自在身边服侍送终作为人们评价子女是否孝敬的一个标准。这种观念在民间一直都是根深蒂固的。因此,子女因惧怕不孝的罪名而拒绝将父母送到临终关怀机构。中国的传统孝道忽视了濒死者的自身需求,或者说道德诉求。临终关怀就是从濒死者出发来提高死亡质量的一种护理方式,而这种方式在传统"孝道"伦理的影响下,往往被大众忽视。

3) 传统医道观的影响。从传统医学、伦理学的观点出发,救死扶伤是医护人员从医的宗旨。长期以来,医护人员一直习惯于把患者从疾病中拯救出来,无论患者处在什么状态,即使已进入临终状态,只要还有一丝生命,都采取一切可能的手段,积极抢救,直至患者死亡。而临终关怀强调重在护理而非治疗,难免使医院陷入承认对某些疾病无能为力的尴尬局面,从而导致对整个医疗职业能力、对现代医疗技术水平的怀疑。"关注照护而非治疗"的临终关怀理念,往往使医护人员感到与救死扶伤的传统医道观有悖,从而导致医护人员潜意识里对临终关怀的抵触情绪。

生命伦理学的诞生将有利于临终关怀学难题的解决。20 世纪 70 年代,生命伦理学最先产生于美国,有其独特的历史背景。生命伦理学是传统医学伦理学、生物医学伦理学的继续,它并不是不研究传统医学伦理学、生物医学伦理学的内容,只是其研究的范围更加广泛而已。生命伦理学的基本原则是"人本主义",其基本理论除继承生物医学伦理学时期的公益公正论、生命质量论、生命价值论外,还发展了环境论、境遇论、动植物权理论等。所以,不论是 20 世纪 80 年代关于"安乐死"问题的大讨论,还是今天方兴未艾的有关人类基因研究、临终关怀、辅助生殖技术、克隆人、器官移植等热点问题的争论,都使生命伦理与人们现实生活的联系更为紧密。

生命伦理学的诞生和发展激发了人们不断进行着不同视角的临终关怀思考以及积极探寻解决临终关怀学的难题,如生命控制、死亡控制、行为控制、人体实验及医疗卫生资源的分配等,其中死亡控制包括脑死亡、心肺死亡标准,安乐死以及对有缺陷新生儿的处理等,我们只有将科学的生命价值观建立在生命神圣论、生命质量论和生命价值论相结合的基础上,才能着力解决各种临终关怀学难题。

临终关怀运动的兴起将提高和促进临终关怀事业的发展。临终关怀学应该成为我国独立医学专业,医护生必须经过生死教育;从事临终关怀事业的人员除了必须学好各种医学知识,掌握各种操作技能外,还需要学习人文知识、社会学、心理学等方面知识;经过特殊培训的临终关怀医护专业人员可享受和其他医学护理专家同样的待遇,并受到社会和同行的尊重。同时,应动员全社会力量,大力开展死亡教育和临终关怀知识普及工作,扩大临终关怀的影响,引起社会重视和关注,为我国临终关怀事业的腾飞奠定坚实的基础。

拓展临终关怀服务领域,延伸临终关怀服务项目。应增加和扩大临终关怀机构类型和数量,包括机构型、家庭型、日间型临终关怀,社区卫生服务机构要把临终关怀运动有机地融入社区卫生服务体系中。同时,为更多病种的临终期或临终患者提供临终关怀服务,包括要为艾滋病患者提供姑息性照护,

建立专门为艾滋病晚期患者提供服务的项目和机构;并兼顾向阿尔茨海默病晚期患者提供照护,由于他们所患疾病是不可治愈的,所以,阿尔茨海默病患者应该也是姑息性关怀照护的对象。这也是近年临终关怀发展所面临的重要问题。

加强临终关怀学术研究,提高临终关怀服务质量。在开展照顾晚期临终患者过程中,需要进行系统研究,包括临终适宜技术的应用和评价,正确地选用临终关怀各类疗法,提高临终关怀服务质量,适度发展我国临终关怀事业,对于目前医疗卫生和医疗保险制度改革具有重要意义。21 世纪是我国临终关怀学研究活跃的世纪,临终关怀学的发展将在很大程度上依赖临终关怀工作者学术研究水平和对临终关怀学术研究的热心程度。因此,完善临终关怀学科建设、加强相关理论、学术研究以推动临终关怀事业发展成为迫切的现实要求。此外,还要加强、促进国际学习和交流。

建立临终关怀监管体系,实施临终关怀服务全行业管理。我国目前在临终关怀服务实践上尚未出台有关法律、法规及制度保障方面文件,也未建立起自律性的临终关怀服务工作行业管理,对临终关怀定义、界定、功能、职责及范围还很不到位,缺乏临终关怀专科准入要素、服务内涵和实现途径,对临终关怀服务的管理仅能参照相应领域,明显落后于医疗、护理等实行全行业管理的步伐。因此,临终关怀事业亟需与世界同步,逐步解决国内临终关怀办医主体的条块分割、自成体系的体制障碍和人们对临终关怀作为基本人权的认识还不到位的观念障碍,加快建立临终关怀规范管理、准入标准等法律、法规和规章,从全行业范畴对临终关怀服务工作实行监管。

19.3 临终关怀的服务模式

19.3.1 临终关怀模式的发展

临终关怀模式是临终关怀团队人员开展临终关怀服务的标准和临终关怀实践的方法。临终关怀模式是解决临终关怀服务问题的方式(工具)。其产生的要素主要包括 3 个方面,即临终关怀理念、临终关怀现状和临终关怀问题。临终关怀作为医学领域中的交叉学科,其发展不可避免地受到医学发展的影响,临终关怀模式随着医学模式的演进而变化。

(1) 特点

临终关怀的服务形式具有多元化、本土化的特

点。英国的临终关怀服务以住院照护的方式为主，即注重建立临终关怀院；美国则以家庭临终关怀服务为主，即开展社区服务；我国的临终关怀工作者正在探索符合我国国情的临终关怀服务方式。从目前发展状况来看，以临终关怀病房（安宁病房、宁养病房）的形式比较普遍，因为这种形式不需很大的投资，利用医院病房的原有人员和设备，经过培训，能较快地开展工作。此外，在社区医疗的支持下，家庭临终关怀形式也是具有发展前景的形式。

（2）主要理论模式

1）PDS 模式（one point three direction nine subject）的基本理论：PDS 模式全面构建"一个中心、三个方位、九个结合"。"一个中心"即以解除临终患者的病痛为中心。"三个方位、九个结合"即在服务层面上，坚持临终关怀医院、社区临终关怀服务与家庭临终关怀病房相结合。在服务主体上，坚持国家、集体、民营相结合，共办临终关怀事业。在服务费用上，坚持国家、集体和社会（团体或个人捐助）投入相结合。特点：PDS 模式涉及面极广，是趋于理想化的模式，在具体实施上参与机构和人员有限，使之过于简单化。

2）施氏模式的基本理论：由施格提出的"施氏模式"主要着眼点在乡村，其核心是家庭临终照护。应尊重在中国文化背景下的临终患者的祈望，有利于老人及家庭的利益，有利于社会卫生资源的公正分配。施氏模式提出要统一认识，全面规划，把我国乡村的临终关怀事业纳入老年医疗保健的总体规划，制定临终关怀的政策法规以及家庭临终照护的相应政策，使家庭临终照护模式有章可循、健康运转。要建立乡村家庭临终照护指导中心，对所管辖的家庭临终照护进行统管，提高全科医生、家庭临终照护的家属和有关人员的业务技能、研究能力和协调水平。该模式认为全科医生是乡村卫生工作中一支不可替代的力量，全科医生的种种特性为他们在家庭临终照护模式中占据非常重要的地位，因此提出了针对全科医生进行有计划有组织的临终关怀培训。为防止患者家属或照顾者对患者不愿或不好好照顾，有必要订立"家庭临终护理公约"。妇女在家庭中的地位由依赖、顺从、被动的配角地位，上升到独立、自由、主动的主角地位。因此，需要提高妇女角色意识，使她们更好配合全科医生共同做好家庭临终照护。施氏模式也具有局限性，它将重点放在乡村的家庭病房的建立上，看到了乡村建立家庭临终照护的有利条件，但没有考虑到诸如传统观念、经济投入、支付能力等重要因素的制约。

3）"家庭-社区-医护人员"模式的理论基础：该模式吸取了"PDS"模式和"施氏模式"的优点，提出由家庭为临终者提供全部或部分医疗费用（其余部分由保险公司支付），创造患者满意的临终环境，家庭成员作为临终团队主要成员进行生活护理、精神抚慰及其他帮助；社区帮助组织安排志愿者组成临终团队进行资金的筹集，如单位提供医疗费用，协助落实保险金、贫困人口医疗补助金，募捐等，并监督家庭中临终关怀的实施。由社区医疗机构或综合医院的临终关怀中心的医务人员进行其他相关的临终关怀服务。

这种模式覆盖面广，也是可行性和实用性最强的一种模式。其在一定程度上减轻了社区在人员、技术等方面的负担。但考虑到我国的经济以及国民素质的局限性，此模式的实施也面临着不小的困难。

4）美国临终关怀服务模式：美国临终照料主要是在患者的家中提供，当患者无法选择家庭照料时，临终关怀照料可以在医院、护理院或其他设施中进行。

护理保险在 20 世纪 70 年代首先在美国出现，它是将护理的费用由社会保险系统来支付的一种保险制度，它承保被保险人在医院、宁养中心或家中因接受个人护理服务而支付的相关护理费用，从而为不断增长的老年群体、残疾患者及各种慢性病患者需要护理人群的巨额经济支出提供经济保障。经过 20 余年的发展，长期护理在西方已经由商业性质的保险产品发展成为一种全新形式的社会保障制度，它在解决长期护理问题、缓解人口老龄化带给社会的保障压力等方面起到了积极的作用。

5）日本临终关怀模式：有以下 4 种模式。独立型，医疗机构全部为临终关怀服务的医院；病院型，在医院中设立临终关怀病房；指导型，在门诊设立临终关怀咨询；家庭型，建立家庭病床为患者及家属提供临终关怀服务。

（3）主要实践模式

1）以患者为中心的模式的基本理论：以临终患者及其家属为中心的疗护模式。特点：无论在临终关怀理论研究上还是从服务实践上，临终关怀管理始终坚持以患者为中心。

2）以家庭为单位的服务模式的基本理论：以家庭为单位为临终患者实施全面照顾的家庭型临终关怀服务，其对象是那些无法进入医院，或希望留在家中与家人共度最后人生的患者。特点：常常通过居家临终关怀来体现这种服务模式。

3）团队合作性服务模式的基本理论：临终关怀在具体实践中是一种团队的集体合作性服务模式，又称为团队照护，由于临终患者的特殊性，在舒缓疗护上需要多学科专业人员的集体合作，整个团队分工明确，职责分明，发挥各自的专业特长，又互相协调，发挥团队合作精神，共同实施临终患者的照护方案。特点：需要多学科的团队合作。

4）"三床联动"模式的基本理论："三床"即"家庭病床、护理病床、临终关怀病床"。临终关怀团队应根据患者病情发展变化，给予不同的照护。家庭型临终关怀以家庭作为治疗护理场所，选择适宜在家庭环境下治疗的病种，让患者在熟悉的环境中接受医疗和护理，减轻家庭经济负担和人力负担；护理病床型选择不属于临终阶段但需要护理或居家有困难的患者，让患者在护理病房得到相应的医疗及照护；临终护理病床型选择处于临终阶段的患者，尽可能地减轻临终患者生理、心理和心灵上的痛苦，使患者有尊严地走完人生最后的旅程。特点："三床联动"模式使临终患者在病情发展的各个阶段都能得到持续性的照护。

5）双向转诊模式的基本理论：建立上级医疗机构与社区卫生服务中心双向转诊制度。特点：合理分流患者，使临终患者在各个阶段的需求都能得到最好的治疗及照护。

19.3.2 临终关怀的策略

临终关怀服务使临终关怀对象达到最佳生命质量状态。工作方法是以照料为主，工作范围包括个体、家庭和社区，工作内容贯穿于临终阶段。任务为减轻患者痛苦，维护尊严，提高生命质量，开展临终患者的家庭哀伤辅导等。

（1）临终患者的生理变化

由于人的死亡的原因不同，临终患者在生理上的表现也不同，但是临终患者的症状与体征是随着病情的发展而逐步增加的。一般来说，临终患者有以下几个方面的生理变化。

1）中枢神经系统衰竭：患者会出现烦躁不安，极度衰竭，拒绝吃喝，意识混淆或半昏迷、昏迷，可能会有幻听、幻视。视觉最先消失，角膜失去光泽，瞳孔反复散大或缩小，听觉维持最久。末期躁动：临终表现躁动、坐立不安、肌肉痉挛，常伴发意识不清，患者会伴发呻吟声、呼噜声或哭声。躁动期末期谵妄。大小便失禁。

2）呼吸系统衰竭：25%～92%的濒死患者会出现呼吸困难及发出"死亡啸吼声"，呼吸形态极不规则，分泌物增多。

3）循环系统衰竭：心跳弱而快，且不规则，血压降低。尿量减少，水肿，四肢变冷，末梢紫绀，皮肤湿冷。

4）胃肠蠕动减弱：食欲不振，恶心，呕吐，腹胀，脱水，口干。

（2）临终患者生理关怀策略

1）控制疼痛：疼痛是临终患者中最普遍、最主要的一种症候，它不仅局限于生理范畴，而且涉及到心理、社会及精神等领域，严重影响患者的生命质量，缓解疼痛是首要问题，一般按阶梯药物止痛，还可以指导患者使用非药物的方法，绝对不能让患者强忍疼痛，违反人性化护理原则。

2）加强生活护理：

A. 饮食护理：提供高蛋白、高热量、含丰富维生素且易于消化的食物。

B. 口腔与皮肤护理：保持口腔及皮肤清洁与舒适，去除异味，防止褥疮发生。

C. 排泄护理：保持临终患者排便通畅。

D. 睡眠护理：保证睡眠环境安静、光线柔和，尽量减少夜间护理操作。

（3）临终患者的心理特点

临终患者的心理发展有5个阶段：否认、愤怒、协议、抑郁和接纳。

1）否认阶段：这一阶段较为短暂，是一个应付时期，是一种暂时的心理防卫反应。

2）愤怒阶段：这一阶段的患者往往怨天尤人。

3）协议阶段：又为讨价还价阶段，这一阶段时间较短，也不如前两个阶段明显。协议阶段的心理反应，是一种延缓死亡的企图，是人的生命本能和生存欲望的体现。

4）抑郁阶段：这时他的气愤和暴怒都会被一种巨大的失落感所取代。

5）接纳阶段：在这阶段中，患者表现出惊人的坦然，患者通常表现为虚弱和疲倦，喜欢休息和睡眠，并希望一个人悄悄地离开这个世界，这种"接纳"和"无可奈何"的无助心理，具有本质的区别，因为它代表了人的心理发展过程最后一次对自我的超越，是生命阶段的升华。

临终患者的心理发展个体差异很大，并不是每个临终患者都会经历这5个阶段，即使有些患者这5个心理表现都存在，但其表现顺序也不一定按照上述顺序进行,前后可能有所颠倒。另外,这五个阶段的过渡转变,有可能需要几分钟,有可能需要几个月,视患者的过去的生活经验和个性特点而定。

观察和照护临终患者的时候,不要忽视患者的个体差异,如年龄差异、性别差异、个性差异、认知差异和文化差异等,不同的个体在不同的阶段有不同的体验,对各种不同的情况,护理时应予以充分关注。

(4)临终患者心理关怀

临终心理关怀是指在疗护临终患者的过程中,通过临终关怀团队成员的态度、表情、姿势、言语和行为等方面影响和改变临终患者心理状态和行为,使之有利于平稳地度过临终阶段的临终关怀操作。

临终患者的行为是他和周围重要的人们互相影响的结果,如果这些影响能够加强患者面临死亡接近所需要的心理力量,那么他们就能顺利地度过临终阶段中每一个到来的时刻,由此可见,心理关怀对临终患者极为重要。

对临终患者的心理关怀,主要应该根据临终患者心理发展阶段,根据不同的个体,给予不同的心理关怀,总体可以从以下几个方面可以考虑。

1)做好基础护理是心理关怀的基础:基础护理是指在医院中护士对患者的生活护理等工作,要求医护人员具有娴熟的护理技术和热情的护理态度,搞好基础护理,解除临终患者躯体上的痛苦等症状,为做好心理关怀打下良好的基础。

2)解除临终患者的苦闷与恐惧:医护人员及家属应该根据患者的具体情况用安慰开导或支持性言语帮助患者从困境中解脱出来,消除烦闷、萎靡、敌意等不良心理。

3)满足临终患者心理需要:一些临终患者在生命的最后时刻会有一些特殊的要求和愿望,此时医护人员和家属应尽一切可能来满足他们的心理需求。

4)帮助临终患者正视死亡:帮助临终患者正视死亡,使之平静地度过临终阶段,就必须适时地进行死亡教育,使临终患者敢于正视现实,安然地接受死亡。

19.3.3　生命质量

(1)生命质量的意义

生命质量是对人的生命的自然素质的社会性衡量和评价,即它所衡量的是生命存在的生理功能状态,它用以衡量和评价的标准是生命存在的生理功

能状态,能够去过一种愉快、健康和有意义的生活。

对生命质量及健康相关生命质量的研究伴随着人们对健康、疾病及生命意义的不断深入认识而产生,其研究目的或用途主要在于:测量个别患者及人群的健康状况;定量比较患者及人群健康状况的变化;评价由于疾病带来的负担和对生活质量造成的影响;对治疗进行临床及经济学的评价,选取最佳方案;通过了解生命质量,为卫生政策制定和卫生资源的合理利用提供依据。

(2)生命质量评估内容

根据生命质量的概念和定义,生命质量评估就是具有一定生命数量的人生在一定时间点上的生命质量表现,主要由以下4个方面内容。

1)生理状态:

A. 活动受限:躯体活动受限、迁移受限、自我照顾能力下降。

B. 社会角色受限:人的社会角色表现为担当一定的社会身份、承担相应的社会义务、执行相应的社会功能。

C. 体力适度:主要指个人在日常活动中所表现出的疲劳感、无力和虚弱感。

2)心理状态:所有疾病都会给患者带来不同程度的心理变化,主要是情绪和意识。

A. 情绪反应:是生命质量测量中最敏感的指标。

B. 认知功能:在生命质量测量中不是一个敏感的指标。

3)社会功能状态:

A. 社会交往:包括社会融合、社会接触、亲密关系。

B. 社会资源:指个人的社会网络与社会联系。

有无能力满足社交需要是衡量一个人能否正常生活的指标之一。

4)主观判断和满意度:

A. 对自身健康和生活判断:指个人对其健康状态、生活状况的自我评判,是生命质量的综合性指标。

B. 满意度和幸福感:二者同属于当个人需求得到满足时的良好情绪反应。满意度是一种心理状态,是人有意识的主观评价和判断。而幸福感是对全部生活的综合感觉状态,产生自发的精神愉快和活力感。

(3)癌症患者生命质量评估

1)癌症患者生命质量是由多方面因素决定的。

生命质量是癌症患者的主观体验,主要依靠患者的判断。生命质量随着癌症患者生活时间的改变而改变。生命质量在癌症临床研究中的作用体现在以下几个方面:用于治疗方案的选择;用于药物疗效和不良反应的评价;用于治疗或干预的影响因素评价。癌症患者生命质量主要由患者的身体、心理和社会三方面的健康水平所决定。

A. 身体方面:癌症患者的病情直接影响患者的生命质量,尤以疼痛及疲劳最为常见。

B. 心理方面:如情绪、疾病恐惧感、精神痛苦感等。

C. 社会方面:包括社会生活的各个方面,各种各样的社会角色、社会关系、工作、家庭等。

2) 癌症患者生命质量评估量表:癌症患者生命质量测评量表主要由两大类,即普通性量表和特异性量表,以下为两类量表的主要内容。

A. 癌症普适性量表。此表适合各种癌症患者使用,它测定的是癌症患者生命质量的共性部分。常见量表有以下几种:

a. 卡氏功能状态评分(Karnofsky, KPS 量表)。KPS 量表总分 100 分,10 分为一级,得分愈低,健康状况愈差,可用作生命质量评定的总指标,曾广泛地用于应试患者的分层分析。若低于 60 分,许多有效肿瘤治疗方法将无法实施。

b. 癌症患者生命功能指标(FLLC 量表)。该量表较全面地描述了患者生活能力、执行角色功能的能力、社会交往能力、症状、主观感受、情绪等。可用于所有癌症患者生命质量的评价。

c. EORTC - C30 量表。1993 年欧洲癌症治疗研究组织(EORTC)历时 7 年推出跨文化、跨国度的生命质量- C30 量表,共有 30 个问题。此表简易,专门为癌症患者所设计,具有较好的可行性和特异性,能全面反映生命质量的多维结构。

d. Q - CCC 量表。它是由罗建、孙燕研制的中国癌症化疗患者生命质量量表,可用于采用化疗治疗的各种患者。

e. 癌症康复评价系统(CARES 量表)。用于全面评价癌症患者生命质量,已被国外生命质量研究作为研究工具广泛应用。

B. 癌症特异性量表。癌症特异性量表主要针对某种特定的癌症患者。

QLQ 系列是由针对所有癌症患者的核心量表(共性模块)和针对不同癌症的特异性条目(特异模块)构成的量表群。目前已开发出肺癌(QCQ -

LCB)、胃癌(QCQ - ST22)、直肠癌(QCQ - CR38)等多个特异性模块。

FAC 由一个测量癌症患者生命质量共性部分的共性模块(FACTG)和一些特定癌症的子量表(特异模块)构成的量表群。目前开发出的特异性量表有肺癌(FACT - L)、乳腺癌(FACT - B)等。

19.3.4 生命终末期预生存期评估

(1) 预生存期的概念

指患者在患某种疾病后的预计生存时间。预生存期的准确判断是构建临终关怀照护准入系统的关键技术问题,根据鉴定哪些患者处于生命终末期来决定是否启动临终关怀服务。

(2) 癌症患者预生存期评估

患者所患癌症已经转移或者不能被治愈,可能还包括医学被诊断为治愈希望不大的癌症患者。如果患者超过 50% 的时间都在卧床,估计预后大约 3 个月或更短。晚期癌症患者还包括一个疲乏、疼痛、口干及呼吸困难等症状联合出现并且互相影响的症状群。针对癌症患者的生存期预测工具为如下。

1) 癌病患者预后量表(cancer prognostic scale, CPS)。其指标有肺转移、肝转移、腹水、水肿、疲乏、意识障碍、体重下降、ECOC 功能状态评分等,预测患者生存期 1~2 周。

2) 姑息预后指标(palliative prognosis index, PPI)。包括癌症临终患者 PPS 工作状态评分、摄入量、水肿、静息时呼吸困难、谵妄等指标,预测患者小于 3 周或小于 6 周。

3) 癌症患者院内死亡率风险模型(intra-hospital mortality risk model, ICMRM)。包含 ECOG 功能状态评分、患者患病时间、入院方式、血红蛋白值、乳酸脱氢酶值等指标。可以用预测入院患者在医院内死亡的可能性,准确率在回顾性病例分析中为 88%,在前瞻性病例分析中为 82%。

(3) 器官衰竭患者预生存期评估

根据英格兰国家金标准框架中心发表的标准,对各器官之功能衰竭作如下叙述。

1) 心脏病——充血性心力衰竭(CHF)系指在有适量静脉血回流的情况下,由于心脏收缩和/或舒张功能障碍,心排血量不足以维持组织代谢需要的一种病理状态。充血性心力衰竭终末期的判断至少符合以下两项指标:心功能等级为Ⅲ级或Ⅳ级,休息或轻体力劳动时仍感呼吸困难。临终关怀服务团队认为患者生命只剩下最后一年。因心力衰竭症状反复入院治疗。尽管进行最佳的可接受的治疗仍然存在严重的生理或精神症状。

2) 慢性阻塞性肺疾病（COPD）被评估等级为严重。反复入院（1年内因COPD发作入院大于3次）。需长期氧疗。具有右心衰的症状和体征。合并其他因素，如厌食、抗生素耐药、情绪沮丧。

3) 肾功能衰竭患者进入肾脏疾病的第五阶段，患者自愿选择"非透析疗法"或肾脏移植失败后拒绝血液透析。患者进入慢性肾脏疾病第五阶段，身体条件恶化，对他们将在一年后死亡的问题并不感到吃惊（坦然接受）。临床指标：具有肾衰竭症状，如恶心、呕吐、厌食、皮肤瘙痒、功能状态减弱、难控制的水肿、EGFR<15 ml/min。由于内分泌因素进行性加重，症状需要更加复杂的治疗或难以治疗。

4) 神经疾病：

A. 运动神经元疾病：提示疾病加速恶化的指标包括呼吸功能减弱、言语困难、吞咽困难和营养状况差等。

B. 帕金森病：有2项或以上存在者应归为终末期。①自理能力降低，日常生活需人照料；②药物治疗不再有效或需不断进行复杂的药物治疗；③运动障碍、躯体移动障碍、易摔倒；④有吞咽困难；⑤有精神症状（沮丧、焦虑、幻觉、精神错乱）。

C. 多发性硬化：患者病情恶化需要进行终末期登记的标志如下。①具有显著复杂的症状和并发症；②吞咽困难为关键症状；③沟通障碍，例如发音困难，易疲劳；④认知损伤；⑤在终末阶段可能发生呼吸困难。

（4）高龄老衰虚弱患者预生存期评估

高龄老衰者的概念：高龄≥80岁，人体心脏、肝脏、肾脏、肺脏、脾脏和脑等脏器组织中有4个或以上脏器衰竭，且卧床1年及以上者谓之高龄老衰者。

虚弱的患者的概念：日常生活中人体拥有多重并发症的症状；身体功能减退，例如耗氧量（EPOC）/卡氏评分；至少合并以下症状中的3种：虚弱、步行迟缓、低体力活动、体重减轻、自我感觉精疲力尽。

19.4 临终关怀机构管理

19.4.1 临终关怀体制与机制

（1）临终关怀体制与体系

临终关怀体制是指临终关怀组织体系的结构、组成方式及相互协调联动的制度、规范、准则等。临终关怀体制反映的是相关组织体系、机构设置、管理权限的划分及其相互关系，存在一种层级关系。

临终关怀体系则是相互联系的组织所构成的整体，在临终关怀组织或活动内部各要素的相互作用及其功能。

（2）临终关怀行政管理体制

临终关怀行政管理体制构建主要包括4个方面：一是建立功能清晰、职责明确的各级卫生行政管理机构，形成上下联动，区域协调的临终关怀管理网络；二是建立和完善临终关怀机构、从业人员、临终关怀适宜技术应用的准入制度；三是建立和完善临终关怀各项规章制度，健全临终关怀服务规范；四是加强临终关怀服务监督管理，成立临终关怀服务监督管理组织来加强宏观管理。

（3）临终关怀机构机制

1) 临终关怀机构机制：指临终关怀工作系统的内部组织或活动之间相互影响、相互作用的过程和方式，重在反映临终关怀事物内各组成要素的内在工作关系及运行规律。

2) 临终关怀管理机制分类：临终关怀管理机制又可分为临终关怀机构管理机制、卫生人员管理机制、临终关怀投入管理机制、临终关怀机构设施与管理机制、临终关怀姑息医疗技术管理机制、临终护理管理机制、临终关怀机构监督管理机制。

3) 临终关怀机构补偿机制。补偿是指政府或医疗保险部门对临终关怀机构主体已经发生和预计必然发生的已知成本和经济损失所做的经济支持和投入，其目的是补足成本或损失和避免资金风险。临终关怀机构的补偿机制通常有两种，分别是财政补偿机制和双重补偿机制。社区卫生服务中心临终关怀机构实行收支两条线管理和绩效考核，应由财政补偿模式来体现。

19.4.2 临终关怀机构的组织管理

临终关怀机构组织管理主要围绕准入管理、从业人员、姑息医疗技术应用以及药品等临终关怀服务要素实施，通过建立、完善和实施相应的组织管理制度、切实提高临终关怀服务质量的水平。

（1）临终关怀机构的概念

临终关怀机构是根据国家相应的法规规定的，经过卫生行政主管部门认证，依法取得机构执业许可证后，并登记注册临终关怀科，从事临终关怀活动的医疗机构。

（2）注册登记与准入

我国卫生部、国家中医药管理局《城市社区卫生服务机构管理办法（试行）》规定："有条件的社区卫生服务中心可登记注册临终关怀科。"设置审批社区卫生服务中心临终关怀科，按照社区卫生服务机构科室设置要求，根据《上海市社区卫生服务中心临终关怀科基本标准（试行）》进行上报区（县）卫生监督所执业登记的设置审批。《护理院基本标准（2011年版）》科室设置中规定：临床科室至少设内科、康复医学科、临终关怀科。

我国卫生部、国家中医药管理局《城市社区卫生服务机构管理办法（试行）》规定，只有经政府部门登记注册并取得《医疗机构执业许可证》临终关怀科的诊疗科目才能使用临终关怀标志名，考虑文化传统等因素在标识使用范围可使用通用名称，如安宁病房、关怀科、舒缓疗护科等，包括临终关怀牌匾、灯箱、标牌、旗帜、文件、宣传栏、宣传资料、办公用品、网页等。

（3）准入管理

临终关怀医疗服务是事关患者终期生命质量。因此，从事临终关怀医疗服务活动的人员必须具备相应的资格和标准才能允许在临终关怀机构医疗执业和护理注册工作。

临终关怀机构医疗卫生技术人员是指受过正规化医药卫生教育或培训，掌握医药卫生知识，经过相关资格考试取得相应资质，并经注册后从事医疗护理专业的专业技术人员；同时取得市区相应培训合格证书方可从事临终关怀医疗护理执业活动。

（4）临终关怀科药品及准入管理

临终关怀科药品及准入管理是指麻醉药品和精神药品，涉及药品传入控制的主要法律、法规和规章有《中华人民共和国药品管理法》《处方药与非处方药分类管理办法（试行）》（1999年）等。为加强临终关怀科麻醉药品和精神药品使用管理环节，上海市卫生局在2013年颁布了社区舒缓疗护（临终关怀）科药物安全使用制度和社区舒缓疗护（临终关怀）镇痛等主要药品目录。

（5）临终关怀机构组织工作的概念。

临终关怀机构组织工作作为临终关怀管理的基本职能，是指设计合理的临终关怀组织结构，并使组织结构有效地运转起来，为实现临终关怀机构既定目标而采取行动的全过程。组织工作的主要内容包括以下几个方面：①根据临终关怀机构的目标，设计出合理的门诊、病房和社区居家的组织结构以及人员职位系统。②规定临终关怀组织结构中的职权关系，确定以上三者之间的协调原则和方法，从而将上下左右联系起来。③通过临终关怀组织内各项工作的确立，使所设计和建立起来的组织结构能够有效地运转起来。④根据临终关怀组织内外环境变化的需要和要求，及时调整组织结构。

（6）临终关怀组织工作职能

临终关怀组织工作职能是制定临终关怀机构目标，目标可依照临终关怀机构的规模分多重目标的实施，以及教学科研；根据临终关怀工作目标列出临终关怀机构提供临终患者及其家属关怀全过程的所有活动。临终关怀团队的组织化活动，并明确每位成员的责任。

（7）组织管理的层次

对临终关怀科的组织管理大致可分为3个层次。①战略管理：应由医疗机构的最高领导层决定，包括对临终关怀科建设规模和经费投入。②组织管理：主要目的是保证实施临终关怀科战略管理的有效性，其具体工作是负责临终关怀科与各科室的协调及对临终关怀科的保障，这一层次的职能部门应该是医疗行政主管部门如医务科。③战术管理：由临终关怀科主任实施完成，如制订临终关怀科工作的阶段规划，年度计划，组织实施日常的医、教、研和行政管理工作。

（8）组织管理者角色

20世纪70年代初期，加拿大学者亨利·明茨伯格（Henry Mintzberg）提出了著名的管理者角色理论。归纳起来管理者扮演着10种不同而又互相关联的角色或者表现出与工作有关的10种不同行为。这些角色主要分为三大类——人际关系的角色、信息传递的角色、决策制定的角色。在临终关怀机构实践中管理者往往同时扮演数种角色，并且侧重于人际关系的角色和信息传递的角色。

（9）临终关怀科管理

1）临终关怀科的依据：我国卫生部第35号令《医疗机构管理条例实施细则》，卫生部、国家中医药管理局《城市社区卫生服务机构管理办法（试行）》；卫生部《关于印发〈护理院基本标准（2011年版）〉的通知》；2012年上海市十三届人大五次会议《政府工作报告》等有关规定。

2）临终关怀科的定位：

A. 基本定位。为临终患者包括晚期恶性肿瘤患者及其他终末期临终患者和高龄老衰自然临终者提供临终护理姑息医疗和临终护理照料为主的服务的临床科室。

B. 核心定位。临终关怀科是基层医疗机构(主要是社区卫生服务中心和护理院)的重要组成部分,临终关怀病房是以临终期急性症状处置为特点的急性病房,不同于以养老为主的老年福利院和以护理为主的康复病房,也不同于以医疗为主的老年医院病房。

C. 功能定位。临终关怀科应当开设独立的专科门诊,并作为临床科室;有条件的可开设临终关怀病房;有全科团队服务能力的可开设居家临终关怀或家庭病床;根据需要可以开设社区临终关怀日间照护中心。

(10)临终关怀科管理

临终关怀科须严格遵守国家有关法律、法规、规章和技术规范;须根据政府卫生行政部门规定,提供非营利性基本医疗服务的职能。应开展机构、居家与家庭病床的临终关怀联运机制服务;临终关怀应配备与其服务功能和执业范围相适应的基本药品,临终关怀科使用药品须严格执行药品管理法律、法规的规定。

(11)临终关怀科的主要任务

临终关怀科的主要任务是确认提供临终关怀方式与工作量,决定临终关怀科的医护人员担负工作项目,预测有多少工作人员担任临终关怀科工作,聘任所需的医护人员,分配聘用的医护人员,赋予他们姑息治疗和临终护理患者的责任。

(12)临终关怀病房管理

临终关怀病房的概念:临终关怀病房是重点加强护理单位及集中姑息医疗的病房,是将临终患者集中管理的区域(病区或病房)配备经专业培训合格的临终关怀医师和护师,也是临终关怀服务的空间和临终患者弥留人间的终点,更是提供临终者与其家属亲友共处的场所。

临终关怀病房管理的目的:临终关怀病房服务对象和任务决定了其管理是以提高患者临终生命质量为主要目的,运用最有效的管理过程,提高临终关怀质量。

临终关怀病房管理的特点:临终关怀病房功能定位于急性病房,应有明确收治服务对象和范围、服务内容和项目、出入院指征和评价标准。直接服务于临终患者和其亲人,具有科学技术性和人文关怀的特点。在对临终患者服务过程中要求对患者躯体、心理、精神和心灵的全面照料关怀,具有综合的特点。临终关怀科必须与医技科室、总务后勤以及

社会团体相结合,具有综合特点。临终关怀科除病房工作外,还承担社区居家临终关怀服务,具有任务重、内容多、要求高的特点。

(13)社区居家临终关怀管理

社区卫生服务中心临终关怀科应当设置居家临终关怀病床。通过全科团队设置家庭病床的方式,根据患者的需要定期上门开展临终关怀医疗护理服务,保证必要的交通工具及通讯联络设备。医护人员每周至少随访一次。

19.4.3 临终关怀机构的制度管理

(1)医德管理

临终关怀机构的医德管理的作用:对临终患者、临终患者的亲属、社会工作者、志愿者、医务人员之间的关系有调整作用。对临终关怀职业行为有自我制导作用。对树立临终关怀职业理想有激发作用。对临终关怀工作目的有自我驱动作用。对从事临终关怀动因有自励作用。

临终关怀机构医德管理的具体意义:有利于推进社会进步和文明水平;有利于提高临终患者及其亲人的生活质量,维护临终患者尊严;有利于卫生事业发展,减少无益治疗,合理使用医疗资源;有利于建立良好的医疗卫生机构的秩序和院风;有利于推动临终关怀事业发展。

主要内容:临终关怀机构医护人员应该提高医德修养,对患者具有爱心、耐心、细心、热心和责任心。认真学习贯彻医务人员医德规范,每年至少一次对临终关怀科医务人员开展一次医德教育,加强医德医风建设。将医德教育和医德医风建设纳入临终关怀科目标管理的重要内容,作为衡量和评价临终关怀科工作的重要标准。临终关怀科医务人员的医德考核结果,应被作为应聘晋升评优的重要条件。临终关怀科新成员必须进行医德医风岗前教育,未参加培训不得上岗。社区卫生服务中心(护理院)应有医德管理的书面文件说明,并规范临终关怀科医务人员的责任范围。临终关怀科应有医德促进成效的评价。

(2)质量管理

质量管理的概念:临终关怀质量是临终关怀工作为临终患者提供姑息医疗技术服务和临终照料护理服务的效果及满足患者及其家属对临终关怀服务的身、心、灵需要特性的总和。

质量管理的范围:临终关怀机构质量范围是指凡与临终关怀机构质量要素和管理因素相关的,包

括工作服务内容。临终关怀机构质量范围的重点是临终关怀服务的质量,范围包括临终护理和姑息医疗质量。明确临终关怀质量是管理的重要组成部分。

质量管理的主要内容:有以下 4 个方面。①质量策划,制定临终关怀质量目标;②质量控制,致力于满足质量的要求;③质量保证,致力于质量提供的要求得到满足的信任;④质量改进,增强满足质量要求。

具体质量评价标准:根据临终关怀工作的项目和工作规范进行对应制定,包括患者和家属满意度调研和评价。

质量管理的方法:建立临终关怀科评价制度,加强临终关怀科质量管理,开展规范的临终关怀服务。制定年度目标,通过满意度检查、分析、评估、反馈等措施,持续促进临终关怀服务质量的提高。病史及相关表格填写规范,定期进行检查及质量控制。临终关怀应按时规范填写相关表格并做好月报表汇总相关数据,以便接受卫生行政部门检查。并在此基础上适时进行信息化管理和网上传报。

(3)告别室管理

临终关怀病房告别室(濒危室或称关怀室)应充分体现人性、人道、至爱和关怀的特点。告别室应充分体现家庭的氛围,屋内宽敞明亮,摆放一张病床和床头柜、沙发等。临终关怀病区设一间告别室,其近应配设沐浴室和陪伴室。在告别室应提供满足患者精神需求的宗教偶像音乐、磁带和音影碟片等,告别室氛围应是情感最丰富表达之处。护士应陪伴在旁,向遗体鞠躬告别。将征得患者或家属同意后的照片、录音、录像等送给家属,以寄托哀思并作珍贵留念。

(4)临终护理管理和团队管理

1)临终护理管理:临终护理管理是一门科学,也是一门艺术。临终护理管理本质是提高工作效率和效益的过程,运用科学的知识与方法管理临终护理工作的各方面。在临终关怀护理实践中运用护理程序,根据临终患者评估情况,制订并实施临终护理计划,提供整体护理,是为了提高临终患者的生命质量。为了实施临终护理,必须明确其功能,确定临终护理组织,并实施有效的管理。

随着生物医学模式向生物心理-社会-医学模式转变,临终护理内涵不断丰富,逐渐从以前以疾病为中心转向以临终患者及其亲人的全面照料为中心。经济的发展和社会的进步使临终关怀的需求大大增加,进一步拓展了临终护理的外延,使临终护理工作从医疗机构走向社区,走向社会和走向家庭。临终护理管理是卫生事业管理的一部分。临终护理工作的服务对象和任务决定了其管理应是以提高临终护理质量为主要目的。临终护理质量的高低取决于管理水平,因此临终护理管理是保证协调提高临终护理工作质量的关键。

2)临终团队管理:

A. 定义:临终关怀工作团队是指为了实现临终关怀目标,由医生、护士、心理学家、营养学家、社会工作者和志愿者等相互协同作用的个体组合而成的集合体。

B. 作用:现在越来越多的临终关怀机构发现,当完成临终关怀宗旨和任务时,需要多种专业和人员的合作。临终关怀工作团队在临终关怀服务中起到了积极的作用。①激发团队精神:临终关怀工作团队的成员以团队的方式开展临终关怀工作,成员之间的相互帮助与支持,促进了成员之间的合作,合作带来的成果能更大地鼓舞团队成员的积极性,同时创造了临终关怀工作团队精神。②提升服务品质:临终关怀团队成员从不同角度对服务对象进行了身、心、灵、社、整体关怀,提升了服务对象的生命质量。

C. 工作重点和目标:团队工作的焦点是关心临终患者的生活质量。满足临终患者在生命最后一段的需要。缓解和控制疼痛及其他痛苦症状。帮助临终患者与家属在临终阶段去除宿怨,增加人世亲情、相互道别、使生死两相安。为临终患者亲属提供慰藉的哀伤辅导。桑德斯博士的临终关怀五大目标:内心冲突的消除;人际怨态的复合;特殊心愿的实现;未竟事业的安排;亲朋好友的道别。

D. 特点:①临终关怀团队是非正式团队。为临终关怀服务项目临时组建的工作团队包括团队成员中的社会志愿者。②临终关怀团队是适应式团队。适应团队的驱动力是合作,团队焦点既关注外在联系,也重视团队成员之间内在沟通联系,成员为了一个共同的"善"的目标,自觉地努力。因此,团队成员感受是快乐的,长期的结果使团队能维持。③临终关怀团队是多功能团队。团队成员来自不同的工作领域,他们为了完成临终关怀的共同任务来到一起。在成员之间,尤其那些背景不同和经历不同的成员之间,建立起相互信任并能真正开展合作需要有共同信仰目标。

E. 管理方法:教育方法是对临终关怀团队成员

的思想和行为进行了解和分析的基础上进行说服教育,从而使团队成员按照临终关怀的宗旨进行自觉行动的管理方法。教育是实施临终关怀团队管理措施的先导。通过教育不断提高团队成员,尤其是医务人员的道德思想素质、临终关怀知识与技能素质,这是临终关怀团队管理工作的重要内容。对临终关怀团队人员教育方法多具有启发性、灵活性和长期性;教育内容常为人生观、死亡观、死亡态度、价值观和法制、纪律等方面。

(5) 社会工作管理

1) 临终关怀机构与社会的公共关系:临终关怀机构作为一个特殊性组织与其服务对象及相关组织机构或个人形成的相互交往和依存关系。根据社会工作之间的对象与内容,可以有以下几种类型:①临终关怀机构与各级政府的关系,为从属或隶属关系。②临终关怀机构与其他临终关怀机构之间的关系,为平等或协作关系。③临终关怀机构与综合医院等相关医疗单位的关系,为需求和服务关系。

2) 医务社工管理:医务社工是医师的助手,护士的伙伴,患者与家属的朋友,家庭的保护人,社区的组织者,其他专业技术人员的合作者。临终关怀科应配置专职医务社工,为患者提供心理关怀、社会服务等,解答患者提出的各种疑问,协调患者遇到的服务问题,帮助有困难的患者就诊,对出院患者进行电话回访,定期到社区进行健康宣教,日常对志愿者进行管理等,改变之前单纯的治疗"身体疾病"的模式,让患者能够得到身心各方面的照顾。医务社工应经过相关教育与训练且有合格证书。

3) 医务社工职责:临终关怀科应当配置医务社工。在临终关怀科主任领导下,负责与临终关怀相关社会工作和临终患者及其家属的社会沟通;负责对志愿者(义工)培训教育、登记组织、记录活动,并向有关部门推荐经本人同意的社会工作者的事迹;总结临终关怀社会工作的角色、任务及经验等。

19.5 社区与居家临终关怀管理

19.5.1 社区临终关怀

社区临终关怀作为一种关怀理念与全人整体服务观念,主要是对那些所患活动性、进行性、预后有限的且无根治性治疗反应的晚期患者进行积极的、全人整体的关怀照护。由社区护士、全科医师以及团队成员提供姑息性医疗和临终护理。通过早期识别、积极评估,控制疼痛和治疗其他痛苦症状以减轻和预防身心痛苦,从而改善面临威胁生命的患者和他们亲人的生命质量。对临终患者的社区临终关怀范围包括生理、心理、精神、心灵和社会支持5个层面。社区临终关怀的服务对象包括临终患者及其家属。

(1) 社区临终关怀服务理念

引导社区医护人员认识及判断临终关怀及其他相关方面的价值观和专业信念,其核心理念是以患者及其家属为中心,具体包括以下4个方面。

1) 以全面照顾为中心的理念。处于临终阶段的患者最需要的是身体舒适、控制疼痛、缓解症状和精神、心理方面的支持,这要求临终关怀必须由原先治愈为主的治疗转变为以护理照料为主、对症治疗为辅的全方位照料。

2) 维护患者尊严、尊重患者权利的理念。临终患者是有生命的人,理应维护其尊严,并对其进行关怀和照顾。临终患者有权知道自己的病情发展,并参与治疗过程的讨论。社区临终关怀的基本内涵是照料和尊严。社区临终关怀工作人员应以患者要求为服务宗旨,根据社区临终患者不同的年龄、人生经历和价值观,满足患者不同的临终需求。尽管死亡是生命活动的必然结果,但是临终关怀强调临终患者的个人尊严不该因为生命活动降低而递减,个人的权利也不应因为身体衰竭而被剥夺。以患者尊严为中心应始终贯穿于社区临终关怀服务之中。

3) 提高临终生活质量的理念。临终也是生活,是一种特殊类型的生活。临终关怀的重点不是延长生命,而是丰富生命、缓解疼痛、满足愿望、不留遗憾,从而达到安然离世的目标。正确认识和提升临终患者最后的生活价值、提高其生活质量是对临终患者最有效的服务。因此,社区临终关怀的工作人员必须学习和掌握和提高临终患者生活质量的技术和知识,如各种止痛剂的正确应用、心理疏导的技巧与方法以及基础医疗护理技术的熟练运用等。

4) 树立正确的生死观。社区临终关怀的工作人员应该树立正确的生死观,这样才能教育和指导患者及家属坦然面对死亡,接受死亡,珍惜即将结束的生命。应该和临终患者一起面对死亡,将他们的经历视为自己的体验。每做一件事情都能够设身处地地为他们着想,使临终患者不再感到孤独、无助、痛苦和恐惧,从而保持一个平静的心理状态,以现实的态度面对死亡,以积极的态度去追求最后的生活质量。

(2) 社区临终关怀基本内涵

社区居家临终关怀的基本内涵是对患者的照料

和维护尊严。具体包括：临终关怀服务对象是所有的人，不分年龄、性别、民族和贫富。服务于患者终末生命全过程以及对家属进行哀伤辅导。重视临终患者与环境的平衡。对患者提供身体、心理、精神和心灵的全面关怀照护。

（3）社区临终关怀目的与目标

主要目的：临终关怀照护的焦点是生命质量，使临终患者和他们的亲人预防和缓解身心痛苦，从而改善与获得尽可能最好的生命质量。具体包括：通过社区临终关怀服务，使临终患者和他们的亲人能够接受临终事实，并敢于面对死亡。控制和治疗临终患者躯体、社会心理和宗教心灵的困扰，尊重临终患者权益及维护尊严。消除临终患者与家属之间怨态，享受人生最后亲情，无遗憾地走完人生终点。

最终目的：社区临终关怀服务除服务于患者及其家属外，还在于改变我们所处的社区的文化与价值。

五大目标：内心冲突的消除；人际怨态的复合；特殊心愿的实现；未竟事业的安排；亲朋好友的道别。

（4）社区临终关怀特点

社区临终关怀工作人员是跨专业的团队组合，包括全科医生、社区护士、社会工作者等。社区临终关怀工作人员应该具备良好的职业道德素质、科学文化素质、专业素质和心理素质，其中，良好的职业道德是基本条件。

社区临终关怀实践属于姑息医学范畴，是针对临终患者及其家属实施持续性及动态的照料服务。照料是社区临终关怀的核心。

社区临终关怀服务的对象不分年龄、性别、社会地位、民族籍贯、宗教信仰，一律提供平等的、人道主义的临终关怀服务。

（5）社区临终关怀意义

社区临终关怀是对死亡过程的科学化人工调节，是一种死亡文明，它不仅是社区全科医学的内容，而且是社区卫生服务的重要组成部分。

开展社区临终关怀可以减轻医院的负荷量，节约有限的医疗资源，减轻家属和集体的心理和经济负担。

社区临终关怀不仅仅是提供临终患者的照料，从人道主义的角度，它是社会文明的标志，反映了社会文化历史和时代特征，真正体现了人道主义真谛，显示了生命价值和尊严。

19.5.2 居家临终关怀

（1）居家临终关怀的定义

居家临终关怀是社区临终关怀服务的一种形式，由社区医护人员、社会志愿者等组合的临终关怀服务团队为居住在自己家里的临终患者及其家属提供的缓和性和支持性照顾。居家临终关怀，对临终患者来说，在最后一刻能感受到家人的关心和体贴，减轻其心理和生理上的痛苦；对家属来说，能尽最后一份孝心，使逝者无憾，这是目前世界上最普及的临终关怀服务类型。

居家临终关怀是给社区临终患者创建一个舒适、安宁的关怀环境，给其家属提供精神上的慰藉。这并不是放弃患者，而是在家庭中接纳患者、关怀患者，把时间还给患者，让患者自己支配每一天。在家庭实施临终关怀服务，患者可以获得最安全、温馨、舒适及经济负担最轻的照护，在自己最熟悉的环境下，在亲人的陪伴和关注下离开人世。居家临终关怀服务可实现患者真正意义上的有尊严的死亡，体现了生命价值与质量，是实现临终关怀服务内容的理想形式。

（2）疾病对家庭功能的影响

疾病与家庭有着非常密切的关系，如遗传病大多来自家庭，慢性病也有家族遗传倾向，传染性疾病在家庭中更易传播，家庭的生活方式与健康息息相关，家庭关系不良也会产生各种身心健康问题。

家庭成员生理或心理方面的疾病在一定程度上影响家庭功能的正常发挥，进而影响家庭关系的和谐与稳定。如不孕症会影响家庭生殖的需求，性功能疾病等会影响性的需求。疾病导致家庭成员生活、工作能力下降，进而影响抚养孩子和赡养老人的能力。

此外，疾病造成的经济负担又会影响家庭的经济功能。疾病导致的家庭成员情绪欠佳、沟通出现问题，会影响家庭的情感功能。疾病需要家庭成员间的互相照顾，而照顾能力出现问题则会影响家庭关系的和谐与稳定。

（3）居家临终关怀的优势与条件

1）居家临终关怀的优势：①家庭能够开展良好的支持服务。②家庭场所为照顾临终患者提供更多的机会。③大多数患者更愿意在家中享受温馨的亲情。④临终患者在自己熟悉的环境中容易接受信息。⑤有利于家庭成员为临终患者奉献爱心、孝心和亲情。

2）居家临终关怀的条件：

A. 家庭环境要求：包括家庭环境、氛围、室温、布置等。能够让患者获得安全、舒适、没有经济负担的照顾；可以让患者接受朋友的探视，让患者能够与亲近的人亲密相处的环境。

B. 家属要求:一名能够应对严重病情的健康的家属。

C. 医护人员要求:一名社区护士;一名执业医师;经过临终关怀理论与技能的培训,能对出现的新问题迅速反应应对,具有正确的死亡观和良好的职业道德。

(4) 居家临终关怀目的与必要性

居家临终关怀的目的:使临终患者和家庭达到最好的功能;提高临终患者的生命质量;帮助临终患者平静、舒适、有尊严地死亡;患者死后,为其家属提供哀丧服务。

居家临终关怀的意义:居家临终关怀是实现患者真正意义上的有尊严的死亡,体现生命价值与质量的必要。居家临终关怀是人口老龄化程度日益严重、临终关怀服务需求持续增长的需要。居家临终关怀可以有效缓解临终关怀机构相对缺乏,医疗配备不足的情况。居家临终关怀可以节省医疗费用,减轻家庭的经济负担;居家临终关怀符合我国的民俗习惯。

(5) 居家临终关怀服务内容与方法

居家临终关怀服务内容:主要是对临终患者进行身心整体的全面、细致的照料,如营造一个具有温馨家庭气氛的环境,保证营养,加强护理,及时处理排泄紊乱,缓解疼痛等,不仅最大程度满足患者生理上的需求,还要对他们进行精神和心理方面的照料,如医护人员通过语言性或非语言性交流(眼神、面部表情、手势)和富有道德情感的护理行为减轻患者的焦虑、恐惧感。具体包括:患者疼痛和症状的控制,如镇痛、镇静、抗惊厥、止呕吐、通便、利尿等;患者的基础护理;患者心理护理和社会、精神支持;支持和关心家属;尊重患者的自主权,让患者和家属参与症状控制计划;非药物治疗和哀伤辅导;发挥中医药优势与特色,如中药内服、经络疗法、中医外治法、食疗药膳等。

居家临终关怀服务方法:设置居家临终关怀病床,通过全科团队设置家庭病床的方式,医护人员根据患者的需要定期上门开展医疗护理服务,并通过加强与二三级医院肿瘤姑息科的沟通交流,建立居家与机构临终关怀的相互转介制度。

19.5.3　社区与居家临终关怀的发展趋势

随着疾病谱的改变和老龄化需要,社区临终关怀专业将从以下几个方面发展。

服务对象:由以晚期恶性肿瘤终末期为主要对象的社区临终关怀转换为所有慢性病终末期以及高龄老衰的临终患者。

社区临终关怀服务场所:由以医院为主要场所逐步转为以社区卫生服务机构、老年护理院、护理院及家庭为临终关怀的主要场所。

社区临终关怀服务重点:以照料关怀为重点的临终关怀服务,完善临终关怀服务质量保障体系,提高临终关怀服务的质量和水平,提高临终患者和家属的满意度。

社区临终关怀专业人员角色:不断扩大临终关怀服务团队,除了原有医师和护师外,将扩大到社会志愿者和社会工作者。将会根据临终关怀发展的情况设立临终关怀专家和护理专家、高级临终关怀咨询者、护理照料专家和临终关怀管理者等角色。

社区临终关怀教育:社区临终关怀服务体系网络将进一步完善,出现多层次、多元化的临终关怀教育体系以及培训网络,将在高等医学校(院)开设临终医学和临终护理为教育的主流,岗位培训和医学继续教育项目的临终关怀教育将不断地完善和提高。

社区临终关怀实践:将以理论为指导,专用性将会越来越强,临终关怀适宜技术的应用会越来越多。

社区临终关怀管理:管理的科学化、标准化的程度越来越高,临终关怀的法律、法规不断完善,标准化管理将逐步取代经验管理,使社区临终关怀管理更具科学化、规范化和标准化。

社区临终关怀科学研究:理论研究将进一步深入,研究方法会出现多元化趋势,社会学评价、定量研究和定性研究等综合运用将推动社区临终关怀科研的发展。

(李水静　施永兴　吴玉苗)

参考文献

[1] 陈雅雪,韩跃红. 从临终关怀看死亡教育[J]. 昆明理工大学学报,2006,6(4):15-19.

[2] 李映兰,欧阳玉. 我国的临终关怀模式探讨[J]. 现代护理,2002,8(11):880-881.

[3] 刘晴暄,陈竹卉. 国外临终关怀发展动向[J]. 中国社会工作,2013,26(1):26-28.

[4] 潘彦玛,张小红. 恶性肿瘤晚期患者临终关怀研究进展[J]. 中国医学工程,2019,27(8):36-38.

［5］沈秀敏,马瑞妮,王治国.国外临终关怀研究热点及发展趋势可视化数据挖掘［J］.中国老年学杂志,2019,39(13):3198-3201.

［6］王明旭,赵明杰.医学伦理学［M］.5版.北京:人民卫生出版社,2018:157-162.

［7］王治文,范志园,方桦.晚期肿瘤患者临终关怀的研究进展［J］.中外医学研究,2019,17(21):186-188.

［8］魏积玉,倪水妹.儿童临终关怀的研究进展［J］.全科护理,2021,19(13):1756-1759.

［9］余娟,李晓,王亚娟,等.中国临终关怀服务现状及发展策略［J］.现代医药卫生,2022,38(17):2950-2954.

［10］张金钟,王晓燕.医学伦理学［M］.北京:北京大学医学出版社,2019:179-182.

［11］赵晓华,陈冯梅.美国的宁养照护及其对中国的启示［J］.医学与哲学(B),2016,37(4):85-87.

［12］LUTZ S. The history of hospice and palliative care [J]. Current Problems in Cancer, 2011,35(6):304-309.

［13］NING X H. Hospice and palliative care in mainland China: history, current status and challenges [J]. Chinese Medical Sciences Journal, 2018,33(4):199-203.

第 五 篇

卫生经济学评价

· 现 代 卫 生 经 济 学 ·

20 卫生政策评价

卫生政策评价对检验卫生政策的实施效果、调控卫生资源、决定政策去向等具有重要意义。本章前三节将主要围绕由谁来评价、评价什么、如何进行评价这 3 个基本问题,概述卫生政策的评价主体、评价客体和评价工具,同时从不同评价立场和角度明确卫生政策评价的价值观;第四节重点结合我国医药卫生体制改革的政策实践,对部分已开展的政策评价活动进行案例分析,系统介绍评价理论和方法的综合应用。

20.1　卫生政策评价概述

卫生政策评价是在系统地收集政策执行的效果、效益等信息的基础上,基于一定的价值判断准则,运用科学的分析方法判断政策预期目标的实现程度,以及政策所产生的社会和经济影响的过程。其评价要素主要包括评价主体、评价客体、评价立场、评价标准和评价方法等。

卫生政策评价是公共政策评价在卫生领域的具体应用,是检验卫生政策实施综合效果的基本途径,为后续卫生政策的制定和发展提供重要依据。实施卫生政策评价有利于对政策的制定和实施进行有效的社会监督,提高政策效率和多元参与,实现决策的科学化、民主化。在全面深化医药卫生体制改革的背景下,具有重要的理论价值和现实意义。

20.1.1　评价主体

卫生政策的评价主体是指主导和实施评价过程的组织机构。评价主体作为政策评价活动的核心,对评价结果具有重要影响。卫生政策的公共性、民主性和公正性决定了评价主体的多元性,按照主体与政策的关系可分为内部评价主体和外部评价主体。对于卫生政策评价而言,前者主要包括卫生健康行政部门及其他政府部门,后者主要包括第三方的科研院所/学术团体以及咨询企业等。

（1）卫生健康行政部门

卫生健康行政部门是卫生政策制定和实施的主责部门,对卫生政策的执行情况具有监督和完善的责任。卫生健康行政部门对政策的全貌具有完整的了解,同时掌握政策的整体情况和具体信息,是卫生政策评价的重要主体。其评价的主要维度是政策目标的实现程度,以及对卫生系统绩效的改善作用等。

（2）其他政府部门

卫生政策作为公共政策,是在卫生健康行政部门的主导下多部门参与,对社会公共资源进行合理配置的过程。在卫生健康行政部门之外也涉及药品监管部门、医疗保障部门、财政部门、民政部门等。这些部门是卫生政策的参与方、执行方或受影响方,也有对政策进行评价的义务。但是,不同政府部门对卫生政策的评价重点因部门负责工作的不同而有所侧重。

（3）科研院所/学术团体

科研院所或学术团体作为第三方机构,从专业的学术研究角度对卫生政策进行定性、定量的调查分析和科学评价。区别于卫生健康部门和其他政府部门等利益相关者,科研院所或学术团体具有独立性、客观性和公正性的优势,是卫生政策评价的重要方面。具体可分为自发评价和受委托评价等方式。

（4）咨询企业

咨询企业同样属于第三方评价,与科研院所和学术团体不同的是,其委托方更加多样,包括营利性或非营利性等多种性质机构。相应地,其评价的角度更加多元化,且受委托方影响大,多侧重于卫生政策对卫生健康行业发展的影响,如商业对政策的应对、新的投资点和商业模式等。

20.1.2 评价客体

卫生政策评价的客体是指实施评价的主要对象和内容。对应于政策评价的目的,其主要评价客体为政策预期目标的实现程度,同时由于卫生政策的公共属性,评价客体还应包括预期目标外的其他作用,以及对整个社会的影响等。

（1）政策预期目标的实现程度和政策问题的解决程度

卫生政策的制定都对应于一个清晰的政策目标及所要解决的政策问题。卫生政策评价的重要内容便是对政策预期目标的实现程度和政策问题的解决程度进行评价,从而判断政策的主要实施效果以及政策进一步调整的方向。

（2）预期目标以外的其他作用

卫生政策的实施对卫生领域具有综合的影响,在预期目标之外,可能产生其他正向或负向的附加作用,也应纳入卫生政策评价的内容之中,为后续政策的制定和调整提供经验。

（3）社会影响

卫生政策作为一项公共政策,不仅作用于卫生系统,对社会各个领域也具有综合、联动的影响。在卫生政策评价的过程中,应考虑政策对整个社会的综合影响,有利于分析卫生政策的综合作用结果和社会影响因素。

20.2 卫生政策评价的价值观

卫生政策作为一项公共政策,涉及社会众多利益相关方,对卫生政策进行评价有不同的角度和立场,会产生不同结果,故明确卫生政策评价的价值观很重要。本节介绍卫生政策评价的评价立场,以及在此立场下的评价标准。

20.2.1 评价立场

卫生政策评价的立场可以分为全社会或公众角度、行业或供给发展角度、需求利用方角度以及学术技术角度4个方面。

（1）全社会或公众角度评价

社会有一定的价值取向,全社会或公众角度的价值观可以分为两方面:一是国家利益,包括是否符合国家政治利益、是否符合法制要求等,这是政策评价最根本的标准。二是社会伦理价值观,卫生政策符合社会公众普遍认同的伦理道德规范,才会为社会公众广泛认可和接受。

（2）行业或供给发展角度评价

卫生行业或供给发展角度评价可以分为两个层面:一个层面指医药卫生行业的整体发展,包括国家对卫生事业整体的财政投入、卫生领域组织机构设置、卫生资源配置等。另一个层面指卫生领域内部的发展。一方面指公共卫生、医疗服务、医疗保障、药品供应四大服务提供体系之间的协调配合,如当前讨论较多的医疗保险对医疗服务的支付、医疗保险对药品的支付等;另一方面指不同体系各自的发展,如突发公共卫生事件的应对、不同等级医疗机构间的转诊机制、公立医院与社会办医的协调发展、基本医疗保障制度的建立、基本药物和医疗保险报销目录的设置等。

（3）需求或利用方评价

社会公众是卫生政策最广泛的接受者,从需求方评价卫生政策,需要考虑政策对公众带来的实际健康福利的改变,包括卫生服务的可得性、可及性,以及健康保障等。可得性指地区可以提供的卫生资源的数量或比例,体现了卫生资源的供给能力;可及性指卫生服务的消费者在需要时,获得相应卫生服务的能力;健康保障是指在保障公众健康,防止群众因病致贫和因病返贫的能力;质量分为两方面,一方面指满足基本医疗需求的可靠的医疗技术服务,一方面指根据患者不同需要,提供多层次、个性化的医疗卫生服务。从利用角度出发,需要考虑社会公众实际利用的卫生服务及其价格的可承受性。在卫生工作中常用覆盖面、覆盖率来体现,即为实际利用与应该利用之比,是卫生服务实际利用与客观需要量的比较,如计划免疫覆盖率、应就诊未就诊率、应住院未住院率等。

(4)学术技术角度评价

从第三方学术技术角度出发评价卫生政策,更关注卫生政策的科学性、合理性和可行性,如卫生政策是否使用循证依据、卫生政策制定的过程是否规范等。

20.2.2 评价标准

(1)适宜性

卫生政策评价的适宜性是指卫生政策与政策所处的内外环境之间的协调性,具体包括以下三方面。

1)社会背景:卫生政策所制定的目标和策略是否与政策所处阶段的社会、经济、政治、文化发展水平相适应。

2)政策协调:包括两方面内容,一方面是卫生政策是否与现行的其他政策相匹配,另一方面是指不同层级、不同领域、不同阶段的卫生政策是否协调,例如卫生工作中,省(市)、区(县)层面根据国家卫生健康改革和发展规划,制定本地区卫生健康改革和发展规划等。

3)实施基础的可行性:卫生政策实施的基础包括资金支持、人力资源、药品设备等方面。从数量层面需要评价有无足够的资源和基础支撑,在质量层面则需要评价卫生资源是否与当地人民实际需求相适应。

(2)公平性

公平性是卫生政策评价的重要指标,对公平性进行评价,需要从政策制定、实施、结果整个阶段进行考虑。

1)政策目标的公平性:是指在卫生政策制定时,政策的目标是否关注弱势群体,是否兼顾公平。

2)政策措施的公平性:指卫生政策在实施中,政策对象是否得到了公平的政策资源。

3)政策结果的公平性:指卫生政策实施带来的结果是否公平,政策对象是否均得到了改善或受益等。

(3)吻合性

吻合性标准是指卫生政策在实施过程中,对政策设定目标和路径的把控;重在对卫生政策执行过程进行评价,以防目标和路径出现偏离。

1)政策目标吻合:卫生政策的实施应始终适合政策制定的目的和目标。

2)政策路径吻合:评价政策实施过程是否偏离预先设计的政策路径。

(4)效果

根据卫生政策设定的目标,卫生政策的效果主要包括目标的实现、问题的解决以及政策带来的影响,主要有三方面。

1)政策目标的实现程度:卫生政策的制定具有特定的目标,应对政策总目标和各项具体目标的实现程度进行评价。

2)卫生问题的解决程度:卫生政策制定的方案和措施在多大程度上解决或缓解了政策拟解决的卫生问题。

3)政策成果的综合影响:对卫生系统绩效的改善程度,对人群健康的促进,对卫生和社会经济等带来的各种影响和作用等。

(5)效率

对效率的评价包括时间进度和卫生资源利用两个层面。

1)实施效率:实施效率是指卫生政策的实施进度是否按照预计规划进行。

2)改善效率:改善效率是指卫生政策的成本与最终的效果、效益和效用的比值是否具有经济学效益。根据卫生经济的思想,资源是稀缺的,应尽可能从所投入的卫生资源中获取最大化的产出。

(6)满意度

满意度为主观标准,通过对政策实施的满意度进行评价,衡量是否契合目标群体的需求和期待。

20.3 卫生政策评价工具

20.3.1 专家咨询法

(1)基本概念

专家咨询法是根据研究问题选择相关领域专家,利用专家的专业知识和经验,采用意见征询等方式向专家请教而获得所需信息的方法。根据咨询形式不同,通常有专家会议法、德尔菲法等。专家会议法,即以专家小组会议形式对研究对象进行评价的一种方法;采用这种方法要召集与评价对象有关的各领域专家开展座谈会,广泛听取意见,在集体讨论的基础上对研究对象进行论证和评价。德尔菲法(Delphi method),亦称专家调查法,是一种用规定程序对专家进行调查的群体决策方法;通常采用函询形式,就所研究问题向相关领域专家进行咨询,将其回答及意见综合整理归纳后匿名反馈给各专家,以再次征求意见并进一步加以综合和反馈,以此类推,直到专家组成员的意见趋于一致或集中,最后根据专家的综合意见对研究对象作出评价。它与专家会议法不同,是由组织者以书面的形式征询各个专家的意见,并背靠背地反复多次汇总与征询,避免意见领袖的个人影响,最后取得判断和共识。德尔菲法在政策评价中是相对比较科学和常用的方法,本章节将对其规范程序进行具体介绍。

德尔菲法具有匿名性、反馈性与收敛性和统计性特点:①调查过程匿名性。该方法在进行过程中,由研究者与各专家单独联系,专家组成员彼此互不知情,以保证各专家可以相对独立地发表不同论点而不因组内其他专家身份、地位及资质等因素对个人判断造成影响。②信息反馈性与收敛性。经两轮或两轮以上重复调查,统计每轮调查的资料和结果,并在下轮调查时反馈给各位专家,专家再根据反馈信息完善个人观点和意见,此为反馈性;通过数轮反复调查后,专家组成员在匿名情况下相互交换意见,使最终评价结果相对集中,形成综合意见,此为收敛性。③结果统计性。对调查结果进行统计处理与分析;一般用均数和满分频率反映专家意见集中程度,用 kendall 和谐系数和变异系数反映专家意见协调程度。该方法的局限性主要体现在评价结果主观性较强而缺乏客观标准与论证。

德尔菲法可大致分为两大类;一类是常规的德尔菲法,在此基础上派生出很多改良的德尔菲法如政策德尔菲法、模糊德尔菲法等;另一类是实时德尔菲法,采用足够数量的计算机终端装置用于传递信息和编制整理各次循环的结果。基于使用普遍性考虑,将重点介绍常规德尔菲法,并在下述实施程序中融合入基于传统德尔菲法的有关改良方法与策略。

(2) 实施程序

德尔菲专家咨询法的经典实施过程包括以下六大步骤。

1) 确定研究问题。

2) 选择专家,成立专家组。所选专家需对有关专业领域有深厚的理论素养或丰富的实践工作经

验,在该研究领域有一定造诣,同时对所研究问题较感兴趣并有时间、精力参与调查;专家组规模一般以 10～50 人为宜,对于一些重大问题专家人数可适当增加。

3) 编制调查表。调查表制订时可对所研究问题、目的与任务等作简要介绍,必要时应编制填表说明;所列调查项目需集中且有针对性,并按等级依次列出;此外,需明确各项目的具体含义以便于被调查者正确理解;同时需限制问题数量,问题数量的上限以 25 个为宜。

4) 实施逐轮调查。专家咨询过程为 2～4 轮不等,目前使用较多的为改良的德尔菲法,多采用两轮专家咨询法结合会议讨论等形式。将编制完成的调查表及研究课题有关材料通过信件或电子邮件的方式单独发送给专家组成员,由专家对调查问题进行书面回复;首轮调查后,收集、统计专家意见,据此设计新的调查表,进行下一轮专家咨询,直至专家意见趋于统一;整个调查过程在专家匿名的情况下完成。

5) 统计分析调查结果。每轮调查结束后,均需对调查结果予以统计分析,作为下一轮次调查的基础。

6) 综合专家意见,形成评价结果。专家意见较为集中后,对专家应答结果进行常规统计分析,主要包括专家的基本信息如性别、年龄、职务、专业、从事相关领域工作的年限等,以及常用的统计分析指标如专家的积极系数,用调查表的回收率来表示,其数值大小可反映专家对当前研究课题的关心程度;专家意见的集中程度,通常用均数、满分频率等来描述;专家意见的协调程度,以各项评价结果的变异系数和专家意见协调系数来体现,用以判断专家对每项评价指标的评价结果是否存在较大分歧;专家权威程度,一般以自我评价为主,也可互相评价,专家权威程度越高则评价结果越可靠。实施程序如图 20-1 所示。

在具体评价某项卫生政策时,德尔菲法通常基于构建指标体系来进行评价。指标体系是将抽象的研究对象按照其本质属性和特征的某一方面的标志分解成为具有行为化、可操作化的结构,并对该体系中每一个指标增权的过程。德尔菲法主观增权的具体步骤为:①确定各项指标的权重取值范围;②编制权重系数选取表和选取说明;③专家咨询,填写权重结果;④对专家赋值结果进行加权平均获得相应指标的权重值。

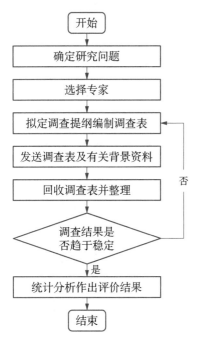

图 20 - 1　德尔菲专家咨询法实施程序

20.3.2　访谈评价法

（1）基本概念

访谈法是收集定性资料的最常用方法，通过研究者与访谈对象有目的的交谈来收集研究所需资料，具有目的性与规范性、交互性与灵活性的特点。访谈法以口头形式进行，不适宜做大规模调查。依访谈者对访谈结构和变项的控制程度，可将访谈法分为结构式访谈、半结构式访谈和无结构式访谈。结构式访谈法又称标准化访谈法，需将访谈问题进行标准化并制成问卷，由被访谈者在特定程序下回答特定问题，此种访谈法通常是为了验证一种假设或理论即验证性研究。无结构式访谈法事先不制成表格、问卷或定向的标准程序，而是由研究者和被访谈者就某些问题自由交谈，适用于探索性研究。半结构式访谈不严格要求问题统一、答案统一和记录统一，研究者预先设计多个框架性的问题或主体访谈内容，访谈时无须按顺序依次提问，可以通过电话或者信件进行访谈。半结构式访谈可分为半结构式问卷访谈法和深入访谈法，前者是在结构式问卷基础上融入部分开放性问题，后者相对于结构式访谈更为灵活而较无结构式访谈更为深入。

此外，访谈法依据受访者规模分为个别访谈和集体访谈。个别访谈通常由一名研究者和一名受访者组成，而集体访谈可以有多个研究者和多个受访者。集体访谈法也叫焦点组访谈法或团体焦点访谈，是采用类似于公众座谈会形式的一种集中收集信息资料的方法，具有了解情况快、工作效率高的特点，但在涉及个人隐私、保密或敏感性问题时不宜采用此种访谈法。访谈法在不同分类依据下还有其他分类方式，如据正式程度可分为正式访谈法和非正式访谈法；据访谈次数可分为一次访谈和多次访谈；据访谈沟通方式可分为直接访谈和间接访谈；据访谈内容可分为实施调查或意见征询等。

访谈法相较于收集定性资料的其他常用方法如问卷法与观察法，其优势在于研究者可全程参与控制，可避免受访者对调查问题的误解，收集更全面、丰富的资料；而局限性为访谈法需投入更多的人财物力和时间。

（2）实施程序

在确定访谈目的、必要性和可行性之后，访谈过程可大致分为 4 个阶段：访谈准备阶段、访谈实施阶段和访谈结果分析与报告撰写阶段。①访谈准备阶段，即访谈方案的设计与计划阶段，在该阶段需根据研究目的确定访谈的项目、所要提出的问题、访谈对象、时间和地点、记录方式等。可事先拟定访谈提纲以便控制访谈节奏；抽样选取受访者，受访者的确定以有利于获得所需要的真实信息为原则，并应与受访者沟通确立研究关系；访谈时间的确定具体包括访谈次数、日期、开始时间和持续时间等；访谈地点应便于受访者充分且真实地表达自身观点；记录方式可用手工记录或录音记录，应事先准备好相关工具。此外，需对访谈活动的日程安排、资金使用等有所计划。②访谈实施阶段，按照计划与受访者交谈并记录访谈过程信息。③访谈资料转录与分析阶段。将不同方式记录的访谈资料统一转化为文本资料，并按照访谈时间依序整理好，受访者有关表情、动作等也尽可能加以标注；在此基础上确定访谈资料的性质和适合的分析方法，对资料进行分类、编码和分析。④访谈报告撰写阶段。访谈报告需回顾访谈计划、描述访谈过程并陈述和分析结果。访谈报告的质量控制可参照有关质量清单，如"定性研究统一报告标准：个体访谈和焦点组访谈的 32 项清单"（Consolidated Criteria for Reporting Qualitative Research，COREQ）。

焦点组访谈的实施步骤与上述程序基本类似，具体操作上有所区别。在确定访谈目标、明确访谈方向后有如下阶段：①准备阶段。准备访谈导语或提纲,由研究小组讨论完成,内容需涵盖研讨所需背景资料、访谈问题清单、问题引入词、话题过渡词、时间安排等;选择受访者,访谈前可告知受访者研讨范围但不应告知其具体内容以防受访者事先形成一定观点;选择主持人,主持人应尽量避免对受访者产生暗示或误导;后勤安排,包括访谈时间、地点选择,其他资料、工具准备等。②实施焦点组访谈。研究小组与受访者围成一圈入座,访谈由一般性问题到关键性问题逐渐深入,对整个访谈过程做好记录。③访谈资料整理与分析。焦点组访谈结束后对记录员与受访者的笔录、录音等资料加以归类整理,并保存妥当;总结、提炼访谈资料,对研讨问题有关结论进行概括和总结。④访谈报告撰写。焦点组访谈的报告需包含研究背景、目标、方法、结果、结论、建议等,并附上其他访谈相关资料如主持人导语、访谈问题清单及物资准备等。访谈法的实施程序如图20 - 2所示。

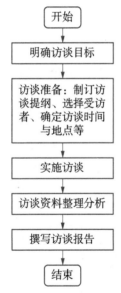

图20 - 2 访谈评价法实施程序

20.3.3 案例研究法

(1)基本概念

案例研究法(case study method)是指通过系统收集数据和资料并进行深入研究,详细分析、描述一个或多个现实存在的典型案例"如何改变""为什么变成这样"以及"结果如何"等问题,从中发现或探求一般规律和特殊性,以推导出研究结论的一种经验性研究方法。该方法适用于当研究对象与实际环境边界不清而且不容易区分,或者研究者无法设计准确、直接又具系统性控制的变量时。案例研究法的优点是具有现实有效性,基于实际案例分析具体原因及结果评价,可获得较为全面与整体的结论。其局限性在于较耗费时间和人力,研究结果普适性和推广性容易受到质疑。

(2)实施程序

案例研究法包括文献综述、案例选取、案例数据收集、案例分析4个主要步骤。

1)开展文献综述。目的在于通过检索搜集研究主题相关资料,对当前研究相关概念、研究内容、研究方向及研究结果等形成较为系统的了解和认识,以便于明确案例研究的主要目的和重点问题。

2)案例研究目的与问题的确定将直接影响并指导案例的选取。可以选择单个案例进行研究,也可以是多个案例研究。单个案例研究通常用于对独特或极端案例的描述分析;多个案例研究包括多个案例的单独分析和交叉分析,通过对比、归纳使研究主题更全面、研究结果更有效。

3)选取案例后,需制定案例数据收集计划并收集有关数据。案例数据可以通过访谈法、问卷调查法获取,或者通过案例机构的相关文件及数据资料来获得,要求所收集的数据真实、有效并与研究主题密切相关。

4)案例分析方法根据分析方式可以分为解释性分析、结构性分析和反射性分析。解释性分析是基于案例数据资料,根据研究问题对数据资料进行细分、归类、合并,从而对研究现象进行解释;结构性分析用以挖掘隐藏在现有数据资料背后的问题、模式或现象;反射性分析相对于前两种分析方法较为主观,是分析者根据直觉和判断对数据资料进行描述,要求分析者经验丰富。上述3种分析方法对数据资料依赖性和客观程度依次降低,解释性分析需对所有数据资料逐一进行考察,反射性分析则只需关注数据资料的整体情况,结构性分析介于两者之间。在案例分析过程中,需将案例数据分析结果与现有有关研究进行对比,发现一致与不一致的地方,并加以分析解释或从侧面对本案例研究结果予以论证检验,提出本次案例分析的主要观点和结论,形成最终分析和研究报告。案例研究实施程序如图20 - 3所示。

20.3.4 综合指数法

(1)基本概念

对于系统结构及构成因素复杂的评价对象,简

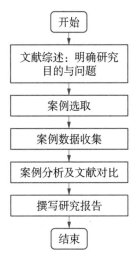

开始

文献综述：明确研究
目的与问题

案例选取

案例数据收集

案例分析及文献对比

撰写研究报告

结束

图 20-3　案例研究法实施程序

单、实用的方法是将其合理划分为多个评价单元，并构造各评价单元的评价指标，通过对指标及评价单元的重要程度予以主客观增权，形成针对该评价对象的评价指标体系。综合指数法是在这样一套合理的指标体系基础上，通过各项指标的主观目标值与现实结果的对比评估，将不同计量单位、性质的指标值标准化，最终转化合成一个综合指数，以评价研究对象的综合水平。合成模型一般可分为加法模型、乘法模型、函数模型、模式识别最大隶属原则方法模型以及加权和模型。其中前四种合成模型均相对适用于系统结构简单、评价维度和指标较少的评价对象；此外模式识别最大隶属原则方法一般用于评价对象的危害后果评价，是一种悲观保守评价方法。加权和模型通过评价维度和指标的权值可将组成元素之间的相对重要程度或管理决策者的相对重视程度反映出来，以使评价过程合理。加权和模型的关键技术步骤在于评价维度和指标的权值赋值。

（2）实施程序

综合指数法区别于上述三种方法，以量化的思想进行评价。主要操作步骤如下。

1）构建评价指标体系。对评价对象进行系统分析，根据逻辑层次将评价系统分成多个评价维度，针对各个评价单元列出多个最具代表性的评价指标；以维度和指标的重要程度或管理决策者的重视程度为参考，通过专家咨询法或层次分析法等对评价维度和指标赋予一定的权重系数，权值范围为 0~1，所有指标系数加和为 1；最终构建多维度多指标的系统评价指标体系。

2）指标指数化。确定所有指标对应的标杆值，通过标杆值与实际值的比值来实现指标的无量纲化和标准化处理，其基本公式为 $Y_{ij} = \dfrac{X_{ij}}{M_{ij}}$，其中 Y_{ij} 为指标标准化后的数值，X_{ij} 为指标原始数值，M_{ij} 为该指标对应的标杆值，i 代表评价维度，j 表示该评价维度下的评价指标。标杆值为对结果产生积极影响的最优值。根据指标与评价结果的关系，将指标分为正向指标、负向指标和无向性指标，正向指标的标准化公式同上，即指标原始值除以标杆值，负向指标的标准化则为标杆值除以指标原始值；有关无向性指标的标杆值选取和标准化则需要根据实际情况灵活处理。

3）合成综合指数。对各评价指标进行标准化后，所形成的评价指标体系可理解为标准化的指标体系。在此基础上，采用合适的指标合成模型，合成综合评价指数。如采用加权和模型，则综合指数 $I = \sum_{i=1}^{i=n} \sum_{j=1}^{j=m} W_{ij} \times Y_{ij}$，其中 n 为评价维度个数，m 为该维度下的评价指标个数，W_{ij} 为该指标的权重系数，Y_{ij} 为该指标标准化后的结果。通过上述过程，对评价对象某一维度予以评价，也可进行整体的综合评价，且便于不同评价对象评价结果的排序和相互比较。综合指数法的实施步骤如图 20-4 所示。

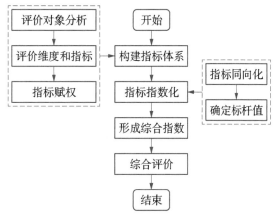

评价对象分析

评价维度和指标

指标赋权

开始

构建指标体系

指标指数化 —— 指标同向化 —— 确定标杆值

形成综合指数

综合评价

结束

图 20-4　综合指数法实施程序

20.3.5　双重差分法

（1）基本概念

假若要判断某项政策实施后的效应如何，简单的做法是处理组即受到该项政策影响的地区或个体（也可称为实验组，treatment group）在该项政策实施前后的差异,即 $Y_{policy\ effect} = Y_{treatment,\ after} - Y_{treatment,\ before}$。但是,由于政策外其他因素的影响,上述差值并不完全是政策影响后的结果。因此,需在上述基础上,建立一个反事实参照系,即对照组(也可称为控制组,control group),是指与处理组相似但是不受该项政策影响的地区或个体,对照组在政策实施前后的差值为时间效应,公式为 $Y_{time\ effect} = Y_{control,\ after} - Y_{control,\ before}$。综合上述两个公式,政策处理效应即为 $Y_{policy\ implimentaion\ effect} = Y_{policy\ effect} - Y_{time\ effect}$,获得该结果的过程即为双重差分法(DID)。需要注意的是,该过程有一个必要假定,即假设处理组未受该项政策干预则其时间效应或发展趋势与控制组保持一致,该假定称为"平行趋势"或"共同趋势"。双重差分法数学模型为:

$$y_{it}^j = \alpha_0 + \alpha_1 d_t + \alpha_2 d^j + \beta d_t^j + \alpha_3 x_{it}^j + \varepsilon_{it}^j$$

(公式 20-1)

式中,d_t 和 d^j 是两个虚拟变量,分别为时间虚拟变量和分组虚拟变量,两者取值均为 0 或 1。$d_t = 0$ 则为政策实施前,$d_t = 1$ 则为政策处理后即研究对象已受到政策影响;$d^j = 0$ 是指对照组,表示该分组中的样本均不受政策影响,$d^j = 1$ 则为实验组,表示该分组中的样本均受政策影响;$d_t^j = d_t \times d^j$ 是两个虚拟变量的交乘项,是政策实施对因变量的影响是否显著的判断依据。y_{it}^j 为第 i 个样本的因变量值,x_{it}^j 是个体差异控制变量,ε_{it}^j 是随机误差项,α、β 是回归系数,且 β 正是双重差分法想要获得的政策效应值。

双重差分法具有以下优点:①从计量学角度来看,该方法是将两个虚拟变量及其交乘项加进回归方程,较为简单有效;②双重差分法不是单纯地静态比较政策实施前后的数值变化,而是将个体数据进行回归以判断政策的影响是否具有显著的统计意义,能够避免政策作为解释变量所存在的内生性问题,即有效控制因变量和控制变量之间的相互影响效应;③双重差分法既能控制样本之间不可观测的个体异质性,又能控制随时间变化的不可观测总体因素的影响,能得到对政策效果的无偏估计。鉴于此,双重差分法在国内政策效果评估领域受到广泛应用。

然而,双重差分法的使用具有较为严苛的前提条件,需满足以下假设:①随机性假设,包括样本分组的随机性,以及处理时间即政策实施时间的随机性;②同质性假设,即处理组与对照组的样本是统计意义上的同质个体;③对照组不受特定政策的任何影响;④特定政策只实施一次,即双重差分法所分析的政策效应应该是单次的而非连续的。此外,双重差分法适用于自然实验,因而外部效度不高,即当次的双重差分结果并不一定可推论到该次以外的其他研究对象或其他情境。

(2)实施程序

基于对上述双重差分法概念的理解,该方法在用于卫生政策评价时,需有以下实施步骤:①判断该方法的适用性,即政策实施时间是否随机、是否为单次实施政策等;②选取研究样本,并随机分为处理组和对照组;③根据政策目的和研究问题搜集样本数据;④进行双重差分分析,评价政策效应(图20-5)。

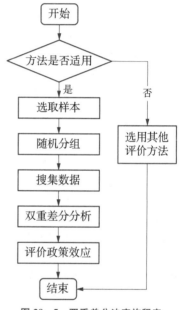

图 20-5 双重差分法实施程序

20.3.6 逻辑模型法

(1)基本概念

逻辑模型(logic model)最早起源于私立部门的全面质量管理评价,之后被广泛应用于公共部门、政府部门、非营利组织等。逻辑模型注意分析事件之间的联系,往往采用"If Then"(如果、那么关系)的分析思路来辨析事件之间的逻辑关系。从研究现实状况(situations)入手,先对投入(inputs)进行分析,进而探讨工作项目的产出(outputs)和结果(outcomes)以及影响(impacts)变化(changes)。逻辑模型方法用于政策评价时,是通过政策分析和系统理论,收集政策信息和政策活动要素并处理相互关联的政策过程,并将政策发生发展过程和基于因果关系的关联结构用文字或图示的方式表示出来,以期探究政策系统内部过程、解析政策"黑箱"中资源投入与目标产出之间的关系,是一种描述达到政策目标路径的系统评价方法。

逻辑模型评估大致分为两个阶段(简单逻辑模型见图 20-6):①过程评估,即日常活动监测评估。②结果评估,包括效果测量、成本收益和评估政策影响等。有关要素包括投入、产出、结果及环境背景因素等基本要素。投入是指政策实施所使用的资源,包括人力、物力、经费、设备、机构、技术等维持项目正常施行所需要的资源;产出是指资源投入或使用后所产生的活动和响应的参与者;结果是指通过政策实施所带来的改变,包括个人、机构、社区、系统或整个社会的结果,可细分为短期结果、中期结果和长期结果;环境因素是政策实施依据及大背景,既包括人文环境,也包括政策环境。由于环境因素复杂和不可控的特点,环境因素对最终评估结果/影响的作用无法避免也无法估计,因此最终评价结果/影响多大程度上是由当前研究政策的实施所造成的并无法确定,这是逻辑模型法的局限性所在。逻辑模型基于因果关系理论而构建,能够反映投入、产出及结果间的相互关联,因而通过逻辑模型评价政策效果,不仅可以对实施过程进行全程监测评估,也可鉴别积极关键指标和消极因素,从而指导政策的调整完善,并最终使政策效益优化和提高。

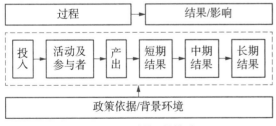

图 20-6 简单逻辑模型

(2)实施程序

在采用逻辑模型进行政策评价时,应首先明确政策目标,从长期目标倒推至中期目标,再推至短期目标;明确产出这些目标所需要的活动和参与者;最后确定需投入哪些资源;并确定各个过程的评价内容和可以采用的评价指标。以此建立当前研究政策的逻辑模型。依据逻辑模型搜集数据资料,展开评价、提出建议。逻辑模型实施步骤如图 20-7 所示。

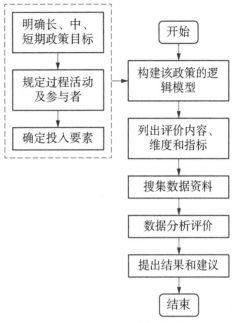

图 20-7 逻辑模型实施程序

20.4 卫生政策评价实例

20.4.1 案例一:我国区域卫生规划与资源配置政策的评价

区域卫生规划政策是针对卫生系统存在的问题,根据卫生发展的决定因素,对特定区域的卫生资源进行统筹安排的重要政策之一。在我国始于 20 世纪 80 年代中期。1997 年,政府出台区域卫生规划和卫生资源配置政策促进了这项工作在全国范围内的推广实施。到 2003 年,全国各省级政府均出台了卫生资源配置标准,200 多个地市制定了区域卫生规划。随后几年该项工作进展缓慢,直至 2009 年新一轮医改启动,"省级人民政府制定卫生资源配置标准,组织编制区域卫生规划和医疗机构设置规划""建立区域卫生规划和资源配置监督评价机制"等有关要求明确写入新医改方案中,该项工作再次得以推进。2015 年,国务院办公厅印发《全国医疗卫生服务体系规划纲要(2015—2020 年)》(以下简称《规划纲要》),指导各地科学、合理地制定实施区域卫生规划和医疗机构设置规划。这对全国各省、自治区及直辖市积极编制新一轮区域卫生规划与适应当地实际情况的卫生资源配置标准起到有效指导和重要推动作用。

受国家卫生计生委(现国家卫生健康委员会)规划信息司委托,开展区域卫生规划和资源配置监督评价机制课题研究。研究组采用逻辑模型思想建立了一套区域卫生规划政策监督评价体系,围绕规划内容的制定、执行过程、实施结果等进行全过程评价。本节将对评价的要点、方法、流程等进行详细介绍。

(1)区域卫生规划政策评价要点

1)评价导向:基于"促进我国医疗卫生资源优化配置,提高服务可及性、能力和资源利用率"和"以满足区域内全体居民的基本卫生服务需求,保护和增进健康为目的"视角,研究构建了区域卫生规划监督与评价全过程的逻辑模型框架(图20-8),围绕区域卫生规划编制、执行及运行结果的一致性、合规性、高效性、有效性、可持续性以及全面性、合理性的要素评价,同时考虑影响区域卫生规划评价的内部环境(如卫生政策、卫生服务体系、医疗卫生管理体制及运行机制)和外部环境(如社会机构、经济发展、政治体制、文化因素)。

2)评价方法:基于逻辑模型思路,评价的内容主要包括两方面。①对规划编制和报告工作本身的评价与监督;②对规划效果和影响的监督评价(如图20-9、20-10)。研究根据当前规划的进展情况,将重点放在对规划内容及执行过程和结果的评价上。

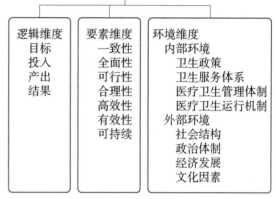

图20-8 区域卫生规划监督与评价的逻辑模型框架

3)评价指标:研究采用定性与定量相结合方式,对各地制定的区域卫生规划和卫生资源配置标准的相关内容、实施过程及规划实施结果进行综合评价。

A. 定量部分评价贯穿于规划内容、实施过程以及实施结果全过程评价中。经专家咨询与统计分析,最终确定的核心指标包括一级指标3个:床位、人员和单体规模。二级指标21个,其中床位配置指标10个,人员配置指标8个,单体规模指标3个。此外,还包括3个反映卫生资源配置公平性的衍生指标作为区域卫生规划方案和实施结果评价的加分项评价指标(表20-1)。

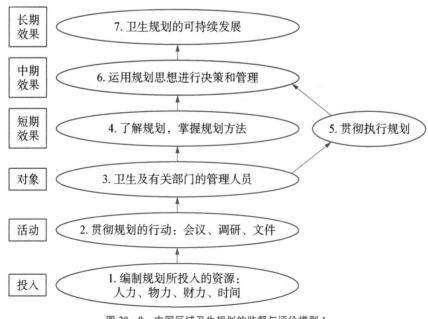

图20-9 中国区域卫生规划的监督与评价模型1

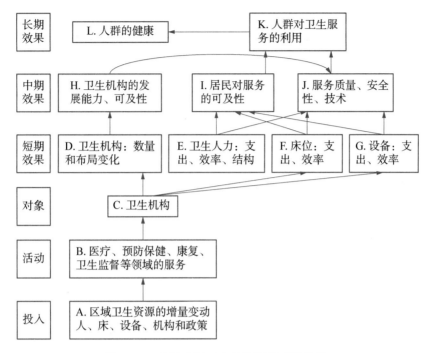

图 20－10　中国区域卫生规划的监督与评价模型 2

表 20－1　卫生资源配置定量评价核心指标

一级指标	二级指标
床位	每千常住人口医疗卫生机构床位数(张)
	医院(张)
	公立医院(张)
	省办及以上医院
	市办医院
	县办医院
	其他公立医院
	社会办医院(张)
	中医类医院(张)
	基层医疗卫生机构(张)
人员	每千常住人口执业(助理)医师数(人)
	每千常住人口注册护士数(人)
	每千常住人口公共卫生人员数(人)
	每万常住人口全科医生数(人)
	每千常住人口基层卫生人员数(人)
	每千服务人口乡村医生数(人)
	市办及以上医院床护比
	每万常住人口疾控中心人员数(人)

续　表

一级指标	二级指标
单体规模	县办综合性医院适宜床位规模(张)
	市办综合性医院适宜床位规模(张)
	省办及以上综合性医院适宜床位规模(张)
卫生资源配置公平性	每千常住人口医疗卫生机构床位数的标准差
	每千常住人口执业(助理)医师数的标准差
	每千常住人口注册护士数的标准差

B. 定性部分评价则主要聚焦于对规划编制内容以及规划实施结果的评价。

a. 规划内容评价。在对国家卫生规划要点进行提炼归纳的基础上,将规划内容的定性评价分为 5 个模块:①卫生服务体系现状概述。在制定规划的过程中,应当充分考虑:规划中是否清晰说明当地现有卫生资源(机构、床位、人员、设备等)的配置现况和资源利用效率状况;规划中是否明确当地医疗卫生发展的优势与存在问题。②卫生服务体系发展环境分析。规划的制定首先需要对当地"十三五"时期的发展环境有清醒的认识与分析预测,才能保障各项政策措施与经济社会发展和实际需要相契合;主要的环境因素包括经济发展水平、社会人口状况、疾病谱变化、城镇化进程、信息技术发展等。③对卫生服务体系要素和发展重点的措施安排。该模块可以具体分解为3个核心问题：一是规划应针对当地卫生发展的优势和短板，在医疗卫生服务体系的总量、布局、结构调整等方面做出相配套的政策措施安排；二是规划中应注重完善相关支持资源（技术支撑、信息服务等）建设，为规划的实施提供保障；三是规划应明确各级各类医疗卫生机构的功能定位，并强化其功能整合与分工协作。④规划组织实施与监督评价的落实。该部分强调规划的制定与执行应合理划分政府责任，有明确的职责部门，并建立规划实施的监督评价机制。⑤对规划文本的总体印象。即整体把握规划文本的形式。首先应考虑各地规划的总体结构是否完整。完整的规划文本应包括规划背景、规划要求、总体布局、各类机构功能定位与资源配置、功能整合与分工协作、组织实施与监督评价等基本内容；其次，考虑规划语言是否流畅，富有逻辑性。

b. 规划实施结果评价。规划实施期末的定性评价部分将根据各地规划内容的具体执行情况，重点从4个维度开展。①规划重点资源的布局与调整。主要考察各地是否按照规划要求，实现各类医院、基层医疗卫生机构和专业公共卫生机构的布局调整；是否对当地卫生发展和资源配置的短板建设进行完善，以及为保障规划落实，完成相关基础资源调配、技术支撑（硬件建设、能力建设等）和信息资源配置。②功能整合与分工协作的落实。该维度着重考察各级各类医疗卫生机构是否按照规划所界定的各自功能定位，协同发展；相互之间是否建立分工协作机制，完善分级诊疗模式，逐步实现基层首诊、双向转诊、上下联动、急慢分治目标。③规划实施保障与监督评价的落实。为保障规划顺利实施，政府有关机构应组织成立专门的评价工作小组，建立监督评价机制，开展区域卫生规划实施进度和效果评价，及时发现实施中存在的问题，并研究解决对策；同时出台相关配套政策，以促进规划执行。④规划完成情况总体印象。回顾规划整体实施情况，规划在执行期末，应完整实施各项政策或措施（包括机构布局调整、床位和人员配置、单体规模、设备和信息资源配置、功能整合与分工协作等），不应有明显遗漏或缺陷。

（2）区域卫生规划政策评价实施

1）定量评价：

A. 确定定量评价核心指标目标参考值：

a. 规划内容定量评价核心指标目标参考值确定方法：

Ⅰ. 根据2011—2015年各地区的床位数和执业（助理）医师数，计算各地区的平均床医比：

$$平均床医比 = \frac{\sum_{i=2011}^{2015} 床位数}{\sum_{i=2011}^{2015} 执业（助理）医师数} \quad （公式20-2）$$

Ⅱ. 基于上级政府"医疗卫生服务体系规划（2015/2016—2020）"中2020年各地区每千人口医疗卫生机构床位数，推算出2020年各地区的每千人口执业（助理）医师数和平均发展速度：

$$2020年每千人口执业（助理）医师数 = \frac{2020年每千人口床位数}{平均床医比} \quad （公式20-3）$$

$$每千人口执业（助理）医师数平均发展速度 = \sqrt[5]{\frac{2020年每千人口执业（助理）医师数}{2015年每千人口执业（助理）医师数}} \quad （公式20-4）$$

Ⅲ. 根据《全国医疗卫生服务体系规划纲要（2015—2020）》中的2020年医护比目标值1:1.25，推算出2020年各地区的每千人口注册护士数和平均发展速度：

$$2020年每千人口注册护士数 = \frac{2020年每千人口执业（助理）医师数}{2020年医护比目标值} \quad （公式20-5）$$

$$每千人口注册护士数平均发展速度 = \sqrt[5]{\frac{2020年每千人口注册护士数}{2015年每千人口注册护士数}} \quad （公式20-6）$$

Ⅳ. 根据上级政府"医疗卫生服务体系规划（2015/2016—2020）"中2020年各级各类医疗卫生机构的每千人口床位占比，推算出2020年各地区各级各类医疗机构的每千人口床位配置水平和平均发展速度：

$$2020年每千人口医院床位数 = 2020年每千人口医疗卫生机构床位数 \times \frac{上级政府规划中2020年每千人口医院床位数}{上级政府规划中2020年每千人口医疗卫生机构床位数} \quad （公式20-7）$$

Ⅴ. 各地区其他人员指标和单体规模指标的规划目标参考值均采用上级政府"医疗卫生服务体系规划(2015/2016—2020)"中的 2020 年规划目标值,在具体评价时可结合当地环境做出适当的调整,如人口密度特别小的地区,可以适当提高其每万常住人口疾控中心人员数等指标的规划目标值。

b. 规划实施过程定量评价核心指标目标参考值确定方法:根据卫生资源配置指标的现状和 2020 年规划目标值,计算卫生资源配置指标的平均发展速度;在此基础上,根据各省市卫生资源配置指标现状和平均发展速度,推算出卫生资源配置指标的年度评价目标参考值。

$$平均发展速度 = \sqrt[5]{\frac{2020\ 年每千人口床位数}{2015\ 年每千人口床位数}}$$

(公式 20-8)

2016 年评价目标参考值 = 2015 年每千人口床位数 × 平均发展速度 (公式 20-9)

2017 年评价目标参考值 = 2015 年每千人口床位数 × 平均发展速度 × 平均发展速度 (公式 20-10)

……

c. 规划实施结果定量评价核心指标目标参考值确定方法:终期评价的目标参考值采用各地区"医疗卫生服务体系规划(2015/2016—2020)"中各项卫生资源配置定量核心指标的 2020 年规划目标值。

B. 评分细则:卫生资源配置定量评价核心指标的评分方法分为两种——双侧评分法和单侧评分法。双侧评分法的评分原则是越接近目标参考值评分越高;大于或小于目标参考值时,得分都会根据偏离目标参考值的程度有所降低。单侧评分法的评分原则是大于或等于目标参考值时得分最高,小于目标参考值时会根据偏离目标参考值的程度相应地降低得分。

a. 规划内容评分规则。对规划方案进行评价的评分规则:计算规划目标值与目标参考值之间的差距。

$$D_i = \frac{(目标参考值 - 规划目标值)}{目标参考值}(D_i \leqslant 1)$$

(公式 20-11)

据此计算各项评价指标的得分 A_i。① 双侧区间评分法:若 $0 \leqslant |D_i| < 1$,则 $A_i = (1-|D_i|) \times W_i \times 60/\sum_{i=1}^{21} W_i$;若 $|D_i| \geqslant 1$,则 $A_i = 0$。② 单侧区间评分法:若 $D_i \leqslant 0$,则 $A_i = 1 \times W_i \times 60/\sum_{i=1}^{21} W_i$;

若 $0 < D_i \leqslant 1$,则 $A_i = (1 - D_i) \times W_i \times 60/\sum_{i=1}^{21} W_i$。

对卫生资源配置公平性进行评价的评分规则:计算 2020 年规划目标值的标准差与 2015 年实际值的标准差之间的差距 $D_i^* = 2020$ 年目标值的标准差 - 2015 年实际值的标准差,并据此计算各项评价指标的得分 A_i^*。若 $D_i^* < 0$,则 $A_i^* = 1 \times W_i$,否则 $A_i^* = 0$。

区域卫生规划和资源配置定量评价的总分计算:

$$X = \sum_{i=1}^{21} A_i + \sum_{i=1}^{3} A_i^* (X\ 满分 = 60+)$$

(公式 20-12)

b. 实施过程评分规则。对规划实施进行阶段性评价的评分规则:计算年末实际值与目标参考值之间的差距。

$$D_i = \frac{(目标参考值 - 年末实际值)}{目标参考值}(D_i \leqslant 1)$$

(公式 20-13)

据此计算各项评价指标的得分 A_i。① 双侧区间评分法:若 $0 \leqslant |D_i| < 1$,则 $A_i = (1-|D_i|) \times W_i \times 100/\sum_{i=1}^{21} W_i$;若 $|D_i| \geqslant 1$,则 $A_i = 0$。② 单侧区间评分法:若 $D_i \leqslant 0$,则 $A_i = 1 \times W_i \times 100/\sum_{i=1}^{21} W_i$;若 $0 < D_i \leqslant 1$,则 $A_i = (1 - D_i) \times W_i \times 100/\sum_{i=1}^{21} W_i$。

区域卫生规划和资源配置定量评价的总分计算:

$$X = \sum_{i=1}^{21} A_i (X\ 满分 = 100)$$

(公式 20-14)

c. 实施结果评分规则。对规划实施结果进行评价的评分规则:计算 2020 年规划目标值与 2020 年实际值之间的差距。

$$D_i = \frac{(规划目标值 - 实际值)}{规划目标}(D_i \leqslant 1)$$

(公式 20-15)

据此计算各项评价指标的得分 A_i。① 双侧区间评分法:若 $0 \leqslant |D_i| < 1$,则 $A_i = (1-|D_i|) \times W_i \times 60/\sum_{i=1}^{21} W_i$;若 $|D_i| \geqslant 1$,则 $A_i = 0$。② 单侧区间评分法:若 $D_i \leqslant 0$,则 $A_i = 1 \times W_i \times 60/\sum_{i=1}^{21} W_i$;若 $0 < D_i \leqslant 1$,则 $A_i = (1 - D_i) \times W_i \times 60/\sum_{i=1}^{21} W_i$。

对卫生资源配置公平性进行评价的评分规则：计算 2020 年实际值的标准差与 2020 年规划目标值的标准差之间的差距 $D_i^* = $ 2020 年实际值的标准差 — 2020 年规划目标值的标准差，并据此计算各项评价指标的得分 A_i^*。若 $D_i^* < 0$，则 $A_i^* = 1 \times W_i$，否则 $A_i^* = 0$。

区域卫生规划和资源配置定量评价的总分计算：

$$X = \sum_{i=1}^{21} A_i + \sum_{i=1}^{3} A_i^* \, (X \text{ 满分} = 60 +)$$

（公式 20 - 16）

2）定性评价：定性部分主要针对区域卫生规划中不涉及具体指标值的内容进行评价，根据研究提炼的评价要点问卷，采用"专家印象分"形式，由专家根据被评价地区填报的定量评估内容和现场汇报，并结合其专业知识背景，对定性问卷中的各个问题逐一打分，最后汇总各位专家的评审分数，取其均值作为规划的定性评估得分。

其中，规划内容定性评价，重点从 5 个方面进行打分：卫生服务体系现状、卫生服务体系发展环境分析、卫生服务体系要素和发展重点安排、规划组织实施与监督评价的落实、规划总体印象。实施结果定性评价，根据规划内容的具体执行情况，重点关注：规划重点资源的布局与调整、功能整合与分工协作的落实、规划实施保障与监督评价的落实、规划组织实施与监督评价的落实，以及对规划完成情况总体印象。

3）结果评判标准：规划内容和规划实施结果评价部分均涉及定量与定性评价。这两部分评价总分均设定为定量评估与定性评估得分的加和，其中定量部分满分 60 分，定性部分满分 40 分，共计 100 分。针对规划实施过程的监督评价，全部以定量评价为手段，总分仍计为 100 分。根据总评分情况，分别给予各部分区域卫生规划（规划内容、执行过程、实施结果）评价是否"合格、准合格或不合格"结果。

4）评价实施流程：区域卫生规划评价的主要流程如图 20 - 11 所示。

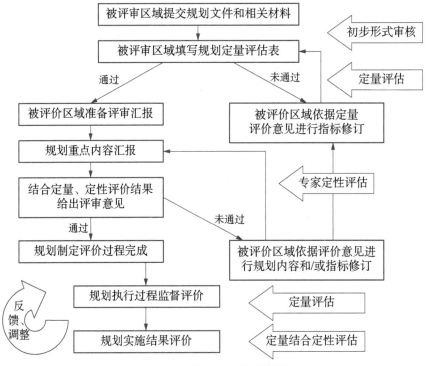

图 20 - 11　区域卫生规划评价流程

（3）实例介绍（仅定量部分）

1）规划内容评价：以"某地区医疗卫生服务体系规划（2016—2020 年）"为例，对其规划内容进行定量评价。因该规划方案中不包括反映"卫生资源配置公平性"的加分项指标，故定量评价满分为 60 分。某地规划内容定量评价结果详见表 20 - 2，其中床位指标 27.84 分，人员指标 22.85 分，单体规模指标 8.57 分，总得分 59.26 分。

表 20‑2　某地区规划内容定量评价结果(假设指标等权重)

一级指标	二级指标	规划中 2020 年目标值(X)	目标参考值(Y)*	目标值差距($D = \lvert Y-X \rvert /Y$)	评分 $[A = (1-D)*60/21]$
床位	每千常住人口医疗卫生机构床位数(张)	6.10	5.90	0.03	2.76
	医院(张)	4.90	4.72	0.04	2.75
	公立医院(张)	3.30	3.25	0.02	2.81
	省办及以上医院	0.45	0.44	0.02	2.81
	市办医院	0.90	0.89	0.02	2.81
	县办医院	1.80	1.77	0.02	2.81
	其他公立医院	0.15	0.15	0.02	2.81
	社会办医院(张)	1.60	1.48	0.08	2.63
	中医类医院(张)	0.55	0.55	0.00	2.86
	基层医疗卫生机构(张)	1.20	1.18	0.02	2.81
人员	每千常住人口执业(助理)医师数(人)	2.70	2.70	0.00	2.85
	每千常住人口注册护士数(人)	3.37	3.37	0.00	2.86
	每千常住人口公共卫生人员数(人)	0.83	0.83	0.00	2.86
	每万常住人口全科医生数(人)	2.00	2.00	0.00	2.86
	每千常住人口基层卫生人员数(人)	3.50	3.50	0.00	2.86
	每千服务人口乡村医生数(人)	1.00	1.00	0.00	2.86
	市办及以上医院床护比	1.67	1.67	0.00	2.85
	每万常住人口疾控中心人员数(人)	1.75	1.75	0.00	2.86
单体规模	县办综合性医院适宜床位规模(张)	500	500	0.00	2.86
	市办综合性医院适宜床位规模(张)	800	800	0.00	2.86
	省办及以上综合性医院适宜床位规模(张)	1 000	1 000	0.00	2.86
总分					59.26

注:* 部分指标(如每千常住人口医疗卫生机构床位数)的"目标参考值"由前期研究基于区域资源配置和使用现况、区域经济社会发展水平及卫生服务需求等因素测算获得。

2) 规划实施过程评价:

首先根据某地区 2015 年卫生资源配置现状和 2020 年规划目标值,计算各指标平均发展速度;然后在此基础上,推算出卫生资源配置指标的年度评价目标参考值。该地区各指标年度评价(2016—2019 年)目标参考值详见表 20‑3,其中除"单体规模"指标外,其余指标的平均发展速度 $R = \sqrt[5]{X/Z}$,各年度目标参考值 $X_1 = R^1$,$X_2 = R^2$,$X_3 = R^3$,$X_4 = R^4$。

表 20‑3　某地区医疗卫生服务体系规划年度评价目标参考值

一级指标	二级指标	2015 年现状(Z)	2020 年目标值(X)	发展速度(R)	目标参考值 2016 (X_1)	2017 (X_2)	2018 (X_3)	2019 (X_4)
床位	每千常住人口医疗卫生机构床位数(张)	5.27	6.10	1.03	5.43	5.59	5.75	5.92
	医院(张)	4.09	4.90	1.04	4.24	4.40	4.56	4.73
	公立医院(张)	3.35	3.30	1.00	3.34	3.33	3.32	3.31
	省办及以上医院	0.35	0.45	1.05	0.37	0.39	0.41	0.43
	市办医院	0.96	0.90	0.99	0.95	0.94	0.92	0.91
	县办医院	1.74	1.80	1.01	1.75	1.76	1.78	1.79

续　表

一级指标	二级指标	2015年现状(Z)	2020年目标值(X)	发展速度(R)	目标参考值			
					2016 (X₁)	2017 (X₂)	2018 (X₃)	2019 (X₄)
	其他公立医院	0.30	0.15	0.87	0.26	0.23	0.20	0.17
	社会办医院(张)	0.74	1.60	1.17	0.86	1.01	1.18	1.37
	中医类医院(张)	0.54	0.55	1.00	0.54	0.54	0.55	0.55
	基层医疗卫生机构(张)	1.18	1.20	1.00	1.18	1.19	1.19	1.20
人员	每千常住人口执业(助理)医师数(人)	2.41	2.70	1.02	2.47	2.52	2.58	2.64
	每千常住人口注册护士数(人)	2.58	3.37	1.05	2.72	2.87	3.03	3.19
	每千常住人口公共卫生人员数(人)	0.65	0.83	1.05	0.68	0.72	0.75	0.79
	每万常住人口全科医生数(人)	1.00	2.00	1.15	1.15	1.32	1.52	1.74
	每千常住人口基层卫生人员数(人)	3.37	3.50	1.01	3.40	3.42	3.45	3.47
	每千服务人口乡村医生数(人)	1.27	1.00	0.95	1.21	1.15	1.10	1.05
	市办及以上医院床护比	1.69	1.67	1.00	1.69	1.68	1.68	1.67
	每万常住人口疾控中心人员数(人)	1.14	1.75	1.09	1.24	1.35	1.47	1.61
单体规模	县办综合性医院适宜床位规模(张)	—	500	—	500	500	500	500
	市办综合性医院适宜床位规模(张)	—	800	—	800	800	800	800
	省办及以上综合性医院适宜床位规模(张)	—	1 000	—	1 000	1 000	1 000	1 000

最后,结合该地区各指标年末实际值和目标参考值,分别对规划实施过程进行年度评价。评价方法与规划内容定量评价方法类同,即将"年末实际值"与"对应年度目标参考值"进行比较,测算出目标值差距,然后基于评分规则计算各项指标得分并汇总(满分为100分)。这里不再列举实施过程定量评分结果。

3)规划实施结果评价:某地区医疗卫生服务体系规划(2016—2020年)实施结果定量部分评价与规划内容定量评价类同。将"卫生资源配置定量评价核心指标"2020年末实际值与2020年规划目标值进行比较,按照评分细则分别计算各项指标得分及总分(满分为60分)。受数据限制,不再列举规划实施结果定量评分结果。建议在实际开展评价时,由被评价地区参照定量评估表填报各年度卫生资源配置指标实际值,以便于评价工作能够顺利开展。

20.4.2 案例二:北京市及各区卫生发展绩效评价

卫生发展综合评价是对一定时期和资源条件下,卫生系统在促进健康、增强反应性以及确保筹资公平性方面所制定的各项政策及其实施情况和取得

效果的综合评判。评价结果可用于指导区域卫生规划、改善卫生资源配置,辅助卫生行政部门制定卫生规划和政策,有助于增进人群健康,促进卫生事业科学发展。北京市在促进首都卫生事业科学管理和全面协调可持续发展方面做出了积极的探索与尝试。自2012年起,北京市卫生健康委开始组织全市卫生发展综合评价研究工作,于2015年首次向各区政府、各有关部门和社会公布北京市卫生发展综合评价的评价方案和评价结果,并在2017年对评价指标体系进行修订。近年来,评价工作得到了各区高度重视,各区依据评价结果比学赶超,充分调动了各区政府的积极性,引导了卫生事业发展的方向和重点,形成了协同发展的良好局面。

(1)卫生发展评价要点

1)评价导向:科学客观衡量北京市卫生发展状况,分析卫生发展系列政策(规划、计划等)的实施情况,明确卫生发展取得的成绩,发现薄弱环节及存在的不足,为政府管理工作提供参考,促进卫生系统高质量可持续协同发展。

2)评价内容:评价采用结果导向,综合考察市及各区在卫生筹资、卫生人力、服务提供以及质量安全、医疗控费、健康水平等方面的发展状况,体现政

府卫生工作要求和目标。评价重点包括：①政府在合理配置卫生资源，促进卫生公平性的表现；②卫生服务质量与效率并重；③减轻居民就医的经济负担；④居民的健康水平及其促进措施。

3) 评价指标：指标选择原则包括以下几点。①符合卫生事业发展目标和政策导向。卫生发展综合评价将引导、帮助被评价对象实现其战略目标以及检验其战略目标实现的程度，因此要力求体现北京市卫生事业的发展目标和政策导向。②体现政府责任和大卫生理念。确保投入和加强监管是政府卫生工作的基本职责，把政府卫生投入作为重要的评价指标之一，同时还应包括卫生行政部门管辖范围以及其他行政部门管辖但属于卫生范畴的指标，体现大卫生理念。③突出当前卫生工作重点。注重基本医疗卫生服务和公共卫生服务，关注儿童、妇女、孕产妇、老年人、慢性病患者等重点人群的健康，重

视卫生服务的公平可及性。④保证数据稳定可靠。数据应具有良好的可获得性和可比性，尽量选取卫生工作中的常规统计指标，同时应具有明确含义，便于市区两级评价结果的横向和纵向比较。

综合评价采用投入-过程-结果模型，通过测量投入水平、过程产出，以及结果指标的变化来反映与卫生发展相关的绩效。经文献研究、专家论证和现场调研以及修订完善，最终建立了由 24 个指标（市、区共有评价指标 15 个，特有指标市级 5 个、区级 4 个）组成的卫生发展综合评价指标体系，涉及投入、过程、结果 3 个维度。其中，资源投入维度采用了反映卫生筹资水平和人力资源配置的 3 个指标，过程评价维度纳入了反映卫生服务质量、卫生服务效率、公平性和可及性的 14 个指标，健康结果维度选择了反映人群健康状况和居民满意度的 7 个指标。具体指标详见表 20 - 4。

表 20 - 4　北京市卫生发展绩效综合评价指标体系

维度	指标名称	指标意义	层级
投入	1. 卫生总费用占 GDP 比重(%)	反映卫生筹资水平	市
	2. 人均政府卫生支出(元)	反映政府卫生保障水平	市/区
	3. 每千人口卫生技术人员数(人)	反映卫生人员投入的数量及公平性，同时反映服务体系的可持续性	市/区
过程	4. 出院者平均住院日(日)	反映医院工作效率和管理水平	市/区
	5. 医疗费用增长率(门诊、住院)(%)	反映区域医疗服务"控费"情况	市/区
	6. 基层诊疗人次比重(%)	反映患者的就诊流向和基层机构的能力	市/区
	7. 高血压、糖尿病患者规范管理率(%)	反映对慢性病患者的管理情况，同时反映医疗服务公平可及性	市/区
	8. 孕产妇系统管理率(%)	反映孕产妇保健开展情况	市/区
	9. 0—6 岁儿童系统管理率(%)	反映儿童保健开展情况	市/区
	10. 65 岁及以上老年人健康管理率(%)	反映老年人健康管理状况	市
	11. 院前医疗急救呼叫满足率(%)	反映各区院前医疗急救服务水平	区
	12. 采供血平衡率(%)	反映地区血液管理水平和社会动员组织能力	区
	13. 团体献血需求完成率(%)	反映地区动员组织各级各类单位参与献血情况	区
	14. 卫生监督覆盖率(%)	反映卫生监督对相对人的管理幅度大小	市/区
	15. 卫生监督频次(次)	反映卫生监督对相对人管理的密集程度	市/区
	16. 个人卫生支出占卫生总费用比重(%)	反映城乡居民医疗卫生费用的负担程度	市
	17. 药品抽验合格率(%)	反映药品安全水平	市
结果	18. 出生时平均期望寿命(岁)	反映居民健康水平和经济社会发展水平	市/区
	19. 孕产妇死亡率(1/10 万)	反映孕产妇健康水平和社会进步	市/区
	20. 5 岁以下儿童死亡率(‰)	反映儿童健康水平和社会进步	市/区
	21. 甲乙类传染病报告发病率(1/10 万)	反映传染病防控效果和公共卫生安全水平	市/区
	22. 四类慢性病过早死亡率(%)	反映主要慢性病死亡率的控制水平	市
	23. 四类慢性病过早死亡比例(%)	反映主要慢性病死亡率的控制水平	区
	24. 社区居民满意度(分)	反映社区卫生服务工作的开展情况以及社区卫生服务质量和水平	市/区

4）评价方法：根据指标特点采用加权综合指数法来测算卫生发展综合评价指数。具体步骤：首先设立各项指标的标准值，依据指标类型采用不同的标化公式结合每个指标设定的标准值进行标化处理；其次，将每个指标计算出的标准值乘以该指标的权重值得出该指标的综合评价指数；最后，将所有指标的综合评价指数相加即可得出北京市或各区该年的总绩效值。此外，为了使最终的绩效值直观、易懂，也可将每一指标的权重值乘以100，绩效值以百分制的形式展示。指标体系的综合评价指数＝∑标化值×权重值×100。其中，指标标化即采用线性比例变化法对评价指标作无量纲处理，消除各项指标数据因计量单位不同、性质不同带来的影响，使评价指标具有可比性。

指标标准值设定的基本原则：①以《北京市"十三五"时期卫生计生事业发展规划》等文件为依据，根据政策目标值或理想值设定；②参考该评价指标的国内省市或国际发达国家的相关水平、预期目标

来设定；③根据指标的历史数据和发展趋势，估算5年后可能达到的水平；④参考该评价指标16区的最优值或全市平均水平。

指标权重确定的基本原则：①根据卫生发展综合评价的目的、评价指标的重要性和卫生工作的优先领域确定指标权重；②市、区两级评价指标权重以结果为导向；③便于市、区两级评价结果的纵向对比，指标权重一定时期内（如5年）保持不变；④原始数据变异较大的指标适当减小权重，以避免其对各区总绩效值的影响，如"孕产妇死亡率"等指标。

（2）评价结果（2012—2017年）

1）全市绩效总体提升：2012—2017年北京市卫生事业稳步发展，投入、产出、结果各维度得分均有所提高，2017年总绩效值达88.5分，较2012年提高9.6分，其中，投入增加4.3分是主要的贡献因素，贡献度达44%，过程和结果分别增加3.6分、1.7分，贡献度38%和18%（详见表20-5）。

表20-5 2012—2017年北京市卫生发展绩效综合评价结果

比较项	投入		过程		结果		总绩效值	
	得分	环比变化率(%)	得分	环比变化率(%)	得分	环比变化率(%)	得分	环比变化率(%)
2012年	12.5	—	35.7	—	30.7	—	78.9	—
2013年	13.4	7.20	37.4	4.76	30.5	−0.65	81.3	3.04
2014年	14.0	4.48	38.2	2.14	31.0	1.64	83.2	2.34
2015年	15.5	10.71	39.1	2.36	31.3	0.97	85.9	3.25
2016年	16.1	3.87	37.6	−3.84	31.7	1.28	85.4	−0.58
2017年	16.8	4.35	39.3	4.52	32.4	2.21	88.5	3.63
年均增长率(%)	6.09		1.94		1.08		2.32	

注：环比变化率指每年和上一年相比的变化率；年均增长率是指以2012年为基期，计算2017年相比2012年平均每年的增长速度。

2）各区卫生发展综合评价比较：2017年北京市16区卫生发展绩效综合评价结果总绩效值排名前四位为西城、东城、密云、怀柔，这些区的主要优势在于人均卫生投入相对较高，西城、东城居民健康水平全市居前，密云工作落实居首；排名后三位为昌平、丰台和房山，昌平、丰台人均卫生投入不足是主要原因，房山则是居民健康水平较低（表20-6）。从各区

总绩效得分情况来看，相比2012年各区大都有明显提高；2012年全市16区总绩效得分最高为78.9分，有4个区得分在70以下；2017年总绩效得分在80以上的区已有6个（西城、东城、密云、怀柔、朝阳、石景山），其余各区除昌平、丰台外，得分均高于75分。6年间总绩效值增幅较大的3个区依次为通州、西城和平谷区。

表20-6 2017年北京市16区卫生发展绩效综合评价结果

地区	投入得分	过程得分	结果得分	绩效值		全市总排名	进步速度全市排名
				得分	区域排名		
首都功能核心区							
西城区	18.7	36.3	34.4	89.4	1	1	2

地区	投入得分	过程得分	结果得分	绩效值		全市总排名	进步速度全市排名
				得分	区域排名		
东城区	16.5	34.0	33.5	84.0	2	2	10
城市功能拓展区							
朝阳区	11.4	36.8	33.0	81.2	1	5	4
石景山区	12.8	36.1	31.8	80.7	2	6	9
海淀区	7.7	34.8	34.5	77.0	3	13	16
丰台区	8.1	33.8	31.6	73.5	4	15	7
城市发展新区							
顺义区	14.8	33.0	31.5	79.3	1	7	11
通州区	11.6	35.1	31.0	77.7	2	11	1
大兴区	9.4	37.1	31.1	77.6	3	12	8
房山区	12.4	35.2	27.9	75.5	4	14	12
昌平区	7.2	35.1	30.4	72.7	5	16	13
生态涵养发展区							
密云区	15.3	38.2	28.9	82.4	1	3	6
怀柔区	16.5	35.1	30.7	82.3	2	4	14
平谷区	14.5	36.6	27.2	78.3	3	8	3
延庆区	14.3	33.3	30.4	78.0	4	9	15
门头沟区	14.6	33.1	30.2	77.9	5	10	5

注:"进步速度全市排名"是指各区 2017 年相比 2012 年卫生发展绩效进步情况。

3) 问题与建议:

A. 各区卫生发展绩效综合评价结果逐年增高,但也面临挑战。

a. 各区之间卫生资源配置及卫生发展不均衡现象依然明显。近年来在疏解非首都功能政策引领下,卫生资源配置更加注重公平可及,不少中心城区大医院向外疏解,但由于相关建设周期较长,各区卫生资源配置不均衡现象尚未见明显改善。以人均卫生技术人员为例,2017 年,每千人口卫生技术人员东城区是昌平区的 2.6 倍。总体来看,首都功能核心区、生态涵养区的人均卫生投入相对较高,城市功能拓展区、城区发展新区等常住人口流入较多的区人均卫生投入较低。

b. 卫生投入效率有待提升。部分区投入与结果的增长明显不匹配,卫生投入效率仍有待提升。例如,石景山区 2017 年投入得分变化居全市第 6,但结果改善方面,居全市第 14 位。

c. 基层卫生服务利用和重点人群服务还需加强。2017 年虽然基层卫生服务利用停止了几年来的下降趋势,但分级诊疗制度建设仍是一项长期工作。高血压、糖尿病规范管理率逐年下降,较 2012 年分别下降了 13、9 个百分点,老年人健康管理率仅增加了 2.13 个百分点,孕产妇死亡率有所上升。

B. 采取综合措施,进一步改善北京市卫生发展绩效。

a. 积极落实政府责任,树立卫生发展新理念。各级政府应更加重视卫生健康工作,强化领导,增加公共投入,有效监督和促进各级机构功能的发挥。各区政府应全面树立合理投入、提高效率、促进公平、控制疾病、增进健康的卫生发展新理念,并付诸行动,积极做好预防和公共卫生工作,促进首都卫生高质量发展。

b. 疏解北京非首都功能,合理配置卫生资源。加强京津冀医疗卫生协同发展,提升区域医疗卫生服务能力,促进外地患者在本地就近就医。同时,落实非首都功能疏解,推动北京市各区卫生事业协同发展,加快薄弱地区卫生发展,提高各区政府卫生支出的均等化水平,改善卫生服务的可及性和公平性。

c. 深入推进医改,提高基层服务利用。深化改革,健全畅通转诊机制,使患者能"上得来,下得去",引导患者基层就医。同时加强基层卫生服务机构的建设和人才队伍培养与激励,完善运行机制,加强监督管理指导,促使其提高服务质量,吸引更多的居民,提高基层医疗卫生服务的利用。

d. 加强对重点人群的健康管理和医疗卫生服务。积极应对人口老龄化,全面放开二孩高危孕产妇明显增加和疾病谱变化等带来的挑战,进一步加强对妇幼、老年人、慢病人群等的健康管理和医疗卫生服务。

20.4.3 案例三:北京市医药分开综合改革评价

为全面落实中共中央、国务院关于医药分开改革的决策部署,积极探索多种有效方式逐步破除以药补医、建立科学合理的补偿机制,北京市政府于2017年3月23日发布《北京市医药分开综合改革实施方案》,4月8日起全面实施,北京行政区域内政府、事业单位及国有企业举办的公立医疗机构,包括军队和武警部队在京医疗机构,以及部分非公医疗机构均参加了此次改革。

(1) 北京市医药分开综合改革政策内容

北京市医药分开综合改革政策内容主要包括以下几个方面。

1) 取消药品加成,所有药品实行零差率销售;取消挂号费、诊疗费,设立医事服务费。医事服务费主要用于补偿医疗机构运行成本,体现医务人员技术劳务价值,实现补偿机制转换。

2) 实施药品阳光采购。药品采购全部在政府搭建的网上药品集中采购平台进行,向所有药品生产企业公开药品质量信息,动态联动同厂家、同品规药品的全国省级药品集中采购最低中标价格,并在阳光采购平台予以公示。对于低价短缺药品则不再设置全国最低参考价,通过市场的价格作用保证临床药品供应,落实药品购销"两票制",以此降低药品、器械、耗材等的虚高价格和费用。

3) 规范医疗服务价格。对435个医疗服务项目价格进行有升有降的调整并重新规范,重点提高了床位、护理、中医、手术等体现医务人员技术劳务价值和技术难度高、执业风险大的医疗服务项目价格,降低了CT、磁共振等大型仪器设备检查项目价格。逐步建立以成本和收入结构变化为基础的医疗服务价格动态调整机制。

4) 改善医疗服务;健全医疗机构成本和费用控制机制;完善分级诊疗制度;建立财政分类补偿机制;加大医保保障和支付方式改革力度,通过完善医保付费制度、医疗保险制度、医疗救助制度等,减轻

参保患者负担。

(2) 政策实施监测评价

1) 评价方法:为系统掌握医药分开改革措施的落实情况与实施效果,及时了解动态趋势,北京市卫生健康委对前后参加改革的三级医院、二级医院、部分一级医院及社区卫生服务中心等各类医疗机构,建立了医药分开综合改革监测评价体系,采取"日报、周报及月报"方式收集各机构监测指标数据,从而对改革政策的实施效果进行评价。

监测评价内容主要包括医疗资源、服务量、医院收支及医保变化情况。医疗资源部分主要反映医改前后公众和患者对卫生人力、医疗器械、药品的利用情况以及费用的变化,包括医改实施后患者对不同级别医生选择倾向性的改变,收费降低对部分大型医疗器械使用的影响,以及新药品采购政策下患者对部分有代表性药品需求的变化。服务量主要反映各级医院诊疗人次的变化,包括总诊疗人次、不同级别医生诊疗人次、急诊人次、出入院人次等,反映医改政策对患者就医习惯改变的程度,包括就医时医院级别的选择和医生级别的选择。医院收支部分则反映医改对医事服务费、部分医疗服务项目、药品的收费变化,以及对医院收入的影响,包括总量及收入结构的影响。医保部分侧重反映医改政策对医保结算的医疗收入、医保人次(诊疗人次、出院人次)等的影响。具体评价指标见表20-7。

表 20-7 北京市医药分开综合改革监测评价指标

维度	序号		指标名称
收入情况	1	1	医疗收入
	2	2	门急诊收入
	3	2-1	门诊医事服务费收入(挂号,诊疗费)
	4		2-1-1 普通号门诊医事服务费收入
	5		2-1-2 副主任医师医事服务费收入
	6		2-1-3 主任医师医事服务费收入
	7		2-1-4 知名专家医事服务费收入
	8	2-2	急诊医事服务费收入
	9	2-3	检查收入
	10		2-3-1 CT检查收入
	11		2-3-2 MRI检查收入
	12	2-4	化验收入
	13	2-5	治疗收入

续 表

维度	序号	指标名称
	14	2-5-1 中医治疗收入
	15	2-5-1-1 针灸治疗收入
	16	2-5-1-2 按摩(推拿)治疗收入
	17	2-6 手术收入
	18	2-7 卫生材料收入
	19	2-8 药品收入
	20	2-8-1 中草药收入
	21	3 出院收入(不含在院)
	22	3-1 检查收入
	23	3-1-1 CT 检查收入
	24	3-1-2 MRI 检查收入
	25	3-2 化验收入
	26	3-3 手术收入
	27	3-4 卫生材料收入
	28	3-5 药品收入
	29	3-5-1 中草药收入
	30	3-6 医事服务费收入(诊察费)
	31	3-7 护理收入
	32	3-8 治疗收入
	33	3-9 床位收入
	34	3-9-1 普通床位收入
服务量情况	35	4 门急诊总诊疗人次
	36	4-1 门诊人次
	37	4-1-1 普通号门诊人次
	38	4-1-2 副主任医师号门诊人次
	39	4-1-3 主任医师号门诊人次
	40	4-1-4 知名专家号门诊人次
	41	4-2 急诊人次
	42	4-3 门诊外地来京患者人次(三级以上)
	43	4-4 门诊手术人次
	44	4-5 门急诊检查人次数
	45	4-5-1 门急诊 CT 检查人次
	46	4-5-2 门急诊 MRI 检查人次
	47	4-6 诊疗人次中:针灸科门诊人次
	48	4-7 诊疗人次中:按摩(推拿)科门诊人次
	49	5 出院人次数(不含在院)

续 表

维度	序号	指标名称
	50	5-1 外地来京患者人次
	51	5-2 出院手术人次
	52	5-3 住院检查人次数
	53	5-3-1 住院 CT 检查人次
	54	5-3-2 住院 MRI 检查人次
	55	6 实际开放总床日数
	56	7 实际占用总床日数
	57	8 出院者占用总床日数
人员情况	58	9 门急诊出诊医师数
	59	9-1 普通门诊出诊医师数
	60	9-2 副主任医师门诊出诊医师数
	61	9-3 主任医师门诊出诊医师数
	62	9-4 知名专家门诊出诊医师数
	63	9-5 急诊出诊医师数
医保情况	64	10 医疗收入(医保系统)
	65	10-1 门急诊收入
	66	10-1-1 药品收入
	67	10-2 出院收入
	68	10-2-1 药品收入
	69	11 门急诊总诊疗人次(按医保结算)
	70	12 出院人次数(不含在院,按医保结算)
其他指标	71	13 医保患者门急诊收入(HIS 系统)
	72	14 医保患者出院收入(HIS 系统)

2) 评价结果:2017 年 4 月至 2018 年 12 月,北京市医药分开综合改革政策实施一年多来,总体平稳有序,变化积极,政策实施效果显著。

A. 扎实推进分级诊疗建设,理顺就医秩序成效明显。改革促进了患者对门诊服务的合理利用,促使部分患者从三级医院下沉到基层医疗卫生机构。监测机构的总门急诊量与改革前相比减少 1.6%,三级医院减少 8.1%,二级医院增加 1.3%,一级医院及基层医疗卫生机构门急诊量增长 28.5%。一些普通病常见病逐步分流到基层医疗卫生机构,扭转了十多年来基层诊疗量下降或徘徊的局面。监测机构的总出院人次与改革前相比增加 8.9%,二、三级医院的平均住院日明显缩短,各级医疗机构功能的分化符合改革导向和目的。

B. 稳步实施药品阳光采购,医药费用增幅下降。北京市的医药分开改革取消了存在 60 多年的药品加成销售机制,改革以来全市医药费用仅增长 6%,为 2000 年以来费用增幅的最低期。药品阳光采购累计节省药品费用超百亿元,仅此一项措施就使得药价整体下降 8.6%。推进京津冀六大类医用耗材联合采购,每年可节约耗材费用超过 6 亿元,采购价格整体平均降幅达到 15% 以上。2018 年 10 月底前将国家组织谈判的 17 种抗癌药品在药品阳光采购平台上实行挂网集中采购,节省费用达 1 亿元以上。

C. 优化医疗机构补偿机制,价格规范有效发挥作用。新设置的医事服务费在改革启动后的第 4 周即可置换原来的挂号费、诊疗费、药品加成收入,医疗机构收入在总量基本稳定的情况下,可支配收入总体上趋势良好,结构得以优化。新的补偿机制有效支持了医疗机构平稳运行。调整了 435 项医疗服务项目和价格,其中有 96 个中医医疗服务项目,更好地补偿了服务成本,体现了中医劳动价值,中医药特色发挥有了更好的支撑基础。儿科、妇产、护理、精神心理、传染等部分短板专业得到发展支撑。

D. 提升社会保障水平,低收入群众得到有效救助。将社会救助对象的医疗救助报销比例提高 10 个百分点,封顶线提高 50%,医保患者和困难群众得到有效保障。改革以来,城乡医疗保险患者个人负担总体平稳,社会救助对象门诊、住院和重大疾病救助政策范围内人均负担均减少了 30% 左右。城乡低收入群体利益得到有效保护,基本医疗保障制度发挥了重要的支撑作用,保障了改革平稳实施。

E. 激发非公机构参与热情,推进各类机构共同发展。鼓励非公医疗机构参加医改,激发了非公医疗机构的参与热情。政府购买服务和城乡基本医疗保险定点的 600 余所非公医疗机构采取协议方式,自愿申请参与改革,推进了公立和非公立医疗机构的共同发展,也让更多患者感受到了医改带来的良好变化。

F. 持续改善医疗服务,公众和患者给予较高评价。改进预约就诊服务,三级医院预约就诊已占到近 70%,部分医院达到 90%,预约就诊时间精准到 1 小时甚至半小时以内,患者门诊和大型检查的等候时间减少。全市 290 所社区卫生服务中心实施了"先诊疗、后结算"服务方式,对 60 岁以上老年人减

免医事服务费近 5 000 万人次。高血压等慢性病患者可在社区获得 105 种常用药品,开出 2 个月药品长处方 9 万余张,减少了患者往返医疗机构的次数。全市慢性病等重点人群家庭医生签约服务深入开展。调查显示绝大多数公众和患者对北京医药分开综合改革政策实施给予支持和肯定。

(雷海潮 杨玉洁 程 萱 黄佳文 乔 琛)

参考文献

[1] 北京市人民政府. 关于印发《医药分开综合改革实施方案》的通知[EB/OL]. (2017 - 03 - 23)[2022 - 01 - 25]. http://www. beijing. gov. cn/zhengce/zhengcefagui/201905/t20190522_60088. html.

[2] 陈林,伍海军. 国内双重差分法的研究现状与潜在问题[J]. 数量经济技术经济研究,2015(7):133 - 148.

[3] 冯圣洪. 一种多指标综合评价合成技术方法研究[J]. 模糊系统与数学,1999,13(2):85 - 89.

[4] 傅鸿鹏,雷海潮,周和宇. 论区域卫生规划评价工作中的几个问题[J]. 中华医院管理杂志,2005,21(8):505 - 508.

[5] 高峰. 政策评估的通用模型研究[J]. 科技管理研究,2015,35(24):35 - 39.

[6] 龚向光,雷海潮,张鹭鹭,等. 区域卫生规划监督和评价框架的构建[J]. 中国卫生经济,2002,21(10):8 - 12.

[7] 郝模.《卫生政策学》[M]. 2 版. 北京:人民卫生出版社,2013.

[8] 雷海潮,张鹭鹭,马进,等. 中国区域卫生规划监督与评价的 Logic model(逻辑模型)研究[J]. 中国卫生经济,2002,21(10):4 - 7.

[9] 雷海潮. 北京市卫生发展综合评价研究设计与效果[J]. 中国卫生政策研究,2019,12(4):1 - 5.

[10] 李享,张璐莹,叶露. 常用卫生领域绩效评价框架的发展和比较研究[J]. 中国卫生资源,2012,15(3):251 - 254.

[11] 刘蔚华,陈远. 方法大辞典[M]. 济南:山东人民出版社,1991:457 - 458.

[12] 陆雄文. 管理学大辞典[M]. 上海:上海辞书出版社,2013.

[13] 平卫伟. Delphi 法的研究进展及其在医学中的应用[J]. 中华疾病控制杂志,2003,7(3):243 - 246.

[14] 乔琛,雷海潮. 基于效率与可及性视角的北京市医药分开综合改革效果评价[J]. 解放军医院管理杂志,2020,27(6):559 - 563.

[15] 戎伟仁,杨玉洁,雷海潮. 北京市医药分开与医耗联动综合改革对公立医院医疗收入的影响分析[J]. 中国卫生经济,2022,41(5):19 - 23.

[16] 孙海法,朱莹楚. 案例研究法的理论与应用[J]. 科学管理

研究,2004,22(1):116-120.

[17] 谭鹏,代涛,傅鸿鹏,等. 国际卫生系统绩效评价框架的特点及启示[J]. 中国卫生政策研究,2019,12(4):6-12.

[18] 王梅,谭鹏,谢学勤. 2012—2016 年北京市卫生发展综合评价结果回顾性分析[J]. 中国卫生信息管理杂志,2020,17(4):461-466.

[19] 杨雅南,钟书华. 政策评价逻辑模型范式变迁[J]. 科学学研究,2013,31(5):657-665.

[20] 张朝阳. 关于卫生项目评价应用思考[J]. 中国卫生政策研究,2014,7(10):1-4.

[21] 张权宇,杨玉洁,李星,等. 北京医耗联动综合改革的效率与可及性评价[J]. 中国卫生政策研究,2021,14

(1):24-28.

[22] 赵勇,李敏. 试析公共政策评估主体的多元性[J]. 上海行政学院学报,2005,(6):41-46.

[23] 周书锋,庄昱,杨朔,等. 北京市医药分开综合改革对门急诊患者就医流向的影响研究[J]. 中国卫生政策研究,2018,11(7):37-41.

[24] 庄昱,周书锋,杨朔,等. 北京市医药分开综合改革对门急诊费用控制的机制研究[J]. 中国卫生政策研究,2017,10(12):9-14.

[25] LIU X Y, XU J, YUAN B B, et al. Containing medical expenditure: lessons from reform of Beijing public hospitals[J]. BMJ (Clinical Research Ed), 2019, 365: l2369.

21 卫生技术评估

近年来,随着社会经济的发展、人口老龄化进程的加快以及疾病谱与死因谱的变化,卫生服务需求迅速增长。卫生技术的研究、发明、应用与推广是医学科技进步与发展的重要标志,是提高人类防病治病能力与卫生服务质量的重要手段与方式。与其他科学技术的发展和应用一样,卫生技术具有两重性:一方面,卫生技术能够增强诊断和防治疾病能力、改善人类健康水平,创造良好的经济与社会效益;另一方面,卫生技术也可能带来一些消极影响和不良后果,如一系列伦理、社会问题,卫生技术的不良反应,医疗费用的不合理增长等。在享受卫生技术发展带来益处的同时,如何防止、限制卫生技术负效应的产生,充分保障卫生技术的良性发展尤为关键。在此背景下,卫生技术评估(HTA)应运而生,并得到了越来越广泛的关注与重视,正成为世界各国卫生决策的重要辅助工具。

21.1 卫生技术评估概述

21.1.1 卫生技术的范畴

技术(technology)是将科学或其他有组织的知识系统运用到实践中的产物,是科学应用的艺术(application of science to the arts)。卫生技术(health technology)则是用于卫生保健领域的特定知识体系,包括用于卫生保健的药物、仪器设备、医疗程序与方案、相关的组织管理系统与后勤支持系统等。

从技术的物理特性进行分类,卫生技术一般包括:①药物、仪器、设备和物资供应;②内外科诊疗程序;③支持系统;④组织管理及服务提供系统等。

从医学特征或目的来分,卫生技术又可分为五大类:①诊断技术,帮助诊断疾病和患病程度;②预防技术,保护个人免受疾病侵害;③治疗与康复技术,减缓病情或根治疾病;④组织管理技术,保证卫生保健业务活动的高效率;⑤后勤支持技术,为患者,特别是住院患者,提供后勤服务。

21.1.2 卫生技术评估的基本概念

卫生技术评估是指对卫生技术的安全性、有效性(功效、效果和生命质量)、经济性(成本效果、成本效益、成本效用、预算影响)、社会适应性或社会影响(社会、伦理、道德与法律)进行系统评价,为各层次的决策者制定卫生技术相关政策提供信息依据,对卫生技术的开发、应用、推广与淘汰实行政策干预,从而合理配置卫生资源、提高有限卫生资源的利用质量和效率。

卫生技术评估不只是单纯的研究工作,其拥有的四项特征使之与一般的研究不同。第一,卫生技术评估以政策为导向,不只是生产单个科研人员所需的信息,而是为政策制定提供科学咨询。第二,卫生技术评估内容和过程具有多学科性,必须跨学科分工协作。第三,卫生技术评估是通过广泛挖掘现有数据库或第一手资料,综合信息,对卫生技术进行系统评估。对不同方法的选择根据提供决策所需结果的相关性来决定。第四,卫生技术评估注重结果的传播与推广,旨在推动评估结果作用于决策的制定,因此必须积极地推动结果传播的工作,并针对不同受众使用不同的传播手段与策略。

此外,卫生技术评估应当明确地表明研究角度(perspective),如成本和结果的定义、范围与内涵等。一般的立足点包括卫生服务提供方、支付方(保险付费方)、患者和社会。选取何种适宜的评价角度主要取决于评价的目的,不同评价目的应当使用不同的评价角度。但在卫生技术评估中,比较强调评价的利益和价值观应当与公共福利相一致。评价应当以公正客观的角度来考虑各利益相关方的利益,不仅应考虑技术的实施和中间结果,还要考虑长期结果和潜在的负面效应等。

21.1.3 卫生技术评估与政策转化

卫生技术评估内涵本身是涵盖政策运用的,借用知识转化的概念即更加强化卫生技术评估影响政策、服务政策的成分。根据加拿大卫生研究所(Canadian Institutes of Health Research, CIHR)的定义,知识转化是包括知识整合、传播、交流和符合伦理使用的动态和循环的过程,以改善人群健康,提供更有效的卫生服务和产品,加强卫生服务体系。

在全球范围内,卫生技术评估向决策转化与政策实践的方式有多种。在欧美等地,卫生技术评估研究经费大多来自政府,很多研究报告为政府所采纳,技术评估和技术管理的关系十分紧密。荷兰的医学技术评估在20世纪90年代就已成为卫生政策的重要内容。政府将技术评估作为政策制定的一个关键组成部分,用来促进医疗保健的适当运用,解决短缺问题、定量配给和等待名单等。加拿大安大略省通过建立包括政府、机构、医生组织和产业界的合作机制,将宏观卫生体系层面、中观机构层面和微观医生-患者层面的决策者纳入决策程序,已实现将效果和成本效果分析的证据转化为决策。澳大利亚对新药的评估程序已非常成熟,并强调利用卫生技术评估对药品报销计划和医疗保险做出相关决策,在国家保险计划中的药品、新设备和新技术报销问题上,卫生技术评估起着重要且持续的作用。

从发达国家来看,卫生技术评估的决策转化和政策实践已经成为许多政府政策制定过程中一个法定环节,决策过程与卫生技术评估研究过程形成主动关联,卫生技术成果在一个自上而下的程序中产生了令人瞩目的政策转化效果。卫生技术评估的决策转化已经成为政策规范制定过程中的必要环节。许多国家和地区在政府组织、协调和支持框架下建立卫生技术评估体系,独立有效地开展了许多卫生技术评估活动,并将评估结果反馈给政府或其他政策制定者,服务于公共政策的制定。

21.1.4 卫生技术评估的意义和作用

卫生技术评估作为一门新兴的学科门类及卫生决策辅助工具,伴随新兴卫生技术的创造与推广而得到发展与认同。尽管卫生技术评估仍处于发展阶段,需要不断地培育、创新和进步,但卫生技术评估已成为一些国家卫生系统发展的重要力量,一些国际合作也正在逐步展开。决策者逐渐接受卫生技术评估,决策领域也更多地依赖于卫生技术评估。卫生技术评估的意义和作用主要体现在以下方面:①应用于政府确定基本药物目录、基本医疗保险目录、计划生育和避孕药具采购目录及公共卫生服务项目等;②卫生技术的定价、保险报销比例的制定;③卫生技术优化配置的规划和技术选择;④新兴卫生技术的市场准入与监管;⑤适宜卫生技术遴选和推广;

⑥卫生技术生产、应用、维护和发展等方面的标准、指南制定等。

此外,卫生技术评估还有利于帮助临床医务工作者、卫生技术的提供者和消费者根据具体问题合理选择卫生保健措施;为医院、卫生保健网络和机构的管理人员获得和管理卫生技术提供帮助;改进医疗服务质量,以更有效、安全、符合社会伦理规范的技术满足患者的需要,减少技术性医疗事故的发生,改善医患关系;帮助卫生保健产品生产厂商有效地进行产品开发和市场规划等。

21.2 卫生技术评估发展的历史沿革

卫生技术评估作为一门发展中的学科,从概念形成到目前得到较为广泛的认可,不过近 50 年的历史。然而,由于世界各国社会经济发展水平、医疗服务体系、医疗保障体系和医疗卫生管理体系的不同,以及政策程序、对决策证据的要求差异等,卫生技术评估在各国形成了各具特色的发展。回顾卫生技术评估的发展历史,不难发现它与各国医疗卫生体系及发展策略存在密切关系。卫生技术评估在各国的兴起是医疗卫生服务需求变化的产物,而其后的发展道路则是建立在各国医疗卫生体制之上的融会贯通,而这很好地符合了卫生技术评估作为决策工具、服务决策的目的,同时也印证了它能够得到较快发展和推广的历史和环境驱动。

21.2.1 卫生技术评估的起步阶段

卫生技术评估的起步阶段是以技术评估组织开展卫生技术评估研究,并提交首份正式的卫生技术评估报告作为标志。这一阶段主要完成了对卫生技术评估研究领域的界定,并筛选确定了研究所需的主要方法学。卫生技术评估学科领域基本成形,研究发展的方向基本确立,为卫生技术评估的发展奠定了基础。

技术评估兴起于 20 世纪 60 年代中期,主要集中在工农业等技术领域,对某项技术的重要作用和未知后果进行的评价。1965 年,美国的达达里奥(E. Daddario)议员正式提出了"技术评估"。1972 年,美国国会颁布了技术评估法案,并据此建立了技术评估办公室(office of technology assessment,OTA)。在早期的技术评估中也曾涉及医学技术的评估。因此在美国国家科学基金会的要求下,美国国家研究委员会将技术评估的概念进一步扩展到生物医学技

术领域。1973 年,美国技术评估办公室首次进行了卫生技术评估,并于 1976 年提交了第一份正式的卫生技术评估报告,标志着卫生技术评估的正式诞生。根据前期卫生技术评估的工作经验以及此后的相关操作流程,美国技术评估办公室在开展评估的过程中,总结确立了卫生技术评估的发展方向和前景,认为应把评估内容聚焦于卫生技术的安全性、有效性,并最终评估其成本效果价值。评估的主要方法选择了通过综合分析卫生技术相关资料,形成较为科学的系统综述这一方式。此外,早期的卫生技术评估也涉及了评估报告对决策的影响分析,并由于技术评估办公室的政府背景而能够直接作用于政府决策。

可见,卫生技术评估的诞生除了卫生技术更新带来的评估需求,美国政府在其中亦发挥着重要的推动作用。从议员的提案,到国家科学基金会和研究委员会的学术推动,再到政府办公室的成立,以及评估报告的政府决策应用,都给诞生之初相对薄弱的学科充当了坚实的后盾。在卫生技术评估的发展之初,自下而上的需求与自上而下的推动形成了良好合力,使其在初期便形成了较为完善的体系。相对明确的研究内容、易于操作的研究方法以及颇有成效的决策价值,为此后卫生技术评估在各国的推广和应用做了充足的准备。

21.2.2 卫生技术评估的成长阶段

卫生技术评估作为新兴学科,从起步至今,持续发展壮大。卫生技术评估的成长阶段指卫生技术评估从作为处理卫生技术安全、有效、成本效果问题的循证证据,到成为宏观卫生决策参考,并逐步应用于微观临床决策的过程。而与这一过程相对应的是各国卫生技术评估机构数量和类型的变化。许多国家的卫生技术评估工作由最初的学术机构参与或以项目为单位形成团队,到逐渐成为政府主导的独立机构,并形成全球合作的网络、协会组织。卫生技术评估的发展更加规模化和规范化。这一阶段卫生技术评估的概念完成了从狭义到广义的过渡,使用的方法也更加科学规范,专业机构逐渐形成。卫生技术评估也因此能够更切实地影响各国医疗卫生服务的提供和支付,在规范医疗卫生服务、控制医疗卫生成本等方面发挥了一定作用。

(1)项目团队与非政府评估机构的发展

在卫生技术评估的发展之初,欧美许多国家的卫生技术评估工作开展仍旧是相对松散的项目团队模式,多数是建立在政府委托或政府需求的基础之

上,以项目为单位进行的研究人员合作方式。瑞典作为实施卫生技术评估最早的国家之一,在20世纪60年代,便由当时的国家卫生福利委员会(National Board of Health and Welfare,NBHW)委托部分专家组成研究团队对当地医院所采用的新兴技术进行评估。为了提高评估的效率,评估通常并不针对单个技术,而是针对某一治疗领域内所需评价的一系列技术,如影像放射领域、神经内科领域、胸外科领域以及心血管领域等。专家团队运用现有的文献和数据对某一领域内的技术提供临床研究证据,委托方以此作为参考进行决策。上述项目的开展并未在固定成形的评估组织体系内进行,团队的形成依托政府委托的项目,因此需要内部成员之间的紧密合作。围绕不同的临床学科进行评估内容的整合,有利于在学科内部形成一定的全局观,并在一定程度上提高了卫生技术评估的科学性和整体性。同时,各评估团队中多为相应临床领域的专家,这也大大减少了团队内部熟悉评估内容所需的时间。

除了政府委托,也有许多研究基金会、医疗卫生研究机构、医药企业、慈善组织、大学研究机构等社会组织自发地进行卫生技术评估的相关研究。英国医学研究委员会(Medical Research Council)在20世纪七八十年代便开展了大量高质量的临床试验,医药企业也自发开展相关的临床研究,大学等研究机构得到相关的委托和资助,也开始卫生技术评估的研究。上述研究的开展并非出于影响政府决策或改善医疗质量的角度,而是自发的学术研究。由于独立的研究设计和相对充裕的研究时间,研究项目产出了高质量的评估证据,并为卫生技术评估培养了大批研究人才。但是,这类项目中也可能存在着不同的经费来源和委托方,各自代表着不同的利益团体,对研究的公正性存在一定程度的影响。

之后,为了规避这种非公共经费造成的研究偏性,政府委托研究机构或建立卫生技术评估机构开展评估的运作模式应运而生。加拿大政府支持医院和大学的卫生技术评估机构开展技术评估项目。韩国虽然在卫生技术评估的开展方面相对晚于欧美国家,但在20世纪90年代,政府也陆续资助大学开展卫生技术评估研究。政府委托与学术机构参与的卫生技术评估开展模式不仅能满足政府决策需要,还依靠学术机构稳定而庞大的研究队伍减少了临时组织研究人员所需的成本,提升了技术评估的专业性。固定的团队机构也为资金投入带来了便利。由于技术评估报告被迅速应用于改善医疗质量管理等方面的决

策制定过程,上述模式在韩国学术界和决策层引起了强烈的反响。项目团队与非政府评估组织的运作模式一方面为探索政府评估组织积累了项目合作的经验,另一方面也在学术领域培养了技术评估研究人员,为政府评估机构的出现奠定了组织和人员基础。

(2)政府评估机构的发展

随着卫生技术评估的发展,越来越多的宏观决策开始以卫生技术评估作为决策依据。单纯依靠项目委托的方式已经无法完全满足这样的需求,政府评估机构应运而生。

美国国家卫生技术中心(National Center for Health Care Technology,NCHCT)是最早的国家级卫生技术评估机构,但因不适应国家医疗卫生发展模式、政府提供的评估项目无法维持评估机构的日常运作而消失。美国医保公司、美国健康管理公司、医师学会和医院协会等是目前美国卫生技术评估主要的力量。

英国国民健康服务体系(NHS)拨出预算用于建立国家卫生技术评估机构。1999年英国成立了NICE,这是一个特殊的政府部门。2013年,NICE成为一家非政府公共部门(Non Departmental Public Body,NDPB),但是由英国卫生部负责资助,且作为政府之外的独立机构运行。英国的相关法律支持将NICE的评估报告作为医保纳入和相关定价的重要指标,并规定NICE以评估报告为证据制定出的国民医疗卫生指导方针或指南,要求在3个月内于英格兰和威尔士地区的NHS推行。作为国家级卫生技术评估机构,NICE得益于法律和政府财政预算的支持,也因在严密的评估团队、丰富的意见交流、透明的数据管理下形成的临床指南的权威性和影响力,NICE本身也不断发展壮大。

加拿大卫生技术评估机构的构建模式则相对考虑了该国广阔的地域和不同地区间的经济、卫生服务差异。1989年,加拿大在联邦卫生部和各省、地区卫生部共同的经费支持下,成立了国家级的卫生技术评估机构——加拿大卫生技术评估协调办公室(Canadian Coordinating Office for Health Technology Assessment,CCOHTA),并于2006年更名为加拿大药物和卫生技术局(Canadian Agency for Drugs and Technologies in Health,CADTH)。CADTH是一家由加拿大各级政府资助的,但又是独立的、非营利性的机构。CADTH成立的目的是推动加拿大卫生技术的合理和有效利用,任务是为决策制定者提供及时、相关、严格的循证信息并支持决策制定过程。

韩国在国家医保局设立了健康保险审查和评估机构（Health Insurance Review and Assessment Service，HIRA），用于医保药品、器械纳入的法定审批程序。泰国成立的卫生干预和技术评估中心（Health Intervention and Technology Assessment Program，HITAP）是泰国公共卫生部（Ministry of Public Health，MOPH）下设的半自治的非营利性研究机构，主要负责药品、医疗器械、健康干预、个人和社区健康促进、疾病预防措施，以及涉及社会卫生福利政策广泛的卫生技术和项目进行 HTA 评估，为国家相关政策制定提供决策支持。这种由某一卫生行政部门单独设立的半官方模式适合卫生技术评估发展起步较晚、发展较不成熟且在财政预算方面存在一定压力的国家。

（3）国际评估合作组织的发展

全球化背景下，卫生技术评估的国际交流与合作的重要性日益凸现，不同国家、地区卫生技术评估组织的合作交流随之产生。早在 1985 年成立的国际卫生技术评估协会（International Society of Technology Assessment in Health Care，ISTAHC）通过培训、会议、专题报告与交流来促进各国卫生技术评估的交流合作。在 2003 年财务问题结束之后，国际卫生技术评估组织（Health Technology Assessment international，HTAi）应运而生，履行类似的职能。此外还有国际卫生技术评估机构网络（International Network of Agencies for Health Technology Assessment，INAHTA）等组织。卫生技术评估的广泛发展、国际的交流与合作有助于提升卫生技术评估报告的科学性，交流各国技术评估的经验，相互促进，减少不必要的重复。国际合作意味着国际卫生技术评估开始向着更加规范化、科学化的方向发展，同时也确立了卫生技术评估在缩小地区卫生服务差异、减少医疗卫生不公平等方面的作用，为提升卫生技术评估的影响力提供了国际平台。

21.3 卫生技术评估的组织管理模式

各国卫生技术评估的组织管理模式不尽相同，但依据组织管理方的性质大致可以划分为两大类——政府组织模式和非营利性组织模式。

21.3.1 政府组织模式

国际上多数国家基于政府自身决策需要，以政府办非营利性机构为主组织和开展卫生技术评估。但

也有个别国家（如加拿大）扩大卫生技术评估应用范围，政府办卫生技术评估机构也承接一些企业、医院或其他行业组织委托的卫生技术评估活动。卫生部门牵头组织卫生技术评估和医保部门牵头组织卫生技术评估是常见的政府非营利组织卫生技术评估的模式。

（1）卫生部门牵头组织 HTA

英国、瑞典、加拿大、法国、爱尔兰、西班牙、丹麦、芬兰、马来西亚、泰国及韩国等均采取在中央和/或地方建立隶属于卫生部门的官方或半官方卫生技术评估机构的方式。这种模式的主要特点有：①大多数全面医保国家采取这种政府统一组织卫生技术评估模式；②建立多层级卫生技术评估机构联网，国家层面建立卫生技术评估协调机构；③经费一般由政府财政预算拨款，资金充足；④卫生技术评估活动与监管、服务提供和医保等政策密切相关，政府部门往往根据政策需要直接指派卫生技术评估项目；⑤灵活满足决策需要，开展长期卫生技术评估项目和快速卫生技术评估；⑥技术评估包含卫生技术的临床特性、经济特性和社会伦理公平性等三个维度；⑦大多数官方卫生技术评估机构本身不做卫生技术评估，而是将技术评估委托给大学或学会等机构；⑧重视传播和沟通，大多数建立了卫生技术评估成果转化机制和政策沟通平台。

（2）医保部门牵头组织卫生技术评估

澳大利亚、荷兰、瑞士、日本和德国依托医疗保险机构组织相关卫生技术评估活动。卫生技术评估结果主要用于医保政策制定和医疗供方质量控制和管理。该模式特点包括：①卫生行政管理部门往往同时承担医保制度的组织和管理责任；②建立隶属于或独立于医保部门的卫生技术评估机构，组织学术机构和相关专家开展卫生技术评估；③卫生技术评估选题关注新药和新技术；④经费充足，一般由政府财政预算拨款；⑤技术评估包含卫生技术的临床特性、经济特性和社会伦理公平性等三个维度，以成本效果/效用分析为主要方法，强调相对效果/效用；⑥卫生技术评估结果主要应用于医保决策需求，追求物有所值；⑦重视对医疗服务管理者和医疗供方的传播和沟通。

21.3.2 非营利组织模式

美国是以非官方营利机构为主实施卫生技术评估的国家。美国政府曾在卫生技术评估开展初期建立了国家级卫生技术评估机构，但迫于各方压力废除了官方卫生技术评估机制，以非官方卫生技术评

估机构为主的市场化运行模式开展卫生技术评估。非官方卫生技术评估机构包括医药企业、医疗专业协会、私营保险机构、医院、大学研究机构等，这种依托市场组织卫生技术评估模式的特点包括：①以私营机构为主提供卫生技术评估服务，这些机构普遍面临筹资压力，以营利为目的；②服务对象多元，包括政府部门、医院、医药企业、投资公司和咨询公司等；③卫生技术评估活动与卫生相关政策制定无直接必然联系；④卫生技术评估缺乏系统化发展，存在活动重复和相互竞争现象。

21.4 卫生技术评估设计与方法

21.4.1 评估的类型与设计框架

（1）完整评估

完整的卫生技术评估是对卫生技术的安全性、有效性、经济性、伦理及社会适应性等各方面进行全面评价的过程，其检索过程完整严格，涉及所有相关信息资源与数据库，评估时间较长（通常为 1～2 年），其研究框架包含下述卫生技术评估基本步骤的全部内容。

（2）快速评估

快速评估（rapid health technology assessment, R-HTA）又名快速卫生技术评估或快速证据评价，是近年来国际上迅速发展起来的一套新方法和模式，用于满足决策者快速循证/知识转化的需要。由于传统卫生技术评估和系统评价耗时较长，很难为快速决策提供证据支持。随着循证医学方法的发展，快速评估作为一种证据合成的方法，通过迅速获取并分析证据，为决策者提供决策依据。由于快速评估制作时间短、时效性强，其逐渐被用于决策者的快速决策。如医院的新药遴选，往往是待遴选新药众多而技术评估人员有限，该如何快速评估这些药物以便为医院的决策者提供证据支持？快速评估不失为一种快速有效的决策工具。

然而，目前尚无公认的快速评估方法和流程，在 2013 年 9 月的 Cochrane 会议上，专门设立了"快速评估方法讨论会"，快速评估制作者和决策者共同对快速评估的方法和流程进行了探讨。总体而言，快速评估的研究框架主要包括以下几个部分。

1）明确待评估的问题及目的。快速评估一般解决决策者待决策的问题，然而决策者未能明确提出临床或研究问题，这就需要我们与决策者沟通，根据"患者-干预措施-对照措施-结局指标-研究类型（PICOS）"原则对待决策的问题进行转化，明确待评估的问题。然而快速评估有时需要解决多个PICOS。此外，还需明确评估的目的，综合评估卫生技术的安全性、有效性和经济性。

2）制订计划书。为保证研究的严谨性和可靠性，有必要制订相应的计划书。计划书主要包括明确待评估的问题、目的及拟采用的研究和评价方法。必要时在相应的网站进行注册。

3）文献检索及筛选。快速评估很难在短时间内形成系统完善的检索策略并进行全面检索。应当首先检索相关性最强、质量最佳的系统评价或荟萃分析；若无，再选择高质量或最近发表的原始研究，以引用率高的文献为佳，同时检索指南、经济学分析、非临床研究和述评、半试验研究和观察性研究。数据库的检索多将发表年代限定在近 5～10 年内。每个研究团队应有专业检索人员完成高质、高效的检索。除文献数据库和灰色文献的检索外，向专业机构的专家进行咨询也是很好的信息来源。

文献筛选过程与系统评价基本一致，即通过阅读文题、摘要、全文逐步纳入/排除，如时间有限，在文献筛选过程中出现分歧或需修订纳入标准，可不再通过三方协议，而由研究协调员直接做出决定。但若时间允许，多数文献仍建议由至少 2 名以上的研究者独立筛选并有第三方参与讨论。

4）数据的提取和方法学质量评价。根据不同研究的特点，设计相应的资料提取表，由一名评估者提取数据，另外 1 名评估者进行核对，若存在分歧，则通过讨论解决。按预先制定好的数据提取表主要提取以下内容：①患者基本特征；②干预措施（治疗方案、剂量和疗程等）、对照措施；③随访时间；④结局指标；⑤研究结果；⑥结论。

方法学评价工具包括：①利用 INAHTA 制定的卫生技术评估报告条目对卫生技术评估的质量进行评价；②使用第 2 版《临床指南研究与评价系统》（Appraisal of Guidelines for Research and Evaluation, AGREE Ⅱ）评价临床实践指南的质量；③系统评价/荟萃分析质量评价采用 AMSTAR（the assessment of multiple systematic reviews）量表进行评价；④随机对照试验则采用 Cochrane 的随机对照试验偏倚风险评估工具进行评价；⑤队列研究和病例对照研究采用纽卡斯尔-渥太华量表（Newcastle-Ottawa Scale, NOS）进行评价；⑥采用 CHEERS（Consolidated Health Economic Evaluation Reporting Standards）量表评价经济学研究的质量。其他类型的研究由于缺乏相关的质量评价方法，暂不进行方法学质量评价。

5）证据的合成和分析。对纳入的卫生技术评估、临床指南和系统评价/荟萃分析等二次研究及经济学研究进行描述性评价和分析。在定性描述时主要呈现纳入研究的主要研究目的、主要研究方法、主要研究发现和主要结论等。若这些研究未能足够覆盖此次评估的问题，则可考虑纳入的随机对照试验等原始研究进行描述性分析（descriptive analysis），必要时开展系统评价/荟萃分析。

6）证据质量的评价和结论。随着循证医学的发展、证据分级和推荐强度的逐渐演进，已有多种工具被用于证据的分级。其中应用比较广泛的为牛津证据分级与推荐意见强度（治疗部分）和 GRAED 证据分级系统。在快速评估过程中，有必要利用其中一种工具对其进行评价。由于受到快速评估的证据来源及合成方法的限制，研究可能存在一定的偏倚，因此在得出结论时需谨慎。

7）形成评估报告。在报告撰写方面没有统一的要求。一般情况下以简报的形式呈现。简报主要包括以下几部分内容：封面、摘要和简要的报告（简要的背景、目的、方法、结果和结论）。

8）结论的推广及后效评价。由于快速评估强调时效性，证据收集和评价方面可能存在偏倚，因此在结论推广的同时，应积极对其进行随访和后效评价。根据反馈结果，修改报告或者在必要时开展完整的评估。

（3）医院卫生技术评估

医院卫生技术评估（hospital-based health technology assessment，HB－HTA）是指专门基于特定医院背景，为帮助医院对各类卫生技术做管理决策而进行的卫生技术评估活动。它包括用于产生卫生技术评估报告的流程和方法，在医院里完成，为医院服务。经典的卫生技术评估主要运用于国家层面的卫生政策制定、医保支付决策等方面，其报告中所采用的数据一般来自较大范围。医院形成的决定，主要从医院视角出发，而国家层面的数据往往不太适合本医疗机构的具体情况，特别是经济数据。经典的卫生技术评估需要经过一个严格的文献收集、评价和分析过程，往往需要一个较庞大的跨学科团队经历几个月甚至几年的工作，而医院没有足够的专业人员，且医院管理者做出采购或管理决策时，往往无法等待这么长的时间。鉴于此，医疗机构纷纷采用医院卫生技术评估指导医疗机构的行为决策。

医院卫生技术评估有 4 种模式——大使模式、Mini－HTA 模式、内部委员会模式以及在机构内设立 HB－HTA 组织的模式（HB－HTA Unit）。其中"大使模式"相对特殊，该模式并不是真正为医院进行卫生技术评估，而是将国家或地方层面的宏观评估结果通过这些"使者"传播到医院，即指在开展国家或地方卫生技术评估时，邀请部分著名的临床专家参与，由专家将评估形成的建议传播到各地医疗机构。

而作为较常使用的 Mini－HTA 模式，其研究主要是通过由一系列标准条目组成的评估清单来实施的。其中最具代表的是丹麦卫生技术评估中心（DACEHTA）制定的 Mini－HTA 评估清单，包括技术、患者、组织机构和经济 4 维度（表 21－1）。该清单篇幅较短，以具体问题的形式呈现，每个问题下有数个简短选项，其具体评估要求包括：①评估问题的选择应简明、有针对性，且长度适中；②评估目的是为医院引入卫生技术的决策或对现有技术的使用效果提供证据；③证据是基于当地或医院层面的；④根据客观情况、决策标准和整个评估进度安排可进行相应调整。

有关 Mini－HTA 模式在医疗器械领域的应用可参阅第 23 章。

表 21－1　DACEHTA 制定的 Mini－HTA 评估清单

编号	内容	编号	内容
一	简介	9	该技术是否存在任何潜在风险、不良反应或其他不良事件
1	申请人（医院、科室、个人）	10	在国内或国外是否有关于该技术效果的相关研究
2	该卫生技术的全称	11	该技术是否被国家卫生主管部门或行业协会推荐？
3	相关的部门		
二	技术方面		
4	技术用途	12	科室是否曾经或在其他场合申请过引入该技术？
5	新技术与现有技术相比的区别和创新		
6	是否有对新技术进行评估的文献评价（由科室内或其他人执行）	三	患者方面
		13	该技术是否对伦理与患者心理进行考虑？
7	列出最重要的参考文献并评估其证据强度	14	该技术是否考虑患者的生命质量、社会地位以及工作的影响
8	该技术对患者的诊断、治疗、护理、康复和预防的影响		

续　表

编号	内容	编号	内容
四	机构方面	五	经济方面
15	该技术对医院工作人员的知识、培训或工作环境方面有何影响？	21	是否存在设备更新、配置重建、人员培训等方面的启动成本
16	该技术是否适用于当前医院的硬件配置	22	未来几年其可能的使用情况
17	该技术是否将影响医院的其他科室或部门	23	每年为医院每个患者增加或节约多少成本？
18	该技术如何影响本院与其他医院、地区和部门等的合作（如与所需的护理路径改变的关系）	24	未来几年,总共将为医院增加或节约多少成本？
19	该技术何时能够实施？	25	该技术预计为其他医院或部门增加或节约多少成本？
20	国内或国际上是否有其他医院已在使用该技术？	26	该评估中有哪些不可预计的部分？

21.4.2　评估的基本步骤

卫生技术评估项目因评估技术不同,在评估范围、评估方法选择及资料收集等方面存在较大差异,但一般应遵循以下步骤(图21-1)。

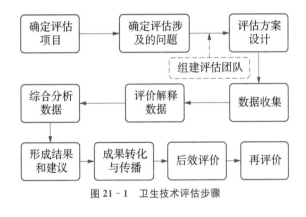

图21-1　卫生技术评估步骤

1)确定评估项目:调研实际评估需求,明确应优先评估的卫生技术。

2)确定评估所涉及的问题:包括具体健康问题、涉及的受众、评估的技术类型、技术的使用者、技术应用的场所和评估内容等。

3)确定评估设计:根据评估目的和技术特征,科学设计评估方案、选定评估方法。评估方法的确定取决于被评估卫生技术所处的发展阶段、相关研究和文献的数量和质量。

4)数据收集:卫生技术评估者需要根据卫生技术评估问题,检索相关研究文献和资源,并从零散的研究文献中获取卫生技术评估所需的现有信息。为了确保技术评估未遗漏重要的研究证据,研究者应尽可能地获取未发表的研究证据(例如未发表的临床研究)和仅以会议摘要形式发表的研究,严格评价上述研究证据,并通过纳入和排除该类研究结果做敏感性分析。

在需要时,卫生技术评估者还要开展原始研究收集新数据,但开展原始研究耗费大量时间、人力、物力及研究经费。因此,只有当现有的研究证据无法全部或部分回答评估问题时,才考虑开展原始研究。不同类型的研究问题(如治疗、诊断、预后)有不同的最佳研究设计方案,大样本、多中心、随机、双盲对照临床试验是评价某种卫生技术有效性的最可靠原始研究证据。

5)评价与解释数据:卫生技术评估者需从不同类型、不同质量的研究中获取研究证据,因此必须运用证据质量评价方法,严格评价纳入评估的证据质量,确定证据的推荐强度。卫生技术评估者从不同层面评价证据的质量,既可以基于单个研究,又可以基于证据群(body of evidence)。

6)综合分析数据:整合数据并进行综合分析,常用综合分析方法包括定性的系统评价、定量的荟萃分析、决策分析和小组讨论决策等。

7)形成结果和建议:综合各研究证据,形成评估结果与结论。证据综合时,评估者需明确指出卫生技术的有效性、安全性、经济性等方面的证据质量、研究结果、证据的不确定性及适用性。应以表格的方式直观展示证据综合的信息,包括研究证据的特征、数量、质量以及主要研究结果。

结论部分要简洁、清晰、易读、易用。结论部分需要与研究问题相关,总结研究证据的质量,总结卫生技术相关属性(如有效性、安全性、经济性、社会影响)的证据,指出效应量的值、不同类型研究对象的效应量差异(如果存在差异)、卫生技术不同特征所致的效应量变异(如果存在变异),探讨证据的适用性,指出今后开展评估的方向。推荐意见必须科学、简洁。评估者可基于研究结果,建议使用、建议不使用或建议暂不使用某种技术,可建议如何使用技术,还应明确告知卫生技术评估报告的使用者有关形成评估结果和推荐意见的方法学和证据质量。

8)成果转化与传播:综合考虑目标人群、媒体和

9）后效评价：评价卫生技术评估对卫生技术的开发、利用和管理产生的直接和间接影响。

10）再评价：应随着技术发展和证据积累，结合评估需求和实际资源状况，适时开展再评价。

21.5 卫生技术评估的主要内容

卫生技术评估的内容包括 4 个主要方面，即卫生技术的安全性、有效性（功效、效果和生命质量）、经济性（成本效果、成本效益、成本效用、预算影响）、社会适应性或社会影响（社会、伦理、道德与法律）等。

21.5.1 安全性和有效性评价

安全性与有效性是卫生技术评估的基本出发点，一旦卫生技术存在安全性问题，便无须再评估其他方面的内容。无效的技术不应使用，未知功效的技术，其整体价值也受到怀疑。如果安全性和有效性很好，则可进一步评估经济性和社会适应性。对新兴技术及现存技术进行安全性与有效性的评估有助于推广具有潜在效益且风险较小的技术，有助于限制缺乏有效性或引起过度伤害的技术，亦有助于指导技术的合理使用。

（1）基本概念

安全性可以定义为在特定使用条件下，特定人群中患有特定疾病的个体接受医疗保健技术服务后，发生不良反应或意外损害的概率及其严重程度，代表对卫生技术风险可接受程度的价值判断。如果使用一项技术，其风险可以被患者、医生、社会及相关决策者所接受，则可认为此技术是"安全的"。

世界卫生组织将有效性定义为医疗服务措施（服务、治疗方案、药物、预防或控制措施）的效益和效用，指的是技术在应用时改善患者健康状况的能力，包括功效（efficacy）和效果（effectiveness）两个方面。功效是在技术的理想使用条件下，特定人群中患有特定疾病的个体接受医疗保健后可能获得的效益；效果是在现实环境中，特定人群利用医疗保健后可能的效应。效果的水平受功效、供方对技术的依从性、患者对技术的依从性和技术的覆盖率等因素影响。

安全性与有效性是两个独立的概念，两者分别是从风险定义和效益定义出发进行测量。但两者也有共性，且相互联系。首先，安全性与有效性的评价是相互依赖的。卫生技术效益的价值在一定程度上取决于技术运用所包含的风险。任何技术的使用都包含着对技术潜在效益和潜伏风险的权衡与折衷，而卫生保健活动一直是安全和有效权衡的过程。另外，两者都包括概率或偶然性的含义，即没有绝对有效的技术，也没有绝对安全的技术。

（2）评价方法

安全性与有效性的常用评估方法有临床前期评价法、临床试验、真实世界研究（real world study，RWS）、系统评价与荟萃分析等方法。

1）临床前期评价法。临床前期评价是指在医学技术未进入人体试验前进行的生物化学实验及动物实验。动物实验为潜在的治疗能力和毒力作用提供指导，探究毒力和安全性是动物实验的主要功能。但是，动物实验结果有效并不意味对人体一定有效，实验结果应用于人时，其准确性、精确性可能有差异。临床前期评价可以为探究新产品潜在治疗能力和毒性作用提供指导，是下一阶段研究的基础。动物实验应尽可能选择与人相近的实验动物，使观察到的机体反应与人体反应的相似程度更高，所获得的信息更具有指导性。

2）临床试验。临床试验指直接在人体（患者或健康志愿者）上进行的两组或多组医学干预（如药物、手术、预防接种、筛选方法等）的比较，以提供有助于选择并使用恰当、及时和有效的医学技术的信息。随机对照试验（RCT）是评价卫生技术有效性的最佳研究设计。RCT 的基本特征是研究对象的随机化分组，最大程度地保证干预组与对照组间非处理因素的均衡性。RCT 设计和实施过程中需要保证正确的随机分组方法、完善的隐蔽分组、足够的随访时间；还需考虑样本量、结果指标的选择和测定的合理性。根据研究目的和实施的可行性，确定是否采用盲法及用何种盲法。但 RCT 很费时，并且需要大量资金投入，还要考虑伦理道德方面的因素。

RCT 并非适用于各种类型的卫生技术干预效果评估，如某些公共卫生干预措施。非随机对照试验（nonrandomized controlled trials，NRCT）也可为评价卫生技术的干预效果提供证据，但该类方法因未实施随机化分组、未实施盲法、随访不完整、缺乏终点指标等而存在偏倚。因此，对研究结果的解释要谨慎。

有时卫生技术评估难以完全按照实验设计要求

实施。这时，可采用准实验研究（quasi-experimental study）。准实验研究在接近现实的条件下，尽可能运用实验设计的原则和要求，最大限度地控制影响研究的各种因素，使实验结果较容易与现实情况相联系。准实验研究的设计包括时间序列设计、非对等控制组设计等。

3) 真实世界研究（RWS）。RWS 是对临床常规产生的真实世界数据进行系统性收集并进行分析的研究，与随机对照临床试验是互补的关系，并不对立。RWS 数据源自医疗机构、家庭和社区等真实医疗环境，反映实际诊疗过程和真实条件下的患者健康状况，而非存在诸多严格限制的理想环境下的状况。与传统临床试验中人群可能高度选择、干预和对照可能严格控制、随访与实际存在差异等各方面形成明确的对比，真实世界研究的开展须从临床问题的确定、现有数据情况（回顾性数据或前瞻性数据），进一步到研究设计的选择以及统计分析方法的确定、数据的管理、统计分析、结果解读和评价，以及

根据需求判断是否加入事后分析等步骤，如图 21 - 2 所示。

RWS 包括观察性研究和试验性研究。其中观察性研究分为描述性研究（病例个案报告、单纯病例、横断面研究）和分析性研究（病例对照研究、队列研究），试验性研究即实效性临床研究（pragmatic randomized clinical trial，PRCT）。此外，新型的研究设计如病例交叉设计和序贯设计等也被用在基于现有数据的研究中。

4) 系统评价与荟萃分析。卫生技术评估者需要根据卫生技术评估问题，检索相关研究文献和资源，并从零散的研究文献中获取卫生技术评估所需的相关信息。系统评价是针对某一具体的临床问题系统全面地收集全世界所有已发表或未发表的研究，用统一的科学评价标准，系统化、结果化地筛选出符合标准、质量较好的文献，通过对研究的客观评价和总结，进而解决一个特定的问题，系统评价可以包含荟萃分析。荟萃分析是一种统计方法，通过对不同的

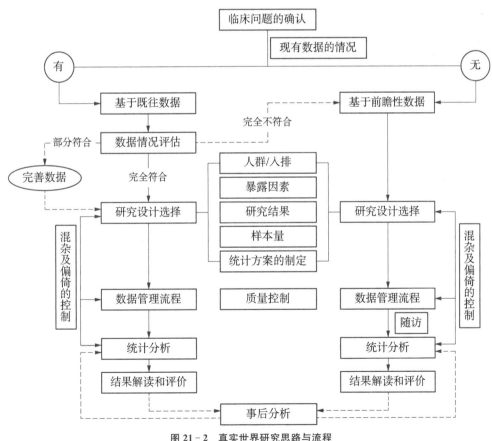

图 21 - 2　真实世界研究思路与流程

研究结果进行合并,进而得到一个更精确、统计效能更高的结果。荟萃分析可以对研究结果间的相似性进行定量或定性的评价,克服原始研究样本量较小的问题。

在评估卫生技术安全性和有效性时,如果关于某种卫生技术有效性、安全性等方面信息仅有数篇原始研究文献,没有新近发表的高质量系统评价或荟萃分析,则考虑开展系统评价或荟萃分析。进行系统评价需要明确评价问题的5个要素——研究对象的类型、干预措施、对照措施、结果指标和研究设计的类型,之后才可设计系统评价的方案。严谨的系统评价方案才能确保高质量的系统评价。系统评价过程中,评估者需采用全面和详尽的系统检索策略检索相关文献;纳入论证强度高的原始研究文献;根据研究证据的质量评价方法评价纳入文献的质量;当数据资料适合使用荟萃分析时,采用荟萃分析计算合并统计量。做荟萃分析时,如果未检索到对被评估的卫生技术与其他备选技术进行直接比较的原始研究,或直接比较的原始研究数量较少且质量较低,则考虑做网状荟萃分析进行间接比较。

(3)证据质量评价及分级

卫生技术评估需要从不同类型、不同质量的研究中获得科学的证据,评估者需对获得的证据进行评价,根据研究证据的方法学严格性,采用不同形式,按照规范的标准对每一研究进行结构式的严格评价和分级。进行证据分级时,不仅要考虑基本研究类型对证据质量的影响,更要考虑具体的研究设计和实施方法。卫生技术评估者从不同层面评价证据的质量,既可以基于单个研究,又可以基于证据群(body of evidence)。在特定的情形下,高质量的研究证据对决策者而言更具借鉴意义。评估者在应用研究证据回答决策问题时,还需结合社会和经济等多种因素分析证据的适用性。

评价单个研究证据质量的方法有多种,不同的研究设计类型,其质量评价方法也不相同,较常采用的证据质量评价方法包括干预性研究证据的质量评价(如 Cochrane 偏倚风险评价工具和 JADAD 量表)、诊断学研究证据的质量评价(如 QUADAS-2 评价工具)、经济学研究证据的质量评价(如 CHEC 评价工具)、系统评价/荟萃分析的质量评价(如 AMSTAR 评价工具)等。此外,证据推荐分级的评估、制定与评价(GRADE)方法是 GRADE 工作组开发的适用于系统评价、临床实践指南和卫生技术评

估的分级工具,可用于评价纳入研究的每个结局指标的证据质量(即证据群的质量),目前 GRADE 多应用于临床和公共卫生技术的评价,是当前证据质量和推荐强度分级的国际标准之一。

不同领域的研究证据有不同的质量分级和推荐强度分级方法。牛津大学循证医学中心提出的证据分级方法、英国 NICE 提出的临床技术的证据质量和证据推荐强度分级方法以及英国国家卫生服务体系(NHS)的公共卫生相关技术的证据质量和证据推荐强度分级方法,均可为证据质量和推荐强度分级提供参考。

21.5.2 经济学评价

卫生技术的经济性包括微观经济和宏观经济特性。微观经济学特性主要涉及某一卫生技术的成本、价格、付费情况和支付水平等;宏观经济学特性包括新技术对国家卫生总费用的影响、对卫生资源在不同健康项目或健康领域中分配的影响以及对门诊和住院患者的影响。其他包括对调控政策、卫生改革和技术革新的政策变化、技术竞争、技术转换和应用的影响。

(1)概念及方法

读者在阅读本章有关经济学评价方法以外,还可从第 22 章和第 23 章中了解有关从药物经济学角度探讨经济学评价方法的内容。

经济学评价是指确定、测量和比较被评估技术与参照技术的成本和产出,以判断被评估技术的经济价值。卫生经济学评价是指应用经济分析与评价方法,对卫生规划、干预的制定、实施过程或产生的结果,从成本和效果两个方面进行科学的分析,使有限的卫生资源得到合理的配置和有效的利用。常用的经济学评价方法主要有成本效益分析、成本效果分析、成本效用分析。在经济学分析中不仅要研究技术的直接成本、间接成本、隐性(无形)成本,还要考虑增量成本,甚至机会成本。

直接医疗成本是指直接用于疾病预防、诊断、治疗与康复的费用,包括个人、家庭和社会支付的,这主要包括直接支付给医疗保健机构提供卫生服务的费用,如手术费、住院费、门诊诊疗费、急救费、药品费、检查费、卫生技术劳务费、家庭病床治疗与护理费、预防保健费等。直接非医疗成本是指在接受卫生服务过程中,患者及陪护人员所支付的与医疗保健服务相关的其他附加费用,如就医交通费、差旅费、营养费等。

间接成本是指由于患病、伤残和死亡致使有效劳动时间减少和劳动能力降低,包括休学、休工、早亡所造成的经济损失,从而引起的社会和家庭目前价值和未来价值的损失。狭义上讲即指生产力损失,包括患者本人工作时间减少或工作能力下降所带来的损失,陪护人员因工作时间减少而带来的损失。广义上讲则包括社会生产力损失、收入损失、家务劳动损失、雇佣费用、培训费用、保险费用、管理费用等。

隐性成本,也称无形成本,是指疾病对患者本人及其亲友造成的痛苦、悲哀、忧虑和不便,引起生活质量的下降等。

增量成本是指在各种技术的成本比较决策时,当选定某一技术为参照时,将其他技术与之相比较时所增加的成本,即两个技术间的成本差额,是差别成本的一种表现形式。

机会成本是指将同一卫生资源用于另一最佳替代技术的效益。由于卫生资源是有限的,当决定选择某一技术时,必然放弃其他一些技术,在被放弃的技术中最好的一个技术的效益被看作是选择某一技术时所付出的代价。只有被选择技术的效益不低于其机会成本时,才是具有经济性的技术。

1) 成本效果分析。成本效果分析,是指通过对不同卫生技术使用成本、效果的分析比较,来对不同方案进行评价和选择,进而帮助决策者在所有备选方案中确定最佳方案。效果是指有用的、好的结果,具体指因卫生技术使用所带来的健康改善结果,用反映健康状况改善的自然指标来衡量。效果指标可分为中间产出指标和终产出指标等。中间产出指标主要指临床观察指标,如血压的降低值,这类指标不能说明健康状况的改善情况,但是实现健康改善所必需的过程。终期产出指标反映健康改善结果,如挽救的生命年、降低的发病率和死亡率、挽救的生存数量(生存率)、减少并发症发生率、各种疾病的治愈率等。

在不同卫生技术的比较中,对于成本低且效果好的技术,应是必然选择的;如果技术之间的成本相同或接近,选择其中效果较大的技术;如果技术之间的效果相同或相近,选择其中成本较低的技术;如果技术之间的成本和效果都不相同,可使用成本效果比值法和增量成本效果比值法(incremental cost-effectiveness ration, ICER)。成本效果比值法是根据成本效果比值的高低进行方案选择的方法,其选择的思路是以成本效果比值低的方案为优选方案。

增量成本效果分析的理论基础是在获得更好效果的情况下,即使费用增加也可能是合理或最佳选择。增量成本效果比值反映了两种备选方案之间效果差异的单位成本,或追加效果的单位成本。再结合预算限制和决策者的价值判断对方案进行评价和选择。若增量成本和增量效果比值在决策者的预算限制和价值判断的标准内,则成本高的方案也是可行的方案,反之则不可行。

例如某医疗机构对妇女进行普查以预防宫颈癌,现有 A、B、C 三个方案,各方案成本效果如表 21-2 所示,评价分析三个方案的经济效果。

表 21-2　宫颈癌普查的不同方案的成本和效果

方案	成本(元)	查出人数	每预防 1 例的成本(元)	增量成本(元)
A	270 000	300	900	—
B	400 000	400	1 000	1 300
C	495 000	450	1 100	1 500

从表 21-2 可看出,每预防一例患者 A 方案的成本是 900 元,B 方案的成本是 1 000 元,C 方案的成本是 1 100 元。应用成本效果比值法可发现 A 方案成本效果比值最低,A 方案为优选方案。

然而,在现实卫生决策中,成本效果比值并不构成唯一的决策依据,还需考虑诸如公平、伦理、健康价值等其他因素。一般而言,新技术相对于旧技术在改善健康结果的同时往往也增加了成本。但决定是否采用该治疗方案还需要进行增量分析,即判断采用该种治疗方案后,增加一单位健康产出所支付的成本是否值得。此时需要引入一个外部参考值——增加一单位健康产出的最大支付意愿,即支付意愿(willingness-to-pay, WTP)。本例中,如果决策者的 WTP 在 1 300~1 500 间,则 B 方案为优选方案;如果决策者的 WTP 在 1 500 以上,则 C 方案为优选方案。目前,在世界范围内,越来越多的国家在《药物经济学评价指南》中要求同时提供成本效果比和增量成本效果比的数据。其中,增量成本效果比在卫生政策制定过程中得到了非常广泛的应用。

成本效果分析适用于健康产出指标相同的卫生技术间的比较。当卫生技术的效果主要体现为某一个(或少数几个)健康产出指标时,成本效果分析较为适用。当评估对象的健康产出指标不同或测量量纲不同时,成本效果分析难以进行直接比较。另外,成本效果分析未考虑生命质量,选用的指标常常是一些卫生服务的中间产出指标,在准确反映不同卫生技术在健康改善结果方面存在一定的局限性。

2) 成本效益分析。成本效益分析是采用货币化的形式去表现卫生技术干预结果的价值,即卫生技术干预所获得的健康结果的一种货币测量。由于成本和结果均采用货币表现,因此通过比较各种备选方案的全部预期效益和全部预计成本的现值进行经济评价(效益和成本均用货币量表示),作为决策者进行选择和决策时的参考和依据。考虑研究技术的效益是否超过其资源消耗的机会成本,只有效益不低于机会成本的技术才是可行的技术。成本效益分析的特点是将健康产出货币化,以净效益(net benefit)表示健康结果,效益值常用的测量方法有意愿支付法、人力资本法。

成本效益分析是以效益作为产出指标。卫生服务效益是以货币形式表现的卫生服务效果,效益可分为直接效益、间接效益。直接效益(direct benefit)是指实行某项卫生服务方案后所节省下来的卫生资源,如发病率的降低减少了诊断、治疗、住院、手术或药品费用以及其他相关卫生资源的消耗。间接效益(indirect benefit)是指实行某项卫生服务方案后所减少的其他方面的经济损失,如由于发病率的降低或住院人数和天数的减少,减少了患者及陪同家属的工资、奖金等收入损失。效益与成本实际上是一个问题的两个方面,如果是产生的资源消耗(或损失)就是成本,如果是避免的资源消耗(或损失)就是效益。

例如在结直肠癌筛查成本效益分析中,结直肠癌大多基于遵循"腺—瘤—癌"的顺序发展。筛查的直接效益指的是患者由于参与筛查检出癌前期病变并进行治疗,避免发生癌变从而节省下来的医疗费用。间接效益是指患者由于患病或者早亡耽误工作而不能创造财富,通过筛查避免了这些损失而带来的效益。直接效益=筛查检出腺瘤性息肉例数×摘除腺瘤性息肉可能降低结直肠癌的发病率×结直肠癌的总治疗费用。间接效益=DALY(伤残调整生命年)×人均国民生产总值×生产力权重。

成本效益分析方法不仅可以应用于不同卫生技术之间的比较和评价,还可以应用不同领域内卫生技术之间的比较和评价。但是,在采用成本效益分析方法时,首先需解决卫生技术产出的货币价值转化问题。如果通过货币价值形式来体现卫生技术产出有困难,则应选用成本效果分析方法。

3) 成本效用分析。其是成本效果分析的一种发展,在评价效果时,不仅注意健康状况,而且注重生命质量。效用(utility)是指卫生服务方案满足人们对特定健康状况的期望或满足程度,或者指卫生服务方案满足人们获得健康这一需要和欲望的能力。卫生服务效用指标则应采用更为准确反映健康改善结果的终期产出指标,常用的效用指标有质量调整生命年(QALY)和伤残调整生命年(DALY),其中,质量调整生命年应用最为广泛。成本效用分析的评价指标是成本效用比,表示患者获得每个单位QALY所消耗或增加的成本量,成本效用值越高,表示技术的效率越低。常用的效用值测量方法有评价法、文献法和抽样调查法。

A. 评价法,即挑选相关专家根据经验进行评价,估计健康效用值或其可能的范围,然后进行敏感性分析以探究评价的可靠性,这是最简单方便的方法。

B. 文献法,即直接利用现有文献中使用的效用值指标,但要注意其是否和自己的研究相匹配,包括其确定的健康状态、评价对象和评价手段的适用性等。

C. 抽样调查法,即自己设计方案,通过对患者的生理或心理功能状况进行调查评分获得所需要的生命质量效用值,这是最精确的方法。

成本效用分析使用QALY做健康产出单位,避免了将健康产出简单的货币价值化带来的问题,也可以比较不同种类健康产出项目的经济效益,因而其使用范围较为广泛,特别适用于进行卫生保健项目经济评价。

(2) 决策模型类型

在评价卫生技术的健康和经济效果时,如果缺乏实际资料或无法收集到所有潜在影响因素和效果信息,可用模型构建来预测可能发生的情况。经济学评价决策模型主要包括决策树模型、马尔可夫(Markov)模型、离散事件仿真、分区生存模型以及计量经济学模型等,其中决策树模型和马尔可夫模型使用最为广泛。

决策树模型通过对卫生技术干预措施下某疾病发展过程的经验观察和信息收集,建立疾病进程的模型框架,依据时间和逻辑顺序按树状结构模型展示,进而根据数据估计不同结果发生的可能性,即对模型进行赋值和量化分析,一般适用于急性或临床过程较短的疾病研究。构建决策树模型需要对模型的假设、结构和参数来源进行详细说明,并尽量解释其合理性。

马尔可夫模型用模型结构描述疾病发展的过程,并用状态表达疾病进程中患者的不同健康阶段,用循环周期(cycle length)描述患者症状发生变化的时间间隔,并设定循环终止条件。主要通过对事物不同状态的初始概率及状态间的转移概率的研究,来确定状态的变化趋势,从而达到预测的目的。

马尔可夫的基本原理是假设系统在任何时刻上的状态都是随机的,则变化过程就是一个随机过程,这个系统就是随机运动系统。马尔可夫过程指的是当随机过程在时刻 t_0 所处的状态为已知的情况下,过程在时刻 $t(t > t_0)$ 时所处的状况与过程在 t_0 时刻前的状态无关,即无后效性。最简单马尔可夫过程就是时间与状态均为离散参数的马尔可夫过程,也称"马尔可夫链"。马尔可夫模型特别适用于对慢性病的经济学研究。

为简化模型,在马尔可夫模型中仅设置健康、疾病、死亡三种状态(图 21-3)。健康状态保持健康的概率是 P11,转移到疾病的概率是 P12,死亡的概率是 P13;疾病状态转为健康的概率是 P21,持续疾病状态概率是 P22,死亡的概率是 P23;状态无法转为健康或是疾病状态,只能维持死亡状态,概率是 1,用 P33 表示,此种一旦进入就无法逃离的状态也称为吸收状态(absorbing state),一般马尔可夫模型中都要设置至少一个吸收状态。具体概率值如表 21-3 所示。马尔可夫模型的常用的分析方法主要有马尔可夫队列法(Markov cohort)和蒙特卡洛模拟法(Monte Carlo simulation)两种。

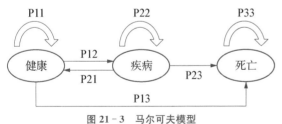

图 21-3　马尔可夫模型

表 21-3　马尔可夫模型中状态转移概率

状态	健康	疾病	死亡
健康	0.3(P11)	0.5(P12)	0.2(P13)
疾病	0.4(P21)	0.2(P22)	0.4(P23)
死亡	0	0	1(P33)

马尔可夫队列法在马尔可夫过程(Markov process)模拟中最为常用。在马尔可夫队列法中,在

初始状态设置一定数量的人群根据概率矩阵一次性通过整个马尔可夫模型。在每个马尔可夫周期(cycle)后,人群在各个马尔可夫状态中的分布将根据转移概率矩阵进行重新分布,若干周期后,当所有人都分配到吸收状态时即为整个马尔可夫队列的结束。如表 21-4 所示,设置一个起始于健康状态的包含 1000 个人的马尔可夫队列,假设一个马尔可夫周期是 1 年。1 年后根据马尔可夫概率矩阵的计算,有 300 人继续保持健康,500 人发展到疾病状态,200 人死亡。以此类推,21 个周期后所有的人将处于死亡状态,马尔可夫队列终止。在每个马尔可夫周期中会产生不同的费用和效果。如果设置健康的生命质量为 1,疾病为 0.6,死亡为 0,则可计算出每个周期下的 QALY 值,当马尔可夫队列模拟结束后,可通过计算累积成本和累积效果计算平均成本效果比(average cost effectiveness ratio, ACER)。当对比两个干预策略时,可计算增量成本效果比(ICER)。

表 21-4　马尔可夫队列模拟

周期	健康	疾病	死亡	QALY
0	1 000	0	0	1 000
1	300	500	200	600
2	290	250	460	440
3	190	200	620	300
…	…	…	…	…
21	0	0	1 000	0

蒙特卡洛模拟是把模拟的个体依次通过马尔可夫过程,只有当前个体结束于吸收状态时才继续下一个个体的模拟。蒙特卡洛模拟通常是借助计算机进行,分为一阶蒙特卡罗模拟和二阶蒙特卡罗模拟。一阶蒙特卡洛模拟只能通过模拟结果简单反映模型内部不确定性;二阶蒙特卡洛模拟又叫概率敏感性分析,通过设定参数的置信区间或函数从而得出在参数可能取值范围的成本效果。

(3) 报告的质量评价

经济学评价是从社会或其他特定的角度,用经济学的基本原理和方法,比较不同卫生措施的成本及效应,做出经济分析,形成经济学上的证据。国际药物经济学和结果研究协会(ISPOR)开发了优良卫生经济学评估报告标准(CHEERS)对经济学评价文献进行质量评价,是目前的卫生经济学评估报告(尤其是成本效果分析)和发表的内容规范(表 21-5)。

澳大利亚 JBJ 循证卫生保健中心开发了经济学评价研究的质量评价工具,包括 11 个条目,从经济学问题的界定、待评价方案、成本及结果指标、测量方法及评价方法等方面评价经济学评价类研究的质量,每个条目均采用"是""否""不清楚"及"不适用"进行判定(表 21-6)。

表 21-5 CHEERS 评价工具

条目	建议
题目和摘要	(1) 题目应确定研究是经济评估或使用更具体的术语,并描述比较的干预措施 (2) 摘要应包含目标、观点、环境、研究设计、基线情况、敏感性分析和结论
前言	(3) 明确陈述研究背景,提出研究问题及其与卫生政策或实践决策的相关性 (4) 描述研究人群的特点并说明纳入研究的原因 (5) 说明需要做出决定的相关方面 (6) 描述研究的视角,并将其与其评估的成本联系起来 (7) 描述被比较的干预措施或策略,并说明选择的原因 (8) 说明评估的成本和结局的时间范围,并说明原因 (9) 说明用于成本和结果的折现率的选择,并说明原因
方法	(10) 说明评估中效益的度量方法,及其与分析类型的相关性 (11) 描述效果的测量方法,说明研究的设计特征及测量结果有效 (12) 若涉及偏好,应描述偏好测量的人群和方法 (13) 描述消耗的资源及成本的估算方法 (14) 描述单位成本调整的方法 (15) 描述使用特定类型的决策分析模型的原因,建议用图形显示模型结构 (16) 描述支撑决策分析模型的所有结构或假设 (17) 描述评估的分析方法,包括数据处理的方法,敏感度分析方法等
结果	(18) 说明模型参数的值、范围、引用及概率分布,建议用表来显示初始值 (19) 描述不同技术成本、结果的均值及其差异。若可以,则提供 ICER 值 (20) 描述参数的不确定性对决策分析模型的影响 (21) 描述因人群差异而引起的成本、结果或成本效益方面的差异
讨论	(22) 总结研究发现,描述结论依据,讨论研究结果局限性、概括性及适应性
其他	(23) 描述研究的资金来源,资助者扮演的角色 (24) 描述潜在的利益冲突

表 21-6 JBJ 经济学评价研究的质量评价工具

条目	说明
是否清晰界定经济学评价的问题/目的	研究中是否清晰界定经济学评价的问题/目的,是否清晰描述经济学评价的角度及决策情景
是否详细描述待评价的各项方案	研究是否清晰描述待评价方案及与之比较的备选方案,明确各种比较方案的选择理由和依据
是否界定了待评价方案的成本和结果指标	根据研究问题和目的,研究是否明确所有与待评价方案相关的重要的成本及结果指标
是否提供待评价方案临床效果的有效证据	研究是否提供了多项方案临床效果测定的数据,结果的测定是否真实可靠
是否准确测量待评价方案的成本和结果	研究中关于成本和结果的测量指标和测量方法的描述,判断成本和结果的测量是否恰当、科学
待评价方案成本和结果的测量是否可信	各项待评价方案成本和结果的测量方法是否正确、可信,是否考虑可能影响成本及结果的因素
是否依据研究时限对待评价方案的成本和结果进行了校正	研究是否阐明研究时限及依据,是否对将来的成本和效果进行贴现
是否对待评价方案成本和结果进行增量分析	当不同方案的成本和效果均不同时,是否进行增量分析或净效益分析
是否对成本和结果的估计值进行敏感性分析	研究是否描述敏感性分析对经济学评价结果的影响,敏感性分析结论等
研究结果是否包括决策者关注的所有问题	研究是否全面,涵盖决策者关注的所有问题
研究结果是否适用于其他情景	是否讨论研究结果的适用性、局限性及外推性

21.5.3 伦理评估

卫生技术对人类社会物质生活和精神生活产生的巨大作用正为当今世界所公认,而技术进步给自然和社会环境带来的某些不良后果也日益引起了人们的普遍关注。卫生技术的发展要求技术运用的后果尽可能与社会的政治、经济、文化、伦理、道德等方面相符合。一项新的或现有的卫生技术的社会影响是技术评估过程中最具挑战性和最困难的一个方面。

(1) 伦理学基本原则

伦理被认为是"对责任、义务、权利、平等观念、善与恶"等若干方面的总体认识与行为规范。社会的伦理体系是具有生存价值的社会道德准则的综合运用。社会影响是一项技术发展或进步所引起的社会环境变化,包括社会、伦理、理论和法律影响。卫生技术的发展要求技术运用的后果尽可能与社会的政治、经济、文化、伦理、道德等方面相符合,即有社会的适应性。伦理学基本准则包括尊重自主、有利、不伤害和公正四项原则。

1) 尊重自主原则,指的是应将个人看成能自主的人,而不能将人用作达到目的的手段。自主能力包括心智能力,即理解和处理信息的能力;自愿性,即不受他人控制和影响的自由。医疗服务提供者或医学研究者必须让人们自己选择,对那些自主能力受限制的人应特加保护。尊重个人的原则要求研究对象必须得到最初和持续的知情同意,必须尊重研究对象的隐私,需要评价是否允许研究对象退出研究且维护每个研究对象的利益。

2) 有利原则,是指把有利于患者健康放在首位,并切实为患者谋利益的伦理原则,帮助患者维护他们重要及合法的利益,体现以患者为中心的主旨。有利就是行为能够带来客观利益、好处,对医疗行为的主体医师而言,就是为患者行善,即在实施治疗时,不仅要尊重患者自己做出的决定,使他们免受伤害,且要努力确保他们的福利。在当今社会的有利原则,在考虑"对患者本人有利"的同时,还要考虑"对患者相关者有利"及"对社会公益有利"的原则。

3) 不伤害原则,是指要求医学界最大限度降低对服务对象的伤害,在无法避免伤害时,也应该最大限度地降低对患者的伤害。一般来说,凡是医疗上必需的,属于医疗适应证,所实施的诊治手段是符合不伤害原则的;相反,如果诊治手段对患者无益的、不必要的或禁忌的,有意或无意向患者强制实施,使患者受到伤害,就违背了不伤害原则。

4) 公正原则,是指医疗服务提供者和医学研究者应公平待人,使患者的尊严和人格受到尊重,平等地享有诊疗机会及卫生资源等。医学研究的设计应使研究的受益人群承担研究的风险,使每个研究对象得到损害和收益的风险相同。要求医学研究者必须公正地挑选研究对象,避免利用脆弱或方便的对象;医疗服务提供者或医学研究者也需要评价入选和排除标准及招募对象的方法,确保研究的公正性。

尊重自主、有利、不伤害和公正这四项基本原则同等重要,但有时会互相冲突、需要权衡。例如,从尊重自主的原则角度,医疗服务提供者或医学研究者应限制儿童参加研究,因为他们无自主能力,无法自主选择;但是,从公正的原则角度,应该让儿童参

加研究,以使他们有机会受益于研究。伦理学的基本原则为医学研究与临床决策提供了一个分析和决策的框架,要求医务人员与研究者保护患者和研究对象的利益,为评价诊疗或研究方案的受益与风险提供准则。

(2) 卫生技术发展和利用中的伦理问题

随着卫生技术不断发展,卫生技术发展中的伦理问题备受关注。例如,实验动物在科学研究中的重要性愈发突出,无数实验动物为卫生技术发展承受痛苦甚至失去生命。然而,很多研究者将实验动物视为一种工具,不尊重动物的生命,让动物承受了本可避免的伤害,或不对动物采取减轻痛苦的处理措施。这些实验动物伦理问题应该受到重视,应尊重生命,尊重为人类健康事业作出牺牲的实验动物,尽力寻求满足人类需要及同时善待动物的平衡点。

卫生技术的发展中存在着伦理问题,卫生技术的利用也伴随着诸多伦理问题。随着卫生技术的发展,其利用涉及到的伦理问题也越来越多。以器官移植技术为例,在医学高度发达的今天,器官移植作为一项挽救终末期患者生命的技术得到人们广泛认同,它使患者摆脱死亡的阴影,让他们的生命得以延续。但是如果从供者的角度去考虑,活体器官移植的供者均是健康人,而从他们体内摘取器官,他们不得不面对手术的风险以及器官摘除后对身体的影响,这无疑是对他们的一种伤害。如果为了挽救一个人而去伤害另一个人,这显然也是有悖于医学伦理学的"不伤害原则"的。目前,我国仍然面临器官短缺的困境,供受体比例相当悬殊,高达1∶30(即30万患者中,只有1万人有机会进行器官移植),所以,如何合理地进行器官分配尤其重要。此外,器官移植费用昂贵,移植不一定成功,即使成功也可能存活时间很短。在卫生资源有限的情况下,应该花费大量的资源去挽救一个人的生命,还是应该用同样的资源防治更多人的常见病和挽救更多人生命,这是器官移植技术发展中一直存在的伦理争议。

随着生物医学的高新技术发展和卫生变革的引入,生命伦理受到了一些挑战。在此情况下,对卫生技术的伦理性的评估显得十分重要,评估卫生技术伦理性的方法多种多样,但一般都属于社会科学领域范围。在社会科学研究领域中,常用的资料收集与研究方法是定性研究方法。有非正式、随意的、目的在于使访问对象用自己的语言充分表达自己看法的无结构访问法;有事先确定好访问主题、进行深入

详细了解某个特别感兴趣问题的半结构访问法；有事先已经对研究人群有一定了解与认识，并且希望用访问对象的观点描述与分析访问对象的文化和行为的全结构访问法；有采用参与式方式与访问对象同吃同住、目的在于了解某种社会的文化特征与行为的观察法……这些方法都可以用在卫生技术的伦理性评估中。

21.5.4 卫生技术评估多维度证据的整合

卫生技术评估可以产生安全性、有效性、经济性、伦理等多个独立维度的证据和信息，如何将卫生技术评估的各维信息证据进行整合，以辅助决策者准确判断卫生技术的价值显得尤为必须，多准则决策分析（multi-criteria decision analysis，MCDA）便是一项整合多维度证据的方法。

MCDA 是指在具有相互冲突、不可共度的有限（无限）方案集中进行选择的决策。它是分析决策理论的重要内容之一。根据决策方案是有限还是无限，而分为多属性决策（MADM）与多目标决策（MODM）两大类。多属性决策是指在考虑多个属性的情况下，选择最优备选方案或进行方案排序的决策问题，它是现代决策科学的一个重要组成部分。多目标决策是指需要同时考虑两个或两个以上目标的决策。只有使相互联系和相互制约的因素都能得到最佳的协调、配合和满足，才是最优的决策。多准则决策分析能够帮助决策者对各种不同类型的研究证据和价值观进行权衡和取舍，是循证决策的有效工具。

MCDA 可用于评估药物、公共健康项目、手术以及筛查技术等，所得到的评估结果用于支持医疗保险报销项目、确定疾病干预措施、评估卫生许可证等。多准则决策分析通过构建技术的多属性矩阵，有助于决策者在制定医保报销目录时，对技术的各种属性进行权衡。

（1）基本框架

2014 年，国际药物经济学和结果研究协会（ISPOR）成立工作组，研究制定 MCDA 在卫生决策中的最佳应用。2016 年，ISPOR 工作组提出了一个包含 8 个步骤的框架，是目前最为全面的 MCDA 评价实施框架。具体步骤如下。

第一步，明确问题。即确定评价目标、评价对象、评价方法、利益相关方以及预期实现的评价产出。MCDA 评价是在两个及以上方案/品种间进行比较，可以是对两个评价对象（如待评价药品和安慰剂）进行二选一，也可以是对多个评价对象进行评分、分类、排序。纳入考虑的利益相关方可以是患者、医生、付费方（如保险公司）、监管机构，也可以是普通人群。

第二步，选择和建立评价准则。评价准则即评价标准和指标。准则的纳入并非单纯堆砌，ISPOR工作组提出了选择和建立评价准则的 4 项原则：①完整性，即尽可能全面地纳入所有与评价目的和对象有关的各项指标；②非冗余性，即尽可能排除所有与评价目的和对象无关或不重要的指标；③不重复，即避免同时出现两个或多个指向相同的指标，以免后续对其赋予的权重过高；④独立性，即各准则之间最好相互独立，一项准则纳入或排除与否与另一项准则无关。

第三步，收集评价准则的实测值。建立评价准则之后，下一步就是收集各项准则的实测值。实测值的数据来源多种多样，既可以来自干预性或观察性研究，也可以来自被动或主动监测，当缺乏实测数据时，也可以采用专家评分。近年来有研究者采取首先对原始试验进行荟萃分析再将分析结果纳入模型的方法。

第四步，根据各利益相关方的价值取向对评价准则赋分。具体某项评价准则的实测值可以是唯一的，但根据同一实测值、不同利益相关方对该项评价准则的赋分情况通常有所不同。"赋分"是针对一项准则而言，即综合各利益相关方对该项准则实测值的赋分情况，产生该项准则的最终赋分值。这个过程也是去量纲化的过程，即通过赋值消除了各个实测值的原始单位（kg、mmHg 等）。

第五步，根据各利益相关方的价值取向对评价准则赋予权重。由于各个准则对决策事件的贡献程度不同，需要对各准则的相对价值进行判断，其为增权。赋分是针对一项准则，权重则是针对不同准则，即让不同利益相关方根据其各自的价值取向，对不同的评价准则给予权重系数。常用的增权方法有摆幅权重法、层次分析法、离散选择实验等。其中摆幅权重法和层次分析法属于主观增权法，可以反映决策者的主观偏好；离散选择实验属于客观增权法，具有客观性。

第六步，计算获益风险值。根据各项评价准则的权重系数和分值，计算各评价对象（评价药品、对照药品或安慰剂）的获益值、风险值以及总的获益风险值。分值计算的方法有多种，目前常用的是乘法模型。

第七步,敏感性分析。对于同一评价目的和对象,上述步骤的每一个环节发生变动,都有可能对最终的评价结果产生影响。为考察评价结果的稳健性,在评价完成后应进行敏感性分析,即考察前述环节的变化(如准则改变、赋分和增权重改变)对评价结果的影响。需要注意的是,敏感性分析是在合理变化范围内进行的,变化过大或出现极端值则应重新考虑总体的评价设计。如无法进行完整的敏感性分析,则应如实报告可能对评价结果稳健性造成影响的各个因素。

第八步,解读评价结果和撰写评价报告。解读评价结果时,可以直接比较评价品种与对照品种(或安慰剂)的获益风险值高低,也可以对各品种的获益风险值进行排序后比较顺位。结果呈现有多种方式,可以是文字、表格或者图形。完整报告应涵盖评价设计、准则构建、评价实施、敏感性分析等各个步骤。完整、清晰的报告有助于提高评价的透明性、增强结果的可信性。

(2)方法与内容

MCDA 模型的常用构建方法有价值评估法(value-measurement methods),目标、意愿和参考水平法(goal, aspiration and reference level methods)以及优序法(outranking methods)。据其研究目的和决策情境形成了相应的决策准则,准则可分为核心准则和情境化准则。核心准则体现为技术的需要、技术本身的属性、技术的比较结果、技术的益处、技术的经济性、关于技术的知识,其中技术的比较结果、技术的经济性和技术的需要是最常提及的 3 个维度。核心准则有助于将技术的价值进行量化,准则的界定方法取决于决策问题。情境因素对医保报销决策会产生质的影响,对医学技术的肯定、中立和否定。

确定准则和指标的方法主要有文献分析法和专家法。可以先依据文献分析结果列出拟考察的准则和指标,然后经专家筛选,最终确定;也可以直接由专家确定准则和指标。有些研究则直接选用EVIDEM 决策框架确立准则和指标。EVIDEM 决策框架是由非营利组织 EVIDEM 合作组在 2008 年制定的医疗卫生决策框架结构,其包括 4 个准则,共计 15 项指标(表 21-7)。

多准则决策综合了证据和价值观,提供了结构化和透明的操作过程,使得探讨利益相关方的偏好成为可能,为真实世界的医保决策提供了方法学支撑。

表 21-7　EVIDEM 决策框架确立准则和指标

准则	指标
证据质量	符合决策需求的程度
	证据完整性和一致性
	证据的相关性和有效性
疾病的影响	疾病严重程度
	疾病影响人口数量
决策方案	现有医疗指南
	现有干预措施的局限性
	效益和效果改善
	安全性和耐受性改善
	报告的患者依从性、方便性以及用药结果改善
	公共健康利益
	医疗服务类型
经济性	预算影响
	决策方案的成本效果
	对其他项目消费的影响

21.6　卫生技术评估的政策转化

21.6.1　评估、评审与决策

卫生技术评估内涵本身是涵盖政策运用的,借用知识转化的概念是更加强化卫生技术评估影响政策、服务政策的成分。纵观世界各国卫生技术评估决策转化机制,多数国家以政府主导,委托独立或半独立的卫生技术评估机构进行具体卫生技术评估工作,并建立明确的卫生技术评估实施原则、操作流程、沟通传播机制,以及成果转化和应用渠道。

政策转化一般流程:评估申请、优先级排序和遴选,开展评估、评审,决策转化、成果传播。任何需求方包括政策制定者、行业协会、医疗机构、医药企业、学术机构、民间组织和普通群众等利益相关者均可提出卫生技术评估申请,由国家层面卫生技术评估机构或同等地位的机构负责收集评估申请,根据问题迫切性、技术可靠性、适用性、经济性、公平性、伦理等要素,组织相关专家确定评估项目优先等级,并遴选出当前急需的重点项目。之后,由国家层面卫生技术评估机构委托具有资质的卫生技术评估机构进行具体外部评估工作,并对评估结果组织评审,评价其评估报告的质量。最后,由相关机制或渠道,将相关的卫生技术评估报告成果提交给决策方,由决策方决定最终的卫生决策,决定是否纳入国家政策。

21.6.2 政策转化应用

卫生技术评估在各国的兴起与发展,都与本国医疗卫生服务的需求变化、医疗卫生体制的演进紧密相连,由于各国医疗卫生体系结构、经济发展水平和社会人文环境等方面的差异,卫生技术评估的组织体系、管理运行方式上也不尽相同。下文将以美国、英国、加拿大及韩国为例,介绍卫生技术评估在政策决策中的应用。

（1）美国

作为最早开展卫生技术评估的国家,美国虽然在卫生技术评估开展初期建立了国家级的卫生技术评估机构(OTA),但迫于行业和学会等机构的质疑和反对,美国政府于 1995 年对 OTA 撤资。之后,在联邦层面不再有统一的以卫生技术评估冠名的机构和整合的工作机制,而发展成以非官方卫生技术评估机构为主的市场化运行模式。

但是,出于联邦和各省卫生相关政府部门对卫生技术评估活动的需求,至今在政府部门中仍有少量具有卫生技术评估功能的机构,隶属于政府部门,为有关政府部门决策提供依据。如美国食品药品监督管理局(FDA)下属卫生技术评估机构负责审批医疗技术的安全性、有效性和临床适应性;国民医疗保障和医疗救助中心(CMS)下属卫生技术评估部门主要负责提供有关医保纳入服务项目信息;而美国卫生保健研究和质量署(AHRQ)则是目前联邦层面承担较多卫生技术评估工作的公立机构。

（2）英国

英国的大部分卫生技术评估活动由国民健康服务体系(NHS)下属的国家卫生研究所(National institute for Health Research, NIHR)负责,NIHR获得 NHS 的研究经费支持,并在 NHS 的委托下建立卫生技术评估项目,选择并委托有资质的独立学术机构或有能力的研究学者开展评估工作,评估 NHS 所提供的卫生技术的效果、成本和相关影响。NIHR 建有严格的卫生技术评估项目筛选、优先领域确定和项目委托程序,还设有《卫生技术评估杂志》(International Journal of Technology Assessment in Health Care),邀请国际同行作评议,提供在线免费下载全文,促进其支持的卫生技术评估项目研究结果的传播。

而促成卫生技术评估成为政策决策的重要环节并系统地将评估成果应用于医疗服务实践中的机构则是英国国立卫生与临床研究院(NICE),它是英国

卫生技术评估成果的最大用户。它通过整合最佳临床证据,开发临床指南、制定医疗服务标准以帮助供方和政府部门提高在 NHS 的公共卫生和社会保健服务产出,同时向政府和公众提供具有临床效果和有经济性的卫生服务信息。2013 年,NICE 正式转变为非政府公共部门,独立于内阁部门之外。但在内部治理结构上,负责机构战略决策的董事会,仍然由卫生大臣任命。NICE 的全年预算约为 6 000 万英镑,主要来源于英国卫生部。

（3）加拿大

相对于英国具有垄断性、整合性的卫生技术评估组织体系,作为卫生技术评估领域的另一个成功典范,加拿大的卫生技术评估体系则是由各种形式、各种类型的卫生技术评估机构组成,根据不同的职能定位以及通过互相合作的机制,基于共同的价值理念,为卫生系统的决策者、研究者以及利益相关者提供决策证据的支持。自 1988 年魁北克省建立第一家卫生技术评估机构之后,目前加拿大已有超过 25 家机构在开展卫生技术评估活动,而其中具有统领地位的则是国家级卫生技术评估机构——加拿大药物和卫生技术局(Canadian Agency for Drugs and Technologies in Health, CADTH)。CADTH 作为非营利性非官方机构,负责为联邦/省/地区的卫生决策者提供客观的证据支持并促使其采用最佳的卫生技术。CADTH 虽然是唯一一家国家级卫生技术评估机构,但并不完全具备协调全国范围卫生技术评估工作的职能。但加拿大各级各类卫生技术评估机构间建立有很好的网络联系,且彼此间通常是合作关系。借助共享数据库平台来确保各机构之间所开展卫生技术评估活动的重复性最小化。CADTH 的主要资金来源于联邦和 12 省的财政拨款,此外 CADTH 也会通过开展一些其他活动获得收入,如年会和研讨会。统计显示,2003 年以来,共有 264 种药物经 CADTH 推荐进入国家药物报销计划,更有多个卫生技术评估项目促成了相关省的卫生政策的颁布。

（4）韩国

在面临卫生费用迅速增长,医保系统严重赤字的危机下,韩国政府试图通过卫生技术评估研究来优化卫生政策的决策过程,从而应对诸如资源配置效率低下、医保报销系统不合理、卫生费用不合理增长等问题。2009 年,韩国正式组建国家级卫生技术评估机构——国家循证医疗合作局(National Evidence-based Healthcare Collaborating Agency,

NECA)(独立性机构)。目前 NECA 已是韩国最核心的卫生技术评估组织。现今,NECA 的工作内容包括完整技术评估、快速技术评估、新技术评估、水平扫描等。涉及药物、医疗器械、诊疗程序、干预措施等;职能包括指明医疗行业的可持续发展方向、提供不同卫生技术的最佳证据、建立一个具有全球竞争力的卫生技术评估系统等。

21.6.3 政策转化的机制与影响因素

在全球范围内,卫生技术评估向政策转化的方式有多种。在欧美等地,卫生技术评估研究经费大多来自政府,很多研究报告为政府所采纳,技术评估和技术管理的关系十分紧密。荷兰的医学技术评估在 20 世纪 90 年代就已成为卫生政策的重要内容,政府将技术评估作为政策制定的一个关键组成部分,用来促进医疗保健的适当运用、解决短缺问题、定量配给和等待名单等。从发达国家来看,卫生技术决策转化已经成为许多政府政策制定过程中一个法定环节,决策过程与卫生技术评估研究过程形成主动关联,卫生技术成果在一个自上而下的程序中产生了令人瞩目的政策转化效果。荷兰 1985 年开始由疾病基金委员会和卫生部主持进行心脏移植、肝移植和体外受精 3 个项目的技术评估,最终结果报告在 1988—1989 年完成。在此报告基础上,政府决定将心脏移植和体外受精纳入医保系统,并在获得更深入的研究结果之前暂时拒绝将肝移植手术纳入。而韩国在 2006 年开始要求新药在医保纳入审批时必须提供经济学评价数据,此后两年间药品支出的年均增长率也从 2001—2005 年的 14.6% 下降到 2007—2009 年的 11.5%,可见技术评估对药品从准入到定价支付等全过程的决策产生作用。

总体而言,许多发达国家在政府组织、协调和支持框架下建立卫生技术评估体系,独立有效地开展了许多卫生技术评估活动,并将评估结果反馈给政府或其他政策制定者,服务于公共政策制定。

根据研究显示在卫生技术评估研究证据、研究人员、研究机构、决策人员、决策机构和研究方与决策方的沟通交流等层面影响着卫生技术评估的政策转化。在卫生技术评估研究证据层面,研究设计的科学严谨是证据被运用于决策的基础,同时研究还应针对迫切需要解决的问题提出实用方案,与决策需求相匹配。在研究人员层面,研究人员本身对转化的主观积极性会直接影响其研究结果的转化情况。在研究机构层面,研究机构的程序和制度,可能

会影响研究人员的决策转化。在决策人员层面,决策人员的决策风格将会影响卫生技术评估研究结果的决策利用,决策人员本身对卫生技术评估研究证据的认可度和使用能力也影响其决策转化。决策机构的一些程序和制度会影响卫生技术评估研究结果的转化,包括卫生技术评估培训的开展情况、对新发表卫生技术评估研究结果的关注情况、与卫生技术评估相关研究机构的联系和对某些卫生技术问题的立项资助等。决策方与研究方在课题研究过程中的沟通交流被充分证实是影响卫生技术评估研究结果转化的重要因素。此外,卫生技术评估研究结果向决策转化还受到宏观环境因素影响,包括国际环境、国内政治体制、管理模式、法律机制、教育文化、资金投入,相关利益方的游说、疏通活动等。

21.7 卫生技术评估的发展与展望

经过近 50 年的发展,卫生技术评估已形成了独立的学科体系。从发展趋势看,卫生技术评估需要建立优先项目遴选的系统化程序,及更加透明的评估程序;对技术安全性和有效性证据提出更高标准,早期评估成为研究的热点;广泛使用"生活质量"作为评价结果的指标;更强调经济学评价方法的标准化;发展并广泛使用荟萃分析,决策分析和其他综合分析方法;在技术产业领域更强调卫生技术评估;在技术投资、购买、支付、操作指南和其他政策方面对卫生技术评估的需要越来越广泛;更加依赖数据库、电子病案、互联网和其他信息资源;国家级和地区级的卫生技术评估机构增加;在卫生技术评估领域出现越来越多的合作,包括国际合作。

卫生技术评估和政策制定的有机结合仍是一个需要着重解决的问题。在卫生决策或临床决策中,政策制定者和医生仍有很大的自由空间,因此,必须重视卫生技术评估的传播和执行。与国际卫生技术评估发展相比,我国卫生技术评估的应用领域还有待开拓。

21.7.1 卫生技术评估发展的趋势

未来卫生技术评估可能会从需求、证据、重点领域、方法学等方面快速发展,具体趋势如下。

(1)卫生技术评估面临更大需求与挑战

卫生服务政策、临床指南、患者决策、医保支付和服务购买等都亟需卫生技术评估,尤其是支持市场准入和支付等方面的需求。未来卫生技术评估的

过程将更透明、系统,具有咨询性质。

（2）卫生技术评估期待更高的证据标准和证据评估等级

卫生技术评估更多地使用系统评价、荟萃分析、决策分析和其他综合方法,在卫生技术评估方法学、专业知识和报告方面加强国际合作。人们将更方便、及时、低成本地在全球获取已发布的卫生技术评估证据。

（3）卫生技术评估更加关注真实世界的临床实践

关注(电子病历数据、医保数据、注册登记研究数据、自然队列数据等)和效果比较研究(特别是"头对头"试验),而不仅仅是效能的随机对照试验;更加重视成本效益和相关的经济影响,以及持续改进和标准化方法。卫生技术评估也更多关注特异度,如患者亚组、实践设置和提供者经验。

21.7.2　卫生技术评估发展面临的挑战

世界卫生组织欧洲区报告《如何改善卫生技术评估的影响》中总结当前卫生技术评估面临的主要问题和挑战:首先,卫生技术评估受到评估利益方的影响,卫生技术评估涉及众多利益相关方,如何保证卫生技术评估的结果不受或避免利益方的影响是卫生技术评估需要解决的重要问题。其次,卫生技术评估的方法与程序的稳定性与透明性至关重要,应基于明确和标准化的证据和方法学指南,以满足科学决策的需要。各国由于体制机制不同,卫生技术评估的方法与程序不一。如何建立标准化和全球共识的卫生技术评估方法与程序还需各方共同努力。最后,卫生技术评估的影响依靠有效和及时的决策应用和推广实施,卫生技术评估本身需要经历一系列标准的方法和程序,如何有效地评价产生证据结果、产生的结果如何及时地被决策方接受并被决策方及时地应用,是卫生技术评估传播应用过程中不可回避的挑战。

21.7.3　我国卫生技术评估发展前瞻

我国的卫生技术评估起步较晚,但国家卫生部较早地察觉了卫生技术评估的潜力,在20世纪80年代就开始组织我国的卫生技术评估活动。近年来,政府部门逐步意识到卫生技术评估在卫生决策中的重要作用,开始重视卫生技术评估工作,自2000年来每年的卫生工作要点中都列入卫生技术评估工作,但国内卫生技术评估发展还是较为缓慢。目前

国内有国家卫生健康委员会卫生技术评估重点实验室(复旦大学)、国家卫生健康委员会卫生发展研究中心、国家卫生健康委员会医药卫生科技发展研究中心、上海市卫生技术评估研究中心、四川大学华西医院中国循证医学中心等几家机构主要从事卫生技术评估活动。

国内这几家较大的卫生技术评估机构历来非常重视国际交流,积极与国外卫生技术评估研究机构开展交流合作,派出研究人员到国外相关机构学习,并多次举办卫生技术评估国际论坛,邀请国际专家与国内学者交流。目前部分卫生技术评估研究项目的成果融入了相关卫生决策者卫生管理决策的程序,如《脐带血造血干细胞库管理办法》《人类辅助生殖技术管理办法》《人类精子库管理办法》和《产前诊断技术管理办法》等政策都是基于相关研究项目成果制定的。

新医改方案实施以来,我国医药卫生事业取得了显著成就,但是仍存在许多亟待解决的问题。近年来,新兴的卫生技术尤其是高新技术和高成本技术数量增长迅速。然而,部分不具有合理的成本效益的新技术可能会导致医疗费用的快速上涨。如何对新兴卫生技术进行早期、及时的评估显得尤为重要。我国卫生技术评估机构和组织分散,尚未形成协调统一的整体,较难满足决策者对一项新兴技术在短期内做出决策的需求。缺乏卫生技术有效性和成本效果的评估证据,以及不合适的经济激励和补偿机制等原因使得卫生技术的不合理使用现象仍然严重。

回顾国内卫生技术评估发展的近30年,和国际发展趋势相比,尤其和周边的亚洲国家相比,起步不算晚,已开展了一些卫生技术评估的知识传播、教育培训和科学研究活动,也有一些影响决策的案例,例如提供临床诊疗指南、实施临床路径、颁布部门规章、组织对医学高新技术的评估等。卫生技术评估在我国获得了一定的发展,一些学者和研究机构已经开展了一些卫生技术评估相关的科研活动,在应用卫生技术评估辅助决策者决策方面积累了一些局部的经验。

目前,总体上我国的卫生技术评估活动较多,但是缺乏系统性的推进和发展。因此,完善管理组织体制、加强卫生技术评估自身建设是推动我国卫生技术评估的常态化发展的重要举措。

（陈英耀）

参考文献

[1] 陈洁.卫生技术评估[M].北京:人民卫生出版社,2013.

[2] 陈英耀,刘文彬,唐檬,等.我国卫生技术评估与决策转化研究概述[J].中国卫生政策研究,2013,6(7):1-6.

[3] 耿劲松,陈晓炜,余小兰,等.基于 EVIDEM 的新技术医保报销循证决策框架探析[J].中国卫生政策研究,2018,11(4):50-54.

[4] 顾莺,张慧文,周英凤,等.JBI 循证卫生保健中心关于不同类型研究的质量评价工具——诊断性研究及经济学评价的质量评价[J].护士进修杂志,2018,33(7):598-600.

[5] 李军,杨田忠.医学技术评估及其展望[J].中国卫生事业管理,2001(8):452-456.

[6] 李幼平,喻佳洁,孙鑫.快速评估方法与流程的探索[J].中国循证医学杂志,2014,14(5):497-500.

[7] 刘文彬.中国卫生技术评估决策转化研究[D].上海:复旦大学,2014.

[8] 吕兰婷,付荣华.德国卫生技术评估决策转化路径及方法探析[J].中国卫生政策研究,2017,10(4):51-56.

[9] 吕兰婷,朱晓稳.泰国卫生技术评估决策转化机制探析[J].中国卫生信息管理杂志,2018,15(2):170-174.

[10] 司磊,王丽丹,刘露,等.马可夫模型在卫生技术评估中的应用[J].中国卫生经济,2013(10):70-72.

[11] 唐惠林,门鹏,翟所迪.药物快速卫生技术评估方法及应用[J].临床药物治疗杂志,2016,14(2):1-4.

[12] 唐智柳,陈英耀.对我国卫生技术管理的若干思考[J].中国卫生资源,2007(4):178-179.

[13] 陶倩.大肠癌筛查成本效益分析[J].科技致富向导,2013(20):207.

[14] 吴朝晖.加拿大的卫生技术评估现状[J].中国医药生物技术,2007(2):157-158.

[15] 熊玮仪,董铎.基于多准则决策分析模型的药品获益风险评价方法[J].中国药物警戒,2017,14(12):752-754.

[16] BATTISTA R N, COTE B, HODGE M J, et al. Health technology assessment in Canada [J]. International Journal of Technology Assessment in Health Care, 2009,25 Suppl 1:53-60.

[17] BROUWERS M C, KHO M E, BROWMAN G P, et al. AGREE II: advancing guideline development, reporting and evaluation in health care [J]. CMAJ, 2010,182(18):E839-842.

[18] DRUMMOND M, BANTA D. Health technology assessment in the United Kingdom. [J]. International Journal of Technology Assessment in Health Care, 2010,25(S1):178-181.

[19] EVERS S, GOOSSENS M, DE VET H, et al. Criteria list for assessment of methodological quality of economic evaluations: Consensus on Health Economic Criteria [J]. International Journal of Technology Assessment in Health Care, 2005,21(2):240-245.

[20] HAILEY D. Toward transparency in health technology assessment: a checklist for HTA reports. [J]. International Journal of Technology Assessment in Health Care, 2003,19(1):1-7.

[21] HIGGINS J P, GREEN S. Cochrane handbook for systematic reviews of interventions version 5.1.0 [J]. Naunyn-Schmiedebergs Archiv für experimentelle Pathologie und Pharmakologie, 2011,5(2):S38.

[22] HUSEREAU D, DRUMMOND M, PETROU S, et al. Consolidated health economic evaluation reporting standards (CHEERS) statement [J]. Cost Effectiveness & Resource Allocation, 2013,11(1):6.

[23] JADAD A R, MOORE R A, CARROLL D, et al. Assessing the quality of reports of randomized clinical trials: is blinding necessary? [J]. Control Clinical Trials, 1996,17(1):1-12.

[24] JONSSON E, REISER S J. The history of the International Journal of Technology Assessment in Health Care [J]. International Journal of Technology Assessment in Health Care, 2009,25 Suppl 1:11-18.

[25] KIM C Y. Health technology assessment in South Korea [J]. International Journal of Technology Assessment in Health Care, 2009,25 Suppl 1:219-223.

[26] SHEA B J, GRIMSHAW J M, WELLS G A, et al. Development of AMSTAR: a measurement tool to assess the methodological quality of systematic reviews [J]. BMC Medicine Research Methodology, 2007,7:10.

[27] TRICCO A C, ANTONY J, ZARIN W, et al. A scoping review of rapid review methods. [J]. BMC Medicine, 2015,13(1):224.

[28] WHITING P F, RUTJES A W, WESTWOOD M E, et al. QUADAS-2: a revised tool for the quality assessment of diagnostic accuracy studies [J]. Annals of Internal Medicine, 2011,155(8):529-536.

22 药物经济学评价

22.1 药物经济学评价概况

药物经济学(pharmacoeconomics,以下简称 PE)是经济学原理与方法在药品领域的应用,是一门交叉学科。PE 的概念分为两个层面,广义层面主要是指研究与药品相关的经济行为和现象,涵盖研发、生产、定价、营销、采购、流通、使用、报销和相关政策等各个环节;狭义层面主要是指采用经济学的原理和方法,结合医药领域的特点,对药品治疗的投入和产出进行研究,通过不同方案的比较,为医疗卫生和健康保障等决策提供依据,使有限的卫生资源达到最佳的健康结果。药物经济学评价(pharmacoeconomic evaluation)是 PE 的分析工具,在一个国家的卫生保健系统或国家健康保险计划中越来越多地被用于药品筹资和管理方面的决策。

20 世纪 50 年代,美国的医疗保健费用快速增长,政府和医疗保险机构不堪重负,而国民的健康结果并未明显改善。为了解决这一问题,1979 年美国国会下属的技术评估办公室(OTA)尝试把经济学的分析方法成本效益分析和成本效果分析应用于医药卫生领域,为卫生决策者、保险机构、临床医生等利益相关方提供参考。1986 年"pharmacoeconomics"一词首先由汤森(Townsend)在他的"Postmarketing Drug Research and Development"一文中提出。1989 年国际上第一本药物经济学期刊 *Pharmaco Economics* 在美国创刊。1991 年,美国药物经济学家莱尔·布特曼(Lyle Bootman)撰写的第一本药物经济学专著 *Principle of Pharmacoeconomics* 出版,这些标志着药物经济学学科的初步形成。

近 30 年来,PE 的理论和评价方法学得到了快速的发展,不同国家各类研究和评价机构的建立也促进了 PE 的应用。1995 年国际药物经济学与结果研究协会(ISPOR)的成立为该领域的交流和学习提供了良好的平台。截至 2018 年 6 月底,在 ISPOR 网站上,官方的药物经济学评价指南(PE guidelines)有 24 个,专家的药物经济学评价建议(published PE recommendations)有 10 个,官方的报销提交指南(submission guidelines)有 10 个,共 44 个国家和地区相继制定和颁布了本国的药物经济学指南。另外,ISPOR 也发布了一些具体的实践指南,如《卫生保健决策结果研究和应用的指南索引》(Guideline Index for Outcomes Research and Use in Health Care Decision Making),包括证据的产生、证据的合成和证据的使用三个部分。这些指南规范了评价的方法,增强了评价结果的可信度和可比性。

药物经济学传入我国相对较晚。1990 年洪盈在《国外医学药学分册》第 4 期节译了首篇药物经济学文章"H2-受体拮抗剂的药物经济学及其处方研究"。1993 年张钧首次在《中国药房》杂志上介绍了药物经济学的概念。1999 年 S. Y. Chen 等的药物经济学论文"幽门螺杆菌药物治疗的成本效益分析"在国际上首次发表。2002 年胡善联领衔的复旦大学药物经济学研究与评估中心成立。2004 年中国医师协会的药物经济学评价中心成立。2006 年《中国药物经济学》杂志正式创刊发行。2008 年中国药学会也成立了药物经济学专业委员会。医药领域很多的期刊也先后开辟了药物经济学专栏。2004 年之后,孙利华、孙树华、何文、陈洁、胡善联、吴久鸿等先后出版了药物经济学专著,部分专著还作为相关专业高等教育的教材。2006 年中国医师协会药物经济学评价中心发布了《中国药物经济学评价指南(征求意见稿)》。2011 年中国药学会与中国科协和中国医师协会等相关机构共同协作完成了《中国药物经济学评价指南(2011 版)》。2017 年胡善联主编了《药物经济学评价指南》,该书从 ISPOR 网站收集并翻译了 36 个国家和地区药物经济学评价指南的全文或摘要,为中国药物经济学评价指南的修改和完善提供了参考。2019 年刘国恩等专家代表中国药学会药物经济学专业委员会和《中国药物经济学评价指南》课题组再版了《中国药物经济学评价指南 2019》(中英文试行版),为规范中国的药物经济学研究作出了贡献。

药物经济学评价主要应用于:医疗保险机构制定和调整药品报销目录、药品价格谈判、确定药品报销分类和比例;制药企业确定和调整药品价格;医疗机构选择合理用药方案等。

22.2 药物经济学评价的方案设计

通常情况下,PE 评价与临床试验是伴随进行的,在收集临床疗效指标的同时增加药物经济学指标,但也不尽然。常用方案有以下几种。

22.2.1 随机对照试验

随机对照试验(RCT)是一种前瞻性研究(prospective study),将研究对象随机分组,对不同组实施不同的干预措施,以比较各组的干预结果。RCT 如果能够被合理地设计、执行和报告就可以成为评价健康干预措施的金标准,反之,就会产生偏倚的结果。

在 RCT 的基础上,经过一定的改进,产生了两种比较开放的临床试验方法,即适应性临床试验(adaptive clinical trials, ACT)和实效性临床试验(PCT)。

RCT 按照事先设计好的固定方案严格操作,中途不能变更。而临床试验是一个充满变数的过程,这在客观上要求方案具备一定的可变动性,ACT 便应运而生。ACT 允许在临床试验启动后在不改变试验的整体性和有效性的情况下,将新得到的信息和阶段性试验结果用于改进后续试验方案,如样本量、剂量或试验对象的调整,甚至停止劣质治疗组等。然而,任何对方案的调整都是有风险的,尤其是当基于有限的数据时,而且,ACT 在设计和统计方面仍然存在一些问题。因此,各国药品评价部门对 ACT 仍持谨慎态度。

RCT 对研究对象有严格的纳入和排除标准,还要考虑很多因素的组间平衡,与临床实践有一定的差距。为了解决这一问题,PCT 便由此产生。PCT 是一种真实世界研究,对研究对象进行随机分组后,对不同组除给予符合临床实际需要的干预措施外不再采取其他的限制措施,以比较各组的干预结果。PCT 更贴近临床实践。

22.2.2 前瞻性观察研究

前瞻性观察研究(prospective observational study, POS)根据确定的研究目的和方法,以现在为起点追踪观察并收集研究对象的各项干预措施、结果及其他影响因素,进而分析干预措施与结果之间的关系以及影响因素所起的作用。干预措施的分配取决于研究对象而非研究者。常用队列研究和非随机同期对照研究。

虽然 POS 在循证医学中的等级不如 RCT，但是，许多临床问题需要 POS 才能解决，因此，它在临床研究中还是经常被用到。报告时可以参照加强流行病学观察性研究报告(Strengthening the Reporting of Observational Studies in Epidemiology，STROBE)声明第 4 版和针对感染性疾病的扩展版(Strengthening the Reporting of Observational Studies in Epidemiology for Infectious Diseases，STROBE - ID)。

22.2.3 真实世界研究

一个好的决策通常需要多种来源的证据，RCT 对临床试验条件的严格控制使得它在得到严谨且特定的研究结果的同时也限制了其向真实世界的外推，降低了现实中的决策参考价值，这就提出了对真实世界研究(RWS)的需求。RWS 通常是相对于 RCT 而言的，但两者的关系是互补而非对立，有时甚至是融合的，如 PCT。RWS 相对于 RCT 更接近实际情况，但也并非是绝对的真实世界，两种设计各有长短，需要客观对待。尽管 RWS 多数情况下是非随机、非干预、开放性的观察性研究，但 RWS 与是否随机或干预没有必然的联系，它的核心是数据来源于真实世界，而非严格限制的理想环境，以便于更好地反映真实世界的情况。RWS 也需要科学的研究设计，可以是前瞻性的，也可以是回顾性的。在设计时以干预措施作为分组依据，尽量多覆盖可能会接受这个干预措施的各类人群，以保证样本的代表性和真实性。类似地，如果要进行亚组分析，就要纳入各个亚组的人群。样本的异质性决定了样本的大小和效果的差异性。干预方案视患者的实际情况、医疗条件和药品等因素而定。进行 RWS 要特别注意知情同意、方法的标准化、混杂因素的控制、数据的准确性、数据缺失和截尾数据的处理等方面的问题。统计分析时要采用合理的方法来消除相关影响，如采用分层分析、标准化率、倾向得分匹配法、多元回归模型等来处理偏倚问题。RWS 与 PE 的结合就是真实世界的药物经济学研究。由于大多数 RWS 是非随机设计的，在做 PE 时也应该使用统计检验方法，控制推断时犯错误的风险，保证结果的可靠性。

22.2.4 证据合成研究

循证决策需要对相关的竞争性干预措施进行比较，在没有 RCT 可以进行直接比较或直接比较的研究数量较少和质量较差的情况下，间接比较(indirect comparison)不失为有用的分析方法。当证据网络涉及两个以上的 RCT 和两个以上的干预措施时，就可以采用网络荟萃分析(network meta-analyses，NMA)。NMA 可以将一系列同一治疗目标下不同治疗方法的随机临床试验数据汇总，然后就给定的治疗终点进行点估计及可信区间估计，同时对治疗同类疾病的不同干预措施进行量化比较，并按照某一结果指标进行排序，从而选择最优治疗方案。NMA 可以同时进行直接比较和间接比较。混合比较(mixed comparison)作为 NMA 的一种特殊情况，可以对特定的配对比较进行直接证据和间接证据的结合，以获取比传统荟萃分析更多的证据信息。间接比较和混合比较都可以统称为 NMA。NMA 的步骤有如下几点。

(1) 建立证据网络

NMA 始于证据网络，通过文献检索获取相关直接比较的治疗和临床试验，用图来呈现证据的网状结构，每个结代表一个或一类治疗，每条臂连接 RCT 中直接比较过的治疗方法。

(2) 建立假设

NMA 的假设基础也是随机化，在此基础上建立同质性假设、相似性假设和一致性假设。同质性假设是指纳入的研究在临床上、方法学上和统计学没有异质性。相似性假设主要针对调整间接比较，即所有研究间和不同对照组间影响效应量的因素相似。一致性假设适用于既有直接比较又有间接比较或者调整间接比较，假设直接证据和间接证据一致或不同路径的间接证据一致。

(3) 统计方法

1) 目的：NMA 的目的包括在没有直接证据的情况下通过考虑所有相关证据来回答研究问题、通过联合直接和间接证据提高调查的精确性、分级治疗方法和在证据网络中评价某些因素的影响。效应测量方法的选择应该由临床问题和数据的本质来决定，相对效应的测量常用比值比、风险比或相对风险比、均差和风险比。只要必要的数量(如似然和联系函数)被合理定义，下述模型适用于任何相对效应的测量。

2) 模型：常用模型有 AB 试验的固定和随机效应荟萃分析、固定效应网络荟萃分析、随机效应网络荟萃分析、治疗和协变量交互作用的荟萃回归模型。

3) 分析框架：常用频率方法和贝叶斯方法。前者在假设检验与可信区间理论的基础上，通过统计样本得到结论，主要包括倒方差法和广义线性(混合)模型。后者是基于贝叶斯定理发展起来用于系统阐述和解决统计问题的方法,相比前者有一定的优势。在实践中,大多数直接比较的荟萃分析采用频率方法,比较复杂的模型,尤其是涉及混合治疗比较的网络则多采用贝叶斯方法。STATA、R、SAS、WinBUGS、OpenBUGS 和 ADDIS 等软件都可以用于统计分析。

4) 模型验证:模型验证包括假设评估、模型拟合度评估和敏感性分析 3 个部分。

A. 假设评估:在评估同质性时分析目的和是否有共同效应是选择固定效应模型和随机效应模型的基础。如果检验结果差异无统计学意义,就可以认为纳入的研究具有同质性,采用固定效应模型进行合并。如果检验结果有统计学差异,则需要探讨异质性的来源。当无法解释异质性时,只能采用随机效应模型进行合并或不进行合并。常用的方法有 Q 统计量、频率模型和分层贝叶斯模型,具体还要结合实际情况来选择合适的方法。相似性假设没有公认的统计方法来检验,主要采用主观判断或简单分析来识别。评估相似性首先要从临床的角度来判断研究间的差异是否会影响治疗的比较或做不合适的比较,评估可能影响研究结果的混杂因素在研究间的可比性。最常用的方法是比较不同试验临床特征和方法学的相似性,以及试验外部因素的相似性。一致性检验主要使用 Bucher 法或 Lumley 法。如果各比较结果之间的差异小则认为符合一致性假设,可以对结果进行合并;反之则认为不符合一致性假设,可能存在研究对象或研究方法上的差异,视具体情况决定是否对结果进行合并。对于双臂 RCT 可以用 Z 检验。对于三臂或四臂的 RCT 可以采用 Dias 等提出的"点分法"来计算直接证据和间接证据之间的差异,进而判断是否存在一致性,频率方法和贝叶斯方法都可以实现。

B. 模型拟合度评估:在频率分析中,模型拟合度的测量与直接证据的测量相似,都依靠特定的结果来测量。贝叶斯分析通常用偏差(一种基于似然的测量)来测量,残差越低拟合度越好。为了比较模型,偏差信息标准增加了一个惩罚项,等于模型中参数的有效数字。如果模型拟合度差,图形技术能够帮助进行更详细的检查。

C. 敏感性分析:敏感性分析应该聚焦在最不确定的方面,通过变量或人群的分层来探索潜在的效应修正因素。随机效应模型和固定效应模型之间应该进行比较。贝叶斯分析应该探索选择不同先验分布的影响。

当直接比较和间接比较的证据同时存在时,应优先考虑直接比较的证据,间接比较的证据可以作为补充。但是,当直接比较的试验较少或样本较少而间接比较的试验较多时可考虑间接比较的结果或综合直接比较和间接比较的结果。间接比较的偏倚可能会小于直接比较的偏倚。有时直接比较与间接比较的结果有差异,原因要具体分析。间接比较的可靠性取决于所纳入试验的内部真实性和相似性,要充分检验假设条件以保证结果的可靠性。总之,在方法学上,NMA 仍有一些需要进一步探讨的问题,如纳入研究质量评价标准选择问题,异质性处理问题,如何规范化报告问题等。

ISPOR 提供了实施 NMA 的优良研究规范,见表 22-1。

表 22-1 实施和报告 NMA 研究的优良研究规范清单

清单项目	建议
检索策略	按照传统的系统性文献检索指南,明确检索词、文献类型和时限,避免使用特定的数据; 用反复的检索方法来发现高等级的间接比较而不是一开始就聚焦在低等级的间接比较
数据收集	基于发现的研究报告,建立证明不同治疗方法之间直接和间接联系的证据网络; 按照传统指南收集数据,使用预定的研究计划和数据提取表; 在数据提取中纳入足够的研究细节,以便于一致性和同质性评价(如患者和研究的特征,对照物和结果测量)
统计分析计划	在数据分析之前准备好统计分析计划,但在分析过程中如果有必要就允许修改; 提供所有分析的详细步骤,包括所有假设的确切陈述和验证过程; 描述 NMA 特有的分析特征,包括一致性和同质性、合并、敏感性分析、亚组分析、荟萃回归和结果的特殊类型
数据分析	按照统计模型诊断的传统指南; 在证据网络中评估与相似性或一致性假设相违背之处; 如果相似性或一致性有问题,考虑用治疗和协变量的交互作用来做荟萃回归模型,以减少偏倚
报告	按照 PRISMA* 声明报告荟萃分析; 准确陈述研究问题(如在报告的介绍或目的部分); 提供证据网络的图形描述; 说明在分析中使用的软件包和编码(至少在线附录)

注:* 系统评价和荟萃分析优先报告条目。

另外,ISPOR 还设计了 26 个问题帮助决策者评价 NMA 的相关性和可靠性。

22.2.5 以患者为中心的结果研究

美国以患者为中心的结果研究院（Patient-Centered Outcomes Research Institute，PCORI）为以患者为中心的结果研究（Patient-Centered Outcomes Research，PCOR）定义了方法标准和翻译表来指导研究。标准包括以下几个方面：构想研究问题、患者中心化、研究优化、总体和横断面的方法、因果性推断、治疗效果的异质性、缺失值、数据网络、适应性试验、数据登记和诊断试验。每类标准下又细分若干个主题。同时，PCORI 对每类标准又提出了操作建议。翻译表为研究提供指导，同时，也可以用来判断研究方法是否针对特定的研究问题。

为了让读者能够准确地评价临床试验，作者需要完全、清晰和透明地交代研究方法和结果。PCORI 方法学委员会有 60 条标准来指导 PCOR。临床试验在设计和报告时可以参照 2010 版的报告试验综合标准（Consolidated Standards of Reporting Trials，CONSORT），包括 25 项清单和流程图。CONSORT 可以降低产生偏倚的风险（即内部有效性）和提高试验结果的普遍性（即外部有效性）。CONSORT 还有针对 PCT 的扩展条目。

22.3 药物经济学评价的指标体系

药物经济学的评价指标分为投入和产出两大类，投入指标为成本，产出指标包括效果、效用和效益。

22.3.1 成本

药物经济学中的成本（cost）是指社会在实施某项预防或治疗措施的整个过程中所消耗的全部资源的货币化价值的总和。从全社会角度来看，包括直接成本（direct cost）、间接成本（indirect cost）和隐性成本（intangible cost）三个部分。不同的利益相关方往往只关注与其利益直接相关的那部分成本，因而，不同的研究视角下就会有不同的成本。

直接成本又分为直接医疗成本（direct medical cost）和直接非医疗成本（direct non-medical cost）。直接医疗成本除包括挂号费、诊疗费、检查费、医事服务费、药事服务费、药费、注射费、治疗费、手术费、辅料费、床位费和护理费等用于原发疾病本身的医疗费用之外，还应当包括处理并发症和不良反应（adverse drug reaction，ADR）的医疗费用，以及治疗无效者改用其他方法治疗所产生的费用。但要剔除诊治与研究疾病无关的伴随疾病的费用，如在应用 RCT 数据时要剔除因临床试验而产生的费用。直接非医疗成本包括患者及其陪护人员的交通费、伙食费、住宿费、患者的营养费、陪护人员的工资，以及灰色费用等非医疗范畴内支出的费用。

间接成本主要是指由于伤病或死亡所造成的生产力损失。间接成本的计算方法有以下两种。

一是人力资本法（human capital approach，HCA），通过计算从伤病或死亡到退休这段时间内的生产力损失来获得。生产力损失通常根据一个国家或地区的人均 GDP 或市场平均工资水平、生产力损失的时间[即摩擦期（接替者需要熟悉工作的时间）]来估算，同时要考虑社会失业率、单位内部的劳动力保有程度和该工作的专业程度等与可替代性有关的因素，并用这些因素进行折扣。

二是通过 HCA 和伤残调整生命年（DALYs）相结合的方法进行间接计算，但通过效用来计算残疾权重时存在较强的主观性，确定的生产力权重与实际情况也有一定的差异，所以，这种方法也有一定的缺陷。其计算公式为：

$$间接成本 = 人均 GDP \times DALYs \times 生产力权重$$
（公式 22-1）

式中，人均 GDP 可以从有关政府部门的网站或其他资料中获得；生产力权重通常定为 15～44 岁 0.75，45～59 岁 0.80，60 岁以上 0.1；DALYs 按以下公式计算：

$$DALYs = -DCe^{(-\beta a)}/(\beta+r)^2 \{e^{-(\beta+r)L}[1+(\beta+r)(L+a)]-[1+(\beta+r)a]\}$$
（公式 22-2）

式中，D 为残疾权重（0 为最好的状态，1 为最差的状态），$D=1-$效用值。C 为年龄权重，值为 0.1658。L 为残疾持续时间，即病程。r 为贴现率，通常取 0.03。a 为残疾发生年龄，即发病年龄。β 为年龄函数参数，值为 0.04。用该方法计算得到的只是调查当年的间接成本，不同年份和不同的疾病状态会有不同的结果。

隐性成本是难以用货币单位来确切计量的成本，包括因伤病引起的疼痛、紧张、焦虑、悲伤和担忧等精神上的感受，以及早衰、行动不便和生活质量下降等非经济性结果。隐性成本的计算比较困难，常采用意愿支付法（willingness to pay，WTP）来获得。WTP 是建立在健康效用理论基础上的一种主观测量方法,将某种健康状况用货币来交换,其测量结果受年龄、性别、文化程度、经济条件、环境、信息和个体对健康的态度等多种因素的共同影响,在应用上受到一定的限制。但通过大样本或代表性强的样本得到的结果可以反映公众的价值观。

当某项干预措施是跨年度的或干预的结果是跨年度体现出来的,那么,在计算成本时就要考虑资金的时间价值,即把不同年份的成本折算到一个时点。未来时点的资金额称为未来值,现在时点的资金额称为现值,把未来值换算成现值就叫贴现(discounting)。同一笔资金的未来值与现值的数额不等但价值相同。进行贴现的计算公式为:

$$P = F(1+i)^{-n} \qquad (公式22-3)$$

式中,P 为现值,F 为未来值,i 为贴现率,n 为年限。

贴现率是反映社会对资金的时间偏好的重要参数,受风险、机会成本和通货膨胀率等因素的影响。贴现率通常采用官方或指南中确定的数据,一般在 5% 左右,做敏感性分析时的变化范围在 0~10% 之间。

22.3.2 效果

效果(effectiveness)是指在现实条件下特定干预措施所达到的临床结果,主要用中间指标和终点指标这两类指标来反映。中间指标主要是指仪器检查结果、实验室检查结果和影像学检查结果,如视力、血压、血糖、CT 和 MRI 的结果等,不同的疾病有不同的中间指标,好的中间指标应该对干预措施有较好的反应性。终点指标常用治愈率、伤残率、病死率(疾病或全因)和获得的生命年等普适性指标。

22.3.3 效用

效用(utility)是个人或社会对于健康结果的一种主观、综合的满意程度或偏好,用 0(死亡)~1(完全健康)之间的值表示。由于效用是一种通用的衡量指标,使得对不同疾病的衡量结果能够相互比较。效用的测量方法包括直接测量法和间接测量法。

直接测量法主要有视觉模拟标尺法(visual analogue scale,VAS)、时间权衡法(time trade-off,TTO)和标准博弈法(standard gamble,SG)。VAS 用一条包含两个端点的直线表示,直线上标有 0~100 均匀的刻度,100 端代表最好的健康状态,0 端代表最差的健康状态,受访者根据对自己健康状态的满意程度在这条直线的某个刻度上做相应的标示,

该刻度值/100 即为效用值。TTO 要求受访者在某种疾病状态下较长的生存时间与完全健康状态下较短的生存时间之间进行选择,前者可以假定为一个固定的时间,后者的时间可以由长逐渐变短,直到受访者不再愿意选择更短的时间为止,这一完全健康状态下最短的生存时间与某种疾病状态下假定的生存时间的比值即为效用值。SG 也要求受访者作出选择,当受访者处于一种现实的疾病状态时,假定某种干预措施有一定的概率使受访者达到最好的健康状态,也有一定的概率使受访者变成最差的健康状态,受访者愿意接受的能达到最好健康状态情况的最小概率即为效用值。

间接测量法采用生命质量量表测得得分,再将量表得分转换为效用值。效用值与生命年限相乘即为 QALYs。生命质量量表又分为通用量表(Generic Scale)和疾病专用量表(Disease-specific Scale)。通用量表覆盖了生命质量的所有维度,适用于所有患者,分值可以相互比较,结果便于外推,但敏感性比疾病专用量表差。常用的通用量表有简明 36 条目量表(SF-36)、欧洲五维健康量表(EQ-5D)、健康指数量表(Quality of Well-being,QWB)、健康效用指数(Health Utilities Index,HUI)和世界卫生组织生命质量量表(WHO-QOL)等。疾病专用量表则通过疾病影响生命质量的维度来测量,对特定疾病来说更具敏感性,但要进行不同疾病间的比较有一定的问题。常用的疾病专用量表有西雅图心绞痛问卷(Seattle Angina Questionnaire,SAQ)、慢性呼吸系统疾病问卷(Chronic Respiratory Disease Questionnaire,CRDQ)、成人哮喘生活质量量表(Asthma Quality of Life Questionnaire in Adults,AQLQ)、脑卒中专用生活质量量表(Stroke-specific Quality of Life,SS-QOL)和美国国立眼科研究所的 25 项视功能问卷(National Eye Institute Visual Function Questionnaire,NEI-VFQ-25)等。

需要注意的是,哪怕在同一时间由同一个测量者采用不同的量表对同一个被测量者进行测量,得到的结果也会有一定的差异,这种差异会直接影响成本效用的研究结果。森本(Morimoto)等对 1966—1999 年之间发表的 164 篇关于效用测量的文献进行了系统综述,发现了一种明显的趋势,即针对相同健康状态,使用 SG 得到的效用值最高,使用 TTO 得到的次之,使用 VAS 得到的最低。如果无法判断用哪种方法得到的效用值更接近实际情况,为了减少偏差,可以把用各种方法得到的效用值的中位数作为

相对标准效用值。

目前在药物经济学评估中有参考标准、可以相互比较的只有每个质量调整生命年（QALYs）的成本，计算 QALYs 的核心是效用值，所以，效用值的准确性和标准化非常重要，这直接关系到评估结果，进而影响其在决策中的应用。

目前所用的各种量表基本上都是在国外开发的，条目的设计、评分、参数和计算不一定适合国内的情况，因而在量表的使用前应该经过当地特定人群的信度（reliability）和效度（validity）的检验，根据检验的结果可以对量表作一定的修整，使之更适合国内的情况。有些经过地域、人种、文化和经济等方面比较接近的亚洲国家或地区检验的量表也可以近似地使用。

测得了效用值之后就可以计算质量调整生命年和伤残调整生命年（DALYs）。

QALYs 是经过效用折算的生命年限，同时考虑了生命的数量（年限）和质量（效用），计算公式为：

$$QALYs = Utility \times Years$$

（公式 22-4）

DALYs 是指从疾病发生到死亡所损失的全部健康生命年，全面反映了疾病对健康的影响，包括因早死所致的寿命损失年（years of life lost，YLLs）和因疾病所致的伤残损失的寿命年（years lived with disability，YLDs）两部分。采用标准期望减寿年来计算死亡所致的寿命损失，根据每种疾病的失能权重及病程计算伤残寿命损失，分别以生命年的年龄相对值（年龄权重）和时间相对值（贴现率）作加权调整，一个 DALY 就是一个损失的健康生命年。

DALYs 的计算分为直接法和间接法两种，前者指直接利用当地的发病、死亡资料和其他参数计算 YLLs 和 YLDs；后者指先计算 YLLs，再根据某地区的 YLLs/YLDs 比值估算 YLDs。基本公式为：

$$DALYs = YLLs + YLDs$$

（公式 22-5）

$$YLLs = N \times L$$ （公式 22-6）

式中，N 为死亡人数，L 为期望寿命与死亡年龄之差。

$$YLDs = I \times DW \times L$$ （公式 22-7）

式中，I 为发病人数，DW 为伤残权重，L 为伤残的平均持续时间（单位为年）。对损失时间需要进行贴现，对不同年龄组的生产力需要进行年龄权重的

赋值。

$$
\begin{aligned}
&YLLs/YLDs \\
&= \int_{x=a}^{x=a+L} Dcxe^{-\beta x}e^{-r(x-a)}dx \\
&= -\left\{ \begin{array}{l} \dfrac{Dce^{-\beta a}}{(\beta+\gamma)^2}\{e^{-(\beta+\gamma)L}[1+(\beta+\gamma)(L+a)]\} \\ -(1+(\beta+\gamma)a)\} \end{array} \right\}
\end{aligned}
$$

（公式 22-8）

式中，D 为残疾权重（在 0~1 之间取值，死亡时取 1）；α 为发病年龄或死亡年龄；L 在 YLLs 计算中为期望寿命与死亡年龄之差，在 YLDs 计算中为从发病到痊愈或死亡的时间；γ 为贴现率，取值 0.03；β 为年龄权重系数，取值 0.04；C 为连续调整系数，取值 0.1658。在残疾权重、年龄和时间的赋值上仍有一定的争议。

另外，在计算 DALYs 时还有 WHO 提供的 YLLs、YLDs 计算表和一些软件可供使用。

22.3.4 效益

效益（benefit）是特定干预结果的货币化表现，可用 HCA 和 WTP 等来测量。效益包括直接效益、间接效益和隐形效益。直接效益是指实施新的干预方案所节约的资源的货币化价值。间接效益是指实施新的干预方案所减少的患者健康时间损失或恢复劳动力的货币化价值。隐性效益是指实施新的干预方案所减轻或避免的患者痛苦、增加的愉悦或医院声誉的提高等的货币化价值。

22.3.5 临床结果

临床研究是为了评价卫生技术的效果而设计的，通常不包含计算 QALYs 所需的效用结果，即便有也不足以做成本效用分析（CUA）。如能拟合临床研究中测量到的结果与效用的关系，就能架起效果证据和 QALYs 之间的桥梁。当临床评价用于临床试验的结果时就叫作临床结果评价（clinical outcome assessment，COA），它对理解治疗对患者的功能和幸福的影响非常重要。COA 分为 4 类，分别是患者报告的结果（patient-reported outcome，PRO）、医生报告的结果（clinician-reported outcome，ClinRO）、观察者报告的结果（observer-reported outcome，ObsRO）和表现结果（performance outcome）。COA 用来测量患者的健康状况和定义治疗效益（功效）的终点，包括患者的感觉、功能和是否存活。用于终点

的患者结果评价是一种量表,提供代表患者健康状态的某些方面的等级或评分(分类或连续)。COA会受人的选择、判断和情感的影响。

PRO 是指对患者的生存、功能或感觉很重要且能被患者识别或证实的结果,或者在患者自己不能报告时被供方或护理者判定为患者最大利益所在的结果。PRO 可以通过量表来测量医疗产品对患者感觉或功能的影响,量表可以是现有的、修改现有的或新开发的,量表的内容必须经过有效性验证,ISPOR有评估和编制现有量表的《优良研究规范》可以参考。

ClinRO 是指由经过专业训练的专家来评估患者的健康状况并报告的结果。具体操作可以参考ISPOR 的《优良测量实践规范》(Good Measurement Practices),有效和准确的结果有助于新的干预措施进入临床使用并获得报销。

ObsRO 是指当患者年幼、年老、衰弱、认知障碍或身体损伤时直接报告结果有困难时,由了解患者状况的观察者收集基于对患者观察的运动、感觉和认知状况等信息。这些报告结果必须基于客观的观察而不是主观的代理。ObsRO 与报告者的可靠性、专业性和是否有合适的量表等因素相关。

22.4 药物经济学评价的数据来源

22.4.1 一次数据

一次数据是指从研究者亲自实施的原创临床试验和现场调查等获得的数据,一次数据比较真实并且贴近研究问题。

22.4.2 二次数据

随着卫生信息系统的发展,越来越多的数据库被建立起来,这为 PE 评价提供了新的数据来源。二次数据的来源可以是从他人因特定目的而开展的研究所获得的数据,如基于药物经济学评价或其他研究目的开展的患者调查、患者注册登记、在真实医疗条件开展的干预性研究(如实用性 RCTs)的数据。也可以是非研究性数据,如医院、医疗保险部门、公共卫生部门等部门日常监测、记录、储存的各类与医疗健康相关的数据,如自发性报告系统、医院电子病历、医疗保险数据库、药品不良反应监测、医药数据库、调查数据和疾病病种随访注册数据等。这些数据库是复杂的卫生系统的产物而不是专门为特定的研究所设计的,不一定能全部契合研究的要求。使用

数据库做 PE 评价时可以参照霍尔(G. C. Hall)等的《在药物流行病学研究中的优良数据库选择和使用指南》(Guidelines for Good Database Selection and Use in Pharmacoepidemiology Research)。该指南对数据库的选择、多数据源的使用、研究人群的提取和分析、隐私和安全、质量及验证程序和记录这 6 个方面以清单的形式进行了详细的描述。

使用数据库具有快捷、及时、低成本和减少部分偏倚的优势,能较好地满足快速卫生决策之需。但是这些数据库的使用都还存在一些方法学上的问题。布伦达·马瑟拉尔(Brenda Motheral)等归纳了一个清单以帮助研究者和决策者评价使用回顾性数据的研究的质量。清单由 27 个问题组成,包括相关性、可靠性和有效性、数据的关联性、合格性审定、研究设计、治疗效果、样本选择、数据截尾、变量定义、统计分析、普遍性和数据解释等方面。

在使用二次数据通过观察性研究来进行因果性推断时会面临较大的挑战。埃米莉·考克斯(Emily Cox)等编写了一份方法学指南对研究设计提出了建议,以减少偏倚和混杂。建议包括需要包含因果关系图的数据分析计划、高度关注在暴露和结果的定义中偏倚的分类、谨慎和合理地使用纳入和排除标准、仔细识别和控制混杂因素等方面。

合理选择统计分析方法可以降低使用二次数据的非随机研究的混杂,从而加强因果性推断。约翰逊(M. L. Johnson)等推荐了一般的分析技术和特定的最佳方法,包括在多变量建模前进行分层分析、包含模型性能和诊断试验的多变量回归、倾向评分(propensity scoring,PS)、工具变量和包含边缘结构模型的结构模型技术、敏感性分析和残余混杂分析等。

22.4.3 大数据

尽管不同机构和研究者对大数据(big data)的定义有不同的描述,但 IBM 提出的 5V 可以反映大数据的特点,即 Volume(大量)、Variety(多样)、Velocity(高速)、Value(低价值密度)和 Veracity(真实性),5V 决定了大数据的复杂性(complexity)。大数据是一种基础性战略资源,它的意义在于联合云计算对具有分布式架构的非结构化数据和半结构化数据进行专业化处理,挖掘数据的内在含义,实现数据的增值。医药卫生行业作为数据密集型行业,大数据资源的开放共享和开发应用可以使 PE 研究的数据来源更加丰富和实时,方法更加创新,结果更加全面和真实,全样本和个性化的评价结果可以使决

策更加精准,同时,大数据的应用还能节约评价的时间和成本。

22.5 药物经济学评价的基本方法

PE 的基本步骤通常包括理清研究问题、明确研究目的、选择研究角度、设计研究方案、确定评价方法、收集指标数据、统计分析、敏感性分析和预算影响分析。

研究角度(research perspective)应当根据研究目的而定,包括全社会角度、医疗保险角度、患者角度、医疗机构角度、和雇主角度等。不同的研究角度对应不同的投入和产出,在同一项评价中应保持研究角度的一致。

22.5.1 成本效果分析

成本效果分析法(CEA)是一种用来比较不同干预措施的成本差别和健康效果差别的方法,其结果以获得单位健康效果的成本(成本/效果,C/E)和增加单位健康效果所需增加的成本(增加的成本/增加的效果,$\Delta C/\Delta E$)表示,后者又称增量成本效果比(ICER)。健康效果常采用临床指标,如理化指标(血糖、血压等)和发病率(心肌梗死、脑卒中等)、治愈率、死亡率、抢救的患者数和延长的生命年等,尽量选择或用模型转换成临床相关终点指标。成本效果分析的结果比较直观,通常以比值小的方案作为优选,容易被理解和接受,但如果采用的效果指标不同,其结果不能进行相互比较,而且结果的阈值确定也比较困难。

22.5.2 最小成本分析

最小成本分析(CMA)是 CEA 的一种特例,它是在证明几种干预的临床结果的差异无统计学意义的情况下,比较哪种干预措施的成本最小的一种分析方法。由于条件比较苛刻,其应用的范围也较局限。

22.5.3 成本效益分析

成本效益分析法(CBA)是比较几种干预所耗费的成本和产生的效益的一种方法,是成本效果分析法的一种延伸,它与成本效果分析法的不同在于要把效果进一步转化成货币形式,即把降低的发病率、降低的死亡率、改善的生活质量和挽救的生命等效果转化成相应的货币价值。分析时要注意区分成本和效益,避免将某些项目同时计入成本和效

益中。由于货币单位具有普适性,该方法可以用于不同干预措施或不同疾病之间的结果比较。然而,许多临床结果很难用货币形式表现,而且,由于价值观的不同,效果转化为效益的方法更难达成共识,该方法较少被应用。

22.5.4 成本效用分析

成本效用分析法(CUA)是一种用来比较不同干预措施的成本差别和效用差别的方法,它在关注效果的同时更关注患者生活质量的变化,因而是成本效果分析法的发展。其结果以获得单位效用的成本(成本/效用,C/U)和增加单位效用所需增加的成本(增加的成本/增加的效用,$\Delta C/\Delta U$)表示,后者又称增量成本效用比(incremental cost utility ratio, ICUR)。成本效用分析法中常用生命质量调整年(QALY),即效用乘以生存时间,其优点是可以进行不同干预措施或不同疾病之间的比较,因而被广泛采用。2002 年 WHO 在考查了各国的经济状况后,建议使用人均 GDP 法来确定阈值。WHO 推荐的评价标准为:获得每 QALY 的成本小于 1 倍人均 GDP 的干预措施是完全可以被接受的,获得每 QALY 的成本在 1~3 倍人均 GDP 的干预措施需要看具体情况而定,获得每 QALY 的成本大于 3 倍人均 GDP 的干预措施是不可以被接受的。目前我国还没有相关标准,通常参考 WHO 的推荐标准。值得注意的是,在采用这个标准时,效用指标的主观性较强,难以标准化,而且还忽略了经济以外其他影响健康投入的因素,如社会伦理等,因而对其合理性尚存争议。

22.6 药物经济学评价的常用模型

22.6.1 决策树模型

决策树模型(decision tree model)就是把概率论原理与直观的树状图相结合,通过计算和比较各种备选方案的期望值,最终确定最优方案的一种风险型决策分析工具。决策树的基本结构如图 22 - 1 所示。

从左向右依次包括决策结点、方案枝、状态节点、概率枝和结局节点。决策节点也叫起始节点,为根节点,是整个决策树的开始,通常用方框来表示,放在决策树的左端。从决策节点发出若干条细枝,也可叫做臂,每条细枝代表一个备选方案,称为方案枝。每个备选方案的实施都可能出现几种结局,且

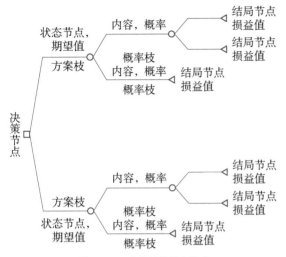

图 22-1 决策树的基本组成

每种结局的出现都有一定的概率。在方案枝的末端有一圆形的状态节点,也可叫机会节点或概率分叉点。由状态节点发出的若干条细枝即为概率枝,其上方标明状态的内容和概率。每一个状态节点发出的各个结局的概率之和必须为 1.0。如果问题只需要一次决策,在概率枝的末端是用三角形表示的结局节点,表示该方案在该状态下所达到的结局(收益值或损失值)。不管有多少个结局,从每个状态节点引出的结局必须是互相排斥的,不能相互包容或交叉。决策树可以是两叉的,也可以是多叉的。如果问题需要多阶段决策,则需要分阶段计算和比较,直到确定整个问题的最佳决策方案。通过决策树模型可以预测各种备选方案的结果,使决策者可以选择成本或风险最小化、收益最大化的方案。用决策树模型进行决策的步骤如下。

1) 明确需要决策的问题和期望达到的目标,列出两个或以上的备选方案和每一方案的各种状态。

2) 绘制决策树框架。

3) 明确可能出现的各种结局及其概率并标于概率枝上。概率可以从文献获得,也可以用临床经验进行推测。

4) 对各个最终结局的损益进行赋值并标于结局节点后。在药物经济学中常用的损益值类型是货币、效用和临床效果。

5) 计算每一种备选方案的期望值并选择最优方案。从树梢向树根的方向进行,把每个状态节点下所有结局的损益值分别与其概率相乘,其总和为该状态节点的期望值,把期望值标于相应的状态节点上方。把每个决策枝下所有状态节点的期望值分别与其概率相乘,其总和为该决策方案的期望值,把期望值标于方案枝上。比较各个备选方案的期望值,如果比较的是收益则取最大值方案为最优方案,如果比较的是损失则取最小值方案为最优方案。对落选的方案要进行剪枝,在非最佳期望值的方案上画"//"符号,最终留下的即为最优方案。

6) 敏感性分析。每个结局的赋值和概率都有一定的不确定性或有一定的变动范围,敏感性分析就是要测试这两项参数的变化对各个备选方案期望值的影响,以及对最终决策方案的影响,提高决策的科学性。

22.6.2 马尔可夫模型

马尔可夫(Markov)模型是由俄国著名数学家安德雷·马尔可夫(Andrey Markov)建立的一种分析随机过程的方法。它的基本原理是:在一个系统的状态转换过程中,第 n 次转换的结果取决于第 $n-1$ 次转换的结果,而与该系统的初始状态和第 $n-1$ 次转换之前的过程无关,即只需考虑事件本身演变的特点和趋势,而不需考虑复杂的影响因素。由一种状态转换为另一种状态是一种随机事件,存在着一定的转换概率(transition probability)。一系列的 Markov 过程形成 Markov 链。

Markov 模型从 20 世纪 90 年代起逐渐在药物经济学研究中得到应用。其方法是将所研究的疾病过程按其对健康的影响程度划分为几个不同的健康状态(Markov 状态),健康状态的划分应该是有临床意义的,而且应该包括全部可能的状态,各个状态之间相互独立,没有重叠部分,即在某一个时点每个研究对象都只能对应其中的一种状态。所有状态构成状态空间,状态之间可以相互转换,也可以不转换,即在某个周期中某个研究对象处于某一状态,在下个周期中可以仍处于该状态,也可以向更好或更坏的状态转换。死亡是不可逆的状态,称为吸收状态。如果把不同的疾病状态统称为疾病状态,则简化的 Markov 状态转换模型如图 22-2 所示。

健康状态可以维持形成自循环,健康状态与疾病状态可以相互转换,健康状态和疾病状态都可以转换为死亡状态,而死亡状态则不可能逆转为健康状态或疾病状态。实际应用中的 Markov 模型要复杂得多,一种疾病往往有多种状态,不同状态之间的转换形成网络状。

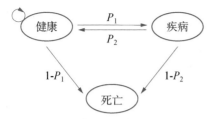

图 22-2 简化的 Markov 状态转换模型

在某种干预措施下的状态转换是一种随机事件,转换的可能性用转换概率来表示。在一个周期中,从一种状态转换为其他状态(含原来状态)的转换概率之和必须等于 1。在图中,健康状态只能转换为疾病状态或死亡状态,如果从健康状态转换为疾病状态的概率为 P_1,那么,从健康状态转换为死亡状态的概率则为 $1-P_1$。同理,疾病状态只能转换为健康状态或死亡状态,如果从疾病状态转换为健康状态的概率为 P_2,那么,从疾病状态转换为死亡状态的概率则为 $1-P_2$。在不同的周期中,相同的两种状态之间的转换概率可以相同,也可以不同。

各个状态之间的一轮转换形成一个周期,即 Markov 循环(cycle)。完成一次循环后,非吸收状态就进入下一次循环,如上图中的疾病状态进入第二次循环又可以转换为健康状态或死亡状态。经过多次循环,全部进入吸收状态,循环结束。一次循环的时长设定与研究目的、疾病特征和干预措施等因素有关,常用的是 1 年。

Markov 模型能较好地模拟疾病的转归,可以广泛地应用于卫生领域的各个方面,在药物经济学研究中常用于慢性疾病。首先把假设的研究队列分配到各个初始状态,根据状态转换概率计算每次循环中每种状态下研究对象的数量分布。每次循环的每种状态都有一个相应的资源消耗和健康结果,把每次循环每种状态的资源消耗和健康结果进行综合计算就可以得到整个疾病过程的资源消耗和健康结果。

在实际应用中,为了减少偏差,还需要对 Markov 模型中的一些参数进行调整,如用生命质量权重调整效用值、用年龄依赖死亡率替代非年龄依赖死亡率、用半周期调整来减少对期望寿命的高估、用贴现来调整成本和效用等。

22.7 药物依从性和坚持性

由于缺乏定义的一致性和方法学上的严谨性,

在 PE 评价中通常不考虑药物依从性和坚持性(compliance and persistence,C&P),但不同的 C&P 率会影响 PE 评价的结果。如果把 C&P 率考虑进去,PE 评价的结果会更符合实际情况,尤其在 Markov 模型和决策分析中。药物依从性是指患者用药与医嘱的一致性或患者对药物治疗方案的执行程度,包括剂量、次数、时间、间隔、给药途径、空腹或餐后和规定的疗程等方面。依从性通常用依从率来表示,依从率为观察期间实际服药总量占医嘱用药总量的百分比。药物坚持性为观察期间从开始服药到中断服药的天数,也可用坚持率来表示,即观察期间从开始服药到中断服药的天数占观察期间天数的百分比。C&P 的示意图如图 22-3 所示。

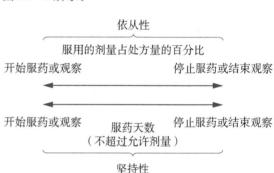

图 22-3 药物依从性和坚持性的示意图

C&P 的回顾性数据研究在不断增长,固有变异性对提高药物 C&P 研究的质量和一致性提出了要求。针对采用回顾性数据分析做药物 C&P 研究的情况,ISPOR 编制了一个条款清单,包括设计和综述药物 C&P 回顾性数据分析研究的系统方法、数据源的讨论、C&P 的测量、结果报告和利益冲突。清单会提高 C&P 分析的质量和一致性,帮助供方和支付方理解 C&P 对健康结果的影响。

22.8 预算影响分析

预算影响分析(budget impact analysis,BIA)用于分析当一种新技术(或新药)列入医疗保险报销目录后对医疗保险基金支出的影响,评估所增加的开支是否在预算能够承受的范围之内,为决策者提供循证依据,是 PE 的重要组成部分,示意如图 22-4。同样的方法也可以用于对医院预算的分析。一个新产品要上市或列入报销目录往往需要同时提交 CEA 和 BIA 的报告。

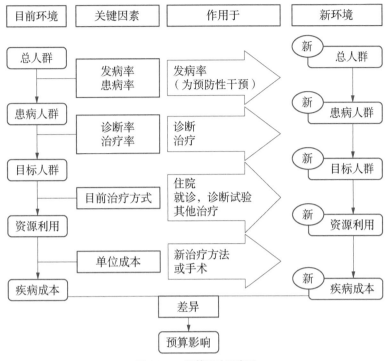

图 22-4　预算影响示意图

　　由于 BIA 的分析方法和报告形式还没有标准化，ISPOR 在《预算影响分析优良规范原则》（Principles of Good Practice for Budget Impact Analysis）中提出了一些建议，包括应当考虑特定的卫生系统的特点、新技术的可及性和使用预期；需要从特定的卫生决策者的角度出发，针对决策者所关注的目标人群的大小和特征；通过采用简单的设计得到可靠和透明的结果。如果这样的方法不能真实反映目标人群的变化、疾病严重程度的构成或治疗方式的选择，可以建立队列或者基于患者水平的特定模型，并且采用与 CEA 一致的临床和经济假设。模型的验证至少要包括模型的有效性和计算的正确性；数据源首选公开的临床试验和比较新老技术有效性和安全性的对照研究，其他参数尽可能采用决策者所关注的目标人群的数据，也可以采用公认的当地或国家的统计信息，特定情况下可以听取专家意见；分析时限通常为 3～5 年，且不需要做成本折现，因为决策者的关注点是每个时点对预算的影响而不是净现值，如果需要也可以很容易地计算出来；BIA 需要从决策者的角度做一系列的情景分析，包括新治疗方案加入前后的不同治疗组合（current technology mix and new technology mix）及各自的功

效和安全性、治疗消耗的资源和成本、市场的扩张、更新产品的上市、对疾病认识的深入、适应证的变化和管理方式的变化等方面的敏感性分析，尽管有难度，但要作必要的假设；BIA 的报告应该按照决策者希望的格式呈现，尽量标准化和透明。报告中应该提供输入参数值的详细信息和计算过程，以便他人可以复制分析，如果是计算机程序，应该提供分析中所用的不同选项。

　　实际操作中，做 BIA 时首先要根据某疾病的发病率或患病率，在医疗保险覆盖的人群中测算可能的患病人数，再根据就诊率、诊断率和治疗率测算实际的治疗人数，然后假设有一定比例的患者转用新技术（或新药），按照新技术（或新药）的价格测算不同转用比例下该疾病的总治疗费用及其变化，分析增量成本（incremental cost）对医疗保险预算的影响并判断医疗保险基金能否承受该影响，为新技术（或新药）是否进入报销目录或确定报销比例提供决策依据。

　　BIA 有静态分析或动态分析两种，前者往往计算一年，后者往往计算三年或更长的时间。做动态分析时通常要考虑目标人群发病率、患病率、就诊率、诊断率和治疗率的变化，同类产品的市场份额变

化,包括老产品的消退和新产品的上市、价格的变化、新产品的使用对其他费用的影响,以及可能的不良反应和成本等。

22.9 敏感性分析

对于有一定变动范围的自变量指标需要进行敏感性分析,以确定这种变动对结果的影响程度,避免单一结果造成的决策风险。最常见的是分析药品价格变化对评价结果的影响。另外,发病率、患病率、转归率、不良反应发生率、治愈率、死亡率、覆盖率、疾病的构成、药品价格、药品市场占有率、干预措施的组合等指标和其他经验数据也都有一定的不确定性,也常常需要进行敏感性分析。敏感性分析可以是单指标(单维度),也可以是多指标(多维度),目的是要找出可能的结果范围,包括最优化(乐观)和最劣化(悲观)的情况。如果将这些指标变化造成的结果变化范围综合起来排序并作图,就可以形成一个漏斗型的旋风图(tornado diagram)。单因素敏感性分析的旋风图如图 22 - 5 所示,横轴代表净效益,条形图分别代表对结果有影响的指标,条形图的长短表示某一指标变化时净效益值的变化范围,变化范围越大即影响越大,各指标依据对结果的影响大小由上至下依次排列,形似旋风。

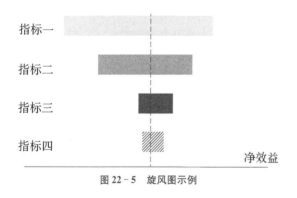

图 22 - 5 旋风图示例

22.10 决策者的情景分析

22.10.1 患者偏好分析(结合分析)

卫生系统中各利益相关方所处的位置不同造成了健康干预措施及其收益和风险的价值观不同。随着以患者为中心的理念逐步被接受,患者偏好在医疗和医保决策中越来越受到重视。患者偏好研究就是为了更好地理解不同患者对健康干预措施的效益和风险的态度,并以科学的方法进行测量,使患者偏好在决策中起到应有的作用。

1964 年统计学家勒基(Luckey)和心理学家卢斯(Luce)首先提出结合分析(conjoint analysis)的方法,随后该方法就逐渐被应用于多个领域。结合分析是一种多重变量的统计分析方法,包括离散选择实验法(discrete choice experiment)和多属性陈述偏好法(multiattribute stated-preference method)。它的基本思想是产品或服务都有一些重要的属性(如质量和价格等基本特征、药品的疗效及不良反应等专有特征),每个属性又可以分为不同的水平,从消费者对不同属性及其水平的总体评价就可以得到结合分析所需的信息,用于评价不同属性及其水平对消费者的相对重要性,以及不同属性及其水平给消费者带来的效用。通过统计分析,可以对偏好强度进行排序,估计偏好强度与受访者特性的关系,细分人群的类别,计算选择的概率与属性及其水平的关系,以及为属性及其水平的变化而愿意付出的货币、时间成本或愿意承担的最大风险,为科学决策提供依据。

尽管结合分析在卫生领域的应用快速发展,但仍受限于缺乏公认的方法学标准。ISPOR 对结合分析提出了优良研究实践规范,主要是一个包括 10 个条目的清单,如图 22 - 6 所示。

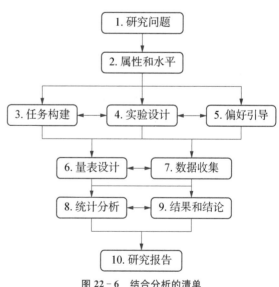

图 22 - 6 结合分析的清单

根据这个清单,结合分析的步骤包括以下几点。

(1) 明确研究问题

研究问题是否被很好地定义和表述? 结合分析是否是回答这个问题的合适方法?

1) 被很好定义的研究问题和可测试的假设是否被表达清楚?

2) 研究角度被描述了吗? 研究是否被置于特定的决策或政策环境中?

3) 用结合分析来回答研究问题的理由是什么?

(2) 确定属性及其水平

属性及其水平的选择是否有证据支持?

1) 属性的确定是否有证据支持(文献综述、焦点组或其他科学方法)?

2) 属性的选择是否被论证并与理论一致?

3) 每个属性的水平选择是否被证据证明并与研究角度和假设一致?

(3) 任务构建

任务构建是否合适?

1) 在每个结合任务中的属性数量是否被论证(反映全部侧面或部分侧面)?

2) 在每个结合任务中的侧面数量是否被论证?

3) 是否包括一个撤退计划或现状的备选项?

(4) 实验设计

实验设计的选择是否被论证和评估?

1) 实验设计的选择是否被论证? 是否考虑了实验设计的备选项?

2) 实验设计的特性是否被评估?

3) 包含在数据收集量表中的结合任务数量是否合适?

(5) 偏好引导

引导的偏好是否合适并且针对研究问题?

1) 对结合任务是否有足够的理由和解释?

2) 是否使用合适的引导形式(分级、排序或选择)? 引导形式是否允许忽略?

3) 除了偏好引导,结合任务是否包含其他合格的问题(如偏好的程度、反应的信心和其他方法)?

(6) 量表设计

数据收集量表的设计是否合适?

1) 合适的受访者信息是否被收集(如社会人口统计学特征、个人态度、健康史和治疗经历)?

2) 属性和水平是否被定义? 任何背景信息是否被提供?

3) 数据收集量表的负担水平是否合适? 受访者是否被鼓励和激发?

(7) 数据收集

数据收集计划是否合适?

1) 抽样策略是否被证明(如样本大小、分层方法和对象招募)?

2) 实施方式是否被证明、是否合适(如面对面、纸和笔、基于网络)?

3) 伦理问题是否被解决(如招募、知情同意、补偿)?

(8) 统计分析

统计分析和模型拟合是否合适?

1) 受访者的特征是否被检查和测试?

2) 回答的质量是否被检查(如合理性、有效性、可靠性)?

3) 模型拟合是否被合理实施? 聚类和亚组的问题是否被合适地处理?

(9) 结果和结论

结果和结论有效吗?

1) 研究结果能反映可验证的假设并解释统计的不确定性吗?

2) 研究结论是否被证据所支持并与文献中已有的发现进行了比较?

3) 对研究的局限性和普遍性是否进行了适当的讨论?

(10) 研究报告

研究报告是否清晰、简洁和完整?

1) 研究是否重要? 研究情境是否被适当激发?

2) 研究的数据收集量表和方法是否被描述?

3) 研究的意义是否被清晰地陈述并能被广大读者所理解?

22.10.2　多标准决策分析

多标准决策分析(MCDA)是指采用多种标准对相互冲突的方案进行评价、排序和优选的方法,是决策理论的重要内容之一。MCDA 在其他领域已经被广泛应用,在卫生领域近年才得以应用。健康决策是复杂的,经常面临多目标或互相冲突的方案,这时就要采用结构化的、明确的、多标准的技术方法来帮助权衡,以提高决策的透明度和一致性。目前,MCDA 主 要 用 在 效 益 - 风 险 分 析 (benefit-risk analysis),卫生技术评估、组合决策分析(portfolio decision analysis)、资源配置、患者医生分享决策、优化患者对服务的可及性等方面。2014 年 ISPOR 就着手建立 MCDA 的实践规范,提出了一些建议并制定了实践指南,见表 22 - 2。

表 22-2　ISPOR 的 MCDA 优良实践指南清单

步骤	建议
1. 定义决策问题	● 清晰描述需要决策的问题 ● 验证和报告需要决策的问题
2. 选择和构建标准	● 报告和证明确定标准的方法 ● 报告和证明标准的定义 ● 验证和报告标准和价值树
3. 测量绩效	● 报告和证明用来测量绩效的理由 ● 验证和报告绩效矩阵
4. 方案评分	● 报告和证明评分的方法 ● 验证和报告评分
5. 给标准增权重	● 报告和证明用来增权重的方法 ● 验证和报告权重
6. 计算汇总分值	● 报告和证明所用的汇总函数 ● 验证和报告汇总结果
7. 处理不确定性	● 报告不确定性的原因 ● 验证和报告不确定性
8. 结果的报告和检验	● 报告 MCDA 的方法和结果 ● 检验 MCDA 的结果

上述每个步骤都需要验证,具体包括:

1）向决策者呈现决策问题以求证。

2）向决策者、利益相关方和专家呈现最后的标准清单和定义以求证。不管是一套标准还是单个标准,都应该考虑这些标准是否具有需要的特性。

3）向决策者和专家呈现绩效矩阵以求证。

4）通过以下方法测试评分和权重的一致性:

A. 分析形成利益相关方偏好的原因,测试利益相关方的理解是否与他们的反应一致。

B. 一致性检查。再次向利益相关方报告他们对偏好的解释并求证,识别有同样价值的标准的变化或者多次提出偏好来测试反应的一致性。

向利益相关方呈现 MCDA 的结果以求证,关注在 MCDA 中为达到这些结果所做的权衡。

MCDA 的正式模型包括价值测量模型（value measurement model）、超级模型（outranking model）和参考水平模型（reference-level model）。前者是卫生领域最常用的模型,后两者不常用。价值测量模型对每个标准进行评分并设置权重,通过比较每个方案的加权总分值来确定优选的方案,示意见表22-3。超级模型操作比较简单,对不同方案的每个标准进行配对比较,然后比较每个方案的总分来判断方案的优劣,可以用于价值测量模型中一些子选项的分析。参考水平模型通过搜索最接近的方案来预定每个标准最低水平的绩效。各个方案每个标准的绩效可以用表来记录,即绩效矩阵（performance matrix）或结果表（consequences table）,决策者可以

把这个矩阵或表作为研究的备忘录,以达成共识或选择最优方案。模型的选择取决于分析和目的和决策者的偏好,很难说哪种模型最适合于哪种决策问题。

表 22-3　价值测量 MCDA 绩效矩阵示意

方案	标准 1		标准 2		标准 3		总评分
	评分 1	权重 1	评分 2	权重 2	评分 3	权重 3	
A							
B							
C							

评分和增权重有多种不同的方法可选,具体参见 ISPOR 的 MCDA 实践指南。

22.11　总结

药物经济学评价经过多年的发展已经取得了一定的成绩,但要真正用于决策还有较长的路要走,尤其是在评价理念、评价方法和数据质量的标准化等方面还有很多工作要做。如何借助医学的发展、大数据和人工智能技术的应用,让药物经济学评价向全面、个性、精准和便捷的方向发展,是我们面临的新挑战。

（张崖冰）

参考文献

［1］陈宇光. 如何运用统计软件进行结合分析［J］. 统计与决策,2004（2）:122-123.

［2］林海,许明飞,祝菁菁,等. 我国 2003—2012 年药物经济学评价文献计量分析［J］. 中国药房,2014,25（10）:865-869.

［3］Paul F,洪盈. H$_2$-受体拮抗剂的药物经济学及其处方研究［J］. 国外医学 药学分册,1990,17（4）:217-219.

［4］张钧,郭震洲,王立强,等. 药物经济学概述及在我国运用的几点设想［J］. 中国药房,1993,4（5）:11-13.

［5］ACQUADRO C, BERZON R, DUBOIS D, et al. Incorporating the patient's perspective into drug development and communication: an ad hoc task force report of the Patient-Reported Outcomes (PRO) Harmonization Group meeting at the Food and Drug Administration, February 16, 2001［J］. Value in Health, 2003, 6（5）: 522-531.

［6］BRIDGES J F P, HAUBER A B, MARSHALL D, et al. Conjoint analysis applications in health: a checklist: a report of the ISPOR Good Research Practices for Conjoint Analysis Task Force［J］. Value in Health,

2011, 14(4): 403 - 413.

[7] CHEN S Y, WANG J Y, CHEN J, et al. Assessment of decisions in the treatment of Helicobacter pylori-related duodenal ulcer: a cost-effectiveness study[J]. Journal of Gastroenterology and Hepatology, 1999, 14 (10): 977 - 983.

[8] COX E, MARTIN B C, VAN STAA T, et al. Good research practices for comparative effectiveness research: approaches to mitigate bias and confounding in the design of nonrandomized studies of treatment effects using secondary data sources: the International Society for Pharmacoeconomics and Outcomes Research Good Research Practices for Retrospective Database Analysis Task Force Report: part II[J]. Value in Health, 2009, 12(8): 1053 - 1061.

[9] CRAMER J A, ROY A, BURRELL A, et al. Medication compliance and persistence: terminology and definitions[J]. Value in Health, 2008, 11(1): 44 - 47.

[10] FIELD N, COHEN T, STRUELENS M J, et al. Strengthening the Reporting of Molecular Epidemiology for Infectious Diseases (STROME-ID): an extension of the STROBE statement [J]. The Lancet Infectious Diseases, 2014, 14(4): 341 - 352.

[11] HALL G C, SAUER B, BOURKE A, et al. Guidelines for good database selection and use in pharmacoe-pidemiology research [J]. Pharmacoepidemiology and Drug Safety, 2012, 21(1): 1 - 10.

[12] HOAGLIN D C, HAWKINS N, JANSEN J P, et al. Conducting indirect-treatment-comparison and network-meta-analysis studies: report of the ISPOR Task Force on Indirect Treatment Comparisons Good Research Practices: part 2[J]. Value in Health, 2011, 14(4): 429 - 437.

[13] ISPOR. Outcomes Research Guidelines Index [DB/OL]. [2021 - 01 - 10]. https://www. ispor. org/heor-resources/more-heor-resources/outcomes-research-guidelines-index.

[14] ISPOR. Pharmacoeconomic Guidelines Around The World [DB/OL]. [2021 - 01 - 10]. https://tools. ispor. org/peguidelines.

[15] JANSEN J P, FLEURENCE R, DEVINE B, et al. Interpreting indirect treatment comparisons and network meta-analysis for health-care decision making: report of the ISPOR Task Force on Indirect Treatment Comparisons Good Research Practices: part 1[J]. Value in Health, 2011, 14(4): 417 - 428.

[16] JOHNSON M L, CROWN W, MARTIN B C, et al. Good research practices for comparative effectiveness research: analytic methods to improve causal inference from nonrandomized studies of treatment effects using secondary data sources: the ISPOR Good Research Practices for Retrospective Database Analysis Task Force Report: part III[J]. Value in Health, 2009, 12(8): 1062 - 1073.

[17] MARSH K, IJZERMAN M, THOKALA P, et al. Multiple criteria decision analysis for health care decision making: emerging good practices: report 2 of the ISPOR MCDA emerging good practices task force[J]. Value in Health, 2016, 19(2): 125 - 137.

[18] MOHER D, LIBERATI A, TETZLAFF J, et al. Preferred reporting items for systematic reviews and meta-analyses: the PRISMA statement[J]. Annals of internal medicine, 2009, 151(4): 264 - 269.

[19] MORIMOTO T, FUKUI T. Utilities measured by rating scale, time trade-off, and standard gamble: review and reference for health care professionals[J]. Journal of Epidemiology, 2002, 12(2): 160 - 178.

[20] MOTHERAL B, BROOKS J, CLARK M A, et al. A checklist for retrospective database studies: report of the ISPOR Task Force on Retrospective Databases [J]. Value in Health, 2003, 6(2): 90 - 97.

[21] POWERS J H III, PATRICK D L, WALTON M K, et al. Clinician-reported outcome assessments of treatment benefit: report of the ISPOR clinical outcome assessment emerging good practices task force [J]. Value in Health, 2017, 20(1): 2 - 14.

[22] SULLIVAN S D, MAUSKOPF J A, AUGUSTOVSKI F, et al. Budget impact analysis-principles of good practice: report of the ISPOR 2012 Budget Impact Analysis Good Practice II Task Force [J]. Value in Health, 2014, 17(1): 5 - 14.

[23] TOWNSEND R J. Postmarketing drug research and development [J]. Drug Intelligence & Clinical Pharmacy, 1987, 21(1 Pt 2): 134 - 136.

[24] VON ELM E, ALTMAN D G, EGGER M, et al. The Strengthening the Reporting of Observational Studies in Epidemiology (STROBE) statement: guidelines for reporting observational studies[J]. PLoS One, 2007, 4(10): e296.

[25] WALTON M K, POWERS J H 3rd, 3RD H, et al. Clinical outcome assessments: conceptual foundation-report of the ISPOR clinical outcomes assessment-emerging good practices for outcomes research task force [J]. Value in Health, 2015, 18(6): 741 - 752.

23 医疗器械经济学评价

23.1　医疗器械经济学评价概述

　　医疗器械是与人类生命健康息息相关的产品，随着医学科学技术的迅速发展，许多高精尖医疗器械被越来越多地应用于临床实践，大大提高了疾病诊断的正确性与治疗的有效性，推动了医学技术的发展。在现代医学技术中，医疗器械是一个重要组成部分，正在发挥越来越重要的作用。然而，现代医疗器械技术飞速发展的同时，其花费金额很大，给社会及患者家庭、个人带来了极大的经济负担。在此背景下，医疗器械的经济学评价应运而生。本文拟对医疗器械进行概念与特点的阐述，了解当前医疗器械市场情况，分析医疗器械经济学评价的意义与作用，并对国内外医疗器械经济学评价的历史和发展进行梳理。

23.1.1　医疗器械的概念和特点

（1）医疗器械

　　我国颁布的《医疗器械管理条例》对医疗器械进行了定义，该定义等同于全球协调行动组织（Global Harmonization Task Force，GHTF）的定义，即指的是直接或间接用于人体的仪器、设备、器具、体外诊断试剂及校准物、材料以及其他类似或者相关的物品，包括需要的计算机软件。在使用期间，旨在达到下列预期目的：疾病的诊断、预防、监护、治疗或者缓解；损伤的诊断、监护、治疗、缓解或者功能补偿；生理结构或者生理过程的检验、替代、调节或者支持；生命的支持或者维持；妊娠控制；通过对来自人体的样本进行检查，为医疗或者诊断目的提供信息。

　　医疗器械典型的特点是其效用主要通过物理方式获得，不得通过药理学、免疫学或者代谢的方式获得，或者虽然这些方式参与但是只起辅助作用。医疗器械的作用通常是和人体分离的，即使放在人体内，它对于人体也是异质的、独立的。这一特征决定了一个医疗器械的好坏与它本身的设计和生产相关，也与使用过程中临床使用者的技能、使用环境、长时间使用后的性能变化等相关。同时，医疗器械的试验研究时间往往很短，这也促使真实世界的长期临床应用研究对医疗器械尤其重要。

　　医疗器械包含广泛，主要包括医疗设备和医疗耗材。从简单的压舌板到复杂的放射性设备，现今世界上存在着 10 000 多种超过 150 万件医疗设备。在我国，基于产品开发的预期用途、风险级别以及对人体的侵入程度，按照风险等级将医疗器械产品进行分类和监管。《医疗器械监督管理条例》中明确将医疗器械按风险由低到高分为一、二、三类。

（2）医疗设备

医疗设备是指用于疾病的诊断和治疗，或疾病、损伤后的康复，可单独或与任何配件、耗材或其他医疗设备零件组合使用的医疗器械。医疗设备包括专业医疗设备、家用医疗设备；不包括植入性或一次性的医疗器械。许多类型的医疗设备需要耗材及配件，如输血导管、电极、心电图（ECG）纸、导电凝胶和试剂等。

医疗设备面临前期投入大，操作周期长，产品生命周期长，还要进行招投标等问题。

（3）医用耗材

医用耗材指的是专业用于医疗诊断、治疗、防治与科研的辅助性材料，为配合某一特定的设备的诊治功能的特定材料，为提高诊断效果的特定材料，常规使用的包扎、敷料、手术刀、仪器设备配件材料。医疗消耗材料大多属无源医疗器械，可从不同角度进行分类：从使用方式分类可分为一次性使用医疗器械和非一次性医疗器械；从是否已消毒分类可分为消毒无菌器械和非消毒无菌器械；从其作用部位分类可分为植入性与非植入性等。

医用耗材进入医院的环节少、消耗大、利润高、收益稳定，国家政策对其的监管相对宽松。

23.1.2 医疗器械的市场情况

世界各国对医疗保健的需求随着人类生活质量的提高而越来越大，因而市场非常巨大。据我国商务部统计，全球医疗器械市场销售总额已从2006年的2900亿美元迅速上升至2014年的5591亿美元，年复合增速达8.82%；2015年全球医疗器械市场规模在3903亿美元左右，并将维持8%以上的增长率，预计该市场规模在2020年将达到4775亿美元的规模，全球医疗器械市场增长率超过了同期GDP增幅。

我国医疗器械产业是在建国后逐步发展起来的，尽管起点低，但发展速度非常快，年复合增速甚至超过20%，显著高于发达国家的增长水平。2009年的医疗器械市场规模是812亿元，2012年就达到了1700亿元，市场规模扩大了近千亿，2013年的市场规模更是突破了2000亿大关，达到了2120亿元，2014年的市场规模依然保持高速增长的态势，为2556亿元，增长率为20.06%，2015年的市场总规模为3080亿元。国家战略型新兴产业政策导向和国内医疗卫生机构装备的更新换代，使得我国医疗器械产业具有更强的发展动力，也将迎来更大的发展机遇。但与发达国家的医疗器械产业相比，仍存在着巨大的差距，尤其是高端医疗器械市场，国外企业仍处于垄断地位。而我国的医疗器械制造业仍然是基础薄弱，规模较小，技术含量高的创新产品少。

23.1.3 医疗器械经济学评价的意义与作用

经济学是一门研究经济发展规律、研究如何最优化地利用和配置稀缺资源以达到理想目标的一门社会科学。现代医疗器械技术飞速发展极大地促进了医学诊断与治疗的进步，然而医疗器械花费大，给社会及患者家庭、个人带来了较大的经济负担。世界卫生组织也早已注意到了医疗器械的使用造成的医疗费用的增加，这些增加中有多少是必需的、合理的有待商榷，故世界卫生组织呼吁各成员国加强医疗器械的经济学评价，减少卫生资源浪费。

（1）医疗器械经济学评价的目的与意义

对于昂贵医疗设备近乎失控的广泛应用产生质疑，这催生了卫生技术评估（HTA）的出现，作为一种对卫生技术适宜性、效果、影响的系统评价，始于20世纪70年代早期的HTA已成为支撑全球卫生系统核心功能有效运转的重要工具，在药品、医疗器械、医疗方案、技术程序等领域均获得广泛应用。HTA运用循证医学和卫生经济学的原理和方法，能系统全面地评价医疗器械的技术特性、临床安全性、有效性、经济学特性，为政府决策和社会采纳提供依据，实现成本控制，辅助科学合理的决策过程。

世界卫生组织曾提出，合理的卫生技术评估战略能够让发展中国家和新兴国家吸收全球知识，支持透明和负责任的决策，促进卫生公平；将HTA、卫生技术监管（health technology regulation，HTR）和卫生技术管理（health technology management，HTM）称为确保卫生技术恰当引入和使用的3种互补的方法。

（2）医疗器械经济学评价的作用

医疗器械经济学特性包括了微观和宏观经济学特性。其中，微观经济学特性主要涉及某医疗器械的成本、价格、收费和支付水平等情况，也涉及对器械的要求和产生过程，如成本效果、成本效用和成本效益分析；宏观经济学特性包括医疗器械新技术对国家卫生费用的影响，对卫生资源在不同卫生项目或健康领域中分配的影响以及对门诊和住院患者的影响，同时也包括对调控卫生政策、医疗改革和技术革新的政策变化、竞争、转换和应用等的影响。

就医疗器械特性而言,可以通过传统的成本效果分析方法研究医疗器械的功效(efficiency)。但由于医疗器械的评价不同于药物评价中常用的临床随机对照试验,其更多地使用真实世界的研究方法,故医疗器械经济学评价的大量机会在产品上市后,在医院运用过程中进行真实世界的效果(effectiveness)评价。

具体而言,医疗器械的经济学评价可以帮助医疗器械生产厂商有效进行产品开发和市场规划;为国家、地区、医院的决策者提供医疗器械是否进入市场的决策依据;可帮助医疗服务提供者和支付方决定是否将某医疗器械纳入卫生福利计划,确定合理的支付比例;可以帮助医疗机构管理人员获得和管理医疗器械提供帮助;也可以帮助供需双方就具体问题合理选择具体的医疗器械。

23.1.4 医疗器械经济学评价的历史与发展

与相对成熟的药物领域的经济学评价——药物经济学相比,经济学评价在医疗器械领域的应用起步晚、发展缓慢。自21世纪以来,许多国家将卫生经济学评价列为医疗器械进入市场或获得医保支付政策的前提,医疗器械企业在证明自身产品的质量、效果、安全性后,还需要证明产品具有卫生经济优势,卫生经济学评价被形象地称为"第四道障碍(fourth hurdle)"。

（1）医疗器械经济学评价的发展历程

1985年,国际卫生保健技术评估办公室(ISTAHC)正式成立。20世纪80年代,英国、法国、荷兰、瑞典等发达国家相继成立技术评估机构,为医疗卫生决策提供依据。英国非常注重评估结果的推广和应用,并不断加大投入。1993年,建立了国际卫生技术评估机构网络(INAHTA)。发展中国家的卫生技术评估工作始于20世纪90年代,比如亚洲的泰国、马来西亚、菲律宾、印度尼西亚等相继建立国家卫生技术评估中心,在推动卫生技术评估和评估成果传播与应用方面做了大量工作。

我国于20世纪80年代引入技术评估等概念。上海医科大学(现复旦大学上海医学院)建立了全国第一家医学技术评估中心,随后在浙江医科大学(现浙江大学医学院)建立了生物医学工程技术评估中心,随后在北京医科大学(现北京大学医学部)成立了医学伦理学评估中心。这三个医学中心的成立形成了技术评估的网络,标志着我国卫生技术评估工作开始走向正轨。1997年在华西医科大学附属第一

医院(四川大学华西医院)建立了中国循证医学中心,至此,我国卫生技术评估网络已初步形成,此后迅速发展,逐渐成为一个独立的学科体系,与发达国家的差距也在缩小。

近年来,国际上出现了基于医院的卫生技术评估(hospital based HTA, HB-HTA)。这一概念首次出现于1979年,指的是专门基于特定的医院环境,为帮助医院对各类卫生技术做出管理决策而进行的卫生技术评估活动。从第一次非系统且有限的实践经验至今,HB-HTA已在全球范围内得到广泛推广。

HB-HTA的广泛应用,原因之一是医院是创新技术的主要准入点,而医院往往缺乏相关的知识和工具来评估这些新的技术,导致其很难科学遴选和使用这些新技术。医院在应该如何科学合理地选择卫生技术上面临着越来越多的决策困难。尽管国家或地方HTA部门产生的报告易于获得,但临床医生和医院管理人员却认为此类报告与日常的临床和管理实践存在差异。对于需要快速决策但资源有限的医院而言,开展综合HTA耗时太长(12~24个月)、数据太复杂,不符合医院决策的现实需求。医院需要预算影响分析(budget impact analysis, BIA)而非成本-效果分析,但成本效果分析却是国家和地区HTA机构最常使用的经济学评价模型。HB-HTA的流行也印证了经济学评价中研究视角的重要性,不同视角下成本、产出、决策原则等的界定都会有所不同,社会视角与医院视角对具体评估内容的权重赋值和指标选择有差异,其评估结果和决策也完全有可能不同。与药品相比,医疗器械进入市场要求并不严格,如果受到时间、费用、伦理等因素的影响,不可能开展临床随机对照试验,医疗器械的真实世界研究就是最好的解决办法,而这促进了HB-HTA的进一步发展。

HB-HTA相对于传统的由国家或地区机构开展的HTA最突出的特点如表23-1所示。尽管HB-HTA与国家或地区开展的HTA之间存在诸多不同之处,但是医院与国家或地区机构增进HTA的合作和交流,将取长补短、互惠互利。

表23-1　国家/地区层面HTA与医院HTA的总体特征

特征	国家或地区机构HTA	医院HTA
对照范围	对照是在国家广泛运用的"金标准"	对照通常是在医院广泛使用的技术(常规医疗实践)

特征	国家或地区机构 HTA	医院 HTA
卫生经济学评价角度	从社会或医疗支付方角度的成本效果分析,采用的是平均成本	从医院角度开展的成本分析、预算影响分析和成本效果分析,采用的是医院实际成本
HTA 支持的决策类型	支付、服务包纳入、报销、监管	配置/投入、研发合作、公私合作、撤资
评估的发起者	通常情况下是政策制定者和医疗支付方	临床医生
评估时间表	12~24 个月	1~6 个月(平均 3 个月)
使命、愿景和价值观	为国家卫生服务的决策提供高质量证据	支持管理决策、为临床实践评估卫生技术
影响测量(益处/终端用户的结果)	经常使用终点指标(健康、社会影响);需要大量的资金	1) 经常使用中间指标(如对 HB - HTA 部门和评估工作的满意度、节省的净成本或未采用卫生技术而避免的损失) 2) 推荐卫生技术的影响评价

续 表

（2）医疗器械经济学评价的发展现状

近年来,医疗器械经济学评价发展迅速,经济学评价方法学不断丰富,已被各个国家用于医疗策略制定的各个领域。具体表现为以下几个方面。

1) 方法学。HTA 研究者已建立了 HTA 评估过程和产出的相关原则,并开发了成熟的评价工具,成本效果分析、成本效用分析等已完全成熟的方法在医疗器械的经济学评价中应用广泛。在医院 HTA 领域,从中观和微观决策层面,也已建立了一套 HTA 评价工具包——HB - HTA 工具包。这是由 AdHopHTA 研究项目的最终成果之一,从建立实践准则、研究框架,到准则优化、实现共识,为 HB - HTA 部门的每一项准则和工具进行了定义,并附上每一项准则和工具的潜在问题和解决方案。

2005 年,丹麦卫生技术评估中心(Danish Centre for Health Technology Assessment,DCHTA)首次提出"微型"卫生技术评估(mini - HTA)的概念,很快受到广泛关注,mini - HTA 逐渐成为全球医院层面卫生决策的重要工具。截至 2022 年 11 月 29 日,researchgate 网站上显示的引文数量已经超过了 88 篇。目前,丹麦、加拿大等国均有较成熟的 mini - HTA,其中芬兰甚至通过法律规定了 5 个特定大学医院在引入新技术时必须使用 mini - HTA 进行合理性评判。

各国评估机构在实施 mini - HTA 时的共同点包括:①无论是否为新技术,均要对该技术的特性进行阐述;②评价患者群体、临床功效、安全性;③进行成本-功效分析(cost-efficacy analysis);④所评估的技术是基于提升专业能力的需要;⑤考虑了对机构的影响;⑥评估伦理特性。

2) 应用实践:

A. 促进卫生技术评估决策转化。中国儿科研究团队通过成本效益分析发现,新生儿听力筛查和早期干预能减轻疾病和社会负担,筛查每投入 1 元可以获得 5 元的最终回报,通过建立新生儿听力障碍早期诊断及综合干预试点,获得真实世界大样本数据,最终成功推进新生儿听力筛查成为中国新生儿疾病筛查项目。

B. 指导采购、医保目录等准入决策的制定。祁方家等从支付方角度分析了国产火鹰(Firehawk)冠状动脉雷帕霉素靶向洗脱支架与进口支架 XIENCE V 相比的成本效果,研究证实国产 Firehawk 支架在治疗冠状动脉单支单处病变时,比 XIENCE V 支架更具有成本效果,可替代进口支架,建议在集中招标采购、医保报销目录制定等决策中予以关注。

C. 指导医院采购计划。国内某医院计划采购 7 台间歇性充气压力装置,针对此项目进行 mini - HTA 分析,评估内容包括技术特性、临床安全性、临床适应性、临床有效性、经济学特性、社会和伦理适应性 6 个维度,参与人员包括临床专家、信息科、医保办、设备科等管理专家。评估结果为建议先购买 1~2 台,再对采购的设备开展卫生技术评估,进而得出是否需继续购买。加拿大麦吉尔大学健康中心安全器械展开 mini - HTA,通过临床效果和成本评估判断安全器械的投入过大但不一定能取得降低医务人员针刺伤害的显著效果,故不建议采购。

23.2 医疗器械经济学评价

23.2.1 评价原则

（1）分析角度

在经济学评价中,分析问题的视角是一个至关重要的考虑因素。即使一项卫生技术对社会整体而言有着显著的成本效果优势,但社会的不同团体对同一项卫生技术仍然会有着截然不同的看法。例如,一个治疗诊断器械能够减少急诊机构的住院人数或是住院天数,从社会角度来看是正向积极的,但从机构的管理人员来看并非如此,因为他需要较高的患者住院人数来维持收支平衡。因此,在进行效果评估时应明确是从谁的利益角度考虑。但凡是进行经济学评价,就必须明确谁在支付,谁在获得收益。从雇主角度出发,对由雇主支付的健康计划进行评估,医院开支的节省是一项有利结果,然而从医院角度出发也许并非如此。从更广的角度来看,对社会而言的费用节省对第三方支付、医院管理人员、医护人员、政府部门或是患者个体的影响都将是不同的。卫生经济学家普遍认为,即使报告针对的是社会的某个团体,如医院或医疗保险机构,在评估报告中仍需纳入社会视角。

(2)价值定位

在传统运筹学中(投入与产出的比较),医疗器械的投入包括临床的使用时间及器械成本,产出则是使用该医疗器械的患者人数。医疗器械的价格应该体现对患者、医护人员和社会的价值。

"物有所值"(value for money)是欧美众多医疗保险部门在采购和使用高值耗材中坚持的核心原则。物有所值指综合考虑产品使用周期的所有成本和收益,包括但不限于产品质量、价格、适用性、环保要求、供应商竞争能力、以往表现、对用户需求的理解程度、合同履行表现等,并在此基础上做出最佳决策,取得最好结果。HTA 在医药产品定价、报销、采购等领域应用广泛,如英国国民卫生服务体系(NHS)会对部分高值医用耗材产品开展 HTA,确保资源有限的情况下使预算资金得到最大限度的利用。

23.2.2 评价内容

(1)成本分类与收集

成本是卫生保健服务机构在提供卫生技术过程中所消耗的物化劳动和活劳动的货币体现。需要注意的是,成本和费用是两个不同的概念:成本是资源的实际消耗,费用则是卫生技术服务价格和服务量的综合表现。如心脏起搏器成本,从医疗机构角度看,包括心脏起搏器本身的购置成本和仓储、管理和劳务成本;而心脏起搏器费用则是医疗机构按照物价部门核定的收费标准或价格和使用量计算得到的费用值。因此,计算医疗器械的成本要全面考虑,不能仅局限于某项技术单一的物质资料的成本,应该扩展出去,包括该项医疗器械在使用的过程中所消耗的其他直接和间接成本等。

成本收集时要注意:①要保证分类覆盖面,每个

分类应包含所有的相关资源,并给出依据;②当需要考虑一个较长时间的费用消耗时,为保证各方案费用的可比性并提供可信的费用信息,应考虑货币的时间价值,并考虑物价上涨对费用消耗的影响,慎重确定合理的物价上涨指数;③由于有关人员熟练程度和实践经验的提高,单个器械所需费用可能随器械的数量增加而减少,在费用计算中应当考虑此因素;④在许多情况下,可以不考虑以下两类费用,一是与现在的决策没有直接关联的费用,二是绝对数值过小以致对决策几乎无影响的费用。

(2)结果分类与测量

1)效益。效益(benefit)是有用效果的货币表现,即用货币表示卫生服务的有用效果。效益一般可分为直接效益(direct benefit)、间接效益(indirect benefit)和隐性(无形)效益(intangible benefit)。直接效益是指实行某项卫生计划方案后所节省的卫生资源。间接效益指实行某项卫生计划方案后所减少的其他方面的经济损失。隐性效益是指实行某项卫生计划方案后减轻或避免了患者肉体和精神上的痛苦,以及康复后带来的舒适和愉快等。

效益的测量一般采用人力资本法、意愿支付法、条件价值评估法等。

A. 人力资本法(human capital approach, HCA)是假定一个个体生命的价值由未来的生产潜力决定,考虑未来对社会的贡献。人力资本法往往采用个人的平均收入,考虑到货币的时间价值进行贴现后分析。优点:具有较强的客观性;所需数据,如收入指标等容易采集;比较容易进行定量分析,且数值相对稳定。

B. 意愿支付法(willingness to pay, WTP)是消费者对商品或服务所愿意支付的最高价格,它度量了商品或服务的真实价值。支付意愿通常高于消费者的实际支付价格,是消费者实际支付价格与消费者剩余之和。一般使用调查的方式获得患者对健康恢复或改善的支付意愿。

C. 条件价值评估法(contingent valuation approach, CVA)是目前被广泛应用于估算公共产品支付意愿的一种技术。CVA 通过调查等方式了解受访者在假设性市场里经济行为,是研究者透过各种不同的假设情形,了解公众对公共产品的偏好,进而评估公共产品的价值。

2)效果。广义的效果(effectiveness)指一切卫生服务产出的结果,这里主要指狭义的效果,即有用的效果,是满足人们各种需要的属性。在成本效果

分析中,效果更多的是因为疾病防治所带来的各种卫生方面的直接结果指标的变化,如发病率、死亡率的降低,治愈率、好转率的提高,人群期望寿命的延长等。效果的中间指标一般指预防和临床治疗的短期效果指标,通常表示患者在完成特定的治疗周期之后呈现的治疗效果,可揭示患者对干预方案的反应。而效果的终点指标是指反映干预方案的长期效果指标,主要包括发病率、患病率、治愈率、疾病好转率、疾病死亡率、不良反应发生率等。观察终点指标的临床试验所需样本量大、研究耗时长、费用高,但终点指标能够直接反映患者最终是否得益。因此经济学研究通常采用终点指标。

3) 效用。效用(utility)指人们对不同健康水平和生活质量的满意程度。效用常用来表示生命治疗的指标如质量调整生命年(QALY)和伤残调整生命年(DALY)等。

A. 质量调整生命年具体是指实施干预项目而使人获得的生存年数与反映健康相关生命质量的标准权重的乘积。如在效用权重为 0.8 的条件下生存 3 年将得到 2.4 个 QALY。

B. 伤残调整生命年指从发病到死亡所损失的全部健康生命年,包括因早逝所致的寿命损失年(YLL)和疾病所致伤残引起的健康生命损失年(YLD)两部分。DALY 是对疾病引起的非致死性健康结果与早逝的复合评价指标,用来衡量人们健康的改善和疾病的经济负担。

23.2.3 医疗器械的评价方法

(1) 最小成本法

最小成本分析是经济学分析中最简单的方法之一,但没有经常被使用的原因在于卫生健康领域的复杂性及成本核算的问题。最小成本分析被用于比较有着相同临床效果的干预措施的成本,以决定花费最少的干预方法。在实践中,有着相近的临床效果的干预措施很少见。有研究考察了原发性硬化性胆管炎的每一项正确诊断的平均成本,并将其作为最初的检测方案,使用了两种具有相同准确度的影像诊断工具,分别是磁共振胰胆管成像(MRC)和内镜逆行胰胆管造影(ERCP),且这两项干预被认为有着相同的临床效果。从美国联邦医疗保险(medicare)平均报销费用表中获得的成本数据中可以看出,当 MRC 和 ERCP 作为最初检测方案被用来诊断原发性硬化性胆管炎时,MRC 相较 ERCP 费用更为低廉。

(2) 成本效益分析

成本效益分析(CBA)是通过比较不同备选方案的全部预期成本和全部预期效益来评价备选方案,为决策者选择计划方案和决策提供参考依据,即研究方案的效益是否超过它的资源消耗的机会成本。只有效益不低于机会成本的方案才是可行的方案。

成本效益分析需要明确某项卫生项目所可能产生的所有社会效益,并将其转化成相当于当年(社会效益产生当年)的金钱价值。然后选择合适的利率,将所有这些效益的金钱价值再贴现转换为当下的同等价值。首先需要明确此项卫生服务所需要的所有成本,并将其分别指定到可能产生的年份,然后使用同样的利率,将这些成本贴现转化为当下的价值。在其他条件相同的情况下,效益-成本最大的项目可以被认为是最具有经济价值的项目。

计算公式:

$$成本效益比 = \frac{\sum_{t=1}^{n}\left[\dfrac{B_t}{(1+r)^t}\right]}{\sum_{t=1}^{n}\left[\dfrac{C_t}{(1+r)^t}\right]}$$

(公式 23-1)

式中:B_t 代表时间段总效益;C_t 代表各时间段总成本;r 代表贴现率;n 代表时间段数量。

决策基准如下:

如果 $B/C > 1$,则效益大于成本,因此该项目具有社会价值。

如果 $B/C = 1$,则效益与成本相同。

如果 $B/C < 1$,则效益小于成本,因此该项目并不具有社会效益。

任何经济学分析都要面对的主要问题便是选择 r,即之前提到的贴现率。在成本效益分析中最常用的方程式还包括净效益和净现值的计算方程式:

$$效益 - 成本 = 净现值 = \sum_{t=1}^{n}\left[\frac{B_t - C_t}{(1+r)^t}\right]$$

(公式 23-2)

在一项研究中,研究者选择了成本效益分析,从白内障患者角度比较了多焦点人工晶体与传统的单焦点人工晶体的优劣。计算中计入了由患者产生的成本、患者获得的效益(采用支付意愿法来转化为金钱价值),同时运用贴现率来调整成本和效益。研究还计算了净效益(效益与成本差)作为考查目标,最终算得多焦点人工晶体净效益为 11 670 美元,单焦点人工晶体净效益为 155 美元。

理想的状况是由卫生保健服务产生的所有成本和效益都应该计入模型中。但在实际操作中有一定困难，尤其是计入所有的效益，因为有的效益难以测量，有的效益难以转化成金钱价值，甚至是两者都很难。例如，有些效益如患者舒适度的改善、患者对卫生技术满意度的改善以及医师工作状况的改善等，都很难测量也很难转换为现金。

成本效益分析的另一个问题是如何选择合适的贴现率来转换未来产生的效益和成本。对于贴现率的选择，常常是根据相似课题，通过敏感度分析来确定贴现率的一个范围及这个范围对最后决定的影响。敏感性分析是用来检测经济学模型的稳定性的，该分析会检测当主要变量在一定范围内变化时模型结果的变化程度。

（3）成本效果分析

成本效果分析（CEA）是用效果描述和计量干预方案的收益而形成的经济学评价方法。成本效果分析主要评价使用一定量的卫生资源（成本）后的个人健康产出，这些产出表现为健康的结果，用非货币单位表示，如发病率降低、延长寿命年等，也可采用一些中间指标，如免疫抗体水平的升高等。

CEA的经济评价指标为成本效果比和增量成本效果比。

1）成本效果比（CER）：要用于两个或两个以上医疗干预方案的比较，并且是比较有相同结果单位的两个卫生技术方案。当医疗干预方案的成本基本相同时，比较各方案的效果，选择效果最大的方案为优选方案；当医疗干预方案的效果基本相同时，比较各方案的成本高低（即最小成本法），选择成本最小的方案为优选方案。需要注意的是，当干预方案的实施或作用、影响期达到或超过1年时，成本效果比指标的成本项需要进行贴现，而对效果项是否进行贴现一直存在争议。

$$CER = \frac{C}{E} \qquad （公式23-3）$$

式中：CER为成本效果比；C为成本；E为效果。

2）增量成本效果比（ICER）：由于卫生技术经济评价包含着对两种或两种以上的卫生技术方案的比较，而成本投入不同效果也不同，一些方案可能有更好的效果，但成本支出也更多，因此成本效果的平均比例还不能充分显示两者的相互关系，故建议用增量分析，用增量成本效果比来表示。增量分析计算一个卫生技术方案比另一个卫生技术方案多花费的

成本，与该项目比另一项目多得到的效果之比，称为增量比例，表示由于附加措施导致效果增加时，其相应增加的成本是多少以及是否值得。当卫生方案不受预算约束时，成本可多可少，效果也随之变化。这时往往是在已存在低成本方案的基础上追加投资，可通过计算增量成本和增量效果的比率，将其与预期标准相比较，若增量成本和增量效果的比率低于标准，表明追加的投资效益较好。

$$ICER = \frac{\Delta C}{\Delta E} = \frac{C1-C2}{E1-E2} \quad 公式（23-4）$$

式中：ICER为增量成本效果比；ΔC为增加的成本；E为增加的效果。

在没有成本效果阈值的情况下，对多个干预方案进行比选时，虽然可计算出增量成本效果比的具体值，但大多数情况下无法判定构成增量的两个方案哪个更为经济，仅在ICER值落在特定区间的情况才能够得出确切的结论。

当有多个效果指标存在时就要用适当的方法加以选择处理。

A. 精选效果指标：尽量减少效果指标的个数，选择最有代表性的效果指标，对满足效果指标条件较差的指标可以考虑删掉，将较次要的指标作为约束条件对待，选择关键的重点指标。

B. 综合效果指标：对各效果指标根据其数值给以一定的分数，并根据效果指标的重要程度给以一定的权重，经过计算使各效果指标换算成一个综合指标，作为总效果的代表，用于不同方案之间的比较和评价。

C. 权重指标：在将评价的各个效果指标确定后，首先要确定指标的评分标准，因为不同指标的量纲不同。可以采用5分法，将不同量纲的数据转化为可比的评分。根据各指标的重要程度，征求有关专家意见，分别制订各指标的权重，并设置权重之和等于1。

D. 敏感性分析：当数据有不确定性时，应该进行敏感性分析，以确定数据发生多大变化会影响决策。若数据有微小变动就会影响评价结果，说明决策对该数据十分敏感；若数据有较大变动仍不影响评价结果，则该数据敏感性小。敏感性分析的核心作用在于从各种不确定性因素中识别出敏感性因素，提醒决策者注意敏感性因素的变动对研究结果的影响，尽可能做到事先加以防范，采取有针对性的措施加以控制，确定各个变量对某药物治疗方案经

济性的影响程度。

（4）效用分析

成本效用分析（CUA）是将干预方案的成本以货币形态计量，收益则以效用指标来表示，并对干预方案的成本和效用进行比较，进而判定方案经济学的一种评价方法。

1）成本效用分析需满足的条件。因为 CUA 健康产出指标的广泛适用性，对于卫生政策制定者来说它比 CEA 更有价值。在下列条件下，研究者使用 CUA 才能得出可靠的、适用于决策分析的结果。

A. 当健康相关生命质量是重要产出时。如在比较关节置换术中使用的医疗器械时，任何器械对死亡率可能都不会产生影响，因此关注点就集中在不同方案在提高患者身体功能、社会功能和心理状态上的差异。

B. 当健康相关生命质量是其中一个重要产出时。如对于胃食管反流患者，不仅生存率是一个重要的产出，生存质量也非常关键。

C. 当项目方案同时影响患病率和死亡率，而研究者又希望使用一种通用的测量单位将它们的影响综合在一起时。如许多癌症干预方案可以延长寿命和改善长期生命质量，但是却会降低治疗过程期间的生命质量。

D. 当干预项目需要与大范围的不同类别的结果相对比，而研究者希望用一个通用的测量单位作为对比指标时。如政策决策者必须对比几个申请政府基金的完全不同的干预项目（高血压等慢性病检测和治疗、脑卒中或者心肌梗死发作后患者的恢复治疗等）。

E. 当研究者希望将此研究与已经使用 CUA 方法评价过的项目进行对比时。

F. 当研究者的目标是考虑所有可能的选择后，最优化分配有限的卫生资源以及使用约束优化（例如数学程序）来最大化健康产出时。

2）成本效用分析的经济评价指标及判别准则：

A. 经济评价指标：成本效用分析的经济评价指标为成本效用比（CUR）。CUR 反映干预方案单位效用的成本，其公式表达如下：

$$CER = \frac{C}{U} \qquad (公式\ 23-5)$$

鉴于效用通常使用 QALY（或类似指标 DALY）来表示，因此 CUA 的常用表达式如下，其内涵为获得每单位 QALY 所耗费的成本。

$$CER = \frac{C}{QALY} \qquad (公式\ 23-6)$$

B. 判别准则：①单一方案的经济性。成本效用分析所用的经济评价指标为 C/U，即成本与效用之比。与成本效果分析类似，因为成本与效用分别使用货币和效用予以计量，致使 C/U 指标的分子分母单位不同，由此导致 C/U 指标缺乏判定经济性的内生标准。因此，无法依据 C/U 的值判定单一方案的经济性，需要给定判断干预项目是否具有经济性的外生评价标准——成本效用阈值，即获得单位效用所耗费成本的可接受的最高额度。当干预方案的 C/U 值小于或等于阈值时，方案经济；反之，则方案不经济。②多方案的经济性判定与选择。备选方案为一独立方案时，仅需对其中每一个方案自身的经济性进行判定并据此决定方案的取舍。决定方案取舍的判别准则也与单一方案经济性的判别准则相同。备选方案为一组互斥方案时，需运用增量分析法对方案的经济性进行判定和方案的选择。增量成本效用比（ICUR）反映的是两种备选方案之间单位效用差异下的成本差异，用于考察增加的成本是否值得。决策者会认为只要 ICUR 不超过某一特定值（阈值），就会选择此方案。增量成本效用比的公式如下：

$$ICUR = \frac{\Delta C}{\Delta U} = \frac{C_1 - C_2}{QALY_1 - QALY_2} = \frac{\Delta C}{\Delta QALY}$$

$$(公式\ 23-7)$$

最常使用的阈值标准是 ICER＜人均 GDP，增加的成本完全值得；人均 GDP＜ICER＜3 倍人均 GDP，增加的成本可以接受；ICER＞3 倍人均 GDP，增加的成本不值得；英国将阈值标准放在 20 000～30 000 英镑/QALY，美国的标准为 50 000 美元/QALY。

（5）模型法

目前在卫生经济学领域模型研究方法中主要包括决策树模型（decision tree model）、马尔可夫模型（markov model）、蒙特卡洛模拟（Monte Carlo simulation）、离散事件模拟（discrete event simulation，DES）、系统动力学模型（system dynamics model）等。其中最常用的是决策树模型和马尔可夫模型（详见 22 章）。这里就蒙特卡洛模拟和离散事件模拟再做一些补充。

1）蒙特卡洛模拟。蒙特卡洛模拟又称统计模拟法、随机抽样技术，是一种以概率和统计理论方法为基础的随机模拟方法。蒙特卡洛模拟早在 40 年前就用于求解核物理方面的问题了。当问题更为复杂时，传统的数学方法难以进行。蒙特卡洛模拟将一个真实事物模型化，然后对该模型做各种实验，通过实验和纠正误差来寻求最佳选择的数值性求解的过程。模拟作为一种有效的数值处理方法，计算量大。随着计算机技术的发展，使得蒙特卡罗方法在最近 20 年得到快速的普及。现代的蒙特卡罗方法已经不必亲自动手做实验，而是借助计算机的高速运转能力，使得原本费时费力的实验过程变成了快速和轻而易举的事情。

现代的蒙特卡罗方法主要通过计算机进行模拟模型中各参数，然后通过模拟多次随机抽样试验，统计出某事件发生的百分比。试验次数越多，该百分比越接近真实事件的发生率。与马尔可夫模型不同的是，蒙特卡洛模拟中，每个患者始于健康状态，在每一循环结束时，产生一个随机数和转移概率，同时确定患者在下一循环的健康状态。因此，蒙特卡洛模拟可以确定大量患者个体的成本和产出以及某一时间点的某一个体在过程间的随机转换，并且通常会进行数千遍。

蒙特卡洛模拟方法的一般步骤：①对每一项活动，输入最小、最大和最可能估计数据，并为其选择一种合适的先验分布模型；②计算机根据上述输入，利用给定的某种规则，快速实施充分大量的随机抽样；③对随机抽样的数据进行必要的数学计算，求出结果；④对求出的结果进行统计学处理，求出最小值、最大值以及数学期望值和单位标准偏差；⑤根据求出的统计学处理数据，让计算机自动生成概率分布曲线和累积概率曲线（通常是基于正态分布的概率累积 S 曲线）；⑥依据累积概率曲线进行项目风险分析。

2) 离散事件模拟（discrete event simulation）。所谓离散事件，是指事件的发生是间或的，而非连续的，呈现基于一定概率的"发生"或"不发生"的状况。离散事件模拟方法在系统仿真领域有着广泛的应用。由于疾病的发生治疗过程是以各事件的发生、持续和消失为基础的，因而随着卫生经济学的发展，该模型逐渐在卫生技术评估中获得了应用。

DES 的核心构成要素包括主体、属性、事件、资源、列队和时间。主体是具有特定属性并且随着时间推移将经历事件、消耗资源和进入队列的对象。在卫生保健模型中，通常指患有特定疾病的患者。属性是指模型中每个个体的特性，例如年龄、性别、种族、健康状况、经历的事件、生存质量和累积成本等。事件是指可以发生在个体身上或者环境中的事情，例如疾病发生发展（如发病、发生药品不良反应、疾病进展等）、资源利用（如住院）、临床决策（如改变剂量），甚至在医疗保健系统之外的事情（如请假）。资源是为个体提供的医疗服务，资源通常包括医生、药品和手术等。列队是指当个体需要的资源被占用时，个体就会形成等待列队。资源和列队只需要在限制资源模型中使用，在非限制资源模型中不需要。与马尔科夫模型相比，DES 是一种个体模拟模型，没有固定的事件发生的时间点，可以记忆每一个被模拟个体所经历的各种临床事件，因此也具有更高的灵活性。

离散事件模拟的应用范围很广，大部分可以用 Markov 模型的事件都可以使用该模型，并且它不需要固定的状态和周期，可以更灵活地处理现实中的问题。同时，DES 可以自动进行概率敏感度分析，进而分析模型的有效性，这点使用马尔可夫模型很难做到。虽然 DES 模拟相比较于马尔可夫模型有很大的优势，但是应用普及率远不及马尔可夫模型，原因在于 DES 需要大量且高质量的临床数据支持来得到各个离散事件发生的时间概率密度函数，缺乏适应模型的数据常成为限制使用的最大障碍。

3) 系统动力学模型。系统动力学是由麻省理工学院的福里斯特（J. W. Forrester）教授于 1956 创立的一门研究系统动态复杂性的科学。它以反馈控制理论为基础，以计算机仿真技术为手段，主要用于研究复杂系统的结构、功能与动态行为之间的关系。系统动力学方法本质上是基于系统思维的一种计算机模型方法。一般来说，系统思维方法与系统动力学方法的区别在于：系统思维方法不包括仿真模拟的过程，而系统动力学方法通过对实际系统的建模过程，提供仿真模拟的结果。

系统动力学建模有 3 个重要组件——因果反馈图、流图和方程式。因果反馈图描述变量之间的因果关系，是系统动力学的重要工具；流图帮助研究者用符号表达模型的复杂概念；系统动力学模型的结构主要由微分方程式所组成，每一个连接状态变量和速率的方程式即是一个微分方程式。

系统动力模型目前在卫生经济学研究中的普及程度远远低于以上几种模型。该模型主要适用于个体之间相互作用比较重要的事件。系统动力学是一种建模的概念，它将完整的决策系统打破成为较小的子系统。它有助于缩短决策过程、增加行为的合理性、减少人为错误,同时提高可靠性和有效性,提供灵敏度分析的潜力和重复性。总体来说,这种模型的应用及普及还有待于进一步完善。

23.2.4 评价步骤

(1)确定目标

明确所要评价或解决的问题,以及通过评价所要达成的预期目标。目标决定着所研究问题的边界和范畴。

(2)建立假设和约束条件

研究假设是研究者根据经验事实和科学理论对所研究的问题的规律或原因做出的一种推测性论断和假定性解释,是在进行研究之前预先设想的、暂定的理论。医疗器械的经济性评价中存在很多不确定因素和难以估计的变量参数,尤其是在模型研究中,可能需要作若干假定,包括研究角度、分析技术、目标人群、对照选择、研究时限、贴现、临床指标等方面,这些假定可能对模型估计和评价结果具有关键的影响,因此需要给出明确说明研究的约束条件包括目标人群、器械的使用频率、治疗背景、治疗方式等。

(3)选择对照方案

围绕研究所要解决的问题和其所要达成的目标,选择合理的对照方案。对照方案的确定应该注意以下问题:方案的合理性(需阐明方案是合情合理并在技术上行得通);方案的完备性和可比性。一般来说,医疗器械的经济性评价的对照方案可以是不同种类的医疗器械或其他医疗干预措施。同时,医疗器械的经济性评价可以与安慰剂(即无干预)进行比较,但须说明其无医药干预的临床合理性。

(4)数据收集

医疗器械的经济性评估可采用前瞻性研究(prospective study)、回顾性队列研究(retrospective cohort study)、混合研究设计(临床试验结合回顾性或实际条件下的数据收集)及二次文献研究设计。其中,前瞻性研究又包括随机临床干预研究和前瞻性观察研究。

(5)数据分析

1)成本的计算在确认成本时,应该包括所有直接医疗成本。在可获得数据的情况下,建议包括直接非医疗成本和间接成本)。隐性成本可以灵活处理。当隐性成本显著较大时,需要对其进行专门评估。

成本由消耗资源的数量和单价的乘积构成。医疗资源的计量单位可以根据国家相关部门制定的医药服务项目标准来确定。如果基础数据来自国外,应对其矫正,使其适用于中国。

医疗资源的单价可以从两个维度测量:一个是平均单位价格,例如次均住院费用、日均住院费用、次均门诊费用等;另一个是明细单位价格,即逐项计算各项具体耗材和劳务的费用。如果条件允许,尽可能使用后者。

研究组和对照组所涉及的资源单价必须使用同一价格来源。医疗资源的单价建议使用市场终端支付价格。如果器械仍未上市,建议采用生产厂商建议价格进行分析。如果使用其他价格体系,应该明确注明并解释其合理性。

对于疾病治疗所付出的时间成本,建议采用人力资本法(HCA)进行计算,即参照市场平均工资水平计算其付出的时间成本。

如果疾病治疗的时间超过一年,就应该对成本进行贴现。贴现率一般为市场利率,建议采用一年期的国家指导利率或国债利率进行贴现。贴现率应该进行敏感性分析,波动范围建议在 $0 \sim 8\%$ 之间。对于健康产出,建议采用与成本相同的贴现率进行贴现和敏感性分析。

2)健康产出的获得。疾病和干预手段可能对患者产生 3 个方面的影响:经济产出(economic outcomes)、临床产出(clinical outcomes)和人文产出(humanistic outcomes)。卫生经济评估将经济产出归为成本的范畴,将临床产出和人文产出(生存质量影响)归为健康产出的范畴。广义的产出包括成本和健康产出两个部分;狭义的产出仅指健康产出。健康产出的测量指标包括效果、效用、效益三类。

A. 效果的获得:当只能获得试验条件下的临床疗效(efficacy)指标时,建议根据相关模型用临床疗效指标估计效果指标,再进行分析。如果不能进行模型估计,仍可以采用临床疗效指标进行卫生经济评估,但应当说明在试验条件下和实际使用状态下的可能差别和偏倚,并进行敏感性分析。

为了提高不同干预措施之间的可比性,卫生经济评估应该尽可能采用终点指标(final endpoints)。如果获得终点指标有困难,也可以采用比较关键的中间指标(intermediate endpoints)进行分析,但应提供相应的研究文献依据,说明中间指标与终点指标之间的联系和相关程度。

B. 效用的获得:测量健康效用值时,当目标人群为健康人群时,建议使用通用(generic)效用值测量量表。当目标人群为患病人群,且有适合该病种的效用值测量量表时,建议使用疾病专用(disease specific)效用值测量量表。当目标人群为患病人群,但没有适合该病种的效用值测量量表时,建议使用通用效用值测量量表。

使用间接测量工具时,应当首选基于中国大陆人群的效用值转换表。当不能获得此转换表时,可以采用应用广泛并得到普遍认可的效用值转换表,也可以采用基于其他社会文化背景相近人群的效用值转换表,并进行敏感性分析。

报告效用指标时,需要首先分别报告生存时间(生命年数或预期寿命)和健康效用值,然后才能报告质量调整生命年或质量调整预期寿命。

C. 效益的获得:因干预措施而发生了实际货币交换的收益。在本书第 22 章中也谈到测量直接效益时要特别防止双重计算,即避免将所改变的卫生资源同时计入成本和健康产出变量当中。间接效益和隐性效益计量没有直接发生实际货币交换的收益,因此需要一定方法予以测算,通常包括人力资本法和意愿支付法等。采用意愿支付法时,要特别说明研究中的假设、提问方式、测量效益的范围、问题的语言表述等。

(6) 决策准则与分析

1) 决策准则。研究者应当根据研究中干预措施的特点、数据的可获得性以及评价的目的与要求选择适当的评价方法。在条件许可时,建议优先考虑CUA,也可以采用 CEA、CBA、CMA 或 CA,但应当说明其理由。研究者可同时采用两种或两种以上的方法进行评价,或者以一种方法为主联合其他方法进行评价,并比较和分析各种评价方法结果之间的差异。

卫生经济学评估的基本决策原则是增量分析,即计算干预手段与对照手段的相对成本和效果之差的比值,也即增量成本效果比(ICER)。卫生经济学评估必须报告增量成本效果比。

2) 模型分析。无论采用何种卫生经济学评估方法,都必然是基于对数据的统计分析。数据的统计分析可以是简易的描述性分析,也可以是较复杂的模型分析,这根据研究的数据和条件而定。决策树模型是指通过对研究变量间的特征关系(如逻辑关系、数量关系或因果关系等)的经验观察和认知,建立变量间逻辑关系的模型框架,进而根据各种数据对模型进行赋值和量化分析。计量经济模型主要是通过对原始数据的统计回归分析,直接估计变量函

数关系的参数,亦即不同干预措施的成本效果之差的区间估计值。

A. 决策树模型:构建决策树模型应当遵循一些基本规范,特别重要的是关于模型的假设、结构和参数来源进行详细说明,并尽量解释其合理性。

a. 模型假设:研究者应对模型中的各种因果关系、使用的外推技术、模型范围、结构及数据等方面的假设进行解释和说明。对于重要的假设,应当进行不确定性分析。数据的外推应当建立在能够反映科学合理证据的有效技术基础之上,并通过敏感性分析检验。

b. 模型结构:模型结构应当能够反映研究疾病的相关理论、疾病的进展、疾病治疗方案的影响以及与研究有关的问题。模型结构应当既简洁明了,又能反映问题的主要方面。对模型结构的介绍要表达清楚,建议用模型结构图进行展示。研究者应当对模型结构进行验证,说明验证的过程和结果。

c. 参数来源:研究者应当系统地识别、收集和评价模型中使用的数据,详细说明模型中所有参数的来源和选择依据。

B. 计量经济模型:在卫生经济评估中,可采用计量经济模型进行总成本的参数估计和影响因素分析,以及不同干预措施和不同人群(亚组分析)的成本差异分析。如果健康产出的变量可以量化,也可以应用计量模型进行相应的分析。

通过计量经济模型方法,也可以直接估计ICER,并得到其相关的区间估计值(interval estimates)。其中,净效益回归模型(net benefit regression model)是比较方便的方法。

当采用净效益框架(net benefit framework)的计量经济学模型进行评价时,应该详细阐述模型中的各变量,比较治疗手段对净效益的影响,特别是单位健康产出的货币值(λ)的设定等。λ 的取值通常可以采用意愿支付法进行偏好调查得到,或者也可以采用经验值,后者需要进行敏感性分析。

(7) 敏感性分析

敏感性分析是卫生经济学处理不确定性的主要方法,用来评价改变假设和某些关键变量在一定范围内的估计值,如器械价格、住院天数、治愈率和贴现率等。敏感性分析方法主要包括:①单因素和多因素敏感性分析,②阈度分析法,③极端值分析法,②概率敏感性分析法。应根据不同的适用条件进行选择。

敏感性分析有 3 个主要的局限性:①分析中变

量及其变动范围由分析者决定,容易产生潜在偏倚,②敏感性分析的解释由于缺乏指南或标准,通常比较主观武断;③单因素敏感性分析中不确定参数的单独变动忽略了参数间的相互作用。

(8) 结果总结与外推性分析

根据主要分析结果和敏感性分析,研究者应该对器械的经济性评估结果进行总结。在总结研究结果时,应该考虑到结果的外推性。

外推性(generalizability)指能否将一种环境或群体中的结果应用于或外推至另外一种环境或群体。外推性也称可转换性(transferability)、可移植性(transportability)、外部效度、相关性(relevance)或适用性(applicability)。经济评估中的外推性是研究结果的解释和推广时要考虑的问题。关于结果外推性的主要问题是在成本效果产生有显著差异的不同环境或地点。

因此,研究者应当考虑研究结果应用背景的三大方面:①区别疗效和效果的差异;②处理其他医疗环境(其他医疗服务区域或其他国家)下获得的产出(经济、临床和人文);③处理一些跨国的多中心研究的数据。

23.2.5 医疗器械经济学评价与药物经济学评价的差异

(1) 医疗器械经济学评价的时机

医疗器械的经济学评价与药物的经济学评价不同。药品需要进行Ⅰ期、Ⅱ期及Ⅲ期临床试验,且药品进入人体后会发生药代动力学变化。医疗器械立法的需要不如药品那样严格,在进入市场时临床的定性或定量的资料经常是不充分的,或者证据的质量不高(往往没有开展Ⅰ期、Ⅱ期及Ⅲ期临床试验),药品在三期临床试验开始后便可以使用临床数据进行经济学评价,然而医疗器械的评价不同于药物评价中常用的临床随机对照试验,而是更多地使用真实世界的研究方法,即在医疗器械在市场上已经广泛使用后才进行经济学评价。

(2) 医疗器械经济学评价的假设

药品的适应证是比较明确的,根据用药说明书,药品可治疗某种或几种疾病。因此,药物经济学评价的研究假设比较容易界定。然而,医疗器械则大有不同:首先,器械种类繁多;其次,其适应症往往覆盖范围大。例如,一种新型的手术刀,可以用在各种不同手术中帮助医生动手术。又如,一种新型的CT,能够更清晰地扫描病灶,从而提高医生对很多种

疾病的诊断准确度。这些医疗器械所影响的是很多不同疾病的诊疗结果,对不同疾病会有不同的疗效结果,不同疾病本身也有不同的疾病负担和健康影响。对这些器械,开展经济学评价经常会面临无从下手的困窘。

因此在做器械经济学评价时,宜经常做"减法",即选择少数几个最重要最相关的适应证,来开展分析。这时,就需要综合考虑卫生技术的创新点和特点、研究的目的、临床的需求以及厂商的营销策略等问题。

(3) 医疗器械经济学评价的数据收集

药品,尤其是创新性药品,通常有很多的临床研究,会积累比较丰富的资料来支持经济学评价。而医疗器械领域的临床研究是比较少的,通常比较多的是一些技术参数值,比如图像重建速度或者降噪比。器械厂商在营销中,往往是通过比拼技术参数的优势去赢取订单的,临床研究比较少,这就给医疗器械的经济学评价带来困难。

(4) 医疗器械经济学评价的模型应用

由于药品的适应证比较明确,证据链也明确:针对某种疾病进行治疗,短期疗效观察,长期产出分析,最后利用经济学模型进行成本-产出的综合分析。模型相对较简单。然而,用于诊断或辅助的器械不仅适应证广泛,其证据链也会比较长:应用于人体,产生更清楚的结果(或更方便的使用效果),提高诊断准确度(或提高手术成功率),产生更好的疗效,产生更好的长期效果,最后进行成本-产出分析。如此冗长的证据链,就意味着需要更多的数据和更加复杂的模型进行分析。

与药品不同的是,医疗器械在不断地发生更新迭代。例如,就脊髓模拟器械而言,在过去10~15年设备越来越小,电池寿命越来越长,电极接触次数增加,复杂程度越来越高,刺激参数和设置选择更加灵活。如何采用经济学模型及时研究与比较产品价格的快速变化则是一大难点。

(5) 医护人员的学习曲线对安全性和治疗效果的影响

药品的使用相对简单明确。在药品说明书的指引下,在医药公司的信息传递下,医护人员使用药品发生的问题不会太多,也不会产生太多的异质性;但医疗器械则不然,尤其是高科技的大型医疗设备,没有经过系统的培训和学习,医护人员使用起来是有困难的,其中的异质性也会比较多。这就给器械的经济学评价甚至临床评价都带来困难。同样的医疗

器械,在不同的医院中使用或是给不同的医护人员操作,其效果可能大相径庭。而医院和医护的学习曲线将大大影响医疗器械使用的成本和产出。

选择那些已经使用该器械一段时间的医院和医护人员进行研究,他们的学习曲线已经稳定了,成本和效果也会比较稳定。但学习过程的成本和收益,也是需要纳入考量的。有些新医疗设备的创新点,就是在使用者培训和支持方面,例如大数据云支持和实时反馈指导。在经济学评价中,医疗器械这方面的难度也不小。

(6)医疗器械经济学评价的决策环境

药品受政府管制较多,且主流的营销模式是"循证医学",所以数据多、研究多、评价多;而医疗器械领域政府管制相对少些,产品上市的临床试验相对简单,通常是一些安全性测量,定价一般是厂商自主定价,采购是单个医院行为,医保也是"非禁即入"比较宽松。当然医疗项目打包收费是一项严厉的管制措施;器械的营销模式更多是感性营销模式,以技术参数和广告宣传激发消费者兴趣来达成订单。例如,一个新医疗设备有很强的射线穿透力,厂商并不做临床研究来佐证,而是大力宣传"国际品牌(或民族骄傲)顶级创新射线技术"来激发市场购买兴趣。也正因为如此,医疗器械厂商所开展的经济学评价,很多不是基于社会角度开展的,而是基于医院角度,即分析医院购买和使用器械的成本与收益,带有财务分析色彩。对于大型医疗器械厂商,这种基于医院视角的经济学分析还会与医院采购大型设备时的融资租赁结合起来,帮助医院计算最优的财务回报。这种分析,与通常的促进社会效益最大化的经济学分析就大相径庭了。

23.3 医疗器械经济学评价案例

23.3.1 医疗设备经济学评价案例

(1)国产与进口同类器械在心房颤动(房颤)患者射频消融治疗中的成本效用分析

1)研究背景。房颤是最常见的心律失常之一,患病率约为0.4%～1.0%。随着年龄的增加发病率明显上升,常伴有脑卒中、心力衰竭、心肌缺血、心动过速性心肌病等并发症,严重地危害健康与生命安全,为此社会医疗花费巨大。射频消融治疗可有效地控制心房节律,改善症状,提高生活质量。我国

1998—2007年开展导管射频消融治疗房颤的10年期间,消融总成功率为77.1%。但目前我国均使用进口导管和相关设备进行治疗,相关设备、技术长期被国外大公司垄断,价格居高不下,为患者带来了沉重的经济负担,也限制了心律失常介入治疗的推广。国内某公司已实现了房颤手术射频消融治疗的国产化,并在国内13家临床中心完成了上市前临床试验。对药物难治性持续性房颤(房颤持续时间大于1个月,小于1年)患者的有效性和安全性进行了为期1年的随访评价,结果达到方案的预期。本案例从支付方角度,对国内某公司研发的Columbus™系统及配套导管(以下简称"国产器械")与某进口公司Carto™3系统及配套导管(以下简称"进口器械")在房颤患者射频消融治疗中的经济性进行比较,为临床房颤患者射频消融治疗中器械的选择提供参考。

2)资料来源和方法:

A. 资料来源。本案例资料主要来源于产品的临床试验报告、文献报道以及企业尚未公布的内部数据。其中成本数据仅纳入医疗器械费用,效果数据中由于进口器械没有用于国内人群的生命质量评分数据,采用了国外19家临床中心患者数据的效果数据进行替代,国产器械效果数据则来自国内13家临床中心。

B. 方法。基于国产和进口同类器械已报道对房颤患者治疗的临床试验数据,构建国产和进口器械的成本效用分析决策树模型,健康状态包括房颤患者射频消融术后即时成功情况、3个月(术后空白期)及12个月复发情况,健康产出均转化为质量调整生命年(图23-1)。比较消融术后1年内国产与进口器械相比的成本效果,其中成本仅纳入医疗器械费用。

3)研究结果:

A. 一般情况:进口器械的型号规格及能量施加参数与国内器械完全一致。

B. 成本效用分析:手术后1年的随访过程结果,国内器械比进口器械具有明显的成本效果优势。效果方面,进口器械可使患者平均获得0.7681个质量调整生命年,国产器械可使患者平均获得0.7647个质量调整生命年,采用进口器械对持续性房颤进行射频消融治疗比国内器械在1年内多获得0.0034个质量调整生命年(1.24天)。成本方面,国内器械一年内人均器械费用为42566.34元,进口器械1年

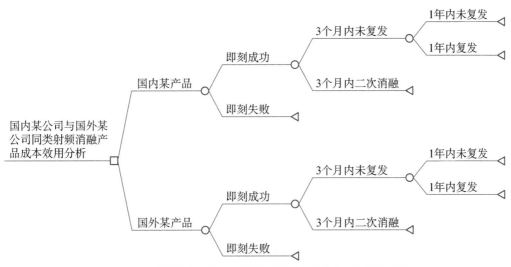

图 23-1 国产与进口同类射频消融器械成本效用分析决策树模型

内人均器械费用比国内器械高出 23 765.66 元。进口器械的效用略高于国内器械。进口器械与国产器械相比，为多获得一个质量调整生命年需多付出 6 989 900 元成本，远高于我国可承受的支付意愿值 161 940 元(2016 年)(表 23-2)。

表 23-2 国产与进口射频消融器械成本效用比较

比较项	成本(元)	效用(质量调整生命年)	成本效果比	增量成本效果比值
国产器械	42 566.34	0.764 7	55 662.71	0.00
进口器械	66 332.00	0.768 1	86 357.05	6 989 900

C. 概率敏感性分析：模型中各变量的随机变化可导致每种干预模式产生一定的概率，形为成本效用评价最具有卫生经济学意义的治疗方案。图 23-2 为支付意愿值从 2016 年人均国民生产总值的 1 倍到 5 倍时，两种器械分别作为成本效用最优的房颤治疗策略的概率分布。如图中所示，无论模型中各

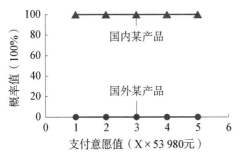

图 23-2 国产与进口同类射频消融器械成本效用比较作为最优策略的概率分布

参数在相应范围内如何波动，即使支付意愿值升至 5 倍的人均国内生产总值，国产射频消融器械始终以 100% 的概率作为房颤治疗的成本效用最优策略。

4) 结论。通过对国产器械与进口器械治疗持续性房颤患者的成本效用分析，评价最具性价比和最符合我国临床应用现状的产品。结果显示，国产器械具有明显的成本效用优势，建议在集中招标采购、医保报销目录制定等决策中予以关注。

（2）内窥镜手术器械控制系统与传统辅助治疗的成本效果分析

1) 研究背景。内窥镜手术器械控制系统——达芬奇手术系统(Da Vinci surgical system, DVSS)俗称内窥镜手术机器人，是外科微创治疗模式的前沿技术。在目前外科微创化的趋势下，逐渐在全球多国应用。"十二五"期间我国政府注重民生改善，为满足人民群众不同层次医疗需求，逐步增加了对高新技术的引进和应用投入。2014 年起国家卫生计生委为公立医院配置采购了内窥镜手术机器人。然而，高新医疗技术的应用是一把"双刃剑"，在挽救生命和促进健康的同时，若应用不当会产生不良后果，推升医疗费用不合理增长即是其中之一。因此，本研究选取目前应用内窥镜手术机器人较广的前列腺癌根治术和子宫颈癌根治术，分别以接受内窥镜手术机器人辅助手术者和接受传统腹腔镜手术者为干预组和对照组，分析内窥镜手术机器人的成本效果，为下一步该系统的配置和管理提供参考。

2) 资料来源和方法：

A. 资料来源。选取我国东部和中部共 6 所公

465

立三级甲等医院,通过医院信息系统回顾性收集2015年1月1日至2016年8月30日符合纳入标准的病例信息。纳入标准:TMN分期为$T_xN_0M_0 \sim T_3N_0M_0$期的前列腺癌患者,病例分期为ⅠA~ⅡB期子宫颈癌患者;患者身体状况良好,无心肺功能障碍,接受机器人或普通腔镜手术治疗;经盆腔B超、CT、MRI等影像学检查证明无其他转移灶。排除标准:临床分期部分和纳入标准不符;各重要脏器功能障碍,严重凝血功能异常,或合并其他部位恶性肿瘤或难以控制的感染性疾病。主要收集接受内窥镜手术机器人辅助手术者和接受传统腹腔镜手术者病例的一般信息、疾病和术前相关指标信息以及短期临床效果和住院总费用数据。由于数据可得性的原因,缺乏生命质量和长期效果指标数据。

B. 方法。采用Excel 2007和SPSS 19.0软件进行统计学分析。根据指标类型,分别采用两独立样本t检验、非参数检验或卡方检验作两组间比较。建立多元线性回归方程和logistic回归方程,获得控制两组除手术类型不同外其他变量差异后的效果和费用差别。以P值小于0.05作为统计学检验标准。对两组间具有统计学意义的效果和费用指标计算增量成本效果比:ICER=(C机器人组-C腔镜组)/(E机器人组-E腔镜组),其中C为费用,E为临床效果。

3)研究结果:

A. 一般情况。医院A、B和C共纳入848名前列腺癌根治患者(腹腔镜组427名,机器组421名),根据前列腺癌风险等级的判断标准,两组患者均以中低危前列腺癌患者为主,但是在部分术前特征存差异,其中机器人组平均年龄较腹腔镜组大1.6岁,身体质量指数(BMI)值高1.3,Gleason评分和术前最后一次前列腺特异抗原(SPA)水平更高,以及T_3期比例更高($P<0.05$)。

医院D、E和F共纳入352名宫颈癌根治术患者(腹腔镜组247名,机器组105名),两组患者术前特征存在差异,其中机器人组Ⅰb期的比例更高(占66.4%),ASAⅢ级的患者更多(占13.8%),且合并心脑血管疾病或糖尿病比例更高(占1/5)($P<0.05$)。

B. 成本效果分析。由于数据可得性的原因,缺乏生命质量和长期效果指标数据,本案例仅选择以具有统计学差异的短期效果指标进行成本效果分析。

前列腺癌根治术患者中,与腔镜组相比,机器人

组每减少1天住院日,需增加1.5万元总费用,其中1.3万元为自费费用;每缩短1小时的手术时间,需增加3.2万元总费用,其中2.7万元为自费费用(表23-3)。

表23-3 机器人辅助前列腺癌根治术的增量成本效果比

项目	费用(元)
每减少1天总住院日需要增加的总费用	15 180.6
每减少1天术后住院日需要增加的总费用	18 498.7
每减少1小时手术时间需要增加的总费用	32 240.7
每减少1天总住院日需要增加的自费费用	12 727.3
每减少1天术后住院日需要增加的自费费用	15 509.2
每减少1小时手术时间需要增加的自费费用	27 030.3

子宫颈癌治术患者中,机器人组多清除1个盆腔和腹腔淋巴结,需增加费用16 799.0元,其中2 269.5元为自费费用;每提前1天术后肛门排气,需增加总费用108 073.0元,其中34 193.6元为自费费用(表23-4)。

表23-4 机器人辅助子宫颈癌根治术的增量成本效果比

项目	费用(元)
每多清除1个盆腔和腹腔淋巴结需要增加的总费用	16 799.0
每提前1天术后肛门排气需要增加的总费用	108 073.0
每多1个清除盆腔和腹腔淋巴结需要增加的自费费用	2 269.5
每提前1天术后肛门排气需要增加的自费费用	34 193.6

4)研究结论。与传统腹腔镜相比,内窥镜手术机器人辅助治疗前列腺癌和子宫颈癌住院期间部分效果更优,可缩短手术时间,减少术中出血和促进术后恢复,但是短期医疗费用较高,患者经济压力较大,目前成本效果不明显。

23.3.2 医用耗材经济学评价案例

(1)预充式导管冲洗器经济学分析

1)研究背景。外周静脉和中心静脉置管均为临床常见的侵入性操作,约70%的住院患者需要通过外周静脉置管进行输血、输液或药物灌注治疗,而中心静脉置管也已广泛应用于术中监护、血流动力学监测、肠道外营养、输液及药物治疗。随着外周静脉和中心静脉置管的应用,导管相关性血流感染(CRBSI)、堵管等并发症成为关注的重点,中心静脉

置管的并发症发生率可达 15％，给患者造成了疾病负担及经济负担。此外，传统冲、封管操作增加了医护人员的职业风险，有研究显示每年锐器伤发生率为 1.0％～6.2％，在美国每年发生针刺伤的患者可达 6080 万例。

预充式导管冲洗器是含有 0.9％氯化钠水溶液（不含防腐剂）的导管维护工具，无针连接，终端灭菌，无须手工配置。多项研究显示，使用预充式导管冲洗器与 0.9％氯化钠注射液或肝素手工配液冲、封管相比，对患者而言能够减少导管相关性血流、堵管的发生率；对医护人员而言能够减少针刺伤发生率和医护人员冲、封管操作时间，但缺乏相关系统性评价及经济性分析。因此，本研究旨在根据现有公开发表的文献对预充式导管冲洗器与传统手工配液冲、封管比较的经济性进行分析，为合理配置医疗卫生资源提供参考。

2）资料来源和方法：

A. 资料来源。效果资料源自预充式导管冲洗器与 0.9％氯化钠注射液或肝素稀释液手工冲、封管对照系统综述分析结果；成本资料则基于 31 个省（区、市）医疗卫生服务公开价格、招标价格、文献及专家咨询。

B. 方法。基于系统综述的方法，在中国期刊全文数据库、万方数据知识服务平台、中文期刊全文数据库、PubMed 数据库、EMbase 数据库和 Cochrane Library 分别以"导管冲洗器""flush""pre-filled saline syringes"或"pre-loaded syringes"作为自由词或主题词检索文献，检索时限为数据库建库至 2015 年 3 月。文献的纳入标准：临床研究中试验组患者采用预充式导管冲洗器冲、封管，对照组患者采用 0.9％氯化钠注射液或肝素手工配液冲、封管；研究类型为临床随机对照试验或观察性研究；产出指标为 CRBSI 发生率、堵管发生率、医护人员冲、封管操作时间和针刺伤发生率。文献剔除标准：未报告所需产出指标，或 CRBSI 发生率、堵管发生率、针刺伤发生率仅以百分比变化值表示，而未报告样本量；重复发表的研究；动物实验；非英文及非中文发表；综述、评论或专家观点文献。

3）研究结果：

A. 一般情况：

a. 效果指标：根据文献纳入、排除标准，最终筛选出 43 篇文献进行荟萃分析，结果按亚组报告（表 23‑5）。异质性检验：当 $0 < I_2 \leqslant 25％$ 时，表示各研究间异质性较小，采用固定效应模型进行统计合并；当 $I_2 > 25％$ 时，表示各研究间异质性较大，采用随机效应模型。取 95％置信区间（CI）时，$P \leqslant 0.05$ 则表示两组间差异有统计学意义，$P > 0.05$ 则表示两组间差异无统计学意义。

表 23‑5　预充式导管冲洗管导管荟萃分析结果

结果指标	文献数（篇）	异质性检验			使用模型	产出				P 值
		X^2	P	I^2（%）		效应尺度	值	95%CI 下限	95%CI 上限	
中心静脉置管 CRBSI	7	17.15	0.00900	65	R	RD	−0.07	−0.10	−0.03	0.00001
外周静脉置管堵管	26	176.60	0.00001	86	R	RD	−0.06	−0.09	−0.03	0.00020
中心静脉置管堵管	7	75.81	0.00001	92	R	RD	−0.17	−0.31	−0.02	0.03000
外周静脉置管冲、封管操作时间	11	6538.85	0.00001	100	R	MD	−1.87	−2.16	−1.57	0.00001
中心静脉置管冲、封管操作时间	4	169.81	0.00001	98	R	MD	−0.54	−0.73	−0.34	0.00001
针刺伤	7	4.88	0.43000	0	F	RD	−0.03	−0.05	−0.01	0.00100

b. 成本分析：对外周静脉和中心静脉置管两种方式分别估算使用预充式导管冲洗器和传统手工配液冲、封管的成本差异，包括并发症治疗的成本差异（患者角度）和医护人员针刺伤及操作时间的成本差异（医护人员角度）两部分。成本数据均以 5％为贴现率贴现至 2015 年，对每千导管日外周静脉置管和中心静脉置管的成本节约进行分析（医护人员针刺伤成本节约则对每百例患者进行分析）。

B. 成本效果分析。在外周静脉置管和中心静脉置管亚组的基础上，分别对使用预充式导管冲洗器或传统手工配液冲、封管的临床患者并发症治疗成本差异及医护人员的成本差异进行分析，结果如下。

临床患者获益：患者并发症减少，节约治疗成本。外周静脉置管（4d）堵管节约 1068.5 元/千导管日，经外周静脉置入中心静脉置管（PICC）（根据荟萃分析结果计算,50 d)和中心静脉置管(CVC)(根据荟萃分析结果计算,15 d)堵管分别节约 477.9 元/千导管日和 742.8 元/千导管日;中心静脉置管 PICC 和 CVC 的 CRBSI 分别节约 5 522.7 元/千导管日和 11 409.1 元/千导管日。与肝素稀释液对照时,预充式导管冲洗器减少冲、封管成本 2 000.0 元/千导管日,而与 0.9%氯化钠注射液对照时增加冲、封管成本 6 200.0 元/千导管日(表 23-6)。

表 23-6　预充式导管冲洗器临床患者成本节约基础分析结果(元/千导管日)

置管类型	手工配液	堵管	CRBSI	冲、封管成本
外周静脉置管 (4 d)	肝素	1068.5	—	2 000.0
	0.9%氯化钠注射液			−6 200.0
中心静脉置管 PICC(50 d)	肝素	477.9	5 522.7	2 000.0
	0.9%氯化钠注射液			−6 200.0
中心静脉置管 CVC(15 d)	肝素	742.8	11 409.1	2 000.0
	0.9%氯化钠注射液			−6 200.0

医护人员获益:外周静脉置管时,预充式导管冲洗器与手工配液冲、封管比可节约时间成本 1 896.0 元/千导管日;中心静脉置管时,可节约 547.5 元/千导管日。无论是外周还是中心静脉置管针刺伤成本均可节约 7 872.2 元/百例(表 23-7)。

表 23-7　预充式导管冲洗器医护人员成本节约分析结果

置管类型	时间成本(元/千导管日)	针刺伤(元/百例)
外周静脉置管	1 896.0	7 872.2
中心静脉置管	547.5	7 872.2

综合考虑基础分析中患者及医护人员情况,在不计入针刺伤获益时:中心静脉 PICC 置管时对比 0.9%氯化钠注射液和肝素分别节约成本 348.1 元/千导管日和 8 548.1 元/千导管日;中心静脉 CVC 置管时对比 0.9%氯化钠注射液和肝素分别节约成本 6 499.4 元/千导管日和 14 699.4 元/千导管日。

C. 敏感性分析。外周静脉置管堵管节约 1 424.7 元/千导管日(3 d)和 712.4 元/千导管日(6 d);中心静脉置管 PICC 堵管节约 543.0 元/千导管日(44 d)和 426.7 元/千导管日(56 d),CVC 堵管节约 1 392.8 元/千导管日(8 d)和 655.5 元/千导管日(17 d)。中心静脉置管 PICC 的 CRBSI 节约 6 275.8 元/千导管日(44 d)和 4 931.0 元/千导管日(56 d);

CVC 的 CRBSI 节约 21 392.0 元/千导管日(8 d)和 10 066.8 元/千导管日(17 d)。冲、封管成本的减少或增加情况与基础分析相同(表 23-8、23-9)。

表 23-8　预充式导管冲洗器临床患者成本节约敏感性分析结果 1(元/千导管日)

置管类型	手工配液	堵管	CRBSI	冲、封管成本
外周静脉置管 (3 d)	肝素	1 424.7	—	2 000.0
	0.9%氯化钠注射液			−6 200.0
中心静脉置管 PICC(44 d)	肝素	543.0	6 275.8	2 000.0
	0.9%氯化钠注射液			−6 200.0
中心静脉置管 CVC(8 d)	肝素	1 392.8	21 392.0	2 000.0
	0.9%氯化钠注射液			−6 200.0

表 23-9　预充式导管冲洗器临床患者成本节约敏感性分析结果 2(元/千导管日)

置管类型	手工配液	堵管	CRBSI	冲、封管成本
外周静脉置管 (6 d)	肝素	712.4	—	2 000.0
	0.9%氯化钠注射液			−6 200.0
中心静脉置管 PICC(56 d)	肝素	426.7	4 931.0	2 000.0
	0.9%氯化钠注射液			−6 200.0
中心静脉置管 CVC(17 d)	肝素	655.5	10 066.8	2 000.0
	0.9%氯化钠注射液			−6 200.0

4) 研究结论。与传统手工配液冲、封管相比,预充式导管冲洗器的使用能够降低患者并发症发生率,医护人员针刺伤发生率,同时还能减少冲、封管操作时间。通过节约患者并发症治疗成本使临床患者获益,但与 0.9%氯化钠注射液对比会增加冲、封管成本,节约医护人员针刺伤检查治疗成本及时间成本使医护人员获益,具有较好的临床应用价值和经济性。

(2)基于医院视角的周围神经缺损修复材料管理的经济学分析

1)研究背景。随着国内医疗水平的提升,医用耗材尤其是高值耗材在诊疗过程中的使用越来越多,高值植入性耗材因其价格高、技术复杂等特点,一直是医院耗材管理的重点和难点。2017 年,上海市某三级医院费用监测部门发现某周围神经缺损修复的同种异体材料用量及费用迅速上升,并向医用耗材管理科提起评估需求。该院医用耗材管理科迅速组建跨部门 HB-HTA 研究团队开展研究,旨在评估该同种异体材料在该院使用量的上升是否合理,为该院合理控制耗材费用提供决策依据。

周围神经是除中枢神经系统(脑和脊髓)以外的所有神经。它一方面将身体各处的感觉传入大脑,另一方面将大脑的命令传至身体各部肌肉,已引起必要的反应和动作。周围神经疾病有100多种,其中周围神经损伤(peripheral nerve injuries, PNI)是临床上最常见的疾病之一,是指周围神经干或其分支受到外界直接或间接力量作用而发生的损伤。每年每10万人中有13~23人罹患PNI。周围神经缺损导致神经和肌肉功能损失,引起支配区域感觉和运动功能障碍,影响患者生活质量,每年超过100万例患者有治疗需求。周围神经缺损者修复治疗以"神经缺损的距离是否超过神经直径4倍以上"为判断依据,修复方法有直接缝合、自体神经移植、神经导管修复、同种异体材料修复等方法(表23-10)。对用量和费用迅速上升的某周围神经缺损修复材料及时进行管理评估,将对该院合理控制耗材费用决策提供有益参考。

表23-10 神经导管与同种异体材料的修复等级情况

缺损情况	修复方法	修复方法介绍
缺损距离不超过神经直径4倍	直接缝合	金标准。神经外膜缝合或神经束膜缝合
缺损距离超过神经直径4倍	自体神经移植	金标准。需取患者自体神经,给患者带来二次损伤,引发供区并发症。且可供移植神经常无法满足粗大神经缺损修复的需要
	神经导管	神经导管分为生物型和非生物型。生物型神经导管修复需要取出患者身体的静脉或肌肉,也会对供区功能有损伤。后文研究的神经导管均为非生物型神经导管
	同种异体材料	同种异体材料是从供体(人体)取出神经,清除了神经干内细胞、保留纤维性支架,能为神经细胞长入创造良好的条件

2) 资料来源与方法:

A. 资料来源。周围神经缺损修复材料的疗效、安全性等数据均通过文献综述的方法获取,文献来自PUBMED、CNKI、万方与卫生技术评估数据库NICE。共纳入文献34篇,其中临床试验24篇、系统综述3篇、荟萃分析1篇、案例报道等其他文献6篇。基于该院的同种异体材料用量及患者特征,制定调研表格从临床收集周围神经缺损修复材料管理政策实施前后患者临床使用情况数据。

B. 方法。研究以欧盟的HB-HTA手册为指导原则,以国家卫生健康委医疗管理服务指导中心第一批HB-HTA试点的评估报告模板为研究框架,以文献综述结果为依据对医院周围神经缺损修复材料进行评估,在此基础上提出周围神经缺损修复材料临床使用管理建议,并通过收集评估前后患者临床使用数据评价政策实施效果。

该院周围神经缺损修复材料HB-HTA评估技术路线如图23-3所示。首先,费用监测部门发现某同种异体材料用量及费用迅速上升,向医用耗材管理科提起评估管理的需求,由医用耗材管理科发起HB-HTA研究。接着,医用耗材管理科组建研究团队共同制订研究方案并开展研究,研究团队包括医用耗材管理科人员、HB-HTA兴趣小组、急诊创伤组临床专家与同种异体材料厂商。其中,急诊创伤组临床专家与厂商负责对技术进行介绍和解释,并提供目前已有的相关研究材料;HB-HTA兴趣小组中2位成员负责实际研究操作,2位具有卫生政策研究背景和卫生经济学研究背景的成员在评估的前、中、后期对研究方案与进展进行内部审议,对评估的技术及方向进行技术把关。在评估的后期,邀请科研机构与大学的高级职称研究人员进行外部审议。最后,将HB-HTA研究结果报院医学装备评审评价小组及院长办公会议决策后,将报告中与耗材规范管理、使用费用、适应症等相关的信息与建议分别反馈给耗材管理科、费用监测部门、骨科临床专家,供其在工作决策中参考。

3) 研究结果:

A. 神经导管与同种异体材料修复效果。使用神经导管修复周围神经缺损的效果:Taras等的研究显示当缺损距离平均为12 mm,其修复效果较好,感觉神经恢复的S2-PD优良率可达到72.73%;从分亚组来看,Weber等的研究表明当缺损距离不超过4 mm时,S2-PD优良率可达到100%,随着缺损距离的增加,S2-PD优良率有逐渐下降的趋势,Lohmeyer等研究表明当缺损距离超过15 mm时修复效果不能达到S2-PD标准。

使用同种异体材料修复周围神经缺损的效果:He等研究表明,当缺损距离为10~50 mm时,同种

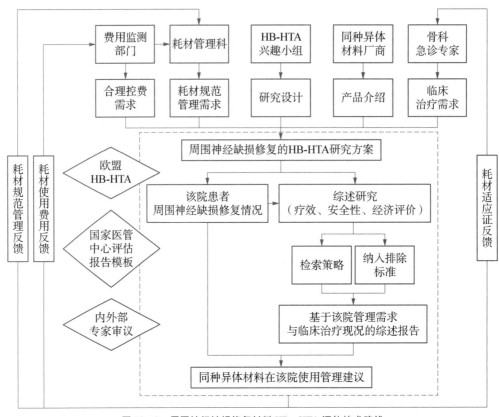

图 23 - 3　周围神经缺损修复材料 HB - HTA 评估技术路线

异体材料对感觉神经恢复的 S2 - PD 优良率可达到 65.28％；从 Darrell N 等的研究结果来看，同种异体材料对感觉神经亚组的恢复优良率可达到 88.60％；从 Zhu 等的研究结果来看，同种异体材料对平均缺损距离为（21±9）mm 的指神经亚组修复优良率为 83.8％，对平均缺损距离为（21±8）mm 的感觉神经亚组修复优良率为 84.6％，对缺损距离≤30 mm 亚组修复优良率为 87.8％。

　　B. 基于 HB - HTA 结果的周围神经缺损修复材料临床使用管理建议。周围神经缺损患者治疗时是否需要植入修复材料、哪一种植入修复材料较优，主要取决于患者神经缺损距离的绝对值及缺损距离是否超过神经直径 4 倍以上。患者神经缺损的距离未超过神经直径 4 倍以上时可采用直接缝合方式修复。患者神经缺损的距离超过神经直径 4 倍以上时需借助修复材料，根据神经导管与同种异体材料修复效果文献结果，同种异体材料与神经导管相比在长距离缺损的修复上具有明显的临床疗效优势，能够解决长距离缺损修复效果差的临床难题。因此提

出周围神经缺损修复材料临床使用的管理建议：当缺损距离未超过 12 mm 时，同种异体材料与神经导管的修复效果均较好，建议优先考虑使用价格较优的神经导管；当缺损距离超过 12 mm 时，神经导管修复效果差、同种异体材料修复效果较好，优先考虑采用同种异体材料修复。

　　C. 开展评估前后周围神经缺损修复耗材的使用情况。收集该院开展 HB - HTA 前后周围神经缺损修复材料使用情况（表 23 - 11），同种异体材料的使用均价较神经导管的使用均价明显较高，2017 年与 2018 年的同种异体材料使用均价都为神经导管使用均价的 2 倍有余；2017 年同种异体材料使用数量为 672 条、占同类材料用量比例为 42.40％，金额为 1 318 万元、占同类材料金额比例为 64.00％。在评估过程中，该院创伤组进一步严格控制同种异体材料的适应证，2018 年 1 月—10 月期间，同种异体材料的使用数量比例为 28.80％，金额比例为 46.64％，使此类材料总体使用均价从 12 996 元降到 11 189 元。

表 23‑11 开展周围神经缺损修复材料的 HB‑HTA 前后的材料使用情况

周围神经缺损修复材料	2017 年					2018 年（1—10 月）				
	使用均价（元）	使用材料数量		使用材料费用		使用均价（元）	使用材料数量		使用材料费用	
		数量（条）	占比（%）	费用（万元）	占比（%）		数量（条）	占比（%）	费用（万元）	占比（%）
同种异体材料	19 618	672	42.40	1 318	64.00	18 120	676	28.80	1 225	46.64
神经导管	8 121	913	57.60	741	36.00	8 386	1 671	71.20	1 401	53.36
合计	12 996	1 585		2 060		11 189	2 347		2 626	

注：使用均价是指该院临床使用不同规格某种材料的平均价格。

4）研究结论。医院对临床发现的问题及时进行 HB‑HTA 研究，研究结果为临床合理使用医用耗材提供了证据支持，并将研究结论及时反馈给管理部门，提出临床使用管理建议，形成了一个完整的闭环。通过对 HB‑HTA 对医院耗材使用与管理的整体效果进行综合评估发现，在开展评估后，同种异体材料的使用数量占同类材料用量的比例与使用金额的比例均有明显下降，同类材料使用均价也下降了近 1 000 元。该院在用耗材的 HB‑HTA 研究模式增进了管理部门与临床一线的沟通效率和效果，起到了规范使用耗材的管理作用，降低了医疗费用，提升了医疗服务价值。由于研究时间的限制，并没有做荟萃分析。研究纳入的文献中均没有将神经导管与同种异体材料在人体的有效性、安全性进行直接对比研究的文章，缺乏两种材料在周围神经缺损不同距离时的疗效比较的直接证据。对临床使用同种异体材料进行周围神经缺损修复的管理建议仅考虑了缺损距离，缺损距离是否为修复等级的独立的预后指标尚没有一致研究结论，针对患者年龄、修复时间等因素提出耗材使用的管理建议还有待进一步研究。

（何江江 唐密）

参考文献

［1］阿克曼.治疗与诊断器械结果研究[M].陈文,胡善联,主译.上海:上海科学技术出版社,2014.

［2］曹德森.医疗器械技术评价[M].北京:人民卫生出版社,2017.

［3］陈文.卫生经济学[M].4版.北京:人民卫生出版社,2017.

［4］胡善联.医疗器械的经济学评价[N].医药经济报,2017‑07‑27(F03).

［5］黄进,张永刚,刘钰琪,等.Mini卫生技术评估简介[J].中国循证医学杂志,2014,14(8):901‑904.

［6］劳拉·桑彼特罗‑科洛姆,珍妮特·马丁.医院卫生技术

评估:国际实践与经验[M].何达,何江江,主译.上海:上海交通大学出版社,2018.

［7］李响,孙毅勇,山鹰,等.国产与进口同类器械在房颤患者射频消融治疗中的卫生经济学评价[J].医学与社会,2018,31(5):31‑33,36.

［8］罗莉,唐密,杨海,等.医院卫生技术评估在医用耗材管理应用中的探索:以某周围神经缺损修复材料为例[J].中国医院管理,2019,39(9):47‑49.

［9］马爱霞,付露阳,田磊.预充式导管冲洗器临床效果及经济学分析[J].中国药物经济学,2018,13(1):16‑20.

［10］欧盟AdHopHTA项目组.医院卫生技术评估:国际实践与经验[M].何江江,王海银,主译.上海:上海交通大学出版社,2017.

［11］祁方家,冯莎,吴伟栋,等.药物洗脱支架火鹰(Firehawk)与XIENCE V治疗单支单处冠状动脉病变的卫生经济学评价[J].中国卫生资源,2015,18(4):283‑286.

［12］邱英鹏,肖月,史黎炜,等.内窥镜手术器械控制系统辅助治疗的成本效果分析[J].卫生经济研究,2018(6):13‑14,18.

［13］世界卫生组织.医疗器械技术系列‑医疗器械监管[M].高关心,张强,郑焜,主译.北京:人民卫生出版社,2011.

［14］孙利华,宗欣.对我国药物经济学评价中贴现率选择问题的思考[J].中国新药杂志,2010,19(9):737‑739.

［15］唐檬,陈英耀,茅艺伟,等.中国卫生技术评估决策转化的动阻力分析[J].中国卫生质量管理,2015,(3):81‑83.

［16］陶立波.社会视角和医院视角下卫生经济学评估的内在矛盾及其协调机制[J].中国卫生政策研究,2018,11(4):61‑63.

［17］万悦竹,嵇承栋,朱琳懿,等.通过评估案例介绍Mini卫生技术评估[J].中华医学科研管理杂志,2016,29(5):335‑337.

［18］王冬,许锋.卫生技术评估在医院层面的应用[J].中国医学装备,2017,14(11):147‑149.

［19］夏慧琳,赵国光.临床工程技术评估与评价[M].北京:人民卫生出版社,2017.

［20］张波,虞朝晖,孙强,等.系统动力学简介及其相关软

件综述[J]. 环境与可持续发展，2010，35(2)：1－4.

[21] 张鉴钧. 英国的政府采购实践与启示[J]. 中国政府采购，2015(1)：29－31.

[22] 赵可新，李岑，张睿，等. 模型研究方法在药物经济学中的应用概述[J]. 中国药师，2015，18(9)：1561－1564.

[23] 周丽丽，马爱霞. 药物经济学研究中离散事件模拟的介绍[J]. 中国药物评价，2012，29(5)：347－350.

[24] MACK C D, DREYER N A, BOSCO J, 等. 利用真实世界数据为决策提供信息[J]. 药物流行病学杂志，2014，23(1)：17－28.

[25] AGRO K E, BRADLEY C A, MITTMANN N, et al. Sensitivity analysis in health economic and pharmacoeconomic studies [J]. An appraisal of the literature[J]. PharmacoEconomics, 1997, 11(1)：75－88.

[26] BROOKS D N, WEBER R V, CHAO J D, et al. Processed nerve allografts for peripheral nerve reconstruction: a multicenter study of utilization and outcomes in sensory, mixed, and motor nerve reconstructions[J]. Microsurgery, 2012, 32(1)：1－14.

[27] GAGNON M P. Hospital-based health technology assessment: developments to date[J]. PharmacoEconomics, 2014, 32(9)：819－824.

[28] HE B, ZHU Q T, CHAI Y M, et al. Safety and efficacy evaluation of a human acellular nerve graft as a digital nerve scaffold: a prospective, multicentre controlled clinical trial [J]. Journal of Tissue Engineering and Regenerative Medicine, 2015, 9(3)：286－295.

[29] KOZMA C M, REEDER C E, SCHULZ R M. Economic, clinical, and humanistic outcomes: a planning model for pharmacoeconomic research [J]. Clinical Therapeutics, 1993, 15(6)：1121－1132; discussion1120.

[30] LILJAS B. How to calculate indirect costs in economic evaluations[J]. PharmacoEconomics, 1998, 13(1 Pt 1)：1－7.

[31] LIU B H, KNAPP S J, BIRKES D. Sampling distributions, biases, variances, and confidence intervals for genetic correlations [J]. Theoretical and Applied Genetics, 1997, 94(1)：8－19.

[32] LOHMEYER J A, SIEMERS F, MACHENS H G, et al. The clinical use of artificial nerve conduits for digital nerve repair: a prospective cohort study and literature review [J]. Journal of Reconstructive Microsurgery, 2009, 25(1)：55－61.

[33] MAXWELL W A, WAYCASTER C R, D'SOUZA A O, et al. A United States cost-benefit comparison of an apodized, diffractive, presbyopia-correcting, multifocal intraocular lens and a conventional monofocal lens[J]. Journal of Cataract and Refractive Surgery, 2008, 34(11)：1855－1861.

[34] MCGREGOR M. What decision-makers want and what they have been getting[J]. Value in Health: the Journal of the International Society for Pharmacoeconomics and Outcomes Research, 2006, 9(3)：181－185.

[35] MEEK M F. A randomized prospective study of polyglycolic acid conduits for digital nerve reconstruction in humans [J]. Plastic and Reconstructive Surgery, 2001, 108(4)：1087－1088.

[36] ResearchGate. Doing mini-health technologyassessments in hospitals: A newconcept of decision support inhealth care? [EB/OL]. [2021－12－27]. https://www.researchgate. net/publication/6810456 _ Doing _ mini-health_technology_assessments_in_hospitals_A_new_concept_of_decision_support_in_health_care, 2022－11－29.

[37] SHIH Y C T, BEKELE N B, XU Y. Use of Bayesian net benefit regression model to examine the impact of generic drug entry on the cost effectiveness of selective serotonin reuptake inhibitors in elderly depressed patients[J]. PharmacoEconomics, 2007, 25(10)：843－862.

[38] SULLIVAN R, DAILEY T, DUNCAN K, et al. Peripheral nerve injury: stem cell therapy and peripheral nerve transfer [J]. International Journal of Molecular Sciences, 2016, 17(12)：2101.

[39] TALWALKAR J A, ANGULO P, JOHNSON C D, et al. Cost-minimization analysis of MRC versus ERCP for the diagnosis of primary sclerosing cholangitis [J]. Hepatology (Baltimore, Md), 2004, 40(1)：39－45.

[40] TARAS J S, JACOBY S M, LINCOSKI C J. Reconstruction of digital nerves with collagen conduits [J]. The Journal of Hand Surgery, 2011, 36(9)：1441－1446.

[41] WILLKE R J. Tailor-made or off-the-rack? The problem of transferability of health economic data [J]. Expert Review of Pharmacoeconomics & Outcomes Research, 2003, 3(1)：1－4.

[42] ZHU S, LIU J, ZHENG C, et al. Analysis of human acellular nerve allograft reconstruction of 64 injured nerves in the hand and upper extremity: a 3 year follow-up study[J]. J Tissue Eng Regen Med, 2017, 11(8)：2314－2322.

24 药品生产和流通

24.1 制药工业

24.1.1 制药工业规模与结构

（1）全球药品市场规模与结构

制药工业涉及药品的研究、开发、生产和流通等诸多环节，过去 20 年间药品市场显著增长。2020 年全球药品销售规模达到 1.1 万亿美元，其中美国 5 150 亿美元，欧洲 2 160 亿美元，新兴市场 2 550 亿美元。

全球药品市场受到政治、经济、社会、技术、环境、法律等因素的影响。近年来由于经济增长低迷，全球药品市场增速有所放缓，医药新兴市场是推动增长的主力军。2018 年，重大非传染疾病在全球药物限定日剂量（defined daily dose，DDD）用量中占比为 35％，2008 年起年复合增长率为 4.7％。用药最多的疾病为糖尿病、呼吸系统疾病、心血管和癌症。

（2）中国制药工业规模与结构

我国医药工业规模庞大。2016年，中国制药工业百强的总规模达到1.16万亿元，百强集中度约为47.2%；医药工业规模以上企业实现主营业务收入29635.86亿元，同比增长9.92%，增速较上年同期提高0.90个百分点，增速高于全国工业整体增速5.02个百分点。2017年，我国三大终端六大市场药品销售额实现16118亿元，约占全球市场的26%。

"十三五"期间，规模以上医药工业增加值年均增长9.5%，高出工业整体增速4.2%，占全部工业增加值的比重从3.0%提高至3.9%；规模以上企业营业收入、利润总额年均增长9.9%和13.8%，增速居各工业行业前列。

截至2020年底，全国有效期内药品生产企业许可证7690个（含中药饮片、医用气体等），全国共有《药品经营许可证》持证企业57.33万家。

2021年，我国医药工业增加值累计同比增长23.1%，增速较上年同期提升15.3个百分点，高于全部工业整体增速13.5个百分点。医药工业增加值占全部工业增加值比重持续上升，占比达到4.1%，对稳定工业经济增长作用进一步增强。实现营业收入33707.5亿元，累计同比增长18.7%，较上年同期提升11.4个百分点，增速创近5年来新高。实现利润总额7087.5亿元，累计同比增长67.3%。从2021年中国医药工业各子行业对医药工业的收入贡献占比来看（表24-1），化学药品制剂制造对医药工业的收入贡献占30.0%，生物药品制造对医药工业的收入贡献占21.1%，中成药制造对医药工业的收入贡献占17.4%。2021年，生物药品制造、基因工程药物和疫苗制造等子行业实现营业收入5918亿元，同比增长113.8%；实现利润在医药工业利润总额中的比重达41.7%。

表24-1 2021年六大子行业对医药工业收入（六大子行业合计）贡献占比

行业	占比（%）
化学药品制剂制造	30.0
生物药品制造	21.1
中成药制造	17.4
化学药品原料药制造	15.8
卫生材料及医药用品制造	8.4
中药饮片加工	7.3

目前，我国的医药工业具有几大特点。第一，医药工业运行质量稳定提高，其主要经济指标的同比增速均高于全国工业行业。第二，生物医药作为国家战略性品种，得到大力扶持，发展迅速。第三，化学药结构调整力度在逐渐加大，特色原料药和制剂得到发展。第四，近年来国家组织药品集中采购等政策的实施对医药工业经济运行带来重要影响，也将重塑我国的医药产业格局，如仿制替代原研、企业营销模式的转变、一致性评价重要性提升等，预期行业集中度将进一步提高，企业也会更加重视技术创新、成本控制和流通配套工作。

24.1.2 制药工业发展趋势

（1）市场需求

医药行业对于人民的健康与生活质量，对人口计划、救灾防疫、军需战备以及促进经济发展和社会进步均具有重要作用。从全球看，发达经济体医药市场增速回升，新兴医药市场需求旺盛，生物技术药物和化学仿制药在用药结构中比重提高，为我国医药出口带来新的机遇。从国内看，国民经济保持中较稳定的增长，居民可支配收入增加和消费结构升级，健康中国建设的推进，医保体系进一步健全，人口老龄化和三孩政策实施，都将继续推动医药市场的增长。

近年我国医疗产品市场需求稳定增长，但增速有所放缓。医药产业的主营业务收入呈稳定增长，但从销售额的增速看，大型药企的销售增速正逐渐放缓。我国的医疗费用支出增速也在放缓，从2009年约22%的增速下降至2018年的约4%。2018年，中国整体药品市场终端（不含线上零售）销售总规模约1.33万亿元，同比增长4.5%，较上一年下降0.3个百分点。处方药市场规模约1.13万亿元，销售额同比增长4.9%；非处方药同比增长2.2%，较上年增速下降3.4个百分点。

随着我国的社会、经济发展与人民生活水平的提高，我国各地的疾病谱正在发生变化；人口出生率的下降使年龄结构也在发生深刻变化，老龄化正在逐渐加速；人们的医疗保健意识不断提高，健康产业的发展也已成为国家重要战略。上述这些发展变化，都会导致人们对药品、医疗服务等的需求上升，推动我国药品市场规模的进一步扩大。有研究显示，到2022年我国的医药行业市场规模将突破4万亿元。

（2）技术进步

医药行业的技术含量较高，技术进步是行业发展的重要源泉。2016 年美国在药品研发上的投入就超过 500 亿美元。当前，我国药品医疗产业快速发展，但总体上看，我国药品医疗科技原始创新能力不强，基础研究和转化研究能力薄弱，高质量创新成果少，上市产品质量与国际先进水平存在差距。

2012 年，工业和信息化部制定的《医药工业"十二五"发展规划》中明确要求"把技术创新作为医药工业结构调整的关键环节，切实提高企业创新能力，大力推动新产品研发和产业化"。"十二五"期间，全行业完成固定资产投资超过 2 万亿元，增速居工业各行业前列，医药工业的技术装备水平得到大幅提升；210 个创新药获批开展临床研究，15 个 1 类新药获批生产，110 多个化学仿制药上市；屠呦呦获诺贝尔奖，我国医药行业的创新能力进一步得到国际认可。

"十三五"期间，技术进步不断加快，精准医疗、转化医学为新药开发和疾病诊疗提供了全新方向，基于新靶点、新机制和突破性技术的创新药不断出现，肿瘤免疫治疗、细胞治疗等新技术转化步伐加快。我国药物自主创新进程显著加快，在"重大新药创制"科技重大专项支持下成果显著，累计 117 个品种获得新药证书。互联网、健康医疗大数据与医药产品、医疗服务日益紧密结合，为产业升级发展注入了新动力。

（3）产业政策

美国医药产业政策体系主要由政府研发资金支持政策、专利保护政策、新药许可政策、药品定价政策、药品费用补偿政策和药品监管政策等构成；对促进美国药品在全球市场的领先地位起到了重要作用。日本政府在 1997 年发布的《实现经济结构变革及创造的行动计划》中将医药产业列入重点发展的 15 个成长领域，并成立生物技术战略委员会，将生物产业纳入国家发展战略，提出"生物产业立国"。

"十三五"以来我国发布了一系列支持性产业政策，医药工业面临较好的发展机遇。2015 年，国务院印发《中国制造 2025》，将生物医药和高性能医疗器械作为重点发展领域，国家继续把生物医药等战略性新兴产业作为国民经济支柱产业加快培育，"重大新药创制"科技重大专项等科技计划继续实施，为医药工业创新能力、质量品牌、智能制造和绿色发展水平的提升提供了有力的政策支持。2016 年，国务院发布"十三五"深化医药卫生体制改革规划，提出进一步深化药品供应保障领域改革，推动企业提高

创新和研发能力，实现药品质量达到或接近国际先进水平；并鼓励创新制药，鼓励以临床价值为导向的药物创新。2017 年，国务院办公厅发布《关于深化审评审批制度改革鼓励药品医疗器械创新的意见》，促进药品医疗器械产业结构调整和技术创新，提高产业竞争力，满足公众临床需要。

2018 年以来，医药行业政策密集出台。国家医疗保障局的成立对行业发展影响深远，国家医疗保障局作为行业的战略性购买者地位凸显，国家医保药品目录调整、国家医保药品谈判、国家组织药品集中采购、国家基本药物制度建设、按疾病诊断相关分组（DRG）和病种分值（DIP）支付方式改革以及打击骗保等政策陆续出台，对行业增长模式提出新的挑战。创新药政策方面，国家药监局、财政部、海关总署等多部门从优化审批流程、加强知识产权保护、鼓励罕见病用药审批及降低税率等多个维度，持续鼓励创新。疫苗政策方面，首次作为单品类进入立法程序；中药政策方面，搭建完善的上游质控体系是重要战略方向；药店政策方面，打击骗保、更新全国分类分级管理办法、线上线下销售合规化、行业规范与整合是大势所趋。

2021 年 12 月发布的《"十四五"医药工业发展规划》，从加快产品创新和产业化技术突破、提升产业链稳定性和竞争力、增强供应保障能力、推动医药制造能力系统升级、创造国际竞争新优势等方面，为我国医药工业迈向新发展阶段进行了系统规划。

（4）行业监管

医药行业是国家重点监管的行业之一，其生产和流通涉及工业和信息化部、国家市场监督管理总局、国家药品监督管理局、国家发展和改革委员会、国家卫生健康委员会、国家医疗保障局、商务部、生态环境部等部门。药品医疗器械审评审批制度改革全面实施后，药品注册分类得到调整，注册标准提高，审评审批速度加快，药品上市许可持有人制度试点，仿制药质量和疗效一致性评价推进，全过程质量监管加强，这些都将促进技术创新、优胜劣汰和药品质量提升。《中华人民共和国环境保护法》实施后，环保标准和监督检查力度上升，对医药工业绿色发展提出了更高的要求。2019 年，国务院办公厅发布《关于印发全国深化"放管服"改革优化营商环境电视电话会议重点任务分工方案的通知》，提出要对重点领域进行重点监管，特别是对疫苗、药品、特种设备、危险化学品等涉及到人民生命安全、社会关注度高的领域，要实行全主体、全品种、全链条严格

监管。

2019年,十三届全国人大常委会第十一次会议表决通过了《中华人民共和国疫苗管理法》,该法于2019年12月1日起施行。该法贯彻了安全第一、风险管理、全程管控、科学监管、社会共治的科学理念,在疫苗的生产准入、过程管控、信息公开等方面都设置了严格的标准和要求;对违法行为规定了严厉的处罚,对监管不力也规定了严肃的追责程序。

我国于1984年9月制定通过《中华人民共和国药品管理法》(简称《药品管理法》),到2001年2月首次修订,2013年12月个别条款修改,2015年4月个别条款修改,2019年8月份再次修订。从《药品管理法》诞生至今已35年。2019年12月1日起正式施行的《药品管理法》将最严谨的标准、最严格的监管、最严厉的处罚、最严肃的问责都体现到了法律里,目的就是为了守住药品安全的底线、维护人民群众的生命健康。对药品相关违法行为的处罚力度进一步加强,同时就药价监管、保障供应、规范网络售药、临床试验监管等作出规定,涉及药品从研发到使用的全生命周期;相关部门对药品价格及短缺药的管理将更加严格,成本价格调查成为监管内容。以上市许可持有人制度为支点,我国药品监管模式将发生根本性变化;以药品生产、流通作为监管重点,覆盖药品全生命周期的监管体系将全面建立;临床急需的治疗严重疾病的药品等将获得利好;药品退出机制的完善将促使安全性、有效性缺乏保障的药品将逐渐退出市场。

24.2 药品研发

24.2.1 药品研发的生命周期

广义的药品生命周期指的是从药品的研发开始,到注册评价、上市使用、再评价,直至退市的整个过程。从销售角度,研发阶段是早期的投入,在上市后进入中期,经历上市初期引入、增长期、成熟期、下降期,在专利到期后进入晚期,并面临仿制药竞争。

药品研发阶段涵盖新药研发及核准上市的整个过程。药物从最初的实验室研究到最终上市销售,投入巨大,平均耗时在10年以上。一般认为进行临床前试验的5 000种化合物中只有5种能进入到后续的临床试验,而其中的一种化合物可以得到最终的上市批准。新药的研发始于概念验证试验或临床前试验;概念验证试验的目的是证明一个分子对于

某种生物分子标靶有活性,或者对于某种疾病有效的试验;一般由制药公司或实验室进行动物研究,在观察有效性的同时验证其安全性,大概需要3.5年的时间。之后申请并经相关部门审核批准后才能开始进行药物的人体临床试验。Ⅰ期临床试验大概需要1年的时间,由健康的志愿者参与研究;该阶段需要研究药物安全性方面的问题,也同时会确定药物在体内的吸收、分布、代谢和排泄、药物的作用持续时间等内容。Ⅱ期临床试验需要更多的志愿患者参与一些控制研究,以评价药物的疗效,该阶段大约需要持续2年。Ⅲ期临床试验进一步扩大研究样本,大概持续3年,更全面考察试验药物的安全性和有效性。经过三个阶段的临床试验后,需要对所有试验数据进行分析,若能够证明药品的安全性和有效性,则可向药品监督管理部门申报,审评审批也需要一定时间,经批准后上市销售。上市后也将基于药品的实际使用情况对药品的安全性、有效性等问题进行进一步的考察与验证。

24.2.2 药品生产质量管理规范

药品生产质量管理规范(GMP)是为保证药品在规定的质量下持续生产的体系。GMP是药品生产和质量管理的基本准则,目标是将药品生产过程中的不合格风险降至最低,适用于药品制剂生产的全过程和原料药生产中影响成品质量的关键工序。推行药品GMP是为了最大限度地避免药品生产过程中的污染和交叉污染,降低各种差错的发生,是提高药品质量的重要措施。GMP覆盖内容广泛,涉及厂房、设备、人员和培训、卫生、环境等众多内容。

世界卫生组织于20世纪60年代中开始组织制定药品GMP,中国则从80年代开始推行。1988年颁布了中国的药品GMP,并于1992年第一次修订。我国药品质量标准不断提升,也造就了一批在生产质量管理方面能够与国际先进水平接轨的优势企业,累计约600多个原料药品种和100多家制剂企业达到国际先进水平。

2019年12月1日施行的新版《药品管理法》中删除"药品监督管理部门按照规定对药品生产企业是否符合《药品生产质量管理规范》的要求进行认证;对认证合格的,发给认证证书"等相关规定,明确写入了"药品上市许可持有人制度",并将药物临床试验机构由许可管理改为备案管理。但取消GMP认证不等于取消GMP;新《药品管理法》第四十三条仍然规定从事药品生产活动,应当遵守药品生产质

量规范,可以预见政府监管会愈加严格,惩罚会更加严重。

24.2.3 新药和仿制药研发的发展趋势

药物研发周期长、成本高,具有自主知识产权的原始创新药尤甚。图 24-1 显示了美国 FDA 自 1993 年来批准上市的新药数量情况,2018 年共批准了 59 个新药。在 25 年间经历了 20 世纪 90 年代中期的高峰及进入 21 世纪前 10 年的回落以及近年来的再度增长,而且生物药成功上市的占比明显提高。20 世纪 80 年代美国仿制药仅占处方的 20%,目前则占到美国所有处方的 90%。在美国仿制药的审批积压问题也十分显著,截至 2017 年 4 月 1 日,美国 FDA 尚有 2 640 个仿制药待批。

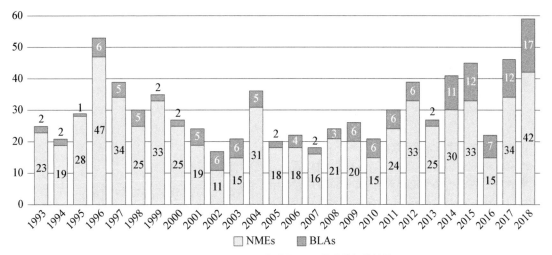

图 24-1　1993—2018 年美国 FDA 批准的新药数量

注:NMEs 即新分子实体;BLAs 即生物药。

引自:MULLARD A. FDA drug approvals[J]. Nature Reviews Drug Discovery,2019,18(2):85-89.

近年来在国家政策引导下,药企对新药研发和投入的力度加大;随着科学技术的进步,科研设施和平台不断搭建,高技术人才的回归,我国原创新药的研发能力持续加强。2010 年以来,医药企业渐成创为新药研发的主体。在药审持续改革发力、优先审评等行业政策驱动下,国内新药申报迎来高速成长阶段。根据 2021 年度药品审评报告,国家药品监督管理局药品审评中心(CDE)受理的创新药临床试验申请(IND)快速增长,从 2017 年的 483 件上升至 2021 年的 1 821 件。新药上市许可申请(NDA)受理量则从 2017 年的 23 件上升至 2021 年的 65 件(45 个品种)。

从具体治疗领域分布来看,以 2017 年新批准化药创新药临床试验品种为例,适应证主要集中在抗肿瘤、消化系统、皮肤五官科以及风湿性疾病方面,这些领域普遍是国内临床相对急需的药物治疗领域,其中抗肿瘤、消化系统及内分泌系统占比达 65%;新批准的生物制品申请中,与化药创新药领域类似,抗肿瘤、血液系统及内分泌系统药物占比较多。

我国制药工业起步晚,仿制药的研发仍是多数药企的主要业务。随着医改深化以来,医药行业关于控费升级的政策密集出台,对仿制药的市场准入、竞争格局和盈利空间形成直接冲击,短期内行业将面临多重因素的交错影响,不确定性积聚;长期来看,老龄化和慢病化趋势将扩大国内药品的使用量,有望缓解控费压力并助力整体市场平稳发展。

在医药控费的大背景下,原研药替代现象增多、集中度提升和利润率回落,将是行业格局演变的三大主要方向。在我国的药品市场里,原研药(大部分专利已到期)的使用占比较高。目前原研药的使用规模与仿制药相当,在中国药品市场分别占比 43% 和 50%,三级医疗机构原研药品占有的市场份额更高。仿制药通过一致性评价获得质量保证,其使用规模有望在新的联盟招标政策的支持下得到提升,国产仿制药有望借助价格优势替代原研产品。从治疗领域来看,统计治疗领域前 100 名的药品的数据,内分泌、感觉器官、生殖系统等治疗大类的进口药占比最高,使用比例超过 60% 以上,这其中绝大多药品都已经不在专利保护期内。从治疗小类的角度来看,靶向小分子、抗抑郁药、口服血糖调节药、降血脂药和胰岛素类药物等领域的进口占比较高,这些都是替代空间相对较大的领域。集中度方面,随着一致性评价、药物临床试验数据核查等工作的开展和落实,中国药品审评标准显著提升,市场准入条件更为严格,未来行业市场份额将会向优质药品集中。

24.3 药品创新与专利保护

24.3.1 创新过程

化学新药的研发分为两个阶段——研究阶段和开发阶段。研究阶段包括 4 个环节:靶标的确定,模型的建立,先导化合物(leading compound)的发现,先导化合物的优化。确定之后的工作为开发阶段。

确定治疗的疾病目标和作用的环节和靶标是创制新药的出发点,也是之后环节的基础。药物的靶标包括酶、受体、离子通道等。作用于不同的靶标的药物在全部药物中所占的比重是不同的。靶标选定以后,要建立生物学模型,以筛选和评价化合物的活性。通常要制定筛选标准,如果化合物符合这些标准,则研究项目继续进行;若未能满足标准,则应尽早结束研究。新药研究的第三个环节是先导化合物的发现。先导化合物指的是通过各种途径和方法得到的具有某种生物活性或药理活性的化合物。先导化合物的发现有赖于之前两个环节确定的受体和模型,同时也是整个药物研发的关键步骤。由于发现的先导化合物可能存在强度或特异性不高、药代动力学性质不适宜、毒副作用较强或化学或代谢上不稳定等缺陷,因此一般不能直接成为药物,还需对其进行优化以确定候选药物,这也是新药研究的最后一个环节。

然后需要通过靶点确认、化合物合成、活性化合物筛选与结构修饰、药物评估与制剂的开发等步骤,开发出应用于后续临床研究的药物。

临床研究包括 4 个阶段。将新药第一次用于人体以研究其性质的试验为 Ⅰ 期临床试验,在严格控制的条件下,评价药物在人体内的性质,获得药物的药代动力学信息。第二阶段,即 Ⅱ 期临床试验将给

药于少数患者志愿者,对新药的安全性和有效性作出初步评价,为设计 Ⅲ 期临床试验和确定给药剂量方案提供依据。Ⅲ 期临床试验在前面两个阶段的基础上,在更大范围的患者志愿者身上进行多中心的临床试验,进一步评价其安全性和有效性。之后是分析所有资料与数据,证明药物的安全性和有效性,并向监管部门提交申请,被批准上市后进行药物的上市后监测,即 Ⅳ 期临床试验。Ⅳ 期临床试验主要关注药物在大范围人群应用后短期和长期内的疗效与不良反应,并以此为依据进行说明书修订;同时也为适应证或适应人群的扩展或缩小提供依据。

除化学药物外,生物药的创新、精准医学与基因技术的不断发展也为我国药品创新带来新的活力。从 2001 年开始,截止至 2018 年 8 月,国家药监局共批准了 32 个"中国 1 类生物新药";国外靶向药越来越快地进入我国市场。

24.3.2 药物创新成本与回报

创新药的研发成本分布、研发时间分布以及上市成功率是决定创新药投资回报率的 3 个重要指标。

2013 年,美国药品研发费用有 30.8% 分布在临床前试验阶段,45.4% 分布在 Ⅲ 期临床试验阶段;Ⅰ、Ⅱ、Ⅲ 期临床试验的平均研发时间分别为 19.8 个月、30.3 个月和 30.7 个月。根据测算,对于每例创新药,我国 Ⅰ、Ⅱ、Ⅲ 期临床试验的平均研发费用分别约为 300 万美元、1 800 万美元和 5 400 万美元,临床前研究约需 833 万美元。2006—2015 年,美国所有进入一期临床的药物仅有 9% 的药物能够最终获得上市批,Ⅰ 期临床试验的通过率约为63.2%,Ⅱ 期临床的通过率仅为 30.7%,Ⅲ 期临床阶段的通过率约为 58.1%;总临床试验时间中位数在 7.1 年左右,其中抗肿瘤药物平均临床试验时间约为 6.4 年。

摩根(Morgan)等在 2011 年的研究中认为,研发 1 个药品的费用估计在 1.6~18 亿美元之间。迪马西(DiMasi)等 2016 年的研究则显示,1 个药品成功上市的费用约为 26 亿美元,如果纳入上市后的费用则将达到约 28.7 亿美元。2017 年发布的一项关于癌症药品研发费用的研究(考察了 10 家企业生产的10 个癌症药品)估计研发 1 个癌症药品的费用在1.6~19.5 亿美元,中位数约 6.5 亿美元,如果纳入机会成本,则达到 7.6 亿美元。

由于药品研发高昂的成本与较高的风险,很多上市新药在提供良好疗效的同时,也伴随着极高的价格。即便如此,在短期内,收益仍然难以覆盖所有研发成本;全球 12 家大型制药企业的研发投资回报率由 2010 年的 10% 下降至 2017 年的 3.2% 左右。

在推进医改的过程中,我国鼓励扶持医药产品研发创新。截至 2018 年 10 月底,"重大新药创制"科技重大专项投入中央财政经费 190.38 亿元,在专项支持下,累计 117 个品种获得新药证书,其中 1 类创新品种 35 个。"十三五"期间,国内企业新增药品批件 2 941 个,其中首次上市药品超过 200 个。

24.3.3 专利保护的作用

专利保护是指在专利权被授予后,未经专利权人的同意,不得进行商业性制造、使用、许诺销售、销售或者进口,在专利权受到侵害后,专利权人通过协商、请求专利行政部门干预或诉讼的方法保护专利权的行为。专利保护能够为专利权人带来独占市场(market exclusivity)、防止他人模仿、提高产品档次等多方面利益。

新药的研发投入高、风险大、耗时长,需要经过分子筛选、药学研究、多期临床试验、上市申请等复杂过程,有效的专利保护是保护技术开发创新的基本方式,能够保护研发者创新的积极性,保证医药科研创新的发展,也能够有效加强药品的监督管理工作。

《知识产权协定》(Agreement on Trade-Related Aspects of Intellectual Property Rights,TRIPS)是世界贸易组织体系下的多边贸易协定,对专利保护事宜进行了规定,并获得了国际上广泛的支持与认可。TRIPS 同时也规定了"药品专利强制许可制度",具体指一国因出现公共健康危机时,国家机关有权未经药品专利权人同意,授予第三人使用药品的专利技术的行为,但被许可人需向专利权人支付一定使用费。我国暂无具有实践性的药品专利强制许可制度。

24.3.4 专利保护法律

药品领域的技术创新是药品专利保护的对象。技术创新包括新开发的原料药即活性成分、新的药物制剂或复方、新的制备工艺或其改进;被纳入保护对象的条件是新颖性、创造性和实用性。

我国现行的《药品注册管理办法》中将新药定义为"未曾在中国境内上市销售的药品",包括改变剂型、给药途径、增加新适应证等。

《中华人民共和国专利法》《中华人民共和国商标法》《中华人民共和国药品管理法》《新药审批办法》《新药保护和技术转让的规定》《药品行政保护条例》《中药品种保护条例》和《中华人民共和国反不正当竞争法》均对鼓励药品领域的创新、规范审评审批、加强监督管理、维护市场秩序、保障用药安全、维护人民利益发挥了重要作用。

24.3.5 专利保护期限

TRIPS 规定专利保护期不少于自提交申请之日起的 20 年。我国第一部专利法于 1985 年施行,之后分别在 1992 年、2000 年、2008 年和 2018 年进行了 4 次修订。按照现行专利法的规定,自申请日起,发明专利权的期限为 20 年。但该 20 年是基于该申请专利可获得保护的最大年限。实际上,药品的专利往往在研发的早期便开始申请;由于药品的研发流程多、耗时长,当药品最终被批准上市时,距申请日已有数年。药品发明专利人可获得的实际有效期限要远远少于 20 年。

美国、日本、欧盟、加拿大等国家和地区已确立了延长专利期限的相关制度;我国的《关于深化审评审批制度改革鼓励药品医疗器械创新的意见》等文件也提出在国内选择部分新药"开展药品专利期限补偿制度试点",对因临床试验和新药的审评审批手续占用有效专利期的时间,给予适当专利期限补偿。

24.4 药品市场准入的重要性

药品市场准入(pharmaceutical market access)是指通过系统运用各种医药科学分析评估的手段和市场营销策略,确保创新医药产品及治疗手段能够通过市场流通渠道以合适的价格服务于患者。在医药产业的市场竞争激烈的背景下,药品市场准入是决定药品商业成败的重要过程。

药品市场准入涉及临床医学、卫生经济学、卫生政策、统计学、大数据分析技术等学科的交叉应用,同时也依赖于对各种不同卫生健康体系、制度和政策法规的深入解读。有效的市场准入策略,应当包括对环境的了解、证据(包括临床证据、经济学证据、患者结果研究、流行病学证据等)的产生、证据的包装和沟通、市场准入策略方案设计等几大内容。

24.5 药品审评审批

24.5.1 药品审评审批制度

美国药品审评采用的机制设计主要包括专家咨询、沟通交流、审评机构内部的争议解决机制、审评机构外部的争议解决程序。药品审评依据的政策文件主要包括有关规章、指南文件、政策和程序手册、标准操作规程等。

欧盟药品管理法规由 3 个层面构成:第一层面是欧洲议会和欧盟理事会颁布的法规和指令,其中法规直接适用于各成员国,而指令须由各成员国转化为国内立法;第二层面是欧盟委员会在药品注册和监督检查领域根据有关法规和指令颁布的程序和指南;第三层面是欧洲药品管理局(EMA)颁布实施的技术性指导文件和注释。

近年来,我国的药品审评审批制度发展迅速,2015 年国务院发布的《关于改革药品医疗器械审评审批制度的意见》以及 2017 年发布的《关于深化审评审批制度改革鼓励药品医疗器械创新的意见》起到了重要的推动作用。

过去我国药品审评审批效率低、新药上市慢。许多药品上市申请提交后,需要数年才能获批。药审人员数量不足,药审力量薄弱,药品注册申请积压问题严重。药审改革实施以来,相关问题得到缓解。根据《2021 年度药品审评报告》,2021 年审结的注册申请共 12 083 件,比 2017 年增长 69.61%。2021 年审结的需技术审评的注册申请 9 679 件,比 2017 年增长 55.54%,包括技术审评的注册申请 2 632 件,审评审批的注册申请 7 039 件,药械组合注册申请 8 件。2021 年审结直接审批的注册申请 2 404 件,比 2017 年增长 1.67 倍。药品审评审批制度改革鼓励药物研发创新的导向越来越明显。上市许可持有人制度的推行减少了药品研发者的资金投入并节约了时间成本,新药上市大约减少了 3～5 年的时间,优先审评审批制度等药品加快上市注册程序的建立为新药研发节省了更多时间。《2021 年度药品审评报告》显示(表 24-2),2021 年有 53 件(41 个品种)纳入突破性治疗药物程序。2021 年建议批准的 NDA 中,有 5 件被纳入了突破性治疗药物程序得以加快上市。2021 年建议批准的 323 件 NDA 中,共有 60 件(38 个品种)经附条件批准后上市,占比 18.58%。2021 年共 115 件注册申请(69 个品种)纳入优先审

评审批程序。已纳入优先审评审批程序的注册申请中,2021 年有 219 件(131 个品种)建议批准上市。2021 年审结 81 件纳入特别审批程序的注册申请(新冠病毒疫苗和治疗药物),其中有 10 件得以加快上市。

表 24-2　我国 2021 年纳入加快上市注册程序的药品数量

药品加快上市注册程序	2021 年纳入程序的药品数量(件)	2021 年建议批准上市的药品数量(件)
突破性治疗药物程序	53	5
附条件批准程序	—	60
优先审评审批程序	115	219
特别审批程序	81(审结数量)	10

防治艾滋病、恶性肿瘤、重大传染病和罕见病等疾病的创新药,以及儿童用药、老年人特有和多发疾病用药等 17 种药品都被列入了优先审评审批范围。药企提出申请后,只要专家评估认为符合这 17 种情形,经过社会公示且没有反对意见,就会被列入加快审评审批药品目录,由专人负责跟踪帮助,加速上市过程。我国也设立了多个自由贸易试验区,如山东、云南、黑龙江等地,都将对抗癌药、罕见病用药等临床急需的创新药品实施优先审评审批。最新数据显示,我国抗癌药的审评时间已由 2016 年的 21.6 个月下降为 2018 年的 8.2 个月。进口的非小细胞肺癌药的批准滞后于美国 FDA 的时间已经从 2～4 年下降为目前的少于 1 年。

但是目前的药品审评审批制度仍然存在一些问题,如仿制药一致性评价慢、药审流程仍需继续优化、药品创新的热情并未得到足够的激发等。

24.5.2 新药审评审批

在我国新药审评审批的方法中,除了正常通道,还有一些特殊通道,分别是特别审批、特殊审批、重大专项、优先审评审批、附条件批准和突破性治疗药物。

1) 特别审批。2005 年 11 月,我国实施《国家食品药品监督管理局药品特别审批程序》,规定国家食品药品监督管理局可以依法决定对重大突发公共卫生事件应急所需的防治药品进行特别审批,特别审批事项包括药物临床试验、生产和进口等事项。

2) 特殊审批。2007 年 10 月实施的《药品注册管理办法》,提出可以对下列申请实行特殊审批:未

在国内上市销售的从植物、动物、矿物等物质中提取的有效成分及其制剂,新发现的药材及其制剂;未在国内外获准上市的化学原料药及其制剂、生物制品;治疗艾滋病、恶性肿瘤、罕见病等疾病且具有明显临床治疗优势的新药;治疗尚无有效治疗手段的疾病的新药。该通道已于2020年被废除。

3) 重大专项。《国家中长期科学和技术发展规划纲要(2006—2020年)》指出,以卫生部门为牵头主管部门在医药行业设立"重大新药创制"科技重大专项。大部分按照2016年3月国家食品药品监督管理总局(CFDA)发布的《化学药品注册分类改革工作方案》的相关规定注册分类为1类(境内外均未上市的创新药)、2类(境内外均未上市的改良型新药)的化学药品都可以申请该资质,每年评审一次。由于获得该资质的品种在药品注册审评中没有设立单独的通道,且与特殊审批、优先审评审批的适用条件有所交叉、重叠,所以获得该资质的品种可以向CDE申请特殊审批或优先审评审批。但其是否能获准特殊审批或优先审评审批则需由CDE讨论决定。

4) 优先审评审批。CFDA于2016年2月发布《关于解决药品注册申请积压实行优先审评审批的意见》(已废止),首次提出优先审评审批政策。2017年12月,CFDA又发布了《关于鼓励药品创新实行优先审评审批的意见》,正式确定了优先审评审批的范围,包括具有明显临床价值,并且未在中国境内外上市销售的创新药注册申请;转移到中国境内生产的创新药注册申请;使用先进技术、创新治疗手段、具有明显治疗优势的药品注册申请;列入国家科技重大专项、国家重点研发计划的新药注册申请;具有明显临床优势且用于防治艾滋病、恶性肿瘤、罕见病、病毒性肝炎等疾病的药物等。

此外,2020年出台的《药品注册管理办法》正式设立附条件批准程序,针对威胁生命的严重疾病,可基于替代终点、中间临床终点或早期临床试验数据上市,可获得优先审评审批资格,但上市后需完成确证性临床试验,说明书须载明药品为附条件批准。针对威胁生命的严重疾病,初步临床证据显示可能存在明显疗效改善的药品,2020年出台的《药品注册管理办法》还设立了突破性治疗药物通道,可获得优先审评审批资格,滚动审评。

24.5.3 仿制药审评审批

我国是仿制药大国,本土企业生产的药品中,仿制药约占97%。为了提高仿制药质量,保障用药安

全性和有效性,我国于2012年提出开展仿制药一致性评价工作。

2012—2014年是一致性评价的启动阶段。2012年2月,国务院印发《国家药品安全"十二五"规划》,将全面提高仿制药质量作为重要任务,首次提出对2007年修订的《药品注册管理办法》实施前批准的仿制药分期分批进行质量一致性评价。作为响应,原国家食品药品监督管理总局于2013年2月发布《关于开展仿制药质量一致性评价工作的通知》,以分阶段的形式制定了仿制药质量一致性评价的工作方案以及工作计划,提出2013年全面启动基本药物目录品种质量一致性评价方法和标准的制定,并于2015年完成,最终到2020年全面完成基本药物的质量一致性审查。但是由于缺乏详细具体的方法,仿制药一致性评价工作一度搁置。

2015—2016年是一致性评价的全面开启阶段。2015年8月,国务院颁布《关于改革药品医疗器械审评审批制度的意见》,将提高仿制药质量作为五大改革目标之一,首次提出"力争2018年底完成国家基本药物口服制剂与参比制剂质量一致性评价",并规定在该期限内未通过质量一致性评价的仿制药,不予再注册;对通过的给予临床应用、招标采购、医保报销等方面的支持。2016年3月,国务院办公厅印发《关于开展仿制药质量和疗效一致性评价的意见》,对评价对象和时限、参比制剂遴选原则、评价方法的选择、参比制剂购买等问题进行了解释,指明了开展路径和方向,使一致性评价工作进入实操阶段。

2017年至今是一致性评价的攻坚突破阶段。2017年8月国家食品药品监管总局发布的《总局关于仿制药质量和疗效一致性评价工作有关事项的公告》对一致性评价中的环节进行了优化和完善,包括优化参比制剂的选择顺序、企业自行购买参比制剂的有关要求、明确生物等效性备案及相应的豁免的流程、申报流程由省局受理调整为原国家局集中受理。清晰列出各个模块的要求,为企业提供了更加明确和全面的指导。2018年1月,首批17个品规通过一致性评价;截至2019年初,已有5批仿制药通过了一致性评价,涉及30个企业的57种品规。

24.6 药品市场准入的证据支撑

24.6.1 临床前证据

根据《药品注册管理办法》规定,申请药品注册

之前需要进行临床前研究,内容包括药物的合成工艺、提取方法、理化性质及纯度、剂型选择、处方筛选、制备工艺、检验方法、质量指标、稳定性、药理、毒理、动物药代动力学研究等,中药制剂还包括原药材的来源、加工及炮制等的研究;生物制品还包括菌毒种、细胞株、生物组织等起始原材料的来源、质量标准、保存条件、生物学特征、遗传稳定性及免疫学的研究等。

24.6.2 临床证据

在监管和支付报销审批的过程中需要临床研究数据,其主要来源包括:①系统性分析与文献分析综述;②随机对照临床试验(RCT)原始数据的分析和评价;③基于历史对照组的序列分析;④病例对照观察性研究(采用流行病学方法),非随机对照试验研究;⑤利用数据库开展研究(如临床和经济学模型研究);⑥临床病例报告;⑦专家意见。

临床试验是最重要的临床证据来源之一,一般分为4个阶段。Ⅰ期临床试验用于检测药物的安全性,一般在一小群人(20～80人)中测试实验性药物,确定其安全剂量范围及不良反应。Ⅱ期临床试验目的在于了解药物的疗效基数并确定治疗剂量,一般在较大的人群(100～300人)中进行,且通常包括对照安慰剂人群。Ⅲ期临床试验通常会招募更大的人群(1 000～3 000人)进行试验,以确认新药的临床有效性及不良反应,一般会采用随机双盲且含对照组的试验设计。Ⅳ期临床试验通过进一步观察上市后的在真实世界人群中的疗效和不良反应,以了解其治疗风险、收益、最佳应用人群等。

24.6.3 卫生技术评估和药物经济学证据

卫生技术评估通过包含多学科的分析,探讨医学干预(创新技术)对医疗、经济、社会和伦理造成的影响。卫生技术评估聚焦于4个主要因素:创新技术是否有效,对谁有效,代价是什么,与其他技术的对比结果如何。

卫生技术评估主要包括4个步骤:①确认评估范围(何种疾病、何种技术进入评估)、评估标准,明确定义评估时限。这些通常由政府及支付方决定。②评估者按照政府及支付方的要求和规定生产数据、完成综述并上报评估结果。政府及支付方通常会召开专家委员会对研究结果进行评估,或根据实际情况开展政府方面的独立评估。③由政府、支付方组成的委员会根据卫生技术评估决策规则和程序,确保利益相关者(医生、患者等)的参与,并处理上诉及仲裁等。④将卫生技术评估的结果在真实世界中传播和应用。

药物经济学与市场准入关系密切。药物经济学评价通过评价药品和相关服务或项目的价值,关注疾病的预防、诊断、治疗和管理等干预措施的临床、经济和人文的结果,对新药或相应治疗方法是否值得使用和推广进行论证并指导决策,以达到最优的资源配置。

药物经济学评价的基本方法是对不同备选药物治疗方案的投入和产出进行比较。投入以成本(或费用)表示,产出以健康结果表示,健康结果可以用货币值或非货币值。药物经济学评价方法的具体类型包括最小成本分析、成本效果分析、成本效用分析、成本效益分析。

国际上已有许多国家发布了各自的药物经济学评价指南。我国在2011年4月发布了第一版指南,2019年7月发布了新版的《中国药物经济学评价指南》。《2019年国家医保药品目录调整工作方案》中明确提出要"组织测算专家通过医保大数据分析以及药物经济学等方法开展评估",药物经济学证据发挥着越来越重要的作用。

24.6.4 价值档案

价值档案(value dossier)是生产企业为医疗产品建立的综合性文档,主要包括疾病介绍、证据综述、价值主题三大方面的内容,具体有相关疾病的背景综述、未满足的医疗需求、产品作用机制、各种相关的临床和非临床证据、产品临床价值、卫生经济学价值和社会价值等。以产品临床价值为基础所提出的价值主题是贯穿产品价值档案的主线。价值文档是一个用来整理价值证据的框架,对有关证据的采集、整理、展示和提交具有重要意义。

价值档案综合了产品相关的全部证据并以此提出产品的价值定位,对于企业未来的研发方向、文献发布策略和证据收集都有重要的指导作用。作为生产企业的内部核心文件,产品价值档案在全球性跨国制药企业中常常以全球价值文档(global value dossier, GVD)的形式出现。以GVD为基础,企业内相关部门可以迅速根据当地的管理机构和保险支付机构的要求转换出相应的格式,国际上有美国管理保健制药协会(Academy of Managed Care Pharmacy, AMCP)文档格式、英国国家卫生与临床优化研究所(NICE)规定的提交格式等。

24.7 市场准入策略

24.7.1 价格策略

价格策略是整个市场准入战略的重要组成部分。了解产品和市场是重要的起点,也是将价格与产品的价值主张连接的关键环节。

企业通常采用基于价值的定价(value-based pricing),其主要原则包括 3 个方面:感知价值、参考价值、差异值;感知价值＝参考价值＋差异值。参考价值指标准治疗方法或对照治疗方法的治疗价值,差异值则是拟定价产品(如创新药)基于临床和经济学等证据以及价值主张所提出的相对于参考价值的差异。

定价策略研究需考虑 3 个步骤。首先,要对目标药品概况进行清晰准确的描述,包括关键药品属性、临床资料和比较信息;并选择一个或若干个合适的比较产品进行比较。其次,选择适宜利益相关方开展调研,了解支付方对价格的意见。最后,在考虑支付意愿和支付能力、医保报销制度和自费市场的前提下,选择适当的定性和定量调查技术测量"感知价值"。

除基于价值的定价外,还有溢价(premium pricing)、市场化定价(market-oriented pricing)、高价策略(creaming or skimming)、渗透定价(penetration pricing)、成本定价(absorption pricing)等价格策略。

24.7.2 合同策略

由于在健康医疗市场中的职能不同,药品生产企业、患者、医疗服务提供方和支付方之间关于风险和目标的信息存在不对称或充分理解,导致生产企业在市场准入策略上选择竞争而忽视合作。事实上,适宜的合同策略能促进药品的市场准入,形成双赢或多赢局面。常见的合同策略多以经济回报作为激励促进药品推广和市场准入,绝大部分的合同策略直接与药品价格相关。

患者对于价格的反应受到医疗保险制度的显著影响。生产企业面向患者最常见的合同形式是折扣券、赠药等减负程序;合理的折扣额度和适用人群取决于对市场的详细分析。此类合同策略透明度高、简单易行、市场反应迅速。

医务服务提供方在健康医疗体系中居于关键地位,由于信息不对称,医疗服务提供方往往成为患者的代理,并且实践中存在药品生产企业和医疗服务提供方在不损害患者权益的条件下进行的合作。例如,药企以提供批发折扣、退货或更换保证的方式降低医疗服务提供方的库存风险。这类合同保密性较高,保险支付方的支付标准给定的情况下,基于合同所降低的进货费用和药品库存风险客观上转化为提高医疗服务提供方的利润,这种合同策略能增强药品的竞争力。

保险支付方决定药品是否纳入报销以及相应的报销额度或比例,这对药品销售和扩大使用至关重要。因此,保险支付方也是医药市场准入过程的核心对象。常见的合同形式是对支付方的价格折扣,这往往是高级商业机密。很多医保支付方通过药物经济学评价和预算影响的方法来衡量药品的价值,并对企业药品价格水平进行综合判断,这是以价值为基础的合同策略。常见的还有风险分担合同策略。在上市前,不首先确定药品价值,从而使医保支付对于药企和保险机构都存在一定风险,其后以已收集或正在收集的有关价值证据为基础,通过调节价格来降低风险并加快药品市场销售。

集团采购组织药品生产流通链条上的重要组成部分,如美国的药品福利管理组织(PBM),生产企业与之的合同策略一般基于管理费用和价格折扣条款。这种合同策略在为集团采购组织带来实惠的同时,能够帮助药企扩大销量和市场份额,在激烈的市场竞争中尤为重要。

24.7.3 患者资助项目

患者资助项目,是指由社会公益组织联合制药企业等社会力量开展的为经济困难患者提供的药品援助公益项目。低收入、低保或其他符合资助条件的患者是主要的资助对象,资助范围可从减少患者的药物支出费用到免费赠药。由制药公司为所提供的援助药品制定援助方案,目的是提升低收入和低保患者对药品的可及性,缓解患者因重大疾病而造成的灾难性医疗支出负担。例如,2018 年 9 月由中国初级卫生保健基金会发起、默沙东支持的"生命之钥-肿瘤免疫治疗患者援助项目"在全国启动。该项目是目前中国首个肿瘤免疫治疗领域的患者援助项目,旨在为中国低保和低收入家庭中的晚期黑色素瘤患者提供药品援助。与 PD-1 抑制剂帕博利珠单抗的国际市场价格相比,慈善援助政策惠及肿瘤患者,大大提高了患者的可及性。

24.8 药品流通企业与新兴业态

24.8.1 药品批发企业

药品出厂后的批发环节在药品流通链处于上游地位,由于其大宗交易性质,对药品价格形成和后续流通的影响至关重要。药品批发企业可分为多种类型,根据企业的规模、经营范围以及主营业务,美国的药品批发企业分为大型药品批发企业、小型药品批发企业以及非主流药品批发企业。经过长期的竞争和优胜劣汰,美国药品批发行业形成了高度集约化的格局,前3家大型的药品批发企业的销售额占全美总销售额的95%。

近年我国药品批发行业的集约化水平在持续提升。从销售增速来看,2018年,前100位药品批发企业主营业务收入同比增长10.8%,增速较上年提高2.4个百分点。其中,4家全国龙头企业主营业务收入同比增长12.9%,增速同比上升3.6个百分点;前10位同比增长14.2%,增速同比上升5.5个百分点;前20位同比增长13.3%,增速同比上升4.1个百分点;前50位同比增长11.5%,增速同比上升2.5个百分点。

从市场占有率来看,药品批发企业的集中度也在提高。2018年,前100位药品批发企业主营业务收入占同期全国医药市场总规模的72.0%,同比上升1.3个百分点。其中,4家全国龙头企业主营业务收入占同期全国医药市场总规模的39.1%,同比上升1.4个百分点;前10位占50%,同比上升2.4个百分点;前20位占59.0%,同比上升2.4个百分点;前50位占67.0%,同比上升1.6个百分点。

伴随"两票制"政策的全面推行,药品流通市场结构、渠道分布及供应链关系都在发生变化。全行业渠道逐步下沉,向终端客户聚焦,终端销售及服务收入的提升有力弥补了分销调拨收入的下降,带动行业整体毛利率的提升。分级诊疗、医保控费、重点监控药品、取消药品加成等医改政策的实施给行业带来深刻影响。大中型药品批发企业借助政策契机,深入调整业态结构,通过内生转型和外延并购,实现整体运营质量与效益的提升。当前行业规模效应逐渐凸显,全国性和区域性龙头企业销售增速普遍高于行业平均水平,行业集中度进一步提高。

24.8.2 药品零售企业

20世纪90年代后,随着美国药品零售业的发展,美国连锁药店企业之间、连锁药店与独立药店之间开始大规模的兼并活动,形成了多家跨地区的全国性医药连锁企业。2017年,CVS健康、沃尔格林、快捷药方、联合集团、沃尔玛、莱爱德、Kroger七家巨头在全美处方药销售市场所占份额超过65%。目前,美国连锁药店具有规模大、分店多、分布广等特点,在美国医药零售业中占据主导地位。

日本的医药零售体系分为两大类,一类是主要承接处方并进行配药的配药药房,以OTC、日用品、化妆品为主;一类是兼有处方配药的各种零售药店。2017年,日本全国范围内有药店企业416家,总体运营19534家店铺,总营业达68504亿日元(4082亿人民币),比2016年增长5.53%。与美国类似,日本药店市场的集中度相当高。2017年,日本销售额靠前的前十家药店企业销售额达到42936亿日元,占比62.7%。日本连锁药店呈现出多家寡头的局面。

加速并购已成为我国药品零售行业的趋势。2018年,药品零售市场集中度及零售连锁率不断提高。药品零售连锁率达到52.2%,同比上升1.7个百分点。销售额前100位的药品零售企业门店总数73913家,较上年同期增加15558家;销售总额1440亿元,占零售市场总额的33.4%,同比上升2.6个百分点。其中,前10位销售总额798亿元,占全国零售市场总额的18.5%,同比上升1.1个百分点;前20位销售总额1028亿元,占全国零售市场总额的23.8%,同比上升1.7个百分点;前50位销售总额1286亿元,占全国零售市场总额的29.8%,同比上升2.2个百分点。

2018年,随着医保定点药房准入政策的逐渐放开,部分省市医保统筹资金开始向医保定点药店开放,医院处方外流限制逐步取消。部分地区积极探索医疗机构处方信息、医保结算信息和药店零售信息共通互享,并已有地区在零售药店内设立诊所。在药品零售市场前景日益看好的形势下,产业与社会资本加速进入药品零售领域,规模及营业额庞大。

24.8.3 医疗服务机构的药品流通

医疗服务机构的药品流通在整个药品流通中占主导地位,是国家药品供应保障体系建设的重要组成部分。相应的药品来源渠道离不开招标采购渠道,经历了从2005年省级平台集中采购到2015年后的分类采购,再到 2018 年以来开展的"4＋7"集中采购试点以及 2019 年在全国范围扩大的过程。而医疗服务机构内部的流通还受到医院药房的定位、医药分开、基本药物配备使用、全面取消药品加成、处方外流、重点监控药品目录、医保目录调整和价格谈判等一系列改革措施的影响。分级诊疗制度推进过程中发展的延伸处方、医疗机构联合体内部的药品流通和协同,迫切需要深入的研究支撑和实践探索。

2017—2018 年,国家进行高值药品医保谈判工作,先后有 36 种药品与 17 种抗癌药品被纳入国家基本医疗保险、工伤保险和生育保险药品目录乙类范围,2019 年又在国家医保药品目录调整中开展对 128 个药品的谈判准入工作。谈判均以降低患者负担、提升患者用药可及性为初衷,但是在实践中,由于公立医院等医疗机构受"零加成""总费用增长比""总额控制""药占比"等费用控制措施的限制,医保谈判药品一度难以进入公立医院的现象备受关注。《关于将 36 种药品纳入国家基本医疗保险、工伤保险和生育保险药品目录乙类范围的通知》明确表示"要采取有效措施鼓励定点零售药房为参保人员提供药品,发挥药房在医保药品供应保障方面的积极作用"。此外,在推进公立医院改革和医药分开的大背景下,DTP(Direct To Patient)药房的探索也值得关注。不难看出,医疗机构作为各项医改政策交织的复杂综合体,改革完善其内部的药品流通秩序并不容易。

24.8.4 互联网＋药品流通

互联网时代的到来对药品流通带来的影响需给予高度关注。我国医药电商的发展历程大致可分为四个时期:探索期(1998—2003 年)、启动期(2004—2011 年)、成长期(2012—2015 年)、发展期(2016 年至今)。我国医药电商行业发展迅速,"互联网＋医药"成为当今互联网时代背景下药品流通领域的一大发展趋势。在此背景下,药品流通领域的医药电商主要包括三大模式:B2B(business-to-business),B2C(business-to-customer),O2O(online-to-offline)。

2018 年,我国医药电商行业市场规模、融资数量、服务与运营水平稳步增长,网上药店数量增加,B2B 和 B2C 业务销售结构日趋平衡。2018 年,医药电商行业销售总额较大,达 978 亿元,同比增长较快;药品网购渗透率稳步提高,达到 4.53%,反映出我国医药电商行业市场规模的不断增加;B2B 模式销售额大,占我国医药电商销售总额的 95.19%;

B2C 模式销售结构均衡且较为稳定;截至 2018 年底,医药电商全年融资总量超过 100 亿人民币,资本走向集中。

2018 年,我国医药电商行业总体呈现"规范化"和"一体化"的发展特征,具体表现为盈利情况好转、融资能力增强、政策环境改善和产业融合趋势增强;多数医药电商企业营收能力较 2017 年有较大提升,医药双向融合行业趋势加快;行业资本吸纳能力增强,资本流入进一步加速了医药电商行业发展。

围绕处方药外流、商业模式更新、产业融合以及技术催生新业态等方面,我国医药电商发展有很大空间。然而,由于行业属性特殊、较依赖我国现有的医疗体系且深受政策影响,医药电商行业的发展仍存在许多问题需要规范,包括部分网上平台处方药销售出现的违规违法行为。

24.9 药品市场

24.9.1 药品需求和供给

(1) 药品需求及其影响因素

药品需求受到价格、需方成本的影响,需方成本又包括机会成本、自付价格等部分;价格、需方成本包括货币、时间等多种形式。药品需求也受到药品价值与治疗预期的影响。通过医生、广告、亲朋好友、个人知识等多种渠道,患者对不同药品的治疗效果有不同的见解,从而对药品的价值与治疗预期有相应的判断。个人特征也影响着药品需求,包括人口学特征(如年龄、收入水平、教育状况、地理位置、城乡因素等)、个人患病情况、个人偏好(受到文化习俗、教育状况等的影响)等。替代产品的状况与供方行为也影响着患者对某一特定药品的需求。

(2) 药品供给及其影响因素

生产者目标影响药品的供给。生产者目标可大致分为营利、非营利两种,不同的目标决定了生产何种产品、生产效率如何。价格影响药品的供给。药品定价有多种方式,包括政府定价、市场定价等;国家的税收政策、补贴政策也影响药品价格与产业发展。在竞争市场中,价格水平越高,生产者的生产积极性越高。

生产成本与技术水平影响药品的供给。成本与技术影响着药品生产的规模与效率,同时也影响药片质量;政府的干预行为也会对生产成本与技术发展产生影响,从而影响药品供给。互补品和替代品的价格、购买者数量影响市场规模与市场预期,影响药品供给。

我国部分药品较为短缺,如部分罕见病药品,由于研发能力、市场预期等因素的影响,市场上未能有足够种类和数量的药品;我国正在建立药品储备制度以应对药品短缺的情况。

24.9.2 药品价格

(1)药品价格形成机制

药品价格是影响药品可负担性的重要因素。美国没有全国层面的药品价格管制,以市场机制为主导;注重促进仿制药的市场进入(目前仿制药占美国所有处方的90%),以及仿制药与品牌药之间、仿制药之间的竞争。这与许多其他国家不同,对药品价格进行管制是许多国家的普遍做法,例如澳大利亚和德国的药品参考定价、加拿大的专利药价格管理、印度的基本药物制度、日本的药品价格调查等。英国虽不对药品价格进行直接控制,但对药品利润进行控制,而且通过NICE对药物开展经济学评价,英国国家卫生服务体系(NHS)根据NICE的评价结果决定是否将其纳入药品报销目录,从而间接调控药品价格。

我国从20世纪90年代起对药品实行最高零售限价政策;2015年,我国的药品价格管制放开,药品价格由政府定价和指导价转向市场调节价(麻醉和第一类精神药品除外)。随着医改的不断推进,我国药品价格逐步走向以市场形成为主导的机制建设,同时政府在其中寻求更好发挥作用。

药品价格受到药品特征的影响。消费者不能根据偏好来选择药品的用量,且药品边际效用不会随用量增加而减少,因此药品的消费强制性较为明显;而普通患者缺乏相关知识,因此药品领域的信息不对称较为严重;疾病的不确定性与患者对健康的重视使得药品的需求弹性较小。新药的研发风险大、投入大,导致药品研发成本回收缓慢。另外,医生的处方行为也影响着药品的供给与需求。

药品价格受到市场主体因素的影响。药企担任药品的生产、供给与定价的角色,是影响药品价格的主要市场主体;大型药企为了回收研发成本会提高药品价格,小型药企会对模仿药品制定相似的价格,共同推动药品价格上涨。药品流通渠道复杂,药品经销商通过药品流通赚取利润,对药品价格产生重要影响。个体患者是药品价格的接受者,且需求弹性较小,难以抑制药品价格的不断上涨;政府与医院

作为带量采购谈判的主体,不同于个体患者,其具有较强的谈判能力,在与药企的博弈中对药品价格产生影响。

政府依据药品的平均社会成本对基本医疗保险药品及具有企业垄断性的部分药品实行政府定价,但是政府定价往往存在难以掌握药品的真实成本信息、成本和价格调查资源不足的不利情况,影响合理定价和合理调价。人们对药品最高零售限价时代的连续降价行为的价格探索成果存在争议,甚至将连续降价与药品短缺关联。2014年的低价药政策出台后,低价药范围内的价格反弹常常也成为媒体报道的焦点。长期以来,药价虚高的问题备受诟病,这在一定程度上显示了药价改革的复杂性以及药价改革的关键不在药价本身,而需要有三医联动的综合视野。

2018年国家医疗保障局成立后,药品价格形成机制建设进入新发展阶段,尤其是国家组织药品集中采购和国家医保药品谈判的推动,对仿制药和创新药价格形成机制进行了卓有成效的探索。

(2)药品市场形态与竞争

我国药品行业规模性初具形态,预计未来集中度将进一步提升。当前药品批发企业市场规模已达到1.42万亿规模,与零售企业的市场规模之比约为4∶1。"十二五"期间,全行业已形成3家年销售规模超千亿元、1家年销售额超500亿元的全国性企业,24家年销售额过百亿元的区域性药品流通企业;主营业务收入在100亿元以上的批发企业占同期全国医药市场总规模的51.7%,同比上升2.9%;此外,2015年零售销售额在10亿元以上的零售企业已有21家。"十三五"期间,龙头企业规模继续壮大,产业集中度提升,2020年百强企业营业收入比重超过30%。

(3)药品国际价格比较

2015年,国务院颁布的《国务院关于改革药品医疗器械审评审批制度的意见》中指出,,申请注册新药的企业需承诺其产品在我国上市销售的价格不高于原产国或我国周边可比市场价格,并首次明确表明在新药审批环节中引入外部参考定价(external reference pricing)的原则。

有研究通过在某医药采购服务平台选取药品销量前150的药品数据进行统计分析,以日本、德国、法国、加拿大、澳大利亚与英国的零售价格为比较对象,使用拉氏指数法进行价格水平比较。以汇率来评判,中国的药品价格远远低于上述6个国家的平

均水平;以购买力来评判,中国的原研药与上述 6 个国家的平均药品价格水平相对接近,中国的仿制药的价格水平则远低于上述 6 个国家。近期针对我国高价药品开展的国际药品价格比较也显示,总体上原研药品价格仍有较大的下降空间,在国家医保药品目录调整和谈判准入过程中,除应用药物经济学评价和预算影响分析工具外,外部参考定价应被逐步纳入正式议程,并且在技术方法上亟需通过研究形成强有力的决策支撑,国际药品价格数据库的建设也是迫切需要推进的工作。

（4）药品价格监测与追溯

药品价格形成机制链条长,复杂程度高,没有相应的药品价格监测与追溯,科学的药品价格形成机制就缺乏支撑。

2016 年 4 月底,国务院办公厅印发《深化医药卫生体制改革 2016 年重点工作任务》,明确启动建立药品出厂价格信息可追溯机制,相关价格信息要提供给国家发展改革委、国家卫生计生委、人力资源和社会保障等管理部门。

2016 年 7 月,国家卫生计生委、国家发展改革委等 9 部门共同印发《2016 年纠正医药购销和医疗服务中不正之风专项治理工作要点》,提出要启动建立药品出厂价格可追溯机制。

2017 年 1 月国务院印发《"十三五"深化医药卫生体制改革规划》,提出建立完善药品信息追溯体系,形成全品种、全过程完整追溯与监管链条。

2017 年 2 月,国务院办公厅印发《关于进一步改革完善药品生产流通使用政策的若干意见》进一步提出,食品药品监管部门牵头启动追溯机制,建立统一的跨部门价格信息平台。

2017 年 5 月,国务院办公厅正式印发《深化医药卫生体制改革 2017 年重点工作任务通知》,要求食品药品监管总局、国家发展改革委、工业和信息化部、税务总局、国家卫生计生委负责推动建立药品出厂价格信息可追溯机制。

2015 年以来国家卫生计生委开展的国家药品供应保障平台建设为我国药品价格的全供应链监测提供了重要支撑。2018 年国家医保局成立后继续探索药品价格监测制度体系和信息化建设,2019 年 9 月国家医疗保障局办公室还专门印发了《关于开展药品价格供应异常变动监测的通知》,决定依托省级药品集中采购平台,试行药品价格与供应异常变动监测。2021 年 9 月,国务院办公厅印发《"十四五"全民医疗保障规划》,明确要求实施全国医药价格监测

工程。

24.9.3 药品采购

（1）药品分类采购

2015 年,国务院办公厅印发《关于完善公立医院药品集中采购工作的指导意见》,要求坚持以省为单位的公立医院集中采购方向,鼓励探索创新,根据药品供应保障情况实行分类采购。

公立医院可通过招标采购、谈判采购、医院直接采购、定点生产、特殊药品采购等不同方式几种采购药品。对临床用量大、采购金额高、多家企业生产的基本药物和非专利药品,采取双信封制公开招标采购;对部分专利药品、独家生产药品,建立公开透明、多方参与的价格谈判机制,合理降低药品价格;对妇儿专科非专利药品、急（抢）救药品、基础输液、临床用量小的药品和常用低价药品,实行集中挂网,由医院直接采购;对临床必需、用量小、市场供应短缺的药品,由国家招标定点生产、议价采购;对麻醉药品、精神药品、防治传染病和寄生虫病的免费用药、国家免疫规划用疫苗、计划生育药品及中药饮片,按国家现行规定采购。

（2）药品采购的组织与平台

药品福利管理（pharmacy benefit manager, PBM）是美国一种重要的药品采购平台。PBM 以市场需求为导向,为支付方、药品生产企业、医院和药房等提供中介服务,基于患者数据的分析,对医疗费用进行有效管理,控制医疗费用指出,提高医疗支出的使用效率。但近期美国对 PBM 及其运营中存在的差额定价（spread pricing）问题高度关注。

建设功能规范的药品采购平台、实现平台互联互通,是深化医改、健全以国家基本药物制度为基础的药品供应保障体系的重要支撑。目前,国家药品供应保障综合管理信息平台（以下简称国家药管平台）与全国各省份的省级药品集中采购平台实现了信息数据互联互通、资源共享。2018 年 5 月,国家医疗保障局成立后也持续推动相关的国家信息平台建设。

国家药品供应保障平台的建设及与省级药品集中采购平台的互联互通,为药品供应保障的管理提供了信息化手段,大大提升了管理的效率与精准度,有利于药品集中采购的上下联动、公开透明、分类采购及全过程综合监管,有利于降低药品虚高价格和药品供应保障,有利于促进公立医院改革,是推进卫生计生工作治理体系和治理能力现代化的重要

抓手。

药品采购平台的建设在"4+7"带量采购中也发挥重要作用。2018年11月14日,中央全面深化改革委员会第五次会议审议通过《国家组织药品集中采购试点方案》,明确了国家组织、联盟采购、平台操作的总体思路,为"4+7"带量采购的实施提供了保障。2019年9月又在上海进行联盟地区集中采购扩大试点,在2018年12月"4+7"成果的基础上进行了改革完善。至2021年11月,国家已组织完成6批国家组织药品集中采购工作,第7批国家组织药品集中采购工作也于2022年2月启动。

(3)药品集团采购

药品集团采购(group purchasing organization, GPO)发源于美国,意为通过药品集中采购组织来进行药品采购。美国的GPO可能由几家医院发起成立的,也可能完全没有医院参与,它只是一个中介机构,会员机构自愿参与,是一种自由竞争组织。它本身不采购,只负责协商联系,收集会员采购需求之后,发布招标公告,由供货商竞标,会员可向得标者采购或利用GPO协商的结果与供货商谈判。

GPO模式能够降低药品采购价格,节省医疗开支,减轻患者负担,而GPO之间的公平竞争是实现上述目标的关键之一。这种公平竞争体现为以下3点:一是准入的公平性,符合条件的GPO可以自主决定是否参与竞争;二是有正常的市场竞争秩序,政府不能指定只能通过某一GPO参与采购,或通过某个平台来采购;三是药品配送的自由,被GPO采购的药品,药品生产企业自主选择配送企业。在这种公平的基础上,药品价格是GPO与药品供应商谈判的结果。一般来说,GPO的谈判价格主要受采购量的影响,采购量越多,价格越低。

上海GPO和深圳GPO是该制度在我国的初步尝试,试图通过药品流通体制改革,实现药品控费目标。上海GPO以原省级中标药品为遴选范围,要求厂商申报GPO结算价(低于招标价,并在中选目录中予以公告)与愿意接受的供应链成本分摊,通过专家投票形成GPO药品目录。实际药品交易仍然由厂商、经销商与医疗机构在上海市阳光采购平台上进行。2016年初,深圳海王集团下属子公司"全药网"承诺"药品总费用比2015年在广东省平台上采购同等数量品规的药品总费用下降30%以上",标志着深圳市公立医疗机构药品采购进入GPO模式。我国的"4+7"带量采购是集团采购模式的重大创新。2018年11月15日,上海阳光医药采购网公布

了《国家组织药品集中采购试点方案》,这一方案主要的政策目标在于让患者用上有质量保证的廉价药品;此次带量采购采取"以量换价"的措施,用试点地区所有公立医疗机构年度用药总量的60%~70%来交换通过一致性评价的仿制药及原研药的最低报价。截至2019年4月,11个城市的25个中标品种采购总量已经达到了4.38亿片支,采购总金额共5.33亿元人民币,已完成了约定采购量的27.31%;中标药物平均降价52%。2019年9月联盟地区药品集中采购的结果显示,与联盟地区2018年最低采购价相比,25个药品中标药品价格下降59%,实际上也是在"4+7"基础上继续降低了25%。

从配送角度看,随着药品带量采购政策的推行,医疗机构的临床用药品规及供应来源大幅压缩,部分医疗机构采取"单一货源"的形式。这种最大限度地对供应结构的简化,结合货款预付制或期限内付款的条件,使得药品生产流通企业明确生产预期,从而能够更大幅度地降价让利。这在客观上加剧了药品配送行业向全国性或区域医药商业龙头集中。例如,上海、大连、天津、沈阳四市均要求"4+7"的中选药品实行同一城市内单一配送,这会对药品的配送模式产生深远影响。

24.10 药品流通秩序监管

24.10.1 药品流通渠道监管

流通渠道监管是药品流通秩序的关键环节,对药品质量有着重要影响。美国《药品质量及安全法案》要求产品供应链上的企业对药品进行跟踪追溯管理、记录交易历史,并对可以的药品进行检验,有必要的话需要采取进一步管控措施。

在药品生产、经营、使用过程中,药品零售单位和医疗机构是药品流通中的最后一道环节,直接面对广大消费者,同时也是药品质量管理中问题多发的环节。我国当前基层药品流通和监管中存在的一些问题亟须引起重视,例如购进渠道不规范,药店、私人诊所的药品采购渠道难以保障,个体药贩走乡串户、厂家代理上门推销、无证单位违规售药等现象依然存在;存储条件简陋,如生物制品无冷链运转设施设备、仓库无防尘防虫设施等;管理措施不到位,质量管理制度的执行情况不佳。要切实保障广大群众的用药安全,必须采取多项措施,加大药品流通环

节监管力度,提高药品流通质量安全。一是加大药品监督管理力度。加大对假劣药品的查处力度,对售假案件要从重、从严、从快查处。同时,规范基层涉药单位药品管理行为,建立健全保证药品质量的规章制度。二是以问题为导向,规范药品日常监督责任制。将生物制品、疫苗等高风险品种企业列入重点监管对象。大力整治企业非法回收药品,积极开展处方药销售监督检查。三是加强基层药品供应网络建设,加大与职能部门的合作力度,建立长效协作机制,共同维护药品流通市场秩序。

在 2019 年出台《药品管理法》和《疫苗管理法》的背景下,药品流通渠道监管将日益走上规范轨道,保障药品质量和供应稳定。

24.10.2　药品市场价格秩序监管

药品价格涉及广大群众的切身利益,药品价格改革必须坚持放管结合,在取消绝大部分药品政府定价的同时,进一步强化医药费用和价格行为综合监管,促进建立正常的市场竞争机制,引导药品价格合理形成。加强药品市场价格行为监管,是维护药品市场价格秩序和保障药品价格改革顺利实施的重要措施,也是价格主管部门推进职能转变、工作重心加快转向事中事后监管的必然要求。

为规范药品市场价格行为,维护药品市场价格秩序,保障药品价格改革顺利实施,国家发展改革委、卫生计生委、人力资源和社会保障部等部门于2015 年发布了《关于印发推进药品价格改革意见的通知》,对加强药品市场价格行为监管进行了规定。要求各级价格主管部门要立即组织开展为期半年的药品价格专项检查,集中整治药品市场价格秩序;加大执法力度,依法严肃处理药品价格违法行为;加强药品价格监测,促进药品市场价格信息透明;健全教育防范和日常监管制度,引导经营者自觉规范药品市场价格行为;强化社会监督,建立全方位多层次的监管机制。

2017 年 11 月,国家发改委发布《短缺药品和原料药经营者价格行为指南》,禁止“短缺药品和原料药经营者捏造、散布涨价信息,推动短缺药品和原料药价格过快、过高上涨,扰乱市场价格秩序”;2019 年8 月,新《药品管理法》规定“国家完善药品采购管理制度,对药品价格进行监测,开展成本价格调查,加强药品价格监督检查,依法查处价格垄断、哄抬价格等药品价格违法行为,维护药品价格秩序”,药品市场价格秩序监管力度进一步加大。

24.10.3　上市后药品质量监管

我国药品市场中绝大部分的药品为仿制药,政府通过仿制药一致性评价对上市后仿制药的质量进行监管。药品生产企业须以参比制剂(原研药或国际公认的同种药物)为对照,全面深入地开展比对研究(包括处方、质量标准、晶型、粒度和杂质、溶出曲线等主要药学指标的比较研究),证明药学等效(PE),再通过临床生物等效试验证明体内生物利用度一致,即生物等效(BE),从而实现治疗等效(TE),进而保证仿制药的质量可靠。

我国也正探索通过药品上市许可制度对药品质量进行监管。药品上市许可持有人必须对药品整个生命周期负责。药品上市许可持有人需要对药品的非临床试验、临床试验研究、上市后研究、生产经营规范、不良反应检测及报告与处理等承担法律责任;应当建立相应的质量保证体系,配备质量管理负责人独立负责药品的质量管理;要与受托进行药品生产、经营、储运的相关企业签订协议,明确药品质量责任与操作规程,并对受托方进行监督;应当建立年度报告制度,将药品生产、销售、上市后的研究、风险管理等情况按年度向药品监管部门报告。

24.10.4　药品营销监管

美国药品广告的监管主要涉及两个联邦部门,分别是美国食品药品监督管理局和美国联邦贸易委员会;前者负责药品标签和处方药广告的监管,后者负责处方药之外的所有药品、医疗器械、食品等的广告。

当前我国面临营销渠道监管力度不足的问题。如代理商通过过度的价格策略抢占市场,破坏了市场经济的规范和秩序;部分代理商在销售中通过造假获利,导致下游渠道人员和消费者的不满;个别医院以利益最大化为目的,损伤患者利益。我国对处方药广告问题的监管需要进一步加强,尤其是在目前互联网＋医疗健康不断发展的背景下,也包括线上线下营销的协同监管问题。

化妆品和药品该概念混淆的问题也是营销监管的重要内容。2019 年 1 月,国家药监局再次明确,我国现行《化妆品卫生监督条例》规定,化妆品标签、小包装或者说明书上不得注有适应证,不得宣传疗效,不得使用医疗术语,广告宣传中不得宣传医疗作用。对于以化妆品名义注册或备案的产品,宣称“药妆”“医学护肤品”等“药妆品”概念的,属于违法行为。

避免化妆品和药品概念的混淆是世界各国(地区)化妆品监管部门的普遍共识。

此外,处方外流也亟需加强监管。2016年《深化医药卫生体制改革 2016 年重点工作任务的通知》明确提出要"采取多种形式推进医药分开,禁止医院限制处方外流"。2017 年,国务院办公厅印发《深化医药卫生体制改革 2016 年重点工作任务》,重申患者可自主选择在医院门诊药房或凭处方到零售药店购药。主要目的是限制医院对药品的垄断,形成药价市场化竞争机制,打击药品带金销售弊病,破除以药养医模式。但是,有研究表示,2018 年,公立医院仍然占据处方药约 80%的市场份额,处方外流政策实施效果尚待进一步观察。

上述问题的根本原因是法律法规的不健全,国家应对相关行业制定细则并严格执行,对药品营销中的违法乱纪行为进行严厉打击。

24.10.5 过期药品回收

据《中国家庭过期药品回收白皮书》披露,我国约有 78.6%的家庭都备有家庭小药箱,但 80%以上的家庭都没有定期清理药箱的习惯,全国一年产生过期药品约 1.5 万吨。关于过期药品的回收,我国尚无一套完整健全的处理机制。按照《中华人民共和国固体废物污染环境防治法》,过期药品之类的污染物"应由县级以上地方人民政府环境保护行政主管部门对本行政区域内固体废物污染环境的防治工作实施统一监督管理。有关部门在各自的职责范围内负责固体废物污染环境防治的监督管理工作"。但是,因为缺少具体的落实制度,我国几乎没有回收过期药品的成功范例。近期结合"互联网+",一些企业联合开展的药品回收探索实践值得关注。

过期药品的回收关乎全社会公民的健康。药品监管部门亟需加强制定相关政策,建立机制和流程,并设计激励措施对回收过期药品的行为进行鼓励,社区也应加强宣传,促进政策落实。药企和药品零售商也应担负起相应责任,推动过期药品回收工作的进行。

24.11 总结

药品生产和流通是建设规范有序的药品供应保障制度的核心内容,对更好地满足人民群众看病就医需求,推进健康中国建设具有重要意义。随着我国人口老龄化加快,居民健康消费升级,我国医药工业转向高质量发展新发展。在生产环节关键是提高药品质量疗效,系统提升制造水平,充分把握好严格药品上市审评审批和加快临床急需的新药和短缺药品审评审批的平衡,推进已上市仿制药质量和疗效一致性评价,全面推动我国医药工业的创新驱动转型和国际化发展,打造稳定可控的产业链供应链,持续增强供应保障能力。在流通环节的重点则是整顿流通秩序,改革完善流通体制。推动药品流通企业转型升级,改革药品购销中间环节,并结合国家医保的战略购买力量,系统建设以国家组织药品集中采购和医保药品谈判为关键抓手的药品价格形成机制,加强药品购销合同管理以及药品价格和上市后药品质量监测。

(刘 宝 朱 迪)

参考文献

[1] 艾昆纬. 2019 年全球药品市场回顾与趋势展望[EB/OL]. (2020-08-18)[2022-02-28]. http://www.cnpharm.com/c/2020-08-18/750238.shtml.

[2] 陈海波,李笑萌,俞海萍. 我国药品审评审批制度改革再提速[N]. 光明日报, 2018-04-08(2).

[3] 陈昊. 带量采购对药品流通行业的影响和思考[M]//邓金栋,温再兴. 药品流通蓝皮书——中国药品流通行业发展报告(2019). 北京:社会科学文献出版社,2019.

[4] 陈小梦,杜娟. "互联网+医药"在药品流通领域的发展[J]. 财讯,2017(12):156.

[5] 陈永法,祁舒,甘珏,等. 美国 FDA 药品流通监管制度(连载一)[J]. 中国食品药品监管,2018(5):55-63.

[6] 陈永法,祁舒,甘珏,等. 美国 FDA 药品流通监管制度(连载三)[J]. 中国食品药品监管,2018(7):60-66.

[7] 程晓波. 简析药品专利保护的必要性[J]. 职工法律天地,2017(4):214.

[8] 高颖颉. 中国生物医药产业政策及其有效性研究:基于企业竞争力视角[D]. 南京:南京大学,2018.

[9] 李洁,王永辉,QIAN D. 美国医药产业政策体系探析及对我国的启示[J]. 中国卫生事业管理, 2018, 35(8):593-597.

[10] 李卫星,厉欢. 把握影响医药消费者需求差异的主要因素,做好药品经营[J]. 黑龙江医药,2010,23(4):578-579.

[11] 刘建勋. 2018 年全球医药商业行业市场概况与发展趋势分析[EB/OL]. (2019-03-07)[2022-02-28]. https://www.qianzhan.com/analyst/detail/220/190307-15a78996.html.

[12] 刘欣. 中国药品价格形成机制及变革路径研究[J]. 改革

与战略,2017,33(6):79-81.

[13] 刘洋,管晓东,史录文. 我国药品价格水平国际比较研究
[J]. 中国药房,2012,23(48):4537-4539.

[14] 欧阳日辉,常莹娜. 2018年中国医药电子商务发展报告
[M]//邓金栋,温再兴. 药品流通蓝皮书——中国药品
流通行业发展报告(2019). 北京:社会科学文献出版
社,2019.

[15] 潘广成. 中国医药工业70年发展成就与展望[M]//佘鲁
林,温再兴. 制药工业蓝皮书——中国制药工业发展报
告(2019). 北京:社会科学文献出版社,2019.

[16] 任晓星,陈敬,史录文. 我国加快新药审评审批的进展情
况分析及思考[J]. 中国药房,2018,29(18):2453-
2457.

[17] 宋燕. 新医改后药品价格形成及其影响因素研究[J]. 价
格理论与实践,2019(2):41-44.

[18] 王秀岩. 药品生命周期与营销管理的分析[J]. 黑龙江科
技信息,2017(18):79.

[19] 我国仿制药一致性评价沿革及评价方法分析[J].中国医
药工业杂志,2019(3):338-344.

[20] 我国加快新药审评审批的进展情况分析及思考[J].中国
药房,2018,29(18):10-14.

[21] 吴正花. 探讨药品专利保护期补偿制度及其构建[J]. 品
牌研究,2018(S2):86-87.

[22] 向明. 我国药品价格形成机制及市场化改革对策研究
[J].价格月刊,2017(2):43-46.

[23] 谢运博,陈宏民. 规模、所有制与中国医药制造业全要素
生产率[J]. 科技与经济,2016,29(6):1-5.

[24] 许明哲,牛剑钊,陈华,等. 浅谈仿制药质量一致性评价
过程管理的原则及政策依托[J].中国新药杂志,2013
(21):2475-2478.

[25] 宣建伟. 药物市场准入——从理论到实践[M]. 上海:复
旦大学出版社,2015.

[26] 薛芮. 基于药品全生命周期管理的药品监管机制研究
[D]. 济南:山东大学,2017.

[27] 杨庆,刘玲玲,周斌. 我国仿制药一致性评价沿革及评价
方法分析[J]. 中国医药工业杂志,2019,50(3):338-
344.

[28] 袁林. 美国药品审评制度研究[D]. 沈阳:沈阳药科大
学,2017.

[29] 张斗胜. 医药行业营销渠道的重构和监管[J]. 农村经济
与科技,2017(24):85.

[30] 张天翔,黄宇玮,刘宝. 美国药品可负担性的影响因素考
察[J].中国药物经济学,2018,13(5):17-22.

[31] 赵娜娜,孙利华. 中国医药产业新药研发能力研究[J].
中国医药工业杂志,2018,49(9):1321-1326.

[32] 赵雯. 药品福利管理(Pharmacy Benefit Management,
PBM)在我国医疗保险和商业健康保险中的运用[D].
成都:西南财经大学,2014.

[33] 中华人民共和国商务部市场秩序司. 2018年药品流通行
业运行统计分析报告[M]//邓金栋,温再兴. 药品流通
蓝皮书——中国药品流通行业发展报告(2019). 北京:
社会科学文献出版社,2019.

[34] DIMASI J A, GRABOWSKI H G, HANSEN R W.
Innovation in the pharmaceutical industry:new estimates of
R&D costs[J]. Journal of Health Economics, 2016, 47:
20-33.

[35] MAILANKODY S, PRASAD V. Pharmaceutical marketing
for rare diseases:regulating drug company promotion in
an era of unprecedented advertisement[J]. JAMA,
2017,317(24):2479-2480.

[36] STATISTA. World pharmaceutical sales 2017-2021 by
region[EB/OL]. (2022-02-23)[2022-02-28].
https://www. statista. com/statistics/272181/world-
pharmaceutical-sales-by-region/.

25 基本药物政策评价

25.1 基本药物政策概述

25.1.1 基本药物的定义及其发展

（1）基本药物定义

世界卫生组织（WHO）对基本药物的定义为"满足人们基本的健康需求，根据公共卫生的现状、有效性、安全性以及成本效果比较的证据所遴选的药品。其在任何时候都应有足够的数量和适宜的剂型，价格是个人和社区能够承受得起的"。基本药物是基本药物政策的一个重要内容。它是质量、数量、疗效、安全、价格和成本效果的统一体。

（2）基本药物概念的提出及其发展

20世纪70年代一些发展中国家经济和药品生产技术落后，导致本国医药资源缺乏，人们健康难以保障。与此同时，贸易全球化和疾病模式的改变给许多国家的药品供应产生了深远影响。为保障国民的基本用药，1970年坦桑尼亚制定了第一个基本药物目录，其他一些国家开始尝试和探索基本药物政策。WHO于1975年开始提出基本药物概念（essential drug，后改称为 essential medicines），建议各国，特别是发展中国家建立国家基本药物政策，以保障公众能以低廉的价格获得基本医疗所必需药物。

为了向实施基本药物政策的国家提供规范性的指导，并促进基本药物概念和政策的全球推广，在WHO的第615号技术报告中，基本药物被正式定义为"能够满足大部分人口卫生保健需要，人们健康需要中最重要的、最基本的、必要的、不可缺少的药品"，并制定和公布了第1版《基本药物示范目录》（*Model List of Essential Drugs*），该目录共收录205个药品品种，其所遵循的原则是有效（efficiency）、安全（safe）并具有成本效果（cost-effectiveness）的药物，以限制处方者在药物使用中的权限，并规定该目录每两年更新一次；同时将"基本药物行动规划"作为该组织药物政策的战略任务。之后，WHO召开了一系列的国际会议促进了基本药物政策的推广。

WHO最初主要将基本药物概念推荐给经济较落后、药品生产能力低的国家，使其能够按照国家卫生需要，在资源有限的约束下，按合理的价格来购买、使用质量和疗效都有保障的基本药物。1978年，《阿拉木图宣言》进一步把"提供基本药物"作为基本卫生保健的八大要素之一。

按照WHO基本药物筛选和使用专家委员会的规定，基本药物要能满足人群重点卫生需要，因此，在筛选中需要考虑疾病流行程度、药物功效、安全性的相关证据以及相对成本效益。为确保基本药物能发挥作用,WHO 于 1979 年发布基本药物行动规划,并于 1981 年建立基本药物行动委员会。

1985 年,WHO 在内罗毕会议上扩展了基本药物的概念,指出基本药物是能满足大多数人卫生保健需要的药物,国家不仅应保证生产和供应,还应高度重视合理用药,即基本药物还必须与合理用药相结合。这种概念的扩展意味着基本药物对发达国家也开始发挥其积极作用。同时,WHO 在推荐基本药物遴选程序时,把基本药物的遴选过程与《标准治疗指南》和《国家处方集》的制定过程结合起来,以促进疾病诊疗与用药的标准化、规范化,便于各级医疗单位,特别是基层、社区医疗单位更准确、合理地对常见疾病进行诊治,也进一步推动了基本药物在疾病治疗中的科学合理使用。

1999 年,世界卫生组织基本药物专家组提出基本药物概念是"满足大部分人群的卫生保健需要,在任何时候均有足够的数量和适宜的剂型,其价格是个人和社区能够承受得起的药品"。

2002 年,WHO 对基本药物的概念进一步完善并沿用至今,基本药物是"满足人们基本的健康需求,根据公共卫生的现状、有效性、安全性以及成本效果比较的证据所遴选的药品。其在任何时候都应有足够的数量和适宜的剂型,价格是个人和社区能够承受得起的"。这个概念强调了基本药物遴选过程中循证的原则,使得遴选过程更加透明、公正、更具有科学性。同时世界卫生组织为了更精确地表述基本药物,将基本药物的英文从"essential drugs"改为"essential medicines"。

25.1.2 国家基本药物政策的提出和推广

(1) 国家基本药物政策

国家基本药物政策(national essential drug policy,NEDP)是指根据基本药物研制、生产、供应、使用、广告、信息提供等环节制定有利于促进合理用药推广的有关法律、条例、策略和措施。而以基本药物目录为核心的国家基本药物政策,涵盖合理价格、药物筹资、供给系统、管制与质量保证、合理使用、研发、人力资源以及监测与评价等各个环节,以达到保障基本药物可及性、质量和合理使用的政策目标。从发展中国家的实践经验看,基本药物在相关药品法律法规的保证下,广泛应用于临床用药指导、药品生产与供应、药品质量保证、卫生人员培训、医疗保险赔付等领域,成为贯穿国家医药卫生政策的重要思想,也是实现全民初级卫生保健目标的有效途径。

(2) 国家药物政策

国家药物政策(national drug policy,NDP)的概念是在 1975 年第 28 次国际卫生会议上首次被提出的,是指由国家政府制定的,在一定时期内指导药品研究、生产、流通、使用和监督管理的总体纲领,包括工作方针、原则、策略、计划、行为准则、措施等。国家药物政策的重要策略和措施可以通过国家立法制定出相应的法规,作为政府官方的文件以保证国家药物政策得到贯彻和实施。

WHO 倡导国家药物政策的目标和基本理念分别是:①促进药品可及性,保障基本药物(包括传统药物)的可获得性与可负担性;②保证药品质量,保证所有药物的优质、安全和有效;③促进药品的合理使用,提高医疗专业人员的诊疗水平,促进消费者使用具有成本效果比高的药物。

国家药物政策是政府为确保药品的可获得性、可负担性、质量和合理使用而制定的中期或长期目标以及实现目标的主要战略。

WHO 的国家药物政策提供了包括公立和私立部门在内的所有药品领域参与者协调行动的综合性框架,其中包括 9 个关键要素,即基本药物遴选、可及性、筹资、供应系统、监管与质量保证、合理用药、研发/科研创新、人力资源、监管与评价(表 25 - 1)。每个关键要素都与实现一项或多项国家药物政策目标密切相关。

表 25 - 1　WHO 国家药物政策的框架

关键要素	可及性	质量	合理使用
基本药物遴选	√	(√)	√
可负担性	√		
药物筹资	√		
供应体系	√		(√)
管制与质量保证		√	√
合理使用			√
研发	√	√	√
人力资源	√	√	√
监测与评价	√	√	√

注:√表示直接相关;(√)表示间接相关。

(3) 国家药物政策与国家基本药物政策的关系

国家基本药物政策是国家药物政策的重要组成部分,在国家药物政策综合框架中,基本药物政策是一项重要内容,涉及到框架的各个部分。以基本药物可及性为例,必须通过药物的合理选择,可承受的价格,可持续的筹资和可靠完备的药品供应体制共同实现。基本药物政策作为国家药物政策的核心内容,已经被全球很多国家,不同层次的医疗卫生机构所接受。国家基本药物政策的目标与国家药物政策的三大基本目标是相一致的,表现为:①确保研制、生产与供应的药物能针对所有疾病(包括普通病和罕见病),实现安全、有效的治疗,从而提高和保障公众药物治疗的合理性;②确保公众能够方便、及时地通过各种渠道获得适宜的治疗药物,从而提高和保障药品的可获得性;③确保药品价格的合理性,从而提高和保障公众对药品的可支付性。基本药物政策在加强基本药物生产、流通、使用各环节的科学管理和宏观指导,合理配置药物资源,保障人民安全、有效、合理使用药物等方面发挥了重要作用。国家基本药物政策不仅是国家药物政策的核心内容,也是国家公共卫生政策的重要组成部分,是国家卫生安全保障的基础。

25.1.3 基本药物可及性的要素

合理遴选药物、可承受的价格、可持续的筹资以及可靠完备的药品供应体制是确保基本药物可及性的4个要素。世界上没有任何一个卫生系统能够无限制地获得所有的药物。合理选择基本药物是国家基本药物政策的核心原则之一。系统地制定以循证为基础的国家诊疗指南。规范治疗是制定国家基本药物目录的基础,确保治疗的安全有效。药物价格和可持续筹资是基本药物不可或缺的要素。要使药物能够支付得起,首先要有价格信息才能争取最佳的价格。可依赖于国际和区域价格信息服务。其次,通过药品的招标进行价格竞争是降低价格的有力举措。另一个要点是公平的定价,即对具有不同购买力的国家的价格进行调整,制定不同的价格。对专利进口药和通用药取消关税和国内增值税有助于降低药价;降低高额的销售费用,降低药房和药物流通中间销售商的费用,药品的费用还可以大大降低;通过技术转让,药品就地生产均可使药物价格进一步降低。在可持续的筹资方面,许多中低收入国家中仍有机会改善和增加卫生和基本药物的政府开支。患者分担费用只是补充,不能取代政府用于基本药物的政府拨款。可靠完备的药品供应体制是实现基本药物可及性的基本要素之一。WHO提出确保基本药物可及性的4个要素应该采取的重点行动内容见表25-2。

表 25-2 达到药物可及性的框架和具体行动

要素	具体行动
合理选择和使用基本药物	根据关于功效、安全性、质量和成本效果的现有最佳依据制定国家治疗方案; 根据国家治疗方案制定国家基本药物清单; 使用国家基本药物清单进行采购、报销、培训、捐助和监督
支付得起的价格	使用可获得和公正的价格信息; 允许地方市场上的价格竞争,促进批量采购; 促进通用药物政策; 为新注册的基本药物进行价格磋商; 取消基本药物的进口税、关税和国内税; 通过更有效的销售和配送系统降低价格; 在适当和可行的时候鼓励就地生产有质量保证的基本药物; 把世界贸易组织/与贸易有关的知识产权协议中适宜的保障措施纳入国家法规并予以应用
可持久的资金供应	增加用于卫生(包括用于基本药物)的政府资金; 减少自付费用,尤其是穷人支付的费用; 使外部资金(补助金、贷款、捐款)针对具有高度公共卫生影响的特定疾病; 探索其他资金供应机制,例如减免债务和团结基金
可靠的供应系统	把药物纳入卫生部门发展工作; 在物资供应国方面形成有效的公立—私立—非政府组织混合措施; 通过管理控制确保药物质量; 探索各种采购计划:采购合作社; 在卫生保健提供中包括传统医药

引自:世界卫生组织. WHO药品政策展望8:公平获取基本药物-集体行动的框架[R].日内瓦:世界卫生组织,2004.

(1)基本药物的遴选

基本药物的遴选主要考虑公共卫生的相关性(疾病的流行率)、药品的安全性、有效性以及成本效果等证据。WHO专家委员会提出了遴选基本药物的6条标准:①应考虑一个国家或地区的具有条件,特别是疾病谱的情况;②应选择在各种医疗机构常规使用或在临床研究中已经证明具有较好疗效和安全可靠的药物;③应保证选出的每一种药物都能比较方便地获得,药品质量能够得到保证,并且药品在储存和使用过程中能够保持稳定的性质;④如果两种或者多种的药物在以上几个方面均很相似,则应对它们的相对疗效、安全性、质量、价格、可获得性等进行仔细评价,再做出选择;⑤药物间的价格比较不仅要考虑其单价,还应当比较整个疗程的费用;⑥基本药物应由单一成分组成,但是如果有证据表明复方制剂在有效性、安全性和依从性等方面比分别服用单成分药物更有优势,则应该考虑选择复方制剂。

1999 年以来,156 个国家制定了基本药物目录,其中 127 个国家经过了不断的修订,从而不断完善基本药物目录。随着疾病谱的转变,出现了大量创新药物和高价药物。比如随着多种结核耐药菌株的出现,高价的新型抗结核药物问世;又如随着疟疾耐药虫株的出现,需要多种复方药物联合治疗。在已有的卫生筹资条件下,为了争取更好的健康结果,需要及时调整基本药物目录。

1977 年世界卫生组织提出第一版基本药物目录,到 2019 年世界卫生组织共发布了 21 版基本药物示范目录。2005 年 3 月,世界卫生组织发布的第 14 版基本药品目录包括核心目录(core list)和补充目录(complementary list)。核心目录是指最低药物需求目录,代表最有效、最安全和成本效果最好的药物。该目录共包含 27 个大类、312 种药品(包括预防和治疗艾滋病的药物)。补充目录主要是指治疗优先重点疾病的基本药物,要经过专门的诊断或监测设施、专科服务或医师经培训后才能使用,具有较高费用或较低成本效果的药物也可被列入其中。

从 2017 年版 WHO 基本药物目录开始,已有不少创新药物(包括抗肿瘤、抗丙型肝炎病毒药物)被列入其中。2019 年 7 月 9 日,世界卫生组织发布了 2019 年基本药物目录(第 21 版),增加了 28 种成人用药(其中 12 个为核心目录、16 个为补充目录)和 23 种儿童药物(其中 6 个为核心目录、17 个为补充目录),并规定了已列入清单的 26 种产品的新用途,对已有的 34 个基本药物扩大适应证,删除了 10 个原有的基本药物。

(2)基本药物的供应体系

可靠的供应体系是实现基本药物可及性的基本要素之一。确保基本药物及时、足量、保质供应,是建立基本药物制度、保障广大群众基本用药的关键。国际上通常所讲的药物供应体系(supply system)应包括基本药物的生产、采购和配送。

药品的供应系统也主要依赖于基本药品目录。选择低廉的基本药物并正确地使用可以大大减轻疾病的负担。高效的药品供应管理体系是基本药物体制的一个组成部分。在过去 30 年来,许多国家积累了丰富的药品供应管理经验,包括合理选择药物、节约资金、提高管理服务效率、合理使用药品和管理体制的系统评价及监测。

在药品采购方面,WHO 提出药品采购的四项原则:①购买所需数量的最有成本效果的药品;②选择具有高质量产品的可信赖的供应商;③保证能及时提供药品;④取得最低可能的总成本。

世界卫生组织认为,药品采购需要遵循药品采购质量标准(GPP)(operational principles for good pharmaceutical procurement),并提出了 12 项药品采购的原则(表 25 - 3),内容包括:管理的透明度、药品选择及定量、筹资及竞争、供应商的选择及质量保证;而人员的培训是招标采购成败关键。

表 25 - 3　药品指标采购的 12 项原则

序号	原则
1	不同的采购功能由不同的组织及个人负责(如药品选择、确定数量、产品说明、供应商的初选、投标者的评定)
2	采购过程应当有透明度(标书及合同)
3	计划采购,定期监测采购及年度审计
4	公共部门采购应限于基本药物目录
5	投标标书中应列出药品通用名或国际非专卖药名(INN)
6	采购药品的数量应根据需要来估计
7	要有可靠的筹资机制,最大化地利用财政资源
8	应采购大宗数量的药品以提高其经济规模
9	除了较少用量的药品外,所有药品均应采用竞争招标的方法
10	采购组应购买签有契约供应商的具有合同的药品品种
11	供应商需事先经过资格审定,需对其产品质量、服务可靠性、供药时间及其资质进行监测
12	采购程序及系统应保证所购买的药品具有高质量的国际标准

(3)基本药物的筹资

药品筹资是促进基本药物可及的另一关键因素,是国家卫生筹资体制的一部分。药品筹资政策既需要体现公平性,即筹资政策能否提高对基本药物的可及性;又要考虑筹资的效率,即投入的资源是否得到最大的健康效益。药品筹资可分为税收筹资、保险筹资和个人直接支付,其中前两者为公共筹资。不同的国家有不同的药物筹资政策和渠道。

在建立全民医保的发达国家,药物筹资以公共筹资为主。一般在实行社会保险的国家,政府通过税收筹资为贫困人群参保提供资助;在实行税收筹资的国家,则不管是不是贫困人群,都实行统一的筹资方式和统一的保障待遇。

在许多发展中国家,政府没有能力为弱势人群提供与一般人群同样水平的保障待遇,不同经济能力的人群可能被分割在不同保障水平中。在最不发达国家,政府甚至没有能力为贫困人群提供低水平的医疗保障,只能依靠国际援助、贷款、捐款来推行若干最基本的医疗服务,然而这种筹资模式的可持续性难以保证。

世界卫生组织提倡基本药物的筹资要与国家的卫生筹资政策结合起来。基本药物应该是卫生保健服务包的一个组成部分,建立基本药物筹资机制的前提应依附于既有的卫生筹资环境。其次,以政府为主导公共筹资是基本药物主要的筹资来源,充分发挥各类医疗保险和社会组织的作用,减轻个人支付药品费用的负担,这是由基本药物的准公共产品的性质所决定的。世界卫生组织明确指出,个人筹资不应该是基本药物主要的筹资来源。此外还应合理控制影响基本药物筹资的其他因素,如药品目录制定、药品价格控制等,使影响筹资机制形成的外部环境相对稳定,从而形成稳定的基本药物筹资体系。

（4）基本药物价格

价格是保证基本药物可及性的前提。基本药物价格的可支付性也称为可负担性（affordability）,即保证药品价格的合理性,使其控制在人群可以承受的范围之类。在许多高收入国家,70%以上的药品由政府支付费用,而在中低收入国家,政府的药物开支不能解决大多数人口对药物的基本需求。在这些国家,50%～90%的药物由患者自己负担。此外,治疗结核病、艾滋病、细菌感染和疟疾的新型基本药物价格普遍较高。全球贸易协定也对中低收入国家的基本药物获取产生了一定影响。政府应当采取行政、法律、经济等手段保障基本药品的可及性。世界卫生组织在控制基本药品价格方面的具体建议主要集中价格信息收集、价格管制和议价策略三方面。

1）价格信息收集。掌握充分的价格信息是制定价格政策和价格谈判的基础。世界卫生组织提倡建立国家范围的、区域范围的、全球范围的价格信息系统,以便政府、非政府组织、捐助机构以及涉及基本药物采购的其他各方获取价格信息。世界卫生组织目前拥有 3 个全球价格信息系统和 2 个区域价格信息系统,分别是《国际药物价格指标指南》《HIV/AIDS 诊断方法及使用药品的来源和价格》《药物初始原料/基本药物报告》《非洲区域办事处基本药物价格指南》和《每周区域办事处:艾滋病和性传播感染药品价格指南》。此外,世界卫生组织与健康行动

国际组织合作,于 2002 年出版了一个用于中低收入国家药品价格构成的数据收集手册,提供全面、准确的国际药品价格变动信息。

2）价格管制。对普通药品的价格管制主要着眼于控制流通环节的利润,主要方式有最高限价、参考定价、偿付限制等。

最高限价是规定药品最高零售价或最高批零差价率。世界卫生组织提议采用分级定价策略:对于用量大的药品采用较低的差价率,对于用量少但又不可或缺的药品采取较高的加价率。

参考定价的方式一般有两种:一是从药理学或治疗学上具有相等作用的一群药品中,选择其中最便宜的一种药品作为参考药品,将其价格作为该类药品的零售价格。二是比较同一药品在各国市场上的价格,再结合本国实际上浮或下调一个百分比作为该药品的零售价。

偿付限制是把基本药物列入医疗保险报销目录的国家采用的价格限制方法。比如在法国,一个公司的药品原则上可以以任意价格销售,但如想得到法国医药保障体系的偿付报销,则必须申请列入国家医保报销目录,通过与政府部门谈判来决定其用于医疗保险偿付的价格。

3）议价策略。对生产厂商或经销商很少的产品,在掌握价格信息的基础上进行价格协商是获得合理价格的有效方法。

25.1.4 合理用药

合理用药是国家基本药物政策的主要目的之一。世界卫生组织在 1985 年内罗毕会议上给出了合理用药的定义,即"患者所用药物适合其临床需要,所用剂量及疗程符合患者个体情况,所耗费用对患者和社会而言均属最低"。这一定义包括了治疗依从性在内的提供者和使用者的药品高质量（适宜）使用。

药物的不合理使用是世界范围内存在的主要问题之一。据世界卫生组织估计,在处方药的配制和销售过程中有 50% 是不恰当的;同时一半的患者的使用是不合理的。药品过度使用、使用不足或者错误使用导致浪费稀缺的药品资源并造成危害。不合理使用包括对单个患者使用过多药物,不合理使用抗生素、非细菌性感染药物剂量配给不足、在口服疗效较好的情况下过多注射给药、没有根据临床诊疗规范用药、不适当地自我用药,或应用处方药或没有根据剂量使用。

世界卫生组织推进合理使用基本药物政策,提

出合理用药包括客观使用药品的信息、医务人员合理用药的保证措施、促进消费者合理用药的办法和措施、开展促进合理用药的活动等。完备的法规体系是实施政策、保证合理使用药品的必要条件,政府在这一领域应当起主导作用。通过制定基本药物目录、标准操作规程和标准治疗指南,规范医师的处方用药行为;通过专业机构培训相关人员,提高用药水平;通过各种媒介向公众宣传合理用药知识,提高用药者的合理用药意识,逐步达到合理用药。

25.2 我国基本药物政策

25.2.1 我国基本药物概念的引入和发展

我国政府 1979 年就开始积极参与世界卫生组织的基本药物行动计划。同年 4 月,卫生部、国家医药管理总局组织有关医药工作者成立了"国家基本药物遴选小组"。1981 年 8 月,完成了《国家基本药物目录(西药部分)》的编订工作,并于次年 1 月正式下发第一版《国家基本药物目录》,其中未收载中成药。

1992 年,我国成立了由卫生部、财政部、总后卫生部、国家医药管理局、国家中医药管理局有关领导和专家组成的"国家基本药物领导小组",负责国家基本药物方针、政策和目录的制定,并协调有关部门开展国家基本药物制定与推行工作。卫生部药政局设国家基本药物领导小组办公室,负责具体组织、协调工作。西药部分委托中华医学会、中国药品生物制品检定所、原北京医科大学临床药理研究中心分别承担不同工作,共同完成遴选工作;中药部分委托国家中药品种保护委员会,在中成药品种整顿的基础上,开展遴选工作。我国基本药物目录的遴选以"临床必需、安全有效、价格合理、使用方便、中西医并重"为标准,1994 年完成了中药部分的遴选工作,西药基本药物的遴选工作于 1995 年完成。1996 年,我国首次发布了国家基本药物中成药和化学药品(包括生物制品)目录,以后每两年修订一次(表 25-4)。

表 25-4 我国历版《国家基本药物目录》发布时间和收载品种数(单位:种)

品种类型	1982 年	1996 年	1998 年	2000 年	2002 年	2004 年
西药	278	699	740	770	759	773
中成药	0	1 812	1 570	1 249	1 242	1 260
总计	278	2 511	2 310	2 019	2 001	2 033

1997 年,《中共中央、国务院关于卫生改革与发展的决定》要求"国家建立并完善基本药物制度",对纳入《国家基本药物目录》和质优价廉的药品,制定鼓励生产、流通的政策,首次以法规形式确定在我国推行基本药物政策。但是由于缺乏与目录相配套的《标准治疗指南》和国家处方集,我国基本药物政策仍主要停留在《国家基本药物目录》的制定上。1998 年,国家机构、职能调整以后,根据国务院机构的设置和赋予的职能,国家药品监督管理局负责国家基本药物目录的制定工作。经多次修订,2004 年最新版目录共收载基本药物 2 033 种,其中西药 773 种、中成药 1 260 种,覆盖了绝大多数疾病的治疗药物。

2009 年前,我国的基本药物只有目录,没有相关制度和政策,公众对国家基本药物目录内药品的可及性没有显著增加,也没有有效促进临床合理用药。

25.2.2 我国基本药物政策的建立

党的十六届六中全会通过的《中共中央关于构建社会主义和谐社会若干重大问题的决定》,提出了"要建立国家基本药物制度,加强医药服务监管,整顿药品生产和流通秩序,保证群众基本用药"的要求。

2007 年 1 月 23 日,卫生部部长高强在全国卫生工作会议上作了题为《努力保证人民公平享有基本卫生保健》的报告,该报告进一步为国家基本药物制度勾画了基本的框架和具体做法。提到"建立国家基本药物制度。由国家确定基本药物目录,实行定点生产、统一价格、集中采购、统一配送,农村、社区卫生机构应全部使用基本药物,医院也必须明确使用国家基本药物的比重,保证群众基本用药;规范生产流通秩序;加强药品和药品生产、经营企业的准入;改革药品价格管理,提高药品价格的科学性、合理性、严禁虚高定价"。上面的表述,指明了"国家基本药物制度"应该包括基本药物的使用、生产、流通、定价四方面的内容。具体的做法是在确定国家基本药物目录的基础上,通过定点生产、统一价格、集中采购和统一配送,充分发挥政府的主导作用来确保群众能获得质优、价廉的基本药物。

该报告标志着我国正式启动初步建立国家基本药物制度的工作,且逐步制定并落实了围绕基本药物目录管理、生产供应、采购配送、配备使用、价格管理、支付报销、质量监管、监测评价 8 项内容的主要政策和配套政策。

为保障群众基本用药,减轻医药费用负担,根据《中共中央、国务院关于深化医药卫生体制改革的意见》和《国务院关于印发医药卫生体制改革近期重点实施方案(2009—2011 年)的通知》,卫生部等九部委于 2009 年 8 月 18 日发布了《关于建立国家基本药物制度的实施意见》(下称《意见》)的通知,对基本药物的遴选、生产、流通、使用、定价、报销、监测评价等做出了规定。同时还发布了《国家基本药物目录(基层医疗卫生机构配备使用部分)》(2009 版)和《国家基本药物目录管理办法(暂行)》。该目录包括化学药品、中成药共 307 个药物品种。《意见》明确规定:"2009 年全国每个省(自治区、直辖市)30%的政府办城市社区卫生服务机构和县(基层医疗机构)实施基本药物制度,包括实行省级集中网上公开招标采购、统一配送,全部配备使用基本药物并实现零差率销售;到 2011 年,初步建立国家基本药物制度;2020 年全面实施规范的、覆盖城乡的国家基本药物制度。"

这轮改革有关基本药物的政策措施具有以下特点:①重新遴选了基本药物目录(基层版),削减基本药物的品种,从原来的 2 033 种减少到 307 种;②通过对公立基层医疗机构的补助以及提高医保对基本药物的报销比例,为公众使用基本药物提供资金保障;③通过重新定价、零差率销售、集中招标采购等政策措施降低基本药物价格;④要求政府办的基层医疗机构全部配备和使用基本药物。

我国基本药物制度的建立对保障居民对基本药物的可及性以及合理用药有深远的影响。

25.2.3 我国基本药物政策的实施

2009 年 8 月国务院九部委联合发布《关于建立国家基本药物制度的实施意见》(简称《意见》)、《国家基本药物目录管理办法(暂行)》和 2009 版目录,标志着我国正式启动初步建立国家基本药物制度的工作。《意见》发布后,各相关部门相继出台了国家基本药物供应保障、定价、配备使用、质量监管等配套政策。全国 31 个省(区、市)和新疆生产建设兵团开始制定并出台省级工作方案,包括实施基本药物制度的工作方案、实施意见、工作通知或工作细则。截至 2010 年 3 月,全国 31 个省、自治区、直辖市共有 1 020 个县(县级市、市辖区)实施了基本药物制度,占全国总数的 35.7%,制度覆盖政府办基

层医疗卫生机构 1.8 万个,占全国总数的 38.7%。2010 年底,全国 57%的政府办基层医疗卫生机构实施了基本药物制度。2011 年 7 月底,全国 31 个省(区、市)和新疆生产建设兵团所有政府办基层医疗卫生机构配备使用基本药物,并实行零差率销售。我国仅用了两年时间就实现了基本药物制度全覆盖,并逐步试点向更高一级的区县医疗机构进行全覆盖。

(1)国家目录管理与省级增补目录遴选

1)国家目录管理:国家基本药物目录管理主要包括目录的遴选和调整方法。《意见》和目录管理办法明确了我国基本药物的遴选原则和目录调整方法。

遴选原则是防治必需、安全有效、价格合理、使用方便、中西药并重、基本保障、临床首选。结合我国用药特点和基层卫生机构配备的要求,参照国际经验,合理确定我国基本药物品种(剂型)和数量。

目录调整方法是在保持数量相对稳定的基础上,实行国家基本药物目录动态调整管理。根据社会经济的发展、医疗保障水平、疾病谱变化、基本医疗卫生需求、科学技术进步等情况,不断优化基本药物品种、类别与结构比例。国家基本药物目录原则上每 3 年调整 1 次。必要时,国家基本药物工作委员会适时组织调整。

《国家基本药物目录》(2009 年版)收载西药 205 种,中成药 102 种,共 307 种。此版目录与之前的目录最大的差别在于药物数量大幅减少,解决了旧版目录数量庞大的问题。在遴选和调整药物品种和数量时,考虑了以下因素:我国基本医疗卫生需求和基本医疗保障水平变化、我国疾病谱变化、药品不良反应监测评价、国家基本药物应用情况监测和评估、已上市药品循证医学等。

2)省级增补目录遴选:我国基本药物制度实施初期,由于我国地域广阔,各省市社会经济发展不均衡,地域间的疾病谱也各不相同。为缓解基层用药品种的不足,作为阶段性措施,国家允许各地以省(自治区、直辖市)为单位增补非目录药品,但不将增补权限下放到市、县及基层医疗卫生机构,以便合理控制增补数量,维护国家基本药物目录的主体地位。

遴选原则为坚持防治必需、结合当地财政承受能力和基本医疗保障水平从严掌握。

遴选范围:具体品种从国家基本医疗保险药品

目录(甲类)范围内选择,确因地方特殊疾病治疗必需的,也可从国家基本医疗保险药品目录(乙类)中选择。增加的药品应是多家企业生产品种。民族药由自治区人民政府制定相应管理办法。

在2009国家基本药物目录公布后,我国31个省全部制定并公布了本省基本药物增补目录。这些目录体现以下4特点:①各地增补目录差异较大,重合度低;②各省级基本药物增补目录以心血管系统用药、激素和内分泌系统用药、消化系统用药、抗微生物类药物和专科用药为主,一定程度上缓解了国家基本药物种类偏少的问题;③各省增补的药品数量与本省经济发展水平有一定正相关性,地方在增补药物数量时考虑了本省的经济水平和财政支付能力,但经济发展水平并不是唯一的参考依据;④各地的遴选基本结合了当地人群的用药习惯。

允许地方增补药品是制度建设初期的过渡性措施,当基本药物制度已经在政府办基层医疗机构实现全覆盖后,原则上各地不能在2018年版国家目录基础上再增补药品。

(2)供应保障体系

基本药物供应保障体系包括药物的生产、定价、采购与配送,我国新医改对基本药物采购和配送方式都进行了制度创新和改革,以促进基本药物的可及性。各省在供应保障方面的政策文件较多,但整体框架均在《意见》提及内容范围之内,即基本药物实行统一招标确定生产和配送企业,实施统一配送,在国家规定的最高限价内根据招标确定的采购价格实施零差率销售。

1)招标采购模式:集中招标采购政策涉及基本药物的价格和质量,是确保基本药物供应保障的关键政策。国家出台了《建立和规范政府办基层医疗卫生机构基本药物采购机制的指导意见》,提出实行以省(区、市)为单位集中采购、统一配送,坚持政府主导和市场机制相结合,发挥集中批量采购优势,招标和采购结合,签订购销合同,一次完成采购全过程,从而最大限度地降低采购成本,促进基本药物生产和供应。

各省各地的方案在组织方式、实施范围、采购主体、采购渠道、采购周期、采购方式等方面差异不大。

基本药物不同采购方式的适用种类及实施省份数量见表25-5。

表25-5 基本药物不同采购方式的适用种类及实施省份数量

采购方式	适用的药物采购种类	实施省份数量(个)
与生产或批发企业单独议价	独家生产的基本药物	16
邀请招标及询价采购	基层必需但用量小的特殊用药、急救用药,列入限价挂网药品采购目录以及临床常用且价格低廉或价格稳定的基本药物	14
直接挂网	短缺、廉价药品或其他方式采购不到的药品	6
定点生产	以上所有方式均采购不到的药品,或基层必需但用量小的特殊用药、急救用药	16
公开招标采购	其他基本药物	31

各地在以上方面实施过程中的执行方式基本相同,但在公开招标的具体评标方式上存在较大分歧。

评标方式主要有三种模式,分别为双信封模式、综合评标模式及挂网招标模式。

A. 双信封模式:在国家政策的鼓励下,我国绝大多数省份实行双信封评标模式,即企业在编制标书时分别编制经济技术标书和商务标书。双信封评标模式是国际上通行的几种评标方式之一,其核心原则是"质量优先,价低者得",故安徽模式强调药品企业间的价格竞争,实行单一货源采购,即对每种基本药物(具体到剂型和规格)只选择一家药品生产企业中标和采购,使该企业获得供货区域内该药品全部市场份额,从而实现规模效益,这也提升了药品企业降价的动力。

B. 综合评标模式:上海、福建与宁夏3个省份采用质量和价格同时评审的综合评标模式,根据基本药物质量和价格等要素设计评分指标体系,对投标企业进行综合评分。

C. 挂网招标模式:重庆和广东实行挂网招标的方式进行第三方药品交易。重庆所有基本药物均需在药品交易所实行电子挂牌交易,由区县为单位成立的基本药物采购会员联合体作为代表注册买方会员,负责统一采购,村卫生室所需基本药物由乡镇卫生院代购。

3种招标采购模式的典型代表省(直辖市)分别为安徽、上海和重庆,表25-6对3种招标模式进行比较分析。

表 25-6　安徽、上海和重庆基本药物招标采购模式的比较

省(直辖市)	评价模式	中标企业数量	质量层次	评标标准	使用范围	量价挂钩	质量评价体系	主要特点
安徽	双信封	1家(个别1～3家)	无划分	技术标与商务标两层标准	基层医疗卫生机构	有	企业GMP资质认证、质量类型、生产规模、销售额、行业排名、市场信誉、不良记录等	单一货源、量价采购以解决价格虚高问题
上海	综合评价	1～5家	有划分,含专利、原研、单独定价、优质优价和GMP标准	综合评议分数	基层与非基层医疗机构	无	临床疗效、质量标准、企业GMP认证、企业规模、纳税情况、产品知名度、包装质量和便捷性、伴随服务和不良记录等	对产品质量、信誉和服务、价格三方面百分制评标,防止价格虚低现象
重庆	挂网招标	不限	无划分	定量、定性综合评价	基层与非基层医疗机构	有	采用会员制,对买方、卖方、配送方的服务质量、履约情况、诚信度等进行定期评价	以药品交易所为载体,发挥电子监管优势;不设专家评分,亦不对企业增设门槛

2)配送模式:建立基本药物制度之初,《意见》提出了坚持政府主导与市场机制相结合的"统一配送"的指导方向,在2010年安徽省供应保障体系试点后,多数省份实施生产企业为药品安全第一责任人的配送模式,主要做法是药品生产企业可直接配送或自行委托资质符合条件的经营企业统一配送,旨在鼓励发展现代物流等多种手段,提高配送效率。但由于《意见》未出台基本药物配送的实施细则,对遴选配送企业亦没有统一标准,因此各地出现了多种基本药物配送模式和配送商遴选方法。

配送商的参与模式有开放模式和限制模式两种。开放模式中只要符合经销商资质的流通企业皆可申请参加,通过资质审核后便可参与基本药物的配送;其优点是生产企业和医疗机构可双向选择配送企业,矛盾较少,缺点则是配送商数量多,同质化竞争,造成资源浪费。限制模式是政府主管部门对配送商进行定量考核,即根据配送能力、服务质量、企业信誉等指标组织专家遴选一定数量的配送企业;优点是更好地实现统一配送,有利于资源整合,但容易形成垄断。大部分省份通过统一招标的形式确定候选配送企业。

配送商的选择方式按遴选范围主要分为3种:①只选择省级配送商,省级配送商负责全省基本药物的配送任务,主要实施省(直辖市)有北京、宁夏、河南等。北京和宁夏沿用了新基本药物制度之前的配送商,且相关的配送方案也由政府主管部门制定实施。②分省、地两级选择配送商,省级可在全省范围内配送,地市级只可在区域内进行配送,湖北、江西、云南等采取该方式。③将省划分为几个区域遴选配送商,医疗机构只能在区域内中标的配送企业

中选择,如安徽、福建、江苏、浙江、湖南等。配送商选择范围不一的主要原因是我国各省(直辖市)地理大小、交通便捷程度等差异较大。

配送企业遴选标准各地规定不一。现代物流条件和经营规模是考核配送企业资质最重要、最直接的指标,但各地设立的客观、主观指标不同,如注册资金、仓储面积、配送车辆、药品应急储备能力等,各个指标的权重也各异。此外,绝大部分省(自治区、直辖市)限定了配送企业的主营业务,即必须为药品生产经营企业,仅内蒙古和甘肃允许邮政物流公司参与基本药物配送,但须先取得基本药物集中采购配送资格。

在实施中,各地出现了几种典型的配送模式,各有特色与借鉴意义。

A. 上海松江模式:指上海市松江区卫生局与上海医药集团有限公司(简称上药集团)签订协议,松江区零差率销售的435个品规(占区域内80%以上的基本药物)由上药集团定点生产、统一配送。通过规模效应降低药品价格,仅由一个企业生产和配送减少了流通环节,依托上药集团的强大实力来保证药品的及时配送。该模式使政府、企业、百姓都从中获益。由于该模式主要依靠上药集团的强大实力,上药集团在协调均衡多方利益尤其是其他药品生产和经营企业的利益中作出很大让步,且松江区是因偏远郊区的地理环境才使得政策得以实施,因此该模式的可推广性和可持续性并不强。

B. 浙江社区医药共同体模式:浙江省内众多地区医药经营的"龙头企业"共同加盟,参股成立浙江省社区医药共同体,由共同体成员负责相应地区的配送。由于各医药经营企业拥有不少医药厂商的部

分品种的一级代理权,联合之后进行"团购分销",在产品配送权和价格上更具优势。该模式市场化程度较高,打破了现有的医药商业流通格局,实现了从三甲医院到乡村卫生室、从连锁药店到单体药房等流通渠道的全覆盖,且减少医药企业的一级、二级代理,直接面对终端客户,在资金保障、运输成本等方面极具优势。

C. 第三方物流配送模式:由药品生产商和医疗机构之外的第三方专业物流企业来完成医药物流服务的运作全过程,采用了市场主导、开放模式,如内蒙古、甘肃等地,其配送企业中包含中国邮政系统,专业物流公司物流运作经验丰富,且配送覆盖范围广泛,可通过规模经济降低配送成本。中国邮政系统具有覆盖全国的网络资源优势,且具有组织全程全网联合作业的综合组织经验和能力,但对非医药经营企业对医药流通体制不熟悉,缺乏对药品保存、运输条件的管理能力和保障。

(3)补偿模式

基层医疗卫生机构基本药物补偿模式主要有政府全额补贴、多渠道补偿、以奖代补和收支两条线管理4种模式。

1)政府全额补贴模式:是对基层医疗卫生机构因零差率销售减少的收入,按照15%的药品差价或者按照上年度药品销售利润为基数进行补偿,代表地区有广东深圳、安徽、重庆等。该模式体现了政府的责任和基本药物制度的公益性,且流程相对较少,管理成本低,效率高,但对财政造成较大压力,政府财力不足的地区难以持续;另外,对基数以及补偿额度的测定难度较大。

2)多渠道补偿模式:主要采取财政、医保基金为主,公共卫生服务补助、风险基金、调整基层医疗服务技术收费标准、药事补偿、社会捐助或捐资等方面为辅的多头补偿机制。国内各省基本都在探索该模式的实施途径。多渠道补偿来源减轻了单一补偿渠道的资金压力,且能有效调动社会资源,提高群众积极性;且通过医保基金补偿,可推进开展门诊统筹以及按人头付费、按病种付费、总额预付等医保付费方式改革,也可以引导城乡居民积极参保,促进医保制度进一步完善,扩大群众的受益面。但补偿来源的多样性容易造成补偿责任分配不均,推诿退让,导致资金不到位等问题;另外,由于各地经济发展水平和财力状况不同,各地医保基金的支付能力的补偿水平差异较大。

3)以奖代补模式:该模式是根据《2010—2011年基层医疗卫生机构实施国家基本药物制度和综合改革以奖代补专项资金管理办法》实施的。中央财政奖补资金为一次性补助资金,奖补资金的分配因素包括各地基层医疗卫生机构实施基本药物制度和推进综合改革的工作进度、实施成效、人口情况及区域间财力差异。该政策可调动和激励基层医疗机构医疗服务的主动性和积极性,当地政府出台相应的以奖代补专项资金管理考核指标和评分标准,达到标准的即给予相应财政补助。代表地区有云南、湖南、海南等。其中海南从制度落实情况、医风医德、患者满意度等方面进行绩效考核,对合格以上者均给予足额补助,对优良者给予一定金额的奖励,而不合格者则通报批评和追究机构负责人的责任。该模式对财政负担较小,适用于经济落后地区,且可以调动机构的积极性,但在实施过程中存在奖补资金不足,拨付滞后等问题,难以作为唯一的补偿方式,常与其他模式相结合。

4)收支两条线管理模式:即医疗服务、药品收入全部上缴财政专户,其余全部支出纳入部门预算管理,工作人员待遇由财政予以保证,基本药物的药品差价由政府对基层医疗卫生机构进行补偿。该模式的特点是实行总额预算管理,以区级财政为主,实行多级财政筹资,代表地区有北京、上海、广东珠海、江苏等。该管理模式切断了基层医疗卫生机构收支之间的联系,避免趋利行为,促使公共卫生服务回归公益性。但这种模式对政府财政要求较高,且人员待遇的年增长率跟不上业务量的增长率,可能形成新的"吃大锅饭"现象,难以调动基层医务人员的积极性。

(4)基本药物配备,促进合理用药

为了促进基本药物的使用,控制医疗费用,《意见》指出"政府举办的基层医疗卫生机构全部配备和使用基本药物,其他各类医疗机构也都必须按规定使用基本药物"。在确保配备和合理使用方面包括卫生、药监、财政、物价等部门的不定期监督检查,处方检查和审核,处方点评制度,对医疗机构和医务人员的培训,对医疗机构和医务人员绩效考核和舆论宣传等措施;在确保安全方面包括不良反应监测、安全预警和应急处置机制、药品召回制度;确保价格合理方面采用价格公示制度,接受社会监督。

基层医疗机构促进基本药物使用的措施主要包括对医务人员合理使用基本药物的培训、医师处方监督检查和审核、舆论引导、对医疗机构进行绩效考核并与财政挂钩及建立药事服务管理机构5个方面。

25.2.4 我国基本药物制度的巩固和完善

在深化医药卫生体制改革的进程中,基本药物制度作为健全药品供应保障体系和保障人民基本用药的重要基础,中共中央、国务院对实施基本药物制度做出了重要的部署。《"健康中国2030"规划纲要》《"十三五"卫生与健康规划》《"十三五"深化医药卫生体制改革规划》都明确提出,要巩固和完善基本药物制度。2018年颁布的《国务院办公厅关于完善国家基本药物制度的意见》(国办发〔2018〕88号)进一步明确了基本药物"突出基本、防治必需、保障供应、优先使用、保证质量、降低负担"的功能定位,重点围绕基本药物的遴选、生产、流通、使用、支付等环节存在的问题制定有针对性的改革措施。

(1)基本药物目录实行动态调整,结构不断优化

自2009年以来,基本药物目录按照"防治必需、安全有效、价格合理、使用方便、中西药并重"的原则,分别在2009、2012和2018年颁布了3版的国家基本药物目录。2012年卫生部组织医药和临床专家,对选入目录的基本药物安全性、有效性和经济性进行研究论证。2013年3月,卫生部正式公布《国家基本药物目录》(2012年版),对2009版目录实施中发现的不足进行了调整和完善。2012年版目录分为化学药品和生物制品、中成药、中药饮片3个部分,其中,化学药品和生物制品317种,中成药203种,共计520种(表25-7)。2012年版目录具有以下特点:①增加了品种数量,能够更好地服务基层医疗卫生机构,推动各级各类医疗卫生机构全面配备、优先使用基本药物。②优化了结构,补充抗肿瘤和血液病用药等类别和数量,注重与常见病、多发病尤其是重大疾病以及妇女、儿童用药的衔接。③规范了剂型、规格,初步实现标准化。520种药品涉及850多个剂型1400多个规格,尽管目录品种数量增加,但与2009年版目录307个品种涉及780多个剂型、2600多个规格相比,数量明显减少,这对于指导基本药物生产流通、招标采购、合理用药、定价报销、全程监管等具有重要意义。

表25-7 中国基本药物目录药品品种(新医改后)(单位:种)

品种类型	2009年	2012年	2018年
西药	205	317	417
中成药	102	203	268
总计	307	520	685

国办发〔2018〕88号提出"对基本药物目录定期评估、动态调整,调整周期原则上不超过3年。优先调入有效性和安全性证据明确、成本效益比显著的药品品种"。调整后的2018年版《国家基本药物目录》总品种由原来的520种增至685种,包括西药417种、中成药268种。在覆盖临床主要病种的基础上,重点聚焦癌症、儿童疾病、慢性病等病种,新增品种包括了抗肿瘤用药12种、临床急需儿童用药22种以及世界卫生组织推荐的全球首个也是国内唯一一个全口服、泛基因型、单一片剂的丙肝治疗新药。2019年2月,国家卫生健康委将临床急需的12种抗肿瘤新药纳入2018年版《国家基本药物目录》,使抗肿瘤药物的种类达到38种,不仅体现了基本药物目录动态调整的原则,更加突出常见病、慢性病以及负担重等方面的基本用药需求,能够覆盖临床主要疾病病种,服务于各级医疗机构。

(2)基本药物的供应保障体制不断推进

在保障基本药物供应方面,特别是短缺药品的供应保障,政府及各部门出台了多项政策。2017年6月由国家卫生计生委、国家发展改革委、工业和信息化部、财政部、人力资源和社会保障部、商务部、国务院国有资产监督委员会(国资委)、工商总局、食品药品监管总局印发并实施《关于改革完善短缺药品供应保障机制的实施意见》(国卫药政法〔2017〕37号)。①国家和省两级建立9部门会商联动工作机制,评估短缺药品供应保障能力,研究完善重大政策制度,统筹解决短缺问题。②建立国家、省两级短缺药品清单管理制度,开展清单内药品临床综合评价,实现动态管理。③建设全国短缺药品多源信息采集和供应业务协同应用平台,充分运用现代信息技术工具,在短缺药品研发注册、生产流通、采购使用等重点环节,逐步实现短缺药品信息监测全覆盖,根据短缺程度和范围,及时启动国家或省级跨部门应对机制,实现动态监测、精准及时应对。④区分不同情况,通过实施定点生产、协调应急生产和进口、加强供需对接和协商调剂、完善短缺药品储备、打击违法违规行为、健全罕见病用药政策6类措施,既应对临床必需、用量小、交易价格偏低、企业停产或临床需求突然增加等问题,又要下力气依法打击各类不当行为,把涉及短缺药品的各个环节信息打通、政策链条贯穿起来,综合施治、一揽子统筹考虑对策,确保措施方向一致、结果接地气、能保供应。

2018年国家卫生健康委组织制定了《医疗机构短缺药品分类分级与替代使用技术指南》,2020年颁

布了《关于印发国家短缺药品清单管理办法（试行）的通知》（国卫药政法〔2020〕5号），及时预警、密切跟踪、科学论证、积极协商解决急（抢）救药、重大疾病用药、公共卫生用药等重点药品供应保障问题。

药品供应保障法制化建设也不断推进，新修订的《药品管理法》明确国家应完善药品供应保障制度，建立健全药品供求监测体系，实行短缺药品清单管理制度。国家应实施基本药物制度，加强组织和生产储备，提高基本药物的供给能力，强化基本药物的质量监管，确保基本药物的公平可及和合理使用。2019年颁布的《基本医疗卫生与健康促进法》中的单独章节对药品供应保障作出规定。

随着短缺药品供应保障体系逐步建立健全，我国药品短缺矛盾有所缓解，大范围、长期性短缺情况较少，更好地满足了人民健康和临床合理用药需求。

（3）构建了药品集中招标采购新机制

2015年2月，国务院发布《关于完善公立医院药品集中采购工作的指导意见》（国办发〔2015〕7号），提出分类采购总体框架。针对临床用量大、采购金额高、多家企业生产的药品，发挥集中批量采购优势，采取双信封制招标。专利药品、中药独家品种，采取谈判方法进行招采。妇儿专科等药品和常用低价药品，实行直接挂网，由医院直接采购。允许公立医院改革试点城市在省级平台上自行探索采购方法，鼓励跨区域联合采购和专科医院联合采购。同年6月，国家卫生计生委出台《关于落实完善公立医院药品集中采购工作指导意见的通知》（国卫药政发〔2015〕70号），这标志着新一轮药品集中招标采购机制的建立。至此，我国公立医院药品全部在省级药品集中采购平台采购，直接向生产企业招标，不再按基本药物和非基本药物分类招标。2017年，继续提出在全面推行医保支付方式改革或已制定医保药品支付标准的地区，允许公立医院在省级平台上联合带量、带预算采购。允许探索建立"医联体"内统一的药品招标采购、管理平台，形成"医联体"内处方流动、药品共享与配送机制。

对国家和省级短缺药品清单中的品种允许企业合理定价、直接挂网采购。对替代性差、市场供应不稳定的短缺药品，采取集中采购等方式保供。

2018年以来，国家组织药品集中采购和使用试点工作，按照"国家组织、联盟采购、平台操作"的改革思路，将通过一致性评价的仿制药品与原研药品（原创新药）在同一平台竞价，在带量采购、以量换价、招采合一、保障供应、保证质量、保证使用、保证

回款、净化流通环境等方面取得明显成效。已完成的第一批25个中选品种和第二批32个中选品种平均降价52%和53%，其中基本药物品种数量占50%以上。

（4）突出基本药物作为临床首选，促进合理用药

2019年，国务院办公厅印发《国务院办公厅关于进一步做好短缺药品保供稳价工作的意见》（国办发〔2019〕47号），要求通过加强用药监管和考核，指导督促医疗卫生机构优化用药目录和药品处方集等措施，促进基本药物优先配备使用，提升基本药物使用比例，逐步实现政府办基层医疗卫生机构、二级公立医院、三级公立医院的基本药物配备品种数量占比原则上分别不低于90%、80%、60%，推动各级医疗卫生机构形成以基本药物为主导的"1＋X"用药模式。国家卫生健康委员会启动三级公立医院、二级公立医院和基层医疗卫生机构绩效考核工作，分别将门诊患者基本药物处方占比、住院患者基本药物使用率、基本药物采购品种数和采购金额占比等纳入考核指标。同时要求各省市对医师、药师和用药管理人员开展基本药物制度和基本药物临床应用指南、处方集培训，突出将基本药物使用情况作为处方点评重点内容。充分发挥药师在促进合理用药中的生力军作用，落实药师处方审核主体责任。推动各级医疗机构形成以基本药物为主导的用药模式。

（5）建立以基本药物为重点的临床综合评价体系

药品临床综合评价是巩固完善基本药物制度的重要措施，是健全药品供应保障制度的具体要求。《"健康中国2030"规划纲要》中明确提出建立以基本药物为重点的临床综合评价体系，《国务院办公厅关于完善国家基本药物制度的意见》（国办发〔2018〕88号）提出开展以基本药物为重点的药品临床综合评价，指导临床安全合理用药。2019年颁布《国家卫生健康委关于开展药品使用监测和临床综合评价工作的通知》（国卫药政函〔2019〕80号）强调"以基本药物和特殊人群用药为重点，以药品临床实际价值为导向，借鉴国际经验和方法，探索建立符合国情的药品临床综合性评估规范和工作机制，指导结果转化"。研究建立综合评价结果的政策应用关联机制，尤其在基本药物遴选和动态调整、药品采购、临床合理使用、基本药物政策完善等方面发挥基础支撑作用。

为加快建立健全统一、科学、实用的药品临床综合评价标准规范、实施路径和工作协调机制，统筹开展药品决策证据集成、科学分析和准确评价，指导和

规范开展药品临床综合评价。2021 年 7 月 28 日,国家卫生健康委办公厅发布《药品临床综合评价管理指南(2021 年版试行)》,围绕药品临床综合评价的目的、基本原则及适用范围、评价流程、内容与维度,证据评价与应用,管理要求等多个角度。指南明确,评价主要聚焦药品临床使用实践中的重大技术问题和政策问题,围绕技术评价与政策评价两条主线,从安全性、有效性、经济性、创新性、适宜性、可及性 6 个维度开展科学规范的定性定量相结合的数据整合分析与综合研判,提出国家、区域和医疗卫生机构等疾病防治基本用药供应保障与使用的政策建议。国家卫生健康委按职责统筹组织药品临床综合评价工作,推动以基本药物为重点的国家药品临床综合评价体系建设,主要指导相关技术机构或受委托机构开展国家重大疾病防治基本用药主题综合评价,协调推动评价结果运用、转化。而省级卫生健康行政部门要按照国家有关部署安排,按职责组织开展本辖区内药品临床综合评价工作,制定本辖区药品临床综合评价实施方案,建立评价组织管理体系,因地制宜协调实施区域内重要疾病防治基本用药主题综合评价。

随着基本药物制度的不断发展和完善,我国在确保药品供应保障、满足人民基本用药需求、促进药品合理使用等方面取得了很好的效果。

25.3 基本药物政策评价

政策评价是对政策的效果进行研究,它所要回答的基本问题包括:政策执行后,是否达到了政策制定者预期目标?该项政策给国家及社会生活带来了什么样的影响?阻碍政策顺利实施的因素有哪些?等等。

对基本药物政策评价在评价框架和分析方法方面与一般卫生经济政策评价相同,可对其进行过程评价、影响评价和结果评价。

25.3.1 政策评价

(1) 政策评价类型

1) 过程评价(process evaluation):对基本药物政策实施各个不同阶段工作的评价,这包括对基本药物政策设计的评价,政策实施中各项策略、活动的评价,及时反馈意见,改进工作。其重点在于评价基本药物政策实施的可行性与效率。

2) 影响评价(impact evaluation):针对基本药物政策实施中间结果的评价,用于检验政策实施是否对中间目标产生影响以及影响的大小。通常是中期评价。实施影响评价需要以下几个步骤:①确定干预方案;②选择对照;③确定样本;④数据采集和质量控制分析。

3) 结果评价(outcome evaluation):关于基本药物政策长期效果的评价,用于检验政策最终目标达到的程度。

(2) 评价框架

1) "结构-过程-结果"评价框架(structure-process-outcome)。评价卫生服务最早的概念框架是 Avedis Donabedian 的质量评价概念框架(图 25-1)。这个概念框架将质量分为 3 个维度——结构、过程和结果。结构因素使过程成为可能,过程反过来导致短期的或直接的结果,并最终导致和产生社区或人群的健康结果。这个框架可用于评价卫生系统的绩效,也可以用于评价具体卫生服务机构的绩效。这一框架可操作性强,长期以来的同行认可度最高,并被国内各类系统绩效研究引为经典评估模型。

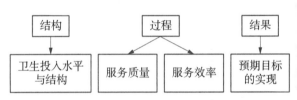

图 25-1 卫生服务质量评价模型

通过"结构-过程-结果"评价框架,针对实行国家基本药物的目标建立相应的评价指标。

结构指标是用于测量实施基本药物制度能力的一些定性指标,用于评价和确定实施国家基本药物制度的关键结构、渠道、系统是否存在,如基本药物配备、基本药物使用、政府是否明确规定零差率补偿资金的具体来源、是否对该机构医务人员进行合理用药培训、是否制定实施基本药物制度的激励机制、药品配送企业是否在规定的时间内将药品配送到位、是否对医务人员用药情况进行考核和反馈等。

过程指标是用于衡量国家基本药物制度实施进展的定量指标,主要通过计算相应的数量及百分比来测量国家药物政策实施的进度,如医疗机构配备的基本药物(增补药品)数量及占基本药物(增补药品)目录的比例、当前缺货药品的数量及占基本药物目录(增补药品)的比例、合理用药知识考核合格人数及所占比例、药品零差率销售收入占总药品收入的比例、医疗费用情况(次均门诊费用及变化幅度、次均门诊药品费用及变化幅度、次均住院费用及变化幅度、次均住院药品费用及变化幅度等)、服务量情况(门诊人次数及变化幅度、住院人次数及变化幅度等)。

结果指标是用于衡量基层医疗卫生机构实施国家基本药物制度的结果,如可获得性、合理用药等情况。具体如基本药物可获得性、基本药物可负担性、药品质量、合理用药、患者满意度、医务人员满意度等。

2) 结果链(results chain)"逻辑框架。"结果链"框架是 2002 年世界银行、国际经合组织、国际货币基金组织等构建的项目评价框架。该框架以"结果"为导向,分投入、活动、产出、结果和长期结果 5 个环节对项目进行评估(图 25 - 2)。和经典的"结构-过程-结果"框架相比,"结果链"框架以"产出"和"结果"区分了供需双方的变化,适用于卫生政策项目和干预措施的结果评价,同样适用于基本药物政策的评价。

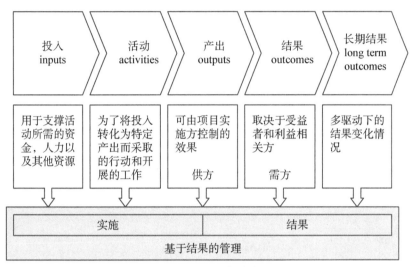

图 25 - 2 "结果链"逻辑框架

研究主要关注"产出"和"结果"环节的评价:

A. 产出:指项目实施方可以控制的效果,体现供方的变化,如医疗机构的服务数量、服务质量、服务效率等。

B. 结果:主要体现受益者的变化,一般不能受项目实施方的控制。如医疗机构的经济运行情况、业务运行情况、患者费用支出等。

评价可以聚焦"结果链"框架中"产出"和"结果"环节,如从供方和需方两个角度评价某地区公立医院基本药物政策实施对医疗机构经济运行、业务运行、收入构成和对患者费用控制方面产生的影响。

(3) 评价方法

除了文献分析、定性研究和描述性分析方法外,对基本药物政策效果、影响评价还可以采用倍差法和间断时间序列模型分析方法,评价基本药物可获得性、可负担性可采用 WHO/HAI 共同开发的调查分析工具(本节将重点介绍)。

1) 倍差法(difference-in-difference,DID;或double-difference,DD)。由于难以使政策受益者随机化,当需要确认不同组别是不是受到政策变化的影响时,需要参比高质量的对照组,以充分证明干预组受到政策影响的结论是可信的评估结果。

倍差法是政策效果分析中常用的计量经济方法,适用于准试验设计,可用于估计政策对干预对象带来的净效应,即评价干预效果。其基本原理是将样本分为两组:一组为政策作用对象,即干预组;一组是非政策作用对象,即对照组。假设在没有政策实施的情况下,两组将展现相同的时间趋势。在政策实施前后,分别观察干预组与对照组在某些特征或指标上的变化,获取两者差异,获得政策对处理组的净效应。

倍差法实施的关键在于相同时间趋势的假设。选取干预组和对照组时,二者可以在初始水平上就存在差异(图 25 - 3),但是倍差法假设如果没有干预的出现,二者的发展趋势是平行的。

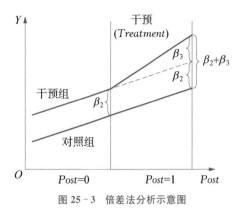

图 25-3　倍差法分析示意图

对于时间 t 的医疗机构 i，考虑以下模型：

$$Y_i = \beta_0 + \beta_1 Treatment_i + \beta_2 Post$$
$$+ \beta_3 Treatment_i * Post + \varepsilon_{it}$$

（公式 25-1）

式中：$Treatment$ 为分组哑变量，干预组取值为 1，对照组取值为 0；$Post$ 为政策（如基本药物政策）实施哑变量，实施后取值为 1，实施前取值为 0；ε 为误差项。如表 25-8 所示，系数参数 β_3 将识别政策的净效应。

表 25-8　倍差法（DID）基本模型

比较项	干预前（$T=0$）	干预后（$T=1$）	差值（Δ）
对照组（$Treatment=0$）	β_0	$\beta_0+\beta_1$	相同时间趋势：β_1
干预组（$Treatment=1$）	$\beta_0+\beta_2$	$\beta_0+\beta_1+\beta_2$	相同时间趋势+政策效应：$\beta_1+\beta_3$
差值（Δ）	组间差异：β_2	组间差异+政策效应：$\beta_2+\beta_3$	政策效应：$\beta_3 = (\beta_2+\beta_3)-\beta_2 = (\beta_1+\beta_3)-\beta_1$

2）间断时间序列模型分析（interrupted time series，ITS）。在评价卫生政策的效果时，由于通常无法做到对研究对象进行随机分配，而往往采取准实验的研究设计。

间断时间序列法是一种较为稳健的准实验研究设计，常用于评价某项干预政策的效应。

与一般的时间序列的区别是，间断时间序列因为一项或几项干预措施的实施而把时间序列分割成两段或更多的时间段。以最简单的只有一项干预措施的间断时间序列为例（图 25-4），干预措施 X 把时间序列分成了干预前和干预后两个时间序列，$O_1 \sim O_8$ 代表干预前的时间序列，$O_9 \sim O_{16}$ 代表干预后的时间序列。干预前后观测点的个数不需要相等，但一般来说干预前后都至少需要 8 个观测点以对时间序列的趋势进行较好的拟合。间断时间序列的观察单位可以是年、季度、月、周、天等，但以月为观察单位最为常见。

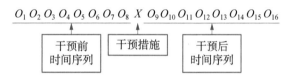

图 25-4　间断时间序列法示意图

分析间断时间序列数据的统计方法主要有分段线性回归（segmented linear regression）和自回归移动平均模型（auto regressive integrated moving average，ARIMA），由于分段线性回归在处理间断时间序列的数据时更为灵活，使用也更为广泛。因此，本研究采用分段回归的方法对干预前后的时间序列进行拟合。间断时间序列+分段回归的示意图如图 25-5 所示。

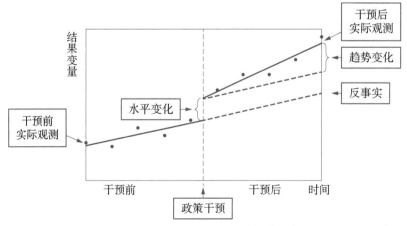

图 25-5　间断时间序列+分段线性回归示意图

间断时间序列法的基本假设是,若干预不存在,结果指标会按照干预前原有的水平和趋势继续发展,即上图所示的干预后的反事实虚线。将干预后实际的回归线与反事实的回归线进行比较,即可得出干预是否造成了结果指标的水平或趋势的变化。所谓水平的变化,是指干预的瞬间结果指标的变化,反映的是政策的即时效应。趋势的变化是指干预后结果指标的增长或下降的趋势不同于干预前,即干预后回归线的斜率不同于干预前,反映的是政策的长期效应。

与简单的"前-后"比较的研究设计相比,间断时间序列法能较好地控制干预前已经存在的趋势对结果指标的影响,从而更准确地识别出政策干预的效应。因此,在找不到对照或难以找到合适的对照组的情况下,间断时间序列法仍然能很好地评价政策效果。间断时间序列法在国外已广泛用于评价卫生政策的效果评价。

25.3.2 基本药物可获得性、可负担性评价工具

世界卫生组织(WHO)和国际健康行动机构(HAI)共同开发一套调查分析评价基本药物可获得性、价格水平以及可负担性工具。该工具可以测量药品价格、药品可获得性、药品治疗的可负担性以及药品供应链的价格组成。2003 年第一版指南在世界卫生大会上发布。2008 年发布了第二版,并调整了方法,新增了国际比较、政策选择、管制监测等方面应用。

指南中包含:①比较药品的标准化列表;②系统抽样过程;③使用国际参考价格;④比较创新药和通用药;⑤部门比较,比如公共、私立营利性、私立非营利性部门;⑥可负担性比较;⑦最后价格构成的确定。

通过研究可以回答如下问题:①居民对主要药品支付了多少钱?②相同的药品的价格和可获得性在不同销售渠道是否有差异(公共卫生机构、私立零售药店和其他药品销售渠道)?③相同药品的价格在同一个国家的不同部门之间是否有差异?④创新药和通用药价格的差异?⑤采购价格和国际参考价格以及当地零售价格如何比较?⑥药品的税收和关税是多少?各部门的水平如何?哪些对零售价格有贡献?⑦居民的常见疾病治疗费用的可负担性。

（1）研究对象

1）机构调查:针对公立医疗机构(公立医院)和零售药店的药品价格水平及构成、药品可获得性和费用可负担性,在价格方面,分别调查公立医院和零售药店的药品采购价与零售价,药品可获得性数据在两类机构中同步收集。

2）药品调查:

A. 核心药品:是指为基本卫生保健系统所必需的药物,列出对治疗重点疾病最有效、安全和符合成本-疗效的药。WHO/HAI 指南推荐的 30 种核心药品(表 25-9)。WHO/HAI 是根据如下标准进行选择的。

a. 全球疾病负担:该标准下的药物被用来治疗常见症状,急性或慢性病,引起严重的死亡或失能的疾病,包括心脏病、高血压、哮喘、呼吸道感染和精神疾病等。

b. 可获得性:在标准药品目录中可以找到,并在许多国家广泛应用。

c. 重要性:大部分药品被包含在世界卫生组织基本药品示范目录中。

d. 专利状况:无论是新获得的专利药,还是已过专利期的药品,都被用来治疗相同的疾病。

表 25-9 30 种属于 WHO/HAI 核心目录药品

通用名	中文名	药品种类	规格	剂型
Aciclovir*	阿昔洛韦	抗病毒	200 mg	片剂
Amitriptyline*	阿米替林	抗抑郁	25 mg	片剂
Amoxicillin**	阿莫西林	抗感染	250 mg	胶囊/片剂
Artesunate	青蒿酯	抗疟疾	100 mg	片剂
Atenolol*	阿替洛尔	高血压拮抗剂	50 mg	片剂
Beclometasone*	倍氯米松	平喘	50 mcg/每剂	吸入剂
Captopril*	卡托普利	高血压拮抗剂	25 mg	片剂
Carbamazepine*	卡马西平	抗癫痫	200 mg	片剂

续 表

通用名	中文名	药品种类	规格	剂型
Ceftriaxone*	头孢曲松	抗感染	1 g	注射用粉末
Ciprofloxacin**	环丙沙星	抗感染	500 mg	片剂
Co-trimoxazole	复方磺胺甲基异噁唑	抗感染	(8+40)mg/mL	悬混液(儿童用)
Diazepam	地西泮	抗焦虑	5 mg	片剂
Diclofenac*	双氯芬酸	抗炎	25 mg	片剂
Fluconazole**	氟康唑	抗真菌	200 mg	片剂/胶囊
Fluoxetine*	氟西汀	抗抑郁	20 mg	片剂/胶囊
Fluphenazine	氟奋乃静	镇静剂	25 mg/ml	注射剂
Glibenclamide*	格列本脲	抗糖尿病	5 mg	片剂
Hydrochlorothiazide*	氢氯噻嗪	高血压拮抗剂	25 mg	片剂
Indinavir	茚地那韦	抗病毒	400 mg	胶囊
Losartan*	氯沙坦	高血压拮抗剂	50 mg	片剂
Lovastatin*	洛伐他汀	降血脂	20 mg	片剂
Metformin*	二甲双胍	抗糖尿病	500 mg	片剂
Nevirapine*	奈韦拉平	抗病毒	200 mg	片剂
Nifedipine**	硝苯地平	抗高血压	20 mg	缓释药片
Omeprazole*	奥美拉唑	制酸剂	20 mg	胶囊
Phenytoin*	苯妥英	抗癫痫	100 mg	片剂
Pyrimethamine + sulfadoxine	磺胺邻二甲氧嘧啶+乙胺嘧啶	抗疟疾	(500+25)mg	片剂
Ranitidine*	雷尼替丁	制酸剂	150 mg	片剂
Salbutamol*	沙丁胺醇	平喘	0.1 mg/每剂	吸入
Zidovudine	齐夫多定	抗病毒	100 mg	胶囊

B. 补充药品目录：作为核心药品调查的补充，按照 WHO/HAI 的指南，补充药品的遴选应该符合如下标准：

a. 调查地区常见疾病的药品，包括与核心清单上药理学相同，但在我国使用频率更高的药品，如其他的抗糖尿病药物、抗酸性药物以及抗感染药物。

b. 这些药品在卫生管理科学(MSH)中有相应的国际参考价格。

c. 每种药品需调查两类价格——创新型品牌药(原研药)价格和等效仿制药的最低价格。

(2) 样本地区及样本机构

采用随机抽样的方法，首先确定市级医疗机构数量，其次确定哪几个区为调查单位，再在每个区里随机选择1家二级医疗机构和5家社区卫生服务中心，每个区的零售药店是根据它们与社区卫生服务中心的接近程度来选择的，所选择的零售药店是离该社区卫生服务中心最近的一家(图25-6)。若被调查机构调查的药品低于50％，则需要在备选的机构中重新选择后再进行调查。

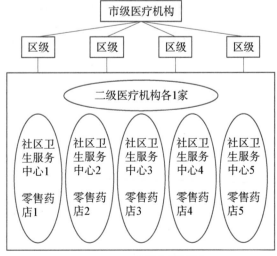

图25-6 研究样本的抽样方

典型调查包括公共卫生机构、私人药房和其他的药品销售渠道。

（3）数据收集和录入

1）数据收集：都采用实地调查的方式，逐一调查了样本地区公立医院的采购价格。同时收集了样本地区的30家公立医院的药品获得性和零售价数据，并对所有样本点的零售药店进行了价格和可获得性调查。

2）数据录入：数据库由WHO/HAI提供WHO-HAI_NoMSG MSH workbook。逐一录入数据。

（4）分析指标说明

1）可获得性（availability）。可获得性是指消费者到医疗机构或零售药店能否购买到所调查的药品。评价的目标是核心药物的可获得性要达到100%。可获得性评价标准如下表25-10所示。

表25-10 可获得性评价标准

可获得性范围	评价
<30%	非常低
30%~49%	低
50%~80%	比较高
>80%	高

2）国际参考价格（international reference price，IRP）。药品的国际参考价格是由WHO/HAI指南推荐的，采用卫生管理科学（MSH）《2005年药品价格指南》中的数据，MSH中的参考价格已被视为最重要的标准。每年一些非营利组织为了提高发展中国家的药品可获得性会为其提供部分药品，MSH《2005年药品价格指南》中的价格是这些非营利组织采购价格的中位数，采购价格通过谈判或招标获得。MSH的参考价格是非营利的提供商提供给发展中国家最近价格的中位值。

3）中位价格比值（median price ratio，MPR）。中位价格比值是调查机构某一药品单位价格的中位数与国际参考价格的比值，用于衡量某个国家或地区药品价格水平与国际药品价格水平的差异，其中国际参考价格可采用卫生管理科学最近年度的《国际药品价格指南》中的数据。

具体计算公式如下：

$$MPR = \frac{某一药品的单位价格的中位数}{国际参考价格}$$

（公式25-2）

用MPR进行部门之间、地区之间药品价格水平的比较。如果MPR小于1，则我国（或该机构）的药价比国际的低，如大于1则我国的药价比国际的高。

具体评价标准如下表25-11所示。

表25-11 中位价格比值的评价标准

中位价格比值	可接受范围
公立医疗机构的采购价格	MPR≤1
公立医疗机构（零售药店）的零售价格	MPR≤1.5
私立零售药店的零售价格	MPR≤2.5

4）可负担性（affordability）：药品费用可负担性，采用WHO/HAI推荐的方法，急性感染治疗期为7天，成人慢性病的治疗期为30天。如糖尿病是慢性疾病，按照WHO的示范目录和英国国家目录（BNF）的指南（表25-12），如果服用二甲双胍的话，则按照每片500 mg的剂量，患者需要每天服2片，一个月30天共需服用60片。如果按照标准疗法，在样本机构治疗某一疾病，计算的药品总费用相当于花费一个最低工资职工的工资天数。

表25-12 标准治疗指南举例

病症	药品剂型	日剂量	治疗时间（天）	治疗过程中的总剂量	参考
糖尿病	二甲双胍500 mg片剂	2片	30	60	WHO Model Formulary 2002；BNF 43（Mar 2002）Section 6.1.2.1
高血压	氢氯噻嗪25 mg片剂	1片	30	30	WHO Model Formulary 2002；BNF 42（Sept 2001）Section 2.2.1
高血压	阿替洛尔50 mg片剂	1片	30	30	WHO Model Formulary 2002；BNF 43（Mar 2002）Section 2.4
成人呼吸系统感染	阿莫西林250 mg胶囊/片剂	3片	7	21	WHO Model Formulary 2002；BNF 43（Mar 2002）Section 5.1.1.3

续　表

病症	药品剂型	日剂量	治疗时间（天）	治疗过程中的总剂量	参考
淋病	环丙沙星 500 mg 片剂	1 片	1	1	WHO Model Formulary 2002；BNF 43（Mar 2002）；Section 5. 1. 12
关节炎	双氯芬酸 50 mg 片剂	2 片	30	60	BNF 43（Mar 2002）；Section 10. 1. 1
抑郁	阿米替林 25 mg 片剂	3 片	30	90	WHO Model Formulary 2002；BNF 43（Mar 2002）Section 4. 3. 1
哮喘	沙丁胺醇吸入剂 0.1 mg/喷	按需	200 喷（1 inhaler）		WHO Model Formulary 2002；BNF 43（Mar 2002）Section 3. 1. 1. 1
胃溃疡	雷尼替丁 150 mg 片剂	2 片	30	60	BNF 43（Mar 2002）；Section 1. 3. 1

（叶　露）

参考文献

［1］ 陈英耀. 卫生服务评价［M］. 上海：复旦大学出版社，2006.

［2］ 董朝晖，吴晶. 基本药物制度理论与实践［M］. 北京：化学工业出版社，2012.

［3］ 李享，张璐莹，叶露. 常用卫生领域绩效评价框架的发展和比较研究［J］. 中国卫生资源. 2012(3)：251－254.

［4］ 叶露. 国家基本药物政策研究［M］. 上海：复旦大学出版社，2009.

［5］ 张新平，李少丽. 药物政策学［M］. 北京：科学出版社，2003.

［6］ FARRAR S, YI D, SUTTON M, et al. Has payment by results affected the way that English hospitals provide care? difference-in-differences analysis ［J］. BMJ, 2009, 339.

［7］ KHANDKER S R, KOOLWAL G B, SAMAD H A. Handbook on impact evaluation quantitative methods and practices ［M］. Washington, DC：The World Bank, 2009.

［8］ PENFOLD R B, ZHANG F. Use of interrupted time series analysis in evaluating health care quality improvements ［J］. Acadamic Pediatrics, 2013, 13（6 Suppl）：S38－S44.

第 六 篇

健康保险

· 现 代 卫 生 经 济 学 ·

26 健康保险

26.1　健康保险概述

26.1.1　风险与保险

俗话说"天有不测风云,人有旦夕祸福",此话常常用以比喻自然、社会、人生中发生的一些无法预料的灾祸,例如台风、车祸、雷击、疾病、火灾等。这些无法预料的事件,重则导致死亡,轻者也会造成健康、心理或经济的损失,这都是风险的范畴。风险会影响人的心理和效用,进而带来不一样的行为选择。

（1）风险的定义

根据一种普遍的说法,风险（risk）一词最早与远古时代的渔民有关。古代渔民出海时会遇到风浪,常有船毁人亡的事故。因此,人们往往在出海之前祈求神灵保佑其在出海期间能够风平浪静、满载而归。古代渔民历经长期捕捞,认识到"风"是其在捕鱼过程中主要的危险因素,有"风"才有"险",因此就有了"风险"一词。风险往往是指在特定时间段内,由于意外事故的发生,人们未能达到所期望的目标,这种实际结果与目标的差距往往会用损失来衡量,而这种损失,也称之为风险。

除了自然界,人类社会的很多活动也有很强的意外性,易导致损失,进而形成风险。因此,《辞海》

对于风险的定义为"自然界和社会所发生的自然灾害和意外事故"。

不同健康保险的教材对于风险的描述不尽相同,但其本质特点在于"意外"与"损失",故此处对风险的定义是"自然界和社会所发生的意外损失事件"。

（2）风险的特点

风险的最大特点是不确定性,此外还有客观性、可测性及损失等。

1）不确定性（uncertainty）：有时也称之为偶然性,或者意外事件,是指在特定时间内,对于特定个体,某个事件发生与否的结果不能被预知。具体而言,是指发生对象、发生地点、发生时间、损失程度的不确定性。健康方面的不确定性表现为个体事先无法得知风险事件（如疾病）是否会发生在自己身上,也无法得知意外何地、何时会发生,发生之后又会造成什么程度的经济损失和健康损害等。

2）客观性（objectivity）：有时也称为必然性（inevitability）。风险是不以人的意志为转移的客观存在,不可避免。随着社会经济的不断发展,在改善生活的同时,又会产生了一系列新的风险,如空难、雾霾、新冠病毒感染等。此外,科学技术的进步有助于我们识别、管理和控制风险,但无法彻底消灭自然风险和社会风险。而风险的客观存在,决定了风险管理和保险的必要性。

3）可测性：对于个体而言，风险有很强的不确定性；但在一个大群体中，特定事件的发生及其造成的损失有很强的必然性和规律性。从总体趋势上对大量个体不确定性风险事件进行统计分析，可以较为准确地测量出风险发生的概率与损失大小等，对风险进行预测，这就是人们常说的"大数法则"。

4）风险损失：风险与损失密不可分，一旦发生，必然会给人们带来损失，如火灾造成的财产损失、地震造成的人身伤亡、患病就医带来的伤残和经济损失等。一般而言，风险涉及的损失主要是指经济损失。

（3）风险的类型

根据不同目的，风险可以有不同的分类。

根据风险原因，可分为自然风险、社会风险、经济风险、政治风险等；根据发生对象，可分为个人风险、家庭风险和企业风险等。根据风险性质，可以分成纯粹风险和投机风险。纯粹风险是指只有损失机会而无获利可能的风险，如火灾、车祸、疾病等，一旦发生只有损失，没有收益机会。投机风险是指既可能有损失又可能有收益的事件，如股票、不保本的理财产品等。保险主要是针对纯粹风险，而非投机风险。

（4）风险管理与保险

由于未来风险发生的不确定性，人们在这种情况下的决策和行为与一般情况的决策与行为完全不同。而分析这种不确定风险下的决策与行为，需要从效用理论的分析开始。

1）财富和期望效用。经济学中的效用，是衡量人们满足程度的一种方式。经济学假设：第一，理性人追求效用最大化；第二，每单位产品消费后所获效用是递减的（边际效用递减规律）。而金钱与财富，能给人带来满足，即获得效用，虽然财富是多多益善，但财富带来的效用也遵循边际效用递减规律，即每增加单位财富所能带来的效用增加量是递减的。

假设财富的效用函数为 $u = u(w)$。其中 u 是指总效用，w 代表财富（图 26 - 1）。财富的效用曲线满足以下两个条件：u 是财富的增函数，即 $\frac{du}{dw} = u'$ > 0，但由于边际效用递减规律，故 $\frac{d^2u}{dw^2} = u'' < 0$，因此，效用曲线是一上凸的曲线。

在不确定性条件下，人们经常根据随机结果的期望值做出决策，也成为期望值定理。假设 X 事件

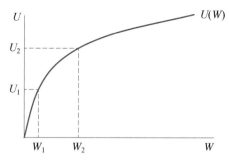

图 26 - 1　总效用与财富关系

可能有 n 种结果，各结果发生时的收益或损失为 $X_1, X_2, \cdots\cdots, X_n$，相应每一种结果出现的概率为 $P_1, P_2, \cdots\cdots P_n, (P_1 + P_2 + \cdots\cdots + P_n = 1$，且 $0 < P_i < 1, i = 1, 2\cdots\cdots, n)$，则有：

$$E[X] = \sum_{i=1}^{n} X_i P_i \qquad (公式 26 - 1)$$

其中，$E[X]$ 即为 X 事件的期望值。

但是，在实际行为中，人们都不会按照期望值定理来进行决策。事实上，在保险经济学的发展史上，贝努利（Bernoulli）曾经举出了一个著名的反例来说明此现象，即著名的"圣彼得堡悖论"。根据贝努利的观察，他建议每一结果的效用不应用期望值，而应该用一种"心理期望"（moral expectation）值表示，即我们现在常称的效用值。若效用函数为 u，则 Xi 的效用值为 $u(Xi)$，X 事件的期望效用值为：

$$E[u(X)] = \sum_{i=1}^{n} u(X_i) P_i$$

$$\text{（公式 26 - 2）}$$

在不确定的情况下，人们是按照效用期望值的大小来进行决策，做出选择，这称之为期望效用定理。

2）对风险的偏好。对于风险，每个人有不同的偏好，因此效用也不一样，效用函数的特征就不相同。我们引入 R 来测量人们对风险的态度：

$$R = -\frac{u''(w)}{u'(w)} \qquad (公式 26 - 3)$$

对任何个人，若 R 大于 0，则表示他/她不喜欢风险，属于风险回避者（risk averser）；如果 R 小于 0，则表示他们喜欢风险，称之为风险爱好者（risk lover）。风险回避者的财富效用函数，满足边际效用递减规律，即 $u''(w) < 0$。尽管在实际研究当中，由于我们无法准确得知人们的效用函数，因此 R 的计算非常困难，但我们知道风险回避者的效用函数为一条上凸

曲线(如图 26-1),故可用 $u(w) = -e^{-aw}(a > 0)$ 或 $u(w) = \text{Ln}(w)(w \geq 1)$ 这样的函数作为效用函数的代表。

3) 保险是一种风险管理手段。一般情况下,大多数人都属于风险回避者。因此,在实际生活中,就产生了一个如何才能应对风险的问题,即如何识别风险、测量风险、转移或分担风险,这就是我们所称的风险管理。风险管理的主要模式包括:

A. 风险回避。有时也称之为风险避免,是指采取特定措施,消除某项风险,其主要形式是不进行可能发生风险的行为。在风险应对中,风险避免是最彻底的解决办法。但由于风险的客观性,风险避免仅适用于某些社会经济风险事件,如投资股票,并不能避免自然因素、人或物体导致的风险,如疾病等风险。

B. 风险预防和控制。是指通过事先采取针对性的各种措施,以降低风险发生频率,减少风险发生后的损失程度等措施。

C. 风险自留。是指个体或单位不对风险采取任何应对措施,保留和承担可能风险,在发生后自行支付风险损失。这可能是没有意识到风险的存在,也可能是认识到了风险但无法或者不愿意购买保险。常见于如下情况:风险处理成本高于承担风险所需代价(如保险费用过高)、风险无法转移或不能防止的风险、缺乏处理风险的知识或没有意识到风险的存在、有能力承担风险损失。

D. 保险、风险转移与风险共担。保险是当前针对风险的一种最主要管理模式,是通过风险共担形式(risk pooling),把同类风险的个体集合起来,共同付出,相互协作,共同承担损失。对于个体而言,通过支付固定保费的形式,购买风险发生后获得补偿的机会,这相当于通过购买保险转移了个体风险,这就是保险。具体而言,保险是指通过契约形式确定双方经济关系,以缴纳保险费的方式建立保险基金,对保险合同规定范围内的风险损失进行经济补偿或给付的一种经济形式,其实质就是建立共济保险基金,实现个体风险转移。

26.1.2 健康风险、健康保险与医疗保险

保险是实现风险管理的有效形式,因此,健康保险是针对健康风险的管理模式。

(1) 健康风险

1) 健康。界定健康风险,需先明确健康定义与内涵。世界卫生组织认为,"健康是指一种躯体、精神与社会和谐融合的完美状态,不仅仅是没有疾病

或身体虚弱"。具体而言,健康包括三层含义:一是躯体健康,是指身体结构完好、功能正常,躯体与环境之间保持相对平衡;二是心理健康,是指人的心理处于完好状态,包括充分认识自我、正确认识环境、及时适应环境;三是社会适应能力良好,是指个人的能力在社会系统中得到充分发挥,个体有能力承担与其身份相适应的角色职责,个人的行为与社会规范一致,例如与社会其他人员正常交流、承担家庭职责等。基于上述健康概念,影响健康的因素有很多,主要包括自然方面、社会方面和个人自身方面。

2) 健康风险。有时也称之为疾病风险,是指能够影响人体健康,导致健康损失的一种不确定性事件,具体是指由于自然、社会、个人因素,导致个体出现疾病或伤残,造成健康损失的风险。由于健康风险影响的对象是人,故它是一种人身风险。这种健康损失包括生理、心理、社会适应等方面的疾病状态或伤残状态,也包括由于这种健康损失导致的个体生产能力损失、应对或治疗这种疾病伤残而造成的经济损失(如医疗费用)等。卫生经济学教材中,常把健康风险导致的生产能力损失归纳为间接经济损失,而应对或治疗疾病和伤残造成的经济损失归纳为直接经济损失,这两部分的货币表现,也成为健康风险的量化表现形式之一。

(2) 健康风险的特点

健康风险与一般的风险不太一样,其特殊性包括以下几点:

1) 严重性。由于疾病风险危害个人的健康存量和生活质量,很多疾病即便治疗后也会降低人的寿命,甚至危及人的生命,这种损失在经济上往往难以弥补。因此,相对其他风险,疾病风险的损失更为严重。

2) 复杂性。疾病风险的复杂性首先表现在疾病本身的复杂性,疾病种类多样,同一种疾病病情也严重不一,个人情况千差万别,这决定了在治疗过程中,治疗方案各不相同。医生个体的知识水平、信息差异会增加疾病治疗的差异。疾病和治疗的复杂性导致了治疗结果的复杂性,这种复杂性体现在治疗后健康存量改变和治疗中卫生资源耗费的复杂性,也决定了疾病风险很难被准确估算和管理。

3) 诱因多样性。与其他风险相比,疾病风险的诱因多种多样,数不胜数,其中不仅有自然因素,也有个人的生理、心理、社会环境、生活方式、基因等各种因素,都可能导致疾病风险。疾病风险的这一特点决定了疾病风险的预测和防范要比其他风险更为

艰难。

4）普遍性。与其他风险相比,疾病风险更为普遍。一个人在一生中不可能永远健康,也就是说,每个人其实都暴露在疾病风险之下,其差异不过是风险的大小不同而已,因此,疾病风险的管理和防范涉及社会的每一个人。

（3）健康风险管理与健康保险

风险管理中的风险回避、风险自留、风险预防与控制、风险转移与保险等都适用于健康风险管理内容。鉴于健康风险的特殊性——不可能完全回避、只有少数人有能力自行承担风险、实现风险自留,因此,健康风险管理的主要形式包括风险预防与控制、风险转移与保险。

1）公共预防。采取公共预防措施降低健康风险发生概率和减少其发生后的损失是当前主要的健康风险管理做法之一,也是公共卫生领域的重要内容。其原理在于通过宣传教育、改变健康影响因素等方式,提升人们对于健康风险的防范意识,改善环境,倡导健康生活方式,减少疾病风险。

2）健康风险转移和健康保险。公共预防等各种措施只能降低健康风险,但不可能消除健康风险。因此,健康风险管理的另一种主要形式是通过风险共担形式实现个体的健康风险转移。单位或个人为了避免承担健康风险造成的损失,尤其是经济损失,通过缴纳保费（premium）等方式,将风险转移给保险机构,这也形成了健康保险。

（4）健康保险与医疗保险

1）健康保险。健康保险是指保险公司与个体通过契约形式确定双方经济关系,以缴纳健康保险费的方式建立健康保险基金,对保险合同规定范围内的健康风险损失,进行经济补偿或给付的一种经济形式,其实质是建立健康共济保险基金,实现个体风险转移。理论上,健康风险损失既包括由于健康风险导致的生产力损失,如无法工作导致的收入减少,又包括疾病治疗中的资源耗费,如医药费、陪护费等。因此,健康保险的补偿范畴既涵盖医疗费用,又涵盖收入减少等。

2）医疗保险。医疗保险（medical insurance）与健康保险（health insurance）相比,主要差别在于风险损失的内涵界定差异。医疗风险是指在治疗过程中消耗的医疗卫生资源,常表现为医疗费用。医疗保险的补偿范畴主要涵盖门诊费用、住院费用、药品费用等,不包括因疾病导致的收入减少、陪护费支出等。我国当前的医疗保障体系主要由基本医疗保险

构成,与健康保险尚有差异。

本书中的健康保险,主要是指医疗保险。

26.1.3 健康保险的基本类别

按照经营主体与经营目的,健康保险大致可分为公立医疗保险（public health insurance）和私立医疗保险（private health insurance, PHI）两大类。两者的共同之处在于保险标的都是人的身体或生命,均是健康风险管理与转移的表现形式,均具有互助共济、风险共担等功能。

（1）公立医疗保险

1）公立医疗保险。公立医疗保险在我国常被称为社会医疗保险,一般是指由政府或者社会团体组织与经营,通过立法强制实施,分担居民健康风险、提高居民医疗卫生服务可及性、实现健康公平为目标的医疗风险管理形式。国家法律规定应该投保的个体或单位均须参加,且按照法律要求缴纳保费,享受保险待遇。

A. 公立医疗保险筹资。公立医疗保险的筹资采取多方筹集,资金渠道主要包括:①税收,体现为国家和地方财政预算安排,主要用于补助弱势人群的医保基金筹集,如老人、穷人;②用人单位缴费,往往基于其雇员收入的一定比例进行筹集;雇员缴费和用人单位类似,根据其收入的一定比例进行筹集;③个人或家庭缴费,对于无固定工作的家庭妇女、儿童或老人,以个人或家庭为单位,按照一定金额进行筹集。

B. 公立医疗保险风险分摊。公立医疗保险中,多采取风险共济和风险分摊（risk sharing）的方式,实现不同收入、不同健康状况人群之间的风险分摊。主要通过以下方式来实现:收入高的人群,在资金筹集中承担更多责任,支付更多保费（税收转移支付,或者按照收入比例进行筹资）;收入低的人群,所需支付的保费相对更低;不同健康状况的人群有不一样的健康风险,但保费的筹集不取决于健康状况,这种情况保证了健康状况好的人群将分担疾病人群的健康风险;投保者有相同的保险福利待遇（benefit package）,投保者使用了同等医疗服务后,可以获得同样的风险补偿。

2）公立医疗保险主要模式。国际上,公立医疗保险的主要模式包括:英国的国家医疗保障、美国的老年医疗救助（medicare）和穷人医疗救助（medicaid）、德国的社会医疗保险（social health insurance, SHI）等。

（2）私立医疗保险

私立医疗保险（PHI），有时也称为商业医疗保险（commercial health insurance），是指由商业机构自主经营，按照合同向投保者提供补偿的一种保险，是人身保险的分支，也是一种金融活动。私立医疗保险一般是自愿参保，根据个人风险厘定保费，且福利待遇和保费息息相关，大多私立医疗保险均以利润最大化作为其经营目的。

国际经济合作与发展组织（organization for economic co-operation and development，OECD）根据所保障的内容，把私立医疗保险分成4种。

1）基本型私立医疗保险（primary PHI）。基本型私立医疗保险是私立医疗保险最为主要的风险转移模式，并成为最主要的医疗服务保障模式。此类私立医疗保险成为公立医疗保险的替代品，称为基本型私立医疗保险，在国内有时也被称为替代型私立医疗保险。这在缺乏公立医疗保险地区较为常见，也主要适用于不能被公立医疗保险覆盖的人群，或者选择不参加公立医疗保险的人群。

2）重复型医疗保险（duplicate PHI）。重复型医疗保险往往与公立医疗保险共存，是在投保者有公立医疗保险，但对于公立医疗保险覆盖的服务不满意，尤其是对签约医疗服务机构（定点机构）、服务便捷性等不满意的情况下诞生的，因此，重复型医疗保险旨在提供高质量的医疗服务，如高端医疗机构服务、快速服务等。需要强调的是，投保者在购买重复型医疗保险的同时，并不能免除其公立医疗保险的职责。

3）互补型私立医疗保险（complementary PHI）。公立医疗保险往往会设置起付线（deductible）、共付比等，让投保者进行自付，用以分担基金风险，提高基金效率。互补性私立医疗保险主要是针对公立医疗保险投保者的自付部分，尤其是起付线和共付费用进行的费用补偿，以减少投保者的自付风险。互补性私立医疗保险所补偿的服务、药品等一般与公立医疗保险一致。

4）附加型私立医疗保险（supplementary PHI）。公立医疗保险主要补偿报销范畴内的医疗服务和药品等，如果投保者在治疗中购买了报销范畴以外的商品，则不能获得补偿。附加型私立医疗保险针对报销范畴以外的医疗风险，对其进行管理和风险转移。因此，附加型私立医疗保险一般不改变自付比，但能扩大投保者获得补偿的服务范畴，进而降低投保者在使用报销范畴以外服务时的费用风险。

26.2 健康保险市场

保险在12世纪就已经存在，火险、人寿险在19世纪末获得了长足的发展。随着二战后经济水平、医疗支出的上涨，医疗保险变得越来越重要，各国对医疗保险也越来越重视。医疗保险的需求，源于健康风险的不确定性，或者说，是源于疾病引发的经济损失的不确定性。疾病导致人们健康存量减少，为了挽救健康损失，人们不得不购买医疗卫生服务，而这种行为又会引起财务风险。近年来，医疗费用的高涨客观上增加了购买医疗服务后财务风险发生的可能性，这也是"看病贵"的由来。因此，风险回避者会通过购买医疗保险来应对这种风险。

个人购买了保险以后，其实意味着风险环境的改变。如果这个保险不是强制性的，则只有当他发觉这笔交易可以使个人处于一个比购买保险前更优的一个风险环境，或者说是获得额外效用，才会使其愿意购买。

26.2.1 医疗保险原理

尽管人们知道生病后他们需要利用医疗卫生服务，也了解一些需要何种医疗服务的信息，但是，消费者无法预知到底何时需要利用医疗服务，也不知道需要利用多少医疗服务。事实上，医疗服务的利用呈现出一种极偏分布。1992年美国的医疗支出中，花费最高的1%患者消耗了30%的医疗总费用，花费最高5%、10%、50%的患者分别消耗了58%、72%、98%的医疗总费用。而且，观察的时期越短，个人医疗费用之间的差异就越大。在这种情况下，医疗保险所起到的风险分摊作用就非常显著。

我们现在选取最简单的医疗保险作一个分析。

假设现在某人只有两种状态：健康或者患某种疾病，患病后的损失恒定不变。该人的患病概率为 p，此时需要购买医疗服务；健康概率为 $1-p$，此时不需要购买医疗服务，以 $d=0$ 和 $d=1$ 来表示其健康和患病。治疗一个患该种疾病患者所需的医疗费用为 m，治疗后患者的健康水平为 $h=H[d, m]$。假定患病治疗后健康存量能回复到患病前水平，则 $H[1, m]=H(0,0)$。

个人的效用 u 会受到两方面的影响：财产 x 和治疗后的健康存量 h。因此个人效用函数为 $u=U(x, h)$。假定个人原有的财产为 y，个人如果没有购买保险,则患病治疗后财产为 $x=y-m$,而未患病财产为 $x=y$;个人如果购买保费 π 的医疗保险(假设为完全保险,即 $\pi=pm$),则无论其健康与否,财产均为 $x=y-\pi$。我们以 I 代表购买保险,N 代表没有保险,并假定 $U(x)\equiv U(x, H[0,0])$,则有:

$$
\begin{aligned}
V_N &= (1-p)U(y, H[0,0]) \\
&\quad + pU(y-m, H[1,m]) \\
&= (1-p)U(y) + pU(y-m)
\end{aligned}
$$

(公式 26-4)

由于财富遵循边际效用递减规律,即效用的上升速度是下降的:$U'>0$,且 $U''<0$。假定医疗保险公司收取的年保费等于疾病支出,即 $\pi=pm$,如果投保者患病,则保险公司支付 m 的补偿,如果个人购买保险,则其效用为:

$$
V_I = U(y-\pi) \qquad \text{(公式 26-5)}
$$

对(公式 26-4)式进行 Taylor 展开,能得到如下公式:

$$
V_N \approx U(y-\pi) + \frac{1}{2}U'\pi(m-\pi)
$$

(公式 26-6)

为了测量消费者是否会购买保险,需要对两种情况进行对比。

$$
\begin{aligned}
V_I - V_N &= \frac{(V_I-V_N)}{U'} \approx -\frac{1}{2}U''\pi(m-\pi) \\
&= \frac{1}{2}U'\left(-\frac{U''}{U'}\right)\pi(m-\pi)
\end{aligned}
$$

(公式 26-7)

医疗保险价值,表示购买保险所获得的额外效用,常以购买保险后的效用与购买保险前效用之差来表示,可用公式 26-7 来表示。如果疾病治疗支出 m 不小于 π,保险价值为正,反之则相反。个人在健康和患病后的财产边际效用分别为 $U'(y)$ 和 $U'(y-m)$,由于边际效用递减规律,因此健康时的财产边际效用低于疾病治疗后的边际效用,故个人会把在健康时的财产向患病后转移,直至两者相等为止(图 26-2)。

把健康、疾病当作两种可消费的商品,个人可以在这两种商品中选择不同的数量组合进行消费,图 26-2 中,x 轴为健康时财产(健康状态),y 轴为患病时财产(患病状态)。患病后,将消耗 m 的财产进行治疗,因此 E 点为风险自留时的消费组合,此时通过 E 点可以找到一条无差异曲线和与之相交的保险

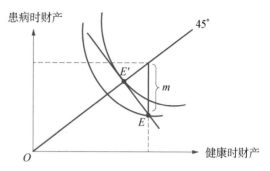

图 26-2 购买保险后所获福利

可能线(fair odds insurance line)。这条保险可能线也是消费者潜在的预算约束线,保险可能线的斜率等于 $-1/p$(p 为患病概率),如患病概率为 0.2,则其斜率为 -5(根据不同的假设,也有的研究者认为此线斜率为 $-(1-p)/p$)。在 E 点,消费者并没有取得最大的效用,因此消费者会在患病后财产和患病前财产中进行选择,从 E 点移至 E' 点,此时无差异曲线外移,与保险可能线相切,达到当前情况下的消费者最大效用。这种情况下,患病后的财产增加,而患病前的财产降低,而且两者相等。

除此以外,国内的很多教材中,都应用患病前后的财富效用曲线,来说明购买医疗保险的基本原理。

设某人现有财产为 W,其效用函数为 U,于是财产的效用为 $U(W)$;由于面临生病的随机损失 X,个人愿意支付最大数额为 π 的保费(premium)来购买保险,患病后保险公司为它支付所有医疗费用,对于个人而言,此时,其效用函数为:

$$
U(W-\pi) = E[U(W-X)]
$$

(公式 26-8)

式中:左边表示支付了 π 的保费以后,个人的疾病经济风险完全转移给了保险方,此时个人财产变为 $W-\pi$,是一个完全确定的值,$U(W-\pi)$ 就是此时的效用;此式右边表示现有财富 W 但未购买保险(面临随机损失 X 的不确定性风险)时的期望效用值。个人愿意支付的最大保险费 π 常常称之为风险保险费(risk premium),而 $W-\pi$ 则为风险的确定等价量(certainty equivalent)。

对于风险回避者,有 $U'>0$ 且 $U''<0$,则对随机损失 X,有如下的詹森不等式(Jenson inequation)成立:

$$
E[U(X)] \leqslant U(E[X]) \qquad \text{(公式 26-9)}
$$

这个不等式表明:对风险回避者而言,在随机事件的确定期望值与不确定期望值之间,更偏好前者,即前者的效用更大。当 X 是一个随机变量时,可以推出严格的不等式 $\pi > E[X]$ 成立。这表明风险回避者愿意支付的最大风险保费大于期望损失。

现用一个实例来证明这一分析(图 26-3)。

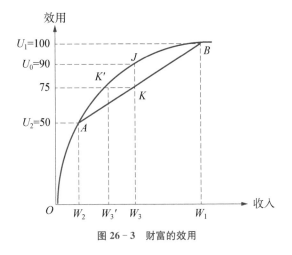

图 26-3 财富的效用

若一个风险回避者的效用函数 U,他现有财富 $W_1 = 10000$,效用值为 $U_1 = U(W_1) = 100$,若他患病则将花费 8000 元治疗,其财产只剩 2000 元,即 $W_2 = 2000$ 元,此时效用 $U_2 = U(2000) = 50$(注意:财富的边际效用递减)。若生病的概率 p 为 0.5,则在该疾病风险下效用的期望值为:

$$E[U] = (1-p) \times U_1 + p \times U_2$$
$$= 0.5 \times 100 + 0.5 \times 50 = 75$$

上述效用期望值公式,可用 W、U 平面上的 AB 这条直线来表示,其效用期望值则是这条直线上的一点 K。若按照这一点所对应的财富损失即 $|W_3 W_1|$ 作为保险费,那么此人的财富就变为 W_3,此时他的效用 $U(W_3)$ 值为 90,明显大于 75;我们也可以观察到曲线上效用值为 75 所对应的财富值 W_3',明显低于 W_3,表明在该疾病风险下,如要取得 75 的期望效用,消费者愿意放弃的最大财富量为 $|W_3' W_1|$,其值大于保险费 $|W_3 W_1|$,这两者之差,即 $|W_3' W_3|$ 的值称为风险成本(risk cost),是风险回避者为了躲避风险而愿意支付的超过精算公平保费(概念见后文)的最大成本。根据以上分析,可以看出投保人为了回避风险,愿意支付的最高保险费不低于 $|W_3 W_1|$,不高于 $|W_3' W_1|$,若保险费介于这两者之间,则保险计划理论上是可行的。

26.2.2 医疗保险需求

前文已经讨论了回避风险其实是人们购买医疗保险的最基本原因。在购买保险中,风险损失的大小、保险费率、个人初始财产等都会对医疗保险需求造成影响。除此以外,还有很多其他因素也会影响医疗保险需求。设 X 为医疗保险的影响因素,它们与医疗保险需求的关系可用如下函数表示:

$$D(保险) = f(X_1, X_2, X_3, \cdots\cdots X_n)$$

(公式 26-10)

这里的因变量为是否有保险,或按保险给付类型、水平划分的分类变量,自变量 X_i 即影响医疗保险需求的各个因素。

(1)疾病风险的大小

疾病风险的大小可以从两方面来测量,即疾病发生的概率、疾病发生后的预期损失严重程度。

在同等疾病严重程度情况下,如果疾病发生的概率极高或极低,接近于 1 或者 0,消费者愿意支付的价格就越低;反之,当疾病发生的不确定性越高,即发生概率越接近于 0.5 时,消费者就愿意支付更高的保险费,此处的保险费价格主要是指附加保险费(也就是前文定义的风险成本)。如图 26-4 所示,E 点表示预期效用水平,在这点上的纯保险费为 $W_3 W_4$。由于其发生概率较高,发生后损失较为严重,消费者愿意支付最高等于 EF 的附加保险金以购买保险,此时 F 点的实际效用等于此风险环境下的期望效用。但是,任何大于 EF 的附加保险费将使消费者的效用低于期望效用,表明购买保险后无法获得额外效用,消费者拒绝购买保险。同理,CD、EF 均为不同发生概率疾病的最高附加保险费,CD 大于 EF,因为 E 点蒙受损失的概率更高,当几乎肯

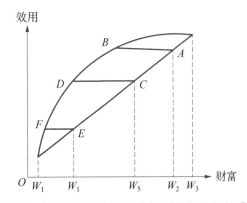

图 26-4 不同疾病概率下消费者愿意支付保险附加费

定有损失时,消费者可以储蓄应急来替代购买保险。如对于肯定要开支的医疗费(每年一度体检,概率接近1),自我保险就更为便宜(不需要缴纳附加保险费)。同时,CD 大于 AB,因为 A 点蒙受损失的概率更低。对于概率很低(罕见)的疾病,人们愿意支付的附加保险费,也要低于中等概率的疾病。

在同等疾病发生概率情况下,预期损失越大,对医疗保险需求越大(图 26-5),C 点的预期损失(W_1W_3)要远高于 B 点预期损失(W_2W_3),其预期效用线分别为 AC 和 AB。同等疾病概率下,预期效用线与实际效用线之间的面积代表了购买保险前后所能获得的效用差异。预期损失越大,预期效用线与实际效用线之间的面积就越大,消费者也越愿意支付更高价格购买保险,对该类疾病的保险需求越大;反之如果预期损失越小,消费者对医疗保险需求越小。

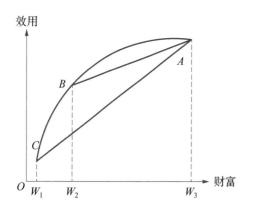

图 26-5 不同预期损失下消费者愿意支付保险附加费

(2)价格

保险的价格就是保险费。保险学中,保险费分为两部分,即精算公平保费与附加费。精算公平保费又称纯保险费,附加费又称 loading charge 或 loading cost,为保险公司的营运成本,包括营销成本和理赔成本。营销成本与疾病发生的概率没有直接联系,但理赔成本会随着疾病发生概率的增加而增加。也正因为如此,疾病发生概率越高,附加保险费越高。保险中的风险成本是指消费者愿意支付的超过精算公平保费以外的最大金额,其值一定要大于风险附加费。如果风险附加费大于风险成本,则意味着在此保险价格下,风险自留比购买保险具有更高的效用。

精算公平保费是一个期望值,其值等于投保者因病治疗的平均成本。对每一个公司而言,只要其

设立的投保疾病一样,精算公平保费就应该一样。但是,不同的保险公司肯定有不同的营运成本,因此,每一家保险公司都有不同的附加保险费。医疗保险需求的数量主要取决于人们是否愿意接受纯保险费以外的附加保险费及接受的最高水平如何,故一般常常采用"附加保险费"而不是"保险费"作为保险的价格。若附加保险费为0,则意味着保险公司承担了所有风险但没有收取任何管理费用。对医疗保险需求的影响因素分析也主要从分析附加保险费的影响因素入手。

附加保险费、风险成本与疾病概率 P 的关系可以用图 26-6 来表示,直线 L_1 表示附加费(价格)随患病率的增加而增加;上凸的曲线 K_1K_2 表示消费者愿意支付的价格(风险成本),不确定程度越高,消费者愿意支付的价格越高;对越是确定的事件,消费者愿意支付的附加保险费越少。显然,当疾病发生概率在 P_1 和 P_2 之间时,消费者愿意支付的风险成本高于附加费,表示愿意购买保险;在精确公平保费不变的情况下,当疾病发生概率介于 $0 \sim P_1$、$P_2 \sim 1$ 之间时,消费者不愿意购买保险,风险成本低于保险附加费。如果附加费(价格)上升至 L_1',此时消费者愿意购买的保险范畴缩小,仅包括发病概率介于 $P_1' \sim P_2'$ 之间的疾病。如果附加费上升至 L_2,此时没有消费者会选择购买保险。

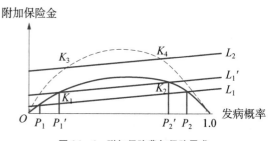

图 26-6 附加保险费与保险需求

如果疾病后治疗的成本增高,则风险成本曲线 K_1K_2 会抬升至 K_3K_4,此时若价格未变,消费者愿意购买的保险就增加;若在这种情况下,即便价格上升至 L_2,消费者也愿意购买一定发病概率范畴内的疾病保险,这说明了疾病治疗成本的上升、疾病经济风险的增大、医疗费用的上升也会导致对医疗保险需求的增加。

参保者的是以个人身份还是加入团体参保对保险的价格有较大影响,团体保险的价格明显低于个人参保价格。因为团体参保时每个参保人所需的平

均管理费相对较低,一部分管理费和索赔费由参保团体自行承担了,而且推销成本也较低。除此以外,团体保险能够降低消费者的逆选择行为,而逆选择将给保险公司带来更大风险,迫使保险公司提高保险价格。因此,对于以团体形式购买的保险,价格较低,需求量相对较高,而针对个体参保的保险,需求量相对较低。

(3) 消费者收入

个人拥有的财富和收入多少会影响对医疗保险的需求,这是由收入的边际效用所决定的。在收入非常高或非常低的两组人群中,收入的边际效用变得很低或很高。此时,低收入人群会因为其收入的边际效用很高,购买保险后未必能获得更大效用,因此趋向自保;而高收入人群则由于收入的边际效用很低,疾病后的治疗费用对其效用损失较小,也倾向于自保。事实上,利用个人资料所做的实证研究表明,保险需求的收入弹性是小于 1 的正值。这说明在个体层面,保险需求随个人收入的上升而上升,但上升速度低于收入上升速度;也有利用群体资料的研究表明,保险需求的收入弹性系数介于 1～2 之间,说明在特定人群中保险需求的增加速度要高于收入上升速度。

对高收入人群而言,如果政府实施对保险购买部分的收入实施免税政策,则可能会刺激个人对保险的需求,也会刺激雇主为雇员购买保险的需求。尤其在一个累进税制的系统中,为了避免收入进入更高税级,缴纳更高比例的税款,雇主和雇员都倾向于利用部分工资购买医疗保险,以避免进入更高税级,支付更多税款。据估算,2001 年美国因为此类免税政策导致联邦政府收入减少 1 200 亿美元(不包括州政府),这种政策实际上是对购买医疗保险的人给予了补贴,有利于高收入者。

(4) 医疗技术发展

一方面,随着科技的发展,医疗质量不断增加,可以治疗的疾病范畴越来越广,同时医疗费用也急速上升,这增加了患病后的财务风险,导致对医疗保险的需求增加;另一方面,购买医疗保险后,投保者在患病治疗后能获得补偿,这降低了投保者患病后的疾病经济风险,也降低了投保者面对的实际价格。因此,投保者倾向于使用质量好、价格昂贵的新技术,这会促进新技术的发展和应用,导致医疗费用的进一步上涨和保险费的上升,使保险的需求量下降。医疗技术发展和医疗保险的相互作用,对医疗费用的上涨、上涨速度、医疗保险成本、医疗保险需求都

有重要影响。

(5) 对医疗服务提供方的补偿方式

对医疗服务提供者的补偿方式也会通过影响风险大小而影响医疗保险需求。医疗成本的补偿方式和医疗服务补偿范围的制定和应用导致患者和医疗服务提供者缺乏寻求更有效卫生服务的激励。当医疗保险公司完全补偿医疗服务提供者的成本,患者患病治疗无须自付时,这个问题特别明显。这最终会增加疾病治疗的成本,进一步增加疾病风险,增加消费者的医疗保险需求。

(6) 其他

除了上述影响因素以外,还有其他一些因素也会影响医疗保险需求。

1) 消费者的健康水平:消费者的健康水平对医疗保险需求的影响已经被很多研究证实。根据前述理论,健康状况越差的消费者,其疾病的发生概率、发生疾病后的损失比健康状况好的人群高,因此对医疗保险的需求也更大。但实证研究表明:健康状况越好的人群越愿意购买医疗保险,健康状况相对差的人群对医疗保险的需求反而低。对这种现象,卫生经济学家有两种解释:一是认为在医疗保险需求模型中,"健康"本身就是因变量(被解释变量),而"保险"才是解释变量,购买了"保险"后的人群由于能获得更好的医疗服务,其"健康"自然变得更好,而无保险的人,健康状况变差;二是认为保险公司在提供保险时进行了风险选择,排除了健康状况较差的人群,因此保险覆盖对象的健康状况相对较好。

2) 受教育程度:教育程度对医疗保险有正向影响,教育程度越高,对健康保险的需求就越高。这主要由于教育程度高的人,有更多的信息和知识,对健康和风险有更好的认识,因此更易相信和接受保险。

3) 其他人口学变量:例如性别、种族、年龄等。研究表明女性比男性更愿意购买健康保险;老年人对保险需求更大;美国的白人比其他种族更易购买健康保险。

26.2.3 医疗保险的供给

在一个完全竞争市场中,市场达到均衡时,平均成本等于平均收益等于价格,竞争使得厂商只能获得零利润或得到正常利润。若利润高于(或低于)零利润(或正常利润),就会不断有新的厂商进入(或退出)这个市场;只有处于零或者正常利润时,进入和退出才会停止。在保险市场中,保险公司收取保险费并为发生的疾病风险事件进行赔偿。当风险事件

较少或程度较轻时,保险公司可能收大于支;当风险事件较多或程度较重时,保险公司可能收不抵支。这两种情况都是随机的。

保险公司的收入来自于保费,其成本包括补偿风险损失的成本,促销、信息处理和理赔的管理成本等。假定消费者购买的给付范畴或保险赔偿额为 C,对每一元保险额缴纳的保险费为 $\lambda(0<\lambda<1)$,每一张保单所付的保险费就是 $C\lambda$;管理成本为 L,生病概率为 P,则保险公司的期望利润 $E[\pi]$ 为:

$$E[\pi]=P\times(\lambda C-C-L)+(1-P)\times(\lambda C-L)$$
（公式 26 - 11）

在完全竞争市场中,利润为 0,令上式等于 0,可得到:

$$\lambda=P+L/C \quad （公式 26 - 12）$$

从以上公式,可以得出:每一元保险额所缴付的保险费 λ 等于患病概率加上管理费占保险额的比例。如果管理成本为 0,此时 λ 等于 P,保险费率等于患病概率,也就是精算公平费率。

在完全竞争的保险市场中,当所有的管理成本均为 0 时,消费者的最适保险量是全额保险,即保险公司补偿全部的疾病损失;当存在交易成本时,管理成本大于 0,消费者的最适保险量会小于其可能财富损失,即消费者此时不会购买全额保险。

26.2.4 健康保险和卫生服务需求

（1）起付线、共付保险和封顶线

1）起付线(deductible)。起付线(也译作扣除保险),是指投保者在使用医疗服务时需要先支付一定金额的费用,而后保险公司支付全部或部分剩余医疗费用,投保者自付的金额就是起付线。起付线可应用于每一类服务单位,也可以是累积的;起付线可以个人为单位,也可以家庭为单位。有些保险中,所有投保者的起付线都相等,而在某些全民医疗保险计划中,起付线的高低与家庭收入相关,家庭收入越高,起付线也越高。

设立起付线的一个重要原因就是为了降低管理费用,尤其是降低小额索赔的管理费用。在许多小额索赔办理过程中,交易成本非常高,甚至可能超过风险成本,设立起付线可降低小额索赔事件发生,降低交易成本,进而可降低保险附加费(保险价格)。除此以外,起付线的设立还能够起到分担大笔医疗费用风险的作用。最后,起付线还能激励消费者购买低价高效的医疗服务,降低成本。

反对者认为,无论起付线是高还是低,都会阻碍人们获得必要的医疗服务。除此以外,固定金额的起付线,其负担对于低收入家庭而言要高于高收入家庭,影响低收入人群的卫生服务可及性。在我国基本医疗保险推行过程中,曾经遇到的一个问题就是设立固定起付线后,很多中低收入投保者由于负担过重看不起病。

起付线对于医疗服务需求的影响很复杂。设立起付线后,在医疗费用突破起付线之前,医疗服务需求取决于医疗服务价格,此时投保者消费行为与无保险者相同;一旦投保者医疗费超出起付线,则其行为就会改变。当起付线设置过低时,可能导致人们享有更多医疗服务,引起浪费;当起付线过高时,又可能会影响许多低收入投保者的医疗服务获得。所以,起付线设立后的有效程度取决于起付线的高低、个人或家庭预期疾病治疗费用及其收入。

2）共付保险(co-insurance)。一般是指两个或两个以上的保险人共同承担一个标的,在医疗服务中,是指投保者通过共同承担的方式,与保险公司一起支付疾病医疗费用。例如,总额医药费为 2 000 元,共付保险要求投保者支付 25% 的费用,即 500 元,此时我们称要求投保者支付的费用百分比(25%)为共付率(coinsurance rate),投保者实际支付的医疗费用(500 元)为共付额(copayment)。共付保险的优点为在降低了医疗服务价格后,仍能够促使患者去寻求高效低成本的医疗服务,其共付率可以根据投保的医疗服务项目和家庭收入来制定。共付保险的有效程度取决于医疗服务利用率对价格下降的反应程度,也就是需求的价格弹性。如果价格弹性为 0,需求不随价格的变化而变化,则共付保险对投保者而言仅仅降低了一笔医疗费用。共付保险后医疗费用的分布情况随着共付保险率的高低和价格弹性的变化而变化。

3）止损线和封顶线(stop loss, ceiling)。虽然保险可以分担个人疾病风险,但是实行起付线和共付率后,某些疾病因治疗费用过高,还是可能导致个人要承担高额自付费用。为了降低个人负担,国外很多公共保险设立了止损线(stop loss),这主要是指在一定期限内,投保者的个人支付费用(包括起付线和共付额)达到特定金额时(如 2 500 美元),保险公司将负责承担所有的剩余医疗费用。

止损线明确了投保者的最高风险,是从保护投保者的角度考虑的。在医疗保险中,为了降低保险公司承担的风险,往往会设立补偿封顶线(ceiling),

即为投保者医疗费用设定一个最高的偿付限额,超出这一限额部分,均由患者自己承担。这种方法把大额医疗费用风险转嫁给患者,而不是在所有投保人中分摊。从价格弹性上看,封顶线以上部分的大额医疗费用,牵涉到的投保者比例并不高,但价格弹性极低。这种大额风险正是消费者所想避免的,也不会带来过多道德损害,将其排除在保险之外的合理性值得商榷。如果设立封顶线的目的是降低保费,则可以考虑设立起付线来降低保费,而把大额风险纳入保险范畴,因为发生概率较高的小额损失比发生概率较低的大额损失所造成的经济困难要轻得多,而且保险需求也相对较小。

起付线、共付率和封顶线是保险计划中最常见的方式,而且三者往往是混合使用的。

（2）起付线和共付保险对卫生服务需求的影响

几乎所有的保险计划都设立了起付线和共付率,因此,我们有必要讨论起付线和共付保险结合的保险计划对医疗卫生服务需求的影响。

1）起付线对医疗卫生服务的影响。如图 26 - 7 所示,D_1 是没有保险时医疗卫生服务的需求曲线。假定消费者购买了一个保险计划,此保险设置了起付线 500 元,超过起付线部分全部由保险公司支付。在医疗服务费用超过起付线之前,患者按照 D_1 进行消费;当消费到 Q_1 个单位后,支出的费用达到起付线($OP_1 \times OQ = 500$),此后投保者不需要承担任何费用,其自付价格为 0,于是其需求曲线是价格为 0 时的 $Q_1 Q_2$。从图上可以看出,起付线把原有的需求曲线 D_1 改变为 $AB - Q_1 Q_2$ 两段构成的曲线。

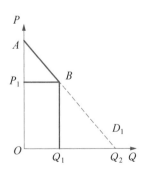

图 26 - 7　起付线和医疗需求

2）共付保险对医疗卫生服务的影响。如图 26 - 8 所示,D_m 是没有保险时的需求曲线,此时共付率为 100%。当价格为 P_0 时,需求量为 Q_0。若消费者购买了共付率为 20% 的保险,此时其实际价格为 $P_1 = 0.2 \times P_0$,其需求量为 Q_1。因此,在市场价格为 P_0

时,享有共付率为 20% 的保险计划覆盖者对医疗卫生服务的实际需求量是 Q_1,此时可以做出其需求曲线 D_1。显然,如果医疗服务需求的价格弹性为 0,即需求曲线垂直于水平轴,那需求量不会因为有了共付保险而变化;反之,如果需求的价格弹性较大,如需求曲线 D_m,那么,在同等 20% 的共付率下,需求量的增加($OQ_1 - OQ_0$)会变得更大。从上面的分析我们可以得出结论:对越是缺乏弹性的服务,医疗保险越应该覆盖。因此,在推出医疗保险的时候,应该首先考虑最缺乏弹性的服务,然后才考虑弹性较大的服务。事实上,很多的实证研究都证明了这点。

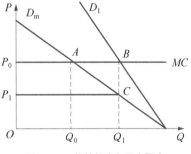

图 26 - 8　共付保险和医疗需求

我们也可以从资源配置的角度来考虑共付保险的影响。当资源置于市场中的边际成本等于其给资源购买者带来的边际效益时,资源在此市场中的配置达到最佳。在图 26 - 8 中,消费者的边际收益由其需求曲线表达出来了,边际成本等于价格。若没有道德损害,均衡点为 A 点,此时边际效益等于边际成本,最适的医疗卫生服务购买点在 Q_0,消耗的社会总资源为 $OQ_0 A P_0$。但当消费者只支付 20% 的费用时,实际需求量为 Q_1,但此时的社会成本仍然是 P_0,此时消耗的社会总资源为 $OQ_1 B P_0$,比无保险时多耗费了 $Q_0 Q_1 B A$ 的资源。其中,所获得的收益的增加量为 $A Q_0 Q_1 C$,而三角形 ABC 的面积是因为消费的医疗卫生服务超过了最适量 Q_0 而引起的社会福利损失。这意味着共付保险使得消费者面对的医疗服务价格低于其真实的社会成本,造成了需求的过量和福利损失。同时,相对于未投保的各种其他医疗卫生服务和其他非卫生物品而言,医疗保险覆盖的这些服务好像暗含了一定的补贴一样。由于未投保的物品与已覆盖的医疗卫生服务一样可以带来效用,表明医疗保险可能会扭曲其覆盖范畴内的医疗卫生服务和其他物品中的配置。

3）起付线、共付保险和止损线对医疗服务的影响。如果在一个保险计划中同时使用起付线、共付保险和止损线,则对医疗服务需求的影响也必须同时考虑这3个因素。事实上,国外很多保险计划中都应用了这3种方式,而国内的绝大多数保险则把止损线以封顶线代替(而后辅以附加保险,以分摊高于封顶线的大额疾病风险)。图26-9中,阴影部分为个人自付费用,其余为医疗保险支付费用。如果把止损线换为封顶线,则超出封顶线的费用也全部由个人支付。

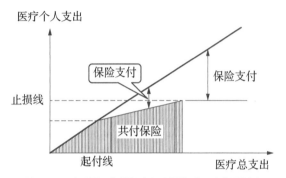

图 26-9　起付线、共付保险和止损线对医疗费用影响

Keeler 等研究了起付线和共付率一起时对需求的共同影响:当起付线很低时,总需求主要依赖于消费者面对的净价格,即共付率;而当起付线变高后,共付率对总需求的影响相对较小(图26-10)。

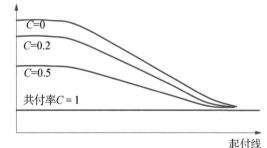

图 26-10　起付线和共付率对医疗服务总需求的共同影响

4) 起付线和共付率的测算。起付线和共付率都对医疗保险需求有很大影响。若起付线和共付率定得过高,就不能起到风险分担的作用;但若定得太低,道德损害又会非常严重,引起大量社会福利损失。因此,在设计医疗保险计划时,如果确定适当的起付线和共付率就成为一个非常重要的问题。

假定市场中医疗卫生服务的价格为 P_m,投保者实际支付价格为 P_n,设置起付线后,超过起付线的

概率为 $p(0 \leqslant p \leqslant 1)$,共付率为 $\lambda(0 \leqslant \lambda \leqslant 1)$。

如果只有起付线,则投保者价格为:

$$P_n \begin{cases} P_m（未超过起付线前） \\ 0（超过起付线后） \end{cases}$$

如果只有共付保险,则: $P_n = \lambda P_m$。

若结合起付线和共付保险,则投保者价格 P_n 的期望值为:

$$E[P_n] = (1-p) \times P_m + p \times \lambda P_m$$

（公式 26-13）

获得此方程后,我们的任务主要就是确定适当的 λ 和概率 p(这个概率 p 取决于起付线的高低),以达到社会福利损失和风险分担两者之间的平衡。70 年代初针对斯坦福大学教职工的一项研究表明,当共付率由 0 变成 0.25 后,门诊利用率减少了 24%,即共付保险的弹性系数约为−1.0。

表 26-1 显示了兰德公司在 20 世纪 70 年代的健康保险学试验结果。在研究中,将 65 岁以下的家庭按照共付率为 0、0.25、0.50 和 0.95 分为 4 组,分别观察其卫生服务利用情况。结果显示,门诊服务利用随共付率的上升明显降低;但共付率的上升对住院影响不大;随着共付率的上升,医疗费用呈减少趋势;当共付率超过 25% 时,对医疗服务的变化影响不大。因此,共付率定在 25% 左右比较合适。研究还表明,在低共付率水平上(0~0.25)纯价格弹性为−0.17,在较高共付率水平(0.25~0.95)时,价格弹性为−0.22。在美国当时的条件下,年累积起付线在 100~300 美元比较适宜。

表 26-1　共付率与医疗卫生服务利用

卫生服务利用	共付率			
	0	0.25	0.50	0.95
门诊服务利用概率	0.87	0.79	0.77	0.68
住院服务利用概率	0.10	—	—	0.08
人均门诊和住院总支出(美元)	777	630	583	543

（3）道德损害

消费者购买医疗保险,是为了通过保险把疾病经济风险转变为固定损失。在此过程中,遇到的一个重要挑战就是道德损害(moral hazard)。道德损害是指当消费者由于购买了医疗保险,其发生的卫生费用部分或全部由保险方买单后,消费者面临的自付价格降低,引起的健康行为和医疗服务消费行

为的不当变化,如使用的卫生服务数量比无医疗保险多,等等。

道德损害主要包括以下 3 个现象:①个人在投保之前,为了防范风险,在生活中会采取一些疾病的预防措施,以降低疾病损失发生的概率,但是当消费者购买了医疗保险之后,由于其疾病风险消失或减少,降低了个人采取疾病预防措施的激励,对疾病事件采取漠然态度,因而导致患病的概率上升;②购买了保险的消费者就医时,由于面对的医疗服务货币价格降低,刺激了投保者对医疗服务的需求,表现为选择更昂贵的服务以及更多数量的服务,甚至消费不必要的服务;③消费者购买保险后,由于面对的价格较低,也降低了消费者对医疗卫生服务提供者的供给行为进行监督的激励。

虽然从个人角度来看,上述行为都是在把风险转移给保险公司后消费者的理性行为,不能称之为"道德损害",有时也称之为"心理危险",但是,这种行为却与医疗保险风险分担的目的不符,因为医疗保险购买后消费者改变了其原有的消费习惯,增加了疾病经济风险。正因为如此,保险公司在设计保险方案时,必须考虑到因道德损害所导致的疾病风险增量。保险覆盖的强度越大,补偿比例越高,道德损害的激励和医疗服务的需求就越高。

在经济学研究中,道德损害是消费者由于面对的医疗服务价格下降所引起的替代效应(substitution effect),但不包括收入效应(income effect)。如果能在疾病治疗中找到一种完美的固有治疗方式,则可以设计出最适保险计划——精算公平计划。在有道德损害的前提下,这在理论上可使期望效用达到最大。但在现实中,疾病风险非常复杂,医疗服务需要各不相同,个人情况千差万别,而且保险方并无法准确掌握投保者此类信息。

(4)逆向选择与风险选择

道德损害其实是信息不完全和信息不对称所导致的,而信息不对称还会产生另外一种现象——逆向选择(adverse selection)。

在医疗保险覆盖人群中,不同的消费者有不同的风险状况,他们的期望损失和期望效用都是不一样的,如一个 60 岁以上的投保者其疾病风险约是 30 岁投保者的 3 倍,而在 30 岁年龄组的投保者当中,有部分人群的疾病风险要高于其他人群,疾病风险的提高意味着保险成本的增加。一般而言,健康状况较差的人群由于期望损失较大,对医疗保险需求相对较高,要求保险计划覆盖的服务也更多。即便是

健康状况相同的人群,对医疗服务的需求也不一样。如果保险计划能够针对每个人设立不同的保费,则理论上可以达到最佳效率。但是,这一方面会影响公平,另一方面即便能承受高昂的个人信息收集成本,也未必能完全获得此类信息。因此,保险计划往往在平均成本的基础上制定保费。

如果对高期望损失和低期望损失的人都按照同一价格收取同样保险费,由于消费者比保险公司更了解自身的风险状况,具有较高期望损失的个人会乐意选取购买这种保险,而具有较低期望损失的个人就不会购买这种保险计划,或者退出已有的保险。投保者的这种选择保险计划的行为称之为逆向选择。一般而言,健康状况较差的人倾向于购买覆盖范畴较广的保险计划(generous plans),而健康状况较好的人则喜欢覆盖范畴相对较窄的有针对性的中等覆盖计划(moderate plans)。表 26-2 显示了不同健康状况人群在不同类保险中获得的效益。结果发现,高风险人群在广覆盖保险计划(generous plan)中获得的净效益最高,而低风险人群在中等覆盖计划(moderate plan)中获益最高。若存在逆向选择,那么保险人群的期望损失就会更高,保险公司必然会提高价格,导致的后果就是风险相对较低的人群又继续退出保险计划。这个过程不断重复,可能就导致保险市场难以维持。

表 26-2 不同疾病风险消费者在不同保险计划中的成本和效益(单位:美元)

人群	广覆盖保险		中等覆盖保险		基本保险	
	收益	成本	收益	成本	收益	成本
高风险消费者	33	16	20	4	14.00	2.80
低风险消费者	6	4	5	1	3.50	0.70

广覆盖范畴的保险计划出现逆向选择会产生两种后果:一是消费者会选取适合自身的特定保险,以避免支付医疗卫生服务高风险人群所引起的高价格。二是承保方为了避免损失,会采取各种不同方式区别不同风险的消费者,进而选择那些期望损失相对较低的健康人群,尤其是选择期望损失低于纯保险费的人群,以增加利润。事实上,对于保险方而言,即便他们在同等价格水平下,能够提供更为优质的服务,但这种保险方案也无利可图,因为高风险人群参加保险后将引起成本的上升。保险方这种选择投保者的行为,成为风险选择(risk selection),有人也形象地把它称为"撇奶油"(cream-skimming)。

26.2.5 健康保险与政府

医疗保险市场中,涉及三方之间的关系——保险公司(insurer)(也称承保人)、投保者(insured)以及医疗卫生服务提供者(provider),除此以外,政府还对医疗保险进行调控。医疗保险市场中的各组成部分见图26-11。图中的实线代表货币流动方向,虚线代表服务流动。一般而言,政府或雇主为投保者支付部分保险费,但这些成本最终都通过税收或降低工资的形式转移到投保者个人。

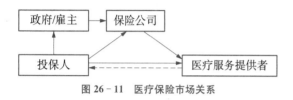

图 26 - 11　医疗保险市场关系

26.3　国际典型医疗保险模式及经验

26.3.1　国际主要医疗保障模式

(1) 社会医疗保险

1) 定义及典型国家:社会医疗保险是指通过立法,强制规定雇主和雇员按一定的比例缴纳保险费,建立社会保险基金,用于雇员及其家属看病就医的一种医疗保险模式。社会医疗保险的主要特点之一是多渠道筹资。筹资来源一般包括雇主、雇员、政府,还有其他的募捐或慈善赞助资金等。患者在就医时,需要自付一定的医疗费用,自付比例在20%~30%不等。社会医疗保险最典型的代表是德国,现将德国的情况,介绍如下。

2) 主要内容:

A. 覆盖对象:德国法律给社会医疗保险下的定义是"社会医疗保险的任务是维持、恢复或改善投保人的健康状况。它应以宣传、咨询和提供医疗待遇的方式帮助投保人并引导他们健康生活"。德国以此定义为基础,确定了社会医疗保险的对象,分为义务保险者和自由保险者。义务保险者是指月税前收入不超过社会义务界限的就业者、失业者、领取养老金的退休人员、大学生和就业前的实习生等,这些人必须参加社会医疗保险。自由保险者是指月税前收入高于社会义务界限的就业者、公务员、自由职业者、律师、军人等,这些人可以在社会医疗保险公司

或私人医疗保险公司之间进行选择(2017年为月收入不低于4 800欧元)。

B. 筹资方式:德国社会保险基金,主要通过雇主和雇员缴纳,各自承担50%;雇员按照工资总额的固定百分比缴纳保险金,缴纳标准与其他因素无关;雇员子女和无工作的配偶享受保险待遇但无须缴纳保险费;靠社会福利生活的人,由社会福利局给他们交保险金。从20世纪70年代开始,保险费率占工资总额的比例在10%~15%之间波动,2015年的平均缴费费率约为14.6%。

C. 保险福利:社会医疗保险的福利包括现金待遇与服务待遇。

a. 现金待遇是指因病得到的病假工资补偿与照看疾病儿童得到的病假工资补偿。自身因疾病得到的病假工资待遇是当雇员因病无法工作,前六周雇主支付雇员工资,而后,保险基金将支付工资的70%,近三年最长为78周工资补偿。

b. 服务待遇主要是指医疗服务补偿,包括:①疾病的预防和疾病的早期诊断;②疾病的治疗,包括住院、手术、门诊、康复等;③生病期间的护理;④妇女孕期及哺乳期间的有关待遇等。

3) 保险管理模式:

A. 组织构架:所有医疗保险机构不隶属于政府的某一部门,而是实行自我管理的社会自治机构。从联邦地方医疗保险机构看,在管理上全国总部一级设有理事会,在理事会下设立一个决策机构,由有关专家、雇主代表、工会方面代表等参加。这种管理不仅保证了医疗保险所涉及的重要方面的意见能直接反映到决策机构,而且雇主可直接了解到社会医疗保险费用的使用状况,促成雇主及时缴费。工会和雇主还可以通过这种方式直接进行对话。

B. 职责权限:在德国社会医疗保险运行中,实行的是政事分开,政府卫生部门不参与医疗保险的操作。德国卫生部主要负责医疗保险法律的起草,经议会通过后颁布实施,此外,还负责全国医疗保险事业一些重要问题的宏观调控工作。比如,德国目前的专业医生数量过多,卫生部还要研究如何通过制定某种政策来改变这种状况,限制医务人员过快增长,等等。

C. 合同管理:德国社会医疗保险机构属于公法实施机构,除了它社会自治的特点以外,与其他行政管理机关没有什么很大差异。医疗机构的具体职责与权利都是由法律明文规定或授权,除此以外,还具有一定的处罚权。医疗保险机构对医院和诊所医生

实行合同管理,但其合同在性质上类似于行政合同,一旦出现纠纷,就由公法法院(社会法院)进行处理,而非由民事法院解决。此外,医疗保险机构对合同的履行负有监督检查职能,一旦发现问题就可以采取必要措施。在监督检查中,医疗保险机构主要是监控合同医院与门诊医生的费用是否合理。

D. 监管:

a. 内部监管:德国医疗保险机构的自我管理、自我监督主要通过管理委员会来实现的。管理委员会成员经选举产生,一届的任期为6年,其成员包括雇主代表与被投保者的代表,委员会中的雇主代表与投保者代表各占50%。实际上,管理委员会的运行机制与股份公司的监事会很相似,由代表推选出董事长,并监督业务的运作。各医疗保险机构的内部章程、准则及费率的制定与改变等重大事件必须经管理委员会决议通过。除董事长有固定的收入外,管理委员会其他成员的工作都属义务,不领取报酬。

b. 外部监管:德国法律规定,国家监督机构必须每5年对所有医疗保险公司(包括协会与业务执行机构)进行一次监督检查,费用由医疗保险公司承担。国家监督机构依据国家法律和医疗保险公司自我管理章程、准则等对公司日常业务的运行、管理以及年度预算执行情况等进行监察。另外,医疗保险公司如变更章程条款或保险费率,需要提请国家监督部门批准,保险公司年度预算需上报至国家监督部门备案。此外,德国社会医疗保险机构也要接受公众和保险系统中其他"协议伙伴"的监督。

(2) 国家医疗保险

1) 定义及典型国家:国家医疗保险(national health insurance, NHI),又称为全民健康服务(NHS),也可称为政府医疗保险,它主要是指政府通过税收方式筹集医疗保险基金,而后通过财政预算支付国民卫生服务消耗。在这种模式下,多数医疗机构都属于国家所有,医生及其有关人员的工资由国家支付,国民看病不需要付费或者付费很少。这种制度实质上是一种医疗福利制度或全民公费医疗制度。采用这种模式的国家包括英国、瑞典、加拿大、澳大利亚以及北欧国家等,其典型国家是英国。

2) 主要内容:

A. 覆盖对象:英国的全民健康服务英国全体公民,也包括合法居住的外国人。

B. 筹资方式:英国全民健康服务主要来自国家财政,通过税收筹集医疗基金,而后采取预算拨款给公立医疗机构。英国卫生财政预算占卫生总费用的比例一直保持在80%以上,其余的主要为个人筹资。2018年,英国卫生总费用占GDP的比例为9.8%。

C. 保险福利:英国全民健康服务的原则是"以税收为基础、政府分配预算,向全体国民提供基本免费医疗服务"。1977年的《国民医疗服务法案》规定:所有医院和医生除法律特别规定可以收费的项目外,免费提供医疗服务和相关处方药品,甚至免费为残疾者提供假肢、轮椅等器材。只有在开药中,患者需要自付一定的处方费。

3) 保险管理模式:

A. 组织构架:英国的国家健康服务实行中央集中统一管理,卫生行政管理机构由卫生部、地区卫生局和社区初级卫生保健机构组成。卫生部负责卫生政策制定、卫生制度建设、监管、卫生资源分配等;地区卫生局的职能是对当地国家卫生服务的管理,并进行地方卫生计划预算;社区初级卫生保健机构作为服务主要提供的执行机构,在不同阶段形式不一,是数次改革的重要对象。此外还有其他管理机构,如管理全科医生的家庭医生委员会等。在英国,卫生管理区域是按照地理特点、经济水平与卫生服务基础情况划分的,与行政区的划分不完全一样。

如果从职能部门来划分,国家卫生服务组织可以分为3个部门——医院服务、通科医生服务、社会个人服务(家庭保健)。后两者称为基层保健,由于它们主要在社区进行,故又叫社区保健。这3个部门均由卫生部直接领导,相互独立,各有自己的计划和发展,缺乏相互合作和配合。

B. 服务提供:英国公民享有免费医疗,其基础是家庭医生制度,每个覆盖对象均配置一名通科医生,提供初级卫生保健服务,通科医生按照服务人口数获得报酬;专科服务或者住院服务,则通过通科医生的转诊(急诊除外)予以提供;医生协会代表参与健康保险事务;政府实行卫生规划,使医生在全国各地区均匀分布,并由地方政府负责规划医院和分配预算经费。

英国全民健康服务的主要问题是服务提供者积极性不高,效率较为低下。故在英国医疗服务中建立市场机制、提高其效率是英国卫生改革的核心。英国最有名的改革为建立医疗服务的"内部市场",旨在构建更多的供方竞争。在"内部市场"中,需方包括地区卫生局、初级保健部门(也称家庭卫生服务局)和通科(全科)医生资金持有者;而供方包括公有制医院独立管理联合体、卫生管理部门直接管理的单位(如教学医院)和私立卫生机构、通科医生。

首先患者选择通科医生进行注册,地区卫生局进而将大部分卫生资金按照注册人数分配给通科医生,赋予其主要的资金管理权,让其成为通科医生资金持有者;而后通科医生作为其注册居民的代表,选择与购买二级和三级医疗服务,成为卫生服务的"守门员",引导资源流向。这种方式下,患者的选择促进通科医生之间的竞争,通科医生的选择则促进医院等机构之间的竞争,进而提升效率。

当然,英国 NHS 的内部市场并非完美,在其实施后,引发了一系列其他问题:医院间的竞争引起高新设备重复购置,导致资源的浪费;管理成本有所上升;经常出现市场失灵的情况,尤其是受政治的影响较大。

(3)私立医疗保险(PHI)

1)定义及典型国家:在有的教科书中,也将此类保险模式称为"市场主导型医疗保险",或"商业医疗保险模式"。PHI 是指按照市场法则,把保险作为一种商品,基于自愿性原则进行买卖、筹集保险基金,向投保者提供医疗服务补偿的一种保险形式。在这种模式下,个人或集体自愿购买私立医疗保险,根据契约获得医疗服务和补偿。私立医疗保险大多以营利为目的,其典型代表是美国。

2)主要内容:

A. 覆盖对象:遵循自愿原则,PHI 的覆盖对象是满足特定保险方案的投保者。一般而言,健康状况较差、支付能力较低的人群容易被此类保险排除在外。

B. 筹资方式:美国的 PHI,筹资来源主要是个人或雇主。其筹资水平则受个人的风险水平、保险方案福利有关。

C. 保险福利:在市场机制下,保险方案的福利更多受个人意愿、筹资水平的影响,没有统一规范。

3)保险管理模式:PHI 的供给与管理主要依靠市场的力量,供求关系也受到医疗市场自行调节。政府则可能在产品信息披露、保险福利包、市场准入等方面对市场进行调控。

管理型医疗保健(managed care)则是美国医疗保险管理的主要形式之一,是指对医疗服务的质量和效率进行管理、审查和评估的各种行为,并通过一种或多种方法,把筹资和向投保者提供适当的医疗卫生服务融为一个整体的保险模式,让医疗服务提供者分享一定的保险收益。管理型医疗保健的初衷是提高医疗服务质量、服务持续性及预防保健服务,而其主要策略则是形成承保者与服务提供者利益一致的激励模式,进而发展成为一种集医疗服务提供和经费管理为一体的医疗保险模式。管理型医疗保健关键在于保险人直接参与医疗服务体系的管理。其要素包括:①制定明确标准,选择医疗服务提供者(医院、诊所、医生);②将医疗服务提供者组织起来,为被保险人提供医疗服务;③有正式的规定以保证服务质量,经常复查医疗服务的使用状况;④强调要保持投保者的身体健康,以减少对其医疗服务的使用;⑤投保者按规定程序找指定的医疗服务提供者治病时,可享受经济上的优惠,等等。

当前,采用管理型保健模式的主要医疗保险组织有健康维护组织(Health Maintenance Organization,HMO)、优先选择提供者组织(Preferred Provider Organization,PPO)、排他性提供者组织(Exclusive Provider Organization,EPO)、定点服务计划(point of service,POS)等。

26.3.2 国外医疗保险市场经验

(1)市场竞争的双向影响

消费者会理性地根据自己的实际健康风险状况来选择保险计划。在同样给付水平上,消费者会选择价格更低的保险计划。这样,竞争会使保险的价格达到最低可能水平。同样,竞争也会使供方开发新产品以满足消费者的需求。在这一点上,竞争有其特定优势。

但是,由于医疗保险市场的特殊性,竞争对医疗保险市场又会带来不良影响。在医疗保险市场中,消费者自身的特性会影响供方成本,这是有别于其他市场的,也是导致竞争在医疗保险市场带来不良后果的关键之处。如前面所举的例子,保险公司承保一个 60 岁的人所付成本可能是承保一个 30 岁人的 3 倍。在按照平均价格制定保费的保险中,若让消费者自由选取,就会产生逆向选择行为。如前所述,逆向选择过程的重复和加剧可能导致市场的崩溃。所以保险公司需要找出应对逆向选择的措施,例如要求集体投保而不是个人投保,或采取一定的方式区别投保者的风险水平,然后针对不同风险人群制订不同价格的保险计划。但后者又会加剧社会不公平。

在评价市场竞争的效果时,需要考虑竞争所带来的高效和浪费,即竞争引起保险公司加强管理,降低成本,提高效率,但同时竞争引起逆向选择,导致损失。哈佛大学在 20 世纪 90 年代初为它的教职员工提供了两类健康保险计划：给付范围相对较宽的"优先提供者组织"（PPO）计划和给付范围相对较窄的"健康维持组织"（HMO）计划。无论员工选择哪一类，学校支付保险费的 90%，选择 PPO 的员工每年约支付 500 美元。1995 年哈佛大学为了降低成本，改变了为其员工提供医疗保险的方式。学校只支付保险费最低计划的一个固定百分比，员工需要支付自己所选计划的剩余部分费用。通过这种方式，学校希望各种保险计划能够加强竞争，降低价格，节约成本。在新的保险补偿方式实施后，PPO 的平均成本上升，而 PPO 的购买人数则大幅度减少。许多年轻的、健康的教职工退出原来购买的 PPO，转而购买其他保险计划，这部分人数占原有 PPO 覆盖人数的 25% 左右。这种逆向选择行为导致 PPO 在 1995 年收不抵支。于是 1996 年 PPO 不得不提高保险费（约提高了 1 000 美元）；这又进一步导致 PPO 的注册人数大幅度减少，在剩下的注册者中，约一半离开了 PPO，而且离开的比留下的更年轻、更健康，这又导致 PPO 在 1996 年的大幅度亏损。同时，由于大量年轻、健康人员的加入，HMO 的成本有所下降，保险费下降了约 1 000 美元。对于哈佛大学来说，按照基线医疗支出计算，哈佛大学节约了 5%～8% 的费用，但逆向选择带来了 2%～4% 的损失。

（2）保险公司与服务提供者结合一体

在其他保险市场中，保险公司的职能就是在风险损失发生后根据合同向被保险人提供补偿，保险公司与服务提供者一般分开。最初的医疗保险也是采取这种方式，但是，由于存在信息不对称和委托代理导致诱导需求，保险公司很难控制医疗费用（成本）。为了控制费用、降低诱导需求，保险公司除了提供赔偿以外，还采取各种方式，直接向投保者提供医疗卫生服务，即把保险方与服务提供结合起来。当保险公司与医疗服务提供者分开时，供方提供的服务越多，获得的补偿也越多，服务提供方利润相对越高；但是消耗的服务越多，保险公司的成本越高，保险方收益越低，此时，保险方和服务提供者的效用函数是相反的。这种现象在按项目付费时尤为严重。

保险公司与服务提供者一体的行为改变了以往保险公司与服务提供者的效用函数差异，使两者的效用趋向一致：医疗服务使用越低、保险公司成本越低，收益增加，此时服务提供者收益也增加，两者的利益激励机制得到统一。美国的"管理保健"

（managed care）是把保险和服务提供两大功能统一起来的形式之一。"健康维护组织"（HMO）是最有代表性的管理保健模式之一，它既是一个公司，销售各种不同的保险计划，又通过各种方式，如建立医院、医生服务网络，成为一个医疗服务提供组织。在这一形式下，医生是患者的代理人，也是保险公司的代理人，但其行为都能趋向于完美代理人（perfect agent），因为这样最符合医生利益。而在两者分离时会由于利益冲突导致一方利益受损。以我国的医生为例，其既是医院代理人，也是患者代理人，承担了双重代理人角色。但医院和患者之间的利益冲突导致医生行为无法同时满足双方需求，在医生收益主要来自医院前提下，医生的行为更趋向于成为医院的完美代理人，而这同时会忽视患者利益。

保险公司与服务提供者结合的优势促进了 20 世纪 90 年代美国管理保健的快速发展，覆盖人数在 90 年代末超过美国总投保人数的 75%。

（3）信息与长期保险

保险的很多问题与信息相关，如逆向选择是由于信息不对称引起。随着信息业的发展，承保方与投保方的信息会变得越来越均衡。保险公司通过询问和监督消费者医疗卫生服务利用的状况来预测其未来的成本，从而获得要承保的消费者的期望成本。保险公司可以利用这些资料来设定保险费率。经验费率（experience rating）就是按照投保者的风险特征设置费率的一种方式，如对于老年人或者有特定疾病的人群，在同等承保范围要收取更高的保险费。一般而言，投保者人数越多，用经验费率设定保险费的可能性就越大，设定的保险费也越准确。有研究表明，在应用经验费率制定保险费时，如果挑选的风险因素适宜，可以减少逆向选择的发生。经验费率的问题在于，当消费者的保险费基于其自身的疾病风险状况（健康状况）时，他们就可能被保险公司拒绝，从而造成很大的福利损失。

除此以外，在应用经验费率前，就可能已经带来了福利的损失。我们用一个针对糖尿病风险的健康计划来说明这种福利损失情况。假定所有人都是自保的，只有一种疾病风险，即糖尿病，保险公司也知道谁患有糖尿病。保险计划将对所有人提供足额保险，但收取的保险费不同（经验费率）：糖尿病患者需缴纳更高的保险费，非糖尿病患者毕竟不愿意支付额外的钱为糖尿病患者提供保障。在已知糖尿病患者和非糖尿病患者分布的情况下，对糖尿病患者收取更高保险费就带来一个费用负担的分配问题。从得知任何人是否会患糖尿病之前的角度来看,糖尿病患者支付更高保险费,非糖尿患者支付较低保险费,这种分配问题表现为效率损失。假设在知道一个人是否会患糖尿病之前,就给他/她提供针对这一风险的保险计划,如果以后患上糖尿病,这个保险计划将保证每年给他/她带来足够的补偿,使其能购买高额的医疗费用。若这种保险计划按照公平保费的费率出售,人们会购买这样的计划。但是在现实的医疗保险市场中还没有这种以防范大风险类的保险计划,这样的计划有的要求在出生就购买,有的为对付能够预见的不可抗拒的老年衰弱,需要一直等到中年以后。因此如果要提供此类保险,需要保险公司远在风险发生之前很长时间就要协商保险合同,制定保费,由于不能准确估测风险,这对于保险公司而言难度很大。当今市场上的医疗保险一般都不超过一年,因此,人们在事先就损失了福利:消费者有购买长期保险计划的需求,因为它能带来额外效用,但是市场上没有,导致福利损失。

于是,在医疗保险市场中,若没有个人风险状况信息,容易导致逆向选择,但如果掌握了个人风险状况的更多信息,虽然能更有效地进行风险定价,防范逆向选择,却又会因为不完全的保险合同带来福利损失。

理论上,购买终生的医疗保险而不是年度的医疗保险有助于解决这一问题。若人们能尽早做出保险购买选择,那么他们就不会因为随着时间延长而让保险公司获得更多信息、知识而遭受损失。当一个人年轻和健康时,可按照均衡保险费购买终身保险;当一个人相对比较健康时也是如此。这里的均衡保险费是指为克服保险费率随年龄上升而带来的不利而设计的一种保险费。以均衡保险费为基础来出售长期健康保险,理论上虽然可行,但实际操作非常复杂。很多医疗保险都是与服务的提供结合在一起,一个人离开一个地方就不得不改变医疗卫生服务的提供者,但如果这个人健康状况相对较差,就可能没有新的提供者/承保方愿意按原来的保费水平接受这个人。这种消费者的移动性也是一个很难解决的问题。此外,在制定保费时无法估计将来很长一段时间内医疗技术的进展情况,因此无法估测疾病风险。由于未来医疗成本的难以预测性,保险公司不会去冒这种大风险来提供类似保险。

26.3.3 医疗市场失灵与政府干预

医疗保险市场中的一个基本问题是信息不对称,即个人对自己的健康状况和卫生服务利用倾向,比承保人有更多的信息,从而引起逆向选择;除此以外,另一个问题是道德损害。这两个问题会引起福利损失,甚至引起保险市场不能稳定运行。而保险公司也会通过承保规定和提供针对不同风险人群的保险产品等方式,选择健康人群(风险选择),达到其利润最大化目标。运行一个保险企业需要复杂的技术知识、大量的疾病风险信息和充足的资本,这些构成了医疗保险市场的进入障碍。更为重要的是,保险公司一旦建立起来,为了获取超额利润,都有采取各种垄断经营方式的倾向,因而保险市场上存在着市场失灵。

(1)针对逆向选择的干预

政府在进行干预时,应该针对引起市场失灵的原因。为了应对逆向选择,政府可以采取强制的方式,要求所有符合条件的人必须参保。如德国政府要求年收入在一定标准之下的所有人都必须购买社会医疗保险,我国政府规定职工必须参与基本医疗保险;除此以外,政府还可以要求投保者终身留在一个保险计划中不得改变,以保证其年轻时可以为老年人分担风险,当其年老时可以由其他年轻人为其分担风险。另一种方式是规定必须以集体为单位进行参保。美国政府对基于雇佣关系的团体保险,规定不得少于75%的员工参加。有研究证明,这些措施确实能够有效减少逆向选择。政府还可以通过税收、宣传教育的方式来鼓励不同风险水平的个人一起来分担风险,但这种方式对于减少逆向选择的作用还有待证实。

(2)针对风险选择的干预

政府可以通过管制来限制保险公司的风险选择行为。例如,美国有些州规定保险公司每年必须为投保者提供一个公开登记期,让消费者自由选择投保,并且对一个社区中的所有人只能按照统一的费率收取保费(社区费率,community rating)。已有实证研究证实这些方案在减少风险选择中起到了一定的作用。而对于保险公司的垄断倾向,可使用相应法律法规予以有效控制。

风险调整参保费用(risk-adjusted premium)是从20世纪90年代中期以来发展起来的一种降低风险选择的重要工具,它主要是指利用个人的信息来计算每一个消费者在一个固定时期内(一般为一年)的期望医疗卫生费用、为改善效率和公平而对消费者或保险计划给予补助的过程。按风险调整来确定保险费可以降低风险选择的激励。

图 26 - 12 简单列举了一种风险调整系统的模式。图中的"责任人"(sponsor)可以是雇主、雇主联盟、政府机构、非营利性组织或一个被授权可强制风险再分配的区域性保险实体。"责任人"在构建保险给付范畴、服务包、与保险公司签订合同和规范保险计划、管理保险登记以及在重新分配保险费的负担等方面起到非常重要的作用,例如美国的卫生保健筹资管理局(health care financing administration)、欧洲一些国家的疾病基金(sickness fund),都属于"责任人"。消费者在购买保险时实际要缴纳两类费用:直接缴纳给保险计划的保险缴款(insurance contribution);缴纳给"责任人"的"统筹缴款"(solidarity contribution)。统筹缴款是指为了使所有的居民对医疗卫生服务有相同的可及性,高风险的个人应该得到其他人群的补贴以增加他们对健康保险的可得性而筹集的资金。保险公司从消费者个人那里收缴的保险费与根据其投保人的风险状况从责任人那里得到的补助两者相加,就构成了保险费。个人的保险缴款和统筹缴款都与其风险状况无关,很多国家按照个人收入来制定缴费水平;而保险公司得到的保险费的确是按照投保人的风险状况作了调整,操作这一调整的机构就是"责任人"。由于保险公司能按照投保人的风险状况收取保险费,这就降低了它进行风险选择的动机。

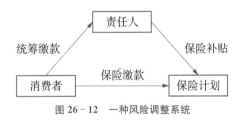

图 26 - 12　一种风险调整系统

"责任人"进行风险调整的前提是测量和获知个人的风险信息,这也是风险调整系统中的关键步骤。

一般而言,大致有 7 类影响人们医疗卫生服务支出的因素:①年龄性别;②健康状况;③社会经济因素,如生活方式、嗜好、收入等;④供给者特征,如业务类型、供方数量等;⑤价格;⑥保险计划的市场力量,即它能与医疗卫生服务提供者谈判、影响价格的能力;⑦保险给付的特点,如对需求方而言的起付线、共付率和服务覆盖范畴,对供方而言的合同特征、支付方式,等等。这 7 类因素就是预测个人医疗卫生服务支出波动的风险因素。在实际工作中,要获得这些变量的准确数据,难度非常大。

用 X 代表所有的风险因素,假设这些因素已经被责任人观测到。但在调整过程中,并非要考虑所有的因素。如果 Y 是卫生服务支出,其期望值为:

$$E[Y] = \Pr(Y > 0 \mid X) \times E[Y \mid Y > 0, X]$$

（公式 26 - 14）

式中:$\Pr(Y > 0 \mid X)$ 是消费医疗卫生服务的概率,我们通常用 logit 或 probit 模型进行拟合;$E[Y \mid Y > 0, X]$ 是消费医疗卫生服务时的期望支出,通常用线性模型或对数线性模型进行拟合。这就是被广泛用来计算个人健康风险损失(医疗费用)的两部模型(two-part model)。风险调整就是根据这一公式结果而进行。

已有很多研究利用各种风险因素信息来调整对医疗保险计划的支付。例如用年龄性别、前一年的医疗支出、以诊断为基础的健康信息、以处方药物为基础的信息、以自报健康为基础的信息来调整风险。

如果按照风险调整的保费补贴还不能充分减弱风险选择,那么可尝试用"责任人与保险计划之间的风险分担"(risk sharing),即保险计划对某些投保人的某些费用可从责任人那里获得回顾性补偿的方式。例如保险计划的年度支出超出某一阈值,超出部分可从责任人那里得到一定比例的补偿。

（3）针对道德危害的干预

降低道德危害的主要方法是建立消费者的分担机制,即设立起付线、共付率和封顶线。由于医疗卫生服务需求的价格弹性为负,消费者分担成本的比例越高,需求减少就越多。由于医疗卫生服务提供者在卫生服务中的主导地位,这可能会导致更多的诱导需求。因而在建立消费者成本分担机制的同时,还必须建立供给者的成本分担机制,才能起到降低道德危害的作用。

另一种方式是建立看门人(gatekeeper)制度,即有效的转诊。通科医生经常扮演看门人的角色,患者需要先到全科医生处看病,而后通科医生决定是否进行转诊服务或住院治疗。研究表明这种制度对减少道德危害也有一定作用。

要矫正医疗保险市场失灵常常要付出很高成本,并且有些市场失灵也很难通过政府管制的方式予以矫正。国际经验表明,即便由政府提供大量补助,管制也不能做到矫正市场失灵,以实现每一个社会成员都被医疗保险所覆盖,只有政府采取强制性社会医疗保险,方可建立公平的卫生筹资和疾病风险分担系统。

（应晓华）

参考文献

［1］毛正中. 胡德伟. 卫生经济学［M］. 北京：中国统计出版社，2004.

［2］CULYER A J, NEWHOUSE J P. Handbook of health economics（2000）［M］. Amsterdan：Elsevier Science Ltd，2000.

［3］FELDSTEIN P J. Health care economics［M］. 6th ed. Toronto：Thomson Corp，2004.

［4］FOLLAND S, GOODMAN A C, STANO M. The economics of health and health care［M］. 4th ed. New Jersey：Pretice-Hall，Inc.，2005.

［5］JOCOBS P, RAPOPORT J. The economics of health and medical care［M］. 5th ed. Maryland：Aspen Publishers，Inc.，2002.

［6］KOTOWITZ Y. Moral hazard［M］//The new palgrave dictionary of economics. Basingstoke：Palgrave Macmillan，2013.

27 大病医疗保险

目前我国已实现基本医疗保险制度的全覆盖,基本医保参保率在 95% 以上。然而,随着人口老龄化的日趋严重、疾病谱的变化,重特大疾病的发生屡见不鲜。如何加强大病医疗保险制度建设成为了重要的民生问题。

27.1 大病医疗保险概述

大病指在医治时要花费巨大的金额,并且在一段时间内会影响患者及其家庭工作和生活的疾病。对于大病有两种界定方式:一是按照疾病的病种及其严重程度来界定;二是通过治疗疾病花费的费用多少界定。我国大病医疗保险所指的大病,采用的是第二种界定方式,即在患大病发生高额医疗费用时,对基本医疗保险补偿后需个人负担的合规医疗费用给予保障。

大病保险是对城乡居民因患大病发生的高额医疗费用给予报销,目的是解决群众反映强烈的"因病致贫、因病返贫"问题,使绝大部分人不会再因为疾病陷入经济困境。

大病医疗保险中有一个术语叫"灾难性卫生支出",指当个人的现金卫生支出超过其非食品支出的一定比例,达到了需要依靠减少食物、住房或子女教育等必要开支的情况,即发生了灾难性卫生支出。

27.2 大病医疗保险制度

27.2.1 大病医疗保险产生的背景

经过短短二十多年的努力,我国在医疗保障体系建设方面取得了举世瞩目的成就,建立了全世界最大的医疗保障网,迈入了全民医保时代。但也必须看到,我国的医疗保障水平仍然不高,抵御重大疾病风险的能力还较弱。因家境贫寒选择放弃治疗的新闻屡见不鲜,在网络上发起各种慈善募捐的信息也是层出不穷,这从侧面反映了疾病带来的经济负担仅靠个人、家庭的力量或许难以承受。在治疗重特大疾病时产生的高额医疗费用,由于基本医疗保险制度的封顶线、医保目录及报销比例等的限制,在发生重大疾病时,参保人的实际报销比例偏低,个人及家庭的医疗负担费用仍然较高。

2012年8月24日,国家发展和改革委、卫生部、财政部、人社部、民政部、保险监督管理委员会等六部委的《关于开展城乡居民大病保险工作的指导意见》发布,明确针对城镇居民医保、新农合参保(合)人大病负担重的情况,引入市场机制,建立大病保险制度,减轻城乡居民的大病负担,大病医保报销比例不低于50%。在国家的统一安排下,全国各地开始开展大病保险工作,逐步提升对城乡居民乃至城镇职工参保人的保障水平,提高社会的整体健康水平。

27.2.2 大病医疗保险的相关理论

（1）准公共产品理论

在经济学中依据设计的范围和原则的不同,公共物品可分为纯公共物品和准公共物品两类。经济学家萨缪尔森(Samuelson)在《公共支出的纯理论》一文中指出,"有这样一种物品,每个人对这种物品的消费不需要从其他人对它的消费中扣除",纯公共物品须在有限的区域内被消费,覆盖的范围是固定的。而准公共物品是指人们对这种产品的消费行为互不干扰,但在消费过程中具有竞争,即准公共物品具有两个特性:一是竞争性,个人对该物品的消费可能会减少其他人对该物品的消费(质量和数量);二是排他性,只有按价付费的人才能享受该物品。医疗资源是有限的,支撑大病保险的基金也是有限的,患者在医疗资源不足、基金赤字时就享受不到该服务,同时,只有参加了基本医疗保险,按需缴费的参保人才能享受大病保险待遇,从这些特性来看,大病保险符合准公共物品的两种特性,是一种准公共物品。

（2）社会公平理论

社会公平理论是指不管社会处在何种状态下,都要坚持公平的原则。实现社会公平是制定社会制度的落脚点。每一位社会公民都有平等的权利享受同样的社会资源,拥有公平的待遇。为了维护社会公平,社会制度才得以建立。基本医疗保险制度就是体现社会公平的政策,建立该制度就是为了让社会群众可以享受平等公平的基本医疗服务。大病保险是对基本医疗保险制度的延伸,是为了对患大病的参保人产生的高额医疗费用进行二次报销,缓解家庭"因病致贫、因病返贫"现象,平等地享受我国社会保险制度的保障水平。

（3）公共服务外包理论

公共服务外包要求公私双方为了达到提供公共服务并分散风险的目的而建立的一套互助合作体系,这种合作体系一般通过签订合同确立,为满足大众需求,提供优质的产品及服务,各自发挥优势达到互利互惠,并进行风险分散的目的。该理论有4个方面的要求:一是以实现公共利益为目标;二是公共服务的转移有助于增强政府的管理能力;三是私人资产的投入可以降低政府的投资风险;四是因为具有资本收益,可吸引私人资本的加入。我国大病保险制度正是应用了公共服务外包理论:通过吸引私人资产的投入,降低了政府提供公共服务的成本,优化了政府职能,减轻了政府人力、财力方面的压力,是该理论的有效运用和具体实践。

（4）福利多元主义理论

福利多元主义由罗斯(Rose)提出,即社会福利应由国家、家庭、市场等多组织构成,且来源应越多越好,而不仅仅由国家包办。在大众的意识里,国家扮演着提供福利的主要角色,但罗斯认为社会福利是由市场、国家和家庭共同组成的。不可否认,国家和市场是社会福利的主要提供者,而家庭是福利的根本来源,三者在福利提供方面相互补充。福利多元理论就是提倡国家、市场和家庭共同提供福利,相互弥补不足。大病保险正是提倡筹资渠道多元化、福利对象多重化,同时福利提供者由过去单一的政府转变为由政府主导,商业保险公司提供经办服务,寻找提供福利的最佳途径,实现福利主体多元化。

（5）疾病风险理论

疾病风险是指一个人患病的概率和因患病导致死亡的概率。疾病风险包括直接性和外部性两方面;直接性是指疾病会直接损害人的身心健康,为了治疗疾病会导致经济负担的加重;外部性是指疾病不但对患病个人存在危害,对其家庭、朋友乃至社会都会造成一些影响。基本医疗保障制度正是我国应对疾病风险的主要措施,通过风险共担分散疾病风险,将医保基金由高收入人群转移至低收入人群,低风险人群转移至高风险人群。重特大疾病带来的高额医疗费用对个人、家庭的经济负担是灾难性的,其疾病风险远远大于一般疾病。因此,国家建立大病保险制度,对疾病风险进行二次分担,力图最大程度降低个人及家庭的风险承担。

27.3　部分国家大病医疗保险内容

27.3.1　美国

美国是发达国家中唯一没有为公民提供全民医保的国家。早在 20 世纪 70 年代,由于医疗卫生费用持续上涨,美国政府就开始鼓励并颁布法案支持商业保险机构参与到政府医疗保障项目中来,其特点是将医疗保险作为商品,按照市场原则筹集医疗保险费用并提供医疗服务。目前美国的医疗保险体系由两个部分组成,覆盖了大量雇员或个人的商业保险是构建美国保险体系的主体;另一部分是面对老弱病残、军人及低收入人群等特殊群体的医疗保障项目,由政府主办,在美国的覆盖率仅为 30%。

美国商业健康保险的蓬勃发展离不开各种税收优惠政策的推动。在美国,用人单位为雇员缴付的健康保险费可作为税前业务费用,以享受税收减免的政策;对于自由工作者或个人投保这种情况,美国

政府采取享受百分百免税或抵扣部分符合规定的医疗成本等优惠政策来鼓励被保险人购买商业健康保险。同时,商业保险机构通过开展"管理式医疗"、进行医疗服务评估、合理运用医疗管理办法等途径,强化医疗机构的节约成本意识,审核监管医疗行为,以达到控制医疗费用、提高医疗资源利用效率的目的。

27.3.2　荷兰

在 2006 年之前,荷兰政府对不同的群体设立了不同医疗保险,但因其"碎片化"的格局影响了基本医疗保险体系的公平性,同时由于缺乏约束而导致了医疗卫生体系工作效率低下等问题。2006 年荷兰政府开始实施健康保险法案,其本质特点是社会医疗保险由商业保险公司负责经营,政府对医疗卫生系统进行监管,对高风险人群及中低收入人群给予补贴,强制规定每人必须在商业保险机构购买基本健康保险,否则将被罚款,但可以自由选择任一家商业保险机构,可以每年更换一次投保公司,而规定商业保险机构不能拒绝任一投保人,且必须平等地对待投保人,不能出现歧视或区别对待。因此商业保险机构为了提升竞争力,吸引投保人选择自家机构、争取获得更多利润,他们通过与服务提供机构谈判,在提升服务质量的同时降低医疗成本。

在这个体系里,市场机制充分发挥了作用,通过竞争方式刺激商业保险机构改进服务质量,降低成本。政府也从参与者转变为规则制定者,不负责管理医疗服务的细节,只负责制定制度框架,各部门各司其职,实现了医疗保险社会性与市场性的有机结合。

27.3.3　德国

德国的法定医疗保险与商业健康保险平行发展,其中社会医疗保险由国家制定,发挥社会共济作用,提供基本医疗保障。商业健康保险则由投保人自愿购买。德国政府也强制要求所有居民必须拥有健康保险,但是依据居民收入的差别划分居民参加哪一类保险:对收入低于规定的标准线的居民,必须参加法定医疗保险,其保费由用人单位和个人共同承担;而对于收入超过标准线的居民,可在法定医疗保险和商业健康保险间自由选择。相对于法定医疗保险,商业健康保险可以提供更便捷的就医服务,参保人可获得更好的医疗资源。

德国的法定医疗保险由政府负责立法及宏观调控,政府不参与其具体操作,而是由市场主体运营管

理,其经营机构是实行自我管理、财务独立的非官方且非营利性基金组织。德国经营法定医疗保险的机构多达 600 多家,其与商业健康保险机构之间也存在市场竞争。这种模式使社会医疗保险与商业健康保险相互平等、相互融合,共同满足不同人群的需求。

27.4 我国大病医疗保险的实践

27.4.1 理论研究

城乡居民大病保险是在基本医疗保障的基础上,对大病患者发生的高额医疗费用给予进一步保障的一项制度性安排,可进一步放大保障效用,是基本医疗保障制度的拓展和延伸,是对基本医疗保障的有益补充。大病保险是基本医疗保险的延伸,其与基本医疗保险最大的区别在于鼓励引入商业保险机构,让政府由游戏参与者变为游戏规则的制定者。

明确大病保险的政策定位,对完善其相应政策和推进机制的发展具有重要意义。何文炯认为,不论从学理角度还是国际检验的借鉴,除了基本医疗保障就是补充性医疗保障,再没有第三类医疗保障。从建设多层次医疗保障体系的角度考虑的话,大病保险应定性为补充性医疗保险,其职能是解决基本医疗保险所不能解决的部分医疗费用。郑梦灵在对比了大病保险、商业重大疾病保险和重特大疾病保障三类保障制度的性质和目的、实施主体和实施手段等方面的差异后认为,目前的大病保险是一种类似再保险的形式,但应当逐步向补充保险转型。曹克奇则认为大病保险是基本医疗保险的核心组成部分,而不是独立的补充保险。

如何筹集大病保险基金是保证大病保险机制平稳运行的重要基石。董曙辉认为《关于城乡居民大病保险工作的指导意见》提出的两种筹资渠道:从基金结余划拨或在年度提高筹资时划拨,仅属于阶段性筹资政策,不具有普遍性和可持续性,因此他建议应该合理确定大病保险的筹资标准,建立单独的大病保险筹资渠道,同时建立大病保险基金专项管理体系。吴海波在分析了大病保险资金运行情况后提出了构建大病保险筹资动态调节机制的思考:各地应逐渐统一筹资标准,提高筹资水平;进一步拓宽筹资渠道,建立多元化的基金筹集方式;推行专账管理制度监管大病保险基金;并加强配套改革,控制医疗费用上涨。邓微、卢婷在对全国 28 个省市的大病保

险筹资标准等进行分析后认为,要逐步提高统筹层次,避免"基金池"孤岛化,充分发挥统筹共济功能,发挥基金的最大运行效能。

27.4.2 政策梳理

我国城乡居民大病保险制度已经实施了 10 年,成为了中国特色医疗保险体系的重要组成部分。2012 年 8 月,国家发展改革委等 6 部委联合印发《关于开展城乡居民大病保险工作的指导意见》,明确大病保险是基本医保的拓展和延伸,是在基本医疗保障的基础上,对大病患者发生的高额医疗费用给予进一步保障的一项制度性安排;标志着我国医保体系建设从实现"病有所医"向解决"因病致贫、因病返贫"及"看病难、看病贵"等问题迈出了关键一步。

2014 年 10 月,国务院办公厅的《关于加快发展商业健康保险的若干意见》提出,全面推进并规范商业保险机构承办城乡居民大病保险,在全国推行城乡居民大病保险制度,逐步提高城乡居民大病保险统筹层次。

2015 年 8 月,国务院办公厅发布《关于全面实施城乡居民大病保险的意见》,标志着大病保险制度在全国范围内全面推开。通过建立完善大病保险制度,不断提高大病保障水平和服务可及性,着力维护人民群众健康权益,切实避免人民群众因病致贫、因病返贫。2016—2019 年,政府不断加大投入,持续推进城乡大病保险的发展。特别是 2018 年和 2019 年,明确当年居民医疗保险人均财政补助标准的一半用于提高大病筹资标准。

2020 年 2 月,《中共中央 国务院关于深化医疗保障制度改革的意见》提出促进多层次医疗保障体系发展,强化基本医疗保险、大病保险与医疗救助三重保障功能,促进各类医疗保障互补衔接,提高重特大疾病和多元医疗需求保障水平。

2021 年 1 月,国家医疗保障局、财政部发布了《关于建立医疗保障待遇清单制度的意见》,将城乡居民大病保险定位为对居民医疗保险参保患者发生符合规定的高额医疗费用给予进一步保障,并把城乡居民大病保险纳入补充医疗保险制度范畴。在待遇支付方面,针对特定人群的城乡居民大病保险制定了相应的倾斜政策。

2021 年 5 月,银保监会印发了《保险公司城乡居民大病保险业务管理办法》。指导保险公司做好大病保险承办工作,形成了一个监管制度,构建起一个覆盖大病保险承办全流程、全环节的监管体系,推动

大病保险制度健康持续运行。

到 2019 年底,大病保险已覆盖了 11.29 亿城乡居民,大病医疗保险覆盖对象报销比例相比基本医疗保险提高 10～15 个百分点。截至 2021 年底,全国开展的大病保险业务所覆盖的人群达到了 12.2 亿城乡居民。大病保险制度实施以来,累计赔付超过 6 000 万人次。

27.4.3 我国大病医疗保险的特色

（1）补偿机制

首先,各地在起付标准设置方面存在差异,绝大多数省市会根据上年度的农村居民人均纯收入和城镇居民的人均可支配收入的 50% 对起付额进行设置,部分地区根据筹资规模设置起付标准。其次,从封顶线来看,试点之初半数以上地区不设置封顶线,随着政策实施推进,越来越多的地区开始设置封顶线。2016 年各地区大病保险封顶线设置的中位数是 20 万元。此外,补偿方法主要有"按比例分段补偿法"和"分段按比例累加补偿法"。"按比例分段补偿法"指对处于不同分段下的总合规医疗费用设置不同的政策补偿比例。"分段按比例累加补偿法"是指按费用的高低分段确定报销比例,对处于不同分段的合规费用进行报销后再实行累加予以补偿,患者自付额度越高,其补偿水平也相应越高。

（2）基金运行

大多数地区大病保险主要由政府通过招标的形式确定由商业保险公司承办。

（3）保障范围

大病保险主要在参保人患大病发生高额医疗费用的情况下,对城镇居民医保、新农合补偿后需个人负担的合规医疗费用给予保障。高额医疗费用,可以个人年度累计负担的合规医疗费用超过当地统计部门公布的上一年度城镇居民年人均可支配收入、农村居民年人均纯收入为判定标准,具体金额由地方政府确定。

（4）统筹层次

目前大病保险仍是属地化管理,各地由于不同的经济社会条件,大病保险的筹资标准和保障水平存在差异,统筹层次可分为县级统筹、市级统筹和个别的省级统筹 3 种。

大病保险制度的主要政策目标是避免家庭陷入灾难性医疗支出的困境,对基本医保报销后仍然需要个体负担的、达到所设立起付标准的合规治疗费用进行再报销。从我国各地大病保险的实践来看,

其主要的特点主要体现为:①弥补医保政策之前的短板;②缓解"因病致贫、因病返贫"现象;③加快政府职能转变,充分利用市场机制。政府通过购买服务将部分基本公共服务交给市场,引入市场竞争机制,提高行政资源配置的效率,降低行政成本。在大病医疗保险中引入商业保险公司,让商业保险公司负责经办大病保险。

27.5 大病医疗保险的实证研究（以广东省为例）

27.5.1 广东省各地级市大病政策研究

2013 年 3 月,广东省人民政府办公厅出台《关于印发开展城乡居民大病保险工作实施方案的通知》旨在增强重特大疾病保障能力,提高全民医疗保障水平,促进互助共济和社会公平。2014 年底,全省 21 个地级市公布了大病保险实施方案。方案规定了大病保险的筹资机制、保障内容及承办管理方式等,但在覆盖人群、筹资和保障水平方面却存在地区差异。

27.5.2 各地区大病保险保障政策的共性

（1）基金筹集

为避免增加参保人负担,大病保险资金全部从城乡居民医保基金收入或基金结余中筹集。

（2）医保商办

"由政府主导,商业保险机构主办",除中山、东莞两市外,其余地级市均由商业保险公司负责承办大病保险。商业保险机构承办大病保险是保本微利的,符合大病保险的非营利性质。"商业保险机构自主承担经营风险、自负盈亏,盈利率控制在 5% 以内,超过部分应当返还基本医疗保险统筹基金"。

（3）一站式结算

为进一步方便参保人就医结算,有效减轻参保人压力,各地级市均采用"一站式"就医结算模式,即参保人在同一信息平台上即时结算医疗费用,具有报销标准统一规范、政策执行与待遇核算更加准确等优点,简化了很多不必要的报销手续。

27.5.3 各地区大病保险政策差异性分析

（1）各地区大病保险保障对象比较

深圳、珠海、佛山、惠州、汕尾、东莞、中山、江门、肇庆、潮州、揭阳等地市将社会基本医疗保险的全部

参保人纳入大病保险的保障对象范围,将大病保险的覆盖面进一步扩大。

（2）起付标准

广东省除河源市每年以上一年度城乡居民人均可支配收入数据作为标准每年调整起付线以外,其余地级市均设置了固定的起付标准,大部分地区的起付标准设置在 0.5～2 万元左右。江门、肇庆和珠海三市则根据参保人参加的基本医疗保险类型设置起付线,而中山市依据参保人连续缴费的年限设置两类起付线。

（3）封顶线

各地级市或结合当地大病保险的筹资水平,或因风险控制能力的差异,设置了不同封顶线,其中封顶线最低的地区为 10 万元,最高的则达到了 60 万元。深圳市在报销住院医疗费用部分未规定封顶线,并规定可二次报销,仅在报销《重特大疾病药品目录》内药品所发生的费用时设置 15 万元封顶线,但未设置起付线。广州、东莞和中山三市根据缴费年限的差异设置不同封顶线。

27.6 我国大病保险制度存在的问题

27.6.1 大病保险资金筹资水平低,筹资渠道单一

由于我国大病保险尚处于起步阶段,且涉及政府、患者、社会以及保险公司等多个方面,每个方面相应的问题任务繁多而复杂,所以其运行过程中难免会存在一些问题。缺乏独立的筹资渠道是我国城乡居民大病医疗保险制度面临的主要问题之一。吴海波通过对城乡居民大病保险制度的发展现状与资金运作情况进行分析,提出目前导致大病保险业务出现全面亏损的原因在于筹资水平偏低、筹资渠道与筹资方式过于单一。高倩倩等通过对 286 篇中国城乡居民大病保险领域文章进行梳理归纳,对问题的重要性、严重性和优先解决情况进行排序发现:资金的筹资水平低,不平衡,抗风险能力差是中国城乡居民大病保险领域存在的关键问题。大病医保基金全部来自于基本医疗保险资金的结余,结余不足的地区用基本医保基金统筹支付,对城居保、新农合基金有着严重的依赖性。尤其近些年来,人口老龄化的趋势逐渐加快,老年人患病率增加,医疗费用支出将呈现上升趋势,但财政的收入以及经济增长率速度却在放缓,这势必会造成基本医疗保险基金结

余减少。

文献研究显示,2014 年,我国 24 个省 137 个统筹地区的城乡居民医保基金入不敷出,5 个省 7 个统筹地区出现了城镇居民医保基金累计结余赤字。一些地区为了解决大病保险资金不稳定的问题,将职工医保的参保者也纳入大病保险中,从职工基本医疗保险基金中划拨出部分基金用于大病保险,大病保险的基金也主要来源于职工医保的结余,这对职工医保的参保者来说并不公平。目前,多数省份以提高两项基本医保制度筹资标准的方式来确保基本医保、大病保险的收支平衡。花亚洲通过构建含大病保险基金支出的基本医保基金的收支及累计结余模型,预估基本医保基金的年度赤字将提前至 2026 年,累计结余也会在 2036 年被用尽,大病保险现行的筹资方式不具有长期可行性。

27.6.2 大病保险补偿水平较低,不公平性问题凸显

现行大病保险政策存在着补偿额低、受益率低、补偿比低等"三低"的特点,反映出现行大病保险政策的补偿水平较低,对缓解参保人群高额的医疗费用作用不明显。在补偿范围界定方面,单方面从病种和医疗支出来界定重大疾病并予以补偿会存在偏倚与局限。首先,按照疾病进行界定,许多医疗支出花费较高的疾病,特殊药物均不在报销目录内,如新研发的抗癌药物、进口药物和罕见病药等,造成公平缺失;其次,按照医疗支出进行界定,我国大病保险的报销数额高低主要由患者入院治疗产生的医疗费用决定,二者呈现出同向变动的特点,即由于经济条件相对较好的群体产生的医疗费用较多,最终报销的费用也就更多;同理,经济困难群体所报销的医疗费用相对较少,而这类人群往往最需要得到医疗费用补助,也就产生了所谓"穷帮富"的问题,不能从根本上解决大病引起的"因病致贫、因病返贫"的现象,且这种非弹性的政策导致大病保险的实际受益人群规模大大减少。另外,公立医院激励制度造成过度医疗,道德风险诱发过度医疗现象屡见不鲜。

27.6.3 商业保险机构优势未得到充分发挥

大病保险是基本医保的拓展与延伸,本质上,大病保险依然属于社会保险范畴,采取政府委托商业保险公司经办模式,将商业保险公司作为运行主体,充分发挥保险公司在风险管理、精算、承保、核保、巡查、理赔及控费等方面的专业技能。然而实践表明,

委托经办绩效并不理想,尤其是保险公司的专业优势并未得到有效发挥,体现在以下几个方面。首先,政府与商业保险机构的责任未理清。政府在运行中应承担购买和监督的责任,但是目前政府掌握着大病医保运行中大部分执行权,负责筹资标准、起付线、封顶线等标准的制定。采用商业保险机构承办大病医保目的就是降低政府管理成本,发挥商业保险机构的专业人才优势和精算优势,但是由于政策标准都由政府制定,商业保险机构在大多数情况下只是一个基层服务机构。其次,缺乏信息共享平台。姜学夫等研究发现,目前大病医保制度运行缺乏国家级统一的政府、医院和商业保险机构之间的共享信息平台,而地方信息平台建设的差异大,地方之间沟通困难。大病保险的经办期一般为3~5年,商业保险公司在参与大病医保经办过程中获得数据有限,政府要求信息系统由商业保险机构开发,并逐步与医保局、医院进行系统对接,但是商业保险公司职权和资金有限,也没有统一的开发标准,信息系统对接困难,全国联网更无从谈起,因此其开展相关管理活动就受到了限制,实际上只能充当信息中介的角色,大病保险经办期限的短期性与保险业务进行的延续性之间存在矛盾。最后,目前大病保险主要采取社商合作的形式,但政府与商保公司风险责任共担机制缺失,使商保公司面临收不抵支的风险,导致参与方服务积极性不高,难以实现"保本微利",如何平衡保险基金收支仍然是目前面临的主要挑战。此外,从现有研究来看,商业保险公司缺乏完善的监管考核机制,无法有效监控医疗服务,由于医疗机构诱导需求和道德风险,其专业化能力受到制约。

27.7 对我国大病医疗保险的思考

27.7.1 对大病医疗保险起付线的思考

为达到较广的保障范围,较低的起付线能有效增加人群覆盖面,但过低的起付线会使大病保险面临较大的筹资压力,若采取"双低标准",即低起付线、低筹资标准,这样能较大程度地减轻参保人的大病负担,但报销比例也会随之减低,削弱大病保险抗大病、解决"因病致贫"的作用。而较高的起付线则会导致基金结余过多,仅对少数发生高额医疗费用的患者有帮助,难以减轻大部分患者的负担。

因此制定起付线的标准成了重中之重。有学者

提出或可以考虑采取人均国内生产总值(GDP)作为起付线标准,人均GDP不等同于居民的人均收入和生活水平,其比较注重社会公平程度,这与大病保险制度注重公平的目标不谋而合。但目前各地级市基本将"与农村居民年收入相当"(即人均收入)作为制定标准,这或许会存在高收入掩盖低收入现象,对此,部分地级市又提出了对特困户降低起付线,提高报销比例的做法,这在一定程度上也缓解了收入较低人群的就医负担。

27.7.2 对大病医疗保险与商业医疗保险关系的思考

医保商办一直是业界学者热烈讨论的话题,有学者认为由商业保险公司承办大病保险对政府及商业保险机构双方来说都是机遇与挑战并存:大病保险属于政策性保险业务,需要遵循其准公共产品的性质,而传统的商业保险机构经营目标却是利益最大化,且随着报销范围的扩大、保险比例的提高,商业保险容易面临亏损。如何实现保本微利也是问题之一。在这种冲突下,如何协调保障双方的利益关乎到大病保险能否持续经营;政府还应考虑如何保证基金在商业保险公司的运作下不被挪作他用,保证基金确实用在了需要的参保人身上。

对于医保数据,广州等少部分地级市选择仅将当年度发生大病报销的参保人数据给保险公司,便于商保公司核对报销基金,其余的大病参保人数据仍在社保局,以此来保证医保数据信息的安全;但韶关、珠海等大部分地级市选择将大病保险参保人数据全部移交商保公司,在当今的大数据时代,这些数据信息会不会因泄露而被某些组织加以利用,甚至威胁国民的健康生活,这些问题如何处理都是难题。

由社会医疗保险机构管理大病医保,会面临机构、人员、经费增加等问题。对于政府而言,商业保险公司优秀的管理团队、专业的精算水平可以弥补其人员和专业上的不足,同时商业保险公司作为第三方,对医疗机构具有更强的监管动力和能力,也有利于提高政府的管理效率和服务水平。商业保险公司还可以借助大病医保,逐步积累医保管理经验,打造企业核心竞争力,提升社会认可度。另外,商保公司拥有的一套从上至下完善的体系及丰富的资源,在大病保险的监管和异地核查方面具有较大的优势:在面对异地发生的大额可疑报销情况时,可调动兄弟公司、子公司的资源进行核实,比起人社部门发

函等待核实更具效率。

27.7.3 对大病医疗保险与精准扶贫关系的思考

2017年1月26日,民政部等有关部门发文《关于进一步加强医疗救助与城乡居民大病保险有效衔接》,要求加强保障对象、支付政策、经办服务及监督管理方面的有效衔接,拓展重特大疾病医疗救助对象范围,落实大病保险倾斜性支付政策,提高重特大疾病医疗救助水平。随后广东省也有文件提出大病保险要对贫困群体实施政策倾斜,但调研时不少地级市社保局反映民政部门已经对这类人群进行了救助,这也是民政部门的职责所在。而大病保险是基于基本医疗保险制度的延伸,是均等化的政策;权利与义务应该是对等的,参保人只有按要求缴费,才享有医疗保障的权利,广大参保人应一视同仁,贫困及特困群体目前除了享有基本医疗保险保障外本就还享有其他救济,这样的情况下这类特殊群体还要在大病保险里进一步享受特殊待遇,这对其余按要求缴费的参保人来说是不公平的,且这样对医保基金也会产生压力。

27.8 完善我国大病医疗保险制度的措施

27.8.1 完善顶层设计,提高大病保险统筹层次

科学合理的政策设计是保证我国大病保险制度能长期稳定发展的重要前提。一直以来,关于我国医疗保险事业的规范,基本上是国家及省级政府发布的指导性文件,政策性文件相对较少,地级市缺乏政策指导,摸着石头过河,并不利于我国保险事业的发展。关于大病保险,其制度定位、保障内容及范围,尤其是在与商业保险公司合作方面,都缺乏政策的依托。应不断完善大病保险的配套政策,加强各部门的协调运作,明确落实大病保险运行环节各主体的职能所在,保障大病保险的长久发展。通过提高大病保险统筹层次,缩小区域之间的政策差异,这也是实现政策公平性的重要举措。

27.8.2 建立长效稳定的资金筹资方式

资金来源的可持续性是大病医保平稳运行的前提。大病医保资金主要有基本医疗保险资金和政府补助两种来源,如此大病医保既要受到基本医保险基金规模的限制,又会增加政府补助负担。长期来看,大病保险应在资金来源上与基本医保分割开,独立筹资,将大病保险定位为补充性医疗保险,以实现制度的可持续运行。一方面,在增加政府补贴比例的同时鼓励城乡居民自主缴费,如浙江省采用了大病医保统筹资金与个人筹资相结合的方式;另一方面,合理统筹针对各种重大疾病的公益基金,将其纳入大病保险的筹资范围,充分鼓励社会力量,拓宽筹资渠道。

27.8.3 建立多层次保障体系,稳步扩大保障范围

为了扩大大病医保保障范围,可以构建多层次保障体系。如青岛市发布的《关于实施全民补充医疗保险有关问题的意见》,明确指出停止2015年的大病救助制度,全面实施补充医疗保险,构建了"基本医疗保险＋大病医疗保险＋补充医疗保险"的多层次医疗保障体系。一方面,对基本医疗保险范围内的医疗项目,参保人员可以先经基本医疗保险对医疗费用进行报销,超基本医疗保险限额的费用以及限额内的患者自负部分由大病保险分类按比例报销;另一方面,对基本医疗保险范围外的医疗项目,可以根据规定享受补充医疗保险的特药优惠和大额保障,其中大额保障规定个人负担超过5万元以上的部分由补充医疗保险基金报销70%。因此,在筹资允许的条件下构建多层次保障体系更能满足大病患者的需求。并且,随着医疗技术的不断进步和疾病谱的改变,重大疾病目录也应作出相应调整,加大特药谈判力度,避免基金穿底,谈判的核心是在保证药品临床疗效和安全的前提下降低药品价格,除了直接降费外,各省市通过限定使用范围、慈善赠药等方式达到降价控费的效果。条件成熟的地区还可构建贫困户保费交付托底制度。

27.8.4 用活个人账户,开发补充保险项目

城镇职工基本医疗保险个人账户的建立原本是由于国家需要依靠增加参保人缴费来控制增长过快的医疗费用,并通过这种方式减轻政府和企业的负担。但随着历史的变迁,个人账户资金运行效率低,只能保小病,分散风险能力低,已不能适应现在的医保环境,尤其是个人账户闲置了大量资金,不利于基金统筹。因此,如何弱化个人账户、用活个人账户,开发补充保险项目,包括引进普惠性商业医疗保险在内的改革,成为不少地市医保改革的焦点,比如珠

海市的"大爱无疆"、广州市的"穗岁康"项目等。珠海市选择开发补充保险用活个人账户,在大病保险的第三个补偿项目后再增加第四部分的附加补充项目,即由商业保险公司开发,参保人自愿参保的商业保险项目。广州市的"穗岁康"普惠性商业医疗保险推出后,可发挥个人账户的作用。用活个人账户里的资金购买大病保险或补充保险,有利于减轻统筹基金的压力,同时又为参保人增加了一重健康保险,值得进一步研究和借鉴。

27.8.5 优化政府与商业保险机构合作模式

明确政府在大病医保运行中的定位。政府要放宽权限,发挥商业保险机构精算优势,提高保险公司的谈判地位与能力,让商业保险机构参与到筹资、起付线等政策的制定中来,合理运用商业保险机构大数据。针对承办绩效不高、承办亏损严峻等问题,加大政府扶持力度,构建政府支持的保险公司承办利益保障制度。通过政策帮扶和制度支持,引导保险公司积极参与大病保险经办服务,创新服务手段、提高服务水平、改善服务质量。另外,政府部门要从长计议,充分考虑保险公司的合理合法利益诉求,在严格执行"保本微利"的基础上,确保保险公司不出现结构性亏损,还可根据新医改有关规定,鼓励保险公司参与医院股份制改革,通过参股与控股的方式,与各种不同类型的医院组成经济利益联盟,实现医保利益一体化。

开发政府、医院、保险公司三方关联的信息平台。信息共享是保障大病医保制度透明度的关键。构建专业管理平台,医保单位、保险公司和医院等需形成信息数据共享,平台内的信息应包含参保人姓名、性别、身份证号等基本信息,也应包含使用大病医保人群病历、住院费用、基本医保和大病医保报销比例等统一的信息标准,做到信息系统有效衔接。保险公司可以安排工作人员和政府主管部门人员进行联合办公,三个主体之间需要保持紧密合作,确保信息共享实时性。

27.8.6 建立特殊药品报销目录,精准减轻大病负担

目前的大病保险在性质上属于二次报销,即对发生的合规医疗费用进行再次报销以此减轻参保人负担,属于"普惠型"保险政策。虽说报销比例的提高确实减轻了参保人的一些就医负担,但也仅针对发生在三大目录以内的合规医疗费用,部分对于某

些重特大疾病具有良好效果的靶向药或者特殊药品则因不在三大目录内而不能报销,这无疑是家境贫寒患者及其家属又一道难题——明明有更好的药,却因价格高昂且不能报销而望而却步;即使患者家庭一时可以负担,长期支持也是一笔沉重的开支。同时,有专家学者提出大病保险不仅要让大部分患者进一步减轻医疗负担,更要实现精准受益,即发挥其减轻有实际迫切需要的贫困患者的医疗负担,让这部分人不再因支付不起医疗费用而放弃治疗。

27.8.7 开展考核制度,规范商业保险公司服务品质

目前商业保险公司在大病医疗保险的赔付与管理方面起到了重要的作用。商业保险公司可以通过在各医疗机构设点督查巡查,协同社保机构核查可疑报销病例等,从而进一步发挥其优势。为了进一步保证商业保险公司的服务质量,佛山等地级市已经成立了专门的大病保险管理机构,实施独立办公,承担了经办工作,由人保公司单独组建,实行三级架构;还将定点医院及参保人的监管服务前置到定点医疗机构,利用三级医管办开展巡查、医疗审核、医疗稽查等工作,以及为参保人提供各项服务,大大降低了医疗风险,并提高了医疗服务水平。

为了进一步保证商业保险公司的服务质量,明确社会医疗保险与商业保险各自的权益和责任,更好地让商业保险公司充分发挥精算优势和价值,需要进一步开展相关的考核,包括启用动态风险监管模式,对医院诊疗行为、患者病情、费用支付清单等进行核查,避免过度诊疗、骗保、套保等现象出现。

27.9 总结

大病保险制度是历史、经济、政治、文化的产物。大病保险是一个由医疗卫生服务制度和医疗费用筹资制度两大制度体系、若干制度模块所构成的复杂的系统。国家卫生健康委与国家医疗保障局的组建成立,开创了医疗卫生服务与医疗费用筹资两大体系并立的新格局。在有关大病保险制度方面,全国各地依据国家和地方政府制定的相关政策和具体措施,结合试点城市和地区的实践,从大病保险基金的筹资机制、保障机制等方面分析了大病保险制度的现状,总结了大病保险实践经验,丰富了大病保险制度的内容,这也为完善大病保险基金的运作奠定了基础。目前,有关大病保险基金运作方面目前存在

筹资方式单一、补偿条件不明确等问题。因此,我们仍需加强大病保险的理论研究、创新模式研究、实施可行性研究以及可持续性发展研究,朝着切实解决因病致贫、因病返贫问题,减轻人民群众大病医疗费用负担的目标前进,完善我国重特大疾病医疗保障制度,让全国人民的基本医疗和健康权益有可靠的制度保障,系统构建具有中国特色的大病保险体系。

(夏苏建)

参考文献

[1] 蔡辉,吴海波. 大病保险与重疾险:制度比较与融合发展[J]. 卫生经济研究,2015(344):44-47.

[2] 曹克奇. 城乡居民大病保险疑难问题之法理透析[J]. 科学·经济·社会,2017,35(1):90-98.

[3] 陈文辉. 我国城乡居民大病保险发展模式研究[J]. 新金融评论,2013(1):113-150.

[4] 程斌. 农村居民大病保险的运行分析[J]. 中国卫生经济,2018,37(4):25-27.

[5] 邓微,卢婷. 我国城乡居民大病保险筹资机制探讨:基于全国28个省市的样本分析[J]. 中国医疗保险,2015(8):33-35.

[6] 董曙辉. 关于大病保险筹资与保障范围的思考[J]. 中国医疗保险,2013(4):9-11.

[7] 段会晴. 保险公司承办城乡居民大病保险运行中的主要问题及建议研究[D]. 成都:西南财经大学,2014.

[8] 付晓光,杨胜慧,汪早立. 城乡居民大病保险的政策演进与思考[J]. 中国卫生经济,2019,38(3):13-15.

[9] 高倩倩,闫早红,井淇,等. 中国城乡居民大病保险领域关键问题确认[J]. 中国公共卫生,2020,36(2):215-218.

[10] 顾海,许新鹏,杨妮超. 城乡居民大病保险制度实施现状、问题及运行效果分析[J]. 中国卫生经济,2019,38(1):24-26.

[11] 何文炯. 大病保险制度定位与政策完善[J]. 山东社会科学,2017(4):65-69.

[12] 花亚州. 中国城乡居民大病保险制度改革与发展策略研究[D]. 武汉:武汉大学,2018.

[13] 黄术生,尹爱田. 山东省农村家庭灾难性卫生支出及其影响因素[J]. 中国公共卫生,2018,34(9):1221-1223.

[14] 姜学夫. 我国大病保险制度面临问题及可持续发展建议[J]. 中国人力资源社会保障,2018(104):35-36.

[15] 焦静静. 城乡居民大病保险推进中存在的问题及对策分析[J]. 江苏科技信息,2017(21):74-75.

[16] 康文菁. 重大疾病医疗保险实施现状及发展对策分析[D]. 南昌:江西财经大学,2019.

[17] 李诗翌. 我国城乡居民大病医疗保险问题探讨[J]. 经济研究导刊,2020(35):67-68.

[18] 李银才,付建华. 医疗服务需求的影响因素分析[J]. 江西社会科学,2013,33(1):186-189.

[19] 刘欣,金英喜. 城乡居民大病医疗保险实施过程中存在的问题与对策[J]. 劳动保障世界,2020(21):43-44.

[20] 刘洋. 城乡居民大病保险问题与对策研究:以陕西省为例[J]. 西安交通大学学报(社会科学版),2016,36(6):75-78.

[21] 宋伟,李沛,蔡江南. 我国大病医保的筹资、经办与费用控制——"如何建立大病医保制度"圆桌会议综述[J]. 中国卫生政策研究,2013(1):34-35.

[22] 宋占军. 大病保险筹资可持续性的再分析:基于基本医疗保险医疗服务利用调查数据的测算[J]. 保险理论与实践,2016(3):48-60.

[23] 孙婷. 城乡居民大病保险制度定位与价值研究[J]. 劳动保障世界,2020(2):40.

[24] 吴海波. 大病保险筹资动态调节机制研究[J]. 金融与经济,2014(5):85-88,14.

[25] 徐文婷. 我国社会医疗保险与商业健康保险的融合发展研究[D]. 合肥:安徽大学,2016.

[26] 于保荣,柳雯馨,姜兴坤,等. 商业保险公司承办城乡居民大病保险现状研究[J]. 卫生经济研究,2018(3):3-6.

[27] 赵嘉璇. 城乡居民大病保险运行状况及发展路径研究[J]. 现代商贸工业,2020,41(26):120-121.

[28] 郑梦灵. 从大病保险的政策定位看商业保险的有效参与[J]. 保险职业学院学报,2017,31(1):62-65.

[29] 郑伟. 推进大病保险的思考[J]. 宏观经济管理,2013(3):33-34,37.

[30] ZHU L, XU H, CUI X. Suggestion on critical illness insurance in China [J]. Value in Health, 2016, 19(7):A816.

28 长期护理保险

28.1 长期护理保险概述

人口老龄化、慢性疾病、重大疾病或伤残等使人们面临身体机能障碍和认知障碍风险。严重的身体机能障碍和认知障碍使人丧失日常生活活动能力，需要专人对其进行护理以维持其日常生活，长期护理应运而生。为了应对需要长期护理服务人群的照护需求和财务风险，长期护理保险（long-term care insurance）在各国经过多年的实践，被证明是重要的风险管理手段。

28.1.1 长期护理保险概念

长期护理保险又称长期护理健康保险、长期看护保险、老年护理健康保险等。它是在人们身体和/或精神状况出现问题，即自身无法进行自我照顾时，需要他人在一个相对长时期内为其提供基本日常生活和与基本日常生活密切相关的医疗护理的帮助，为因此而增加的额外负担提供服务或资金保障的一类保险。

美国健康保险协会（Health Insurance Association of America，HIAA）对长期护理保险的定义是"为消费者设计的，对其在发生长期护理时发生的潜在巨额护理费用支出提供保障"。在 Black 和 Skipper 所著的《人寿与健康保险》一书中，对长期护理保险的定义为"长期护理保险是保障当被保险人需要住在护理院，或雇用护理人员到家中服务所产生的各种费用"。科隆通用再保险公司（General Cologne Re.）对长期护理保险的定义是"长期护理保险指当被保险人非常衰弱，以至于在没有其他人帮助的情况下不能照顾自己,甚至不能利用辅助设备时,给付保险金的一种保险"。

由上述定义可知,长期护理保险是指当被保险人生活无法自理,需要入住护理机构接受长期康复、支持护理,或在家中接受护理服务时,对其产生的费用给予补偿的一种健康保险。它通常周期较长,一般长达半年、数年甚至十几年,重点在于尽可能长久地维持和提升被保险人的身体机能,提高其生活质量。

28.1.2 长期护理保险的历史发展

(1)部分发达国家

20世纪70年代,老年护理保险保单开始出现在美国商业保险市场上;80年代在德国、法国,90年代在英国,老年护理保险也相继出现。第一代长期护理保险产品于1975年问世。目前在商业长期护理保险市场上,美国和法国都拥有30年以上的发展经验。1986年,以色列政府率先推出法定护理保险制度。1991年,英国出售第一份长期护理保险。随后,奥地利、德国、日本等国相继建立了老年护理保险制度。1995年,日本政府提出了"关于创设护理保险制度"的议案,于1997年12月制定了《护理保险法》,将长期护理保险列入社会保险体系,并于2000年4月1日正式开始实施。自1995年以来,长期护理保险成为德国社保体系的第五个支柱,规定凡有权享受医疗保险的国民都有权享受护理保险,高达90%的德国人得到了长期护理保险。

从长期护理保险体系来看,主要分为三类:一是以德国、日本、澳大利亚等国为代表的强制保险模式。德国颁布了《长期护理法案》,采取"护理保险跟随医疗保险"的原则,强制参加长期护理保险。日本制定的《护理保险法》规定,40岁以上国民无论身体状况,必须全部加入长期护理保险。二是以美国为代表,从商业保险模式为主的形式。自20世纪90年代,美国医疗保障相关法规[如1996年颁布的《联邦健康保险可移转与说明责任法案》(1996 Federal Health Insurance Portability and Accountability Act,HIPAA)]的不断完善,促进了长期护理保险的发展,目前已形成了成熟的健康险产品市场。三是以澳大利亚为代表的政府计划模式。澳大利亚出台了《老人照顾津贴法案》,2001—2002年间颁布了老年长期家庭护理计划,由中央至地区的各级政府筹措资金支付服务。

1)强制保险模式:

A. 筹资和支付。强制保险模式的国家采取社会保险筹资的方式筹集长期护理保险资金。如德国采用雇主和雇员各负担50%的形式共同筹资,将收入的1.7%作为护理保险费,自营业者或退休人员则全部由个人负担。日本的筹资方式为政府和个人各承担50%,政府包括中央政府、都道府县和市町村,按2∶1∶1的比例投入,即25%、12.5%与12.5%,个人分为65岁及以上、40~64岁两类人群缴纳保费。

德国长期护理保险主要采用现金补贴和护理服务的混合支付方式。现金补贴包括给护理人和被护理者的津贴,护理服务按照接受护理地点的不同分为非住院护理和住院护理两种。护理等级为1级到5级,相应的护理补贴不断增高,5级的非住院护理和住院护理补贴分别为1998欧元、2005欧元。日本的长期护理支付方式建立在评估分级的基础上,通过对身体及认知功能的评估将保险赔偿分为6个等级,即5级到1级以及要支援级,层次最高的第5级护理服务的对象是在身体或精神上无法处理日常基本生活的患者,每月支付限额35万日元。随着评估层级的下降,每月支付限额不断降低,要支援级每月支付限额为6万日元。

B. 评估与服务。德国长期护理评估内容主要包含行动能力、认知与交流能力、行为方式和精神状况、自理能力、疾病应对或治疗条件要求,以及日常生活情况和社会联系,共计6个维度65个评估项目。日本全国使用统一的"要护理认定调查表",要护理认定调查费用由政府实行全国统一定价,以服务购买的形式由长期护理保险基金和服务申请人共同承担。调查表内容包括"身体功能·起居动作、生活功能、认知功能、精神·行动障碍、社会生活适应能力、过去14天接受的特别医疗行为",以及7个特别事项,共74个项目。

德国长期护理服务按照服务地点的不同分为家庭护理、机构护理两类。护理时间随着护理级别的提高而增长,1级护理时长为27~30分钟/周,5级护理达到了24~279分钟/周。日本要护理认定调查结果共分为8个等级,包括自立、要支援Ⅰ、要支援Ⅱ、要护理Ⅰ~Ⅴ级,除"自立"外每个等级的服务时间和服务内容均有规定(表28-1)。介护服务内容主要分为居家养老服务和机构养老服务。

表 28-1 日本照护服务等级、限定标准及服务内容基本要求

护理类型	等级	支付限额标准	服务基本要求
要支援（护理预防服务）	1	5 003 单位	根据服务标准向服务使用者提供符合其个人实际需求和情况的护理预防服务，其中上门护理根据等级定额为每周提供 1～2 次，疗养管理指导每月 2 次
	2	10 473 单位	
要护理（护理服务）	1	16 692 单位	根据服务标准向服务使用者提供符合其个人实际需求和情况的上门或机构护理服务，其中护理老人福利设施（特别养护敬老院）为要护理 3～5 级的老年人才可入住的设施
	2	19 616 单位	
	3	26 931 单位	
	4	30 806 单位	
	5	36 065 单位	

注：使用者原则上需要按照收入水平支付 10%～20% 的服务费用，如获得超出上限额的相关服务，则超出部分全部由个人负担。具体金额为单位数乘以地区分区单价进行计算，该单价根据社会经济浮动情况调整。

C. 监管。德国、日本均通过颁布法律的形式确立对长期护理保险的监管。德国分别于 2002 年、2008 年通过《质量保证和消费者保护法》《护理保险结构性继续发展法》，以法律形式保障了监管的方式内容。同时，德国设立了长期护理保险法联邦咨询委员会，由各级政府（联邦、州、社区）、长期护理保险基金组织、机构护理服务提供者三方代表组成，主要负责长期护理服务的评估监督工作。通过"收入相关支出政策"进行成本控制，对护理基金进行监管。日本先后颁布了《国民年金法》《老人福利法》《老人保健法》等法律，对养老护理行业进行了规范。在日本，长期护理的监管主体是政府，由中央、县和市三个层面开展。同时，日本于 2005 年建立了正式的第三方评价制度，由外部专门的评价机构上门对服务提供机构进行访查，并形成评价报告，加强了对服务机构的监管。

2）商业保险模式：

A. 筹资和支付。美国的商业保险模式下，长期护理保险的主要筹资来源是被保险人缴纳的保险费，其额度与被保险人购买保险时的年龄、给付期和等待期等因素有关。一般而言，被保险人年龄越大、健康条件越差，其选择的最高给付额越高、保险金给付期越长、等待期越短，保费就越高。按照保单不同的承保方式，保险产品的不同设计，其待遇支付形式不同，主要分为保险金支付与实物支付（服务提供）两种形式。

B. 评估与服务。美国的护理分类准入评估标准采用综合居民评估工具（resident assessment instrument，RAI），主要评估维度包括身份信息、听力、语言与视力、认知、情绪、行为、生活习惯与日常活动、功能性状况、功能性能力与目标、排尿与排便、吞咽/营养状况、口腔/牙齿状况、皮肤情况、用药情况、特殊治疗及手术、限制情况、评估参与及目标设定、服务范围评估总结、校正需求、评估管理等 21 个大项。根据评估结果，老年人可入住不同功能机构或接受居家服务。护理服务分为机构护理、社区护理和居家护理（包括正式、非正式护理）以及医疗护理。服务内容形式有养老院照料、长者住屋、老年之家等。

C. 监管。美国实施了《长期护理保险示范法规》《联邦健康保险流通与责任法案》等，对商业护理保险的合同条款以及责任进行了规范。美国医疗保险中心或州政府通过健康计划管理系统（health plan management system，HPMS）对综合护理项目（Program of All-Inclusive Care，PACE）机构进行监督。PACE 机构必须按照 CMS 和州管理署制定的管理条例进行运营，并按照要求收集数据、保存记录和提交报告。

3）政府计划模式：

A. 筹资和支付。澳大利亚主要采用政府单方筹资方式，政府是老年护理系统的主要资金来源。澳大利亚联邦政府于 2001—2002 年间颁布了一项老年长期家庭护理计划，由中央至地区的各级政府进行筹资。服务的支付基于患者的依赖等级与经济情况设计不同的津贴给付等级，如对于高度依赖者可以得到政府每周 300 澳元的补贴；低程度失能者的护理费用则主要自行承担。

B. 评估与服务。澳大利亚的护理评估体系由 4 个独立的系统组成，分别为家庭和社区护理体系（HACC 计划）、退伍军人家庭护理计划（VHC）、社区老年照护服务包（ACAP）以及机构护理。其中，机构护理的评估工具为老年护理资金工具（ACFI），内容包括 5 项日常生活自理能力（营养、走动、个人卫生、上厕所、大小便自制能力）、5 项行为能力（认知能力、游荡、言语行为、身体行为、抑郁）以及 2 项复杂健康问题（服药、其他卫生保健组合）。护理服务由政府、商业机构和志愿性机构协同提供，主要分为五大类，分别为家庭服务组合、过渡期护理计划、喘息护理、机构养老和针对居住在社区的阿尔茨海默病患者的保健服务。

C. 监管。澳大利亚对养老服务有完善的评价体系和评价制度。政府专门设立卫生老年部,负责管理和监督各养老机构的服务与质量情况并接受投诉;同时国家护理标准和评估公司负责对养老机构每年至少进行 1 次非预先通知的评审,并对养老机构的资质情况进行评估。澳大利亚老年护理质量机构(The Australia Aged Care Quality Agency,AACQA)主要负责对养老机构的硬件设置、服务质量等进行审核。

（2）长期护理保险的国内进展

与发达国家相比,我国的长期护理保险尚处于起步阶段。商业保险市场先行先试,2005 年 1 月,国泰人寿保险有限责任公司推出了国内商业保险市场上第一款以长期护理为主险的保险产品——"康宁长期看护健康保险"。随后,中国人民健康保险股份有限公司推出了"全无忧长期护理个人健康保险",太平洋人寿保险公司推出了"太平盛世附加老年护理保险",信诚人寿推出了"挚爱一生"附加女性保障长期护理保险等。总体来看,市场上的长期护理保险产品种类逐渐增多,但主要集中在少数几家实力雄厚的大型保险公司。尽管国内商业长期护理保险发展较快,但与国外成熟的发展模式相比仍有较大的差距,其业务规模小、功能作用弱,与多元化的市场需求以及我国社会经济发展存在较大差距。

党的十八届五中全会和"十三五"规划纲要提出了"探索建立长期护理保险制度"和"开展长期护理保险试点"的任务部署。2016 年 6 月 27 日,人力资源社会保障部办公厅印发《关于开展长期护理保险制度试点的指导意见》(人社厅发〔2016〕80 号),正式提出了"推动探索建立长期护理保险制度,进一步健全更加公平更可持续的社会保障体系",并选定河北省承德市、吉林省长春市、黑龙江省齐齐哈尔市、上海市、江苏省南通市和苏州市、浙江省宁波市、安徽省安庆市、江西省上饶市、山东省青岛市、湖北省荆门市、广东省广州市、重庆市、四川省成都市、新疆生产建设兵团石河子市等 15 个市作为长期护理保险的试点地区。这一举措标志着我国正式开始了长期护理保险制度的探索。

28.1.3 长期护理保险的内涵与作用

长期护理保险属于健康保险范畴,但与其他健康保险相比,它具有一些明显的特征。

（1）长期护理的目的

长期护理的目的是对丧失日常生活能力进行恢复和帮助。健康保险的主要目的是为治愈疾病或保全生命提供保障,而长期护理是对一些衰老、严重或慢性疾病、意外伤残或其他原因导致的日常生活能力的丧失进行帮助,并使不利降至最小化。虽然长期护理可以针对任何年龄的人群,但通常老年人群占需要长期护理服务人群的大部分。实施长期护理旨在提高病理性衰老或正常衰老的老年人的生活质量与生命质量,也是预防新疾病发生的重要措施。

（2）长期护理的人员

长期护理可以由受过专业培训并持证上岗的正规护理人员(formal caregiver)提供,即正式照护,也可由不支付费用的家属或朋友(informal caregiver)提供,即非正式照护。护理服务可以在基层医疗机构、老年护理机构或专业康复机构等环境中提供,也可以在家中提供。

（3）长期护理保险的评判标准

长期护理保险主要以身体机能障碍和认知能力障碍分级来判断其所需服务及享受待遇。

1) 常用的身体机能障碍评判标准:

A. 日常生活活动能力(activities of daily living,ADL),有移动、进食、走路、洗浴、穿衣、如厕、外出等 7 个方面。

B. 工具性日常生活活动能力(instrumental activities of daily living,IADL),包括购物、理财、使用电话、做饭、从事轻/重家务等方面。

2) 认知能力障碍评判标准:

A. 简易智力状态检查量表(mini-mental state examination,MMSE),有定向力、记忆力、注意力、计算能力、语言能力、视力等方面。

B. 简易精神状态问卷调查表(a short portable mental status questionnaire,SPMSQ),包括记忆力、计算能力等方面。

长期护理保险的建立,不仅有利于转移老年人群的护理风险,为他们晚年生活提供保障,提高老年人的生活质量,而且减轻了家庭和社会的负担,促进人口进入健康老龄化和社会和谐发展。

28.1.4 我国长期护理保险制度的优点与不足

（1）优点

各试点城市的长期护理保险制度设计因地制宜、各不一致。此处就上海市与部分发达国家以及 interRAI 等国际组织的长期护理保险评估标准,从评估标准维度、指标内容、评估结果和获得服务等 4 个方面进行对比(表 28－2)。

表 28 - 2　不同地区/国家和组织老年照护标准对比情况

项目	上海市	日本	澳大利亚	德国	美国	interRAI
评估工具名称	上海市老年照护统一需求评估表	老年护理需求认定调查表	老年照护评估表	资格审查和照护需求等级评估	最小限数集	interRAI 照护评估系统
评估标准维度	8	6	3	6	5	4
指标内容	(1) 对象和家庭 (2) ADL (3) IADL (4) 智力 (5) 情绪 (6) 精神 (7) 总体状况 (8) 疾病诊断	(1) 身体功能·起居动作 (2) 生活功能 (3) 认知功能 (4) 精神·行动障碍 (5) 社会生活适应能力 (6) 特别医疗行为	(1) 日常生活自理能力 (2) 行为能力 (3) 医疗保健补充	(1) 行动能力 (2) 认知与交流能力 (3) 行为方式和精神状况 (4) 自理能力 (5) 疾病应对或治疗条件要求 (6) 日常生活情况和社会联系	(1) 身体功能 (2) 健康状况 (3) 认知状况 (4) 评估目标 (5) 付费	(1) 功能表现 (2) 认知和心理健康 (3) 社会生活 (4) 临床问题
评估结果/获得服务	27 项基本生活照料服务和 15 项常用临床护理服务	8 个不同服务组合	7 个不同等级的家庭护理服务	5 个不同级别的照护程度		不同成员国不完全相同

整体而言,上海市的评估标准通过整合国际上主流的照护需求评估量表,充分结合了国内实际情况,在评估标准、获得服务等维度更加细化,具有创新性、实用性和可操作性。

（2）不足

1）筹资可持续性有待加强。对比各试点城市的筹资方式,主要通过以下 3 种方式进行综合筹资:一是个人缴费、从职工或居民医保统筹基金或个人账户结余中划转、财政补助;二是除通过用人单位、个人、财政筹集外,还接受企业、单位、慈善机构等社会团体和个人捐助;三是通过从职工社会医疗保险统筹基金划拨,或通过调整基本医疗保险统筹基金和个人账户结构进行筹集,无须单位和个人缴费。相较而言,第三种筹资方式无须单位和个人缴费,减轻了个人负担,但前两种筹资方式更多样化,能够保证资金的可持续性。而长期护理保险定位为独立的第六大险种,筹资来源应当独立于医保,根据当地经济发展水平以及居民收入水平测算设定。应当要明确不同筹资渠道在筹资过程中各自发挥的作用,科学、合理地选择筹资方式及确立筹资标准。

2）评估体系有待完善。长期护理评估体系作为长期护理保险的"守门人",是评定享受保险待遇和支付标准的最关键环节。目前,各地试点城市根据当地老年人群实际身体状况以及当地经济发展水平,制定了各自的长期护理评估标准。以下几点有

待重视:一是需加强对身体状况变化的考虑。老年人个体的疾病状况是不断变化的,申请和接受评估时处于急性疾病阶段的老年人,在评估后较短时间内健康状况可能会好转或恶化,降低评估结果的适用性。二是需将重点疾病纳入评估,随着人均预期寿命不断增长,疾病谱发生改变,部分慢性疾病如阿尔茨海默病（AD）等将成为未来我国长期护理工作最主要的挑战之一。总体而言,各地应对以上问题的考虑不足,需要在未来加以关注并解决。

3）服务内容有待进一步拓展。从护理服务内容来看,大多数试点城市提供的服务包括机构和居家护理,重点聚焦老年人群的基本生活照料和医疗护理需求。在试点探索阶段,采取这种低起步、保基本的做法是较为稳妥的。然而,从长远来看,目前提供的服务项目远远不能满足老年人群的长期照护需求。据调查,上海市各类服务机构提供的长期护理服务项目多达 230 余项,大量诸如生活自理能力训练、心理服务、康复服务等亟需的项目未纳入长期护理保险。此外,现阶段的长期护理服务主要针对失能老人,对于失智老人的相关服务比较缺乏。而当前我国存在大量的失智老人,家庭和社会对失智老人的护理服务需求较失能老人更为迫切。

4）支付标准缺乏依据。目前,对于长期护理保险的支付方式较为单一,项目成本有待进一步厘清。以上海市为例,服务项目收费按照时间计费,根据护

理人员不同,所支付的费用标准也不同。2017 年支付标准为:护士、护理员(卫生)60 元/小时,护理员(民政)45 元/小时,普通家政人员 30 元/小时。这种简单的一刀切的方式,忽略了针对不同项目的技术难度等因素。发达国家及地区,如日本、德国、中国台湾省,在服务项目收费方面综合考虑项目成本和服务时间等方面的因素,制定了按点数支付的原则,值得借鉴。应当根据每个项目的时长、难度、风险等,对长期护理服务项目的成本进行测算,按照成本支付。

5) 全方面全过程的监管机制缺失。从境外经验来看,长期护理保险的实践过程中离不开全方面、全过程的监管,无论是监管主体、监管对象、监管方式、还是监管内容,缺一不可。而目前我国尚未建立起全方面全过程的长期护理保险监管机制。一方面是由于各监管主体工作不到位,包括服务机构的自我监管、行业协会等的行业监管、第三方机构和政府的外部评价监管等;另一方面,信息服务平台尚不健全,还没有形成标准化、统一的长期护理保险信息平台,在服务方面,缺乏完整、成熟的标准化管理制度,无法形成有效抓手,开展事前准入、事后评价的全过程监管。

习近平总书记在党的二十大报告中明确提出:"实施积极应对人口老龄化国家战略,发展养老事业和养老产业,优化孤寡老人服务,推动实现全体老年人享有的基本养老服务。"构建长期护理保险制度是我国应对人口老龄化的重要举措之一,也是一项重大的民生工程。该制度的实施对于完善和健全我国多层次社会保障体系、减轻失能家庭经济负担、提高失能人员生活质量、带动相关产业快速发展等具有十分重要的意义。

28.2 长期护理保险的筹资与支付

资金来源的可靠性、多元化和充裕程度是长期护理保险制度实现可持续健康发展的基础和保障。单纯依赖个人筹资难以有效应对风险,而仅靠政府财政投入会给经济发展带来庞大的负担。因此,纵览国际,实行社会保障体系制度的国家,其长期护理保险筹资主要采用多渠道筹资机制,实现政府、社会和个人互助共济的原则。

28.2.1 部分发达国家长期护理保险的筹资和支付

发达国家在长期护理保险制度建立上已经进行了长期实践。在筹资模式上,美国采用个人自付的单方筹资方式,日本采用雇主、雇员、政府三方筹资的方式,德国采用雇主和雇员双方筹资的方式,澳大利亚主要采用政府单方筹资方式。在支付方式上,发达国家主要采用实物支付、现金支付和混合支付三种方式。

(1) 美国

筹资模式上,美国的长期护理保险的资金通过被保险人单方筹集。缴纳保险费的额度与被保险人投保时的年龄、给付期和等待期有关。一般来说,被保险人年龄越大、健康条件越差、投保人选择的最高给付额越高、保险金给付期越长、等待期越短,保费就越高。

支付方式上,根据服务内容分为实物支付和现金支付。按照不同的承保方式,其待遇支付方式不同。对于独立签发的护理保单,有 3 种方式可供选择(表 28-3)。如果长期护理保单作为终身寿险的批单签发,保险金给付方式一般是按月给付居多,每月支付保额的 1%~2%,累计达 50% 左右时停止支付。

表 28-3 独立签发保单的支付方式

支付方式	具体内容
最高付额	保险人对被保险人的护理费用补偿不能超过规定的给付额
给付期	规定一年、数年、终身等几种不同的给付期,由被保险人自行选择
	规定 20 天、30 天、60 天、90 天、100 天或 180 天等多种等待期,由被保险人开始接受承保范围内的护理服务之日起算
待付期	等待期的规定实质上是免赔额的一种形式,目的在于消除一些小额索赔,减少保险人的工作量

(2) 日本

在筹资模式上,日本采用政府补贴、保险缴费和个人(使用者)三方筹集的筹资模式(图 28-1)。按照国家和个人各负担一半的原则筹资。中央政府、都道府县和市町村按 2:1:1 的比例投入。投保对

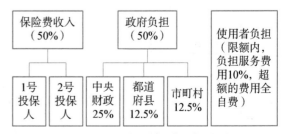

图 28-1 日本护理保险资金来源构成

象为居住在辖区内的 40 岁及以上人群（包括外国人），65 岁及以上的为一号投保人，40～64 岁的为二号投保人，二者在保费缴纳上有一定区别。年金 18 万日元以上者的保费从其所得年金中直接扣除，其他人则需到指定机构进行缴纳保费。

支付方式上，日本护理保险以实物支付（直接向被保险人提供护理服务）为主，现金支付所占比例极少。对保险给付的申请必须经过严格的审核程序，且每半年左右要重新接受一次专家认定。保险赔偿根据身体及认知功能障碍分为 6 个等级（表 28-4）。护理 5 级的对象是在身体或精神上无法处理日常基本生活的患者。需支援级的对象仅可获得预防性援助，原则上不需要入住专业护理机构。

表 28-4　日本长期护理护理等级及每月支付限额

护理等级	要支援	要护理 1	要护理 2	要护理 3	要护理 4	要护理 5
每月支付限额（万日元）	6	17	20	26	31	35

（3）德国

在筹资模式上，德国的长期护理保险资金通过雇主和雇员双方筹集。如被保险人为在职者，保险费由个人和雇主各负担一半；自营业者及退休人员全部由个人负担。对于退休老人，如果他们享受长期护理保险，则由养老保险基金提供资助。被保险人接受护理服务时享受全额报销。从 1994 年起，缴纳保险义务的成员，其收入的 1.7% 作为护理保险费。2008 年 7 月 1 日《长期护理保险结构性改善法》正式生效，保险费率提高了 0.25%。

在支付方式上，德国长期护理保险主要采用混合支付方式，大致可分为现金支付和实物支付两大类。现金支付可分为给护理人和被护理者的津贴。亲属每周提供居家护理 14 小时以上，可以免费接受护理培训课程以及获得不低于 460 欧元/年的护理津贴。实物支付主要用于支付机构服务产生的费用。根据护理等级和护理方式的不同，接受护理服务的时间和护理补贴也不同（表 28-5）。

表 28-5　德国长期护理等级及护理补贴

护理等级	非机构护理		机构护理
	亲属护理护理补贴	非机构护理护理补贴	全日机构护理护理补贴
1 级护理	—	—	125 欧元
2 级护理	316 欧元	689 欧元	770 欧元

续　表

护理等级	非机构护理		机构护理
	亲属护理护理补贴	非机构护理护理补贴	全日机构护理护理补贴
3 级护理	545 欧元	1 298 欧元	1 262 欧元
4 级护理	728 欧元	1 612 欧元	1 775 欧元
5 级护理	901 欧元	1 998 欧元	2 005 欧元

注：非机构护理可获得附加救济金额，每月高达 125 欧元。

（4）澳大利亚

在筹资模式上，澳大利亚长期护理保险的资金主要来自于国家税收。根据 1954 年的《老人照顾津贴法案》，澳大利亚政府是老年护理系统的主要资金来源和监管机构。2014—2015 年度政府常规老年护理服务开支约为 158 亿元，澳大利亚政府提供约 95% 的拨款。2016 年政府补贴达到 167.9 亿澳元（占澳大利亚 GDP 的 1%），根据有关预测，政府财政补贴将以每年 6% 以上的速度增加。

支付方式上，澳大利亚老年护理保险主要通过实物支付的方式进行给付。老年人首先需要向政府提交需求评估申请，经指定机构评估判定为需要低等级护理的老年人后，其护理机构将得到 14 200 澳元/年的拨款，被判定为高等级护理的老年人额度则为 14 500 澳元/年。对于没有收入来源的养老金领取者，当其收入低于政府所设置的住宿费支付门槛时，可向相关部门提交护理申请，一旦申请通过，政府可以向养老机构支付住宿费，老年人只需要支付基本的日常护理费用即可。

28.2.2　国内部分省市长期护理保险的筹资和支付

国内最早开展长期护理保险制度试点工作的是山东省青岛市，该市 2012 年开始试点实施长期医疗护理保险制度，在长期护理保险制度的实践上积累了较多的经验。2016 年 7 月，人力资源社会保障部办公厅颁布《关于开展长期护理保险制度试点的指导意见》，开始对我国 15 个城市进行长期护理保险制度的试点。其中上海市和成都市在长期护理保险制度的建立上进行了较为深入的探索。因此，本节选取上海市、成都市、青岛市作为典型代表，从筹资和支付方面展开具体介绍。

（1）上海市

上海市从 2017 年 1 月开始长期护理保险试点工作，长期护理保险筹资水平按照"以收定支、收支平衡、略有结余"的原则合理确定,并根据该市经济社会发展和基金实际运行情况,及时进行调整。参加上海市职工基本医疗保险的人员,按照用人单位缴纳职工医保缴费基数1%的比例,从职工医保统筹基金中按季调剂资金,作为长期护理保险筹资;参加上海市城乡居民基本医疗保险的60周岁及以上的人员,根据60周岁以上居民医保的参保人数,按照略低于第一类人员的人均筹资水平,从居民医保统筹基金中按季调剂资金,作为长期护理保险筹资。

上海长期护理费用的支付方按实物支付的形式。实物支付是指对参保人员在评估有效期内发生的社区居家照护的服务费用,长期护理保险基金的支付水平为90%;对参保人员在评估有效期内发生的符合规定的养老机构照护的服务费用,长期护理保险基金的支付水平为85%;参保人员在住院医疗护理期间发生的符合规定的费用,按照其本人所参加的本市职工医保或居民医保的相关标准进行支付。

(2)成都市

2017年7月在成都试点进行的长期照护保险。根据《成都市长期照护保险制度试点方案》,成都将通过划转城镇职工基本医疗保险统筹基金和个人账户、财政补助等方式筹资,单位和个人不再另行缴费。单位缴费部分以城镇职工基本医疗保险缴费基数为基数,按0.2%的费率从统筹基金中按月划拨。未退休人员个人缴费部分以城镇职工基本医疗保险缴费基数为基数,40岁(含)以下费率按0.1%从个人账户按月划拨;40岁以上至达到法定退休年龄并办理基本医疗保险退休不缴费手续前,费率为0.2%;退休人员以城镇职工基本医疗保险个人账户划入基数为缴费基数,按每人每月0.3%费率从个人账户按月划拨。缴费年限累计15年后,每增加2年提高1%支付标准。

服务费用的支付采用实物支付和现金支付相结合的形式,支付标准根据参保人的失能等级来确定,平均支付水平在每月2 000元左右。根据失能程度分为照护三级、二级、一级3个照护等级,照护等级主要与保险月定额标准有关,各照护等级对应的月定额标准为基数,按照机构照护70%、居家照护75%的比例进行支付。支付对象可以是为失能人员指定的长期照护服务提供机构,也可以是实际提供照护服务的家属、亲戚、邻居和其他个人。

服务支付标准根据长期护理保险的类型、不同服务类型和参保人的失能等级来确定。根据长期护理保险的类型,分为城镇职工长期护理保险、城乡居民长期护理保险。其中,在2022年公布的标准中,城镇职工长期护理保险基础护理服务待遇以失能等级对应的月护理基准费用为基数,按照75%的比例,由长期护理保险基金实行定额支付;城乡居民长期护理保险基础护理服务待遇以失能等级对应的月护理基准费用为基数,按照60%的比例,由长期护理保险基金实行定额支付。选择专业护理服务,其待遇根据失能等级不同,由长期护理保险基金实行限额支付,选择入住成都市定点护理机构,其基础护理、专业护理等相关服务费用由长期护理保险基金根据失能等级进行定额支付。

(3)青岛市

青岛市长期护理保险的资金来源主要是由医保基金和财政资金划拨,根据资金来源分为城镇职工护理保险基金账户和城镇居民护理保险基金账户,其中城镇职工账户由历年医疗保险结余基金的20%及按个人账户计入基数总额的0.5%从基本医疗保险基金中进行划转,居民账户不超过当年居民基本医疗保险筹资总额的10%,直接进入护理保险基金账户。

支付方式上最初主要采用实物支付。护理等级评估为三级及以上的,可享受长期护理保险待遇:参保职工发生的符合规定的医疗护理费用,其报销比例为90%;参保居民分两档缴费,一档缴费成年居民、少年儿童和大学生报销比例为80%,二档缴费成年居民报销比例为70%;其他等级不享受护理保险待遇。此外,青岛市60岁以上重度失智老人可获得护理机构提供的"失智专区"服务。

28.3 长期护理保险的评估与服务

28.3.1 部分发达国家长期护理保险的评估与服务

需求评估是长期护理保险不可或缺的准入门槛,承担着"守门人"的重要职能。国际上普遍通过需求评估将服务对象进行科学合理的分类,进而使有限的护理资源被更加合理地配置和利用。长期护理服务指的是针对评估结果提供的一种或者多种护理服务的形式。国际上长期护理保险的护理服务形式一般分为社区居家照护与机构照护两大类,有些国家会提供一些处于二者之间的喘息服务,如日间照料中心或机构短期寄宿服务等。通常居家照护服务主要是由亲属、志愿者或者经过训练的照护者上门服务,而机构服务则多是由获得相应资质的专业护理人员提供服务。服务的内容和时长一般根据评估的结果确定。

（1）美国

美国对各类护理机构有明确功能分类，老年人接受服务前需先进行评估，根据评估结果入住不同功能机构或接受居家照料和护理。美国护理分类准入评估标准采用的是美国医疗保险和医疗救助服务中心（Centers for Medicare and Medicaid Services，CMS）发布的官方评估工具——综合居民评估工具RAI，主要包括最小限数集（minimum data set, MDS）、服务范围评估过程（care area assessment Process，CAA）及使用指南（utilization guidelines, UG）3 个部分。其中，MDS 由具体 21 个大项组成，包括身份信息、听力、语言与视力、认知、情绪等；CAA 是指导如何将 MDS 信息转化为服务方案的说明；UG 是 RAI 如何使用的指南手册。作为评估工具的 MDS 对检查结果、临床指标及功能性能力进行全面、综合的评估，并以此为标准制定服务方案，构成了 RAI 评估的核心内容。通常开展评估的人员为取得资格的卫生执业人员，一般由养老机构雇佣的注册护士担任。所有 MDS 评估数据将先汇集到各州的数据库，再汇总到 CMS 下设的 MDS 数据库。MDS 数据被用于 Medicare 报销及监测提供长期护理的服务质量。

美国长期护理保险服务是基于社会长期护理保险与商业长期护理保险的护理服务。主要为机构护理、社区护理和居家护理和医疗护理。居家护理又分为正式护理和非正式护理。非正式护理人员多由家人和朋友或者非获得证书的人员提供。正式护理服务人员主要包括注册护士、获得资格的实习护士、个人照料助手、护士助理、家务工作者、具备资格的职业理疗师、社会工作者等，他们要获得家庭护理机构许可证和联邦政府认定的证书。

服务项目包括居家照料、老年之家、专人管理的长者住屋和养老院照料 4 个等级。居家照料是可让老年人在自己家中获得支持和监护服务，包括陪伴、交通、家务及家庭健康助理提供生活自理协助。老年之家是一种群居的生活形式，如老年人独立生活住宅和退休社区。专人管理的长者住屋是一种由各州管理的居住型长期照料，提供个人生活照顾、送餐、家政、24 小时待命的工作人员、医药管理等服务等。养老院照料提供药品管理、协助日常生活自理、食宿以及社交和娱乐活动。

（2）日本

日本长期护理服务需由长期护理保险被保险人提出申请，并经过全国统一的要护理认定调查评估后方能根据评估结果获得服务并享受保险给付。该调查表分为 6 个维度，包括"身体功能·起居动作、生活功能、认知功能、精神·行动障碍、社会生活适应能力及特别医疗行为"。被保险人提交申请后，其所在地政府会指派一位调查员上门对申请人进行评估。调查员需对申请人日常生活自理能力进行综合评估，包括现场动作确认、居住环境评估、日常生活情况了解等，从而记录最符合申请人实际的情况。将调查选项输入电脑后，先由程序对评估结果进行一定判定，其后再由政府部门组织专家讨论对一次判定结果进行确认或修正，形成最终结果。日本要护理认定调查结果共分为 8 个等级，并对除"自立"外每个等级的服务时间和服务内容进行了规定。要护理认定调查费用由政府实行全国统一定价，以服务购买形式由长期护理保险基金和服务申请人按比例共同承担，以此避免不必要的服务申请。日本规定需具备 5 年以上长期护理等相关服务工作经验的人员方能报名要护理认定调查员考试，考试合格后获得调查员资格证并要求每年参加能力提升继续教育和考试。

在具体的介护服务内容主要分为居家养老服务和机构养老服务，居家养老服务包括上门介护服务、生活支援服务、日托服务及养老机构的短期寄宿服务等；机构养老服务包括特别养护老人之家、老人保健设施和医院疗养病床等（表 28 - 6）。长期护理服务由多学科服务团队提供，包括医师、护士（助理护士）、社会福祉士、照护支援专门员、言语听觉士、理学疗法士等多种学科，职责清晰，分工明确。1987 年制定的《社会福祉及长期照料护士福祉法》规定长期照料护士必须经过专业知识和技能的培训，到指定机构临床实践，通过国家资格认证考试。

表 28 - 6　日本长期照料服务一览

分类	服务类别	服务内容
居家护理	入户服务	由家庭服务员提供做饭、换衣类的护理或生活方面的帮助
	服务中心	在日间服务中心进行娱乐活动、接受洗澡服务等
	机能训练	在医疗、老人保健机构等进行技能训练，接受洗澡、吃饭等方面的护理
	在外短期小住	因家人有病等原因暂时无法照顾老人时，老人在护理设施内短期逗留并得到服务

续 表

分类	服务类别	服务内容
在公共设施的护理	入户洗澡服务	利用巡回洗澡车,入户为老人提供洗澡服务
	福利用具的借出与购置	借出或帮助购置特制的床和轮椅等用具
	住宅改造	在家中安置扶手、改造家中台阶等小规模的住宅改造
	失智高龄老人团体养老所的护理	为过集体生活的失智老人提供护理方面的服务
	保健养老机构	提供全天候的护理和医疗方面的照顾
	特别保健养老机构	提供以技能恢复为主要目的的医疗照顾及护理
	疗养型医院	提供长期疗养的护理服务

(3)德国

德国自 2017 年 1 月 1 日起实施新版评估标准,新标准的评估内容主要从行动能力、认知与交流能力、行为方式和精神状况、自理能力、疾病应对或治疗条件要求,以及日常生活情况和社会联系 6 个维度对申请人护理级别进行评估,每个维度进一步细分具体的评估标准,共计 65 个评估标准并配有不同权重,先根据标准评估结果及权重计算维度分数,再根据每个维度结果及权重计算最终评估分数,依据评估分数不同分为 5 个级别。除此之外,保险机构还对特殊或极端案例的评定做出规定并制定应急方案供保险公司进行评估。需求评估的相关工作由德国健康保险医事服务处具体承担,评估人员则来自于法定医疗保险医疗审查委员会,由医生和护士组成。

德国护理服务分为家庭护理或机构护理。家庭护理主要照顾对象是残疾老年人,护理服务者可以获得从培训到提供喘息服务的一系列的正式服务支持。机构照料的服务标准取决于被保人评估的照料等级。新型护理机构如有专人管理的长者住屋、互助小区、老年人村等也在逐步出现。家庭护理的照料者绝大多数都是妇女。机构照料的服务人员都是具有专业资质的老年护士提供服务。德国根据标准评估结果分为 5 个级别,具体内容见表 28 - 7。

表 28 - 7　德国长期护理对应等级、时间与服务内容

护理等级	护理时间	服务内容
1 级护理	27～30 分钟/周	基础医疗服务及其他心理-社会支持服务
2 级护理	30～127 分钟/周	基础医疗服务及其他心理-社会支持服务,与夜间辅助服务
3 级护理	131～278 分钟/周	基础医疗服务及其他心理-社会支持服务,夜间辅助服务以及日间少于 6 小时的辅助服务
4 级护理	184～300 分钟/周	基础医疗服务及其他心理-社会支持服务,夜间辅助服务以及日间 6～12 小时的辅助服务
5 级护理	24～279 分钟/周	基础医疗服务及所有心理-社会支持服务,24/7 的辅助服务

(4)澳大利亚

根据管理方和评估工具的不同,澳大利亚的老年护理体系主要由 4 个独立的系统组成,每个系统有其独立的评估工具。一是家庭和社区护理体系(HACC 计划),为在家独立生活的人提供维持低层次需要的基本护理服务;二是退伍军人家庭护理计划(VHC),目标是帮助那些希望继续住在家里但需要少量实际帮助的退休老兵和战争寡妇或鳏夫;三是社区老年照护服务包(ACAP),由地方政府具体运作老年护理评估小组(ACAT),评估的工作重点是使用多学科方法评估弱势老年人群的护理需求;四是机构护理,其评估工具为老年护理资金工具(ACFI),内容包括日常生活自理能力 5 项(营养、走动、个人卫生、上厕所、大小便自制能力)、行为能力 5 项(认知能力、游荡、言语行为、身体行为、抑郁)以及复杂健康问题 2 项(服药、其他卫生保健组合)。当老年人提出护理服务申请时,即会有相应负责机构派遣专业评估人员上门进行评估,评估人员由老年医师、物理治疗师、社会工作者等组成。根据不同的健康功能水平和资源可得性状况,老年人可获得不同等级的家庭护理服务。

澳大利亚老年护理服务分为五大类:一是家庭服务组合,具体包括个人护理、交通、上门护理、医疗护理等;二是过渡期护理计划,包括老年人住院后的低强度医疗、护理以及个人生活照料;三是喘息护理,主要是为家庭护理人员提供短期援助;四是机构养老,主要为不能继续生活在家中的老年人提供住宿和护理服务;五是针对居住在社区的失智老人的保健服务。澳大利亚从事老年护理工作的人员包括

护工或护理（助理）、登记护士、注册护士组成，分别要获得国家规定的相应资质。

28.3.2 国内部分省市长期护理保险的评估与服务

2016 年 6 月，随着国家长期护理保险试点工作的正式实施，全国 15 个试点城市均开始有条不紊地推进长期护理保险体系建设。在试点起步阶段，各试点城市以推动工作落实为主。随着长期护理保险工作的逐步稳定，评估调查表逐步由原来的单一型量表向更加符合本地区实际的复合型发展，且原先未纳入的"失智"维度将成为下一步长期护理保险评估的重要内容之一。

从总体来看，服务方式主要有三类，即医疗机构护理、养老机构护理和居家护理。2019 年 8 月 26 日，国家卫生健康委发布《关于开展老年护理需求评估和规范服务工作的通知》国卫医发〔2019〕48 号，发布文件指导各地的实践，其中提出老年护理的服务主要如下。

1）服务机构和人员。主要包括相关医院、护理院（站）、护理中心、康复医疗中心、社区卫生服务中心、乡镇卫生院、医养结合机构中的医疗机构等，以及上述机构中的医务人员和护理员等。鼓励提供居家护理服务的机构为其服务人员购买第三方责任险、意外险等。

2）服务类型和内容。护理服务类型主要包括机构护理、社区护理和居家护理 3 种类型。《护理服务项目建议清单（试行）》主要包括生活护理类、护理与康复类、心理护理类和中医护理类等。

（1）上海市

上海市明确年满 60 周岁及以上的职工和居民医保参保人员可向各级社区事务受理中心提出照护服务需求评估申请，材料审核通过后由区老年照护服务需求评估信息平台统一指派评估团队（A 类与 B 类评估员共同组成）使用《上海市老年照护统一需求评估调查表》，对评估对象进行上门现场评估。

评估表主要对 5 方面内容进行评估，分别为：

1）基本日常生活能力，包括老年人体位改变、室内行走、进食等生活基本动。

2）工具性日常生活活动能力，包括老年人外出活动的能力和处理财务的能力。

3）智力状态，考察老人记忆力，以及老人对时空的判断能力等。

4）情绪状况，评估老年人的情绪状况，包括是否

感到疲乏、是否生气/激动等。

5）精神状况，包括是否出现强迫行为、破坏行为等。

评估完成后，社区事务受理服务中心负责将评估信息录入软件，通过客户端口等提交数据至上海市政府指定的数据平台，由平台上开发的程序对评估结果进行计算和反馈，社区事务受理服务中心收到并确认评估结果后根据结果委派服务人员对申请人提供相应级别的照护服务。

经评估失能程度达到评估等级 2～6 级且在评估有效期内的参保人员可享受长期护理保险照护（表 28‑8）。根据评估结果不同，上海市分为社区居家照护、养老机构照护和住院医疗护理 3 种方式。提供长期护理保险服务的人员，要求为执业护士，或参加养老护理员（医疗照护）、养老护理员、健康照护等职业培训并考核合格的人员，以及其他符合条件的人员。

表 28‑8　上海市老年照护需求评估等级及对应服务内容

照护级别	服务内容
照护一级	可获得每月 30 小时生活照料服务，包括助餐、助浴、助医、助洁、洗涤、助行、代办服务等
照护二级	可获得每月 40 小时生活照料服务＋高龄居家护理服务 3 小时/周
照护三级	可获得每月 40 小时生活照料服务＋高龄居家护理服务 5 小时/周
照护四级	养老机构服务。如选择社区居家养老服务，生活照护 50 小时/月＋高龄居家护理服务 5 小时/周
照护五级	养老机构服务。如选择社区居家养老服务，生活照护 50 小时/月＋高龄居家护理服务 7 小时/周
照护六级	养老机构内设护理床位或老年护理机构服务。如选择社区居家服务，同五级内容

（2）成都市

根据《成都市长期照护保险实施细则》规定，参保人员处于失能状态且丧失生活自理能力持续 6 个月以上，可就近向长期照护保险资格评定委员会申请失能评定以获得长期照护保险待遇。服务申请人不需要缴纳评估费用，而是统一由保险基金对费用进行列支。资格评定委员会收到申请后对材料进行审核，材料审核无误后从评估人员库中随机抽取 1 名具备一定专业背景且具有 2 年以上相关工作经历、通过资质认证的评估人员，同时指派 1 名工作人员组成评估小组。评估小组通过查阅资料、现场问询、调阅申请人医院档案等途径采集评估信息上传至失能评定信息系统，具体评估内容及操作规范参

照《成都市成人失能综合评估技术规范》。评定结果将由信息系统根据评定规则自动生成。成都市失能程度分为重度失能、中度失能和轻度失能,其中重度失能纳入成都市长期照护保险待遇支付范围,并进一步分为重度一级、重度二级和重度三级,分别对应照护三级、照护二级和照护一级。

成都市范围内各类医疗、养老和居家照护服务机构以及愿意提供照护服务的个体服务人员均可为失能人员提供长期照护服务,包括机构提供的机构照护服务、居家照护服务以及由个人提供的居家照护服务。

（3）青岛市

根据《青岛市长期照护需求等级评估实施办法》,申请护理保险待遇的人员可向长期护理保险定点护理机构提出申请,由定点护理机构按照《日常生活能力评定量表》进行初步筛查。经筛查符合条件的,再通过信息系统向评估机构提交评估申请。申请人对初筛结果有异议的,可直接向评估机构提出评估申请。评估分为现场评估和综合评估两部分,现场评估由 2 名评估员上门实施,进行视频录像,如实记录情况,填写相关表格,其中 1 人须具备医疗、护理或康复专业背景;综合评估则由至少 3 名评估师共同对现场评估案例进行逐一审核讨论,并确定最终评估结果。《青岛市长期照护需求等级评估表》的评估内容包括日常生活活动、精神状态、感知觉与沟通、社会参与、疾病状况、特殊医疗护理需求、营养状况、家庭经济状况、生活环境状况等维度。评估结果分为 6 个级别,对应国家民政行业标准《老年人能力评估》,0 级为能力完好,1 级对应轻度失能,2 级、3 级对应中度失能,4 级、5 级对应重度失能。

青岛市长期护理服务内容主要包括急性期后的健康管理和维持性治疗、长期护理、生活照料、功能维护(康复训练)、安宁疗护、临终关怀、精神慰藉等内容,具体分为失能和失智两种。失能人员有专护、院护、家护、巡护等形式。失智人员有长期照护、日间照护和短期照护 3 种服务形式。

28.4 长期护理保险的监管

28.4.1 部分发达国家长期护理保险的监管体系

作为重要的外部监管方式,长期照护监管体系的框架涵盖监管主体、监管方式、监管对象、监管内容(人力、基金、质量、信息等)和监管结果等。日本、美国、德国、澳大利亚等发达国家长期照护的监管体系较为完善,各有所长。

（1）美国

在美国,CMS 通过 MDS 养老服务机构质量管理评价体系,划分、评估及监管各类养老机构,并与各州政府监管老年人全面照护服务 PACE 机构,监测和评估其组织架构、运营过程、签署的协议和提供的服务等。护理经理人对老人的健康状况、照护服务计划的制定实施以及照护服务的执行状况等进行监督和评定。各州建立长期照护监察员制度,处理照护机构入住老人的投诉,提高服务质量。美国联邦政府通过诸多网站公开护理机构服务质量评价的相关信息,例如护理之家比较网站、护理之家质量倡议组织网站等,CMS 启用五星评价体系公开护理机构相关信息,增强公众对其理解。

（2）日本

日本长期护理的监管主体是政府,由中央、县和市三个层面开展,通过颁布《国民年金法》《老人福利法》《介护保险法》等法律,对长期护理行业规范、培训制度、监督机制等内容进行了规范。日本于 2005 年建立了正式的第三方评价制度,由外部评价机构上门,对服务提供机构和接受服务的对象进行调查,形成评价报告,评价结果是社会对服务机构的比较标准,也是政府要求服务提供机构信息公开的内容之一。长护险主要监管对象是护理服务机构,申请建立护理服务机构的准入标准非常严格,包括硬件设施、护理人员资格和经营者在相关行业是否有违法记录等。

（3）德国

德国通过颁布《护理保险法》《质量保证和消费者保护法》《护理保险结构性继续发展法》等法律,对专业护理机构的服务质量、护理基金及其他第三方机构进行评估和监管。管理方面,德国设立了长期护理保险法联邦咨询委员会,由各级政府(联邦、州、社区)、长期护理保险基金组织、机构护理服务提供者三方代表组成,负责长期护理服务的评估监督工作,协商解决长护险运行过程中出现的问题,不断完善长护险制度。非营利性的疾病基金会通过与长期照护服务提供者签订质量合同,管理长期照护机构的服务质量,并有权对其进行突击检查,并及时在网站等公共平台公布结果,以达到专业监督和公众监督的目的。

（4）澳大利亚

澳大利亚卫生老年部负责评估各养老机构的资

质情况,监督各养老机构的服务质量。澳大利亚对养老服务有完善的评价体系和制度,由医学护理专家组对老年人适宜的养老场所进行评价,制定护理服务计划,实施护理过程。老年人入住养老机构 1 个月内,高级护士通过住院护理补贴评估表(aged care funding instrument, ACFI),从生活自理能力、精神行为问题及健康问题等 12 个方面,分无、低、中、高 4 个等级来综合评估并制订相应的护理计划,同时根据护理等级申请政府财政补助。澳大利亚老年护理质量机构 AACQA 主要负责对各个养老机构的硬件设置、服务质量等进行审核,确保老年人的合法权益。

28.4.2 国内部分省市长期护理保险的监管体系

随着我国长护险试点工作的正式实施,各试点城市在长期护理保险监管体系方面也形成了各自的经验和模式。总的来看,国内试点城市主要涵盖长护险经办机构和承办机构两大监管主体,如医保中心、商业保险公司等。各试点城市尚未形成长护险法律监管方式,主要监管对象为护理服务机构、长护险参保人员、长护险经办机构和承办机构工作人员。各试点城市长护险监管内容涵盖基金、质量和信息监管等。

(1)上海市

上海市建立了严格的护理服务机构准入制度,保证长期护理的服务质量。同时,上海市重视护理人员的专项能力建设,以推动长期护理保险的发展。为了加强风险控制,上海市打造了统一的信息化监管体系,主要由两个方面构成:一是对评估服务的监管。通过现场抽查和数据监控,监督申请人的资格和评审记录。现场抽查主要针对个人评审结果和集体评审结果不一致的情况。数据监控的内容是评估机构的服务人次、服务数量、重点监督绿色通道病种与大数据死亡率匹配情况、服务地点互斥等。二是对照护服务的监管。首先,进行数据疑点追踪,目前共列了 14 个疑点,如服务人员、服务项目和地点有没有存在互斥,服务对象频繁变更服务方式是否有疑点等。其次,一旦确定有疑点,再进行现场核查。最后是对支付结算的监管。依靠大数据和联网,对疑点数据进行筛查,并定期组织抽查活动。

(2)成都市

成都市建立了对照护机构的服务质量监管机制,将长期照护保险协议照护服务机构的准入、管理

和考核等行政管理职能委托给商业保险公司承办。商保公司通过建立服务质量评价、运行分析和日常巡查等管理制度,对协议照护服务机构和个体服务人员履行服务协议情况以及监管制度落实情况进行监督检查。建立对委托经办机构的考核机制,考核内容包括制度建设、组织管理、经办服务、资金管理、信息系统和风险防控 6 个方面,将考核结果作为经办服务费用和基金划拨的主要依据。依托现代化信息手段,建立起了一套集申报审核、业务经办、费用结算、运行分析等多功能为一体的长期照护保险信息管理系统,实现了资格评定的智能化、人员管理的实名制以及服务过程的全程管理等功能,满足了长期照护保险网上申报受理、服务实时监控和费用联网结算的要求。

(3)青岛市

青岛市建立护理服务机构资质准入制度,明确准入标准和条件并实行协议管理,建立退出机制。开发护理保险业务经办和服务专用 APP,实行智能监管。通过 GPS 定位、指纹识别等技术手段,对机构上门服务情况实时监控,确保服务质量和基金安全。对护理服务实行标准化管理。标准化管理流程图在全市护理保险定点服务机构统一上墙公布,主动接受监督,确保其提供的护理服务有目标、有计划、有执行、有评价。

28.5 我国长期护理服务产业

长期护理服务产业是通过市场机制为老年人提供产品、设施和服务,满足老年人及其家庭对长期护理需求的特殊服务性产业。长期护理服务产业所涉及的领域十分广泛,可包括老年健康服务业(老年医疗保健业)、老年照护服务业(家庭服务业)、老年日常生活用品制造业(老龄用品业)、老年金融保险业(养老保险业、老年人寿保险业和健康保险业)、养老地产业等等。本节主要介绍长期护理服务的情况。

28.5.1 我国长期护理服务产业发展的背景与意义

(1)背景

随着我国人口老龄化趋势的加剧以及疾病谱的变化,老年人群对长期护理产品及服务的需求无论在种类还是数量上都呈现爆发式增长。而另一方面,多年来实施计划生育政策带来的人口结构与家庭结构变化,使家庭养老和护理功能正在不断弱化。

据预测,到2050年我国独居或只与配偶居住而无子女在身边的65岁以上老人占老人总数的比例将上升至27%,这一人群将给家庭护理和日常生活照顾方面带来很大的挑战。与此相适应的是人们在逐渐转变养老观念,社会化养老模式已得到广泛的认可,只要价格和服务合适,很多人愿意接受社会化长期护理服务设施。

（2）意义

大力发展长期护理服务产业是国家相关政策的要求。近年来,国家陆续出台多项政策文件,内容涉及老龄事业发展、养老服务业发展、医养结合、社会养老服务体系建设、民间资本参与长期护理服务、商业健康保险、智慧养老等。

大力发展长期护理服务产业是社会经济发展的现实需要。总结归纳国际经验显示,基于亲属关系的社会网络在长期护理服务产业发展之前就已经支离破碎,此外,有充分的证据表明,长期护理服务产业的发展促进了家庭际的良性互动和老年人社会关系网络的维系。因此,推动长期护理服务产业的健康发展既能满足老年人口对养老和照护服务需求的增长,同时又符合我国社会及经济的发展方向,有助缓解老龄化中国所面临的经济社会发展与民生的双重压力。

28.5.2 我国长期护理服务产业发展现状和问题

自1984年起,中央和各省、自治区、直辖市各级卫生行政部门建立了老年保健管理机构。有条件的大城市相继设立了老年病医院、老年人护理院或老年医疗康复中心。地(市)、县(市)医院设老年病门诊,有的街道和乡镇设老年病门诊或老年医疗站,广泛建立老年家庭病床。其他老年机构,如老年疗养院、为孤寡老人建立的敬老院以及现在的老年公寓等,长期护理服务在这些机构中占有重要位置。总体而言,我国目前的长期护理服务主要是养老和照护服务,主要包括生活服务和医疗服务两方面的内容,分别由民政和卫生两个部门分头管理。

过去,政府将护理机构建设与管理全部包揽下来,后来发现经济负担过重。20世纪90年代,政府鼓励社会力量兴办养老机构,促进了机构护理的迅速发展。经过多年发展,我国长期护理服务产业发展存在以下主要问题。

1）服务提供方式以家庭非正式照护服务为主,正式服务不足。目前,国内老年长期护理以家庭非正式照护服务为主,绝大部分需要照护的老年人居住在自己家中,由其子女扮演老年人照护的主力军角色,由社会和市场力量提供的正式服务所占比例很小。通过调查发现,全国服务于老年人以护理照料为主要功能的慢性病医院、护理照料机构、康复机构、晚期患者的临终关怀机构还很少;城市尚未建立起老年人长期护理服务网络,政府在这方面提供的服务对老年人的覆盖面还比较窄,从全国范围来看,城乡社区对老年人的福利服务设施以及长期护理服务组织也比较缺乏。

2）正式的服务提供由政府占主导,社会和市场力量不足。目前我国已有的长期护理相关服务,提供主要由政府主导,以公办机构为主,引导社会组织和企业等社会力量参与提供服务的力度不大。现有的公办机构提供的长期护理服务在很大程度上依靠政府的财政补贴,加重了政府的财政负担,长期来看,完全靠财政投入来支持长期护理服务的发展是不合理的,不具备持续性的。我国这种依靠政府财政补贴建立长期照护服务的模式亟待改变。

3）服务内容以日常生活照料为主,康复、护理和临终服务不足。长期护理服务的内容以生活照料服务为主,需要较高专业技能的康复护理服务及精神慰藉类的服务提供较少。全国老龄工作委员会办公室"全国民办养老服务机构基本状况调查"数据显示,中国民办养老服务机构中,有87%的以提供日常生活照料为主要服务类型;有10%左右的以提供护理康复为主;另外还有3%左右的机构以提供临终照护为主要服务类型。与老年健康相关的服务主要是以基于"治疗"为核心的医院服务以及社区卫生服务机构的家庭病床服务,服务能力明显不足,远远不能满足老年人的康复和长期护理需求。

4）长期护理服务所需的人力资源不足。当前,受到社会观念、薪资水平和职业前景等各种因素的制约,我国长期护理相关从业人员数量不足、质量不高、结构不合理,稳定的人才培养机制尚未建立,人员供给无法保障,不能满足老年人口不断增长的多元化长期护理需求,供需失衡突出。

首先,服务人员数量不足,结构不合理,缺乏层次与分类,多层次、分等级、分类别的长期护理服务人员队伍还没有建立完善。其次,服务人员质量不高,缺乏教育和培训,能力水平低。多数护理人员来源主要是外来务工人员,文化底子薄、能力素质不高,上岗前只是经过简单的短期培训,培训内容很难达到全面且规范。再次,从业人员职业发展空间匮乏，社会地位低，人员不稳定。以护理员队伍为例，劳动强度大、时间长，缺乏统一的护理员资格鉴定及护理员资格证，且社会福利待遇比较低，社会认可度不高，造成了人员的流动性大。

5) 政策规范、监督管理体系不够健全，缺乏部门协同。长期护理服务的管理体系尚不完善，相关政策规范不够细化，其准入标准、职能界定、服务内容与服务规范、责任认定等存在尚不明确的情况。因相关服务模式仍在不断探索中，且形式不一，现有法规并不能完全覆盖。

目前，长期护理服务相关业务主管部门有交叉重叠、责任边界不甚明晰。长期护理相关服务资源分散在民政、卫生和医保等各领域。而服务方面的管理体制是也条块分割，养老服务是民政部门管理，医疗服务由卫生部门管理，筹资和支付归财政、人社部门管理，康复和照护等服务资源融合不够，服务之间缺乏有效衔接，服务模式、管理体系及监督机制尚不健全。

28.5.3 我国长期护理服务产业发展方向与建议

1) 大力发展以社区服务为依托的居家养老和照护服务，保障基本服务需求。社区居家护理服务机构应当成为政策支持和鼓励发展的重点。应逐步减少以自理老年人为对象的供养型老年机构。将生活部分自理的半失能老人，比如生活行为依赖扶手、拐杖、轮椅和升降设施等帮助的老年人，通过需求评估，引导到社区居家接受照料和支持服务，以减少对床位资源的要求。在居家养老和照护服务方面的功能在社区层面进行整合与衔接，鼓励社区护理和社区生活照料服务场地共享，提供一站式服务。可通过试点起步，尝试允许符合资质要求的养老院和护理院举办社区护理站，可为失能老年人提供"机构—社区—居家"连续护理服务。

2) 制定完善引导和扶持政策，助推社会和市场力量参与长期护理服务。避免国家在福利提供中过分地保障，避免福利依赖问题的出现是我们能从西方福利多元主义中可资借鉴的理论模式。政府可通过目标规划、金融服务、税收优惠、相关服务的法规管制以及策略性措施等为长期护理服务业发展提供有利的发展环境，间接推动长期护理产业的发展与创新。此外，通过资金投入、人才培养、设施提供、信息服务和科技支撑等工具，从多个方面直接助推长期护理产业的可持续发展。

大力推进公建民营、民办公助等形式，选择通过补助投资、贷款贴息、运营补贴、购买服务等方式，支持社会力量举办长期护理服务机构，提供多样化的相关服务。鼓励优质社会办社区护理机构连锁经营。

制定并完善政府向民办机构等社会力量购买长期护理服务的政策措施，落实对长期护理服务企业的优惠和扶持政策。加大财政、医保、物价、土地、税收、金融等政策扶持力度，对提供长期护理服务的企业给予一定的政策优惠，从而拉动长期护理产业快速、健康发展。

3) 政府要加强服务监管与政策规范，在加快发展的同时保证服务质量。卫生部、民政部、人力资源和社会保障部、发展改革委等相关部门要健全长期护理服务提供机构与人员的准入、管理、评价、退出机制。

A. 细化居家养老和照护服务提供机构设置标准，开展老年护理服务机构资质认定，将符合条件的机构纳入基本老年护理保险的定点范围。

B. 清晰界定和规范服务内容与服务范围，制定服务规范和标准。各试点地区根据现有的长期护理保险服务项目清单，进一步扩展服务项目内容，鼓励社会和市场根据服务内容规范和标准提供服务。

C. 价格主管部门要探索建立科学合理的长期护理服务定价机制，依法确定适用政府定价和政府指导价的范围。

D. 加强长期服务质量控制和服务提供与利用行为监管，指导服务提供机构完善管理规范，改善服务质量，加强对相关服务规范的指导与质量控制。

E. 要积极培育和发展长期护理服务行业协会，发挥行业自律作用。

4) 加强长期护理服务领域人才队伍的建设。培养老年居家养老、照护等方面的专门人才是提升养老服务专业化、标准化和品质化的重要举措。

A. 加快人员培养和培训，扩充人才队伍，提升人员质量。教育部、人力资源和社会保障部、民政部等部门要支持高等院校和中等职业学校增设居家康复与照护服务相关专业和课程，扩大人才培养规模，加快培养专门人才，制定优惠政策，鼓励大专院校对口专业毕业生从事长期护理服务工作。开展继续教育和远程学历教育。依托院校、相关医疗机构和养老机构建立长期护理服务实训基地。对长期护理服务人员进行分类别、分等级、分层次的专业培训，对符合条件的参加长期护理服务职业培训和职业技能鉴定的从业人员按规定给予相关补贴,在养老机构和社区开发公益性岗位,吸纳农村转移劳动力、城镇就业困难人员经过专业培训并取得职业资格后从事长期护理服务。

B. 加强激励考核,稳定人员队伍。为稳定长期护理服务队伍,需要提高从业人员的社会地位和收入待遇,人力资源和社会保障部门要建立完善长期护理服务相关职称序列,建立职业发展通道和等级考核制度,以专业护理员为服务主体,非专业护理人员为补充,经专业考核将从业人员划分类别和等级,将提供服务的类别等级与其收入待遇相配套;重视对长期护理服务人员的职业道德教育和心理疏导。

28.6 上海市老年照护统一需求评估综述

28.6.1 起源与演变

上海市老年照护统一需求评估项目起于1998年,自2009年起先后获得上海市浦江人才计划项目"建立基于护理需求分级为基础的老年护理保险制度研究"(09PJC082)、2011年国家自然科学基金项目"基于护理需求度评估量表的老年护理服务对象分级模型研究"(71073104)、2015年财政部委托项目"我国养老产业发展研究"、上海市公共卫生体系建设三年行动计划(2011—2013)项目"上海市老年护理需求及老年护理保险制度研究"(43)、上海市公共卫生体系建设三年行动计划(2015—2017)"上海市医养结合体系建设研究"(GWIV-37)等十余项项目

的支持。该项目自2013年至今连续6年跟踪调查20 000余人,包括20家老年护理机构、20家养老机构中的各5 000余位老年人以及1个社区的10 000余位老年人。基于大数据研究得出的老年照护统一需求评估标准整合了医、养服务需求评估内容,可以避免老年人多次重复评估,节约时间和成本,在照护等级划分的同时,综合考虑老年人的需求和公共资源配置的公平性,推动探索共建、共治、共享的社会治理方式,形成人人有责、人人尽责的局面,有利于实现公共利益最大化。

项目研究主要成果之一的《上海市老年照护统一需求评估调查表》,在上海市人民政府办公厅发布的《关于印发〈上海市老年照护统一需求评估及服务管理办法〉的通知》(沪府办规〔2018〕2号)中,被上海市政府全表直接采用,并作为对具有照护需求且符合长期护理保险规定条件的老年人开展评估的唯一标准,覆盖全市457.8万老年人口,成为了上海市长期护理保险的"守门人"。从2014年12月28日至2018年11月30日,已在上海全市开展评估284 522例,复核率低于0.85%。项目组受上海市卫生、民政及医保部门委托开展评估员培训,目前已培训评估员11 000余人,实现了社区全覆盖。该项目的成果也被全国多地应用于对当地老年居民照护需求分级的判定,包括浙江省嘉善县、桐庐县及义乌市,江西省上饶市以及江苏省常州市,累计覆盖9 556 586人,其中浙江省累计评估6 385人次。河北省秦皇岛市、重庆市等地近期也准备应用该成果。中国太平洋人寿保险股份有限公司也已应用该成果开展商业长期护理保险需求评估(表28-9)。

表28-9 主要应用单位

序号	单位名称	应用的技术	应用对象及规模	应用起止时间
1	上海市卫生健康委员会	《上海市老年照护统一需求评估调查表》、需求评估模型及分级算法、统一的老年照护服务和项目,形成文件《上海市老年照护需求评估办法(试行)》(沪社养老领办〔2014〕2号)、《上海市老年照护统一需求评估及服务管理办法》的通知(沪府办规〔2018〕2号)、《上海市老年照护统一需求评估标准(试行)》的通知(沪卫计基层〔2018〕012号)	覆盖上海市全市457.8万老年人口,截至2018年11月30日,已在全市开展评估284 522例	2014年12月28日至今
2	中国太平洋人寿保险股份有限公司	《老年照护统一需求评估调查表》、需求评估模型及分级算法	在全国覆盖9 556 586人口	2017年3月27日至今
3	嘉善县社会保障管理中心	《老年照护统一需求评估调查表》、需求评估模型及分级算法、统一服务和项目	覆盖浙江省嘉兴市嘉善县全县484 713人口	2017年3月27日至今

序号	单位名称	应用的技术	应用对象及规模	应用起止时间
4	桐庐县社会保险委员会办公室	《老年照护统一需求评估调查表》、需求评估模型及分级算法、统一服务和项目	覆盖浙江省杭州市桐庐县全县 396 735 人口	2017 年 6 月 1 日至今
5	江西省上饶市人力资源和社会保障局	《老年照护统一需求评估调查表》、需求评估模型及分级算法、统一服务和项目	覆盖江西省上饶市全市 6 715 138 人口，评估 2 150 例	2017 年 6 月 1 日至今
6	江苏省常州市武进区社会保障服务中心	《老年照护统一需求评估调查表》、需求评估模型及分级算法	覆盖江苏省常州市武进区全区 105 万人口	2018 年 6 月 26 日至今
7	浙江省义乌市医疗社会保险管理处	《老年照护统一需求评估调查表》、需求评估模型及分级算法、统一服务和项目	覆盖浙江省义乌市全市 91 万人口	2018 年 7 月至今

项目研究主要成果之二的评估等级算法作为确定评估等级的唯一方式，在《关于印发〈上海市老年照护统一需求评估及服务管理办法〉的通知》（沪府办规〔2018〕2 号）文件中，被明确为"评估等级作为申请人享受长期护理保险待遇、养老服务补贴等政策的前提和依据"。同时，专业查新报告对该项目成果的评价为"技术达到国内领先水平"。

项目研究成果获得 2015 年第十届上海市决策咨询研究成果奖二等奖，转化政策文件 3 项，著作权 1 项；发表学术论文 10 篇，其中 SCI/EI 论文 5 篇；出版专著 1 部（《长期照护服务需求评估调查及其分级实践》）；形成上海市地方标准 1 项（《老年照护统一需求评估规范》DB31/T1201 - 2019），目前已成文并报上海市质监局审定。以项目研究成果为基础，分别以失智照护和老年护理需求评估标准为主题，于 2017 年、2018 年主办 1 次国际及 1 次国内研讨论坛，邀请国家、各省市以及上海市的卫生、人社、民政等部门及国际知名专家出席，新华社、《解放日报》、《健康报》等国内一线媒体到会并做报道。统计显示，论坛报道浏览人次分别达到 177 267 人次和 872 595 人次。

28.6.2　原则与创新

该项目的原则与创新主要体现在以下 6 个方面。

（1）上海市老年照护统一需求评估表

通过整合国际上主流的老年照护需求评估量表，在充分结合国内实际情况的基础上，创新性地提出上海市老年照护统一需求评估表。

（2）照护需求评估自动分级的实施策略模型

通过神经网络、马氏距离、贝叶斯定理、线性判别分析（LDA）、支持向量机（SVM）等技术手段，基于日常生活活动能力（ADL）、工具性日常生活活动能力（iADL）和老年人所患疾病，研制出照护需求评估自动分级的实施策略模型。该模型不仅能得出 ADL、iADL、疾病严重程度等指标，还能够得出孤独指数、家庭支持能力、环境友好指数、情感稳定性和异常行为指数。

（3）失智评估

将老年人失智评估内容纳入评估量表，并在评估分级结果中增加失智等级结果，更加贴近老年人的实际情况，填补了目前国内对于失智评估的空白。

（4）老年需求评估自动化

使用集成系统汇总评估量表及分级算法，实现自动完成老年需求评估的数据采集、结果收集及自动分级，使评估过程更客观、公平、公正、实时。

（5）照护处方自动生成系统

初步建成评估分级结果框架下、基于老年人个体状况的照护处方自动生成系统。

（6）评估和监督评估人员的评估质量

通过购物篮分析（market basket analysis）理论，创新性地对评估人员的评估质量进行评估和监督。

该项目应用了神经网络、马氏距离、贝叶斯定理、LDA、SVM 等技术原理，基于自理能力（包括 ADL、iADL）与疾病状况两个维度，研制出照护需求评估自动分级的实施策略模型，力求评估标准简单、有效。

自理能力维度中，ADL 和 iADL 各以一定的权重计入总分,满分为 100 分。分数越高,表明老年人自理能力越好。ADL 和 iADL 与自理能力维度的总分的相关系数为 0.96 和 0.97,远远高于 0.5,提示两者具有非常高的正相关性。该评估量表的信度为 0.913,可信度较高。通过分析累计概率分布曲线发现:疾病状况和自理能力两个维度,对目前居家、养老机构和老年护理机构的老年人均有很高的区分度。

由 LDA 和 SVM 的分类误判率可知,SVM 优于 LDA。故该项目同时参考 LDA 和 SVM 的分割线,在误判率和线性分割之间寻求平衡,最终确定了分割标准。按照上述划分,将老年人分为 6 个评估等级及其他情况。6 个评估等级为照护 1 级、照护 2 级、照护 3 级、照护 4 级、照护 5 级、照护 6 级。根据不同的服务等级,享受不同的服务内容与服务时长。其他情况包括 2 种情况:①未达到照护 1 级,身体健康且生活自理能力强的老年人;②老年人病情严重,建议其至医疗机构就诊,即暂不对其提供生活照料和临床护理服务,待就医后病情好转,进行重新评估并提供合适的照护等级。

疾病状况维度采用了《上海市老年护理医院出入院评估标准》(沪卫计基层〔2013〕2 号)临床标准,满分为 100 分。分数越高,表明老年人疾病程度越严重。目前疾病维度已开发了 43 种疾病模型,占老年人疾病种类的 98%。为更有效地提高老年人的生活质量,评估表中也纳入了对老年人的孤独指数、家庭支持能力、环境友好指数、情感稳定性及异常行为指数的考量,为提供全方位的照护服务奠定坚实有力的数据基础。

28.6.3 未来发展方向

上海市长期护理保险制度目前主要针对完全失能或部分失能的老年人实施的一种制度安排。但由于失智老年人的特殊性,对其开展评估的难度较大,国内目前对于失智老年人需求评估的研究尚处于起步阶段。上海市正在推进针对失智老年人相应的评估和服务安排。项目组研究认为,在对失智老年人群体进行统一评估时,需首先经临床医生专业诊断,排除严重阿尔茨海默病(AD)患者人群。随后,将其他轻度认知障碍(MCI)、轻度失智和中度失智患者人群分为 9 个照护强度,数字越大,所需的照护服务强度越高。但其中,重度失智、一定程度失能是最为严重的情况,即强度 9,因为在此情况下更容易产生一些安全性问题,需要特别注意(表 28-11)。

表 28-11 失智老年人评估需要照护强度的划分

程度	轻度失能	中度失能	重度失能
轻度失智	1	2	3
中度失智	4	5	6
重度失智*	9	8	7

注:① *此处重度失智不等同于临床意义上的重度失智患者,经过临床医生的专业诊断后,排除严重失智患者人群,对于其他轻度认知障碍、轻度失智和中度失智患者人群,进行失智老年人长期护理统一需求评估。
② 各强度之间非比例关系。

目前,该项目组已建成对长期照护统一需求评估结果的自动分级系统,从评估申请到数据产出,全部由该系统自动、实时完成并进行监管。该系统确保了评估过程及评估结果的客观性、公平性及时效性。针对老年人不同的失智、失能状态,该项目组设计了个性化的照护服务计划,包括 10 项服务内容:饮食、如厕、衣着卫生、活动康复、生活需求、就医配药、医疗辅助、异常行为监管、安全预防及心理安宁。根据不同的失能与失智程度,兼顾对失能和失智两个维度的评估,生成对应的照护项目与时长。

下一步,需要进一步扩大评估对象的年龄范围。现阶段上海市推行的照护需求统一评估,对老年人的年龄限定为 60 周岁以上。而部分地区已经试行全年龄段人群的评估。照护需求评估不应仅针对老年人群,对于有照护需求的失能、失智非老年人群也同样适用。因此,需要进一步扩大可享受照护需求统一评估的年龄范围;需要进一步拓展纳入评估的疾病种类。随着评估工作的推进和不断完善,将会有更多的疾病种类被纳入评估分级范围内。

(丁汉升　谢春艳　王常颖　曹宜璠　陈　多)

参考文献

[1] 曹侃华. 澳大利亚养老护理的发展概况[J]. 中华护理教育, 2017, 14(2): 146-150.

[2] 陈红敏, 饶克勤, 钱军程. 澳大利亚应对人口老龄化的社会支持体系分析[J]. 老龄科学研究, 2014, 2(5): 74-80.

[3] 陈滔. 健康保险[M]. 北京: 中国财政经济出版社, 2011.

[4] 成都市人力资源和社会保障局. 成都市长期照护保险制度政策解读[EB/OL]. [2019-12-24]. http://gk.chengdu.gov.cn/govInfoPub/detail.action?id=1595822&tn=2.

[5] 成都市医疗保障局. 成都市医疗保障局 成都市财政局关于城乡居民长期护理保险支付标准有关事项的通知

[EB/OL].［2022－06－23］. http：//cdyb. chengdu. gov. cn/ylbzj/c128998/2022-06/23/content _ 2d1055daa3744 e4ea07fb3fa0b8a2f9f. shtml.

[6] 成都市医疗保障局. 成都市医疗保障局 成都市财政局关于城镇职工长期护理保险支付标准有关事项的通知［EB/OL］.［2022－06－23］. http：//cdyb. chengdu. gov. cn/ylbzj/c128998/2022-06/23/content _ f7c7a05d5d3144 bebbd889a451c97243. shtml.

[7] DB31/T 1201－2019,老年照护统一需求评估规范［S］. 上海:上海市市场监管局,2019.

[8] 德国联邦政府卫生部. 长期护理［EB/OL］.［2021－06－18］. http：//www. bundesgesundheitsministerium. de/ en/en/long.

[9] 丁汉升,赵薇,薛建军,等. 长期照护服务需求评估调查及其分级实践［M］. 北京:新华出版社,2017.

[10] 国家应对人口老龄化战略研究,中国城乡老年人基本状况问题与对策研究课题组. 中国城乡老年人基本状况问题与对策研究［M］. 北京:华龄出版社,2014.

[11] 韩顺莉. 老龄化背景下我国长期护理保险发展研究［D］. 南宁:广西大学,2016.

[12] 厚生劳动省. 要介護認定認定調査員テキスト2009 改訂版［EB/OL］.［2021－06－18］. http：//www. mhlw. go. jp/file/06－Seisakujouhou－12300000－Roukenkyoku/ 0000077237. pdf

[13] 黄德斌,王斌,黄洋. 成都市建立长期照护保险体系的实践探讨［J］. 中国医疗保险,2017(10)：33－36.

[14] 柳伟华. 国外长期护理保险制度对我国的启示［J］. 中国市场,2016(50)：189－190,194.

[15] 卢维. 我国老龄护理保险法律制度构建研究［D］. 北京:首都经济贸易大学,2015.

[16] 吕鹏飞,陈晓玲,周宏东,等. 上海市医养结合养老模式卫生监督困境及对策［J］. 医学与社会,2016,29(2)：71－73.

[17] 彭华民,黄叶青. 福利多元主义:福利提供从国家到多元部门的转型［J］. 南开学报,2006(6)：40－48.

[18] 青岛政府网. 建立长期护理保险制度积极应对社会老龄化趋势［EB/OL］.［2012－08－27］. http：//www. qingdao. gov. cn/n172/n24624151/n24626115/n24626129/ n24626157/121010165122384782. html.

[19] 上海市综合为老服务平台. 上海市长期护理保险政策108 问.［EB/OL］.［2018－08－23］. http：//www. shweilao. cn/gfgg/1837. jhtml.

[20] 宋健敏. 日本社会保障制度［M］. 上海:上海人民出版社,2012.

[21] 宋悦. 日本介护劳动力市场供给与需求分析［D］. 长春:东北师范大学,2016.

[22] 孙蓉,兰虹. 保险原理与实务［M］. 北京:清华大学出版社,2012.

[23] 孙永勇,施施. 上海市长期护理保险制度存在的问题与对策研究［J］. 老龄科学研究,2018,6(7)：3－11.

[24] 万杰,张新平,王丹,等. 美国护理机构医疗服务信息公开历程及模式介绍［J］. 护理学杂志,2017,32(8)：100－102.

[25] 王迪. 长期护理保险体制的国际比较:基于德国、日本和美国模式的绩效评价［D］. 上海:复旦大学,2014.

[26] 魏巧琴. 新编人身保险学［M］. 3 版. 上海:同济大学出版社,2015.

[27] 许谨良. 人身保险原理和实务［M］. 4 版. 上海:上海财经大学出版社,2015.

[28] 央视新闻. 我国发布首个中国养老机构发展研究报告［EB/OL］.［2018－09－05］. http：//m. news. cntv. cn/ 2015/07/16/ARTI1437015127032414. shtml.

[29] 杨红燕. 发达国家老年护理保险制度及启示［J］. 国外医学(卫生经济分册),2004,21(1)：31－34.

[30] 杨晓娟,丁汉升,杜丽侠. 美国老年人全面照护服务模式及其启示［J］. 中国卫生资源,2016,19(4)：354－357.

[31] 张雅娟,林君丽,王婷. 青岛市长期护理保险制度探索与实践［J］. 中国医疗保险,2018(1)：36－39.

[32] 张昀. 日本长期护理保险制度及其借鉴研究［D］. 长春:吉林大学,2016.

[33] 诸晓玲. 国外长期护理保险制度比较及启示研究:基于德国、日本、美国的比较［D］. 武汉:华中科技大学,2014.

[34] Australian Government Department of Health. Aged Care Funding Instrument(ACFI) User Guide［EB/OL］. ［2021－06－18］. https://agedcare. health. gov. au/ funding/aged-care-subsidies-and-supplements/ residential-care-subsidy/basic-subsidy-amount-agedcare- funding-nstrument/aged-care-funding-instrumentacfi- user-guide.

[35] Parliament of Australia. Aged care—reforming the agedcare system［EB/OL］.［2021－06－18］. https：//www. aph. gov. au/About_Parliament/Parliamentary_Departments/ Parliamentary_Library/pubs/BriefingBook45p/AgedCare.

[36] Steps to enter an aged care home［EB/OL］.［2021－06－18］. https：//www. health. gov. au/resources/publications/ steps-to-enter-an-aged-care-home.

29 商业健康保险

在人类生存的环境中，各种各样的风险影响着我们的人身安全，而保险是转移风险的一种有效手段之一。相对于寿险和意外险，健康风险的发生率明显为高。在现代社会，人们对健康风险的关注度越来越高，健康保险的重要性在成熟保险市场得到了充分的认可。健康保险的社会意义在于向社会提供了较高水平的健康保障，同时，健康保障机制的存在间接鼓励人们将更多的储蓄用于消费、教育、娱乐和发展，提高了社会经济整体运转效率，从而提高了整个社会的生活福利水平。

29.1 商业医疗保险概述

29.1.1 商业医疗保险概念及特点

在保险业界，对于医疗保险的理解和表述通常是商业健康保险。这是因为"医疗保险"的英文为health insurance，直接翻译为"健康保险"。国际上对于"健康保险"的定义和范围有很多种说法，国际金融保险管理学院(Life Office Management Association, LOMA)对健康保险的定义"为被保险人因疾病、意外伤害或者伤残导致的财务损失风险提供的保险保障"。健康保险有两种主要形式：一是医疗费用保险，二是残疾收入保险。美国健康保险学会(HIAA)对健康保险的定义"为被保险人的医疗服务需求提供经济补偿的保险，也包括为因疾病或意外事故导致工作能力丧失所引起的收入损失提供经济补偿的失能保险"。健康保险分为医疗费用保险、补充医疗保险、长期护理保险、丧失工作能力收入保险、管理式医疗保险五类。

国内对"健康保险"定义的理解存在很大的分歧。2019年10月，中国银行保险监督管理委员会令的《健康保险管理办法》给出了如下的定义：健康保险是指由保险公司对被保险人因健康原因或者医疗行为的发生给付保险金的保险,主要包括医疗保险、疾病保险、失能收入损失保险、护理保险以及医疗意外保险等。国内有学者认为:目前在我国,不论是商业保险公司提供的健康保险,还是政府机构提供或推行的社会医疗保障,主要还是医疗保险。虽然有人把它们称为健康保险,但实质上仍然只局限于医疗保险的范畴,因为保险人只是关注了被保险人遭受保险事故损失后的事后经济补偿,而没有关注被保险人遭受保险事故损失前的预防保健和健康教育,以及被保险人生存期间的健康管理。其界定范围是狭义的健康保险,注重的是对医疗费用补偿的保险,是一项契约行为,在被保险人发生契约规定范围内的保险责任时,由保险人补偿医疗费用或给付保险金。

29.1.2 商业医疗保险的保险原则

(1) 最大诚信原则

最大诚信原则要求的告知是如实告知,投保人或被保险人和保险人都有如实告知的义务。投保人或被保险人在保险合同缔结前或签订合同时以及在合同有效期内应尽量将已知和应知的与保险标的有关的重要事实如实告知保险人;保险人在保险合同缔结前或缔结时也应将对投保人有利害关系的重要事实如实向投保人陈述。

(2) 保险利益原则

保险利益是投保人或被保险人对保险标的具有的法律上承认的利益。保险利益产生于投保人或被保险人与保险标的物之间的经济联系,并为法律所承认的、可以投保的一种法定权利,是投保人或被保险人可以向保险人投保的利益,是保险人可提供保险保障的最大额度。

保险利益的必要条件为:①保险利益必须是合法的利益,即必须是法律上承认的利益。②保险利益必须是确定的利益。所谓确定的利益,是已经确定或可以确定的利益,包括现有利益、预期利益、责任利益和合同利益。③保险利益必须是经济利益。所谓经济利益,是指投保人或被保险人对保险标的的利益必须是可通过货币计量的利益。

人身保险中投保人对被保险人的寿命和身体具有保险利益。人身保险的保险利益虽然难以用货币估价,但同样要求投保人与保险标的(寿命或身体)之间具有经济利害关系,即投保人应具有保险利益。

人身保险可保利益可分两种情况:①为自己投保。②为他人投保人身保险,保险利益有严格的限

制规定。主要包括:血缘、婚姻及抚养关系;债权债务关系;业务关系。

人身保险的保险利益存在于保险合同订立时。在保险合同订立时要求投保人必须具有投保利益,而发生保险事故时,或发生保险事故给付时,则不追究具有保险利益。

(3) 近因原则

近因是指引起保险标的损失的直接、有效、起决定作用的因素。

在处理赔案时,赔偿与给付保险金的条件是造成保险标的损失的近因必须属于保险责任。若造成保险标的的损失的近因属于保险责任范围内的事故,则保险人承担赔付责任;反之,若造成保险标的的损失的近因属于责任免除,则保险人不负赔付责任。只有当保险事故的发生与损失的形成有直接因果关系时,才构成保险人赔付的条件。

(4) 损失补偿原则

损失补偿原则是当保险事故发生时,被保险人从保险人所得到的赔偿应正好填补被保险人因保险事故所造成的保险金额范围内的损失。这是保险中理赔的基本原则。

在保险事故发生后,被保险人有权利要求保险人按合同给予补偿,保险人则有义务向被保险人对其损失进行补偿。通过补偿,使被保险人的保险标的在经济上恢复到受损前的状态,不允许被保险人因损失而获得额外的利益。

遵循补偿原则的目的在于:真正发挥保险的经济补偿职能;避免将保险演变成赌博行为;防止诱发道德风险的发生。

保险人在运用补偿原则时,在补偿金额上应分别情况掌握几个限度:①经济补偿以实际损失为限;②经济补偿以保险金额为限;③经济补偿以保险利益为限。

在重复保险的条件下,为了避免被保险人因保险事故而获得双份赔偿,可采用分摊原则;在保险事故由因第三者所致的情况下,为避免被保险人因保险事故而获得双份赔偿,可采用代位求偿原则;在保险人按推定全损向被保险人赔偿全部损失后,为避免被保险人因保险事故获得补偿后又获得受损标的物的所有权,可采用委付。

29.1.3 商业医疗保险的分类

(1) 按照承保对象分类

根据承保对象的不同,广义的医疗保险产品可

以分为个人医疗保险和团体医疗保险。

个人医疗保险是以单个自然人为投保人的医疗保险,团体医疗保险是以团体法人为投保人、团体成员为被保险人的医疗保险。在美国,大多数的医疗费用保险都是以团体医疗保险形式承保。

个人医疗保险只能对单一个人提供保障,一般需要借助大量的个人业务代理进行销售,承保时在订立可保标准、承保、理赔和保费等方面都比团体健康要复杂。

团体医疗保险是对一个主合同下的一群人提供的保障,投保人可以是各类企业。投保人可以是政府机关和事业单位以及各种社团等,但不能是专为购买团体医疗保险而组成"团体"。在团体医疗费用保险保障的对象中,有的产品还可以包括团体成员的家属和子女。由于团体医疗保险的销售和管理都较个人医疗保险简单,因此,在同样的保障内容下,团体医疗保险的管理成本要比个人医疗保险低。

(2)按照赔付方式分类

根据给付方式可以将广义的商业医疗保险产品分为定额给付型、津贴给付型、费用补偿型和提供服务方式型。

定额给付型和津贴给付型是指不考虑保险事件实际发生的费用,依据在合同中规定的疾病种类或治疗方式,保险公司向被诊断患有保险合同规定疾病的被保险人,采用保险合同规定的金额一次或分期支付理赔款,通常有免赔天数。这种保险方式一般不需要提供医疗费用单据,而且与其他社会医疗保险的给付并不发生矛盾,对保险公司而言也能较好地控制了经营风险。重大疾病保险(critical illness insurance)属于典型的定额给付型商业健康保险,且多数是 1 年以上期限或终身保险。重大疾病保险主要有 6 种给付方式:①附加给付型;②独立主险型;③提前给付型;④多次给付型;⑤回购式选择型;⑥比例给付型。目前我国有以下几种给付方式:附加给付型、独立主险型、提前给付型、多次给付型。

费用补偿型医疗险定位于损失补偿,在规定的最高保额之内,按被保险人所发生的费用的一定比例偿付,通常有免赔额,是一种较为普遍的医疗保险给付方式。在实务中,可选择具体的保障范围,如普通医疗保险、手术医疗保险、综合医疗保险等。赔付金额=(责任范围内的医疗费用-社保报销-其他商业保险已赔部分-免赔额)×补偿比例。各类险种的免赔额不一样,有些可能为 0;补偿比例按有无社会医疗保险确定,若有社会医疗保险,则补偿比例

可高达 90%甚至 100%,没有社会医疗保险的补偿比例则多为 60%。

提供服务方式型则是指由合作医疗保险组织的医院向被保险人提供医疗服务,由保险组织(公司)向提供服务的医院或者医生支付费用和报酬的形式。目前我国暂时没有这种方式的商业医疗保险。

(3)按照合同形式分类

按照合同形式分为主险合同和附加险合同。

主险合同是指医疗保险可以独立出单,承保由于意外事故或疾病造成的收入损失或医疗费用,或者同时承保这两类损失。

附加险合同是指医疗保险不能单独出单,只能作为附加险种出单,如汽车保险中又附加特约的驾驶人员意外伤害保险和医疗费用保险;学生、幼儿平安保险中附加意外伤害医疗保险和住院医疗保险。

此外,还可以参考其他一些分类标准,如根据产品的保险期限可将商业医疗保险分为短期险、长期险、终身险等。根据风险承担方式可以分为基金型与风险保障型等产品。

29.1.4 商业医疗保险常见条款

(1)免赔额条款

免赔额是指损失在一定限度内、保险公司不负赔偿责任的额度。被保险人经济上可承受,且免赔的金额也较低。规定免赔条款,可省去保险人的大量工作,降低保险人的运营成本,也可规范被保险人的投保目的,从一定程度上防止道德风险。

(2)比例给付条款

保险人按照总费用的某一固定比例给付保险赔偿金(例如保险人承担 70%,被保险人自付 30%);也有保险单以累进比例给付,即随着实际医疗费用支出的增大,保险人承担的比例累计递增,被保险人自付的比例累计递减。

(3)给付限额条款

由于危害人体健康的风险大小差异很大,医疗费用支出的高低也相差很大。为了保障保险人和广大被保险人的利益,一般对保险人医疗保险金的最高给付有限额规定,以控制总支出水平。

(4)责任免除条款

除外责任亦称"责任免除",是指保单规定的保险人不负赔偿责任的灾害事故及其损失范围。责任免除大多采用列举的方式,即在保险条款中明文列

出保险人不负赔偿责任的范围。

通常情况下,医疗保险中的除外责任包括:战争、军事行动、暴乱或武装叛乱中发生的医疗费用;被保险人因意外伤害或其他医疗原因、进行整容手术而发生的费用;因不法行为或严重违反安全规则所致疾病发生的费用等。

(5)观察期条款

在商业医疗保险合同中,常常规定在保险合同生效后的一段时间内(90 天或 180 天),被保险人如果生病,保险人可以不负赔偿责任的条款,我们把这个期限叫做观察期。规定观察期的主要目的是防止那些已有疾病的人参加保险,导致逆选择。在商业医疗保险中因意外伤害造成的医疗费用没有观察期的规定。

(6)合同生效条款

当保险人审核投保人填具的投保单并在投保单上签单表示同意承保后,保险合同即成立。但是保险合同的成立不一定标志着保险合同的生效,因为保险合同较为特殊,往往是在合同成立后的某一时间生效。如保险条款可能特别约定,保险费的交纳是合同生效的条件,保险合同生效前发生的保险事故,保险人不承担赔偿或者给付保险金的责任。

(7)犹豫期条款

"犹豫期"是指投保人在收到保险合同后 10 天(银行保险渠道为 15 天)内,如不同意保险合同内容,可将合同退还保险人并申请撤销。在此期间,保险人同意投保人的申请,撤销合同并退还已收全部保费。保监会规定,在犹豫期内退保,保险公司扣除不超过 10 元的成本费以外,应退还投保人缴纳的所有保费,并不得收取其他任何费用。如果在投保时,被保险人已经在保险公司进行了免费的体检,则要扣除相应的体检费。

29.1.5 商业医疗保险与社会医疗保险的异同

商业医疗保险和社会医疗保险同为我国医疗保障体系中的组成部分,两者有着互相补充、互相促进

的关系。其相同点是以赔付医疗费用为目的,减轻投保人的经济负担,以及健全我国医疗保障体系。不同点有以下几方面(表 29 - 1)。

表 29 - 1　社会医疗保险和商业医疗保险对比

比较项	社会医疗保险	商业医疗保险
保险对象	劳动者	自然人
基本属性	强制性	自愿性
基本原则	保障公民的基本生活、安定社会的原则	权利和义务对等原则;保费交得越多,获得的保障也越多
目的不同	不以营利为目的	以营利为目的
作用不同	保障居民的基本生活,维护社会稳定,是国民收入再分配的一部分	社会医疗保险的必要的补充,主要是为了满足一部分人获得额外保障的要求
保费筹集方式	由国家、企业和个人来共同承担	完全由投保人承担
保费计算方法	国家政策	大数法则
公平性	社会公平	个人公平
管理制度	政府集中领导,各地医疗保险机构具体管理	金融机构领导,商业保险公司具体承办

商业医疗保险是对社会医疗保险个人自费部分和超过封顶线以上的部分医疗费用给予的补充。社会医疗保险对基本医疗项目的检查、治疗、用药都有限制,如某些先进的治疗技术和药品、某些特需治疗的病都需要参保人自付费用,但商业医疗保险可以满足特殊的医疗保障的需要。另外商业医疗保险还能补偿医病期间的额外支出,如疾病后的非医疗支出、个人收入损失、家人看护支出、看护费用等,这些额外支出往往可达到医疗费用支出的 3 倍。

29.1.6 商业医疗保险相关政策

商业医疗保险的发展一直以来都是我国重点关注的领域,以下是我国为促进商业医疗保险发展所提出的相关政策(表 29 - 2)。

表 29 - 2　我国商业医疗保险相关政策

时间	监管机构	政策文件	意义或影响
2002 年	保监会	《关于加快健康保险发展的指导意见》	鼓励保险公司推进健康保险专业化经营
2006 年	国务院	《国务院关于保险业改革发展的若干意见》(简称"国十条")	对政策性保险业务给予适当税收优惠

续 表

时间	监管机构	政策文件	意义或影响
2012 年	发改委、保监会等6个部门	《关于开展城乡居民大病保险工作的指导意见》	承办城县居民大病保险、从医保基金筹资向商业保险机构购买大病保险
2013 年 10 月	国务院	《关于促进健康服务业发展的若干意见》	基本和非基本健康服务协调发展力；截至 2020 年,健康服务业总规模达到 8 万亿元
2014 年 8 月	国务院	《国务院关于加快发展现代保险服务业的若干意见》(简称"新国十条")	商业保险要逐步成为商业保障计划的主要承担；明确要求完善健康保险有关税收政策
2014 年 10 月	国务院	《关于加快发展商业健康保险的若干意见》	对个人购买商业健康险有税收优惠政策；截至 2020 年,商业保险赔付支出占的比重显著提高
2015 年 7 月	国务院	《关于全面实施城乡居民大病保险的意见》	鼓励商业保险机构参与大病保险服务；对承办大病保险的保费收入,免征营业税和保险业务监管费
2015 年 8 月	保监会	《个人税收优惠型健康保险业务管理暂行办法》	保险不得因被保险人既往病史拒保或不续保；个人税收健康险采取万能险方式,包含医疗保险和个人账户积累两项责任；医疗保险简单赔付率不得低于 80%

29.2 商业医疗保险管理运营模式

商业医疗保险在发展过程中,由商业医疗保险公司和医药医疗机构等多方主体合作参与,形成了多种运营管理模式,分别是管理式医疗模式、第三方管理模式、医保合作模式、税收优惠医疗模式。

29.2.1 管理式医疗模式

管理式医疗保险是把提供医疗服务与提供医疗服务所需资金(保险保障)结合起来,通过保险机构与医疗服务提供者达成的协议,向投保者提供医疗服务。管理式医疗模式的核心就是保险与医疗服务提供者成为利益共同体,这也是管理式医疗保险模式能够有效控制风险、降低费用的根本原因。

管理式医疗保险起源于 20 世纪 60 年代的美国,即蓝盾与蓝十字计划(Blue Shield & Blue Cross Plan)时期。它是一种集医疗服务提供和经营管理为一体的医疗保险模式,关键在于保险公司直接参与医疗服务体系的管理。简而言之,在传统的医疗保险模式下,作为承保方的保险公司处于第三方位置,只是在客户得到医疗服务后承担支付相应医疗费的责任,这样势必导致医疗费用的不可控,而在管理式医疗保险中,当医疗提供者同意以一笔事先约定的固定费用负责满足一个客户全部的医疗服务时,他就接受和承担了相当大的一部分经济风险。通过医疗机构承担一种风险,即以固定预付金提供客户所需医疗服务并满足客户需求,兼顾医疗资源的利用和控制医疗费用,这样就会更富有成效。

管理式医疗保险的主要内容:第一,医疗服务筹资和医疗服务提供有机结合,管理医疗组织与诊所和医院签订合同或者直接拥有自己的医院和诊所；第二,采取多种费用支付方式使医疗服务提供方与第三方共享利益、共负风险、分担费用；第三,成立第三方协会负责对医疗服务提供方的医疗质量进行监督、计量和评估。同时,管理式医疗保险除了提供医疗服务以外,还将预防和保健也加入其中,将疾病保险转化为健康保险,这样可以促进健康、降低患病风险,从而减少疾病支付费用。管理式医疗保险成功实现了控制医疗费用和保证医疗服务质量、满足医疗需求的目标。

29.2.2 第三方管理模式

第三方管理(third party administrator,TPA),即第三方管理者,属于国际医疗保险理赔体系中的行业概念。TPA 最早起源于美国,是指以健康管理公司、咨询公司等形式开展业务的独立的第三方保险中介机构,其业务包括提供新契约与保全服务、处理理赔、提供客户服务、开发医疗服务网络等。

TPA 相比传统的保险中介经纪人、代理人、公估人而言,具有更强的第三方服务商性质。它独立于供需双方,与保险人和被保险人没有直接的上下游的价值关系和组织上的直属关系。这种介于保险人和被保险人的第三方性质存在,决定了 TPA 生存和发展的必要条件：①专业性，即提供专业的服务，而且所提供服务的领域已超过保险供需双方；②契约性，即第三方关系受到法律准则的保护和约束，TPA与服务接受方共同在契约的框架内进行活动；③增值性，是TPA的业务核心，即在合同履行的每一个环节，必须使服务接受方实现价值的增值。TPA的这些独具特色的特点也保证了其在健康险市场上的巨大优势。

在一些发达国家，TPA已经成为一项比较成熟实用的风险管理服务。在健康险市场中，TPA成为了不可缺少的重要部分。但是在国内，尽管TPA有那么多好处，但其在"汉化"的过程中似乎一直存在着障碍。在国内发展缓慢处境尴尬的根本原因在于国内的医疗体制现状与国外存在着较大差异。一是公立医院地位强势，医院和医疗保险公司存在着较大的信息不对称现象，无法统一建立一个完整的信息平台；二是医疗收费标准不一，国内尚未建立一个全面而精准的收费核算制度，保险公司无法建立评估患者医疗费用的标准；三是作为新型保险中介业务尚属创新，还存在着法律和监管上的制度"空白"，还只能以咨询公司、管理公司等形式注册。

尽管现实中存在着这么多的障碍，但是TPA在我国健康险市场的继续发展还是大有希望和优势的。在国内，致力于TPA服务的公司中，外资背景的悦安康健的救援联盟让我们能看到国内TPA发展的希望。第三方管理医疗模式的优势体现在以下几个方面。

（1）联合政府医疗机构，获取医疗资源

TPA与中国医院协会合作，拥有覆盖全国的紧急救援网络平台。依托该平台建立起的全国医疗资源网络具有极大的延展性，可以有效地对医疗机构进行协调和管理，为保险公司等客户提供标准的第三方医疗服务，实现产品优化、成本节约和服务增值。

（2）定位高端客户，培养核心优势

TPA将提供紧急救援及相关医疗服务的对象，定位为保险公司、银行等金融机构客户及大型团体用户成员，保证了业务的稳定性和利润的高增长，从而继续向低端客户发展。

（3）依托大型保险公司，开发增值服务保单

设计人性化的紧急救援服务以及其他医疗咨询服务，提升保单价值，从而实现与保险公司双方的互惠共赢。

（4）利用大型活动，提升行业影响力

TPA作为一个新型的保险服务业务，人们对其的认知程度还很低。悦安救援联盟计划开展后，积极利用各种国际重大赛事，不仅实现了自身业务的增长，更重要的是在一定程度上提升了公众对TPA的认知程度，也使保险客户体验到了TPA高水平医疗保险服务，为进一步开拓市场奠定了基础。

29.2.3　医保合作模式

新医改以来我国实施了一系列宽松的制度政策，医保合作出现了新的模式，形成了保险公司介入医院的新路径。

（1）保险公司参股或控股医院

具体而言，就是依据新医改方案的规定，鼓励保险公司以参股或控股的方式参与医院股份制改革，与各种不同类别的医院结成利益联盟，实现医、保利益一体化目标。传统的委托代理模式和协议合作模式由于合作双方地位不平等，医院处于绝对的强势地位，保险公司很难掌握医疗费用的具体支出，导致医院出现过度医疗、"大处方"以及被保险人伙同医院隐瞒病情、骗保骗赔等事件。而相对于传统的模式，新的合作模式使得保险公司亲自参与到医院的管理中来，医保双方结成利益共同体，有一致的利益目标，更有利于控制医疗费用，防范医疗服务中的逆向选择和道德风险问题。但因为保险公司只是参股或控股，所以风险管控还是必须的，其控制力是有限的，权力的大小要看参股和控股比例的大小来定。

（2）保险公司投资或并购医院

该模式是指保险公司自己或者与同地区的其他保险公司合作，运用自身雄厚的资金，筹资建立属于自身的附属医疗机构。整个医院的经营由保险公司自己或者其指定的人员来操作，保险公司享有完全的控制权；或者坚持风险可控的原则，有选择性地并购一些与其有长期合作关系且规模适度、声誉良好的定点医院。与传统的合作模式相比，这种模式下的保险公司能掌握医疗服务的全过程，可以全面介入医疗机构的决策机制，有助于保险机构有效控制经营风险，进行医疗费用控制，改善医疗机构"大处方""人情方"等道德风险。但是保险公司自身筹资建立医院的成本比较高，会加大其经营成本，而且被保险人能选择的就诊地点有限。这些问题可以通过采用合作联盟的方式，组建专门的健康保险风险管理公司来解决。

新模式存在的障碍因素：①地方政府方面。地

方政府的财政收入主要源于税收,而地方医院是所属地区政府的纳税大户。一旦保险公司并购或控股地方医疗机构,势必会影响地方政府的税收,政府的财政收入也就会受到影响,这是政府不愿意看到的。所以保险公司投资或并购医院可能会遭遇到来自政府方面的压力。地方政府出于自身利益考虑,可能会对此设置政策障碍。比如2010年平安改组深圳龙岗区中医院,由于一直没有拿到营业执照,最后改组中断,保险资金首度试水公立医院宣告失败。②医疗机构方面。长期以来,我国的医疗机构实行的是"医药合业"制度。即医药不分家,医院既拥有处方权,开门治病;又拥有药品专卖权,以药养医。由于目前药品流通管理不规范,药品价位虚高、回扣促销等情况时有发生。一些大型医院因为其自身实力雄厚,并不缺乏发展资金,所以与保险公司建立合作的意愿并不是很大。况且传统的合作模式中,医院处于强势主导地位,但在新模式中,无论是保险公司控股医院还是保险公司并购医院,医院的地位较之以前都有所降低,所以从自身利益考虑,医院内部缺乏动力进行这种合作。③保险公司方面。一方面,规模比较小的保险公司不具备参股医疗机构的实力。医保合作既看中保险公司雄厚的资金,又关注其销售和客户网络。如果保险公司规模比较小,资金和客户渠道又有限,那在与医疗机构的谈判中肯定会处于被动劣势地位,不享有话语权,那这种合作的最终意义就不大。另一方面,也可能会出现一旦保险公司掌握了医院的经营权,就会过度使用这种经营权的情况。其可能会为了维护自身的利益,过度限制医疗过程,耽误患者的治疗。所以保险公司的这种过度管理也是新模式推进过程中需要注意的问题。

新医改以来,我国的政策法律环境对保险资金参股医疗机构的限制逐步放宽,对保险公司参股医疗机构采取鼓励措施。借力新医改,保险资金参股和建立医疗机构面临着难得的机遇。新医改背景下,构建医保合作新模式不是一蹴而就的,而是一项长期复杂的工程。为了完成这一系统工程,需要政府相关部门、保险机构、医疗机构合作配合、齐心协力才能完成。我国的医保合作还处于初步探索阶段,面临许多新问题新挑战,这就需要我们结合自身实际,充分借鉴国外成熟的健康险发展经验。比如在保险集团参股或建立医疗机构方面,英国的保柏集团(Bupa)、德国健康保险公司(Allianz))以及美国联合健康集团(UnitedHeatlh Group)等都是十分成

功的例子,值得我们学习借鉴。我国的商业健康险市场潜力巨大,相信通过新医改下医保合作新模式的发展,不断探索创新,我国的健康险一定能迎来新的春天。

29.2.4 税收优惠医疗模式

2014年,全球医疗费用总支出约为7.65万亿美元,占全球国民生产总值的9.9%;全球人均医疗支出为1061美元,其中,政府支出与公立医疗保险筹资之和为60%,商业医疗保险承担18%,自费医疗比重为18.2%。随着人们对医疗越来越重视,政府在基本医疗上的支出逐年攀升。为了减轻财政的压力,各国政府制定出税收优惠、财政补贴等政策以鼓励商业医疗保险的发展。各个国家对于商业医疗保险的具体税收优惠政策可分为以下4种(表29-3)。

表29-3 各国业医疗保险制度税收模式

制度类型	定义	代表国家
税基减免型	征收所得税时购买商业医疗保险的支出按一定比率进行优惠	澳大利亚
税额减免型	征收所得税时购买商业医疗保险的支出按一定额度的费用进行优惠	德国
混合减免型	综合运用以上两种手段	美国、加拿大
完全免税型	对购买商业医疗保险的支出全部予以免税处理	法国

尽管各国国情不同,对于商业医疗保险的优惠形式也不同,但是总体都是围绕以下几个方面所展开的。

首先,OECD各国对于不同的受惠主体,包括商业医疗保险投保人、被保险人和保险售出者都有不同的优惠政策来鼓励商业医疗保险的购买。其中,投保人又分为个人投保、团体投保、自由职业者的投保等。对受惠主体的细分使得政府能根据投保者实际情况进一步制定出更加合理的政策。

其次,商业医疗保险税的税收涉及多个税种,如企业所得税、个人所得税、营业税、增值税等,各国在适用的法案中分别进行规范。如德国是在《增值税法》中对于保险业务进行规定,对商业医疗保险的缴税进行规范;澳大利亚出台了专门的《商业医疗保险税法》,对公民购买商业医疗保险税率进行规定;美国则将这些政策分散在众多的法案中。对于一些国家,如加拿大、奥地利、比利时和爱尔兰等,与美国一

样,同时对雇主提供团体健康保险和个人购买健康保险给予税收激励。总而言之,各国对于本国的商业医疗保险,各州、省政府都有一定的立法自治权,对于中央政府的法律,各州、省可以按照实际情况进行一定的灵活处理,实施最符合该地区实际的政策。

各国的商业医疗保险相关政策都有效地促进了商业医疗保险的发展,税收优惠提高商业医疗保险的覆盖率,凸显出了商业医疗保险的调节作用,进一步提升本国医疗服务的整体水平。

我国的税收优惠的政策也已经提出。对于保险公司,为员工购买商业健康险企业以及购买商业健康险个人符合规定条件的,都给予一定的税收优惠。

(1) 针对于企业购买企业补充商业医疗保险的税优

《关于补充养老保险费补充医疗保险费有关企业所得税政策问题的通知》(财税〔2009〕27号)规定"企业根据国家有关政策规定,为在本企业任职或者受雇的全体员工支付的补充养老保险费、补充医疗保险费,分别在不超过职工工资总额5%标准内的部分,在计算应纳税所得额时准予扣除;超过的部分,不予扣除"。《企业财务通则》(财政部令第41号)规定:"已参加基本医疗、基本养老保险的企业,具有持续盈利能力和支付能力的,可以为职工建立补充医疗保险和补充养老保险,所需费用按照省级以上人民政府规定的比例从成本(费用)中提取。超出规定比例的部分,由职工个人负担。"表明企业为员工购买团体商业健康保险,可以作为企业的成本列支(不超过职工工资总额5%),不纳入企业的利润,因而不作为缴纳企业所得税的基数部分,减少了企业所得税的缴纳金额。

(2) 个人购买商业健康保险的税优政策

2014年国务院颁布的《关于加快发展现代保险服务业的若干意见》明确提出:要发展多样化医疗保险服务,把健康险发展为我国社保体系的第三支柱,也作为国民医疗保险体系的重要补充。同时,商业医疗保险作为健康险的重要组成部分,也获得了相关政策,特别是税收优惠政策的支持:2015年12月11日,财政部、国家税务总局、保监会联合下发了《关于实施商业健康保险个人所得税政策试点的通知》,提到允许商业健康险保费按200元/月的标准,并在个人所得税税前扣除。这一政策的出台开启了我国对商业医疗保险税收优惠政策的先例。试点阶段免税健康险保费规模不过数亿元,规模虽然不大,但是免税推动的税优制度尝试、系统建设为健康险的后

续发展奠定了较好基础。免税健康险对保险公司完善服务能力,提升风险和成本管理能力,是一个重要推动。在医疗卫生支出持续快速增长背景下,整个健康险依然面临刚性需求释放的环境。截至2017年7月6日,共有29家保险公司获批开展税优健康险业务。2018年1~3月行业新增健康险保单件数5.71亿件,件均保险金额37.63万。重视健康险业务的发展,同时重视健康险产业链和风控能力的提升。健康险享受的免税制度优惠是监管引导行业发展健康险的重要举措。健康险市场受益于刚性需求释放和监管环境引导,业务发展空间广阔,具备持续增长的潜力。

(3) 对于保险企业的健康险产品,免征增值税

根据《营业税改征增值税试点过渡政策的规定》(财税〔2013〕106号)的规定:"保险期间为一年期及以上的健康保险免征增值税。"这意味着保险公司在销售保期为一年及以上的健康险产品时,可以由中心支公司的财务部门向当地税务局申请免缴增值税,这就降低了保险公司的成本,激发了保险公司开展商业健康保险。

29.3 商业医疗保险的需求及效用分析

29.3.1 影响商业医疗保险需求总量的因素

(1) 国家政策

国家是否通过一定的手段(如优惠政策、保险费补贴等)来刺激社会各界参加保险,直接影响着保险的需求量。如武汉市基本医疗保险便采用了集中为全体参保人员在中国人寿保险和太平洋两家商业保险公司投保大额医疗险的办法,解决在一个保险年度内、超过基本医疗保险统筹基金封顶线且在30万元以下的医疗费用。参保人员每人每月按5元的标准,随同基本医疗保险费一并缴纳。商业保险公司若能抓住这一难得的政策机遇,改善服务质量并推出新的险种,势必将在未来的医疗保险市场上大有发展。

(2) 人口结构

我国人口结构正迅速趋向老龄化,在21世纪上半期内将达到高峰。老龄人口属于社会的弱势人群,医疗需求特别旺盛。而社会医疗保险的局限性,客观上将这一医疗服务高需求人群推向了商业医疗保险,使得商业保险公司在险种开发上十分注重退休职工的需求。

（3）家庭结构

我国已形成新型的家庭结构。一对年轻的夫妇要承担全家的生活担子：一方面有四个老人要照顾，另一方面还要养育下一代。为了保障父母的健康和子女的成长，人们对医疗保险，特别是多层次的商业医疗保险的需求将愈来愈强。

（4）社会医疗卫生支出

近年来，我国的医疗卫生支出呈显著快速增长的趋势，过高的医疗费用对于中低收入家庭来说很难承受。我国的包括政府卫生支出、社会卫生支出及个人卫生支出在内的卫生总费用年均复合增长率不断提升，卫生总费用占我国 GDP 的比重不断提升。《"健康中国 2030"战略研究报告》提出"到 2030 年，主要健康指标基本达到中等发达国家水平"，其包括的 10 个具体目标之一即到 2030 年，卫生总费用占 GDP 的比重达到 6.5%～7.0%。快速增长的医疗卫生支出迫使人们不得不努力寻求另外一种方式来转嫁医疗费用风险，这在一定程度上刺激了居民对商业医疗保险的需求。

（5）利率水平

一方面，利率会对商业医疗保险产生替代效应，因为如果商业医疗保险的预期经济补偿比市场利率的增加所带来的收益少，人们就不会选择商业医疗保险而会选择储蓄；另一方面，保险资金运营的过程中利率的变动也会给收益带来影响。但是，一般而言，利率的变化如何影响商业医疗保险需求事先是难以确定的。

（6）GDP

从理论上分析，国民经济的快速发展保障了保险的现实购买力，但是，经济规模的扩大、社会财富的增长导致风险载体增多、风险总量提高，从而对保险业务的需求也相应增加。改革开放以来，我国一直保持着较快的 GDP 增长速度。国内生产总值越大，国民收入越高，社会对保费的承受能力越强，商业保险有效需求总量也越大；反之，国内生产总值越小，商业保险有效需求总量也越小。

（7）收入

收入是自然保险需求转化为有效保险需求的必要条件，人们只有在收入满足基本生活需求之后还有结余，才会有支付能力来购买保险。收入水平与医疗保险有效需求之间有着紧密的联系。一是因为收入水平是直接影响商业医疗保险支付能力的因素；二是因为随着收入的增加，人们的消费水平和相应的人力资本也会增加，为了保证持续的高收入水

平和持续健康发展的人力资本，人们对医疗保险的有效需求也会增加。根据马斯洛需求理论，在解决了当前基本的生活需要以后，人们就会考虑养老、人身、医疗等安全需要以及娱乐、休闲、度假等更高层次的需求，从而带来对保险的需求。

（8）教育水平

人口的受教育水平与保险需求正相关。一是受过较高教育的人更加了解保险的经济保障作用，也较少受传统观念的影响，他们对保险和具体的保单内容有着更加客观的认识；二是通常情况下，受教育的水平越高，人们厌恶风险的程度也越高，就更加重视通过保险的方式转嫁风险；三是较长的教育年限延长了年轻人的经济依赖时间，并且提高了受教育者的人力资本价值，更需要通过保险来为其提供经济保障或降低人力资本损失的不确定性；此外，受过较高教育的人往往都有较高的收入，其保险的购买力较强。

国民健康状况、通货膨胀、居民储蓄、法律制度、社会文化以及心理因素等也是会影响商业医疗保险的需求。只有合理地看待这些影响因素，了解哪些因素是现阶段我国商业医疗保险需求的主要影响因素，才能提高我国对商业医疗保险的需求。

29.3.2　商业医疗保险的需求人群

（1）广大城镇职工

广大城镇职工包括在职职工、退休职工及下岗等职工。不同收入层的职工需求也不同：在职职工需要津贴、收入型保险，退休职工需要重大疾病保险，而下岗职工则更需要医疗保险。

（2）城镇职工的关系人群

包括了更为广泛的人群，有职工的子女（学生群体）、职工的配偶、父母（城市其他人口及农村人口）。他们中没有享受基本医疗保障者，将成为商业医疗保险的重要目标人群。

29.3.3　商业医疗保险的效用分析

（1）商业健康保险的个人效用

健康保险于提升个人的福利水平方面而言发挥着独特的作用。图 29-1 提示假设一个人在健康时拥有可用于消费的资金 Y，当其生病时需要花费 M 数量的金钱，这样只剩下 $(Y-M)$ 的资金用于消费，如果 $M>Y$，此人将因病致贫，甚至举债。根据经济学中的无差异效用曲线，由于疾病风险发生的不确定性，此人必须时刻储备 M 资金备用万一，因此消

费水平只能处于 E 的状态。不难看出,为了抵御疾病风险,人们采用传统的储蓄和亲戚朋友互助方法,大大降低了一个人的生活品质,乃至抑制整个社会群体、个人的消费行为。参保健康保险后,情况就会发生很大变化,个人参保付出保费 m,根据大数法则,该被保险人支付的保费 m 将大大低于 M,而且得到了大大高于 M 的健康保障,因此其可用于消费的资金变为 $(Y-m)$,消费效应水平提升到了 E',明显高于 E,说明通过参保提升了个人的福利水平。

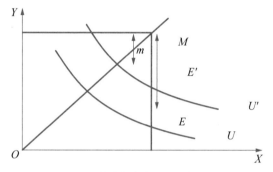

图 29‑1　健康保险的无差异效用曲线

（2）商业医疗保险的社会效用

在党的二十大工作报告中,习近平总书记明确提出"促进多层次医疗保障有序衔接,完善大病保险和医疗救助制度,落实异地就医结算,建立长期护理保险制度,积极发展商业医疗保险"。为更大程度地满足人们对医疗保险的需求,处于基本医疗保险补充地位的商业医疗保险,其发展的必要性和迫切性日增。商业医疗保险是把医疗保险作为一种特殊商品,按市场法则经营的医疗保险模式。在医疗保险市场上,卖方是以营利为目的的商业保险公司,买方既可以是企业、个人,也可以是政府或社会团体,其资金主要来源于参保者缴纳的保险费,一般而言,政府财政不出资。

与有政府支持并以法律手段强制实行的社会医疗保险相比较,商业医疗保险在性质上是截然不同的,其追求经济利益,讲求效益,而社会医疗保险提供社会福利,讲求公平。可是商业医疗保险会在一定程度上忽略社会公平,社会保险也会出现供给极限,两者只取其一显然是不够的。当今世界各国在社会保障方面都是社会保险与商业保险并存,各有侧重,相辅相成。商业医疗保险是基于被保险人的医疗保险需求增长而得到不断发展的。在社会医疗保险只保障最低医疗限度时,个人则会谋求在这一

限度以上的医疗保障的愿望。因此,必须强调社会医疗保险与商业医疗保险的结合。只有将商业医疗保险真正纳入社会保障体系中,才能构建一个完整、成熟、高效的医疗保障体制。

1）商业医疗保险能够作为社会医疗保险的补充经办主体,提升保障程度。我国基本医保的保障范围有限,对于药品目录、医疗服务设施和支付标准以外的医疗费用均不予报销,对于服务项目、非疾病治疗项目、特定治疗项目、诊疗设备及材料均不予保障。商业医疗保险的参与可提高人民保障程度。此外,商业医疗保险能够补充高端市场,提供差异化的优质医疗服务。高净值客户对医疗服务的价格敏感度较低,要求高效的医疗服务与舒适的就医环境。基本医疗保险往往伴随着医院可选范围小、病房拥挤、排队时间长、问诊时间短等一系列问题,与高端人群的需求不匹配。因此,保险公司可通过发展高端医疗保险,如提供海外医疗绿色通道等高端医疗服务。

2）商业医疗保险衔接基本医疗保险,放大医疗保险基金的保障作用。承办大病保险,预防因病致贫;切实解决了特病、重病人群的高额医疗费用问题。商业医疗保险机构积极推动大病保险系统与基本医疗保险系统的对接,利用全国服务网点优势,实现一站式即时结算,有效缓解异地就医带来的报销难题。截止 2021 年 12 月,共有 26 家保险公司在全国 31 个省(市、区)为 12.2 亿城乡居民(包含部分城镇职工)提供大病保障。提供医疗保险个人账户可购买的商业健康保险产品,活化个人账户,提高社会医疗保险的运营效率。

29.4　国内商业医疗保险的发展

29.4.1　我国商业医疗保险的发展历程

（1）萌芽阶段（1994 年以前）

1978 年改革开放以来,随着保险业务的恢复与发展,商业健康保险业务也逐渐开展起来。总体来说,这一时期商业医疗保险经营主体很少,产品也比较少,主要的商业医疗保险多为费用型医疗保险,产品责任简单,保障单一。主要有:1982 年中国人民保险公司(以下简称"人保")上海分公司经办的"上海合作社职工健康保险",这是我国国内恢复保险业务后第一笔医疗保险业务;1986 年人保广东吴川县开办的团体人身意外伤害附加住院医疗保险;1988 年人保上海分公司开办的母婴安康、合资企业中国职

工保险等。

（2）初步发展阶段(1994—1997 年)

1994 年,国务院发布《关于职工医疗制度改革的试点意见》,传统的劳保、公费医疗制度被打破,新的社会医疗保障制度建立,这为商业医疗保险发展腾出了较大空间。1990 年,保险业还在独家经营的阶段,全国经营保险业务的只有中国人民保险公司一家,1996 年增加至 5 家。1995 年,我国首次推出个人附加定期重大疾病保险,提供了包括癌症、脑卒中、心肌梗死、冠状动脉旁路移植手术、尿毒症、瘫痪和重要器官移植在内的 7 种重大疾病保障。这个时期,虽然各家保险公司都经营着商业健康保险,但在专业化经营方面一片空白,健康险核保、理赔都是沿用寿险的方法。

（3）快速发展阶段(1998—2004 年)

1998 年《关于建立城镇职工基本医疗保险制度的决定》指出"超过最高支付限额的医疗费用,可以通过商业医疗保险等途径解决";2002 年,财政部《关于建立企业补充医疗保险的意见》指出,企业补充医疗保险费在工资总额的 4% 以内的部分,应从应付福利费用中列支。这些为商业医疗保险的发展提供了契机。各类商业医疗保险产品也纷纷出现,除了重大疾病保险外,定额给付型医疗保险、住院费用型医疗保险、与社会基本医疗保险制度相衔接的高额医疗保险以及包括门诊和住院保障的综合型医疗保险等产品纷纷出现。这一期间我国商业医疗保险业务得到了快速发展。

（4）专业化经营阶段(2004 年至今)

2004 年以来,专业化经营理念逐渐被业界广泛认可,多家专业医疗保险公司逐渐成立。2006 年 8 月,保监会颁布《健康保险管理办法》,这是第一部专门规范商业医疗保险的监管规章。2014 年 8 月,国务院颁发《关于加快发展现代保险服务健康的若干意见》(国发〔2014〕29 号)。同年 10 月,国务院办公厅印发《关于加快发展健康保险的若干意见》(国办发〔2014〕50号),对发展商业医疗保险提出了具体的意见和要求。商业医疗保险发展出现政策利好发展趋势。

29.4.2 我国商业医疗保险的发展环境

（1）人口老龄化加剧,保险需求增加(图 29-2)

我国人口老龄化直接提高了对医疗保障的需求。2020 年我国 60 岁及以上人口数为 2.64 亿人,占比 18.70%,65 岁及以上人口数为 1.91 亿人,老年人口规模大,老龄化程度进一步加深且节奏加快。而老年人生理器官衰老,易受疾病困扰,身体更需要医疗等健康服务,对医疗健康问题以及护理照看问题非常关注。因此更愿意为医疗、保健消费,其医疗保险的需求增大。

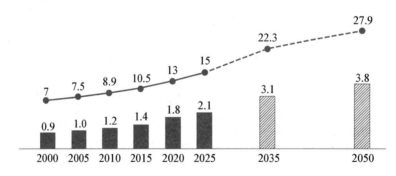

图 29-2　2000—2050 年中国 65 岁以上人口比例变化趋势

（2）城镇化水平提高,健康保障需求提升(图 29-3)

1982 年,中国第三次人口普查时,中国内地实际居住地与户口所在地不一致的人口比例为 1.13%;1990 年第四次人口普查时该比例为 2.61%;2000 年第五次人口普查时已上升至 11.4%;2010 年第六次人口普查时则达到 19.5%,且城镇常住人口相比

2000 年,上升了 13.73 个百分点。这表明自改革开放以后,随着城市经济的发展,政府放宽农民迁移进城的标准,沿海地区经济较发达,创造了大量就业机会,同时随着户籍制度新一轮改革,在城乡之间显著的经济差异及就业机会差异的推动下,农村人口向城市迁移规模增加,城镇化水平不断提升。一方面由于流动人口基本医保面临转移接续难的问

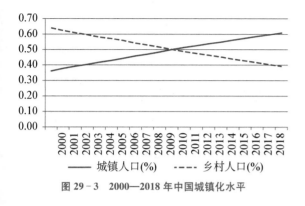

图 29-3　2000—2018 年中国城镇化水平

题,商业医疗保险在该领域大有可为;另一方面,随着城镇化的推进,居民社会观念、生活方式与消费结构发生了深刻变化,其对健康保险和健康消费

需求的认知更成熟,带动了商业医疗保险需求的增加。

(3) 基本医疗保险收支压力大,亟需商业医疗保险补充(图 29-4)

我国基本医疗保险基金的管理原则是"收支平衡,略有结余",控费能力差,大部分医院按项目、药品加成收费,易导致过度医疗。据《中国卫生事业发展报告 2017》预测,2022 年,城镇职工基本医疗保险基金将出现累计结余亏空 7 353 亿元,而商业医疗保险的发展将有效弥补基本医保的不足。在成本支出上,商业医疗保险利用市场规律帮助医院合理控费,减轻国家医疗保险基金的负担。因此积极推动商业医疗保险发展、缓解基本医疗保险发展压力,是政府的当务之急。

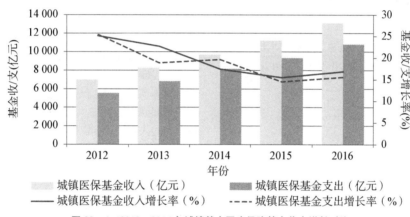

图 29-4　2012—2016 年城镇基本医疗保险基金收支增长对比

(4) 个人疾病经济负担重,预防灾难卫生支出需要

疾病经济负担(burden of disease)是指疾病、失能(伤残)和过早死亡对于健康和社会造成的总损失。包括直接经济负担(direct economic burden)、间接经济负担(indirect economic burden)和无形经济负担(intangible economic burden)。

直接经济负担包括直接医疗负担和直接非医疗负担。直接经济负担即购买卫生服务的费用,如挂号费、检查费、诊断费、治疗费、处置费、手术费、药品费(包括处方药和自购药)、康复费、临终关怀费等治疗疾病的费用。我国将其分为三类——门诊费、住院费、药品费。直接非医疗负担即为了获得医疗卫生服务,治疗疾病过程中的费用及疾病发生过程中产生的财产损失,如交通费、膳食费、营养费、住宿费、陪护人员费用和财产损失费等。

灾难性卫生支出(catastrophic health expenditure)指一定时期内,家庭自付的医药费用超过家庭的承受能力,导致严重的经济风险和生活水平下降,进而陷入破产、贫困。

近年来,随着医疗费用的刚性增长,2018 年人均住院医药费 9 291.9 元,同比增长 4.07%,人均门诊医药费 245.5 元,同比增长 4.5%,人均门诊医药费 274.1 元,同比增长 6.7%,"因病致贫,因病返贫"已成为一大严峻的问题。绝大部分地区基本医疗保险的报销限额为 10 万~20 万,对于一些大病,如恶性肿瘤、急性心肌梗死、脑卒中等的患病人数日益增加,治疗费用高昂,人均在 10 万~50 万之间,即使在基本医疗保险报销后,余下的几十万的医疗费用对于许多人来说也足以让其陷入贫困的深渊。2018 年 4 月,国家卫生健康委财务司报告显示,在我国建档立卡的贫困户中,因病致贫、因病返贫的比例达到

42%。而商业医疗保险按照合同约定,对被保险人在保险期间发生的责任范围医疗费用在基本医保报销后再次予以经济补偿,能有效缓解被保险人的疾病经济负担,防止灾难性卫生支出,是解决"因病致贫,因病返贫"问题的有效措施。因此发展商业医疗保险是当代保险参与精准扶贫的重要举措。

(5)慢病、亚健康人群激增,激发保险需求

慢病主要包括心脑血管疾病、癌症、呼吸系统疾病、糖尿病和口腔疾病,以及内分泌、肾脏、骨骼、神经等疾病。目前我国慢病患者已超过2亿人,我国居民因慢病死亡人数占总死亡人数的比例高达86.6%,造成的疾病负担已占70%以上,慢病已成为影响国家经济社会发展的重大公共卫生问题(表29-4)。与此同时,人民的健康意识得到增强,对防治慢病的关注度增加。上述因素激发了多元化的商业医疗保险发展。

表29-4 中国前十致死原因与世界对比

致死原因	中国死亡率(%)	世界平均死亡率(%)	中国死亡率世界排名
中风	153.61	91.09	20
冠心病	99.44	100.45	70
肺病	67.56	42.35	6
肺癌	38.84	21.84	8
肝癌	24.47	10.09	4
胃癌	21.11	10.02	3
交通事故	18.49	17.13	77
高血压	16.46	15.58	90
流感/肺炎	15.11	41.68	136
糖尿病	14.8	20.45	121

29.4.3 我国商业医疗保险市场的发展状况

(1)商业医疗保险市场的含义

商业医疗保险市场是医疗保险供需双方交易关系的总和。商业医疗保险保险市场这一概念包含内涵和外延两方面。商业医疗保险市场的外延是它的交易或地域范围;商业医疗保险市场的内涵是与医疗保险交易过程有关的全部条件和交易结果,包括医疗保险产品设计和销售、核保、保费缴纳、保险索赔和理赔、保险中介撮合和风险管控等。保险市场的结构如图29-5所示。

商业医疗保险市场是整个保险市场的有机组成部分,是金融市场的分支。

(2)商业医疗保险市场主体

1)保险人:根据中国《保险法》规定,保险人又称

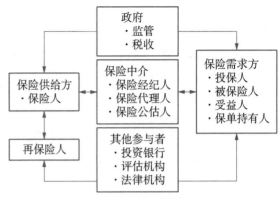

图29-5 保险市场结构

为"承保人",是指与保险人订立保险合同并承担赔偿或给付保险金责任的保险公司。健康险市场的保险人指在医疗保险市场出售医疗保险产品的保险机构。

2)投保人:投保人是医疗保险产品的消费者或潜在的消费群体,是医疗保险的需求方。被保险人或受益人为投保人本身,或与投保人有关的利益方。

3)保险中介人:保险中介人是介于保险人与投保人之间,促使双方达成保险合同或者协助履行保险合同的人,包括保险代理人、保险经纪人、保险公估人。

(3)商业医疗保险市场的客体

医疗保险市场的客体是医疗保险产品,是指保险人向被保险人提出的,在疾病发生或者意外伤害时向被保险人提供医疗费用和收入损失补偿的承诺。

(4)健康保险市场发展衡量指标

1)保费收入:保费收入是保险公司为履行保险合同规定的义务而向投保人收取的对价收入。保费收入所带来的经济效果是现金资产的流入,并且保险公司利用资金流入与流出的时间差,通过资金运用以及对保险风险的集中与分散的管理,形成损益,与其他行业存在明显的差异。某险种的保费收入一定程度上表明该险种的一个发展程度。

2)赔付支出:赔款支出(claim)是保险人对保险事故造成的损失,根据合同约定向被保险人或受益人给予的经济补偿,包括支付的理赔勘查支出、摊回分保赔款支出等。其反映保险业务的赔付情况。

3)保险深度:保险深度是指某地保费收入占该地国内生产总值(GDP)之比,反映了该地保险业在整个国民经济中的地位。保险深度取决于一国经济的总体发展水平和保险业的发展速度。用公式表示则为:

健康险保险深度 = $\dfrac{\text{健康保险原保费收入}}{\text{国内生产总值}}$

（公式 29 - 1）

4）保险密度：保险密度是指按限定的统计区域内常住人口平均保险费的数额。它标志着该地区保险业务的发展程度，也反映了该地区经济发展的状况与人们保险意识的强弱。保险密度也反映了该地国民参加保险的程度，以及一国国民经济和保险业的发展水平。

健康险保险密度 = $\dfrac{\text{健康保险原保费收入}}{\text{年末人口总数}}$

（公式 29 - 2）

5）行业集中度：行业集中度是指该行业的相关市场内前 N 家最大的企业所占市场份额的总和。例如，CR2 是指两个最大的企业占有该相关市场份额。同样，十个企业集中度（CR10）也可以计算出来。

6）商业健康保险卫生筹资占比：卫生筹资指卫生资金的来源渠道、各渠道的具体内容、数量、比例等。其中：

卫生资金 = 政府卫生支出 + 社会卫生支出
　　　　　　 + 个人卫生支出　　（公式 29 - 3）

商业医疗保险的卫生筹资占比 =
商业医疗保险的额保费收入 / 卫生总费用

（公式 29 - 4）

式中：社会卫生支出包括社会医疗保障支出、商业医疗保障支出、社会办医支出、社会捐赠援助、行政事业性收费收入等。

商业医疗保险在卫生筹资的占比在一定程度上反映了商业医疗保险在卫生筹资中的作用。

（5）我国商业医疗保险的市场特点

在国际上，私人医疗保险的覆盖率在绝大部分国家呈逐渐上升趋势，特别是在丹麦、韩国、斯洛文尼亚，但也有部分国家，如英国、希腊、新西兰等，商业医疗保险市场呈缩减状态。各国私人医疗保险的发展状况不一，在经合组织国家中，有 9 个国家有商业医疗保险覆盖超过一半的人口。2015 年，96% 的法国人享有私人医疗保险，84% 的荷兰人享有商业医疗保险，紧随其后的是以色列（83%）。根据国际经验，商业医疗保险发展与政府资助的公共资助服务方面有着密切的关系。2017 年，我国商业医疗保险覆盖率仅占 9.1%，且购买者多为经济收入中高层人群。

在保险市场快速发展的背景下，我国的商业医疗保险也呈现较快的发展态势，健康险保费收入增加，保险深度和保险密度有了较大幅度的提高。人寿保险公司仍然居医疗保险市场的主导地位，但专业医疗保险公司地位有所上升。行业集中度较高，2017 年前两家医疗保险经营主体的市场份额之和（CR2）和前 10 家医疗保险经营主体的市场份额之和（CR10）分别为 33.2%、44.9%。从地区的发展结构来看，医疗保险主要集中在东中部地区，地区间发展不平衡。

近年来，我国商业医疗保险市场发展呈现以下特征（图 29 - 6）。

1）中国医疗保险规模小、增速快、空间大。2017 年我国保险市场总体原保费收入为 36 581.01 亿元，其中医疗保险原保费收入 4 389.46 亿元，占比 12.0%，相比人寿保险占比 58.7%，财产保险占比 26.9%，其业务规模比较小。

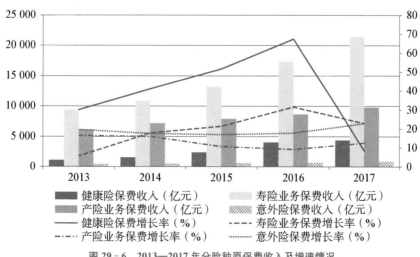

图 29 - 6　2013—2017 年分险种原保费收入及增速情况

从原保费平均增速来看,健康险为 39.93%,而人寿保险业务、财产保险业务和意外保险业务分别为 19.92%、13.06% 和 19.04%,健康险原保费增速远高于其他险种。

2017 年,我国医疗保险的保险深度为 0.53%,保险密度为 316 元/每人。2013—2016 年,我国医疗保险保险深度和医疗保险密度总体呈上升趋势。表明随着国民健康意识的增强,商业医疗保险得到了快速的发展。

然而,虽然我国近年的商业医疗保险市场发展迅速,但还是远低于市场的平均成熟水平的(图 29 - 7)。美国 2015 年的医疗保险密度达到 3 131 元/人,医疗保险的保险深度 0.88%,而同样社会健康模式下的德国 2015 年商业医疗险保费密度 3 742 元,保费深度 1.2%,医疗卫生费用承担占比 10%,分别为我国 10 倍、2 倍、6 倍。由此可见,中国的商业医疗保险市场的发展空间巨大。

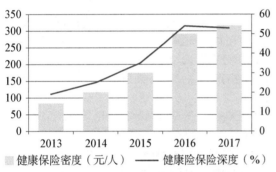

图 29 - 7　2013—2017 年健康保险保险深度及密度

2) 经营主体来看,我国的商业医疗保险市场集中度高,人寿保险公司占据主导地位。2012—2010 年,财产保险、人寿保险、专业健康保险各类经营主体的健康险保费收入整体呈现上升趋势,但在市场份额上出现一些波动。人寿保险公司无论在经营主体的数量还是保费收入规模上,都占有绝对的优势,保费收入份额高达 91.1%。单看短期健康险业务,2017 年人寿保险公司健康险保费收入 901.13 亿,份额高达 69.6%。在市场集中度方面,2017 年健康险市场 80% 的保费收入来自排名前 8% 的公司,CR2 为 33.2%,CR10 为 46.9%,行业集中度高,且市场份额大的公司几乎都是人寿保险公司,财产保险公司的份额非常小,几乎没有上亿的公司。

造成这种情况的原因有两点:一是财产保险公司受到监管限制,只能经营短期健康险业务,而短期健康险价格普遍偏低;二是受制于规模经济效应,财

险公司健康险业务占比 3.7%,人寿保险公司 18.6%,从展业成本来看财产保险成本高且不易发力。

3) 区域发展来看,我国商业医疗保险业务发展在各地的分布还很不均衡,沿海地区发展较好。2020 年,我国商业医疗保险保费收入最大的省份依次是广东、山东,都超过了 600 亿元,分别为 694 亿元和 609 亿元,这两个省也是人口最多、经济发达的地区。超过 400 亿元的有 4 个省份,分别是江苏(586 亿元)、河南(515 亿元)、北京(462 亿元)和四川(409 亿元),上述 6 省份占了全国保费收入的 43%。西藏最少,只有 4 亿元,不足 100 亿元的还有 5 个省(自治区),即青海(17 亿元)、海南(38 亿元)、宁夏(40 亿元)、贵州(84 亿元)和甘肃(89 亿元)。这反映出我国商业医疗保险市场由于经济发展不均、人口分布不均等因素,呈现区域发展差别大、区域集中现象明显的特征。

4) 经营业务上个险优于团险,长期险优于短期险。从 2015 年开始,个人健康险的保费增长率超过团体健康险,2017 年,我国个人健康保险保费收入已达到 3 225 亿元,是团体健康保险保费收入 770.05 亿元的 4 倍。个人健康保险保费增速已达到 52.9%,而短期团体险增速逐年下降,已跌至 16.4%。商业健康险中的团体业务以企事业单位的补充医疗、社保对接产品为主。

从保障期限来看,长期短期险保费收入占比为七三开,长险比较多,有 3 000 多亿,我国的长险多带有满期返本责任,剔除掉这一部分具有储蓄性质的健康险,整体健康保险保费收入将大幅度下滑。现阶段各企业将发展重心集中在长期重大疾病保险上,避免在粗放定价模式下的报销型医疗保险赔付支出难以控制。

5) 销售渠道转向个险渠道和互联网渠道。随着产品的调整变化,中国的保险业销售渠道上历经了 5 个阶段的变化:第一阶段是 1982—1991 年,以团险渠道为主。第二阶段是 1992—1999 年,个险渠道崛起。第三阶段是 2000—2013 年,银保渠道得到发展。第四阶段是 2014—2016 年,大大小型公司出现分化:大型公司价值转型,以个险渠道为主;部分中小公司"资产驱动负债",以银保和互联网渠道为主。第五阶段是 2017 年至今,个险渠道重新回归,互联网渠道极具潜力。

个险渠道是目前最适合销售健康险等长期保障型产品或其他复杂昂贵保险产品的渠道,近年占比出现了明显回升,重新成为保费的第一大渠道(图

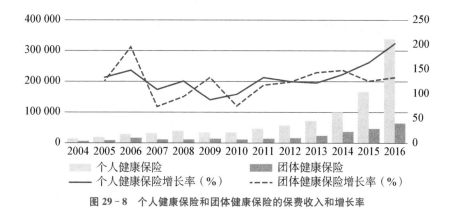

图 29 - 8　个人健康保险和团体健康保险的保费收入和增长率

29 - 8)。随着简单、便宜且标准化的产品的开发,如短期医疗保险等,互联网健康保险销售成为保险销售极具潜力的渠道。从 2018 年第一季度来看,互联网健康险为 4.89 亿件,同比增长 41.4 倍。

(6) 商业医疗险发展面临限制

1) 产业局限:逆选择与道德风险。逆选择与道德风险是拖累我国健康险发展的行业原因。与人寿保险的保寿命不同,其风险发生率更高,因此由信息不对称造成的逆选择现象更为严重。应对逆选择,保险公司根据投保人情况进行风险选择,将高风险群体排除在外,或者加以高昂的保费和苛刻的条款,导致低收入群体、慢病患者无法投保。由于我国公立医院在医疗体系的垄断性,加之医疗资源分布不均,商业保险公司获取健康信息的途径有限,难以就医疗服务价格进行谈判,更难以监督诊疗行为。在扭曲的医疗服务定价机制下,医疗方道德风险加重,医药费居高不下,从而导致商业医疗保险创新开发积极性降低,保障功能缺失,出现寿险化倾向。

2) 体制限制:公立医院垄断与社保资源分配失衡。在我国公立医院垄断化经营的医疗服务体系下,保险公司缺乏话语权。这使得医疗费用居高不下且逐年攀升,而优质医生在二、三级医院的高度集中造成了患者垄断,商业保险公司因此不得不承担高昂医疗费用。此外,社保资源也存在分配不公问题。高收入群体保险受益超过低收入参保人群,基本医保补偿呈现累退特性,因此一定程度上抑制了保险公司主要目标群体——中高收入群体对健康险的需求,同时,低收入群体的基本医疗保障又不足。

3) 公司滞后:成本控制乏力与产品创新不足。健康险的高出险率、高赔付率、高理赔工作量,以及险种风险分布的特点决定了健康险经营技术高、监管成本大的特性。由于健康险突出的逆选择和道德

风险问题,保险公司需要投入大量核保成本以尽量降低风险。此外,由于缺乏和医疗机构、基本医保的数据对接和共享机制,在缺乏数据的情况下精算数据库无法得到扩充,也因此制约了健康险的产品创新。同时,与医疗机构的脱节使得商业医疗保险理赔停留在传统模式中,无法掌控医疗费用、无法参与医疗管理,并因此承担较高的核赔成本。

29.4.4　我国商业医疗保险的监管现状

人性不完美,理性有限,故需要保监会增加监管强度、加大监管执行力度。2017 年中国保监会印发了《中国保监会关于进一步加强保险监管维护保险业稳定健康发展的通知》《中国保监会关于进一步加强保险业风险防控工作的通知》《中国保监会关于强化保险监管打击违法违规行为整治市场乱象的通知》《中国保监会关于保险业支持实体经济发展的指导意见》《中国保监会关于弥补监管短板 构建严密有效保险监管体系的通知》,形成了全面加强保险监管的"1＋4"系列文件,严守"保险业姓保""监管信监",强化监管,加大处罚力度。

2020 年 9 月中国银保监会下发了《互联网保险业务监管办法(征求意见稿)》,明确了互联网保险业务定义、经营范围、互联网保险业务认定标准及线上线下融合展业的监管标准,有利于中小型保险公司利用互联网渠道加强创新和自身健康发展市场发展。2020 年 9 月发布《中国银保监会关于规范保险公司健康管理服务的通知》,2020 年 11 月发布《关于规范保险公司城市定制型商业医疗险业务的通知》,2021 年 1 月发布《关于规范短期健康保险业务有关问题的通知》。一系列的监管政策的出台主要是为了严格把控风险及保障消费者权益,引导健康保险向高质量健康规范方向发展。

29.5　我国健康保险未来发展趋势

经济学上,沿产业链延伸若干环节的业务布局成为纵向一体化,这是一种将经营领域向深度发展的战略性计划,可以加强核心企业对于业务全过程的控制,使企业能在市场中掌握主动,从而增加各环节的利润。按照保险公司和医疗机构一体化的程度,我们将商业医疗保险经营发展中的一体化程度分3个层次。

1) 打造数据共享平台。近年赔付率居高不下是健康险公司盈利困难的重要原因。这与商业保险公司精算数据获取困难密切相关。数据供应方主要有四类:公立医院、民营医院、互联网医疗健康类企业、制药器械类企业。其中,公立医院是核心数据掌控者,但分享数据的意愿并不强烈;同时,健康险企业相对弱势,造成其在数据信息方面的议价能力较弱,获取有效数据较难。民营医院与保险公司合作意愿较强,然而,民营可以提供的数据类别有限。互联网医疗健康兴起不久,且多为浅层数据(体征数据等),对疾病发病率不起决定作用。药品和医疗器械公司拥有大量数据,正与多家保险企业、人工智能企业合作,力图突破肿瘤发病率算法瓶颈,可能成为未来肿瘤等重大疾病的数据供应方。在理赔服务上,我国商业保险公司与社保机构、医疗机构之间,由于缺乏畅通的信息平台,往往采取的是事后理赔模式。这不利于患者实时医药费结算,制约了保障功能发挥,同时也不利于保险公司的风险控制。因此,商业医疗保险公司一直致力于推进医保合作,打造数据共享平台,改变传统事后理赔模式,改变粗放定价模式。

2) 协议确定付费机制,控制医疗费用上涨。现在,面对日益上涨的医疗费用,我们的基本医疗保险正在积极推行付费方式改革。对于商业医疗保险而言,由于市场份额小,全行业一年赔付仅占卫生费用的1.2%左右,在与医院的博弈中,显然处于弱势地位,故保险公司只能通过事后全面审核医疗费用,剔除不合理成分,认真调查疑难案件,控制道德风险和赔付成本。对于改革付费机制控费,还依赖于社会医疗保险。

3) 医保股权渗透和资本融资。2006年6月发布《国务院关于保险业改革发展的若干意见》,2009年4月国务院发布《关于保险业深入贯彻医改意见》《积极参与多层次医疗保障体系建设的意见》都提出

相关保险机构探索投资医疗机构。现主要有参股已有的医疗机构和新办医疗机构两种模式。其风险不容忽视,如保险公司缺乏医疗产业的经验,与合作伙伴的利益冲突问题等。

随着我国健康产业链走向成熟,健康险在整个医疗健康产业链中起到重要的桥梁作用。对上游,赶到整合产业链中健康服务资源、医疗服务资源、药品和信息等环节的作用;对下游,对接患者健康需求、提供整合式服务模式,相应地产生新型的商业服务模式,即健康险＋健康管理、健康险＋互联网、健康险＋医疗、健康险＋PBM、PBM等。

29.5.1　健康险＋健康管理

现代医学已从"疾病医学"转向"健康医学",从重治疗转向重保健,坚持"预防为主"的健康管理,非常符合当下国民对健康的消费需求。健康管理受到高度重视。其意义在于通过改变或改善健康服务的手段,提高公民的健康的有效组织行为,且用最小的投入获取最大的健康改善效果。

国内健康管理与保险的联系源于其在基本医疗保险领域的运用,如家庭医生、"基层首诊"等模式的运用。近年来,我国商业医疗保险领域相关企业也开始健康管理的探索运用。

（1）基本概念

健康管理是指以不同健康状态下人们的健康需求为导向,通过对个体、群体健康状况和健康危险因素进行全面监测、分析、评估、预测,提供健康咨询和指导,制订相应的健康管理计划,协调个人、组织、社会的行动,针对各种健康危险因素进行系统的干预和管理的全过程。健康管理的核心包括健康风险的识别、健康风险评估、健康管理策略和健康管理效果评估。韩启德将健康管理定义为"对个人及人群的各种健康危险因素进行全面的监测、分析、评估以及预防的全过程"。美国职业和环境医学学会（American College Of Occupational and Environmental Medicine）则将健康和生产率放在一起考虑,将健康和生产率管理定义为"针对员工全面健康的各种类型项目和服务的联合管理",包括所有的预防项目和服务以及员工在生病、受伤或生活工作失衡援助项目（employee assistance programs）,带病休假、增加岗位工作效率的所有活动。

（2）健康管理与健康保险关系

医疗疾病风险管控是健康保险经营的核心内容和关键环节。健康管理则是控制疾病风险的重要工

具,通过疾病前健康教育、病中就医服务、病后康复指导和护理等全程健康管理服务,改善用户健康状况,减少疾病发生率,降低商业医疗保险赔付支出。保险公司可以通过以下 4 个方面来有效减少医疗费用支出,增加收益。

1) 健康风险识别:是指从健康信息采集开始,建立完整个人健康档案,全面了解个人或群体的健康状况,如基因检测、癌症筛查、中医辨证等。

2) 健康风险评估:是在风险识别的基础上,对个体或群体的健康及疾病风险程度做出评估结论。

3) 健康管理策略:是依据健康风险评估的结果,采取适宜的干预措施,制订相应的健康干预计划和方案。一是对患者,保险公司给出指导和完善意见,也可以给参保人优惠与引导,帮助建立良好的生活习惯。例如根据测评提供三餐食谱、运动方案、电话健康咨询、问诊,心脑血管疾病、糖尿病等慢病管理;为参加患者突发急诊、意外启动救援垫付医药费,为日常疾病患者提供及时、准确的就诊服务、陪诊服务,为患疑难杂症患者推荐优质的医疗资源、药品以及第三方会诊服务。二是对医疗机构和医疗服务提供者进行管理,如诊疗服务审核、特定诊疗服务授权和医疗机构绩效考评。三是对出险后的康复方案、营养调理及其他方案排查。

4) 健康管理效果评估:是在实施健康干预过程中,进行动态跟踪监测,实施掌握效果,对不足之处进行完善或调整,达到持续改善健康状况的目的。健康管理是一个连续性、周而复始的过程(图 29 - 9)。

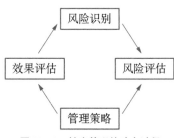

图 29 - 9 健康管理的动态过程

美国费用报销类传统医疗保险占美国总体医疗保险的比重由 1988 年的 73% 快速下滑至 2007 年的 3%,而 HMO(健康维护机构)、PPO(优选医疗机构)、POS(定点服务计划)等采取健康管理策略的保险计划类型则分别占 21%、57% 和 13%,占据主导地位。美国专门的医疗保险公司 Humana 专门做调查实验,数据表明坚持用 APP 健康项目两年以上客户,每月减少 53 美元医疗费,上班缺勤率减少

56.3%。

(3) 国内外商业医疗保险与健康管理融合的典型案例

1) 德国 DKV 公司:广泛涉足医疗健康全产业链。德国健康保险股份有限公司(DKV)成立于 1927 年,是目前欧洲最大的商业医疗保险公司。DKV 在 2001 年提出"关注健康"(thinking health)的理念,投资医疗健康全产业链,将健康保障、健康服务和医疗护理服务三者整合在一个平台下,形成明显的市场优势。①投资综合门诊,提供一站式牙科服务。DKV 建立 goMedus 连锁综合门诊和 goDentis 牙医诊所,提供整合的一站式医疗服务,规范医疗行为,减少大处方、大检查。②投资入股医院,开通绿医通道。DKV 和德国 30 多家其他商业保险公司投资 SANA 医院集团。③并购专业健康管理机构策略,打造健康管理核心力量。DKV 将健康管理作为减少医疗风险的重要手段,收购专业健康管理公司 Almeda,控制客户患病风险,降低赔付率。

2) 中国平安保险:平安集团将大健康作为战略聚焦,通过平安寿险、平安健康险、平安健康互联网股份有限公司(即"平安好医生")、平安医疗健康管理股份有限公司("平安医保科技")、平安万家医疗投资管理有限公司进行产业布局。在产品方面,平安寿险通过"平安福"以附加重疾险推动终身寿险销售,实现保费与产品结构的同步优化。另一方面,平安健康险也推出"e 生保"等百万医疗保险,以满足中等收入人群的保障需求。在健康产业上,中国平安是保险行业先行者也是领头人。旗下"平安好医生"已申请于港交所上市。作为健康咨询的平台和健康管理的流量入口,"平安好医生"截至 2017 年中期已为超过 1.6 亿用户提供健康管理服务,月活跃用户数峰值超过 2 000 万,日咨询量峰值 46 万。与当前止于搜集健康信息不同,中国平安已构建完善"患者—提供商—支付方"的综合模式,通过线上"平安好医生"健康管理平台提供健康咨询服务,再延伸到"平安万家医疗"全面对接线下医院、诊所、药店、体检中心及其他医疗机构。在实现提供健康服务的同时,控制赔付支出,并帮助政府降低医保支出。截至 2017 年 12 月,"平安万家医疗"已覆盖国内三百多个城市,累计接入诊所达五万余家,已有超一万两千家诊所使用平安万家医疗的"云诊所"系统。同时,平安还积极参与社会医疗保险各项目。"平安保科技"的业务已覆盖全国 70% 城市和 8 亿人口,为 250 多个城市提供控费服务、精算服务、医保账户服务、医疗资源管理、健康档案应用等全方位医保、商保管理服务。通过接入社会医疗资源并通力合作,实现赔付费用的管控,提升健康管理能力。

3) 中国太平洋保险:绘制客户脸谱＋搭建健康产业链。太平洋保险集团健康险销售主要由太平洋保险寿险与太平洋保险安联健康两家子公司共同实现,但功能定位不同,各有专攻且通力协作。太平洋保险安联健康保险定位为服务集团的商业健康险产品研发中心和集中运营平台,产品销售均借助太平洋保险寿险。自2012年以来推动"以客户需求为导向"战略转型以来,太平洋保险通过客户脸谱绘制实现产品的创新,从客户基础属性、保单件数、保障种类、加保时间间隔、年缴费水平、重疾保额等维度进行分析,为产品、服务创新提供有力支撑。在具体产品上,推出了涵盖未成年人轻症的"少儿超能宝2.0"、满足老年客户癌症保障的"银发安康"、针对女性客户防癌专属产品"花样年华"以及针对中高端客群的高保额医疗保障产品"乐享百万"。同时,为了创造场景进行个性化服务,太平洋保险推出了"阿尔法保险"作为"智能保险代理人",以搜集和及时掌握客户信息,进一步跟进需求。太平洋保险同时也积极探索"保险保障＋健康管理"的健康服务发展路径。除设立太平洋医疗健康管理有限公司搭建健康管理平台外,太平洋保险也参与医疗服务领域,投资了上海市质子重离子医院有限公司,持有其20%股份。

4) 新华保险:深化产品改革,打造健康管理平台。自2016年转型以来,公司健康险保费增幅居前。推出"健康无忧"重疾险后,新华保险又先后推出了"多倍保"等特色险种,获得市场青睐。同时,公司也及时升级产品以应对市场和需求的变化,针对当前新华产品附加率低(0.2%)的现状,将于今年加大附加险推动主险的发展策略。通过执行这一策略,公司技能拉动核心重疾产品的销售,也能增强产品整体保障属性,确保新业务价值率的稳定增长。在健康管理转型上,新华保险与爱康国宾体检管理集团有限公司等合营新华卓越投资管理有限公司(即"新华健康"),通过与医疗机构的合作进一步提升健康管理的有效性与覆盖度。

5) 中国人寿:打通健康产业链。与太平洋保险、中国平安类似,中国人寿也在其明星产品上提供健康附加险选择,实现主附险共振同增。而与中国平安不同,在大健康生态系统构造上,中国人寿倾向于投资相关产业而非重新培养。目前中国人寿旗下大健康产业基金投资已多达12笔,总金额超40亿元。

最近一笔投资入股太原钢铁医疗有限公司下属的太原钢铁(集团)有限公司总医院,双方将就人才、基数、管理理念等各方面进行合作。此外,中国人寿还采取了与作为医院股东的第三方或医疗机构合作的模式来共同布局医疗服务领域。2017年4月,中国人寿大健康基金与四川省投资集团有限责任公司、四川大学、国药控股股份有限公司和资阳开发区投资有限公司作为发起股东共同组建了"华西牙科"。同时,中国人寿基金还投资了包括医疗服务和技术、医疗信息化、医疗器械生产等多个大健康延伸领域,目前已与华大基因、信达生物、迈瑞医疗、联影医疗等国内外多家顶级医疗机构达成战略合作。通过整合健康行业上下游,打通健康产业链,实现医疗费用的控制。

29.5.2 健康险＋互联网

中国互联网络信息中心(CNNIC)发布第50次《中国互联网络发展状况统计报告》显示,截至2022年6月,我国在线医疗用户规模达3.00亿,占网民整体的28.5%。互联网医疗平台正在探索多样化的服务形式(图29-10)。大型互联网医疗平台在提供医疗、药品服务的基础上,进一步拓展数字化健康管理,推动保险、医保支付、医生服务等相关领域的创新。政策法规利好在线医疗高质量发展。2022年1月,工业和信息化部联合8部门发布《"十四五"医药工业发展规划》,提出积极发展新模式新生态,适应智慧医疗、互联网医院快速发展的趋势,形成医疗机构、药品生产经营企业、保险公司、信息技术服务商等共同参与的"互联网＋医药"新生态。各保险公司积极推进互联网医疗保险的发展,通过互联网将传统保险模式中销售、核保、承保、理赔等运营环节迁移至线上,并使用大数据、物联网、人工智能、区块链等前沿科技手段进行业务赋能,实现简化运营流程和增强产品创新等效用。2020年新冠疫情的暴发加速驱动了保险行业线上化转型,数字科技与互联网医疗保险的进一步融合也推动着行业的持续发展。

(1) 互联网助力保险公司降本增收和提效

商业医疗保险公司在厘定费率时主要考虑3个因素——预定投资回报率、预定发病率和预定营运管理费用。预定投资回报率与市场利率、投资范围等相关;预定发病率一般根据掌握的生命表、社群健康数据精算确定;预定运营管理费用则根据公司运营管理模式,参考过往经验而定。健康险的收入来自

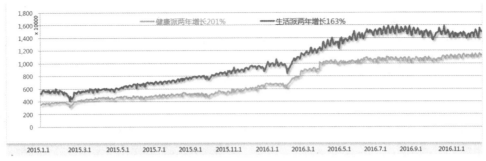

图 29 – 10　健康类和生活类 APP 用户规模走势

于投资业务和健康保险业务,成本端包括健康保险业务、运营和管理成本。盈利则来源于这 3 个因素的预期与实际之间的差,相应形成。健康险的盈利构成为利差、病差、费差。

利差是指保险公司实际的投资收益高于预计的投资收益时所产生的盈余。病差是指保险公司实际的风险发生率及产生医疗费用低于预计的,即实际发病人数比预定发病人数少及实际产生医疗费用比预定少的时候所产生的盈余。在健康险精算定价上,我国健康险费率制定依赖行业出台的疾病发病率。费差是指保险公司实际的营运管理费用低于预计的营运管理费用时所产生的盈余。

互联网的运用主要从以下 3 个方面降低保险公司成本,增加保险公司收入和提升绩效。

1) 大数据的运用可以改变粗犷定价机制,理赔上打造数据共享平台,改变传统事后严审核长周期的理赔模式,有效降本增收。但是一方面无法避免逆向选择风险,健康状况不佳、就医需求更大、信用记录不良的人可能更倾向于购买,最终导致被保群体的整体发病风险提升,出现劣币驱逐良币的商业健康保险市场现象;另一方面健康保险经验数据非常有限且滞后,与真实发病率存在偏差,中国保监会只在 2013 年推出首个发病率,列出了已经过期的 2006—2010 年信息。随着疾病谱的改变,过时信息可能造成保险公司定价偏差(预期发病率偏差)。我国在理赔上采取的是事后严审核的理赔模式,这不利于患者实时医药费结算,不利于保险公司风险控制。互联网大数据共享平台的建设通过信息化、互联网化实现一站式理赔,改变了传统事后理赔模式,加快了周转率,有利于降本增收。

2) "大数据＋互联网"有望降低健康险营销成本。大流量第三方平台具有不受地域限制、触及人群广、信息传递高效透明等优势,且随着网购成为人

们的消费新模式以及互联网、大数据对金融产品渠道的颠覆,营销成本也大大降低。"东方财富网"通过互联网渠道销售基金产品,营销成本仅为传统渠道(主要是银行渠道)的三分之一。保险方面,众安保险是互联网保险的典型代表,主营财险,与传统财险公司相比,其营销费用率只有 5%,而一般传统财险营销费用在 10% 以上(图 29 – 11)。借助大数据＋互联网,可以以较低成本获取互联网保险用户的信息,勾画出活跃互联网保险的用户画像,进而精准营销。

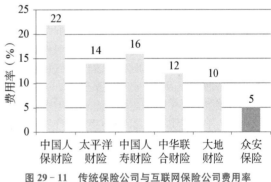

图 29 – 11　传统保险公司与互联网保险公司费用率

目前,围绕医疗供需关系所产生的互联网医疗商业模式(服务于患者、医生、医院)仅解决信息不对称问题,院外广告和院内信息化成为了成熟盈利模式,但市场增速下降。未来的盈利模式将是形成支付闭环后,在医疗资源优化配置下向保险和制药企业收费的盈利模式。引入健康险作为新增支付方,打通商业闭环。

3) 互联网运用于健康管理领域,降本增收。健康险的赔付成本实质上是被保险人的医疗费用,而医疗费用的决定因素有两方面:一是被保险人的发病率,二是被保险人的人均治疗费用。降低赔付成本,本质上是要降低发病率和人均治疗费用。对于

降低发病率,有效的手段包括健康管理和及早发现症状。借助可穿戴设备实时监控被保险人健康状况,通过移动端(如移动健康门户、可穿戴设备)收集用户的数据,包括用户生活方式、体检信息、实施监测体征数据等,将数据建立在云端健康管理平台。大数据分析模块对用户进行精准定位,提供个性化医疗健康服务,包括疾病风险评估,进而基于用户的数据分析制定个性化健康干预方案,有利于早预防、早治疗、早康复,并降低费用。

(2)互联网商业医疗模式面临困境

尽管健康医疗行业的增长空间巨大,且传统医疗的痛点恰是互联网健康医疗的机会点,同时国家大力支持互联网健康医疗,利好政策不断,但行业发展的最大障碍仍然是政策壁垒。由于政策尚未根本性放开,行业发展格局依然是分片渗透,难成闭环,盈利难度大,行业发展慢。互联网医疗模式面临以下两大困境。

1)商业保险公司的弱势地位。这一难点是整个商业保险行业长久以来的顽疾。医疗服务市场是一个庞大的生态圈,参与方包括患者、医院、医生、药企、保险和政府,相互之间的关系错综复杂。从供需的角度来看,患者和保险处于医疗服务市场的需求端,其中患者是医疗服务的核心需求方,保险是辅助需求方;医院、医生、制药企业处于医疗服务市场的供给端,其中提供医疗服务的医院和医生是医疗服务的核心供给方,提供药品的制药企业属于辅助供给方。

医疗服务生态中的本质关系是核心需求方患者和核心供给方医院和医生之间的关系,医疗服务行业具有专业特性,非专业第三方机构难以制衡。此外我国当前的医疗费用支付方主要由基本医疗保险组成,占医疗总费用56%,而商业健康险目前仅占医疗总费用的3.5%,商业健康险人口覆盖率尚低,覆盖人口不到1%,保费规模相比发达国家一般水平(占医疗总费用10%)要低很多,商业健康保险在整个健康产业链上作为基本医保辅助地位的作用未充分发挥。

2)支付方和服务方的合作目前尚未形成健康险服务闭环。健康险服务闭环的形成需要保险公司、医院、制药企业和健康服务公司的通力合作,实现数据通、系统通、客户通和利益协同。支付方(保险公司)可通过与医疗、健康服务网络合作,在保障医疗、健康服务质量及效果的同时,控制医疗、健康支出成本;服务方(医疗、健康服务网络)可通过与商业保险公司合作,提升客户体验、分散医疗风险、缓解医患关系、优化收入结构、提升医生积极性。

从数据的安全性、支付方的控费积极性、运营成本以及未参与合作的社会主体发展问题等多个方面来看,还存在难点,健康险服务闭环尚未形成。

29.5.3 商业医疗保险与精准扶贫

保险的本质是互帮互助、扶危济困,与精准扶贫有着天然的内在联系,其参与扶贫开发具有独特的机制优势。保险最基本的职能正是在大范围人群中转嫁个人风险,为发生不幸事件的个体提供经济补偿。保险本身即具有精准性,这恰恰与"精准扶贫"的脱贫攻坚要求高度吻合,而商业保险立足保险公司的业务特点,依托专业和规模优势,将健康险作为攻坚扶贫主战场,在精准扶贫工作中起到至关重要的作用。应打造"社会救助+基本医保+大病医保+商业医疗保险"的多元化多层次医疗保障体系,兜底线、织密网,保证贫困人口也能有病可医,不让任何一个人在健康方面掉队。

(1)以商业补充健康险产品为助力,拓展脱贫攻坚新举措

商业保险公司紧紧发挥主营业务特点和网点优势,不断扩大保险供给,丰富、创新扶贫举措。根据建档立卡贫困户和特定贫困人群的保险需求,在开展政保业务经验的基础上,开发了针对农村低保户、无保户和孤儿群体的扶贫保险产品,逐渐形成了"扶贫保"系列扶贫专属产品,全面覆盖人身意外、意外医疗、重大疾病等,有效满足了贫困人口的保险保障需求,顺应了供给侧结构性改革背景下保险扶贫的发展方向,提高了保险扶贫的针对性和精准性。

(2)优化理赔服务

全面推广"基本医保+大病保险+商保"的一站式理赔直付服务,积极推动大病保险跨省异地结算,减轻困难群众垫付医疗费用的压力。

(3)开展贫困人口的健康管理

利用服务网点优势进村入户宣传国家惠民政策、卫生健康知识以及健康保险理念,尝试开展贫困人口疾病管理,力争从源头上防止因病致贫、因病返贫。

(黄立兵　雷　欢)

参考文献

[1]鲍勇,周尚成.健康保险学[M].北京:科学出版社,2015.

[2]崔圆月.社会医疗与商业保险的合作模式研究[D].北

京:北京中医药大学,2019.

[3] 董鑫,严惟力,李天栋. 中国(上海)自贸区商业健康保险发展的启示——基于新加坡和中国香港的经验 [J]. 中国卫生政策研究,2014,7(3):12 - 16.

[4] 何江江,胡善联,张崖冰,等. 医疗保险全民覆盖背景下的卫生服务体系适应性研究:国际经验综述 [J]. 中国卫生经济,2010,29(10):95 - 97.

[5] 胡善联. 惠民保需要更多成长的时间 [J]. 中国卫生,2021(9):34 - 35.

[6] 孟庆跃. 卫生经济学[M]. 北京:人民卫生出版社,2013.

[7] 隋梦芸,叶迎风,苏锦英,等. 国内外社区健康管理模式研究 [J]. 医学与社会,2020,33(4):51 - 55.

[8] 徐巧珍,阚春. 商业保险在社会保障体系中的特殊作用 [J]. 世界经济文汇,2004(3):78 - 80.

[9] 许汝言,叶露. 我国基本医疗保险整合模式比较分析 [J]. 中国卫生资源,2015,18(6):381 - 384.

[10] 许闲,尹晔. 专家观点:国际视角下的金融科技、保险科技与监管科技发展 [J]. 保险理论与实践,2020(2):43 - 46.

[11] 应晓华. 商业医疗保险:有益补充还是低效选择? [J]. 中国社会保障,2019(8):85.

[12] 中国保险监督管理委员会. 中国保险年鉴 2017[M]. 北京:中国保险年鉴社,2017.

[13] 中国统计局. 中国人口统计年鉴 2021[M]. 北京:中国统计出版社,2021.

[14] 中国医药卫生事业发展基金会. 中国健康服务产业发展报告(2016－2017)[M]. 北京:当代中国出版社,2018.

[15] OECD. Health at a Glance 2017 [R]. Paris:OECD,2017.

[16] OECD. Health Statistics 2017 [R]. Paris:OECD,2017.

[17] ZHOU M,WANG H,ZENG G ,et al. Mortality,morbidity,and risk factors in China and its provinces,1990 - 2017:a systematic analysis for the Global Burden of Disease Study 2017 [J]. Lancet,2019,394(10204):1145 - 1158.

30 医疗保险支付方式

30.1　医疗保险支付概述

30.1.1　医疗保险支付

每项有组织的卫生筹资活动都必须考虑费用由谁支付，以及如何向卫生服务供方支付费用等问题。筹资组织（如政府、社会医疗保险、商业医疗保险计划、社区筹资计划等）必须首先明确应该如何组织和提供服务、哪些供方符合支付条件以及如何支付、支付多少等问题。

（1）支付

支付（payment）是市场交易过程中财产从一方（可以是个人或者组织）转移至另一方的过程。卫生支付是卫生市场在交易过程中资金从一方转移至另一方的过程。在一般的买卖双方简单交易过程中，买方被称为第一方，卖方被称为第二方。如果有多方参与交易过程，那么除了服务对象（即第一方）和服务供方（即第二方）之外的其他组织或机构被统称为第三方（third party）。比如，医疗保险机构就是卫生服务交易过程的第三方。

（2）卫生支付与医疗保险支付

卫生支付（health payment）包括患者自付和第三方支付两种。例如，在医疗服务过程中，由作为第一方的患者直接向提供医疗服务的医疗机构（第二方）支付医疗费用，称为患者自付；参保对象（第一方）向保险机构（第三方）交纳保费，在其生病并接受医疗机构（第二方）提供的服务后，由保险机构承担全部或部分服务费用，称为第三方支付。广义的第三方支付包括两种方式：一是第三方直接与供方结算；二是在患者与医疗机构结算之后，第三方对参保对象的部分或者全部费用进行补偿。

本章将第三方支付限定在医疗保险方与医疗服务供方之间的资金转移，即医疗保险支付。如无特别说明，本章的"医疗保险方"特指基本医疗保险部门，而本章中的"支付方式"多指供方支付方式（provider payment method）。

（3）收费与付费

由于"支付"与"付费"的概念近似，在本章具体介绍支付方式时，多使用国内已经约定俗成的叫法，如按项目付费、按床日付费、按病种付费等"付费"相关名词。

收费是站在医疗服务提供方的角度，在提供医疗服务后向患者收取的资源消耗的补偿，而付费则是不同的支付方向供方支付的部分，因此收费金额应该等于不同支付方支付的总和。在典型国家的医疗保障体系内,通常收费和付费之间有很好的衔接,比如服务包和定价/支付的单元保持一致,很少有将收费和付费两者明显分开的情况,而我国的收费和付费两者分开是由历史及诸多原因形成的。

医疗服务价格依托各种支付方式对应的支付单元实现对服务的补偿。因此,在国际上无论是总额预算、按项目付费、按床日付费、按绩效付费、DRG 还是其他支付方式,都会有筹资、定价和支付等多种概念的描述。以 DRG 为例,比如澳大利亚将 DRG 用于基于活动的筹资(activity-based funding,ABF),法国将此用于基于活动的定价(Tarification à l'Activité,T2A),而在美国则用于预付费(inpatient prospective payment system,IPPS)。无论是上述哪种用途,都会使用统一的 DRG 服务包。但对患者提供的服务中可能因为有特殊服务、药品或耗材需要放在服务包外,即进行单独定价/支付,这个除外范围在整个流程中也应该是一致的。

30.1.2 医疗保险支付制度

在所有的交易过程中,支付都是重要的一环。如果交易双方或多方在支付方式上形成一致并逐步稳定,就形成了支付制度(payment system)。

(1)支付制度的概念

支付制度是指为了规范卫生服务购买方(政府、医疗保险机构和患者)与卫生服务提供方(卫生机构和卫生人员)以达成相关政策目标和合理补偿而共同遵守的一系列行为准则,主要涉及服务包(benefit package)、支付方式以及一系列的相关配套措施。服务包是指在某种环境下供方提供的一系列产品和服务的组合。

一般意义上的交易只简单地涉及单一卖方和买方,而卫生支付在交易过程中则涉及多个买方和卖方。卫生服务买方,即卫生服务支付方,包括政府、保险机构(包括社会医疗保险机构和商业医疗保险机构)、个人及其他机构或者组织。卫生服务卖方,即卫生服务供方,主要是各类卫生机构和卫生人员。

在稳定的供求关系下,医疗保险支付制度是影响卫生服务利用,进而影响医疗卫生费用的重要因素。在卫生服务过程中,由于存在着明显的信息不对称,医患双方的力量并不对等,服务供方处于垄断地位,患者没有足够的能力判断其所接受的服务与其支付的费用是否相当,采用传统患者自付的方式无法制约医生的行为,也就无法有效控制医疗费用的过快上升。通过第三方付费的方式,政府和保险机构可以设计出多种支付方式,通过改变费用激励机制对医生行为产生影响,以达到在合理医疗的基础上控制费用的效果。因此,政府将支付制度改革作为控制医疗费用过快增加、解决"看病贵"问题的重要手段。

(2)支付制度的作用

1)对整个医疗服务体系绩效的作用。支付方式通过对服务提供者不同的激励作用,影响着医疗机构和医疗服务的数量、质量及效率,进而影响患者对医疗服务的满意度。世界各国的经验表明,虽然卫生筹资和补偿的水平对医疗行为有重要影响,但是医疗行为对支付方式的变化更加敏感,支付方式关系到卫生资源的分配,比筹资和补偿水平在更大程度上影响着医疗服务的质量和效率;科学合理地选择支付方式将有利于促进医疗机构内部运行机制改革,通过提高医疗服务体系的整体运行绩效,从而推动卫生改革。

2)对医疗卫生资源的分配和利用的作用。支付制度对医疗卫生资源分配和利用的影响分区域、医疗机构和医疗机构内部 3 个层次。通过支付方式的改革推动医疗资源在不同种类和不同级别的医疗机构之间重新配置,促进资源配置和利用合理化。合理的支付方式可提高医疗资源在不同地区、不同人群之间分配的公平性和可及性。支付方式作为医疗资源分配的经济杠杆,通过经济激励发挥作用,有利于落实各级各类医疗机构的功能定位,强化分工与合作,促进双向转诊和有序就医秩序的形成。此外,支付方式通过合理配置医疗资源向社区卫生服务和预防保健倾斜,有利于实现卫生服务的"目标上移、重心下移、关口前移"。

3)对医疗机构改革的作用。支付制度改革的成效在很大程度上决定了医疗机构改革能否顺利进行,因为支付制度会在医务人员的劳务政策、医院的管理自主权、患者的治疗方案、医疗服务的质量、医院的管理水平和信息系统等方面产生影响,进而作用于医疗机构改革。

(3)影响支付制度的因素

从支付制度的演变和发展历程来看,支付制度同社会、经济和文化发展息息相关,也受到卫生系统、服务提供体系、辅助支持系统的影响。如果不能够满足适宜支付制度所要求的前提条件,那么某种支付制度下的支付方式其原有的激励机制可能会被削弱甚至是扭曲。

30.2 医疗保险支付方式

支付方式（payment method）是支付制度中一个重要的组成部分。支付制度的一个核心作用就是通过支付方式所产生的直接或者间接激励效应,改变供方和需方行为。因此,选择科学的支付方式将有利于促进卫生机构内部运行机制改革,并通过提高卫生服务体系的整体运行绩效,推动卫生事业发展。

30.2.1 支付方式的概念与理论框架

在出现第三方付费前的数千年,都是患者完全自费。真正意义上的医疗服务供方支付方式始于100多年前医院建立之后。随着医疗技术日益成熟,服务费用越来越昂贵,为了减少经济风险,逐渐形成了互助和保险,卫生系统也逐渐发展和完善。自德国俾斯麦（Bismarck）创建社会医疗保险起,开始出现第三方支付,这才逐步衍生出不同的支付方式。

（1）支付方式的概念

支付方式是指卫生服务支付方对医疗服务供方按照规定服务的消耗进行补偿的途径和方法。因此支付方可以是患者,可以是社会医疗保险机构、商业保险机构以及其他支付方。本章重点介绍社会医疗保险机构对于医疗服务供方的支付。对于卫生机构的供方支付方式主要包括分项预算、按项目付费、按床日付费、按病种付费、总额预算、按绩效付费、按价值付费等。对于卫生人员的供方支付主要有按项目付费、工资、按绩效付费和按人头付费（表30-1）。

表30-1 常见供方支付方式的支付单元和应用范围

支付方式	支付单元	应用范围	
		卫生机构	医生和其他卫生人员
分项预算	每条预算线	√	
按项目付费	每项服务	√	√
按服务单元付费	每个服务单元	√	
工资	工作时间		√
总额预付	每个机构	√	
按人头付费	注册的每个人		√
按床日付费	每日	√	
以疾病诊断相关分组为基础的预付制（DRG-PPS）	不同诊断类别下的每住院人次	√	

续 表

支付方式	支付单元	应用范围	
		卫生机构	医生和其他卫生人员
按绩效付费	每个/组绩效指标	√	√
按价值付费	每个疾病/支付目标	√	√

（2）支付方式的理论框架

医疗保险费用支付方式作为一种有力的政策工具,通过经济刺激发挥作用,调控医疗行为,控制医疗费用,配置卫生资源,影响医疗服务的数量、质量和效率,从而影响整个卫生服务系统的运行绩效（图30-1）。支付方式通过医疗保险基金的分配影响卫生服务体系的运行绩效和医疗资源的配置和利用效率,对卫生服务的提供和利用、可及性以及患者满意度产生深刻的影响,甚至关系到不同地区、不同人群享有医疗资源和健康权利的社会公平性。从某种程度上来说,合理的医疗保险费用支付方式对整个人群健康水平的提高及社会公平稳定都具有重要意义。同时,支付方式的实施效果、群众满意度和资源配置效果又反过来影响着支付方式的调整和改革。

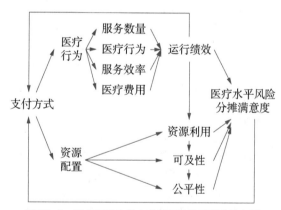

图30-1 医疗保险支付方式对卫生体系影响示意图

支付方式是控制医疗保险基金支付风险的闸门,是调控服务供方和需方的行为的经济杠杆,是引导医疗资源配置的风向标,也是推动医疗服务体系改革的外部动力。支付方式在整个卫生体系中起到了重要作用。

（3）支付方式的演进与最新进展

1）支付方式的演进。以各国的实践来看,供方支付方式逐渐从后付转向预付,从投入向单一产出、复合产出,逐渐向以结果为基础的支付制度设计演变。从最初使用分项预算到现在的按绩效付费,支付方式演变已经历了四代。表 30-2 列出了四代支付方式的演变及其测算基础。第一代支付方式是以投入为基础的分项预算,形成于 20 世纪初,它的支付标准和拨付提前确定,对供方管理有严格控制,一些规定会限制供方在明细项目(item)间进行资金转移,不会对医疗服务达到最佳投入组合产生激励作用或产生机制。一旦预算拨给供方,支付方对供方服务的质量和数量就没有了约束力。

表 30-2 支付方式的演变和测算基础

序号	投入(input)	产出/活动(output)	结果(outcome)
第一代	分项预算	—	—
第二代	总额预算(以投入为基础),按项目付费(项目无固定价格,未打包,以成本为基础)	按项目付费(项目固定价格,小打包(lump sum),以产出为基础)、按人头付费、按病种付费(按病种付费、DRG 等)、按床日付费、总额预算(以产出为基础)	—
第三代	—	以产出或活动为基础的多种支付方式的组合,比如:①住院服务,DRG+总额预算;②多在门诊服务、初级保健中使用的按人头付费+按项目付费	—
第四代	—	—	按绩效付费,以价值为基础付费

直到 20 世纪六七十年代,人口老龄化,疾病谱的改变,高科技和新技术的涌现,造成了医疗费用的不断上涨。为了控制费用,才逐渐出现了按项目付费、按床日付费、按人头付费、按病种付费、DRGs、总额预算等多种不同类型的支付方式,即第二代支付方式。因为按床日付费的管理相对简单,容易收集信息并可以逐步将规范和标准化予以落实,一些国家比如德国、法国等,从按床日付费逐步过渡到DRG。在另外一些国家和地区,在简单病种基础上,逐渐演变到复杂病种,按照临床相似性和资源消耗的相似性进行分组,慢慢过渡到 DRG。

在权衡医疗费用和道德风险时,混合支付方式成为一项更优选择,供方混合支付的形式优于依赖任何单一支付方式,它们更符合实际,允许在管理成本和理想激励之间权衡,这样就形成了第三代支付方式。在住院服务中,按项目付费可以和按床日付费、按病种付费、按 DRG 付费、总额预算进行混合付费,但每一种混合的形式不一定一致,既可能是针对不同的服务类型进行混合,又可能以某种支付方式为主。在该主体支付方式不能覆盖的范围之外,采取另外一种支付方式进行支付。

第四代支付方式是通过循证制定临床诊疗规范或者标准治疗方案,以此来评估是否达到某些好的结果,对好的结果(outcome)予以奖励。第四代支付方式有按绩效付费(pay for performance,P4P)以及以价值为基础付费(value-based payment,VBP)或补偿(value-based reimbursement,VBR)。

按绩效付费的一个例子是从 2008 年 10 月起,为保证医疗安全,美国老年与穷人医疗保险中心(Centers for Medicare & Medicaid Services,CMS)规定对医院发生的 8 种可避免并发症等不良诊疗结果减少支付。近年来,随着由不同的医疗机构,包括家庭医生、专科医生、医院等自愿组织起来的协同体责任制医疗组织(Accountable Care Organization,ACO)的兴起,VBR 的核心理念逐渐被采纳并开始应用,医疗服务应依据其给人们带来的实际价值,即按治疗或预防的效果收取费用,而不应鼓励滥用昂贵而无效果的或低价值的服务项目。以美国为例,CMS 基于 VBR 鼓励家庭、医院和医师之间相互协作,为慢病患者提供更好的服务予以补偿。虽然目前 VBR 的概念方兴未艾,但全面推广仍存在诸多困难,主要的困难是对价值的判断、支付标准、不同供方之间资金分配的确定以及支付时间滞后等问题。

国际经验表明,支付方式从最初以投入(分项预算、按成本补偿)为基础,到以结果(分为产出、结果、影响等不同结果形式)为基础,再到复合多元支付方式改革发展,支付方式本身并没有谁优谁劣一说,只是在某种情景下或者针对某类服务更合适。尽管当前按价值购买或支付的概念比较流行,但与其他支付方式相比,其核心内核并没有发生本质改变。同时,应在总额控制下开发出适用于不同医疗服务的精细化医疗保险支付方式,不同支付方式之间边界清晰、协同共进,并逐步实现有效衔接。

2）支付方式改革最新进展。传统支付方式通常单独实施，每一种支付方式都有自己特定的优缺点，实施效果也有赖于各自的使用环境。近年来，一些国家针对传统支付方式的不足，采取了 3 种应对措施。

A. 更有效地应用传统支付方式。比如利用循证数据针对特定服务、特定人群设计的支付方式。在初级保健领域，部分国家采用按人头付费的方法来矫正支付风险，以控制一些不当行为，比如减少服务或者挑选健康患者。考虑的危险因素包括年龄、性别、健康状况、服务利用、地理或者社会经济学因素等。总额预算的测算也在发展，原来以资源为基础或者以历史预算为基础确定预算总额，现在有些国家通过校正对年龄、性别等危险因素，让预算分配更加公平、透明。另外，引入服务量控制（volume control），设定服务量上限以控制费用过快增长，设定服务量下限以防止某些服务服务不足，并防止资源利用过多或者过少而出现结构失衡。在很多 OECD 国家，服务量控制主要用于初级保健和门诊的按项目付费、住院服务 DRG、按床日付费等打包支付，达不到工作量下限或者超过工作量上限要么将支付扣减，要么不支付。

B. 为克服单个支付方式的缺点，将单一支付方式变成混合支付方式。混合支付意味着不同支付机制用于不同的供方，或者向单个供方进行混合支付。典型做法是将按人头付费与按项目付费混合支付用于初级保健服务。门诊服务混合支付较少，通常采用按项目付费。瑞典和英国等国在门诊服务中引入总额预付和按绩效付费。住院混合支付是现在的国际通用形式，许多国家将总额预算与医疗活动相关支付（按 DRG 付费、按病种付费、按项目付费和按床日付费）相结合支付住院费用，其中最常见的形式是 DRG＋总额预付，在此之外，会对一些特定的疾病诊疗或住院服务打包付费（如肾透析）、按项目付费（如罕见病、超高额费用患者）和/或按床日付费（部分精神类疾病）。

C. 开发创新性支付方式。近年来，许多国家开始探索一些更具创新性的支付方式来提高服务协同，让有着复杂服务需要的疾病人群在不同类型、不同级别服务机构获得更好服务，在监测和评价绩效时更强调服务结果、质量和效率。创新性支付方式可归为三类：一类是附加支付（add-on payment），是在现有支付方式基础上，推动循证支付，让不同医疗活动之间更协调，或者提高绩效所引入的支付，

这些支付都与一些特定目标联系在一起。按绩效付费是一种常用的附加支付，在原有的支付方式基础上，通常按绩效付费将奖励与服务结果、质量和效率等多个维度相结合另行支付。一类是对特定服务打包支付。其既可指针对特定的、基于最佳实践或者按照临床路径所开展的急性服务活动所进行的打包付费（如英国、瑞典、美国等国所实行的方式），又可针对慢性病患者提供有质量控制的服务进行定期支付，比如葡萄牙选择高费用慢性病患者，荷兰根据循证指南的服务路径，对帕金森病和糖尿病分病程按平均成本打包支付。还有一类是按人群支付（population-based payment）。按人群支付的目标是针对负责不同服务的供方团体或者管理机构，对一个特定的人群提供的所有或绝大多数服务，鼓励控制成本、满足质量标准（如美国和德国所实行的）。目前我国正在开展医联体和医共体的试点，可以按人群支付进行设计。在医联体（或医共体）内不同的支付方可以在一起制定一个总预算，该预算是所有预定服务支付的基准。实际供方之间通过传统支付模式，比如按人头付费或者按项目付费支付进行资金分配，要求所有支付方结余共享、风险共担。

30.2.2 供方支付方式的几个核心要素

在供方支付方式中，医疗服务支付方式最为复杂，相关研究也比较深入。本节以医疗服务支付方式为例，重点介绍设计支付方式的 3 个核心要素——支付单元、支付标准和结算的时间点（表 30 - 3）。

表 30 - 3　常见支付方式的特点

支付方式	支付标准的确定时间	与供方结算的时间	支付标准的测算依据
分项预算	事前	事前	投入
按项目付费	事后	事后	投入或者产出
按人头付费	事前	事前	产出
按床日付费	事前	事后	产出
DRG - PPS	事前	事后	产出
总额预付	事前	事前	投入或者产出
按绩效付费	事前	事后	结果
按价值付费	事前	事后	结果

引自：LANGENBRUNNER J C, CASHIN C, O' DOUGHERTY S. Designing and implementing health care provider payment systems-how to manuals［R］. Geneva：The World Bank, 2009.

（1）支付单元

支付单元是指将卫生服务划分为边界相对清楚的单元，使之成为一个独立的产品，以确定价格。不同供方支付方式中的支付单元有所不同，在支付单元中最小的单位就是每一个具体的活动，而将一组或者一系列的卫生服务活动组合起来，称之为服务组合，俗称"打包"。对于服务组合的支付，称为"打包支付或捆绑支付（bundled payment）"。

表30-1列出了常见支付方式的支付单元。按项目付费的服务单元为供方的每一项卫生活动，以诊疗活动为例，每一次检查或一次手术记为一个服务项目。而工资的服务单元就是一定时间内某个卫生人员提供的所有服务。每种支付方式支付单元的集中度是不同的：按项目付费下的服务提供最为分散，医生需要考虑每一项服务；按床日付费、以疾病诊断相关分组为基础的预付费（DRG-PPS）、按服务单元付费较为集中；按人头付费的集中度最高，覆盖了一段时期内对一个服务对象的所有服务。

测算依据主要以投入、产出和结果为主。广义的结果（results）包括产出（outputs）、结果（outcomes）和影响（impacts）。而不同的结果针对的对象是不同的，如图30-2所示，投入（inputs）与产出（outputs）是针对供方或者机构来说的，结果（outcome）针对的是患者个体，而影响（impacts）针对的是人群。

1）以投入为基础（input-based）。投入包括人力资源（更严格地说，是人力资源在生产中花费的时间）、药物、耗材以及服务提供时使用的建筑物和设备等。以第一代支付方式分项预算为代表。分项预算的原理是根据以往卫生资源的投入构成和投入水平来预测未来资源投入量。20世纪80年代，澳大利亚在进行医院支付改革之前，公立医院实行的就是分项预算，他们根据历史的经验，测算对医院的投入量，这种分项预算是相对固定的。另外一个例子是向医疗服务供方支付工资。支付工资有两个众所周知的优点：除了加班费和药品和其他耗材等可变投入量的波动之外，成本是可以预测的；另外，供方没有经济激励来提供超量服务，供方诱导需求也不是一个问题。然而，众所周知，与产出或生产无关的等量薪资无法让医务人员产生超过雇用最低要求的经济激励。如果他们缺乏足够的非经济激励或积极做好数量或质量的工作，他们可能会产生提供低于所需产品或提供劣质服务的激励。

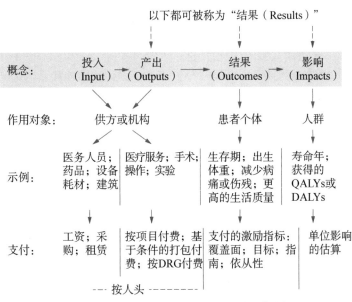

图30-2　支付方式从投入到影响：不同的测算依据

2）以产出为基础（output-based）。生产意味着使用投入通过生产流程提供产出。这些产出被称为医疗服务或干预，包括各种临床检查、实验室检查、手术、咨询和治疗，也包括当天支付的住院费等。因为供方和需方之间存在信息不对称，与实现具体某项或者某些政策目标相比，服务量、出院人数等中间产出更易被看到并被量化,就出现了第二代支付方式。目前对这些支付方式的评估指标多与产出相关。按床日付费、按人头付费、按 DRG 付费的支付单元都是以产出(如服务量,包括检验、手术或者门诊咨询量,住院人数,平均住院天数等指标)为基础。按项目付费和总额预付既可以是以投入为基础,也可以是以产出为基础。如果服务没有固定价格,且未进行打包,按项目付费就是以投入为基础。此时,供方可以被允许对提供的服务逐项计费,被称为"以成本为基础的后付式"的支付。如果服务有固定价格,且有一定程度的打包,这就是以产出为基础,也就是不管成本如何,针对预设的服务打包成一个固定的价格(fixed price)向供方支付。另外,一般来说,基于产出的支付方式,支付标准是预先设定的,但实际的支付可以是事前结算,也可以事后结算。

如图 30-3 所示,不同支付方式的产出可以根据支付单元的集中度,即打包的服务组合的大小来予以区分。随着打包程度的提高,支付的标准也相应提高。越多的服务被打包,服务成本变化就越大,每项服务价格与实际成本的差别也可能越大。以投入或者产出为基础的支付方式并不鼓励供方提供高质量和安全的诊疗服务,这些支付方式不会为那些减少医疗差错的做法买单,而患者如果因诊疗错误受损后需要额外服务,供方提供的这些额外服务却可以获得补偿。如果由供方负责购买投入,现在只要收费超过服务成本,就会面临尽可能多提供服务的经济激励。因此在按病种、DRG、床日等进行支付时,会进行服务量的控制。

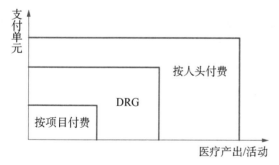

图 30-3　基于产出的不同支付单元

在一些国家,决策者在设计供方支付制度时,意图通过混合支付方式在矛盾的政策目标之间找到一种平衡。这就产生了第三代混合支付方式,比如对一般初级保健服务采取按人头付费,对优选初级保健服务采用按项目费付费,对住院服务采用总额预算+DRG。

3)以结果为基础(outcome-based)。以第四代支付方式以按绩效付费为代表。通过循证的方法制定临床诊疗规范或者标准治疗方案,以此来确定结果评价指标,并对评估结果好的服务予以奖励。比如美国老年保险和穷人保险中心(CMS)对患者出院时向 CMS 报质量指标的医院增加补偿,奖励利用卫生信息技术改善慢性病患者健康的医生,对发生 8 类导致患者损伤或死亡结果的医院停止支付。

4)以影响为基础(impact-based)。影响指的是对人群健康的影响,是一群患者的结果,这群患者都经历了这些产出(output),是他们结果的总和。因为对人群健康的影响可能包括通过综合指标单元[例如质量调整生命年(QALYs)或伤残调整生命年(DALYs)]测量出人群寿命延长、生命质量提高,这种影响有时只能在结果发生时粗略估计,有些可能只能在多年之后才能完全了解。此外,综合指标测量涉及一些主观参数-残疾权重或不同功能限制的相似值,以及可能不存在共识的贴现率。这使得为服务提供后产生的每个 QALY、DALY 或额外寿命年支付一个固定价格变得困难,因此目前没有向供方支付影响的例子,但也许未来可以进行尝试。如果一个项目包括为每个新生儿生存 1 年或 5 年提供奖励性支付,则可以在一个 3~5 年的按结果支付项目的典型会计期内测量该影响。为新生儿和儿童提供医疗服务的供方和为该项目提供资金的一方都不需要承担超过一定儿童期的死亡风险。为了使支付与项目的结果更紧密地联系起来,根据该项目中定义的标准来判断,这种对帮助婴儿和儿童生存的奖励可以仅基于那些具有早期死亡风险的新生儿。

图 30-4 说明了对于特定的儿童免疫,不同的干预措施如何导致不同结果中定义和测量或估计"结果(results)"。按结果支付最简单方法是向供方支付儿童免疫接种费用,并假设后期结果来自疫苗效力、疾病发病率、致死率或病死率以及在未免疫儿童中可能发生死亡或其他健康损害的年龄。通常,在影响链上的医疗保险为达到预期的支付结果可能会采取奖金(bonus payment)的形式,通过实现群体免疫来进一步降低发病率;或者对无法降低儿童死亡率的结果不予支付,而是针对降低那些不免疫则有可能出现高风险人群死亡率的措施进行支付。按结果

支付可以采用与想实现的特定结果一样多的特定形式,每个阶段都有不同的激励措施。

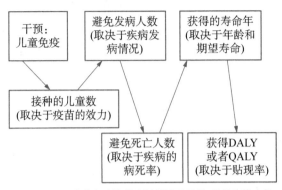

图30-4 以儿童免疫接种为例的测量结果:从按产出支付到按影响支付

从按项目付费到 DRG、打包付费再到按人头付费,逐步将筹资风险从支付方转移到供方,并强化了将服务提供保持到最低标准的激励,使其与所需的质量和服务结果保持一致。DRG 与按人头付费的支付合同也可以规定供方必须提供的特定产出和结果(比如一些保证质量的服务)。当这种风险转移到供方,尤其是公立医疗机构及其员工的薪酬时,通常是支付方不会将供方的全部收入按结果(results)支付(包括前面提到的按产出支付以及按价值支付、按绩效付费等)的原因。将更多的风险转移给供方并不一定意味着会将支付方的风险降到相同的程度,因为后者仍然必须确定何时满足支付条件,存在为不良结果或未达到要求的结果支付过多或者供方遵守上述条件反而未被支付的风险。验证成本可能相当大,并且随着将结果的定义从产出转向影响时,成本会趋于增加。如果通过调查数据来衡量是否符合设定标准,则需要非常大的样本来发现并奖励改进的结果并且对支付方有足够的信心。因此,尽管现在以价值为基础被广泛提及,但不能被应用,主要存在以下几个方面的障碍:①确定是否符合结果/价值的程序和方法缺乏,验证成本很大;②有一些患者住院和出院只是病程中的一个片段/过程,短期内是看不出来结果的,无法用结果指标去衡量;③对结果的判定需要时间(比如药品和植入类耗材的质量和安全性),而当前的结算系统要求实时支付,不可能立刻实现;④风险转移的特征导致公立医疗机构所有收入不可能都来自于结果支付。公立医院需要开门营业,需要支付投入的成本,而如果一直入不敷出,就会倒闭或者无法营业,这也是为了维护公益性的公立医疗机构免受不能承受之事。

(2)支付标准

1)根据支付标准的确定时间确定预付还是后付。可将医疗服务的支付标准分为事前确定、事后确定两种,指的是对服务供方某项服务或服务包支付的费用额度是预先设定还是事后设定。

A. 预付:根据某种支付方式,将一些特定服务打包,并预先设定支付金额,以及如果没有满足某些服务标准而对供方采取的处理方式,即预付。经济风险将从支付方转给供方。

B. 后付:根据供方的服务费用事后确定支付金额,支付方将承担所有风险,即后付。以投入为基础的支付标准可以提前确定也可事后确定。

2)相对值与费率。通常医疗服务是在确定整体价格的基础上确定支付标准的。与药品和耗材的定价方法不同,医疗服务不同于药品和医用耗材对产品逐一定价,无论是政府定价还是谈判定价,一般针对某类服务一揽子定价。无论是针对项目定价还是打包定价(比如床日、病种或 DRG 组)定价,都是将某一个支付单元的服务包价格拆成相对点值(relative unit value,RUV)和基础费率(base rate)或转换因子(conversion factor)两部分。

以美国的老年医疗保险为例,对医师和门诊服务按项目付费,以当代医疗服务操作术语集(current procedural terminology,CPT)为基础,按照以资源为基础的相对价值尺度(resource-based relative value scale,RBRVS)的方法得出每个项目的相对点值和项目间的比价关系。由于医疗服务价格受到当地医务人员工资水平、区域差异和其他因素影响,将这些因素汇总成转换因子,这些相对点值乘以某地的转换系数就得出某地项目价格;而住院按 DRG 预付费,算出每个组的相对权重值和组间的比价关系,这些相对权重乘以各地的费率就得出各地 DRG 组的价格,上述两种相对值和比价关系的确定从原理上都可被视为"点数法"。

3)确定支付标准的方法。对于支付方来说,最大的挑战是如何制定一个适宜的标准,既能引导区域内的资源合理配置,满足当地老百姓的基本医疗需求,又能鼓励供方提供适宜的、具有成本效果的诊疗服务。这一标准既不能过高而导致过度服务,又不能过低而导致服务提供不足。制定的标准应该尽量接近最有效服务的成本,以确保达到质量和健康结果。此时能最大限度地减少对不当服务和低价值服务的激励,并能够准确预测预算。如果通过成本核算能够揭示有关服务提供的基本成本结构的信息，并且能够估算出提高效率和质量的标准服务和标准成本，那么按照标准成本是未来的调价方向。

支付标准可以由支付方单方面规定固定额度，也可通过支付方与供方之间谈判协商决定。确定支付标准的方法有多种，最常见的是以成本为基础进行的测算。以按项目付费为例，项目成本核算方法有作业成本法、比例系数法等。以病种和DRG成本核算方法为例，有自上而下成本分摊法、自下而上法、成本收入比法；也可以采用历史成本（或费用）推演法、标准成本推演法、平均费用或者在平均费用基础上进行风险校正来测算。在确定医疗服务预算（或总额）时，不同国家覆盖成本的范围不同。有的国家按全成本定价，如法国；有的国家筹资渠道和预算基础不同，将医院补偿分为资本成本和运营成本两部分，比如澳大利亚、德国和丹麦等国，在对支付单元定价时不考虑含房屋建筑、大型设备的资本成本，仅考虑医疗机构的运营成本。我国的公立医院通过收费和支付医院获得的补偿不能包含政府财政补贴这部分。

分项预算以医疗服务中实际投入作为成本核算的依据来确定支付标准，如计算检查、诊断等单个服务项目中人力、物力、财力的投入数量，归集形成各项服务的成本。以美国CMS的DRG支付标准为例，该标准建立在DRG分组的基础上，每个DRG组都有一个相对应的支付标准。在DRG分组原则制定好之后，收集大量的历史数据进行支付标准的计算，利用适当的统计模型进行费用预测，以确定每个DRG分组的支付标准。统计模型在此不作赘述，需要指出的是，制定支付标准时还需要考虑以下几点：一是工资指数；二是医院级别指数；三是间接医学教育费（indirect medical education，IME）；四是低收入患者补助；五是对符合额外补偿的新技术的补助；六是对离群值（outliers）额外支付，即一些特殊患者需要消耗的医疗资源远远超过DRGs的支付标准，对于这些患者，可进行额外支付。

4）对支付标准的调整。为满足现实需要，支付标准需要每年更新。那些根据收费或者事后根据成本测算的支付方式，需要随着收费价格或成本的变更而进行更新。而那些前瞻性确定支付标准的支付方式就面临着一定的挑战，支付方和供方之间的利益冲突也会日益激烈。支付方和自费患者希望支付标准尽可能低，而供方则希望支付标准越高越好。

为了使这类冲突减至最小，支付标准一般根据物价总指数或者工资水平进行调整。有的国家将支付标准的增长率定得低于物价总指数的增长水平，这样可以促使提供者提高运营效率。

5）结算的时间点。按照发生结算的时间点在服务提供前还是提供后，可分为事前结算和事后结算两种。

A. 事前结算：指实际支付结算时间点在服务提供之前。对于预先设定的支付标准，实际支付可能会发生在服务提供之前或者之后，实际支付发生在服务提供之前者为预付。比如按人头付费，给每个人提供的全套服务的价格事前商定好，实际支付也在服务提供之前。

B. 事后结算：指实际支付结算时间点在服务提供之后。在以病例为基础的医院支付制度下，每种病例的支付标准提前确定，但实际结算是在提供服务之后。

通常在以产出为基础的支付体系中，支付标准是提前确定的，但支付方与供方的实际结算可以是事前预拨或者事后清算。

30.2.3　支付方式的激励约束机制

激励约束，即激励约束主体根据组织目标、人的行为规律，通过各种方式，去激发人的动力，使人有一股内在的动力和要求，迸发出积极性、主动性和创造性，同时规范人的行为，朝着激励主体所期望的目标前进的过程。经济学假设任何机构和个人的行为总是以自身利益最大化为导向的。不同支付方式会产生不同的经济信号，供方对这些信号的反应表现为追求自身利益最优化的医疗行为。

由于医务人员决定治疗方法、服务量和用药量，支付方式的激励约束可以使医务人员改变工作时间的长短、单位时间就诊量、工作地点甚至治疗方案。支付方式的激励也影响卫生机构改变服务对象类型，调整机构内部资源配置，通过改变中间产出（比如改变门诊量、住院时间、住院率）从而影响卫生服务的成本、效率和质量。由于支付方式可以造成治疗成本的经济风险在支付方和供方之间发生转移，因此它可以从多个方面影响供方行为。比如按人头付费，可以将经济风险转移到提供方，激励供方将服务量减至最少。

每种支付方式都有各自不同的特点和相应的激励约束机制，表30-4列出了不同供方支付方式对供方的激励约束机制。可以将几种支付方式进行组合以增强或者抵消单个支付方式的某些激励机制。

表 30 - 4　不同支付方式对供方的激励约束机制

支付方式	对供方的激励机制
分项预算	减少服务提供量；向其他供方转诊；要求增加投入；没有激励机制去提高投入组合的效率；在财政年度的末期会花光所有的资金
按项目付费（有固定的收费价格或者打包收费价格）	提高服务量，有些是不必要的服务；减少每单位服务的投入
按项目付费（无固定的收费价格）	提高服务量，提高投入
按人头付费	提高投入组合的效率；吸引更多的患者，降低投入，减少服务量，向其他供方转诊；关注便宜的健康促进和预防项目；筛选健康服务对象
按床日付费	增加床日数（增加入院人数和住院时间）；减少每住院天数的投入；增加床位数
按病种付费（包括 DRG）	增加患者人数，包括不需要住院的人数，减少每个患者的投入；改善投入组合；减少住院时间，将需要康复类服务转到门诊或其他部门
总额预算	资源利用具有灵活性；如果预算少，会减少服务提供量，向其他供方转诊；改善投入组合的效率
按绩效付费	更关注质量、安全等结果，但仅关注指标考核中要求的结果

30.2.4　与支付方式相关的监管

支付方式监管体系的理论框架之一可以采用组织行为学理论中的结构 - 行为 - 绩效（structure-conduct-performance，SCP）理论。支付方式改革作为一种外部政策冲击，给当地的医疗行业带来很大影响，引起区域内行业结构改变，行业管理者发布相关政策和配套措施，引起医院和医务人员（供方）出现行为变化。上述行为分为预期行为和非预期医疗行为，从而产生预期和非预期绩效或者结果发生改变，这些结果既有预期结果，也有非预期结果。与按

项目付费后付制产生的激励不同，预付打包支付方式作用于区域的医疗机构和医务人员，基于各种内外影响因素和供方间相互作用汇总，将产生"三＋1"效应的非预期医疗行为（表 30 - 5）。

一是"行医方式"效应（practice-style effect），这种效应会改变患者和医疗服务提供在地区的份额，改变医院间平均资源利用的差异。供方主要有两类行为：第一类是改变患者流向，可能产生可避免住院（即不该住院而住院）增加、向上级医疗机构转诊率增加、区域外就诊率增加等非预期结果。第二类是分解住院，使服务向门诊/社区转移、住院患者转门诊、费用向门诊转移。

二是"选择"效应（selection effect），这种效应会改变患者平均严重程度。供方会结合自身的成本，结合病种价格调整组内患者结构，如推诿重症患者；若一些重病组价格高，则会选择部分重症患者。

三是"道德危害"效应（moral hazard effect），这种效应会改变服务强度，即服务包内单元服务组合，对患者提供过少或者过多服务。严重时甚至未完成临床规范或者临床路径的必做项目，造成诊断偏差和质量安全性问题。

四是其他行为。主要包括三类行为：①编码升级（up-coding）；②上报数据瞒报、造假、欺诈等异常行为等，以隐瞒一些医疗事故避免处罚，或者套取资金；③医疗服务供方与参保人合谋的欺诈、违规行为。因非预期医疗行为所产生的非预期结果主要有：①不该住院而住院，浪费大量医疗资源；②选择患者、不合理转诊；③资源消耗出现偏差；④为控制医疗费用而减少提供或者提供不足必要的医疗服务数量，让医疗服务质量无法保证质量安全性问题；⑤不按时出院，即过早出院或者住院时间过长；⑥不合理费用增加，造成资源浪费或提供不足；⑦对于成本较高的服务缺乏提供的积极性，致使医疗服务供方缺乏改善和提高医疗服务技术水平的积极性，在一定程度上遏制了新技术的创新与使用。⑧病案质量和有关填报数据质量差等行为，如编码升级。

表 30 - 5　打包预付类支付方式可能产生的"三＋1"非预期行为和非预期结果

非预期行为	"行医方式"效应 （practice-style effect）	"选择"效应 （selection effect）	"道德危害"效应 （moral hazard effect）
含义	改变在地区份额，改变医院间平均资源利用的差异	改变收治患者的人数、改变平均严重程度	改变服务强度，对患者提供过少或者过多服务

续 表

非预期行为	"行医方式"效应 (practice-style effect)		"选择"效应 (selection effect)	"道德危害"效应 (moral hazard effect)	
具体行为	改变患者流向	分解住院,服务向门诊/社区转移	根据价格调整组内/服务包对应的患者结构:"挑肥拣瘦",选择轻症患者/部分严重组	减少打包单元内服务;改变服务组合;降低患者治疗成本,有可能出现服务不足	以次充好:降低使用药品和耗材的质量
非预期结果	1)向上级医疗机构转诊率、区域外就诊率增加 2)住院患者转门诊	1)14天内再入院率增加 2)费用向门诊转移:患者同病种门诊就诊率增加	1)不同病种组患者的总人数、构成发生变化 2)同一病种组下严重细分组患者占比增加	1)患者治疗成本降低,医疗纯结余增加 2)未完成临床路径的必做项目,造成诊断偏差和质量安全性问题 3)患者住院时间大幅缩短或延长	重点病种高值药品和耗材品种规格和数量变化

以 DRG 付费试点为例,监管内容主要包括四个方面。一是 DRG 支付政策设计的合理合规性。DRG 设计时应避免出现同样支付单元(病种/服务)采取不同支付方式(双轨制/多轨制);支付单元不合理,从临床和资源消耗角度患者进入的支付单元不匹配;城镇职工、居民、自费患者不同价格;与实际成本相比,支付单元的定价标准(/支付标准)过高或过低;个人自付部分的高低。二是预付费下可能产生的非预期行为和结果,"三十一"(表30-5)。三是结果维度,包括工作量、资源分布及患者流向变化;医疗保险基金相关内容,费用控制及内部结构变化评价;效率评价;各 DRG 组内人数变化、编码升级和疾病严重程度变化;质量与安全性评价;社会效益;医院经济运行影响等其他效果评价指标。四是风险管控,包括医疗机构、医务人员、患者、监管机构内部人员等异常行为;费用异常,服务、药品及耗材的使用异常,重大医疗事故和无法解释的结果及患者流向等异常现象;结算、数据上报等异常环节和风险点。针对风险管控,主要针对以下五个方面:一是针对根据病种价格调整组内患者结构,选择患者的非预期行为,采取定期调整分组、定价与支付政策;设定 DRG 组内患者人数的变动区间(比如设定一个区间为97%~100%)的管控措施。二是针对降低患者治疗成本、服务不足的非预期行为,应采取制定相关惩罚措施,加强质量监管,制定试点地区重点病种临床路径;在临床路径基础上,制定重点病组必做项目清单的管控措施。三是针对以次充好,降低使用药品和耗材质量的非预期行为,应规定特殊药品耗材的最低功能和质量,如人工晶体规定软性、可折叠、非球面;检查相关病组定价标准是否合理;如果出现质量问题,制定惩罚措施。四是针对提前转诊或住院等分解住院行为应采取加强病历审核;根据编码规则设定预审软件加强编码审核的管控措施;五是针对调整主要诊断、增加合并症、并发症个数等编码升级的非预期行为应采取完善疾病诊断和操作选择原则;从电子病历提取诊断和编码信息,以医生原始诊断为证据的诊断信息的上报,发现问题予以追究。

30.2.5 支付方式的选择与调整

选择何种支付方式取决于筹资和服务提供的组织形式。卫生筹资和卫生服务提供既可以一体化,又可以单独存在。例如,当政府或医疗保险机构直接拥有并管理医院时,此时的卫生筹资方和提供方就是一体的。在这种组织安排下,工资、分项预算或总额预算等支付方式就比较可行。当医疗保险机构和医院相互独立,那么按项目付费、DRG-PPS、按床日付费方式就比较合适。

支付制度的选择,尤其是支付方式的选择,是在费用控制、服务效率、医疗质量等诸多目标之间寻求一个平衡点。政府或医疗保险机构在开发一种支付制度时,通常很少有足够的时间、技术资源去设计一个最佳体系,有时也可能缺乏技术能力和准确的成本及所需服务量的基线信息。因此,考虑到实际的管理能力和实施条件,对于激励约束机制的确定通常都会建立在现有信息、技术能力以及设计、建立、运行和监测支付系统所需时间的基础上。

当政府确定了在某类医疗机构的某些卫生服务中实施某种支付方式,并确定其支付标准后,所有的利益相关者之间将会展开博弈,因为它决定了卫生机构和卫生人员的收入水平和患者就诊时必须支付的费用水平,进而决定了为了维持医疗保障制度所需上缴的税款或保费金额。支付方想将其财务负担最小化,而供方则想要自己的收入最大化。最终,决策应该是多方可以接受的折中方案。

30.3 医疗保险主要支付方式及其特点

30.3.1 医疗机构的支付

对医疗机构的支付包括分项预算、按项目付费、按人头付费、按床日付费、按病种付费、按服务单元付费、总额预算、按疾病诊断相关组为基础的预付费(DRG - PPS)、按绩效付费、按价值付费等。

(1)分项预算

定义:分项预算是指在某一特定时间范围内,将固定资金分配给供方,以覆盖某些特定的明细项目(或者投入成本),比如人力、药品和供给。因此,分项预算是以投入为基础的支付,其支付标准的确定和拨付都是提前确定的。

优点:会对管理有严格的控制,通常是政府系统内评价。理论上,随着时间的推移,可通过调整预算线来增加具有成本效果的卫生干预项目,减少不具有成本效果的项目,达到卫生干预的技术效率和配置效率。

缺点:支付方的一些规定通常会限制供方在明细项目间资金转移的能力,因此不会对供方达到最佳投入组合产生激励作用或产生机制。因为供方并不对资源配置的决策负责,他们甚至没有动力去决定哪些项目组合是最有效的。一旦预算拨给了供方,支付方对供方的约束力就会大大降低。

(2)按项目付费

定义:按项目付费根据项目价格是事前确定还是事后确定分为固定价格和浮动价格两类。其中在事前制定固定价格属于预付制,其特点是医院收入与提供的服务项目数量直接相关,即总费用 = $\sum$(服务项目数×项目价格)。在已设定标准价格的前提下,医院往往以过度医疗服务和诱导需求来增加收入。而浮动价格,在国内常说的"点数法"就是先确定各种项目的相对点值,在事后根据预算和实际服务量确定项目价格,属于后付制的传统形式,

优点:按项目付费的经济风险主要在于支付方,但支付方可以在鼓励供方提供服务时采取按项目付费。

缺点:①项目固定价格的形式为医疗服务供方提供了较多的经济刺激和机会,医疗费用控制力度

很弱。医疗质量一般能有较好保证,但存在服务过度和资源浪费的问题。②而点数法后付制形式则会产生不同的激励,在供方最初无法预测其他同类型竞争者实际的产出结果时,会形成"踏板效应"。在改革初期,医院会面对"囚徒困境",为确保收入,即使最终服务贬值也要"冲点",大幅增加服务量,而由于服务实际资源消耗无法得到相应补偿,公立医院将出现系统性亏损,长此以往将造成医疗服务市场供需失衡。随着对这一规则的适应,医院间有可能结盟,会对内约定服务量,共同与医疗保险进行谈判,也有可能发生个别医院恶性竞争,出现高套等行为,人为改变点数实际价值,造成不公平竞争的现象。

(3)按人头付费

定义:按人头付费属于预付制,该支付方式以注册的个人为支付单元,固定支付一定时间内(比如一年内)的所有服务费用。支付方根据卫生机构的规模、技术、服务对象的特点等情况,按事先确定针对每个服务对象(即人头)的支付标准及所服务的人口数,向卫生机构预先支付一笔固定费用,供方则根据合同规定的目标人群和服务包向服务对象提供服务。

优点:按人头付费可以鼓励供方降低成本,防止过度提供服务,促进供方更加注重预防保健和公共卫生服务,减少更加昂贵的治疗性服务。

缺点:供方可能为了控制成本、节约费用而减少一些必要的服务;医生筛选相对健康的患者,拒绝重症患者;在某种程度上限制了患者对供方的选择,通常一个人一年之内只能选择一个卫生机构。如果患者没有选择余地,则供方缺乏竞争,医务人员的积极性如果没有得到激励,则服务量可能减少。

(4)按床日付费

定义:按床日付费属于预付制,支付单元以天为基础。对每位患者每一天的门诊或住院服务按固定费用支付给供方。这种支付方式将服务与每个住院日或者每个门诊日捆绑在一起,而不管实际的服务和成本有多少。该方式适用于对医院住院服务的支付。

优点:按天支付固定费率的方式可激励医院提高效率,减少检验、检查和手术。

缺点:由于卫生机构承担了大部分的经济风险,它们会限制每天的服务量并延长住院时间。结果是按床日收费提高了卫生机构的床位使用率并促进了卫生机构床位规模的扩大。

（5）按病种付费

定义：按病种付费是以某个疾病治疗方法的主操作为基础，根据事先确定的临床治疗方案，将特定的诊疗过程中产生的费用额包干，支付方据此支付，结余归医院，超支不补。

优点：按病种付费的方式制约力度强于按服务单元支付，在一定程度上促进了管理和成本核算。对于医疗质量的影响，依医院反应的不同而不同，但从整体而言，能够促进医疗质量的提高。

缺点：能被纳入到按病种付费范围的病种有限，如果付费标准定得过低，则供方没有将适宜的病种纳入付费范围的积极性，采用将患者标为"变异"患者的手段，这样就可以不被纳入或在纳入后中途退出，导致费用控制效果差。

（6）总额预算

定义：总额预算属于预付制，由政府或医疗保险机构与医疗服务供方协商，确定供方一年的年度总预算额，医疗保险机构在支付供方费用时，依此作为最高限额，相当于对供方设立了一个封顶线。由于封顶线的设立，总额预付制对费用的控制是最可靠和最有效的。

优点：总额预付制将医疗消费和费用的控制权交给了供方，医疗保险机构的工作主要在于对预算额度的制定和预算执行的审核，因而可以简化医疗保险的管理流程、降低管理成本。

缺点：总额预付制对医疗质量的影响取决于预算额是否适宜、有无相关的监督措施。如果预算额偏高，医疗服务会不合理增长，出现服务过度的现象；如果预算额偏低，医疗服务量和质量会下降；如果预算额定得适宜，可以促进卫生资源的合理使用，提高医疗服务的成本效益，但也会出现不合理地减少服务、服务积极性下降的情况。在总额控制的情况下，如果医院不能合理计划并有效提供服务，则很可能出现阶段性的服务过度和服务不足的情况。

（7）按疾病诊断相关组为基础的预付费（DRG-PPS）

定义：将住院患者按疾病、诊断、年龄、性别等分为若干组，每组又根据疾病的轻重程度及有无合并症、并发症分为几级，对每一组不同级别制定相应的偿付费用标准，按这种费用标准对该组某级疾病的治疗全过程一次性向医疗机构偿付清。最早的DRG是由耶鲁大学Robert Fetter带领的团队于20世纪70年代在美国国家卫生财政管理局（HCFA，是现在老年和穷人医疗保险中心的前身）的资助下发明的。美国政府于1983年10月起对老年医疗保险制度实行DRG-PPS的支付方式，即由实报实销改为定额补偿。相较于按服务单元收费而言，按病种付费分解服务次数的难度要大一些，但这种情况仍然存在。

优点：DRGs的实施能提高医院行为活动的透明度，增强信息标准化程度。

缺点：费用标准的制定需要大量的信息资料和较高的技术，操作难度大。且程序复杂，管理费用高，推广使用受到一定限制。

（8）按绩效付费

定义：按绩效付费是依据卫生服务供方的工作绩效对其进行支付的方式，是有效利用有限的卫生资源以最大程度地促进健康产出的重要政策工具，有利于激励供方提供更多的公共卫生服务。

优点：对质量更加关注。将产出的结果与医院员工的工资挂钩，直接激励员工更关注质量。

缺点：指标体系设计的合理性影响员工的行为，如果过于偏重某一方面，则会使得员工只关注考核指标而忽略其他重要问题。

30.3.2　对医务人员的支付

对医务人员的支付包括工资与奖金、按项目付费、按绩效付费、按人头付费、按结果付费等多种形式，因按项目付费、按绩效付费和按人头付费已经做过相应阐述，这里仅介绍工资与奖金。

定义：这种方法的支付单元，与患者的数量、服务量或服务成本多少无关，只根据卫生人员工作的时间支付工资。

优点：在发展中国家，由卫生人员的雇主（主要是政府）承担经济风险，因此，雇主有成本最小化、效率最大化的激励，可能会要求每个医生在单位时间内接待很多患者；而且对工资水平的高低总是存在着争议。

缺点：在这种支付制度下，卫生人员承担的经济风险很小，他们只关心工作时间的长短，因此缺乏对医生工作的激励机制。在发达国家，雇主（如预付制的保险计划）常常采用一些激励机制引导医生增强成本控制意识。

30.4　医疗保险支付方式改革

由于我国医疗卫生资源总量结构不合理、分布不均衡、基层服务能力薄弱等问题比较突出，深层次体制机制矛盾尚需破解,医疗保险支付方式在调节医疗服务行为、引导医疗资源配置等方面的作用还没有充分发挥。随着医改不断向整体推进,建立分级诊疗体系、推进公立医院改革、开展家庭医生签约服务、控制医疗费用过快增长等各项改革重点任务也对医疗保险支付方式改革提出新的要求。2017年6月28日,《国务院办公厅关于进一步深化疾病医疗保险支付方式改革的指导意见》(国办发〔2017〕55号)提出:围绕深化医药卫生体制改革目标,建立并不断完善符合我国国情和医疗服务特点的医疗保险支付体系。健全医疗保险支付机制和利益调控机制,实行精细化管理,激发医疗机构规范行为、控制成本、合理收治和转诊患者的内生动力,引导医疗资源合理配置和患者有序就医,支持建立分级诊疗模式和基层医疗卫生机构健康发展,切实保障广大参保人员基本医疗权益和医疗保险制度长期可持续发展。2020年2月25日中共中央、国务院《关于深化医疗保障制度改革的意见》中提高八个方面28条措施,提到了建立管用高效的医疗保险支付机制,持续推进医疗保险支付方式改革。完善医疗保险基金总额预算办法,健全医疗保障经办机构与医疗机构之间协商谈判机制,促进医疗机构集体协商、科学制定总额预算、与医疗质量、协议履行绩效考核结果相挂钩。大力推进大数据应用,推行以按病种付费为主的多元复合式医疗保险支付方式,推广按疾病诊断相关分组付费,医疗康复、慢性精神疾病等长期住院按床日付费,门诊特殊慢性病按人头付费。探索医疗服务与药品分开支付。适应医疗服务模式发展创新,完善医疗保险基金支付方式和结算管理机制。探索对紧密型医疗联合体实行总额付费,加强监督考核,结余留用、合理超支分担,有条件的地区可按协议约定向医疗机构预付部分医疗保险资金,缓解其资金运行压力。2018年国家医疗保险局成立以后,将医疗保险支付方式改革作为重点工作之一在全国开展试点。

30.4.1 改革目标

2017年起,我国进一步加强医疗保险基金预算管理,全面推行以按病种付费为主的多元复合式医疗保险支付方式。要求各地选择一定数量的病种实施按病种付费,国家选择部分地区开展按疾病诊断相关分组(DRGs)付费试点,鼓励各地完善按人头、按床日等多种付费方式。到2020年,医疗保险支付方式改革覆盖所有医疗机构及医疗服务,全国范围

内普遍实施适应不同疾病、不同服务特点的多元复合式医疗保险支付方式,按项目付费占比明显下降。

30.4.2 基本原则

支付方式改革的基本原则是"保障基本、建立机制、因地制宜、统筹推进"。

一是保障基本。坚持以收定支、收支平衡、略有结余,不断提高医疗保险基金使用效率,着力保障参保人员基本医疗需求,促进医疗卫生资源合理利用,筑牢保障底线。

二是建立机制。发挥医疗保险第三方优势,健全医疗保险对医疗行为的激励约束机制以及对医疗费用的控制机制。建立健全医疗保险经办机构与医疗机构间公开平等的谈判协商机制、"结余留用、合理超支分担"的激励和风险分担机制,提高医疗机构自我管理的积极性,促进医疗机构从规模扩张向内涵式发展转变。

三是因地制宜。各地要从实际出发,充分考虑医疗保险基金支付能力、医疗保险管理服务能力、医疗服务特点、疾病谱分布等因素,积极探索创新,实行符合本地实际的医疗保险支付方式。

四是统筹推进。统筹推进医疗、医疗保险、医药各项改革,注重改革的系统性、整体性、协调性,发挥部门合力,多措并举,实现政策叠加效应。

30.4.2 改革的主要内容

(1) 实行多元复合式医疗保险支付方式

针对不同医疗服务特点,推进医疗保险支付方式分类改革。对住院医疗服务,主要按病种、按疾病诊断相关分组付费,长期、慢性病住院医疗服务可按床日付费;对基层医疗服务,可按人头付费,积极探索将按人头付费与慢性病管理相结合;对不宜打包付费的复杂病例和门诊费用,可按项目付费。探索符合中医药服务特点的支付方式,鼓励提供和使用适宜的中医药服务。

(2) 重点推行按病种付费

原则上对诊疗方案和出入院标准比较明确、诊疗技术比较成熟的疾病实行按病种付费。逐步将日间手术以及符合条件的中西医病种门诊治疗纳入医疗保险基金病种付费范围。建立健全谈判协商机制,以既往费用数据和医疗保险基金支付能力为基础,在保证疗效的基础上科学合理确定中西医病种付费标准,引导适宜技术使用,节约医疗费用。做好按病种收费、付费政策衔接,合理确定收费、付费标

准,由医疗保险基金和个人共同分担。加快制定医疗服务项目技术规范,实现全国范围内医疗服务项目名称和内涵的统一。逐步统一疾病分类编码(ICD-10)、手术与操作编码系统,明确病历及病案首页书写规范,制定完善符合基本医疗需求的临床路径等行业技术标准,为推行按病种付费打下良好基础。

(3)开展按疾病诊断相关分组付费试点

探索建立按疾病诊断相关分组付费体系。按疾病病情严重程度、治疗方法复杂程度和实际资源消耗水平等进行病种分组,坚持分组公开、分组逻辑公开、基础费率公开,结合实际确定和调整完善各组之间的相对比价关系。可以疾病诊断相关分组技术为支撑进行医疗机构诊疗成本与疗效测量评价,加强不同医疗机构同一病种组间的横向比较,利用评价结果完善医疗保险付费机制,促进医疗机构提升绩效、控制费用。加快提升医疗保险精细化管理水平,逐步将疾病诊断相关分组用于实际付费并扩大应用范围。疾病诊断相关分组收费、付费标准包括医疗保险基金和个人付费在内的全部医疗费用。

(4)完善按人头付费、按床日付费等支付方式

支持分级诊疗模式和家庭医生签约服务制度建设,依托基层医疗卫生机构推行门诊统筹按人头付费,促进基层医疗卫生机构提供优质医疗服务。各统筹地区要明确按人头付费的基本医疗服务包范围,保障医疗保险目录内药品、基本医疗服务费用和一般诊疗费的支付。逐步从糖尿病、高血压、慢性肾功能衰竭等治疗方案标准、评估指标明确的慢性病入手,开展特殊慢性病按人头付费,鼓励医疗机构做好健康管理。有条件的地区可探索将签约居民的门诊基金按人头支付给基层医疗卫生机构或家庭医生团队,患者向医院转诊的,由基层医疗卫生机构或家庭医生团队支付一定的转诊费用。对于精神病、安宁疗护、医疗康复等需要长期住院治疗且日均费用较稳定的疾病,可采取按床日付费的方式,同时加强对平均住院天数、日均费用以及治疗效果的考核评估。

(5)强化医疗保险对医疗行为的监管

完善医疗保险服务协议管理,将监管重点从医疗费用控制转向医疗费用和医疗质量双控制。根据各级各类医疗机构的功能定位和服务特点,分类完善科学合理的考核评价体系,将考核结果与医疗保险基金支付挂钩。中医医疗机构考核指标应包括中医药服务提供比例。有条件的地方医疗保险经办机

构可以按协议约定向医疗机构预付一部分医疗保险资金,缓解其资金运行压力。医疗保险经办机构要全面推开医疗保险智能监控工作,实现医疗保险费用结算从部分审核向全面审核转变,从事后纠正向事前提示、事中监督转变,从单纯管制向监督、管理、服务相结合转变。不断完善医疗保险信息系统,确保信息安全。积极探索将医疗保险监管延伸到医务人员医疗服务行为的有效方式,探索将监管考核结果向社会公布,促进医疗机构强化医务人员管理。

30.4.3 支付方式试点案例:三明C-DRG收付费试点

本节重点介绍作为DRG试点观察单位之一的三明C-DRG收付费试点。C-DRG收付费制度改革在《国务院办公厅关于城市公立医院综合改革试点的指导意见(国办发〔2015〕38号)》发布的背景下开始制度设计,其目的是将收费与医疗保险支付方式作为手段撬动公立医院改革,实现"破除逐利机制,建立体现公益性、调动积极性和发展可持续的运行新机制。2017年6月开始,国家卫生健康委开始推行C-DRG收付费"三+3"试点,正式推出C-DRG收付费制度改革,其中三明市在推行C-DRG收付费制度改革时在改变医院行为上的做法引起了多方关注。

(1)政策设计考虑的重点

1)将DRG作为撬动医疗卫生综合改革的一个工具。DRG作为住院急性患者分类的一种精细化管理工具,自20世纪80年代在美国被研发出来之后,各国对其加以改造,更适用于各国国情,被广泛用于定价、付费、标杆评价、医院内部精细化管理,提供高质量服务,实现业财融合。而基于DRG的分类理念和基础工具(如患者分类、成本管理等工具),也陆续开发出了符合门急诊、长期护理等患者分类、支付和精细化管理工具。因此在一定时期内,采取总额预算下多元复合支付方式,并将价格和支付手段协同使用,有效调整区域内医疗卫生资源配置,引导供需双方合理分级诊疗,提高医疗保险基金使用效率,并能获得高质量服务,是多国医疗保险支付制度改革的方向。C-DRG就是在这种思路下,作为其中的一个撬动工具,与其他改革比如薪酬分配改革、分级诊疗等政策一起,较好地融入当地整体医疗卫生体制改革之中。

2)医疗服务定价方法的影响。长期以来我国医疗服务价格形成体系存在多轨现象,医疗服务中涉

及到人员消耗的补偿部分来自政府部分来自市场,药品和耗材等医疗物资走市场调控,而医疗服务价格则是政府制定指导价,地方实施时比如价格检查以及一些私人医疗机构则直接以该价格为准。地方制定的指导价多数没有以社会平均有效成本为基础定价,大多数医疗机构的成本数据质量不好,核算方法也没有统一,医疗服务价格问题没得到很好的解决,无法从根本上解决公立医院的合理补偿以及让医务人员回归医疗本质的问题。因此在 DRG 收付费改革时,无论是测算还是实际定价,都会逐步引入成本核算方法。

3) 收付费一体化。收费从医院角度看,是医院向患者(含医疗保险+非医疗保险患者)提供服务所收取的医药费用。2000 年之前,政府对医疗服务补贴以补贴物资消耗为主,对医疗服务则实行"收费"。2000 年之后,《全国医疗服务价格项目规范》发布,"收费项目"更名为"价格项目",意在对医疗服务管理核算成本,科学合理地测算价格。这里强调的收费,除了属于价格主管部门的价格职责之外,还包含医疗机构的计价行为。付费是所有付费方(含医疗保险+患者+其他付费渠道)支付给医疗机构的医药费用。这里主要讨论基本医疗保险对医疗机构的支付。关注医疗保险价格政策与支付政策的协同,规范医疗机构的计价行为,同时也关注总额下不同支付方式之间的协同。收付费一体化意味着同时关注医院、医疗保险(包括社会保险和商业保险)和患者端,这是一个闭环全口径管理。在有条件的情况下实现同病、同治、同质、同价,将医疗保险和个人缴费一体化做到患者端。

DRG 服务包对应的是分在的某个 DRG 组下的患者住院后从入院到出院期间覆盖的完整医疗服务。如果供方提供的不是完整服务组合,比如针对将住院服务分拆到门诊或者让患者提前出院或者分解住院,就不能补偿完整价格。在这个完整价格的基础上根据不同的支付政策,将支付总价分切给不同的支付方,因此医院对此服务包的收费价格应该等于各种不同支付方支付价的总和。因为许多发达国家医疗保障的范围比较广,患者支付部分比较少,实际医院补偿价格和医疗保险价格相差不大,在一些文献中也模糊了收费价格和医疗保险支付价之间的概念。

由于历史和体制等多种原因,我国医疗服务价格形成体系和支付体系长期呈分裂状态。当前国内进行 DRG 付费改革时,除了福建省采取收付费服务包、定价和付费一体化的做法外,全国大多数省对医院收费的价格基础是按项目付费,医疗保险对医院支付的基础是 DRG 支付价,患者自付部分又是以按项目付费,这也是 C-DRG 在进行试点时坚持进行收付费一体化的初衷。随着国家医疗保险局对于价格和支付等功能的整合,这一分裂状态应该逐渐一体化,如果前端的价格体系不进行调整,靠支付端承认"发生即为合理"来固化区域内某部分的资源配置,从长远和发展的角度也是不可取的。因此价格体系先行,将价格与财政补贴联动,撬动区域内整体医疗卫生资源的配置,在此基础上应用支付杠杆,二次调配供方和需方的医疗资源的配置和使用。

(2) 设计思路

C-DRG 是在借鉴国际 DRG 经验和我国部分省市推行 DRG 的经验与教训的基础上,紧密结合我国具体国情和医疗保障体系以及公立医院补偿机制的实际情况所创建的供全国应用的公益性支付、收费规范体系。该体系的核心目标是充分发挥医疗保险支付的作用,完善医疗机构补偿机制,建立一套符合我国实际情况,满足人民群众医疗保障需求并能促进医院发展的医疗体系运行新机制。

(3) C-DRG 收付费规范体系

C-DRG 收付费规范体系共由四部分组成——一套分组规范体系、三个基础分组工具、一个价格和成本监测平台、一套收付费管理制度,简称"1311 体系"。第一个"1"是一套全国统一的 C-DRG 分组规范体系,包括《分组分册》《权重分册》和《支付和管理分册》。第二个"3"是指 3 个基本分组工具:一是国家 2016 年 10 月颁布的《疾病分类与代码》(GB/T14396-2016)(以下简称国标版 ICD-10);二是《中国临床疾病诊断规范术语集》,包括临床疾病诊断中英文名称、别名、对应的国标版 ICD-10 名称与编码等内容,实现一病一码;三是《中国医疗服务操作分类与编码》,是一套多轴编码体系,其编码原则与国际操作分类编码(ICHI)保持一致,在框架设计上考虑病案管理、医疗质量管理、医疗机构绩效考核、医疗服务的补偿与支付等方面的需求,实现了操作码与收费码"两码合一"。第三个"1"是指 C-DRG 收付费平台,以"全国医疗服务价格和成本监测与研究网络"为基础,覆盖全国 31 个省(区、市)、涵盖各级各类(包括综合和专科、西医和中医等)医疗机构 1 351 家,为制定 DRG 分组和权重赋值提供了数据支持。第四个"1"是指一套收付费政策原则,针对实施可能出现的问题制定的系列监督管理政策和措施。

（4）试点改革特点

1）坚持三个全覆盖。以 C‐DRG 收付费为基础多元复合支付方式改革，在三明市实现了"三个全覆盖"，即覆盖区域内"所有医院""所有住院患者"和"所有医疗保险类型"。如未覆盖所有医院，会造成患者流向的改变；如未覆盖所有住院患者，有引起患者比较的风险；如未覆盖所有医疗保险类型，将增加医疗保险基金的管理难度。

2）坚持药品耗材能打包尽量打包。三明市在收付费一体的基础上，规定除九类高值耗材统一招采定价外，将患者住院期间的医疗服务、药品和卫生材料能打包全打包。这一特性使得每个患者的医疗费用都有"封顶线"，使药品、耗材、检查检验等转变为医疗成本，使医院有进一步规范诊疗行为、提高精细化管理水平的内在动力。

3）将收付费改革一体化的同时，做到患者端，实现对医疗机构的闭环管理。

自 2018 年以来，三明市共进行了 4 次 C‐DRG 收付费定额标准调整，将医疗服务项目价格调整、药品耗材价格调整等腾出的空间及时、动态地反映到 C‐DRG 收付费政策中，保障政策的协同性。另外，三明市率先实现了将医疗服务的定价和医疗保险支付做到患者端，控制了医院与医疗保险、医院与患者两种结算方式下区分自费、非自费产生的风险，减少了医院无端增加收费的可能。年初即公布每个 DRG 组的定额标准用于收费和付费，不再区分医疗保险目录内外，坚持同病、同治、同质、同级别医院同价的原则，充分体现了公平性，使得患者明明白白看病。

4）坚持医疗保险基金总额预算和 C‐DRG 收付费双打包，制定精细化的 C‐DRG 收付费政策。三明市将以人头为基础的县域医疗保险基金打包支付和按 C‐DRG 打包收付费相结合，通过医疗保险基金双打包，从制度上保障医疗机构的利益和患者利益均不受损。在 C‐DRG 打包收付费政策制定时特殊考虑了腔镜手术、特需医疗服务、双侧手术、重症监护、日间手术、康复医疗、中医中治、特殊高值药品耗材等问题，通过收付费政策引导保证改革政策符合临床实际，促进医院综合发展。

5）发挥 C‐DRG 收付费改革在推动中西医协调发展中的作用。为鼓励实行中西医同病同效同价，在三明市的 C‐DRG 分组中特设 5 个中医病组和收付费标准，通过价格杠杆支持中医药事业发展。

6）将 DRG 改革与绩效考核相挂钩。三明市开展 C‐DRG 专项绩效考核，同时也将 C‐DRG 相关指标纳入医院院长年薪制考核，预留风险基金进行医院绩效分配，从而倒逼医院进行全成本核算，变被动成本管理与主动管理，推进医院精细化管理水平，实现全员管理、全过程管理。

7）发挥年薪制和 DRG 打包收付费的协同作用，从根源上转变医疗机构和医务人员行为，建立公立医院运行新机制。三明市实施全员目标年薪制，使得医务人员收入与开具"大检查""大处方"等诱导需求行为脱钩，规范了医务人员诊疗行为，使医生回归本职，在医德医风建设、构建和谐医患关系方面发挥了重要作用。通过协同发挥年薪制和 C‐DRG 的作用，从医院端和医务人员层面两个方面切实斩断了诱导机制，最终实现公立医院回归公益性、医务人员回归看病本质。

（5）试点阶段性效果

1）群众疾病负担减轻，患者满意度提升。三明市城镇职工和城乡居民患者县级以上公立医院就诊实际报销比例（含大病保险）分别由改革前 2017 年的 70.51% 和 59.48% 大幅提高到 2020 年的 75.02% 和 67.55%。城镇职工个人次均自付费用从 2017 年的 1 680 元下降到 2020 年的 1 664 元，城乡居民个人次均自付费用从 2017 年的 1 749 元下降到 2020 年的 1 712 元。2020 年三明市出院患者满意度居福建省第二位，2016 年改革前仅为全省第七位。

2）医疗保险基金使用效率提升。2018—2020 年，三明市支付给医院的医疗保险基金总额由 22.07 亿元增长至 26.21 亿元，基金结余由 1.36 亿元增长至 4.90 亿元。其中，C‐DRG 改革使得医疗保险与患者和医院同时定额结算，进一步促进医生节约成本。2018—2020 年，三明市 C‐DRG 入组率由 62.88% 增长至 81.58%，C‐DRG 的实施实现基金结余由 1 283.52 万元增长至 6 930.72 万元。

3）医院服务水平和服务质量提升。患者住院总死亡率由改革前 2017 年的 0.28% 下降到 2020 年的 0.03%，急危重症患者抢救率由 2017 年的 96.05% 上升到 2020 年的 96.88%；Ⅲ、Ⅳ 级手术例数从 2017 年的 25 027 例增至 2020 年的 37 089 例；开展新技术、新项目数由 2017 年的 145 项增至 2020 年的 234 项。城镇职工转外就医人次占比由 2017 年的 6.84% 下降到 2020 年的 6.20%，转外就医患者所消耗的医疗保险基金占比由 2017 年的 9.64% 降至 2020 年的 8.30%。

(6) 三明 C - DRG 收付费改革的启示

三明市自 2018 年启动 C - DRG 收付费改革以来,与其他改革措施协同推进,发挥了重要的支撑作用。总结三明市的 DRG 改革经验,对未来医疗保险支付方式和 DRG 改革有以下借鉴意义:①未来的医疗保险支付方式改革趋势是实行多元复合式的支付方式,没有一种支付方式能够包打天下,是针对不同医疗服务特点,推进不同的支付方式改革;②DRG 改革要真正做到患者端,实现收付费一体的改革;③从国家层面使用统一的 DRG 版本和统一的疾病分类和手术操作等分组工具,才能使用统一的信息语言进行比较和发展;④DRG 分组和支付标准要建立长期动态的调整机制;⑤要坚持和明确医务人员才是支付方式改革的主体,统一医务人员的诊断和操作标准,由医务人员对诊疗信息负主体责任;⑥DRG 改革与医疗服务价格改革、薪酬制度改革、药品耗材集中带量采购等改革协同推进,发挥改革综合成效。

(江 芹)

参考文献

[1] 胡善联. 医保费用支付方式比较研究[M]. 上海:上海科学技术出版社,2010.

[2] BARNUM H, KUTZIN J, SAXENIAN H. Incentives and provider payment methods[J]. International Journal of Health Planning and Management,1995,10(1):23 - 45.

[3] CASHIN C, ANKHBAYAR B, PHUONG H T, et al. Assessing health provider payment systems:a practical guide for countries moving toward universal health coverage[EB/OL]. [2021 - 04 - 12]. https://www. researchgate. net/publication/303443808_JLN_Provider_payment_assessment_guide-analytical_team_workbook.

[4] ELLIS R P, MCGUIRE T G. Hospital response to prospective payment:moral hazard, selection, and practice-style effects[J]. Journal of Health Economics, 1996,15(3):257 - 277.

[5] LANGENBRUNNER J C, O'DUAGHERTY S, CASHIN C S. Designing and Implementing Health Care Provider Payment Systems[R]. Washington DC:The World Bank, 2009.

[6] MUSGROVE P. Financial and other rewards for good performance or results:a guided tour of concepts and terms and a short glossary[R]. Washington DC:The World Bank,2011.

[7] OECD. Better ways to pay for health care[EB/OL]. [2021 - 04 - 12]. https://read. oecd-ilibrary. org/social-issues-migration-health/better-ways-to-pay-for-health-care_9789264258211-en.

[8] OR Z, GANDRÉ C. Price setting and price regulation in health care:lessons for advancing universal health coverage case studies (France)[EB/OL]. [2021 - 04 - 12]. https://read. oecd-ilibrary. org/social-issues-migration-health/price-setting-and-price-regulation-in-health-care_ed3c16ff-en.

[9] ROBERTS M J, HSIAO W C, BERMAN P A, et al. Getting health reform right:A guide to improving performance and equity [M]. New York:Oxford University Press,2003.

第 七 篇

健康扶贫

现 代 卫 生 经 济 学

31 贫困和中国健康扶贫

31.1 贫困

31.1.1 贫困的概念

(1) 贫困的定义

贫困,指在经济或精神上的贫乏窘困,是一种社会物质生活和精神生活贫乏的综合现象。当下对于同一个事物,不同的学科都会以自己独特的眼光和方法去进行描绘和阐述。对于贫困的界定也是如此。当站在经济学、发展学、社会学、政治学、心理学等不同的学科立场和角度观察贫困时,我们得出的结论会有一定的差异。从经济学视角来看,贫困最直接的解释就是"匮乏"——从单纯的物质匮乏一直延伸到社会的、情感的和精神文化的等各方面的匮乏。世界银行在《1981年世界发展报告》中给出的贫困定义是:"当某些人、某些家庭或某些群体没有足够的资源去获取社会所公认的一般人都能享受到的生活条件和参加某些活动的机会时,他们就是处于贫困状态。"

欧洲共同体在1989年《向贫困开战的共同体特别行动计划的中期报告》中也给贫困下了定义:"贫困应该被理解成因为资源(包括物质、文化和社会资源)的有限,个人、家庭和群体被排除在他们所在国家中可以接受的最低限度的生活水平之外。"世界银行在以"贫困问题"为主题的《1990年世界发展报告》中,将贫困界定为"缺少达到最低生活水准的能力"。

1991年中国国家统计局"中国城镇居民贫困问题研究"课题组在《中国城镇居民贫困问题研究》报告中所作的贫困界定是:"贫困一般是指物质生活困难,即一个人或一个家庭的生活水平达不到一种社会可接受的最低标准。主要表现为缺乏某些必要的生活资料和服务,导致其生活处于困难境地。"

(2) 贫困概念的演变

1) 20世纪70年代以前的贫困概念。贫困最初是从经济层面来定义的。英国经济学家西伯姆·朗特里(Seebohm Rowntree)在1899年对英国约克郡的贫困问题进行了一次大型调查研究,他给贫困下的定义是:总收入水平不足以获得仅仅维持身体正常功能所需的最低生活必需品,包括食品、房租和其他项目等。第一次清晰地从个体的角度定义贫困并将其量化,为此后对贫困的研究奠定了基础。由朗特里提出的与生存的需要或工作效率的需要相联系的贫困思想在 20 世纪 70 年代以前占据了主流地位,因为它是用家庭收入或支出来度量贫困的,因此,这种贫困通常称为收入贫困(income poverty)。

2)20 世纪 70~80 年代的贫困概念。1998 年获得诺贝尔经济学奖的阿马蒂亚·森(Amartya Sen)在 20 世纪 70~80 年代提出了与众不同的贫困理论。1999 年进一步提出了能力贫困(capability poverty)的概念,指出要用一个人所具有的能力,即一个人所拥有的、享受自己有理由珍视的那种生活的实质自由,来判断其个人的处境。根据他的理论,贫困不仅仅是收入的低下,更是能力遭到剥夺。

3)20 世纪 90 年代以来的贫困概念。20 世纪 90 年代,经济学家们试图从穷人的角度来看待贫困。基于这种思考角度,经济学家们将脆弱性、无话语权、无权无势以及社会排斥引入贫困概念,将贫困的概念扩展到权利贫困(entitlement poverty)。目前,在我国乡村振兴的道路上,有学者将贫困概念从精神角度进行阐述,提出精神贫困,其主要表现为一个人的"等、靠、要"思想问题严重,最典型的特征就是精神贫困导致其陷入收入贫困的困境。

31.1.2 贫困的标准与测量

(1)贫困的标准

1)国际贫困线:国际贫困标准(international poverty line standard)实际上是一种收入比例法。它以相对贫困的概念作为自己的理论基础。经济合作与发展组织在 1976 年组织了对其成员国的一次大规模调查后提出了一个贫困标准,即以一个国家或地区社会中位收入或平均收入的 50% 作为这个国家或地区的贫困线,这就是后来被广泛运用的国际贫困标准。国际贫困标准制定的初衷是要使社会救助制度乃至社会保障制度的发展符合 20 世纪 60 年代以来世界经济发展迅速国际化的大趋势。国际贫困标准简单明了容易操作,不需要进行特别的调查,只

要知道社会平均收入或社会中位收入,乘以 50%,就可以求得贫困线,因此,也可以减少行政费用。国际贫困标准虽然被一部分学者所推崇,但也被一部分学者所诘难。

国际贫困线可用来跟踪监测全球极端贫困状况,评估全球发展目标如千年发展目标(MDG)和可持续发展目标(SDG)的完成进度。1990 年,世界银行将全球最贫穷的 15 个国家国内贫困线按购买力平价转换成美元,取其平均值,大约为每人每天 1 美元,确定为全球贫困线。2005 年,世界银行在考虑各国通胀因素和 2005 年 PPP 数据的基础上,将国际贫困线从每人每天 1 美元上调到 1.25 美元。2015 年,为了使国际贫困线更准确地反映实际变化情况,世界银行按照惯例,根据各国通胀数据和新发布的 2011 年购买力评价数据,将国际贫困线从每人每天 1.25 美元上调到每人每天 1.90 美元,以维持贫困人群货币购买力不变。

2)中国贫困线:中国国家统计局是这样界定的:在一定的社会发展条件下,人们能够维持生活条件所必须消费最基本的商品和劳务的最低费用,这是一个最基本的生存线,也就是贫困线。在我国,国家贫困线又称农村贫困标准,由国家统计局测定。在 2008 年以前,我国实际上有两条国家贫困线:一条被称为"绝对贫困标准";另一条被称为"低收入标准"。从测算方法和更新方法来看,前一个标准相当于生存标准或极端贫困标准,即低贫困线,而后一条则相当于高贫困线,但也只是一种温饱标准。这两条贫困标准均代表了当时农村居民特定的生活水平。

2009 年开始,绝对贫困标准和低收入标准合一,统一使用 1 196 元作为扶贫标准。2011 年 11 月,中央扶贫开发工作会议宣布,根据到 2020 年全面建成小康社会目标的要求,决定将农民人均纯收入 2 300 元/年作为现行国家扶贫标准。2013 年以后,各省份根据自身实际情况制定了本省的扶贫标准。根据国家扶贫标准,我国农村贫困人口(万人)及贫困发生率(%)逐年下降,2020 年贫困发生率为 0,贫困人口实现脱贫(详见表 31-1)。

表 31-1 2011—2020 年中国农村贫困状况

年份	2011	2012	2013	2014	2015	2016	2017	2018	2019	2020
贫困人口(万人)	12 238	9 899	8 249	7 017	5 575	4 335	3 046	1 660	551	0
贫困发生率(%)	12.7	10.2	8.5	7.2	5.7	4.5	3.1	1.7	0.6	0

引自:国家统计局. 中国统计年鉴(2021)[M]. 北京:中国统计出版社,2021.

（2）贫困的测量方法

1）恩格尔系数：根据满足人的生活需求的最低营养摄取量标准确定食品消费项目和数量，估值计算出饮食费用，用它除以总支出变动百分比/收入变动百分比计算最低收入水平组的恩格尔系数，所得的商即为贫困标准。其公式为：

食物支出对总支出的比率：

$$R_1 = \frac{食物支出变动百分比}{总支出变动百分比}$$

（公式 31-1）

或食物支出对收入的比率：

$$R_2 = \frac{食物支出变动百分比}{收入变动百分比}$$

（公式 31-2）

R_2 又称为食物支出的收入弹性，也可以表示为：

$$收入贫困线 = \frac{基本食物支出}{\alpha}$$

（公式 31-3）

式中：α 为一国人口中较低收入阶层的食物支出占总支出的比率，即恩格尔系数。

2）线性支出系统模型法：线性支出系统模型包括线性支出系统（linear expenditure system，LES）模型和扩展线性支出系统（extended linear expenditure system，ELES）模型。假设将人们的消费支出具体划分为 i 类，则各类商品的消费支出可以用公式表示为：

$$V_i = P_i q_i + b_i (Y - V_0) \quad （公式 31-4）$$

式中：V_i 是对第 i 类商品的消费支出，P_i 和 q_i 分别为第 i 类商品的价格和基本需求量，b_i 为边际消费倾向，V_0 为基本需求总支出，Y 为收入水平。该模型即为"扩展线性支出系统模型"（ELES 模型）。

如果样本数据为横截面数据，则可以设：

$$a_i = P_i q_i - b_i V_0 \quad （公式 31-5）$$

则公式 31-4 可以表示为：

$$V_i = a_i + b_i Y \quad （公式 31-6）$$

对公式 31-5 两端求和得：

$$V_0 = \frac{\sum a_i}{1 - \sum b_i} \quad （公式 31-7）$$

由公式 31-5 也可以得出：

$$P_i q_i = a_i + b_i V_0 (i = 1, 2, 3, \cdots, m)$$

（公式 31-8）

这种方法是把居民的各类消费品支出看成是居民收入的函数，建立线性支出系统模型，然后利用现有的统计数据估计模型从而导出模型中设定的各类消费品的基本需求支出以及总的基本需求支出，以此作为贫困标准。

3）基本需求法：基本生存需求是绝对贫困的核心问题。一般定义为：基本生存需求=最基本食品消费需求+最低限度的非食物消费需求。如果把满足基本生存需求的费用定义为贫困线，用 Z 表示；把满足非食品消费需求的费用定义为食品贫困线，用 ZF 表示；把满足非食品消费需求的费用定义为非食物贫困线，用 NF 表示，则：贫困线=食物贫困线+非食物贫困线。即 Z＝ZF＋NF。该方法是根据各项消费对于居民生活的重要程度，确定生活必需消费的商品服务项目和最低需求量，再对每一项依据 5% 最低收入户实际消费的混合平均单价计算金额，其全部之和即为贫困标准。

4）马丁法：马丁法是由在世界银行工作的一位研究贫困问题的专家发明的。他提出可计算两条贫困线：一条是"低的"贫困线，即食物贫困线加上最基本的非食物必需品支出；一条是"高的"贫困线，是那些达到食物贫困线的一般居民的支出。

5）国际贫困标准法：比例法，也称收入比例法，又称国际贫困标准线。这一方法是经济合作与发展组织（OECD）提出的，以一个国家或地区的中位收入或平均收入的 50% 或 60% 为贫困线。最大优点是简单易行，并且反映了一定的贫困的相对性与地区差异性。其缺点是只考虑到收入水平而全然不顾个人的具体需求，虽然收入决定了一个人的消费支出，但是一些没有收入的人同样也有基本的需求，所以只是粗略地估计贫困状态，计算的贫困线是不准确的，而且以中位或平均收入的 50% 或 60% 来确定，这一标准本身也是值得怀疑的。

31.1.3 贫困的分类

（1）按贫困的程度：绝对贫困与相对贫困

1）绝对贫困又叫生存贫困，指缺乏维持生存的最低需求品，不能维持最基本的生存需求。绝对贫困的定义起源于 19 世纪末 20 世纪初英国的布思（C. J. Booth）和朗特里关于贫困问题的研究。在《贫困：城镇生活研究》（*Poverty：A Study of Town*

Life)这本著作中明确提出了绝对贫困概念:一个家庭处于贫困状态是因为其所拥有的收入不足以维持其生理功能的最低需要,这种最低需要包括食品、住房、衣着和其他必需品。各个国家机构或研究者沿用了绝对贫困的定义。中国国家统计局农村社会经济调查总队把贫困定义为个人或家庭依靠劳动所得和其他合法收入不能维持其基本的生存需求。

2) 相对贫困也叫相对低收入型贫困,是指虽然解决了温饱问题,但不同社会成员和不同地区之间可能存在着明显的收入差异,低收入的个人、家庭、地区相对于全社会而言处于贫困状态。20 世纪 60 年代以后一些学者提出了相对贫困的概念。维克多·富克斯(Victor Fuchs)是最早明确提出相对贫困概念和首次使用相对贫困标准的研究者。他使用相对贫困估计了美国的贫困人口,把贫困线确定为全国人口收入分布的中值的 50%,这种确定相对贫困线的方法被后来学者沿用。Townsend 发展了相对贫困概念,并对西欧国家普遍采用相对贫困线的做法起到了很大的影响作用。

(2) 按贫困的内涵:狭义贫困与广义贫困

1) 狭义贫困是指在一定的社会生产方式下,不能满足最基本的生存需要,生命的延续受到威胁。这主要是从满足人的生理需要的意义上来讲的,缺乏维持生理需要的最低生活标准就是贫困。

2) 广义贫困则不仅包括不能满足最基本的生存需要,还包括社会的、文化的、环境的等因素,比如文化教育状况、医疗卫生状况、生活环境状况和人口预期寿命。广义的贫困大大扩展了狭义贫困的内涵。世界银行在《2000/2001 年世界发展报告》中对贫困的理解就是广义的,报告认为,贫困除了物质上的匮乏、低水平的教育和健康外,还包括风险和面临风险时的脆弱性,以及不能表达自身的需求和缺乏影响力。

(3) 按贫困的成因:普遍性贫困、制度性贫困、区域性贫困、阶层性贫困

1) 普遍性贫困是由于经济和社会的发展水平低下而形成的贫困。比如原始社会,由于生产力发展水平低,生产活动未能充分展开,食物都十分缺乏,原始人事实上生活在一种普遍贫困的状态之中。

2) 制度性贫困是由于社会经济、政治、文化制度所决定的生活资源在不同社区、区域、社会群体和个人之间的不平等分配,所造成的某些社区、区域、社会群体、个人处于贫困状态。

3) 区域性贫困是由于自然条件的恶劣和社会发展水平低下所出现的一种贫困现象。我国农村贫困人口的分布就具有明显的区域性,集中分布在若干自然条件相对恶劣的地区。

4) 阶层性贫困则是指某些个人、家庭或社会群体由于身体素质比较差、文化程度比较低、家庭劳动力少、缺乏生产资料和社会关系等原因而导致的贫困。

(4) 按贫困的层次:宏观贫困与微观贫困

1) 宏观贫困,是区域意义上的贫困,即从整体角度来看待贫困,例如国家贫困、地区贫困、农村贫困、城市贫困等。如果从这个角度来理解,那么所有低收入国家都是贫困的国家,而所有高收入的国家则不是贫困国家,这种贫困问题也称"不发达状态"。

2) 微观贫困,是个体意义上的贫困,即从个人和家庭角度看待贫困。从这种角度来理解,所有国家都有贫困问题。我们通常所谈的贫困问题实际上就是指个体意义上的贫困,它是个综合性的研究领域,经济学、社会学、人口学甚至政治学诸多学科都对这一问题感兴趣。

31.1.4 反贫困理论

(1) 反贫困的概念

1) 反贫困的定义:反贫困,首先是由冈纳·缪尔达尔(Gunnar Myrdal)引入学术研究中来,他从治理贫困的政策层面上提出了反贫困这一概念,这对后来人们使用这一概念产生了极大的影响。目前,在国内外学术研究和政策实践中反贫困(anti-poverty)概念有以下几种表述:① 减少贫困(poverty reduction),强调反贫困的过程性;② 减缓贫困(poverty alleviation),减轻、缓和贫困的手段;③ 扶持贫困(support poverty),简称扶贫,主要是从政策实践的角度研究和落实政府或民间的反贫计划与项目;④ 消除贫困(poverty eradication),根除、消灭贫困,强调反贫困的目的性。从总体上说,在当今社会,消除贫困绝非轻而易举,绝对贫困总伴随着相对贫困的大量滋生,脱贫与返贫仍在世界各国交替进行,消除贫困只能说是人类社会一个长远的、坚持不懈的战略目标。

2) 反贫困的内涵:反贫困是一个同时具有经济理论与政策实践双重含义的概念,就其本身而言,反贫困至少包含了这样 3 层内涵:①从制度化、规范化的角度,保障贫困人口的基本生活水平,使其能够生存下去;②从体制和政策上,缩小贫富差距,促进收入分配的公平性,减少贫困人口在转型期遭遇的社会剥夺性,谋求经济社会稳定、和谐与持续发展;③提高贫困人口的生存与发展能力,矫正对贫困人口的社会排斥或社会歧视,保证其就业、迁徙、居住、

医疗和受教育等应有的权利,维护贫困者的人格尊严,促进贫困阶层融入主流社会,避免他们的疏离化、边缘化,充分张扬反贫困的人文关怀精神。

（2）反贫困的经典理论

现有的经典反贫困理论观点大体分为三类。

1）以福利经济学为基础,强调政府及其财政再分配对反贫困的重要作用,研究如何通过再分配进行资源配置以提高效率,进行收入分配以实现公平,进行集体选择以增进社会福利。主要以庇古(Pigou)、罗尔斯(Rawls)和阿马蒂亚·森的观点为代表。

2）以发展经济学为基础,强调经济增长对反贫困的重要作用,通过促进资本形成、平衡增长和不平衡增长、促进结构转换等方法来减少贫困。代表性理论包括罗格纳·纳克斯(Ragnar Nurkse)的"贫困恶性循环"理论、纳尔逊(Nelson)的"低水平均衡陷阱"理论、哈维·莱宾斯坦(Harvey Leibenstein)的"临界最小努力"理论、缪尔达尔的"循环积累因果关系"理论、马尔萨斯(Malthus)的"人口法则"、舒尔茨(Schultz)的"人力资本理论"、刘易斯(Lewis)的二元经济结构理论、钱纳里(Chenery)的发展模型理论、赫希曼(Hischman)的不平衡增长理论、佩鲁(Perroux)的发展极理论等。

3）马克思贫困理论,着重从资本主义私有制和资本积累的一般规律上探讨贫困的根源,指出资本主义私有制是贫困最深层次的根源,认为要使无产阶级摆脱贫困,只有"剥夺剥夺者",通过暴力革命在政治上推翻资产阶级统治,建立社会主义制度,而后通过一系列社会措施来实现无产阶级的脱贫。

我国在反贫困过程中,主要从"扶贫"的层面来理解反贫困,说明更加重视通过制定政策、计划等具体行为过程来反贫困。自 1980 年代中后期我国政府开始实施全面的大规模扶贫计划以来,我国学者以减贫的具体实践为背景,在经典反贫困理论中加入了中国因素,形成了一系列符合中国实际的反贫困理论观点。

（3）反贫困的中国特征

1）长期性:贫困产生的根本原因在于生产力的落后,我国正处于并将长期处于社会主义初级阶段这一基本国情决定了反贫困是一个长期的过程,尤其是缓解相对贫困更是如此。中国消除贫困的任务仍相当艰巨,还需要进行长期艰苦的努力。

2）艰巨性:在《2020 年的中国:新世纪的发展挑战》中,世界银行指出随着中国贫困人数的减少,21 世纪的反贫困工作越来越艰巨。原因有以下 4 点:

第一,剩余贫困人口脱贫难度加大;第二,初步解决温饱问题的贫困人口极易返贫;第三,贫困人口素质较差;第四,反贫困的资金缺乏。

3）复杂性:复杂性主要体现在以下两点:第一,绝对贫困与相对贫困并存。因为我国从总体上看仍属于发展中国家,而且各地区经济发展不平衡,由此出现绝对贫困与相对贫困并存的局面。第二,农村贫困与城镇贫困并存。

4）市场化:21 世纪我国社会主义市场经济体制将不断完善,市场经济在给贫困地区带来发展机遇的同时,也带来了前所未有的挑战。贫困人口由于历史、自然、社会等多种因素影响而先天不足,在适者生存、优胜劣汰的市场法则面前必然处于劣势。

5）全球化:当今世界正经历着复杂深刻的变化,经济全球化趋势愈演愈烈,反贫困也不例外。不仅发展中国家有贫困问题,需要进行反贫困,即使像美国等发达国家贫困问题也日益突出。

（4）反贫困的中国经验

党的十八大以来,以习近平同志为核心的党中央把脱贫攻坚工作纳入"五位一体"总体布局和"四个全面"战略布局,构筑了全社会扶贫的强大合力,建立了中国特色的脱贫攻坚制度体系,脱贫攻坚取得巨大进展。2015 年,中共中央、国务院发布《关于打赢脱贫攻坚战的决定》,明确提出脱贫攻坚的目标任务,即在 2020 年,稳定实现农村贫困人口不愁吃、不愁穿,义务教育、基本医疗和住房安全有保障("两不愁三保障");实现贫困地区农民人均可支配收入增长幅度高于全国平均水平,基本公共服务主要领域指标接近全国平均水平;确保现行标准下农村贫困人口实现脱贫,贫困县全部消除,解决区域性整体贫困。

中国脱贫攻坚需要坚持严格执行现行扶贫标准,坚持精准扶贫精准脱贫基本方略,坚持把提高脱贫质量放在首位,坚持扶贫同扶志扶智相结合,坚持开发式扶贫和保障性扶贫相统筹,坚持脱贫攻坚与锤炼作风、锻炼队伍相统一,坚持调动全社会扶贫积极性。2016 年 11 月国务院印发《"十三五"脱贫攻坚规划》按照精准扶贫、精准脱贫基本方略要求,因地制宜,分类施策,从 8 个方面实化细化了相关路径和措施:一是产业发展脱贫,主要包括农林产业扶贫、旅游扶贫、电商扶贫、科技扶贫等方面,提出了 13 项产业扶贫工程或具体措施;二是转移就业脱贫,主要从组织开展职业培训和促进转移就业等方面,提出了 6 项就业扶贫行动;三是易地搬迁脱贫,对"一方水土养不起一方人"地区建档立卡贫困人口实施易地扶贫搬迁,实现搬得出、稳得住、能脱贫;四是教育扶贫,主要从基础教育、职业教育和降低贫困家庭就学负担等方面,提出了一系列行动计划和措施,不断提升贫困人口综合素质和就业技能,逐步消除因学致贫问题,阻断贫困代际传递;五是健康扶贫,主要从医疗卫生服务、医疗保障、疾病防控和公共卫生等方面,提出了六大健康扶贫工程,加快推进基本公共卫生服务均等化,有效缓解因病致贫返贫问题;六是生态保护扶贫,主要从生态保护修复、生态保护补偿机制两个方面,提出了11项重大生态扶贫工程和4项生态保护补偿方式,使贫困群众通过参与生态保护实现脱贫;七是兜底保障,主要从社会救助、基本养老保障、农村"三留守"人员和残疾人等方面,提出了社会保障兜底措施,通过筑牢社会保障安全网,解决好特殊困难群体和弱势群体的脱贫问题;八是社会扶贫,主要从东西部扶贫协作、定点帮扶、企业帮扶、军队帮扶、社会组织和志愿者帮扶以及国际交流合作等方面,提出了相关措施和要求。

经过了七年多的精准扶贫,特别是四年多的脱贫攻坚战,取得了可喜的成绩。第一,脱贫攻坚目标任务接近完成,现行标准下的农村贫困人口从2012年底的9899万人减少到2019年底的551万人,贫困发生率由10.2%降至0.6%,连续七年每年减贫1000万人以上。到2020年2月底,全国832个贫困县中已有601个宣布摘帽,179个正在进行退出检查,未摘帽县还有52个,区域性整体贫困基本得到解决。第二,贫困群众收入水平大幅度提高,2013—2019年,832个贫困县农民人均可支配收入由6079元增加到11567元,年均增长9.7%,比同期全国农民人均可支配收入增幅高2.2个百分点。全国建档立卡贫困户人均纯收入由2015年的3416元增加到2019年的9808元,年均增幅30.2%,贫困群众"两不愁"质量水平明显提升,"三保障"突出问题总体解决。第三,贫困地区基本生产生活条件明显改善,具备条件的建制村全部通路,村村都有卫生室和村医,10.8万所义务教育薄弱学校的办学条件得到改善,农网供电可靠率达到99%,深度贫困地区贫困村通宽带比例达到98%,960多万贫困人口通过易地扶贫摆脱了"一方水土养活不了一方人"的困境。第四,贫困地区经济社会发展明显加快,特色产业不断壮大,产业扶贫、电商扶贫、光伏扶贫、旅游扶贫等较快发展,贫困地区经济活力和发展后劲明显增强。第五,贫困治理能力明显提升,推进抓党建促脱贫攻坚,贫困地区基层组织得到加强,基层干部通过开展

贫困识别、精准帮扶,本领明显提高,巩固了党在农村的执政基础。第六,中国减贫方案和减贫成就得到国际社会普遍认可,2020年脱贫攻坚任务完成后,我国有1亿左右贫困人口实现脱贫,提前10年实现联合国2030年可持续发展(SDG)议程的减贫目标,世界上没有哪一个国家能在这么短的时间内帮助这么多人脱贫,这对中国和世界都具有重大意义。

2021年2月,习近平总书记在全国脱贫攻坚总结表彰大会上庄严宣告,脱贫攻坚取得了全面胜利,中国完成了消除绝对贫困的艰巨任务。同年4月,国务院新闻办公室发布《人类减贫的中国实践》白皮书,指出经过8年持续奋斗,到2020年底,中国如期完成新时代脱贫攻坚目标任务,现行标准下的9899万农村贫困人口全部脱贫,832个贫困县全部摘帽,12.8万个贫困村全部出列,区域性整体贫困得到解决,完全消除绝对贫困的艰巨任务。占世界人口近五分之一的中国全面消除绝对贫困,提前10年实现《联合国2030年可持续发展议程》减贫目标,这不仅是中华民族发展史上具有里程碑意义的大事件,也是人类减贫史乃至人类发展史上的大事件,为全球减贫事业的发展和人类发展进步作出了重大贡献。2022年10月,习近平总书记在中国共产党第二十次全国代表大会上的报告中强调,我国完成脱贫攻坚、全面建成小康社会的历史任务,实现第一个百年奋斗目标,这是中国共产党和中国人民团结奋斗赢得的历史性胜利,是彪炳中华民族发展史册的历史性胜利,也是对世界具有深远影响的历史性胜利。下一步要巩固拓展脱贫攻坚成果,全面推进乡村振兴,坚持农业农村优先发展,坚持城乡融合发展,畅通城乡要素流动,加快建设农业强国,扎实推动乡村产业、人才、文化、生态、组织振兴。

31.2 贫困与健康

31.2.1 健康贫困的概念

由于健康水平低下造成人力资本投资不足而产生的贫困即可称之为健康贫困(health poverty)。或者说,健康贫困是一种机会丧失和能力剥夺,即由于经济发展水平低下、支付能力不足所导致的参与医疗保障、卫生保健和享受基本公共卫生服务机会的丧失,以及由此所造成的健康水平下降导致的参与经济活动的能力被剥夺,从而带来的收入减少和贫困发生或加剧。

31.2.2 健康贫困的内涵

狭义健康贫困只是由于经济因素导致的健康贫困，表现为仅能保有生活与生存资料的最低状态。这种贫困状态的人所追求的是希望得到与社会其他成员相等的维持健康所需要的资源，他们重视这些资源在量上的满足。根据 2013 年第五次国家卫生服务调查，有 13.9％的低收入人口因经济困难原因需住院未住院（表 31－2）。

表 31－2　不同原因需住院未住院比例（%）

未住院原因	合计		城市		农村	
	低收入人口	全人口	低收入人口	全人口	低收入人口	全人口
没必要	3.7	4.1	4.2	4.4	3.2	3.8
无有效措施	0.7	0.8	0.9	0.9	0.6	0.7
经济困难	13.9	7.4	14.9	7.2	13.0	7.5
医院服务差	0.0	0.1	0.0	0.1	—	0.0
无时间	1.3	2.0	1.2	1.7	1.3	2.2
无床位	0.3	0.3	0.2	0.4	0.2	0.2
其他	2.5	2.5	2.8	2.7	2.3	2.2

引自：国家卫生计生委统计信息中心. 第五次国家卫生服务调查分析报告（2013）[R]. 北京：国家卫生计生委员会，2013.

广义的健康贫困是获得健康的物质和精神方面的"双重贫困"。吉斯利义对广义的贫困进行了一种较为经典的注解，他认为："贫困不完全是绝对意义上的生活水平而言，它的真正基础在心理上。穷人指的是那些自认为是社会中的一部分，但又感到被剥夺与社会中的另一部分人共同享受欢乐权利的人。"

健康贫困比较突出的表现在：贫困者的健康状况差、疾病风险高，同时因病致贫、因病返贫的可能性大。由于人口老龄化、医疗技术和设备的进步更新等多方面的原因，居民所承担的医疗费用正在逐年上升，基本医保难以解决群众因大病承担的重负。

31.2.3 健康贫困的本质

（1）贫病交加是健康贫困的外在表现

虽然仅仅依靠收入的单一指标无法准确测度健康贫困的风险程度，但考虑到实际状况和可操作性，利用经济收入和健康状态的两个弱势临界点也可以在一定程度上反映出人口的弱势情况。从图 31－1 可以看出，在弱势临界点之上表明身体为健康（没有身体、精神等其他疾病）。对于收入来说，其弱势临界点指的是各国或各地区制定的（或真实的）"贫困

线"。处于经济收入"弱势临界点"以上的人口群体具有一定的经济水平，对于疾病风险具有一定的抵抗能力。

如图 31－1 所示：处于 A 区域的群体，经济收入和健康状况都处于"弱势临界点"以下，具有健康贫困的特征，不仅经济收入低下，而且健康状况差的那一类群体，是文中所述"健康贫困"群体。2013 年，国家卫生计生委在全国范围内开展的第五次国家卫生服务调查显示，两周患者未就诊的比例 15.5％，其中 12.7％是因为经济困难；应住院未住院比例为 17.1％，其中 43.2％是因为经济困难。

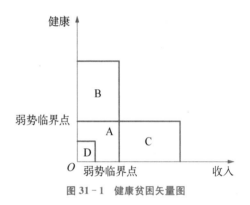

图 31－1　健康贫困矢量图

处于 B 区域的群体，虽然经济上收入处于弱势状态，但健康上处于"弱势临界点"以上。这类群体所拥有的可以摆脱经济弱势状态的有利资本就是健康本身，保持身体健康对于这类群体具有特别重要的意义。

处于 C 区域的群体，身体处于健康的"弱势临界点"以下，经济收入处于"弱势临界点"以上。这类居民虽然在经济上摆脱了贫困，但由于身体处于不健康的状态，随时可能由于疾病原因而变成"经济的弱势"，陷入健康贫困状态。完善的健康保障制度，对于防止健康弱势具有重要的现实意义。

处于 D 区域的群体是健康贫困群体 A 中的靠近极端部分，该群体为健康与经济都处于最弱势状态的重特大疾病患者。

（2）重大疾病是导致健康贫困的根源所在

根据健康贫困的内涵与健康贫困矢量图不难看出，重特大疾病的发生往往给家庭造成"灾难性支出"，对社会造成的心理冲击也是很大的。患有重大疾病、健康水平低下促使人们逐渐失去了人力资本投资的欲望和自我提升的机遇，由此引起财政的困难，且限制了其健康情况的进一步改善，导致健康状况

低下、人力资源结构差、贫困现象严重等无限恶性循环中。如此看来，重大疾病是导致健康贫困的根源所在。

31.2.4 健康扶贫效果评价方法

（1）灾难性卫生支出

灾害性卫生支出（catastrophic health pay-ments or catastrophic health expenditure）可作为测量工具来衡量健康贫困的程度。普遍的情况是，一些本处于贫困线上下的家庭，在经历家庭成员患病、治病的花费后，被医药费用明显挤压了其他正常开支甚至稳定的家庭开支，从而影响到了正常的家庭生活。当医药卫生支出占一个家庭所有开支的40％以上时，可以称之为灾难性卫生支出。依据《柳叶刀》新近一项调查显示：2011年度中国灾难性医疗支出的发生比例为12.9％，即1.73亿中国人因大病陷入困境。

（2）洛伦兹曲线和基尼系数

洛伦兹曲线是美国统计学家（或说奥地利统计学家）马克斯·奥图·洛伦兹（Max Otto Lorenz）1907年（或说1905年）提出的，以研究国民收入在国民之间的分配问题。在研究健康公平性问题上，所谓洛伦兹曲线就是图中对角线下的那条曲线用ghlth(h)表示。其原理是：横轴为人口累计的百分比（从健康状况最差到健康状况最好排序）；纵轴为健康累计的百分比（括号中的h表示单个个体按照其健康状况排序）。曲线上每一点表示人口累计百分比与健康累计百分比之间的对应关系，如果健康状况分布是均匀的，则洛伦兹曲线与对角线重合。否则，它就会偏离对角线，在对角线的下方。洛伦兹曲线离对角线越远，表明不公平程度越大（图31-2）。

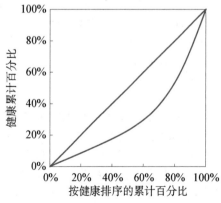

图31-2 洛伦兹曲线和基尼系数

优点：它反映了所有人群的情况，不仅仅是极端值的情况，而且图形简单明了，可以直接看出健康分布是否均匀。

缺点：缺少分层变量，不能衡量健康的不公平性在多大程度上与社会阶层系统相关；若不考虑人们所处的经济地位来测量健康的不公平性时，测量出的健康不公平性就不能客观地反映各个阶层的健康情况和卫生资源的配置利用情况。

基尼系数是意大利经济学家基尼（C. Gini）在1912年提出的，是根据洛伦兹曲线推算出的指标。基尼系数是指洛伦兹曲线与对角线之间面积与对角线下的面积之比，比值越大，表明不公平程度越大，其取值范围从0（此时健康完全分布完全均匀，即洛伦兹曲线与对角线重合）到1（此时所有人群健康集中于一人，洛伦兹曲线与正方形右边线重合，呈直角）。优点是基尼系数用一个量值表示健康的公平情况，可以直接进行比较，使用简便，效果直观，且反映了人群的全体情况。缺点是不能反映每一层次健康的改变对总人群健康分布的影响，如有第一层的健康情况上升，第五层的健康情况下降，由于是对混合人群来测量健康情况，就可能正负相抵，不能客观反映各种层次健康的改变和需求。

我国城乡、区域、不同群体之间的居民收入差距依然较大，2020年基尼系数为0.468（图31-3）。

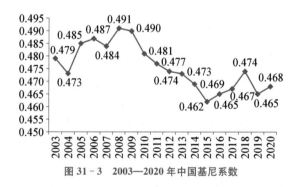

图31-3 2003—2020年中国基尼系数

由此可见，洛伦兹曲线反映的是所有人的状况，而不仅仅是极差法所反映的社会最高阶层与最低阶层的差异。而且，由于它不涉及对人口进行社会阶层分层，这样可避免对人口进行社会阶层划分时带来的一些问题，如各层样本量大小的改变。但是由于这种分层变量的缺乏，使人们不禁对健康不公平问题提出疑问，即健康不公平在多大程度上与社会经济状况相关？这种分析显然没有涉及到在健康分布不均匀时，社会经济状况分布在其中起什么作用。

如果生病的人变得健康,健康的人生病,那么总的健康水平不会变,但健康分布的差异减少,这种情况我们认为是健康不公平的程度减少,此时没有考虑社会经济状况的变化。

（3）集中指数

集中指数(the concentration index)是改进的基尼系数法,它是瓦格斯塔夫(Wagstaff)在考察医疗卫生服务公平程度时引入的一种方法,目前已成为常用于评价与收入相关的健康相关变量分布公平性的一种重要方法。以 ghlth(s) 为标志的曲线是健康集中曲线(图 31-4),其横轴表示人群累计百分比(从最差到最好),纵轴是人群健康累计百分比。如果健康水平在社会经济组之间的分布是均匀平等的,则集中曲线与对角线重合,如果较差的健康水平集中在较低层的社会经济组,则集中曲线会在对角线下方,ghlth(s) 与对角线越远,则健康不公平程度越大。健康集中指数(用 C 表示)被定义为是集中曲线与对角线之间面积的两倍,这个指数衡量了与社会经济状况相联系的健康不公平程度。如果集中指数出现在对角线上方,表示健康集中在地位最低的人群中,意味着健康不平等对穷人有利;如果在下方,表示健康集中在地位最高的人群中,健康不平等对富人有利。优点是集中指数法反映了全部人口状况,且对社会经济阶层的人口构成很敏感。因为它按社会阶层排序,确保了把健康不公平的社会因素考虑在内。缺点是只以某一项健康指标作为观察指标,没有综合考虑其他指标的作用,属于单因素分析方法。

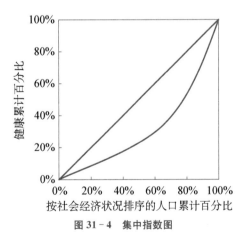

图 31-4　集中指数图

（4）极差法

极差法(the range)是在所有有关健康公平的研究文献中最常用的一种测量健康不平等的方法。它是将人群按其社会经济状况分组,比较其最高组与最低组之间健康状况的差异,从而表明健康在不同社会经济状况人群之间分布的不平等。极差法的优点是在描述不同人群间健康差异时,简单明了,因而经常被采用,但是极差法的不足之处也是很明显的:①它仅仅反映的是最高组与最低组之间的差异,而忽略了中间组的变化。最高组或最低组之间的差异也许不会变,但中间组之间的差异会缩小或增大,而用极差法则没有体现出来。②极差法没有考虑比较组之间样本大小的变化,这将在进行不同年代间比较或不同国家比较时导致错误的结论。

（5）回归分析

回归分析(regression analysis)可用 logistic 回归和 probit 回归模型进行分析。基本模型为:$U = f(X_1, X_2, X_3)$,其中 U 表示对医疗服务的需求,X 表示影响医疗需求的变量。X_1 为社会经济发展类指标国际上普遍认为社会经济发展与居民的健康状况和需求存在相关关系。另外社会经济发展状况也反映了区域规划的背景和卫生规划可利用的资源,具体指标包括人均 GDP、人均可支配收入、恩格尔系数、医疗服务的相对价格等。X_2 为人口学因素:该因素包括人口总量、人口年龄构成、教育程度等。X_3 为健康状况类指标:居民的健康状况反映了医疗服务的客观需要量,对居民健康状况的分析正是从卫生服务需求方的角度,分析规划区域内主要健康问题,而区域卫生规划的最终目标是提高居民健康水平,因此对区域居民健康状况的分析有助于发现卫生服务提供与需求之间的差距,为资源配置标准的测算提供了相应依据。其内容包括出生率、死亡率、期望寿命、慢性病患病率、两周患病率。这种函数表示方法说明:上述变量可能影响需求,但不能确切地说明影响的程度。

31.3　中国健康扶贫

2015 年 11 月,《中共中央　国务院关于打赢脱贫攻坚战的决定》明确提出要实施精准健康扶贫工程,完善全民医保制度,进一步增强防大病、兜底线能力。习近平总书记也明确指出健康扶贫是"五个一批"扶贫工作中的重要内容,"要加强医疗保险和医疗救助,新型农村合作医疗和大病保险政策对贫困人口倾斜"。2016 年,卫生计生委、国务院扶贫办等 15 个部门联合颁布《关于实施健康扶贫工程的指导意见》,构建起健康扶贫脱贫攻坚战的顶层设计。

主要针对贫困人口因病致贫、因病返贫问题,突出重点地区、重点人群、重点病种,进一步加强统筹协调和资源整合,采取有效措施提升农村贫困人口医疗保障水平和贫困地区医疗卫生服务能力,全面提高农村贫困人口健康水平,为贫困人口迈入全面小康社会提供健康保障。2017年4月,国家卫生健康委财政部等5个部门联合印发《健康扶贫工程"三个一批"行动计划》,强调对核实核准的患有大病和长期慢性病的农村贫困人口,根据患病情况,实施分类分批救治,确保健康扶贫落实到人、精准到病,有效解决因病致贫、因病返贫问题。2018年10月,国家卫生健康委财政部等4个部门联合印发《关于印发健康扶贫三年攻坚行动实施方案的通知》,指出到2020年,基本医疗保险、大病保险、签约服务管理、公共卫生服务对农村贫困人口实现全覆盖;贫困地区医疗卫生服务能力和可及性明显提升,贫困人口大病和长期慢性病得到及时有效治疗,贫困地区艾滋病、结核病、包虫病、大骨节病等重大传染病和地方病得到有效控制,健康教育和健康促进工作明显加强,贫困地区群众健康素养明显提升。

2019年7月,国家卫生健康委等6个部门联合印发《解决贫困人口基本医疗有保障突出问题工作方案》,指出以县医院能力建设、"县乡一体、乡村一体"机制建设、乡村医疗卫生机构标准化建设为主攻方向,全面解决贫困人口基本医疗有保障突出问题,确保到2020年全面完成健康扶贫任务。2020年12月,中共中央、国务院印发《关于实现巩固拓展脱贫攻坚成果同乡村振兴有效衔接的意见》,强调脱贫攻坚目标任务完成后,必须采取措施进一步维持稳固脱贫攻坚战成效,进而达到脱贫攻坚成果同乡村振兴的高效衔接。文件指出在5年过渡期内保持现有健康帮扶政策基本稳定,完善大病专项救治政策,优化高血压等主要慢病签约服务,调整完善县域内先诊疗后付费政策,继续开展三级医院对口帮扶并建立长效机制,持续提升县级医院诊疗能力,坚持基本标准,统筹发挥基本医疗保险、大病保险、医疗救助三重保障制度综合梯次减负功能,重点加大医疗救助资金投入,倾斜支持乡村振兴重点帮扶县。

31.3.1 健康扶贫的概念

健康扶贫是通过提升医疗保障水平、实施疾病分类救治、提高医疗服务能力、加强公共卫生服务等手段,让贫困人口能够看得起病、看得好病、看得上病、防得住病,确保贫困群众健康有人管,患病有人治,治病能报销,大病有救助。

31.3.2 健康扶贫的背景

我国因病致贫、因病返贫问题十分突出。国务院扶贫办建档立卡数据显示,截至2013年,我国农村因病致贫、因病返贫贫困户有1256万户,占贫困户总数的42.4%。其中,患大病的有417万人,占4.7%,患长期慢性病的有1504万人,占16.8%。近几年,因病致贫、因病返贫的比例有所增长,2015年已增长至44.1%,涉及近2000万人,其中大病患者和长期病患者达734万人。在各种致贫原因中,因病致贫在各地区都排在最前面。可见,因病致贫、因病返贫是制约贫困人口稳定脱贫的重要因素,特别是在一些贫困地区,医疗卫生公共服务十分薄弱,地方病患多发,因病致贫、因病返贫已经成为制约稳定脱贫的主因之一。健康扶贫在国家竞争扶贫政策体系中占据重要位置,通过健康扶贫工程的实施,精准响应贫困户的健康需求,对于确保打赢脱贫攻坚战具有重要意义。

31.3.3 健康扶贫的目标

健康扶贫的目标:第一,使被扶贫者获得较全面的健康,即保障贫困人口的健康福祉,促进其健康权益的实现,强调各级政府将人民健康放在优先发展的战略地位,加强组织领导和部门协作,通过开展医疗保险和医疗救助等形式,有效防止贫困人口因病致贫、因病返贫,共同维护群众健康权益。第二,全面降低贫困者的健康贫困风险,即使贫困者在疾病预防方面得到有效扶持,强调以预防为主,根据群众需求提供健康促进与教育服务,引导群众树立正确健康观,形成健康的行为和生活方式,提升全民健康素养,发挥贫困人口的潜能,为其发展生产、增加个人收入提供健康保障。第三,补齐公共卫生服务体系短板,推进城乡基本公共卫生服务均等化,从而促进社会公平正义,增强贫困人口健康的获得感、幸福感,为贫困人口与全国人民一道迈入全面小康社会提供健康保障。

31.3.4 健康扶贫的内涵

(1)医疗保险制度的构建以及筹资水平不断提高

健康扶贫的内涵之一是基本医疗保险、居民大病保险、医疗救助制度和财政补助要覆盖全部农村贫困人口,完善兜底保障机制,降低贫困人口负担,使得贫困人口得了大病和慢性病不至于因病致贫。

1）宏观层面：促进中国不同群体之间的公平性。2015 年 7 月，《国务院办公厅关于全面实施城乡居民大病保险的意见》发布，强调大病保险覆盖所有城镇居民基本医疗保险、新型农村合作医疗参保人群，要建立起比较完善的大病保险制度，并与医疗救助等制度紧密衔接，共同发挥托底保障功能。2016 年 1 月，《国务院关于整合城乡居民基本医疗保险制度的意见》发布，指出整合城镇居民基本医疗保险（简称城镇居民医保）和新型农村合作医疗（简称新农合）两项制度，建立统一的城乡居民基本医疗保险（简称城乡居民医保）制度，从而推进医药卫生体制改革、实现城乡居民公平享有基本医疗保险权益。2020 年 2 月，《中共中央　国务院关于深化医疗保障制度改革的建议》强调完善基本医疗保险制度，逐步将门诊医疗费用纳入基本医疗保险统筹基金支付范围，改革职工基本医疗保险个人账户，建立健全门诊共济保障机制。到 2030 年，我国全面建成以基本医疗保险为主体，医疗救助为托底，补充医疗保险、商业健康保险、慈善捐赠、医疗互助共同发展的医疗保障制度体系，待遇保障公平适度，基金运行稳健持续，管理服务优化便捷，医保治理现代化水平显著提升，实现更好保障病有所医的目标。

2）中微观层面：重点人群（贫困人群）的医疗救助。2015 年 4 月，《国务院办公厅转发民政部等部门关于进一步完善医疗救助制度全面开展重特大疾病医疗救助工作意见的通知》指出，要全面开展重特大疾病医疗救助工作，进一步细化实化政策措施，实现医疗救助制度科学规范、运行有效，与相关社会救助、医疗保障政策相配套，保障城乡居民基本医疗权益。2018 年 8 月，《中共中央　国务院关于打赢脱贫攻坚战三年行动的指导意见》强调切实降低贫困人口就医负担，在严格费用管控、确定诊疗方案、确定单病种收费标准、规范转诊和集中定点救治的基础上，对城乡居民基本医疗保险和大病保险支付后自负费用仍有困难的患者，加大医疗救助和其他保障政策的帮扶力度。2019 年 4 月，《中共中央　国务院关于建立健全城乡融合发展体制机制和政策体系的意见》指出统筹城乡社会救助体系，做好城乡社会救助兜底工作，织密兜牢困难群众基本生活安全网，推进低保制度城乡统筹，健全低保标准动态调整机制，确保动态管理下应保尽保。

（2）基本医疗服务提供水平不断提高

健康扶贫的内涵之二是基层医疗卫生服务体系健全，乡镇卫生院、村卫生室服务设施条件达标，基本药品齐备，拥有执业（助理）医师和合格的乡村医生。

1）基层卫生服务机构的建设。基层医疗卫生机构是基本公共卫生服务和基本医疗服务的提供者，是我国广大城乡居民健康的"守门人"，也是建立覆盖城乡居民卫生服务体系的中坚力量。据国家卫生健康委员会统计信息中心资料显示：截至 2021 年 11 月底，全国医疗卫生机构数为 104.3 万个，其中基层医疗卫生机构 98.9 万个，包括社区卫生服务中心（站）3.6 万个，乡镇卫生院 3.5 万个，村卫生室 60.7 万个，诊所（医务室）27.5 万个，占全国医疗卫生机构数的 94.82％。2021 年 1～11 月，全国医疗卫生机构总诊疗人次为 60.5 亿人次，其中，基层医疗卫生机构诊疗人次为 19.5 亿人次，占诊疗总人数的 32.2％。这充分反映了基层医疗卫生机构数及诊疗人数在我国医疗卫生机构中占三分之一的比例。

2）基层卫生人员服务能力的培养和建设。为加强基层卫生人才培养，2010 年 3 月，国家发展改革委等部门联合印发了《以全科医生为重点的基层医疗卫生队伍建设规划》，提出了 3 项任务：一是健全基层医疗卫生人才培养制度；二是进一步完善有关政策，大力吸引高等医学院校（含中医药院校，下同）毕业生和优秀医疗卫生人才下基层；三是健全人才激励和约束机制，使合格人才在基层"用得好、留得住"，使不合格人员"出得去"。5 项项目：农村订单定向免费培养重点项目、乡镇卫生院招聘执业医师重点项目、全科医生特设岗位项目、城市对口支援农村卫生工程、全科医生县乡联动试点项目。从而有利于形成一支数量适宜、质量较高、结构合理，适应基本医疗卫生制度需要的基层医疗卫生队伍，提高基层医疗卫生服务能力，促进人人享有基本医疗卫生服务目标的实现。对于贫困地区卫生人才培养，2019 年 4 月，国家卫生健康委办公厅发布《关于进一步加强贫困地区卫生健康人才队伍建设的通知》，强调通过创新上下联动的用才机制、全科医生特岗计划、人才智力帮扶协作机制等措施加强本土人才培养力度，力争到 2020 年贫困地区每个乡镇卫生院有 1 名全科医生，让基层始终有人民健康的守护人。

3）健康理念宣传和健康行为不断改善。健康扶贫的内涵之三是家庭医生签约服务优先覆盖，保障农村贫困人口享有健康档案、疾病预防、健康教育、健康管理等基本公共卫生服务。

A. 基本公共卫生均等化的建设和发展。国务院于 2017 年 3 月国务院印发《"十三五"推进基本公共服务均等化规划》明确提出"深入开展健康扶贫,推动贫困地区基本公共服务主要领域指标接近全国平均水平。"2022 年,国家卫生健康委发布的《关于做好 2022 年基本公共卫生服务工作的通知》,明确 2022 年基本公共卫生服务项目主要包括以下内容:一是各地要指导基层医疗卫生机构结合基本公共卫生服务项目中传染病及突发公共卫生事件报告和处理,切实做好疫情防控相关工作,统筹实施好居民健康档案管理,健康教育,预防接种,0~6 岁儿童、孕产妇、老年人、高血压及 2 型糖尿病等慢性病患者、严重精神障碍患者、肺结核患者的健康管理,中医药健康管理,卫生监督协管等服务项目;二是不限于基层医疗卫生机构实施的地方病防治、职业病防治、人禽流感和 SARS 防控、鼠疫防治、国家卫生应急队伍运维保障、农村妇女"两癌"检查、基本避孕服务、脱贫地区儿童营养改善、脱贫地区新生儿疾病筛查、增补叶酸预防神经管缺陷、国家免费孕前优生健康检查、地中海贫血防控、食品安全标准跟踪评价、健康素养促进、老年健康与医养结合服务、卫生健康项目监督等 16 项服务内容。2022 年,人均基本公共卫生服务经费标准由 2017 年的 69 元提高至 84 元,由此,我国基本公共卫生服务得到全面落实,确保服务对象及时获得相应的基本公共卫生服务。

B. 家庭医生制度中提供对重点人群的服务。家庭医生签约制度是通过推进责任医生签约服务,逐步建立责任医生与居民之间良好的契约服务关系,使居民获得连续、综合、便捷、个性化的健康管理服务,引导患者合理有序就医,促进基层首诊、双向转诊、分级诊疗制度建立。2016 年 6 月,国务院医改办等七部委联合发布《关于推进家庭医生签约服务的指导意见》,强调要在签约服务的方式、内容、收付费、考核、激励机制等方面实现突破,优先覆盖老年人、孕产妇、儿童、残疾人等人群,以及高血压、糖尿病、结核病等慢性疾病和严重精神障碍患者等。2020 年,力争将签约服务扩大到全人群,形成长期稳定的契约服务关系,基本实现家庭医生签约服务制度的全覆盖。2022 年,国家卫生健康委发布的《关于推进家庭医生签约服务高质量发展的指导意见》提出的工作目标为:准确把握工作节奏,在确保服务质量和签约居民获得感、满意度的前提下,循序渐进积极扩大签约服务覆盖率,逐步建成以家庭医生为健康守门人的家庭医生制度。从 2022 年开始,各地在现有服务水平基础上,全人群和重点人群签约服务覆盖率每年提升 1~3 个百分点,到 2035 年,签约服务覆盖率达到 75%以上,基本实现家庭全覆盖,重点人群签约服务覆盖率达到 85%以上,满意度达到 85%左右。

31.4 案例介绍:以广西壮族自治区健康扶贫综合措施为例

31.4.1 出台八项措施加强健康扶贫

为进一步贯彻落实中央和自治区关于健康扶贫工作的决策部署,确保完成建档立卡贫困人口基本医疗有保障的工作目标任务,减少因病致贫、因病返贫现象发生,结合广西实际,2018 年 10 月,广西壮族自治区人民政府办公厅印发《进一步加强健康扶贫工作若干措施的通知》,制定八项措施,具体如下。

一是加大基本医疗保险保障力度,包括加大基本医疗保险缴费补助力度,建档立卡贫困人口的基本医疗保险个人缴费部分的财政补助比例从 60%提高到 100%;实行住院报销倾斜,在统筹区域内定点医疗机构住院的,取消住院基金起付标准,报销比例提高 5%;大病保险起付线降低 50%,报销比例提高 10%;实行门诊特殊慢性病报销倾斜,29 种门诊特殊慢性病的,取消起付线,报销比例在现有政策规定提高报销比例的基础上再提高 5%,累计提高 10%;提高城乡居民基本医疗保险二次报销比例。

二是加大医疗救助倾斜力度,将所有符合医疗救助条件的建档立卡贫困人口纳入医疗救助范围,经城乡居民基本医疗保险、城乡居民大病保险、基本医疗保险二次报销后剩余的费用应计入住院医疗救助范围的,按其相应的类别和标准给予救助。

三是完善兜底保障政策,包括实施住院和门诊特殊慢性病治疗兜底保障,住院治疗实际报销比例达不到 90%、门诊特殊慢性病治疗实际报销比例达不到 80%的,符合兜底保障规定的实际医疗费用由各市、县(市、区)人民政府通过财政补助进行兜底保障;实施大病集中救治专项保障,对罹患儿童急性淋巴细胞白血病,肺癌、尘肺、白内障等 14 种大病和国家确定需集中救治的其他病种的建档立卡贫困人口进行集中救治。

四是推进"一站式"直接结算信息化建设,在县域内定点医疗机构实现"一站式"直接结算信息化管理,各级人力资源社会保障、民政、扶贫等部门以及大病保险承办保险公司要加快"一站式"信息系统内结算费用的预付、对账、审核、结算和拨付进度,实行按月拨付,年度内费用拨付率不低于85%。

五是落实健康扶贫便民措施,包括定点医疗机构落实首诊负责制,各级公立医疗机构安排一定比例的扶贫病床,确保患病需住院治疗的建档立卡贫困人口能及时住院治疗,实行县域内先诊疗后付费,优化门诊特殊慢性病服务。

六是强化政府资金兜底保障责任,各市、县(市、区)人民政府统筹解决,建档立卡贫困人口所需的兜底保障资金,其中,基本医疗保险个人缴费原补助的60%部分由自治区财政和市、县(市、区)财政按照8∶2分担,新增的缴费补助40%部分以及对医疗费用兜底保障所需资金,通过统筹中央、自治区相关补助资金和新增预算安排等多渠道解决。

七是规范看病就医兜底保障范围,建档立卡贫困人口有不服从分级诊疗管理、达到出院标准不愿出院、到非基本医疗保险定点医疗机构就诊等6项情形的不享受兜底保障倾斜政策。

八是控制医疗费用不合理增长,推行以设区市为单位或医疗联合体为主体的统一联合议价采购方式,统一确定药品采购品种及采购价格。

31.4.2 推进"一站式"结算服务,助力健康扶贫

在健康扶贫的探索中,广西在提高医疗保障、推进医疗救助、夯实基层医疗卫生机构建设的基础上,全面推开"先诊疗后付费""一站式"结算服务,旨在切实减轻贫困户的住院费用负担,解决"报销难"的问题。贫困人群进行报销时仅需在健康扶贫"一站式"结算服务窗口中提交材料,费用将在一周内到账。"一站式"结算服务不仅解决了群众看病难、报销不方便的问题,还为我区各地健康扶贫政策的落实提供了经验。据统计,实施脱贫攻坚以来,通过"一站式"平台,广西城乡居民基本医疗保险和大病保险报销有效地缓解了广西贫困人群的重大疾病医疗负担。2017—2019年广西城乡居民基本医疗保险与大病保险总补偿比例为63.55%~80.10%,均高于2016年全国大病患者实际医疗保险补偿比(57%)水平,2019年广西城乡居民基本医疗保险与大病保险总平均补偿比例均达到了76.34%。三年贫困人口自付比例明显降低,平均自付比例由2017年的14.1%降低至2019年的10.1%;广西贫困人口次均自付费用明显降低,由2017年的1 040.85元降低至2019年的343.82元;平均次均自付费用占人均

可支配收入比例逐年降低,由2017年9.19%降低至2019年的2.5%。截至2019年底,已确保符合参保条件的建档立卡贫困人口100%参加城乡居民基本医疗保险,累计有112.13万贫困患者得到诊疗服务,总救治率达到96%,其中,累计救治大病患者5.91万人,极大减轻了贫困家庭经济负担。

31.4.3 健康扶贫在行动,义诊活动暖人心

为提高精准健康帮扶的成效,进一步促进健康扶贫,助推脱贫攻坚,广西壮族自治区根据自身医疗资源特色,在常规健康帮扶的基础上,实施特色健康帮扶,如健康体检、地中海疾病防治、中老年妇女"两癌"筛查、龋齿防治、流行病学调研等。其中,地中海贫血是一种遗传性溶血性疾病,属于广西壮族自治区的地方病,广西地区该基因携带率超过20%。重型地中海贫血患儿治疗需终身输血和排铁治疗以维持生命,唯一的根治方法是进行造血干细胞移植手术。然而,高达二三十万元的手术费用让许多家庭陷入困境。为此,广西成立救助基金,确定救助医院。一方面,广西红十字基金会通过设立广西红十字天使计划"关爱生命"地中海贫血救助基金,对14周岁以下困难家庭重型地中海贫血患儿实施救助,为进行造血干细胞移植手术的患儿提供每人5万元的救助金。另一方面,通过协调国内优质医疗资源,确定上海交通大学医学院附属瑞金医院和北京大学人民医院作为地贫病患儿的定点救治医院。广西还制定了《地中海贫血防治三年行动计划(2019—2021年)》,开展重型地中海贫血患者造血干细胞移植救助行动,提高患者生存质量。通过3年的行动计划,2021年底,广西全区重型地中海贫血病例出生率降低至0.24/万,这从根源上减少和消除了因为地中海贫血疾病而导致的因病致贫、因病返贫的危害,为广西健康扶贫工作作出了巨大的贡献。

(左延莉)

参考文献

[1] "城乡困难家庭社会政策支持系统建设"课题组,韩克庆,唐钧. 贫困概念的界定及评估的思路[J]. 江苏社会科学,2018(2):24-30.

[2] 《中国农村贫困标准》课题组. 中国农村贫困标准研究[J]. 统计研究,1990,7(6):37-42.

[3] 曹扶生,武前波. 国外城市反贫困理论研究综述[J]. 城市问题,2008(10):75-80.

[4] 曹建华,陈俊国,霍江涛,等. 卫生服务公平性理论及方

法研究[J]. 西北医学教育,2006,14(6):788－792.

[5] 陈化. 健康贫困与卫生公平[J]. 学术论坛,2010,33(7): 1－6,68.

[6] 陈文贤,聂敦凤,李宁秀,等. 健康贫困与反贫困策略选择[J]. 中国卫生事业管理,2010,27(11):749－751.

[7] 崔巍. 贫困规模和程度的测量方法[J]. 青海师范大学学报(自然科学版),2008,24(2):25－28.

[8] 郭熙保,罗知. 论贫困概念的演进[J]. 江西社会科学,2005,25(11):38－43.

[9] 郭熙保,宋建明. 对贫困概念和扶贫政策的反思[J]. 江苏农村经济,2006(3):16－17.

[10] 韩克庆,唐钧. 贫困概念的界定及评估的思路[J]. 江苏社会科学,2018(2):24－30.

[11] 李培林、魏后凯. 中国扶贫开发报告(2016)[M]. 北京:社会科学文献出版社,2016.

[12] 李锡明. 新扶贫标准和国际贫困线[J]. 学理论,2009(24):122－123.

[13] 刘建平. 贫困线测定方法研究[J]. 山西财经大学学报,2003,25(4):60－62.

[14] 陆汉文. 中国精准扶贫发展报告:精准扶贫的顶层设计与具体实践(2017)[M]. 北京:社会科学文献出版社,2017.

[15] 孟庆国,胡鞍钢. 消除健康贫困应成为农村卫生改革与发展的优先战略[J]. 中国卫生资源,2000,3(6):245－249.

[16] 乔永平. 21 世纪反贫困的特征[J]. 农业经济,2005(2):12－13.

[17] 饶克勤,姚岚,秦立轩. 健康公平的测量方法[J]. 中国卫生经济,1998,17(12):30－32.

[18] 唐运舒,于彪. 贫困线几种测量方法的实证比较[J]. 当代经济管理,2009,31(5):66－69.

[19] 王晓琦,顾昕. 中国贫困线水平研究[J]. 学习与实践,2015(5):76－87.

[20] 吴瑞枝,李灵. 国内对贫困线研究的述评[J]. 理论观察,2017(1):24－26.

[21] 闫坤,于树一. 中国模式反贫困的理论框架与核心要素[J]. 华中师范大学学报(人文社会科学版),2013,52(6):1－11.

[22] 杨国涛,周慧洁,李芸霞. 贫困概念的内涵、演进与发展述评[J]. 宁夏大学学报(人文社会科学版),2012,34(6):139－143.

[23] 余芳东. 国际贫困线和全球贫困现状[J]. 调研世界,2016(5):62－64.

[24] 张莹. 我国健康贫困问题多元主体治理研究[D]. 苏州:苏州大学,2015.

[25] FUCHSVR. Redefining poverty and redistributing income[J]. The Public Interest,1967,14(8):88.

[26] TOWNSEND P. A sociological approach to the measurement of poverty:a rejoinder to professor of Amartya Sen[J]. Oxford Economic Paper, 1985,37(4):659－668.

[27] TOWNSEND P. Poverty in the United Kingdom:a survey of house hold resources and standards of living [M]. Berkeley:University of California Press,1979:53.

32 健康与小康

2014年10月,中共中央总书记、国家主席习近平同志在党的十八届四中全会第二次全体会议上的讲话首次指出:"没有全民健康,就没有全面小康"。"医疗卫生服务直接关系人民身体健康。要推动医疗卫生工作重心下移,医疗卫生资源下沉,推动城乡基本公共服务均等化,为群众提供安全、有效、方便、价廉的公共卫生和基本医疗服务,真正解决好基层群众看病难、看病贵问题。各级党委和政府要关心和关爱医务工作者,为他们创造良好工作环境,让广大医务工作者安心、放心、舒心从事救死扶伤的神圣事业。广大医务工作者要精心钻研业务,加强医德修养,为人民群众解除病患多作贡献"。2016年,习近平在东西部扶贫协作座谈会上的讲话中表示"到2020年全面建成小康社会,是我们党向人民作出的庄严承诺"。

2016年8月,在全国卫生与健康大会上,习近平再次强调:"没有全民健康,就没有全面小康"。一个人的健康,关系一个家庭的命运;13亿人的健康,决定一个国家和民族的前途。实现"两个一百年"奋斗目标,要坚持以人民为中心的发展思想,经济要发展,健康要上去,人民的获得感、幸福感、安全感离不开健康,要大力发展健康事业。

习近平总书记在2022年中国共产党第二十次全国代表大会上庄严地宣告十年来已完成脱贫攻坚、全面建成小康社会的历史任务,实现第一个百年奋斗目标。我国"坚持精准扶贫,全国832个贫困县全部摘帽,近一亿农村贫困人口实现脱贫,960多万贫困人口实现易地搬迁,历史性地解决了绝对贫困问题,为全球减贫事业作出了重大贡献"。

关于健康与小康的问题,不仅涉及到医学专业,更广泛地涉及到政治、经济、社会、伦理等各个学科。诺贝尔文学奖获得者我国著名的文学家莫言先生有一段名言,他说:"有一天,'我'字丢了一撇,成了一个'找'字,为找回那一撇,我问了很多人,那一撇代表什么?商人说是金钱,政客说是权力、明星说是名气、军人说是荣誉、学生说是分数……。最后,'生活'告诉'我',那一撇是健康和快乐,没有健康和快乐,什么都是浮云一片!"我们常讲的健康是"1",你有再多的财富,后面都是"0",没有"1",没有健康,都是浮云一片。莫言的这段名言可以让我们进一步认识到健康与小康的关系。

32.1 健康的概念

32.1.1 世界卫生组织提出的健康定义

1948 年在世界卫生组织(WHO)成立的时候,就对健康有一个定义:"健康是指人身体上、心理上以及社会上的完美状态,而不仅仅是没有疾病和虚弱的现象。"1989 年,世界卫生组织又进一步阐述了健康的定义。所谓的健康不仅没有疾病,而且要包括躯体健康、心理健康、有社会适应的良好状态以及道德的健康。由此可见健康并不是仅仅没有疾病,而是机体、心理、生活质量、社会道德全面的良好状态。

32.1.2 评价健康状况的四大指标

评价一个国家、一个地区人群的良好健康状况主要有 4 个指标:出生时的平均期望寿命、婴儿死亡率、孕产妇死亡比和小于 5 岁以下儿童的死亡率。

(1) 出生时平均期望寿命(岁)

2001 年,日本女性出生时平均期望寿命(life expec-tancy at birth, LE)大概是 82 岁,是全球最高的,当时各国计算都按照这个标准。《2020 年我国卫生健康事业发展统计公报》显示,我国居民出生时平均期望寿命为 77 岁。

(2) 出生后一年内婴儿死亡率(‰)

早年联合国儿童基金会(UNICEF)资助国家的标准,其出生后一年内婴儿死亡率(infant mor-tality rate, IMR)在 200‰以上,表明妇幼卫生方面存在较大问题。2020 年我国的 IMR 已下降到 5.4‰。

(3) 孕产妇死亡比

2020 年我国的孕产妇死亡率(maternal mortality ratio, MMR)已下降到 16.9/10 万。

(4) 5 岁以下儿童的死亡率(‰)

整个儿童时期的死亡率国际上计算的是 5 岁以下儿童的死亡率(under-five mortality rate),代表一个国家的妇幼卫生健康水平。它通常包括两个部分组成,包括新生儿死亡率和儿童死亡率,前者指出生后 1 个月内的新生儿死亡率(neonatal mortality rate),后者指 30 天后到 59 个月的儿童死亡率。我国 2020 年的 5 岁以下儿童死亡率为 7.5‰。

各地、各国观察健康状况都是用上述 4 个指标。目前正在进一步分析的指标是健康的期望寿命(岁)(healthy life expectancy at birth, HALE),它是指一个人不仅活着,还应该处于没有伤残和卧床的健康状况,一般讲大概要比出生时期望寿命少 6~10 年。还有就是低体重儿百分比,它代表一个地区的营养状况以及慢性病、结核病的死亡率。

联合国可持续性发展指标中监测的还有很多妇幼卫生和公共卫生的其他健康指标。这里作者将联合国对中国的各项比较估计值列于各项指标括号内,供读者参考:专业人员接生的比例(100%),结核病发病率(64/10 万),疟疾发病率(<0.1‰),5 岁以下儿童乙型肝炎表面抗原(HBsAg)携带率(0.83%),对被忽视的热带病(NTD)干预的报告人群数(2 637 万),30~70 岁死于心血管病、肿瘤、糖尿病、CVD 的概率(17%),自杀死亡率(9.7/10 万),15 岁以上人均饮酒消费量(7.2 升酒精纯量),交通事故死亡率(16.8/10 万),青少年出生率(9.2‰),15 岁以上年龄标化后的吸烟率男性(48.4%),女性(1.9%),自然灾害死亡率(<0.1/10 万),城市地区 $PM_{2.5}$ 年平均浓度(51 $\mu g/m^3$)等。

32.1.3 "健康中国 2030"规划的健康指标

在"十二五"规划后期时的数据,我国出生时的期望寿命,2014 年是 75 岁左右,2015 年是 76.34 岁,到 2020 年,奋斗目标还要再增加 1 岁;婴儿死亡率是 8.9‰;小于 5 岁的儿童死亡率是 11.7‰;孕产妇的死亡比率从 60^+/10 万下降到 21.7/10 万。"健康中国 2030"规划纲要提出到 2030 年,人均预期寿命要达到 79 岁,婴儿死亡率 5‰,5 岁以下儿童死亡率 6.0‰,孕产妇死亡率 12/10 万。

世界卫生组织的 2018 年世界卫生统计报告的统计指标是按照健康相关的可持续性发展指标(SDG)公布各成员国的卫生统计信息。所使用的数据是可比估计值(comparable estimates)经过校正,因此与各国统计报告的数据有一定的差异。

中国 2016 年出生时的期望寿命,男性 75 岁、女性 77.9 岁,平均 76.4 岁。出生时的健康期望寿命为 68.7 岁,与期望寿命相差 7.7 岁。孕产妇死亡率 27/10 万。5 岁以下儿童的死亡率 9.9‰。现将与 WHO 西太区主要国家和全球的健康指标作一比较(表 32-1)。

表 32 - 1　我国主要健康指标与西太区主要国家和全球的比较(2016)

比较项	中国	日本	韩国	越南	菲律宾	澳大利亚	西太区	全球
出生时期望寿命(岁)男性	75.0	81.1	79.5	71.7	66.2	81.0	75.0	69.8
女性	77.9	87.1	85.6	80.9	72.6	84.8	78.9	74.2
合计	76.4	84.2	82.7	76.3	69.3	82.9	76.9	72.0
健康期望寿命(岁)	68.7	74.8	73	67.6	61.7	73.0	68.9	63.3
孕产妇死亡比(1/10万)	27	5.0	13.0	54	114	6	41	216
五岁以下儿童死亡率(‰)	9.9	2.7	8.5	21.6	27.1	3.7	12.9	40.8
新生儿死亡率(‰)	5.1	0.9	11.9	11.5	12.6	2.2	6.5	18.6

引自:WHO. World Health Statistics 2018：Monitoring Health for SDGs[R]. Geneve：World Health Organization,2018.

健康指标可以反映一些地区间的公平性问题,比如我国上海市的出生时平均期望寿命已经接近发达国家的水平,达到 82.75 岁,其中女性平均 85 岁,比男性多 5 岁。婴儿死亡率和孕产妇死亡率的健康指标继续保持全国领先,也达到了发达国家和地区的水平。这些与各地居住环境的经济条件、社会条件、医疗保障以及医疗服务的享受条件有关(表 32 - 2)。上海户籍人口的孕产妇死亡率只有 4.16/10万,非户籍人口要差一倍甚至于差两倍左右。说明在大城市中,不同人群之间健康水平的不均等化问题,对流动人口的公共卫生工作还要引起足够的重视。

表 32 - 2　上海市各项健康核心指标(2019)

健康指标	数值
上海市户籍人口出生时期望寿命(岁)	83.66
男性	81.27
女性	86.14
孕产妇死亡率(1/10 万)	3.51
户籍人口	2.25
非户籍人口	4.61
婴儿死亡率(‰)	3.06
户籍人口 1~4 岁儿童	0.11
户籍人口 5 岁以下儿童	2.28

引自:上海市卫生健康委员会. 上海卫生健康政策研究年度报告(2019)[R]. 上海:上海市卫生健康委员会,2019.

"十三五"规划中提出要建设健康中国,而且已经制定了"健康中国 2030"的建设规划,强调的是大健康、大卫生。过去提的是以患者为中心、以人为本;现在是以人民的健康为中心来推动整个健康中国的建设。至少应该包括 8 个方面,有几个比较重

要:第一是深化医疗卫生体制的改革,改革是不断深化的;第二是价格问题,包括医疗价格、药品价格;第三是食品安全战略;第四是加快健康扶贫速度。2022 年 7 月,国务院办公厅印发《"十四五"国民健康规划》,提到"十四五"发展目标为:到 2025 年,卫生健康体系更加完善,中国特色基本医疗卫生制度逐步健全,重大疫情和突发公共卫生事件防控应对能力显著提升,中医药独特优势进一步发挥,健康科技创新能力明显增强,人均预期寿命在 2020 年基础上继续提高 1 岁左右,人均健康预期寿命同比例提高。

习近平总书记提出在 2020 年应该消除贫困,通过各种形式的帮扶,让 7 000 多万的贫困人口能够脱贫,这对全面建成小康社会非常重要。另外,是可持续发展的社会医疗保障制度。我们要实行城乡居民社会医疗保障制度,特别是大病保险制度,防止因病致贫。目前特别强调各个部门的配合,将健康融入所有的政策,"三医"联动就是指医疗、医保、医药改革的联动。还特别强调要实行现代化的医院管理制度、公立医疗机构的改革,实施食品安全的战略,计划生育的政策,一对夫妇可以生育两个孩子的政策。2018 年出生人口二孩占 50%。2021 年,习近平总书记在全国脱贫攻坚总结表彰大会上庄严宣告,经过全党全国各族人民共同努力,我国脱贫攻坚战取得了全面胜利,区域性整体贫困得到解决,完成了消除绝对贫困的艰巨任务。

32.2　小康的概念

32.2.1　中国古代对小康的认识

"小康"一词最早见于《诗经》。《诗经》中有两句

话谈到人民生活的劳苦,头上8个字最重要——"民亦劳止,汔可小康",说明社会矛盾已经太尖锐了,应该要有安心生活的条件。另一说法是"小康"这一概念出自《礼记·礼运》,是中华民族自古以来追求的理想社会状态。使用"小康"这个概念来确立中国的发展目标,既符合中国发展实际,又容易得到广大人民理解和支持。

32.2.2 中国政府对小康的认识

习近平总书记对我国全面建成小康社会曾有一系列的论述,比如:没有全民健康,也就没有全面小康;2020年建成小康社会,在中国特色的情况下,人民热爱生活,期盼有更好的教育、更稳定的工作、更满意的收入、更可靠的社会保障、更高水平的医疗卫生服务、更舒适的居住条件、更优美的环境……人民对美好生活的向往,就是我们的奋斗目标。同时非常强调"四个全面"(全面建成小康社会、全面深化改革、全面依法治国、全面从严治党)。

在2016年8月召开的全国卫生与健康大会上,习近平总书记指出要把人民健康放在优先发展的战略地位,全方位、全人群、全周期保障人民健康;要普及健康生活、优化健康服务、完善健康保障、建设健康环境、发展健康产业。再次强调"没有全民健康,就没有全面小康"。健康是促进人的全面发展的必然要求,将健康融入所有政策,共建共享,全民健康。要把人民健康放在优先发展的战略地位,全民健康是建设"健康中国"的根本目的。

32.2.3 恩格尔系数

恩格尔系数是由19世纪德国统计学家恩格尔(Engel)提出的,可以用来观察一个国家、一个地区人民的生活状况。它是食品支出总额占个人消费支出的总额的比重。而非食品的消费支出才是真正能够用于投资的。其计算公式为:恩格尔系数 = 食物支出金额 ÷ 总支出金额 × 100%。

一个家庭收入越少,家庭收入中(或总支出中)用来购买食物的支出所占的比例就越大。随着家庭收入的增加,家庭收入中(或总支出中)用来购买食物的支出比例则会下降。如果一个国家越穷,这个国家国民的平均支出中用于购买食物的支出所占比例就越大,随着国家的富裕,这个比例呈下降趋势。

可将恩格尔系数分成贫困、温饱、小康、相对富裕、富足以及极其富裕6个等级。联合国根据恩格尔系数提出一个国家平均家庭恩格尔系数的标准如下(表32-3)。

表32-3 恩格尔系数的标准

恩格尔系数	标准
>60%	贫穷
50%～60%	温饱
40%～50%	小康
30%～40%	相对富裕
20%～30%	富足
<20%	极其富裕

假定一个家庭每月所有收入的60%、70%甚至80%都花在食物上面,这是属于贫困的家庭。现在我国东部、南部部分地区基本上属于平均小康水平,家庭的食品消耗大概在30%～40%。

1978—2017年,我国恩格尔系数呈现明显的变化(图32-1)。我国在20世纪50年代到70年代末是处于贫困和温饱之间。1978年我国改革开放前恩格尔系数最高达56%。2001年以前一直处于温饱水平,恩格尔系数在50%～60%。直到21世纪以后中国人民的生活水平开始提高,2002—2015年间,恩格尔系数为30%～40%,属于相对富裕水平。2016—2017年恩格尔系数已接近富足水平,恩格尔系数又进一步下降到30%以下,预示着未来我们人民的生活会越来越好。

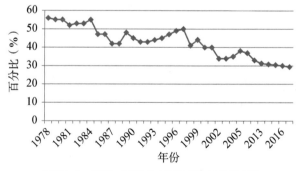

图32-1 1978—2017年中国恩格尔系数的变迁

但同时也要看到我国城乡之间有巨大的差异。在农村,1987—2007年间,恩格尔系数基本上在50%～60%,城市大概在37%～40%。2008—2016年的城乡恩格尔系数的差异开始逐渐缩小(图32-2)。扶贫的目的就是要缩小城乡之间的恩格尔系数的差别,不断提高全国人民的生活水平。

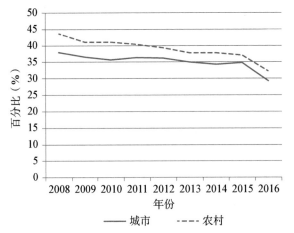

图 32 - 2 2008—2016 年中国城乡恩格尔系数的差异

32.2.4 全球各国恩格尔系数的比较

2020 年,《经济学人》杂志公布了一份全球 22 个国家的恩格尔系数报告(图 32 - 3),其中美国恩格尔系数最低,人均每周食品、饮料消费为 43 美元,占收入的 7%;英国人均每周食品、饮料消费与美国相近,占收入的 9%。中国人均每周食品、饮料消费为 9 美元,占人均收入的 21%。

20 世纪 90 年代,恩格尔系数在 20% 以下的只有美国,达到了 16%;欧洲部分国家、日本、加拿大,一般在 20%～30%,是富裕状态;东欧国家一般在 30%～40%,相对富裕。剩下的发展中国家基本上分布在 40% 以上。

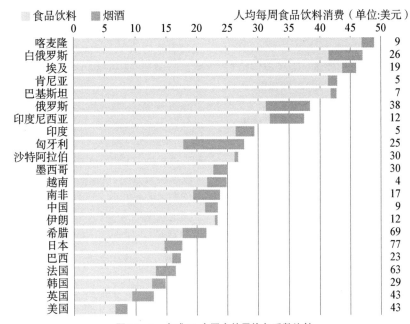

图 32 - 3 全球 22 个国家的恩格尔系数比较

32.2.5 "全面建设"和"全面建成"小康社会发展的目标

2002 年,党的十六大首次提出要全面建设小康社会的目标,对建设小康社会有 10 条标准(表 32 - 4)。

表 32 - 4 2001 年党的十六大提出全面建设小康社会发展的目标

小康指标	2014 年统计数据
人均国内生产总值超过 3 000 美元	7 261 美元

续　表

小康指标	2014 年统计数据
城镇居民人均可支配收入 1.8 万元	2.9 万元
农村居民家庭人均纯收入 8 000 元	9 892 元
恩格尔系数低于 40%	城镇 36%;农村 40%
城镇人均住房建筑面积 30 平方米	32.9 平方米
城镇化率达到 50%	54.77%
居民家庭计算机普及率 20%	55%
大学入学率 20%	37.5%
每千人医生数 2.8 人	2.99 人
城镇居民最低生活保障率 95% 以上	

事实上,2014 年前后,我们已经超越了 2002 年提出的小康社会的目标,比如人均 GDP 标准 3 000 美元,2014 年已经达到 7 261 美元,2015 年达到 8 300 美元。美国是接近 6 万美元,全世界最富的卢森堡人均达到 10 万美元以上。另外,我们城镇居民的人均可支配收入、恩格尔系数、平均住房面积、计算机普及率、大学入学率、每千人的医生数都已经达标。

在 20 世纪末基本实现"小康"的情况下,党中央在十八大报告中又明确提出了"全面建成小康社会"的重大战略任务:"确保到 2020 年实现全面建成小康社会宏伟目标。在经济建设方面,经济持续健康发展;在政治建设方面,人民民主不断扩大;在文化建设方面,文化软实力显著增强;在人民生活方面,人民生活水平全面提高;使资源节约型、环境友好性社会建设取得重大进展"五位一体的战略部署。

全面建成小康社会的目标要求:①经济保持在 6% 中高速增长;②在提高发展平衡性、包容性、可持续性的基础上,到 2020 年 GDP 和城乡居民人均收入比 2010 年翻一番;③产业迈向中高端水平,消费对经济增长贡献明显加大,户籍人口城镇化率加快提高;④农业现代化取得明显进展,人民生活水平和质量普遍提高;⑤我国现行标准下农村贫困人口实现脱贫,贫困县全部脱帽,解决区域性整体贫困;⑥国民素质和社会文明程度显著提高,生态环境质量总体改善,各方面制度更加成熟更加定型。要建成一个比较成熟、更加定型的基本医疗卫生制度,基本的社会保障制度。国家治理体系和治理能力现代化取得重大进展。

十八大四中全会开启了中国推进全面依法治国的总体框架,提出"四个全面"的理念,将全面建成小康社会放在"四个全面"首要的战略地位。其他三个"全面"包括全面深化改革、全面依法治国、全面从严治党则是引领、规范和完成全面建成小康社会的根本保证。

2017 年党的十九大是在全面建成小康社会决胜阶段召开的一次十分重要的大会,对鼓舞和动员全党全国各族人民继续推进全面建成小康社会、坚持和发展中国特色社会主义具有重大意义。经历五年的努力奋斗,到 2022 年党的二十大会议上习近平总书记庄严宣告,"经过全党全国各族人民共同努力,我们如期全面建成小康社会,实现了第一个百年奋斗目标","向第二个百年奋斗目标进军,以中国式现

代化全面推进中华民族伟大复兴"。

32.3 幸福的概念

32.3.1 幸福的定义

幸福(happiness)也是一种快乐。习近平总书记提出要不断提高人民群众的安全感和幸福感。2012 年 4 月联合国首次召开高层次会议,第一次发布全球各国的幸福报告(World Happiness Report)用来衡量社会进步和公共政策的目标。现在基本上每年发表一次。每年报告的重点有所不同。2018 年的全球幸福报告特别强调两个方面,一个是强调非洲,一个是专章来讨论中国问题。2021 年的全球幸福报告则侧重在新冠大流行条件下人民的生活质量以及全球各国政府针对疫情处置的差异。亚太国家与欧美北大西洋地区国家形成了鲜明对比。前者能成功实行非药物干预措施(non—pharmaceutical intervention,NPls),包括边境管控、对旅游者检疫、提高口罩佩戴率、保持社交距离、建立公共卫生监测体系、广泛的核酸检测、接触者追溯、居家隔离等措施。反映了政府领导能力及公众的支持和依从程度,取得了低死亡率的成就。在遵守国家决策方面,我国的调查结果最好,差异幅度最小均在 80%～90% 范围内。每年的 3 月 20 日被联合国定为国际幸福日,每到这一天各国报刊都会宣传幸福感。

32.3.2 幸福分值的计算方法

幸福分值(happiness score)是一个主观的福祉的判断(subjective well-being,SWB),是一个分值,从 0～1,也可以是 0～100。包含以下 6 个方面的内容。

(1) 人均 GDP 的自然对数,按购买力平价计算

我国 2017 年时人均 GDP 是 8 300 美元,与其他发达国家相比还有很大差距。但跟以往比较,还是有很大增长的。

(2) 健康的期望寿命

健康的期望寿命(healthy life expectancy at birth)已经被列入卫生统计分析指标。如果是 80 岁的平均期望寿命,那么健康的期望寿命大概只有 74 岁,全球范围大概相差 6 岁,两者之间是有一段差距的。我们要缩短这个差距,不仅寿命延长,还要提高人民的生活质量。

（3）社会的支持

社会的支持（social support）是指一个人碰到困难后，是不是感受到了社会的支持。感受不到，那是零。有社会支持，那就是1，所以这是0或1两个变量之间的选择。

（4）信任和腐败

该项指标问两个问题信任（trust or perceptions）和腐败（corruption）。一个是个人认为政府有没有腐败现象，一个是个人认为其企业有没有腐败现象。我国现在的反腐斗争做得非常好。每个问题都是0或1两个变量的选择，将全国的调查汇总起来后计算一个平均值。

（5）能否自由做出生活的决定

能否自由做出生活的决定（social freedom or freedom to make life choice）意味着你能不能决定自己的生活。也是在0和1两个变量之间做选择。

（6）慷慨捐献

慷慨捐献（generosity）指标就是如"你上个月有没有捐钱？"之类的问题。它只是计算调查前的1个月，不是1年。

这6条是在全球范围内对不同人群广泛抽样调查得出的结果，当然有一些是二手的统计资料，如人均GDP、健康期望寿命，根据国家或WHO的统计数据。我国的幸福水平统计结果如表32-5所示。

表32-5　我国人群幸福水平的指标（2017）

幸福指标	幸福分值
（1）人均GDP	9.22
（2）健康期望寿命	62.35
（3）社会支持	0.80
（4）信任和腐败	0.73
（5）自由做出生活决定	0.74
（6）慷慨捐献	0.01
全球平均幸福指数	5.38

引自：WHO. The world happiness report 2017[R]. Geneve：WHO，2017.

32.3.3　WHO全球幸福报告

WHO 2021年的全球幸福报告对全球156个国家及地区进行了比较。累计2018—2020年全球幸福指数最高的五个国家是芬兰、丹麦、瑞士、冰岛、荷兰，幸福指数分别为7.842、7.620、7.571、7.554和7.464分。中国则是5.339分，排列第84位（图32-4、32-5）。

2017年WHO的全球幸福报告中，我国的人均健康期望寿命是62.35岁，社会支持是0.8，捐献问题是0.01，说明100个人中只有1个人在前一个月做出了捐献。2016年《中华人民共和国慈善法》颁布，象征着社会的关爱和人民的幸福更上一个台阶。

北京师范大学首先在中国大陆31个省（区、市）做了老年政策环境的评价，包括各个省市老年人的社会服务、福利待遇情况、社会救助、最低生活保障线、养老金、老人健康、教育各方面。评价结果显示，浙江、北京、上海、山东、江苏、贵州、福建、陕西、甘肃、山西等省（市）的老年人幸福感获得指数比较高。

要使人民有安全感、幸福感，食品安全是非常重要的问题，还包括药品的安全。食品安全是全球的公共卫生问题。我国过去曾发生过不少食品安全问题，如非法添加违禁品或者色素、销售过期食品、农药污染、添加瘦肉精、销售含三聚氰胺的奶粉等。自从我国《农产品质量安全法》和《食品安全法》颁布后，确保"从田头到餐桌"的食品安全问题。2009—2010年的全国食品抽检合格率已达到98.4%。

32.3.4　流动人口的幸福分值

近年来随着全球化的趋势，全世界人口为了追求幸福的生活，均处于流动状态。从农村流动到城市发生国内大量的流动人口（internal migrants），形成大量的农民工。另一方面，一些人口从国内流动到国外，如求学、劳工或战争引起的大批难民约有9000万人，造成国际人口流动。我国1990—2015年城市人口增长到4.63亿。流动人口的得失，不仅是对流动人口本身的影响，还会影响到留守的人群和儿童以及当地社区的发展三个方面造成影响。因此，世界卫生组织2018年的全球幸福报告重点是分析2015—2017年流动人口的生活评价（life evaluation），对117个国家的移民进行幸福评价。结果是从"盖洛普世界民意调查（Gallup World Poll Survey）"获得的。从幸福分值最高的10个国家，2008年、2010—2015年的结果来看，排名结果是相同的。其中进步最大的国家是多哥，退步最大的国家是委内瑞拉。另外一个重要的发现是该国人民的幸福指数与移民的幸福指数的排位是一致的。后者取决于移民生活国家的生活质量，说明有趋同的模式（pattern of convergence），人们的幸福指数是可以改变的，根据所在社会生活的质量。另一个重要的发现是幸福的国家并非是最富有的国家，而是整体社会和制度最平衡的国家。

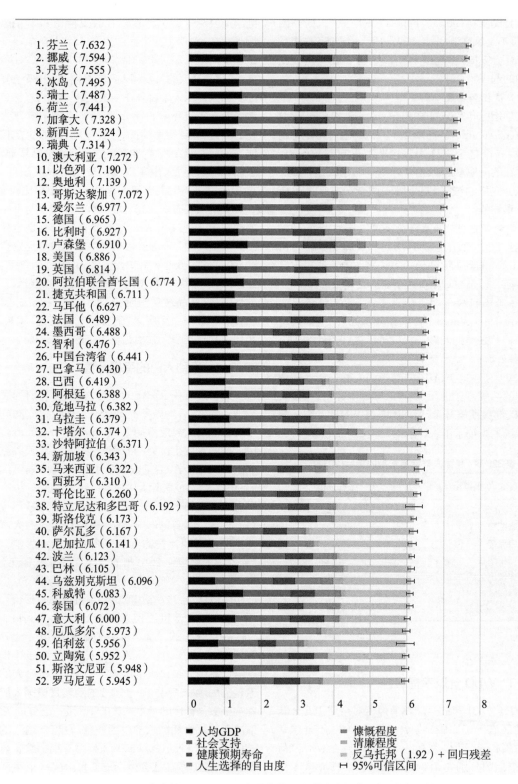

1. 芬兰（7.632）
2. 挪威（7.594）
3. 丹麦（7.555）
4. 冰岛（7.495）
5. 瑞士（7.487）
6. 荷兰（7.441）
7. 加拿大（7.328）
8. 新西兰（7.324）
9. 瑞典（7.314）
10. 澳大利亚（7.272）
11. 以色列（7.190）
12. 奥地利（7.139）
13. 哥斯达黎加（7.072）
14. 爱尔兰（6.977）
15. 德国（6.965）
16. 比利时（6.927）
17. 卢森堡（6.910）
18. 美国（6.886）
19. 英国（6.814）
20. 阿拉伯联合酋长国（6.774）
21. 捷克共和国（6.711）
22. 马耳他（6.627）
23. 法国（6.489）
24. 墨西哥（6.488）
25. 智利（6.476）
26. 中国台湾省（6.441）
27. 巴拿马（6.430）
28. 巴西（6.419）
29. 阿根廷（6.388）
30. 危地马拉（6.382）
31. 乌拉圭（6.379）
32. 卡塔尔（6.374）
33. 沙特阿拉伯（6.371）
34. 新加坡（6.343）
35. 马来西亚（6.322）
36. 西班牙（6.310）
37. 哥伦比亚（6.260）
38. 特立尼达和多巴哥（6.192）
39. 斯洛伐克（6.173）
40. 萨尔瓦多（6.167）
41. 尼加拉瓜（6.141）
42. 波兰（6.123）
43. 巴林（6.105）
44. 乌兹别克斯坦（6.096）
45. 科威特（6.083）
46. 泰国（6.072）
47. 意大利（6.000）
48. 厄瓜多尔（5.973）
49. 伯利兹（5.956）
50. 立陶宛（5.952）
51. 斯洛文尼亚（5.948）
52. 罗马尼亚（5.945）

图例：
■ 人均GDP
■ 社会支持
■ 健康预期寿命
■ 人生选择的自由度
■ 慷慨程度
■ 清廉程度
■ 反乌托邦（1.92）+ 回归残差
⊢⊣ 95%可信区间

图 32 - 4　全球各国 2018—2020 年排名前 52 位的国家及地区幸福指数比较

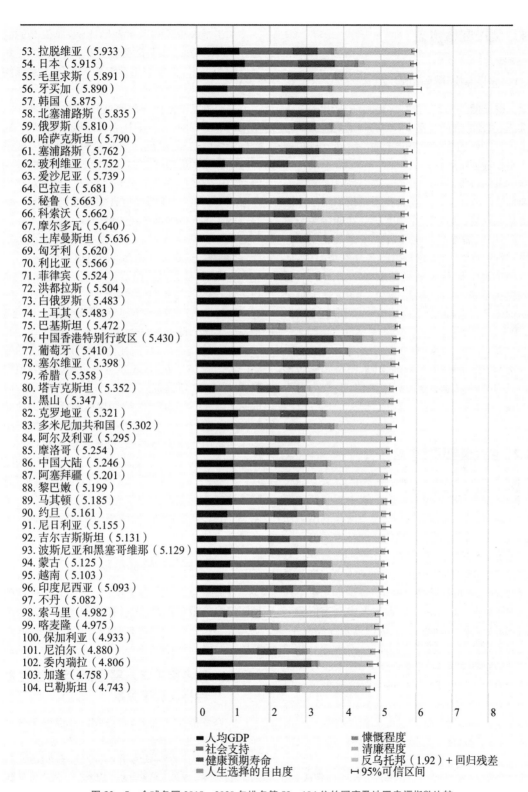

图 32 - 5　全球各国 2018—2020 年排名第 53~104 位的国家及地区幸福指数比较

32.4 全民健康覆盖

32.4.1 全民健康覆盖的意义

全民健康覆盖简称 UHC。我国现在 98% 以上的人都已经有健康保险,是 UHC 的一项内容。但是广义上讲,UHC 包含了疾病的预防、治疗、康复,更重要的是不会因病致贫。

有的国家可能是全民免费医疗,有的国家可能是健康保险的全民覆盖。虽然我国城镇职工基本医疗制度和城乡居民基本医疗制度已经实现全民覆盖了,但实际仍然需要有一定的自负和自费比例。印度虽然实行免费医疗,但是提供的药品种类有限,还存在大量的私立医院或者私营服务等。所以还要看全民覆盖后的自费比例是多少。韩国已经是全民健康保险了,但实际上个人的支付比例达到 40% 左右。

2013 年,世界卫生组织总干事陈冯富珍女士在介绍什么叫"全民覆盖"时特别强调,各个国家应该根据自己的国情来讨论全民健康覆盖,没有全世界通用的模式,也不可能有一套模式适合于所有的国家。

32.4.2 全民健康保险覆盖

2020 年 2 月中共中央、国务院发布了《关于深化医疗保障制度改革的意见》,提出促进中国多层次医疗保障体系发展。目前基本医疗社会保险制度有城镇职工基本医疗保险制度和城乡居民基本医疗保险制度。需要强化基本医疗保险、大病保险与医疗救助三重保障功能。另有企业补充医疗保险、公务员医疗补助、职工大额医疗费用补助、青少年儿童特殊人群保险和商业健康保险。要促进各类医疗保障互补衔接,提高重大疾病和多元医疗需求保障水平。城乡社会医疗救助制度作为安全网(safety net)建设来托底。鼓励社会慈善捐赠。迄今,基本医疗保险制度总的覆盖人群是 13.6 亿,参保率稳定在 95% 以上。2011 年 7 月我国颁布了《社会保险法》,原来存在的城市居民基本医疗保险制度和新型农村合作医疗制度已合并成统一的城乡居民基本医疗保险制度。

医疗保险在 20 世纪 90 年代有公费医疗保险、劳保医疗保险,后来变成城镇职工医疗保险,现在社会医疗保险投入的资金大概占到卫生总费用的 40%

左右。

关于个人投入的卫生费用比例,其最高的时候是在 2001—2002 年的自费比例是 60%。2016 年已降低到 28.8%,世界卫生组织要求各个国家能够降低到 30% 以下。

一个国家的健康保障制度分成 3 个层次。一是基本的医疗保险制度,即社会保险制度;二是补充医疗保险制度;三是贫困人口有没有安全网的覆盖或者救助。我国最早建立的是城镇职工基本医疗保险制度,从 2008 年开始全国全面推行。当时对家属有两套制度:一套是新型农村合作医疗制度,另一套是城镇居民加入的城镇居民的健康保障制度。从 2015 年开始,两个制度合并在一起,统称城乡居民基本医疗保险制度,这是一种社会保险制度。

在我国,补充医疗保险有公务员补充保险、企业自主实行的各种补充保险(比如总工会的补充医疗保险)、特殊人群的医疗保险,还有商业医疗保险等。

最后一个是有关安全网的问题。2011 年国家颁布了《社会保险法》,目前社会医疗保险制度的覆盖率已经达到 98% 左右,还要进一步加强保障范围的覆盖;到 2030 年医保成熟定型,全民医疗保险体系成熟定型,建立多层次医疗保障体系;现代商业健康保险服务业进一步发展,商业健康保险赔付支出占卫生总费用比重显著提高;进一步健全重特大疾病医疗保障机制;个人卫生支出占卫生总费用的比重从目前的 29.3% 下降到 25% 左右。上述有关医疗保险筹资情况可参阅本书第七章"卫生筹资和卫生费用"。而具体的健康保险情况可参阅本书第六篇的各章。

32.4.3 全民卫生服务覆盖

为保障全民卫生服务覆盖,重要的是构建整合型医疗卫生服务体系,提高健康服务水平。坚持预防为主、防治结合、中西医并重。推动中医药、西医药协调发展,提高健康水平。

32.4.4 联合国千年发展目标、可持续性发展目标与健康关系

联合国的千年发展目标(MDG)提出了 8 个目标,其中大概 3 个半到 4 个是属于卫生方面的。

联合国从 8 个千年发展目标发展到 2015 年后提出了 17 个持续性发展目标(SDGs),167 个具体指标。这是 2015 年后国际卫生改革的目标。

17 类 SDGs 指标中包含:①没有贫困;②零饥

饿；③良好的健康和幸福；④高质量的教育；⑤性别平等；⑥清洁水和环境；⑦提供清洁能源；⑧体面的工作和经济增长；⑨工业、创新和基础设施；⑩减少不平等；⑪可持续的城市和社区的发展；⑫责任消费和生产；⑬气候行动；⑭水下生物的生活；⑮陆地的生命；⑯和平、公正和强有力的制度；⑰为目标而合作的伙伴。

未来的卫生总目标（Goal 3）是"确保健康生活，促进全人类福祉"（ensure healthy lives and promote well-being for all at all ages）。新的目标是针对慢性病和创伤、全民卫生覆盖（UHC）、公平和社会包容（social inclusion）几个方面。

尽管 SDG 3 是主要涉及到健康的目标，但其他至少还有 10 个目标和 50 个指标与健康问题也是相关的。如目标 2 的"无饥饿发生"，目标 6 的"清洁水和环境卫生"，目标 7 的"可承受和清洁的能源"。归纳起来包括有 7 个主题领域：①生殖卫生、妇女、婴儿和儿童健康；②传染病；③非传染病和精神卫生；④创伤和暴力；⑤全民健康覆盖和卫生系统；⑥环境风险；⑦健康风险和疾病暴发。

世界卫生组织曾对全球 2030 年达到 SDG 目标需要的投资进行测算，一种情景是全部达到预期指标的要求，另一个情景是达到预期目标的三分之二。投资包括 75% 的费用用于人力培养、医疗机构和门诊部的建设，另外 25% 的投资用于购买药品、医疗器械、疫苗和医疗用品来预防和治疗疾病。前一种情景到 2030 年大约每年要投入 1 340 亿～3 710 亿美元，人均约 58 美元。其中 85% 经费是由国内投入，另外 15% 经费对不发达的国家需要国外的援助。这样对全球 67 个国家的卫生总费用将增加到 5.6%～7.5%。而全球平均的卫生费用将增加到 9.9% 的 GDP。这样的投入可以预防 9 700 万人过早死亡，出生时的期望寿命将增加 3.1～8.4 岁。后者保守的情景是到 2030 年每年将增加卫生总费用的投入 1 040 亿～2 740 亿美元，可预防 7 100 万早亡，相当于人均 41 美元的投入。促使卫生费用增加到平均 6.5% GDP。要达到 SDG 的目标不仅是一个筹资问题，更需要政府的政治意愿和尊重健康权的问题。世界卫生组织将每 5 年预测一次以期得到更多的证据。

32.4.5 卫生改革与健康的关系

2009 年，中共中央、国务院发表了进一步深化医疗卫生体制改革的指导意见，实际上是迈向全民健康覆盖的一个里程碑。当时提出了 5 项重大的改革。第一，加快推进基本医疗保障制度；第二，初步建立国家的基本药物制度；第三，健全基层医疗卫生体系；第四，公共卫生的均等化；第五，也是现在改革难度最大的，就是推进公立医疗机构的改革。

根据国家卫生计生委卫生发展研究中心 2017 年中国卫生总费用研究报告，可以明显看出政府卫生支出占总财政支出的比例由 2008 年的 5.74% 增长到 2016 年的 7.41%；占 GDP 的比重也由 1.12% 增长到 1.87%；政府卫生支出占总费用的比重也由 24.73% 增长到 30%（表 32 - 6）。即使从狭义的政府卫生支出的绝对值来看也呈现出 17.6% 的年均增长率。

表 32 - 6　中国医疗卫生领域中政府财政投入的增长情况（2008—2016）

比较项	狭义政府卫生支出（亿元）	社会保障卫生支出（亿元）	广义政府卫生支出（亿元）	政府卫生支出占财政支出（%）	政府卫生支出占GDP（%）	政府卫生支出占卫生总费用（%）
2008 年	2 029	4 845	7 260	5.74	1.12	24.73
2009 年	2 834	5 958	9 209	6.31	1.38	27.46
2010 年	3 422	6 963	10 852	6.38	1.39	28.69
2011 年	4 127	9 117	13 607	6.83	1.53	30.66
2012 年	4 665	10 686	15 734	6.69	1.56	29.99
2013 年	5 117	12 240	17 674	6.69	1.60	30.14
2014 年	6 112	13 313	19 700	6.98	1.64	29.96
2015 年	6 652	16 336	23 000	7.10	1.81	30.45
2016 年	7 413	17 608	25 027	7.41	1.87	30.01
年均增长率（%）	17.58	17.50	16.73	3.24	6.61	2.45

再来看一下中国卫生总费用的构成。1990—2016 年，政府投入的低谷是在 SARS 流行期间的 2002—2003 年，之后政府不断增加投入。2016 年的国家支出大概占到 30% 左右。

政府投入除了支持供方以外，还支持需方。凡是城乡居民，每人每年补贴 420 元，过去最早的时候只有 10 元、30 元，2016 年是 420 元，公共卫生经费人均是 45 元。但不同地区之间还有很大差距。

2015 年又制定了一些新的指标，叫可持续性发展目标（SDGs）有 17 个指标，其中 1 个指标与卫生有关，就是卫生总目标，中文翻译是"确保健康生活，促进全人类的福祉"。含义是重视慢性病，重视创伤，全民的卫生覆盖,公平,社会的包容。

在 2018 年的第 71 届世界卫生大会上通过了以"3 个 10 亿"健康目标为核心的未来 5 年战略计划,规划了新的行动方向,旨在使全球享有更好的医疗保健和健康福利的人口显著增加。2019—2023 年全民健康福利覆盖人口新增 10 亿人,发生突发卫生事件时受到更好保护人口新增 10 亿人,健康得到改善的人口新增 10 亿人。根据联合国可持续发展目标,要实现到 2030 年非传染性疾病早亡人数减少三分之一。到 2030 年,结核病死亡病例和新发病例数应在 2015 年的基础上分别下降 90% 和 80%。

总之,健康与小康的关系密切,没有全民的健康就没有全民的小康。所以要把健康提到全民小康的战略高度来理解。全面建成小康社会的任务仍然非常艰巨。重点在农村,在边远地区,在贫困地区,要使差距能够进一步地缩小,实现城乡区域的共同小康,惠及全体人民的小康。最后,要推进"健康中国 2030"的建设,促进人口的均衡发展,任务还很艰巨。到 2030 年,我们要建成一个覆盖城乡居民的基本医疗卫生制度,制定国家的基本医疗卫生法,来提高人民群众更多的幸福感和获得感。

(胡善联)

参考文献

［1］国家卫生健康委. 2018 年我国卫生健康事业发展统计公报［EB/OL］.［2021 - 12 - 20］. https://www. sohu. com/a/316294462_749842.

［2］王潼. 我国基尼系数的变迁和城市社会保障问题［J］. 中国软科学,1998,5:69 - 71.

［3］闻玉梅,彭裕文,陈勤奋. 医学与人文交响曲［M］. 上海:复旦大学出版社,2017.

［4］WHO. World Happiness Report 2017［R］. Geneva:WHO,2017.

［5］WHO. World Happiness Report 2018［R］. Geneva:WHO,2018.

［6］WHO. World Health Statistics 2018:Monitoring Health for the SDGs［R］. Geneva:WHO,2018.

第 八 篇

健康相关经济学

· 现 代 卫 生 经 济 学 ·

33 行为经济学

33.1 行为经济学概述

33.1.1 什么是行为经济学

（1）行为经济学的定义

1）行为经济学（behavioral economics）和其分支学科行为金融学（behavioral finance）是研究心理、认知、情绪、文化、社会等因素对个体和团体经济行为的作用,进而影响市场价格、收益和资源分配等的经济学科。行为经济学并不是对传统经济学的否定,而是运用心理学等相关科学的知识,进行的一系列有针对性的补充。经济学本身就是研究行为的科学,所以作为经济学研究领域之一的行为经济学,其名称中的"行为"主要强调与传统经济学在行为研究方面的差别,行为经济学准确来讲是对传统经济学（即主流的新古典经济学）的部分偏离,其前提假设和结论与传统经济学均有所不同。传统经济学认为人们是精于计算和无情绪化的"经济人（econs）",但是传统经济学研究框架忽略了人们认知和心理等因素对行为的影响,以及由于认知和心里等的偏差导致人们的行为错误。与之相反,行为经济学认为人们其实是普通的人（humans）,因为认知和心理等的偏差而导致的行为错误是在所难免的,而且是可以预测的。

2）行为经济学的 3 个主要研究主题:

A. 探索法（heuristics）:人们通常运用经验法则（rule of thumb）来做出决定。Tversky 和 Kahneman 在 1974 年发表在 Science 上的文章,首次提到了探索法,他们文章的题目是"Judgment Under Uncertainty: Heuristics and Biases",这个探索法在经济学中就是通常所说的经验法则。Tversky 和 Kahmeman 认为普通人的时间和脑力是有限的,人类通常缺乏足够的认知能力去解决非常复杂的问题,所以经常使用经验法则来帮助他们尽快做出决策和判断。但是这些经验法则的运用是有一定的限制的（例如领域和地域）,一旦超出了这个限制范围,就会导致人们做出可以预测的错误决策和判断,这些错误行为并不能像我们在计量经济学的回归分析中,可以简单地将其归结到误差项（error term）。经验法则的局限性与行为经济学的一个前提假设是密不可分的,即人们是有限理性的（将在本章第二节中详细介绍）。计量经济学中,误差项如果是随机的,就可以相互抵消掉,这样对行为的影响就可以忽略不计,但是如果由于经验法则和有限理性,误差项并不是随机的,而是可以预测的,这时就会出现系统错误。

B. 框架(framing):人们借助模式(stereotypes)从精神和情绪方面去理解和反馈事物。同样的信息,运用不同的表达方式(即框架),人们的理解和感受是不同的。塞勒(Thaler)和森斯坦(Sunstein)举了一个例子:医生对一位患者推荐手术时说"在100位接受这项手术的患者中,90位患者手术之后存活了至少5年",这位患者听到医生的话后,很有可能会接受这项手术。但是如果医生对患者说"在100位接受这项手术的患者中,有10位在5年之内去世了",这时患者非常有可能会拒绝这项手术。其实医生给与患者的信息是一致的,只是两种语言表达方式略有不同。对于第一种表达方式,患者认为自己将会非常有可能活下来,会是90位存活患者中的一员;但是第二种表达方式,患者认为自己将会是死亡的10位患者中的一员。这主要是因为人们有损失厌恶(loss aversion)的倾向,人们有时无意中做出被动的决定,没有发现这种框架会产生不同的结果,而且也不知道为什么会做出这种相反的决策。这种框架产生不同结果的特性,就可以使我们运用行为经济学中一个非常重要的理论——助推(nudge)理论来影响人们的行为。

C. 市场无效率(market inefficiencies):市场中存在价格扭曲和非理性决定,有许多无效率的现象。市场无效率主要涉及行为金融学的研究,来解释市场的异常现象,如套利(arbitrage)、不公平竞争、损失厌恶、过度反应、非理性购买习惯等。金融市场的参与者由于心理、认知等原因,做出错误的行为,进而影响金融产品的价格和收益,最终导致市场缺乏效率,同时有些金融市场的参与者也会利用市场的无效率而牟利。

D. 行为经济学研究的意义:

a. 行为经济学研究弥补了传统经济学的不足,尤其是解决了传统经济学理论通常无法解释的行为及其结果,突出了个体在心理和认知方面的特性。

b. 行为经济学研究帮助学者打开了一个更为广阔的思维空间和学习范式,推动了整个经济学科的发展和创新。

c. 行为经济学研究具有广泛的应用性,不仅可以应用于经济和金融领域,还可以应用于卫生、政治、环境等诸多领域。

(2)行为经济学的起源和诺贝尔经济学奖

1)行为经济学的起源:行为经济学正式源于两位心理学家Kahneman和Tversky于1979年撰写的对于赌博偏好的文章,所以行为经济学与大多数其他经济学分支相比起来,都要年轻。如果卫生经济学正式起源于阿罗(Arrow)于1963年发表在《美国经济评论》上的开创性文章"不确定性与医疗服务福利经济学",行为经济学甚至比卫生经济学还要年轻。尽管行为经济学作为经济学的一个研究领域仅有几十年的历史,但是行为的概念在经济学研究中却经常出现。Ashraf、Camerer和Loewenstein指出,亚当·斯密经常提到人们做出决定时的心理问题,包括一个人的欲望和理性考虑的紧张对立,斯密称之为"公正的观众"(impartial spectator)。所以心理问题的假设就如同经济学一样历史久远。

2)行为经济学与诺贝尔经济学奖:2002年心理学家丹尼尔·卡尼曼(Daniel Kahneman)获得了诺贝尔经济学奖,他将心理学研究整合到经济学中,尤其是关于在不确定性条件下人们做出判断和决定的前景理论(prospect theory)。与卡尼曼一起创建行为经济学的阿莫斯·特沃斯基(Amos Tversky),由于英年早逝,未能与卡尼曼一起获得诺贝尔经济学奖(诺贝尔奖只颁发给健在的学者)。2017年理查德·泰勒(Richard Thaler)获得诺贝尔经济学奖,他在建立人们可以预测到的非理性行为方面的先驱性贡献。行为经济学作为经济学的一个研究领域,虽然它非常年轻,但是已经有两次获得诺贝尔经济学奖,其中有心理学家,也有经济学家。但是迄今为止,卫生经济学家还没有能够获得诺贝尔经济学奖。

33.1.2 行为经济学与新古典经济学都遵循的三个法则

经济学与许多其他社会科学(如人类学、历史学、社会学、政治学)都是研究行为的科学,但是只有经济学强调如下三个法则:最优化、均衡、实证。而行为经济学之所以能够成为经济学中的一个研究领域,也是因为其接受和完善了这三个经济学法则,尽管行为经济学是从主流新古典经济学的部分偏离,但是行为经济学也是对整个经济学的补充和完善。

(1)最优化

人们在做出决定时,有意识或者无意识地权衡各种可能选项的利弊,并且选择最优选项,这就是最优化(optimization),即无论决策重要性是大是小,人们无时无刻不在将投入和产出进行货币转化,之后进行成本收益核算。人们在最优化时,可以面对多种选项,因为机会成本的存在,所以需要权衡这些选项的利弊(trade-off),并且人们也有预算约束(budget constraint)的限制,但是需要指出的是最优化并不一定能够完全预测未来。人们是否进行最优化可以由决策的质量来检验,而不是由结果来检验,不同人的最优化结果也有可能是不一样的。例如个人效用的最大化(最优化的一种),在预算的约束下,选择带来最大效用的无差异曲线,之后决定了对商品和服务的需求曲线。但是行为经济学认为,人们由于心理和认知方面存在局限性,很多时候其行为并不能使其最优化。

(2)均衡

在绝大多数的情况下,并不是一个人进行最优化的决策和选择,人们会受到其他人行为的影响。均衡(equilibrium)只是一种状态,在均衡中没有人相信如果改变其行为可以获得更大的收益,这时候每一个人都是最优化的,如果某个人改变了他的行为,这时他就没有最优化,他的这一行为变化也会影响到其他人,其他人也需要改变各自行为,之后进入到一个新的均衡,如此反复。利用均衡分析,行为经济学研究了人们由于心理和认知等因素而导致的错误行为,并且为改善这些错误行为提供了建议。

(3)实证

实证(empiricism)是使用数据来检验模型和决定因果关系,即进行证据基础的分析(evidence-based analysis)。实证分析就是利用真实世界的数据来验证经济学理论中最优化和均衡的行为是否与人们的实际行为相符。如果不一致,就需要修改经济学理论或者创立其他的经济学理论,并且仍然需要用数据来再次检验。另外,许多行为是有因果关系的,经济学理论也需要解释这些因果关系,并且需要数据来检验,这都需要实证分析。行为经济学尤其擅长利用真实数据和实验数据来检验行为经济学理论,进行实证分析。

33.1.3 行为经济学与传统经济学的差异

(1)有限理性

传统经济学认为人们都是完全理性的(rational)经济人(econs)。行为经济学则认为人们是有限理性(bounded rationality)的,其有限的认知和心里限制了其解决非常复杂问题的能力,所以人们有时会用经验法则迅速做出判断和决策,但是人们有时会过

分的自信、乐观、外推(extrapolation)等,从而犯可以预测的错误。

(2)有限意志力

传统经济学认为人们都具有完全的意志力,而且人们在最优化行为中会有完全的执行力。但是行为经济学认为,人们只有有限意志力(bounded willpower)即使知道什么是正确的和什么是最佳的,有时由于缺乏自我控制的能力而不能执行,从而选择错误的行为,如酗酒、无节制的消费、暴饮暴食等非理性的行为。行为经济学进而认为人们一般也知道自己具有自我控制问题,所以有时候会尽量加以克制,例如做节食计划、购买健身房年卡、只买一包香烟而不是一条香烟等,但是有些时候仍然无法克服其有限的意志力。

(3)有限自私

传统经济学认为人们是完全自私的,但是行为经济学发现有时人们也展现了无私的一面,为了帮助其他人而损失自己的利益。例如,在一份1998年美国的研究中,有70.1%的家庭有慈善捐款,金额为平均为家庭收入的2.1%。55.5%的18岁以上公民做过平均每周3.5小时的义工。由于人们的有限自私,改变了若干传统经济学理论假设和前提条件,从而需要行为经济学来对这些问题做出进一步的研究。

33.2 行为经济学的基本法则和重要理论

33.2.1 行为经济学的六个基本法则

莱布森(Laibson)等发表在《美国经济评论》上的文章,归纳和总结了行为经济学的六个基本法则,行为经济学理论及其应用也基本来源于这些基本法则。

(1)非最优选择

人们试图做出最优选择,即人们是最优化者,但是有时候会犯错,做出非最优选择。行为经济学指出,这些错误是可以被部分预测的,重要的解释因素之一是经验和培训,即有经验的决定者比没有经验的决定者趋于做出更好的选择。例如在美国,企业给雇员提供不同种类的医疗保险,保险范围和保障水平不同,雇员自己支付的保险费也不同,雇员每年在一个固定的日期内(open enrollment)需要重新选择或者改变其医疗保险计划。雇员每年在选择适合自己的医疗保险计划时会尽量做出最优选择,但是经常会犯错,不是选择了过高而不必要的保险范围

和保障水平从而自己需要支付非常昂贵的保险费，就是保险范围和保障水平不足从而自己需要有过高的个人自付（out-of-pocket）。但是随着选择医疗保险计划次数的增加，以及企业给雇员更多的关于医疗保险计划选择的培训和指导，雇员对医疗保险计划的选择愈发趋于最优化。

（2）参照物依赖

参照物对人们的行为和决定至关重要，参照物可以是大学生毕业后期望获得的工资，出租车司机希望每天赚取的收入，某种股票的预期价格等。因为人们厌恶损失，相对于参照物，绝对数量相同的获益和损失对人们的作用并不相同。一般来讲，人们对一定量的损失，需要至少两倍的获益来弥补。卫生经济学在研究美国医生行为时，提出医生目标收入理论，即医生对自己的收入有一个目标，例如每年20万美元，当医生的年收入没有达到或者远远低于这一目标时，医生倾向于对患者有更多的诱导需求（physician induced demand），以便增加自己的收入，尤其是在美国医疗救助计划 Medicaid 降至服务补偿价格后，医生的诱导需求愈发强烈，当达到或者接近目标收入时，医生诱导需求较少。Gruber 等发现当生育率下降时，由于有更少的人生孩子，产科医生的收入下降了，他们给孕妇接生时会更多地采用剖宫产，因为剖宫产付给医生的费用比顺产高，但是这么多的剖宫产是不必要的，诱导需求使医生更有可能到达或者接近他们的目标收入。

Camerer 等研究了纽约出租车司机工作时间的行为。纽约出租车司机需要每天支付固定的费用给出租车公司（在中国叫"份钱"），这样就可以理论上驾驶出租车 12 小时，保留所有的收入，所以他们需要决定每天工作的实际时间（小时数）。出租车司机利润最大化的策略，应该是在乘客稀少的坏日子里尽早收工，在乘客多的好日子里尽可能地延长工作时间以便赚取更多的利润。然而真实的情况是，在乘客稀少的日子里，纽约出租车司机会增加工作时间以便到达每日的目标收入，但是在乘客多的节假日却经常早早收工，因为目标收入已经早早达到了。行为经济学发现，医生和出租车司机对没有达到目标收入而受到的损失厌恶至极，其负效用的绝对值远远大于同样数量的收益给他们带来的正效用，这些现象是传统经济学无法解释的，却是行为经济学经典的研究案例。

（3）自我控制问题

在传统经济学中，人们偏好和行为是一致的，但是行为经济学认为，人们有现在偏误（present bias），即人们通常有非常好的计划，例如戒烟、戒酒、减肥、好好学习等，但是根本没有实施这些计划或者实施非常短的时间就放弃了，所以人们有自我控制问题（self-control problems）。人们也知道自己有自我控制问题，并且尝试去改善。中国古代的存钱罐只能打碎才可以取出钱来，就是为了抑制自我控制困难。Read 等发现人们购买的零食，如果是为将来食用，例如明天要出游，通常比为了立刻马上食用更为健康一些，当立刻就要食用这些零食时，由于自我控制问题，经常购买口味好但是不健康的食品。

（4）利他行为

传统经济学认为人们都是自私的和利己的，但是行为经济学发现人们不仅关心自己的收益，也顾及与自己无关人员的感受。人们会对受灾地区进行捐款、对贫困落后地区提供疫苗和其他医疗卫生援助，产生这些社会偏好（social preferences）原因很多，例如负性互惠（negative reciprocity）、落后厌恶（behindness aversion）、社会压力等。

（5）心理因素决定市场价格

人们的行为有时是有偏差的，只要市场中这些有偏差的人们占少数，这些人就仍然需要与理性的人们进行商品或者服务交易，这样市场的价格就会仍然保持在理性水平附近。但是如果市场中这些有偏差的人们占多数，这些有偏差的心理因素就会决定市场的价格，进而使其严重偏离理性水平。2000年左右是美国互联网经济泡沫的高峰时期，许多子公司是互联网高科技公司，受到众人的追捧，其市值有可能超过其母公司的总市值，一个典型的例子就是专注个人日程管理的 Palm 公司，其市值就远远超过其母公司 3Com。我国房地产市场价格也有可能受到心理因素的影响，人们普遍预期房地产价格仍然会持续上涨，所以出现了房地产商拿地的楼面价超过当地二手房价格，还有就是每平米房价超过当地人均年收入。

（6）有限选择可以避免人们的行为偏差

如果政府的意愿是好的，并且做了缜密而细致的工作，家长制统治（paternalism）有可能会起产生好的结果，以避免人们的行为偏差。世界各国几乎都强制公民加入养老金计划和社会医疗保险计划，就是因为人们对储蓄和医疗卫生服务的投入不足，通过家长制统治的方式强制其加入这些计划，以避免其不理性的行为偏差。但是有些家长制统治方式并不成功，例如对含糖碳酸饮料加税还没有到达期待的效果。

33.2.2 行为经济学的重要理论

(1) 前景理论

特韦尔斯基(Tversky)和卡尼曼(Kahneman)首先研究了探索法和偏差,认为人们经常依赖于经验法则做出判断和决策,这样可以大大降低问题的复杂性,但是也会产生系统性错误,即偏差,而且这些偏差还是可以预测的。如果可以更好地理解经验法则,这将非常有助于人们在不确定的情况下做出更好的判断和决策,这就是前景理论(prospect theory)。前景理论分析了在有风险的条件下如何做出决定,Tversky 等发现人们赋予不确定的结果比确定的结果权重更小,这就是确定效应(certainty effect)。另外一个重要的发现就是框架效应(framing effect),即在选择问题形式(即框架)上看起来并不重要的变化可以引起显著的偏好转移,前景理论认为人们对于获得还是损失本身赋予价值,而不仅仅是最终获得还是损失结果的绝对值,获得与损失其实是与我们的表达方式有关的,即框架效应。前景理论认为人们在依赖经验法则做出判断和决策时,根据参照点(reference point)会有两个阶段,第一个阶段是对各种前景进行编辑,例如编码、合并、分离、抵消、简化、发现占优等;第二个阶段是对各种前景进行评价,包括各种前景的价值大小和决定权重,其中前景的价值与参照点以及损失厌恶有关。参照点可以使人们对前景产生获得或损失感受,人们更加厌恶损失,同样的损失对人们效用降低的绝对值要远远大于同样获得对人们效用增加的绝对值。价值方程曲线对于获得是凹的,对于损失是凸的,并且一般来讲损失方程比获得方程更陡峭。决定权重一般会小于其相对的概率,但是对非常小的概率却赋予过高的权重。在较大可能性获得和较小可能性损失的前景中,人们一般是厌恶风险的,但是在较大可能性的损失和较小可能性的获得的前景中,人们却展现了喜好风险的一面,例如有些人会超额买保险(厌恶较小的风险)和沉迷于赌博(喜好较小的获得)。

(2) 助推理论

助推理论(nudge theory)主要是指选择结构(choice architect)设计,使其在没有强行改变任何选项或者经济激励的条件下来改变人们的行为。助推通常运用选择结构来间接影响人们的行为,而不是完全的家长制统治。选择结构负责组织人们作出决定的环境,人们在向其他人介绍不同选项时,其实都

是在设计选择结构,只是人们没有注意罢了。选择结构通常不是中立的,即使微小和看起来不重要的细节也会将人们的注意力集中到某些特定的方向,最终影响人们的行为,而对于在选择结构中这些非中立的细节,就是助推。进一步说,助推是根植于自由主义家长制统治思想的。自由主义就是人们应该自由地做他们喜欢的事情,可以随时且方便地退出他们不喜欢的制度安排。家长制统治就是使用选择结构来影响人们的行为,以使人们即使按照自己的判断和标准也可以生活得更好、更健康和更长寿。自由主义的家长制统治绝不使用强迫的手段改变人们的行为,同时仍然允许人们做出不利于其自身利益的决定和行为,例如吸烟、酗酒、肥胖等,甚至并不设置更多的障碍来阻止这些不良行为,人们只是被助推去采取更为有益的行为,例如将鲜水果放置在容易发现和获得的地方就是助推,而禁止含糖碳酸饮料销售就不是助推。人们之所以需要被助推,其根本原因是人们是普通人而不是经济人,人们的心理和认知的局限性使其做出错误的行为。例如美国的肥胖率非常高,60%的美国人超重,30%的美国人肥胖,引发了许多健康问题,高血压、糖尿病、心脏病等,这与人们的不健康饮食均有关系,而助推在健康饮食的促进方面是非常有成本效果的。设计完全中性的选择结构几乎是不可能的,所以政府、组织、雇主等就必须选择一些默认规则,并为人们做出一些决定,与其随便设置默认规则,还不如采用助推的方法来改善人们的行为,促进人们的福利。例如,雇主可以决定是否按月还是按两周支付雇员薪水,但是却发现按两周支付薪水比按月支付可以使雇员能够进行更多的储蓄,因为在一年中雇员有两个月可以收到 3 次薪水,但是雇员一般仍然按照一个月来计划其花费,如果这个月收入忽然多了,就会更有可能剩下钱来进行储蓄。助推的另外一个好处是干预成本非常小。

(3) 跨期选择

如果人们所有行为的后果都会立刻出现或者同时出现,就不存在跨期选择(intertemporal choice)的问题。但是人们的行为通常会带来短期和长期的结果,而且人们从这些短期和长期结果中获得的效用也是不同的,有时甚至是相反的,例如多吃高糖高脂食品会立刻给人们带来味蕾上的快感,但是长期结果是人们肥胖和慢性病的发生;吸烟可以使人暂时放松和集中精神,但却可以引发多种致命疾病(例如肺癌、心脑血管疾病)。贴现影响人们对不同时期的

后果进行选择,如果人们偏好在不同时期是一致的(consistent),就是指数贴现(exponential discounting),贴现因子(discount factor)就是将未来结果转换成现值的转换率,贴现因子越高,未来结果的现值就越高,反之就越低。传统经济学运用指数贴现时,认为人们有不同的贴现因子,但是一个人的贴现因子不随时间维度而变化。如果一个人的贴现因子低,他就更看重现在而不是未来,这个人就更不愿意接受教育和培训、不愿意存钱、消费更多的不健康食品(甚至毒品)等;如果一个人的贴现因子高,他就更看重未来而不是现在,这个人就更愿意接受教育和培训、为未来存钱、少消费不健康食品(绝对不碰毒品)等。传统经济学仍然认为人们的贴现因子对于不同时期的结果是一致的,只是不同人有高有低,所以他们的行为不同,例如有些人吸烟,其他人不吸烟,诺贝尔经济学奖得主加里·贝克尔(Gary Becker)以之为基础创立了理性成瘾理论(theory of rational addiction)。行为经济学则认为,同一个人的偏好和贴现因子在短期和长期是不同的,同一个人是时间不一致的(time inconsistent),这些人也就是不理性的(irrational),这些人对时间并不是指数贴现,而是双曲贴现(hyperbolic discounting),例如一个吸烟的人,早上发誓要戒烟,但是下午却一下子吸了一包烟。另外一个例子是宫颈癌筛查,宫颈癌如果早筛查出来,治愈率是比较高的,所以建议女性定期进行宫颈癌筛查,但是宫颈癌筛查给女性带来许多身体不适,一个双曲贴现的女性通常是下决心在将来的某个日期去进行宫颈癌筛查,但是临近这个日期却改变的之前的决定,这样宫颈癌筛查被无限期地推迟了。为了控制这种双曲贴现,人们也试图控制自己,采取选择不选择(choose not to choose)的方式,即人们采取行动来防止他们自己做一些在时间上是不一致的行为,例如人们购买小包的零食、在自动售卖机购买含糖碳酸饮料、每次购买一包香烟而不是一条,即使他们知道如果可以在超市购买大包装零食、含糖碳酸饮料、香烟,可以既省钱又方便,但是他们只是用这种方式提高自我控制力。如果人们没有发现自己有自我控制问题,他们是幼稚(naive)的双曲贴现者,如果如上述人们知道自己有自我控制问题并尽力控制,他们是复杂(sophisticated)的双曲贴现者。

(4)行为金融学

作为经济学的一个分支,传统的金融学也无法解释由于心理和认知而导致的行为问题,行为金融学(behavioral finance)由此产生。

首先,金融经济学将有效率市场理论(efficient market theory, EMT)概括为所有资产的价格都体现了人们对于资产内在价值的所有信息,这就是理性且有效率市场假说。行为金融学主要研究了股票和债券市场及其价格,尤其是封闭式基金,否定了这个假设。行为金融学研究发现,封闭式基金的交易价格通常要低于其拥有资产的净现值,只是偶尔大幅高于其拥有资产的净现值,同时不同封闭式基金的价格与其资产净现值之差是相关联的,这在一定程度上反映了所有投资者的情绪(因为在美国,封闭式基金的投资者多数是个人而非机构)。Lee等发现,当小企业的股票高涨和IPO(initial public offering)多的时候,这时金融市场非常好,封闭式基金的价格与其资产净现值之差会变小(因为小企业和封闭式基金多数都是由个人拥有的)。

其次,有效率市场假说的另外一个法则是不可预测性,即以现有公开的信息,无法预测未来股票价格的变动。行为经济学否定了这个假设,认为股票价格是可以预测的。德邦特(De Bondt)等发现,人们倾向于对新的信息做出过度反应,这样业绩好的公司股票价格就会在若干年内持续上涨,最终涨到一个非常高的水平,这是因为人们对于有利好消息公司的过度反应,推高了他们的价格。相同道理,业绩不好公司的股票价格会持续下降到一个极低的水平。这样人们就可以预测一个股票未来获益了,过去的绩优股在将来的表现会较市场平均获益低,而过去的劣等股在将来表现会较市场平均获益高。德邦特和塞勒使用纽约股票交易所的数据,发现在过去5年内业绩表现最差的35种股票在未来5年的获益超过市场平均值,然而在过去5年内业绩表现最好的35种股票在未来5年的获益低于市场平均值,并且其他研究也发现这些差异并不能归结于市场和行业风险,更加印证了人们过度反应新信息的认知和心理倾向。行为金融学研究还发现,人们也会有过小的反应,当公司发布不利的消息后,股票价格立刻急剧下降,之后在1年或者更长的时间内缓慢上升。行为金融学解释为,投资者不甘心自己的损失,在股票价格下跌的时候就不卖出股票,这样就没有实现他们的损失,谢夫林(Shefrin)等将其定义为性情效应(disposition effect),其实理性的投资者应该尽快卖出持续下跌的股票,因为美国的个人所得税政策对于在股票市场损失的人们,其相应的个人所得税会有减免,如果股票价格下降但是没有卖出股票,就不能获得所得税的减免。奥迪恩(Odean)的研究发现,人们更多地倾向在股票价格上升的时期尽快卖出股票以实现获益,较少的投资者在股票价格下降的时候割肉卖出股票。

最后,储蓄一般可以用生命周期理论来研究,有限理性和有限意志力也是需要考虑的因素,由于认知问题和自我控制困难,对于为了退休后生活提供保障的储蓄一般是不足的,行为金融学可以部分解决这些问题。班克斯(Banks)等发现在人们退休之后,消费马上就会随着收入的减少而急剧下降,这是因为人们普遍没有为退休进行足够的储蓄,许多美国低收入和中等收入的家庭几乎就没有储蓄。这样强制储蓄就应运而生了,例如支付房贷和参加退休储蓄计划。美国有些雇员要雇主每月为他们代缴超过他们应该缴纳的个人所得税,之后在下一年度再获得联邦和州政府将多余税款退回给他们,这也是一种人民强制自己储蓄的方式。美国的自愿退休金计划[IRAs 和 401(K)]也对人们储蓄有所帮助,有些人会在这些自愿退休金中进行更多的储蓄,大大多余税收优惠的数额,因为投入到这些自愿退休金计划的资金如果在退休之前取出来是要支付罚金的,所以人们利用这种惩罚制度来解决自我控制问题,不然他们根本无法将这些钱储蓄起来,很快就挥霍殆尽了。但是,学者们也发现,有些人一直不加入这些资源退休金计划,这就一直不能享受政府对于他们的税收优惠。O'Donoghue 等认为,人们对于影响短期的决定是非常没有耐心的,但是对于影响长期(深远)的决定是非常有耐心的,也就是我们提到的双曲线贴现。有双曲线贴现特性的人们还是希望加入到这些自愿退休计划中的,但是由于他们一直忙于给予他们即刻收益的短期决定,他们实际上会无限期地推迟加入自愿退休金计划的长期决定。在大多数的公司中,如果雇员获得了参加自愿退休金计划的资格,他们会收到来自雇主的邀请信,雇员必须进行选择是否加入,并且寄回加入决定。多数的默认规则是雇员不加入自愿退休金计划,有些公司将默认规则改变为雇员都被推定为愿意加入,但是雇员可以用实际行动来选择不加入(opt out),这一看起来并不是巨大的改变,却提高了雇员加入自愿退休金计划的比例。马德兰(Madrian)发现在改变这一默认规则后,加入自愿退休基金计划的雇员比例增加了 50%,他们又发现,雇员加入自愿退休金计划后,这些资金投资于股票、债券、银行存款等不同资产的比例也是受默认规则的影响,选择公司默认的

投资组合的雇员显著增加。Thaler 等发现如果公司默认规则是每一年度加入退休金计划的资金绝对数额增加两个百分点,这与雇员每年上涨的工资基本相同,这被称作为明天储蓄计划(Save More Tomorrow,SMarT Project)由于工资上涨和退休金计划上涨的比例相似,雇员到手的可以消费的工资并没有减少,他们发现多数雇员都会遵守这一默认规则,实际就是增加了退休金储蓄。

33.3 行为经济学在现代卫生经济研究中的应用

由于医疗卫生领域内严重的信息不对称性、医疗卫生制度和环境的复杂性、健康对人们非常重要等原因,人们更容易因为心理和认知而产生错误的医疗卫生行为,所以行为经济学理论及其应用在医疗卫生领域拥有非常广阔的前景。医疗卫生服务的需求和供给行为与传统经济学中一般商品需求和供给行为非常不同,保利(Pauly)提到,阿罗(Arrow)的文章中用了许多词汇,例如信任、道德,但是传统经济学对它们的研究并不充分。医疗卫生领域内,人们的认知错误和非最优化为行为经济学的应用提供了广阔的前景,例如物质依赖(substance abuse)和上瘾(addiction)、患者在有限医疗知识的情况下选择治疗方案、医疗服务一般是由专业规范和习惯决定的信誉商品等。医疗卫生领域已经应用了许多行为经济学理论,本节主要介绍如下 5 个方面:降低物质依赖和上瘾、促进孩子们对健康食品的消费、提高医疗保险参保率和正确选择医疗保险、改进处方药医疗保险方案和促进器官捐献。

33.3.1 降低物质依赖和上瘾

20 世纪 90 年代之前,传统经济学对于物质依赖是理性上瘾模型,其认为人们物质依赖和上瘾的研究基础是娱乐原则(pleasure principle),人们从使用有害物质获得正效用(例如愉悦感觉),之后因为上瘾需要继续使用,以便避免戒除物质依赖后而带来的负效用(例如身体不适),即人们对于短期内物质依赖带来的正效用和长期健康损害的负效用的权衡。理性上瘾模型认为人们在时间上仍然是偏好一致的,人们并没有自我控制问题。90 年代之后,研究发现人们对于物质依赖和上瘾(如吸烟、过量饮酒、毒品等)有在需要这些物质时无法自我控制的特性,即使人们知道物质依赖和上瘾的坏处,希望戒除但

是却不能成功,所以人们在物质依赖和上瘾的行为并不是完全理性的,并没有最优化其长期福利。之前的理性上瘾模型无法解释为什么人们希望戒除物质依赖但是总不成功,例如吸烟者通常使用一些自我控制的方法来限制自己的吸烟数量(一次只购买一包香烟而不是一整条香烟),甚至下定决心戒烟,吸烟者知道其有自我控制问题,他们的偏好在时间上是不一致的(time in-consistent),从长期角度来讲要戒烟,但是从短期角度来讲却继续吸烟,所以吸烟可以是一种非理性行为。对于物质依赖和上瘾的一个重要的行为经济学解释就是双曲贴现,即人们对于短期和长期的回报是不同的。

行为经济学中的双曲贴现解释了人们的自我控制问题,也是人们跨期选择的不一致性问题。物质依赖和上瘾给予人们的愉悦感觉(正效用)是立刻实现的,但是戒掉这些有害物质给人们的福利却是将来才可以获得的(被推迟了)。如果吸烟给人们的快感几天后才可以感受到,而肺部不适却立刻让人感觉到,这样就没有人会继续吸烟了。但是恰恰相反,吸烟事实上可以即刻给予人们快感,吸烟造成的疾病却要多年后才可以出现,由于双曲贴现人们对于物质依赖和上瘾无法自拔。双曲贴现已经被用来解释吸烟、酗酒、鸦片、甲基苯丙胺、海洛因等的物质依赖。如何能够降低这种双曲贴现对物质依赖的影响呢?行为经济学的一个建议是增加物质依赖的价格和机会成本,例如规定必须达到一定年龄才可以购买香烟,购买香烟时必须出示身份证以显示年龄符合规定;对香烟增加更高的赋税;减少贩卖香烟、酒类、大麻的场所;对于医学上需要使用的有些物质(例如吗啡)要求更为严格的程序;使用有害物质会影响到这些人就学、就业等,所有这些措施就是增加短期内使用有害物质的机会成本。增加有害物质使用成本的一个例子是权变管理(contingency management),例如一天不吸烟可以获得2元奖励,两天不吸烟可以获得4元奖励,以此类推,但是一旦重新开始吸烟,之前的所有奖励都清零,这样重新吸烟的机会成本就随着戒烟天数的增加而变得非常高。权变管理已经被用在吸烟、饮酒、可卡因、大麻、鸦片等的物质依赖治疗,取得了显著的效果,而且其成本效果也非常好。

33.3.2 促进孩子们对健康食品的消费

许多疾病的产生都与我们的饮食有关,例如高血压、糖尿病等慢性疾病就与人们高盐、高脂、高热量的饮食存在显著的相关关系。而人们的饮食习惯往往是从小就养成的,长大以后再改变就非常困难,所以就需要从小就要求孩子们选择健康的食品。行为经济学对儿童健康食品消费的选择已经做出了许多有益的尝试和建议。首先,人们注重食品的口味,而不仅仅是健康,吃饭的第一要务是给人们带来快感。不健康饮食的人们有可能是非理性的和非最优化的,他们短期行为与长期福利是矛盾的。行为经济学中的助推理论是利用人们维持现状的偏差(status quo bias),即惰性,通过选择结构中的默认规则来改善其饮食的选择,促进健康食品的消费。例如人们购买一个新的手机,手机被默认设置为一个非常吵且难听的铃声,研究发现许多人即使不喜欢这个默认的设置,也不会去改变。经济激励可以改变经济人的行为,如果政府对非健康食品加税,其价格就会上升,人们就会较少地购买非健康食品,但是经济人不认为将健康食品摆放在商场显眼的位置而将不健康食品摆放在商场的角落可以改变人们的饮食习惯,但是普通人不仅因为经济激励改变行为,助推同样可以。学校食堂将食品和饮料摆放在不同地方,其销量差别巨大。可以将新鲜蔬菜和水果摆放在眼睛可以平视的水平,也可以换之为炸薯条,看似微不足道的变化却可以产生巨大的作用。List等的一个实验研究就探索了行为经济学如何能够促进儿童的食品选择。他们实验的一个重要的行为原则是人们的偏好依赖于参照点,即效用依赖于一个中性的参照点,而不是绝对水平,并且厌恶损失。美国前第一夫人米歇尔·奥巴马(Michelle Obama)在2010年发起了厨师进学校计划(Chefs Move to Schools),旨在与专业厨师合作在学校推广更为可口的饭菜,这个计划包括助推学生选择更多的新鲜蔬菜、水果、未加糖的牛奶等,例如将新鲜蔬菜摆放在取餐队伍的开头、将新鲜水果放在漂亮的容器中并且摆放在收银台附近,将未加糖牛奶放在加糖牛奶之前等,这些助推措施都显著地提高了学生们选择健康食品的行为,同时并没有强制或者限制学生对食品的选择。但是另外一个研究中,Quinn等发现,助推中学生选择健康食品总体是有效果的,助推干预使中学生会更多地选择新鲜水果而不是加工过的果汁,但是没有发现对新鲜蔬菜和低脂牛奶的选择更有帮助。

33.3.3 提高医疗保险参保率和正确选择医疗保险

美国是一个私人医疗保险为主的国家,大多数受雇用的美国人从他们的雇主（企业）那里获得医疗保险，每年的医疗保险种类及雇员需要自己缴纳的保险费都有变化，所以雇员会每年都需要重新选择医疗保险种类。雇主会通过多种方式通知雇员选择医疗保险计划，例如电子邮件、信件，并且规定必须在一个 Open Enrollment 的日期内进行选择，之后这个年度就基本不能再改变了，但是仍然有一些雇员（尤其是退休雇员）没有在规定的日期内进行选择。雇主就需要对选择进行设计，默认规则理论上可以有两个，一个是如果没有在规定日期内进行选择，就不加入任何医疗保险，另一个是如果没有在规定日期内进行选择，就加入与去年一样或者相似的医疗保险。显然，这两个默认规则对那些没有在规定日期内选择医疗保险的雇员来讲影响是非常巨大的。绝大多数没有在规定日期内选择医疗保险的雇员，他们还是需要医疗保险的，只是由于各种原因（忘记了、工作忙、没有收到通知等）没有选择，如果雇主使用第一种默认规则，在整个年度他们就没有医疗保险保障了；如果选择第二种默认规则，这些雇员还可以加入去年一样或者相似的医疗保险，显然第二种默认规则对雇员更为有利。行为经济学的助推理论就建议雇主采用第二种默认规则。

　　另外一个例子是，美国的雇员还可以每月将一定的收入存入灵活花费账户（flexible spending account），只能用于医疗保险不能报销的自付医疗费用、幼儿园费用等，存入的这些收入不需要缴纳收入所得税，这些存款如果没有在一定时期内使用，就会被联邦政府没收，但是准确预测存入灵活花费账户的金额也是非常困难的，例如医疗费用就不容易预测准确。雇员每年都需要选择他们需要存入灵活花费账户中的金额，如果没有在规定日期内进行选择，不参加灵活花费账户的默认规则显然比按照去年的选择继续加入更为有益。但是对于一个雇员随时可以改变的选择（每月都可以很容易地改变），例如职业年金储蓄计划，默认规则是与去年一样就是更为合理的。行为经济学的助推理论要求根据不同的情况，设计有利于人民福利的默认规则，同时根据自由主义家长制统治的原则，人们也可以非常容易地选择其他选项。

33.3.4　改进处方药医疗保险方案

　　通常来讲，人们普遍不喜欢政府的严格家长制统治，希望政府让老百姓自己做主，政府只需要给人

们选择的权利，而且选项越多越好。对于人们总是做出理性的和最优化的行为，行为经济学认为这个前提假设不一定是成立的，人们有认知的局限性，尤其在缺乏经验的时候，不能正确地解决非常复杂问题，因而会犯可以预测的错误。美国老年医疗保险在开始设计时是不包括门诊处方药报销的。2006 年 Medicare Part D 作为处方药保险开始出现，联邦政府提供大部分的保险资金，个人只需要支付少量的保险费，并且处方药保险由私人医疗保险公司来承保。美国总统乔治·布什（George W. Bush）在 2006 年介绍 Medicare Part D 时说，"如果你有更多的选择，你就更有可能发现一个适合你的处方药保险计划。换句话说，对所有人都一样的保险计划不是一个对消费者友好的保险，我相信消费者，我相信可以信任人民"。这非常符合传统经济学家的论调，选项越多，人民做出适合自己的选择越有可能，这样人们的效用越高，因为有时更多的选项本身就可以增加人们的效用。但是 2006 年 Medicare Part D 开始推出时，老年人需要从众多的处方药保险计划中选择出适合自己的，存在许多问题。首先，人们获得了非常少的帮助来做出正确选择；其次，几乎所有的老年人的默认选项是不参加处方药保险计划的；最后，对于六百万可以自动加入处方药保险计划的贫穷老年人（这些人也是 Medicaid 参保人员），他们的默认选项却是完全随机的，没有根据他们之前处方药的用药历史来选择。例如对于 Medicaid 和 Medicare 都符合的老年人，他们需要从最便宜和最基本的处方药保险计划中进行选择，但是在 2007 年，美国各州的这些最便宜和最基本的处方药保险计划有 5～20 种之多，而需要选择这些保险计划的老年人多数是弱势群体，家庭经济窘迫，受教育程度低，从中选择出适合自己的处方药保险计划是非常困难。阿拉斯加州有 45 个单一的计划，西弗吉尼亚州和宾夕法尼亚州有 66 个单一的保险计划，多数州都有 50～60 个单一保险计划和 15～142 个联合保险计划，这么多的保险计划对于一个老年人正确选择提出了巨大的挑战。如果人们都是经济人的话，这样的设计是没有问题的，但是人们却是普通人。对于 Medicaid 和 Medicare 都符合的老年人，他们随时都可以改变自己的处方药保险计划，但是一旦选择了某种处方药保险计划，惰性也有可能妨碍这些人将来改变自己的选项。一个助推人们选择正确的处方药保险计划的建议是按照过去处方药使用历史来为 Medicaid 和 Medicare 都符合的老年人选择默认的处方药保险计

划,而不是随机地给他们任何一个选项,美国缅因州利用智能指定(intelligent assignment)技术来给Medicaid和Medicare都符合的老年人选择默认的处方药保险计划,这个智能指定系统为超过1万名老年人自动改变了他们的处方药保险计划(占22%的缅因州Medicaid和Medicare都符合的老年人),缅因州政府声称通过智能指定系统,Medicaid和Medicare都符合的老年人中有90%~100%的处方药都被包括在处方药保险计划中。对于那些需要自愿加入处方药保险计划,但是没有在规定日期内尽快加入的老年人,一个助推是给这些老年人邮寄信件,列出他们如果加入这个自愿处方药保险计划需要支付的保费,可以节约的处方药费用,以及他们可以节约的费用(两者之差),强调拖延给他们造成的损失,这个助推有助于促使这些人尽快加入处方药保险计划。

33.3.5 促进器官捐献

1954年世界上进行了第一例成功的器官捐献手术,是一位男士给他的孪生兄弟捐献一个肾脏。1962年人类成功地将肾脏从一位已经宣布死亡的捐献者身上移植到另外一位患者身上。之后移植的器官大多是来自从已经脑死亡的捐献者。国际上,器官捐献者一般是在医学上被宣布脑死亡(brain dead)的患者,由于脑死亡概念在我国尚未普及,器官捐献中国一般是来自心脏死亡的患者。来自心脏死亡患者的器官捐献和移植比脑死亡患者的更为困难,需要在心脏死亡后非常短的时间内摘除捐献者的器官,并且尽快地移植到受体身上,所以中国器官捐献和移植需要解决更多的技术难题,而且需要一个非常有效率的医疗卫生体系。截至2017年12月10日,中国大陆累计有14861公民逝世后捐献大器官4.1万个。

传统经济学认为,决定人们是否愿意捐献器官的因素是人们帮助其他人获得的心理收益大于其家庭或者宗教等的心理成本。但是世界各国同意捐献器官的比例差别巨大,从1%到100%不等,这就不能仅仅用传统经济学的成本-收益理论来解释了,行为经济学认为框架和默认规则在其中起到了重大作用。在其他领域内,人们的惰性对其行为的影响已经被我们所熟悉,其中默认规则对惰性及其后果有非常大的作用,例如国家或者企业默认雇员参加养老金计划或者医疗保险计划。惰性在器官捐献领域,也是普遍存在的,如果捐献者在生前没有明确表

示自己身故后要捐献器官,当其死亡时得到其家庭成员同意捐献器官也是非常困难的。因为选择结构的改变有可能会促使更多的器官被捐献,这就需要采用有益的默认规则。

器官捐献的关键是获得捐献者或者其家属的同意,可以有两种同意方式,即明确同意(explicit consent)和推定同意(presumed consent)。明确同意就是人们需要采取实在的步骤来显示他们希望捐献器官,即需要选入,而作为其相反的推定同意是推定人们希望捐献器官的,如果被推定同意者其实不希望捐献器官,必须采取实在的步骤来表示不愿意,即需要退出(opt out)。通常我们的实践都尽量使人们方便选入以便明确同意,这样可以增加器官捐献的供体,法律和道德也要求退出步骤必须简单方便,使人们可以非常容易地表达其不愿意捐献器官的意愿。自由主义的家长制统治可以使人们尽可能花费少的成本或者没有成本来表示和实现他们自己的偏好。

行为经济学认为推定同意可以提高器官捐献。推定同意保证了人们选择的自由,其与明确同意的重要区别在于改变了默认规则。明确同意的默认规则是人们都不愿意捐献器官,但是其实许多没有明确同意捐献器官的人也是同意捐献的,就是由于惰性等原因而没有采取实在的步骤来将其捐献器官的想法明确表示出来,而推定同意的默认规则是人们都愿意捐献器官,如果不愿意才需要明确表示出来。明确同意与推定同意的一个共同点是,那些不同意默认选项的人们必须采取实际步骤来退出。

如果世界上都是经济人的话,而且不同意默认选项的退出成本也是微不足道的,明确同意和推定同意应该会产生一致的结果,即希望捐献器官和不希望捐献器官的人们都按照他们的偏好进行了选择。但是如果世界上都是普通人,人们的惰性显著影响其行为,那么默认规则就会起到关键作用了,明确同意与推定同意的器官捐献结果就会差别巨大。Johnson等发现采用明确同意时,只有42%的受访者同意捐献器官,采用推定同意时则有82%同意捐献器官,而在没有任何默认规则的条件下79%的受访者同意捐献器官。行为经济学研究发现默认规则可以改变人们的行为,这时采用推定同意的自由主义家长制统治有可能是非常有益的,行为经济学可以很好地解释从明确同意到推定同意的转化可以显著提高器官捐献率。

世界上各个国家对采用明确同意和推定同意并

不统一,均有采用。美国是采取明确同意的典型国家,奥地利、西班牙、葡萄牙、意大利、比利时、保加利亚、法国、卢森堡、挪威、丹麦、芬兰、瑞典、瑞士、拉脱维亚、捷克、斯洛伐克、匈牙利、斯洛文尼亚、波兰、希腊、新加坡等国均采用推定同意。中国采用的是明确同意策略,而且也需要同时征求家属的同意。美国几乎所有的州均采用明确同意的规则,一般在驾照上注明是否同意捐献器官,库尔茨(Kurtz)等使用美国数据发现,在所有支持器官捐献的人们中,只有43%在他们的驾照上选择捐献器官的选项,在所有明确表示会捐献他们自己器官的人们中也只有64%在他们的驾照上明确表示要捐献器官。也就是说,明确同意规则中要求人们采取实在的步骤来表明其捐献器官的选择,这样会降低其捐献注册的愿望。如果我们可以改变默认规则,不仅可以获得更多的捐献器官以便拯救生命,而且也符合这些潜在捐献者希望捐献器官的意愿。约翰逊(Johnson)等发现,在欧洲领土接壤的奥地利和德国,由于采用推定同意的方式,99%的奥地利人同意捐献器官,而采用明确同意的方式只有12%的德国人同意捐献器官。推定同意的另外一个好处是,医务人员在接触脑死亡患者家属时,将其推定为捐献者家属而不是非捐献者家属,这样有助于家属更容易地接受器官捐献。

当然实际的器官捐献率也受其他因素影响,整个医疗卫生体系的效率(捐献者与受体的配型、器官运送)和移植技术也至关重要。阿巴迪(Abadie)等发现,控制其他变量,从明确同意转换为推定同意可以使捐献器官率提高16%。无论采用明确同意还是推定同意,只是默认规则不同,我们都需要命令选择(mandated choice),即人们都应该被要求来做出是否捐献器官的选择。如果没有明确表示其意愿与默认规则不一致,就是接受默认规则。

33.4 行为经济学在中国医药卫生领域的应用和展望

行为经济学引入我国较晚,迄今在我国医药卫生领域的应用也非常有限。焦明丽等综述了中国行为卫生经济学研究,虽然发现了一些相关文献,但是总结为"对国外已有研究引介多,基于国内情况的实证研究少"。但是仍然有一些利用行为经济学理论研究中国医药卫生问题的重要发现。李岳峰等研究了中国居民自我医疗的行为,结合国家卫生服务调查的数据,实证检验自我医疗的行为经济学偏差效

应和双曲贴现效应理论。刘菲菲等采用行为经济学理论,构建个人选择就医方式的前景理论模型,通过风险偏好、参照依赖和灵敏度递减多角度分析了中国居民在就医方式选择时产生行为偏差的响应机制。

行为经济学在中国医药卫生领域未来将有非常重要的应用前景,尤其在传染病和慢性病防控等方面将发挥巨大的作用,例如对于疫苗需求、糖尿病治疗、降低肥胖、减少吸烟和饮酒等物质依赖等方面,也将"助推"我国实现"健康中国"战略。

(方 海 孟庆跃)

参考文献

[1] 焦明丽,滕百军. 行为卫生经济学:呼之欲出的分支学科[J]. 中国卫生经济, 2019, 38(10): 12-14.
[2] 李岳峰,孟群. 我国居民自我医疗的理论与实证分析:一种行为经济学方法[J]. 中国卫生经济, 2013, 32(7): 9-12.
[3] 刘菲菲,胡佳敏. 我国患者医疗方式选择现状的行为经济学解释[J]. 经济研究导刊, 2020(7): 42-45, 59.
[4] 吴幼민,朱继业. 中国器官捐献与分配相关问题初步探讨(2):弹性假定同意器官捐献登记系统[J]. 中华移植杂志(电子版), 2011, 5(1): 1-4.
[5] 朱有华. 走向世界舞台中心的中国器官移植:2017中国-国际器官捐献大会纪要[J]. 中华医学杂志, 2018, 98(6): 479-480.
[6] ABADIE A, GAY S. The impact of presumed consent legislation on cadaveric organ donation: a cross-country study[J]. Journal of Health Economics, 2006, 25(4): 599-620.
[7] ACEMOGLU D, LAIBSON D, LIST J A. Economics: upper saddle river[M]. New Jersey: Prentice Hall, 2015.
[8] ANGNER E. A course in behavioral economics[M]. New York: Palgrave Macmillan, 2012.
[9] ARROW K J. Uncertainty and the welfare economics of medical care[J]. The American Economic Review, 1963, 53(5): 941-973.
[10] ASHRAF N, CAMERER C F, LOEWENSTEIN G. Adam Smith, behavioral economist[J]. Journal of Economic Perspectives, 2005, 19(3): 131-145.
[11] BERNHEIM B D, RANGEL A. Addiction and cue-triggered decision processes[J]. The American Economic Review, 2004, 94(5): 1558-1590.
[12] BLUNDELL R, SMITH S, BANKS J, et al. Is there A retirement-savings puzzle[J]. American Economic

Review, 1998, 88(4): 769 - 88.

[13] CAMERER C, BABCOCK L, LOEWENSTEIN G, et al. Labor supply of New York city cabdrivers: one day at a time [J]. The Quarterly Journal of Economics, 1997, 112(2): 407 - 441.

[14] DE BONDT W F M, THALER R. Does the stock market overreact? [J]. The Journal of Finance, 1985, 40(3): 793 - 805.

[15] FRANK R G. Behavioral economics and health economics [M]//DIAMOND P, VARTIAINEN H. Behavioral economics and its applications. Princeton: Princeton University Press, 2007.

[16] GRUBER J, OWINGS M. Physician financial incentives and cesarean section delivery[J]. The Rand Journal of Economics, 1996, 27(1): 99 - 123.

[17] JOHNSON E J, GOLDSTEIN D. Do defaults save lives? [J]. Science, 2003, 203(5649): 1338 - 1339.

[18] KAHNEMAN D, TVERSKY A. Prospect theory: an analysis of decision under risk[J]. Econometrica, 1979, 47(2):263 - 292.

[19] KURTZ S, SAKS M. The transplant paradox: overwhelming public support for organ donation vs. under supply of organs: the Iowa organ procurement study [J]. The Journal of Corporation Law, 1996, 21: 767.

[20] LAIBSON D, LIST J A. Principles of (behavioral) economics[J]. American Economic Review, 2015, 105 (5): 385 - 390.

[21] LAIBSON D. Golden eggs and hyperbolic discounting [J]. The Quarterly Journal of Economics, 1997, 112 (2): 443 - 478.

[22] LAMONT O A, THALER R H. Can the market add and subtract? mispricing in tech stock carve-outs[J]. Journal of Political Economy, 2003, 111(2): 227 - 268.

[23] LEE C M C, SHLEIFER A, THALER R H. Investor sentiment and the closed-end fund puzzle [J]. The Journal of Finance, 1991, 46(1): 75 - 109.

[24] LIST J A, SAMEK A S. The behavioralist as nutritionist: leveraging behavioral economics to improve child food choice and consumption[J]. Journal of Health Economics, 2015, 39: 135 - 146.

[25] MADRIAN B C, SHEA D F. The power of suggestion: inertia in 401(k) participation and savings behavior[J]. The Quarterly Journal of Economics, 2001, 116(4): 1149 - 1187.

[26] ODEAN T. Are investors reluctant to realize their losses? [J]. The Journal of Finance, 1998, 53(5): 1775 - 1798.

[27] O'DONOGHUE T, RABIN M. Doing it now or later [J]. American Economic Review, 1999, 89(1): 103 - 124.

[28] PAULY M V. Kenneth Arrow and the changing economics of health care. Forward [J]. Journal of Health Politics, Policy and Law, 2001, 26(5): 829 - 834.

[29] QUINN E L, JOHNSON D B, PODRABSKY M, et al. Effects of a behavioral economics intervention on food choice and food consumption in middle-school and high-school cafeterias[J]. Preventing Chronic Disease, 2018, 15: E91.

[30] READ D, VAN LEEUWEN B. Predicting hunger: the effects of appetite and delay on choice[J]. Organizational Behavior and Human Decision Processes, 1998, 76(2): 189 - 205.

[31] SHEFRIN H, STATMAN M. The disposition to sell winners too early and ride losers too long: theory and evidence[J]. The Journal of Finance, 1985, 40(3): 777 - 790.

[32] SHLEIFER A. Inefficient markets: an introduction to behavioral finance [M]. Oxford: Oxford University Press, 2000

[33] THALER R H, BENARTZI S. Save more tomorrow™: using behavioral economics to increase employee saving [J]. Journal of Political Economy, 2004, 112(S1): S164 - S187.

[34] THALER R H, SUNSTEIN C R. Libertarian paternalism[J]. American Economic Review, 2003, 93 (2): 175 - 179.

[35] THALER R, SUNSTEIN C. Nudge: improving decisions about health, wealth, and happiness [M]. London: Penguin Publishing Group, 2008.

[36] TVERSKY A, KAHNEMAN D. Judgment under uncertainty: heuristics and biases[J]. Science, 1974, 185(4157): 1124 - 1131.

34 医疗经济学

34.1 医疗经济学概述

控制卫生费用的不合理增长，使卫生资源配置达到最优状态，资源使用经济有效，群众就医经济负担显著减轻，这是卫生经济学研究的根本目的。宏观的资源控制必须从每一项医疗技术、新药、新设备的引进、使用和管理的细微之处着手。无论是医院决策者，还是普通的临床医生，他们在面对某一个疾病的防治问题时往往有不止一个备选方案。比如对于心血管疾病，可以对高危人群进行健康教育，采取预防措施，引进新的防治技术，或更换新药，改善卫生服务可及性等，甚至是多种方案的组合。于是衍生出了对公共卫生政策的经济学评价、医疗技术的经济学评价、药品的经济学评价等，医疗经济学就是其中之一。

34.1.1 医疗经济学的产生与发展

1985年，由田彦梅翻译的发表于《国外医学（卫

生经济分册）》的一则"文摘"写道："医学经济学是前日本医学会长武见太郎提出来的。与以往经济学概念不同的是，经济学以市场为前提，研究满足消费者需求的财富流通问题；而医学经济学把属于社会保障的医疗作为公共医疗财富来处理。对此，武见先生从人类生存的基本理论出发，以单个人为单位对人们分成等级，甚至细分到细胞或分子等级阶段。然后形成与各等级相应的经济学理论。他将此体系叫做医学经济学，医学经济学是以生命伦理为背景的。"这是国内文献可查到的对"医疗经济学"最早的介绍。

（1）医疗经济学是卫生经济学的一个分支学科

卫生经济学（health economics）是运用经济学的理论和方法，研究健康领域经济现象和规律的一门学科，它的产生与发展是社会、经济、人口和健康等各项事业发展的必然结果。西方卫生经济学引入我国已有近40多年的历史，随着时代的进步、经济学的发展，以及健康转型和卫生体系的变革，卫生经济学研究的范畴越来越广泛，研究的内容越来越细分，

研究的方法也不断推陈出新。传统的卫生经济学主要从理论上对整个卫生健康领域的经济活动和经济关系进行研究,具体到医院微观层面和临床治疗层面,究竟存在怎样的医疗经济活动和经济关系,如何在保障医疗治疗和安全的前提下切实提高临床工作效率,这些都需要用更新的经济学理论和方法来进行分析和实证研究。这就是医疗经济学(medical economics)。

(2)医疗经济学是新时期医疗卫生改革与发展的必然要求

医疗经济学的产生是新时期医疗卫生改革与发展的必然要求。在不同的历史阶段,能够用于医疗卫生方面的资源总是有限的,往往难以满足人们日益增长的对健康和卫生服务的需求。党的十九大报告指出,中国特色社会主义进入了新时期,我国社会主要矛盾已经转化为人民日益增长的美好生活需要和不平衡、不充分的发展之间的矛盾。在医疗卫生领域,新时代的医疗卫生事业,不仅要跟上时代发展的脚步,更是要满足人民群众对健康生活的期待。医疗经济学研究的目的就是使人民群众能够更加便捷、经济、有效地获得更高水平的健康。只有让人民群众有更多的健康获得感,才能使其对美好生活有更好的幸福体验和满足感。这是新时期医疗卫生改革与发展的必然要求,也是建设小康社会的必然要求。

(3)当前我国医疗经济学的研究进展

国内目前对医疗经济学的理论的研究尚属起步阶段。在中国知网上以"医疗经济学"进行主题检索,仅检出27条记录,1985—2017年几乎每年只有1条,从数量上看没有增长的趋势。研究内容上,最早是介绍日本和美国的医疗经济学研究;20世纪90年代中期以后开始关注"临床经济学"的理论研究,但仍以介绍传统卫生经济学方法为主,也有一些研究开始将卫生经济学应用于临床治疗的评价;2000年以后越来越多的学者关注对成本与费用的研究,并将卫生经济学研究方法应用于临床决策。此时在中国知网上以"临床经济学"进行主题检索,能够检出329条记录,大多是对某一种治疗方法进行临床经济学的评价,用于推广适宜医疗技术或者制定药物治疗方案,以指导临床应用。特别是在2011年以后,此类研究的数量迅速增多。进一步发现,329条记录中,大部分研究属于自然科学类(291条),属于社科类的仅20条,大众科普及其他类18条。可见,医疗经济学的理论研究在我国可以说尚属空白。

34.1.2 医疗经济学的概念

在定义"医疗经济学"时,有必要对相关概念进行澄清。

(1)经济学与部门经济学

经济学是一门研究经济发展规律、研究如何最优地利用和配置稀缺资源,以最大限度地满足人们的欲望和需求的学科。将经济学的理论和方法应用于社会经济的各个部门,就形成了部门经济学,如人口经济学、劳动经济学、农业经济学、教育经济学、环境经济学以及卫生经济学等。以经济学概念为蓝本,可以将"医疗经济学"定义为:医疗经济学是一门研究医疗过程中的经济发展规律、如何最优地利用和配置医疗资源以最大限度地满足人们的就医欲望和需求的学科。同时,医疗经济学与传统经济学的不同之处是医疗经济学不单纯研究费用关系,不是以物质资料的再生产为目的,而是以与健康有关的价值和与生活福利有关的价值等无形财富的再生产为目的。

(2)健康经济学与卫生保健经济学

健康经济学(economics of health)与卫生保健经济学(economics of health care)是卫生经济学的两个范畴。健康经济学以健康需求为出发点,研究个体在资源配置中的行为及其产生的影响,包括卫生服务购买以及时间分配等。Henderson认为健康经济学主要研究如何有效使用社会的资源来最大限度地满足人们对健康保健的需求。卫生保健经济学研究卫生服务过程中的经济活动和经济关系,包括卫生服务需求与供给、卫生服务要素市场、市场失灵与政府干预等,以达到最优地筹集、开发、配置和利用卫生资源,提高卫生服务的社会效益和经济效益。医疗经济学与健康经济学、卫生保健经济学既有交叉,又各有不同。

(3)狭义的医疗经济学概念

从狭义上来说,医疗经济学是研究通过优化医疗资源配置和使用,达到临床医疗的最佳效果与效益的一门学科。因此也可称之为临床经济学(clinical economics),是一门研究与临床医疗有关的一切经济活动和经济关系的学科。它区别于"健康经济学"和"卫生保健经济学"的最根本之处是它仅仅研究与疾病治疗有关的临床经济活动与临床经济关系,其他诸如疾病预防、康复保健、公共政策、公益福利等,都不在医疗经济学的研究范畴内。

综上所述,"医疗经济学"定义为:医疗经济学是在卫生经济学的理论基础上，运用经济学评价的方法，对医疗行为，包括但不仅限于使用的药物、设备、诊疗程序等技术干预措施进行经济学评价，以提高医疗资源的配置和利用效率，以期解决资源稀缺性和需求无限性的矛盾，节省医疗资源（包括缩短治疗时间、降低劳动服务强度）、降低医疗药物价格、确保医疗质量和提高医疗工作效率等问题的科学。

34.1.3 医疗经济学的研究内容

（1）医疗经济学的研究对象——医疗服务

从本章定义的"医疗经济学"概念来看，医疗经济学的研究对象简而言之就是医疗服务行为（如何达到经济有效）。医疗服务并不是纯公共产品，由于其具有直接的正外部性、非排他性以及一定的竞争性，从严格意义上讲，医疗服务是一种优效品（merit good），即政府提供的私人产品。因此，医疗服务既不能完全交由政府来提供，也不能完全地推向市场。这种公共服务应当是大众化的、满足人们日常生活基本需求的服务。除此以外，医疗服务还有一些其他的经济学特性。

1）医疗服务的不确定性。医疗服务是当人们患病以后才会去寻求的服务。与一般商品需求或服务需求不同的是，医疗服务需求是不可预见也无法提前规划的。国内外研究数据显示，一个人生病的概率是30%左右，不生病的概率是60%左右，对于个人来说"生病"是发生概率相对比较低的非常规性事件，因此大部分人不会将此列入日常规划之中。然而，"生病"事件一旦发生，个人承担的成本就会很高，而且几乎是没有上限的。此外，医疗服务与一般的商品交易不同，患者接受医生诊断和治疗的医疗服务利用过程是一个不确定的动态过程，医生需要根据患者的病史、症状和初步检查做出诊断，制订并实施治疗方案，而且可能会根据病情的动态变化而不断调整治疗方案。而在整个过程中，患者很难预期最终的服务效果，必须要等到治疗过程完成，才能感受到服务效果，对医疗服务的质量做出判断和评价。

2）医疗服务的异质性。医疗服务是医务人员和患者之间的一种交易行为，但这个交易的产出与一般商品不同，这个产出是非物质的，是不可触摸的。患者要买的是健康，而不是药品、不是病床、不是医疗器械。只有达到了健康的效果，这次医疗服务交易行为才可称之为是满意的、有效的；否则，药品再高级、病床再整洁、医疗器械再完美，也都是徒劳。

但是在这个过程中，医患一方或双方同时出现的心理和行为上的变化，也会影响医疗服务的质量。例如，医生的态度热情或冷漠、患者的配合或误解，都会对医疗服务的质量产生正面或负面的影响。

3）医疗服务的信息不对称性。医生和患者的关系可被看作是一种广义的委托代理关系，患者是主体或委托人（principle），医生和医院是代理人（agent）。患者委托医生为其提供合理、高质量的医疗服务。但由于医患间的信息不对称性，这种委托代理关系往往是不完全的。医患双方的信息不对称大致可以分为两类：一类是由于医疗服务的不确定性和特异性，使得医患双方信息不对称，比如医方不知道患方的经济状况、身体健康状况等信息，患者在就医时不了解医生的实际能力和职业道德等，这些是外生的、先定的，不是双方当事人行为造成的；另一类是指因患方缺乏相应的医学知识和医疗服务信息，对医生的行为无法进行评价和约束，这是内生的，取决于一方当事人的行为。作为经济人，医方在提供医疗服务的行为中追求经济利益的利己动机是普遍存在的，而医疗服务的信息不对称性正是给这种利己动机提供了实现的可能性。因此，如果政府对此不进行监管，任凭医患双方自由交易，不但会加重患者的负担、减少患者的福利，还会造成社会医疗服务资源的浪费。

（2）医疗经济学的研究范畴

医疗经济学研究是紧紧围绕医疗服务行为的经济性展开的，其研究范畴包括开展服务所需的医疗资源、影响医疗经济的因素、医疗经济学评价的方法，以及在医疗经济学基础上的健康伦理思考等。

1）医疗资源的配置和使用研究。医疗资源作为医疗服务行为存在的基本前提，是医疗经济学研究的首要因素。当前，我国医疗资源的配置存在分布不均衡、不公平现象，尤其是城乡医疗资源的分布不均衡，已成为卫生系统公平与效率研究中的一个突出问题，对资源配置的公平性和效率目标的实现产生了严重的影响。在现状研究的基础上，探讨如何使有限的医疗资源达到配置最优化和使用最有效，这是医疗经济学研究的首要问题。

2）影响医疗经济的相关因素研究。随着社会经济的发展，影响医疗经济的因素越来越复杂，既有宏观层面的政策因素，也有医院层面的行为因素，还有患者个体因素以及疾病本身的不可抗力因素，交织在一起，对医疗经济形成错综复杂的影响。这就需要用医疗经济学的方法进行深入的分析，从而更好地认识各种因素的影响机理,使各种因素朝着好的方向发挥作用。

3) 医疗经济学的评价方法研究。医疗经济学评价,就是对医疗行为的投入(服务成本)和产出(效果和效率)进行科学分析,为政府和卫生行政部门实施较优的资源配置方案提供决策依据,为临床选择最优的诊疗方案提供实证依据,减少和避免资源的浪费。随着经济学学科的发展,医疗经济学评价的方法也越来越丰富多样,在选择具体的医疗经济学评价方法时,要具体问题具体分析,依据不同的目的选择效果、效益和效用等产出指标,并分别进行测量和评价。

4) 医疗经济学基础上的健康伦理思考。俗话说,"金钱不是万能的"。不是任何事物都可以从经济学的角度来进行衡量的,比如生命、健康。生命宝贵、健康无价。当生命和健康面临威胁的时候,究竟花多少钱来挽救生命、挽回健康才是值得的,才是最经济的,这个问题没有人能回答。诸如此类的健康伦理问题,也是医疗经济学要研究与思考的重要范畴。

（3）医疗经济学的研究目的

从宏观上,通过医疗经济学的研究,可以分析一个地区医疗资源的配置合理性和经济性,为政府及卫生行政部门合理、有效、公平配置医疗资源提供决策依据。医疗资源的有限性和医疗服务需求的无限性之间的矛盾只会日益扩大,从增量和结构两方面对医疗资源进行研究,使其达到公平配置和有效使用,尽可能地缩小这个矛盾,帮助决策部门发现并消除潜在的资源浪费,这是医疗经济学研究的根本目标。同时,医疗资源的配置和使用受多方面因素的影响,通过改变或改善相关因素,尽可能地使多方面因素都朝着有利的方向去影响,从而使医疗行为达到最优最经济,这是医疗经济学研究的过程目标。

从微观上,通过医疗经济学的分析,探讨如何提高医疗服务的技术效率,为确定资源配置的优先重点和适宜技术的推广重点,提供实证的依据。即通过对医疗(药品、医疗技术、设备等)进行全方位的评价,明确卫生政策、卫生资源应该向哪些卫生干预项目倾斜,应该重点推广哪些适宜技术等。尤其是对临床新药和新医疗设备、医疗技术的评估,可以有助于决策者了解新药或新医疗设备、新医疗技术的成本和效益,并与现有的药物治疗方案或诊疗方案进行比较,不仅有助于新药、新设备、新技术在临床的开发、推广和利用,而且可以促进落后技术的淘汰,

在提高医疗质量和保障安全的前提下,控制医疗费用的不合理上涨和医疗资源的浪费。

另外,通过医疗经济学的研究,推动医疗服务体系的机制改革。医疗经济学评价可以促进医院补偿机制的改革,为理顺医疗服务价格体系、避免超额利润、制定合理的医疗服务价格提供信息依据。医疗经济学评价也可促进其他宏观卫生政策的完善,比如对医疗机构的设置规划、对大型医疗仪器设备的许可证制度、鼓励预算改革、鼓励竞争等。

34.2 医疗资源的配置和使用

34.2.1 医疗资源的基本概念

（1）医疗资源与卫生资源

经济学中的"资源"是指为了创造物质财富而投入于生产活动中的一切生产要素。从卫生领域来看,卫生资源(health resource)是指人类在一切卫生保健活动中所使用的各类资源的总称,包括卫生人力资源、卫生物力资源、卫生财力资源、卫生技术资源和信息资源等。医疗资源(medical resource)作为卫生资源的最重要组成部分,其定义有广义和狭义之分。广义的医疗资源是指在一定社会经济条件下,投入到医疗服务中的各类生产要素的总称,通常包括医疗人员、医疗费用、医疗机构、医疗床位、医疗设备、医疗器械、知识技术和信息资源等;狭义的医疗资源主要围绕医疗行为,是指提供医疗行为的资源总称,包括医疗人员、医疗机构、医疗床位、医疗设备、知识技术和信息资源等。本章主要阐述狭义的医疗资源。

1) 医疗人员。医疗人员是最重要的医疗资源,是指具有相应资格并取得相应执业证书的各级各类卫生技术人员,包括医生、护理人员、药学专业技术人员及其他技术人员。

医生按照执业类别,分为临床、中医(中医、民族医、中西医结合)、口腔、公共卫生类别,按照级别又可分为执业医师、执业助理医师,其中执业助理医师在乡、民族乡、镇的医疗、预防、保健机构中工作的,可以根据医疗诊治的情况和需要,独立从事一般的执业活动,其他医疗机构的,必须在执业医师指导下工作。临床类别医师又可根据执业范围,分为内科专业医师、外科专业医师、妇产科专业医师、麻醉专业医师、全科医学专业医师等。医师按照专业技术职称又分为医师、主治医师、副主任医师、主任医师。

护理人员根据岗位范围,包括护理专业管理人员、护理专业人员,前者主要包括科室或病区护士长、护理部管理人员等专职从事护理管理的护士,后者按照科室不同,包括在病房、门诊、急诊室、手术室、供应室、产房、院感科、复苏室等从事护理工作的护士。近年来,随着护理行业的发展,专科护士开始在我国不断发展。专科护士是指在某一特殊或者专门的护理领域具有较高水平和专长的专家型临床护士。实际上,国外专科护士发展已经有 20 余年历史,专科护士的发展需要护士拥有一定执业范围的处方权,目前,国内相关法律法规还没有赋予护士处方权,但部分地区已在探索试点,如安徽省探索给予执业护士在高血压、糖尿病以及伤口换药等特定范围内的"处方权",在医师的指导下开具处方。

在医疗机构内,药学专业技术人员按照专业技术资格分为药士、药师、主管药师、副主任药师和主任药师,主要职能是审核处方或者用药医嘱后调剂配发药品、患者用药指导,其中药士没有处方审核、调剂药品的权利。近年来,临床药师作为药师的一个重要职能,其在参与临床药物治疗方案、协助临床医师选药、开展患者用药监护及用药指导,促进医疗机构合理用药上的作用也越来越显著。

其他专业技术人员主要包括检验、康复医学、病理、放射、核医学、营养、口腔、神经电生理(脑电图)技术等相关工作、专业的技术人员。对于这些专业技术人员,虽没有像医师、护士实行行政许可准入制,但需通过卫生专业技术资格考试并取得相应资格,其中初级、中级资格实行全国统一考试,考试通过即被认为具有相应技术资格;高级资格则由各省统一组织考试并评定。

2) 医疗机构。医疗机构按照类别可以分为以下几个大类,分别为:①综合医院、中医医院、中西医结合医院;②民族医医院、专科医院、康复医院;③妇幼保健院;④社区卫生服务中心、社区卫生服务站;⑤中心卫生院、乡(镇)卫生院、街道卫生院;⑥疗养院;⑦综合门诊部、专科门诊部、中医门诊部、中西医结合门诊部、民族医门诊部;⑧诊所、中医诊所、民族医诊所、卫生所、医务室、卫生保健所、卫生站;⑨村卫生室(所);⑩急救中心、急救站;⑪临床检验中心;⑫专科疾病防治院、专科疾病防治所、专科疾病防治站;⑬护理院、护理站;⑭医学检验实验室、病理诊断中心、医学影像诊断中心、血液透析中心、安宁疗护中心;⑮其他诊疗机构。其中第一大类又可以按照规划级别分为一级、二级、三级,各个级别中并有甲、乙、丙三等,其中三级医院有特等。

3) 医疗床位。医疗床位是医疗机构病房硬件配置中的最基本要素。在医疗经济学研究中经常用到"医疗床位数"这个概念,这其中有两个不同的解释。一是核定床位数,是由政府相关部门核定的床位数,也是公立医疗机构取得政府相关资源的基本依据,如按照核定床位数给予财政补助、人员编制等;二是实际开放床位数,是指医疗机构实际运行中开放的床位数。医疗床位数也是规划医疗机构级别的最重要指标,如三级综合医院床位数要求不少于 500 张,其医疗人员数量也是以医疗床位数为基础进行配置。

4) 医疗技术。医疗技术是指医疗机构及其医务人员以诊断和治疗疾病为目的,对疾病做出判断和消除疾病、缓解病情、减轻痛苦、改善功能、延长生命、帮助患者恢复健康而采取的医学专业手段和措施。医疗机构开展的医疗技术主要可分为禁止类技术、行政许可类技术、限制类技术(省级、国家级)、医院自我管理类医疗技术,广义上还包括临床研究类技术。禁止类技术、行政许可类技术和限制类技术由国家和省级卫生健康行政部门出台目录。临床研究性技术是指还处于临床研究阶段、安全性和疗效不确定的技术。

5) 医疗设备。医疗设备是指单独或者组合使用于人体的仪器、设备、器具、材料或者其他物品,也包括所需要的软件,因此,广义的医疗设备包括医疗器械。医疗设备按照其功能,可以分为三大类,即诊断设备类、治疗设备类、辅助设备类。诊断设备类主要包括 X 射线诊断设备、超声诊断设备、功能检查设备、内窥镜检查设备、核医学设备、实验诊断设备及病理诊断装备,用于医学检查;治疗设备类主要包括手术设备(包括各类手术器械等)、放射治疗设备、核医学治疗设备、急救设备、透析治疗设备、其他治疗设备(如高压氧舱等)。辅助设备类包括消毒灭菌设备、供氧设备、医用数据处理设备等。

大型医用设备是指使用技术复杂、资金投入量大、运行成本高、对医疗费用影响大且纳入目录管理的大型医疗器械。管理目录分为甲、乙两类。甲类大型医用设备由国家卫生健康委员会负责配置管理并核发配置许可证;乙类大型医用设备由省级卫生健康行政部门负责配置管理并核发配置许可证。同时,管理目录是可以调整的。

高值医用耗材作为价格相对较高的消耗性医疗器械,如心脏支架、人工关节、人工晶体等。随着专科技术进步如微创技术而不断发展的,近年来因其费用高备受关注。

6）医院管理规章制度。医院管理规章制度属于知识型资源，有别于其他医疗资源。在实际工作中，全面、经济、完善的医院管理规章制度及其有效执行，对医疗机构的运行起到至关重要的作用。

7）其他知识技能和信息技术。随着科学技术的日新月异，其他知识技能和信息技术在医疗行为中的作用越来越显著，如生物工程技术从基因、细胞学等角度为疾病治疗提供了更多选择，人工智能利用庞大的医学知识库和数据库，特别是在医学影像、病理技术等方面，帮助医生进行临床辅助决策，同时，信息技术的发展也提高了医疗行为的普及性，如互联网＋医疗健康及其衍生的药品快递服务等。

（2）医疗资源的特点

医疗资源属于卫生资源的范畴，但又不同于一般的卫生资源。主要体现在以下方面。

1）有限性。无论是自然资源还是社会资源，有限性是资源最基本的特点，医疗资源的有限性指医疗机构能够提供的医疗资源与人们医疗服务需求之间总有一定的差距，包括两层含义，一是指医疗资源数量的有限性，二是指医疗资源质量的有限性。

2）多样性。人们对医疗服务的需求是多样的、有差异的，医疗资源也具有多样性的特点，有预防保健的需求，如医疗机构提供的健康体检服务，有疾病治疗的需求，也有妇幼保健的需求等。

3）选择性。由于医疗资源的有限性、多样性，也决定了医疗资源在配置使用中不可能平均分配，也不可能完成由市场调节，作为公共产品，必然具有政府配置的属性，有选择性地进行配置。

4）创新性。现代科技使医疗资源创新性的特点越发凸显，先进的医疗技术不断取代陈旧落后的技术，先进的医疗设备为疾病治疗提供了更多的治疗方法等。

34.2.2 我国医疗资源配置和使用的现状与存在的问题

（1）当前医疗资源配置和使用的现状

经过几十年的不断努力，我国医疗资源配置总体有序发展、总量持续增长，根据 2020 年中国卫生健康统计年鉴的报道，截至 2019 年底全国医疗机构数达到 1 007 545 个，其中医院数量达到 34 354 个，基层医疗卫生机构 954 390 个、专科疾病防治机构 1 128 个、妇幼保健机构 3 071 个等；全国医疗机构床位 880.7 万张，其中医院 686.7 万张（占 77.1%），基层

医疗卫生机构 163.1 万张（占 19.2%），每千人口床位数 5.72 张；医疗人员数量也在持续上升，执业（助理）医师 386.7 万人，注册护士 444.5 万人，每千人口执业（助理）医师 2.44 人，每千人口注册护士 2.74 人，每万人口全科医生 1.82 人。

1）基本医疗服务体系情况。我国绝大部分省、市、县（市、区）、乡、村医疗机构基本健全，基本医疗服务体系逐步完善。医院级别按照金字塔型布局（2019 年）：三级医院 2 749 个（其中三级甲等医院 1 360 个），二级医院 9 687 个，一级医院 11 264 个。综合、中医（中西医结合）、专科各类别医疗机构协调发展，其中中医类医院 4 566 个。基层医疗卫生机构中，社区卫生服务中心（站）35 013 个，乡镇卫生院 36 112 个，诊所和医务室 240 993 个，村卫生室 616 094 个。

2）医疗资源利用效率情况。2019 年，全国医院病床使用率 83.6%，其中公立医院 91.2%。出院者平均住院日为 9.7 日。医院医师日均担负诊疗 7.1 人次和住院 2.5 床日，其中公立医院医师日均担负诊疗 7.6 人次和住院 2.6 床日。

3）医疗技术和医疗质量水平不断提升。从 1990 年到 2015 年 25 年间，中国的医疗质量（HAQ 指数排名）从 1990 年的第 110 位进步到了 2015 年的第 60 位，进步的幅度位居全球第三位。2019 年《柳叶刀》发布了全球医疗质量和可及性排名，我国的 HAQ 指数排名又从 2015 年的全球第 60 位提高到了 2016 年的第 48 位，成为医疗质量进步最大的国家之一。我国医疗技术能力和医疗质量水平提升的成绩可以说得到了国际上的广泛的认可。

（2）当前我国医疗资源配置和使用存在的问题

1）医疗资源配置结构不尽合理。医疗服务供给的总量不足和医疗资源浪费并存，医疗资源配置结构不合理仍是整个医疗服务体系存在的主要问题。医疗资源过度集聚于经济发达地区和城市，欠发达地区和基层医疗资源配置总量仍显不足；不同地区之间医疗资源配置存在较大差距；城市公立医院设置重叠，职能交叉，区域医疗资源的合力优势作用不明显。

2）医疗资源整体利用效益不高。基层医疗机构医疗资源利用效率不高，床位使用率处于较低水平，平均每名医师每天承担门诊人次较低，社会公众对其医疗服务能力水平信任度不高；承担助产技术的中心卫生院不断减少；三级医院承担了大量常见病、多发病的诊治工作，分级诊疗格局尚未真正形成。

3) 不同医疗机构发展仍不均衡。尽管经过这些年的努力,我国不同类别、不同层级医疗机构均有了新的发展,但肿瘤、儿童、精神、老年、康复等专科医疗机构发展相对滞后,难以有效满足医学模式和疾病谱转变的要求,难以应对人口老龄化、全生命周期服务等因素产生的医疗服务需求;同时,不同级别公立医院之间,缺乏专业分工,同级同等医院之间的技术水平和影响力差别较大,功能定位不能得到很好体现。

4) 民营医疗机构服务能力较弱。民营医疗机构医疗服务能力、管理水平和技术水平有待提高。据统计,2019 年全国民营医院达 22 424 个,占医院总数的 65.3%,其中床位数 189.1 万张,占全国医院床位总数的 27.5%,卫生技术人员 178.1 万人,占医院卫技人员总数的 22.9%,但门急诊诊疗人次数仅占总数的 14.8%,入院人数仅占 17.4%。

5) 优质妇幼医疗服务供需矛盾突出。随着"全面两孩"政策的实施,群众生育需求增加,辅助生殖技术等技术服务需求增多;高龄高危孕产妇增多,助产技术服务要求越来越高;高龄孕产妇孕育的新生儿出生缺陷发生风险增大,出生缺陷防治任务进一步加重;新生儿特别是危重儿数量增多,新生儿救治与儿童保健任务不断增加,妇幼医疗服务供给难以满足人民群众不断增长的妇幼健康需求。

（3）医疗机构资源配置和使用的要求

1) 医疗机构资源配置的基本要求。作为个体医疗机构,其医疗资源配置主要按照医疗机构基本标准执行,医疗机构基本标准主要从床位数、科室设置(包括临床科室、医技科室)、人员(按照床位配比)、房屋、医用设备(包括基本设备、病房每床单元设备)等进行规定。以三级综合医院医疗资源配置为例:三级综合医院要求床位总数 500 张以上;在科室设置方面,临床科室至少设有急诊科、内科、外科、妇产科、儿科、中医科、耳鼻喉科、口腔科、眼科、皮肤科、麻醉科、康复科、预防保健科,医技科室至少设有药剂科、检验科、放射科、手术室、病理科、输血科、核医学科、理疗科、消毒供应室、病案室、营养部和相应的临床功能检查室;在人员配置方面,每床至少配备 1.03 名卫生技术人员(即 515 名)、0.4 名护士(即 200 名),各专业科室的主任具有副主任医师以上职称,临床营养师不少于 2 人,工程技术人员占卫生技术人员总数的比例不低于 1%;在房屋面积方面,要求每床建筑面积不少于 60 平方米、病房每床净使用面积不少于 6 平方米、日均每门诊人次占门诊建筑

面积不少于 4 平方米;在医用设备配置方面,包括呼吸机、心电图机、胃镜等基本设备及病床、病员服等病床每床单元设备,同时有与开展的诊疗科目相应的其他设备。

以上是医疗机构资源配置的基本标准,也是底线标准,即未达到此标准是无法取得医疗机构执业许可证的。

2) 医疗机构专业资源配置要求。医疗机构资源配置除医疗机构基本标准外,其相关专科都有相应的专业要求,一般以相应专业人员配置或者床位数等来要求。

A. 对护理人员的配置要求:根据《全国护理事业发展规划(2016—2020 年)》,到 2020 年,三级综合医院、部分三级专科医院(肿瘤、儿童、妇产、心血管病专科医院)全院护士与实际开放床位比 0.8:1、全院病区护士与实际开放床位比 0.6:1;二级综合医院、部分三级专科医院(肿瘤、儿童、妇产、心血管病专科医院)全院护士与实际开放床位比 0.6:1、全院病区护士与实际开放床位比 0.4:1;对一些特殊科室护理人员的配置又会不同,如重症医学科等。

B. 对重症医学科的设置要求:按照《重症医学科建设与管理指南(试行)》建设,其中床位数为医院病床总数的 2%~8%,床位使用率以 75% 为宜;医师人数与床位数之比应为 0.8:1 以上,护士人数与床位数之比应为 3:1 以上;重症医学科每床使用面积不少于 15 平方米,床间距大于 1 米;每个病房最少配备一个单间病房,使用面积不少于 18 平方米等。

C. 对麻醉科人员的设置要求:三级综合医院麻醉科医师和手术科室医师比例逐步达到 1:3,二级及以下综合医院不低于 1:5。

D. 对急诊科人员的设置要求:急诊科应当有固定的急诊医师和护理人员,且不少于在岗医师和护理人员的 75%。三级综合医院急诊科主任应由具备急诊医学副高以上专业技术职务任职资格的医师担任。二级综合医院的急诊科主任应当由具备急诊医学中级以上专业技术职务任职资格的医师担任。

E. 对病理科人员的设置要求:要求医师按照每百张病床 1~2 人配备,病理科技术人员和辅助人员按照与医师 1:1 的比例配备。病理科负责人应当具有医学专科以上学历和病理学中级以上专业技术职务任职资格,长期从事临床病理诊断工作;三级医院病理科负责人应当具有副高以上病理学专业技术职务任职资格。

F. 对药剂人员的设置要求:一般要求二级综合

医院设置药剂科、三级综合医院设置药学部,药学专业技术人员数量不得少于医院卫生专业技术人员总数的8%。三级医院药学部门负责人应由具有药学专业或药学管理专业本科以上学历并具有本专业高级技术职务任职资格者担任;二级医院药学部门负责人应由具有药学专业或药学管理专业专科以上学历并具有本专业中级以上技术职务任职资格者担任。

医疗资源专业配置要求为确保医疗机构内相关科室正常运行提供了专业标准,但这些标准目前还有很多还处于目标阶段。

(4)医疗机构资源配置的现状

绝大部分医疗机构实际开放床位数大于核定床位数,特别是经济发达地区省市三级公立医院,其实际开放床位甚至是核定床位数的倍数关系。前文已经指出,医院核定床位是政府有关部门调配相应资源的基础依据,按照核定床位数调配的资源显然无法满足医院的实际需求。

1)医疗人员的配置。医疗人员配置总体不足,医疗人员的增加不能与医疗机构规模扩大成正比,根据中国医师协会《中国医师执业状况白皮书》发布的数据,三级医院的医师平均每周工作51.05小时,二级医院的医师平均每周工作51.13小时,一级医院的医师平均每周工作时间是48.24小时。临床一线护理人力资源配置不足情况更加突出,由于专业特点及有效激励机制的缺乏,儿科等专业甚至出现"医生荒";随着大型医院手术量的增长及无痛理念的推行,麻醉医生的缺乏尤为突出。

2)医用设备的配置。医疗机构医用设备的配置总体满足需求,但由于分级诊疗体系的不完善、医疗需求的不断增加,一方面,医用设备(特别是三级医院的磁共振、发热哨点门诊缺乏CT等大型设备)缺乏,存在患者等候时间长、容易造成交叉感染的现象,另一方面,医院也存在过分追求高精尖设备(如PET-CT、达芬奇机器人)配置等问题。

3)未来医疗机构资源配置的规划。国家卫生健康委2022年发布了《医疗机构设置规划指导原则(2021—2025)》,是指导各级卫生健康行政部门制定本区域《医疗机构设置规划》的依据。其目的是构建优质均衡高效的医疗服务体系,推进公立医院高质量发展,促进优质资源扩容和区域均衡布局。发展全方位全周期健康服务,提出合理配置区域综合和专科医疗资源,促进康复、护理、医养结合、居家医疗等接续性医疗服务快速发展。建立健全分级分层分

流的重大疫情救治体系。引导重点领域健康发展,如大力发展互联网诊疗服务,推动人工智能、大数据、云计算等新兴信息技术与医疗服务深度融合,规范公立医院分院区设置。明确社会办医区域总量不作规划限制。

引导公立医院向内涵和有序方向发展,将优质医疗资源流向薄弱区域,做好疫情储备,社会办医将成为政府办医的有益补充。在配置标准方面提出全国每千人口床位数从2020年的6.5张提升至2025年的7.4~7.5张;确定了公立医院单体医院的标准。县办综合医院床位600~1000张,地市办综合医院1000~1500张,省办及以上综合医院1500~3000张,运用信息技术提升管理能级的原则。到2025年末,符合条件的公立医院举办分院区不得超过3个等配置标准。

34.2.3 医疗资源配置和使用的经济性和有效性

(1)医疗资源配置的必要性

医疗资源配置是指一个地区内,将筹集到的医疗资源在不同医疗机构内的分配和转移。主要包括医疗人员、物力、财力资源,医疗技术和管理资源等诸要素分配方式、分配数量以及结构和布局等。医疗机构内部资源配置是将资源在不同科室、不同专业分配和转移。

医疗资源的优化配置是指在一个地区一定时期内,医疗资源在总量、结构与分布上,与区域内居民的健康需要和医疗服务需求相适应,达到供需平衡,并使医疗机构的效率和效益最大化。医疗机构内部资源的优化配置则应与该医疗机构的功能定位、发展方向及地区疾病谱相适应。

(2)医疗资源优化配置的原则

医疗资源的优化配置是医疗经济学研究的重点,需要考虑以下原则。

1)医疗资源配置与经济社会发展相适应的原则。即以需要和需求为基础配置医疗资源,实现医疗服务供需平衡,这是医疗资源优化配置的基本原则。按需要来配置医疗资源,就是要了解一定时期区域内的人群疾病谱及其疾病负担,按就医的需要来设置相关的医疗机构、医疗人力、物力、财务及技术资源。如老龄化社会的到来,必然对老年医疗服务需求增加。特殊时期还要做出特殊的安排,比如发生重大灾害和新冠病毒肺炎应急救治过程中,需要有相应的医疗资源储备,并能够保证及时提供。

按需求来配置医疗资源,就是要了解一定时期区域内的人群就医购买力,对不同医疗服务项目的需求,如对高端医疗服务的需求、对先进医疗技术的需求,合理调配医疗资源。

同时要高度重视政策带来的变化,如我国放开二孩政策,其对妇幼资源、儿科资源的需求必然增加。

2) 保障重点与兼顾全局的公平性原则。医疗资源在地区之间、城乡之间的配置不均衡已经成为我国目前医疗资源配置不合理的一个突出表现。一段时期内,医疗资源重点投入的必然是县级以下基层医疗卫生机构,需要严格控制城市大型公立医院规模特别是综合医院单体规模扩张,但在配置过程中,一定要注意提升县级以下基层医疗卫生机构的医疗服务能力和医疗技术水平,否则,只会造成资源配置的浪费,同时,对城市大型医院要注重推进医疗机构从外延扩张向内涵提升转变,增强医疗服务体系的综合实力,促进可持续发展。在当前要求发展高质量的医疗服务时要特别注意防止无序扩张。

医疗机构尤其是大型医院要明确医院自身功能定位,国家级、省级医院要以急危病症、疑难疾病诊疗为重点,在内部资源配置上要有重点安排,同时要为医疗技术创新、突破安排必需的人力、财力和物力,要引导医疗人员积极从事临床研究、实现技术创新和研究型医院的发展方向。但同时,必须看到现阶段我国县及县以上医院还处于自主经营、自负盈亏状态,必须要以有效保证医院运行为前提,把握好重点发展和全局运行的关系,确保医院的可持续发展。

3) 医疗资源配置的经济有效性原则。在需要和公平的前提下,重视和提高医疗服务的利用效率和效益,实现医疗资源的最优配置,这是当前卫生改革与发展的一个核心要求。经济有效性原则要求在配置有限医疗资源时,要充分运用成本效果的投入组合,在全病种范围内合理调配。

34.3 影响医疗经济的相关因素

34.3.1 政策因素

（1）政府卫生投入政策

我国大部分的医疗卫生机构作为政府举办的公益性事业单位,其发展和经济运行受财政补助政策的影响很大。20 世纪 80 年代之前,我国对医疗机构的财政补助政策主要实行定项补助的方式,医务人员的人员经费由财政预算支出。改革开放以后,对医院经费补助逐步实行"全额管理、定额补助、结余留用"的办法,将包工资改为按床位或任务定额补助,调动了广大医务人员的经济性,激发了医院的运行效益。近年来,随着国家经济体制的改革,财政实行"分灶吃饭",卫生事业的管理体制也从集中统一领导转为"中央指导、分级管理、地方为主、条块结合"的模式。

新医改以来,国家开始提出采取调整医药价格、改革医保支付方式和落实政府办医责任等综合措施和联动政策,破除"以药补医"机制。将公立医院补偿由服务收费、药品加成收入和财政补助三个渠道改为服务收费和财政补助两个渠道。医院由此减少的合理收入或形成的亏损通过调整医疗技术服务价格、增加政府投入等途径予以补偿。调整后的医疗技术服务收费按规定纳入医保支付范围。增加的政府投入由中央财政给予一定补助,地方财政要按实际情况调整支出结构,切实加大投入。明确落实政府对公立医院的基本建设和设备购置、重点学科发展、公共卫生服务、符合国家规定的离退休人员费用和政策性亏损补贴等投入政策。

（2）取消药品加成政策

早先实行的药品价格加成政策是指医疗机构销售药品时,以实际购进价格为基础,顺加不可超过15%的加价率作价,在加价率的基础上所得的加成收入为药品加成。这一政策从 1954 年开始实行到 2017 年 9 月全面取消。客观来说,药品加成政策带来的药品收入在国家财政补偿不到位、医疗服务价格无法体现医务人员劳务价值的情况下,保证了医疗机构的正常运行和发展,也为群众看病就医提供了良好的就诊环境。但这一政策的长期实行也带来了很多问题,很多研究人员认为造成"看病贵"的其中一个重要原因是药品加成政策。嗣后国家出台了一系列政策如药品收支两条线、医药分开等试图解决药品加成政策带来的问题,但这些政策并未切断医院与药品之间的利益关系,药品费用占医疗业务收入的比例过高现象一直存在。

取消药品加成政策,正式开始于 2012 年,《国务院办公厅关于印发深化医药卫生体制改革 2012 年主要工作安排的通知》明确提出以县级公立医院为试点,统筹推进公立医院管理体制、补偿机制、人事分配、药品供应以及价格机制等综合改革。取消药品加成政策,切断了医院与药品之间的利益关系,在一定程度上降低了医疗机构追逐药品利益的动机,端正了医院和医生的服务行为，使医院更好地体现公益性；同时促使纠正扭曲的医院补偿机制，使医疗价格能更多地体现医疗服务价值；另外，还有助于明确和强化政府在医改中的职责，确保财政补偿到位。但我们必须看到，取消药品加成政策并不能从根本上改变药价虚高的现状，在药品回扣利益的驱动下，没有改变"以药养医"。虽然政府也通过药品降价、药品集中招标采购等形式试图挤出药品价格中的"水分"，但在医疗服务中，药品和耗材回扣现象依旧存在，急需进行规划。

（3）医保支付方式改革，不同支付方式的影响和可接受性

目前，无论是国外国内，医保支付方式主要包括后付制和预付制。后付制是指患者在医疗服务完成之后支付费用，即按服务项目付费，这种模式操作简单，医疗机构接受度高，但这种模式所产生的"激励机制"是鼓励医疗机构和医生增加服务量，引导过度的医疗服务，直接导致医疗费用激增。预付制是指在治疗前预先设定支付标准，包括总额预付、按人头付费、按病种付费、疾病诊断相关分组（DRGs）等，其中总额预付、按人头付费更多建立在医疗费用管理基础上，对医疗机构和医生来说，其接受度较差，不利于调动工作积极性，单病种付费、疾病诊断相关分组（DRGs）和按病种分值付费（DIP）更多结合疾病治疗特点，特别 DRG - PPP 将疾病影响因素，如年龄、严重程度、感染率等纳入，更能体现医务人员的价值，其对医疗机构和医务人员的可接受性强。

（4）医疗服务价格政策

新医改实施以来，医疗服务价格调整是其中一个重要的政策，一直以来我国医疗服务价格尤其是医疗技术服务项目价格偏低的问题比较突出，且多年几乎没有调整，与物价总水平的上涨存在非常大的矛盾，医疗服务价格对医疗机构和医务人员医疗行为的影响是直接的，但从目前各地实施情况来看，由于历史欠账严重，鉴于群众医疗费用负担和医保基金承受能力，目前各地医疗服务价格调整标准以弥补药品差价，未考虑物价水平、人力成本上涨等因素以及医疗新技术、新项目的推广和应用与医院实际运行成本还有差距，也尚未全面、系统、真正地体现医护人员价值水平。

（5）控费政策

控制医疗费用不合理增长是医药卫生体制改革的重要内容，控费政策的关键点是"不合理增长"，其重点是控制不合理用药、不合理检查和治疗行为，特别是严格控制辅助用药、抗菌药物、高值耗材的使用。但在财政投入不足、医疗服务价格低的情况下，医院绩效衡量指标仍侧重于增加医院收益、个人利益诱导，部分医院医疗服务费用上涨，出现了检查、化验等费用明显上升的情况，控费政策作为行政部门推动的外在政策作用有限，且简单地采用以药占比、耗材占比作为评价指标，诟病较多。

34.3.2 医疗服务行为因素

（1）医疗机构行为

医疗机构行为即医疗机构在管理过程中推行的各项管理措施，这些管理措施直接影响到有限医疗资源的配置，在医疗机构自主运行的政策影响下，追求经济收益、追求规模效益仍是医院管理的导向，必然会出现正向和反向效果的对应措施。

1）负向的管理措施。一是对医疗机构功能定位不清，热衷于追求床位规模、竞相购置大型医用设备、不断扩大特需医疗，追求经济利益最大化。二是在运行管理中，建立以经济指标为主导的激励机制，这样的激励机制很容易演变成利益驱动，必然出现对医疗服务项目实行分解收费和重复收费、大处方、大检查、在诊疗中推行套餐式治疗方案等不良管理措施。三是为应对门诊均次费用、住院均次费用、药占比、百元医疗收入消耗的卫生材料费用等控费指标，出现了人为增加诊疗人次和分解住院次数等不规范管理措施，以达到行政部门监管要求。

2）正向的管理措施。一是引进先进管理模式。如日间手术、日间放化疗、加速康复等模式的推进，一方面大大缩短了平均住院日，有效节约了医疗成本，同时也利于改善患者就医体验，提高医疗服务质量。二是加强医务人员医疗行为监管，如推行临床路径管理，采取处方负面清单管理，落实处方点评、抗生素使用、辅助用药、耗材使用管理等制度，建立对辅助用药、医院超常使用的药品和高值医用耗材等的跟踪监控制度等。三是注重医疗质量管理及控制院内感染，有效降低医疗成本，实现医疗机构和患者双赢。

（2）医疗行为

对医疗行为的定义，我们认为可以等同于《医疗机构管理条例实施细则》中的诊疗活动，是指通过各种检查，使用药物、器械及手术方式等方法，对疾病作出判断和消除疾病、缓解病情、减轻痛苦、改善功能、延长寿命、帮助患者恢复健康的活动。医疗行为不同于一般的民事行为，具有不确定性、高度专业

性、局限性和高度风险性等特征。

过度医疗是指医疗机构及其医务人员在医疗活动中，违背临床医学规范和伦理准则，在治疗过程中，不恰当、不规范甚至不道德、脱离患者病情实际而进行的检查、治疗等医疗行为。过度医疗是超过疾病实际需求的诊断和治疗行为，包括过度检查、过度治疗。过度医疗不是诊治病情所需，至少不是诊治病情完全所需。过度医疗的定义虽然很明确，但在现实中却又是非常难以界定的。因为，临床医学非常复杂，每个患者的情况都不一样，即使是同一种病也有不同的表现，同一种病的不同时期治疗方法也不同。造成过度医疗的因素是多样的，就行为本身来说，可以分为防御性医疗行为和诱导性医疗行为。

1）防御性医疗行为。产生防御性医疗行为多认为是当前医患关系紧张，医务人员在诊疗时自我保护，避免疏忽遭受指责，常常会采取"防御性医疗"，对患者做所有可能的化验和检查。另一种防御性医疗行为则是因为患者对自身健康的关注，或对医疗知识不正确认识，要求医生用最好的检查手段、最好的药，甚至要求不必要的手术治疗等，还有家属要求对治疗无望的患者继续治疗，而这些措施往往对疾病治愈没有显著作用，医务人员往往抱着"多一事不如少一事"的心态答应请求。防御性医疗不仅增加了医疗成本，也助长了过度医疗的蔓延，这些都是对有限医疗资源的浪费。

2）诱导性医疗行为。产生诱导式医疗服务则更多是因为经济原因，医疗机构为了自身的生存与发展，医院内部管理过分强调经济效益的利益驱动，医生为了追求自身经济效益的提高，通常会向患者推荐额外的医疗服务，造成做不必要的检查、开大处方等。尽管在药品零差率的政策下，医院没有了过度使用药品的驱动，但并未为切断医生和药品的利益，药品回扣、耗材回扣的情况可能仍然存在，医生仍有开大处方、使用高价耗材的冲动。因此过度的供给导致患者的过度需求，降低了医疗资源配置效率。

34.3.3　医疗技术的高速发展因素

（1）医疗技术高速发展带来的影响

医疗技术的高速发展，一方面为治疗疾病提供了更多的治疗方式，扩大了医疗服务需求，降低已有治疗方式的成本，改善了患者生活质量，另一方面医疗高新技术因其专业性、复杂性，其前期研发和后期维护均需要大量的资本，同时我国自主研发能力弱，

很多高新技术都是依靠进口，这必然会带来短期内医疗费用的快速上涨。总体来说，这种快速上涨从长期来看是值得的，但如何将其控制在合理范畴即发挥医疗新技术、新项目的正向作用是关键。

1）外科医疗技术。微创外科技术因其创伤小、住院时间短、减轻患者痛苦，必然是外科医疗技术的发展方向，但微创外科技术例如"达芬奇"外科手术系统、胸腔镜、腹腔镜下手术等的费用必然高于传统手术方式；介入医疗技术的应用对于传统外科医疗技术的辅助和部分替代作用，为传统外科医疗技术提供了多元化治疗方式，对一些疾病如早期肝癌的射频消融治疗，大大减轻了患者的痛苦，提高了生活质量。同时，无论是微创外科技术还是介入治疗技术，其发展都离不开医用高值耗材的使用，如各类吻合器、支架、导管等，其费用占医疗总费用中的比例不断上升。

2）内科医疗技术。内科医疗技术发展的应用主要体现在：一是化疗新药的临床用药，这类药物研发成本高，疗程长，随着肿瘤诊断率和发病率的上升，这类药品使用渐趋频繁，其在医疗费用中的比例增加是必然趋势。二是生物治疗的应用，如细胞免疫疗法的推广等，其特点是疗程长、费用高。三是超声/CT引导下技术应用及消化内窥镜治疗应用等。

3）诊疗医疗技术。为实现疾病的早期诊断，有利于疾病的早期治疗，很多大型医院已配置PET—CT，更新更高清晰度CT、磁共振等医学影像学设备，开展基因检测、分子诊断等项目。

（2）做好医疗高新技术资源优化配置的重点环节

医疗技术高速发展创新了诊疗模式，有利于疾病诊断及时、精准治疗，也有利于患者康复。但医疗行为不同于一般行为，它具有高专业性、高技术性、不确定性、及时性、供需双方信息不对称性、垄断性等特点，医疗服务的供给诱导需求客观存在，"过度使用"甚至"滥用"的现象时有发生，如何让高科技医疗发挥出正向效果，达到有限医疗资源优化配置，需要在重点环节上着力。

1）认真开展引进医疗新技术、新项目的论证。医疗机构开展新技术或引进新项目，事先应当认真开展论证，论证主要从技术创新性、可行性、安全性、疗效及经济性等方面开展，其中经济性评估应当从与现有技术相比在挽救生命、促进患者早日康复、回报社会具有先进性，且费用在患者能承担的能力内，预期成本效用/效果/效益是否确切等方面进行。

2）医疗器械特别是高值耗材、一次性耗材的规范管理。这里的规范管理主要指两方面，一是采购

管理上,符合规范程序,注重临床需求,二是临床应用管理上,建立追溯机制,查使用耗材型号和数量是否符合疾病转归,查病历中是否粘贴耗材条形码以保证可追溯性。

3) 严格按照诊疗技术规范开展医疗新技术、新项目的临床应用。在医疗服务提供过程中,医生必然处于主导地位,医疗技术的高速发展加强了医生在医疗技术选择应用上的主导地位,为此,严格按照诊疗技术规范、掌握高新技术适应证成为资源优化配置的关键点。规范医生行为,加强应用管理特别是应用高技术病例,定期组织专家检查病程记录和手术记录,查看应用适应证,保证技术应用诊疗的合理性。

34.3.4 其他影响因素

(1) 药企行为的影响

有人认为药品回扣问题是当前医疗卫生领域"看病难、看病贵"问题的根源,严重阻碍医疗卫生行业的发展。虽说这样论断较极端,但药品回扣问题对医疗行为的影响客观存在。药价虚高为药品回扣提供了空间费用,原本应介绍用药新知识的专业医药代表更多地成为了销售医药代表,在药品销售中把学术推广变成商业推销(或贿赂),把药品质量竞争演变为回扣竞争,以药品回扣形式激励医疗机构和医生开具指定的药品,改变医疗机构进药决策、改变医生处方选择。

(2) 医疗保险的影响

在医疗保险第三方支付的制度下,作为受益人的患者希望获得最优质的医疗服务,使用高价药、追求先进医疗设备检查等都成为可能,这种道德危害使得对医疗资源的需求大幅增加。

34.4 医疗经济学评价方法

经济学的评价,主要从投入和产出两个方面进行。医疗经济学上的投入指标主要指医疗服务行为的成本,而产出指标则主要包括效果和效率两个方面。

34.4.1 医疗服务投入(医疗成本)

(1) 医疗服务成本的内涵

医疗服务成本是指医院在提供某项医疗服务项目的整个过程中所消耗的物化劳动和活劳动总和的货币表现,包括公共支付和私人支付。一般而言,卫生经济学上将成本分为直接医疗成本、直接非医疗成本、间接(发病或死亡)成本和无形成本四类。鉴于医疗经济学的研究对象和研究内容,医疗经济学研究中的成本主要指直接医疗成本,最常用的方法是最小成本法。

1) 直接医疗成本是指直接和医疗服务有关的费用,包括住院费、门诊诊疗费、药品费、检查化验费、放射费、康复费、护理费等。在医疗经济学分析中,直接医疗成本可以被视为是一种不完全成本(partial cost)。例如,测算某医院外科单纯性阑尾炎手术项目成本时,仅包括直接成本,不包括间接成本。

2) 最小成本法(CMA)。最小成本法是以总成本最小为原则,在功能接近、疗效相等、不良反应相似的各种诊疗方案中,选择总成本最小的诊疗方案。如药物 A 与药物 B 的临床效果、用法和可能的副作用都大致相同,但它们的价格不同,从医疗费用的投入出发,其决策原则当然是选择价廉的药物。最小成本法的前提是产出相似,只需要比较投入,从而回避了多产出的统一度量问题,方法简便易操作。

(2) 医疗收费和成本的关系问题

成本和收费之间是有一定数量关系的,在制定收费标准的过程中必须首先反映成本的消耗,同时考虑政府的宏观调控、福利政策、供求关系、经济环境(如物价指数)等。在我国的医疗服务体系中,由于历史的原因,基本医疗服务项目收费低于成本,造成实际上的供方亏本经营;而高新技术服务项目收费高于成本,供方获利丰厚,收费和成本有较大区别。因此,在进行医疗经济学研究时,要声明研究中所用的数据是成本还是费用数据。

34.4.2 医疗服务产出

在一般经济学上,对某项投入行为的产出,往往通过效果和效率两个方面来反映。医疗服务也不例外。

(1) 效果

广义的效果(effectiveness)是指医疗服务行为产出的一切健康结果,既有好的结果,也有坏的结果。本章主要指狭义的效果,即好的效果,是满足患者医疗需要的属性。如降低患病率和死亡率、减轻患者痛苦、改善患者的生活质量、延长总生存率等。因此"效果"是衡量医疗服务行为产出最直接也是最重要的指标,没有好的效果,哪怕是免费的服务,也都是不经济的。

1) 成本效果分析(CEA)。成本效果分析是以最低的成本去实现确定的医疗方案,即使用一定量的卫生资源(成本)后获得最大的个人健康产出,这些产出表现为因疾病治疗所带来的直接健康结果指标的变化,用非货币单位表示,如发病率的下降、治愈率的提高、生命年的延长等,亦可采用一些中间指标,如血压值的下降、免疫抗体水平的升高等。成本效果分析方法主要用于以同一疾病单一的指标(如疾病治愈率)评估副作用相似的多种诊疗方法,比较单位产出所消耗的平均成本及增量成本。

2) 效益及成本效益分析。用货币表示的医疗服务的效果,即为效益(benefits),一般可分为直接效益、间接效益和无形效益。成本效益分析(CBA),是通过比较不同备选方案的成本和效益,来评价备选方案。成本效益分析不仅要计算成本,而且要求产出指标也要用货币单位来测量。也就是说,将医疗服务投入与健康产出都用可直接比较的统一的货币单位来表示,这在医疗卫生领域是比较难操作的。常用的方法是意愿支付法(willingness-to-pay approach),通过向人群、医生或患者进行问卷调查,了解其对多种诊疗方法自愿付出的货币量,进而将成本与效益进行比较。这种方法可以反映人群心目中对某种诊疗方法的价值权重、风险态度和经济承受能力;缺点是一些中短期的临床效果变化很难用货币单位来加以衡量,而且以货币量来衡量生命和健康的价值并非十分合情合理。

3) 在医疗经济学分析中,经常会用到"效用"(utility)指标。效用是指患者对治疗质量和健康水平的满意程度。效用评价的结果往往与生活质量密切相关。因此在评价时,不仅要注意健康状况,而且要注重生命质量,采用一些合成指标,如质量调节生命年(QALY)、伤残调节生命年(DALY)等。成本效用分析(CUA)是成本效果分析的一种发展,与成本效果分析不同的是,成本效用分析是一种主观综合评价,不以支付的货币量来衡量,而是用"满意度"指标来反映。假设"很不满意"为0,"很满意"为100,那么被调查者在0~100之间的连线上标出自己的评价,这个值就是其对某种质量方法的效用值。用投入成本除以效用值,即可得出效用单位成本,可用于比较不同治疗方案的效用。

(2) 效率

效率(efficiency)是衡量医疗服务行为产出的另一个重要指标,反映的往往是单位时间或单个医务人员、医疗设备的服务数量或次数,常用于对医务人员承担工作量、医疗设备使用和技术利用的分析评

价。主要指标有年均服务天数、日均检查人次数、年开机使用率、设备完好率、阳性检出率、外地患者承担指数、区域年每万人口检查人次数等。

34.4.3 有待继续探索的方法学问题

(1) 学科体系尚需完善

医疗经济学是一门新兴学科,学科体系尚需完善。以伤残调节生命年为例,其方法考虑不同年龄下损失生命年的价值是不同的,9~54岁年龄段损失的生命年,其权重大于1,儿童和老年人权重小于1。这种年龄加权观点依旧不能被普遍接受,好似在成本效益分析中使用人力资本法以生产力权重来评价生命一样有争议。

(2) 成本计算的准确性难以把握

在成本计算中,应该有较统一的纳入和排除标准,否则会造成结果不可靠。比如,如果不考虑私人成本,就有可能低估在人群中开展卫生干预项目的真正成本。对于政府来说具有明显成本效果的干预,可能因为个人或社区的经济支付能力低而导致利用水平低,实际成本效果可能并不尽如人意。影响成本的因素有很多,成本计算是根据预算还是支出?成本是否受政策或市场的影响,以致产生市场失灵和扭曲?共同成本如何合理分摊?这些问题都尚待进一步探讨并加以明确。另外,临床行医方式、可得的资源、对医务人员的激励、补偿机制等,都会直接或间接影响成本。因此,准确地计算成本是医疗经济学研究的技术难点。

(3) 医疗经济学研究的结果可比性和代表性有待加强

临床疗效的经验在国际、地区间的通用性较强,但医疗经济学的评价报告则不同,各国、各地区间的可比性并不强。医疗经济学研究一般都是对某一项医疗技术、治疗方案的比较分析,属于微观层面的经济学评价,往往会因为研究时间不同、场合不同、立足点不同、目的不同、内容不同,从而造成研究结果的可比性较差、代表性不强。因此,要注意个别研究结果的推广,重视医疗经济学研究的齐同性。

34.5 健康投资与医疗经济

34.5.1 健康投资

健康权利是基本的人权之一。维持和增进健康是任何国家亘古不变的一个话题。在我国,传统观

念认为只有不患病才是健康的,很少从身体、心理、社会等方面去全方位理解健康,更不会认为健康是需要投资的。随着人们生活水平的不断提高,对健康的认识越来越深刻,对健康的需求也越来越多元,与此同时,我国医疗保障制度不断完善,医疗费用不断增长,使政府、社会和个人都意识到健康投资的重要性。

（1）健康投资的概念

"投资"的意思即为"投入资本",因此健康投资从广义上来说,就是指为了维持和增进全民健康、发展各种有利于人民健康的事业而投入的全部经济资源,也可以认为是一种人力资本投资。从狭义上来讲,健康投资是个人为维持健康、改善健康或增进健康而投入的金钱和财物。

（2）健康投资与健康消耗（或消费）的关系

"投资"的目的是获得利益,健康投资的目的是保持健康或增进健康。因此只有那些对健康产生有利结果的投资,才能被认为是健康投资,而产生不良健康影响或无效的投资都不能认为是健康投资。比如大处方、不必要的检查、医疗过错导致的费用增加,以及医源性疾病消耗的费用等,这些属于健康消耗（或消费）,都不能称之为健康投资。

（3）健康投资对医疗经济学的影响

鉴于我们对健康投资的定义,可以认为,健康投资对疾病经济负担会产生正面的影响。从社会整体来看,健康投资越多,人们的健康水平就越高,从而患病的可能性就越低,即使患病,疾病经济负担也会相对较轻。但是从医疗经济学的角度来看,健康投资与医疗经济学之间未必存在正向相关性。健康投资越多,未必就能达到最优的经济效果;相反,健康投资不多,也未必就不能达到较好的效果。比如一些投入较低的医疗项目,其疗效未必会比高投入的项目差。从个人来看,一些生活富裕的人对健康很重视,也有能力投资于健康,吃了很多保健品、营养品,但他们可能更容易得"富贵病",其健康状况未必就会比穷人好。再比如健康状况很差,用于维持健康和去除疾病的医疗费用很多,那么其投向其他方面的费用（比如教育、旅游、食品等）就会减少,间接影响对健康投资的满足感和满意度,导致投入与产出不成正比。因此,健康投资对医疗经济学的影响,要具体问题具体分析。

34.5.2 医疗经济学基础上的医学伦理思考

医疗经济学虽然属于经济学的范畴,但是其研究对象不同于一般的经济行为和经济关系,而是关系人的生命和健康,因此无论是医疗技术问题,还是医疗经济活动,都必然地内含伦理因素。医疗经济学研究必须要严肃考虑经济成本、效益与伦理之间的复杂问题。

（1）不同立场的医疗经济学研究

医疗经济学研究的对象是医疗行为以及其中的经济关系,而医疗行为涉及行为决策、行为主体、行为受体以及相关利益体等方面。研究者站在不同的立场上,会有不同的研究方向,得出不同的研究结论;或者说这样的研究结果,会带有研究者的一定的主观性。

1）站在决策者的角度。作为决策者的政府对医疗机构和医务人员的医疗行为的态度总是希望达到双赢的局面,一方面希望采用最经济的医疗行为,保证医疗费用增长控制在合理水平,另一方面希望采用最有效医疗行为,能够保证患者健康。因此,站在决策者的角度进行的医疗经济学研究,肯定会从经济学主要是医疗费用控制角度考虑医疗行为,如医保部门对医保医疗费用的审核、卫生行政部门对大处方、大检查的监管等,均体现了决策者的关注重点。

2）站在行为主体的角度。医疗行为的主体是医生。有数据显示,医生决定着70%～80%的医疗资源的使用,从这个意义上说,医生是医疗资源的控制者,是医疗经济学分析结果的主要影响者。因此,如果站在医生的角度进行医疗经济学研究,比如对某项治疗方案进行评价,可能就会更多从医学科学的视角,考虑治疗的有效性、技术方案的先进性等;至于消耗的成本,可能不在其重点考虑的范畴内。

3）站在行为受体的角度。医疗行为的受体是患者,不能忽视对患者消费行为的研究。一个完整的经济循环中,消费是必不可少的一个环节。按照经济学的"需求定律",价格越高,消费者的购买量就越少,但是在医疗经济学中这个定律可能就不适用了。在临床实践中,价格越贵的药,可能反而越受到患者的青睐。为了减轻病痛,或者为了追求更高的健康生活质量,很多人宁可弃廉求高。而且,在患者看来,只要是医生开出的药,都是必要的。但是如果就诊看病的自费或自付的费用过高就会有"看病贵"的感受。因此如果站在患者的角度来进行医疗经济学的研究,可能又会得出不一样的结论,甚至相反的结论。

（2）基于伦理学需考虑的经济因素

经济学研究的是经济行为是否经济有效，从这一点上说，医疗经济学既然属于经济学的范畴，就应该服从这个大原则。但是，医疗经济学研究对象的特殊性，决定了在进行医疗经济学研究时，必须对经济因素进行生命与健康的伦理学思考。

1）诱导需求一定是不合理的吗？可做可不做的检查、可用可不用的药物、手术过程中使用国产还是进口材料、延长出院时间，等等，都可能被称为医疗过程中的诱导需求。学界以及大众都普遍认为，诱导需求是导致"看病难、看病贵"的重要诱因，危害极大。近年来随着新医改的不断深入，为解决群众"看病难、看病贵"问题，反对诱导需求的呼声越来越大。如何从制度上遏制医疗行为的诱导需求、从机制上避免医生进行诱导需求，这也是目前医疗经济学研究的一个难点。然而，诱导需求一定是不合理的吗？医学的特殊性、疾病的不确定性，都导致治疗结果的不可预期性，不是通过计算机编码程序就可以预见结果的。事后认为某项检查是可做可不做的，但是在事前呢？没有人敢对生命冒险，即使是医术高明的专家，他也不敢轻易作决策。

2）生命终末期的医疗行为有经济性可言吗？有研究显示，老龄化和距离死亡时间对医疗费用的影响很大。早期研究认为，老年人需要更多的医疗保健服务，会导致医疗费用的上涨；近年来，越来越多的学者认为，医疗费用具有"接近死亡效应"（proximity to death），即临终前患者会使用过多的医疗卫生资源，距离死亡时间越近，发生医疗费用的概率越大、费用越高，导致生命终末期医疗费用普遍高于生存者医疗费用。那么，生命终末期的医疗行为有经济性可言吗？"不惜一切代价"代表了大部分家属此时的心态。对此，医生可以做什么？是救死扶伤还是劝说其不要做无谓的浪费？对伦理学的考量在此时此刻会大于对经济学的判断。

3）"劫富济贫"式的医疗支付方案一定是公平的吗？公平与效率是我国市场经济追求的目标，也是我国医疗卫生事业的发展目标。市场可以达到最有效率的配置，但是不能保证收入分配是公平的。由此产生了"收入分配调节"机制，包括税收和转移支付，在公共支出上的最重要作用就是提供公共产品，比如国防、教育、医疗、体育、基础设施等。在这些方面，收入分配调节机制的一个重要特点是"劫富济贫"，也就是说对"富人"收取更高的费用，或者对"穷人"给予更多的补助。医疗支付方案也是如此。这

一点也得到了各界的认可和政策的支持，对贫困人群、特殊人群给予救助或特殊补助，目的是提高他们对医疗服务的可及性，现实中也收到了不错的效果。但是在医疗经济学研究中，基于伦理学来探讨"劫富济贫"式的医疗支付方案，难免会有这样的疑虑："劫富济贫"式的医疗支付方案一定是公平的吗？如果因为参加医疗保险不同而受到不同的医疗救治待遇，明显是不公平的，所以政府要给予贫困者更多的补助，使其能够参加和"富人"一样的医疗保险、享受一样的医疗待遇；但反过来，"富人"就一定要为此多支付费用吗？生命是无价的，也是平等的。

（王 桢）

参考文献

[1] 陈文. 卫生经济学［M］. 4 版. 北京：人民卫生出版社,2017.

[2] 陈英耀,董恒进,吕军,等. 临床经济学概述［J］. 中华医院管理杂志,2000(6)：375 - 377.

[3] 崔晓林. 中国将启动精准医疗计划 2030 年前投入 600 亿元："精准医学"会颠覆传统医疗产业吗？［J］. 中国经济周刊,2015(39)：34.

[4] 李芬,周文淘,钱泽慧,等. 老龄化与距离死亡时间对医疗费用影响的验证方法［J］. 卫生经济研究,2017(6)：24 - 27.

[5] 李华芳. 临床经济学的诞生：2007 下半年经济类书籍回顾［J］. 书界观察,2000(6)：375 - 377.

[6] 石山. "医疗经济学"以美国为鉴［N］. 新华每日电讯,2012 - 04 - 06(013).

[7] 田中恒男. 医疗经济学［J］. 1984,129(13)：1084.

[8] 魏宁,周绿林,张磊. 中老年人口去世前一年医疗费用支出影响因素研究［J］. 卫生经济研究,2017(6)：27 - 29.

[9] 张丹,吴明江,李劭然. 临床经济学分析［J］. 中华医院管理杂志,1995(9)：567 - 569.

[10] 郑长德. 卫生经济学的发展［J］. 西南民族学院学报(哲学社会科学版),2001,21(8)：234 - 235.

[11] 郑大喜. 经济学评价在临床决策中的应用探讨［J］. 医学与哲学(临床决策论坛版),2007,28(2)：1 - 11.

[12] BRUNENBERG D E, VAN STEYN M J, SLUIMER J C, et al. Joint recovery programme versus usual care: an economic evaluation of a clinical pathway for joint replacement surgery［J］. Medical Care, 2005, 43(10)：1018 - 1026.

[13] COLLINS F S, VARMUS H. A new initiative on precision medicine［J］. The New England Journal of Medicine, 2015, 372(9)：793 - 795.

[14] MCNEIL C. NCI-MATCH launch highlights new trial

design in precision-medicine era[J]. JNCI: Journal of the National Cancer Institute, 2015, 107(7): djv193.

[15] SANTILLAN A, GOVAN L, ZAHURAK M L, et al. Feasibility and economic impact of a clinical pathway for pap test utilization in gynecologic oncology practice[J].

Gynecologic Oncology, 2008, 109(3): 388 - 393.

[16] National Research Council Committee. Toward precision medicine: building a knowledge network for biomedical research and a new taxonomy of disease [M]. Washington DC: National Academies Press, 2011.

35 精神卫生经济学

35.1 精神病学与精神障碍定义

精神病学是研究精神疾病病因、发病机制、临床表现、疾病发展规律以及治疗和预防的临床医学分支。精神疾病又称为精神障碍，是一类具有诊断意义的精神方面的问题，特征表现为认知、情绪、行为等方面的改变，可伴有痛苦体验和/或功能损害。

传统而言，精神障碍可依据器质性因素分为器质性精神障碍和功能性精神障碍；还有一种分类是采用精神病性障碍和非精神病性障碍的概念。精神病性障碍指各种严重的精神障碍，包括精神分裂症、心境障碍、偏执性精神病、反应性精神病、脑器质性精神障碍等。非精神病性障碍指严重性达不到上述精神障碍的程度、较轻的精神障碍，包括焦虑障碍、人格障碍、物质使用障碍、进食障碍、心身疾病，以及病情较轻的精神发育迟滞与达不到精神病程度的反应状态或情绪反应等。

随着精神病学的不断发展，纷繁复杂的精神现象根据拟定的标准被分门别类，分类逐渐细化，目前国内常用的精神障碍分类系统有三种：①WHO组织编写的《国际疾病分类标准》（ICD-10系统）；②美国精神病学会制定的《美国精神障碍诊断与统计手册》（DSM-Ⅳ系统）；③中国精神障碍分类与诊断标准（CCMD系统）。

（1）我国常见精神疾病流行病学概况

随着政府和各类社会组织对于精神疾病的关注逐渐加强，我国近年来开展了多项大规模的精神疾病相关流行病学调查。2001年11月至2002年世界精神卫生调查在北京和上海调查了5 201人，结果显示精神障碍年患病率为7%（不包括精神病性障碍）。

2001—2005年世界卫生组织又在山东、浙江、青海和甘肃四省开展了流行病调查（覆盖16 577调查样本），结果显示发现任意精神障碍月患病率为17.5%（95%CI：16.6%～18.5%）；情绪障碍患病率为6.1%，焦虑症为5.6%，药物滥用障碍为5.9%，精神分裂为1.0%。相比男性而言，情绪障碍和焦虑障碍在女性中更常见；同时也更常见于40岁及以上人群。男性酒精滥用障碍相比女性更普遍，约为女性的48倍。另外精神障碍患病现况在农村和城市也略有差异，农村居民相比城市居民更有可能罹患抑郁症和酒精依赖。在已明确诊断的精神障碍患者中，有24%的患者属于中度或重度患者，一般治疗率为8%，精神专业治疗率为5%。

2017 年 4 月 7 日世界卫生日,国家卫生计生委发布了北京大学黄悦勤团队历时 3 年(2012—2014年)完成的"中国精神障碍疾病负担及卫生服务利用的研究"结果(该调查覆盖了国家 CDC 疾病监测点 157 个(县/区),共抽取了 32 553 人)显示,焦虑障碍、心境障碍、酒精药物使用障碍、精神分裂症及其他精神病性障碍、65 岁以上老年期痴呆这五类精神障碍年患病率分别为 4.98%、4.06%、1.94%、0.61% 和5.56%,这五类精神障碍具体种类的年患病率具体如表 35-1~35-4 所示。根据国家卫生健康委数据显示,截至 2017 年底,我国 13.9 亿人口中精神障碍的患者数有 2.4 亿。

表 35-1　各类焦虑障碍年患病率

精神障碍种类	患病率(%)
特殊恐惧症	2.00
强迫障碍	1.63
社交恐惧症	0.39
惊恐障碍	0.27
广场恐惧症(不伴惊恐)	0.24
焦虑障碍未特定	0.24
创伤后应激障碍	0.21
广泛性焦虑障碍	0.20
躯体疾病所致焦虑障碍	0.06

表 35-2　各类心境障碍年患病率

精神障碍种类	患病率(%)
抑郁障碍	3.59
抑郁症	2.10
抑郁障碍未特定	1.38
心境恶劣	1.03
双相障碍	0.46
双相Ⅰ型障碍	0.35
其他双相障碍	0.09
双相Ⅱ型障碍	0.02
躯体疾病所致心境障碍	0.05
物质所致心境障碍	0.01

表 35-3　各类酒精药物使用障碍年患病率

精神障碍种类	患病率(%)
酒精使用障碍	1.84
酒精滥用	1.15
酒精依赖	0.69
药物使用障碍	0.11
药物依赖	0.10
药物滥用	0.01

表 35-4　精神分裂症及其他精神病性障碍月患病率

精神障碍种类	月患病率(%)
精神分裂症	0.559
其他精神病性障碍	0.050
躯体疾病所致精神病性障碍	0.033
物质所致精神病性障碍	0.016
偏执性障碍	0.004
未特定的精神病性障碍	0.001

(2)常见精神障碍影响因素

随着我国社会经济高速发展、公众心理压力普遍增加,根据《中国精神障碍疾病负担及卫生服务利用的研究》结果显示,焦虑障碍和心境障碍不仅是目前我国患病率较高两类精神障碍,同时相较 20 世纪八九十年代及近十余年来部分地区调查结果呈上升趋势。人们健康意识和就医意愿提高以及精神专业人员诊治能力提升等也是患病率提升的影响因素。此外研究还指出,以抑郁症为主的心境障碍患病率为 4.06%,女性心境障碍患病率明显高于男性,部分重度抑郁症患者可能会发生自伤甚至自杀。

精神分裂症是我国纳入重点管理的 6 种严重精神障碍之一,截至 2016 年年底全国登记在册严重精神障碍患者 540 万例,其中精神分裂症患者数约占在册患者总数的 3/4。与我国原有调查相比,精神分裂症年现患率 0.559% 变化不大,符合其以遗传学病因为主的疾病规律。国际权威期刊发表的多项调查也显示,精神分裂症患病率相对稳定,受地域、种族、经济等因素影响较小。黄悦勤等的研究结果显示,18~34 岁年龄组患病率最高约为 1.34%,符合精神分裂症多发病于青壮年的特点。

高龄是老年期痴呆患病的危险因素,随着我国人口老龄化加剧,使得我国老年期痴呆患病率相较之前调查结果呈上升趋势。与其他国家比较,我国老年期痴呆患病率低于美国(11.6%,2012 年)、日本(8.8%,2001 年)、韩国(8.1%,2008 年)等发达国家水平。

目前我国酒精使用障碍的患病率为 1.84%。由于我国的饮酒习俗具有地域性特点,调查覆盖区域存在差异,国内各地既往调查的结果差异较大。与部分发达国家和中等收入水平国家调查结果横向比较发现,我国酒精使用障碍患病率处于中等水平。男性酒精使用障碍患病率(3.57%)明显高于女性患病率(0.27%);18~34 岁年龄组患病率高于其他年龄组人群。

35.2　精神卫生医疗需求与供给

35.2.1　我国精神卫生医疗需求与供给

基于 2001—2005 年中国 4 省精神病疾病患病率与治疗情况研究的数据，我国被诊断罹患精神障碍的患者约有 1.73 亿人，而其中 1.58 亿患者从未接受过治疗，未治疗率高达 92%。印度的精神障碍未治疗率大约为 90%。相较之下，高收入国家的未治疗率为 35%～50%。

导致如此高的未治疗率原因诸多，其中传统文化观念对于精神疾病的偏见和病耻感是阻碍治疗的重要非经济因素原因。其他原因还包括：患者与家属对疾病的识别率低；医疗保障水平低，患者自付比例高，精神障碍患者的家庭难以负担患者的医疗费用；精神卫生服务提供能力不足，导致众多患者难以接受到治疗；新的精神障碍治疗药品技术等患者可及行不足。

2013 年中国首部精神卫生法实施颁布以后，精神疾病门诊和住院治疗的医保报销待遇均有所改善和提高，部分省市出台政策将精神分裂症、偏执障碍、双向情感障碍等重型精神疾病纳入大病保障范畴，提高报销比例 50%～90%。但中国健康和营养调查（CHNS）显示，我国 11 个省市精神疾病治疗的实际有效报销比例在 7%～23%。心脏病、肿瘤和呼吸系统疾病治疗的实际有效报销比例为 16.61%，相较而言

精神疾病治疗的实际有效报销比例只有 10.46%。

截至 2015 年底，我国仅有 27 733 名精神科医生（2 名/10 万人口），国际平均精神科执业医师人数为 4.15 名/10 万人，其中 14% 的中国注册精神专科医生没有接受过任何专业训练，另外有 29% 仅有大专教育证书，受过良好专业训练的精神卫生从业人员处于不足状态，中国注册精神专科医生占所有注册医师的 0.9%。2015 年我国精神机构平均病床数为 22 张/10 万人，国际平均水平为 43.6 张/10 万人，精神机构病床总数约占全国所有医疗机构病床数的 1.1%（表 35－5）。

为了进一步改善精神卫生服务能力，国家健康卫生委联合多部门发布《关于印发加强和完善精神专科医疗服务意见的通知》，文件要求进一步提升我国精神专科服务能力，力争：到 2022 年精神科医师数量增加至 4.5 万名，提升至 3.3 名/十万人口；到 2025 年，精神科医师数量增加至 5.6 万名，提升至 4.0 名/十万人口。中国卫生健康统计年鉴数据显示，2019 年我国精神科执业（助理）医师人数为 3.3 名/10 万人；医疗机构精神科病床数为 41.9 张/10 万人，相较 2015 年实现显著提升。

我国 2/3 的人口主要集中分布在农村，而大多数精神治疗医疗资源主要集中在城市医院。截至 2017 年底，全国 2 856 个区县中只有 970 个区县有精神科床位，2/3 区县无精神科床位。我国庞大的精神障碍患者人群及其未满足的治疗需求，与有限的精神卫生服务提供能力形成了明显的差异。

表 35－5　我国精神卫生医师和病床数量

比较项	科室	2010 年	2011 年	2012 年	2013 年	2014 年	2015 年	2016 年	2017 年	2018 年	2019 年
执业（助理）医师（个/10 万人）	所有	180	182	194	204	212	222	231	244	259	277
	精神科	2.3	1.8	1.7	1.8	1.9	2.0	2.3	2.4	2.6	3.3
增长率	所有		2.19%	6.08%	6.83%	3.50%	5.07%	5.00%	6.24%	6.40%	7.20%
	精神科		−22.22%	−4.07%	5.15%	3.92%	4.72%	15.62%	5.63%	6.15%	28.34%
医疗机构病床数（张/10 万人）	所有	358	384	424	358	485	511	537	572	603	630
	精神科	15.50	16.78	18.23	15.93	22.12	24.73	27.60	32.03	36.36	41.90
增长率	所有		7.79%	10.95%	7.98%	6.78%	6.27%	5.63%	7.15%	5.84%	4.79%
	精神科		8.81%	9.20%	11.70%	9.32%	12.77%	12.23%	16.82%	13.89%	15.52%

此外，新的精神障碍治疗药品、技术等的患者可及性不足。我国新药从审批到患者使用涉及诸多准入环节，包括新药注册审批、定价招标、进院、国家和省市层面医保准入等，花费时间较长，使得我国新药上市数量少于日本、美国和英国等国家，患者在新药

选择上受到局限。以 14 个常用精神障碍治疗药物为例（表 35－6），截至 2016 年，我国市场可用的药物绝大多数为 2009 年以前在美国均获批上市的药物；2009—2015 年在美国获批上市了 7 个药物，截至 2016 年在中国上市的仅有一个。

表 35-6 我国精神疾患用药情况

药物	美国 FDA 审批	截至 2016 年有无中国上市
氯氮平	1989	是
利培酮	1993	是
奥氮平	1996	是
喹硫平	1997	是
齐拉西酮	2001	是
阿立哌唑	2002	是
帕利哌酮	2006	是
伊潘立酮	2009	否
阿塞那平	2009	否
棕榈酸帕利哌酮	2009	是
鲁拉西酮	2010	否
月桂酰阿立哌唑	2015	否
依匹哌唑	2015	否
卡利拉嗪	2015	否

35.2.2 686 项目:医院-社区一体化的中国精神卫生服务模式

686 项目正式名称是"中央补助地方卫生经费重性精神疾病管理治疗项目",2004 年启动初期,国家财政投入 686 万元作为启动资金,故称之为"686"项目。该项目主要针对重型精神疾病患者,旨在探索建立医院社区一体化的精神卫生服务模式,改善精神卫生服务的可及性和公平性,早期发现患者,及早治疗,降低暴力行为。

项目由基层医疗卫生人员在社区筛查发现疑似重性精神疾病患者,经精神科医生进行确诊,获得患者/家属的知情同意后进行登记及社区随访服务,随访服务包括为患者提供服药和康复指导、为家属提供心理支持和健康教育等,对贫困患者提供免费药物治疗和住院服务;建立精神卫生专业机构和基层医疗卫生机构之间的双向转诊机制,由精神科医生为社区医生提供随访技术指导,对有危险暴力行为的患者提供应急医疗处置。

截至 2014 年底,686 项目覆盖了全国 30 个省(区、市)(不含西藏自治区)的 308 个市州的 2 480 个区县(全国共 333 个地市,2 853 个区县)。参与 686 项目的相关机构和人员分别为 63 万家(其中精神专科医院 1 014 家),73 万名(其中精神科医生 1.88 万名);登记在册患者 429 万名,其中近 315 万(占 73%)患者接受了社区随访服务,151 万(48%)患者服药治疗,214 万(68%)患者病情持续稳定。通过

686 项目实施,促进了国家层面和全国各地出台了一系列与患者救治救助、机构和人员队伍建设等相关的政策。

35.3 精神疾病负担

35.3.1 精神障碍疾病负担

(1) 精神障碍全球疾病负担

1993 年世界银行发布了全球发展报告,首次将疾病导致的失能相关损失纳入疾病负担的考量,这使得人们在评估疾病严重程度和负担时,同时考量死亡和致残。很长一段时间内,多数国家的卫生资源主要投入在传染性疾病或如心血管病、肿瘤等这类的非传染性疾病领域,因为这些疾病导致高致死率。全球发展报告发布以后,使得各国政府开始逐渐关注精神障碍与物质滥用精神障碍这类低病死率和高致残率疾病。

1990 年首次公布全球疾病负担研究报告显示,精神障碍及相关的心理卫生问题导致的疾病负担在疾病总负担中占 10.4%;造成残疾的前 10 类疾病中,有 5 种是精神障碍(抑郁、酒精滥用、双相情感障碍、精神分裂症和强迫障碍),抑郁居致残首位,并有增长的趋势。

1998 年全球疾病负担研究报告显示,精神障碍及相关的心理卫生问题导致的疾病负担在疾病总负担中占 11.5%,DALYs 比例超过 1 的 25 种疾病中,精神疾病占了 5 项,分别是抑郁症(4.2)、自杀/自伤(1.6)、酒精中毒(1.3)、双相障碍(1.2)和精神分裂症(1.0);DALYs 比例超过 0.5 的还有药物上瘾、强迫症、老年痴呆和惊恐障碍,这些精神障碍在全球范围内都是常见的高负担疾病。

1990—2010 年,精神疾病相关的全球疾病负担增加了 37.6%。2010 年最新的全球疾病负担研究显示,精神疾病与物质滥用导致的疾病负担约为 1.83 亿 DALYs,约占全球疾病负担的 12%,据预计 2020 年该比重将上升至 15%,而且大部分的精神疾病负担主要集中在中低收入国家。

(2) 精神障碍中国疾病负担

《柳叶刀》杂志近年来发布了中国和印度精神障碍疾病负担和流行病学系列文章。1990 年我国精神疾病与物质滥用导致的疾病负担为 2 827 万 DALYs,2013 年该数字上升为 3 601 万 DALYs,增长了 28%,据估计 2025 年我国的精神疾病相关的疾

病负担将增长至 3 962 万 DALYs。2013 年全球的精神疾病相关疾病负担为 1.98 亿 DALYs，我国的精神疾病相关负担约占全球精神疾病负担的 17%。2013 年我国所有疾病总负担为 3.6 亿 DALYs，精神疾病约占所有疾病负担 10%，该数字相比 1990 年的 14.2% 和 1998 年的 15.1% 略有下降。

除了全球疾病负担报告以外，黄悦勤等的"中国精神障碍疾病负担及卫生服务利用的研究"对中国常见的五类精神障碍疾病进行了疾病负担调查，结果显示心境障碍的疾病负担为 10.18 DALYs/1 000 人，酒精药物使用障碍为 5.74 DALYs/1 000 人，焦虑障碍为 5.34 DALYs/1 000 人，精神分类症为 4.27 DALYs/1 000 人，老年期痴呆为 0.49 DALYs/1 000 人。

35.3.2 我国精神疾病相关经济负担

徐俊芳等收集分析 2005—2013 年山东省 25 289 条精神疾病患者门诊和住院信息，采用患病率测算了我国精神疾病直接医疗成本、直接非医疗成本。结果显示 2005 年精神患者人均总经济负担大约 1 094.8 美元，2013 年人均总负担升至 3 665.4 美元；以此推算我国 2005 年精神疾病的经济总负担为 210 亿美元，2013 年为 888 亿美元，约占 2013 年我国卫生总费用的 15% 和 GDP 的 1.1%。作者还强调，888 亿美元的精神疾病总负担的预测是基于目前患者的精神卫生服务利用情况，若所有患者的治疗需求完全满足的情况下，精神疾病的经济负担将增加 4 倍。结果还显示，18～39 岁精神疾病患者的经济负担约占所有精神疾病负担的 52.7%，40～54 岁患者则占总负担的 35.6%，55 岁及以上患者仅占总负担的 11.8%。在精神疾病经济负担的分布显示，男性精神疾病负担高于女性，农村高于城市。整体情绪（情感）障碍患者疾病经济负担占总成本的 40.5%，神经质与压力有关的躯体障碍占 29.7%，物质滥用导致的精神和行为障碍占 20.8%，精神分裂、分裂型人格障碍和偏执占 6.8%，器质性精神障碍占 2.4%。

35.3.3 常见精神疾病的疾病负担

（1）精神分裂症

欧美对精神分裂症的经济负担进行了广泛研究，认为精神分裂症是"最昂贵"的精神疾病。黄源等利用广州市城镇职工和城镇居民基本医疗保险 2010—2012 年数据，以及 DALY 指标，对广州精神分裂症的直接经济负担和间接经济负担进行测算。结果显示，2010、2011 和 2012 年广州市精神分裂症造成的直

接经济负担分别为 9 569 万元、16 862 万元和 19 770 万元；间接经济负担分别为 109 668 万元、120 189 万元和 137 508 万元，直接经济负担与间接经济负担之比为 1 : 8.5。若以广州市推测全国情况，精神分裂症每年带来的直接医疗花费高达 2 503 亿元。

广州市的精神分裂症人群年龄集中在 14～59 岁左右，且男性多于女性，属于社会生产力的中坚力量，给患者、家庭和社会造成了巨大的经济压力，这点与徐俊芳等的研究发现一致。间接经济负担远高于直接经济负担，这可能与疾病本身特点相关。精神分裂症是一种典型的在青春期晚期或成年期早期开始发病的严重疾病，其可能出现慢性或反复性病程，伴有后遗症和不完全的社会行为的恢复，致残率高，以致劳动能力降低，被雇佣率低，健康寿命年明显减少，同时劳动时间减少，还需要照料者的长期照顾，患者和照料者的误工损失导致巨大的间接经济负担。国内既往研究通常只考虑了住院费用，忽略了门诊造成的经济负担，因此低估了精神分裂症的直接经济负担。精神分裂症是一类对社会负担较大的疾病，绝不亚于恶性肿瘤、糖尿病等重大疾病。

2008 年翟金国等对山东 796 例抑郁症患者的各种经济花费进行前瞻性调查 2 年，结果显示抑郁症患者年人均总经济负担为 18 673.86 元，直接经济成本 6 612.43 元，间接经济成本 1 212.87 元；城市患者的经济负担显著高于农村患者。

（2）抑郁障碍

我国抑郁障碍患病率约为 3.59%，随着人们对于抑郁认知的不断提升，患病率和诊断率有升高趋势。美国学者胡德伟在 2005 年亚太精神科学高峰会（北京）上发表题为"抑郁症在亚洲尤其是中国引起的社会经济负担"的演讲，估计 2006 年抑郁症在中国造成的直接经济损失约为 140 亿元人民币，间接损失是 480 亿元，一共超过 600 亿元的经济损失。

翟金国等对山东省 96 例抑郁症患者的各种经济花费开展前瞻性调查 1 年，发现抑郁症患者年人均总经济负担为 13 293.25 元，直接经济成本 5 017.61 元，间接经济成本 8 275.64 元；城市患者的经济负担显著高于农村患者。

（3）精神发育迟滞

张洁等采用发病率法测算得出 2003 年我国所有新发唐氏综合征患者整个生命周期的疾病经济负担约为 52.44～81.69 亿元，每一新发病例的例均经济负担为 39.06 万元，唐氏综合征患的疾病经济负担主要源于患者劳动损失和家属误工收入损失，二

者合计占总负担的 98.01%。

35.4 精神卫生领域的卫生经济学评价

35.4.1 精神疾病卫生经济学评价中的成本

（1）精神疾病的成本分类

直接成本是指能够明确追溯到某一既定成本对象的成本，或者说是直接用于生产某产品或提供某服务的成本，与医疗保健以及任何类型的医疗密切相关。直接成本包括了直接医疗成本和直接非医疗成本（表 35－7）。

直接医疗成本是指某种治疗方案所消耗的医疗资源，如医疗服务费用、固定资产成本等；直接非医疗成本是指患者因寻求医疗服务而直接消耗的医疗资源以外的资源，如交通费、食宿费、营养费等。

表 35－7　精神疾病的直接成本和间接成本

分类	具体内容
直接成本	资本成本土地和建筑物（或租金）； 资本成本设备和医疗设备； 资本成本建筑维护和维修； 资本成本维护，折旧和维修成本设备； 家具更新和维护人力资源； 临床工作人员（精神科医生、非精神科医生、心理学家、社会工作者、职业治疗师、护士、精神科护士、物理治疗师、音乐治疗师、艺术治疗师、辅导员、健康访问者其他治疗师）； 非临床工作人员（非卫生部门）； 间接费用（一般管理和行政费用）； 非健康服务（清洁、饮食、安全、电力、水、电话、废物）； 药物和干预（手术）实验室测试和成像； 耗材（材料、衣服、一次性用品）； 交通（救护车）住宿（住宅设施）刑事司法（在某些情况下）； 特定精神疾病患者的教育干预或服务（例如自闭症）； 治疗和旅行的患者和家庭支出，包括非正式护理人员（视角度而定）； 与当前干预相关的未来医疗费用（例如氯氮平的使用需要血液检查控制）； 志愿服务； 培训和监督精神健康专业人员
间接成本	（1）全国水平： 早期死亡率（自杀）； 暴力和事故（刑事司法）； 社会福利的更多需求（贫困、住房、提前退休、失业）； 减少创新和创造力（技能质量）； 经济增长损失

续　表

分类	具体内容
	（2）工作场所水平： 工作效率损失； 旷工； 出勤； 工人更换费用； （3）提前退休个人水平： 收入损失和贫困； 教育程度不佳； 家庭损失（休闲、工作机会、收入、自费支出、儿童发展受损）； 社会和经济机会损失； 耻辱，不尊重的人权，社会排斥； 降低预期寿命

引自：RAZZOUK D. Mental health economics：the costs and benefits of psychiatric care[M]. Berlin：Springer, 2017.

间接成本是指为生产或者提供服务发生了消耗，但是不能直接追踪到某既定的成本对象的成本，如工作场所生产减少、自杀、提前退休、收入损失等，大多数间接成本的研究都集中在生产力损失上。

隐性成本是因疾病或实施预防、诊断等医疗服务时引起的疼痛、忧虑、紧张等生理上和精神上的痛苦及不适。隐性成本通常不单独测量。

总费用是上述所有费用的总和。

（2）精神疾病的经济学评估研究角度

进行经济评估的第一步是确定研究角度，然后确定哪些成本应该纳入研究。研究角度为全社会时，应收集与疾病相关的所有成本，包括与生产部门相关的成本。社会角度包括了时间成本、机会成本和社会偏好，尽管不同国家的公共卫生系统没有采用这种观点，但一些卫生经济学家强烈建议在可能的情况下从社会角度进行卫生经济学评价。

以抑郁症为例，抑郁症会给社会和医疗保健系统带来巨大的负担，因为它会导致生产力损失（缺勤、提前退休）、自杀以及使用更多的医疗卫生服务。因此，在进行成本的测量中，不仅要收集直接成本的数据，还要收集其他部门的数据。例如，如果一种干预措施在减少由于抑郁症导致的缺勤方面优于另一种干预措施，那么它可能是成本效果较好的替代方案。如果从卫生服务提供者的角度看，研究中只会包括直接成本，假设新干预措施在提高临床结果方面并不优于目前的替代干预措施，即使它在减少缺勤率方面存在优势，但可能不被认为是一种具有成本效果的选择。卫生服务提供者的角度未考虑治疗抑郁症的无形痛苦和社会偏好，也没有考虑到治疗和其他相关的负外部性的患者或家庭支出。从患者和家庭的角度进行研究,会产生因疾病而产生的费用,例如护理人员的费用、药物、运输、工作和收入损失以及照顾的时间。

35.4.2 精神疾病卫生经济学评价中的结果

（1）精神疾病的结果

精神疾病的卫生经济学评价结果有 3 个主要特征:治疗反应的不确定性(部分和完全缓解、症状未消退、最终死亡)、健康状态持续时间的不确定性以及健康结果的不确定性(治愈、残疾、死亡)。在慢性疾病中,无法预测的疾病复发是第 4 个特征。因此在精神健康方面,结果不应仅仅关注疾病症状,因为精神障碍会妨碍社会运作,包括工作、休闲和人际关系等。此外,精神障碍会产生与健康无关的负外部性,例如社会安定、工作缺勤、教育失败、对社会福利的更多需求等。因此在精神障碍的改善不仅可以带来健康收益,还可以获得福利收益、机会收益和生产力提高。

经济学评价精神健康结果时存在两个主要问题。首先,经济学评价结果的选择是复杂而棘手的,因为所选择的结果应该与改变个人的精神健康和生命质量相关,精神障碍的所有诊断标准都基于精神症状的存在以及精神病症状对个人生活及其功能的总体影响。例如,使用症状量表(PANSS)比较两种抗精神病药物治疗精神分裂症患者,评估临床结果的变化,如果两种药物之间的没有统计学差异,在妄想和幻觉症状方面可能保持不变。然而,即使一组患者在服用其中一种药物后表现出较少的暴力行为,也不能算是确切的"收益",因为它没有减少精神病症状(或通过 PANSS 测量没有证实有健康增益),而是表示患者能够建立更友好和更少暴力的关系。因此,这种药物会影响患者的生活和家庭的生活。患者家属可能更倾向于减少暴力行为,而政策制定者则会选择更便宜的药物,因为 PANSS 中没有显示相关差异。就精神健康而言,当精神障碍无法治愈时,哪种结果更为相关? 因此,精神健康干预措施旨在更多地解决减少残疾和克服总体损失,而不仅仅是在临床上获得"健康"。如果治疗使精神分裂症患者能够工作或生活在一定程度的自主性和生命质量,那么对其自身和家人的影响或益处可能高于单独改善 PANSS 中的分值。当然,临床和社会结果通常都会有所改善,结果的相关性和重要性与个人的偏好密切相关。

第二个问题是关于结果的测量。使用成本效果分析(CEA)只能选择一种代表干预影响的结果,这种结果通常是临床的,因为 CEA 主要在临床试验中进行。除非将成本结果分析(CCA)添加到 CEA 中,否则不可能同时分析其他相关结果。另一方面,成本效用分析(CUA)使用基于效用度量的通用健康指数(例如质量调整生命年 QALYs),然而,估计效用的方法不足以捕捉许多精神健康维度的变化,因此也很难确认精神健康的好处。

（2）精神疾病的结果评价方法

经济学评价中对结果的测量和评价有不同的水平。测量和评价之间的区别很重要,因为它涉及不同的结果概念(表 35-8,35-9)。一方面,传统上的测量通过基于特定疾病或一般健康状况的量表来测量症状。例如,精神病症状通常通过 PANSS 的量表来评估,并且使用诸如世界卫生组织生活质量量表的多维量表来评估生活质量。这些不涉及个人对健康状况价值的偏好。因此,精神症状的测量仅限于对这些症状的改善或恶化的解释,并且不考虑这种改善或恶化对个体的价值。

表 35-8 卫生经济学结果的测量和评价方法

分类	具体方法
健康结果测量(主要是 CEA 和 CCA)	疾病和特定症状量表(如 PANSS)、非疾病特异性和通用的全球功能或生活质量量表(如世界卫生组织的生活质量量表)
根据效用进行结果评估的方法(额外福利方法,CUA)	标准博弈法(standard gamble, SG)、时间权衡法(time trade off, TTO)、等级衡量法(rating scale, RS)、量值估计或比例度量、人为权衡法(小组专家,person trade off,PTO)、多属性工具[SF 6D, EQ 5D(间接方法)]
基于能力方法的结果	ICECAP MH
货币结果评估方法(福利主义方法,成本-效益分析,CBA)	支付意愿方法离散实验选择(discrete choice experiment, DCE)

引自:RAZZOUK D. Mental health economics: the costs and benefits of psychiatric care[M]. Berlin: Springer, 2017.

表 35-9 用于精神卫生成本效果分析中反映结果指标的量表

临床疾病	结果测量	相关研究者
精神分裂症	临床疗效总评量表(CGI)	King et al.
	精神分裂症阳性与阴性症状量表(PANSS)	Priebe et al.
	调查员评估问卷(IAQ)	King et al.
	功能总体评估	Hastrup et al.

续 表

临床疾病	结果测量	相关研究者
抑郁症	贝克抑郁自评量表	Hollinghurst, Kuyken, Maljanen, Romeo et al.
	医院焦虑抑郁量表（HADS）	
	康奈尔大学痴呆抑郁症量表（CSDD）	Banerjee et al.
	一般健康量表，28 项版本（GHQ－28）	Woods et al.
	复发时间（使用 DSM 疾病的结构化临床访谈）	Kuyken et al.
痴呆症	神经精神症状问卷（NPI）	D'Amico et al.
	柯恩·曼斯菲尔德激越情绪行为量表（CMAI）	Chenoweth et al.
	阿尔茨海默病生命质量测评量表（QOL－AD）	Woods, D'Amico, Orgeta et al.
	阿尔茨海默病评定量表-认知量表（ADAS－Cog）	D'Amico, Orgeta et al.
物质滥用	成瘾严重指数量表（ASI）	McLellan et al.
	禁用日［使用个人需求总体评估（GAIN）］	McCollister, McLellan et al.
	最长禁用日（基于实验室抽样）	Olmstead et al.
自杀	贝克自杀意念量表	van Spijker et al.

引自：RAZZOUK D. Mental health economics：the costs and benefits of psychiatric care[M]. Berlin：Springer, 2017.

另一方面，结果的评价是指受试者与其他健康状况相比，某一特定健康状况所给出的价值，也就是说，它代表了一种健康状态优先于另一种健康状态。此外，偏好可能与健康状况的持续时间和非健康结果有关。用于引出偏好和估计结果价值的方法根据理论方法分成两种——福利主义（welfarist）或额外福利主义（extra-welfarist）。额外福利主义根据效用（根据偏好强度的顺序水平）评估偏好的价值，而福利主义者则以货币形式评估偏好的价值。两者都使用偏好度量，目标是结果（健康或福利）最大化。

（3）经济成果和精神健康服务

公众对评估效率、护理质量和精神卫生服务成本的兴趣不断增长，衡量精神保健质量的指标仍在制定中。然而，根据不同的观点来决定护理质量是有争议的，例如精神健康专业人员、政策制定者、患者及其家庭的观点都不尽相同。虽然有些人更倾向于改善成本（管理），但其他人则面向患者的结果。将基于医院的护理模式转变为以社区为基础的精神卫生保健，在确定促进精神卫生保健及如何衡量精神卫生保健方面带来了一些障碍。然而，大多数经

济研究几乎都专注于衡量成本，目标是降低成本，使用"过程测量"作为主要结果（住院时间），而不管健康结果或患者获益。这对健康管理人员和会计师有用，但卫生经济学是为了改善人们的健康和福利，在这方面，与患者和家庭相关的结果（满意度，健康，负担）是经济评估的基础。

总之，经济学评价中的对结果的评估并不简单，卫生经济学的理论框架是基于促进现有卫生资源的最佳利用，根据公平原则最大限度地提高健康和幸福感。幸福感（如福利、健康、效用、能力）的概念以及用于衡量福祉的方法之间存在相关差异，卫生经济学方法的这种异质性导致在资源分配的建议和指导方面产生不同的结果。理论方法的选择与社会价值观、卫生系统的性质（公共或私人）以及特定国家的政治和经济体系有关。同时，精神健康领域在评估精神健康改善方面还面临着一些特殊性和挑战，特别是因为这种"精神健康收益"的一部分是"社会收益"而非纯粹健康收益的结果。此外，可用于评估精神健康结果的方法并不全面或不够敏感，无法验证干预措施的总体收益。然而，卫生经济学提供了一种衡量精神卫生干预措施的有价值的措施：促进精神卫生获益的经济价值。

35.4.3 精神疾病卫生经济学评估方法

（1）精神治疗药物的成本效果分析（CEA）

成本效果分析方法（CEA）是以最低的成本去实现确定的计划目标，或者消耗一定卫生资源的在使用中应该获得的最大的卫生服务效果，即从成本和效果两方面对备选方案之间的经济效果进行评价。当替代方案之间成本相同或接近，选择效果较好的方案；当替代方案之间的效果相同或接近，选择成本较低的方案。

1）抑郁症和焦虑症的药物治疗的成本效果分析：抑郁症和焦虑症是很普遍的疾病，且伴有相当大的疾病负担，不仅包括与此类疾病相关的实质性负担，还有其他个体和社会层面的影响，与抑郁症和焦虑症相关的经济成本也是巨大的。中度至重度抑郁症以及慢性重度抑郁症需要药物治疗，许多第二代抗抑郁药被推荐作为一线治疗药物，包括 SSRIs（西酞普兰,氟西汀等）,瑞波西汀,阿戈美拉汀和安非他酮,较老的抗抑郁药包括 TCAs（三环类抗抑郁药,如阿米替林、丙咪嗪等）和单胺氧化酶抑制剂（苯乙肼,环丙炔胺,吗氯贝胺）也可用,但由于其副作用、药物相互作用和频繁的给药方案而不常使用。大多数经

济学评价包括第二代抗抑郁药,确定了影响模拟经济学评价结果的若干因素:有效性数据的选择,模型结构,研究角度,时间范围以及响应和缓解的测量。大约三分之二的模型使用荟萃分析或汇总研究结果,与基于单一研究结果的模型相比,它提供了更有效的有效性估计。

一项比较多种治疗的荟萃分析确定了 10 种抗抑郁药(西酞普兰,度洛西汀,依他普仑,氟西汀,氟伏沙明,米氮平,帕罗西汀,瑞波西汀,舍曲林和文拉法辛)缓解的相对疗效。然后将缓解率应用于决策分析模型,以估计与这些治疗方案相关的成本和生命质量,这些治疗方案是在初级保健机构中治疗 1 年以上的中度至重度抑郁症患者的一线药物治疗。研究结果从社会角度来看,艾司西酞普兰的成本最低(15 000 欧元),从医疗保健的角度来看,成本第二低(5 000 欧元)。从社会的角度来看,这导致艾司西酞普兰在所有其他比较物中占主导地位。从医疗保健的角度来看,与文拉法辛相比,西酞普兰的成本效果比(ICER)增加了 3 700 欧元/QALY,两种药物都是其余抗抑郁药的主要成分。

用于治疗焦虑症的药物在药理学性质方面各不相同,包括抗抑郁药,苯二氮卓类药物,哌嗪酮类,抗惊厥药,抗精神病药和其他各种药物(抗组胺药,β-受体阻滞剂和哌唑嗪)。Mihalopoulos 等审查了针对焦虑症的干预措施的经济学评价证据基础,并发现了四项使用 CEA 框架评估焦虑症药物干预的研究。两项比较了 SSRIs 依他普仑和帕罗西汀,其中一项评估了 SNRI 文拉法辛与地西泮(苯二氮卓类药物)的比较,最终研究评估了控释与速释的帕罗西汀。其中三项评估基于模型,而一项评估基于回顾性数据库分析的数据。这些研究涵盖了短时间的范围(3～9 个月)。两项研究采用了狭义的卫生部门角度,而剩下的研究采取了包括生产力成本在内的社会角度。使用的结果包括症状消失天数,中断率和缓解期。

研究结果表明,艾司西酞普兰可能比帕罗西汀成本更低,更有效,特别是当分析中包含对生产力的影响时。文拉法辛的成本更高,但比地西泮更有效。结果还表明,相比速释制剂,控释帕罗西汀成本较低,并且具有较低的停药率。值得注意的是,对于药物干预的几项经济学评价,许多作者是制药公司的雇员或这些公司支付的咨询顾问,这使人们对这些研究的独立性产生了怀疑。

2)双相情感障碍药物治疗的成本效果分析:双

相情感障碍(BD)是一种慢性情绪障碍,其特征是情绪波动,从抑郁到易怒或情绪激动。受影响的受试者一生中可能会出现抑郁或轻度躁狂发作。双相情感障碍是世界范围内伤残的主要原因之一,它被认为是一种严重的精神科疾病,通常不仅会对患者的健康产生重大影响,还会对患者的家庭造成情感超载,给社会带来经济负担。在社会层面上,患有 BD 疾病的人会产生巨大的直接和间接的损失。研究表明,与没有 BD 的人相比,患有 BD 疾病的人使用的医疗资源几乎是前者的 4 倍,由于发病率、过早死亡和生产力损失造成的间接费用使其成为一个重要的公共卫生问题。

经典的情绪稳定剂(锂、丙戊酸盐、卡马西平)作为双相障碍治疗的研究较少。只有一项系统的审查完全涉及评估旧稳定剂的经济效果。2007 年,美国国家健康与保健研究所(National Institute for Health and Care Excellence)对双相障碍抑郁症患者进行的一项经济分析结果表明,丙戊酸盐、锂盐以及锂和伊米帕明(imipramine)的联合制剂具有潜在的成本效果,这取决于患者是否愿意支付额外的健康费用(WTP)。英国国家卫生服务阈值是每 QALY 20 000～40 000 英镑,没有排除任何其他治疗。锂单药治疗与丙戊酸盐相比,增加的成本效益比(ICER)为每增加一个 QALY 为 10 409 英镑,锂和丙咪嗪组合的 ICER 与锂单药治疗相比,每增加一个 QALY 为 21 370 英镑。因此,如果英国国民健康服务机构愿意支付低于他们的 WTP 阈值,那么锂似乎是具有成本效果的,但如果超过 WTP 的费用,那么锂加上丙咪嗪将是具有成本效益的。对于躁狂发作的患者,2007 年国家健康和护理卓越研究所的研究人员发现锂单一疗法比奥氮平更昂贵,更有效(每增加一个 QALY,ICER 为 11 359 英镑)。因此,使用英国阈值作为参考点,结果表明锂治疗的成本效果是最佳的。

3)酒精和物质使用障碍药物治疗的成本效果分析:2010 年,精神和物质使用障碍是全球 DALYs 的第五大疾病类别,并且是所有非致命性疾病负担(残疾年数)的主要全球原因。酒精和物质使用障碍的药物治疗可能针对不同的结果,包括减少使用,减轻戒断症状,减少停止注射感染的风险,短期和长期替代,以及戒烟的维持。结果也可能与社会收益有关,例如减少犯罪率。

口服纳曲酮是一种 μ-阿片受体拮抗剂,是一种有效的药物疗法,可以提高戒酒率并降低酒精依赖患者的复发风险。纳曲酮降低了酒精的奖赏效果以及饮酒的动机,它的有效性似乎与阿坎酸相似。关于成本效果的最大数据来自美国进行的一项随机研究-COMBINE 研究。该研究包括 1 383 名受试者,共有 9 名治疗组成员:4 名患者接受了医疗管理(MM),其中 16 周为纳曲酮(100 mg/d)或阿坎酸(3 g/d),对照组使用安慰剂;四个手臂获得了与上述相同的选择,但同时采用了行为干预;并且只有一只手臂接受了综合行为干预。来自 COMBINE 的数据显示,就成本效果而言,口服纳曲酮与 MM 联合使用时具有成本效果。从患者的角度来看,考虑到每 16 周治疗时的意愿支付价格为 1 000 美元至 1 500 美元之间,口服纳曲酮+MM 比 MM+安慰剂或 MM+纳曲酮和阿坎酸更具成本效果。本研究中使用的结果是避免大量饮酒的受试者比例,戒断天数百分比的增加,以及患者获得的良好临床结果。患者的自负费用是药物费用(预期的共支费用)和会话访问费用(预期的办公室访问共付费用),计算每个结果的 ICER。从 MM+安慰剂转向 MM+纳曲酮的 ICER 为每位患者 575 美元,取得了良好的临床效果,一名患者避免重度饮酒的成本为 1 023 美元,患者戒断天数百分比增长一个点的成本为 15 美元。从 MM+纳曲酮和阿坎酸中转移的 ICER 为每位患者 1 243 美元,取得了良好的临床效果,一名患者避免重度饮酒的成本为 1 243 美元,患者戒断天数百分比增长一个点的成本为 99 美元。从提供者的角度来看,MM 与纳曲酮相结合被认为是最具成本效果的治疗方法。

然而,基于成本和有效性的联合分布,MM+纳曲酮+阿坎酸可能是一种具有成本效果的选择,这取决于对于决策者而言平均有效性的增量成本是否值得。

4)痴呆症药物治疗成本效果分析:痴呆症是一个涵盖多种疾病的总称,常见形式是阿尔茨海默病(AD)和血管性痴呆,AD 对本人、家人和朋友以及社会都有影响。

虽然目前尚无治疗痴呆症的有效方法,但目前认为两种主要的药理选择会改变疾病的进展:一是乙酰胆碱酯酶抑制剂(AChEIs),其通过抑制大脑突触中乙酰胆碱的分解和增加乙酰胆碱浓度来解决大脑乙酰胆碱中的缺陷。目前市面上有三种已获许可的 AChEIs(多奈哌齐、加兰他敏和利凡斯的明),有证据表明,这些 AChEIs 在早期阶段(如轻到中度 AD)最有效。二是 N-甲基-D-天冬氨酸(NMDA)受体拮抗剂,其选择性地抑制谷氨酸的产生,谷氨酸在 AD 中过量释放,并被认为与疾病过程中的脑损伤有关。美金刚是用于治疗中度至重度 AD 的 NMDA 受体拮抗剂。

目前对于痴呆症的成本效果分析相对较少,大多涉及 AChEIs,主要用于治疗阿尔茨海默病。NICE 开发了一个"阿尔茨海默病的健康经济学评价"模型,然而,该模型因其试图复制研究结果而受到批评,并对该模型的结论提出质疑。表 35-10 总结了 2004 年和 2010 年治疗 AD 的药物的有效性和成本效果。

表 35-10 2004 年与 2010 年阿尔茨海默病的治疗药物的效果和成本效果比较

药物与最佳支持疗法比较	2004 年			2010 年		
	成本	QALY	ICER(每 QALY)	成本	QALY	ICER(每 QALY)
多奈哌齐	£2 895	0.036	£80 941	−£588	0.036	更优
加兰他敏	£2 648	0.039	£68 042	−£620	0.033	更优
利凡斯的明	£2 121	0.037	£57 985	−£534	0.029	更优
美金刚	—		£37~53 000	£405	0.013	£32 100

引自:RAIZOUK D. Mental health economics: the costs and benefits of psychiatric care[M]. Berlin: Springer, 2017.

NICE 有一个明确的报销门槛(每个 QALY 20 000~30 000 英镑),并且正如 Hyde 等所说,2004 年的估计数均高于 NICE 门槛。然而,2010 年成本效果的最新估计表明,所有 ACHEI(即多奈哌齐,加兰他敏和利凡斯的明)在比较方案中占优势(即临床结果较好且成本较低),美金刚具有临界成本效果。

(2)精神卫生干预防治项目的经济学评估常用评价

精神卫生领域中的一些干预防治项目的经济学评价主要使用 CEA、CBA 和 CUA(表 35-11)。CBA 是从社会的角度考虑所有的成本和结果(包括健康结果和非健康结果),并关注机会成本,目标是在净效益方面讲资源有效分配给最佳替代方案。

CEA 一般仅考虑治疗一组患有相同疾病的患者的一种结果,在分析中一般不会将非临床维度一并考虑在内。CUA 主要依赖于结果的单一指标,使用 QALY 作为单一终点来评价干预项目与替代项目相比的效果,可以用于不同干预项目的交叉比较。

表 35-11　卫生经济学结果评估的方法比较

方法	经济学评价	工具	结果	局限性
福利主义	CBA	WTP	货币价值	难以实施且耗时长
额外福利主义	CEA	健康量表	症状和功能	测量范围狭窄
	CCA	多重健康和非健康量表	多种健康和社会测量	难以确定资源分配
	CUA	SG、TTO、VAS、ME、PTO	效用(QALY、DALY)	捕捉精神健康维度的灵敏度低
额外福利主义/决策理论	CUA	多属性量表 EQ-5D、SF-6D、CORE-6M	健康状态(QALY)	不适合所有的精神障碍
能力方法	*	ICECAP-MH	能力	待测试

注:* 有些作者将能力分类为非福利主义者并且接近质量调整生命年(QALYs)模型,尽管没有衡量效用,其他人还是认为能力方法可以替代额外福利主义和福利主义。

1) CBA 分析和评价方法:进行成本效益分析最重要的就是要测算结果,在 CBA 中,所有的结果都应基于人们的偏好以货币形式进行评估。评估偏好的主要方法为意愿支付法(WTP)、离散选择试验(DCE)和人力资本法。人力资本法是一种特殊的方法,不符合福利经济学的原则,本文主要介绍意愿支付法和离散选择试验。

A. 意愿支付法:意愿支付法是在模拟市场的情境下验证一个人愿意为医疗服务支付的最大金额,使用 WTP 衡量福利健康的货币价值至少包括 3 个部分:某一健康结果的价值、具有不确定结果的治疗或方案的价值以及获得对未来使用的不确定性。

虽然基于个人偏好的 WTP 被认为是 CBA 的基准,但大多数使用 CBA 的健康研究在偏好评估方面差异很大,导致医疗保健计划的价值不一致。一种解决方案是基于对市场存在的那些组成部分的个体偏好(生产力成本),将 WTP 与决策者的方法(对于与项目相关的无形成本,外部性和健康结果)相结合。此外,CBA 中非健康结果的估值范围也各不相同。在 WTP 评估中可以包括健康成本节约和恢复工作以及生产率提高,但是 WTP 在表达其偏好时难以考虑非健康结果。

虽然可以通过电话、邮件和互联网进行调查,但面对面的访谈更为准确,是一种值得推荐的"金标准"方法。但是,这些访谈的方式因 WTP 的询问方式和假设情景的描述而异。对健康治疗的假设情景的描述应详细说明所有相关方面,易于理解并且切合实际。它应该包含准确的信息,以便让受访者能够以明确的方式了解真正被评估的内容。影响 WTP 值的另一个因素是叙述中存在"疾病标签",例如癌症或中风,主要受访者关注的是这些疾病的先前知识,而不是关于健康状况本身的叙述。对某些疾病的一些误解和消极态度可能会影响 WTP 值。

B. 离散选择实验:离散选择实验是一种分解方法,根据商品和服务的组成部分(属性)引出偏好,从商品和服务中提取的效用是它们的某些特征(属性)的结果,因此,识别这些属性可以测量它们的偏好。调查者提出了多种选择,但个人应该只选择一种。这种技术是基于随机效用理论,这是一种概率选择理论,表明每种选择都有被选择的概率,选择替代的概率越高,其效用与另一种选择相比越大,并通过建模技术和计量经济学方法估计偏好模型得出多维商品的偏好。使用 DCE 可以验证商品和服务的哪个属性或组成部分对 WTP 的影响最大。这种技术在医疗卫生领域越来越受到关注,其趋势是在 DCE 中包含比以前更多的属性(7~8 个)(平均 4 个属性),并且方法已经改进并且其准确性也在增加。

2) 精神卫生领域的成本效益分析:CBA 在卫生领域的使用一直存在争议,从这个意义上讲,这在精神卫生领域是相似的,因为很少尝试应用这种方法,特别是关于公共政策和服务的经济评估。精神健康方面的经济学评价使用 CBA 具有探索外部性、间接成本、其他非卫生部门精神障碍的经济负担以及采取政策治疗和预防精神障碍时获得经济回报等优势。最近的经济学评价报告了治疗抑郁症,焦虑症和其他精神障碍的社会经济回报。然而,卫生经济学理论框架的方法学限制和分歧是在精神健康方面进行经济学评价(特别是 CBA)的常见障碍。

CEA 和 CUA 方法主导了卫生领域的经济评估,尽管一些经济学家认为这些方法不符合经济学原理。在理论框架的基础上,卫生经济学有两个主要观点:福利主义者和额外福利主义者方法。前者关注个人的福利以及所有个人福利的总和,其主要目标是社会的福利和福祉最大化。另一方面,额外的福利主义者批评福利主义者支持社会中的富裕群体,不利于有需要的人,也因为公共政策需要解决有关平等、公平和优先考虑被忽视疾病的问题。额外福利主义者将重点放在"向所有人分配健康"上,个人的偏好不是支持额外福利主义方法的指导原则,并不是所有治疗产生的收益都被记录在其中。精神健康还带来了额外的挑战。

A. 精神健康干预涉及 CEA(一种结果)和 CUA(对测量精神健康变化的灵敏度低)无法完全捕获的多维效益(健康和非健康)。

B. 精神卫生的结果包括健康和非健康产出。最具挑战性的问题是确定精神健康的结果(在促进"精神健康"方面)。精神健康的定义非常接近幸福的概念,因为幸福与精神状态相关性很大。此外,精神障碍会导致非健康部门的负效用和负外部性,并且如果不加以治疗,会对社会产生一定的影响。因此,客观地建立产生精神健康(效用)的可量化意义而非讨论衡量精神健康促进(或源于干预措施的效用)的适当方法是很重要的。

C. 可估计精神健康偏好的方法存在偏倚,不利于使用 WTP 技术估计(因为社会对精神疾病的态度具有羞耻感,而且缺乏来自公众和政策制定者的关于干预措施有效性的信息)。此外,精神障碍影响偏好(抑郁症患者在 WTP 中的不同估计)和损害认知会阻碍使用 WTP 和 SG 的技术。由于缺乏对精神障碍的了解和批判性思维受损,精神障碍患者并不能总是理性地选择对于他或她自己最有效的选择。

D. 与直接费用相比,精神障碍会产生高额间接费用,只有采用广泛的角度,并衡量所涉及的收益和成本的所有方面,才能得出精神卫生干预和政策是否物有所值的结论。从这个意义上讲,与使用 CEA 和 CUA 的患者相比,精神疾病患者在论证效用改善方面处于劣势,使用 CBA 可以包括所有相关的成本和收益。

总之,在从广泛的角度分析医疗保健计划的所有相关收益和损失方面,CBA 与其他经济评估方法相比具有一些优势,并且它是支持决策者关于宏观情景中资源分配的有用工具。CBA 的主要目标是最大化社会福利,最大化精神健康远不只是一个健康维度。然而,方法上的局限性限制了精神卫生保健福利最大化的实现,因为普通公众不太愿意投资精神卫生问题,导致精神健康计划的资源分配不公平。迄今为止,没有适当和可行的经济学评价方法能够

捕获精神卫生计划的所有影响,同时使用公平公正的方法来分配资源。在这方面,能力方法——一种新兴的额外福利主义方法,有望在精神健康领域考虑这些特殊性。

(郭　俊　徐晓程)

参考文献

[1] 杜立哲,孙利华. 精神分裂症的经济负担研究[J]. 中国慢性病预防与控制,2013,21(5):621-623.

[2] 黄源,刘国恩,刘跃华,等. 精神分裂症的疾病经济负担:基于广州医保数据的分析[J]. 中国卫生经济,2014,33(5):62-65.

[3] 黄悦勤,李恒. 中国精神障碍流行病学调查和疾病负担研究正式启动[J]. 中国心理卫生杂志,2012,26(3):198.

[4] 黄悦勤. 我国精神卫生的现状和挑战[J]. 中国卫生政策研究,2011,4(9):5-9.

[5] 江开达. 精神病学[M]. 2版. 北京:人民卫生出版社,2010.

[6] 刘泉鑫. 改革医保支付方式可消解重性精神病患社会隐患:基于威海市的实践[J]. 中国人力资源社会保障,2017(7):41-43.

[7] 石锦娟. 陕西、河南、甘肃三省精神障碍流行病学调查及对比分析[D]. 西安:第四军医大学,2015.

[8] 徐俊芳,王健,程峰. 山东省2005—2013年精神疾病患者的经济负担分析[J]. 中国卫生统计,2017,34(2):196-199.

[9] 徐俊芳,于风华,王健. 重性精神疾病的住院费用和管理现状的统计分析[J]. 中国卫生经济,2013,32(10):53-56.

[10] 翟金国,陈敏,赵靖平,等. 抑郁障碍的家庭负担:山东省的研究[J]. 国际精神病学杂志,2012,39(1):5-9.

[11] 翟金国,赵靖平,陈晋东,等. 精神分裂症家庭功能和照料者生活质量的评价[J]. 中国神经精神疾病杂志,2007,33(2):100-102.

[12] 张广歧. 医保住院精神病人医疗费用承受能力的调查[J]. 上海精神医学,2001,13(1):56-58.

[13] 张洁,王斌,钱序,等. 我国唐氏综合征的疾病经济负担[J]. 中国卫生经济,2005,24(7):51-53.

[14] CHARLSON F J, BAXTER A J, CHENG H G, et al. The burden of mental, neurological, and substance use disorders in China and India: a systematic analysis of community representative epidemiological studies [J]. Lancet, 2016, 388(10042):376-389.

[15] HUANG Y Q, LIU Z R, WANG H, et al. The China Mental Health Survey (CMHS): I. background, aims and measures [J]. Social Psychiatry and Psychiatric

Epidemiology，2016，51(11)：1559 – 1569.

[16] LIU Z R，HUANG Y Q，LV P，et al. The China Mental Health Survey：Ⅱ. Design and field procedures [J]. Social Psychiatry and Psychiatric Epidemiology，2016，51(11)：1547 – 1557.

[17] PHILLIPS M R，ZHANG J X，SHI Q C，et al. Prevalence，treatment，and associated disability of mental disorders in four provinces in China during 2001 – 05：an epidemiological survey[J]. The Lancet，2009，373(9680)：2041 – 2053.

[18] RAZZOUK D. Mental health economics：the costs and benefits of psychiatric care[M]. Berlin：Springer，2017.

36 烟草经济学

　　烟草是非常独特的一种商品，它的生产、消费及其后果影响是如此的广泛且严重，促使许多机构和个人对它开展了持续而深入的研究，于是有了烟草经济学(tobacco economics)。

　　中国在 20 世纪 80 年代开始了全国性的烟草流行的调查研究，随后于 90 年代开展了烟草经济学的研究。本章结合我国实际介绍烟草经济学的主要内容，主要包括从供给和消费两个方面考察烟草的生产、流通和消费等对社会经济及居民健康的影响，其中特别是价格、税收和利用价格工具控制烟草流行的政策等议题是本章的核心内容。而要讨论这些议题，需要以烟草流行的基本信息为根据，方可形成循证决策的政策建议。这里的所谓"烟草"包括烟叶及其制成品，因为我国生产的烟叶主要是烤烟，晾晒烟等的比例极小，故重点讨论烤烟；卷烟的消费超过了制成品 95% 以上的比例，故较多地讨论卷烟。此外还少许涉及电子烟这类新型制成品。

36.1　研究烟草经济的重要意义

36.1.1　针对烟草的全球专门性经济学研究

　　烟草可以说是全球范围内公认的人们已经认识到其会极大危害人群健康却又可合法生产、贸易和消费的产品。烟草在全球已流行了五百余年，至今仍在人们的生活中扮演着正、反两方面的重要角色，人们不得不去直面它。烟草也是在全球范围内开展广泛的专门性经济学研究的少有的单一产品，各国还在不断地投入更多的资源把这种研究深入和扩大，可见其对人类生活的重要影响。

20 世纪 60 年代,美国、英国的政府和研究机构发表了关于烟草与健康的报告后,对于烟草的经济分析就从单纯的产业组织理论转到了分析烟草对健康的危害及如何利用经济手段来减少这种危害的研究方向上。1999 年世界银行出版了《遏制烟草流行——政府与烟草控制经济学》(*Curbing the Epidemic*:*Governments and the Economics of Tobacco Control*),2003 年 5 月世界卫生大会批准了《世界卫生组织烟草控制框架公约》(World Health Organization Framework Convention for Tobacco Control,WHO FCTC)。这两份里程碑式的文件为全球的烟草经济学研究(一般为烟草控制)提供了初始的基础。

36.1.2 中国是实行专卖制度的全球第一烟草大国

欧洲人在 16 世纪将烟草带入亚洲。时至今日,中国已经是全球第一烟草生产大国和第一烟草消费大国。一方面,我国有数以十万计的卷烟生产职工,2019 年生产了卷烟 4 728.5 万箱(23 642.5 亿支);有几百万卷烟销售人员,2019 年销售了卷烟 4 735.3 万箱(23 676.4 亿支);有 92.4 万户左右种植烟叶的烟农,2019 年种植烤烟 1 347.3 万亩,预计出售烟叶 3 450 万担。烟草行业 2019 年实现税利 12 056.0 亿元,大约占当年财政收入的 6.3%。另一方面,我国有 3 亿多吸烟者(大约每位吸烟者每年消费 390 包卷烟),超过 7 亿人在吸"二手烟",从而导致每年大约 100 万人死亡以及至少 3 811.6 亿元的疾病济负担(据 2015 年的数据测算)。中国的这种状况,在生产烟草的许多国家或地区都是类似的。正是烟草在两个方向上的巨大影响使我们必要须要认真地深入研究烟草经济学,以便认识清楚,到底人类应该如何对待烟草才是适当的。

中国不仅烟草生产及消费是全球第一的,而且在管理体制上也有自己的特点,即实行烟草专卖制度。国务院 1983 年 9 月发布了《烟草专卖条例》,正式确立了国家烟草专卖制度。1991 年第七届全国人民代表大会常务委员会第二十次会议通过了《中华人民共和国烟草专卖法》(以下简称《专卖法》),并于 1992 年 1 月 1 日起实施。《专卖法》明确规定"国家对烟草专卖品的生产、销售、进出口依法实行专卖管理,并实行烟草专卖许可证制度"。在管理体制上,《专卖法》规定:"国务院烟草专卖行政主管部门主管全国烟草专卖工作。省、自治区、直辖市烟草专卖行政主管部门主管本辖区的烟草专卖工作,受国务院

烟草专卖行政主管部门和省、自治区、直辖市人民政府的双重领导,以国务院烟草专卖行政主管部门的领导为主。"1982 年成立的中国烟草总公司和 1984 年成立的国家烟草专卖局,它们"两块牌子、一套人马"。烟草专卖局曾经分别归国家经济贸易委和国家发展改革委管理;后由工业和信息化部管理。2018 年国务院机构改革后,才由国家卫生健康委承担工业和信息化部的牵头《烟草控制框架公约》履约工作职责。

对于烟草专卖制度的存废,一直都存在争论。一种争论从垄断与反垄断的角度来展开。专卖是一种行政垄断。反对者认为它违反了"反垄断法",完全限制了有效的竞争,也不符合 WTO 的相关原则,应该废除。支持者认为烟草为国家带来巨额的利税收入,在经济中举足轻重;专卖有利于提高与国际烟草跨国公司的竞争力,防止它们占据中国的烟草市场;总之,为了社会经济的稳定,烟草行业应当适用反垄断禁止的豁免制度;但是,专卖制度也需要进行循序渐进的改革。另一种争论是从烟草危害的角度提出的。烟草专卖制度维护了整个烟草产业的发展;实际上烟草专卖制度实行 30 余年来,我国的烟草生产和消费持续地增长,极大地损害了居民的健康;这种状况继续下去,就无法实现 WHO 成员国一致同意的在 2025 年吸烟率下降 30% 的目标。中央政府非常强调"健康融入所有的政策",烟草产业政策自然不应例外,维护烟草产业的专卖制度显然与这一价值取向相违背,应予以取消或逐步取消。20 世纪 80 年代全球有 70 多个国家或地区实行烟草专卖,现在仅有少数几个国家实行烟草专卖了。看来这也是一种趋势。由《烟草专卖法》衍生出来的国家烟草专卖局和中国烟草总公司"两块牌子、一套人马"的组织架构有明显的角色冲突(规制者与被规制者一身而二任),是最典型的政企不分,但仍然在实行。这种状况也说明我国控烟还有很长的路要走。

36.2 我国的烟草需求

36.2.1 烟草流行的基本状况

中国是全球最大的烟草消费国:有全球最大的消费群体,是消费烟草制成品数量最大的国家。

(1) 中国人群烟草消费水平

随着烟叶种植和卷烟生产的逐步发展以及烟草

公司千方百计的促销,吸烟已经逐渐在中国成为一种普遍的行为。

我国 1949 年卷烟生产量只有 160 万箱,1984 年的烟草生产量达到 2 119.6 万箱,销售量为 2 039.2 万箱,1996 年的烟草生产量达到 3 401.7 万箱,销售量为 3 320.2 万箱。进入 21 世纪后,烟草产量变化较快,2010 年达 4 750.52 万箱,2015 年突破 5 000 万箱,2018 年降至 4 675.12 万箱。各年的销售量大约为产量的 96%～102%。吸烟者人均每日烟草消费量在 20 世纪 80 年代为 7.9 支,90 年代为 10.5 支,到 2010 年达到 17.6 支,2015 年为 17.9 支,2018 年降至 16.0 支(表 36-1)。

表 36-1　中国不同年代卷烟产量及销售量

年份	卷烟产量(万箱)	卷烟销售量(万箱)
1984	2 119.60	2 039.20
1996	3 401.70	3 320.20
2010	4 750.52	4 711.00
2015	5 178.14	4 979.00
2018	4 675.12	4 743.52

引自:国家统计局. 中国统计年鉴[M]. 北京:中国统计出版社,1985-2019.

(2) 中国人群的烟草使用及变化

为准确了解烟草流行状况、测算烟草使用对公众健康及经济的影响、制定和评估控烟政策的有效性,我国已经建立起了比较完善的烟草监测体系,提供了比较准确的监测结果。我国在 1984、1996、2010、2015 和 2018 年共开展了五次全国烟草流行调查。

1984 年的调查结果显示,15 岁以上人群平均吸烟率为 34.5%,男性吸烟率为 61.0%,女性吸烟率为 7.0%。1996 年的结果显示,15～69 岁以上人群的现在吸烟率为 35.3%,男性和女性现在吸烟率分别为 63.0% 和 3.8%。2010 年调查结果显示,15 岁以上人群的现在吸烟率为 27.4%、男性和女性分别为 51.6% 和 2.5%。估计 15～69 岁人群中现在吸烟者为 3.0 亿。2015 年数据结果显示,我国 15 岁及以上成人现在吸烟率为 27.7%,按照 2014 年底全国人口数据进行推算,我国 15 岁及以上现在吸烟者为 3.16 亿。与既往调查结果相比,2018 年中国 15 岁及以上人群吸烟率呈现下降趋势,吸烟率为 26.6%,其中,男性为 50.5%,女性为 2.1%,农村为 28.9%,城市为 25.1%。然而,目前的吸烟率与实现《"健康中国2030"规划纲要》的控烟目标"2030 年 15 岁以上人群

吸烟率下降至 20%"仍有较大差距。过去 34 年间的比较显示,成人及不同人群吸烟率均有所下降,男性吸烟率下降了 10.5 个百分点,但仍然维持较高水平;女性吸烟率较低并且有较大幅度的下降。在 2010—2018 年 8 年间,人群现在吸烟水平基本持平,因为人口基数增加,现在吸烟人数还增长了 640 万(表 36-2)。

表 36-2　15 岁及以上成人不同年代吸烟率

年份	男性吸烟率(%)	女性吸烟率(%)	吸烟率(%)
1984	61.0	7.0	34.5
1996	63.0	3.8	35.3
2010	51.6	2.5	27.4
2015	52.1	2.7	27.7
2018	50.5	2.1	26.6

青少年吸烟的流行情况是最令人关注的。全国健康调查研究的数据显示,我国在 2003 年签署世界卫生组织烟草控制框架公约后的 10 年间(2003—2013 年),吸烟率仍居高不下,青少年吸烟率反而急剧升高。15～24 岁的青少年的性别标准化吸烟率从 2003 年的 8.3% 上升到 2013 年的 12.5%,增幅达 50.6%。2018 年发布的调查结果显示,15～24 岁人群吸烟率已经上升至 18.6%。无论是否是学生,无论男孩或女孩,其吸烟率都呈增加趋势。我国仍然缺乏强制立法保护青少年不受烟草之害、不染上吸烟的不良行为。《未成年人保护法》禁止向未成年人出售烟草制品,并要求进行身份验证。然而,在现实生活中,这项法律并不是一贯执行的。另外,其他一些社会因素也促使青少年吸烟率的增加。比如我国许多的社会活动中都会出现香烟的分享和赠送,而且香烟价格便宜,随处可买到。青少年时期,吸烟与饮酒的关系比其他年龄时期更为密切($OR = 7.5$),超过 3/4 的烟民从青少年开始吸烟。防止青少年吸烟是一项迫切的重要任务。

全国调查的数据还显示我国吸烟率有明显的地域差异。部分地区(如云南)的吸烟率高于全国平均水平的地区,吸烟率从 2003 年的 30.2% 降至 2008 年的 28.2%。部分地区吸烟率始终低于全国平均水平,如海南(从 2003 年的 18.3% 至 2013 年的 20.9%)和新疆(从 2003 年的 15.4% 到 2013 年的 16.2%)。有些地区吸烟率明显下降,而有的则上升,如辽宁省的吸烟率从 2003 年的 31.3% 下降到 2013 年的 22.9%;但甘肃省则从 2003 年的 20.3% 上升到 2013 年的 27.6%。

36.2.2 影响需求的价格因素

与其他普通商品一样，吸烟者消费卷烟的数量受卷烟价格的影响。卷烟需求的价格弹性就反映了这种影响。

对于个体数据，人们通常使用两部模型（two-part model，TPM）来测算价格弹性或分析价格对卷烟需求的影响。两部模型的第一部分亦称为参与方程，它反映了价格对个人参与或退出吸烟的影响；第二部分称为条件需求或消费方程，它反映了价格对现吸烟者消费卷烟量的影响。两部模型还可以分别估计各解释变量对参与吸烟的决策和对吸烟者的消费量的影响。

两部模型的第一部分，即参与方程，如公式 36-1 所示，使用多变量逻辑回归来估计卷烟价格以及其他所有解释变量对吸烟者决策的概率的影响：

$$\mathrm{Prob}(C_i = 1) = 1/(1 + \exp(-(\varepsilon_{c1} \ln P_c + \alpha X_i + U_1)))$$

（公式 36-1）

式中：$\mathrm{Prob}(C_i = 1)$ 表示个人成为当前吸烟者的概率；P_c 代表卷烟的价格，以对数形式表示；X_i 代表其他所有自变量（解释变量）；U_1 代表随机误差项。

模型的第二部分，即条件需求方程，是对数线性模型，如公式 36-2 所示。卷烟消费量一般是计数资料，但将其视为连续变量，并以对数方式转换，目的是使吸烟者卷烟消费量这个变量更接近正态分布，以满足模型的使用条件。卷烟价格变量也做了对数转换，以便估计结果直接得到（条件需求）价格弹性：即变量"价格"的系数就是（条件需求）价格弹性：

$$\ln(C_i g_i I\, C_i = 1) = \varepsilon_{c2} \ln P_c + \alpha X_i + U_2$$

（公式 36-2）

式中：$\ln(C_i g_i I\, C_i = 1)$ 是以对数值表示的现吸烟者每天的吸烟量；P_c 和 X_i 所代表的含义与公式 36-1 中 P_c 和 X_i 所代表的含义一样；U_2 代表随机误差项。

基于上述两个方程估计的参与弹性 ε_{c1} 和条件需求弹性 ε_{c2}，可以得到总价格弹性 ε_c：

$$\varepsilon_c = (1 - \mathrm{Prob}(C_i = 1))\varepsilon_{c1} + \varepsilon_{c2}$$

（公式 36-3）

对于时间序列集合数据，则用对数-线性模型：

$$\ln Q_t = a_0 + a_1 P_t + a_2 X_t + u_t$$

（公式 36-4）

或者用来估计价格弹性：

$$\ln Q_t = b_0 + b_1 P_t + b_2 X_t + b_3 T_t + b_4 \ln Q_{t-1} + b_5 \ln Q_{t+1} + v_t$$

（公式 36-5）

式中：Q_t 是第 t 年的人均卷烟消费量，Q_{t-1} 是 $t-1$ 年的消费量（称为滞后变量），Q_{t+1} 是 $t+1$ 年的消费量（称为超前变量），P_t 是第 t 年的卷烟实际价格，X_t 代表 t 年的其他解释变量（如人均收入等），T_t 是 t 年的时间趋势变量，u_t 和 v_t 是随机误差项。当公式 36-5 中包含了 Q_{t-1} 和 Q_{t+1} 时，就表示过去的消费（$t-1$ 年的消费）和未来的消费（$t+1$ 年的消费）对当下的消费（t 年的消费）都有影响，反映了吸烟的成瘾性和"理性"对消费的影响，公式 36-5 就是一个"（成瘾的）有限理性需求模型"。而若公式 36-5 中没有包含 Q_{t+1} 的项，只有过去消费的影响，不考虑"未来"，就变成了一个"短视"的嗜好模型。

国内外有很多学者估计了卷烟的需求价格弹性。发达国家的多数结果在 -0.4 左右。我国的一项基于 1998 年在 6 大区的 8 个市和 16 个县进行的卷烟消费调查研究发现，全人群的卷烟价格弹性为 -0.51；贫困人群、低收入人群和高收入人群的价格弹性分别为 -1.906、-0.774 和 -0.507，即收入越低的人群，其价格弹性（绝对值）越大。男性的价格弹性为 -0.45，女性为 -0.69，女性对价格比男性更敏感。利用 1980—2002 年时间序列集合资料估算中国 15 岁以上成人的卷烟价格弹性，发现从 1980—2002 年间的平均价格弹性为 -0.18，低于横截面数据价格弹性 -0.51。主要原因可能是吸烟的成瘾性，在持续地开展吸烟有害于健康的宣传且这类信息已广泛传播后，仍旧维持吸烟习惯或者加入吸烟行列中的这些人一般对吸烟有比较强的偏好和依赖，从而对价格的反应会变得更不灵敏。

青少年吸烟一直是一个社会关注的重大公共卫生问题，也是控烟的关键环节之一。许多研究表明：青少年开始吸烟时，他们对吸烟带来的后果并无清醒的认识，并且，吸烟的开始年龄越早，戒烟的难度越大。利用 1998 年的中国全国性吸烟调查资料所做的分析发现，青少年的卷烟需求总价格弹性为 -1.55，其中大约 70% 来自对吸烟决策的影响，30% 来自对卷烟条件需求的影响。显然，价格对青少年的影响远大于成人。青少年对价格反应很敏感的特征表明提高价格可以是有效的工具。

国际上也有大量的关于卷烟价格弹性的研究。2003 年有研究者将当时已经发表的相关文章 523 篇进行了系统评价,发现平均价格弹性为 -0.48,标准差为 0.43。长期时间序列资料估计出的价格弹性小于短期或横截面资料估算出的价格弹性。男性的需求价格弹性大于女性(表 36-3)。

表 36-3 卷烟的需求价格弹性

类别	变量	价格弹性中位数	文献数量
弹性估计	短期	-0.40	368
	长期	-0.44	155
集合	国家	-0.40	335
	州/省	-0.60	101
	个体	-0.39	87
性别	男性	-0.50	24
	女性	-0.34	15
年龄	成人	-0.32	17
	年轻的成人	-0.76	22
	青少年	-1.43	8

卷烟需求价格弹性的这些研究结果证明可以提高税赋从而提高价格,如此不仅可以减少卷烟消费,同时又增加政府的财政收入。

卷烟价格弹性系数是一个负数,如上所述,几乎都在 -0.4 左右,故价格提高 10%,需求量减少大约 4% 左右。

政府财政收入增加证明:设总消费量为 Q,单位价格为 P,则总销售额 $V=QP$,卷烟税赋是价格一个比例,因而也是总销售额的一个比例。价格是变化的,将等式的两边对价格 P 求导数:$dV/dP=Q+P\times dQ/dP=Q[1+(P/Q)\times dQ/dP]$。其中,$(P/Q)\times dQ/dP$ 正是价格弹性,记 $(P/Q)\times dQ/dP=-\varepsilon$,这里 ε 是一个正数,于是:$dV/dP=Q[1+(P/Q)\times dQ/dP]=Q[1-\varepsilon]>0$。因为 ε 一般小于 1,即卷烟的需求是缺乏弹性的,故上式大于 0。这说明销售额 V 是价格 P 的增函数,即随价格的增加而增加(在市场上表现为以较高的价格买更少的产品),税收又是销售额的一个比例,显然一定也是随之增加的。事实上,国际上许多国家或地区,包括我国 2015 年增值税提价的实践,都证明了提高税赋及价格可以实现减少卷烟消费和增加政府收入的双赢。

36.2.3 消费者行为研究

本节主要介绍成瘾性和卷烟品牌选择行为的相关议题。

(1)烟草成瘾性与戒烟

烟草成瘾性其实就是指对于尼古丁的依赖。有研究表明,吸烟一方面可"成瘾",另一方面又可能戒断,这是一个"有限理性"的行为。上一段"影响需求的价格因素"中的条件需求模型(公式 36-5)就刻画了吸烟者在价格变化时的行为特征。一般来说,"有限理性"者因为要追求长期的总效用最大化,其需求价格弹性比"短视"者更大一些。当然,除了价格工具外,戒烟可能还需要一些其他的手段。这就是为什么控烟需要综合采用经济的和非经济的手段的原因。

2018 年中国成人烟草调查报告显示:15 岁及以上人群戒烟率为 20.1%,其中男性(19.6%)低于女性(30.2%);城市(20.0%)与农村(20.3%)无显著差异;每日吸烟者戒烟率为 15.6%,其成瘾性更高,戒烟较偶尔吸烟者更难;在过去 12 个月吸烟的人中,19.8% 的人尝试过戒烟。在过去 12 个月内尝试过戒烟的现在吸烟者中,最后一次尝试戒烟时长小于 1 周、1~2 周、2~4 周、超过 1 个月的比例分别为 26.4%、11.5%、22.9% 和 39.2%。

调查显示,16.1% 的现在吸烟者打算在未来 12 个月内戒烟,计划在 1 个月内戒烟的比例仅有 5.6%。男性中,计划在 1 个月内戒烟的仅有 5.4%;女性中这个数据略高,为 8.5%。总体而言,中国吸烟人群的戒烟意愿和比例还比较低(图 36-1)。

男性

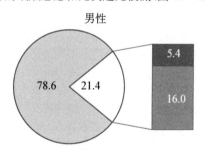

女性

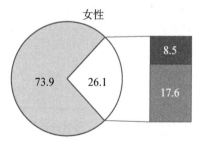

图 36-1 不同性别吸烟者的戒烟意愿(%)

不同年龄组人群计划在 1 个月内戒烟的比例有所不同,其中 15～24 岁年龄组最高,为 9.3%;其次是 45～64 岁和 25～44 岁年龄组,分别为 5.5% 和 5.1%;65 岁及以上年龄组最低,为 4.3%。城市和农村人群计划在 1 个月内戒烟的比例分别为 4.0% 和 7.6%。在所有曾经和现在吸烟者中,三年间,戒烟者的比例从 18.7% 增长为 20.1%。

2018 年调查戒烟比与 2015 年相比有所提高,从三年前的 14.4% 增长为 15.6%。计划戒烟的比例有所下降,考虑在 12 个月内戒烟(包括计划在 1 个月内戒烟)的比例有所下降,从 17.6% 降至 16.2%,但无显著差异(图 36-2)。

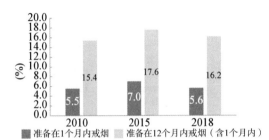

图 36-2 2010—2018 年现在吸烟者一年内计划戒烟的比例(%)

（2）价格与品牌选择行为

中国卷烟目前有近百种,并且价格差异非常大,从几元钱一包到几百元钱一包。面对提高税收而引起的价格上涨,吸烟者(特别是收入较低者)是不是会转而选择更便宜的品牌且不减少烟草的消费量呢?回答不同阶层的吸烟人群面对价格提高时在卷烟品牌上转换的行为问题,可为烟草控制税收政策提供依据,具有重要的政策意义。

有研究者估计了卷烟价格对中国不同的吸烟人群在选择品牌时的不同影响。作者利用了北京、上海等 6 个城市 2006—2009 年的 4 轮入户调查数据,将卷烟按价格分为 4 个档次,第一档次价格最高,第四档次价格最低;按收入和教育将人群各分为两个组;然后应用混合 logit 模型来展现不同组的吸烟者在价格变化时在不同卷烟档次中的选择。研究的基本假设是吸烟者都是按效用极大化做出选择的,其效用 U_{ijt} 是可观测到和不可观测到的因素的函数:

$$U_{ijt} = \alpha_i p_{ijt} + \beta_j X_{it} + \omega_{ij} + \varepsilon_{ijt}$$

（公式 36-6）

式中:P_{ijt} 代表吸烟者 i 在时间 t 面临的价格档次 j

的市场价格;α_i 是该吸烟者关于价格的系数;X_{it} 是被观察到的吸烟者的特征向量,包含调查轮次和城市固定效应;β_j 是每个价格档次 j 关于被观察到的吸烟者特征的系数向量;ω_{ij} 代表时间恒定情况下,卷烟档次 j 中未被观察到的吸烟者 i 的效用组分;ε_{ijt} 是随时间变化的、未被观察到的因素,它们影响了吸烟者 i 的选择,并假定 ε_{ijt} 符合独立同分布的极值分布。吸烟者通过选择能使其获得最高效用的卷烟档次来实现效用最大化:

$$\Pr(\text{Tierit} = k) = \Pr(U_{ik_t} > U_{ij_t}, \\ \text{for all tiers } j \neq k)$$

（公式 36-7）

在运用混合 logit 模型时,假设价格系数 α_i 和档次固定的效应 ω_{ij} 是随机变量,不同吸烟者取值不同(随机系数),由下标 i 表示,代表观察到的特征的系数向量假设为固定的(固定系数)。通过模拟 log 似然函数来估计这个模型。因为这个模型已把个体的价格参数 α_i 和档次的代理 ω_{ij} 考虑在内,故估计的参数由整个样本的 α_i 和 ω_{ij} 的分布的均数和标准差构成。

估计的结果发现:低收入组和低教育组相对于高收入和高教育组更有可能在价格提高时转换档次,消费其他牌子的卷烟;当最初购买的卷烟档次的价格上涨 1 元钱时,11%～23% 的低收入吸烟者和 14%～28% 的低教育程度吸烟者会从原先的档次换到别的档次去;但是只有 5%～12% 的高收入者和 7%～19% 的高教育程度者会更换卷烟档次。另外,从中、低档次转换的可能性远高于高档次,特别是低收入和低教育程度的吸烟者。在所有的模型中,相对于高收入和高教育程度吸烟者,低收入和低教育程度吸烟者更可能转向更低廉的品牌档次。价格上涨 1 元钱,1.3%～3% 的低收入者和 1.4%～4.1% 的低教育程度者会选择更低廉的档次,而仅有 1%～1.2% 的高收入者和 1%～1.9% 的更高教育程度者会这样做(图 36-3)。

36.2.4 收入对卷烟消费的影响:可支付性

分析收入对卷烟消费的影响,就是分析收入与卷烟价格的相对关系。可用不同的指标来表达这种关系,其中之一是卷烟可支付性指数(cigarette affordability index,CAI),它可以反映吸烟者对卷烟的购买能力,比较不同时期的 CAI,可看出购买能力的变化。t 年的卷烟可支付性指数定义如下:

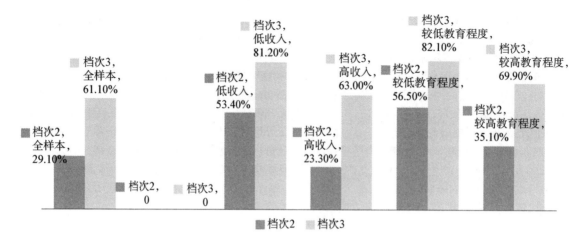

档次2 ■ 档次3

图 36-3 购买更廉价卷烟的吸烟者百分比

$$CAI_t = \frac{t\ 年人均可支配收入\ /\ t\ 年每包卷烟平均价格}{基年人均可支配收入\ /\ 基年每包卷烟平均价格}$$
(公式 36-8)

我们曾以 1990 年为基年计算了中国的卷烟可支付性指数,具体如表 36-4 所示。

表 36-4　卷烟价格、支付力指数及卷烟消费

年份	名义卷烟价格（元/包）	消费者物价指数（1990=100）	实际卷烟价格（元/包）	人均可支配收入代理指标（元）	支付能力指数
1990	1.088	100.0	1.088	1 637	1.000
1991	1.207	103.4	1.168	1 884	1.038
1992	1.328	110	1.207	2 298	1.150
1993	1.421	126.2	1.126	2 975	1.391
1994	1.564	156.6	0.998	4 014	1.706
1995	1.736	183.4	0.946	4 938	1.890
1996	1.944	198.6	0.979	5 731	1.959
1997	2.177	204.2	1.066	6 314	1.928
1998	2.316	202.5	1.144	6 654	1.910
1999	2.464	199.7	1.234	7 034	1.897
2000	2.585	200.5	1.289	7 732	1.988
2001	2.793	201.9	1.383	8 467	2.015
2002	3.086	200.3	1.541	9 271	1.997
2003	3.42	202.7	1.687	10 460	2.033
2004	3.899	210.6	1.851	12 277	2.093
2005	4.522	214.4	2.109	14 128	2.076
2006	4.628	217.6	2.127	13 475	2.328
2007	5.406	228.1	2.371	16 279	2.340
2008	5.427	241.5	2.247	19 122	2.342
2009	5.000	239.8	2.085	20 448	2.718

续　表

年份	名义卷烟价格（元/包）	消费者物价指数（1990=100）	实际卷烟价格（元/包）	人均可支配收入代理指标（元）	支付能力指数
2010	5.400	247.7	2.180	23 876	2.938
2011	5.422	269.7	2.010	24 207	2.967
2012	5.427	291.7	1.860	27 437	3.360
2013	5.448	299.2	1.821	33 718	4.113
2014	5.437	293.3	1.853	36 228	4.429

因为中国的人均收入在城乡之间差别很大,又分别发布统计数据,故我们采用了"人均可支配收入代理指标",即用当年 GDP 减去政府财政收入,然后用人口总数去除所得的结果。

虽然卷烟价格在不断增加,但是居民购买卷烟的能力在 2014 年是 1990 年的 4.4 倍,显示收入增加更快。这意味着,相对而言卷烟更"便宜"了。

有世界银行支持的项目发表了《中国卷烟支付能力研究:2001—2016》的报告,测算了中国 2001—2016 年的可支付性指数。采用的计算公式是:

$$CAI_t = \frac{t\ 年的\ RIP}{基年的\ RIP}$$（公式 36-9）

式中:RIP 是"相对收入价格"(relative income price),定义为"购买 100 包卷烟的支出占人均可支配收入的比重",即

$$RIP = \frac{100 \times P}{人均可支配收入}$$

(公式 36-10)

P 是每包卷烟的价格。按这一定义、以 2001 为基年测算的 2015 年和 2016 年卷烟可支付性指数分别为 1.74 和 1.85,购买卷烟的支付能力大约是 15 年前的 1.8 倍。

报告还估计了"卷烟支付能力弹性"。这一弹性定义为 RIP 变化百分比导致的卷烟消费量变化的百分比。它解释了卷烟消费量如何随着 RIP 的变化而变化。估计这个弹性的方程为:

$$\ln(t\text{ 年卷烟消费量}) = \alpha + \beta\ln(t\text{ 年的 RIP}) + \varepsilon$$

这是一个使用时间序列资料的模型。估计的结果是 $\beta = -0.601$,即 RIP 每提高 10%(或是人均可支配收入减少或是卷烟价格上升,或两者都有发生,使卷烟支付能力降低 10%),卷烟消费下降 6.01%。

36.3 烟草的生产与销售

36.3.1 烟草的供给:专卖制度下的烟草产业

考察中国的烟草业必须在专卖制度的架构下去认识;对烟草业的认识可能会对烟草的使用和烟草控制有着重要的意义。

（1）中国烟草的生产与销售量

目前全球有五花八门的各种烟草制成品,它们的基本特征是都含有尼古丁,给吸烟者和周围的人们带来健康风险;在所有的烟草制成品中,卷烟占有最主要的份额,有人估计占 80% 以上。2015 年全球卷烟销量(不含中国)约 6 000 万箱,总量基本保持平稳。据 *Euromonitor International* 的统计,从 2000 年起高收入国家的卷烟生产持续地稳定下降,而中低和中高收入国家的生产却一直上升;2014 年中低和中高收入国家生产的卷烟占了全球的 71%。卷烟生产从高收入国家转到中等收入国家主要是因为那里的吸烟者数量庞大(占全球的 77%)、在当地生产的成本较低和控烟力度相对较弱。

据联合国工业发展组织(United Nations Industrial Development Organization)估计,2014 年左右全球烟草工业雇员大约 120 万人,主要集中在印度、印度尼西亚和中国等几个国家。从业人员分布一直在变化,北美和欧洲的份额在减少,东亚和西太地区的份额在增长;例如 20 世纪 70 年代美洲和欧洲的比例是 53.1%,而东亚和西太地区为 38.3%,80 年代分别为 35.8% 和 56.2%,到 2014 年则变为 18.8% 和 86.4% 了。

截至 2019 年,中国烟草行业职工总数大约为 52 万人;设有省级烟草专卖局(公司)33 家;地市级烟草专卖局(公司)451 家,县级烟草专卖局(分公司或营销部)2 426 家;省级烟草工业公司 19 家,卷烟生产点 94 个;打叶复烤企业 26 家;各类多元化企业 506 家;在境外投资设立卷烟工厂和配套企业 30 家。另有直属科研单位和烟机、醋纤等生产企业。烟草制成品零售者约有 520 万户(销售卷烟的零售商一般还同时销售其他商品)。种植烟叶的农户大约为 92.4 万户。表 36-5 给出了 2005—2015 年卷烟的生产与销售的数据。

表 36-5 2005—2015 年卷烟的生产与销售

年份	卷烟产量 (万箱)	卷烟销售量 (万箱)	烟草工业总产值 (亿元)
2005	3 927.80	3 925.60	2 850.00
2006	4 043.72	4 086.02	3 195.60
2007	4 282.76	4 274.20	3 798.91
2008	4 439.76	4 377.63	4 376.78
2009	4 580.55	4 525.34	4 910.88
2010	4 750.51	4 711.00	5 679.61
2011	4 894.79	4 831.38	6 721.61
2012	5 032.14	4 821.40	7 769.53
2013	5 120.76	4 994.00	8 494.26
2014	5 219.71	5 099.00	9 245.73
2015	5 178.14	4 979.00	9 540.13

中国卷烟工业的总体规模很大,是全球第一,估计卷烟产量超过全球的三分之一;卷烟销售量大约为全球的 46%。其次,产量和销售量的基本走势仍然还是上升的,还滞后于全球的下降总趋势。

（2）卷烟价格及定价机制

中国卷烟的品牌从 2000 种降到目前只有 100 余种,品牌之间差价非常大。豪华品牌卷烟的零售价高达几百元一包,便宜的几元一包,价差百倍。卷烟价格分为出厂价/调拨价、批发价和零售价。所有品牌按调拨价格高低分为第 1 类至第 5 类卷烟。这里的所谓零售价格是所有品牌的综合平均价格,即按销售量加权的平均价格。表 36-6 给出了 2005—2015 年的卷烟综合平均价。

表 36-6 2005—2015 年卷烟价格

年份	元/包	元/箱
2005	4.52	11 306.00
2006	4.76	11 900.00

续 表

年份	元/包	元/箱
2007	5.38	13 450.00
2008	5.96	14 900.00
2009	6.43	16 075.00
2010	7.20	18 000.00
2011	8.36	20 891.00
2012	9.31	23 285.00
2013	9.99	24 977.00
2014	10.66	26 652.00
2015	11.43	28 566.00

卷烟名义价格在 11 年间增加了 1.5 倍,但是正如前面所述,人们对卷烟的支付能力超过了价格的增长,相对于收入的增加而言,卷烟是"更便宜了"。

卷烟的出厂价和批发价是由烟草专卖局/烟草公司决定的;而零售价是由零售商按"毛利 10%～15%"的原则自由定价的。

卷烟的零售价 P 的生成,可以用如下公式表示:

$$P = M(1+a) \times (1+b) \times (1+c) \times (1+R)$$

(公式 36 - 11)

式中:M 是调拨价(消费税主要在生产环节,故设其中包含了消费税),a 代表调拨和批发环间的毛利率,b 代表批发与零售环节间的毛利率,c 代表零售商的毛利率,R 是增值税率。如果政府提高消费税,使 M 增加为 $M'(M<M')$,专卖系统可让 a 降低为 $a'(a>a')$,从而使 $M' \times (1+a') = M \times (1+a)$,这样便可保持零售价不变,即提税不提价;这时,对专卖系统而言将是上交的税收增加而单位产量的利润会减小,总利润的变化则依销售量的变化而变化。显然,因为价格没有变化,这种定价方式会弱化税价工具对控烟的作用。因而,应该把消费税完全转移到零售环节上来,以改变目前这种定价方式。

(3) 新型烟草产品

烟草企业促销的一种重要手段就是推出各种"时髦"的"新产品"。供方的这种行为是值得高度警惕的;这也可能是控烟工作在监管领域将面临的一个严峻的新挑战。

1) 电子烟:电子烟(也称为电子尼古丁输送系统)主要在中国生产。它由含有尼古丁的弹盒、丙二醇、雾化器、加热器和电池组成。

当使用电子烟时,一种由尼古丁、丙二醇和其他

添加剂组成的液体被加热,转化为可以传递尼古丁的气溶胶,并传递给使用者。中国金龙控股公司于 2005—2006 年开始出口电子烟(Ruyan, 2008)。当电子烟刚在中国被发明时,由于它与传统卷烟相比具有较高的价格,所以它通常是被出口到西方国家而不是在国内销售。

数据显示,全球电子烟行业规模已经从 2010 年的 4.16 亿美元激增至 2020 年的 196.2 亿美元,10年市场扩张了 47 倍,年复合增速高达 47%。在欧美,经过十多年的宣传和发展,电子烟已经变成像便利商品一样的产品出现在欧美便利店的货架上,电子烟以极快的速度在欧美烟草市场上扩张。

虽然电子烟在全球市场上发展势头迅猛,但在国内却并没有那么火热。2017 年,全球电子烟用户达到 3 500 万人,而中国的电子烟用户只有 50 万人。随着电子烟市场规模扩张,电子烟使用者数量显著增加。2021 年中国疾病预防控制中心开展的中国中学生和大学生烟草流行调查研究了全国 31 个省(区、市)136 296 名初中生、132 954 名高中生和 124 119 名大学生的烟草使用情况,结果显示有 86.6%的中学生和 90.3%的大学生听说过电子烟,其使用过电子烟的比例分别为 16.1%和 10.1%。

然而,虽然使用电子烟的人数并不算多,但我国是电子烟生产大国。自 2014 年以来国内电子烟市场一直在扩大,仅 2015 年销售额就增长了 33%。有数据显示,到 2017 年,中国电子烟产量达到 16.51 亿支,同比增长 37%。中国生产了全球 95%的电子烟产品或其配件。但其中 90%电子烟销往国外,美国是最大的出口市场。在我国,电子烟制造及品牌企业超过 1 500 家。随着电子烟行业的持续火热,我国电子烟行业专利申请数量快速增长,从 2010 年的 52件增长至 2020 年的 5 738 件,10 年间增长了 5 636件,年均复合增长率高达 60.1%。数据显示,2012—2021 年中国电子烟市场规模高速发展,从 0.61 亿美元增长至 2021 年的 22.48 亿美元,9 年间增长了 21.87 亿美元,年均复合增长率为 49.3%。从出口市场看,欧美市场占据了出口份额的 85%,约 20%的产品最终在国内消化。现在所有的跨国烟草公司都投资了电子烟市场。中国烟草公司于 2014 年进入电子烟市场:2014 年 6 月云南中远和华宝国际在中国签约一项开发电子烟产品的协议;2014 年 7 月湖北中烟在武汉推出了第一批电子烟产品。目前,国内外电子烟的供需格局稳定,欧美国家是主要市场,部分亚洲国家(如日本)电子烟市场也在快速发展。

2) 电子烟的监管:电子烟作为一款时尚产品,设计美观,在欧美逐渐形成一种潮流文化,很容易被年轻人接受。但事实上,电子烟制品中,含有的尼古丁、牛磺酸或咖啡因容易让人成瘾。电子烟之所以开始变得越来越流行可能是由于电子烟制造商宣称它是一种安全的可以替代传统卷烟的产品,还有助于戒烟。电子烟在诞生之初打着"戒烟神器"的旗号来推销,通过提供不可燃的尼古丁,如不含有害焦油或一氧化碳的蒸气。但是目前其实是没有足够的科学证据可以支持这种说法。世界卫生组织也对其戒烟效用提出了质疑。而且人们担心该产品会对儿童产生吸引力。

虽然在中国传统卷烟的营销已受到监管,包括禁止向未成年人(<18 岁)销售,但中国目前对电子烟的监管或是营销很有限。此前,国家市场监督管理总局和国家烟草专卖局联合发布了《关于禁止向未成年人出售电子烟的通告》。据该通告要求,中国市场主体不得向未成年人销售电子烟。此举是为了进一步监管国内电子烟市场。

姚婷婷等于 2016 年总结了中国电子烟制造商的网站并描述他们如何推销电子烟产品。该研究在 2013 年 3 月到 4 月期间使用两个搜索关键词"电子烟"和"制造商"在阿里巴巴的网站上搜索中国的电子烟制造商。然后对 12 家电子烟制造商的 18 个网站进行了分析。该研究发现在这些网站中,最常见的营销声明是宣称电子烟对健康有好处(89%),其次是宣称电子烟没有二手烟暴露的担忧(78%)和电子烟有助于戒烟(67%)。该研究还发现这些网站上的电子烟产品具有各种口味,并且有名人代言电子烟以及专门针对女性开发的电子香烟。而且没有任何网站有访问权的年龄限制。该研究认为中国需要更好地监管电子烟制造商的网站。在未获得足够的科学证据证明电子烟的质量和安全没有问题之前,监管机构应该禁止电子烟制造商宣称电子烟对健康有利、没有二手烟暴露问题和有助于戒烟。

2018 年 10 月,中国香港特区行政长官林郑月娥表示,香港将对电子烟实施禁令。香港采纳了世界卫生组织的建议,加入了至少有 27 个禁止新一代电子烟地区的行列。由于担心其在年轻人中的吸引力,这些产品受到了全球卫生官员的抨击。

而美国作为全球最大的电子烟市场,在对儿童和青少年使用电子烟提出警告后,监管机构最近也对这种设备采取了更加严厉的立场。美国食品和药品监督管理局表示,正在考虑禁止使用带有尼古丁口味的香烟设备。

尽管一些国家对电子烟采取了对抗的态度,但另一些国家则把电子烟视为遏制吸烟的一种方式。包括英国和新西兰在内的一些国家的监管机构则支持这种设备,认为其潜在风险低于传统香烟。烟草公司也在兜售他们所声称的能够降低这种设备健康风险的产品。

除了中国香港和美国对电子烟计划实施限制措施,新加坡、泰国、阿根廷等国已禁止销售电子烟。而法国和意大利等国则对电子烟的销售设有最低年龄要求的限制。

(4) 烟草产业前瞻

整个烟草业总体上已处于"夕阳西下"的阶段。"吸烟有危健康"的科学证据越来越丰富,并为越来越多的人认识和接受;同时因为越来越严厉的控烟措施、吸烟环境(社会的、物理的)受到越来越多的限制、烟越来越昂贵,烟草的需求不可避免地会逐步下降。例如,2014 年全球卷烟销售下降了 2%,有人估计每年会以 1%~2%的速度稳步下降。中国虽然有专卖制度护航,烟草的生产与销售目前还仍然基本稳定,可是已见到波动的端倪。并且,随着中国经济的发展、产业提升,烟草利税对国家财政收入的重要性会大幅度下降。

与此同时,烟草生产者会以各种方式来阻止、推迟这一进程。烟草业可能采用的办法包括:一是通过兼并的方式"做大做强",提高产业的集中度(目前我国卷烟生产企业与跨国企业相比集中度仍很低),使之能够经得起市场的风浪。二是不断推出"新"产品来吸引消费者。对于传统的卷烟,通过宣传"降焦"、添加中草药等,以模糊吸烟者对烟草危害的认识,通过开发细支烟、爆珠烟和电子烟等新产品刺激消费者的新鲜感来赢得市场;事实上,在最近几年卷烟销售下滑的情况下,这些新产品的消费都有大幅度的增加。三是紧盯青少年这一目标人群,千方百计培养后继吸烟者。烟草业有强大的经济实力,通过游说、各种营销手段对付控烟的力量是不容忽视的。但是,这些都只能延缓烟草业的没落而不能改变这一进程。

烟草市场是一个失灵的市场。这个市场有明显的信息不充分问题:大多数消费者(吸烟者)和被动吸烟者都未获得充分的吸烟危害健康的信息;同时还存在巨大的负外部性,吸烟者造成的额外成本要由社会其他成员分担,同时二手烟会对周围的人造成健康危害、带来额外成本。因此,政府干预是完全必要的。这些干预的目的(价值取向)就是要控制烟草的流行,保护人们的健康。为此,就必须对烟草市场作严格的规制,对烟草的生产、促销和流通、税率等做出严格的限制,以保证未来烟草生产的变化必须有利于人们的健康。

36.3.2 烟草农业:烟叶的种植及烟叶税

烟叶是各类烟草制成品的基本原料,烟叶的生产状况对于卷烟等制成品的生产及烟草控制有重要的影响。烟叶包括烤烟、晾晒烟、白肋烟等。全球和中国一样,主要种植烤烟,烤烟占比都在90%以上。

(1)全球烟叶的生产

2020年全球有122国家或地区种植烟草,种植面积大约323万公顷,产量约为589万吨;全球产量的91%出于中低收入国家;79%产自10个国家(表36-7)。全球烟叶生产总体上从20世纪末开始逐年下降,从1997年的峰值900万吨,下降到2020年的589万吨。这一过程同时又伴随着从高收入国家向中低收入国家的转移。1970—2020年,高收入国家的烟叶产量从150万吨降到40万吨,而中低收入国家的产量从280万吨增加到535万吨。

表36-7 全球10个最大的烟叶生产国(2020)

国家	产量(吨)	占全球产量的比例(%)	种植面积(公顷)	占全球面积的比例(%)
中国	2 135 263	36.28	939 054	29.03
印度	761 335	12.93	448 063	13.85
巴西	702 208	11.93	353 652	10.93
津巴布韦	203 488	3.46	104 759	3.24
印度尼西亚	199 737	3.39	213 727	6.61
美国	176 635	3.00	80 150	2.48
莫桑比克	158 532	2.69	133 079	4.11
巴基斯坦	132 872	2.26	50 789	1.57
阿根廷	109 333	1.86	54 355	1.68
马拉维	93 613	1.59	94 769	2.93
其他国家/地区	1 213 131	20.61	762 354	23.57
合计	5 886 147	100.00	3 234 751	100.00

数据来源:FAOSTAT. Crop and livestock products data[EB/OL]. (2022-12-14)[2022-12-23]. https://www.fao.org/faostat/zh/#data/QCL.

表36-8给出了近几年全球分大区但未包含中国的烟叶生产状况:总体趋势是不断下降的。

表36-8 全球烟叶生产状况(百万公斤)

烤烟	2017年	2018年	2019年	2020年	2021年
中北美洲及加勒比地区(含美国)	220	160	154	117	140
南美(含巴西)	718	658	688	640	658
欧洲及独联体国家	135	125	119	109	116
中东和非洲地区	371	415	429	313	345
亚洲及大洋洲地区(不含中国)	517	530	534	512	486
烤烟总计	1 962	1 888	1 923	1 691	1 745
白肋烟	**2017年**	**2018年**	**2019年**	**2020年**	**2021年**
中北美洲及加勒比地区(含美国)	93	69	64	54	50
南美(含巴西)	131	117	120	108	100
欧洲及独联体国家	30	26	23	19	21
中东和非洲地区	164	279	237	177	186
亚洲及大洋洲地区(不含中国)	92	96	98	100	90
白肋烟总计	509	586	542	457	445
总计	**2017年**	**2018年**	**2019年**	**2020年**	**2021年**
香料烟总计	171	188	155	163	154
深色晾晒烟总计	109	117	124	117	119
总计	2 751	2 779	2 744	2 428	2 463

数据来源:环球印象海外事业部. 2020年世界烟草发展报告[EB/OL]. (2021-07-16)[2022-12-23]. http://www.zcqtz.com/news/253271.html.

烟草种植是一种劳动力非常密集的工作。迄今对于全球烟草种植的从业人员缺乏比较准确的统计,仅有出于不同角度(例如烟草利益相关方或烟草控制的视角)做出的比较粗略的估计。实际上从估计方法到结果一直存在很大的争议。一般种植烟草的农户都可能要种植自用或出售的粮食及其他作物(例如 2017 年中国烟农种植的非烟草作物的收入达 147 亿元人民币,大约占总收入的 25%)。所谓"全时间"种植户的比例一般不会太大。另外还有所谓"季节工"。2003 年国际劳工组织在没有区分"全时间"和"部分时间"以及季节工的情况下估计全球有 4 000 万人从事烟叶种植,一般认为这是个高估的数字;此后到 2014 年限于数据的来源国际劳工组织只更新了很少部分国家的数据,总的趋势是烟草种植的从业人员在减少,但少数中低收入国家的种烟人数也有增加,如津巴布韦 2000 年只有 8 500 人从事烟叶种植,到 2013 年却增加到 56 900 人。

中低收入国家的烟农一般都是以较小规模种植,高收入国家都是大规模农场种植;前者定价一般靠与企业签订的合同,后者则通过拍卖叫价。从 2002 年以来,国际上烟叶的价格处于上升状态。但是,烟叶的收购价(farmer gate price)在高收入国家和中低收入国家间有很大的差异。例如,在美国和印度之间的价差从 1991 年到 2006 年间曾达到 6 倍之多。高收入国家的政府已经普遍取消或大幅降低了对烟草种植的补贴或支持;但是中低收入国家的政府和烟草企业基本上仍在实施对烟草种植的补贴,以及诸如价格保护、贷款优惠、技术支持、提供种子、化肥、杀虫剂等农资的措施以支持和鼓励烟草种植。

在全球控烟的大趋势下,21 世纪以来国际上一直在烟草种植的国家或地区推动烟草替代和多样化种植,主要是通过对烟农的资助、技术支持和新产品的市场开发等等鼓励烟农转产,种植其他可能更有价值的作物。

(2)我国的烟草农业概况

中国有很长的烟草种植历史,2020 年大陆在 24 个省、自治区、直辖市有烟草种植,但是分布不均,云南、贵州、河南、湖南和四川等省的数量较大,并且超过 70% 的比例分布在所谓的"老少边穷"地区。我国现在的总生产规模为全球第一。烟叶是农产品,但是它的管理归属于烟草专卖局而非农业农村部。在制定了《中华人民共和国烟草专卖法》后,1999 年国务院出台了《烟叶专卖管理办法》,对烟叶种植、加工、收购和各种经营活动实施专卖管理。1997 年是我国烟叶种植史上的最高峰,烟叶种植面积达 3 530 万亩,接着就在 2 000 万亩上下波动,一般不到全国作物种植面积的 1%。表 36 - 9 给出了我国近几年的烟叶生产状况。中国虽是全球生产的第一大户;但是,无论种植面积、产量,还是种烟农户都已经开始出现稳定的下降趋势,随着控烟力度加强,这一趋势已经难于逆转了。

表 36 - 9 中国的烟叶生产状况

年份	烟叶种植面积(万亩)	烟叶收购(万担)	种烟农户或人数(万)	烤烟价格(元/斤)
2010	2 018.00	5 500.00	180.00	14.0 左右
2011	1 858.00	4 777.72	138.70	17.5
2012	2 118.00	5 474.00	132.30	21.0
2013	2 092.00	5 063.00	183.85	23.1
2014	1 837.00	4 477.88	166.18	24.3
2015	1 609.90	4 381.35	152.56	27.0
2016	1 619.50	4 268.00	134.15	—

引自:中华人民共和国国家统计局. 中国统计年鉴 [M]. 北京:中国统计出版社,2011 - 2017;《中国烟草年鉴》编辑部. 中国烟草年鉴 [M]. 北京:中国经济出版社,2011 - 2017.

在专卖制度下只有烟草公司能够收购烟叶,烟叶价格过去一直由国家发展改革委制定。定价的方式:全国分为四个烟区(即四个价格层次),然后在每个烟区将烟叶分为上等、中等、下等和低等,进而在每一等级中再依细分为若干品种后分别定价。不同品种烟叶的价格差别非常之大。例如 2016 年,最高品种 46.9 元/公斤,最低的只有 1.7 元/公斤。自 2015 年度起,放开烤烟、白肋烟、香料烟等品种、各等级烟叶收购价格,实行市场调节;中国烟草总公司可根据种烟成本收益、工业企业需求和行业发展需要,自主确定烟叶收购价格。2016 年烟草总公司下发了《中国烟草总公司关于 2016 年烟叶收购价格政策的通知》,制定了烟叶的价格,实际上仍然是垄断性收购,烟农处于弱势地位,销售时很可能会被压低等级。也有研究表明,烟农并没有感受到放开价格后有更多的主动性。表 36 - 9 中的价格是综合平均价。烟叶价格一般表现为增加,但是有结构性的问题,即上等烟叶品种价格增加,下等烟叶价格却有下降。

(3)烟叶的比较收益与替代种植

农民选择种植烟叶是因为一些优势条件造成的。第一,自然地理条件,包括气候、土壤质地等比较适合烟叶的种植;第二,烟草企业的支持或优惠,例如在种苗、化肥、农药等方面的优惠,技术上的帮助,在烤房建设和排灌系统建设上的支持等;第三,农户与烟草企业签订合同,解决了产品销售的问题,可即刻获得现金;第四,种烟的农户可能代际传承都是种烟,有这方面的技术优势,而缺乏种植其他作物的技术;第五,因为烟叶税是地方政府的收入,故地方政府有积极性组织、动员和支持农民来种植烟叶。但是,种烟是不是成本-收益最好的选择,这需要证据做出回答。这也是在控烟势头不断加强,对烟叶的需求会减少的背景下要考虑的问题。

已经有不少实证研究通过计算投入产出比或产品的净收益比较烟叶与其他作物,回答了这个问题。基本的结论都是:虽然烟叶的收益比较高,但它要求的投入也比较多,它的收益/成本比是相对较低的。

2002年,在四川省、贵州省和重庆市的种烟县对1013户农户进行的入户调查得到了如下的数据(表36-10)。

中国农业大学国家农业市场研究中心李钰等在《2010—2015年烤烟成本收益报告》中明确指出:烤烟的收益和成本都很高而且比较接近,所以烤烟的成本利润率明显低于一般作物。图36-4给出了烤烟的成本利润状况。

表36-10 主要农作物的收入成本比(按耕地面积大小)

粮食作物	<0.5公顷 (n=302)	0.5~1.0公顷 (n=361)	>1.0公顷 (n=340)	总计 (n=1003)
烟草	2.4	2.6	2.8	2.6
豆类	3	5.9	2.9	4.3
油料	3.1	4	3.7	3.7
水果	4.7	3.4	3.7	3.7

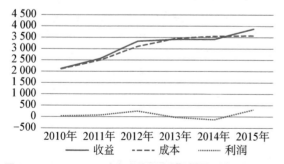

图36-4 2010—2015年每亩烤烟成本、受益和利润(单位:元)

这些发现并不只是中国特有。印度的一项研究得出以下的收益-成本比:红花为4.01;芥末为1.33;烤烟为1.2。

于是,就自然会提出来用其他作物来替代烟草种植的议题。然而,要实现转产必须要考虑到各种重要的影响因素,选择合适当地自然地理条件的、收益更高的作物;即使可以确定了一种可供替代的农作物,种植的转变也需要时间和经济资源的投入(包括对可供替代的农作物的初始投资),需要对农户宣传和动员、对他们进行指导培训;另外,还必须考虑可供替代的农作物潜在市场的大小,对价格改变的敏感性、市场准入等。

(4)烟叶税

过去一直对烟叶课以"烟叶特产农业税",税率为收购价的31%。1999年中央政府将烟叶特产农业的税率下调为20%。2006年中央政府免除了所有农产品的税赋,仅烟叶唯一例外地保留下来。国务院发布了《中华人民共和国烟叶税暂行条例》,以"烟叶税"代替"烟叶农产品特种税",税率保持为20%;烟叶税收归地方政府享有。2017年12月举行的十二届全国人大常委第三十一次会议表决通过了《中华人民共和国烟叶税法》(简称《烟叶税法》),提升了烟叶税立法的层次,仍保持20%的税率。

表36-11给出了2004—2014年的烟叶税收变化概况。虽然烟叶税额保持了一个上升的趋势,但总体上烟叶税的数量很小,占政府的财政收入的比例仅在0.1%左右,可以说是微不足道,并且比例还有下降的趋势。但是,因为烟叶税由地方政府享有,这一定会激励地方政府,使之有动力去组织、鼓励和支持农民种植烟草,从而能够确保卷烟等烟草制成品有足够的原料供应,保证了后面更多的税收不会受到原料不足风险的影响。虽然学界一直存在取消烟叶税的声音,认为它的存在可能会产生不利于烟草控制的阻力;但有了《烟叶税法》的保驾护航,取消烟叶税会否成为现实,还需要努力创造条件,到整体社会经济的发展使烟草不再像目前这么重要时,才会水到渠成。

表36-11 近几年烟叶税的状况

年份	烟叶税 (亿元)	政府财政收入 (亿元)	烟叶税占政府财政收入的比例(%)
2010	78.36	83101.51	0.09%
2011	91.38	103874.4	0.09%
2012	131.78	117253.5	0.11%
2013	150.26	129209.6	0.12%
2014	141.05	140370	0.10%
2015	142.78	152269.2	0.09%
2016	130.54	159605	0.08%

36.4 我国的烟草税收和利润

36.4.1 对烟草征税概述

早在 18 世纪亚当·斯密就已在其著名的《国富论》中指出：糖酒和烟草制成品作为非生活必需品，是理想的课税对象。过去对烟草征税所遵循的原则，仅仅是把它视为政府增加收入的一种低管理成本的有效手段。当人们逐步认识到烟草消费对人类健康和环境造成严重危害时，于是有了对烟草征税的第二个原则：将烟草税看作"使用者付费"或"受益原则"，认为烟草税应包括吸烟带来的外部成本，以及能够产生控制或阻止吸烟者吸烟的作用。

根据《世界卫生组织烟税政策研究手册》的定义，因为只有消费税和增值税会影响到零售价，故计算烟税税率时应该只包括消费税和增值税。本节重点讨论消费税，它是提高卷烟价格以控制烟草消费的重要工具。对于消费税的征收，可以实行从量计征方式（称为从量税，specific tax），也可以采用从价计征的方式（称为从价税，ad valorem tax），还可采取二者结合的方式（可称为混合税，mixed tax）。据世界卫生组织 2017 年的报告，在 173 个成员国中 65 个采用从量税方式，47 个采用从价税方式，61 个采用混合方式。消费税的征收环节可以在生产环节，也可以在流通环节。

世界卫生组织建议对烟草制成品课税应遵循如下几个原则：首先，简化税制，对所有烟草制成品不分等级和品牌，征收统一的高额税收，这样可以简化管理；其次，征收高额的从量税，这样有利于使烟草制成品在零售环节的价格保持大体一致而不会差别太大，防止烟草企业促销低价格产品；第三，透明的税基，若税基很小，从价税的税率很高也不会有效，若以批发价为税基，烟草企业可能会利用这个机会低报烟草制成品的价值，导致政府的税收减少，以零售价为税基会易于征收和管理；第四，经常根据通货膨胀情况做出调整，提高水平，否则烟草制成品会随着时间的推移而变得相对便宜。

36.4.2 中国卷烟税率及其调整

我国对卷烟的课税包括增值税、消费税、企业所得税，还有城市建设及教育附加费等。而对卷烟征收的消费税，开始是单一的从价税，以后逐步变为混合税，即既征收从量税又征收从价税，但主要部分仍

是从价税，从量税很小；是在生产环节和批发环节征收。

（1）卷烟消费税率或税额及其变化

1994 年以前烟草制成品与其他商品一样均只征收 60% 的工商税。从 1994 年起中国的卷烟消费税经历了 5 次变化。

1994 年我国开始实行分税制，并新增消费税，烟草制成品统一按出厂价计征 40% 的消费税。1998 年，烟草消费税按照卷烟的类别进行差别税率征收，将卷烟分为五大类、三个税率分类进行征收，一类卷烟的消费税率调整为 50%，二类、三类卷烟的消费税率保持 40% 不变，四类、五类卷烟的消费税率则降至 25%。2001 年，烟草消费税使用从价和从量相结合的方法计税，从量计税按照每标准箱卷烟（5 万支）150 元征收（即每包 0.16 元）；从价计税按照每条调拨价 50 元以上税率 45%，50 元以下税率为 30% 的标准征收。2009 年再次调整了烟草消费税，由生产环节征收变为生产环节和批发环节双重征收，在批发环节新加征了 5% 的从价税，生产环节按照甲类卷烟（价格低于 70 元/条）税率 56%，乙类卷烟（价格高于 70 元/条）税率 36% 征收（表 36 - 12）。第五次变化是 2015 年的调整，将卷烟批发环节从价税税率由 5% 提高至并 11%，并按 0.01 元/包加征从量税（表 36 - 13）。

表 36 - 12 2009 年卷烟税调整前后的税赋比较

分类	2009 年 6 月以前（每包）	2009 年 6 月以后（每包）
从量税	0.06 元	0.06 元
从价税	5 元及以上，45% 5 元以下，30%	7 元及以上，56% 7 元以下，36%
批发环节的从价税	0%	5%

表 36 - 13 2015 年卷烟税调整前后的税赋比较

分类	2015 年 5 月以前（每包）	2015 年 5 月以后（每包）
从量税	0.06 元	0.06 元
批发环节从量税	无	0.10 元
从价税	7 元及以上，56% 7 元以下，36%	7 元及以上，56% 7 元以下，36%
批发环节的从价税	5%	11%

（2）中国卷烟消费税率的实际水平

烟草制成品的消费对人类健康及其环境有重大的负面影响，为了限制和减少烟草及其制成品的消

费,世界各国普遍采用征收高额消费税,以体现"寓禁于征"的意图及增加政府的财政收入。国际上许多经验都反复证明,提高税赋以增加卷烟的价格是成本效果最好的控烟手段。世界卫生组织对《烟草控制框架公约》缔约国的建议是:卷烟消费税税率(即消费税占零售价的比例,常常简称卷烟税率)应该提高到不低于75%。

据2017年WHO的报告,有32个成员的消费税税率超过了75%,70个成员国的税率在51%～75%,56个成员国的税率在26%～50%,30个成员国的税率在25%以下,其余的则没有数据。

中国实际的卷烟税率是多少,过去一直有争议。烟草公司的经济学者测算的卷烟税率为59%,其他学者的研究结果在40%～49%。其实,烟草公司在测算税率时,其分子中不仅包含了消费税,还包含了所得税、城市建设附加和教育附加费等所有的税赋,即所谓的"综合税赋",故得到的结果是税赋水平较高。但是,这种计算方法得到的结果与国际上通行的分子中只包含消费税的计算结果之间缺乏可比性。2014年在一次有各方学者参加的研讨会上,通过争论,大家取得基本共识:中国的烟草消费税税率为43%～49%。

(3) 中国卷烟税调整实践的启示及对进一步调整的思考

通过回顾中国卷烟税多次调整的实践,特别是最近两次调整的实践,对于如何运用好税收、价格工具有很大的启发意义。

1) 只有税、价联动才能使税收工具发挥控制烟草消费的作用。2009年税赋调整的主要目的就是增加政府的财政收入。调税后烟草公司又明令不得提高卷烟零售价,当然就不会产生抑制烟草消费的作用。2009年全国卷烟税收为3 948.0亿元,2010年增加到4 773.1亿元,增幅达21%。而同期的卷烟消费从4 525.34万箱增加到4 711.00万箱。税收工具并未有效地发挥控制烟草消费的作用。与此形成对照的是2015年的卷烟税调整。这次调整不仅提高了税赋,烟草公司还同时将卷烟的批发价格上调6%,并建议零售价格按照零售毛利率不低10%的原则确定,从而实现了税、价联动。有研究证实:提税后所有卷烟零售价均有所增加,四类烟零售价涨了10%,五类烟增长了20%。2015年的调税是当年5月10开始的。卷烟销售量从2014年的5 099.04万箱下降到2015年的4 979.04万箱,2016年继续下降,为4 699.2万箱,显然起到了抑制烟草消费的作

用。同时卷烟消费税也从2014年的4 270.6亿元增加到2015年的5 355.01亿元。2009年和2015年的卷烟税调整不只是一个对照社会实验,充分说明提税并涨价是控制烟草消费和增加政府财政收入的双赢的政策工具。

2) 进一步提高卷烟消费税税赋特别是从量税,有利于人民和国家,同时可进一步展现中国履行国际公约的担当。中国的卷烟消费税率虽然几经调整有所提高,但在国际上仍属中等偏下的水平,要达到75%的要求还有较长的路要走。特别是从量税还非常低,目前只有每包0.16元,国内外专家建议应提高到每包1～4元的水平,这也有利于缩小目前高、低档卷烟之间的巨大价差。

36.4.3 中国卷烟总利税及其变化

在专卖体制下,烟草行业实现了高度垄断,其税收和利润都非常高。表36-14给出了2000—2020年的卷烟税收和利润及它们占政府财政收入的比例。因为多数年份的公开数据中卷烟的利税是没有区别开的,故难于单独计算税收。到2014年卷烟利税已经跨过了万亿大关,可称为第一纳税大户;进入21世纪以来它占政府财政收入的比例一直在7.5%左右波动,但总体处于下降趋势,在2016—2019年间该比例下降至7%以下。20世纪90年代的1994—1997年卷烟利税对政府财政的贡献都超过10%,最高年份的1995年高达11.37%。随着其他产业(如能源、汽车和高科技等)的发展,政府对于卷烟税的依赖会进一步减弱,从而会为控烟提供更宽松的环境条件。

表36-14 2000—2015年的中国卷烟利税

年份	卷烟税利总额 (亿元)	财政收入 (亿元)	卷烟税利占财政 收入的比重(%)
2000	1 050.00	13 395.00	7.84
2001	1 281.00	16 386.00	7.82
2002	1 541.00	18 904.00	8.15
2003	1 689.72	21 715.25	7.78
2004	2 100.00	26 396.47	7.96
2005	2 400.00	31 649.49	7.58
2006	3 104.00	38 760.20	7.88
2007	3 887.85	51 321.78	7.56
2008	4 499.41	61 330.35	7.33
2009	5 131.13	68 477.00	7.49
2010	6 045.50	83 080.00	7.28

续　表

年份	卷烟税利总额 （亿元）	财政收入 （亿元）	卷烟税利占财政 收入的比重（%）
2011	7 529.56	103 874.43	7.25
2012	8 649.39	117 253.52	7.38
2013	9 559.86	129 209.64	7.40
2014	10 517.60	140 370.03	7.49
2015	10 950.00	152 269.23	7.19
2016	10 795.00	159 605.00	6.76
2017	11 145.10	172 592.80	6.46
2018	11 556.20	183 359.80	6.30
2019	12 056.00	190 390.10	6.33
2020	12 803.00	182 913.90	7.00

引自：国家统计局. 中国统计年鉴[M]. 北京：中国统计出版社，2001—2021.

卷烟税收和利润这么大的数额并占这么大的比例，对政府的重要性自然是不能忽视的，这也是为什么政府在制定烟草控制政策时会显得有些瞻前顾后的关键影响因素。在国际上，烟草税常常被称为"罪恶税"（sin tax），因为它是以广大群众的健康为代价的。如果把广大群众的健康放在优先的位置，就一定会果断地采取各种有效的措施，包括提高税赋、从而提高价格，强有力地遏制烟草的流行；况且在理论和实践两方面都证明，提高税赋和价格是控制烟草消费和增加政府财政收入双赢的工具。

36.4.4　烟草税的累进性与累退性

征税的公平性是指税赋公平地分配于各纳税人。这里涉及两个方面：第一，税赋应以个人从政府提供的服务中所享受的利益为基础；第二，税赋应以个人的支付能力为基础。若收入较低的群体与收入较高的群体相比承担了较高的税赋（占其收入的百分比较强），就称税赋是累退的（regressive），那么税赋就是不公平的；如果不论管纳税人的收入多寡及负担能力的大小，均按同一比例征课税，结果是负担能力较高者，其负担率（税赋占其收入的比例）较低；而负担能力低者，负担率反而较高，这就是一种累退税。反之，若收入越高的人群承担的税赋越多，就称税赋是累进的（progressive），则税赋是公平的。卷烟的税赋到底是累进的抑或是累退的，尚有不少争议。只有理清这一点，才能理直气壮推行提高卷烟税赋的政策。

一方面，若静态地看，消费税一般都具有累退性：无论收入多少支付一样的消费税，这样就会使这

种支出占低收入人群收入的比例较高。但另一方面，许多研究都证实，从全球来看，低收入和中低收入国家的吸烟人数在增加，而高收入国家的吸烟人数在减少；在一个国家内部，低收入或中低收入人群比中高收入及高收入人群的吸烟率更高。因此，较低收入人群一定会承担较大比例的烟草使用引起的疾病经济负担，这也是一种累退性；当然，这是应该避免的。其次，如在第二节所述，低收入吸烟者对烟草价格变化的反应（价格弹性）比高收入者更大，当增加烟草税赋导致价格提高时，会有更多的低收入吸烟者放弃吸烟或者更多地减少烟草消费量，从而减少吸烟的支出，将由此省下来的资金用于必要的生活支出，并且更多地减少吸烟所致的疾病经济负担，使他们的净社会福利得到更多增加。在这个意义上我们可以说提高烟草税赋不是累退的，是有利于反贫困的。另一方面，可将烟草税收的一部分专门用于帮助低收入者的医疗保健费用和烟草控制，以帮助减少低收入者的吸烟率及经济负担，可促进增加公平。

36.5　烟草相关疾病的经济负担

烟草消费给中国居民的健康造成巨大损失。至少半数吸烟者可能会因吸烟而死亡；烟草相关疾病导致的健康损失及其他后果让许多人沦于贫困，也让许多人无法脱离贫困。

烟草企业作为高度垄断的特许经营企业，每年为政府贡献了巨额的财政收入。但其代价是极其巨大的，以烟草来增加收入也是与人们追求健康的社会发展目标相冲突的。烟草使用导致中国大量的人罹患各种疾病，使每年有100万人、相当于每天3000人死于烟草相关疾病。测算吸烟有关的疾病造成医疗支出增加、劳动生产力减低、早亡等疾病经济负担，可以让整个社会清醒认识到烟草的危害，并为推动烟草控制策略提供证据。本节介绍测算的方法和一些测算结果。

36.5.1　测算烟草相关疾病经济负担的方法

（1）烟草相关直接疾病经济负担的测算

人们对"烟草相关病"的认识日益深化，但可能不尽完全。有的已经有非常确切的证据表明吸烟与疾病的直接联系，有的还在积累证据，有的尚未发现。于是，测算方法就分为"疾病别法"和"全病因法"。

1) 直接疾病经济负担的产量指标：

A. 直接医疗负担。即是购买卫生服务的费用，如挂号费、检查费、诊断费、治疗费、处置费、检查费、手术费、药品费（包括处方要求的药品和自购药）、康复费、临终关怀费等治疗疾病的费用。测算时往往根据患者利用的不同卫生服务种类的平均费用乘以卫生服务实际利用次数。在我国，卫生服务利用最主要的三种形式是门诊、住院和自我医疗，直接医疗负担就转化成了两周就诊、住院和自我医疗所购买的所有医疗服务的费用，计算公式如下：

$$DMC_i = (PH_i \times QH_i + PV_i \times QV_i \times 26 + PM_i \times QM_i \times 26) \times POP \times SAF\cdots$$

（公式 36 - 12）

式中：DMC 表示直接医疗负担；下标 i 表示某种疾病；PH 表示每次住院治疗的平均费用；QH 表示 12 个月内人均住院治疗的次数；PV 表示每次门诊的平均费用；QV 表示两周内人均门诊次数；PM 表示每次自我医疗的平均费用；QM 表示两周人均自我医疗的次数；POP 表示某年人口数；SAF 表示吸烟归因分值。

B. 直接非医疗负担。即为了获得利用医疗卫生服务机会，治疗疾病过程中支持性活动的费用以及疾病发生过程中产生的财产损失，如交通费、膳食费、营养费、住宿费、陪护人员费用和财产损失费等。

$$NDMC_i = (PHI_i \times QH_i + PVI_i \times QV_i \times 26 + PMI_i \times QM_i \times 26) \times POP \times SAF$$

（公式 36 - 13）

式中：$NDMC$ 表示直接非医疗负担；PHI 表示平均每次住院治疗用于交通、营养伙食和陪护人的费用；PVI 表示平均每次门诊用于交通和其他非医疗费的费用；PMI 表示平均每次自我医疗用于交通和其他非医疗费的费用；其他符号的含义和上面直接医疗负担公式一致。

2) 直接医疗负担测量的疾病别法：疾病别法采用"吸烟—疾病—经济负担"的研究方法，将经济负担估算局限于与吸烟关系密切的癌症、心血管和呼吸系统等疾病，直接按照流行病学归因的方法，利用相对危险度（RR）计算出吸烟的归因分值（smoking-attributable fraction，SAF），估算经济负担。吸烟的归因分值为：

$$SAF = \frac{(PN + PS \times RR) - 1}{(PN + PS \times RR)}$$

（公式 36 - 14）

式中：PN 表示非吸烟率，PS 表示吸烟率，RR 表示吸烟者相对于非吸烟者患某病的相对危险度。测算了 SAF 后，用公式 36 - 12 计算直接医疗负担、公式 36 - 13 计算直接非医疗负担。

3) 直接医疗负担测量的全病因法：全病因法是直接从吸烟者和非吸烟者的经济负担的差异入手，测算所有与吸烟相关疾病的经济负担。其主要特点就是通过建立计量经济学模型估算医疗费用。疾病别法无法避免的缺点是：因为与吸烟有关的疾病种类众多，有的可能尚未被识别，不可能对所有疾病进行归因测算，从而这种方法就会低估吸烟带来的经济损失。全病因法通过直接比较吸烟者和非吸烟者经济负担之间的差异（当然需要控制其他条件），有效地避免了疾病别法的缺陷。人们常常使用两部模型来估算 SAF。

大多数情况下，医疗卫生服务费用数据有如下两个特征：一是包含较大比例的零观测值，因为这部分人在一定的观察期限内并没有发生医疗卫生服务的利用，不存在费用的支出；二是发生了医疗卫生支出的这部分人群，因为疾病的严重程度、合并症、并发症、社会人口学特征、医疗保险类型等多种因素的影响，医疗费用的差别非常大，往往数据不呈正态分布，但是这个量的对数近似正态分布或 χ^2 分布。一般情况下，医疗卫生费用数据被看成两部过程的结果：首先是确定是否发生了就医，其次是就医后支付的医疗费用。这样的数据不适合采用线性回归模型、方差分析或者是其他的分析方法。两部模型是分析这类资料最常用的统计模型。1999 年有研究者将该模型用于归因于吸烟的疾病直接经济负担的研究。

中国的医疗卫生服务利用类型主要可以分为门诊、住院两种，针对两种类型的医疗卫生服务本研究拟分别建立两步模型估计归因于吸烟的疾病直接经济负担。

第一部模型是 logistic 概率函数，因变量 y 为个人是否可能进行卫生服务消费，函数形式为：

$$\text{logistic}(Y) = \beta_P X + \varepsilon_P$$

（公式 36 - 15）

该模型用于估计发生医疗卫生服务的可能性。

第二部模型为对数线性模型，因变量 y 是各类医疗服务类型的年实际发生总费用的对数值，函数形式为：

$$\log(Y) = \beta_e X + \varepsilon_e \quad \text{（公式 36 - 16）}$$

两个方程的自变量相同,分别为性别、年龄、种族、文化程度、婚姻状况、吸烟状况、其他健康相关行为因素以及一些交互变量等。根据两个函数的关系估算吸烟者和非吸烟者相关疾病的直接负担,两者

公式包含两种拟合费用值,第一种采用实际收集的数据拟合,第二种是将吸烟变量设为 0 进行拟合,即在其余变量不变的情况下假设个体均为不吸烟者。随后分别对两种样本拟合值求和,得到实际拟合总费用和假设所有人均不吸烟的拟合总费用。这两个集合的差值除以实际拟合总费用即为 SAF。在公式上,B 是 β 的估计值;X 为原始数据,X^* 即将吸烟变量全部设置为 0;$\exp(XP_P)/[(1+\exp(XP_P)]$ 为相应人群就诊概率,由 logit 模型得到的拟合方程进行对数转换得到;$\exp(XB_\varepsilon)$ 为相应人群医疗支出,由两部模型的第二部模型拟合结果进行对数转化得到。

(2)烟草相关间接疾病经济负担的测算

间接经济负担主要指生产力的损失,包括生产时间和生产率的损失。

1)间接疾病经济负担的测算的人力资本法。人力资本法是根据患者损失了生产时间从而带来收入降低来测算间接经济负担。具体计算方法为损失时间×市场工资率。

如果计算早亡带来的间接经济负担,损失时间可以用潜在减寿年数(PYLL)表示,也可以将人力资本法和伤残调整生命年(DALY)结合起来核算疾病间接经济负担。但需注意的是:早亡所带来的未来收入的减少要贴现,还要考虑未来每年的收入会按照按一定的增长率增加。人力资本法是使用得较为广泛的测算间接经济负担的方法。但其也有一定的缺陷,比如用工资率代替劳动者的生产力不尽合理,因为工资会受到性别歧视等影响;另外,将人的生命价值货币化也受到从伦理道德角度出发的批评。

人力资本法的估算分为 4 个步骤:①计算出归因于吸烟的死亡人数,用死亡率与平均人口数相乘,再乘以归因分值 SAF;②计算归因于吸烟的潜在减寿年数,用归因于吸烟的死亡人数乘以年龄组期望寿命;③计算单个个体早亡带来的经济损失的现值,这里既要考虑时间价值将未来的经济损失贴现,又要考虑未来时间内收入会发生增加,一般贴现率用

的差值和总费用的比值即为归因于吸烟的疾病直接经济负担。

由两步模型推算出归因分值(SAF)的计算公式如下:

$$
SAF = \frac{\sum \{\exp(XP_P)/[1+\exp(XP_P)]\exp(XB_\varepsilon)\} - \{\exp(X^*P_P)/[(1+\exp(X^*P_P)]\exp(X^*B_\varepsilon)\}}{\exp(XP_P)/\{[1+\exp(XP_P)]\exp(XB_\varepsilon)\}} \tag{公式 36-17}
$$

银行同期利率,而用经济增长速度代表收入增加速度;④用归因于吸烟的死亡人数乘以单个个体早亡带来的经济损失获得归因于吸烟的早亡经济损失。

$$
SAD = [DRATE \times POP] \times SAF \tag{公式 36-18}
$$

$$
SAYPLL = SAD \times LE \tag{公式 36-19}
$$

$$
PVLE = \sum_{m=a}^{\max a} [SURV(m)][Y(m) \times E(m)] \times (1+g)^{m-a}/(1+V)^{m-a} \tag{公式 36-20}
$$

$$
SAMC = SAD \times PVLE \tag{公式 36-21}
$$

式中:SAD 表示归因于吸烟的死亡人数;$DRATE$ 表示每十万人口的死亡率;$SAYPLL$ 表示归因于吸烟的潜在减寿年数;LE 表示年龄组期望寿命;$PVLE$ 表示单个个体早亡带来的经济损失的现值;$SURV$ (m) 表示年龄别生存概率;$\max a$ 表示最大的年龄组段,如"85+";$Y(m)$ 表示不同性别年龄组在岗人员人均收入;$E(m)$ 表示年龄别性别的在岗率;g 表示未来收入的增长率;V 表示贴现率;a 表示死亡年龄;$SAMC$ 表示归因于吸烟的早亡经济损失。

2)测算间接疾病经济负担的全收入法。人力资本法仅从工资收入的角度估算经济损失,相对局限和片面。而早亡等引起的经济负担对国民经济的影响是一个值得探讨的问题。2013 年,贾米森(Jamison)等详尽地阐述了一种新的测算方法,即全收入法(full income approach)。这一方法能较好地反映死亡率变化带来的国民经济变化,其优越性主要体现在测算的角度更宏观全面,测算的精确度更高。

全收入法是测算疾病死亡率(或死亡风险)的变化所致的国民生产总值的变化的一种方法。主要测算公式有两个:一个是将死亡率的变化转化为期望

寿命的变化,另一个是估算死亡率变化所带来的经济损失(收益)的货币值。

$$\Delta \text{lifeexpectancy} = \frac{1}{s(a^*)}\int_{a^*}^{\infty}s(a)da -$$
$$\frac{1}{s(a^*)}\left[\int_{a^*}^{\infty}(1-m)s(a)da\right]$$
$$= e(a^*)+me(a^*)-e(a^*)$$
$$= me(a^*)$$

(公式 36－22)

$$V(e_i,e_j,y)=0.018y\int_0^{\infty}n(a)\Delta SMU(e_i,e_j)\frac{e(a)}{e(35)}da$$

(公式 36－23)

其中,公式 36－22 中的 $s(a)$ 是全人群生存曲线,$s(a^*)$ 是 a 岁时的全人群生存曲线,$e(a^*)$ 是 a 岁时的全人群期望寿命,m 是吸烟人群死亡率;公式 36－23 中的 $\Delta SMU(e_i,e_j)$(标准死亡单元 SMU 的变化值)是吸烟人群与全人群的死亡率差值,$n(a)$ 为

年龄别人口数,$e(a)$ 是 a 岁期望寿命,$e(35)$ 是 35 岁期望寿命,y 是人均 GDP。SMU(标准死亡率单元,Standardized Mortality Unit))的定义是:一个万分之一(10^{-4})的死亡风险。

36.5.2 中国的烟草相关疾病的经济负担测算

(1)中国归因于吸烟的疾病经济负担

杨练等基于疾病别法和人力资本法,利用第四次国家卫生服务调查的家庭健康询问调查数据测算了 2008 年中国归因于吸烟的疾病经济负担,这里只涉及三大类疾病——呼吸系统疾病、循环系统疾病和癌症。

首先估计了归因分值。如表 36－15 所示,农村男性 35～64 岁组癌症的 SAF 值最高,为 25.7%,城市女性 35～64 岁组循环系统疾病 SAF 值最低,为 0.77%。SAF 值的大小与吸烟率和对应的 RR 值密切相关。

表 36－15　2008 年中国 35 岁及以上成人 RR 值和 SAF 值

疾病种类	RR^* 男性	RR^* 女性	SAF(%) 城市 男性 35～64(岁)	城市 男性 65＋(岁)	城市 女性 35～64(岁)	城市 女性 65＋(岁)	农村 男性 35～64(岁)	农村 男性 65＋(岁)	农村 女性 35～64(岁)	农村 女性 65＋(岁)
呼吸系统疾病	1.14	1.43	7.52	4.93	1.57	3.1	8.09	7	1.65	3
循环系统疾病	1.17	1.21	8.99	5.93	0.77	1.5	9.66	8.4	0.81	1.5
癌症	1.55	1.62	24.22	17	2.24	4.4	25.7	23	2.36	4.3

然后,依据估计的 SAF 计算出归因于吸烟的疾病经济负担(表 36－16)。

2008 年中国归因于吸烟的疾病经济负担为 3 205.79 亿元,其中直接经济负担为 430.71 亿元(21.5%),间接死亡成本为 2 730.24 亿元(76.1%),间接疾病成本为 44.83 亿元(2.4%)。疾病经济负担占同年中国 GDP 的 0.7%。2008 年中国居民人均负担

150.71 元成本,35 岁及以上烟民人均负担 884.11 元成本。2008 年卷烟销售量是 1 070 亿包,相当于每包香烟带来 1.8 元的疾病成本,占 A 级香烟均价(23.27 元)的 8.1%,占 B 级香烟均价(4.38 元)的 43%。

430.71 亿元的直接经济负担占同年卫生总费用(14 536 亿元)的 3.0%,门诊直接经济负担占 73%,住院占 27%。

表 36－16　2008 年中国归因于吸烟的疾病经济负担(万元)

比较项	直接经济负担 门诊	直接经济负担 住院	小计	间接经济负担 间接疾病成本 交通、看护等	间接经济负担 间接疾病成本 休工	间接死亡成本	小计	合计
男性	2 815 738	1 030 071	3 845 809	230 957	157 244	25 602 633	25 990 834	29 836 643
女性	336 999	124 266	461 265	35 240	24 893	1 699 815	1 759 948	2 221 213
35～64	1 703 856	684 271	2 388 127	175 490	151 730	23 994 030	24 321 250	26 709 377
65＋	1 448 881	470 066	1 918 947	90 707	30 407	3 308 418	3 429 532	5 348 479
城市	1 388 609	580 365	1 968 974	94 835	49 592	4 711 248	4 855 675	6 824 649

续 表

比较项	直接经济负担			间接经济负担				
	门诊	住院	小计	间接疾病成本		间接死亡成本	小计	合计
				交通、看护等	休工			
农村	1 764 128	573 972	2 338 100	171 362	132 545	22 591 200	22 895 107	25 233 207
呼吸系统疾病	529 121	119 485	648 606	53 561	78 664	1 187 685	1 319 910	1 968 516
循环系统疾病	1 512 156	506 696	2 018 852	118 665	77 134	5 069 449	5 265 248	7 284 100
癌症	1 111 460	528 156	1 639 616	93 971	26 339	21 045 314	21 165 624	22 805 240
合计	3 152 737	1 154 337	4 307 074	266 197	182 137	27 302 448	27 750 782	32 057 856

（2）中国农村二手烟暴露的医疗费用负担测算

世界卫生组织 2015 年发布的《中国无烟政策——效果评估及政策建议》研究报告指出中国有近 7.4 亿人暴露于二手烟雾危害之下。姚婷婷等基于流行率和疾病别的方法和 2011 年的中国农村家庭调查（NRHS）的数据估计了中国农村地区归因于二手烟的疾病经济负担。

1）估计二手烟归因分值。与一般估计归因分值类似，二手烟归因分值（SHS-attributable fraction，SAF_{shs}）用于测算特定人群（如非吸烟成人）归因于二手烟的健康和经济负担。这项研究采用流行病学公式 36-24 估计了分疾病、性别的 SAF_{shs}：

$$SAF_{shs,\ ij} = \frac{[P_{shs,\ j} \times (RR_{shs,\ ij} - 1)]}{[P_{shs,\ j} \times (RR_{shs,\ ij} - 1) + 1]}$$

（公式 36-24）

式中：P_{shs} 代表在非吸烟人群中的二手烟暴露率，RR_{shs} 代表与暴露于二手烟的人相对于未暴露的人疾病相对危险度。

表 36-17 给出了二手烟归因分值。在所有疾病中，女性的该分值均高于男性。其中哮喘的归因分值在女性（0.38）和男性（0.25）中均最高，而肺癌的归因分值在女性（0.38）和男性（0.25）中均最低。

表 36-17　疾病、性别二手烟归因分值

二手烟相疾病	SAF_{shs}	
	女性	男性
门诊		
哮喘	0.38	0.25
乳腺癌（女性）	0.27	NA
心脏病	0.13	0.07
肺癌	0.07	0.04
结核	0.25	0.16
住院		
哮喘	0.38	0.25

续 表

二手烟相疾病	SAF_{shs}	
	女性	男性
乳腺癌（女性）	0.27	NA
心脏病	0.13	0.07
肺癌	0.07	0.04
结核	0.25	0.16

注：NA 表示缺失值，下同。

2）计算医疗成本。医疗成本包括了门诊医疗成本和住院医疗成本。门诊服务包括了在医院发生的急救和在诊所发生的诊所就诊。住院和门诊期间的处方药消费分别包含在住院和门诊医疗费用中。在农村非吸烟人群归因于二手烟的医疗费用（SAE_{shs}）等于不同疾病、性别的 SAF 乘以对应的医疗总费用（THE）。具体公式如下：

$$\begin{aligned} SAE_{shs,\ ij} &= THE_{ij} \times SAF_{shs,\ ij} \\ &= POP_j \times PNS_{NS,\ j} \times DRATE_{ij} \times \\ &\quad (INPX_{ij} + OUTX_{ij} \times 12) \times SAF_{shs,\ ij} \end{aligned}$$

（公式 36-25）

式中：POP 代表年龄大于 19 岁的农村成年人口数（POP 来源于《中国统计年鉴 2011》），PNS 为农村非吸烟成人比例；$DRATE$ 是农村非吸烟人群疾病患病率；$INPX$ 代表患有二手烟相关疾病的农村非吸烟成人人均年住院费用；$OUTX$ 代表患有二手烟相关疾病的农村非吸烟成人月均门诊费用。

2011 年中国农村二手烟相关医疗费用为 75.60 亿元，其中门诊费用 37.02 亿元，住院费用 38.58 元。女性费用（55.26 亿元）是男性费用（18.54 亿元）的近三倍。对于女性，心脏病费用最高（44.21 亿元），接下来为结核（5.71 亿元）、哮喘（2.80 亿元）、乳腺癌（2.53 亿元）、肺癌（63 万元）。男性与女性费用顺位相似，心脏病费用最高（11.38 亿元），以后为结核（4.43 亿元）、哮喘（2.64 亿元）、肺癌（945 万元）。五

分之一的医疗费用(14.98亿元)被保险覆盖,包括门　诊11.34亿元、住院13.18亿元(表36-18)。

表36-18　中国农村非吸烟成人二手烟归因分值和归因于二手烟的医疗费用(2011年)

二手烟相关疾病	患二手烟相关疾病人均年人均医疗费用(元)		归因于二手烟的医疗费用(百万元)		归因于二手烟医疗费用合计(百万元)	保险报销(百万元)
	女性	男性	女性	男性		
门诊						
哮喘	1 550	183	209.8	61.1	270.3	13.9
乳腺癌(女性)	12 959	NA	253.3	NA	253.3	12.6
心脏病	2 198	362	2 265.4	403.2	2 668.7	136.7
肺癌	239	952	0.63	9.5	10.7	0.63
结核	2 337	481	156.9	161.9	318.8	15.8
小计			2 886.0	635.7	3 773.7	179.6
住院						
哮喘	2 602	1 037	70.6	202.9	273.4	92.6
乳腺癌(女性)	0	NA	0.0	NA	0.0	0.0
心脏病	8 341	1 930	2 155.2	734.6	2 889.8	987.2
肺癌	0	0	0.0	0.0	0.0	0.0
结核	22 598	1 611	413.9	281.0	694.9	236.9
小计			2 639.7	1 218.4	3 858.1	1 318.0
合计			5 525.7	1 854.1	7 379.8	1 497.5

36.6　全球视野下的烟草控制

随着对烟草危害的认识日益清晰和深入,人们清醒地看到了烟草的流行给人类带来极大的经济负担,而烟草的流行又是人类可控的,于是遏制烟草流行从初期的少数先知先觉奔走呼号发展到如今成为了巨大的社会潮流。

36.6.1　WHO的《烟草控制框架公约》:烟草控制的全球共识

烟草控制最重要的里程碑式的事件就是世界卫生组织制定并在全球推动实施了《烟草控制框架公约》。世界卫生组织1999年开始推动制定《烟草控制框架公约》(以下简称《公约》),并于2003年5月在第56届世界卫生大会一致通过了《公约》。《公约》及其议定书的目标是"提供一个由各缔约方在国家、区域和全球各级实施烟草控制措施的框架,以便使烟草使用和接触烟草烟雾持续大幅度下降,从而保护当代和后代免受烟草消费和接触烟草烟雾对健康、社会、环境和经济造成的破坏性影响";而"烟草控制"则是指"通过消除或减少人群消费烟草制品和

接触烟草烟雾,旨在促进其健康的一系列减少烟草供应、需求和危害的战略"。中国在当年就签署了该《公约》,又在2005年8月的第十届全国人大常委会第十七次会议正式批准《公约》;《公约》于2006年1月9日在中国生效。WHO的194个成员国中目前已有181个签署了《公约》成为缔约方,涵盖了全球90%的人口。《公约》秘书处最近发布了"全球履约进展报告"(2018 Global Progress Report on Implementation of the WHO Framework Convention on Tobacco Control),全面回顾、总结了全球履约的经验和成绩。

《公约》要求采取综合的手段来控制烟草流行,它制定了六条控烟的措施,用六条措施的第一个字母拼在一起,简称"MPOWER",即"Monitor tobacco use and prevention policies"(监测烟草使用与预防政策)、"Protect people from tobacco smoke"(保护人们免受烟草危害)、"Offer help to quit tobacco use"(提供戒烟帮助)、"Warn about the dangers of tobacco"(警示烟草危害)、"Enforce bans on tobacco advertising, promotion and sponsorship"(禁止烟草广告、促销和赞助)和"Raise taxes on tobacco"(提高烟税)的第一个字母的缩写。前五项措施是非经济(价格)的方

式,最后一项措施是利用经济(价格)的手段控制烟草的使用,大量的证据表明这是成本效果最好的方式。世界卫生组织每一年或两年要发布一个报告,对签署《公约》的成员履行《公约》义务、实施这六项措施的状况和进展进行比较全面的评估。

36.6.2 控烟履约的进展、挑战与展望

据WHO的报告,履约率最高的两个条款是"保护人们免受烟草危害"(88%)和烟草制成品包装和标签的规定(警示烟草危害,77%)。对于提高税收和价格的条款,履约率为64%。而对"对经济上切实可行的替代活动提供支持"的条款履约率最低,仅为13%。履约的状况仍是很不平衡。欧洲53个国家已经有50个批准了《公约》,其中有32个国家已经要求卷烟包装必须有图片警示成果,25个国家提高了税赋和价格,13个国家引入了无烟公共场所的规定,9个国家提供了戒烟帮助项目,5个国家实施了全面禁止广告和促销。

从2005年《公约》开始生效到2017年,全球的烟草使用一直处于下降的状态。2005年15岁及以上人口的现吸烟率为24%(男性为39%,女性为8%);到2017年的吸烟率降为19%(男性为33%,女性为5%)。详细情况见图36-5。同时,全球的烟草生产也下降了,尤其是近几年。这一成就当然与《公约》的实施有直接的关系。但是,另一方面可持续发展目标还要求到2025年与2010年比较降低吸烟率30%;实现这个目标就可减少25%由非传染疾病而导致的早亡。这进一步加大了履约的压力。WHO基于目前的现状,估计大约13%的缔约国(23个国家)可以达到这个目标;42%的缔约国(76个国家)的

吸烟率会下降,但必须加大控烟力度、提高下降的速率才能达到这个目标;值得注意的是另外36个缔约国,预计可能不会经历一个下降的过程,除非制定并立即实施更有效的控烟政策;还有45个国家因为资料缺乏,其趋势尚不明朗。

控烟履约的挑战来自两方面:一方面是自身的,一方面是外部的,即烟草生产的利益相关者。虽然全球履约有很大的进展,但是还有更大的需要及缺口,面临诸多的挑战。有60%的缔约国(108个)列出了需要或(和)缺口。其中三分之二的国家(甚至包括经济发达国家)都指出履约控烟的财政资源与其国家的控烟需要不相匹配,大约三分之一的国家人力资源短缺;有国家提出在烟草税、起草法规和开展研究项目方面的技术支持力量薄弱;也有国家提出缺乏控烟的政治意愿和缺乏部门协调,特别是在动员非卫生部门的力量方面显得乏力。此外,烟草工业各种形式的干扰一直是重大的挑战。烟草企业不断地推出花样各异的新型产品,如水管烟、无烟烟草制品、电子烟等,不一而足,针对它们的规范和执行是一个日益增长的挑战。

自从西班牙人把烟草从美洲带回欧洲大陆以来,烟草流行了大约五六百年。从20世纪60年代美国医学总监发表烟草危害的报告以来,才过去五六十年。从《烟草控制框架公约》2005年开始实施以来,才过去十五六年的时间。遏制烟草流行是一个大趋势:社会将会越来越进步,先知先觉者是仁爱的,他们会更加不余力地开展控烟活动,宣教烟草的危害;人们会更加理性,最终会抛弃对给自身造成危害的烟草。烟草控制还有很长的路要走,但会越来越宽广,会愈加光明。

(毛正中　姚婷婷　杨　练)

参考文献

[1] 胡德伟. 中国烟草控制的经济研究[M]. 北京:经济科学出版社,2008.

[2] 毛正中, 胡德伟, 杨功焕. 对中国居民卷烟需求的新估计[J]. 中国卫生经济, 2005, 24(5): 45-47.

[3] 毛正中, 杨功焕, 马继民, 等. 全国青少年的卷烟需求及影响因素[J]. 中国公共卫生, 2002, 18(8): 1003-1005.

[4] 毛正中, 杨功焕, 马继民, 等. 中国成人的卷烟需求及影响因素研究[J]. 卫生软科学, 2003, 17(2): 19-23.

[5] 毛正中, 胡德伟. 中国烟草控制需求与供给研究:政策分析和实践[M]. 北京:经济科学出版社,2018.

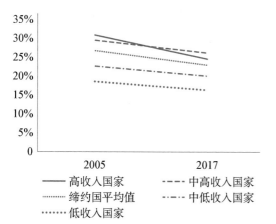

图 36-5　按世界银行分类的不同经济收入水平国家的吸烟率变化

图例:
—— 高收入国家　　- - - 中高收入国家
········ 缔约国平均值　　-··- 中低收入国家
····· 低收入国家

［6］ 郑榕，王洋，胡筱，等. 中国卷烟支付能力研究报告：2001 - 2016［R］. 华盛顿：世界银行集团，2017.

［7］ 中国疾病预防控制中心. 2015 中国成人烟草调查报告［EB/OL］.（2016 - 03 - 23）［2019 - 01 - 15］. http://www. tcrc. org. cn/Item/Show. asp? m=1&d=3259.

［8］ CARTER O B J, PHAN T, MILLS B W. Impact of a point-of-sale tobacco display ban on smokers' spontaneous purchases：comparisons from postpurchase interviews before and after the ban in Western Australia［J］. Tobacco Control, 2015, 24(e1)：e81 - e86.

［9］ Centers for Disease Control and Prevention. Decline in smoking prevalence — New York city, 2002 - 2006［J］. Morbidity and Mortality Weekly Report. 2007, 56：604 - 608

［10］ COHEN J E, PLANINAC L, LAVACK A, et al. Changes in retail tobacco promotions in a cohort of stores before, during, and after a tobacco product display ban ［J］. American Journal of Public Health, 2011, 101 (10)：1879 - 1881.

［11］ CRAGG J G. Some statistical models for limited dependent variables with application to the demand for durable goods［J］. Econometrica, 1971, 39(5)：829.

［12］ FANTUZZI G, AGGAZZOTTI G, RIGHI E, et al. Preterm delivery and exposure to active and passive smoking during pregnancy：a case-control study from Italy［J］. Paediatric and Perinatal Epidemiology, 2007, 21(3)：194 - 200.

［13］ FANTUZZI G, VACCARO V, AGGAZZOTTI G, et al. Exposure to active and passive smoking during pregnancy and severe small for gestational age at term ［J］. The Journal of Maternal-Fetal & Neonatal Medicine, 2008, 21(9)：643 - 647.

［14］ FARRELLY M C, BRAY J W, PECHACEK T, et al. Response by adults to increases in cigarette prices by sociodemographic characteristics［J］. Southern Economic Journal, 2001, 68(1)：156.

［15］ GALLET C A, LIST J A. Cigarette demand：a meta-analysis of elasticities［J］. Health Economics, 2003, 12 (10)：821 - 835.

［16］ GONIEWICZ M L, KUMA T, GAWRON M, et al. Nicotine levels in electronic cigarettes［J］. Nicotine & Tobacco Research, 2013, 15(1)：158 - 166.

［17］ GRANA R A, LING P M. Smoking revolution：a content analysis of electronic cigarette retail websites ［J］. American Journal of Preventive Medicine, 2014, 46 (4)：395 - 403.

［18］ GRANA R, BENOWITZ N, GLANTZ S A. E-cigarettes［J］. Circulation, 2014, 129(19)：1972 - 1986.

［19］ HU T W, REN Q F, KEELER T E, et al. The demand for cigarettes in California and behavioural risk factors ［J］. Health Economics, 1995, 4(1)：7 - 14.

［20］ HUANG J D, KORNFIELD R, SZCZYPKA G, et al. A cross-sectional examination of marketing of electronic cigarettes on Twitter［J］. Tobacco Control, 2014, 23 (suppl 3)：iii26 - iii30.

［21］ International Agency for Research on Cancer. Effectiveness of tax and price policies for tobacco control. Iarc handbooks of cancer prevention in tobacco control, Vol 14［R］. Lyon：International Agency for Research on Cancer, 2011.

［22］ JAMISON D T, SUMMERS L H, ALLEYNE G, et al. Global health 2035：a world converging within a generation［J］. Lancet (London, England), 2013, 382 (9908)：1898 - 1955.

［23］ LI J, WHITE J S, HU T W, et al. The heterogeneous effects of cigarette prices on brand choice in China：implications for tobacco control policy［J］. Tobacco Control, 2015, 24 Suppl 3(0 3)：iii25 - iii32.

［24］ LIU B Q, PETO R, CHEN Z M, et al. Emerging tobacco hazards in China：1. Retrospective proportional mortality study of one million deaths［J］. BMJ (Clinical Research Ed), 1998, 317(7170)：1411 - 1422.

［25］ MAO Z Z, SUNG H Y, HU T W, et al. The demand for cigarettes in China［M］//Tobacco Control Policy Analysis in China. Singapore：WORLD SCIENTIFIC, 2008：129 - 157.

［26］ MILLER V P, ERNST C, COLLIN F. Smoking-attributable medical care costs in the USA［J］. Social Science & Medicine (1982), 1999, 48(3)：375 - 391.

［27］ NIH National Cancer Institute and World Health Organization. The economics of tobacco and tobacco control［R］. National Cancer Institute Tobacco Control Monograph 21, 2017

［28］ PAULY J, LI Q, BARRY M B. Tobacco-free electronic cigarettes and cigars deliver nicotine and generate concern［J］. Tobacco Control, 2007, 16(5)：357.

［29］ ROSS H, CHALOUPKA F J. The effect of cigarette prices on youth smoking［J］. Health Economics, 2003, 12(3)：217 - 230.

［30］ SAFFER H, CHALOUPKA F. The effect of tobacco advertising bans on tobacco consumption［J］. Journal of Health Economics, 2000, 19(6)：1117 - 1137.

［31］ SHAN J. E-cigarette controls considered for safety［N］. China Daily, 2015 - 01 - 07.

［32］ TREHY M L, YE W, HADWIGER M E, et al. Analysis of electronic cigarette cartridges, refill solutions, and smoke for nicotine and nicotine related impurities［J］. Journal of Liquid Chromatography &

Related Technologies, 2011, 34(14): 1442 – 1458.

[33] TRTCHOUNIAN A, TALBOT P. Electronic nicotine delivery systems: is there a need for regulation? [J]. Tobacco Control, 2011, 20(1): 47 – 52.

[34] WANG M, LUO X, XU S, et al. Trends in smoking prevalence and implication for chronic diseases in China: serial national cross-sectional surveys from 2003 to 2013 [J]. Lancet Respir Med, 2019, 7(1): 35 – 45.

[35] WASSERMAN J, MANNING W G, NEWHOUSE J P, et al. The effects of excise taxes and regulations on cigarette smoking[J]. Journal of Health Economics, 1991, 10(1): 43 – 64.

[36] WHO European Region Office. High level of ratification low level of full implementation[EB/OL]. [2021 – 05 – 18]. https://www. euro. who. int/__data/assets/pdf_file/0010/365239/tobacco-2018. pdf? ua=1.

[37] WHO. 2018 Global progress report on Implementation of the WHO framework convention on tobacco control [EB/OL]. [2021 – 05 – 18]. https://fctc. who. int/publications/m/item/2018 – global-progress-report.

[38] WOLLSCHEID K A, KREMZNER M E. Electronic cigarettes: safety concerns and regulatory issues[J]. American Journal of Health-System Pharmacy, 2009, 66(19): 1740 – 1742.

[39] World Health Organization. WHO study group on tobacco regulation (Technical Report 955) [M]. Geneva: WHO Press, 2009.

[40] YANG L, SUNG H Y, MAO Z Z, et al. Economic costs attributable to smoking in China: update and an 8 – year comparison, 2000 – 2008[J]. Tobacco Control, 2011, 20(4): 266 – 272.

[41] YAO T T, JIANG N, GRANA R, et al. A content analysis of electronic cigarette manufacturer websites in China[J]. Tobacco Control, 2016, 25(2): 188 – 194.

[42] YAO T T, ONG M K, MAX W, et al. Responsiveness to cigarette prices by different racial/ethnic groups of US adults[J]. Tobacco Control, 2018, 27(3): 301 – 309.

[43] YAO T T, SUNG H Y, MAO Z Z, et al. The healthcare costs of secondhand smoke exposure in rural China[J]. Tobacco Control, 2015, 24 (e3): e221 – e226.

37 健康产业经济学

37.1 健康产业经济学基础

37.1.1 健康产业的范畴

健康产业是指维护、修复、促进健康的产品生产、服务提供及信息传播等活动的总和,是一个范围广阔、容量巨大的国民经济和社会发展的综合性行业。健康产业包括了预防、促进、管理、治疗、康复等完整的产业环节,涉及医疗健康服务、医药、医疗器械、医疗健康保险、医疗健康信息等主要部门,涵盖产品生产、健康服务、教育科研、健康信息、健康传播等全部大健康产业链条。

目前业界对健康产业没有统一的定义。有的学者认为大健康产业不仅关注人体的健康,还关注环境健康以及环境对人体健康的影响,并将大健康产业分为人体健康和环境健康两个层次。也有学者认为大健康产业指以维护、改善、促进与管理健康和预防疾病为目的,提供产、学、研产品与相关健康服务的行业总称。这里采用较为广义的健康产业定义。

37.1.2 健康产业的统计

根据《健康产业统计分类(2019)》,健康产业是指以医疗卫生和生物技术、生命科学为基础,以维护、改善和促进人民群众健康为目的,为社会公众提供与健康直接或密切相关的产品(货物和服务)的生产活动集合。

本分类依从《健康产业统计分类(2019)》(国家统计局令第 27 号)的分类标准,将健康产业范围确定为医疗卫生服务,健康事务、健康环境管理与科研技术服务,健康人才教育与健康知识普及,健康促进服务,健康保障与金融服务,智慧健康技术服务,药品及其他健康产品流通服务,其他与健康相关服务,医药制造,医疗仪器设备及器械制造,健康用品、器材与智能设备制造,医疗卫生机构设施建设,中药材种植、养殖和采集等 13 个大类。

37.1.3 健康产业的需求与供给

(1) 宏观理论与市场供求

根据一般的产业理论,从以下 3 个理论角度分析健康产业市场供求关系。

1) 产业生命周期理论:产业在发展过程中会经

历经产生、快速成长、发展成熟等各个阶段。根据产业生命周期理论,在整个周期中,产业的各个象征指标随发展的演进而不断变化。该理论将产业从出现到衰退的演变过程划为形成、成长、成熟与衰退共四个时期,用来辨识产业具体所在阶段的指标主要包括市场增长率、需求增长潜力、品种、竞争者数目、市场占有率及技术更新等。就我国健康产业的发展状况而言,产业形态已基本形成,拥有巨大的需求增长潜力,正处在产业生命周期的高速成长期。因此,我们应从产业周期的角度找准健康产业的市场定位,遵循周期规律,企业在高速发展的同时,应更加注重技术更新和服务保障,为更好地推进产业的周期演进做足准备。

2) 产业结构理论:产业结构是一种对产业的宏观研究,通过分析对产业发展产生影响的各个影响因子,以此来实现对产业结构发展规律的探寻,进一步对产业发展进行更具合理性的布局与规划。我国健康产业的产业结构布局正在日趋完善,但比例不够协调,主要涉及医疗医药产业、保健品产业、养老产业和健康服务业,产业结构理论注重探析产业结构的发展过程和影响,在结构规划和政策导向方面为我国健康产业的分析奠定基础。

3) 政府规制理论:在特定市场中,政府需要对企业的进入和定价方面进行控制,即经济性规制。政府规制主要应用于存在垄断和信息不对称等特征的行业,采取方式涵盖价格规制、出入规制、质量规制和信息规制等。为了对外部性和相关风险进行有效控制,需对企业进行社会性规制,主要通过设立相应标准、发放许可证、收取各种费用、信息披露等方式进行。在我国健康产业发展过程中,政府作为重要主体之一,发挥着重要作用。政府应同时注重对产业的经济性规制和社会性规制,缺一不可。在经济性规制方面,主要包括保证信息的有效流动,对市场价格进行监督和必要的引导等;在社会性规制方面,主要包括健全健康产业的政策体系、行业规范和严格的市场监管措施。

(2) 健康投入产出的经济学最优

最优化问题涉及 3 个方面的规定:一是最大化或最小化的目标函数;二是决定目标函数值的活动或选择变量;三是任何可能限制这些选择变量的约束条件。

对健康产业来讲,在考虑经济最优化时至少要考虑到两个层面:一是特定的医生为特定的患者制定特定的治疗方案;二是从宏观角度,医疗服务的可获得性。

在设计最大化或最小化函数时需考虑以下几个方面的因素:患者获取医疗资源的成本;治疗方案涉及的治疗时间;治疗场所,是基层医疗机构还是大型医院,抑或是家庭;治疗的成本构成,与治疗的后续成本。

根据新古典经济模型,只要消费的边际收益(MB)超过边际成本(MC),消费就会增加,直至 $MB = MC$。但是健康产业具备道义性,只要有效,医疗服务提供方倾向于提供更多医疗服务,尽管从经济学角度看来,B 点之外的医疗资源投入会浪费稀缺的医疗资源(图 37-1)。在公共医疗健康领域,这一问题始终是政策制定者和学者讨论的热点问题之一。

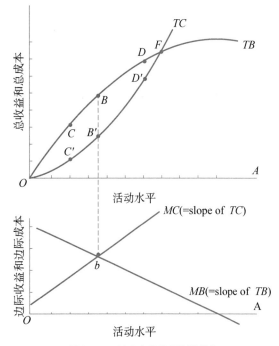

图 37-1 健康产业的经济最优化

注:MC=边际成本曲线;MB=边际收益曲线;TC=总成本曲线;TB=总收益曲线。

(3) 需求弹性与收入弹性

需求弹性是应用弹性原理,研究相关因素(如价格、收入)变化对需求变化的数量关系及其变化规律。健康的产业需求弹性研究是分析各健康产业子行业需求情况的重要方面。涉及的问题如各类健康子行业哪些是奢侈品、哪些是必需品,各类健康服务的需求弹性有多大,如何建立各类健康子行业的需求函数以更好地估计弹性系数等。

当价格上升时,一般商品和劳务的需求量会下降,所以需求的价格弹性往往为负值,但在健康产业则需求弹性的"刚性"相对较强。国外有众多的学者使用不同的方法、不同的数据库进行分析测算,结果显示对于医疗需求的价格弹性的经验估计多集中在−0.17 附近,这意味着当医疗服务价格上升 1%时,对医疗卫生的需求只会下降 0.17%,这是非常缺乏弹性的。

收入弹性用于衡量某种商品或劳务需求量的变化对收入变化的反应程度。对绝大多数商品来说,收入弹性都是正的。萨缪尔森在他的著作《经济学》中讨论到医疗保健时,将美国医疗保健的经济特征概括为高收入弹性、快速的技术革新和消费者承担的费用不断减少。根据 2004—2011 年浙江省、江苏省、上海市的统计年鉴中的相关数据,长三角地区健康产业收入弹性系数几乎都是大于 1 的(表 37−1)。说明随着居民收入水平的提高,存在着巨大的区域健康产业市场空间。

表 37−1 长三角地区人均 GDP 增长与健康产业产值

年份	长三角人均 GDP（元）	人均 GDP 增长率（%）	健康产业产值（亿元）	健康产业产值增长率（%）	需求收入弹性系数
2004	24 991	—	1 371.16	—	—
2005	28 901	15.65	1 702.63	24.17	1.54
2006	33 289	15.18	1 934.00	13.59	0.90
2007	38 995	17.14	2 288.13	18.31	1.07
2008	44 602	14.38	2 883.61	26.02	1.81
2009	48 897	9.63	3 367.68	16.79	1.74
2010	55 290	13.07	4 104.79	21.89	1.67

（4）我国的健康产业发展现状

1）健康产业发展现状:从卫生总费用来看,2018年我国卫生总费用为 5.91 万亿元;2010—2018 年间(图 37−2),我国的卫生总费用支出占 GDP 的比例持续提高,到 2019 年,这一比例为 6.67%。老年化人口提升推动未来我国医疗卫生总费用。根据联合国的标准,若一个国家 60 岁以上人口比重超过10%,或 65 岁以上人口比重超过 7%,意味着这个国家和地区进入老龄化社会。我国从 2000 年开始 65岁以上人口占比即达到 7%,之后快速上升,截至2018 年底,我国 65 岁以上人口达到 1.76 亿人,占人口比重已达 11.94%(图 37−3)。

从固定资产投资占比看,2017 年我国用于卫生和社会事业的固定投资为 7 321.9 亿元,其中城镇卫

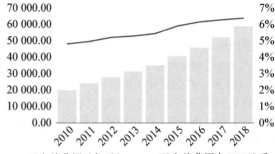

图 37−2 2010—2018 年卫生总费用及占 GDP 比例

＊ 卫生总费用（亿元）　—— 卫生总费用占GDP比重

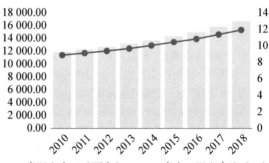

＊ 65岁以上人口（万人）　—● 65岁人口以上占比（%）

图 37−3 我国 65 岁以上人口数量与占比

生固定资产投入为 4 639.9 亿元。虽然 2010 年以来,我国的卫生事业固定资产投入增长了三倍,但目前占全社会固定资产投入的比重仍然较低,仅占1.1%(图 37−4)。

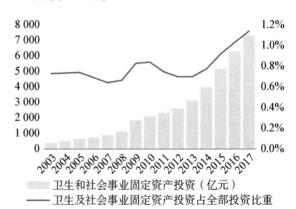

＊ 卫生和社会事业固定资产投资（亿元）
—— 卫生及社会事业固定资产投资占全部投资比重

图 37−4 我国卫生及社会事业固定资产投入情况

从产业供给主体方来看,目前健康产业的供给主体仍以公立医院为主。截至 2018 年底,我国医疗卫生机构数合计 99.7 万个,其中医院总计 3.3 万个,占全部卫生机构的 3.3%;公立医院 1.2 万个,占全部医院的比例为 36.4%(图 37−5)。但 2017 年公立医院

的总收入达到 2.54 万亿元,占当年全部卫生经费的 48.2%(图 37-6)。

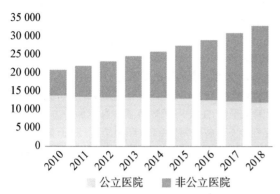

图 37-5 我国公立医院和非公立医院数量情况

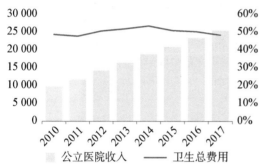

图 37-6 我国公立医院收入占卫生总费用比重

从卫生资源的配置来看,卫生人力方面,2017 年我国卫生机构从业人员总数 1 174 万人,其中医生 339 万人、护士人数 380.04 万人。我国每万人拥有卫生技术人员数 64.69 人,每万人拥有医生数 24.43 人。床位数方面,2017 年我国卫生机构医疗床位数

794 万张,每万人医院床位数 57.12 张。中国每万人医生数与美国的 25.7 人差距不大,每万人医院床位数高于美国,这说明数量供给上我国与发达国家差距不大,主要是供给质量的差距(图 37-7)。

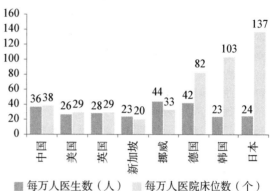

图 37-7 中国每万人拥有医生、床位数量

2) 健康产业结构:健康产业的产业结构包括供需两个方面(图 37-8)。

人们对健康的需求情况主要受到 3 个方面因素影响:一是人口自身的情况,如人口总量和年龄结构、人口受教育水平等;二是受到疾病谱的变化,不同疾病导致健康产业结构的变化;三是支付能力的变化,这里面既包括人均可支配收入中有关医疗的支出,又包括医疗保险的供给结构和水平。

健康产业的供给主要是从产业投入要素方面考虑,包括医疗健康方面的各类服务、治疗和康复需要的药品和医疗器械、用于支付保障的健康保险、医疗信息等数据要素。

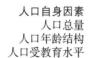
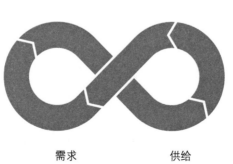

图 37-8 医疗健康产业供需结构示意图

（5）健康产业的政策框架

1）健康产业的政府干预与市场机制：在各个国家，健康产业都是受到政府强烈干预的重要产业。从干预层面说，政府干预健康产业分为宏观干预和微观干预。一般来讲，政府干预范围也就是市场失灵的范围。一方面，政府应当努力创造健康产业的良好外部环境，放弃全面干预，只对市场溢出效应和市场失灵现象进行控制与治理；另一方面，政府应加强自身建设，坚守有限理性，弘扬经济民主，实现对健康产业中涉及公益性和共益性的部分进行干预。宏观干预的方式一般有行政干预和法律干预两种。对健康产业的宏观干预界限一直也是业界关心的热点问题。

我国政府干预健康产业主要采取产业政策方式。根据产业干预理论，政府可以根据不同产业阶段和产业特点制定不同的产业政策。一般而言，以各类型产业所需政府重点干预内容为依据，将其4个象限定义为4种不同的政府干预角色类型：政府引导型角色、政府培育型角色、市场维护型角色及市场增进型角色（图37-9）。

A. 政府引导型：主要应用于处在成长、成熟期的技术、资本密集型产业，尤其是涉及国家重大经济、军事安全领域的战略性产业，政府需进行适度偏强干预。对于健康产业中涉及重大技术创新、强资本密集型产业的一类需要这种干预类型。

B. 政策培育型：主要针对处于初创、成长期的技术密集型产业，尤其是战略性新兴产业，政府应进行偏强干预，主要采用政策倾斜甚至保护方式，以助推产业快速成长，避免政府"缺位"。对于偏公益服务的细分健康产业中的创新型、初创型企业应该采取这类干预政策。

C. 市场增进型：主要针对处在幼稚、初创期的新产业，政府应较少进行干预，干预重点是增进市场规模、壮大新兴业态力量。对于健康产业中偏市场化的创新型企业，需要这类干预政策。

D. 市场维护型：主要适用于处于成熟期的产业。如健康产业中处于公益需要，但没有市场价值的细分行业。

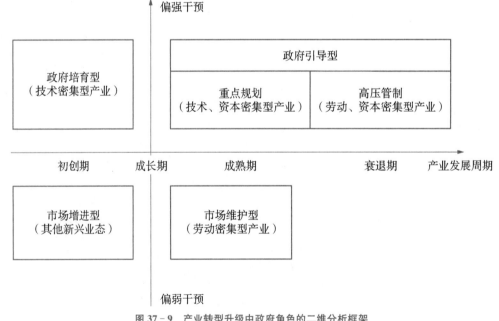

图37-9　产业转型升级中政府角色的二维分析框架

健康产业作为产业自身，也需要市场的积极作用。从各国对健康产业宏观调控经验看，有效市场主要在以下方面发挥作用：①补充政府投入不足。经营医疗健康产业的企业主体是具备独立法人资格的企业法人，在财政补助补偿作用甚微的领域，可以积极利用各类市场资金进行融资，进而调节健康产业供给。②形成价格调节机制。通过市场竞争形成对医疗健康资源的价格机制，保持健康产品和服务的供求平衡，进而提高健康资源的配置效率。

在健康产业实际发展中，政府采取微观干预更为常见。常见的干预方法包括发挥财政、税收和金融政策的引导激励作用等。①财政政策：具体做法包括对健康产业中发展要求较高的行业直接进行财政补贴,增加资金流量;出台适应性强的企业贷款和信贷管理细则,并引导市场中的金融机构对健康产业予以资金支持等。②税收政策:每一级政府在税收政策方面都可以对健康产业进行税收减免,根据自身的发展需求来调整当地的税收优惠程度。③行业标准及法律法规:主要目的是规范健康市场中的企业行为,促使整个健康产业的良性发展。

2) 中国健康产业政策体系:目前我国医疗健康产业的管理部门主要有国务院深化医药卫生体制改革领导小组(简称"医改小组")、国家卫生健康委员会(简称"卫健委")、国家医疗保障局(简称"医保局")、国家药品监督管理局(简称"药监局")、国家中医药管理局(简称"中医药局")。

我国医疗健康的政策体系是根据以上的管理部门设置开展的。从内容上看,我国涉及健康产业的政策体系框架包括 4 个方面:一是发展规划,对未来若干年的健康产业进行总体规划,发文机构一般是中共中央、国务院、国务院办公厅等机构。如 2016年 10 月颁布实施的《"健康中国 2030"规划纲要》。二是医疗改革政策,发文机构一般是国务院、国务院办公厅和相关行业主管部门,文件内容主要涉及推动相关领域的医疗改革。如 2015 年发布的《国务院办公厅关于推进分级诊疗制度建设的指导意见》。三是涉及医疗服务、医疗保障和医药器械的行业有关政策法规。发文机构一般是卫生健康委员会、国家药品监督管理局、国家医疗保障局等,涉及到重要政策也会国务院层面发文。如国家卫健委于 2018年 12 月发布的《关于印发加快落实仿制药供应保障及使用政策工作方案的通知》、国家药品监督管理局发布的《药品生产监督管理办法》等。四是其他涉及有关健康产业的相关文件,这些内容如全民健身计划、医疗健康大数据的相关发展指导意见等。

"十三五"期间,国务院层面出台的重要的医疗健康产业政策见表 37-2。

表 37-2 2015 年以来国务院层面出台的重要健康产业相关政策

政策领域	文件名称
行业规划	《中医药发展战略规划纲要》
	《"十三五"卫生与健康规划》
	《中国防治慢性病中长期规划(2017—2025 年)》

续 表

政策领域	文件名称
	《国民营养计划(2017—2030 年)》
	《"健康中国 2030"规划纲要》
体制改革	《关于推进分级诊疗制度建设的指导意见》
	《"十三五"深化医药卫生体制改革规划》
	《关于促进社会办医加快发展若干政策措施的通知》
	《医疗卫生领域中央与地方财政事权和支出责任划分改革方案》
医疗服务	《关于全面推开县级公立医院综合改革的实施意见》
	《关于城市公立医院综合改革试点的指导意见》
	《关于推进和规范医师多点执业的若干意见》
	《中共中央推进价格机制改革的若干意见》
	《关于改革完善全科医生培养与使用激励机制的意见》
	《关于推进医疗联合体建设和发展的指导意见》
	《关于支持社会力量提供多层次多样化医疗服务的意见》
医疗保障	《关于新型农村合作医疗工作的通知》
	《关于全面实施城乡居民大病保险的意见》
	《关于整合城乡居民基本医疗保险制度的意见》
	《生育保险和职工基本医疗保险合并实施试点方案》
	《关于进一步深化基本医疗保险支付方式改革的指导意见》
医药器械	《关于完善公立医院药品集中采购工作的指导意见》
	《关于印发推进药品价格改革意见的通知》
	《改革药品医疗器械审评审批制度的意见》
	《关于开展仿制药质量和疗效一致性评价的意见》
	《关于印发药品上市许可持有人制度试点方案的通知》
	《完善国家基本药物制度的意见》
	《关于深化审评审批制度改革鼓励药品医疗器械创新的意见》
其他	《关于印发全民健身计划(2016—2020 年)的通知》
	《关于促进和规范健康医疗大数据应用发展的指导意见》
	《关于加快发展商业养老保险的若干意见》
	《促进"互联网+医疗健康"发展的意见》

此外近年来各个地方政府也愈加重视健康产业发展,出台了地方版的健康产业规划政策。如北京市2017年9月发布的《"健康北京2030"规划纲要》、广州市政府2018年3月发布的《广州市促进健康及养老产业发展行动计划(2017—2020年)》、上海市政府2018年4月发布的《"健康上海2030"规划纲要》等。

(6)新医改以来我国重要的健康产业政策汇总

2007年1月,新医改方案发布。

2012年3月,国务院关于印发"十二五"期间深化医药卫生体制改革规划暨实施方案的通知提出了切实可行的新医改方案和"健康中国2020"的健康发展战略。"健康中国2020"战略明确提出到2020年我国卫生总费用占GDP的比重要增加到6.5%~7%,提高两个百分点,未来政府医疗健康投入将持续增加。

2012年11月,党的十八大报告提出:要坚持为人民健康服务的方向,坚持预防为主,重点推进医疗保障、医疗服务、公共卫生、药品供应、监管体制综合改革,健全全民医保体系,巩固基本药物制度,深化公立医院改革,鼓励社会办医,扶持中医药和民族医药事业发展。改革和完善食品药品安全监管体制机制。

2013年8月,国务院总理李克强主持召开国务院常务会议,研究部署促进健康服务业发展。

2013年9月,国务院印发《关于加快发展养老服务业的若干意见》,提出到2020年全面建成功能完善、规模适度、覆盖城乡的养老服务体系,养老服务产品更加丰富,市场机制不断完善,养老服务业持续健康发展;国务院印发《关于促进健康服务业发展的若干意见》,要求在切实保障人民群众基本医疗卫生服务需求的基础上,充分调动社会力量的积极性和创造性,力争到2020年,基本建立覆盖全生命周期、内涵丰富、结构合理的健康服务业体系,健康服务业总规模达到8万亿元以上。

2014年,《关于加快推进健康与养老服务工程建设的通知》发布,鼓励社会资本参与建设运营健康与养老服务项目。

2015年3月,民政部、发改委、教育部等十部委联合发布的《关于鼓励民间资本参与养老服务业发展的实施意见》,再次引起了对养老行业的重视。

2015年7月,国务院发布的《国务院关于积极推进"互联网+"行动的指导意见》也明确提出"促进智慧健康养老产业发展"。所有这些无疑都会大大推动健康产业的快速发展。

2017年1月,国务院印发的《"十三五"卫生与健康规划》提出要促进人口健康信息互通共享;依托区域人口健康信息平台,实现电子健康档案和电子病历的连续记录以及不同级别、不同类别医疗机构之间的信息共享。

2017年1月,国务院印发《中国防治慢性病中长期规划(2017—2025年)》,指出要建立健康管理长效工作机制;明确政府、医疗卫生机构和家庭、个人等各方在健康管理方面的责任,完善健康管理服务内容和服务流程;逐步将符合条件的癌症、脑卒中等重大慢性病早诊早治适宜技术按规定纳入诊疗常规。

2017年7月,国务院发布《关于新一代人工智能发展规划的通知》,提出要加强群体智能健康管理,突破健康大数据分析、物联网等关键技术,研发健康管理可穿戴设备和家庭智能健康检测监测设备,推动健康管理实现从点状监测向连续监测、从短流程管理向长流程管理转变。

2017年8月,国务院发布《关于进一步扩大和升级信息消费持续释放内需潜力的指导意见》,其中提出壮大在线教育和健康医疗。要求加强家庭诊疗、健康监护、分析诊断等智能设备研发,进一步推广网上预约、网络支付、结果查询等在线就医服务,推动在线健康咨询、居家健康服务、个性化健康管理等应用。

2017年9月,国家卫生计生委发出通知,要求进一步核实核准农村贫困人口中的慢病患者,纳入家庭医生签约服务管理,优先覆盖高血压、糖尿病、结核病等慢病患者,并逐步扩大到全部慢病人群。

2017年10月,在中国共产党第十九次全国代表大会上,习近平再次提出实施健康中国战略,提出完善国民健康政策,为人民群众提供全方位全周期健康服务。

2018年,健康中国上升为国家战略,大健康产业会逐渐成为经济发展的新引擎,在未来的几年,互联网+直销大健康将会迎来井喷式发展,健康事业将是人人都需要的事业。各种慢性疾病将在未来十年内,以爆发式的速度,迅速扩散到每一个家庭,未来健康事业将是人人需要的事业。

2019年9月,国家发展改革委、教育部、科技部等部门制定了《促进健康产业高质量发展行动纲要(2019—2022年)》,要求到2022年,基本形成内涵丰富、结构合理的健康产业体系,优质医疗健康资源覆盖范围进一步扩大,健康产业融合度和协同性进一步增强,健康产业科技竞争力进一步提升,人才数量和质量达到更高水平,形成若干有较强影响力的健康产业集群,为健康产业成为重要的国民经济支柱性产业奠定坚实基础。

37.2 健康产业需求分析

37.2.1 人口对健康需求的影响

人口数量对医疗健康产业市场的影响不言而喻,一般人口基数大的国家具备较大规模的医疗健康市场。根据世界卫生组织报告,全球人均卫生费用在 2009 年已经高达 900 美元,比 2000 年增加了 415 美元,增长了将近 1 倍,年均增长率是 6.37%。2019 年,我国人均卫生费用达到 4 703 元,相比 2010 年的 1 490 元/人,增长了 3.16 倍。但相比发达国家,我国的人均医疗费用尚处于较低水平(表 37-3)。

表 37-3 2018 年医疗卫生支出占 GDP 比重与人均医疗卫生支出的国别比较

比较项	美国	法国	瑞士	德国	丹麦	加拿大	瑞典	芬兰	意大利	英国	澳大利亚	日本	韩国	中国	印度
人均卫生总费用(美元)	10 979	4 788	9 871	5 472	6 451	5 161	6 184	4 650	2 989	4 434	5 698	4 322	2 543	682	—
卫生总费用占 GDP 比例(%)	17.4	11.5	11.9	11.4	10.4	11.2	11.3	9.3	8.7	10.3	9.8	11.1	7.6	6.67	—

同时,人口的年龄结构和人均可支配收入水平也是影响健康产业规模的更为重要的变量。

(1) 人口年龄结构与健康产业

随着年龄的增长,个体的医疗费用会随之增加。有统计显示,一个人的一生中有一半的医疗费用发生在 65 岁以后。一份美国 1987 年的个人医疗费用表显示,老年人的医疗花费是非老年人的 4 倍,是年轻人的 7 倍(表 37-4)。

表 37-4 1987 年根据年龄与服务类型的个人医疗费用表(单位:美元)

年龄组	个人医疗保健	医院诊疗	医生服务	疗养院护理	其他
19 岁以下	745	305	181	11	248
19~64 岁	1 535	695	373	46	421
65 岁以上	5 360	2 248	1 107	1 085	920
65~69 岁	3 728	1 682	974	165	907
70~74 岁	4 424	2 062	1 086	360	916
75~79 岁	5 454	2 536	1 191	802	925
80~84 岁	6 718	2 935	1 246	1 603	934
85 岁以上	9 178	3 231	1 262	3 738	947
所有年龄段	1 775	773	408	161	433

引自:WALDO D R, SONNEFELD S T, MCKUSICK D R, et al. Health expenditures by age group, 1977 and 1987[J]. Health Care Financing Review, 1989, 10(4): 111.

在发达国家,对老龄人口的医疗卫生服务需求满足并不是一蹴而就的,需要经历一个过程。Cutler 等发现在 1953—1987 期间,65 岁以上老龄人口的医疗卫生支出(主要指急诊)逐年上升,表明随着时间的推移,医疗卫生资源更多地向老年人倾斜;同时发现老龄人口的人均医疗卫生支出年均增长速度为 8%,大大高于 1~64 岁人口的人均医疗卫生年均增长速度 4.7%。

(2) 人均可支配收入与健康产业

经济发展水平的增加也会提高人们对健康的需求。2019 年,我国城镇居民的人均医疗健康消费支出为 2 283 元,相比 2010 年增加了 2.6 倍多,医疗健康消费占全部人均消费性支出的 8.13%,比 2010 年提高了 1.66 个百分点(图 37-10)。

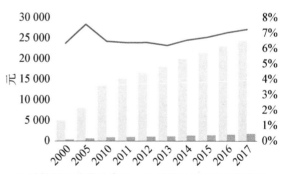

图 37-10 我国城镇居民医疗健康消费情况

从国际比较来看,一般人均收入水平越高,医疗健康支出就越多。各国具体人均 GDP 与人均医疗费用支出情况见图 37-11。

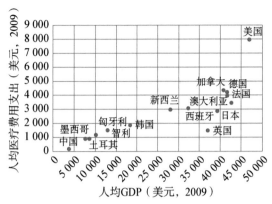

图 37－11　人均 GDP 与人均医疗费用支出情况

37.2.2　疾病谱与健康产业

（1）疾病谱的变化

在 20 世纪初,威胁人类健康的主要疾病是急性和慢性传染病。随着我国卫生条件改善、预防接种的普及和抗生素的广泛应用,传染病的发病率总体呈稳步下降趋势。到了 20 世纪后半叶,我国疾病谱又发生了显著的变化,慢性病逐步取代传染病,占据我国疾病的前列。20 世纪 70 年代末,我国基本完成了疾病谱的转变,我国疾病死亡的主要原因由急性传染病转变为慢性病,完成了由生物医学模式向现代医学模式的演变,慢性病的致死率居全国总病死率之首。慢性病导致的死亡人数已占全国总死亡人数的 86.6%,其导致的疾病负担占总疾病负担的 70%。在慢性病的疾病谱变化中,据统计资料表明,20 世纪 70—90 年代我国恶性肿瘤的病死率上升了 11.56%。我国 2014 年全死因死亡人数为 984 万,其中 857 万人死于非传染病,占全部死因的 87.1%。心脑血管疾病、恶性肿瘤、慢性呼吸系统疾病和糖尿病分别占全死因死亡人数的 45.0%、23.0%、11.0% 和 2.0%。2017 年,我国死亡率排名前列的疾病分别为恶性肿瘤、心脑血管疾病、呼吸系统疾病等(表 37－5)。

表 37－5　2017 年我国死亡率前十的疾病

死亡原因	死亡率(1/10 万)
恶性肿瘤	160.72
心脏病	141.61
脑血管病	126.58
呼吸系统疾病	67.2
损伤和中毒	36.34
内分泌及代谢疾病	20.52

续　表

死亡原因	死亡率(1/10 万)
消化系统疾病	14.53
神经系统疾病	7.84
泌尿生殖系统疾病	6.72
传染病	6.16

（2）慢病数量的增长提高住院比例

随着我国疾病谱开始转移到慢病,我国的住院人次和住院费用开始明显增长(图 37－12)。2017 年我国住院人数达到 1.89 亿人次,平均每人住院费用为 8 890.7 元(图 37－13)。

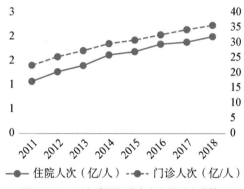

图 37－12　近年我国门诊人次和住院人次情况

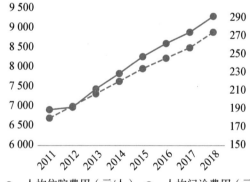

图 37－13　近年我国门诊人均费用和住院人均费用情况

（3）医疗保险与健康产业

1) 医疗保险结构变化:各类医疗健康服务的支付方式和医疗健康保险的产业发展,对健康产业的需求释放影响显著。

1993 年,党的十四届三中全会提出建立多层次的社会保障体系。随着改革的不断推进,参保人数逐年增多,覆盖范围越来越广。目前,我国养老保险覆盖人数已经超过 9.25 亿人,基本医疗保险覆盖人数已经超过 13.5 亿人,基本实现全民参保。我国在社会保障扩大覆盖面方面取得的巨大成就得到了国际社会的高度评价,国际社会保障协会授予中国政府"社会保障杰出成就奖"。自 2009 年新医改以来,我国基本医疗保险(社会保险)支出占比继续提高。截至 2019 年底,我国卫生支出中社会保险支出占比达到 44.3%。保险支付占比提高有利于医疗健康需求的释放。

2) 我国商业健康险的发展现状与趋势:改革开放以来,我国商业健康保险的业务规模快速增长,产品种类不断丰富,服务领域不断拓宽,人群覆盖面大幅提升,在参与社会民生工程和医疗保障体系建设中取得了长足进步。随着《"健康中国 2030"规划纲要》的出台,全民健康作为一项重要的国家战略,将融入到所有政策中,为健康保险这类具有广泛民众需求和极强政策属性的业务,提供了难得的发展机遇。按照保监会 2006 年发布的《健康保险管理办法》,商业健康保险是指保险公司通过疾病保险、医疗保险、失能收入损失保险和护理保险等方式对因健康原因导致的损失给付保险金的保险;2014 年 10月,国务院发布《关于加快发展商业健康保险的若干意见》(国办发〔2014〕50 号)将大病保险、原本划入财产保险领域的医疗责任保险以及传统医疗费用保险之外的医疗意外和收入损失等保险也纳入商业健康保险范畴;随着国家的重视和各项扶持政策的出台,保险业迎来了难得的政策机遇与市场空间。

截至 2019 年,我国商业健康险总保费收入为7 066 亿元,同比增长 6.7%。目前我国商业健康险占社会保险支出的比重为 29.7%,近年占比持续提升,健康险发展趋势良好(图 37 - 14)。

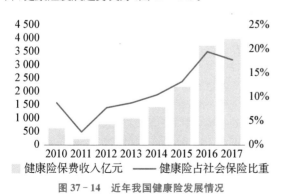

图 37 - 14　近年我国健康险发展情况

我国健康险产业的未来趋势体现在以下 3 个方面:

A. 健康险将逐步走向以满足个人客户医疗需求为中心,以家庭为单位的服务闭环。健康险购买通常是一种家庭行为,不论是为家人投保还是把保单共享给家人。因而,闭环应以家庭为服务单位,以家庭成员为中心,提供从经济补偿到医疗健康管理的全面服务,从根本上保障家庭成员的健康风险。在服务生命周期的各个环节,精准洞察需求、充分互动、建立能力,才能为客户提供有价值的服务。

B. 健康险经营会脱离传统产/寿险业务模式,向生态化、专业化、智能化经营转变。健康险平台需要内外兼修,同时具备对外"医保药健"生态联动的能力和对内高效运作能力。在客户洞察、产品研发、渠道管控、运营设计、风险控制方面都需要做到专业化。同时,打通内外的客户健康数据平台将助力健康险向智能化经营发展。

C. 支付方和服务方的高效合作是促进健康险服务闭环形成的关键。健康险服务闭环的形成需要保险公司、医院、药企和健康服务公司的通力合作,实现数据通、系统通、客户通和利益协同。支付方(保险公司)可通过与医疗、健康服务网络合作,在保障医疗、健康服务质量及效果的同时,控制医疗、健康支出成本;服务方(医疗、健康服务网络)可通过与商业保险公司合作,提升客户体验、分散医疗风险、缓解医患关系、优化收入结构、提升医生积极性。

37.3　健康产业供给分析

37.3.1　医疗服务主体

(1) 医疗卫生服务体系

医疗卫生机构是指从卫生健康行政部门取得《医疗机构执业许可证》,或从民政、工商行政、机构编制管理部门取得法人单位登记证书,为社会提供医疗保健、疾病控制、卫生监督服务或从事医学科研和医学在职培训等工作的单位。医疗卫生机构包括医院、基层医疗卫生机构、专业公共卫生机构、其他医疗卫生机构。

2018 年,我国医疗卫生机构总量为 99.7 万家,其中医院 3.3 万家,基层医疗卫生机构 94.4 万家,专业公共卫生机构 1.8 万家,其他医疗卫生机构 2 千多家(表 37 - 6)。

表 37-6　2017—2018 年全国医疗卫生机构

机构类别	机构数(个)	
	2017	2018
总计	986 649	997 434
医院	31 056	33 009
公立医院	12 297	12 032
三级医院	2 340	2 548
二级医院	8 422	9 017
一级医院	10 050	10 831
民营医院	18 759	20 977
基层医疗卫生机构	933 024	943 639
社区卫生服务中心(站)	34 652	34 997
政府办	18 014	17 715
乡镇卫生院:	36 551	36 461
政府办	36 083	35 973
村卫生室	632 057	622 001
诊所(医务室)	211 572	228 019
专业公共卫生机构	19 896	18 034
疾病预防控制中心	3 456	3 443
专科疾病防治机构	1 200	1 161
妇幼保健机构	3 077	3 080
卫生监督所(中心)	2 992	2 949
其他机构	2 673	2 752

(2) 医院是目前医疗健康服务提供主体

在我国医疗卫生机构里,医院起着至关重要的作用。医院又细分为综合医院、中医医院、中西医结合医院、民族医院、专科医院和护理院,其中专科医院主要包括口腔医院、眼科医院、耳鼻喉科医院、肿瘤医院、心血管病医院、胸科医院、血液病医院、妇产(科)医院、儿童医院、精神病医院、传染病医院、皮肤病医院、结核病医院、麻风病医院、职业病医院、骨科医院、康复医院、整形外科医院、美容医院等。

在我国,医疗服务长期存在的一个问题是优质医疗资源分布不均,多集中于大城市;居民就医习惯上,无论疾病轻重,都习惯于去大医院就医,大医院不堪重负,而城市社区医院、乡镇医院和卫生所等基层医疗卫生机构则没能发挥出应有的价值。

从医院出资主体来看,在政策的强力支持下,民营医院的数量在快速增长,2015 年民营医院数量首次超过公立医院。2018 年,公立医院 1.2 万家,民营医院 2.1 万家,民营医院是公立医院的近 2 倍。

但由于受医护人员资源、医保定点资格、科研经费、医院评级等因素制约,我国民营医院所拥有的床位数量、卫生技术人员数量、诊疗人次数和入院人数在医院总数中占比仍显著小于公立医院。此外,民营医院医师日均担负诊疗人次、医师日均担负住院床日、病床使用率和出院者平均住院日均也显著小于公立医院(表 37-7)。

表 37-7　我国 2010—2018 年医院床位数

医院分类	2010 年	2014 年	2015 年
公立医院	3 013 768	4 125 715	4 296 401
民营医院	373 669	835 446	1 034 179
总计	3 387 437	4 961 161	5 330 580

医院分类	2016 年	2017 年	2018 年
公立医院	4 455 238	4 631 146	4 802 171
民营医院	1 233 637	1 489 338	1 717 578
总计	5 688 875	6 120 484	6 519 749

2018 年,我国医疗卫生机构总收入为 4.1 万亿元,其中公立医院的总收入 3.6 万亿元,民营医院总收入 0.5 万亿,公立医院占据绝对主导地位。民营医院成长之路还有很长的路。

(3) 我国民营医疗服务案例

近些年出现的民营医院代表案例,如走连锁专科模式的爱尔眼科等多家眼科集团、瑞尔齿科等齿科连锁集团,还有技术复杂性程度更高的武汉亚洲心脏病医院、三博脑科集团等专科医院。

这里主要介绍走连锁专科模式的爱尔眼科医院集团。爱尔眼科医院集团是中国第一家 IPO 上市的医疗机构,其成立于 2003 年,主营业务是向患者提供各种眼科疾病的诊断、治疗及医学验光配镜等眼科医疗服务,2009 年登陆创业板。在登陆创业板前,爱尔眼科只有 1 家长沙分公司和 20 家控股子公司,成长速度相对缓慢。上市之后,爱尔眼科通过新建和并购并行的方式,加快了成长扩张节奏。目前,爱尔眼科在全球有 600 余家眼科医疗机构(其中中国内地有 500 余家),5 000 余名眼科医生,年门诊量超过 1 000 万人次,是全球第一大规模的眼科连锁集团。此外,爱尔眼科还逐步打通了眼科的医、学、研三大领域。2011 年,爱尔眼科成立了"爱尔眼视光研究所";2013 年,与中南大学联合成立专业的眼科医学院——中南大学爱尔眼科学院,主要培养眼科硕、博士高级医疗人才;2014 年,与湖北科技大学联合成立爱尔眼视光学院;2015 年,成立了"爱尔眼科研究所"。

37.3.2　医疗健康产品

（1）药品

医药是一个高技术、高风险、高投入、高回报的产业，一直是发达国家竞争的焦点。回顾中国医药行业这些年的发展情况，一直处于持续、稳定、快速发展阶段。

2015年，中国医药市场规模超越日本，成为全球第2大医药市场，仅次于美国。2017年，中国七大类医药商品销售总额超过2万亿元。

中国早已是全球原料药生产市场份额最大的国家，但医药行业整体综合竞争力有待进一步提升。随着医药工业最大的买单方医保基金进入精细化控费阶段，医药行业上下游均面临着结构性的调整，低质低效的仿制药和辅助用药首当其冲，招标降价使得大量仿制药企的销售额和毛利率明显下滑。药品疗效和一致性评价也将促使不具备技术和资本优势的低端仿制药企逐渐失去市场。

自2000以来，医药合同研究组织（contract research organization，CRO）服务产业在中国蓬勃兴起，大批海外优秀生物医药人才回国，与此同时，国内对于创新的大力扶植，出台一系列重磅利好政策，中国医药产业正在从仿制走向创新。"十三五"期间，医药工业要完成的两件大事是创新和国际化，核心是推动医药产业转型升级、提质增效。

（2）器械

医疗器械产品品种繁多，根据使用场景可划分为医用医疗器械和家用医疗器械两大类。医用医疗器械在整个医疗器械市场中占据绝对主导地位，家用医疗器械则处于弱势地位，2017年，两者占比约为3∶1。

家用医疗器械未来几年将会加速增长。目前主要家用医疗器械产品包括：血压计、血糖仪、听诊器等为代表的诊断监测类仪器；家庭个人用血液透析机等为代表的治疗类设备；以提高患者生活质量的医疗床、智能工作站等为代表的康复类器械等。

近30年中国医疗器械产业快速发展，目前已经能生产绝大多数种类，但高端医疗器械产品仍依赖于进口。虽目前我国已成为世界第二大医疗器械市场，但与发达国家存在一定的差距。如在药品与器械销售额占比上，发达国家的药品与器械两者的销售比例约为1∶1，而我国器械占比还比较低，约为2.8∶1。在人均医疗器械费用支出上，据《医疗器械蓝皮书》显示，据医械研究院测算，2018年中国医疗

器械市场规模约为5 304亿元，同比增长19.86%。

按医械研究院分法，医疗器械可以分为高值医用耗材、低值医用耗材、医疗设备、IVD（体外诊断）四大类。其中根据使用用途不同，又可以将高值医用耗材市场分为骨科植入、血管介入、神经外科、眼科、口腔科、血液净化、非血管介入、电生理与起搏器、其他共九小类。

据医械研究院测算，2018年，医疗设备市场依然是中国医疗器械最大的细分市场，市场规模约为3 013亿元，占比56.80%；其次为高值医用耗材市场，市场规模约为1 046亿元，占比19.72%。

截至2018年12月31日，我国A股市场总计有52家医疗器械上市公司。IVD市场最多，共有23家上市公司，占比高达44.23%，其次是医用医疗设备市场，有12家上市公司，占比23.08%。但我国人均医疗器械费用支出远低于发达国家。随着人口老龄化的进展，人均可支配收入增长和政策的大力支持，我国医疗器械行业仍有广阔的成长空间。

37.3.3　健康管理

（1）健康管理特点

随着经济发展、民众收入水平提高、财富的积累以及健康观念的转变等需求提升，中国医疗服务产业正在由"医疗服务"向"健康管理服务"转型。消费者越来越注重隐私，愿意为好的服务和高质量的专业医疗技术支付溢价，服务的核心也从"解决问题"向"发现和预防问题"发展。

1）概念：健康管理（managed care）是20世纪50年代末最先在美国提出的概念，其核心内容医疗保险机构通过对其医疗保险客户（包括疾病患者或高危人群）开展系统的健康管理，达到有效控制疾病的发生或发展，显著降低出险概率和实际医疗支出，从而达到减少医疗保险赔付损失的目的。美国最初的健康管理概念还包括医疗保险机构和医疗机构之间签订最经济适用处方协议，以保证医疗保险客户可以享受到较低的医疗费用，从而减轻医疗保险公司的赔付负担。

随着实际业务内容的不断充实和发展，健康管理逐步发展成为一套专门的系统方案和营运业务，开始出现区别于医院等传统医疗机构的专业健康管理公司，并作为第三方服务机构与医疗保险机构或直接面向个体需求提供系统专业的健康管理服务。

相对狭义的健康管理（health management）是指

基于健康体检结果,建立专属健康档案,给出健康状况评估,并针对性地提出个性化健康管理方案(处方),据此,由专业人士提供一对一咨询指导和跟踪辅导服务,使客户从社会、心理、环境、营养、运动等多个角度得到全面的健康维护和保障服务。

2)健康管理特点:

A. 健康管理是以控制健康危险因素为核心,包括可变危险因素和不可变危险因素。前者为通过自我行为改变的可控因素,如不合理饮食、缺乏运动、吸烟、酗酒等不良生活方式,以及高血压、高血糖、高血脂等异常指标因素。后者为不受个人控制因素,如年龄、性别、家族史等因素。

B. 健康管理体现一、二、三级预防并举。一级预防,即无病预防,又称病因预防,是在疾病(或伤害)尚未发生时针对病因或危险因素采取措施,降低有害暴露的水平,增强个体对抗有害暴露的能力预防疾病(或伤害)的发生或至少推迟疾病的发生。二级预防,即疾病早发现早治疗,又称临床前期预防(或症候前期),即在疾病的临床前期做好早期发现、早期诊断、早期治疗的"三早"预防措施,避免或减少并发症、后遗症和残疾的发生,或缩短致残的时间。三级预防,即治病防残,又称临床预防。三级预防可以防止伤残和促进功能恢复,提高生存质量,延长寿命,降低病死率。

C. 健康管理的服务过程为环形运转循环。健康管理的实施环节为健康监测(收集服务对象个人健康信息,是持续实施健康管理的前提和基础)、健康评估(预测各种疾病发生的危险性,是实施健康管理的根本保证)、健康干预(帮助服务对象采取行动控制危险因素,是实施健康管理的最终目标)。整个服务过程通过这三个环节不断循环运行,以减少或降低危险因素的个数和级别,保持低风险水平。

(2)健康体检

2009年卫生部印发的《健康体检管理暂行规定》中提到,健康体检是指通过医学手段和方法对受检者进行身体检查,了解受检者健康状况、早期发现疾病线索和健康隐患的诊疗行为,用于个体和群体健康状况评价与疾病风险预测、预警及早期筛查的一种医学行为、方法与过程。

根据目的不同,健康体检分为年度健康体检和预防性健康体检两种类型。年度体检侧重于疾病的筛查与干预效果的评价,而较少强调年龄、性别及风险因素。在欧美和日本等发达国家,已逐步向个性化健康体检发展,年度体检只是作为健康管理体检

的一个辅助性手段。预防性体检则着重强调健康体检的周期性,检后服务的频度和强度应该充分考虑不同年龄、性别、不同慢性非传染性疾病风险分层等因素,其目的是早期筛查疾病的风险与警示信号,为后续的分层管理提供依据。

近些年,随着人民生活水平的提升,居民健康体检的意识显著增强。《中国卫生统计年鉴》显示,2016年我国的健康体检达到4.52亿人次,相比2015年上涨17.4%,占全部人口的比例约32.68%。然而这一数据还远远低于美国、德国、日本等发达国家。

体检供给端仍是以公立医院体检机构为主,民营专业体检机构为辅。全国各个级别的公立医院都不同程度地参与了体检业务,数量上的优势带来了体量上的优势。相较而言,专业的体检机构可以提供系统化、专业化和全流程的服务,在价格和客户体验等方面优势明显。例如国宾体检、美年健康等专业体检机构。

整体而言,目前不论是公立医院的体检机构还是民营专业体检机构,大多采取套餐模式,仍属于年度健康体检的范畴。在整个健康管理(体检)行业,单纯体检或"只检不管"仍占主流,缺少检后服务。未来,成熟的专业体检机构将会进一步提供更加多样化和差异化的服务,向更深入的健康管理领域发展。

(3)保健品

健康管理需求也带来了巨大的保健品市场机会。中国首部《健康管理蓝皮书》指出,尽管我国在保健品人均消费金额和人群渗透性方面仍远低于西方发达国家,但呈现快速增长趋势。2005—2015年的10年间,我国保健品市场平均年增速为13%,位居世界第一。

中国营养保健品行业尚在起步阶段,普及率却只有10%,人均保健品消费小于20美元;美国保健品普及率约为70%,人均消费约101美元。随着我国人口老龄化趋势、人群消费结构改变及政策支持,营养保健品行业有望快速增长。

目前几大类膳食营养补充剂原料主要是维生素类、氨基酸类、矿物质类、植物提取物类、辅酶类(Q$_{10}$)、硫酸软骨素(glucosamine & chondroitin)、鱼油类(fish oil)和蜂蜜产品(organic honey)类。随着科学技术的不断发展,新的膳食补充剂不断被发现,膳食补充剂品种不断增多满足了消费者更高需求,这也将是一个重要的发展趋势。《健康管理蓝皮书》

预计中国保健品市场规模将从 2015 年的约 1 200 亿元发展至 2020 年的约 1 800 亿元。

37.3.4 慢病管理

慢性病全称是慢性非传染性疾病,不是特指某种疾病,而是对一类起病隐匿、病程长且病情迁延不愈,缺乏确切的传染性生物病因证据,病因复杂,且有些尚未完全被确认的疾病的概括性总称。常见的慢性病主要有心脑血管疾病、癌症、糖尿病、慢性呼吸系统疾病,其中心脑血管疾病包含高血压、脑卒中和冠心病。慢性非传染疾病的分类如图 37 - 15 所示。

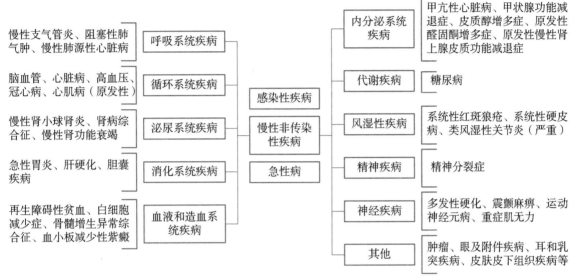

图 37 - 15　慢性非传染性疾病分类

慢性病的危害主要是造成脑、心、肾等重要脏器的损害,易造成伤残,影响劳动能力和生活质量,且医疗费用极其昂贵,增加了社会和家庭的经济负担。国家卫计委发布的《中国疾病预防控制工作进展(2015 年)报告》称慢性病综合防控工作力度虽然逐步加大,但防控形势依然严峻,脑血管病、恶性肿瘤等慢性病已成为主要死因,慢性病导致的死亡人数已占到全国总死亡的 86.6%,而导致的疾病负担占总疾病负担的近 70%。

(1) 慢病概述

慢病患病率、致死率不断上升。根据 2015 年卫生计生委发布的《中国居民营养与慢性病状报告》,从中国居民慢性病患病率来看,中国居民糖尿病、心血管疾病、癌症等慢性病患病率从 12.33%(2003年)增加到 24.52%(2013 年);从中国居民的慢性病死亡率来看,因慢性病死亡的人数占总死亡人数86.6%,导致的疾病负担已占到总疾病负担的70%;从慢性病患者死亡年龄来看,中国 45% 的慢性病患者死于 70 岁之前,因慢性病过早死亡占早死亡总人数的 75%;从中国高血压患者和糖尿病患者例数来看,目前高血压患者超过 2 亿,肥胖患者1.2 亿,糖尿病患者 9 700 万,80% 的家庭人均食盐和食用油摄入量超标,且以糖尿病为例的慢性病已呈现年轻化发展趋势,严重影响居民的生活质量和身体健康。

(2) 慢病管理趋势

1) 慢病群体年轻化。随着社会老龄化和城市化进程加快,居民不健康生活方式流行,我国居民慢性病危险因素普遍暴露,呈现在低龄化、低收入群体中快速增长及个体聚集趋势,今后 10 年患病人数仍将快速增长。

2) 线上线下融合。"线上"指互联网就诊,"线下"指实体医院就诊。慢病管理很难单纯靠线上完成,线上无法解决用户依从性、与治疗和运动结合等慢病管理无法忽略的问题。未来的慢病管理更可能采用线上线下结合的形式,线上作为患者教育、依从性督促、服务者与患者沟通的工具,辅助线下的服务。线下注重教育用户并提高线上流量。目前我国互联网医院的发起方与数量如表 37 - 8 所示。

表 37-8　2015 年互联网医院分类统计

发起方背景	发起方	互联网医院名称	数量
互联网医疗发起	微医集团、卓健科技、好大夫、气乐康、朗玛信息、寻医问药网、腾讯、春雨医生、康血压	慢病互联网医院、乌镇互联网医院、阿里健康网络医院、荔湾七乐康互联网中心医院、39 互联网医院等	20 家
医疗信息化发起	深圳新元素、东软熙康、金蝶医疗、阿里健康	深圳市人民医院网络医院、广东省网络医院、宁波云医院等	7 家
医院发起	同德医院、湖南省儿童医院	浙江互联网医院、湖南儿科互联网医院等	4 家
其他类	恒大健康、舟山市政府、广东省医院协会、新邦制药	恒大社区互联网医院、舟山群岛互联网医院、广东云医院、遵义云医院	4 家

多种载体结合发展。调研数据显示,有 50% 的用户希望慢病管理不另外收费,而是附加在商业保险上。可见未来的慢病管理仅靠用户自费会很难托起一个市场,而是需要寻找能够带来大客户渠道的入口。这可能包括企业雇主、商业保险公司、体检、基础医疗机构以及一部分有服务改革意愿的医院。

未来中国市场有前景的包括三种慢病管理的载体:独立的第三方专业慢病管理服务机构、依托药房的慢病管理和以基础医疗为载体的慢病管理。这三者的服务者不同,渠道不同,服务特长也不一样,分别依托健康管理师/教练、药剂师和全科医生进行服务。

(3) 案例:礼来中国、腾讯和丁香园构建的糖尿病患者生态系统

礼来中国、腾讯和丁香园宣布在糖尿病领域达成战略合作,推出糖尿病关爱和支持项目"礼来糖尿病优行关爱项目"。这三家合作的目的是通过互联网技术、疾病教育和服务来管理糖尿病。具体而言,该项目为患者提供血糖监测设备、教育工具和患者关爱服务,同时向医生和患者亲友提供准确的患者数据,探索一种糖尿病管理模式(图 37-16)。这种糖尿病管理模式集合了监测设备、医生指导和用药支持,再加上数据分析,可以更好地管理疾病,为糖尿病患者服务。

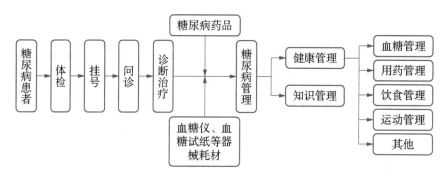

图 37-16　糖尿病患者一体化慢病服务流程

37.3.5　预防保健与康复医学

(1) 康复机构

作为现代医学"预防、治疗、康复"三位一体的重要组成部分的康复医学在国内尚处于机构用户普及阶段。

康复医疗领域的产业链构成包括上游康复器械、中游康复服务和下游患者端。其中上游康复器械的中高端市场被欧美品牌垄断,国内厂商仅在中低端市场有一定市场占有率;中游康复服务仍处在边缘地带,尚未形成统一规范的业内标准,产业格局还没有形成。

受政策及需求影响,康复事业出现了成长风口,但康复产业发展尚未成熟。一方面是由于我国康复市场的基础薄弱,资本多处于观望状态;另一方面,由于康复专科医院多由公立医院转型,私人民营资本难以注入。目前,我国的社区康复功能多由社区卫生服务中心承载,公共属性较为浓厚,因此在专业度和人员配置上都不甚优秀。康复医疗上升到国家战略后,陆续有民营资本开始关注社区康复市场。目前一般的路径是先建立专业的康复机构,此类机构定位多属中高端,覆盖人群较窄。在专业康复有一定根基后,在深入社区康复。

2016 年 4 月,地产巨头万科宣布进军康复医疗

产业,并在广州建立首个医疗项目——万科康复医院。医院位于广州天河区智慧城核心区域,占地面积6 000平方米,整体业务面积15 000平方米,按照二级医院标准投资建造。同时为吸引医疗人才,高薪招聘院长、外科主任、内科主任、康复医生等。2017年,泰康保险集团宣布北京泰康燕园康复医院引入美国健瑞仕(Genesis Rehabilitation Services,GRS)康复模式。GRS是美国规模最大的康复机构之一,拥有1 700多家康复机构,患者通过该模式的康复治疗,能尽快从急性住院治疗阶段重返家中独立生活。

据相关数据描述:机构式康复人均费用为100美元,仅覆盖20%的康复对象,而社区康复服务人均费用仅9美元,却覆盖80%的康复对象。急性期患者出院后转入护理之家的占15%～30%,转入家庭的占35%～60%。由此可见,患者在急性期之后,回归家庭或转入护理之家者占绝大多数。大力发展社区康复服务可以很好地满足患者对长期康复医疗的需求,社区康复大有可为。

在2017年11月国家卫生计生委发布《康复医疗中心基本标准(试行)》《护理中心基本标准(试行)》及管理规范后,包括上门康复等多样化服务形式受到国家认可,康复延伸至社区、居家发展的"最后一公里",为康复医疗带来新的机遇和挑战。

(2)康复辅助器具

2016年,国务院正式发布了《关于加快发展康复辅助器具产业的若干意见》,指出到2020年,康复辅具产业规模要突破7 000亿元。我国康复辅助器具的研发长期处于较低水平,多数技术含量偏低、种类单一且功能低级、专业人才匮乏、社保医保补助不足。国产的康复辅具相对低端,高端产品基本靠进口,进口价格十分昂贵,如一个进口的全套假肢需要40万,对于普通家庭来说价格很难承受。以以色列的Rewalk及日本的Cyberdyne为例,平均一台机器人的价格在60～100万元人民币,有的同类产品甚至达到250万元人民币,往往只能通过租赁的方式供需要者使用。

康复机器人是医疗机器人的重要分支,其研发涉及康复医学、生物力学、机械学、电子学、材料学、计算机学及机器人学等诸多领域。目前,康复机器人已广泛应用于康复护理、假肢和康复治疗等方面。受风投资本推动,康复机器人领域发生多起融资事件。脑控外骨骼康复机器人也在研发进程中,即检测患者的大脑神经信号,传输给外骨骼康复机器人,外骨骼康复机器人根据患者的意念展开行动,实现站立、行走行为,实现康复训练和矫正步态的目的,同时可以适应不同的路面环境。这也是国内第一家用意念控制的脑控下肢外骨骼康复机器人。

37.3.6 养老服务

我国养老产业刚刚起步,尚无真正成熟的模式,也没有以养老产业为主业的上市公司,作为一个涉及面极广的新兴市场,养老产业有待进一步开发。根据中国社科院2016年发布的《中国养老产业发展白皮书》,预计到2030年中国养老产业市场可达13万亿元。

根据老年人在衣、食、住、行、医、娱、学等方面的消费产品和服务的需求,养老产业通常被分为以下四大板块,即养老服务、养老地产、养老金融和养老用品(图37-17)。

养老服务	养老地产	养老金融	养老用品
照护服务 智能家居 医疗护理 娱乐消费	老年公寓 护理机构	长期看护险 养老保险 医疗保险	医疗器械 保健品 药品

图37-17 养老行业的四大板块

总体来说,我国养老产业的局面是"未富先老",但实际上,拥有支付能力和消费水平的老年人或家庭已大有人在。进行差别化的养老机构的运营,能够帮助各个阶层的老年人在养老机构中获得自身需要的服务,同时养老机构也能够获得丰厚的收益。

目前我国的养老机构,主要以公办为主、民办为辅。民营养老机构主要采取两种模式:一是公办民营,二是民办公助。国家在购买机构养老服务方面,主要为"三无"(无劳动力、无生活来源、无赡养和抚养人或者其赡养人和扶养人确无赡养和扶养能力)老人、低收入老人、经济困难的失能、半失能老人购买机构供养、护理服务。

就目前情况来看,养老产业最突出的问题是供给不足。养老机构床位数供给远小于需求,供需矛盾十分突出。2016年,每千老年人口养老床位数33.8张,与发达国家床位数相比有较大差距。目前我国养老机构供给的主体是公办养老机构,其他形式的养老机构供给主体发展不充分,床位数供给量小,不能填补公办养老机构留下的供给缺口。

机构养老要做到优质,首先需要做到"医养结合"。医养结合已经成为日本养老机构的重要运营模式。医养结合的主要优势在于能够缩短老年人烦琐的就医流程,将慢性病护理和突发性疾病的急救在养老院进行。同时,对于养老机构而言,可以增加部分固定收入,打破养老院盈利难的现状,从而更好地引进优良护理人员,形成良性循环发展。目前养老院的不少客户是失能老人,老人就医是刚需,医养结合能够很好地解决这一问题。医养结合的服务模式将更能够激发老人入住养老机构的可能性。若遵循日本居家养老与机构养老阶段性互补模式,机构养老更多地将接收年龄较大或需要长期护理的失能老人,拥有基础医疗条件的养老机构能够获得老人及家属的青睐,与医院合作护理的模式同时也可减轻医院的床位负担。

37.3.7　健康信息技术

（1）医院信息化

医疗信息化是指运用计算机科学、网络、通信以及数据库技术来管理信息的存储、获取、分享和运用,支持医疗服务工作以及临床和管理的决策。医院信息化会分为医院管理信息系统(HIS)和临床信息系统(CIS),并最终向区域性医疗信息化网络(RHIN)拓展。

医院管理信息系统(HIS)是主要针对医院人流、物流以及财流,为医疗工作和管理服务的系统。临床信息系统则是以患者为中心,对患者临床医护数据进行采集、存储、处理和传输的系统,包括医嘱处理系统、医生工作站系统、护理信息系统、实验室系统、影像存储和传输系统(PACS)等。

医院管理信息系统满足了医院日常管理自动化的需要,同时又为临床信息的收集提供了数据基础和流程支持,因而大部分医院始于医院管理信息系统的建立并逐步过渡到临床信息系统。临床信息系统不仅支持医护人员的日常医护工作,其收集的大量数据可以帮助医院管理者更加深入地了解医院服务群体的特征和需求以及医疗服务环节中的问题,深化医院管理信息系统的使用。基于这两者的基础上,区域医疗信息化旨在实现区域性的医疗信息分享,包括医院和医院之间以及医疗服务行业中各机构如医院、医疗支付方和医药设备供应方之间的信息共享。

我国在2002年的《全国卫生信息化2003—2010年发展纲要》中提出医疗服务信息系统和区域卫生

信息化的建设目标,在2009年的医改方案中更是把建立使用共享的卫生信息系统作为支撑深化医药卫生体制改革"四梁八柱"的八柱之一。之后,政府陆续出台相关政策,将推进区域性医疗平台的建设作为阶段工作重点。

（2）医疗信息化孤岛问题

我国医疗信息化存在"信息孤岛"问题。由于医院在选择和建立系统之前没有做充分的自身评估和统一的规划,导致医院内部系统之间协调性差,无法发挥系统的潜能;各医院系统之间相互独立,缺少标准化的电子病历以及业务流程;在供应商方面,研发出来的信息系统兼容性相对较差。这些因素对未来医联体内各医院互通互联以及最终的区域医疗信息化也会造成困难。

此外,我国大部分医院对信息系统的应用还局限于基本的财务和收费方面的处理,在广度和宽度上还有待拓宽。比如影像存储和传输系统、电子病历、手术麻醉信息系统等CIS系统虽然对临床的医护和决策工作有着重大意义,但目前的应用率仍然较低。

我国医院,特别是大型的三甲医院在过去十年积累了大量的临床和管理信息,对这些数据的深度挖掘、分析和运用可以用于临床流程的设计、财务和临床风险的评估,以深化医院的决策和管理。在未来医疗大数据的场景下,将实现医院数据、社会数据与区域医疗信息数据的打通。

37.3.8　健康产业投资

近年来,在政策环境利好而医疗服务供需又极不平衡的情况下,我国掀起了投资医院的热潮。借助资本的力量,民营医院能够实现在流程管理、人力资源、仪器设备等各方面的资源整合和提升,同时还可以加速市场扩张,做大规模并提高品牌知名度。在强大资本的推动下,民营医院的发展有望提速,不仅在服务的量上快速增长,在医疗质量、服务内容等方面也实现升级。我国健康产业投资主要有以下三个特点。

（1）机构投资者青睐于医院和医院管理类企业

在过去几年,医院和医院管理类企业受到风险投资机构和私募股权投资机构(VC/PE)的青睐且交易规模不断增大。2013—2014年7月一年半的时间里,VC/PE融资交易量和披露交易金额分别占到过去10年总量的27%和39%,达到15宗和2.5亿美元。投资领域以专科医院为主,如鼎辉创投相继投资了安琪儿医疗、伊美儿、新世纪儿童医院和温州康宁医院;红杉中国也投资了安琪儿医疗、北大国际康复医疗以及兰景口腔。

(2) 医院并购活跃,产业资本意欲投资

医疗服务行业越来越被视作未来消费的增长热点,大型企业纷纷通过并购、参股等多种方式涉足和拓展医院投资,因而 2013 年以来医院并购活动极为活跃,在一年半的时间里,并购交易数量和交易金额均创新高,分别占过去 10 年总量的 35% 和 64%。就并购交易的买方企业来看,65% 来自药企和医疗器械企业(其中药企占 58%)。如复星医药在先后投资了高端品牌医院"和睦家"和 3 家民营医院之后,在 2013 年再举收购三级甲等医院——禅城医院 60% 的股份,形成沿海高端医疗和二、三线城市专科和综合医院相结合的医疗服务业务的初步布局。甘肃独一味生物制药股份有限公司也在 2013、2014 年先后收购 7 家医院,并在 2013 底更名为恒康医疗集团股份有限公司。并购交易买方的第二大类来自非相关行业,占总量的 23%,如联想控股收购拜博口腔。这类企业投资医院主要是看中投资回报,反映医疗服务行业的火热程度。

(3) 医院投资机遇和风险并存

首先,医院属于重资产行业,建设和运营成本高且培育周期长,同时医院项目的成功在极大程度上取决于医疗服务团队的技术能力,因此在短期内将医院做大做强的风险较高。其次,我国民营医院普遍存在财务、内控等方面的不规范操作。如果要将民营做大并实现资本对接,如何将流程、管理制度规范化将是必须要应对的问题。再次,我国医院管理没有成熟的管理模式,投资后的运营将是另一难点。最后,资本密集进入必然推高医院的估值,将进一步增加投资成本和风险。因此选择恰当的时机和目标市场,运用相应的投资和管理方式提升医院价值是投资成功的必备条件。

37.4 国际健康产业的发展

37.4.1 美国健康产业发展概况

美国于 20 世纪 60 年代于健康管理产业中诞生了现代健康产业的雏形。1969 年,美国政府将健康管理纳入国家医疗保健计划。1971 年为健康维护组织提供立法依据,1973 年正式通过了《健康维护法案》,奠定了美国健康产业的发展总体格局。

(1) 美国健康产业特点

1) 高度市场化。美国健康产业主体以私营机构为主,主要依托较为有序的市场竞争环境进行自我调节。健康保险中,除政府针对特殊群体的医疗保险项目外,其他均为私人健康保险,分为营利和非营利两种,前者包括蓝盾计划(Blue Shield)、蓝十字公司(Blue Cross)等,后者为商业健康保险,在医疗保障体系中发挥主体作用。2010 年,美国约有 1.95 亿人参加商业健康保险,约占总人口的 64%。美国医疗服务亦是如此,私立医院占比约达 85%,其中非营利和营利各占医院总数的 69% 和 16%。私立非营利医院多是规模大、设施好、技术水平高的大型医院,营利医院则以覆盖多个地区、集中管理的中小型连锁医院为主。美国医生也都是独立的,不隶属于医院,二者是双向选择的契约式关系,医生多数会通过自己的诊所提供门诊服务,部分同时参与医院工作。除此之外,药品、医疗设备和生物技术公司等均是私营公司,自主运营,自负盈亏。

2) 规模化发展。随着居民健康需求日益增长,加之行业成本逐年增加,企业开始通过整合优化资源来减少生产成本和实现规模经济,行业内的并购重组大量出现。20 世纪 90 年代以来,牵涉美国健康保险公司合并案件超过 400 起,特别是奥巴马医改通过的医疗保障相关改革,刺激了多起大规模收购,包括美国医疗保险巨头 WellPoint 公司以 45 亿美元收购管理式健康护理提供商 Amerigroup Corp.(AGP),美国第五大保险公司信诺集团(Cigna Corp.)以 38 亿美元收购医疗保险商 HealthSpring 公司等,在优化资源配置、降低经营管理成本的同时将业务范围拓展到健康管理、国际保险业务、政府保险计划服务等领域。医疗服务业的整合重组同样频繁,为节约服务成本、提高效率,同时提升医院声誉及在医保计划中的议价能力,医院集团在 20 世纪六七十年代的美国非营利医院中大量出现,在 20 世纪末达到高潮,21 世纪初时,6 300 多家医院已形成了 500 个医院集团。迄今为止,集团化依然是其主要运营模式。营利医院则倾向于业务横向发展,扩张模式多以兼并私人诊所和收购同规模的连锁医院或药店为主。药品、医疗设备和生命科学产品领域,仅 2010 年就有辉瑞制药收购国王制药公司、新基公司(Celgene)收购 Abraxis 生物科技、安斯泰来公司(Astellas)制药收购 OSI、安进公司(Biogene)收购 BioVex 药物公司等多起大型收购出现。美国医药企业的并购倾向于行业内横向并购,强强联合,且跨国并购逐渐增多。根据国家食品药品监督管理局南方医药经济研究所的数据,2006—2010年,美国国内医药市场共发生了38起并购案例,其中20起属于跨国并购。

3)依托科技创新。由于外部市场较为自由的竞争环境和内部企业沿袭至今的创新文化,美国的产品研发和技术创新成为健康产业发展的有力支撑。健康管理、医院集团化等管理模式都起源于美国,并且随着市场变化得到了很好的改良和发展。20世纪90年代间,医疗设备的研发投资增加了一倍以上,国内研发部门的投入超过制造部门2倍。药品研发,特别是生物制药研究的投入居于世界首位,根据美国药品研究和生产协会(The Pharmaceutical Research and Manufacturers of America,PhRMA)的统计,2010年,药品生产商的研发投入共674亿美元。《制药经理人》(*Pharmaceutical Executive*)杂志的数据显示,2011年世界医药公司前10强中有6个是美国公司。2005年,美国联邦政府对生物技术的基础研究开发投入达到300亿美元,为欧洲国家的10倍,日本的20倍。世界生物技术领域研发机构中,美国公司占比80%,且其持有大多数新药的知识产权。

(2)美国健康产业的案例

在美国,最大的产业是服务产业,而服务产业中最大的产业是健康产业。2020年,美国狭义的健康产业将占美国GDP的19%。美国的健康产业分为三部分,分别为制药与药品、医疗器械和健康服务业,其中又以健康服务为首,占65%,并且每年以70%的速度增长。由此可见,健康产业具有强大的发展潜力。

安利公司作为全球最大的直销企业之一,目前业务已遍及全球80多个国家和地区。2011年,安利在全球销售额超过109亿美金,较2010年增长17%。安利公司的经营有如下特点:

1)先进的理念。安利所倡导的保健不仅仅是指身体健康,还包括生活习惯和心理健康,是一种全方位的解决方案。过去企业往往是以产品为导向的,而未来的趋势是以解决方案为中心,即不是针对解决某一方面的问题,而是整体的、全面的解决方案,这是安利的一个理念,产品是完成这些解决方案的一个基础。

2)独特的直销模式。安利以其特有的多层次直销风靡全球,目前,其拥有300万人的核心销售队伍和14 000名员工。但是,由于特殊的国情,这

种多层次直销进入中国后,发生了严重的畸变甚至对社会产生了极大的危害。1998年,安利(中国)在传销禁令颁布后,停业整顿3个月,之后开始转型,将传统的无店铺经营模式转变为"店铺+雇佣推销人员"模式。这种模式在中国取得了空前成功。安利(中国)的成功经验受到了美国安利总部的高度注意,很多国家和地区的负责人都来安利(中国)参观、学习。

3)差异化的优质产品。安利采用产品差异战略,塑造产品特色,主要包括纽崔莱保健食品系列、雅姿美容化妆品系列、安利个人护理产品系列、安利家居护理系列等产品。其中,纽崔莱保健食品在其产业链条中尤为重要,2011年销售额达47亿美元。与此同时,安利对产品品质的追求一直走在同行业的前列,采用有机农场生产的有机成分,从控制土壤、水分和植物营养素开始进行严格监控。2006年,安利(中国)质管实验室获得中国实验室国家认可委员会(CNAL)颁发的证书,正式成为国家认可实验室。CNAL的权威性为国际社会所公认,经其认可的检测结果可在英、美等41个国家的55个权威性机构得到承认。

37.4.2 德国健康产业发展概况

2012—2016年欧洲医疗保健产业一直处于平稳上升阶段。据预测,该数值2021年将达到2.010万亿美元,五年累计增幅为12.2%。

目前欧洲健康医疗市场份额最大的五个国家依次德国、法国、英国、意大利和西班牙,这五个国家在2016年的健康产业产值分别为3 942亿美元、2 865亿美元、2 229亿美元、1 741亿美元以及1 122亿美元,占整个欧洲市场的比重为22.0%、16.0%、12.4%、9.7%和6.3%。

(1)德国健康产业特点

德国2016年在医疗保健业产值达到3 942亿美元,排名欧洲第一,占比22.0%。德国是世界上最早建立社会医疗保险制度的国家,从1883年俾斯麦政府的制度化改革以来,德意志联邦共和国的健康服务体系没有很大变化。经过一百多年的不断发展,德国已经率先在世界上建立了以法定医疗保险为主、私人医疗保险为辅的相对比较完善的社会医疗保险体系。德国的健康保险有两种类型:一种是法定健康保险(statutory health insurance,SHI)也叫疾病基金(sickness funds),另一种是私人健康保险(private health insurance,PHI)即商业健康保险,分别

有疾病基金与商业保险公司负责提供。法定健康保险是强制性的,为大多数国民提供基本医疗保障。

德国健康体制的最大特点是第三方付费:对每个参保人,一旦发生疾病,即可到有关诊所、医院及康复机构进行诊治,所产生费用由所投保的保险机构支付。目前,德国全国共有三百余家有权提供法定健康保险服务的保险公司。这些保险公司依靠雇员、雇主依法缴纳的保险费和政府酌情给予的财政补贴为投保人提供健康保险服务,实行按病种标准定额付费,医生会在短时间内安排各种检查、治疗,使患者早日康复出院。

德国的商业健康保险具有几乎与法定健康保险相同的历史,目前德国最大的商业健康保险公司——德国健康保险公司(DKV公司)就已经有90年的历史了。在德国,近90%的人口参加了法定健康保险,约10%的人口也已经购买了商业健康保险,商业健康保险市场已接近饱和状态。德国商业健康保险的产品丰富、保障全面。既有针对不参加法定医疗保险人群的保障全面的替代型健康保险产品,也有针对已参加了法定医疗保险人群的各种保障单一的补充型健康保险产品。既有终生保障的产品,也有短期的产品。保障内容涵盖了住院和门诊的检查费、诊断费、治疗费、手术费、护理费、康复费、住院津贴、病后疗养、海外治疗和急救、牙科和眼科治疗,甚至健康体检和验光配镜等名目。

(2)德国的健康管理

根据2021年世界卫生组织发布的《2021世界卫生统计》报告,全球人均寿命为73.3岁,中国人均寿命77.4岁,德国人均寿命81.7岁。在德国,除了健康饮食、全民健身运动等因素外,健康管理理念深入人心。

健康管理可以使健康人群、亚健康人群、慢性病人群等获得更多健康服务。德国具体做法如下:

1)培养健康管理理念。1967年,德国联邦卫生部成立了联邦健康宣传中心。该中心有16个分中心,各中心拥有各种先进的保健仪器和设施,并配有心理咨询师、药剂师、内外科医生等医学专家,中心还在各城市社区、城镇居民点建立健康宣传站,在偏僻的小村设立流动宣传站,保证健康知识普及到每个角落。

2)保险机构介入全民健康管理教育。德国把慢性病预防和管理纳入社会保障体系,并在整个保费中划拨一定比例资金,投入预防事业,疾病预防工作的落实有了资金保障。由于投保人的健康状况直接

影响医疗保险公司的经济效益,医疗保险公司在承担医保费用的同时,积极、主动地开展健康教育,有的放矢地对投保人进行健康教育和行为干预。为提高教育效果,保险公司还以"积分"的形式对按时完成健康教育课程者、按时接受健康体检者、按时接受免疫接种者给予奖励。

3)健康知识、健康饮食、心理卫生教育从娃娃抓起。公立电视台必须按照法律合同要求播出一定比例的健康知识节目,做成卡通动画片,向孩子传递各种健康知识。德国教育机构从关注幼儿心理、生理健康做起,开设一系列心理课程,教授孩子如何自我调节个人情绪、建立良好的人际关系、适应周围环境等;小学阶段就开始进行性教育。《青少年保护法》还规定对于4～18岁的青少年儿童一律要进行系统的健康教育。

4)以优惠政策促进德国体育事业发展。为鼓励和帮助国民多运动,德国联邦政府制定了多种优惠政策发展体育事业。例如:对于非营利性的俱乐部和协会实行减税或免税;体育俱乐部和体育协会的捐赠者可以要求减免个人所得税,等等。

37.4.3　日本健康产业发展概况

(1)安倍经济学"新三支箭"的推出

按照2012年再度执政后的安倍政府所做出的相关规划——为实现"一亿总活跃"计划,明确目标提出了以下刺激经济的"新三支箭":一是萌生希望的强力经济;二是编织梦想的育儿支援;三是令人放心的社会保障。以此作为经济社会发展的背景,可以对日本健康产业的发展动因做出相应的政策性解释。"萌生希望的强力经济"意在实现"600万亿日元GDP"的目标,这涉及包括健康产业在内的日本经济的大幅发展;"编织梦想的育儿支援"作为保障与提升日本人口生育率及数量的关键性部署之一,需要来自健康产业的积极支持;"令人放心的社会保障"则提出要在为老年人提供更多的健康保障的基础上,大力发展养老护理业,促进养老产业制度的不断完善。"新三支箭"的提出为日本健康产业的发展提供了更加明确的政策指导和更加有力的产业支撑。

随着生育率的下降和老年人数量的持续增长,日本政府需要更加完善的社会保障制度来应对和解决社会经济环境中出现的各种变化。2000年4月,日本开始推行长期护理保险制度,旨在为老年人、伤残疾病患者提供医疗护理资金支持。该项制度设立

之初,有 218 万人被认证为是需要护理支持的受益对象。长期护理保险制度实施至今,受益人数已经接近设立之初的 3 倍,成为老年人口生活保障的基石。

随着老龄化的加深和医疗技术的进步,日本政府用于医疗保健的财政支出也在逐步增加。据统计,2015 年度日本社会保障福利支出共计 114.86 万亿日元(比 2014 年度增 2.4%),占国民收入的 21.58%。其中,养老金占支出总额的 47.8%,医疗保健支出比重为 32.8%,社会福利等占 19.3%。社会保障支出增加、国民生活福利水平提高引发对健康产品及服务的需求,成为推动健康产业发展的重要因素之一。

(2)日本健康食品业的发展

日本对营养饮食的重视可以追溯到明治时期,时任海军医疗总管的高木兼宽通过改善士兵的饮食结构降低了海军的脚气病患病率。1938 年,主要负责医疗卫生的部门厚生省成立,并于 1945 年开始发布设立营养士制度。现在,日本已经成为营养教育最发达的国家之一,许多大学都开设了营养专业,传授营养教育课程。日本的教育体制中囊括家政学教育,也对饮食营养健康的普及起到了很大的推动作用。

20 世纪 60 年代中期开始,健康食品在日本兴起。健康食品是具有特定保健功能,对身体所需微量元素进行补充的食品,具有调节机体功能的作用,适用于特定人群。进入 90 年代,随着经济发展水平的提高和生活条件的改善,日本民众对健康的关注度和消费需求也愈发高涨,越来越多的人开始消费健康食品。到 1991 年,健康食品业的增长速度已经达到了 14%。虽然日本在 90 年代遭遇了泡沫经济的崩溃,消费低迷,经济增长速度连续数年徘徊在 1%~2% 之间,但健康食品业始终保持着两位数的发展速度。1995 年,日本相继发生了阪神大地震、东京沙林毒气事件,经济遭遇重创,健康食品业的增长速度却依然维持在 6%~8% 的高位。

2016 年日本健康食品行业团体"健康与食品协会"工作小组针对健康食品的消费情况进行了问卷调查,调查显示有高达 73.7% 的日本人几乎每天食用保健品。在日本,人们认为保健品应该从婴儿时期开始食用,并且长期坚持服用才会发挥好的保健效果,坚信健康体质的养成是一个长期的过程。纳豆、口服胶原蛋白、青汁等都是目前深受日本民众喜爱的健康食品。

(3)日本的健康管理产业

日本的健康管理兴起于 1959 年。当时社会经济得到较大发展,不良的生活作息习惯及忙碌的工作给人们带来诸多健康问题,健康推广和医疗知识的普及得到了政府的重视,健康管理中心如雨后春笋般相继成立。1978 年,日本政府开始对国民健康进行管理,厚生省推出国民健康运动计划,向国民推广健康体检,增加营养师的数量。10 年后,作为第二次打造国民健康对策中的重要一环,厚生省又提出了确保老人健康体检的机制、规范地区保健中心、培养健康运动指导师等目标。2000 年开始实施第三次打造国民健康对策,颁发了"健康日本 21 计划"。2007 年,日本制定了一项长达 10 年的"新健康开拓战略",覆盖心理健康、看护预防、牙齿健康在内的九大领域,目标是提高全民的健康素养。在战略实施期间,日本中小学生的身体素质有很大的提高,健身俱乐部覆盖率达到 79%,国民的运动健身意识得到了普遍提高。2011 年起,政府每年都会组织"运动一生"的全国性会议,并且设立"体育日""体能月"来鼓励人们追求"健康一生"的生活方式,使健康管理的观念深入人心。

(4)日本的医疗器械和介护业

日本医疗器械产业的产值仅次于美国,是全球第二大医疗器械生产国。该行业的销售额于 2015 年达到 17 493 亿日元,出口金额超过 6 000 亿日元,主要出口国家为美国、中国、韩国等。据统计,日本医疗器械产业中有 77.4% 的企业年度销售额超过 10 亿日元,其中有 27% 的企业销售额超过 100 亿日元,5.4% 的企业销售额突破 500 亿日元。

日本政府于 2000 年出台了长期护理保险制度,旨在通过实现高龄人口"护理社会化"来减轻政府财政负担,在减少公共支出的同时引入市场竞争,推动介护业的发展与完善。

2000 年时,介护老人福祉设施和保健设施数量分别为 4 463 件和 2 267 件,到 2016 年增长为 7 705 件和 4 241 件,分别增加了 72.6% 和 87.1%。到 2016 年年末,居家介护支援服务企业的数量达到 40 686 家,比 2015 年增加了 1.4%。介护服务需要等级测评,根据老龄人口所需护理的程度划分等级,分别提供不同类型的护理服务。被认定为需要护理的 65 岁以上年龄人口称为"第一号被保险人",40~64 岁年龄人口称为"第二号被保险人"。厚生劳动省最新的统计结果显示,到 2015 年年末,第一号被保险人认定者数量为 606.8 万人,第二号被保险人认定者数量为 13.6 万人,分别比 2014 年增加了 2.5%、3.6%。介护产业的快速发展为日本社会创造了大量就业岗位,日本看护职员数量在 2000 年就已经达到 54.9 万人,经过十余年的发展,该数量更是在 2014 年突破 176.5 万人。厚生劳动省的预测显示,2025 年看护员数量将达到 237 万～249 万人。

（蔡江南　赵永超　江晓玥　叶　静　徐　丹）

参考文献

[1] 陈志恒,丁小宸. 日本健康产业发展的动因与影响分析[J]. 现代日本经济,2018,37(4):48-58.

[2] 程承坪,吴琛. 健康战略下发达国家发展养老健康产业借鉴研究:以美国、德国、日本为例[J]. 当代经济管理,2018,40(3):83-88.

[3] 国家卫生健康委员会. 中国卫生健康统计年鉴-2019[M]. 北京:中国协和医科大学出版社,2019.

[4] 侯韵,李国平. 健康产业集群发展的国际经验及对中国的启示[J]. 世界地理研究,2016,25(6):109-118.

[5] 李昌麒,王怀勇. 政府干预市场的边界:以和谐产业发展的法治要求为例[J]. 政治与法律,2006(4):15-23.

[6] 李新平. 医疗保障制度的效率分析[M]. 天津:南开大学出版社,2015.

[7] 李妍嫣,袁祥飞. 主要发达国家医疗卫生体制模式比较及启示:以英国、美国和德国为例[J]. 价格理论与实践,2009(5):44-45.

[8] 秦黎,章文光. 我国产业转型升级中政府的角色定位[J]. 经济纵横,2018(8):50-58.

[9] 任艳苹,郭琪,李雨晴,等. 我国社区康复医疗资源的现状与需求[J]. 中国康复医学杂志,2014,29(8):757-759.

[10] 商务部市场运行和消费促进司. 2017 年药品流通行业运行统计分析报告[R]. 北京:中华人民共和国商务部,2018.

[11] 邵刚,徐爱军,肖月,等. 国外健康产业发展的研究进展[J]. 中国医药导报,2015,12(17):147-150.

[12] 申珂,郭娜娜,邓健,等. 中国近 40 年慢性病疾病谱变化情况[J]. 山西医药杂志,2017,46(8):903-905.

[13] 孙东雅. 美国健康保险发展启示[J]. 中国金融,2015(2):60-62.

[14] 唐鼎. 国外健康产业发展模式对我国的借鉴意义[J]. 企业改革与管理,2015(10):161.

[15] 王禅,杨肖光,白冰,等. 美国健康产业发展及对我国的启示[J]. 中国卫生经济,2014,33(12):116-119.

[16] 余莉,董微微. 美国健康服务产业发展经验对我国的启示[J]. 中国商论,2017(23):75-76.

[17] 余央央. 中国人口老龄化对医疗卫生支出的影响:基于城乡差异的视角[D]. 上海:复旦大学,2012.

[18] 张玲玉,薛罡. 用专业化的思维深度拓展健康产业价值链:德国商业健康保险发展经验借鉴[J]. 南方金融,2008(9):53-55.

[19] 张艳,王卫红. 美、日等国健康产业的发展经验及其对我国的启示[J]. 现代商业,2012(13):64-66.

[20] 宗蕊,郭斐,王霭,等. 美国、欧洲、日本营养健康产业发展历程及对我国营养健康产业发展的启示[J]. 粮食与食品工业,2017,24(6):1-5.

38 环境健康经济学

38.1 环境健康经济学概述

38.1.1 环境与健康:多学科交叉命题

（1）环境的概念

环境是指围绕主体的并对该主体产生某些影响的所有外界事物。环境是一个复杂的体系,一般按照环境要素的属性和特征可分为自然环境、建筑环境和社会环境三个大类。

1）自然环境:通俗地说,自然环境是指未经过人类加工改造而天然存在的环境。自然环境由大气圈、水圈、土壤岩石圈和生物圈共同组成。

A. 大气圈:大气圈主要指围绕地球周围的空气层,可分为对流层、平流层、中间层、热成层和逸散层。其中,对流层与人类关系最密切。大气是一种混合气体,是数十亿年地球和生物演化的结果。干洁空气的成分主要有氮气（占78.1%）、氧气（占20.9%）、氩气（占0.93%）以及少量的二氧化碳、稀有气体（氦气、氖气、氩气、氪气、氙气、氡气）和水蒸气。大气对保障人类的健康和维持生物的生存具有重要的意义。

B. 水圈:地球上的水以气态、液态和固态三种形式存在于空气、地表与地下。这些水相互联系,以水循环的方式共同构成了水圈。地球上的总水量约为 1.38×10^9 km³,其中海水占97.4%,覆盖了地球表面积的71%。而便于取用的淡水（如河水、湖水及浅层地下水等）仅占总量的0.2%左右,甚至其中一部分淡水已遭到了较严重的污染而不能供人饮用。水污染已成为世界上最重要和急迫的环境问题之一。

C. 土壤岩石圈:岩石圈通常指地壳,主要由岩浆岩、沉积岩和变质岩三类岩石构成。地壳岩石在长期风化和母质成土两种过程的综合作用下形成土壤。土壤是覆盖于地表、具有肥力的疏松层。土壤含矿物质、有机质、微生物、水和空气等成分,能为植物生长、生物活动提供有利的空间和物质,是人类和其他生物赖以生存的物质基础。土壤是联系有机界和无机界的重要环节。

D. 生物圈:生物圈是指地球上所有生命物质及其生存环境的整体。其范围包括了大气圈下层、土壤圈和水圈,指从海平面以下约12 km深度和海平面以上约10 km高度的范围,但绝大多数生物通常生存在海洋洋面以下和陆地地面以下各约100 m的范围内。生物圈的形成是生物界与大气圈、水圈和土壤岩石圈长期互相作用的结果。

2）建筑环境:建筑环境又称为人工环境,是指在自然环境的基础上,经过人的加工改造所形成的物质环境。大到一个城市,小到一个商店,都可以称之为建筑环境。

3）社会环境:在自然环境的基础上,人类通过长期的、有意识的社会劳动所创造的物质生产体系、积累的物质文化等所形成的环境,包括政治制度、经济体制、文化传统、邻里关系等。社会环境一方面是人类精神文明和物质文明发展的标志,另一方面又随着人类文明的演进而不断地丰富和发展。

（2）环境对人类健康的影响

每一个人都生活在一定的环境里,人与环境之间的互动是长期的、永久的。无论是在生活中,还是在工作中,所有的人都会在不同程度上受到不利环境因素的影响。研究证明,当今大多数慢性病是环境因素和遗传因素之间相互作用的结果,全球每年死亡人数中约四分之一是由环境因素造成的。所以人类的健康在相当大程度上是由环境质量决定的,一个健康的环境通常会促成一个健康的人群。影响人类健康的外部环境包括自然环境、建筑环境与社会环境。

1）自然环境对人类健康的影响:自然环境为人类提供赖以生存的空气、水和食物资源,对人类的健康至关重要。自18世纪工业革命以来,人类开发利用自然资源的能力不断提高,自然资源消耗的速度急剧增加,生产性和生活性废弃物不断进入环境,严重污染大气、水、土壤等自然环境,对人类健康造成直接或间接的不利的影响,引发多种疾病,甚至死亡。全球疾病负担报告显示,2015年,全球因细颗粒物污染造成420万人过早死亡。我国2015年因细颗粒物污染造成过早死亡到达110万人。

2）建筑环境对人类健康的影响:良好的建筑环境为人类提供舒适的生活、工作和休息的环境,有利于人体健康。已有研究表明,合理地创造人类活动的空间和条件,可以降低肥胖率;修建配套的社区花园,有规划地设立人行道、自行车道的位置和连接线,使步行活动的安全性得以提高,都会促进人体的运动和健康。

相反,不良的建筑环境会对人类健康产生不利影响。例如,建筑环境中各种污染物,如各种烟尘颗粒物、人体自身排出的不良气味、各种空气微生物和室内装饰材料挥发出的化学物质都会对人体呼吸道、皮肤、心肺和免疫系统等造成损伤。建筑环境内的噪声、光污染、电磁辐射和绿化状况等也会对人的身体和心理产生不同程度的影响。

3）社会环境对人类健康的影响:随着社会发展及人类疾病构成谱的改变,社会环境对健康的影响越来越突出。职业、年龄、教育、收入水平及保健意识等因素均可影响个人的健康状况。无疑,安定的社会、良好的教育、发达的科学技术、和谐的人际关系等都会对健康起到了良好的促进作用。反之,则可能威胁人体健康。

社会环境对人类健康的影响不是单一的,而是各种因素之间互有联系、相互作用,从不同方面综合地影响着人类健康。除不当的个人生活方式可直接或间接地影响人体健康外,激烈的社会竞争、快节奏的现代生活和复杂的人际关系也会造成人的心理负担和精神压力。长期的精神紧张和心情压抑容易导致免疫功能下降、疾病的抵抗能力降低,从而诱发多种疾病,如心脑血管疾病、消化系统疾病、神经系统疾病和癌症等。

总之,环境和健康之间的关系既密切相关又非常复杂。虽然大多数健康问题与多项环境因素相关,但环境因素是如何引起疾病以及疾病的严重程度和范围却很难评估。因为除了环境方面的原因之外,还有其他很多因素,都可以直接或间接地导致类似的健康问题。

（3）人类活动对环境的影响

伴随人口的持续急剧增长,经济的迅速发展,以及工业化和城市化进程的加快,人类活动越来越多,范围越来越广,规模越来越大。这些活动在造福人类的同时,也大大地改变了自然环境原有的面貌,甚至对环境产生了严重的负面影响。

1）人类活动对大气的影响:大气是人类赖以生存的最基本的环境要素之一。当人类活动对大气产生的影响超过其自净能力时,就会造成大气污染。工农业生产是大气污染的主要来源。工业排放到大气中的污染物种类繁多,有烟尘、硫的氧化物、氮的氧化物、有机化合物、卤化物等。随着居民收入水平的提高,机动车保有量的快速增长,由此造成机动车尾气排放量日益增加,这已经成为大城市空气污染的主要来源之一。机动车排放的废气主要有一氧化碳、二氧化硫、氮氧化物和碳氢化合物等,前三种物质危害性很大。与此同时,民用生活炉灶和采暖锅炉需要消耗大量煤炭,释放大量的灰尘、二氧化硫、一氧化碳等有害物质,也是一种不容忽视的污染源。

除了大气污染,气候变化也受到人们的关注。近百年间,地球气候经历了若干冷暖交替。20世纪气候变化的总体趋势是:前期气候偏暖,中期偏冷,后期再度偏暖。初步分析表明,气候的波动是人类活动的结果。第二次世界大战后,大气核试验频繁,这是气温降低的主要原因。随后全球性的工业迅猛发展,大量的化石燃料燃烧,排放出大量的温室气体,加之大气核试验的结束,是后期温度急剧上升的主要原因。

2) 人类活动对水和土壤的影响：人类活动对水污染主要体现在工业污染、农业污染和生活污染 3 个方面。工业废水是水域污染的重要污染源，具有量大、面积广、成分复杂、毒性大、不易净化的特点。农业污染主要是指牲畜粪便、农药化肥的污染。人类为了从自然环境中获取更多的食物，大量使用化肥或农药，这些富含氮、磷、钾营养元素的物质随着地表土流入江河湖泊，使湖泊受到不同程度的富营养化危害，造成藻类和其他生物异常繁殖，引起水体透明度和溶解氧的变化，最终导致水质恶化。同样，生活污水中的各种洗涤剂、垃圾和粪便等，如果不加处理，直接排入水域，也会造成水体的化学污染或生物污染。

在自然状态下，纯粹由自然因素引起地表侵蚀的速度是非常缓慢的，而且常与土壤的形成处于相对平衡的状态。但是，不当的人类活动则会打破这种平衡，加速地表的破坏，造成土壤的退化、污染和土壤侵蚀，最终使土壤失去生产能力。例如，人类滥垦、滥伐、滥牧等活动会破坏地表结构，使地表裸露，降低土壤的稳定度和抗侵蚀能力，而土壤风力侵蚀的后果之一就是强沙尘天气的频繁暴发。除风蚀外，土壤水土流失是我国发生范围仅次于土壤沙化和沙漠化的重要土壤劣化过程，主要发生在暴雨集中的黄土高原和雨量充沛的南方山丘地区。此外，造纸、化工、钢铁、采掘等工业活动产生大量的废水、废气和废渣直接或间接地造成土壤污染，如重金属污染、有毒有机化合物污染、土壤酸化等，严重破坏了土壤生态系统的平衡。另外，由于人类大量长期使用化肥和农药，导致土壤的生产、调节、自净和载体等功能受到严重的损坏，土壤污染及硝酸盐的累积也日益加剧。例如，已经停用很久的"六六六""滴滴涕"等农药成分目前在土壤中的检出率仍很高。

3) 人类活动对生态系统的影响：联合国《千年生态系统评估综合报告》显示，在过去 50 年中，人类为了满足对粮食、淡水、木材和燃料的需求，对自然环境近乎疯狂地开发和攫取。1950 年后的 30 年间，土地转化成农田的数量超过过去 150 年的总和。陆地表面的四分之一被耕作系统覆盖。自 1960 年以来，大坝蓄水量翻了两番，水库蓄水量达到自然河流数量的 3～6 倍。世界范围内，70% 的水用于农业灌溉。这些不合理的开发和利用给地球上的生物多样性造成了巨大的不可挽回的损失。研究发现，世界上大约 20% 的珊瑚礁已经消失，另外 20% 在 21 世纪

后半期将严重退化。20 世纪的最后几十年内，35% 的森林资源永久消失。至少有四分之一的海洋鱼类被过度捕捞。纽芬兰岛鳕鱼捕捞业于 1992 年崩溃。近几十年，由于灌溉、家庭和工业用水陡增，河湖水量严重萎缩。如今，人类已经消耗了 40%～50% 的地表淡水资源。在某些地区，如中东和北非，对可再生水资源的利用甚至达到了 120%。江河水量的持续下降，给贝类、鱼类和鸟类的生存带来了严重的威胁。

38.1.2 全球主要环境健康问题

根据环境问题影响的空间尺度，可以把环境问题分为全球性环境问题、区域性环境问题和局部性环境问题。顾名思义，全球性环境问题即指全球范围内环境问题，比如全球气候变化、臭氧层破坏等关乎全球的普遍的环境挑战。区域性环境问题特指某些区域内普遍存在的问题，比如一定区域内的空气污染和水污染。局部性环境问题是指仅仅影响局部区域的环境问题，如辐射污染、土壤污染和环境灾害问题。

（1）全球环境健康问题

从全球尺度上来讲，当今人类遇到的环境问题主要是一些大尺度的环境问题，比如气候变化、臭氧层空洞以及生态系统的退化等问题。全球环境问题所具有的跨国性和相互依赖性的特征表明，世界上没有任何一个国家和地区可以独立解决外界或者自己引发的环境问题，这就在客观上要求国家与国家之间需要超越民族国家界限，加强在环境治理问题上的国际合作，进行全球治理。

1) 全球气候变化：全球科学界明确提出，人类活动已经在改变全球的气候系统。进入 20 世纪 80 年代后，全球气温显著上升。导致全球变暖的主要原因是人类在近一个世纪以来大量使用矿物燃料（如煤、石油等），排放出大量的二氧化碳等多种温室气体。这些温室气体对来自太阳辐射的短波具有高度的透过性，而对地球反射出来的长波具有高度的吸收性，这就是常说的"温室效应"，从而导致全球气候变暖。

气候变化已经对全球造成严重的危害。更高的温度和极端天气事件正在损害粮食的生产，日益升高的海平面和更具破坏性的风暴使沿海城市面临的危险加剧。在健康方面，气候变化可使啮齿动物、病媒昆虫的活动范围扩大、繁殖力增强，导致相关疾病如疟疾、乙型脑炎、流行性出血热等的发病率增高。

此外,气候变暖使酷暑天气日数增加,形成的热浪严重威胁人类健康。

2) 臭氧层破坏:在大气层高 15~35 km 处有厚约 20 km 的臭氧层,其分布有季节性变动。臭氧层能吸收太阳的短波紫外线和宇宙射线,使地球上的生物免受这些射线的危害。20 世纪 50 年代科学家观察到臭氧层中的臭氧减少;70 年代后,臭氧层减少加剧,并于 1985 年首次在南极上空发现臭氧层空洞;后来,有学者在北极、青藏高原也观察到这一现象。臭氧层被破坏形成空洞以后,减少了臭氧层对短波紫外线和其他宇宙射线的吸收和阻挡,不仅造成人群皮肤癌和白内障等患病率的增加,而且对地球上的其他动植物也有杀伤作用。尽管臭氧层损耗的原因和过程还有待进一步阐明,但人们一致认为人类活动排入大气的某些化学物质与臭氧作用,是导致臭氧损耗的重要原因。温室效应增强使地球表面变暖而平流层变冷,也是臭氧层减少和臭氧空洞形成的原因之一。

3) 生物多样性锐减:生物多样性是指地球上所有的生物如动物、植物和微生物等有规律地结合所构成的稳定生态综合体。它由生物的遗传(基因)多样性、物种多样性和生态系统多样性三部分组成。由于人类活动范围日益扩大,开采和利用自然资源的能力空前提高,对生物的影响也逐渐加剧,特别是不合理的滥采滥伐、掠夺性的开采、过度的捕捞狩猎等使物种灭绝的速度不断加快,导致大量遗传基因丢失及不同类型的生态系统面积锐减。自 16 世纪以来,已灭绝的物种包括 83 种哺乳动物、113 种鸟类、23 种鱼类、21 种爬行动物和 98 种非脊椎动物。

人类健康与生物多样性有着密不可分的关系。生物多样性是地球上生命经过几十亿年发展进化的结果,是全球的宝贵财富,是人类赖以生存的物质基础,也是人类健康生存的基础。随着生物多样性的逐步减少,生态系统的各项功能也会退化,这将不可避免地威胁人类健康。

(2) 区域环境健康问题

1) 大气污染:大气生态是一个超越区域界线的整体系统。大气运动使大气污染物能够长途输送至另一国家和地区,导致区域性的大气污染问题,其中以酸雨、沙尘暴和大气棕色云团问题尤为突出。

酸雨是由于空气中二氧化硫和氮氧化物等酸性污染物引起的 pH<5.6 的酸性降水。受酸雨危害的地区,出现了土壤和湖泊酸化,植被和生态系统遭受破坏,建筑材料、金属结构和文物被腐蚀等一系列严重的环境问题。酸雨最早出现于北欧和中欧,随后许多工业化国家采取各种措施防治城市和工业的大气污染,其中一个重要的措施是增加烟囱的高度,这一措施虽然有效地改变了排放地区的大气环境质量,但大气污染物远距离迁移的问题却更加严重,形成了更广泛的跨国酸雨。

沙尘暴是指强风把地面大量沙尘物质扬起并卷入空中,使空气浑浊,水平能见度<1 000 米的严重风沙天气现象。沙尘暴多发生在内陆沙漠地区,主要有撒哈拉沙漠、北美中西部、澳大利亚、蒙古高原等。比如,亚洲沙尘暴一般是在蒙古沙漠地区生成,随后在我国境内得到强化,并能够席卷朝鲜半岛、日本和太平洋盆地。沙尘暴可携带大量人为排放的有毒有害物质,影响居民健康。

大气棕色云团是指区域范围的大气污染物,包括颗粒物、煤烟、硫酸盐、硝酸盐和飞灰等。大气棕色云团的棕色就是黑炭、飞灰、土壤粒子以及二氧化氮等对太阳辐射的吸收和散射所致。目前世界上有五大大气棕色云团热点区,包括东亚、南亚的印度中央平原、东南亚、非洲南部以及亚马孙流域。鉴于大气棕色云团的广泛分布以及暴露人口数巨大,大气棕色云团可能带来的健康影响受到了国际组织以及各国政府的高度关注。大气棕色云团不仅会直接影响人体健康,还会影响世界的水资源、农业生产和生态系统,威胁人类的生存环境。

2) 水污染:水不仅孕育了生命,而且还与人类的生存发展有密切关系。水污染是指水体因某种物质的介入,而导致其化学、物理、生物或者放射性等方面特性的改变,从而影响水的有效利用,危害人体健康或者破坏生态环境,造成水质恶化的现象。水污染主要是由人类排放的各种外源性物质(包括自然界中原先没有的)进入水体后,超出了水体自净作用所造成的。日趋加剧的水污染已对人类的生存安全构成重大威胁,成为人类健康、经济和社会可持续发展的重大障碍。水污染的健康危害主要包括介水传染病,急慢性中毒,致突变、致癌和致畸作用。

由于水可自由流动,水污染往往具有区域(流域)特征。近年来,我国频发工业废水污染事件,对社会生产和人民生活造成了重大影响,有些甚至影响与邻国的国际关系。2005 年 11 月 13 日,我国松花江流域重大水污染事件不仅造成包括哈尔滨在内的松花江流域城市停水,而且污染物险些造成下游邻国俄罗斯的水体污染。

（3）局部环境健康问题

1）土壤污染：由于人口急剧增长，工业迅猛发展，固体废弃物不断向土壤表面堆放和倾倒，有害废水不断向土壤中渗透，大气中的有害气体及飘尘也不断随雨水降落到土壤中，导致了土壤污染。凡是妨碍土壤正常功能、降低作物产量和质量，并且通过粮食、蔬菜、水果等间接影响人体健康的物质，都称为土壤污染物。土壤污染除导致土壤质量下降、农作物产量和品质下降外，更为严重的是土壤对污染物具有富集作用，一些毒性大的污染物，如汞、镉等富集到作物果实中，人或牲畜食用后会导致严重的后果。如我国辽宁沈阳张士灌区由于长期引用工业废水灌溉，导致土壤和稻米中重金属镉含量超标，人畜不能食用。

2）电磁辐射：电磁辐射是电磁能量以电磁波的形式通过空间传播的现象。自然电磁辐射源包括雷电、太阳黑子活动、宇宙射线等。人为电磁辐射源主要有各类无线电设备（如手机），家用电器（如微波炉），工业、科学和医疗设备（如计算机）等。电磁辐射的强度达到一定程度时，对生物机体功能或生态系统的破坏作用，称为辐射污染。电磁辐射危害人体的机制主要是热效应、非热效应和累积效应等。电磁辐射是造成孕妇流产、不育、畸胎等病变的诱发因素之一。

3）自然灾害：自然灾害是由自然界物质急剧运动形成的，对自然生态环境和生物种群产生威胁或损害，对人类居住环境及其生命财产造成破坏的自然现象。自然灾害产生的原因包括自然因素（如地壳运动、异常气象、水文条件急剧改变等）和人为因素（如对自然进行掠夺性开发，破坏了生存环境和生态平衡，直接或间接地引发沙漠化、干旱、洪水泛滥、疫病流行等一系列的灾害）。自然灾害主要通过两种途径影响人类健康：一是自然灾害直接对人类生命财产及安全造成的毁灭性破坏与打击；二是自然灾害造成生态环境的破坏，使人类生活、生产环境质量明显恶化，形成灾害源性疾病，又称自然灾害诱发的次生灾害。

38.1.3 环境与经济

（1）经济增长与环境质量的关系——环境库兹涅茨曲线

自 20 世纪 60 年代以来，随着经济的不断发展，自然资源存量不断减少，生态环境不断恶化，环境污染问题日益突出。环境与经济的问题受到各界人士的广泛关注，也引起了学术界众多学者的讨论和研究。

1991 年，美国经济学家克罗斯曼（Crossman）和克鲁格（Krueger）针对北美自由贸易区谈判中人们担心自由贸易会影响环境的问题，对 66 个国家的不同地区内的 14 种大气污染物和水污染物的变动情况进行研究，发现大多数污染物的变动趋势与人均国内生产总值的变动趋势呈现倒 U 形关系，即随着人均收入的不断增加，污染物呈现先上升后下降的趋势，首次探讨了环境与经济的关系。1992 年，世界银行的《世界发展报告》以"发展与环境"为主题，扩大了环境质量与收入关系研究的影响。1996 年，帕纳约托（Panayotou）借用克鲁格界定的人均收入和收入不均等之间的倒 U 形曲线，首次将人均收入和环境质量之间的关系定义为环境库兹涅茨曲线（environmental Kuznets curve，EKC）。该理论认为经济发展与环境污染之间存在倒 U 形关系，即在经济发展的初期，人类活动主要是满足基本的生产需要，对环境的影响有限，但随着经济的发展和工业化的加剧，经济增长必然导致资源的过度开发和污染排放物的大量增加，环境污染日益严重；当经济发展到一定水平之后，产业结构的优化、技术的进步以及人们环境保护意识的不断提高又会使得环境污染状况得到改善。从这个角度看，经济发展或许本身就是保护环境的有效手段，在到达 EKC 的拐点后，环境污染程度会随着经济的增长而降低，这也是为什么发达国家的环境普遍优于发展中国家的可能原因。

克罗斯曼和克鲁格主要从以下 3 个方面解释为什么 EKC 呈现倒 U 形：①规模效应。经济增长从总量规模上对环境产生负影响，因为经济增长一方面要增加资源投入，另一方面也会带来污染排放的增多。②技术效应。高收入水平能支持日益增多的研究支出，从而推进技术进步，对环境产生积极的影响。③结构效应。收入水平提高带来的产出投入结构变化会影响环境。当经济结构由农业转向资源密集型重工业时，污染排放增加；当经济结构由重工业转向低污染的服务业和知识密集型产业时，污染排放减少。在经济发展早期，规模效应超过了技术效应和结构效应，环境不断恶化；当经济发展到新阶段时，技术效应和结构效应胜出，环境质量转好，所以，环境质量和经济发展最终呈现出倒 U 形关系。

随后，诸多学者对环境污染和经济增长的倒 U 形关系进行了验证，并试图找到曲线的转折点。实证研究发现大多数环境质量指标符合 EKC 理论,如大气污染物指标(碳排放、硫排放、氮排放、空气悬浮颗粒)、水污染物指标(化学耗氧量、生物需氧量)以及其他环境指标(固体废弃物、毁林率)等。对于曲线的转折点,沙菲克(Shafik)和班迪奥帕迪亚(Bandyopadhyay)认为大气中二氧化硫和悬浮颗粒物浓度的转折点在人均收入为 3 300~3 500 美元的时候出现(1985 年美元不变价);帕纳约托认为环境污染排放的转折点在 3 800~5 500 美元之间(1985 年美元不变价),而以高能源消耗为特点的重工业转向以服务业和信息技术为主的轻工业的转折点在人均收入 10 000 美元时发生(1985 年美元不变价);克罗斯曼和克鲁格则指出 EKC 的转折点为人均收入 8 000 美元。

(2)环境、健康和经济增长

投资人力资本被认为是保持经济和劳动力可持续增长的关键。健康作为人力资本的重要组成部分,可以给人带来更好的精神状态和更长的寿命,而这些将会提高人们的劳动生产力和劳动生产效率,从而带动经济增长。环境污染导致的健康损害必然会引起经济损失,而控制环境污染进而改善健康被认为是一种人力资本投资途径,理论上会促进经济增长。

为数不多的研究发现环境污染会降低劳动力供给,这一论断的关键在于理解环境污染与劳动工作时长缩短之间的关系。环境污染对工作时长的影响在理论上是模棱两可的。伴随着空气质量的改善,个人缺勤率会有所降低,但是,依然有许多其他因素导致空气质量改善并不会增加工作时间。因此,污染和工作时长的关系归根结底可能属于一个经验实证问题。以墨西哥为例,借助大型精炼厂关闭引起的污染物变化这一自然干预试验进行研究发现,精炼厂的关闭使周围污染水平下降了 8%,工人的工作时长增加了 5%,工人工作时长的增加会弥补精炼厂关闭带来的经济损失。

环境污染不仅会影响劳动力供给,还会影响劳动生产率。探索环境污染与劳动生产率之间的关系面临着两个挑战:①虽然有数据统计了工人人均产出,但是这些数据没有把工人产出与其他投入(如资本和科技)分离开来,因此难以获取工人生产率的净值;②尽管环境污染具有外生性,但因为人们可以选择在空气质量较好的地区居住或者通过减少户外活动规避污染暴露风险,因而污染暴露水平具有典型的内生性。齐文(Zivin)和尼德尔(Neidell)运用农业工人生产率的面板数据克服了分析臭氧污染对生产率影响的难题。由于农业工人的劳动供给在短期内非常缺乏弹性,以农业工人为研究对象极大地限制了回避行为的范围,进一步保证了污染暴露的外生性。研究结果显示,臭氧浓度降低百万分之十,工人生产率提高 5.5%。

一般研究认为,除非环境能长期影响到人力资本的积累,否则环境污染或环境政策对经济增长没有长期的影响。与此相反,波特雷尔(Pautrel)认为,在标准的卢卡斯(Lucas)模型中,个人寿命有限且期望寿命依赖于公共健康投资及污染水平。那么,即使个人能力不受到环境污染的直接影响,环境质量也会间接影响经济增长。

当环境、健康和经济增长彼此相互影响时,发展中国家由于环境健康政策不完善,很容易陷入"环境污染-经济增长"的陷阱中。由于环境污染存量,人在年轻时期相对健康,在老年时期可能会面临较大的健康风险。健康状况较差的老年人往往会增加相关的医疗支出,而年轻人往往会采取一系列预防性储蓄措施以应对未来的健康风险。当面临老龄化问题加剧,医疗支出增高等问题时,高污染将进一步刺激储蓄。在一个封闭的经济中,更高的储蓄会增加资本累积并流向企业进而产生更大的污染。这就是所谓的"环境污染-经济增长"的陷阱。

38.2 环境健康效应的经济学评价

众所周知,提高环境质量有利于改善人体健康,但决策者在制定政策的过程中,需要更详细的信息来反映环境污染的社会成本。环境健康效应的经济学评价能提供比道德说教更有说服力的证据,主要是因为:①明确了环境资源与可持续发展之间相互依存的关系,保护环境是保证经济持续增长的必要条件;②通过成本效益分析,明确各种环境项目的优先次序;③优化资源配置,协调环境保护与经济增长的关系;④优化预算分配,争取环境保护效益的最大化;⑤寻求激励公众参与、支持环境保护的有效途径。

38.2.1 环境健康效应的经济学评价方法

20 世纪 60 年代,美国经济学家里德克(Ridker)利用人力资本法计算了 1958 年美国空气污染造成不同疾病的经济损失,被认为是环境健康效应经济学评价的开端。环境健康效应的经济学评价是对其他学术领域研究成果的综合和延伸,通常包括 3 个步骤:环境变化与健康效应间的暴露-反应关系评估;暴露人口估算及预测;健康效应的货币化。将健康效应货币化的常见方法有人力资本法、摩擦成本法、支付意愿法和疾病成本法。

(1) 人力资本法

人力资本法(human capital approach,HCA)的基本观点是把人看作生产财富的资本,用一个人所生产财富的多少来定义这个人的价值。由于劳动力的边际产量等于工资,因此用工资来量化一个人所生产的财富。所以,因环境污染导致的健康损害的价值等于不同贴现率水平下个人损失的未来工资总和。

与其他方法相比,HCA 的主要优点是节约资金和时间,研究所需的数据容易采集,如收入指标等。但很多研究人员也指出 HCA 存在着明显的缺陷:①HCA 认为人们对于社会的贡献等于其收入水平,因此评价结果会因性别、年龄、贴现率的不同而不同,由此可以推论出儿童、老人、残疾人、低收入者和失业人员的价值估算相对较低。如进一步用净收入(即收入与消费支出的差值)来评价,则可以认为某些人的生存妨碍了经济增长。而有研究显示,人们对生命价值的看法不因年龄增加而下降,高年龄组和愿意规避风险的人们有着显著较高的支付意愿,反映出人们潜意识中存在的价值平等观念。②HCA 一般会高估健康效应的经济价值,因为此方法未考虑个体未来存在失业的情况,即该个体因健康问题导致的误工可能会被新员工替代,因而该个体误工带来的经济损失可间接由新员工弥补。③根据世界卫生组织对健康的定义,健康不仅仅是没有疾病或虚弱,还意味着人的身体、精神及社会适应都处于良好状态。HCA 不能定量地评价疾病造成的无形损害。

(2) 摩擦成本法

与 HCA 的假设相反,摩擦成本法(friction cost method,FCM)认为任何误工都可以通过雇用新员工来弥补,因疾病误工而导致的生产损失取决于社会为恢复该岗位的生产所需要花费的时间价值,包括新员工的聘用、培训、替代人员从不熟练到熟练过程的损失。员工患病歇工到新雇员上岗的时期被称作摩擦期。摩擦期的长短与社会的失业率相关,失业率越高,摩擦期越短,即越容易找到替代的新员工。

FCM 所估计的价值损失明显低于 HCA,因为 FCM 认为疾病或过早死亡不会影响摩擦期后的总生产力,这也带来一个极具有争议和自相矛盾的结论,即疾病和过早死亡会降低社会的失业率。在实际操作过程中,摩擦成本法需要考虑的因素很多,包括各种职业的熟练程度、社会的失业率以及职工的培训时间等,数据的搜集和计算都比较困难,在实际的疾病成本研究当中很少采用。

(3) 支付意愿法

支付意愿法(willingness to pay,WTP)测量的是人们对提高自己和其他人的安全(通过改善空气质量来降低个体死亡/发病的风险)而愿意付出的货币数值。支付意愿法的主要优点在于它反映了被测量人群的个人观点和意愿,因而较好地符合福利经济学的原理。支付意愿法的主要缺点在于要取得可靠和正确的研究结果,实际操作上较为困难。

测量人的支付意愿,一般有劳动力市场研究法、调查评估法以及其他基于市场交换的方法。劳动力市场研究法通过观察劳动力市场中不同风险的职业及工资的差异,在控制其他变量的基础上,估算出针对该风险人们支付意愿的大小;调查评估法则是直接询问人们对死亡或发病风险的降低的支付意愿;其他基于市场的方法(如防护费用法)利用一些可以降低风险的消费行为,求出支付意愿。

对死亡终点的评价,最常采用的指标是统计学生命价值(value of a statistical life,VOSL)。VOSL 并不是估计一个具体的人的价值,而是估价人们为降低一定的死亡概率而愿意付出的价值。可以用以下这个例子来理解 VOSL:假设有 1 000 人,每个人面临的年死亡风险为 1‰,即每年会有 1 个人死亡,被定义为 1 个统计学生命。假如每个人愿意支付 1 000 元来规避死亡的风险,那么对于这个人群来说,总的支付意愿为 100 万,即 VOSL 为 100 万。根据一项荟萃分析研究结果,我国城市和农村的 VOSL 分别为 159 万和 32 万。

(4) 疾病成本法

疾病成本法(cost of illness,COI)通常用于衡量患病对整个社会造成的直接经济损失,包括医疗保健费用和非医疗保健费用。前者主要指诊断、治疗或康复等医疗支出;后者主要指非医疗保健资源的消费,例如就诊的交通费、家庭支出、由于不能工作而损失的收入等。COI 和 HCA 由于其概念清楚、计算简单,更易为社会大众接受。但两者都不能反映测量人群的个人意愿,违反了基本的福利经济学原则。实际上,COI 和 HCA 并不是与支付意愿法毫无关联,一般人们认为前两者反映了后者的低限值。

38.2.2 案例一：上海市大气臭氧污染的健康危害经济学评价

近些年来，近地面臭氧浓度的增加引起了人们广泛的关注。近地面臭氧主要来源于一系列前体污染物的光化学反应，如氮氧化物和挥发性有机化合物。毒理学研究发现，臭氧能引起肺部炎症，增强气道反应性以及血液动力学改变。人群流行病学研究亦显示，近地面臭氧污染能引起一系列的不良健康效应，如过早死亡风险增加、心肺系统疾病的急诊、住院率增加等。本案例选择上海市作为研究地区，利用经济学评价方法估算 2008 年臭氧健康危害造成的经济损失，以期为政府部门制定能源、环境保护和交通等相关政策提供必要的依据。

（1）方法

1）暴露水平与暴露人群：臭氧浓度数据来源于上海市的 7 个国控空气质量监测站点，其中在中心城区设置 3 个固定监测点，在郊区设置 4 个固定监测点，每日自动在线监测 24 小时的臭氧浓度。这些国控空气质量监测站点的点位选取和质量控制均根据《空气和废气监测分析方法》的要求进行，因而可反映上海市城区和郊区的近地面大气臭氧的污染水平。根据世界卫生组织的推荐，以每日最大 8 小时（11:00~18:59）浓度的均值作为本次评价的臭氧日均浓度。2008 年全年臭氧日均浓度的均值即为当年的年均浓度，以此作为 2008 年上海市居民的臭氧平均暴露水平。暴露人群为上海市 2008 年的全部常住人口，约为 1 888.46 万人，其中市区人口 652.97 万人，郊区人口 1 235.49 万人。

2）人群健康效应：适合计算人群归因健康效应及其经济学损失的健康终点通常具有下述特征：①有统计学显著性的流行病学定量证据；②当地人群基线健康资料较易获得；③单位健康终点的经济学价值可以较易计算。本研究通过广泛的中英文文献检索，收集基于流行病学研究的暴露-反应关系，优先采用在上海市进行的研究，其次是国内其他城市的研究，最后是国外的流行病学研究。研究纳入的健康终点为心血管疾病死亡、呼吸系统疾病死亡、全死因死亡、心血管疾病住院和呼吸系统疾病住院。

在一般人群中，死亡或疾病的发生都是小概率事件，符合统计学上的泊松分布。根据泊松回归比例风险模型，某暴露浓度下的人群健康效应可以表示为：

$$E = \exp(\beta \times \Delta c) \times E_0 \quad \text{（公式 38 - 1）}$$

式中：β 是臭氧暴露与人群某健康终点的暴露-反应关系系数；Δc 为臭氧实际浓度和阈浓度（或称参考浓度）之差，单位为 $\mu g/m^3$；E 和 E_0 分别为在实际浓度和假定阈浓度下的人群某健康终点发生数；E_0 等于暴露人口数目乘以某健康终点在该人群的基线发生率；E 和 E_0 的差值记为 ΔE，就是归因于臭氧污染的该健康终点发生数。

根据《上海统计年鉴 2009》，上海市居民 2008 年的非意外性死亡、心血管疾病死亡和呼吸系统疾病死亡的基线发生率分别为 0.73%、0.28%、0.09%，全病因住院率为 11.10%。根据全国第三次卫生服务总调查，心血管疾病住院占城市总住院人次的 28.60%，因而推算得到 2008 年上海市居民的心血管疾病住院的人群基线发生率为 3.17%。同理，可推算得呼吸系统疾病住院为 1.36%。

3）健康经济学评价：若大气污染水平降低，一般人群中出现相关不良健康效应的风险就会降低。根据福利经济学的原理，可以运用 WTP 测量单位健康终点的经济学价值。

对于过早死亡，采用国际上常用 VOSL 来估计其价值。由于国内仅进行过几个相关的 WTP 研究，且各研究结果间差异较大，本研究援引 Krupnick 在上海市进行的 WTP 研究，并根据居民平均可支配收入的变化做了相应的调整。当收入弹性系数设定为 0.48 时，推算得到 2008 年上海市居民的 VOSL 为 151 万元。

对于心血管疾病住院，国内外均无 WTP 的研究报道，因而本研究采用 COI 作为替代。疾病的总成本一般包括医疗直接支出成本和因住院而不能正常工作所损失的间接医疗成本。根据全国第二次卫生服务总调查的资料和 10 年来的医疗费平均增长率，推算得出 2008 年大城市（如上海市）的心血管疾病住院的直接成本为 12 891 元。根据全国第三次卫生服务总调查的资料，我国城市居民的平均住院天数为 18 天。由《上海市统计年鉴 2009》可得上海市居民 2008 年的人日均国内生产总值为 199 元。综上，上海市居民 2008 年心血管疾病住院的总成本平均为 16 473 元。同理可推算得呼吸系统疾病住院的总成本为 12 444 元。

归因于近地面臭氧污染的人群各健康终点发生数乘以各健康终点的单位经济学价值，即为臭氧所致的居民健康经济损失。

（2）结果

1）近地面臭氧监测水平：根据上海市 7 个地面监测站点的资料，2008 年全市臭氧每日 8 小时平均水平为 88 $\mu g/m^3$，其中市区为 78 $\mu g/m^3$，郊区为 96 $\mu g/m^3$。郊区生物源前体物排放较高，并且城区机动车等产生的氮氧化物可能扩散至位于市区下风向的郊区，因而郊区的臭氧前体物浓度较高，致使郊区近地面臭氧浓度高于城区，这与一般的大气污染物不同。因而郊区与市区人群都应作为臭氧污染的暴露人群。因此，本研究所估算的臭氧相关人群健康损失和健康经济损失均为市区和郊区人群的损失之和。

2）归因的人群健康损失和经济损失：为定量描述流行病学研究中危险度估计的不确定性，在运用暴露-反应关系系数均值估计归因健康效应的同时，还计算了其 95% 可信区间。对于过早死亡，张蕴晖等在上海的时间序列研究发现了臭氧短期暴露与过早死亡的关系，暴露-反应关系的形状与国外相近。Jerrett 等根据美国癌症协会队列研究的历史资料，运用 COX 随机比例风险模型，在控制诸多混杂因素后，首次报道了臭氧长期暴露与居民过早死亡的统计学上的显著关系。由于该队列研究所采用的臭氧测量尺度为每日最高 1 小时浓度，计量单位是 ppb，因而本文按照每日最大 8 小时平均浓度＝0.884×每日最高 1 小时浓度，且 1 ppb 臭氧＝1.96 $\mu g/m^3$ 臭氧，对心血管疾病死亡和呼吸系统疾病死亡的暴露-反应关系进行必要的转换。各健康终点的暴露-反应关系和上海市居民的基线发生率如表 38-1 所示。

表 38-1　2008 年上海市居民各健康终点的暴露-反应关系和基线发生率

暴露	健康终点	暴露反应关系（95%可信区间）	基线发生率
长期	心血管疾病死亡	0.000 50 (0.000 14～0.001 04)	0.002 76
	呼吸系统疾病死亡	0.001 31 (0.000 45～0.002 17)	0.000 90
短期	全死因死亡	0.000 45 (0.000 16～0.000 73)	0.007 30
	心血管疾病住院	0.001 30 (0.000 50～0.002 10)	0.031 70
	呼吸系统疾病住院	0.002 20 (0.001 50～0.002 90)	0.013 60

注：根据国际疾病分类第 10 版，心血管疾病死亡为 I00～I99，呼吸系统疾病死亡为 J00～J98，全死因死亡（通常应排除意外性死亡），编码为 A00～R99。

在估计人群归因健康效应时，参考浓度是一个重要且敏感的参数，在进行臭氧相关健康经济学评价时一般采用自然背景浓度作为阈浓度。在近地面大气中，臭氧前体物除来源于人为活动外，还有相当一部分来源于生物源排放（如植物可释放出挥发性有机物）。平流层大气中的臭氧也可能自然沉降到对流层。据世界卫生组织推测，全球近地面大气中的臭氧背景浓度约为 70 $\mu g/m^3$（以每日最大 8 小时平均浓度计）。

根据公式，计算各健康终点的人群归因发生数，同时还计算了相应的经济学价值，如表 38-2 所示。2008 年上海地区近地面臭氧污染可致 1 892 例居民过早死亡和 26 049 例居民住院，全年的归因健康经济损失为 32.42 亿元，其中由死亡引起的损失占总健康经济损失的 88.12%。

表 38-2　各健康终点的人群归因发生数和经济学价值（均值和 95%可信区间）

暴露	健康终点	归因发生数（例）	经济价值（亿元）
长期	心血管疾病死亡	512(144～1 059)	7.74(2.18～15.99)
	呼吸系统疾病死亡	434(150～711)	6.55(2.27～10.74)
短期	全死因死亡	946(295～1 770)	14.28(4.45～26.73)
	心血管疾病住院	15 158(5 885～24 259)	2.50(0.97～4.00)
	呼吸系统疾病住院	10 891(7 486～14 240)	1.36(0.93～1.77)
总计		—	32.42(10.80～59.23)

（3）讨论与结论

根据 2008 年的近地面臭氧监测资料，上海市臭氧每日 8 小时全年平均水平为 88 $\mu g/m^3$，其中市区为 78 $\mu g/m^3$，市郊区为 96 $\mu g/m^3$。2008 年上海地区近地面臭氧污染可致 1 892 例居民死亡和 26 049 例居民住院。可见，近地面臭氧污染已对上海市居民产生了较大的健康损失。折算成货币，上海市 2008 年归因于臭氧污染的居民健康损失为 32.42 亿元。可以预见，若采取有力措施把上海市近地面臭氧年均浓度降至自然背景水平，将会带来可观的健康收益和经济效益。

38.2.3　案例二：实现《巴黎协定》控温目标预期带来的健康经济收益

2015 年通过的《巴黎协定》指出，各方将加强对气候变化威胁的全球应对,把全球平均气温较工业化前水平升高控制在 2℃ 之内,并为把升温控制在 1.5℃ 之内而努力。本案例将通过成本效益分析来评估实现《巴黎协定》控温目标预期带来的健康经济收益,试图寻找实现控温目标的最佳实施方案。

(1)方法

本研究主要分为 3 个阶段。首先,使用全球变化评估模型(global change assessment model, GCAM)计算不同气候目标和减缓策略的减缓成本、量化温室气体排放路径、分析不同地区的空气污染物排放情况。然后,将上述获得的信息纳入空气质量源解析受体模型(TM5 快速情景筛选工具)中,该模型能将排放水平转换为污染物浓度、暴露和过早死亡。最后,通过计算 VOSL 将死亡和发病效应货币化。

1)模型:GCAM 是一个基于全球尺度局部均衡的动态回归模型,通过模拟温室气体变化、能源排放、土地利用变化等情况来反映人类活动对全球的影响。该模型最初由联合全球变化研究所(Joint Global Change Research Institute)和美国能源部太平洋西北国家实验室(Pacific Northwest National Laboratory)联合开发。在过去的 20 多年中,它已被用于大多数的气候和能源评估,包括的国际气候变化专业委员会(International Panel on Climate Change, IPCC)报告。GCAM 将全球划分为 32 个大区,能够以 5 年为一步长预测 2005 年到 2100 年期间的变化。该模型能输出每个特定区域的不同能源和气候政策的减缓成本,以及主要空气污染物的排放,包括有机碳、黑碳、氮氧化物、非甲烷挥发性有机化合物、一氧化碳和二氧化硫等细颗粒物和臭氧的前体污染物。

为了将 GCAM 与 TM5 快速情景筛选工具(TM5-Fast Scenario Screening Tool, TM5-FASST)匹配使用,需要先将 GCAM 区域层面的输出结果降级到国家层面,然后再汇总到 56 个 TM5-FASST 区域。TM5-FASST 是欧洲委员会联合研究中心(European Commission's Joint Research Centre)开发的一种简化形式的全球空气质量源解析受体模型。该模型专门用于比较场景(策略案例)和反事实案例(基线),可以评估空气污染物排放如何影响大规模污染物浓度及人类健康(死亡率、寿命损失年数)。基于每个区域的污染物浓度水平,该模型计算了暴露于臭氧和细颗粒物所导致的不同死因的过早死亡。针对臭氧,计算了因呼吸系统疾病导致

的过早死亡;针对细颗粒物,计算了因缺血性心脏病、慢性阻塞性肺病、脑卒中、肺癌和下呼吸道感染导致的过早死亡。

最后,应用 VOSL 将健康效应货币化。鉴于有些国家或地区缺乏估算 VOSL 的研究数据,本研究使用"单位价值转移法"将部分国家的 VOSL 估算数据推广到其他国家或地区。"单位价值转移法"是以经济合作与发展组织(OECD)成员国 2005 年的 VOSL 作为基线参考值,根据某个国家的国内生产总值和国内生产总值增长率计算此国家的 VOSL。根据此方法,国家 c 在 t 年的 VOSL 为:

$$\text{VOLS}_{c,t} = \text{VOSL}_{\text{OECD}, 2005} \times \left(\frac{Y_{c, 2005}}{Y_{\text{OECD}, 2005}}\right)^b \times$$
$$(1 + \%\Delta Y)^b$$

(公式 38-2)

式中:$\text{VOSL}_{c,t}$ 是国家 c 在 t 年的 VOSL;$\text{VOSL}_{\text{OECD}, 2005}$ 是基线参考值;$Y_{c, 2005}$ 是国家 c 在 2005 年的人均国内生产总值,$Y_{\text{OECD}, 2005}$ 是 OECD 成员国在 2005 年的人均国内生产总值;b 是 VOSL 的收入弹性(一般使用的弹性范围在 $0.8 \sim 1.2$ 之间),本研究采用 0.8;$\%\Delta Y$ 是国家 c 的国内生产总值的增长率。

此研究的健康效应经济损失包括患病相关的经济成本和死亡相关的经济成本。其中,针对患病相关的经济成本,遵循了 OECD 推荐的方法按照死亡相关经济成本的 10% 进行估算。

2)情景:减缓策略根据两个标准进行划分:①全球控温目标;②排放额度的区域分配。对于全球控温目标,除了基线情景(没有设定气候政策)外,此研究还选择了 3 种情景:国家自主贡献减排目标(nationally determined contributions, NDC),即各国根据自身的国情采取缓解措施,达到各自的控温目标;2℃ 稳定目标,即到 2100 年,全球温度上升的幅度控制在 2℃ 以内;1.5℃ 稳定目标,即到 2100 年,全球温度上升的幅度控制在 1.5℃ 以内。针对排放额度的区域分配,本研究主要选择了 3 种分配方法:CER(constant emission ratios)法,即维持现有的排放率,保持现状不变;CAP(Capability)法,即人均国内生产总值较高的国家应分配相对较低的排放额度;EPC(equal per capita)法,即到 2040 年实现人均年排放量趋同。

此研究将世界划分为五大区域——中国、欧盟 27 个国家、印度、美国及其他国家或地区,其中前四个区域的排放总量占全球排放总量的 60%。

（2）结果

1）碳排放量与减缓成本：虽然在每种情景下，到2100年时的全球碳预算（carbon budget）相似，但是到2050年时的全球碳预算是不同的。图38-1显示了全球控温目标和排放额度区域分配的不同组合下，二氧化碳排放量的显著差异。在NCD情景下，到2050年时，与不实施气候政策的基线相比，全球碳排放量降低了25%左右。当然，这种降低不足以实现《巴黎协定》的既定目标。与NDC的情景相比，2℃稳定目标情景要求全球的二氧化碳排放量再降低35%~55%；1.5℃稳定目标情景要求全球的二氧化碳排放量在NDC情景的基础上再降低55%~67%。

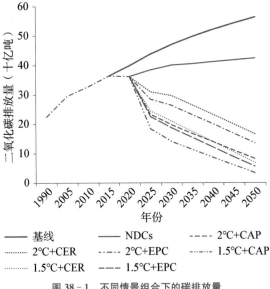

图38-1 不同情景组合下的碳排放量

碳预算不仅与气候政策的控温目标相关，也与排放额度区域分配方法密切相关。例如，在CAP情景下，碳排放量降低得最多；在CER情景下，碳排放量降低得最少。值得注意的是，针对2℃稳定目标，在CAP情景下，我国需要进一步减少69%的碳排放量，而在CER情景下，我国只需要再减少35%的排放量即可达到目标。

表38-3显示了不同情景下五大区域的减缓成本。基线参考情景理论上不产生任何减缓成本。实现NDC情景目标的绝对成本在7.5万亿美元左右，其中大部分由美国（66.3%）和欧盟27国（28.9%）承担。与NDC情景的减缓成本相比，其他情景的成本显著增加。CAP情景下的减缓成本最高，因为此方

法要求最大程度地快速降低碳排放量。在CAP情景下，中国承担了大部分成本，其次是其他地区，而印度的成本占比最低。总体而言，从2℃稳定目标到1.5℃稳定目标，需要多投入20%的减缓成本。

从宏观经济角度来看，这些减缓成本相对较低。对于2℃稳定目标，全球减缓成本占全球国内生产总值的0.5%~1%；对于1.5℃目标，全球减缓成本占全球国内生产总值的1%~1.3%。

贴现率是将预期值转变为净现值的利率。此研究的贴现率选用3%。作为敏感性分析，本研究还选用0%和6%作为贴现率，计算减缓成本。结果显示，不同贴现率下，各个区域的成本占比变化不大。

表38-3 不同情景下五大区域的减缓成本（万亿美元）

区域	NDC	2℃+CAP	2℃+CER	2℃+EPC	1.5℃+CAP	1.5℃+CER	1.5℃+EPC
中国	0.2	13.0	4.1	8.0	15.6	8.8	10.4
美国	4.9	8.4	2.1	6.4	9.9	5.0	7.7
欧洲27国	2.2	4.8	1.0	2.5	5.8	2.8	3.7
印度	0.1	3.9	5.1	1.8	5.7	6.5	3.1
其他地区	0.0	11.6	9.8	9.7	19.0	17.4	14.9
合计	7.5	41.6	22.1	28.3	56.1	40.6	39.7

2）过早死亡与健康经济效益：从全球范围来看，使用2℃和1.5℃稳定目标的情景与基线情景相比，过早死亡的累积数量大幅减少。其中，在NDC情景中，死亡人数相对于基线情景减少5%左右；而在2℃和1.5℃稳定目标的情景中，死亡人数分别相对减少21%~27%和28%~32%。

值得注意的是，无论所分析的情景如何改变，每个区域相对于其他区域的结果都是相似的。过早死亡的比例最大的是中国（占全球死亡人数的33%~37%）和印度（24%~32%）。全球约37%的人口居住在中国和印度，其中许多人生活在高污染水平的环境中。

图38-2显示了实现不同情景预期带来的健康经济效益和减缓成本。健康经济效益是每种情景与基线情景下的健康经济损失的差值。从全球层面来看，不同情景的政策所带来的健康经济效益均远高于减缓成本，两者的比值在1.4~2.45之间。尤其是在2℃稳定目标+CER情景下，健康经济效益是减缓成本的2倍多。敏感性分析结果显示，即使采用VOSL的下限计算，健康经济效益也非常接近减缓成本，占成本的70%~91%。

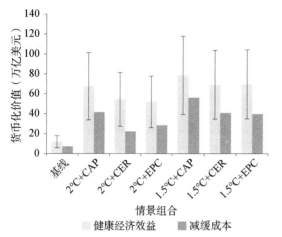

图 38-2 实现不同情景预期带来的健康经济效益和减缓成本

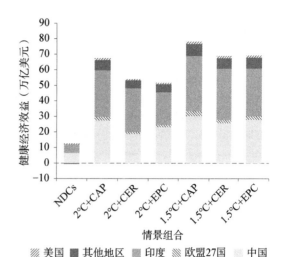

图 38-3 实现不同情景预期带来的健康经济效益的区域分布

图 38-3 显示了实现不同情景预期带来的健康经济效益的区域分布,大部分的健康经济效益位于中国和印度。在 NDC 情景中,中国占全球健康经济效益的 55%,印度占 43%。在 2℃ 和 1.5℃ 稳定目标情景中,中国和印度占有相似的效益份额。

3)成本效益分析中的边际分析:为了准确地确认气候政策的实施方案,进行边际分析是十分必要的,即比较提高温控目标后减缓成本的增量与健康经济效益的增量。理论上,当边际成本等于边际效益时,该方案的净效益最大。此研究首先比较 NCD 目标或 2℃ 稳定目标与基准情景相比的成本增量和效益增量;然后,比较 1.5℃ 稳定目标与 2℃ 稳定目标相比的成本增量与效益增量。

如表 38-4 所示,对于中国和印度而言,无论排放额度的区域分配方法如何,与基线情景相比,实现 2℃ 稳定目标都将带来更多的净收益。从 2℃ 稳定目标调整为 1.5℃ 稳定目标,印度仍将从中受益。对于美国、欧盟 27 国和其他地区而言,提高控温目标后,虽然效益总量仍高于成本总量,但效益的增量却低于成本的增量,说明美国、欧盟 27 国和其他地区从中受益较小。但是从全球范围来看,尤其是 CER 分配方法,不管使用哪种 VOSL 限值,实现 2℃ 稳定目标都将带来更多的净收益。

表 38-4 不同情景比较下不同区域获得的健康净效应

比较项		地区					
		中国	欧盟 27 国	印度	其他地区	美国	全球
情景组合	NDCs	6.36 (2.06, 9.66)	−2.01 (−2.08, −1.93)	5.12 (2.52, 7.72)	−0.72 (−0.38, −1.06)	−4.42 (−4.68, −4.16)	4.33 (−1.57, 10.24)
	2℃+CAP	14.49 (0.77, 28.21)	−2.70 (−3.74, −1.67)	26.25 (11.18, 41.33)	−5.01 (−8.29, −1.73)	−7.12 (−7.76, −6.48)	25.91 (−7.84, 59.67)
	2℃+CER	14.89 (5.39, 24.39)	−0.22 (−0.60, 0.17)	23.40 (9.16, 37.64)	−4.81 (−7.32, −2.29)	−1.23 (−1.65, −0.81)	32.03 (4.97, 59.10)
	2℃+EPC	15.22 (3.62, 26.82)	−1.22 (−1.88, −0.56)	19.21 (8.73, 29.70)	−4.42 (−7.05, −1.79)	−5.33 (−5.85, −4.81)	23.46 (−2.44, 49.35)
	5℃+CAP	0.27 (−1.21, 1.75)	−0.27 (−0.65, 0.12)	3.76 (0.98, 6.55)	−6.21 (−6.83, −5.56)	−1.21 (−1.37, −1.06)	−3.66 (−9.08, 1.77)
	5℃+CER	2.08 (−1.32, 5.47)	−0.60 (−1.20, −0.01)	3.28 (0.93, 5.63)	−5.92 (−6.76, −5.08)	−2.47 (−2.70, −2.24)	−3.63 (−11.05, 3.78)
	5℃+EPC	2.31 (−0.05, 4.67)	−0.19 (−0.68, 0.31)	8.40 (3.53, 13.28)	−3.46 (−4.32, −2.60)	−0.93 (−1.11, −0.75)	6.14 (−2.63, 14.90)

注:括号中的值表示基于 VOSL 的上下限计算的净效益。前 4 行是 NCD 目标或 2℃ 稳定目标与基准参考情况相比的结果,后 3 行是 1.5℃ 稳定目标与 2℃ 稳定目标相比的结果。

（3）结果及结论

气候变化和空气污染是非常紧迫且相互关联的全球性问题。本案例利用经济学中经典的成本效益分析全面评估了未来几十年气候变化减缓所造成的全球和区域影响，从而找到最有效的减缓政策实施方案。研究结果表明，在所有情景中，全球健康经济效益均大于实现目标的减缓成本。效益与成本的比率在 1.4～2.45 之间。就净收益而言，CER 是最有效的排放额度分配方案。

（牛　越　阚海东）

参考文献

［1］ 陈仁杰，陈秉衡，阚海东. 上海市近地面臭氧污染的健康影响评价[J]. 中国环境科学，2010，30(5)：603 - 608.

［2］ 林燕芬，王茜，伏晴艳，等. 上海市臭氧污染时空分布及影响因素[J]. 中国环境监测，2017，33(4)：60 - 67.

［3］ 祁毓，卢洪友，杜亦譞. 环境健康经济学研究进展[J]. 经济学动态，2014(3)：124 - 137.

［4］ 杨克敌. 环境卫生学[M]. 8 版. 北京：人民卫生出版社，2017.

［5］ GROSSMAN G M, KRUEGER A B. Economic growth and the environment［J］. The Quarterly Journal of Economics，1995，110(2)：353 - 377.

［6］ JO C. Cost-of-illness studies：concepts, Scopes, and methods[J]. Clinical and Molecular Hepatology，2014，20(4)：327 - 337.

［7］ MARKANDYA A, SAMPEDRO J, SMITH S J, et al. Health co-benefits from air pollution and mitigation costs of the Paris Agreement：a modelling study［J］. The Lancet Planetary Health，2018，2(3)：e126 - e133.

［8］ United States Environmental Protection Agency. Guidelines for Preparing Economic Analyses［J］. Air Pollution Consultant，2001，11(4)：1. 11 - 1. 17.

［9］ World Health Organization. Environmental health and economics：use of economic tools and methods in environmental health［R］. Bonn：World Health Organization，2012.

［10］ ZHANG Y, HUANG W, LONDON S J, et al. Ozone and daily mortality in Shanghai, China[J]. Environment Health Perspective. 2006；114(8)：1227 - 1232.

39 健康社会决定因素的经济学

39.1 健康社会决定因素和将健康融入所有政策

39.1.1 健康社会决定因素的产生背景

健康社会决定因素（social determinants of health）是近十几年来出现的新概念，但其思想基础却是经历了一个长期的发展过程。早在1948年世界卫生组织（WHO）成立时，就在其组织宪章中指出："健康不仅仅是没有疾病和虚弱，而是在身体上、心理上和社会上都处于一种完满状态。健康是一项基本人权，不因种族、宗教、政治信仰、经济或者社会情境不同而有差异。"从这个健康定义可以看出，健康不仅受生物因素的影响，也受心理、社会因素的影响。同时该定义强调了健康是一项基本人权，强调了公平，这也是健康社会决定因素的价值基础。

尽管WHO在20世纪40年代就提出了比较完满的健康的概念，但是人们对健康内涵认识和重视始于20世纪70年代。针对当时发展中国家的卫生现状和健康需求，1975年WHO和联合国儿童基金会（UNICEF）共同发表了《满足发展中国家基本卫生需要的经验》的报告，报告提出了单纯强调疾病技术干预的缺点——它过于依赖技术而忽视了社会力量，并强调了社会因素的重要性，认为贫穷、住房、教育等问题都是发展中国家患病率高的根源。为了解决全球的健康及健康公平问题，1977年在日内瓦召开的第三十届世界卫生大会提出了"人人享有卫生保健"的全球目标。1978年9月WHO和UNICEF在阿拉木图共同召开了国际初级卫生保健会议，会议发表了《阿拉木图宣言》。这是现代公共卫生史上具有里程碑意义的事件。大会清晰地阐述了人人享有卫生保健这一目标的意义："简而言之是综合卫生政策的需要，不仅提供卫生服务，也重视社会、经济和政策对健康的影响。"

从20世纪80年代中期开始，健康社会决定因素思想也体现在健康促进领域。由WHO和加拿大政府共同发起的第一届国际健康促进大会于1986年11月在渥太华召开，会议公布了《渥太华宪章》，列出了八个健康的关键决定因素：安全、社会保障、教育、食品安全、收入、生态环境、可持续的资源、社会公正。会议认为健康目标的取得不能靠卫生部门单独完成，需要各政府部门、非政府组织、志愿组织和私人团体的共同努力。

进入 21 世纪,健康受到了前所未有的重视。2000 年 9 月,联合国大会提出"千年发展目标"(MDGs),其中降低儿童死亡率、改善孕产妇健康和对抗艾滋病、疟疾及其他疾病等三项目标与健康直接相关,而其他五项目标包括消除贫困和饥饿、普及初等教育、性别平等和提高妇女权益、保护环境资源可持续发展和建立全球发展的合作关系等也是健康的决定因素。为了进一步促进健康和健康公平,2005 年,在时任 WHO 总干事的李钟郁博士的提议下,WHO 成立了一个专门的委员会——健康社会决定因素委员会(Commission on Social Determinants of Health, CSDH)。该委员会于 2008 年发布了"用一代人时间弥合差距"(Closing the Gap in a Generation)的报告,正式提出了健康社会决定因素

的概念框架,并提出在促进健康公平方面采取了一系列行动措施,包括在全球范围内搜集证据支持各个国家决策、建立全球知识网络、推动国家行动和国际合作等。

39.1.2 健康社会决定因素的概念框架

在健康社会决定因素委员会的报告"用一代人时间弥合差距"中,健康社会决定因素(SDH)被定义为:在那些直接导致疾病的因素之外,由人们居住和工作环境中社会分层的基本结构和社会条件不同所产生的影响健康的因素,它们是导致疾病的"原因的原因"(cause of cause),包括人们生活和工作的全部社会条件,例如贫穷、社会排斥、居住条件等,并建立起"健康社会决定因素"的概念框架(图 39-1)。

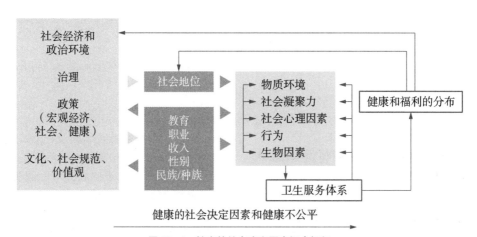

图 39-1　健康的社会决定因素概念框架

引自:KENNETH ROCHEL DE CAMARGO. Closing the gap in a generation: health equity through action on the social determinants of health[J]. Global Public Health, 2011, 6(1):102-105.

该框架将影响健康的社会决定因素分为日常生活环境因素和社会结构性因素两部分。

(1)日常生活环境因素

日常生活环境因素即人们出生、成长、生活、工作以及衰老的环境,具体包括:①由社会分层决定的人们在一生中所可能面临的健康危险因素。个体的生活环境、社会网络和行为选择不同,受到疾病的影响程度也不同。②个体所接受的健康促进、疾病预防和治疗等卫生服务。

(2)社会结构性因素

社会结构性因素即决定日常生活环境因素的社会结构性因素,这些因素体现了权力、财富和资源的不同分配方式,具体包括:①社会分层;②社会偏

见、社会规范和价值观;③宏观社会经济政策;④政治制度。

日常生活环境因素与社会结构性因素共同构成了健康社会决定因素。日常生活环境因素的不公平由更深层次的社会结构性因素所决定。

对于健康不平等是如何在一个社会中产生的,迪德瑞森模型(Diderichsen model)提出了 4 个产生健康不平等的机制(图 39-2):①社会分层导致了不同的社会地位;②不同社会阶层中影响健康的危险因素暴露程度不同;③即使相同的危险因素暴露,在不同社会地位人群中产生的健康影响也不同;④不同的社会地位人群患病后的结果不同。因此,降低健康不平等,需要从社会政策上采取相对应的措施,

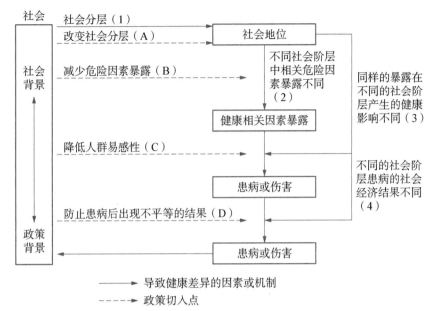

图 39‑2　解释健康不平等产生机制的迪德瑞森(Diderichsen)模型

引自：EVANS T，WHITEHEAD M，DIDERICHSEN F，et al. Challenging Inequities in Health [M]. Oxford：Oxford University Press，2001.

包括改变社会分层、减少人群的危险因素暴露、降低人群易感性以及防止患病后出现不平等的结果。

已有研究证实了社会经济地位对健康具有决定性的影响。以上框架和模型对于解释社会因素对某些疾病和死亡的影响是显而易见和容易理解的。社会地位较高的人拥有较好的居住条件、更清洁的水源、更好的工作环境和更完善的职业防护以及更好的医疗服务条件等，因此一些传染病如肺结核、感染性疾病如腹泻、营养不良性疾病和职业病的发病风险以及暴力事件所导致的死亡等大幅降低，从而使得社会地位较高人群的健康状况更好。伦敦大学学院迈克尔·马默特教授(Michael Marmot)等自 1967 年开始开展了一项为期十年的"白厅研究"(Whitehall Study)，对 18 000 名 20～64 岁的英国男性公务员进行调查，发现健康状况随着他们的职务等级稳步改善。这说明了不同社会经济地位的人群之间存在健康梯度(health gradient)。

39.1.3　将健康融入所有政策

（1）从健康社会决定因素到健康融入所有政策

根据健康社会决定因素的概念框架，影响健康的社会决定因素包括日常生活环境因素和社会结构性因素。针对不同的因素，政策干预的层次可分为下游干预和上游干预。我们对于日常生活环境因素

中个体的直接干预称为下游干预，传统的公共卫生的干预大都是下游干预，如计划免疫、改水改厕等环境卫生等。上游干预是指对社会结构性因素的干预，即对宏观社会政策或治理的干预。健康融入所有政策(HiAP)就是一种上游干预。

"健康融入所有政策"的理念最早出现在 1978 年 WHO《阿拉木图宣言》当中，明确要求为了增进居民健康，除了卫生部门以外，还要有农业、畜牧、食品、工业、教育、住房、交通等部门及社会组织的共同协作。如今，HiAP 的概念在 WHO 的倡导下已经得到明确：全面考虑社会政策对健康的影响，避免有损于健康的政策，以促进人们的健康以及社会公平。无论是发达国家还是中低收入国家，当今世界被心血管疾病及其他慢性非传染性疾病的流行所困扰已是一个不争的事实。由于影响慢性非传染性疾病的社会决定因素遍及生活的每一个角落，世界各国逐渐认识到仅仅依靠卫生部门是无法有效控制疾病发生和发展，需要商业贸易、食品、药品、农业、城市发展、税收等相关部门制定和实施更有针对性和行之有效的公共政策予以控制。

在 WHO 提出概念倡导之后，芬兰政府率先执行和发展了 HiAP 的理念。2006 年，在芬兰担任欧盟轮值主席国期间，该卫生部门提出将"健康融入所有政策"作为轮值主席国期间主要的公共卫生议

题。按照健康融入所有政策的理念,健康受到生活方式和环境的巨大影响,例如人群如何生活、工作、饮食、活动以及如何休闲等均影响到自身的健康。因此,人群健康不仅关系到卫生服务的提供或者卫生政策,其他领域的政策也决定着人群健康。芬兰提出欧盟及其成员国在制定卫生以外的政策时,很少考虑其健康影响。因此,芬兰借助作为欧盟轮值国主席的机会,探索并推出了"健康融入所有政策"的策略和措施。

（2）共识的形成

2007年12月,以"健康融入所有政策:成就和挑战"为主题的欧盟会议在意大利罗马召开,欧盟27个成员国的卫生部长级代表团参加了这次会议。会议发表了《健康融入所有政策宣言》。宣言强调了欧盟各国在欧盟、国家以及地方层次上加强多部门合作的方法和过程,希望将对政策的健康效果的评估有效地纳入所有公共政策之中。

2010年4月,在澳大利亚阿德莱德,由WHO和南澳大利亚州政府共同主办的"健康融入所有政策"的国际会议上,来自不同国家各个部门的100位资深专家共同讨论实施"健康融入所有政策"的方案,并发表了"2010年阿德莱德声明"。该声明旨在联合地方、区域、国家和国际不同管辖层次的领导者与决策者共同参与"健康融入所有政策"的实践之中。声明提出了实现健康融入所有政策的管理框架,要求政府的所有部门之间建立契约机制,促进人类发展,并实现发展的可持续性,提高公平性,以及达到全民健康水平提高。声明同时提出了实现健康融入所有政策的方法包括:通过明晰的授权,实现整合型政府;系统考虑跨部门间的影响,促进不同部门的利益调解;要有问责制、透明度和分担机制;要有非政府部门等其他利益相关者参与;通过有效的跨部门合作机制建立稳定的合作关系与信任。这对于卫生部门提出了新的职责,包括主动理解其他部门的政治议程和管理规则,为政策选择和计划建立知识和证据基础,在政策发展进程中评价不同方案的健康结果,与其他部门一起建立讨论和解决问题的平台,评价跨部门合作和政策制定的效果,通过建立更好的机制、资源、机构和熟练的人员团队加强能力建设,与其他政府部门合作,帮助他们实现目标,同时促进健康和福利,等等。

之后,"健康融入所有政策"成为2013年6月在芬兰赫尔辛基召开的第八届世界健康促进大会的主题。会议的一项产出是"健康融入所有政策"的重要文件《赫尔辛基宣言》。宣言明确提出共识:健康和

公平作为政府对公民的核心责任,为了健康的目的协调各方面的政策是必须且迫切的。由此,宣言呼吁各国政府承诺将健康纳入所有的社会政策之中,将健康社会决定因素作为政治优先,确保建立健康融入所有政策所需的组织结构和持续,加强卫生部门能力,利用领导力、伙伴关系、倡导和调解等手段,促进政府其他部门通过政策实施实现健康产出。

（3）健康社会决定因素的行动框架

在WHO健康社会决定因素委员会的报告中,将影响健康的社会决定因素分为日常生活环境因素和社会结构性因素两类,并对此提出了改善健康社会决定因素的两大行动方向:改善日常生活环境和消除权力、财富和资源的不平等分配。

1）改善日常生活环境。为建立一个整合的卫生政策,通过改善日常生活环境,实现健康公平,WHO提出了以下5个方面的具体行动。

A. 关注儿童早期发展,实现起点公平。儿童早期发展（early child development）是指从胎儿到8岁这段时期内儿童的发展。研究表明,这一时期的发展是儿童成长的关键时期,并会影响人的一生的健康状况。早期经历影响10～20岁在学校的表现、被社会接纳或者排斥、早期犯罪行为、青少年行为过失和向成人的成功转变,影响其在30～40岁期间的精神健康、身体健康和社会经济地位流动,在50岁之后慢性病的发生和老年健康状况。

B. 推动宜居城乡建设,促进健康水平提高。WHO提倡在城市管理和规划中将健康和卫生公平作为核心,合理规划城市发展,保护自然环境。同时,通过持续投资农村发展,促进城乡之间卫生公平,解决农村贫困、农民失地和流离失所等问题。

C. 提供平等就业机会,改善工人的工作环境。将提供公平就业机会和改善工作环境作为国家的核心发展政策不仅有助于经济稳定发展,也有助于提高健康公平性。

D. 建立全面社会保障制度,提高社会保障水平。为保障人民生活水平,需要建立和加强全面社会保障体系,特别是对于一些弱势人群,包括老年人、残疾人、妇女、儿童、失业人口、贫困人口等,需要有相应的社会保险制度支持他们度过人生可能的艰难阶段。

E. 卫生体制改革,实现人人享有初级卫生保健。包括中国在内的很多国家都在进行医疗卫生体制改革,很多国家改革的目标是建立和完善全民覆盖的医疗保险制度,使人人可以享有健康保健服务。

2）消除权力、财富和资源的不平等分配。社会

结构性因素决定着人们的日常生活环境,是对改变健康不公平具有更深入影响的社会决定因素。WHO 提出需要从以下方面入手,消除权力、财富和资源的不平等分配。

A. 政府多部门协调配合,在全部社会政策中贯彻健康公平,而不是仅仅将其作为卫生部门的事情。政府需要将健康公平作为社会进步的标志,在各个部门颁布的政策中保持政策的一致性。政府各部门要密切协作,卫生部门在其中需要发挥催化剂作用。

B. 建立公平的卫生筹资制度,发挥政府主导作用。政府要在筹资方面向促进健康公平方面倾斜,例如公共卫生服务(包括计划免疫、传染病控制、妇幼保健、职业卫生、环境卫生和健康教育等)由政府承担,向居民免费提供。

C. 建立约束机制,发挥政府和市场责任。通过市场化可以实现医疗技术、卫生服务和生活水平的提高。但是过度商业化也会催生恶性市场竞争,诱导市场生产和销售有害于健康的商品,尤其是在缺少道德规范和法律约束的情况下,从而对健康产生消极影响。因此必须合理发挥政府和市场的不同作用。在医疗保健服务、水资源、劳动力、食品、烟草和酒精等特殊商品的提供方面,既需要保证人们对一些日常生活和健康的必需品的公平可及,又需要控制对健康有害的产品和服务的生产和供给。

D. 消除性别歧视,实现性别平等。性别是一个非常重要的健康社会决定因素,特别是性别因素可能与职业、贫困、教育等因素互相作用,加剧健康的不平等状况。因此,消除引起性别不平等的社会结构,在所有社会政策的制定和执行中注意到性别因素的影响,对改善妇女地位、实现全人群健康的提高具有重要意义。

E. 发展良好的全球卫生治理机制,消除全球健康不平等。健康不公平存在于不同国家和地区之间。一个出生在日本或瑞典的婴儿可以活到近 90 岁,而一个出生在阿富汗或非洲撒哈拉以南地区的婴儿却只能活到 50 岁。非洲撒哈拉以南地区和亚洲国家在预期寿命、婴儿死亡率和孕产妇死亡率等健康指标上远远落后于北美和欧洲。在全球化的趋势下,国家之间的共同利益和依存关系日益增长。以 WHO 为首的一些国际组织为推动发展中国家的健康发展组织资源,采取了一系列的行动。

此外,WHO 健康社会决定因素委员会还提出了实现健康社会决定因素的行动策略,包括一系列供各国选择的具体的政策建议,以供不同政府在决定采取的行动策略时参考(表 39-1)。其中,普适性策略是指各国都应当采取的行动策略,可选择策略是指各国根据本国国情和卫生发展状况选择性采取的行动策略。

表 39-1 健康社会决定因素不同干预层次的行动策略

干预层次	行动策略	
	普适性策略	可选择性策略
社会分层的政策:减少不平等和社会分层的影响	(1) 通过税收和公共服务资助,发展社会政策减少收入不平等; (2) 提供卫生、教育和公共交通等方面的免费公共服务; (3) 劳动力市场政策:保证劳有所偿和劳动力发展; (4) 服务和其他社会部门的资源分配和再分配的政策和机制; (5) 为女性提供平等机会; (6) 发展和推动相关社会运动	(1) 保障弱势人群的社会安全; (2) 开展儿童福利、早期儿童发展项目,包括儿童营养供应、医生定期检查和学龄前儿童认知发展等;促进学龄前儿童发展
降低弱势人群所受健康危害的政策	(1) 健康安全地居住的物理和社会环境,例如基本服务的获取; (2) 健康安全地生活的物理和社会环境:水和卫生设施; (3) 健康安全地工作的物理和社会环境; (4) 健康促进和健康生活方式,例如吸烟、饮酒等	(1) 对于弱势人群的取暖和做饭用燃料补贴的政策; (2) 对弱势人群的住房补贴
保护弱势人群的政策	(1) 社会失业保险; (2) 对孕产妇的工作和受教育权利的保护; (3) 对老年人和残障人士的社会保险; (4) 发展社区内的社会支持网络的政策	(1) 对于贫困家庭的学生求学期间和刚工作阶段的特别补助; (2) 免费的健康校园午餐
改善弱势人群在社会、经济和健康等方面不公平的政策	(1) 对重大疾病造成的贫困,制定公平的卫生服务筹资和防护政策; (2) 对慢性病患者的支持; (3) 保护残疾人的劳动政策; (4) 对疾病和意外伤害的社会防护和收入保障措施	(1) 对于弱势人群的患病者的特别照顾和支持; (2) 对弱势群体的康复过程的特别资助

引自:郭岩,谢铮.用一代人时间弥合差距——健康社会决定因素理论及其国际经验[J].北京大学学报(医学版),2009,41(2):125-128.

39.2 健康社会决定因素和将健康融入所有政策的经济学基础

健康社会决定因素首先关注公平,同时由于资源的稀缺性,政府的各种政策同样也要关注资源的使用效率。公平和效率既是经济学的概念,又是政策所关注的基本价值。一方面,公平是指基于某种观念或正义原则的结果分布,并不一定自然地随着总体结果而改善,因而需要某种程度的公共干预;另一方面,当私人市场产生的资源分配产生的效果不是最优效果,也就是当"市场失灵"时,政府干预可能是有效的。大多数经济学家认为两者通常不能同时实现,因此必须在社会和政治层面决定如何权衡这两个目标。然而,最近一些研究表明,公平和效率有可能相互促进。在这种情况下,政策制定者不会面临必须在两者之间做出选择的困境,从而最大限度地减少政治阻力。

39.2.1 从效率的角度来看公共政策干预

从经济学的角度来看,市场有效率的运转是指可以使得一个人更好而不伤害其他人,也就是"帕累托最优"。而当市场运行无效的情况下,政府就应该干预,干预措施例如规制(regulation)、直接生产(direct production)、税收(taxation)以及更普遍的再分配政策(redistribution policies)。基于效率的经济学假设的市场能够有效率地运行,因为消费者可以做出理性选择,对政府干预的需求有限。是否满足帕累托最优标准通常涉及对一组假设的先决条件的主要评估,如果不满足这些要求,那么市场运行的结果可能是低效率的。

(1)政府干预的先决条件

1)这种决策基于足够准确和完美的信息。

2)与决策相关的所有的成本和收益均由做出选择的人承担(例如个人将支付不健康生活方式的所有费用,包括慢性病的医疗保健)。

3)人们"理性地"行事,也就是说,他们总是(有意识或无意识地)衡量他们要做出的每项决定的成本和收益,然后选择最大化其预期净收益(或"效用")的行动方案。

如果这些假设成立,那么政府就没有理由阻止任何个人做出他们的首选决定。然而,传统的福利经济学也承认,如果违反这些假设中的一个或多个,可能会出现例外情况。在这种情况下,自由市场结果就可能出现无效情况,也就是市场失灵(market failure)。有4个产生市场失灵的原因(信息不完善或信息不对称,外部性,公共产品和非理性行为),因此需要从健康社会决定因素方面进行政府干预。

(2)市场失灵的原因

1)信息不完善或信息不对称(imperfect or asymmetric information):由于信息的缺乏,市场就不能产生最大的效果。如果人们没有足够准确的信息来获知与特定行动相关的成本和收益,他们可能会减少投资。除了信息不完善,信息还会出现不对称的情况。通常卖家知道他们销售的商品的特征比买家好得多,因此可能因为以高价销售劣质商品而从这种信息优势中获利。

2)外部性(externalities):所谓的"内部"和"外部"成本相结合构成了与疾病或危险因素相关的总体或"社会"成本。个人所产生的所有成本定义为内部成本。外部成本是指除了内部成本之外的那些成本,包括个体未承担或考虑的成本。如一些不健康行为——吸烟、过量饮酒、暴饮暴食等,对个人健康产生负面影响,是多种疾病的原因。同时,吸烟或过量饮酒等不健康行为会对同一家庭或社会更广泛的其他人产生不利影响,包括二手烟、暴力和与暴饮有关的犯罪。个人行为在社会其他部分产生的成本总和被定义为外部成本或"外部性"。

3)公共产品(public goods):经济学家将公共产品定义为以非排他性和非竞争性为特征的商品。非排他性是指不可能排除任何人消费有关物品;非竞争性是指一个人的消费不会减少任何其他个人消费的可能性。例如,街道照明是一种公共产品,因为一旦照明提供给了一个人,那么一个人的消费不会减少任何其他人可获得的商品数量,并且不能排除任何人从中受益。

4)非理性行为(departures from rationality):人们理性行动(rational behavior)即最大化预期效用的假设代表了新经济学思想的核心支柱,使经济学家能够在规范意义上得出"最优"行为。"理性人"假设是经济学的一个基本假设,决策者的理性行动是希望达到他预期的目的。然而,经济学家同时也认识到,在特定情况下理性假设并不成立。例如,对于儿童和青少年而言,无论他们是否了解未来的后果,他们往往不考虑其选择的未来后果,他们的行为是"短视"的,他们的选择可能与他们的长期最佳利益相冲突。

39.2.2　从公平的角度来看公共政策干预

随着社会经济的发展,国家内部和国家之间的公平性得到了学界和政策实践者越来越多的关注。"公平"是一种采用正义原则,对权利/分配过程和分配结果的价值判断。"公平"的概念来源于伦理学。在伦理学上,近代以来的公平观主要分为功利主义(utilitarianism)和自由主义(liberalism)。功利主义追求结果的公平,其道德原则是实现大多数人的利益最大化,强调社会的整体福利最大化。自由主义追求过程的公平,保护每个人的权利,公平即自由。

美国哲学家约翰·罗尔斯(John Rawls)对于公共卫生政策中公平原则作了很好的论述。他在其代表作《正义论》(A Theory of Justice)中提出,公共卫生政策的目标是提高社会中状况最差人群的福利,即所谓的"最大化最小值"原则。政府的目标是使社会状况最差的人福利最大化。他提出两个原则,第一原则是"每一个人都拥有最广泛的平等的基本自由权利",社会分配不能以牺牲个人自由为代价,自由具有绝对优先权,因此也叫"自由优先"原则;第二原则称为"差异原则",是指社会上任何的不平等应当满足最不利的人的最大期望利益,并且从属于平等机会的条件。社会分配的任何不平等不能以牺牲社会中最差成员的福利为代价。罗尔斯的理论是对功利主义和古典自由主义的再思考,是当今西方社会的主流思潮,被认为是"新自由主义"。

在罗尔斯之后,"自由平等主义"政治理论认为,每个人的结果是两个因素的作用的结果——环境(家庭背景,禀赋,生活事件)因素和个人因素(个人努力或其他个人责任)。由于环境造成的不平等是不公平的,应该尽可能地消除,而由于个人努力程度不同所造成的不平等应该被认为是可以接受的。机会平等比结果平等更容易实现。从理论上讲,政府可以通过重新分配个体通过遗传所得的经济禀赋来实现机会平等,而不需要在个体的生命历程的各个阶段对个人不断进行干预。

39.2.3　公共政策的经济学评价

公共政策评价是政策形成过程和实施的过程中不可缺少的重要组成部分,每一项政策执行一段时间之后,都要面临的问题是该政策究竟达到了什么效果。在达到某预期效果的情况下,政策部门需要关心的是资源如何被使用的,政策执行机构又是怎么样进行运作的,民众对政策执行的反映如何,等

等。对于这些问题,只有通过政策评估才能得到正确的答案。其中经济学评价是公共政策评价不可缺少的重要内容。在卫生政策评价方面,经济学评价是其中一个方面。鉴于本书前面已经有好几章中谈到经济学评价的内容,本章再做一个简单的回顾。主要包括以下几个方面。

(1) 成本效果分析

效果是指由于对特定卫生问题的干预而改善健康状况所取得的结果,也可以说是对目标实现程度的测量。所谓目标是指制订计划时,根据人群的卫生需求所要解决的健康问题,如降低发病率、死亡率、患病率,提高期望寿命、生活质量等。效果评价的目的在于对计划的价值做出科学的判断。而成本效果分析,是将投入与产出比较以研究资源消耗与健康结果之间的关系,成本效果分析通常用成本效果比值(CER)表示。

(2) 成本效益分析

效益是指实施卫生计划所获得以货币的形式表达的结果。效益是在卫生效果的基础上测得的。效益通常包括以下 4 个方面:①个体健康效益;②卫生保健资源效益;③经济效益;④社会效益。成本效益分析是指为实施项目计划所投入的成本与将卫生效果转换成货币量度之间比较分析。

(3) 成本效率分析

成本效率分析是指干预措施实施后,卫生服务量与质的变化(产出)与项目实施所投入的资源之间的比较评价,也就是每提供单位资源所产生的符合质量要求的服务量。效率评价的目的在于改善与提高服务系统实施与管理水平。

效率与效果之间有联系,但无必然的因果关系,就是说高效率可以提高服务效果,但也可能与提高效果无关。例如计划免疫工作中,提高疫苗接种率与降低某些传染病的发病率有关,但如果其他的疾病防治措施不能予以保证,虽然可保持较高的免疫接种率,但传染病也难以保证得到控制。

(4) 成本效用分析

效用是指人们所获得的满足感。成本效用分析是将干预的成本与效用联系起来考虑。成本效用分析在进行产出测量时,把各个不同方案的不同结果都转化成效用指标,如生命年、质量调整生命年、失能调整生命年等。

(5) 影响评价

影响评价包含两层意思:一是项目某项干预实施后在项目实施地区内对卫生与社会经济发展的贡

献和影响;一是项目实施后,产生预期结果的可持续性(sustainability),此时干预措施仍在继续实施并发挥作用,特别是当去除干预措施中外来施加影响部分如资源支持后,转入常规运行,完全依靠项目产生的运行机制而产生的效果。项目的可持续性在很大程度上取决于自身维持能力。一个好的卫生项目应该是一个有很好自我维持能力建设的项目,是指不但项目实施之中能取得良好效果,而且转入常规运行后也能继续保持良好的运行态势,如较高的服务效率、满意的健康效果等。同时,也要关注本项目产生的经验是否对其他地区有推广价值。

39.3 健康社会决定因素案例的经济学分析

本节选取了教育,社会保护,城市发展、住房和交通政策三个领域采取的健康社会决定因素理念、实现健康融入所有政策的案例,分析了健康社会决定因素的经济学要素。

39.3.1 教育领域

(1)基于经济学的效率理论

1)教育的经济收益和市场失灵。有大量证据表明,受教育的程度和质量都会提高个人经济收益。在欧洲,一年的基础教育投入与其工资增长8%相关;而在拉丁美洲,基础教育的投入使得接受教育的人收入增加50%~120%。高等教育反过来又有多种个人收益,包括更好的劳动力市场前景。

教育的市场失灵是由于教育存在外部性。虽然对教育所产生的全部社会回报的估计在方法上还比较困难,但已有研究表明,提高受教育程度和教育质量可以提高国家劳动力生产率和经济增长率。教育会影响整体发展,存在广泛的溢出效应。基础教育可以降低生育率、改善健康和营养、促进推动经济发展。

2)教育方面的干预能够对健康产生作用。教育对健康的影响不言而喻。受教育年限较长的人往往在成年期有更好的健康和健康行为,这种影响在很大程度上是因果关系。受教育年限与成人抑郁症、成人死亡率、儿童死亡率、出生时的儿童人体测量指标、健康状况、吸烟、医疗卫生保健服务利用等密切相关。

教育影响到死亡率。有大量证据表明,受教育年限往往会增加预期寿命。教育程度与年轻人健康

的风险行为密切相关,包括吸烟、饮酒、危险的性行为、营养不良和缺乏体力活动等,而这些行为决定了青年时期发病率和死亡率的70%以上,对成年期间发病率和死亡率的影响达到66%。

此外,父母受教育程度还会影响子女的健康结果。全民教育全球监测报告表明,在撒哈拉以南非洲地区的女童当中普及中学教育,每年可挽救多达180万人的生命,因为受过良好教育的母亲生下低体重儿童的概率更低。来自亚洲和非洲的证据表明,受过中学教育的母亲所生子女的死亡率降低了50%。

3)对教育干预的平均效应。越来越多的证据证实了对教育的政策干预可以提高个人和社会的经济价值,例如扩大高质量幼儿教育机会对儿童的认知能力、入学准备、受教育程度和表现均会产生积极影响。此外,这些干预措施可以帮助提高整体经济福祉和税收收入,从而减少补救教育、刑事司法待遇和犯罪受害者的公共支出。

通过增加现有资源来改善小学和中学教育质量的干预措施也显示出了积极影响。有证据表明,班级学生人数的减少会增加成绩水平,据统计,班级人数减少可以改善包括丹麦、以色列、南非和美国在内的不同国家居民的生产效率、受教育年限和终身收入。另一方面,来自印度、以色列和肯尼亚的结果表明,教师的激励措施对学生的短期教育结果产生了积极和显著影响。

(2)基于公平理论

1)教育中公平的因素。教育机会均等的基础是承认教育对受教育者及其子女的生活有着根本的影响。教育不仅是个人收入的主要决定因素,而且也是几代人生活质量的主要决定因素。联合国大会于1948年通过的"世界人权宣言"和包括千年发展目标在内的一系列全球发展指标中都提及受教育的权利。教育机会和表现在很大程度上取决于家庭背景。家庭收入和儿童早年生活的环境可以预测成年期的教育结果,主要是通过发展认知和非认知(情绪和行为)能力,而这些能力对儿童未来的发展机会至关重要。因此,收入分配不平等可能会导致教育机会的不平等。

学生之间的信息差距在小学和中学教育中显得尤为重要。学校选择机制往往会为更有信息的家庭带来更好的结果,受过良好教育的家庭和更富裕的家庭的子女更有可能获得好的教育。特别是在发展中国家,儿童教育的直接和机会成本往往是获得和

完成的主要障碍,这也导致了教育结果的差异,而教育结果又构成了健康和卫生不公平的主要社会决定因素。

2) 教育干预可以促进公平。教育干预的目的是保证来自于低收入家庭的儿童获利。来自发达国家和发展中国家的证据都表明,早期儿童发展方案可以消除与机会不平等相关的一些负面后果。关注儿童早期发展是为了实现起点公平。研究表明,这一时期的发展是儿童成长的关键时期,并会影响到人的一生的健康状况。早期经历影响人在 10~20 岁期间在学校的表现、被社会接纳或者排斥、早期犯罪行为、青少年行为过失和向成人的成功转变,在 30~40 岁期间的精神健康、身体健康和社会经济地位流动,在 50 岁之后慢性病的发生和老年健康状况。通过母亲受教育程度、收入以及权利所体现的性别平等在儿童生存和发展的过程中起到关键作用。如果国家政府能够采取政策,保证人人享有足够的收入,创造孩子们需要支持、抚养、关怀和互动的生活环境,则不仅有利于儿童的健康,也会对个体的终身健康产生影响,从而进一步改善和促进健康公平。

3) 经济学评价。考虑到教育运行因素的复杂性,对教育干预措施的成本效益分析很困难。尤其是计算教育干预的成本需要分别计算不同社会群体的成本,具有一定困难。

然而,越来越多的证据表明,教育干预的经济和健康相关回报,尤其是针对儿童早期发展干预的回报远远超过成本。荷兰的教育回报率估计为 1.3%~5.8%。据估计,在英国,每增加一年的学校教育对健康的影响相当于 1700~17 700 美元的收入增长。有研究表明,扩大对女性的教育是降低坦桑尼亚艾滋病流行率的一种最具有成本效果的干预措施,效益成本比率在 1.3~2.9 的范围内。

39.3.2　社会保护

社会保护是指预防、管理和克服对人民福祉产生不利影响的情况。社会保护包括通过促进有效的劳动力市场,减少人们的风险暴露以及提高他们经济管理和抗社会风险(如失业、排斥、疾病、残疾和老龄化)的能力来减少贫困和脆弱性的政策和方案。社会保护的主要措施包括人力市场干预、社会保险和社会救助。在社会保护更加完善的国家中,人口的健康状况可能也会更为乐观。同样,较高的养老金覆盖率、养老金保障金额以及保险都能延长平均预期寿命。在养老金保障金额较高的国家,老年人

的死亡率也较低,例如北欧国家的老年人的死亡率远远低于加拿大、英国和美国。

(1) 基于效率理论

1) 社会保护的经济收益和市场失灵的出现。社会保护体系主要围绕着 3 个目标,而这些目标又与市场失灵有关。

A. 减少死亡或失业等生活事件可能产生的灾难性支出风险。传统或私人保险市场没有为最容易受到这些事件影响的脆弱人群提供足够的保障。信息不完善和无法获得财政资源,使许多人无法通过这种机制保护自己和家人。

B. 促进相关的积极外部因素,例如与最贫困群体保持和增加人力资本及生产活动的消费和投资有关的外部因素,因为它们达到某种程度的金融稳定性。缺乏关于人类发展或生产性投资的潜在利益的充分信息,或关于家庭内资源使用的利益冲突,可能导致效率低下。

C. 允许对因采用某些政策改革而受到不利影响的群体或个人的潜在损害赔偿。

社会保护可以作为经济增长和整体发展的动力,并可以在宏观经济危机中发挥关键作用。正如大多数国际发展机构的认可,有效的社会保障手段是长期的包容性增长相关的手段,因为它们允许资本积累和投资,提高劳动能力和工作效率,促进风险管理和提供给非受益者多样的潜在优势。社会保护工具作为紧急财政刺激措施的自动稳定器的潜在宏观经济作用已得到国际承认。有证据表明,转移支付从高收入群体到低收入群体的消费能力可以增加国家对本地商品的支出,支持国家企业和改善贸易平衡。社会保护还与社会稳定和减少冲突和犯罪相关联,此外,社会保护可以加强宏观经济政策的积极影响,使那些可能因经济增长战略而处于不利地位的群体受益,例如降低进口关税或减少补贴。

2) 社会保护对健康的作用。众多研究已经证实,是否有社会保险可能对健康及其社会决定因素产生相当大的影响。例如,受到 1996 年俄罗斯联邦养老金危机影响的老年人,在危机发生后的两年内,没有领到养老金超过 6 个月的老年人的死亡率显著上升。通过实施有条件的现金转移(conditional cash transfer)等社会保护措施,可以改善发展中国家的健康水平,提高健康公平性。有条件现金转移也有助于促进中低收入国家贫困人口使用医疗和护理服务,进而提高健康水平。

3) 社会保护干预的平均效应。改善儿童营养状

况的社会保护计划对改善儿童的身体健康起到长期效果。孟加拉国、中国、哥伦比亚、墨西哥和美国的儿童营养计划都取得了积极成果,包括儿童体重和身高的增加以及贫血和缺铁率大幅降低(孟加拉国减少 94%)。孟加拉和危地马拉的一些营养补充计划也显示出积极的结果,这些干预不仅对儿童的成长和饮食方面有所改善,而且对在生命后期的认知、教育和劳动力市场同样具有积极效果。

有条件的现金转移计划对学校入学率产生了很大的积极影响;此外,还有助于克服与不完善的信贷市场相关的问题,受资助人获得更高的风险承担。

(2)基于公平理论

1)在社会保护中的公平因素。通过社会保护机制,政府可以重新分配经济收益,做出有利于穷人的决策,使得政府更其具包容性。社会保护措施能够成功地减少贫困和收入不平等的深度和严重程度。例如,养老金以外的社会转移可以将欧盟 27 个国家的贫困风险降低 19%~50%。

社会保护还有助于打破贫穷和不平等的代际传递。有证据表明,社会经济劣势与儿童的情感、智力和行为发展功能之间的联系可以通过亲代对子代的养育方式改变来调节的,出生当年及出生前一年母亲教育和收入的改善降低了发展中国家儿童健康受到家庭环境的不利影响的程度。

2)社会保护干预可以促进公平。社会保护干预有助于降低社会不公平。许多营养干预措施已被证明可有效改善处于不利家庭背景的儿童的状况。这种干预措施对特别脆弱的群体或地区产生了更为明显的影响,如巴西的家庭健康计划、孟加拉国的麻疹疫苗接种计划等。

现金转移干预措施减少了发展中国家的贫困和不平等现象。墨西哥的 Oportunidades 计划将贫困人口比例减少了 10%,贫困差距减少了 30%。南非的社会养老金和转移支付计划使贫困差距缩小了47%。牙买加食品券计划也缓解了 1990 年代初牙买加元贬值期间的贫困状况,有老年人和幼儿的家庭从该计划中受益最多。一般认为,在贫穷脆弱的家庭中,有条件的现金转移发挥更大作用。

3)经济学评价。尽管有越来越多的证据表明社会保护计划的积极影响,但这种干预措施的经济评价仍然很少。社会转移计划的成本效果确定极具挑战性,部分原因是难以获得全部成本,部分原因是影响(干预措施的有效性)难以归因和量化。

然而,一些研究已经明确以保险为基础的社会

保护干预措施、社会安全网和针对幼儿的社会保护计划为社会带来了净收益,但是如何为这些干预措施提供可持续的充足的资金仍然具有挑战。

39.3.3 城市发展、住房和交通政策

当今城市化的模式对环境提出了巨大的挑战。如有学者所说,"变暖的世界、更加紧张的水循环和上升的海平面将影响许多关键的财富和健康决定因素,包括水供、粮食产量、人类健康、居住地和居住环境,尤其是气候变化对低收入国家和易受伤害的亚人群的影响更明显。一方面,贫穷地区的快速发展和城市化带来的负面影响不利于人群的健康,另一方面,健康状况的恶化又作用于城市化进程,造成了恶性循环。

(1)基于效率理论。

1)城市发展、住房和交通等基础设施的收益和市场失灵的出现。城市发展对人的生活质量和个人可获得的机会具有重要影响。住房供应有助于健康、教育和就业相关的个人发展,还可能对寿命和收入产生决定性影响,而发达的交通则是有明确提高个人福利的有利因素。

然而,经济意义上的"公共产品"的存在阻碍了有效的城市发展。鉴于城市发展取决于个人无法控制的众多外部因素,所有与社区相关的决策都会带来高度的不确定性。从这个意义上说,城市发展受到这样一个事实的影响:它通常与"公共产品"有关,包括环境、公共场所或服务,对于这些公共产品,任何个人都不承担特别责任,但所有居民都可从中受益。

住房部门的信息不完善可能导致效率低下。获取有关住房价格和商品的信息困难,对某些人来说尤其具有挑战性。个人倾向于厌恶风险,这降低了投资的动机。与此同时,住房供应缺乏弹性,导致其不会与需求成比例增加,可能导致短期内价格大幅上涨。

此外,在城市发展和住房方面必须考虑到潜在的外部因素。住房和邻里条件的直接外部性通常与健康有关。例如,住房条件差可能会助长疾病的传播。由于金融市场不完善,并且社会贴现率低于私人利率,同样通常导致新发展和改善的投资不足,也会产生代际外部性。

不同的研究证明了住房和经济增长的关系,例如,有证据表明,公共住房以直接和间接的方式为美国的地方经济作出了重大贡献。在爱荷华州,每花

费 1 美元用于开发经济适用房在其他社会发展方面产生了约 0.64 美元的收益。

外部性和潜在的垄断对于在交通部门进行干预提供了证据。与道路交通最相关的负面外部因素是交通事故、道路破坏、环境破坏、交通拥堵和石油依赖。此外，交通基础设施可以减少预先存在的负外部性，并在相关结果（包括工业增长）方面产生巨大的积极社会影响。

2）城市发展和基础设施的干预对健康的影响。人们生活的物质环境会对他们的健康产生相关影响。过度拥挤、潮湿、地区声誉、邻里关系、犯罪和社区满意度等因素是自我评价健康状况的重要预测因素。住房对人的影响主要有 3 个主要途径：区域特征、内部住房条件和住房拥有权。其中，儿童的身体健康和他们居住的房间的特征具有明显关系。儿童特别容易受到室内居住条件的影响，如铅或一氧化碳中毒，以及温度和湿度条件；还有一些室外威胁，如反社会行为和危险的交通，是否拥有住房也会对儿童的健康也会产生影响，父母拥有自己房子的学龄儿童更少表现出行为问题，而对于年轻的青少年来说，生活在出租房屋中的心理困扰的可能性更高。

同样，与交通相关的因素对健康有显著影响。据 WHO 估计，道路交通伤害每年可以造成 130 万人死亡，是全球 15～29 岁人口死亡的主要原因。道路交通安全对儿童构成了特别的威胁，这可能与缺乏安全的游乐空间、缺乏人行道和交叉口、交通量大、速度超过 40 公里/小时以及高密度的路边停车有关。

3）城市发展、住房和交通干预的平均效应。改善内部住房条件有助于提高健康水平。英国一项关于环境变化对健康影响的研究证实，许多改善内部住房条件的干预措施对住户的心理健康结果产生了积极影响。另一项对美国住房与健康干预研究的综述得出结论，住房改善有助于健康状况的改善。例如，住房基础设施的变化可以降低跌倒风险，从而降低跌倒相关的伤害（6%～30%）；安装在家中的工作烟雾报警器减少了住宅火灾造成的死亡和伤害，与没有烟雾警报器的家庭相比，带有烟雾警报器的家庭的火灾死亡率降低了 40%～50%；改进炉灶干预措施以及从泥土地板转移到混凝土地板对健康可以产生积极影响。

改善住房条件的干预措施对儿童特别有益。据估计，最近美国儿童血铅水平升高的发生率下降部分归因于为低收入者提供住房铅控制的公共资金。

改善交通状况的干预措施在预防交通事故和污染物排放方面也显示出积极效果。对澳大利亚、丹麦、德国、日本、荷兰、西班牙和英国的干预研究发现，交通改善措施可以将道路交通伤害的风险平均降低 11%～15%，例如，在伦敦实施每小时 20 英里速度限制，可以使伤亡人数减少 42%～45%，死亡人数（死亡或重病）减少 46%～54%。

（2）基于公平理论

1）城市发展、住房和交通的公平因素。城市发展、住房和交通是影响到个体短期和长期福祉的关键决定因素。获得最低标准的住宿是人的基本需求，安全的交通通常也被认为是生活的必需品。

住房条件差、过度拥挤、缺乏基本服务或基础设施不足等情况影响全世界数百万人的健康前景。然而，收入会影响住房状况以及由此产生的健康不公平。生活在极端贫困社区对健康产生负面影响。

收入不平等也影响交通与健康不公平之间的联系。道路交通事故风险在贫困地区尤为常见。在英国，最贫困家庭的儿童发生交通事故的可能性是最富裕家庭儿童的 4 倍。在美国，来自低收入地区的司机的事故发生率高于富裕地区的司机的事故发生率。

生活在"不安全"社区的儿童可能面临更大的发生问题行为的风险，包括多动、侵略或退缩。生活在社会经济弱势社区的儿童更有可能经历心理健康和情绪问题，青少年可能更有可能使用毒品、从事违法行为、性交和怀孕。

2）城市发展、住房和交通干预可以促进健康公平。WHO 提倡在城市管理和规划中将健康和卫生公平作为核心，合理规划城市发展，保护自然环境。公共住房供应干预措施为脆弱家庭带来多重福利，特别是对儿童而言。公共住房项目中的儿童更有可能获得公平的教育机会，他们的家庭可能会遇到更少的住房问题，例如过度拥挤、高昂负担或低质量住房。政府将弱势家庭迁移到他们所居住的贫困社区之外，为他们提供辅助住房，可以提高这些人群的健康水平。研究表明，美国的住宅流动计划可以改善弱势家庭的整体健康状况，可以降低精神抑郁、焦虑、酗酒、滥用药物等发生率。

对贫民窟改造的干预对提高贫困人口健康产生了巨大影响。在印度的城市中有大量的贫民窟，政府针对这些地区开展贫民窟改造项目，为城市贫民提供必要的生活条件，使之生活得更加有尊严。该项目成本只有每户 500 美元。这些在贫民窟的投资，使得健康水平得到改善，水源性疾病发病率下降，如腹泻的发病率从 73％降至 10％，疟疾、伤寒和蠕虫感染等疾病的发病率均有所下降。由于健康状况的改善，儿童的入学率大大增加，妇女的就业率也相应增加。同样在发达国家，贫民窟改造也有积极效果。在位于英格兰南部的托基市的沃特康姆社区，社区中的半数居民靠领救济金生活，有 45％的 5 岁以下儿童生活在单亲家庭。政府对这个地区实施了一项房屋改善项目，包括中央供暖、通风、重新布线、绝缘并重铺地面，其目的是为人们带来了更好的居住条件。一年后的项目评估显示，居民认为他们的健康和福利得到改善，并且改善了家庭关系，自身责任感和自尊也得到提高。与对照组相比，非哮喘的肺部疾病和合并哮喘的症状评分都明显要低。

3）经济学评价。向弱势群体提供经济适用房的方案在经济方面是有益的，例如，在约翰内斯堡市中心附近重新开发，用于南非的经济适用房建设，在 20 年的研究期内表现出非常高的成本效益比。一般的城市改善或发展干预措施似乎也可能带来大量可量化的收益。旨在改善住房内部条件的干预措施通常显示出巨大的净收益。美国一项估计儿童铅中毒预防效益的研究得出结论，1960 年以前所有住房中的铅安全窗更换将产生至少 670 亿美元的净收益（不包括其他福利）。

有大量证据表明，高收入和中等收入国家的公共交通干预措施具有巨大的经济效益。一项关于巴西圣保罗地铁系统效益的研究得出结论，尽管地铁的建设和运营成本较高，但考虑到环境和社会价值，这是一项有收益投资。对英国 20 英里/小时的限速进行成本效益分析表明，5 年后该干预措施净收益为 18 947 英镑，10 年后为 67 306 英镑。

（郭 岩 谢 铮 景日泽）

参考文献

[1] ACEVEDO-GARCIA D, OSYPUK T L, WERBEL R E, et al. Does housing mobility policy improve health? [J]. Housing Policy Debate, 2004,15(1):49-98.

[2] BENASICH A, BROOKS-GUNN J. Maternal attitudes and knowledge of child-rearing: associations with family and child outcomes [J]. Child Development, 1996,67: 1186-1205.

[3] BRENT R. A cost-benefit analysis of female primary education as a means of reducing HIV/AIDS in Tanzania [J]. Applied Economics, 2009,41(14):1731-1743.

[4] CASE A, DEATON A. School inputs and educational outcomes in South Africa [J]. Quarterly Journal of Economics, 1999,114:1047-1084.

[5] CLAMPET-LUNDQUIST S. Moving over or moving up? Short-term gains and losses for relocated HOPE VI families [J]. Journal of Policy Development and Research, 2004,7(1):57-80.

[6] COLCLOUGH C. The impact of primary schooling on economic development: a review of the evidence [J]. World Development, 1982,10(3):167-185.

[7] DERCON S. Social protection, efficiency and growth [J]. Center for the Study of African Economies Working Papers, 2011,17(5):1-29.

[8] Education for All Global Monitoring Report 2011. The hidden crisis: armed conflict and education [R]. Paris: United Nations Educational, Scientific and Cultural Organization, 2011.

[9] GIBSON M, PETTICREW M, BAMBRA C, et al. Housing and health inequalities: a synthesis of systematic reviews of interventions aimed at different pathways linking housing and health [J]. Health & place, 2011,17(1):175-184.

[10] GROOT W, VAN DEN BRINK H M. The health effects of education [J]. Economics of Education Review, 2007,26(2):186-200.

[11] HAURIN D R, PARCEL T L, HAURIN R J. Does homeownership affect child outcomes? [J]. Real Estate Economics, 2002,30(4):635-666.

[12] JENCKS C, MEYER S E. The social consequences of growing up in a poor neighborhood [M]//LYNN L E, MCGEARY M F H. Inner city poverty in the United States. Washington DC: National Academy Press, 1990.

[13] JENSEN R T, RICHTER K. The health implications of social security failure: evidence from the Russian pension crisis [J]. Journal of Public Economics, 2004, 88(12):209-236.

[14] MACINTYRE S, ELLAWAY A, HISCOCK R, et al. What features of the home and the area might help to explain observed relationships between housing tenure and health? Evidence from the west of Scotland [J]. Health & place, 2003,9(3):207-218.

[15] MORDUCH J. Income smoothing and consumption smoothing [J]. Journal of Economic Perspectives, 1995,9(3):103-114.

[16] MURALIDHARAN K, SUNDARARAMAN V. Teacher performance pay: Experimental evidence from India [J]. Journal of political Economy, 2011,119(1):

39 - 77.

［17］ O'CLEIRIGH E, AID I. Affordability of social protection measures in poor developing Countries ［J］. Unclassified DCD/DAC (2009)15/ADD, 2016:69.

［18］ PAXSON C, SCHADY N. Cognitive development among young children in Ecuador the roles of wealth, health, and parenting ［J］. Journal of Human resources, 2007,42(1):49 - 84.

［19］ ROBERTS I, LI L, BARKER M. Trends in intentional injury deaths in children and teenagers (1980 - 1995) ［J］. Journal of Public Health, 1998,20(4):463 - 466.

［20］ SHAW M. Housing and public health ［J］. Annual Review of Public Health, 2004,25:397 - 418.

［21］ SIMONS R, KARAM A. Affordable and middle-class housing on Johannesburg's mining sites: a cost-benefit analysis ［J］. Development Southern Africa, 2008, 25 (1):3 - 20.

［22］ SKOUFIAS E, PARKER S W, BEHRMAN J R, et al. Conditional cash transfers and their impact on child work and schooling: Evidence from the progresa program in mexico ［with comments］ ［J］. Economia, 2001,2(1): 45 - 96.

［23］ STEIN A D, BARNHART H X, WANG M, et al. Comparison of linear growth patterns in the first three years of life across two generations in Guatemala ［J］. Pediatrics, 2004,113(3): e270 - e275.

40 世界卫生组织和卫生经济学

世界卫生组织（WHO）是主权国家参加的联合国系统的一个专门机构，是国际上最大的政府间卫生组织。《世界卫生组织组织法》（以下简称《组织法》）开宗明义，指出"享受最高而能获致之健康标准，为人人基本权利之一。不因种族、宗教、政治信仰、经济或社会情境各异而分轩轾。"自 1948 年成立以来，WHO 一直活跃于促进全球健康的前沿，从社会科学到实施研究，WHO 在广泛的学科领域开展工作。其中，卫生经济学原理始终贯穿其制定国际规范和开展技术合作两大类核心职能。本章概述 WHO 在卫生资源（卫生筹资、卫生人力、卫生技术和卫生信息）、卫生服务和经济学评价三大方面开展的工作，力图展现卫生经济学在 WHO 重点工作领域的体现和运用。

40.1 卫生筹资

WHO 认为，卫生筹资是"实现足够的、公平的、有效率和效果的卫生资金的筹集、分配和利用活动的总和"。这个概念包括如何及从何处筹集足够的卫生资金、如何克服使贫困人口无法获得卫生服务的财务障碍、如何平等高效地提供卫生服务。

卫生筹资一直是 WHO 的重要工作领域，贯穿在该组织众多部门和多个工作规划中。40 年前的《阿拉木图宣言》呼吁所有政府把初级卫生保健作为国家卫生体系的组成部分加以推进，合理调动国家资源并使用外部资源；2000 年的世界卫生报告把卫生筹资作为卫生体系的四大功能之一；2003 年 WHO 成立的"宏观经济和健康"委员会，用有力的证据说明了投资健康对促进经济发展和减轻贫困的重要性；2005 年，第

58届世界卫生大会(以下简称"世卫大会")通过了"可持续卫生筹资、全民覆盖和社会健康保险"的 WHA 58.33号决议,会员国承诺建立本国卫生筹资系统,以保证其国民能够获得所需的卫生服务,同时又不因支付这些服务而遭受经济困难。这一目标被定义为"全民健康覆盖"(UHC)。

2010年 WHO 发表了《卫生系统筹资实现全民覆盖的道路》报告,把卫生筹资领域的行动推向了一个新高度。该报告为不同发展阶段的国家调整筹资系统提供了行动纲领。2011年5月,第64届世卫大会审议了这份报告,通过了"可持续的卫生筹资结构和全民覆盖"的 WHA64.9号决议。2015年联合国大会通过的具有里程碑意义的《2030年可持续发展议程》把全民健康覆盖作为总体承诺的一部分,并把"实现全民健康覆盖,包括金融风险保护、获得优质的基本卫生保健服务以及获得所有人安全、有效、优质和负担得起的基本药物和疫苗"设定为可持续发展目标3.8。通过卫生筹资,推动全民健康覆盖目标的实现已成为 WHO 的一项重点工作。

40.1.1 提出卫生筹资政策框架

2010年世界卫生报告定义的全民健康覆盖要实现3个总目标:①减少服务需要和服务利用之间的差距;②提高服务质量,确保卫生服务切实有效;②加强财政保护,确保不因利用卫生服务而致贫。卫生筹资系统则是实现全民健康覆盖目标的途径。

为了指导国家改进卫生筹资,WHO 提出了卫生筹资政策框架。卫生筹资功能包括资金筹集、资金统筹(pooling)、服务/产品购买和福利包的设计。如图40-1所示,这些不同筹资功能的设计和实施既能直接影响上述全民健康覆盖的总目标,还会通过作用于中间目标(intermediate objectives)来间接影响总目标的实现。WHO 指出,任何国家为实现全民健康覆盖而开展的卫生筹资,应该在这4个功能的设计方面进行改革,且必须针对总目标和中间目标的改善,而这种改善必须在全人口或全系统的水平上来衡量。

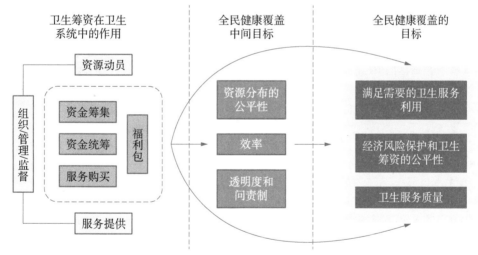

图40-1 世界卫生组织卫生筹资政策框架(根据世界卫生组织网站图改编)

WHO 确定的中间目标包括以下几个方面。

(1) 改进资源分配的公平性

改善资源分配的公平性的具体方式因国而异,但总目的是将资源的分配与不同人群的卫生服务的相对需要相匹配。WHO 通过研究表明,提高卫生支出分配方面的公平性往往会改善卫生服务的利用和财务保护方面的公平性。

(2) 改进卫生服务的组织和提供的效率

提高卫生服务提供的效率对提高覆盖率能产生重要作用。WHO 强调,把提高效率而获得的"节省"应当留在卫生体系使用,而不应作为减少公共卫生支出的理由。有证据显示,当效率收益被一个国家的财政当局视为"节省"时,进一步提高效率的激励就会减弱。

(3) 提高系统的透明度和问责制

提高系统的透明度有助于人们对自己应享有的卫生福利和应履行的义务有更好的理解,因而更有能力要求获得应有的服务,从而减少服务需要与服务利用之间的差距。改善卫生筹资机构的透明度和问责制有助于减少腐败,加强监督,使资金得到更好的使用。

40.1.2 开发卫生筹资工具

卫生筹资政策的规划、实施、管理和分析,需要有适当工具。WHO开发了一系列手册和指南,指导国家调整和改革卫生筹资系统,使之适应不断变化的形势。

（1）卫生筹资系统的评估工具

WHO开发的"改善和加强卫生筹资的组织评估"（organizational assessment for improving and strengthening health financing，OASIS)是一个对国家卫生筹资系统,包括对绩效进行系统评估的工具。通过评估,获得对卫生筹资系统的优势和劣势的详细了解,探索适宜的方案和变革,为制定国家的卫生筹资战略、提高卫生筹资绩效、更好地向全民健康覆盖迈进提供实用指导。从这意义上说,它是对2010年世界卫生报告的补充。它既适用于中低收入国家,也适用于高收入国家,尽管所选择的道路有所不同。

OASIS侧重于对卫生筹资的制度设计和组织实践的分析,而这正是决定卫生筹资绩效的因素。制度设计是指正式规则,即与卫生筹资有关的法律和监管规定;组织实践则是指组织行为体实现和遵守这些规则的方式。在卫生筹资的制度设计和组织实践中,存在可能导致绩效不佳的6大瓶颈(没有规则、规则不完整、规则不协调、规则执行不力、缺乏执行规则的组织能力以及不利的组织间关系),对此,OASIS提出了6种改进措施,还对卫生筹资绩效提出了9项通用的衡量指标,即筹资的水平、人口覆盖率、筹资的公平性、金融风险保护的程度、资金统筹的水平、行政效率的水平、福利包提供的公平性、福利包提供的效率、福利包设计的成本效果和公平性。

OASIS的主要使用者包括国家卫生、财政、规划、劳工部门的行政管理人员,卫生筹资专家和政策咨询机构以及其他卫生筹资利益相关方。据WHO统计,这个方法在贝宁、柬埔寨、法国、约旦、马里、摩洛哥、尼加拉瓜、巴基斯坦、韩国、卢旺达、苏丹、突尼斯、乌干达、越南等国得到了应用,它使人们对卫生筹资系统的优缺点有了深入的了解,提出推动全民健康覆盖的各种选择。在一些国家,OASIS为制定卫生筹资战略提供了基础。

除了OASIS,WHO还组织专家撰写了《卫生筹资国家诊断——制定国家卫生筹资战略的基础》,对国家的卫生筹资系统如何进行形势分析提供具体的指导。

（2）国家卫生筹资策略参考指南

实现全民健康覆盖,不仅需要强有力的政治承诺,还需要连贯一致的策略,确保卫生体系的各个要素协调一致。根据卫生筹资政策框架,WHO为正在开发或修订卫生筹资相关政策的国家提供国家卫生筹资策略参考指南,指导国家如何针对本国的体制和主要挑战,提出增加收入、统筹资金、购买服务/产品以及设计福利包和配给机制4个方面的指导原则。

1）增加收入:指南提出,增加收入要转向以公共来源为主的资金筹集。所有卫生体系都存在私人筹资,如由企业资助卫生服务、个人购买医疗保险以及自付医疗费用。但是,证据表明,公共资金来源是迈向全民健康覆盖的前提条件。因此,国家卫生部门应该主要依靠公共资金。公共资金包括强制和预付两个来源。预付指在确定健康需要或获取卫生服务之前就支付,往往指税收收入;强制意味着政府需要某些人或所有人来支付,不管他们是否利用卫生服务。

那么,多少公共支出算是足够了呢?对此并没有简单的答案,因为各国资金统筹的程度、统筹资金的使用方式和卫生体系的绩效各不相同。根据WHO测算,为实现全民健康覆盖所需的人均公共支出大致为86美元(2012年),或至少占GDP的5%～6%,占政府财政支出的15%。然而,WHO的工作表明,即使支出水平很低,国家也能在实现全民健康覆盖方面取得重大进展。

2）统筹资金:资金统筹的目的是在人群中分摊财务风险,使再分配能力最大化。统筹的资金池越大,覆盖的人数越多,包容的群体越广泛,资金再分配的能力就越强,就越能确保资金流向需要的地方和人群。因此WHO主张各国应增加卫生体系中预付收入的比重。

筹资方案的碎片化是实现全民健康覆盖的障碍。碎片化有多种表现,为公立部门从业人员、私营部门工作人员和贫困人口制定不同的医疗保险计划就是风险共担碎片化的一种形式。在中低收入国家,不同的群体往往分属不同的资金池,在不同的保险计划里享有不同的福利。一旦建立了这样福利差异的计划,就很难把它们整合起来。因此,WHO强调,在制定卫生筹资规划或分析卫生筹资改革时,适宜的分析单位应该是全体人口。只关注某个特定的医疗保险计划成员的扩大并不是全民覆盖的做法,甚至可能成为实现全民健康覆盖的潜在障碍。

3）购买服务：购买服务是指以什么样的安排和机制将统筹的资金分配给卫生服务提供者。在许多国家，从被动购买转向战略性购买（strategic purchasing）是卫生筹资改革的重点，其目的是解决谁购买卫生服务、购买什么服务、如何购买服务以及从何处购买服务。

对服务提供者的资金分配要更多地与健康需要和服务提供者的绩效（或两者的结合）相挂钩，如按绩效付费（pay-for-performance，P4P）；要摒弃以投入为导向的预算方式或完全无监管的按服务付费的补偿方式，以便控制卫生费用的增长。不论是否有多个健康保险计划并存，都要努力建立一个基于患者卫生服务需求的统一数据平台。

4）设计福利包和配给机制：在设计福利包和配给机制方面，要明确国民在法律上应享有的权益和义务，即明确谁有权享有什么服务，以及哪些服务在利用时必须付费，提高民众作为受益人对其法定权益和义务的认识；要将设计的福利包与服务提供者的支付机制结合起来。

WHO 在大力倡导上述原则的同时，也强调卫生筹资政策行动是实现全民健康覆盖的必要条件，但不是充分条件。卫生筹资政策也要与卫生体系的其他部分，特别是卫生服务提供系统密切联系。

（3）家庭灾难性卫生支出的衡量方法

除了人均卫生支出、卫生支出占 GDP 比例等测量卫生费用的指标，WHO 还从经济风险保护的角度监测全民健康覆盖的进程，即加强财政保护，确保不会因利用卫生服务而致贫，这也是实现可持续发展"目标3.8"和"目标1.1"的重要维度。测量经济风险保护的指标包括灾难性卫生支出发生率、因病致贫率和贫困差距等。

WHO 将灾难性卫生支出发生率定义为家庭卫生保健支出超过家庭总支出或收入 10% 或 25% 的人口百分比；将因病致贫率定义为自付卫生保健支出发生后使得家庭人均收入低于贫困线［每天 1.90 美元或 3.10 美元（按 2011 年购买力平价）］的人口百分比。贫困差距指的是发生因病致贫家庭的人均收入与贫困线每人每天 1.90 美元或 3.10 美元（按 2011 年购买力平价）的差距，包括绝对差距和相对差距。绝对差距指的是发生因病致贫家庭的人均收入和贫困线的距离的平均值（以美元为单位），相对贫困差距指的是发生因病致贫家庭的人均收入和贫困线的平均距离与贫困线的比例（百分比）。WHO 在其全球卫生观察站（Global Health Observatory）网站以看板（dashboard）

的形式将这些指标随国家、地区及年份的变化进行可视化。

40.1.3 全球年度卫生费用核算报告

WHO 十分重视对卫生资源的衡量和跟踪，认为"不能衡量的东西就无法管理"。资源跟踪有两大用途：①生成用于日常监测的统计数据（通常为年度卫生费用核算）；②开展评价工作或进行应用性政策分析。随着全球向全民健康覆盖迈进，将收入和支出的分类与前面介绍的卫生筹资政策框架相对接，以便为国家制定政策提供更多的信息变得越来越重要。

卫生费用核算是跟踪卫生部门财政资源的来源和使用的重要机制，WHO 在这个领域开展工作已有 20 多年。卫生费用核算记录了一个国家的卫生支出，包括公共、私人、家庭和捐助者的支出。它详细跟踪从一个卫生保健行为体到另一个卫生保健的行为体直到最终卫生服务接受者的资金数量和流动情况。

WHO 于 2001 年建立了卫生费用核算系统，2011 年更新了该系统，是目前世界上通用的最先进的卫生费用核算系统之一。新的卫生费用核算系统（system of health accounts 2011，SHA 2011）的主要变化包括：区分经常性开支和一次性投入，更加明确界定了卫生筹资系统的要素和界限，增加了对卫生支出受益人的信息（如年龄、性别、疾病等）。为了方便卫生支出的数据收集、生成和分析，WHO 开发了卫生费用核算工具，包括生成工具（health accounts production tool，HAPT）和分析工具（health accounts analysis tool，HAAT）。目前，50 多个中低收入国家都在使用这些工具，它提高了卫生费用核算的透明度、质量和制度化。

2017 年，WHO 第一次根据 SHA2011 的国际卫生支出分类，发布了一份题为"为实现全民健康覆盖的全球卫生支出研究新视角"的全球卫生筹资报告，汇总了 2000 年至 2015 年期间所有会员国卫生支出的国际可比数据，总结了全球卫生支出的主要模式和趋势。该报告在反映卫生支出的最终来源、卫生筹资安排的分类、一次性投资和经常性费用的分解等方面都有重要改进，有利于对迈向全民健康覆盖的筹资政策和改革做出更好的解读。

报告显示，2015 年，全球卫生支出 7.3 万亿美元，接近全球 GDP 的 10%。卫生支出的增长速度快于整体经济。人均卫生支出为 1011 美元，但是世界上一半的国家的人均消费不到 366 美元。总体而言，世界各地的卫生筹资系统已经转变为更加依靠强制性的预付和统筹资金。尽管国家的实际情况存在很大差异,但总体情况表明,政府在卫生方面的支出从绝对值和占政府总支出的比例来看都在增加,这表明卫生越来越成为政府的优先事项。许多国家将预算收入分配给卫生服务购买机构,如社会医疗保险基金。与此同时,自付医疗支出的绝对值有所增加,但在经常性的卫生总费用的占比有所下降。卫生领域的外援资金不足全球支出的0.3%。然而,对于低收入国家来说,外部资金平均占经常性卫生支出的30%,而且随着时间的推移,绝对值不断增加。与此同时,政府的财政能力也在不断提高,但是财政能力的提高并未转化为政府卫生支出的增加;相反,外部援助者的捐赠的增加似乎产生了挤出效应,导致政府将国内支出重新配置到其他部门。

40.2 卫生人力

卫生人力是重要的卫生资源,是卫生体系的心脏和灵魂。基于需要的卫生人力资源配置是提高卫生资源投入有效性的重要方面。卫生人力资源配置的公平性与卫生服务的可及性密切相关,是WHO重要工作领域之一。

40.2.1 全球卫生人力资源形势

WHO估计,全世界有10亿人无法获得高质量的卫生服务,很大程度上是由于卫生人员数量严重短缺、技能组合不合理、区域资源分布不均衡以及专业人才流失。WHO把这种状况称为"卫生人力紧急危机",这是实现国际商定的与卫生相关的目标的主要障碍。

(1)人员数量严重短缺

2006年,WHO发布了《通力合作,增进健康》的世界卫生报告,发出了对当时及未来卫生人力短缺的警示。报告强调,全球缺少约430万名医生、助产士、护士和照护工作者,有57个国家存在严重的卫生人力危机。自报告发布后,许多国家一直在努力建设本国的卫生人力队伍,医生、护士和助产士的整体数量和密度有所提升,但是,严重短缺的情况没有根本转变。据最新估算,到2030年,要实现可持续发展目标预计会有1800万卫生工作者缺口,多数处在低收入和中低收入国家。

(2)技能组合不合理

卫生工作者不仅数量短缺,而且在技能、知识、临床经验等方面往往不适合人群的健康需要。卫生人力队伍由增进健康的各方面行动者组成,包括卫生服务的提供者、卫生管理和辅助人员。几乎在所有国家都存在卫生人力的种类及其能力组合欠佳的问题。

(3)地理分布不均衡

WHO估计全球卫生人力大约有6 900万人,其中三分之一在美洲,多数在美国和加拿大。全球卫生人力严重短缺的57个国家大多数在非洲和亚洲。撒哈拉以南非洲的疾病负担占全球的25%,但其卫生工作者只有全球的3%。就城乡差别而言,全球大约有一半人口生活在农村地区,但在那里工作的护士和医生分别不到38%和25%。边远及农村地区高质量卫生工作者的短缺,更是严重阻碍人群尤其是妇女和儿童等脆弱人群获得可以挽救生命的干预措施和服务。

(4)专业人才流失

近几十年,卫生人员移徙的数量显著增加,移徙模式日趋复杂。发达国家之间的移徙早已存在,发展中国家之间的移徙正在增加,但是备受全球关注的是从发展中国家向发达国家的移徙。在2006—2016年间,经济合作与发展组织(OECD)国家的移民医生和护士的数量增加了60%。当大量医务人员离开故土时,支付其教育费用的国家实际上是向接受这些医务人员的较富裕国家提供了"倒向补贴",这对他们本已薄弱的国家卫生体系来说更是雪上加霜。另外,卫生人力从农村流向城市,扩大了国内获得卫生保健服务机会的不平等。

40.2.2 WHO在卫生人力资源领域的工作

(1)制定"全球战略"和"五年行动计划"

自2006年针对全球卫生人力危机的世界卫生报告发表后,世卫大会通过了多项决议,积极推动卫生人力资源发展。根据2014年第67届世卫大会WHA 67.24号决议要求,WHO召集全球200多名专家汇总有关证据,经过广泛磋商,于2016年第69届世卫大会上审议并通过了《卫生人力资源全球战略:卫生人力2030》。

《卫生人力资源全球战略》提出了通过加强卫生体系,确保公平获得卫生工作者的服务,加快实现全民健康覆盖和联合国可持续发展目标的愿景;确定了通过对卫生体系的充分投资和在国家、区域和全球层面实施有效的政策,确保卫生人力的可获得性、可及性、可接受性和质量;制定了四大目标,分别是:①通过有关卫生人力资源的知情决策(evidence-informed policy)，优化卫生人力队伍的绩效、质量和影响，促进健康的生活和福祉、有效的全民健康覆盖，以及加强各级卫生体系的韧性；②对卫生人力资源的投资要符合人口和卫生体系当前和未来的需要，要考虑劳动力市场的动态和教育政策，解决卫生人员短缺，改进他们的分布，以使健康结果、社会福利、创造就业和经济增长得到最大改进；③建设次国家、国家、地区和国际层面的机构能力，对公共政策的管理和卫生人力资源行动进行有效的领导和治理；④加强卫生人力资源数据，以便开展监测，并确保对各国和地区战略以及全球战略的问责。对每一个大目标，都分别设置了 2020 年和 2030 年的阶段性目标，还根据会员国的国情，提出了需要区别考虑的政策方案。这将为联合国可持续发展多项目标的实现提供卫生人力支持。

与此同时，2015 年联合国大会通过 70/183 号决议，要求"探讨应对全球训练有素的卫生人力短缺的办法"。为此，2016 年 3 月，联合国秘书长启动了一项战略性政治举措，成立了一个高级别委员会，该高级别委员会由法国和南非总统担任主席，国际劳工组织总干事、OECD 秘书长和 WHO 总干事担任副主席。其任务是提出建议，激励和指导在卫生和社会部门创造至少 4 000 万个就业机会，到 2030 年使卫生人力短缺数量低于预期的 1 800 万人（主要是在低收入和中低收入国家）。该委员会于 2016 年 9 月提交了题为"致力于健康与经济增长：投资发展卫生人力资源"的报告，认为卫生人力是带来健康、经济增长和全球卫生安全三重回报的投资，从而为实施《卫生人力资源全球战略》提供了新的政治和跨部门动力。

WHO 随即与国际劳工组织、OECD 及相关区域和专门实体合作并与会员国磋商，起草了《致力于促进健康》的 2017—2021 年五年行动计划。这是多组织联合的跨部门工作规划，它以确保公平获得卫生人员、加快实现全民健康覆盖和《2030 年可持续发展议程》目标的进展为愿景，以投资全球卫生人力队伍的扩大和转型为目的，针对健康和健康相关的 4 个可持续发展目标，在 5 个工作领域采取行动：①宣传倡导、社会对话和政策对话；②数据、证据和问责；③教育、技能和工作机会；④供资和投资；⑤国际劳工流动。行动计划提供了国际机构间建立合作伙伴关系支持会员国实现 2030 年议程的范例。

2022 年 5 月，WHO 对 2016 年通过的《卫生人力资源全球战略》进行了回顾。根据现有的数据和证据，估计到 2020 年，全球卫生人力短缺人数已减少到 1 500 万人，预计到 2030 年将降至 1 000 万人。同时指出，新冠大流行增加了卫生和照护工作者感染和死亡的风险以及其心理健康问题的发生率，出现了因抗议工作条件恶化的行业罢工行动。需要监测新冠大流行对这些趋势的影响，并且应对任何可能逆转成果的风险。

（2）倡导彻底改革卫生专业教育

WHO 认为，卫生专业教育必须以人群不断变化的健康需要为动力，进行彻底改革。不仅要增加卫生专业人员的数量，而且要提高质量和相关性。为此，WHO 发出了"卫生专业人员教育和培训的转型和扩大的倡议"。从 2009 年开始，经过 4 年的磋商、收集证据、分析，形成共识，于 2013 年 11 月在巴西累西腓的第三届全球人力资源论坛上，发布了第一个关于《转型和扩大卫生专业人员教育和培训指南》，作为对 2013 年 5 月世卫大会《转变卫生人力教育支持全民健康覆盖》WHA 66.23 号决议的支持。

该指南提出了卫生专业教育转型的愿景，就如何更好地培养满足人群健康需要的卫生人力这一目标提出了建议。该指南在岗前教育领域（pre-service education）对各国，特别是对缺少卫生专业人员的国家，提供了政策和技术指导；指南还把持续的职业发展（continuous professional development，CPD）作为扩大卫生专业人员教育的一部分，指导各国如何确保优质和有针对性的医疗卫生服务，以实现可持续的卫生体系。

该指南识别了以国家为主确定优先事项和制定政策的 5 个领域。它们是教育和培训机构、认证和监管、治理和规划、筹资和可持续性以及监测、实施和评估。指南对需要优先解决的问题提出了政策干预建议，同时也指出了还需要通过更多研究填补的知识空白。

该指南还根据有关卫生专业教育转型最新理念方面的证据，提出了 12 条教育转型建议，涉及师资发展、课程开发、模拟方法、毕业生直接入职、入学程序、简化教育途径和阶梯课程、跨专业教育、专业教育认证、CPD 以及管理和规划等方面。这些建议涵盖范围广泛，使教育机构和卫生服务系统之间更紧密地保持一致，是实现卫生专业教育转型的关键要素。

（3）支持卫生人力治理和规划

根据 WHO 的卫生人力资源全球战略，对卫生人力资源进行有效的治理就必须要求所有国家建立卫生人力资源治理和政策对话的制度性机制，以协调跨部门卫生人力议程。该机制的主体应包括国家财政、教育、劳动等行政部门、地方政府和私营部门，并与民间社会、公民、卫生工作者、监管机构、雇主组织、保险基金合作；要求所有国家都设立向卫生部高层领导报告的负责卫生人力资源的部门，其职责是制定监测政策和计划，并可对其问责。

国家层面的政治承诺和行动是有效应对卫生人力挑战的基础。但是，一些卫生人力资源问题具有跨国性质，需要采取全球性集体行动。WHO支持会员国创造并分享全球公共产品和证据，提供或筹措技术和财政援助，对卫生人力流动进行合乎伦理的管理以及评估全球卫生目标和决议对卫生人力资源的影响。WHO还支持组织建立卫生人力资源合作全球网络机制，以推动和保持高级别政治承诺。

WHO开发了一系列人力资源规划和管理工具。"人员配置需求工作量指标"（workload indicators of staffing need，WISN）用户手册就是其中一个重要的系统方法，可帮助卫生管理者确定卫生机构为完成工作量所需的卫生人力数量，以及评估卫生人员的工作负荷。传统上，确定人员配额需求的方法是计算医务人员与当地居住人口比及其在不同卫生机构的人员配额标准。这种方法有严重缺点，因为它既没有考虑到当地卫生服务需求的巨大差异，又没有考虑卫生人员实际从事的工作。而WISN是以活动标准计算卫生人员的工作量。所谓"活动标准"，系指一名训练有素、技术熟练、有动力的工作人员在当地按照专业标准开展某项活动所必需的时间。它可以产生两类结果，即差异和比率：差异指的是实际卫生人员数量与WISN方法计算的卫生人员数量之间的差异，显示了某特定类别的人员和特定类型机构的人员短缺或过剩的水平；比率指的是实际人数与WISN方法计算的所需人数之比，用于衡量人员的工作量负荷。如果把整个行政区域的卫生机构工作人员需求加在一起，就可以估计各地区、省和全国的工作人员需求。

WHO在卫生人力资源规划领域开发的一个最新的重要工具是《关于优化社区卫生工作者规划的卫生政策和系统支持的指南》。自1978年《阿拉木图宣言》以来，社区卫生工作者一直被公认为初级卫生保健至关重要的组成部分。然而，它们常常处于卫生体系的边缘，他们的关键作用没有得到应有的认可、支持和奖励。WHO在对有关文献进行系统审查、对证据进行批判性评价的基础上，于2018年制定了这个新指南，对如何形成一个运转良好的社区卫生工作者规划提出了15条务实建议，包括社区卫

生工作者的选择、教育、认证、监督、待遇、职业发展、社区融入和系统支持等。WHO总干事敦促各国的所有决策者和管理人员以及国际伙伴考虑这些建议并将其付诸实施。

（4）应对卫生人力的国际移徙与改进在边远和农村地区的留用

为了应对卫生人力的国际移徙问题，WHO根据2004年世卫大会WHA57.19号决议，发起了制定全球卫生人员国际招聘行为守则的进程。在广泛国际磋商和网上公众听证的基础上，于2010年第63届世卫大会上经过谈判，以WHA63.16号决议通过《世界卫生组织卫生人员国际招聘全球行为守则》（简称《守则》）。

《守则》的目的是确立供所有会员国参考的符合伦理的卫生人员国际招聘自愿原则和规范；《守则》是全球性的，意为对所有会员国政府和利益相关方提供指导；《守则》不鼓励主动从卫生人力严重短缺的发展中国家招聘卫生人员；强调应平等对待移徙和在当地培训的卫生人员；国家应实施有效的卫生人力政策，减少征聘移徙卫生人员的需求；鼓励接受国和来源国开展合作，以便双方都能获益；鼓励会员国对卫生人力严重短缺的发展中国家或经济转型国家提供技术援助和财政支持；鼓励会员国加强或建立卫生人员信息系统，制定有效的卫生人力政策和计划；会员国应定期收集并向WHO秘书处报告相关的信息数据；鼓励会员国促进有关卫生人员移徙的国内和国际交流；会员国应指定国家主管当局负责有关卫生人员移徙以及与《守则》执行相关信息的交换；等等。《守则》是在保护移徙卫生人员权利和解决发展中国家卫生人力严重短缺方面向前迈出的历史性一步。

根据《守则》要求，会员国每3年向WHO提交一份相关国家报告。报告显示，卫生人员的国际移徙越来越多，移徙模式也越来越复杂；《守则》的原则和规定越来越多地被纳入国家立法、战略、政策和相关措施中。在2015年《守则》通过5年之际，WHO的《守则》"相关性和有效性专家咨询小组"确认《守则》仍然适用，其有效性的证据正在显现。2018年12月联合国大会164个会员国历史性地通过了全球首份移民问题契约——《安全、有序和正常移民全球契约》，而WHO的《守则》与联合国大会的这个全球契约高度一致。2018年5月，WHO、国际劳工组织和OECD启动了一个可行的多伙伴信托基金，以支持《守则》的实施和劳工流动性国际平台的机制。一

些机构与捐助者进行谈判,扩大筹资基础,包括中国在内的一些国家已为支持信托基金业务提供了资金。2020 年 1 月,WHO 的《守则》"相关性和有效性专家咨询小组"再次评估确认,《守则》的相关性越来越高,有效性也有所提高。但是,随后的新冠病毒肺炎大流行对卫生专业人员流动和移徙带来新的影响。一些国家暂停了卫生人员的向外移徙,更多的国家简化了向内移徙程序,以便利快速招聘国际卫生人员。还有许多国家实施了入境禁令和旅行限制。WHO 秘书处决定评估卫生人员移徙在这方面的影响,针对国际招聘的新变化,作出修订和扩大保障措施的考虑。

WHO 在治理卫生人员国际移徙的同时,也在努力改善边远和农村地区卫生人力留住的问题。2008年 WHO 响应国际社会的呼吁,启动了一项"提高边远和农村地区卫生人力可及性"的工作规划。经过一年的协商努力,于 2010 年发布了《通过改进挽留提高边远和农村地区卫生工作者可及性:全球政策建议》,从教育、监管、经济激励以及个人和职业支持等四大方面提出了 16 项以证据为基础的建议,涉及招生政策、实习规划、本科生实践安排、课程设置、专业发展、农村订医范围、培训速度、强制服务政策、教育补贴与强制服务、经济激励、生活条件、工作环境、城乡卫生工作者互动、职业阶梯、专业知识交流和农村卫生工作者的地位。此外,全球政策建议还为决策者选择最适当的干预措施,以及执行、监测和评价其长期影响提供了指导。

这些建议是对《守则》的重要补充。《守则》提供了一个中长期管理卫生人员国际移徙的框架,而全球政策建议则是管理国家境内卫生工作者的流动。两者结合,构成解决卫生人力资源流失、改善劳动力合理分布和卫生服务的公平性的重要工具。

(5)支持卫生人力资源市场分析

卫生劳动力市场是一个动态而复杂的系统。合格的卫生人员由教育系统培训,但是卫生人员的生产是一个国际开放的系统,一些国家有相当一部分执业卫生人员是在国外培训的;本国培训的卫生人员,有的可能会移徙国外,有的可能会改行到别的部门工作,还有的可能处于失业状态;在国外毕业或工作的人员还可能回归本国;等等。从他们毕业到能否留在卫生体系,在需要的地方,合适的时间提供符合质量的卫生服务,取决于众多卫生劳动力市场条件的影响。理解卫生人力供给和需求背后的力量非常重要。为此,WHO 提出了《卫生劳动力市场框架》

(图 40-2),概括了教育部门与卫生劳动力市场动态关系的全貌,也显示了在改进人员生产、应对流入流出、解决分布不均和效率低下以及监管私营部门这四个方面采取政策,对留住并扩大卫生人力、提供高质量的公平可及的卫生服务、实现全民健康覆盖作出贡献。

WHO 支持的卫生劳动力市场分析包括快速评估卫生劳动力市场、评估财政空间、量化卫生工作者的投资回报、评估技能组合和工作量、预测劳动力需求与需要、加强战略性的跨部门规划等。这种卫生劳动力市场分析超越传统的卫生人力规划程序,它测算卫生人力对经济和可持续发展目标作出的贡献。这些信息为实现数量恰当和结构合理的卫生人力需要做出什么投资和进行什么改革提供了有力的证据。在 WHO 支持下,卫生劳动力市场分析已在许多国家取得重大进展,在西非经济和货币联盟的工作取得了显著的成功,在指导多部门区域卫生就业方面发挥了重要作用。国际劳工组织、OECD 和WHO 之间在分享数据方面开展合作,使得对卫生劳动力市场分析的利用迅速增加。

40.3 卫生技术

卫生技术是卫生体系不可或缺的组成部分,是重要的卫生资源。WHO 将卫生技术定义为用于疾病预防、筛查、诊断、治疗、康复及健康促进、提高生存质量和生存期的技术手段,包括药物、疫苗、医疗器械和设备,以及卫生程序(如预防性干预措施)等。"人人获得安全、有效、优质和负担得起的基本药物和疫苗"已成为 2015 年联合国通过的可持续发展议程的"具体目标 3.8"的一个特别组成部分。

WHO 一直致力于推动疫苗、药品和其他卫生产品的可得性、可及性和安全有效性。世卫大会和地区委员会为此通过了一系列决议,仅近十年中,这些决议总数就达上百个。WHO 从全面加强卫生体系的视角来应对全球药品、疫苗等卫生产品的短缺、可及和质量问题,所采取的行动覆盖了卫生体系各个组成部分和药物价值链的所有环节。

40.3.1 确保药物质量、安全性和疗效

药物质量问题广泛存在。据估计,中低收入国家十分之一的医疗产品是伪劣产品,对人群健康造成了严重影响,是一个涉及生产和供应链全过程的全球性卫生问题。WHO 从公共卫生的角度一直致

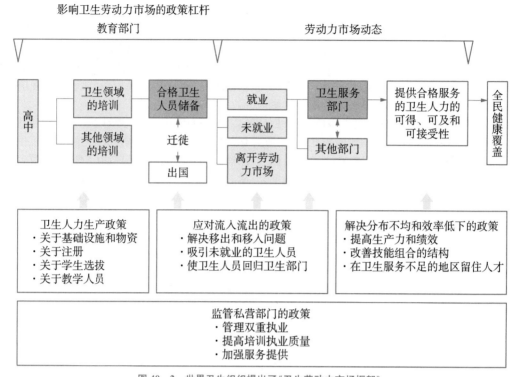

影响卫生劳动力市场的政策杠杆

图40-2　世界卫生组织提出了《卫生劳动力市场框架》

注：卫生工作者的供方由愿意在卫生保健部门工作的合格卫生工作者组成。卫生人力的需方由构成一个国家卫生保健部门的公共和私营机构所组成，他们构成国家对卫生保健部门的需求。

引自：WHO. A labour market approach to investing in the health and social workforce to achieve the SDGs [EB/OL]. [2018-12-01]. http://www. who. int/hrh/labour-market/HLMAleaflet2018. pdf? ua=1.

力于药物质量、安全性和有效性的工作。WHO主要从以下3个方面开展工作。

（1）加强国家监管系统能力

据估计，WHO所有区域只有60个国家有运作良好的综合性监管系统。国家监管能力的薄弱，带来质量低下的或伪劣的医疗产品进入市场的风险。截至2017年11月，100个会员国通过WHO全球监测和监督系统报告了其供应链上1500多件疑似伪劣医疗产品。WHO有针对性地向各国提供支持，加强其在注册、监督、良好生产规范（good manufacturing practice，GMP）、法规审查和药物警戒等具体领域的监管能力，并就制定监管机构发展计划提供指导。大力支持主要生产国加强对出口到全球市场的产品的监管，并对制订了本地生产战略发展计划的国家给予支持。还支持国际和区域网络，统一和协调药品的监管制度。

（2）设立《药物预认证规划》

《药物预认证规划》（prequalification of medicines)设于2001年，是唯一的全球性药品质量保证规划。规划为儿童基金会，抗击艾滋病、结核和疟疾全球基金和国际药品采购机制等全球性采购国际机构，提供经过资格预审符合国际统一质量、安全和疗效标准的产品清单。至2012年，WHO通过资格预审的药物清单收录了316种用于治疗重点疾病的药品；2014年，促成超过30亿美元的药物和疫苗销售额，已成为国际采购机构的大宗药品采购指南，同时也为越来越多的国家所采用。WHO制订了扩大《药物预认证规划》的战略计划，将把《WHO基本药物标准清单》中的许多产品囊括在内。药品资格预审基于生产商提交的关于产品质量、安全性、疗效和成本效益的信息，评估小组成员包括WHO工作人员和来自世界各国国家监管部门的专家，他们还定期视察核实药物成品及其活性药物成分的生产地点是否符合GMP，临床研究机构是否遵守临床操作规范和实验室工作方法。

（3）打击伪劣产品、开展市场监测

2006年，WHO发起成立了国际药品打假工作小组（International Medical Products Anti-Counterfeiting

Taskforce，IMPACT)，但实际上，由于国际大药企的参与，IMPACT 很容易成为发达国家遏制仿制药的手段。根据 2011 年世卫大会 WHA63(10)号决定，WHO 成立一个新的会员国机制，从公共卫生角度出发，发挥 WHO 在预防和控制质量、安全和功效受损的医疗产品中的作用，应对劣质、假造、标签不当、伪造、假冒医疗产品，但不涉及贸易和知识产权问题。2013 年在会员国机制的基础上，WHO 发起全球监测和监督系统，鼓励各国系统和有序地报告伪劣医疗产品事件，并协助更准确和可靠地评估这一问题。该系统的目标是在突发事件中提供技术支持，将国家和区域之间的事件联系起来并发布 WHO 医疗产品警报；积累确凿证据以便更准确地说明伪劣医疗产品的范围、规模和危害并找出卫生体系的漏洞、弱点和趋势。

2017 年 11 月，WHO 发布首份全球伪劣医疗产品监测报告。截至当年，共发布了 20 项全球医疗产品警报和多项区域警报，并针对 100 多个事件提供了技术支持。WHO 在全球各地 141 个会员国中培训了 550 余名监管人员，他们向 WHO 全球监测和监督系统报告伪劣医疗产品。WHO 还建立起一个由会员国组成的用于监测药品不良反应和潜在安全问题的全球网络。为迅速应对突发事件，并就最严重事件发布警报，WHO 建立了结构性的报告制度；它有助于对风险最高的医疗产品、卫生体系的漏洞和弱点、对公众健康造成的危害以及对进行投资、提供培训、加强法规和标准的必要性做出深入分析。

40.3.2 促进药品、疫苗和卫生产品的研发与创新

市场驱动型研发已产生许多重要的卫生技术，极大改善了全球人群的健康状况。在现行模式下，生物医学行业借助知识产权保护机制，可收回巨额研发成本并产生可观利润。尽管这一制度催生了产品创新，但因采用以市场独占为驱动的业务模式，导致产品价格高昂，不仅造成可负担性问题，而且在那些不会带来高额回报的领域往往不能产生创新的激励作用，这些领域涉及到严重影响全球贫困人口的疾病。全球卫生研究论坛(Global Forum for Health Research，GFHR)创造了"10/90 差距(10/90 gap)"一语，表示全球只有 10%的卫生研究用于 90%的卫生问题，说明一些公共卫生需要的研发并不能依靠市场驱动得到满足。

2006 年，WHO 成立的知识产权、创新和公共卫生委员会(Commission of Intellectual Property Rights，Innovation and Public Health，CIPIH)，"就知识产权、创新和公共卫生，包括为研制针对严重影响发展中国家疾病的新药物和其他产品充足资助和奖励机制问题做出分析"，提交了包含 60 项促进创新和改进药物可及性建议的分析报告。根据委员会的建议，WHO 建立了一个政府间工作小组，该小组拟定的《公共卫生、创新和知识产权的全球战略和行动计划》获得 2008 年第 61 届世卫大会通过。全球战略和行动计划包括 8 项要点(确定研究与开发重点、促进研究与开发、建设和提高创新能力、技术转让、应用和管理知识产权以促进创新和公共卫生、改进提供和获取、促进可持续的供资机制和建立监测与报告系统)，25 个子要点和 108 个具体行动，要求 WHO 在公共卫生、创新和知识产权之间的关系中发挥战略核心作用。其中最值得提及的有以下两项工作。

(1) 基于公共卫生的需要开展研发与创新

WHO 在被忽视的疾病、新出现的传染病病原体、新的抗生素疗法和其他投资回报有限的医疗产品的研发工作中发挥重要的催化作用，包括协调不同行为体，确定研发优先事项，找出存在的研发差距，拟定目标产品的概况，促进开发负担起和适用的新疗法、新诊断方法和设备。WHO 在确定研发重点方面的重要进展之一是建立了全球卫生研发观察站。它的任务是协调新医疗产品的开发，以取代那些已经失去效用的医疗产品，并通过研发蓝图制定应对未来流行病的全球防范计划。WHO 通过全球卫生研发观察站，建立创新的伙伴关系，从而产生了针对脑膜炎和埃博拉的有效疫苗和世界上第一种疟疾疫苗；推动寨卡病毒疫苗研发蓝图的应用；制定针对中东呼吸综合征冠状病毒的全球疫苗研发路线图。WHO 将继续通过全球卫生研发观察站等机制确定研发重点。

(2) 应用和管理知识产权，促进创新和公共卫生

自世界贸易组织通过《与贸易有关的知识产权协定》以来，世卫大会的许多决议要求 WHO 处理贸易协定和知识产权保护对公共卫生及卫生产品可及性的影响。2011 年 WHO 成立了研究与开发方面筹资和协调问题的磋商性专家工作小组(Consultative Expert Working Group，CEWG)，一年后，CEWG 在向 WHO 提交的《满足发展中国家卫生需求的研究与开发：加强全球筹资和协调》的报告中提出了满足发展中国家迫切需要的卫生研发的全球框架，包括：

"知识开放型创新"、筹集研发资金的新来源和资金统筹、各国政府需做出的财务承诺、支持发展中国家的研发能力和技术转让以及 WHO 主持的协调机制。报告还建议,缔结具有约束力的研发条约或公约,将研发成本与最终价格分离。CEWG 的这些建议在多次世卫大会上连续进行讨论,还得到联合国秘书长药品可及性高级别专家小组报告的呼应。尽管在 WHO 进行的谈判进展缓慢,但获得了越来越多的支持,正逐渐成为共识。

40.3.3 促进药品、疫苗和卫生产品的可及性

WHO 将药物的循证选择、公平与可负担得起的定价、可靠的供应系统、合理使用以及可持续的供资确定为药物可及的决定因素。

（1）药物的循证选择

在目前市场上的所有药品,有 70% 以上是重复的或非必需的。WHO 在 1975 年就设立了基本药物规划。所谓基本药物,就是"人们健康需要中最重要的、最基本的、必要的、不可缺少的药品",它们根据公共卫生相关性、有效性和安全性的证据以及相对成本效益遴选产生。过去 30 多年中,基本药物已成为促进卫生公平可及的有力手段。1977 年,WHO 首次发布的标准清单,确定了 208 种基本药物用来抵御当时的全球疾病负担。此后,清单每两年修订一次,以反映新的卫生挑战。标准清单是一个范本,会员国可根据国情改编。2017 年,在这一扩大药物可及性的规划实施 40 周年之际,发布了第 20 份基本药物清单,共包括 433 种药物。此外,为使人群,特别是老年人和残疾人过上健康、富有成效、独立和有尊严的生活,WHO 于 2016 年制定了《重点辅助器械清单》；针对许多人因不能获得诊断服务或被误诊而得不到有效治疗的情况,于 2018 年发布了全球首个《基本诊断制剂清单》。

（2）药物的公平和可负担定价

新药是在专利保护下推出的,在专利到期、竞争产品或仿制产品出现之前,价格往往昂贵。为了确保患者负担得起,同时又能激励制药界投资于创新药品并形成公平价格,WHO 在过去 10 多年中,在全球开展了药品定价活动。例如为 80% 以上的国家提供疫苗采购价格；为政府药品采购价格制定地区报告制度；建立网络,分享各国药物定价和报销信息；与国际健康行动基金会(HAI)合作,制定衡量药品价格和可得性的标准调查方法,该方法已在 50 多个国家实施。2020 年,WHO 根据各国的经验和关于定价政策的现有证据,制定了最新的《WHO 国家药物定价政策指南》,总结了各国为管理药品价格而普遍考虑的 10 项定价政策建议,还针对每个卫生系统的目标和背景,提出了实施这些政策所需的务实考虑。

（3）药物的采购和供应链管理

良好的采购做法对确保有竞争力的价格,以及确保优质产品的充足供应和促进其适当使用能起到关键作用。一些会员国面临缺乏与制造商的谈判能力,不能准确量化药物需求以及采购程序不透明等挑战。WHO 在价格谈判方法上向会员国提供支持,鼓励国家在区域和全球层面对药品和疫苗进行联合或集中采购,提高采购透明度,加强议价能力,降低交易成本。例如,东加勒比国家通过区域集中采购机制,在 5 年期间购买选定药物,平均节省费用 37%。WHO 还一直通过技术支持,提高国家疫苗预测的准确性。如统一各国产品要求,加强需求整合；签署长期合同、集中谈判和电子采购,促成降低价格,减少库存。许多国家供应链系统管理不善,导致缺货或伪劣产品渗入,影响服务质量。WHO 通过非正式的伙伴联盟"机构间供应链小组",在全球就加强各国供应链开展协调与合作。

（4）药物的合理使用

WHO 估计,半数以上药物的处方、配置或销售都是不当的,而且半数患者未能正确服用。用药过渡、用药不足或用药错误导致资源浪费和健康危害。在过去 20 多年里,WHO 与伙伴合作,填补了知识空白并收集了充足的证据,围绕合理用药战略和监测、卫生专业人员合理用药、消费者合理用药这三个方面,对推动合理用药提出了 12 项重点干预措施,包括建立协调药物使用政策的跨学科国家机构,使用临床指南,拟定并使用国家基本药物清单,在地区和医院建立药事管理和药物治疗委员会,将以问题为基础的药物疗法纳入大学课程,把接受继续在职医学教育作为执业要求,监督、稽核和反馈,利用有关药物的独立信息,对公众进行药物教育,避免错误的经济激励措施,制定适当法规并加强执法,提供充足的政府财政支持以确保药物和人员可获得。

（5）药物的可持续供资

在低收入和中等收入国家,药品支出占卫生支出的 20%～60%,而在 OECD 成员国,这一比例为 18%。发展中国家高达 90% 的人自费购买药物,使药物成为家庭中仅次于食品的最大支出。WHO 在帮助会员国获得药品公平定价的同时,支持各国建

立适当的药物供资机制。实际上这是卫生筹资机制的组成部分。卫生保健系统在多大程度上覆盖药物开支是衡量全民健康覆盖所提供的福利包是否充分的一个关键指标。WHO 主张,卫生筹资机制要以公共资金为主要渠道,公共资金包括强制和预付两个来源(见本章第二节"卫生筹资")。几乎所有以公共资金为主要药物资金来源的高收入国家都通过一系列政策措施控制和管理药物。这些措施也适用于低收入和中等收入国家。

WHO 在提高药品和疫苗可及性方面的工作已被纳入 2019 年 5 月第 72 届世卫大会一致认可的《2019—2023 年促进药物、疫苗和其他卫生产品获得路线图》中。路线图把这些工作归纳为两大战略领域(即确保卫生产品的质量、安全性和疗效以及改善卫生产品的公平可及)和八项"活动"(加强监管系统;通过预认证评估卫生产品的质量、安全性和疗效/性能;对质量、安全性和疗效/性能开展市场监测;满足公共卫生需求的研发;应用和管理知识产权;循证选择及公平合理定价;循证选择及公平合理定价;药品的恰当处方、配发和合理使用)。在每一项"活动"下,列出了 2019—2023 年间要开展的一系列"行动",对每个"行动"确定了"可交付成果"以及这些成果交付的时间表。为推动路线图中关于"基于证据的选择和公平合理的定价"的一项重要行动——"鼓励采取更透明、更好的政策和行动,确保更公平定价和减少自费支出",第 72 届世卫大会谈判通过了一项关于"提高药物、疫苗以及其他卫生相关产品和技术的市场透明度"的决议,在促使药品市场透明、提高各国政府和国家卫生系统的药品价格谈判能力的进程中,迈出了至关重要的第一步。

40.4　卫生信息

WHO 是全球卫生与生物医学信息的生成、收集与传播机构,拥有丰富的卫生信息载体及内容,是该组织在卫生领域发挥全球引领和协调作用的重要资源、手段和基础。信息载体包括网站、出版物、数据库和信息系统等;信息内容包括不同健康主题的介绍和研究进展、政策文件、各国社会人口和健康数据、生物样本和研发信息和疾病负担信息等。WHO 还对建设国家卫生信息系统提供指标体系建立、分类、测量和评价等方面指导和支持,对卫生信息的采集、分析和使用制定国际标准与规范,包括国际分类的工具和标准,以提高信息数据的质量和国际可

比性。

40.4.1　卫生信息载体及内容

(1) 网站和出版物

WHO 网站按不同卫生和发展主题(共 402 个)列出 WHO 的项目、行动、活动以及出版物等。主题不仅包括具体疾病,还包括公共卫生、卫生经济、社会医学、环境等领域的重大卫生问题,为研究者和决策者提供数据和信息支持。

网站设有成果专栏,展示了 WHO 出版物、期刊和地区出版物的目录、内容简介以及下载链接。其中,出版物包括《世界卫生报告》(*The World Health Report*)、《国际卫生条例》(*International Health Regulations*)、《国际旅行和健康》(*International Travel and Health*)、《国际疾病分类法》(*The International Classification of Diseases*)和《国际药典》(*International Pharmacopoeia*)等。期刊包括《世界卫生公报》(*Bulletin of the World Health Organization*)、《疫情周报》(*Weekly Epidemiological Record*)和《世界卫生组织药物信息》(*WHO Drug Information*)等。地区出版物包括来自美洲地区、非洲地区、欧洲地区、东地中海地区、东南亚地区和西太平洋地区等 6 个地区办事处的出版物。

WHO 还设有图书馆数据库(WHO library database, WHOLIS),它创建于 1986 年,收集了 WHO 总部和地区办事处的出版物(1948 年至今)、期刊文章(1997 年至今的 WHO 公报,1996 年至今的每周流行病学记录)、技术和政策报告(1986 年至今)、世卫大会和执行委员会(简称"执委会")报告(1986 年至今)以及报道 WHO 活动的新闻稿、简报和视听材料等。此外,WHO 图书馆数据库还提供与其他非政府组织、政府间机构的联合出版物、图书馆馆藏期刊名称一览表(约 3 000 种)以及图书馆历史藏书等。WHO 政策文件数据库(WHO policy documentation database)提供管理机构文件的全文链接,包括世卫大会、执委会、规划、预算和行政委员会、独立专家监督咨询委员会等与理事机构相关的职责、流程、成员、决议和文件。

(2) 网络数据库

WHO 设有全球卫生观察站(global health observatory, GHO)。观察站是 WHO 关于世界各地卫生相关统计数据的网站,旨在获取国家数据和统计信息,重点是收集和管理全球、区域和国家情况并做出趋势和比较分析。原 WHO 统计信息系统

(WHO statistics information system)已被纳入其中。观察站主要涵盖健康状况、健康影响因素、卫生服务覆盖、卫生体系等四大方面,包括100多个核心指标:监测整体卫生目标进展情况的指标(死亡率和预期寿命等);关于可持续发展目标下卫生相关目标的指标(涉及生殖、孕产妇、新生儿和儿童健康,传染病,非传染性疾病和精神卫生,伤害和暴力以及卫生系统等领域的指标);卫生体系各个结构要素(building blocks)的测量指标;跟踪卫生公平性的指标等。

观察站的数据库为用户提供了利用一个交互性的卫生统计数据储存库的机会,用户能够选定指标、卫生主题、国家和区域的数据,并能以 Excel 格式下载按需要定制的表格。观察站的地图库以世界地图形式提供了国家、区域和全球范围的不同健康主题、卫生费用等的标准化统计数据,该数据库允许用户浏览、查询、检索不同地区、不同主题的全球数据和报告,最终以图表和地图形式输出,即地图库(map gallery)。观察站发布关于重点卫生问题的当前情况和趋势的分析报告,包括自 2005 年以来每年出版的《世界卫生统计》,其中按年度汇总了 194 个会员国主要卫生指标的统计数据。《世界卫生统计》还包括关于实现卫生相关千年发展目标年度进展情况的简要报告。此外,观察站还提供涉及各方面主题的分析报告,例如关于全民健康覆盖的监测、妇女健康、疾病负担、卫生不平等、卫生体系筹资等的报告。

除了全球卫生观察站,WHO 在卫生人力、卫生筹资、卫生技术等领域开发了不同的数据平台,为开展相应工作提供决策依据。卫生人力方面,建立了区域卫生系统卫生人力观察站(regional observatories on human resources in health systems),旨在监测和分析区域内各成员国卫生人力资源的动态,分享正反两方面的做法和经验,以应对与卫生人力资源有关的挑战;允许成员国磋商、交流和共同学习,以促进区域卫生人力资源开发,为加强卫生体系并改善卫生服务提供情况的决策提出证据。卫生人力观察站提供有关卫生人力的最新统计数据、政策简述、研究出版物以及评估卫生人力重要决定因素之间相互联系的区域资源,同时与国家和区域标准建立业务和政策联系。WHO 还开发了一套国家卫生人力账户资料包,包括手册、实施指南、在线数据平台以及辅导视频。利用国家卫生人力账户向 WHO 全球卫生观察站报告数据,大大提高了不同职业类别的卫生人力数据点的可得性。会员国 2018 年提交的

2016 年的数据将成为可持续发展目标的指标 3.c.1 的联合国 2016 年的基准值,使 WHO 根据《卫生人力资源全球战略》以及《致力于健康》五年行动计划跟踪和报告进展情况成为可能。卫生筹资方面,全球卫生费用数据库(global health expenditure database)基于卫生账户框架(SHA2011),收集、整理和分析各成员国的卫生费用情况,总结全球卫生支出的主要模式,共包括 2000—2016 年所有成员国的 68 个指标,便于国家间比较和趋势分析。WHO 利用该数据平台,于 2017 年发布《为实现全民健康覆盖的全球卫生支出研究新视角》(New Perspectives on Global Health Spending for Universal Health Coverage)。卫生技术方面,WHO 国际临床试验注册平台用于发布临床试验设计、过程和管理的国际公认信息设定,保证所有卫生决策者均能完整地查看临床研究进展,以提高研究透明度,加强科学证据基础的有效性和价值。药物研发、技术转让等都需要数据的支持,包括卫生产品的渠道、采购、供应链和分销、警戒和监测、处方以及卫生产品价格、健康保险覆盖等促进卫生产品可及性的数据,这些都是决策过程所需信息的清单,但是目前存在的巨大挑战是数据收集系统之间的互通性。WHO 继续致力于制定数据兼容性参考标准和平台,用于监测涉及确保获得优质卫生产品的所有领域的绩效。

40.4.2 指导国家卫生信息系统建设和制定国际标准与规范

(1)国家卫生信息系统框架和标准

WHO 指导国家卫生信息系统建设,提高卫生信息的可及性、质量以及对卫生信息使用的时效性和准确性。通过建立统一的框架和标准,促进各国采用统一的方法开展卫生数据的采集、分析、报告和使用,也为监测和评估联合国可持续发展目标的进展提供可能。

为了加强卫生信息决策,WHO 把全球合作重点放在卫生信息系统建设上,以更好地反映全球卫生需求。2005 年第 58 届世卫大会发起成立了卫生计量网络(health metrics network,HMN),网络成员包括国家、双边和多边发展机构、基金会组织、全球卫生倡导机构等,旨在通过加强与卫生相关的信息系统建设,为循证决策提供信息支持。2008 年,WHO 发布了《国家卫生信息系统框架和标准》,开发了一套国家卫生信息系统评估工具。HMN 基于投入、过程与产出框架,对卫生信息系统资源、指标、数

据来源、数据管理、信息产品及其传播与使用 6 个维度进行评估,从而了解目前卫生信息系统的现状,总结目前的机会与挑战,进一步提出加强国家卫生信息系统的建议或措施。

为了促进世界范围内卫生信息系统建设,WHO 对采用的实施步骤提出了建议(图 40 - 3):第一,加强领导、协调和评价,获得关键国家利益相关者的参与和支持,建立咨询和协调机制,评价目前卫生信息

系统现状,使利益相关者对国家卫生信息系统的概念、益处和目前的能力达成共识;第二,确定数据可用性、及时性和质量的最低标准,确定实现预期目标的行动的优先顺序,制订策略性计划;第三,加强卫生信息系统活动的实施,包括解决信息通信技术、政策、人力资源等实现国家卫生信息系统的关键要素,使所有利益相关者参与校正并统一数据收集和报告的方法。

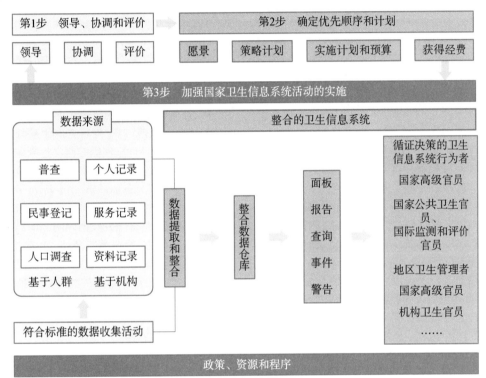

图 40 - 3　将 HMN 框架和标准应用于国家卫生信息系统的路线图

引自:WHO. Health metric network: framework and standards for country health information system[R]. Geneva:WHO,2008.

2010 年,WHO 提出卫生体系绩效模块框架(WHO building blocks framework),包括卫生服务提供、卫生人力资源、卫生信息系统、基本药物可及性、卫生筹资和卫生管理 6 个方面,并对每个模块提出了监测指标,形成国家卫生信息系统绩效指标(country health information system performance index)。这是一套基于标准化指标的简要测量,主要评估数据质量及卫生信息系统的整体绩效。指标归为两种类型:一类是关于数据生成的指标,即数据的主要来源和方法,评估重点为数据周期和可得性;另一类是国家在数据合成、分析和验证方面的能力指标,如数据独立性、透明性和可及性。WHO 提出这

一框架,为开展国家卫生体系绩效评价提供数据收集、分析等方面的技术支撑。HMN 开发了国家卫生信息系统评估工具后,许多国家(包括中国)相继对本国卫生信息系统进行评估,并根据国情,对卫生信息系统加以丰富与完善。

(2)国际分类工具和标准

根据《世界卫生组织组织法》赋予的职能,WHO 还在卫生信息领域制定相关的国际标准。WHO 制定颁布了一系列国际分类工具,这些分类工具主要用于卫生信息的编码、检索、分析和解释,是卫生信息标准体系的重要组成部分,既为国家卫生信息系统框架中数据来源和数据管理等维度的建设提供基

础,也为提高信息数据的质量和国际可比性提供了保证。它们共同构成 WHO 国际分类家族(WHO family interna-tional classifications,WHO - FIC)。

WHO - FIC 的宗旨是通过提供完备的卫生信息、分类类目和理论框架,支持各级决策,实现健康和卫生管理的目标;促进各成员国/地区在广泛的卫生领域选择合适的分类类目;建立标准通用的语言,便于各成员国内和成员国间的数据比较,以及不同学科和行业间的数据比较。WHO - FIC 有 3 个核心分类或参考分类,分别是《国际疾病伤害及死因分类标准》(The International Statistical Classification of Diseases and Related Health Problems,ICD)、《国际功能、残疾和健康分类》(International Classification of Functioning, Disability and Health,ICF)和《国际健康干预分类》(International Classification of Health Interventions,ICHI)。

1) ICD:ICD 是 WHO 依据疾病的特征,采用分类理论和框架将疾病分类并用编码来表示的系统。ICD 的统计范畴涵盖死因、疾病、伤害、症状、就诊原因、影响健康状况的因素以及疾病的外部原因等,被越来越多地用于临床研究、医疗结局监测以及卫生资源规划和卫生政策制定等各个领域,目前已被 117 个国家采用进行死因数据报告,全球约 70% 的卫生费用支出依据 ICD 进行医疗支付和卫生资源配置。ICD 自 1948 年创建以来,经过对分类层次的调整以及分类单元的新增、细分和修订,最新版本为 ICD - 11,在第 72 届世卫大会上正式通过,于 2022 年 1 月 1 日生效。该版本的一个重要创新是采用数码工具和平台支持编码、翻译和测试,且供电子环境下使用;其中也将纳入有关传统医学的补充章节,这将使我们首次能够计数传统医学服务和就医情况,在国家和国际层面采用标准化术语和定义开展研究。

2) ICF:ICF 是涉及身体结构与功能、活动与参与、并加入环境因素、用于成员国描述及测量健康残疾的国际标准,于 2001 年第 54 届世卫大会正式通过决议发布。ICF 在卫生调查和残疾统计中得到广泛应用。WHO 利用 ICF 开展世界健康调查,并建立残疾调查工具,对全球残疾进行统计估计,于 2011 年发布《世界残疾报告》。

3) ICHI:ICHI 是用于报告、分析和统计健康干预进展的标准工具,最早起源于手术分类,即 1978 年《国际操作方法分类》,于 2018 年 10 月发布 Beta - 2 测试版。其分类应用范畴包括急诊医疗、初级医疗、康复医疗、功能辅助、传统医学、预防与辅助服务

(如患者转运)。共有 3 个分类轴心,分别为目标(target)、动作(action)和措施(means)。从应用范畴上来看,ICD 和 ICF 在卫生调查上具有一定的互补性;ICD 与 ICHI 都是针对临床应用的分类系统,但 ICD 的服务范围更大,ICHI 则更为基础且侧重功能。

根据 WHO - FIC 发展需要,WHO 在若干国家建立合作中心,这些中心在发展、维护和使用 WHO - FIC 以支持国家卫生信息系统、提供证据方面发挥重要的作用,共同构成 WHO - FIC 网络。目前网络已设立 1 个规划委员会以及 5 个工作委员会,同时建立了专家委员会。WHO - FIC 网络每年举办年会,由来自全球多个国家的合作中心代表和专家参会。2013 年的年会在中国北京举办。

除此以外,WHO 在卫生人力、卫生经费以及卫生服务、健康影响因素的测量和评估方面也制定了相应的标准和规范;对于开展卫生体系各个结构要素的监测以及全民健康覆盖的监测也制定了相应的工具和手册。在全球卫生观察站上,WHO 指标和测量登记平台(indicator and measurement registry)对于卫生人力、卫生经费等分别制定了指标和使用规范,每个指标都用 23 个元数据(meta data)来表示和描述,即指标名称、数据类型、指标意义、指标定义、数据来源、测量方法、估计方法、监测与评估框架等;并于 2018 年发布了最新版的数据分析和使用的指导原则。

40.5 卫生服务

WHO 强调良好的卫生服务提供是卫生体系的重要组成部分,是实现全民健康覆盖的路径之一。WHO 提倡以初级卫生保健为基本,采取连贯一致的方法组织卫生服务,这对于改善卫生服务的公平和效率发挥重要作用。WHO 在推动初级卫生保健的实施方面做了许多工作,经历了曲折坎坷的发展道路。从 1978 年《阿拉木图宣言》到 2008 年发布《2018 世界卫生统计报告》重申初级卫生保健的意义和内涵,再到 2018 年《阿斯塔纳宣言》(Astana Declaration),WHO 始终强调以基本卫生服务为基础,以满足人的健康需求为根本,以提高卫生服务和健康的公平性为核心,为实现全民健康覆盖和可持续发展目标提供有力支撑。

40.5.1 初级卫生保健的提出与发展

1978 年,WHO 提出初级卫生保健以实现"人人

享有卫生保健"的目标(《阿拉木图宣言》),其核心思想与 1948 年 WHO《组织法》提出的"享受最高而能获致之健康标准,为人人基本权利之一"相符。自 1978 年以来,虽然国际形势风云变幻,新的健康问题层出不穷,国际上出现不同的声音和做法,但 WHO 坚持发展初级卫生保健、强调健康公平始终不变。

WHO 对初级卫生保健的定义是,社区内的个人和家庭能够普遍获得的基本卫生服务,包括从预防(如疫苗接种和计划生育)到慢性病管理和姑息治疗等一系列服务;这类服务要采取他们能够接受且充分参与的方式,并且社区和国家能够承担所发生的费用。

(1)里程碑——《阿拉木图宣言》(1978 年)

WHO 在 1948 年成立后的前 30 年,实施了"一些人享有卫生保健"(health for some),这一阶段中,WHO 由于资源能力有限,只能选取重点、紧迫而又容易干预的卫生问题,推行以单纯技术导向和以单一疾病为目标的"垂直"运动,强调小范围的技术引导方式,导致许多与疾病作斗争的规划都是分割的,甚至出现互相竞争和重复的现象,而某些急需解决的卫生问题却无法兼顾,以致数千百万人得不到基本的卫生服务。

从 20 世纪 60 年代起,世界政治经济发生了很大变化,殖民地国家纷纷取得独立,但这些新独立的发展中国家大多继承了殖民主义国家的卫生服务体系,其主要特征是以医生为中心、医院为基础、治疗为目的、高成本的技术为手段,导致卫生服务可及性存在严重不公平。此时,WHO 逐渐有能力倡导和帮助各国把初级卫生保健作为国家基本福利制度的组成部分。同时,中国的"赤脚医生"运动以及由基督教医学会在坦桑尼亚、苏丹等国家援助的"乡村卫生工作者"项目取得显著成效,引起全世界的关注。1975 年,WHO 和联合国儿童基金会组织了联合考察组,对中国在内的 9 个发展中国家进行调查,撰写了《在发展中国家满足基本卫生服务需求的选择》报告,报告承认了以疾病为目标的技术引导方式的失败,如果没有整合的卫生体系,干预措施则不可能真正发挥作用。自此,WHO 开始寻求纵向(单一疾病)规划与横向(卫生体系)措施之间的平衡,"初级卫生保健"的理念油然而生。

1978 年,WHO 和联合国儿童基金会在苏联的阿拉木图市(现属于哈萨克斯坦共和国)召开国际初级卫生保健会议,提出了具有里程碑意义的《阿拉木图宣言》,在宣言中提出"2000 年人人享有卫生保健"(health for all by the year 2000)的战略目标,并成为 WHO 从第 4 个十年开始的总指导方针。阿拉木图会议启动了"初级卫生保健运动",首次阐述初级卫生保健作为"人人享有卫生保健"目标的内涵、基本策略和实现途径,得到了与会 134 个成员国的认同。可以说,人人享有卫生保健是 WHO 提出的价值体系,初级卫生保健则是战略内容,两者相辅相成。

(2)初级卫生保健战略的曲折发展(1978—2008 年)

两年后,有学者提出实施"选择性初级卫生保健"(selective primary health care),并将其作为通向"人人享有卫生保健"的过渡性战略。他们认为,WHO 提出的初级卫生保健的内容过于宽泛,成本太高,需要大量的卫生人力,很难在短期内实现。应该遵循成本效益原则,根据疾病的流行等,将地区内最严重的卫生问题作为初级卫生保健服务的优先项目。20 世纪 80 年代是全球经济衰退期,各国卫生保健预算削减,选择性初级卫生保健一经提出就被联合国儿童基金会、世界银行等国际组织和许多发展中国家采纳。选择性初级卫生保健项目限定于 15~45 岁的育龄妇女和 5 岁以下的儿童,集中于生长发育监测、口服补液、计划生育等项目。但这些项目仅致力于运用技术手段消除影响目标人群健康的表面原因,却忽视了其根本原因。例如,口服补液是为了解决儿童因腹泻脱水引发的死亡问题,却无视其根本原因是营养不良和缺乏卫生的饮用水;计划生育是为了延长母亲 2 次怀孕的时间间隔,而这仅仅是根据母亲的两次怀孕间隔时间少于 2 年时其婴儿死亡率会增加 1 倍的统计学分析发现的,却没有针对导致高婴儿死亡率的根本原因。

虽然 WHO 各区域都有会员国提出反对并进行抗争,但令人沮丧的是,有些联合国机构在强有力的资金储备下,坚持采用一揽子干预措施的选择性办法,这使 WHO 的工作又回到起点(20 世纪五六十年代的做法)。无法预料的是,艾滋病的流行、与之有关的结核病的死灰复燃,以及疟疾病例的增多,促使国际公共卫生重点从实施具有广泛基础的规划转向紧急管理高死亡率的突发事件。1994 年,WHO 关于世界卫生发展变化的审查报告得出消极结论:到 2000 年人人享有卫生保健的目标将无法实现。选择性初级卫生保健的实施,虽然在短期内使得被干预疾病的发病率和死亡率快速降低,却无法降低总的疾病负担。即便联合国儿童基金会在一些发展中国家推广疫苗接种和口服补液治疗作为双引擎以提高儿童生存率,死于腹泻和营养不良恶性循环的儿童仍占全部儿童死亡的四分之一。与之相反,国际上少数坚持初级卫生保健战略的国家如莫桑比克、古巴、尼加拉瓜等却取得显著成效。2000年,联合国提出"千年发展目标"(MDGs),引起人们重新审视健康与社会发展的关系。2003年世界卫生报告明确指出,没有把初级卫生保健作为卫生体系发展的核心价值基础,是近几十年来全球卫生改革未能成功改善人民健康的关键原因。2005年,WHO建立了健康社会决定因素委员会(Commission on Social Determinants of Health),致力于影响健康的社会因素研究,呼唤从健康的社会根源采取行动,动员与卫生相关的多部门政策和行动,3年时间内,在促进健康公平方面采取了一系列积极行动,与初级卫生保健战略的推动不谋而合。

40.5.2 对初级卫生保健运动的反思和重申

2008年,在阿拉木图国际初级卫生保健会议30周年之际,WHO统计,健康结果和卫生保健机会的不公平程度远远超过了1978年的水平。最富裕与最贫困国家居民的预期寿命差异已超过40岁;政府每年卫生支出相差也很大,最低的只有人均20美元,最高的则超过人均6 000美元。WHO开始反思过去30年里国际初级卫生保健运动的失误和不足,并于2008年发布世界卫生报告,重申初级卫生保健的意义和内涵,结合当前的国际形势和全球卫生问题,提出初级卫生保健工作的重点及实施方案。

（1）对初级卫生保健工作的反思

2008年,WHO总干事发表题为"回归《阿拉木图宣言》之路"的讲话:"一场未能如期达到预定目标的运动有不少的经验教训值得借鉴和汲取。事实上,一些趋势和事件已从30年前无法想象的角度澄清了它所具有的重大意义。没有高效率的服务提供系统,即便具备高效的干预措施和购置这些干预措施的资金,也不会换来更好的健康结果。"

随之发布的2008年世界卫生报告《初级卫生保健:过去重要,现在更重要》批判性地评估和比较了不同发展阶段的国家卫生服务的组织、支付和提供方式,指出卫生体系目前的发展方向无益于维持公平和社会公正,认为卫生服务提供存在五大缺陷。

1) 颠倒的保健:富人往往享受了较多的卫生服务。反之,最贫穷的、存在健康问题最多的人享有的卫生服务最少。围绕医院和专家建立的卫生体系导致卫生服务提供是以医院为中心,而不是以人的健康需要为中心。

2) 致贫的保健:无论在任何国家,人们只要缺乏社会保障,在接受服务时主要靠自费支付卫生费用,就可能面对灾难性的卫生支出。每年有超过一亿人因必须支付卫生保健费用而沦为贫困人口。

3) 碎片化的保健:卫生服务提供者的过度专科化,以及对许多疾病控制项目的狭窄关注,使得他们对所服务的个人和家庭缺乏整体观念,不重视卫生服务的连续性。面向贫困及边缘人群的卫生服务通常是高度碎片化的,发展援助往往加剧了这种碎裂。

4) 不安全的保健:若卫生安全和卫生标准无法保证,就可导致医院获得性感染的高发生率、用药失误以及其他可避免的致死和致病的不良反应。

5) 被误导的保健:资源配置集中于昂贵的治疗,忽略可能使疾病负担减少高达70%的初级预防和健康教育。卫生部门缺乏专业知识技能来指导如何减缓其他部门对健康造成的不利影响以及如何最大化动员其他部门开展健康相关活动。

同年,健康问题社会决定因素委员会公布了最终报告——《用一代人时间弥合差距:针对健康社会决定因素采取行动以实现健康公平》。报告记录了国家间及国家内部的健康不公平,认为健康存在的巨大差距是卫生相关政策失败的信号,强烈呼吁密切关注与卫生相关的所有政府政策。由于缺乏与卫生相关的多部门政策和行动的协调,卫生服务的提供缺乏整合性和综合性。报告将初级卫生保健作为卫生体系的样板大加推崇,因为它可直接作用于导致健康状况不良的潜在的社会、经济和政治根源。

（2）重申初级卫生保健的意义和内涵(2008—2018年)

2008年世界卫生报告《初级卫生保健:过去重要,现在更重要》重申了初级卫生保健在改善卫生公平、提高卫生体系绩效、应对当前健康挑战的重要作用。在此之前,WHO在世界范围组织开展调查,认为目前初级卫生保健的观念、原则和方法比以前任何时候都更为适用。一方面,当前初级卫生保健存在的五大类缺陷、健康结果和卫生服务的不公平程度远远超过了30年前的水平,危及社会稳定;另一方面,人口老龄化、城市化和不良生活方式使慢性非传染性疾病成为主要疾病负担,对提供长期卫生保健和强有力的社区支持提出新要求。基于对过去的反思,WHO提出未来初级卫生保健改革的4项基本内容(图40-4)。

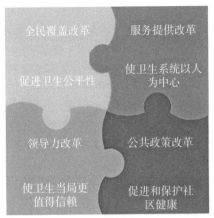

图 40－4 卫生体系重新定向为"人人享有卫生保健"所必须采取的初级卫生保健改革措施

引自：WHO. The world health report 2008：primary health care：now more than ever［R］. Geneva：WHO，2008.

1) 全民覆盖的改革：确保卫生体系有助于提高卫生公平性、社会公正并消除排斥，向卫生服务的全民可及和社会健康保障的方向迈进。

2) 服务提供的改革：重新组织卫生服务的提供，以人们的需要和期望为中心，使卫生服务更符合社会需要、更适应世界变化，并产生更佳健康效果。

3) 公共政策的改革：通过整合公共卫生行动和初级保健以及探寻促进各部门发展的良好公共政策来保证社区居民健康。

4) 领导力的改革：复杂的现代卫生体系要求以包容、参与及协商谈判式的领导取代国家以往一方面对发号施令与控制的过度依赖且又放任自流和疏于管理。

为了进一步明确初级卫生保健战略的核心内容和重塑卫生服务提供系统，WHO 于 2013 年开始拟定以人为本的整合型卫生服务框架（people-centered and integrated health services，PCIHS）。2015 年 WHO 发布了《以人为本的整合型卫生服务全球战略》，呼吁从根本上转变卫生服务筹资、管理和提供方式，实现以疾病预防为主，以社区为基础、满足人的需要为核心的安全、优质、可负担的卫生服务。2016 年世卫大会关于"加强以人为本的综合卫生服务"的 WHA69.24 号决议明确了五大战略及相应的路径和实施措施。五大战略包括提高个体和社区的参与和增权、加强治理和问责制、转变卫生服务提供模式、协调部门间和部门内的服务、营造有益的环境。这五大相互依存的策略构成了以人为本的整合型卫生服务框架（图 40－5）。

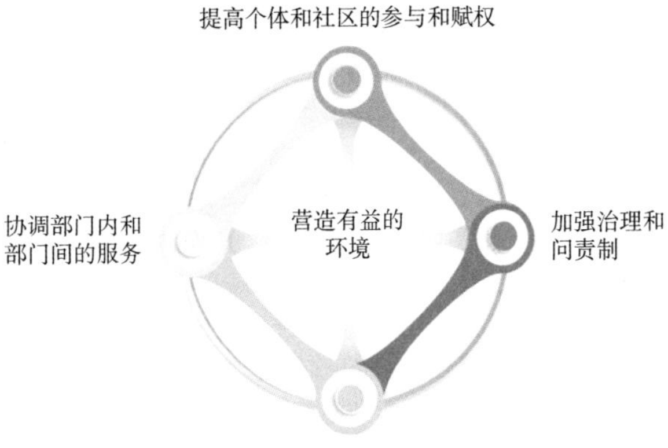

提高个体和社区的参与和赋权

协调部门内和部门间的服务

营造有益的环境

加强治理和问责制

转变卫生服务提供模式

图 40－5 世界卫生组织为实现"以人为本的卫生服务体系"建议采取的策略

引自：WHO. Global technical strategy for malaria 2016－2030［R］. Geneva：WHO，2015.

值得强调的是，PCIHS 不是一个新概念，而是初级卫生保健理念的延续，是实现全民健康覆盖以及与卫生相关的可持续发展目标的有效途径。PCIHS 包括两层含义：第一是以人为本，患者、家属、社区等不仅是卫生服务受益者也是参与者，卫生体系还以一体化、人性化的方式，根据个人需要和偏好提供卫生服务；第二是整合卫生服务，将健康促进、疾病预防、治疗和临终关怀等卫生服务的管理和服务提供整合在一起，根据健康需求，协调各级医疗卫生机构为患者提供终身连贯的服务。

40.5.3 初级卫生保健的新里程碑和新要求

(1) 新里程碑——《阿斯塔纳宣言》(2018 年)

2018 年《阿拉木图宣言》40 周年之际，由 WHO、联合国儿童基金会和哈萨克斯坦政府共同主办的全球初级卫生保健会议在哈萨克斯坦阿斯塔纳举行。会议提出了具有新里程碑意义的《阿斯塔纳宣言》，对"人人享有卫生保健"作出新的全球承诺。《阿斯塔纳宣言》重申《阿拉木图宣言》所列的各项价值观和原则，特别是追求正义和团结互助；指出初级卫生保健是实现全民健康覆盖的全球推动力的核心，是可持续发展目标的核心基础之一；承认尽管过去 40 年取得成绩，但世界至少有一半人口无法获得基本卫生服务，持续存在的卫生服务和健康不公平是不可接受的。

宣言得到 WHO 所有会员国一致批准,并在 4 个关键领域作出了承诺:①所有部门都为增进健康做出大胆的政治选择;②建立可持续的初级卫生保健服务;③增强个人和社区权能;④使利益攸关方的支持与国家政策、战略和计划保持一致。

(2)初级卫生保健对卫生体系提出的新要求

阿斯塔纳会议还指出推动初级卫生保健取得成功的 4 个要素。

1)知识和能力建设:运用科学知识和传统知识,确保所有人能够适时在最适当的卫生保健级别获得适当的卫生服务,同时尊重他们的权利、需求、尊严和自主性。继续研究和分享知识与经验,加强能力建设并改善卫生保健服务的提供。

2)卫生人力资源:继续投资初级卫生保健人力资源的教育、培训、招聘、发展、激励和留用措施,使这支队伍具备适当的技能组合,从多学科角度有效满足人们的卫生需求。在农村、偏远和欠发达地区保留和提供初级卫生保健人力。

3)卫生技术:使用优质、安全、有效和负担得起的药物、疫苗、诊断和其他技术,从而推广和扩大对一系列卫生保健服务的获取。更好地收集经过适当分类的高质量数据,加强疾病监测、透明度、问责制和卫生系统绩效监测。

4)卫生筹资:为解决人们因利用卫生服务而面临经济困难的低效率和不公平,要确保更好地分配卫生资源,为初级卫生保健提供充足的资金,建立适当的报销制度,使国家卫生体系具备可持续的资金、效率和抵御能力。

第 72 届世卫大会将全民健康覆盖作为战略性重点事项,通过了"初级卫生保健""提供初级卫生保健服务的社区卫生工作者:机遇和挑战"和"筹备联大全民健康覆盖高级别会议"这三项与该议程项目有关的决议。大会强调了加强初级卫生保健和优化初级卫生保健提供者对于实现全民健康覆盖的重要性。大会审议了"全民健康覆盖:从初级卫生保健迈向全民健康覆盖"的报告,敦促会员国根据国情采取措施以分享和实现《阿斯塔纳宣言》的愿景和承诺,呼吁所有相关利益攸关方支持会员国调动人力、技术、财政和信息资源,以帮助建立《阿斯塔纳宣言》所设想的强大的和可持续的初级卫生保健;促请国际、区域、国家和地方合作伙伴支持实施 WHO 促进优化社区卫生工作者规划的卫生政策和系统支持指南,并敦促会员国支持筹备 2019 年联合国大会全民健康覆盖高级别会议,促成制定面向行动的协商一致的政治宣言。

可以看出,新形势下的初级卫生保健战略对 WHO 在卫生人力、卫生筹资、卫生技术、卫生信息等领域的工作提出新要求。初级卫生保健服务战略的实施不仅与一个国家的经济发展水平、卫生筹资机制和筹资水平有直接关系,还受到卫生人力资源、基本药物供应等要素的制约。卫生人力一直是卫生服务提供系统的瓶颈性问题,尤其是农村和偏远地区的基层卫生人员的保留和吸引,是初级卫生保健服务能否得以适宜提供的关键,鼓励个体和社区参与和增权是解决这个问题的有效途径,但需要落实人员激励机制以提高可持续性。卫生筹资是卫生服务提供系统得以有效运行的支撑因素,其中医保人群覆盖率、筹资水平、福利包和补偿机制等都会影响到初级卫生保健服务提供的效果;合理设计初级卫生保健服务的购买方式以及不同级别医疗卫生机构的补偿水平,对于促进初级卫生保健服务的提供具有重要意义。基本药物、疫苗、诊断和其他技术的使用是扩大一系列初级卫生保健服务的基础,推动适宜卫生技术的可得性、可及性、安全性和可负担性不仅涉及公共卫生谈判,还需考虑国际条约法、贸易、金融等领域的制衡,这也体现了多部门政策和行动的重要性;同时还需要基于信息系统和高质量的数据收集,并结合本国国情合理运用整合的卫生技术评估方法来筛选并形成整合的卫生服务。

40.6 卫生经济学评价

卫生经济学评价是卫生技术评估的重要内容。卫生资源在任何国家都是有限的,尤其在发展中国家。如何让有限的卫生资源发挥最大的效果,如何将有限的卫生资源配置到最具有成本效果的优先领域,一直是 WHO 致力的一个目标。WHO 强调适宜卫生技术的使用,在选择适宜卫生技术和制定卫生决策时,除了经济学评价,也关注卫生技术的技术特性、安全性、有效性以及社会影响等。

40.6.1 卫生技术评估

卫生技术评估(HTA)是指对卫生技术和干预措施的特性、效果和/或影响进行系统评价,其内容包括安全有效性评价、经济学评价、伦理评价以及多准则决策分析。

WHO 首次提及 HTA 是在 30 多年前,认为它是一种加强以证据为基础的卫生技术选择和合理使用的方法,能提高卫生保健引入和使用这些技术的效率。此后,WHO 积极推动 HTA 在全球的发展和应用,其工作体现在两个方面:一方面,支持会员国建立国家卫生干预和技术评估体系;另一方面,将 HTA 应用于自身的指导和规范性工作。近 10 多年来,根据世卫大会的决议,WHO 进一步加强了 HTA 工作。

(1) 指导国家卫生干预和技术评估体系建立

2007 年,第 60 届世卫大会 WHA60.29 号决议对投资于不适宜的卫生技术所造成的资源浪费表示关注。它促请会员国为建立卫生技术评估体系制定国家战略和计划;要求总干事制定相关的准则和工具,向会员国提供必要的支持,帮助国家建立 HTA 机制。之后的两年中,WHO 大力执行决议,包括建立机制,与其他组织和机构合作,为各会员国提供指南、工具、规范和标准。2010 年世界卫生报告《卫生系统筹资实现全民覆盖的道路》进一步指出,高达 40% 的卫生资金遭到浪费,为此急需采取有效和系统的解决办法,促进卫生技术的合理使用。WHO 地区办事处积极推动和支持会员国把 HTA 作为实现全民健康覆盖的重要工具。2013 年,第 66 届世卫大会批准的《2014—2015 年规划预算方案》把"通过 HTA 制定支持各国确定卫生技术优先次序的工具和指南"作为 WHO 在卫生体系中的优先事项。

认识到卫生干预和技术评估对支持全民健康覆盖的重要性,2014 年,第 67 届世卫大会 WHA67.23 号决议提出"为支持全民健康覆盖开展卫生干预和技术评估"。根据此决议,WHO 在 111 个会员国开展了全球卫生技术评估现况调查。结果表明,虽然卫生技术评估的结果为决策工作提供参考,但是大多数国家的卫生技术评估侧重于安全性和临床效益(经济和预算考虑),极少考虑伦理、公平性和可行性问题;缺乏专业的卫生人力是进一步开展卫生技术评估的主要障碍,大多数国家不具备足够能力以加强卫生技术评估网络以及开展能力建设规划。对此 WHO 各区域加强了支持能力建设的活动。2015 年,为继续提高对 HTA 的认识,支持信息交换和能力建设,WHO 主办了两次关于此议题的磋商会,讨论中低收入国家在药物和其他卫生技术、定价和补偿政策方面对 HTA 的应用。会议还确定了 WHO 今后在支持国家卫生干预和技术评估体系建设方面应发挥的作用,包括制定卫生干预方法和程序的全球指南、加强 HTA 能力建设等。

WHO 对建立国家卫生干预和技术评估系统提出四大要素。

1) 适当的立法:在建立 HTA 制度前,卫生决策者需要做出坚定的承诺,将 HTA 的结果和建议纳入决策,并提供充足的投资支持 HTA 项目。

2) 机构框架:建立 HTA 组织结构,其规模取决于国家决策需要以及是否有足够的人力资源和财政资源。

3) 人力和财政资源:确定核心研究团队,团队成员应包括临床医学、公共卫生、生物学和经济学等领域的专家,多学科团队可以提高研究的质量和合理性。

4) 管理能力:营造一个能够在国家和机构之间建立网络、信息交流、联合协作的环境,将有助于能力建设和最佳做法的采用。

(2) 运用 HTA 原则开展自身的规范性工作

2014 年世卫大会 WHA67.23 号决议要求总干事"将卫生干预和技术评估概念和原则纳入 WHO 的有关战略和工作领域,其中涵盖、但不限于全民健康覆盖"。为确保将 HTA 原则纳入该组织的各项有关工作,WHO 开展一系列活动。较突出的有以下几个方面。

1) 基本药物的选择和专家委员会对"WHO 基本药物标准清单"的拟定运用 HTA 原则。为传播基本药物循证选择方法,编写了运用 HTA 原则选择基本药物的指南草案,供会员国试用。

2) 医疗器械部门使用 HTA 原则评估和分享医疗设备及其应用方面的关键信息,处理这些技术的应用对卫生服务和对更广泛的社会所产生的更广泛影响以及预计的短期和长期的后果。还与利益相关者和伙伴组织合作,发布了《低资源环境下创新卫生技术纲要》。

3) WHO 与会员国合作确定卫生技术供应、报销和定价政策的最佳做法,还制定和更新了《WHO 国家药品定价政策指南》,对会员国考虑将 HTA 作为支撑报销决策、定价和价格谈判的工具提出了建议。

4) WHO 准则审查委员会使用循证医学原则和 HTA 方法,确保 WHO 的指南是有效的,在科学上是严谨的,并且考虑到与实施指南相关的价值观、偏好和资源的使用。WHO 更新了《世界卫生组织指南制定手册》,纳入了诸如计量建模等关于指导使用 HTA 的内容。

40.6.2 选择具有成本效益的干预措施项目

作为 HTA 的内容之一,WHO 积极开展了经济学评价,其核心工作体现在 WHO - CHOICE (choosing interventions that are cost-effective,基于成本效果分析的干预选择)。WHO - CHOICE 是 WHO 为克服传统成本效益分析的不足于 1998 年倡议的一项规划行动。它采用标准化的整合成本效益分析方法(generalized cost-effectiveness analysis, GCEA),为各国决策者设计健康福利包(health benefit packages)和整体卫生战略规划提供参考。其具体目标包括分别计算各个干预措施的成本和效果;按干预的成本效果排序,明确优先干预领域;提供针对相应卫生干预的配套设施、设备、人力、管理等信息的循证规划。2014 年 WHO 秘书处向第 67 届世卫大会提交的《为支持全民健康覆盖开展卫生干预和技术评估》报告显示,通过 WHO - CHOICE,建立了包含大约 500 种针对疾病负担最重的不同卫生技术的成本和影响的全球数据库,以帮助会员国在实现全民健康覆盖的政策讨论中确定重点和开展 HTA,并对会员国在成本效益问题和确定重点的其他重要问题(如实现公平)之间如何达成平衡提供指导。具体工作包括以下 5 个方面。

(1)开展整合成本效果分析

WHO - CHOICE 采用整合成本效果分析的经济学评价方法,将国家/地区多维度的需求与基线状态进行整合,在厘清每一项干预措施在"零场景"(null scenario)下的实际生物学效果基础上,形成项目成本效果的排序列表,在不同国家/地区的情境下,确定最优的干预项目包及其各个干预措施的概率。其核心优势是将不同领域的卫生干预项目聚集成一个整体,从卫生体系和国家战略视角,考虑干预项目之间的协同效果,进行全面的卫生经济学分析。如扩大"儿童健康"模块中母乳喂养干预项目的覆盖率,对未来减少慢性非传染性疾病的负担具有潜在效果;提高"免疫"模块中 HPV 疫苗的接种率,同样能影响"非传染性疾病"模块中筛检治疗宫颈癌的成本和效果。

WHO - CHOICE 包含 3 个基本模块:①成本计算模块(costing interventions templates, CostIt),收集每个干预的投入数量和单位价格以及资金贴现率的估计等;②人口模块(population model, PopMod),GCEA 可呈现每一项卫生干预的实际生物学效果,通过质量调整生命年(QALY)等健康结局指标来测算标准化人口规模下的干预效果;③蒙特卡罗列联表模块(Monte Carlo league, MCLeague)。基于计量经济学预测模型,通过对一系列相关的干预

成本及效果与完全无干预的基线状态进行比较,形成项目成本效果的排序列表,在确定资源条件下,显示最佳干预包里各项干预措施的概率。

(2)开发 OneHealth 工具

2008 年,WHO 和联合国其他有关机构共同成立了跨部门成本测算工作组(IAWG-Costing)。工作组在回顾了现存的用于成本测算和规划预算的 13 种软件工具的基础上,研发了用于国家卫生战略规划的 Onehealth 软件。2012 年,Onehealth 软件首个官方版本问世。Onehealth 是一个大型数据库,同时也是现存首个能够以统一格式呈现并连接各个干预项目的成本和健康效果的软件。其基本原理是:用户可根据实际环境需求,任意组合或新增干预项目,进行自定义的模块搭建及测算,得到最优的干预组合。其核心优势在于,通过内设的卫生体系模块进行成本核算,计算扩大干预项目所需要的卫生人力、设施设备等卫生体系各要素的投入,产出卫生体系的具体规划。

软件涵盖了孕产妇/新生儿健康和生殖健康、儿童健康、免疫、疟疾、结核、艾滋病等 10 个健康研究领域,共计 239 个干预措施。Onehealth 还嵌套了包括 Demproj(预测人口数)在内的 9 个联合国流行病学效果模块,包括全球 190 个国家关于人口数、人口结构、死亡数、死亡类别、病原分布等基础数据,这些数据会及时规范地更新。同时,Onehealth 还设置了情景化分析(contextualization analysis),比较不同卫生干预的成本、效果、服务需求和财政缺口,筛选最优方案,开展在不同情境下的卫生系统规划(图 40 - 6)。

在实际操作中,使用者先选择相应国家/地区,软件将自动匹配该国家/地区的基础数据。一方面,使用者可以通过对应模块逐步输入拟扩大的干预项目覆盖率,软件一方面可输出总成本和增量成本(包括药品、耗材和卫生人力成本等);另一方面,可同时输出健康效果的测算值,即覆盖率每提高 1% 所能产生的健康效果。以健康效果比总成本,即得到各项干预措施的成本效果,进行排序即可得到优先干预项目。再输入项目实施期间的汇率和通货膨胀率,便获得逐年的、符合经济走势的调整成本。官方数据显示,该软件已被 25 个国家应用,多数为发展中国家,如撒哈拉以南的非洲等地。

(3)计算全球价格标签

WHO 应用 WHO - CHOICE 的数据和方法,计算"全球价格标签"(global price tags),估算各国在特

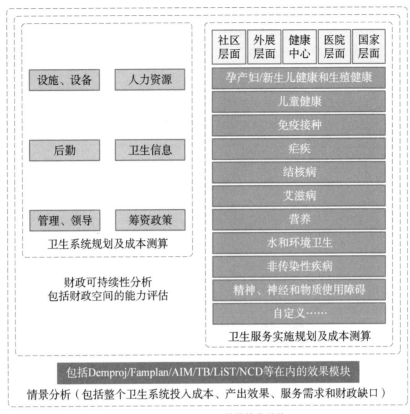

图 40 - 6　Onehealth 的模块化结构
引自:黄璨,赵琨,肖月,等. 循证决策软件 Onehealth 的基本理论方法及应用现状[J]. 中国
循证医学杂志,2016,16(2):235 - 241.

定疾病领域扩大卫生干预措施的资源需求,并于 2017 年估算了逐步扩大卫生服务,以便在占世界人口 75%的 67 个中低收入国家实现可持续发展目标下卫生相关具体目标所涉及的成本和收益。WHO 计划每 5 年更新一次估算数值,作为协助研究的工具。

可持续发展目标卫生相关投资估算模拟了两种情景:一种是"宏伟"的愿景(ambitious scenario),即各国在 2030 年实现可持续发展目标下各项卫生相关具体目标;另一种是"进展中"情景(progress scenario),即国家能实现三分之二或更多具体目标。在这两种情况下,估算对卫生体系的投资,包括卫生人力、诊所、医院和实验室以及医疗设备等,约占总数的 75%;剩余的投资用于预防或治疗特定疾病所需的药物、疫苗、注射器和其他耗材,以及用于培训、卫生运动和向脆弱社区扩展服务等活动。

在"宏伟"的愿景下,所需投资到 2030 年每人达到 58 美元,用于增加 2 300 多万名卫生工作者,新建 41.5 多万个卫生保健设施,其中 91%为初级卫生保健中心。这些投资将促使 67 个国家中卫生支出占国内生产总值的比例从 5.6%提高到 7.5%。投资的 85%可来自国内,但有 32 个最贫穷国家持续需要外部援助。"宏伟"愿景可以预防全球 9 700 万例过早死亡(相当于每 5 秒 1 例),并使一些国家的期望寿命增加最多 8.4 年。在"进展中"情景下,所需投资到 2030 年每人达到 41 美元。可增加 1 400 多万卫生工作者,新建近 37.8 万个卫生保健设施,其中 93%为初级卫生保健中心。这些投资将使卫生支出占国内生产总值的平均比例提高到 6.5%。这些投资将预防 7 100 万例过早死亡。这项分析包括可持续发展目标 3(健康与福祉)下的具体目标以及目标 2(零饥饿)、目标 6(清洁饮水和卫生设施)和目标 7(经济适用的清洁能源)下的具体目标。

(4) 开发 AccessMod 工具

AccessMod 是 WHO 为帮助各国评估和监测全民健康覆盖而开发的工具箱。WHO - CHOICE 支持使用地理信息系统(GIS)分析卫生服务的地理可及性,将分析结果与国家规划和成本计算联系起来,并为如何优化卫生体系的投资提供参考。AccessMod 基于 Tanahashi(1978)为评估卫生服务覆盖而开发的框架(包括人群覆盖、服务可得性覆盖和可及性覆盖),利用 GIS 的分析能力,通过以下 5 个方式帮助数据可视化(图 40-7)。

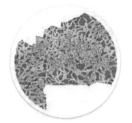

地理可及分析
计算地面行程时间,提供到达最近的医疗设施的所需的信息。

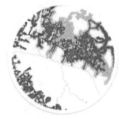

地理覆盖分析
考虑每个医疗设施的覆盖面以测算虽然物理可及但依然不能被覆盖的那部分目标人群。

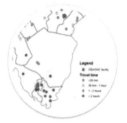

转诊分析
计算不同机构之间的距离和途中时间

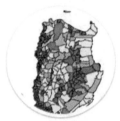

次区域统计
获取国家每个次区域被覆盖人口的百分比

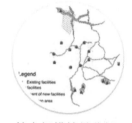

扩大规模情景分析
识别建设新医疗设施的最佳地点

图 40-7 AccessMod 可视化工具

1) 物理可及分析(physical accessibility analysis):计算到达医疗卫生机构的时间,从而评估现有卫生服务对目标人群的地理可及性。

2) 地理覆盖分析(geographic coverage analysis):估计卫生人力、基础设施等在目标人群中的分布密度,以评估每个医疗卫生机构的覆盖能力。

3) 转诊分析(referral analysis):计算不同类型的医疗卫生机构之间的距离和时间。

4) 分区统计(zonal statistics):估算每个亚地区的物理可及、地理覆盖和转诊分析情况,以评估地区的不平等。

5) 扩展情景分析(scaling up scenario analysis):根据卫生服务覆盖结果以及规划和成本投入计算结果,确定新建医疗卫生机构的最佳地点。

(5) 为疾病经济负担测算提供指导

测量人口疾病负担的因素除了发病率、死亡率、健康调整寿命年等健康损失,还包括疾病的经济负担。WHO-CHOICE 为评估疾病和伤害的经济后果提供了指导。WHO 对疾病经济负担的分析不仅涉及微观水平,例如疾病和伤害对家庭收入的影响;也涉及宏观水平,包括疾病对社会的总体影响、当前和未来的国内生产总值等。WHO 于 2009 年提出了明确的概念框架,为估计疾病和伤害的经济影响确定流程和方法(图 40-8)。

WHO 成立了经济分析和评估小组(economic analysis and evaluation group,EAE),所开展的工作已经从 WHO-CHOICE 发展到涵盖若干广泛主题,包括成本效益分析、成本核算、规划和更广泛的经济考虑。例如 WHO-CHOICE 规划会同 SHA2011 帮助会员国分配卫生方面的支出,从而实现健康效果的最大化。

40.7 总结

随着全球卫生的发展,无论是在常态情况下,还是在卫生应急状态下,WHO 对卫生经济学原理的应

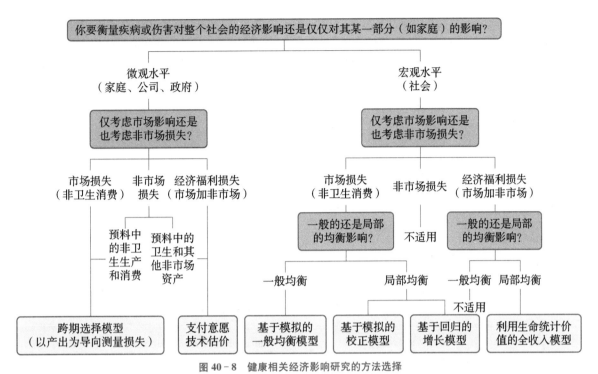

图 40－8　健康相关经济影响研究的方法选择

引自：WHO. WHO guide to identifying the economic consequences of disease and injury[R]. Geneva：WHO，2009.

用也在与时俱进、不断丰富、有所创新。

以加强初级卫生保健为主要手段，推动会员国加快实现全民健康覆盖和卫生相关可持续发展目标的进展，是 WHO 常规工作的核心。为支持会员国把各国元首、政府首脑及代表在 2019 年 9 月联合国大会通过的题为"全民健康覆盖：共同构建一个更加健康的世界"的最高级别的政治宣言转化为符合国情的实际行动，WHO 于 2020 年 12 月与联合国儿童基金会联名发布了《初级卫生保健业务框架：将愿景转化为行动》。提出的框架由 4 个核心战略杠杆和 10 个业务行动杠杆组成，它们相互依存、相互关联、相辅相成，扩大了卫生系统的基石。2022 年 2 月，又基于 14 个杠杆，制定发布了《初级卫生保健衡量框架和指标》，通过初级卫生保健的视角来评估、跟踪和监测卫生系统。在整个过程中，WHO 的技术和政策专长，包括与卫生经济学相关的卫生治理和筹资、卫生人力、卫生技术、卫生信息和卫生服务等领域的优势得到了充分的发挥。

2019 年底暴发的新冠大流行是人类百年一遇的卫生突发事件。为抗击新冠疫情，WHO 采取了一系列行动，包括协调全联合国系统和动员全球社会力量共同抗疫；广泛筹集抗疫资金；培训卫生专业人员；组派紧急救援队伍；发起新的伙伴关系加速抗疫

工具研发、生产、公平分配以及抗疫物资的供应；倡导及时的信息分享；创建"WHO 疫病信息网络（Information Network for Epidemics，EPI-WIN）"和"信息流行病学（infodemiology）"抗击"信息疫情（infodemic）"。最具里程碑意义的行动是 2023 年 2 月正式开始的制定预防、防范和应对大流行公约、协定或其他国际文书（简称 WHO CA＋，俗称"大流行条约"）的政府间谈判，以实现一个未来能有效控制疾病大流行的世界，保护当代和后代免受新的大流行的侵害。所有这些卫生应急相关行动，无不渗透着对卫生经济学所强调原则的考虑，包括卫生资源的合理配置，卫生服务的公平和效率，卫生技术的研发、评估、选用和公平可及，弱势人群的保护，以及公共卫生政策的选择。

关注和研究现代卫生经济学的中国学者不仅要重视中国自身的卫生发展和改革，还要持续跟踪 WHO 在全球卫生治理中对卫生经济学原理的贯彻应用，从中汲取经验，获得启示。

（刘培龙　金音子）

参考文献

［1］孟庆跃. 卫生经济学［M］. 北京：人民卫生出版社，2013.

［2］ ABBOTT F M. Report of the UN secretary-general's high-level panel on access to medicines-promoting innovation and access to health technology［EB/OL］. ［2022 - 11 - 22］. https://static1. squarespace. com/static/562094dee4b0d00c1a3ef761/t/57d9c6ebf5e231b2f02cd3d4/1473890031320/UNSG＋HLP＋Report＋FINAL＋12＋Sept＋2016. pdf.

［3］ MARMOT M, FRIEL S, BELL R, et al. Closing the gap in a generation: Health equity through action on the social determinants of health［J］. The lancet, 2008, 372 (9650):1661 - 1669.

［4］ WHO. 用于支持全民覆盖卫生筹资政策的工具和指导［EB/OL］. ［2022 - 11 - 22］. http://www. who. int/health_financing/tools/zh.

［5］ WALSH J A, WARREN K S. Selective primary health care: an interim strategy for disease control in developing countries［J］. Medical Economics, 1980, 14 (2):145 - 163.

［6］ WHO Global strategy on people-centred and integrated health services［R］. Geneva: WHO, 2015.

［7］ WHO. A69/24. Strengthening integrated, people-centred health services［EB/OL］. ［2022 - 11 - 22］. http://apps. who. int/gb/ebwha/pdf _ files/WHA69/A69_R24-en. pdf? ua＝1.

［8］ WHO. Addressing the global shortage of, and access to, medicines and vaccines［EB/OL］. ［2022 - 11 - 22］. http://120. 52. 51. 16/apps. who. int/gb/ebwha/pdf_files/WHA71/A71_12-en. pdf.

［9］ WHO. Declaration of astana: global conference on primary health care［EB/OL］. ［2022 - 11 - 22］. https://www. who. int/docs/default-source/primary-health/declaration/gcphc-declaration. pdf.

［10］ WHO. Developing a national health financing strategy a reference guide［EB/OL］. ［2022 - 11 - 22］. http://www. who. int/health _ financing/tools/developing-health-financing-strategy/en/.

［11］ WHO. Eleventh revision of the international classification of diseases［EB/OL］. ［2022 - 11 - 22］. http://apps. who. int/gb/ebwha/pdf_files/WHA72/A72_77-ch. pdf.

［12］ WHO. Essential medicines selection［EB/OL］. ［2022 - 11 - 22］. https://www. who. int/selection_medicines/en/.

［13］ WHO. Global reference list of 100 core health indicators (plus health-related SDGs)［R］. Geneva: WHO, 2018.

［14］ WHO. Global strategy and plan of action on public health, innovation and intellectual property［EB/OL］. ［2022 - 11 - 22］. https://www. who. int/phi/publications/Global_Strategy_Plan_Action. pdf? ua＝1.

［15］ WHO. Global strategy on human resources for health: workforce 2030［EB/OL］. ［2022 - 11 - 22］. http://apps. who. int/gb/ebwha/pdf _ files/WHA72/A72 _ 24-ch. pdf.

［16］ WHO. Global strategy on human resources for health: workforce 2030. Geneva: WHO, 2016.

［17］ WHO. Health accounts methodology and tools［EB/OL］. ［2022 - 11 - 22］. http://www. who. int/health_financing/topics/resource-tracking/health-accounts-tools/en/.

［18］ WHO. Health financing: policy framework. ［EB/OL］. ［2022 - 11 - 22］. http://www. who. int/health _ financing/policy-framework/en/.

［19］ WHO. Health intervention and technology assessment in support of universal health coverage［EB/OL］. ［2022 - 11 - 22］. http://apps. who. int/gb/ebwha/pdf _ files/WHA67/A67_33-en. pdf.

［20］ WHO. Health intervention and technology assessment in support of universal health coverage. 2014［EB/OL］. ［2022 - 11 - 22］. http://120. 52. 51. 15/apps. who. int/gb/ebwha/pdf_files/WHA67/A67_33-en. pdf.

［21］ WHO. Health metric network: framework and standards for country health information systems (2nd Edition)［R］. Geneva: WHO, 2008.

［22］ WHO. Health system financing review［EB/OL］. ［2022 - 11 - 22］. http://www. who. int/health_financing/tools/systems_review/en/.

［23］ WHO. Health technologies［EB/OL］. ［2022 - 11 - 22］. https://www. who. int/healthsystems/WHA60_29. pdf.

［24］ WHO. Health technology assessment［EB/OL］. ［2022 - 11 - 22］. https://www. who. int/health-technology-assessment/about/healthtechnology/en.

［25］ WHO. Human resources for health and implementation of the outcomes of the United Nations' High-Level Commission on Health Employment and Economic Growth［EB/OL］. ［2022 - 11 - 22］. http://apps. who. int/gb/ebwha/pdf_files/WHA70/A70_18-en. pdf.

［26］ WHO. Increasing access to health workers in remote and rural areas through improved retention: global policy recommendations［R］. Geneva: WHO, 2010.

［27］ WHO. Labour market approach to investing in the health［EB/OL］. ［2022 - 11 - 22］. http://www. who. int/hrh/labour-market/HLMAleaflet2018. pdf? ua＝1.

［28］ WHO. Monitoring the building blocks of health systems: a handbook of indicators and their measurements strategies［R］. Geneva: WHO, 2010.

［29］ WHO. New perspectives on global health spending for universal health coverage［R］. Geneva: WHO, 2017.

［30］ WHO. Prequalification［EB/OL］. ［2022 - 11 - 22］.

http://www. who. int/topics/prequalification/en/.

[31] WHO. Research and development to meet health needs in developing countries: strengthening global financing and coordination: report of the consultative expert working group on research and development: financing and coordination [R]. Geneva: WHO, 2012.

[32] WHO. Searching the WHO library database (WHOLIS) [EB/OL]. [2022 - 11 - 22]. http://www. who. int/library/databases/wholis_tutorial/en/.

[33] WHO. Second report of fourth and fifth meetings on committee A [EB/OL]. [2022 - 11 - 22]. http://apps. who. int/gb/ebwha/pdf_files/WHA72/A72_70-ch. pdf.

[34] WHO. Substandard and falsified medical products [EB/OL]. [2022 - 11 - 22]. http://www. who. int/news-room/fact-sheets/detail/substandard-and-falsified-medical-products.

[35] WHO. The WHO global code of practice on the international recruitment of health personnel [EB/OL]. [2022 - 11 - 22]. https://www. who. int/hrh/migration/code/code_en. pdf? ua=1.

[36] WHO. The world health report 2006: working together for health [R]. Geneva: WHO, 2006.

[37] WHO. The world health report 2008: primary health care: now more than ever [R]. Geneva: WHO, 2008.

[38] WHO. Tracking universal health coverage: first global monitoring report [R]. Geneva: WHO, 2015.

[39] WHO. Transforming and scaling up health professionals' education and training: World Health Organization guidelines 2013 [R]. Geneva: WHO, 2013.

[40] WHO. WHO global code of practice on the international recruitment of health personnel: third round of national reporting [EB/OL]. [2022 - 11 - 22]. http://apps. who. int/gb/ebwha/pdf_files/WHA72/A72_23-ch. pdf.

[41] WHO. WHO guide to cost-effectiveness analysis [R]. Geneva: WHO, 2003.

[42] WHO. WHO guide to identifying the economic consequences of disease and injury [R]. Geneva: WHO, 2009.

[43] WHO. WHO guideline on country pharmaceutical pricing policies [R]. Geneva: WHO, 2015.

[44] WHO. WHO guideline on health policy and system support to optimize community health worker programmes [R]. Geneva: WHO, 2018.

[45] WHO. WHO resolution WHA58. 34. Ministerial Summit on Health Research, 2005 [EB/OL]. [2022 - 11 - 22]. http://www. wpro. who. int/health_research/policy_documents/ministerial_summit_on_health_research_may2005. pdf? ua=1.

[46] WHO. World health report 2010: health systems financing the path to universal coverage [R]. Geneva: WHO, 2010.

现代医学系列书目

图书在版编目(CIP)数据

现代卫生经济学/胡善联主编. —上海：复旦大学出版社，2023.6
ISBN 978-7-309-16372-8

Ⅰ.①现…　Ⅱ.①胡…　Ⅲ.①卫生经济学　Ⅳ.①R1-9

中国版本图书馆 CIP 数据核字(2022)第 153189 号

现代卫生经济学
胡善联　主编
责任编辑/张　怡

复旦大学出版社有限公司出版发行
上海市国权路 579 号　邮编：200433
网址：fupnet@ fudanpress. com　http://www.fudanpress.com
门市零售：86-21-65102580　　团体订购：86-21-65104505
出版部电话：86-21-65642845
上海盛通时代印刷有限公司

开本 787×1092　1/16　印张 49.25　字数 1 526 千
2023 年 6 月第 1 版
2023 年 6 月第 1 版第 1 次印刷

ISBN 978-7-309-16372-8/R·1964
定价：298.00 元